CAMBRIDGE LIBRARY COLLECTION

Books of enduring scholarly value

Classics

From the Renaissance to the nineteenth century, Latin and Greek were compulsory subjects in almost all European universities, and most early modern scholars published their research and conducted international correspondence in Latin. Latin had continued in use in Western Europe long after the fall of the Roman empire as the lingua franca of the educated classes and of law, diplomacy, religion and university teaching. The flight of Greek scholars to the West after the fall of Constantinople in 1453 gave impetus to the study of ancient Greek literature and the Greek New Testament. Eventually, just as nineteenth-century reforms of university curricula were beginning to erode this ascendancy, developments in textual criticism and linguistic analysis, and new ways of studying ancient societies, especially archaeology, led to renewed enthusiasm for the Classics. This collection offers works of criticism, interpretation and synthesis by the outstanding scholars of the nineteenth century.

Claudii Galeni Opera Omnia

Galen (Claudius Galenus, 129–c. 199 CE) is the most famous physician of the Greco-Roman world whose writings have survived. A Greek from a wealthy family, raised and educated in the Greek city of Pergamon, he acquired his medical education by travelling widely in the Roman world, visiting the famous medical centres and studying with leading doctors. His career took him to Rome, where he was appointed by the emperor Marcus Aurelius as his personal physician; he also served succeeding emperors in this role. A huge corpus of writings on medicine which bear Galen's name has survived. The task of editing and publishing such a corpus, and of identifying the authentic Galenic texts within it, is a hugely challenging one, and the 22-volume edition reissued here, edited by Karl Gottlob Kühn (1754–1840) and published in Leipzig between 1821 and 1833, has never yet been equalled.

Cambridge University Press has long been a pioneer in the reissuing of out-of-print titles from its own backlist, producing digital reprints of books that are still sought after by scholars and students but could not be reprinted economically using traditional technology. The Cambridge Library Collection extends this activity to a wider range of books which are still of importance to researchers and professionals, either for the source material they contain, or as landmarks in the history of their academic discipline.

Drawing from the world-renowned collections in the Cambridge University Library, and guided by the advice of experts in each subject area, Cambridge University Press is using state-of-the-art scanning machines in its own Printing House to capture the content of each book selected for inclusion. The files are processed to give a consistently clear, crisp image, and the books finished to the high quality standard for which the Press is recognised around the world. The latest print-on-demand technology ensures that the books will remain available indefinitely, and that orders for single or multiple copies can quickly be supplied.

The Cambridge Library Collection will bring back to life books of enduring scholarly value (including out-of-copyright works originally issued by other publishers) across a wide range of disciplines in the humanities and social sciences and in science and technology.

Claudii Galeni
Opera Omnia

VOLUME 10

EDITED BY KARL GOTTLOB KÜHN

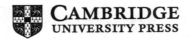
CAMBRIDGE
UNIVERSITY PRESS

CAMBRIDGE UNIVERSITY PRESS

Cambridge, New York, Melbourne, Madrid, Cape Town,
Singapore, São Paolo, Delhi, Tokyo, Mexico City

Published in the United States of America by Cambridge University Press, New York

www.cambridge.org
Information on this title: www.cambridge.org/9781108028363

© in this compilation Cambridge University Press 2011

This edition first published 1821-3
This digitally printed version 2011

ISBN 978-1-108-02836-3 Paperback

MEDICORVM GRAECORVM

OPERA

QVAE EXSTANT.

EDITIONEM CVRAVIT

D. CAROLVS GOTTLOB KÜHN

PROFESSOR PHYSIOLOGIAE ET PATHOLOGIAE IN
LITERARVM VNIVERSITATE LIPSIENSI PVBLICVS
ORDINARIVS ETC.

VOLVMEN X.

CONTINENS

CLAVDII GALENI T. X.

LIPSIAE

PROSTAT IN OFFICINA LIBRARIA CAR. CNOBLOCHII

1825.

ΚΛΑΥΔΙΟΥ ΓΑΛΗΝΟΥ

ΑΠΑΝΤΑ.

CLAVDII GALENI

OPERA OMNIA.

EDITIONEM CVRAVIT

D. CAROLVS GOTTLOB KÜHN

PROFESSOR PHYSIOLOGIAE ET PATHOLOGIAE IN
LITERARVM VNIVERSITATE LIPSIENSI PVBLICVS
ORDINARIVS ETC.

TOMVS X.

LIPSIAE

PROSTAT IN OFFICINA LIBRARIA CAR. CNOBLOCHII

1825.

CONTENTA TOMI X.

ΓΑΛΗΝΟΥ ΘΕΡΑΠΕΥΤΙΚΗΣ ΜΕΘΟΔΟΥ ΒΙΒΛΙΟΝ Α.

Ed. Chart. X. [1.]   Ed. Baf. IV. (34.)

Κεφ. α'. Ἐπειδὴ καὶ σύ με πολλάκις, ὦ Ἱέρων φίλτατε, καὶ ἄλλοι τινὲς νῦν ἑταῖροι παρακαλοῦσι θεραπευτικὴν μέθοδον αὐτοῖς γράψαι, ἐγὼ δὲ μάλιστα μὲν καὶ ὑμῖν χαρίζεσθαι βουλόμενος, οὐχ ἥκιστα δὲ καὶ τοὺς μεθ' ἡμᾶς ἀνθρώπους ὠφελῆσαι καθ' ὅσον οἷός τέ εἰμι προαιρούμενος, ὅμως ὤκνουν τε καὶ ἀνεβαλλόμην ἑκάστοτε διὰ πολλὰς αἰτίας, ἄμεινον εἶναί μοι δοκεῖ καὶ νῦν αὐτὰς διελθεῖν, πρὶν ἄρξασθαι τῆς πραγματείας, ἔχουσι γάρ τι χρήσιμον εἰς τὰ μέλλοντα ῥηθήσεσθαι. κεφάλαιον μὲν οὖν ἁπασῶν αὐτῶν ἐστι τὸ κινδυ-

GALENI METHODI MEDENDI LIBER I.

Cap. I. Quum et tu me multoties, Hiero cariffime, et alii quidam amici nunc hortentur fibi medendi methodum confcribere, quumque ego fane tum vobis maxime gratificari defiderem, tum vero nec minime pofteros homines pro viribus juvare conftituam, femper tamen fim cunctatus ac diftulerim multas ob caufas, eas nunc quoque fatius, opinor, fuerit prius quam opus ipfum aggrediar exponere, habent enim ad ea quae poft dicentur nonnihil utilitatis. Earum igitur omnium illa praecipua fuit, quod fruftra me

νεῦσαι μάτην γράψαι, μηδενὸς τῶν νῦν ἀνθρώπων ὡς ἔπος
εἰπεῖν ἀλήθειαν σπουδάζοντος, ἀλλὰ χρήματά τε καὶ δυνάμεις πολιτικὰς καὶ ἀπλήστους ἡδονῶν ἀπολαύσεις ἐζηλωκότων
ἐς τοσοῦτον ὡς μαίνεσθαι νομίζειν εἴ τις ἄρα καὶ γένοιτο
σοφίαν ἀσκῶν ἡντιναοῦν. αὐτὴν μὲν γὰρ τὴν πρώτην καὶ
ὄντως σοφίαν, ἐπιστήμην οὖσαν θείων τε καὶ ἀνθρωπίνων
πραγμάτων, οὐδ᾽ εἶναι νομίζουσι τὸ παράπαν· ἰατρικὴν δὲ
καὶ γεωμετρίαν καὶ ῥητορικὴν ἀριθμητικήν τε καὶ μουσικὴν
[2] ἁπάσας τε τὰς τοιαύτας τέχνας εἶναι μὲν ὑπολαμβάνουσιν,
οὐ μὴν ἐπί γε τὸ τέλος αὐτῶν ἰέναι δικαιοῦσιν. ἀλλ᾽ ἔμοιγε
καὶ τῶν πάνυ δοκούντων με φιλεῖν ἔνιοι πολλάκις ἐπετίμησαν
ὡς πέρα τοῦ μετρίου τὴν ἀλήθειαν σπουδάζοντι καὶ ὡς οὔθ᾽
ἑαυτῷ μέλλοντι χρησίμῳ γενήσεσθαι παρ᾽ ὅλον τὸν βίον οὔτε
ἐκείνοις, εἰ μὴ σχολάσαιμι μέν τι τῆς τοσαύτης περὶ τὴν
ἀλήθειαν σπουδῆς, προσαγορεύοιμι δὲ περιερχόμενος ἕωθεν,
εἰς ἑσπέραν τε συνδειπνοῖμι τοῖς δυναμένοις· ἐκ τούτων γὰρ
καὶ φιλεῖσθαι καὶ προσάγεσθαι καὶ τοὺς τεχνίτας πιστεύεσθαι,
οὐκ ἐκ τῆς οἰκείας παρασκευῆς· οὐδὲ γὰρ εἶναι τοὺς κρίνοντας

scripturum timebam, quum hominum nemo, ut uno verbo
dicam, hac noſtra aetate veritatis inquiſitioni ſit deditus,
ſed pecuniam et civilem potentiam et inexplebiles volupta-
tum delicias omnes eousque ſuſpiciant ut ſi quis ſapientiae
quodvis ſtudium ſectetur, pro inſano hunc habeant, quippe
qui primam ipſam et vere ſapientiam, quae divinarum hu-
marumque rerum eſt ſcientia, ne eſſe quidem omnino exi-
ſtiment, medicinam vero, geometriam, rhetoricen, arithmeticen, muſicen ac omnes id genus artes eſſe quidem au-
tument, caeterum finem earum ſtudioſe perſequendum minime cenſeant. Me vero ex iis qui me unice diligere ſunt
viſi nonnulli ſaepe increpant, quod plus juſto veritatis ſtudio ſim addictus, quaſi nec mihi ipſi, nec ipſis in tota vita
ſim profuturus, niſi et ab hoc tanto veritatis indagandae ſtudio deſiſtant et mane ſalutando circumeam et veſperi apud
potentes coenem. His enim *artibus* tum amari, tum be-
nevolentiam conciliari, tum vero artifices haberi, non ex
propria profeſſione, neque enim eſſe qui de ea judicent,

ἐκείνην, ἁπάντων δι' ὅλης ἡμέρας ἀσχολουμένων, ἕωθεν μὲν
ἐν προσαγορεύσεσι κοινῇ, μετὰ ταῦτα δ' ἤδη σχιζομένων, ἐπὶ
μὲν τὴν ἀγορὰν καὶ τὰς δίκας οὐ σμικροῦ τινος ἔθνους, ἐπὶ
δ' αὖ τοὺς ὀρχηστάς τε καὶ τοὺς ἡνιόχους ἑτέρου πλείονος, οὐκ ὀλίγου δέ τινος ἄλλου τοῖς κύβοις, ἤ τισιν ἔρω-
σιν, ἢ λουτροῖς, ἢ μέθαις, ἢ κώμοις σχολάζοντος, ἢ τισιν
ἄλλαις ἡδοναῖς τοῦ σώματος, ἐς ἑσπέραν δὲ κοινῇ πάντων
αὖθις συναθροιζομένων εἰς τὰ συμπόσια, κἀπειδὰν ἐμπλη-
σθῶσιν οἴνου, οὐ λύρας ἐν κύκλῳ περιφερομένης, ἢ κιθάρας,
ἢ τινος ἄλλου τῶν μουσικῶν ὀργάνων ὧν ἅπτεσθαι πάλαι
κατα τὰς τοιαύτας συνόδους καλὸν ἐνενόμιστο καὶ δεινῶς αἰσχρὸν τοὐναντίον ἦν, ἀλλ' οὐδὲ λόγων τινῶν ἀνακοινουμένων,
οἵους ἐν τοῖς συμποσίοις συνέγραψαν ἡμῖν οἱ παλαιοὶ γινο-
μένους, ἀλλ' οὐδ' ἄλλου τῶν καλῶν οὐδενός, ἀλλὰ προπι-
νόντων μὲν ἀλλήλοις, ἁμιλλωμένων δὲ περὶ μεγέθους ἐκπω-
μάτων. ἄριστος γὰρ ἐν τούτοις οὐχ ὁ πλείστων ἁψάμενος
ὀργάνων μουσικῶν ἢ λόγων φιλοσόφων, ἀλλ' ὁ παμπόλλας
καὶ μεγίστας ἐκπιὼν κύλικας· ὥστ' ἔμοιγε καὶ περὶ τὴν ἕω

ubi omnes totum diem diverfis ftudiis tranfigant, mane quidem omnes fimul falutationibus occupati, poft autem diftra-
cti, ad forum et lites non exigua turba, ad faltationes autem et aurigas alia major, jam tefferis, vel amoribus, vel
balneis, vel ebrietati, vel comeffationi, vel quibusdam caeteris corporis voluptatibus deditus fane non exiguus numerus, vefperi vero rurfum omnes ad fympofia fimul collecti,
ubi poftquam vino fe implevere, non lyra citharave aut
aliud muficum inftrumentum in orbem circumfertur, quod
ficut olim in ejusmodi congreffu tetigiffe honeftum, fic contra non tetigiffe admodum erat turpe; fed nec fermones
ulli habentur, qaales in fympofiis agitari folere veteres prodiderunt, nec aliud honeftum quicquam, imo invicem fibi pro-
pinant, et de magnitudine poculorum certant, utpote inter quos optimus cenfetur non qui plurimis inftrumentis
muficis, aut etiam fermone philofophico uti novit, fed qui
multos, eosque maximos calices potavit. adeo ut mihi mane

Ed. Chart. X. [2.]   Ed. Baſ. IV. (34. 35.)

δοκοῦσιν ἔτι μεθύειν οἱ πολλοὶ τῶν τοιούτων, καί τινες αὐτῶν ὄζουσιν οἶνον σαφῶς οὕτως ὡς ἄρτι προσενηνεγμένοι.
ὥστ᾽ εἰκότως, ἐπειδὰν νοσεῖν ὑπάρξωνται, μετακα(35)λοῦν-
ται τῶν ἰατρῶν οὐ τοὺς ἀρίστους, οὕς γε μηδὲ πώποτε κρῖναι
προὐθυμήθησαν ὑγιαίνοντες, ἀλλὰ τοὺς συνηθεστάτους τε
ἅμα καὶ κολακευτικωτάτους, οἳ καὶ ψυχρὸν δώσουσιν, ἤν
αἰτηθῶσι, καὶ λούσουσιν, ἤν κελευσθῶσι, καὶ χιόνα καὶ οἶνον
ὀρέξουσι καὶ πᾶν ὑπηρετήσουσι τὸ προστατόμενον ὥσπερ
ἀνδράποδα, ἔμπαλιν ἐκείνοις τῶν ἰατρῶν τοῖς παλαιοῖς
Ἀσκληπιάδαις, οἳ τῶν νοσούντων ἠξίουν ἄρχειν ὡς στρα-
τηγοὶ στρατηγουμένων καὶ βασιλεῖς ὑπηκόων, οὐκ ἄρχεσθαι
καὶ δεσπόζεσθαι, καθάπερ Γέται καὶ Τίβιοι καὶ Φρύγες καὶ
Θρᾷκες ἀργυρώνητοι. οὔκουν οὐχ ὁ κρείττων τὴν τέχνην,
ἀλλ᾽ ὁ κολακεύειν δεινότερος ἐντιμότερος αὐτοῖς ἐστι, καὶ
τούτῳ ἅπαντα βάσιμα καὶ πόριμα, καὶ τῶν οἰκιῶν ἀνεῴγα-
σιν αἱ θύραι τῷ τοιούτῳ, καὶ πλουτεῖ τε ταχέως οὗτος καὶ
πολὺ δύναται, καὶ μαθητὰς ἔχει τοὺς ἐκ κοιτῶνος πολλούς,
ὅταν ἔξωροι γένωνται. καὶ τοῦτο κατανοήσας ὁ Θεσσαλὸς

etiamnum ebrii ex his plerique videantur, nonnulli vero
etiam evidenter adeo vinum olent ac ſi modo hauſiſſent.
Eoque jure fit ut quum aegrotare coeperint, medicos advo-
cent, non quidem optimos, utpote quos per ſanitatem no-
ſcere nunquam ſtuduerunt, ſed eos quos maxime familiares
habent, quique ipſis maxime adulantur, qui et ſrigidam dabunt,
ſi hanc popoſcerint, et lavabunt, quum juſſerint, et nivem
vinumque porrigent, poſtremo quicquid jubebitur, manci-
piorum ritu ſubminiſtrabunt, contra quam veteres illi medici ab Aesculapio oriundi, qui tanqvam duces militibus et
reges ſubditis imperare aegris voluerunt, non quemadmodum Getae et Tibii et Phryges et Thraces empti pecunia parere atque obſequi. Itaque non qui melius artem callet,
ſed qui adulari aptius novit, apud iltos magis in pretio eſt,
huicque omnia plana perviaque ſunt, huic aedium fores patent, hic brevi efficitur dives plurimumque poteſt, huic
diſcipuli multi a cubiculis, ubi jam fuerint exoleti, traduntur. Quod Theſſalus ille intelligens non ſolum caetera.

Ed. Chart. X. [2. 3.]　　　　　　　　Ed. Baſ. IV. (35.)

ἐκεῖνος οὐ τὰ ἄλλα μόνον ἐκολάκευε τοὺς ἐπὶ τῆς Ῥώμης
πλουσίους, ἀλλὰ καὶ τῷ μησὶν ἓξ ἐπαγγείλασθαι διδάξειν τὴν
τέχνην ἑτοίμως ἐλάμβανε μαθητὰς παμπόλλους. εἰ γὰρ οὔτε
γεωμετρίας οὔτε ἀστρονομίας οὔτε διαλεκτικῆς οὔτε μου-
σικῆς οὔτε ἄλλου τινὸς μαθήματος τῶν καλῶν οἱ μέλλοντες ἰατροὶ γενήσεσθαι δέονται, καθάπερ ὁ γενναιότατος ἐπηγγείλατο Θεσσαλὸς, ἀλλʼ οὐδὲ μακρᾶς ἐμπειρίας χρῄζουσι καὶ
συνηθείας τῶν ἔργων τῆς τέχνης, ἕτοιμον ἤδη προσιέναι
παντὶ γενησομένῳ ῥᾳδίως ἰατρῷ. διὰ τοῦτο καὶ σκυτοτόμοι
καὶ τέκτονες καὶ βαφεῖς καὶ χαλκεῖς ἐπιπηδῶσιν ἤδη τοῖς ἔργοις τῆς ἰατρικῆς, τὰς ἀρχαίας αὐτῶν ἀπολιπόντες τέχνας. οἱ
μὲν γὰρ τὸν ῥῶπον διατιθέμενοι καὶ περὶ πρωτείων ἐρίζουσι.
καὶ διὰ τοῦτο κἀγὼ γράφειν ὤκνουν θεραπευτικὴν μέθοδον,
ἣν εἰσηγήσαντο μὲν ἄνδρες παλαιοὶ, τελειῶσαι δʼ ἐπεχείρησαν
οἱ μετʼ αὐτούς. [3] καὶ πρόσθεν μὲν ἔρις ἦν οὐ σμικρὰ, νικῆσαι τῷ πλήθει τῶν εὑρημάτων ἀλλήλους ὀριγνωμένων· τῶν
ἐν Κῷ καὶ Κνίδῳ· διττὸν γὰρ ἔτι τοῦτο τὸ γένος ἦν τῶν ἐπὶ

Romae divitibus aſſentabatur, ſed etiam artem ſex menſibus
traditurum ſe profeſſus, quamplurimos diſcipulos facile comparavit. Si enim neque geometriae neque aſtronomiae neque dialectices neque muſices nec ullius denique bonarum
diſciplinarum indigent qui medici ſunt fuʼuri, quemadmodum Theſſalus iſte generoſiſſimus promittebat, nec etiam
longam experientiam et operum artis uſum deſiderant, cuivis promptum ſit artem aggredi, ceu facile medico futuro.
Atque hinc adeo ſit ut nunc etiam ſutores et tinctores et
fabri tum materiarii tum ſerrarii, proprio magiſterio relicto,
in medicinae artis opera inſiliant. Nam qui pictoribus et
unguentariis mixturas ſuas praeparant, etiam de primo loco
certant. Atque ob haec ipſe medendi methodum ſcribere
ſum cunctatus, quam utique et viri veteres inceperunt et
poſteri eorum perſicere ſunt conati. Atque olim quidem
non parva lis erat eorum, qui in Co atque Cnido habita-
bant, utri videlicet inventorum multitudine reliquos ſupe-

Ed. Chart. X. [5.]   Ed. Baf. IV. (35.)

τῆς Ἀσίας Ἀσκληπιαδᾶν, ἐπιλιπόντος τοῦ κατὰ Ῥόδον·
ἤριζον δ' αὐτοῖς τὴν ἀγαθὴν ἔριν ἐκείνην, ἣν Ἡσίοδος ἐπήνει
καὶ οἱ ἐκ τῆς Ἰταλίας ἰατροὶ, Φιλιστίων τε καὶ Ἐμπεδοκλῆς
καὶ Παυσανίας καὶ οἱ τούτων ἑταῖροι· καὶ τρεῖς οὗτοι χοροὶ
θαυμαστοὶ πρὸς ἀλλήλους ἀμιλλωμένων ἐγένοντο ἰατρῶν·
πλείστους μὲν οὖν καὶ ἀρίστους χορευτὰς ὁ Κῷος εὐτυχήσας
εἶχεν, ἐγγὺς δ' ἔτι τούτῳ καὶ ὁ ἀπὸ τῆς Κνίδου, λόγου δ'
ἦν ἄξιος οὐ σμικροῦ καὶ ὁ ἀπὸ τῆς Ἰταλίας. ἀλλ' οὐδεὶς τούτων οὔτε ἕωθεν ἐπὶ τὰς τῶν πλουσίων ἐφοίτα θύρας προσα-
γορεύσων αὐτοὺς οὔτ' εἰς ἑσπέραν δειπνησόμενος, ἀλλ' ὥσπερ Ἡσίοδός φησιν,
     Εἰς ἕτερον γὰρ τίς τε ἰδὼν ἔργοιο χατίζων
     Πλούσιον, ὃς σπεύδει μὲν ἀρόμμεναι ἠδὲ φυτεύειν,
οὕτω κἀκεῖνοι διὰ παντὸς ἤριζον ἀλλήλοις οὐκ ἀροῦν ἢ φυ-
τεύειν γῆν, σμικρότερα γὰρ ταῦτα τοῦ τῶν Ἀσκληπιαδῶν
γένους καὶ Ἀσκραίῳ πρέποντα ποιητῇ, ἀλλ' ἀσκεῖν καὶ αὔξειν
ἀεὶ καὶ τελειοῦν πειρᾶσθαι τὴν Ἀπόλλωνός τε καὶ Ἀσκληπιαῦ

rarent, quippe geminum hoc genus Asclepiadarum adhuc
in Afia fupererat, deficiente nimirum quod in Rhodo vi-
guerat.   Certabant autem cum his honeftum illud certamen,
quod Hefiodus praedicabat, etiam medici qui Italiam in-
colebant, Philiftion, Empedocles, Paufanias et horum fectatores, erantque tres hae certantium inter fe nobilium medicorum fcholae.   Plurimos quidem atque optimos difcipulos Coae fortuna contulit, ab hoc Cnidiae, nec tamen in
parvo habenda pretio erat et quae Italia florefcebat.   At
horum nemo nec mane potentium fores, ipfos falutaturus,
nec vesperi coenaturus, frequentabat, fed ficut Hefiodus
cecinit:

     Namque alium ditem oernens, oui deeft, quod agatur,
     Ipfe folum vertit tauris et femina ponit,
ita et illi inter fe perpetuo certabant, non utique de aranda
ferendave terra, quippe quae ut Asclepiadarum genere inferiora, fic Ascraeo poetae erant non indecora, fed de Apol-
linis Aesculapiique arte tum exercenda tum vero femper au-

τέχνην. νυνὶ δ᾽ ἀπόλωλε μὲν ἡ ἀγαθὴ ἔρις, ἢ σμικρὸν ἔτι
καὶ ἀμυδρὸν αὐτῆς ἐν ἀνθρώποις ἐστίν· ἐπικρατεῖ δ᾽ ἡ πο-
νηρὰ καὶ ὁ ἀποτρέψων οὐδεὶς οὐδ᾽ ὁ ἰασομένος, ὥσπερ
Ἡσίοδος,

Μηδέ σ᾽ ἔρις κακόχαρτος ἀπ᾽ ἔργου θυμὸν ἐρύκοι.

αὕτη γὰρ ἡ Ἔρις, ὡς ὁ θειότερος αὖ πάλιν Ἡσιόδου ποιη-
τής φησιν·

Ἡ δ᾽ ὀλίγη μὲν πρῶτα κορύσσεται, αὐτὰρ ἔπειτα
Οὐρανῷ ἐοτήρι(ξε κάρη, καὶ ἐπὶ χθονὶ βαίνει.

Κεφ. β᾽. Ὑπὸ ταύτης τῆς ἔριδος ἐκμανεὶς ὁ Θεσσαλὸς ἐκεῖνος Ἱπποκράτει τε καὶ τοῖς ἄλλοις Ἀσκληπιάδαις
ἐπιτιμᾷ, καὶ κοινὸν τῆς οἰκουμένης θέατρον ἐν ταῖς ἑαυτοῦ
βίβλοις πληρῶν, ἐπ᾽ ἐκείνου κρίνεται καὶ νικᾷ καὶ στεφανοῦ-
ται κατὰ τῶν παλαιῶν ἁπάντων, ἀνακηρυττόμενος αὐτὸς
ὑφ᾽ ἑαυτοῦ. ταυτὶ μὲν οὖν ἔν τε τῷ περὶ τῶν κοινοτήτων
ἐποίησε κἄν τοῖς συγκριτικοῖς, ἐν ἅπασι δὲ τοῖς ἄλλοις ὑβρί-
ζων οὐ παύεται, καθάπερ, οἶμαι, καὶ δι᾽ ὧν ἐπιστέλλει Νέρωνι,

genda ac pro viribus perficienda. Nunc vero honeſtum
illud certamen intercidit, aut certe minimum ejus inter homines adhuc ſupereſt, regnat autem inhoneſtum, nec eſt
qui hoc avertat, aut malo medeatur ut Heſiodus:

Lis ne te inducat mala devitare laborem,
Dulce malum alterius cui fit.

Haec enim lis, ut Heſiodo etiam divinior poeta cecinit,

Armatur primum tenuis, mox improba coelo
Inferit alta caput, terris veſtigia figens.

Cap. II. Hujus litis ſtimulis agitatus ille Theſſalus
Hippocratem ac reliquos Asclepiadas maledictis inceſſit, ac
totius terrarum orbis theatrum in ſuis ipſius libris conſtitu-
ens, inibi judicatur vincitque et contra omnem antiquita-
tem coronatur, ipſeque a ſe victor declaratur. Haec facit
tum in eo libro quem de communitatibus ſcripſit tum in
ſyncriticis, quin in reliquis quoque omnibus contume-
lioſus eſſe non deſiſtit, veluti in epiſtola quam ad Neronem

κατ' ἀρχὰς μὲν εὐθέως γράφων αὐτοῖς ὀνόμασιν οὕτως· πα-
ραδεδωκὼς νέαν αἵρεσιν καὶ ὡς μόνην ἀληθῆ διὰ τὸ τοὺς
προγενεστέρους πάντας ἰατροὺς μηδὲν παραδοῦναι συμφέρον
προς τε ὑγείας συντήρησιν καὶ νόσων ἀπαλλαγήν. ἐπὶ προήκοντι δὲ τῷ γράμματι προϊών φησιν ὡς Ἱπποκράτης μὲν
ἐπιβλαβῆ τὴν παράδοσιν πεποίηται, ἐτόλμησε δὲ καὶ τοῖς
ἀφορισμοῖς ἀντιλέγειν, ἀσχημοσύνην ἀσχημονήσας μεγίστην,
καὶ δείξας ὅτι μηδ' εἰσήχθη πρός τινος εἰς τὴν Ἱπποκράτειον
θεωρίαν μηδ' ἀνέγνω παρὰ διδασκάλου τὰ συγγράμματα
αὐτοῦ· καὶ ὅμως ὁ τοιοῦτος ἑαυτὸν οὐκ αἰδεῖται στεφανῶν.
διό μοι δοκῶ κἀγώ, καίτοι γε οὐκ εἰθισμένος ἐξελέγχειν πι-
κρῶς τοὺς σκαιοὺς, ἐρεῖν τι πρὸς αὐτὸν ὑπὲρ τῆς τῶν παλαιῶν ὕβρεως. τί πειρᾷ διαβάλλειν ὦ οὗτος τὰ χρηστὰ
διὰ τὸ παρὰ τοῖς πολλοῖς εὐδοκιμεῖν, ἐνὸν ὑπερβάλλεσθαι
τοῖς ἀληθέσιν, εἰ φιλόπονός τέ τις εἴης καὶ ἀληθείας ἐραστής;
τί δὲ τῇ τῶν ἀκροατῶν ἀμαθίᾳ συμμάχῳ κέχρησαι κατὰ τῆς
τῶν παλαιῶν βλασφημίας; [4] μὴ τοὺς ὁμοτέχνους τῷ πατρί
σου κριτὰς καθίσῃς ἰατρῶν, τολμηρότατε Θεσσαλέ· νικήσεις

mittit, his ipfis inter initia verbis ufus: *Quum novam fectam condiderim et quae fola vera fit, propterea quod qui
ante medici fuerunt omnes nihil utile prodiderunt, vel ad
fanitatem tuendam, vel morbos propulfandos.* Pergens
autem in epiſtola: *Hippocrates,* inquit, *noxia praecepta
tradidit.* Aufus eſt et aphorismis cum fummo dedecore
contradicere. Et quum oſtendat fe in Hippocratica difci-
plina nec a quoquam inſtitutum, nec ejus opera fub praeceptore legiſſe, tamen non veretur etiam, talis quum fit, palmam fibi ipfi tribuere. Quo magis aliquae eſſe meae partes
videntur, quamquam alias parum aſſuevi improbos acerbe
arguere, aliquid contra hunc ob veterum contumeliam dicere. Quid, improbe, quae bona funt calumniari tentas, ut
multitudini placeas, quum liceret tibi in veritatis contemplatione excellere, fi diligens eſſes ac veritatis amator?
Quid ita ruditatis auditorum patrocinio abuteris ad veterum
obtrectationem? Noli paternae artis focios, impudentiſſime
Theſſale, judices medicorum ſtatuere. Iſtis enim judicibus

BIBΛΙΟΝ Α.

Ed. Chart. X. [4.]   Ed. Baf. IV. (35.)

9

γὰρ ἐπ᾽ αὐτοῖς καὶ καθ᾽ Ἱπποκράτους λέγων καὶ κατὰ Διοκλέους καὶ κατὰ Πραξαγόρου καὶ κατὰ πάντων τῶν ἄλλων
παλαιῶν, ἀλλ᾽ ἄνδρας παλαιοὺς, διαλεκτικοὺς, ἐπιστημονι-
κοὺς, ἀληθὲς καὶ ψευδὲς διακρίνειν ἠσκηκότας, ἀκόλουθον
καὶ μαχόμενον ὡς χρὴ διορίζειν ἐπισταμένους, ἀποδεικτικὴν
μέθοδον ἐκ παίδων μεμελετηκότας, τούτους εἰς τὸ συνέδριον
εἰσάγαγε δικαστὰς, ἐπὶ τούτων τόλμησον Ἱπποκράτει τι μέμ-
ψασθαι, τούτων κρινόντων ἐπιχείρησόν τι τῇ μιαρᾷ καὶ
βαρβάρῳ σου φωνῇ πρὸς Ἱπποκράτην διελθεῖν, πρῶτον μὲν
ὡς οὐ χρὴ φύσιν ἀνθρώπου πολυπραγμονεῖν· ἔπειτα δὲ ὡς εἰ
καὶ τοῦτο συγχωρήσειέ τις, ἀλλ᾽ ὅτι γε κακῶς αὐτὴν ἐζήτησεν
ἐκεῖνος καὶ ψευδῶς ἀπεφήνατο σύμπαντα. τίς οὖν ἔσται
κριτής; εἰ βούλει, Πλάτων, ἐπειδὴ τοῦτον γοῦν οὐκ ἐτόλ-
μησας λοιδορεῖν. ἐγὼ μὲν γὰρ οὐδὲ τοὺς μαθητὰς αὐτοῦ φύ-
γοιμ᾽ ἄν, οὔτε τὸν Σπεύσιππον οὔτε τὸν Ξενοκράτην· τὸν
Ἀριστοτέλην δὲ κἂν παρακαλέσαιμί σε κριτὴν ὑπομεῖναι καὶ
σὺν αὐτῷ Θεόφραστον· εὐξαίμην δ᾽ ἄν σε καὶ Ζήνωνα καὶ
Χρύσιππον ἅπαντάς τε τοὺς ἀπ᾽ αὐτῶν ἑλέσθαι κριτάς.

vinces proculdubio, five contra Hippocratem, five contra
Dioclem, five contra Praxagoram, five contra reliquos omnes veteres dixeris, quin potius viros antiquos, dialecticos,
fcientes, qui verum falfumque difcernere funt periti, qui confequens ac repugnans diftinguere, qui demonftrandi methodum a pueris funt meditati, hos, inquam, judices in confeffum introducito; his fedentibus aude quippiam Hippocratem accufare; his pronunciaturis aggredere fcelefta
illa tua barbaraque voce contra Hippocratem primum illud
differre, non oportere de hominis natura curiofum effe,
deinde fi quis hoc donet, male illum de ea inquifiviffe ac
falfo omnia praecepiffe. Ergo quis judex erit? num Plato?
quando huic faltem injurius effe minime es aufus. Ego
vero ne difcipulos quidem ejus refugiam, non Speufippum,
non Xenocratem. Ariftotelis vero vel rogem judicium fub-
eas et cum eo Theophrafti. Optem utique et Zenonem et
Chryfippum et eorum, qui hos fectantur, quemlibet judi-

οὐδεὶς τούτων, ὦ τολμηρότατε Θεσσαλὲ, τῶν Ἱπποκράτους
κατέγνω περὶ φύσεως ἀνθρώπου δογμάτων, ἃ τὴν ἀρχὴν οὔτ᾽
ἀνεγνωκέναι μοι δοκεῖς οὔτ᾽, εἴπερ ἀνέγνως, συνιέναι· καὶ
εἰ συνῆκας δὲ, κρῖναι γοῦν ἀδύνατον ἦν σοι, τραφέντι μὲν ἐν
γυναικωνίτιδι παρὰ πατρὶ μοχθηρῶς ἔρια ξαίνοντι. μὴ γὰρ
ἀγνοεῖσθαί μοι δόκει τὸ θαυμαστόν σου γένος καὶ τὴν ἀοί-
διμόν σου παιδείαν, μηδ᾽ ὡς ἐν κωφῷ θεάτρῳ λοιδορεῖν Ἱπποκράτην τε καὶ τοὺς ἄλλους παλαιούς· ἀλλὰ τίς ὢν καὶ πόθεν, ἐκ ποίου γένους, ἐκ ποίας ἀνατροφῆς, ἐκ ποίας παι-
δεύσεως, ἐπίδειξον πρότερον, εἶθ᾽ οὕτως λέγε, τουτ᾽ αὐτὸ
πρῶτον μαθὼν, ὦ θρασύτατε, ὅτι λέγειν οὐκ ἐφεῖται πᾶσι
δημοσίᾳ ἐν οὐδε(36)μιᾷ τῶν εὐνομουμένων πόλεων, ἀλλ᾽ εἴ τις
ἐπίσημός ἐστι καὶ γένος ἔχει καὶ ἀνατροφὴν δεῖξαι καὶ παιδείαν
ἀξίαν τοῦ δημηγορεῖν, τούτῳ συγχωροῦσιν ἀγορεύειν οἱ νόμοι·
σὺ δ᾽ οὐδὲν τούτων ἔχων ἐπιδεῖξαι τολμᾷς ὦ γενναιότατε κατη-
γορεῖν Ἱπποκράτους, καὶ καθίζεις μὲν ἐν ταῖς ληρώδεσί σου
βίβλοις δικαστὰς τοὺς Ἕλληνας, ἀποφαίνῃ δ᾽ αὐτὸς οὐκ ἀναμείνας ἐκείνους καὶ στεφανοῖς σεαυτὸν, ἐνίοτε μὲν κατὰ πάντων

cem eligas. Horum nemo, audaciſſime Theſſale, Hippocratis de natura hominis ſcita damnavit, quae tu mihi nec legiſſe unquam videris, nec, ſi legiſti, intellexiſſe, et ſi intel-
lexiſti, judicare certe de iis minime gentium potuiſti, ut qui
ſub patre male lanas carpente in gynaeceo ſis educatus.
Nec enim putes nobis vel egregium genus tuum, vel claram
doctrinam latere, nec te Hippocrati et reliquis veteribus in
ſurdo theatro maledicere, ſed qui ſis et unde venias, quo
genere ortus, qua educatione uſus, qua diſciplina imbutus,
prius oſtende atque ita demum dicito, illud ipſum prius, hominum audaciſſime, monitus, non eſſe cuivis in ulla bene in-
ſtituta civitate conceſſum, publice dicere, ſed ſiquis vir cla-
rus eſt, qui genus poſſit et educationem, tum eruditionem
concione dignam oſtendere, huic dicere permittunt leges.
Tu quum nihil horum oſtendere habeas, audes tamen, generoſiſſime, Hippocratem accuſare, et in nugacibus libellis tuis
Graecos conſtituis judices, fers autem ipſe ſententiam, nec
illos expectas et palmam tibi ipſi das, modo de omnibus

BIBΛION Α. 1 Λ

Ed. Chart. X. [4.]   Ed. Baſ. IV. (36.)

τῶν ἰατρῶν, ἐνίοτε δὲ κατὰ πάντων ἁπλῶς Ἑλλήνων. τοῦτο
γάρτοι τὸ θαυμαστόν ἐστι τόλμημα τοῦ σοφωτάτου Θεσσαλοῦ,
νικῆσαι μὲν ἅπαντας ἰατροὺς, αὐτὸν ἀγωνιστὴν, αὐτὸν
ἀγωνοθέτην, αὐτὸν κριτὴν γενόμενον· ἐφεξῆς δὲ καὶ τοὺς ἄλλους Ἕλληνας εἰς ἀγῶνα προσκαλέσασθαι, ῥήτορας, γεωμέ-
τρας, γραμματικοὺς, ἀστρονόμους, φιλοσόφους, εἶτ' ἐν αὐτοῖς καταστάντα, καὶ τῇ τῶν ἐριουργῶν ἑρμηνείᾳ χρησάμενον,
ἀξιοῦν ἁπάντων εἶναι πρῶτον· ἰατρικὴν μὲν γὰρ ἁπασῶν τῶν
τεχνῶν πρωτεύειν, ἑαυτὸν δὲ τοὺς ἰατροὺς ἅπαντας νενικηκέναι.
τοῦτο μόνον ἐκ τύχης ἀληθῶς συνελογίσατο Θεσσαλός· εἰ γὰρ
ἰατρικὴ μὲν ἁπασῶν ἐστι τῶν τεχνῶν ἀρίστη, πρῶτος δ' ἐν
αὐτῇ Θεσσαλὸς, εἴη ἂν οὕτω γε πάντων ἀνθρώπων πρῶτος
καὶ Σωκράτους δηλονότι καὶ Λυκούργου καὶ τῶν ἄλλων, οὓς
ὁ Πύθιος ἐπήνεσεν ἢ ὡς ἀγαθοὺς, ἢ ὡς σοφοὺς, ἢ ὡς Μουσῶν θεράποντας, ἢ ὡς Διὸς ὑπηρέτας, ἢ ὡς ἄλλο τι θεοφιλὲς
ἔχοντας. ἄγε δὴ λοιπὸν ὕμνους ἀδόντων ἅπαντες Θεσσαλοῦ,
καὶ γραφόντων ἐπινίκια μέλη, καὶ κοινὸν τῆς οἰκουμένης τὸ
θέατρον γενέσθω, καὶ παρελθὼν ἀδέτω τις ὡς παρὰ τοῖς

medicis, modo de omnibus in univerſum Graecis. Haec enim
inſignis audacia ſapientiſſimi Theſſali eſt, omnes ſe medicos
viciſſe, ſed ſe ipſo litigatore, ſe ipſo agonotheta, ſe ipſo ju-
dice, poſt hos etiam reliquos Graecos in certamen provo-
caſſe, rhetores, geometras, grammaticos, aſtronomos, phi-
loſophos, inter quos conſtitutum ac lanificorum eloquutione
uſum, cenſere ſe omnium primum eſſe, quippe medicinam
reliquas omnes artes praecellere, ſe vero medicos omnes
ſuperaſſe, quod unum forte fortuna recte collegit Theſſalus.
Si enim medicina eſt omnium artium praeſtantiſſima, in ea
vero Theſſalus primas partes obtinet, omnium hominum
ita primus fuerit, ac Socratem et Lycurgum praecellat cae-
terosque omnes quos Pythius vel ut viros bonos, vel ut
ſapientes, vel ut Muſarum miniſtros, vel ut Jovis famulos,
vel ut alio quodam *munere* diis grato praeditos laudavit.
Agedum igitur Theſſalo hymnos de caetero omnes cantent
ſcribantque victoriae carmina et publicum orbis theatrum
conſtituatur, acceditoque aliquis qui canat eum qui in

Ed. Chart. X. [4. 5.]   Ed. Baf. IV. (36.)

ἱστοῖς ὑραφεὶς ἐνίκησε μὲν Δημοσθένην καὶ Λυσίαν καὶ τοὺς
ἄλλους ῥήτορας, ἐνίκησε δὲ Πλάτωνα καὶ Σωκράτην καὶ τοὺς
ἄλλους φιλοσόφους, [5] ἐνίκησε δὲ καὶ Λυκοῦργον καὶ Σό-
λωνα καὶ τοὺς ἄλλους νομοθέτας, ἐστεφάνωται δὲ κοινῇ
κατὰ πάντων ἀνθρώπων, ῥητόρων, φιλοσόφων, νομοθε-
τῶν. εἰ γὰρ δὴ γεωμετρῶν ἔτι καὶ γραμματικῶν καὶ μουσικῶν ὀνομαστὶ μνημονεύοιμι μετὰ τὰς τηλικαύτας νίκας, ὑβρί-
ζειν δόξω τὸν ἄνθρωπον· ὅπου γὰρ Λυκοῦργος καὶ Σόλων
καὶ Πλάτων καὶ Σωκράτης καὶ Πυθαγόρας ἐνικήθησαν, ἦπου
ἄρα καλὸν ἔτι μνημονεύειν Ἱππάρχου καὶ Ἀρχιμήδους καὶ
Ἀριστοξένου καὶ Ἀριστάρχου καί τινων ἑτέρων τοιούτων
οὐδενὸς ἀξίων, ὡς ἂν εἴποι Θεσσαλός; ἀλλὰ τίς ἡμῖν οὕτω
μεγαλόφωνος ποιητὴς ὃς ᾄσεται ταῦτα; τίνος Ὁμήρου νῦν
εὐπορήσομεν ἐν ἑξαμέτρῳ τόνῳ τὴν Θεσσάλειον ὑμνήσοντος
νίκην; ἢ τίνος μελοποιοῦ κατὰ Πίνδαρον ᾄσοντος ὑψηλῶς
ἐν διθυράμβοις ὡς πάλαι τὸν Διόνυσον, οὕτως νῦν τὸν
Θεσσαλόν; ἢ τούτων μὲν οὐδενὸς χρῄζομεν, Ἀρχιλόχου δέ

textrina fit altus, viciffe Demofthenem, Lyfiam et reliquos
rhetoras, fuperaffe Platonem, Socratem et caeteros philo-
fophos, palmam eripuiffe Lycurgo, Soloni et aliis legisla-
toribus, victorem denique totius hominum generis corona-
tum effe, rhetorum, philofophorum, legislatorum.   Nam
fi geometras etiam et grammaticos ac muficos nominatim poft
tantas victorias commemorem, contumeliofus in hominem
videar.   Ubi enim Lycurgus, Solon, Plato, Socrates et
Pythagoras dant manus, num pulchrum etiam fit Hipparchi,
Archimedis, Ariftoxeni, Ariftarchi et aliorum quorundam
id genus meminiffe, hominum, ut Theffalus dixerit, nullius pretii? Sed quis tam magniloquus poeta nobis exiftet
qui haec canat?   Quis nunc dabitur Homerus qui hexa-
metro tono hanc Theffali victoriam celebret? aut quis lyricus
qui veluti Pindarus alte in dithyrambis canat, quique ficut
olim Bacchi, ita nunc Theffali praeconium efferat? An horum
potius nullum requirimus, fed eorum qui jambos fcribunt.

BIBΛION Λ. 13

Ed. Chart. X. [5.]   Ed. Baf. IV. (36.)

τινος ἢ Ἱππώνακτος ἰάμβους γραφόντων, ἤ τινος τῶν ἀπὸ
τῆς τραγικῆς σκηνῆς, ὃς ἐρεῖ πρὸς αὐτόν·
    Μέν᾽ ὦ ταλαίπωρ᾽ ἀτρέμα σοῖς ἐν δεμνίοις,
    Ὁρᾷς γὰρ οὐδὲν ὧν δοκεῖς σάφ᾽ εἰδέναι.
ὄνειρον Ὀρέστειον διηγῇ Θεσσαλέ. οἷον τοῦτο τὸ θέατρον, ἐν
ᾧ νικᾷς Ἱπποκράτην; τίνες οἱ κριταὶ καθεδοῦνται; τίνες οἱ
ἀγωνοθετοῦντες; ἆρα βούλει πρῶτον Πλάτωνος ἀναγνῶμεν
τὴν ψῆφον; ἴσως γὰρ οὐκ ἀναίνῃ τοιοῦτον ἑλέσθαι κριτήν·
ἀλλά τοί φησιν οὗτος αὐτοῖς ὀνόμασι· ψυχῆς οὖν φύσιν ἀξίως
λόγου κατανοῆσαι οἴει δυνατὸν εἶναι ἄνευ τῆς τοῦ ὅλου φύσεως; εἰ μὲν Ἱπποκράτει τῷ τῶν Ἀσκληπιαδῶν δεῖ τι πεί-
θεσθαι, οὐδὲ περὶ σώματος, ἄνευ τῆς μεθόδου ταύτης. καλῶς
γὰρ, ὦ ἑταῖρε, λέγεις· χρὴ μὲν πρὸς τῷ Ἱπποκράτει τὸν λόγον ἐξετάζοντας σκοπεῖν εἰ συμφωνεῖ. φημί. τῷ τοίνυν περὶ
φύσεως σκοπεῖν τί ποτε λέγει Ἱπποκράτης τε καὶ ὁ ἀληθὴς
λόγος; ἆρ᾽ οὐχ ὧδε; δεῖ διανοεῖσθαι περὶ τῆς ὁτουοῦν φύσεως,
πρῶτον μὲν εἰ ἁπλοῦν ἢ καὶ πολυειδές ἐστιν οὗ πέρι βουλευ-

Archilochum aliquem, aut Hipponactem, aut ex Tragica
fcena quempiam, qui fic hominem compellet:
    Quiefce dum, miferrime, in ftratis tuis,
    Namque haud vides, quae te putas noffe probe.
Oreftis mihi fomnium narras Theffale. Qualenam id theatrum eft, in quo tu vincis Hippocratem? Qui judices erunt?
Quinam praemia proponent? Visne primum Platonis fuffragium legamus, fortaffis enim hunc judicem non rejicies.
Atqui ille haec ad verbum ait: *Animae igitur naturam apte*
putas intelligi poffe, non cognita totius natura? Immo fi-
quidem Hippocrati uni ex Asclepiadarum genere fides eft
habenda, ne corporis quidem naturam absque hac me-
thodo. Recte ais, amice; oportet tamen cum Hippocrate fer-
monem conferentes, num cum eo concordet, aeftimemus. Sane
quidem. *Igitur de natura confideranda quid eft quod*
Hippocrates rectaque ratio dicit? Non ad hunc modum?
de cujusque rei natura primum illud perpendi oportet, fitne
id cujus volumus vel ipfi artifices effe, vel alios facere ar-

σόμεθα, αὐτοί τε εἶναι τεχνικοὶ καὶ ἄλλους δυνατοὶ ποιεῖν.
ἔπειτα δὲ ἂν μὲν ἁπλοῦν ᾖ, σκοπεῖν τὴν δύναμιν αὐτοῦ, τίνα
πρὸς τί πέφυκεν εἰς τὸ δρᾷν ἔχον, ἢ τίνα εἰς τὸ παθεῖν ὑπό
του· ἐὰν δὲ πλείω εἴδη ἔχῃ, ταῦτα ἀριθμησάμενον, ὅπερ ἐφ᾽
ἑνός, τοῦτο ἰδεῖν ἐφ᾽ ἑκάστου, τὸ τί ποιεῖν αὐτὸ πέφυκεν,
ἢ τὸ τί παθεῖν ὑπό του. ἤκουσας, ὦ γενναιότατε, Πλάτωνος ὁμοίᾳ μεθόδῳ τὰ κατὰ τὴν ψυχὴν ἀξ.οῦντος εὑρίσκειν,
οἵᾳ περ Ἱπποκράτης τὰ κατὰ τὸ σῶμα· πότερον ἔτι βούλει
πολλὰς πολλαχόθι αὐτοῦ τῶν συγγραμμάτων ἐκλέξω σοι ῥήσεις, ἐν αἷς ζηλοῖ τὸν Ἱπποκράτην πάντων μάλιστα τῶν ἔμπροσθεν αὐτοῦ γεγονότων; ἢ τοῦτο μὲν ἐν ἑτέρᾳ πραγματείᾳ
πεποιηκὼς, ἐν ᾗ περὶ τῶν Ἱπποκράτους καὶ Πλάτωνος δογμάτων ἐπισκέπτομαι, εἰς ἐκείνην ἀναπέμψω τὸν βουλόμενον;
ἀποδέδεικται γὰρ, ὡς ἐγὼ νομίζω, πάνυ σαφῶς ἡ περὶ πλεῖστά
τε καὶ μέγιστα δόγματα συμφωνία τῶν ἀνδρῶν· μεταβὰς δὲ
τὸν ἕτερον ἤδη σοι καλέσω χορὸν μάρτυρα, τὸν ἐκ τοῦ περιπάτου, τὰς Ἱπποκράτους ἀρχὰς τῆς φυσιολογίας τιθέμενον;

tifices poffe, fimplex, an varias fpecies habeat. Mox, fi fimplex fit, facultas ejus tota aeftimanda eft, quam videlicet
ad quid agendum obtineat, aut quam ad patiendum ab
alio fit fortitum. Sin plures habeat fpecies, his enumeratis, quod in una feceris, id in unaquaque exigere oportebit,
nempe quid illa facere per fuam naturam fit apta, vel quid
ab alio pati. Audifti o generofiffime Platonem fimili methodo animae naturam inveniendam effe cenfere qua corporis naturam Hippocrates. An adhuc vis multas hominis
dictiones ex multis librorum ejus locis deligam, in quibus
ille Hippocratem omnium qui ante fe fuerunt maxime ad-
miratur? An potius quam id alibi fecerim, nempe in eo
opere in quo de Hippocratis et Platonis placitis differui,
illuc qui id fcire volet remittam, ubi, ut arbitror, claris-
fime oftendimus in plurimis maximisque rebus horum virorum inter fe confenfum, atque alio me conferens alium
tibi jam advocem in teftem coetum, nempe peripataticum,
qui et ipfe Hippocratis phyfiologiae principia confirmat?

ἀλλά τοι καὶ περὶ τούτου δέδεικταί μοι δι᾽ ἑτέρων ὑπομνημάτων, ὧν ἓν μέν ἐστι τὸ περὶ τῶν καθ᾽ Ἱπποκράτην στοιχείων, ἐφεξῆς δ᾽ ἕτερα τρία τὰ περὶ κράσεων, εἶθ᾽ ἑξῆς ἕτερα
δύο, τὸ μὲν περὶ τῆς ἀνωμάλου δυσκρασίας, ἐκ τῆς περὶ κράσεων ἔτι πραγματείας ὑπάρχον, ἄλλο δὲ περὶ τῆς ἀρίστης
κατασκευῆς τοῦ σώματος, εἶτ᾽ ἐπὶ τούτοις τὰ περὶ φυσικῶν
δυνάμεων τρία· ταῦτ᾽ οὖν εἴπερ ἀναγνοίη τις, ἐπιγνώσεται
σαφῶς ἐξηγητὴν ὄντα τῶν περὶ φύσεως λογισμῶν Ἱπποκράτους Ἀριστοτέλη. καὶ μὲν δὴ καὶ περὶ τῆς τῶν νοσημάτων
διαφορᾶς, ὁπόσα τέ ἐστι [6] καὶ ὁποῖα, καὶ περὶ συμπτωμάτων ὡσαύτως, ἔτι τε καὶ τῶν καθ᾽ ἑκάτερον αἰτιῶν, Ἱπποκράτης μὲν πρῶτος ἁπάντων ὧν ἴσμεν ὀρθῶς ὑπάρξασθαι
φαίνεται, μετ᾽ αὐτὸν δ᾽ Ἀριστοτέλης ἐπὶ πλεῖστον ἐξηγή-
σατο· εἴσεται δὲ καὶ περὶ τούτων ὁ βουληθεὶς ἀναγνῶναι
τὰ καθ᾽ ἕκαστον αὐτῶν ὑπομνήματά μοι γεγραμμένα. ὥστ᾽
εἴπερ οἱ ἐκ τοῦ περιπάτου κριταὶ καθίσαιεν, Ἱπποκράτης
μὲν, οἶμαι, νικήσει, Θεσσαλὸς δ᾽ ὡς ἀναίσχυντός τε καὶ ἰτα-
μὸς ἐκβληθήσεται. εἰ δὲ τοὺς ἀπὸ τῆς στοᾶς φιλοσόφους εἰς
τὸ συνέδριον εἰσαγαγόντες ἐπιτρέψαιμεν καὶ τούτοις τὴν

Quin de hoc quoque proditum a me in aliis commentariis eft,
quorum unus de elementis fecundum Hippocratem infcribitur, poft hunc alii tres de temperamentis, mox alii duo,
alter de inaequali intemperie, qui etiam ad tractatum de
temperamentis pertinet, alter de optima corporis conftitutione, deinde etiam tres de naturalibus facultatibus; hos igitur fi quis leget, clare perfpiciet rationum Hippocratis de
natura Ariftotelem interpretem effe. Quinetiam de morborum differentiis, quot hi quique fint, ac de fymptomatis pari
modo, praeterea de horum utrorumque caufis primus omnium quos novimus Hippocrates recte principia dediffe videtur, poft eum vero Ariftoteles fufiffime ea eft interpretatus. Haec ita effe intelliget qui commentarios noftros, quos
de fingulis horum fcripfimus, legere voluerit. Quare fi Pe-
ripatetici judicium exercebunt, Hippocrates, arbitror, vincet, Theffalus ut impudens et nequam ejicietur. Sin Stoi-
cis philofophis in confeffum admiffis judicium permittetur,

ψῆφον, ἐξ ὧν αὐτοὶ τίθενται δογμάτων, ἐκ τούτων Ἱπποκράτην στεφανώσουσι. τὸ γὰρ θερμὸν καὶ τὸ ψυχρὸν καὶ τὸ
ξηρὸν καὶ τὸ ὑγρὸν Ἱπποκράτης μὲν πρῶτος εἰσηγήσατο,
μετ᾽ αὐτὸν δ᾽ Ἀριστοτέλης ἀπέδειξεν· ἕτοιμα δ᾽ ἤδη παραλαβόντες οὐκ ἐφιλονείκησαν οἱ περὶ τὸν Χρύσιππον, ἀλλ᾽ ἐκ
τούτων τὰ σύμπαντα κεκρᾶσθαι λέγουσι, καὶ ταῦτ᾽ εἰς ἄλληλα
πάσχειν καὶ δρᾷν καὶ τεχνικὴν εἶναι τὴν φύσιν, ἅπαντά τε
τἄλλα τὰ περὶ φύσεως Ἱπποκράτους δόγματα προσίενται,
πλὴν περὶ μικροῦ τινός ἐστιν αὐτοῖς ἡ διαφορὰ πρὸς Ἀριστοτέλη. λέγοντος γὰρ Ἱπποκράτους ὀρθῶς ὡς σύμπνουν καὶ
σύῤῥουν ἐστὶν ἅπαν τὸ σῶμα, καὶ πάντα συμπαθέα τὰ τῶν
ζώων μόρια, προσίενται μὲν ἀμφότεροι τουτί, διαφέρονται
δὲ ἐν τῷ τὰς μὲν ποιότητας μόνας τὸν Ἀριστοτέλη δι᾽ ἀλλήλων ἰέναι καὶ κεράννυσθαι πάντῃ, τοὺς δ᾽ ἀπὸ τῆς στοᾶς οὐ
ταύτας μόνας, ἀλλὰ καὶ τὰς οὐσίας αὐτὰς ὑπολαμβάνειν.
ὅτι δὲ τοῦτο διο(37)ρίζεσθαι περιττὸν ἰατρῷ, καὶ ὡς ἀρκεῖ
μόνον ὁμολογηθέντα εἰς τὰ τῆς ἰατρικῆς ἔργα τὰ πρὸς ἀμφοτέρων ἀποδεικνύμενα, καὶ ὡς αἱ ποιότητές τε καὶ αἱ δυνάμεις

ex iis placitis quae ipſimet ſtatuunt, Hippocrati palmam dabunt. Quippe calidum et frigidum et ſiccum et humidum
primus Hippocrates invexit, poſt eum Ariſtoteles demonſtratione aſſeruit. Eadem Chryſippi ſectatores parata quum
accepiſſent, minime ſunt obluctati, ſed omnia ex horum
mixtione conſtare confirmant, atque haec inter ſe mutuo
agere ac pati, artificemque naturam eſſe. Omnia denique
alia Hippocratis dogmata de natura recipiunt, niſi quod in
re tenui eſt illis cum Ariſtotele diſſenſio, quippe cum recte
Hippocrates affirmet totum corpus eſſe conſpirabile et con-
fluxile, omnesque animalis partes mutuo a ſe affici, recipiunt quidem hoc utrique, diſſident tamen in eo, quod Ariſtoteles qualitates tantum in ſe mutuo tranſire omninoque
miſceri, Stoici non has ſolas, ſed etiam ſubſtantias ipſas exi-
ſtiment. Quod autem hoc deſinire medico ſupervacuum ſit,
quodque ad medicinae opus abunde ſit, ſi tantum concedan-
tur ea quae ab utrisque ſunt demonſtrata, itemque qualita-

ἐν τοῖς κεραννυμένοις ὅλαι δι᾽ ὅλων ἀναμίγνυνται, δέδεικταί
μοι πρόσθεν ἤδη καὶ νῦν, εἴ τι δεήσει, δειχθήσεται. ὥστε
καὶ κατὰ Πλάτωνα καὶ κατὰ τοὺς ἐκ τοῦ περιπάτου καὶ
κατὰ τοὺς ἐκ τῆς στοᾶς ἡ Ἱπποκράτους νικᾷ φυσιολογία·
καὶ πολὺ δὴ μᾶλλον ἐκ τῆς φυσιολογίας ἅπαντες ἐπιδεικνύου-
σιν οἱ προειρημένοι φιλόσοφοι μὴ δύνασθαί τινα καλῶς
ἰάσασθαι τὰ νοσήματα, πρὶν ὅλου τοῦ σώματος ἐπισκέψασθαι τὴν φύσιν. ἆρ᾽ οὖν ἐνίκησεν ἂν ἐν τούτοις τοῖς φιλοσόφοις ὁ Θεσσαλὸς ἀγωνιζόμενος ὑπὲρ τῶν πρωτείων, οἳ τῆς
ἑαυτῶν ἁπάσης φυσιολογίας Ἱπποκράτην προὐστήσαντο; τί
δὲ, εἰ τοῖς γεωμέτραις, ἢ τοῖς ἀστρονόμοις, ἢ τοῖς μουσικοῖς,
ἢ τοῖς ῥήτορσιν ἐπιτρέψειε τὴν κρίσιν; ἆρ᾽ οἰόμεθα καὶ τούτους Ἱπποκράτην παρελθόντας ἕτερόν τινα στεφανώσειν;
ἐγὼ μὲν οὔτ᾽ ἄλλον τινὰ πέπεισμαι τὰ πρωτεῖα λήψεσθαι, καὶ
πάντων ἥκιστα τὸν ἰταμώτατον Θεσσαλόν· οὐδεὶς γὰρ οὕτως
ἠτίμησεν οὐ γεωμετρίαν, οὐκ ἀστρονομίαν, οὐ μουσικὴν, οὐ
ῥητορικὴν, ὡς ἐκεῖνος, ὥστε ταύτῃ γ᾽ ἐν ἐχθρῶν θεάτρῳ
γένοιτ᾽ ἂν ὁ ἀγὼν αὐτῷ. ἀλλ᾽ ἴσως τούτους μὲν οὐκ ἂν εἰς

tes facultatesque in mixtis totae fint totis permixtae, haec et
ante a me funt jam demonftrata et, fi res pofcet, nunc de-
monftrabuntur. Quare et Platonis et Peripateticorum et
Stoicorum judicio Hippocratis phyfiologiae victoria dabitur.
Imo vero ex phyfiologia omnes ante dicti fapientiae profeffores oftendunt neminem poffe morbos commode curare,
qui corporis univerfi naturam non perfpexerit. Nunquid
igitur, fi de palma fub horum fapientiae profefforum judicio
certaffet Theffalus, viciffet, qui omnis fuae phyfiologiae Hippocratem auctorem habent? Quid autem fi geometris, aftro-
nomis, muficis aut rhetoribus judicium concedet? pute-
musne hos Hippocrate praetermiffo alii ulli palmam daturos? Ego fane nec alium quemvis primas effe laturum ar-
bitror· minimeque omnium impudentiffimum Theffalum, ut
quo nemo geometriam, aftronomiam, muficen ac rhetoricen
magis dehoneftarit. Itaque hac faltem ratione apud hos in
hoftium theatro certaverit. Verum hos fortaffis in theatrum

18   ΓΑΛΗΝΟΥ ΘΕΡΑΠΕΥΤ. ΜΕΘΟΔΟΥ

Ed. Chart. X. [6. 7.]   Ed. Baf. IV. (37.)
τὸ θέατρον ἐκάθισεν, οὕς γε αὐτὸς φθάνων ἐχθροὺς ἐποιήσατο, μόνοις δὲ τοῖς ἐν διαλεκτικῇ γυμνασθεῖσι φιλοσόφοις,
ὡς ἂν ἀληθῶν τε καὶ ψευδῶν λόγων τὸ κριτήριον ἠσκηκόσιν,
ἐπιτρέψειε τὴν κρίσιν. ἀλλ᾽ ἐὰν τοὺς περὶ Πλάτωνα καὶ
Ἀριστοτέλη καὶ Χρύσιππον ὡς ἀγυμνάστους ἐν τῇδε παρέλ-
θωμεν, οὐχ εὑρήσομεν ἑτέρους. εἰ τοίνυν οὔτε τοὺς ἀπὸ τῶν
ἄλλων τεχνῶν ὑπομένει δικαστὰς ὁ Θεσσαλὸς οὔθ᾽ οἱ δια-
λεκτικώτατοι τῶν φιλοσόφων οἴσουσιν αὐτῷ τὴν ψῆφον, ὑπὸ
τίνων ἔτι κριθήσεται νικᾷν; τίνες πληρώσουσιν αὐτῷ τὸ θέατρον; τίνες ἀναγορεύσουσιν; τίνες στεφανώσουσιν; αὐτὸς
ἑαυτὸν δηλονότι, τοῦτο γὰρ ἐν ταῖς ἑαυτοῦ βίβλοις ταῖς θαυ-
μασταῖς ἐποίησεν, αὐτὸς ἑαυτὸν καὶ κρίνας καὶ στεφανώσας
καὶ ἀναγορεύσας.

Κεφ. γ΄. [7] Ἀλλ᾽ ἴσως ὑπενόησε τοῦτ᾽ αὐτῷ τιμὴν
γενήσεσθαι καὶ μνήμης ἀφορμήν, εἰ λοιδορησάμενος τοῖς
ἀρίστοις ἀνδράσιν ἀναγκάσειεν ἡμᾶς ἀντιλέγειν αὐτῷ. ἀλλ᾽
οὕτω γε καὶ Ζωΐλος ἔνδοξος τὴν Ὁμήρου μαστίζων εἰκόνα
καὶ Σαλμωνεὺς τὸν Δία μιμούμενος καὶ ἄλλο πλῆθος οὐκ

minime inducet, quos ipfe prior inimicos reddiderit, fed
folis fapientiae profefforibus, qui in dialectica exercitati, ut
qui verae falfaeque orationis judicandae facultatem adepti
fint, judicum partes concedet. Afqui fi Platonem, Ariftotelem et Chryfippum ceu parum in ea exercitatos tranfibi-
mus, alios non inveniemus.   Quare fi nec aliarum artium
profeffores judices admittet Theffalus, nec qui in dialectice
caeteris omnibus fapientiae profefforibus praeftiterunt, illi
fuffragabuntur, qui tandem erunt qui eum viciffe judicabunt?
Qui illi frequens theatrum conftituent? Qui victorem re-
nunciabunt? Qui denique coronabunt? Ipfe videlicet fe
ipfum, id quod in illis egregiis libris fuis fecit, in quibus fe
ipfum judicavit, coronavit, victoremque declaravit.

Cap. III. At fortaffis illud fibi gloriae memoriaeque
occafionem fore eft arbitratus, fi optimis viris laceffitis, nos
fibi refpondere cogeret. Verum ita et Zoilus celeber clarus-
que fit, qui Homeri ftatuam flagellavit, et Salmoneus, qui
Jovem eft imitatus, reliquaque flagitioforum hominum non

Ed. Chart. X. [7.]   Ed. Baf. IV. (57.)

ὀλίγον ἐπιτρίπτων ἀνθρώπων, ἢ τοὺς βελτίονας οὐκ αἰδου-
μένων, ἢ καὶ τοῖς θεοῖς αὐτοῖς λοιδορουμένων. ἀλλ' οὐκ
ἀγαθὴν οὗτοί γε δόξαν ὑπελίποντο σφῶν αὐτῶν, οὐδὲ ζηλοῖ
νοῦν ἔχων ἀνὴρ οὐδεὶς οὔτε τὸν Ὁμηρομάστιγα Ζωΐλον
οὔτε τὸν παραπλῆγα Σαλμωνέα, καίτοι τοῖς μὲν φιλολοιδό-
ροις ζηλωτὸς ὁ Ζωΐλος, τοῖς δ' ἱεροσύλοις ὁ Σαλμωνεύς.

ἀλλὰ τί τοῦτο; καὶ γὰρ οἱ βαλαντιοτόμοι τὰ τῶν βαλαντιο-
τόμων ζηλοῦσι καὶ οἱ προδόται τὰ τῶν προδοτῶν καὶ οὐδείς ἐστιν ἁπλῶς ἄνθρωπος ὃς οὐκ ἂν σχοίη χορὸν οἰκεῖον
ἐν ᾧ στεφθήσεται. καὶ εἴπερ ἔγραψε Θεσσαλὸς ὡς ἐν μαγεί-
ροις καὶ βαφεῦσι καὶ ἐριουργοῖς καὶ σκυτοτόμοις καὶ ὑφάν-
ταις τε καὶ κναφεῦσιν ἀγωνιζόμενος, ἀποίσεται τὴν νίκην καὶ
καθ' Ἱπποκράτους καὶ οὐδεὶς ἂν ἡμῶν ἀντεῖπεν· ἐπεὶ δὲ
πάντας ἀνθρώπους καθίζει δικαστὰς, ἐκ τῶν πάντων δ' ἐστὶ
δήπου καὶ Πλάτων καὶ Ἀριστοτέλης καὶ Θεόφραστος καί
Χρύσιππος, οὐκ ἂν ἔτι πάσας μόνος ἀποστρέφοιτο τὰς ψήφους, ἀλλ' ἴσως ἐνέσται δίκην ἐφέσιμον ἀγωνίσασθαί τινι.
κἂν γὰρ Ἱπποκράτης καταφρονήσῃ, μικρότερον ἑαυτοῦ νομίσας
ἀγωνίσασθαι πρὸς Θεσσαλὸν, ἀλλ' ἴσως Ἐρασίστρατος οὐ κατα-

exigua turba, qui vel meliores non funt reveriti, vel in deos
ipfos fuerunt contumelioſi. Verum hi non bonam de fe opinionem reliquerunt, nec aemulatur quispiam qui compos fit
mentis nec Homeromaſtiga Zoilum, dementem Salmoneum,
quamvis maledicis Zoilus in admiratione fit et Salmoneus
facrilegis. Sed quid hoc? etenim faccularii faccularios aemulantur, et qui produnt proditores, nec prorfus eſt ullus
vir qui proprium coetum in quo palmam ferat non habeat. Adeo fi Theſſalus inter coquos, tinctores, lanificos,
futores, textores ac fullones, de victoria certans fcripfiſſet,
utique et retuliſſet de Hippocrate victoriam et nemo noſtrum
ei repugnaſſet. Nunc quum omnes homines judices conſti-
tuat, ex horum autem numero fint et Plato et Ariſtoteles et
Theophraſtus et Chryſippus, nequaquam omne punctum folus feret; fed alicui fortaſſis provocare ad alium judicem licebit.
Quanquam enim Hippocrates certare cum Theſſalo fe inferiori fpernet, at forte Eraſiſtratus non negliget, multoque

φρονήσει, καὶ πολύ γε μᾶλλον Ἡρόφιλος, καὶ τούτων ἔτι
μᾶλλον Ἀσκληπιάδης ἄλλοι τε πολλοὶ τῶν νεωτέρων ἰατρῶν
ἔχοντές τι φύσει φιλόνεικον οὐ καταφρονήσουσι τῆς ὕβρεως,
ἣν εἰς ἅπαντας ἅμα τοὺς Ἕλληνας ὑβρίζει Θεσσαλὸς, ἀλλ᾽ εἰς
τὸ μέσον τε προάξουσιν, ἐπιδείξουσί τε τοῖς Ἕλλησιν ἁπάσας
αὐτοῦ τὰς βίβλους ἀμαθίας ἐσχάτης μεστὰς, ὃς τοσαῦτά τε
καὶ τηλικαῦτα γράψας βιβλία καὶ τοσαύτας ληρήσας ἐπῶν
χιλιάδας, ἀπόδειξιν οὐδεμίαν οὐδαμόθι τῶν ἑαυτοῦ συγγραμμάτων ἐπεχείρησεν εἰπεῖν, ἀλλ᾽ ὡς τύραννος κελεύει δύο μόνα
εἶναι τὰ πάντα κατὰ δίαιταν νοσήματα, ῥοῶδες καὶ στεγνὸν,
οὐκ εἰδὼς ὅτι διαφοράν τινα νοσημάτων εἴρηκεν, ἐγνωσμένην
μὲν καὶ τοῖς ἔμπροσθεν ἰατροῖς, ὡς ἐπιδείξομεν, ἀλλ᾽ οὐδεὶς
ἦν οὕτως ἀπαίδευτος ὡς τὰς διαφορὰς τῶν νοσημάτων αὐτὰ
νομίζειν εἶναι τὰ νοσήματα καὶ τῆς θεραπείας τὴν ἔνδειξιν
ἐξ ἐκείνων λαμβάνειν ὑπερβὰς τὴν οὐσίαν. ἀλλὰ τοῦτο τὸ
σφάλμα τοῦ Θεσσαλοῦ σμικρὸν μὲν ὦ Ζεῦ καὶ θεοὶ, σμικρότατον, ὃ καὶ παιδάριον ἐν ἐλευθέροις μαθήμασι τεθραμ-
μένον εὐθέως γνωρίσειεν· ὅμως δ᾽ οὖν τοῦτο τὸ σφάλμα τὸ

minus Herophilus; atque his etiam minus Asclepiades aliique multi juniorum medicorum, quibus eſt ad contentionem
natura propenſior, minime impune abire contumeliam finent,
qua pariter omnes Graecos Theſſalus laedit, fed producto in
medium homine omnes ejus libros extrema ignorantia re-
fertos Graecis oſtendunt, qui tot ac tantis libris ſcriptis et
tot verſuum millibus nugaciſſime effuſis, nusquam in ullo
operum ſuorum demonſtrationem ullam afferre tentavit, fed
tyranni ritu duos tantum eſſe in omni victus ratione morbos
jubet, nempe fluxum et aſtrictum, non intelligens ſe differentiam quandam morborum dixiſſe, quam utique priſci,
ut oſtendemus, probe norunt, caeterum nemo tam rudis
fuit ut differentias morborum ipſos eſſe morbos putaret ac
remediorem indicationem ab iis ſumeret ſubſtantia ipſa praetermiſſa.   Atqui hic Theſſali quidem error o Jupiter ac dii,
minimus, quem vel puer in liberalibus diſciplinis educatus
ſtatim amimadvertiſſet, hic tamen parvus error eo inſolen-

BIBΛION Λ. 21

Ed. Chart. X. [7. 8.] Ed. Baf. IV. (37.)

σμικρὸν εἰς τοσοῦτον ἐπῆρεν αὐθαδείας αὐτὸν ὥστε νομίζειν εὑρηκέναι τι μέγα καὶ σεμνὸν, ὁμοίως ὡς εἰ καί τις εἰπὼν
πᾶν ζῶον ἢ λογικὸν ὑπάρχειν ἢ ἄλογον, ἄλλο τι νομίζει καὶ
μὴ διαφορὰς εἰρηκέναι ζώων, ὡσαύτως οὖν τούτῳ κἀκείνου
ῥηθέντος, ἅπαν ζῶον ἢ θνητόν ἐστιν ἢ ἀθάνατον· ἡ γὰρ
ἐν ἑκάστῃ τῶν διαφορῶν ἀντίθεσις ὅλη κατὰ πάντων λέγεται
τῶν εἰδῶν· ἅπαν οὖν ζῶον ἢ ἄγριόν ἐστιν ἢ ἥμερον· ἅπαν
οὖν ζῶον ἢ ὑπόπουν ἐστὶν ἢ ἄπουν· ἅπαν οὖν ζῶον ἢ
κερασφόρον ἐστὶν ἢ ἄκερον· καὶ οὐδέν γε τιμιωτέραν ἑτέρας
ἑτέραν ἀντίθεσιν ἐν ταῖς διαφοραῖς ἔστιν εὑρεῖν, οὐδὲ μᾶλλον
ὑπάρχουσαν ἅπασι τοῖς κατὰ μέρος. ἀλλ᾽ οὐ χρὴ περὶ ζώων
ἐρωτηθέντας [8] ὁπόσα τὰ πάντα ἐστὶ ἀποκρίνασθαι μίαν
ἀντίθεσιν διαφορῶν· οὕτω μὲν γὰρ ἔσται δύο τὰ πάντα, καὶ
οὐδὲν μᾶλλον ἢ λογικὸν καὶ ἄλογον, ἢ θνητὸν καὶ ἀθάνατον,
ἢ ἄγριον καὶ ἥμερον, ἢ τῶν ἄλλων τις ἀντιθέσεων. εἰ δὲ τὰς
διαφορὰς ἐάσας τις, ὡς οὖν ἐστι δίκαιον, ἵππον ἀποκρίναιτο
καὶ βοῦν καὶ κύνα καὶ ἄνθρωπον, ἀετόν τε καὶ μέλιτταν καὶ

tiae hominem evexit ut magnum et praeclarum aliquid iu-
veniſſe ſe putaret, perinde ac ſi quis, quum omne animal
rationale eſſe aut irrationale dixerit, non animalium differentias, ſed aliud quippiam dixiſſe ſe putet, quum ſcilicet huic illud quoque ſimiliter ſit dictum, omne animal mortale eſt vel immortale.   Quippe oppoſitio, quae in ſingulis differentiis *notatur*, conjuncta de omnibus ſpeciebus
dicitur.   Omne enim animal aut manſuetum eſt aut ferum.
Omne animal aut pedatum eſt aut non pedatum.   Omne
animal aut cornutum eſt ant cornuum expers.   Nec
eſt inter differentias invenire oppoſitionem ullam quae ſit
altera praeſtantior, nec quae magis omnibus inſit particularibus.   Verum non convenit, quum de animalium omnium
numero quaeritur, unam differentiarum oppoſitionem re-
ſpondere.   Hoc enim pacto duo erunt *animalia* univerſa,
nec ullum magis rationale quam mortale vel immortale, aut
ferum vel manſuetum, aut reliquarum oppoſitionum quaelibet.   Quod ſi quis differentiis omiſſis, ſicut plane ratio
exigit, equum, bovem, canem, hominem, aquilam, apem,

μυρμηκα καὶ λέοντα καὶ πρόβατον, ἅπαντά τε τἄλλα κατ᾽
εἶδος ἐπέλθοι ζῶα, δῆλον ὡς οὗτος ὀρθῶς ἀποκεκριμένος ἐστὶ
τῷ πυθομένῳ ὁπόσα τὰ πάντ᾽ ἐστὶ ζῶα· κᾂν εἰ πολλὰ μὲν
διέλθοι τῷ λόγῳ ζῶα, πάντα δ᾽ ἐξαριθμήσασθαι μὴ δυνατὸν
εἶναι λέγοι, καὶ οὕτως ἂν εἴη δεόντως ἀποκεκριμένος. ὁμοίας
οὖν οὔσης τῆς ζητήσεως ἐπὶ τοῦ τῶν νοσημάτων ἀριθμοῦ
παρὰ πᾶσι τοῖς παλαιοῖς ἰατροῖς, καὶ τῶν μὲν εἰπόντων
ἑπτα τὰ πάνθ᾽ ὑπάρχειν αὐτὰ, τῶν δ᾽ ἐλάττω τούτων ἢ
πλείω, πάντων δ᾽ οὖν εἰς τὰ κατὰ τὴν οὐσίαν εἴδη βλεπόντων, οὐκ εἰς τὰ κατὰ τὴν διαφοράν· οὐδεὶς γὰρ ἦν οὕτως
ἀπαίδευτος οὐδ᾽ ἀμαθὴς λογικῆς θεωρίας ὡς διαφορὰν εἰδῶν εἰπεῖν ἀντ᾽ οὐσίας· ὁ δ᾽ ἐκ τῆς γυναικωνίτιδος ἐκπηδήσας
Θεσσαλὸς ἐπιτιμᾷ τηλικούτοις ἀνδράσιν, οὐ γένος ἔχων εἰπεῖν, οὐκ ἀνατροφὴν, οὐ παιδείαν οἵαν ἐκείνων ἕκαστος, ὁ
μὲν Ἀριστοτέλους, ὁ δὲ Πλάτωνος, ὁ δὲ Θεοφράστου γενόμενος ὁμιλητὴς, ἤ τινος ἄλλου τῶν ἐν τῇ λογικῇ θεωρίᾳ
γεγυμνασμένων ἀνδρῶν. ὡς οὖν εἴτις ἐρωτηθεὶς ὁπόσα τῆς

formicam, leonem et ovem refpondeat, reliquaque omnia
per fpecies animalia connumeret, conftat hunc quaerenti,
quot fint cuncta animalia, recte refpondiffe. Quin fi multa
quidem fermone animalia memoret, teftetur autem enume-
rare fe omnia non poffe, fic quoque commodiffime refponderit. Similis agitata quaeftio de morborum numero et omnibus antiquis medicis eft, aliis feptem eos in totum effe
affirmantibus, aliis plures his paucioresve dicentibus, omnibus tamen ad fpecies, quae in fubftantia, non quae in differentia effent, refpectum habentibus. Nemo enim ita erat
indoctus, aut fogicae fpeculationis rudis, ut differentias fpecierum pro fubftantia loquendo ufurparet. At Theffalus ifte
e gynaeceo exiliens tantis viris maledicit, ipfe nec genus
habens quod referat, nec educationem nec eruditionem,
qualem illorum quisque, quorum alius Ariftotelis, alius Platonis, alius Theophrafti, aut denique alterius cujusquam
eorum virorum, qui in logica contemplatione fuere exercitati, familiaris fuit. Veluti igitur rogatus quispiam, quot

BIBΛION Λ. 23

Ed. Chart. X. [8.]   Ed. Baf. IV. (37. 58.)

φωνῆς τὰ (38) πάντ᾽ ἐστὶ στοιχεῖα, δύο φήσειεν ὑπάρχειν,
ἤτοι γὰρ φωνῆεν εἶναι φήσει πάντως ἢ σύμφωνον ὅπερ ἂν
εἴη στοχεῖον φωνῆς, ἀληθὲς μὲν εἴρηκεν, οὐ μὴν πρός γε τὴν
ἐρώτησιν ἀπεκρίνατο, κατὰ τὸν αὐτὸν, οἶμαι, τρόπον ὅστις
ἂν ὁπόσα τὰ πάντ᾽ ἐστὶ νοσήματα διελέσθαι βουληθεὶς
ὑπερβῇ μὲν εἶδός τι λέγειν νοσήματος, οἶον ἤτοι φλεγμονὴν,
ἢ σκίῤῥον, ἢ οἴδημα, διαφορὰς δ᾽ εἴπῃ μόνας, εἴτ᾽ οὖν στεγνὸν καὶ ῥοῶδες, εἴτ᾽ ἀραιὸν καὶ πυκνὸν, εἴτε σκληρὸν καὶ
μαλακὸν, εἴτε συντεταμένον καὶ κεχαλασμένον, ἀληθὲς μὲν
εἴρηκεν, οὐ μὴν πρός γε τὴν ἐρώτησιν ἀπεκρίνατο. πρῶτον
μὲν γὰρ οὐδὲ πᾶσα διαφορὰ προστιθεμένη τῷ γένει συντελεῖ
τι πρὸς τὴν τοῦ εἴδους γένεσιν, ἀλλ᾽ ἥτις ἂν ἐκ τῆς τοῦ γένους οἰκείας ἢ διαιρέσεως· αὗται γὰρ εἰσιν εἰδοποιοὶ μόναι
τῶν διαφορῶν, αἱ δ᾽ ἄλλαι πᾶσαι περιτταί. ζώου μὲν γὰρ
οἰκεῖαι διαφοραὶ τὸ θνητὸν καὶ ἀθάνατον, ἄλογόν τε καὶ
λογικὸν, ἥμερόν τε καὶ ἄγριον, ὅσα τ᾽ ἄλλα τοιαῦτα· μαλακὸν δὲ καὶ σκληρὸν, καὶ βαρὺ καὶ κοῦφον, καὶ ἀραιὸν καὶ
πυκνὸν, καὶ μέγα καὶ μικρὸν, οὐ ζώου, ἀλλ᾽ οὐσίας εἰσὶ δια-

funt in univerfum vocis elementa, fi duo ea effe refponderit,
quippe aut vocalem omnino, aut confonantem effe quicquid
vocis fit elementum, is verum quidem dixerit; caeterum ad
quaeftionem non refponderit. Ad eundem modum, arbitror, fiquis omnium morborum numerum comprehendere
ftudens, fpeciem quidem ullam morborum, veluti phlegmonem, fcirrhum vel oedema, referre non curet, folas autem
differentias memoret, five aftrictum et fluidum, five rarum
et denfum, five durum et molle, five tenfum et laxum, verum hic quoque dixerit, minime tamen ad
quaeftionem refponderit. Primum namque non omnis
differentia generi addita ad fpeciei conftitutionem aliquid
conducit, fed quae ex generis propria divifione nafcitur,
quippe hae demum differentiae funt, quae fpecies conftitu-
ant, reliquae omnes alienae. Etenim animalis propriae
differentiae funt mortale et immortale, rationale et irrationale, manfuetum et ferum et quaecunque alia id genus.
Molle vero ac durum, grave et leve, rarum et denfum, magnum et parvum animalis differentiae non funt, fed fub_

24 ΓΑΛΗΝΟΥ ΘΕΡΑΠΕΥΤ. ΜΕΘΟΔΟΥ

Ed. Chart. X. [8. 9.]   Ed. Baf. IV. (38.)

φοραί. καὶ τοίνυν εἰ μὲν προστεθείη τῷ ζώῳ τὸ μαλακὸν καὶ
τὸ σκληρὸν, ἢ τὸ πυκνὸν ἢ τὸ ἀραιὸν, ἢ τὸ μικρὸν ἢ τὸ
μέγα, πλεῖον οὐδὲν εἰς εἴδους γένεσιν συντελέσει· εἰ δ᾿ ἤτοι
λογικὸν καὶ ἀθάνατον, ἢ λογικὸν καὶ θνητὸν, εἴη ἂν τὸ μὲν
εἴδει θεός, τὸ δὲ ἄνθρωπος· οὕτω δὲ κἂν εἰ προσθείης τῷ
λογικῷ ζώῳ διττὰς οἰκείας διαφοράς, τὸ πεζὸν καὶ τὸ δίπουν,
εἶδος ἐργάσῃ τι καὶ οὕτως, τὸν ἄνθρωπον· ὅθεν ἀδύνατόν
ἐστιν οὐδενὸς τῶν ὄντων εἰδοποιοὺς εὑρεῖν διαφορὰς ἄνευ
τοῦ τὸν ὁρισμὸν, ἢ τὸν λόγον τῆς οὐσίας ἀκριβῶς αὐτοῦ
περιγράψασθαι. δεύτερον δ᾿ ἐπὶ τούτου σφάλμα τοῖς ἀγυμνάστοις περὶ λόγον, ἐπειδὰν ἐξευρήσουσι μίαν τινὰ διαφορᾶς
ἀντίθεσιν, εἶδός τι τοῦ προβεβλημέ(9)νου γένους ὑπολαμβάνειν εὑρηκέναι, ὥσπερ ὀλίγον ἔμπροσθεν ὑπὲρ τῶν τῆς φωνῆς στοιχείων ἐλέγετο. φωνῆεν γάρ τις εἰπὼν καὶ σύμφωνον
οὔπω τὰ πάντα στοιχεῖα τῆς ἀνθρώπου φωνῆς εἴρηκεν, ἀλλὰ
δύο τὰς πρώτας γενικὰς διαφοράς· εἰ δὲ τὰ μὲν φωνήεντα
τέμνων αὖθις εἰς μακρὰ καὶ βραχέα καὶ δίχρονα, τὰ σύμφωνα

ſtantiae. Itaque etiamſi cum animali vel molle, vel durum, vel denſum, vel rarum, vel magnum, vel parvum
componas, ad ſpeciem conſtituendam nihil ſane plus contu-
lerint, ſin vel rationale et immortale, vel rationale et mortale animali adjeceris, efficitur ſpecie illic deus, hic homo.
Ita vero et ſi rationali animali duas alias differentias peculiares addideris, quae ſunt greſſile et bipes, ſic quoque ſpeciem quampiam effeceris, nempe hominem. Unde fieri non
poteſt ut ullius rei ſpecificas differentias inveniat qui eam
definitione, ſive ſubſtantiae ipſius oratione, ad unguem non
circumſcripſerit. Alius deinde error incidere ſolet iis quibus parum exercitata ratio eſt, quod quum unam aliquam
differentiarum oppoſitionem invenerint, ſpeciem aliquam
propoſiti generis ſe putent inveniſſe, ceu paulo ante de vocis
elementis eſt dictum. Siquidem qui vocalem et conſonantem
dixit, nondum omnia humanae vocis elementa dixit, ſed
duas tantum primas et generales differentias. Quod ſi vocales rurſus in longas, breves ancipitesque diducat, tum

BIBΛION A. 25

Ed. Chart. X. [9.]   Ed. Baf. IV. (38.)

δ᾽ εἰς ἡμίφωνά τε καὶ ἄφωνα, καὶ αὖϑις τὰ μὲν μακρὰ διχῆ,
καϑάπερ οὖν καὶ τὰ βραχέα, τὰ δ᾽ αὖ δίχρονα τριχῆ· καὶ δὴ
καὶ τὰ ἄφωνα πρῶτον μὲν εἰς δασέα καὶ ψιλὰ καὶ μέσα, καὶ
τούτων ἕκαστον αὖϑις τριχῆ, τὰ δ᾽ ἡμίφωνα πάλιν, εἰ καὶ
ταῦτα κατὰ τὴν οἰκείαν τέμνοις τομήν, ἵνα μὴ μακρολογῶ
περιττῶς, οὕτως ἂν ἐξεύροις τὰ τέτταρα καὶ εἴκοσι στοιχεῖα
τῆς φωνῆς ᾗ χρώμεϑα. τὸ μὲν γὰρ εἰπεῖν αὐτὸ τοῦτο μόνον,
ὡς ἔστι τῶν στοιχείων τῆς φωνῆς τὰ μὲν φωνήεντα, τὰ δὲ
σύμφωνα, τεχνικὸν οὔπω ποιεῖ τὸν ἀκροατὴν οὐδ᾽ ἀκριβῶς
ἐπιστήμονα συμπάντων τῶν στοιχείων· ἀλλ᾽ ἐὰν διελόμενος
εἰς βραχέα καὶ μακρὰ καὶ δίχρονα, βραχέα μὲν εἶναι φῇ δύο,
τό τε ε καὶ τὸ ο, μακρὰ δ᾽ ὁμοίως δύο, τό τε η καὶ τὸ ω,
δίχρονα δὲ τρία, τό τε ἄλφα καὶ τὸ ι καὶ τὸ υ, τεχνικὸν
οὕτω ποιήσει τὸν ἀκούσαντα περὶ τῶν φωνηέντων ἁπάντων·
ὡσαύτως δὲ καὶ περὶ τῶν συμφώνων κατὰ τὸν αὐτὸν τρόπον. οὕτως οὖν καὶ ὅστις ἐπιχειρεῖ λέγειν ὑπὲρ τοῦ τῶν
νοσημάτων ἀριϑμοῦ, πόσα τὰ σύμπαντ᾽ ἐστίν, οὐ χρὴ τοῦτον ἐν τῇ πρώτῃ καταμεῖναι διαφορᾷ, τέμνοντα δ᾽ αὐτὴν
ἐπεξιέναι, μέχρι περ ἂν ἐπί τι τῶν ἐσχάτων εἰδῶν ἀφί-

consonantes in semivocales et mutas, itemque tum longas
tum breves *vocales* bifariam, ancipites vero trifariam, sed
mutas primum in aspiratas, tenues ac medias, dein rursus
tripartito harum singulas, mox semivocales propria, ne fru-
stra multis morer, sectione secet, ita quatuor et viginti elementa vocis qua utimur inveniat. Quippe id tantum di-
xisse, quod elementorum vocis quaedam vocales sint, quaedam consonantes, nondum omnium elementorum artificem,
aut plane scientem auditorem reddit, sed siquis ubi in longas, breves et ancipites diduxerit, adjiciat duas esse breves,
nempe ε et o, duas praeterea longas η et ω, tres vero ancipites α ι υ, sic sane artificem auditorem de omnibus voca-
libus effecerit, itemque de consonis ad eundem modum.
Itidem si quis tradere de morborum numero instituat, quot
hi in universum sint, non debet is in prima statim differentia subsistere, sed divisa ea procedere, donec ad aliquam in-

κηται τῶν μηκέτι τμηθῆναι δυναμένων εἰς ἕτερον εἶδος. ὅτι
δ᾽ οὐ τοῦ τυχόντος ἐστὶ τοῦτο ποιεῖν, ἀλλ᾽ ἀνθρώπου γεγυμνασμένου μεγάλως ἐν τῇ διαιρετικῇ μεθόδῳ, μαθεῖν ἔνεστι
τῷ βουλομένῳ πρῶτον μὲν ἅπαντα ἀναγνόντι κατὰ τὴν ἀρχὴν τοῦ Φιλήβου Πλάτωνι γεγραμμένα περὶ τῆς τοιαύτης μεθόδου, μετὰ ταῦτα δὲ τόν τε Σοφιστὴν ἀναλεξαμένῳ καὶ τὸν
Πολιτικόν· ἔτι δὲ μᾶλλον αὐτῷ χαλεπώτερον φανεῖται τὸ
πρᾶγμα τὸ πρῶτον περὶ μορίων ζώων Ἀριστοτέλους ἀνα-
γνόντι· πειρᾶται μὲν γὰρ ἐν ἐκείνῳ τὰς διαφορὰς ἁπάσας
ἐξαριθμήσασθαι τῶν ζώων, ἀπορίας τε παμπόλλας κινήσας,
μόγις ὑπόπτως τε καὶ δειλῶς ἀποφαίνεσθαί τι τολμᾷ. εἶτ᾽
Ἀριστοτέλους τε καὶ Πλάτωνος οὕτω μέγα καὶ χαλεπὸν εἶναι
νομιζόντων εἰς τὰς οἰκείας διοφορὰς ἀκριβῶς τὰ γένη τέμνειν
καὶ μετ᾽ αὐτοὺς Θεοφράστου τε καὶ τῶν ἄλλων φιλοσόφων
ἐξεργάζεσθαι πειρωμένων τὸν τρόπον, ὡς οὔπω κατωρθωμένον οὐδὲ παρ᾽ ἐκείνοις, ὁ τολμηρότατος Θεσσαλὸς ἁπλῶς
ἀποφηνάμενος ἀξιοῖ πιστεύεσθαι δύο τὰ πάντ᾽ εἶναι κατὰ
δίαιταν νοσήματα τὰ γοῦν ἁπλᾶ καὶ πρῶτα καὶ οἷον στοιχεῖα,

fimarum fpecierum et quae amplius in aliam dividi non poffit, perveniat. Id vero quam haud cuique fit promptum,
fed homini duntaxat, qui in dividendi methodo magnopere
fit exercitatus, intelligere quisque poterit, primum fi omnia legerit quae de eo genere methodi in principio Philebi
a Platone funt prodita, dein fi Sophiftam etiam et Politicum
legerit. Jam vero difficilior adhuc res videbitur, fi quis
primum Ariftotelis librum de partibus animalium legerit.
Conatur enim in eo libro omnes animalium differentias enu-
merare; at ubi multas dubitationes movit, vix tandem fu-
fpecte ac timide pronunciare quippiam audet. Et quum
Ariftoteles et Plato tantam tamque difficilem rem effe cen-
fuerint genera in proprias differentias exacte dividere, ac
poft hos Theophraftus et alii philofophi rationem abfolvere
tentaverint, utpote ne apud illos quidem fatis adhuc con-
ftantem, audaciffimus Theffalus abfolute pronuncians, credi
fibi vult duos in totum effe in victus ratione morbos et eos
quidem fimplices ao primos et veluti elementares; nam ter-

BIBΛION Δ. 27

Ed. Chart. X. [9, 10.]   Ed. Baf. IV. (38.)

τρίτον γὰρ ἐξ αὐτῶν ἄλλο γεννᾶται τῷ λόγῳ σύνθετον, ἐπι-
πεπλεγμένον ἐξ ἀμφοῖν. ἀλλ' εἴπερ μεθόδῳ τινὶ ταῦτ' ἐξεῦρες,
ὥσπερ οὖν ἀλαζονεύῃ τί οὐχὶ καὶ ἡμῖν ἔφρασας αὐτήν, ἀλλὰ
πᾶν τοὐναντίον, ἢ κατὰ τοὔνομα τὸ σεμνὸν, ᾧ προσαγο-
ρεύεις σαυτὸν, ἀμεθοδώτατε καὶ προπετέστατε, τὴν ἀπόφα-
σιν ἐποιήσω, μηδ' οὖν μηδὲ τῆς ἀρχῆς αὐτῆς ἐφαψάμενος,
ἀφ' ἧς ἀναγκαῖόν ἐστιν ἄρξασθαι τὸν μέλλοντα καλῶς οὑτι-
νοσοῦν πράγματος ἐξευρήσειν εἴδη τε καὶ διαφορὰς οἰκείας;
περὶ παντὸς γὰρ, ὦ παῖ, μία ἀρχὴ ἀρίστη, εἰδέναι περὶ ὅτου
ἡ ζήτησις, ἢ πάντα ἁμαρτάνειν ἀνάγκη, Πλάτων πού φησιν,
οὐκ εἰς τὸ διαιρεῖν μόνον ὁτιοῦν ἀξιῶν ἡμᾶς ἀπ' αὐτῆς ἄρχεσθαι τοῦ ζητουμένου τῆς οὐσίας, ἀλλ' εἰς ἅπαν ἀεὶ χρῆσθαι
σκέμμα τῷ τοιούτῳ τρόπῳ τῆς ἀρχῆς. [10] ἐχρῆν μὲν οὖν
κἀνταῦθα τί ποτέ ἐστιν νόσημα καὶ τί σύμπτωμα καὶ τί πάθος ἀκριβῶς εἰπόντα, καὶ διορισάμενον ὅπη ταὐτόν ἐστιν
ἕκαστον τῶν εἰρημένων καὶ ὅπη μὴ ταὐτὸν, οὕτως ἤδη πειρᾶσθαι τέμνειν εἰς τὰς οἰκείας διαφορὰς αὐτὰ, καθ' ἣν ἐδί-
δαξαν ἡμᾶς οἱ φιλόσοφοι μέθοδον· ἢ εἴπερ ἑτέραν τινὰ βελτίω

tium ab his ratione gignit ex ambobus compofitum. At fi ulla methodo haec, ficut jactas, invefligafti, cur hanc nobis non dixifti? Sed contra plane quam pro gravitate nominis quod tibi arrogas, homo temerarie atque a methodo alieniffime, rem pronunciafti, qui ne principium quidem ipfum unquam attigeris, a quo coepiffe neceffe fit eum, qui recte cujuslibet rei fpecies et differentias peculiares fit inventurus? *De re enim qualibet o puer unum principium optimum, noffe id de quo propofita quaeftio eft, aut prorfus eft aberrandum,* ait alicubi Plato, non ad dividendum modo quidvis ab ipfa quaefitae rei effentia nobis effe inchoandum cenfens, fed etiam in omni disquirenda re ejusmodi femper principio utendum. Ergo hic quoque par erat, ubi quid morbus fit, quid fymptoma et quid paffio diligenter prius dixiffes, ac dein qua conveniant differantque ipforum fingula definiviffes, fic demum tentare in proprias ea differentias diducere, fecundum eam quam fapientiae profeffores tradiderunt methodum, aut fi quam potiorem ea quae

τῆς παρ᾽ ἐκείνων γεγραμμένης ἐξεῦρες, αὐτὸ τοῦτο πρότερον
ἀγωνίσασθαι, καὶ δεῖξαι καὶ διδάξαι τοὺς Ἕλληνας ὡς ὁ
παρὰ τοῖς ἱστοῖς τραφεὶς ὑπερεβάλετο μὲν Ἀριστοτέλη καὶ
Πλάτωνα μεθόδοις λογικαῖς, κατεπάτησε δὲ Θεόφραστόν τε
καὶ τοὺς Στωϊκοὺς ἐν διαλεκτικῇ, φανερῶς δ᾽ ἐξήλεγξε τοὺς
ἑταίρους αὐτῶν ἅπαντας, οὐδὲ τίνα ποτ᾽ ἐστὶ τὰ πρῶτα νοσήματα γινώσκοντας, τὸν Ἡρόφιλον ἐκεῖνον τὸν διαλεκτικὸν,
καὶ τὸν συμφοιτητὴν αὐτοῦ Φιλότιμον, καὶ τὸν διδάσκαλον
αὐτοῦ Πραξαγόραν τὸν ἀπὸ Ἀσκληπιοῦ, καὶ σὺν τούτοις τε
καὶ πρὸ τούτων Ἐρασίστρατον, Διοκλέα, Μνησίθεον,
Διευχῆ, Φιλιστίωνα, Πλειστόνικον, αὐτὸν Ἱπποκράτην. τὸ
δ᾽ ἁπλῶς ἀποφήνασθαι δύο εἶναι τὰ πάντα πάθη κατὰ
δίαιταν, οὐ μέθοδον, οὐκ ἀπόδειξιν, οὐ πιθανὴν πίστιν, οὐ
παραμυθίαν, οὐδ᾽ ὅλως οὐδὲν ἄλλο προσθέντα, πλὴν εἰς
τοὺς παλαιοὺς βλασφημήσαντα, προστάττοντός ἐστιν ἔργον,
οὐ διδάσκοντος. ἔστω, σιωπᾷς, ἐκ ποίας εὗρες αὐτὰ μεθόδου λογικῆς· ἀλλά τοι κἂν κριτήριόν γέ τι τῶν λόγων τῆς
ἀληθείας ἐχρῆν σε παρασχέσθαι. τοῦ μὲν γὰρ εὑρεῖν τὸ ζητού-

ab iis prodita eſt, exploraſſes, hanc ipſam prius aſtruere,
tum illud oſtendere ac Graecos docere, hunc qui in textrina
ſit altus ſuperaſſe Ariſtotelem et Platonem in methodis logicis, conculcaſſe Theopraſtum et Stoicos in dialectice, clare
oſtendiſſe omnes eorum ſectatores ne primos quidem morbos qui eſſent unquam noviſſe, Herophilum illum dialecti-
cum et condiſcipulum ejus Philotimum et praeceptorem ejus
Praxagoram, qui ab Aeſculapio originem traxit et qui cum
his et ante hos fuerunt, Eraſiſtratum, Dioclem, Mneſitheum,
Dieuchem, Philiſtionem, Pliſtonicum, ipſum denique Hippocratem. Porro ſimplici verbo dicere, omnes in victu
morbos eſſe duos; non methodo, non demonſtratione, non
ratione ulla probabili, non lenimento aliquo, non alia re
prorſus adhibita, praeterquam in veteres blaſphemia, *id
facere*, imperantis hominis munus eſt, non docentis. Eſto,
taceas, qua logica methodo haec inveneris, at certe unde
ſaltem de veritate ſermonis judicaris, adhibitum aliquid
oportuit. Nam invenienti ejus quod quaeritur logicae

μένον αἱ λογικαὶ μέθοδοι τὴν δύναμιν (39) ἔχουσι, τοῦ δὲ
πιστώσασθαι τὰ καλῶς εὑρημένα δύο ἐστὶν ἅπασιν ἀνθρώποις κριτήρια, λόγος καὶ πεῖρα. πρὸς γοῦν τὸν ἐρωτήσαντα
διὰ τί τῷδέ τινι τῷ πυρέττοντι συνεχώρησας ὕδατος πιεῖν ψυχροῦ, δύο εἰσὶν ἀποκρίσεις, ἡ μὲν ἑτέρα γένεσίν τε καὶ φύσιν
ἐκδιδάσκουσα πυρετοῦ, καὶ περὶ τοῦ τῶν νόσων καιροῦ
διεξιοῦσα, καὶ κατὰ τὸν αὐτὸν τρόπον ὕδατος ψυχροῦ φύσιν
ἐξηγουμένη, κἀπειδὰν ταῦτα διεξέλθῃ, πειρωμένη διδάσκειν,
ὡς τῷ τοιῷδε νοσήματι κατὰ τὸν τοιόνδε καιρὸν εὔλογόν
ἐστιν ἴαμα γενέσθαι τὸ ὕδωρ τὸ ψυχρόν· ἡ δ᾽ ἑτέρα τῶν
ἀποκρίσεων οὐδενὸς τούτων τῆς φύσεως ἐφαψαμένη κατα-
φεύγει πρὸς τὴν πεῖραν, ἐν τοιῷδε νοσήματι καὶ καιρῷ τὸ
ψυχρὸν ὕδωρ ἑωρᾶσθαι φάσκουσα πολλάκις ὠφελεῖν. ἐχρῆν
οὖν, οἶμαι, καὶ τὸν Θεσσαλὸν ἤτοι πεῖραν ἢ λόγον ἐφ᾽ οἷς
ἀποφαίνεται κριτήριον ἐπάγειν, οὐχ ὡς τύραννον ἡμῖν ἐπιτάττειν, ἀξιοῦντα πιστεύεσθαι χωρὶς ἀποδείξεως. καὶ τίνα,
φασὶν, ἀκούειν ἀπόδειξιν ἀξιοῖς; οὕτω γὰρ ἀντερωτῶσιν ἡμᾶς
οἱ ἀπ᾽ αὐτοῦ· καὶ δικαίως γε τοῦτο ποιοῦσιν, οὐδ᾽ εἰς ἔννοιάν

methodi facultatem praeftant, at quae fidem iis faciant quae
recte funt inventa, duo funt apud omnes homines judicia-
ria *inftrumenta,* ratio et experientia. Quippe ad eum
qui interrogaverit cur huic febricitanti frigidae bibendae
poteftatem feceris, duplex refponfio eft, altera quae ortum
naturamque febris docet ac de morborum temporibus differit, tum ad eundem modum aquae frigidae naturam expla-
nat, et ubi haec propofuit, conatur docere in hoc morbo
atque hoc tempore aquam frigidam idoneum remedium effe;
altera de nullius horum natura follicita ad experientiam
confugit, quod in tali morbo atque occafione faepe frigidam
profeciffe viderit. Debebat igitur, opinor, et Theffalus
vel experimentum, vel rationem affertioni fuae judiciariam
probationem adhibuiffe, non ficuti tyrannus imperare, ac
fibi citra demonftrationem credendum exigere. At qnam,
inquiunt, audire demonftrationem poftulas? ita enim contra
nos interrogant ejus fectatores, neque id injuria, ut qui nec
eo unquam pervenerint ut notionem demonftrationis tene-

ποτε παρελθόντες ἀποδείξεως, ὡς ἂν οὔτε γεωμετρίας οὔτ᾽
ἀριθμητικῆς οὔτε διαλεκτικῆς οὔτε ἀναλυτικῆς οὔθ᾽ ὅλως
λογικῆς τινος ἁψάμενοι θεωρίας. ἀποκριτέον οὖν αὐτοῖς, ὡς
ὀψὲ πάνυ μανθάνειν ἐφίεσθε τί ποτ᾽ ἐστὶν ἀπόδειξις, καὶ ὡς
οὐκ ἐνδέχεται χρόνῳ βραχεῖ λεπτῆς γνώμης δεομένη παρα-
καλοῦνθῆσαι θεωρίᾳ μήτ᾽ ἠσκημένους ἀκούειν ἀκριβῶν λόγων
ἐν διαστροφῇ τε πολυχρονίῳ γεγονότας. ἐκείνους μὲν οὖν
ἀποπέμψωμεν, ὡς μηδὲ συνιέναι δυναμένους ἀληθῶν μαθη-
μάτων, μήτιγε δὴ μαθεῖν ἢ κρῖναι καλῶς.

Κεφ. δ'. [11] Ἡμεῖς δὲ μετὰ τῶν ἠσκημενων τε ἅμα
παρακολουθεῖν ἀποδείξει καὶ φύσει συνετῶν, οὐ γὰρ δὴ
ὄνους Θεσσαλείους ἐπαγγελλόμεθα διδάσκειν, ἐπὶ τὸ προκείμενον ἐξ ἀρχῆς ἴωμεν, εὐθὺς ἅμα τῇ διδασκαλίᾳ τῆς θεραπευτικῆς μεθόδου καὶ ὧν ἐσφάλησαν οἱ πλεῖστοι τῶν ἰατρῶν
ἐπιχειρησάντων ἐξευρεῖν αὐτὴν ἐξηγούμενοι τὰς αἰτίας· εἰς
γάρτοι τὴν βεβαιοτέραν πίστιν τῶν ἀληθῶν οὐδὲ τοῦτο σμικρὸν φαίνεται συντελεῖν. πρῶτον μὲν οὖν εὐλαβηθῶμεν ἀμ-

rent, quum nec geometriam nec arithmeticen nec dialecti-
cen nec refolutoriam nec denique logicam ullam fpeculationem attigerint. Quocirca refpondendum his ita eft, nimis
fero, quid demonftratio fit, difcere poftulatis, nec fieri poteft ut brevi tempore fpeculationem, quae fubtilitatem mentis defiderat, affequamini, praefertim qui nec accuratis rationibus audiendis exercitati et in diuturna perverfitate volu-
tati fitis. Sed iftos mittamus, ut qui ne intelligere quidem
quae verae difciplinae fint valeant, nedum ipfas difcere,
aut recte judicare.

Cap. IV. Nos vero una cum iis qui exercitati
funt et demonftrationem intelligunt et natura funt fagaces,
neque enim Theffalios afinos docere profitemur, ad id quod
propofitum nobis ab initio eft accingamur, ac ftatim una cum
ipfa medendi methodo etiam caufas ipfas unde errarint
medicorum plurimi, qui tradere eam funt conati, exponamus; quippe ad firmiorem veritatis fidem id quoque non
parum conducere videtur. Ac primum quidem illud cave-

φοῖν ἅμα μεμνῆσθαι, μεθόδου τε λογικῆς καὶ πείρας ἀλόγου·
πρόκειται γὰρ οὐ περὶ πάσης εὑρέσεως ἰαμάτων εἰπεῖν νῦν,
ἀλλὰ μόνης τῆς κατὰ μέθοδον· ὥσπερ καὶ περί γε τῆς ἐμπειρικῆς ἡμῖν τε δι᾽ ἑτέρου γράμματος εἴρηται καὶ αὐτοῖς ἐμπειρικοῖς καλουμένοις ἰατροῖς ἐπὶ πλεῖστον ἐξείργασται. καὶ
οὕτως ἂν εὐξαίμην καὶ τοὺς λογικοὺς ἅπαντας ἰατροὺς ἔχεσθαι
τοῦ προκειμένου, καὶ μὴ συγχεῖν, μηδὲ ταράττειν, μηδὲ
συνάγειν εἰς ταὐτὸν ἀναλογισμόν τε καὶ πεῖραν, ἀλλ᾽ ἑκάτερον ἰδίᾳ μεταχειρίζεσθαι καὶ σκοπεῖσθαι τίνα δύναμιν ἔχει
καὶ πόσον εἰς τὸ τέλος τῆς τέχνης συνεργεῖ. τὸ τοίνυν μεθόδῳ
τι ζητεῖν ἐξευρεῖν ἀντίκειται μὲν τῷ κατὰ τύχην τε καὶ αὐτο-
μάτως· ἔστι δὲ τὸ τοιοῦτον μετά τινος ὁδοῦ καὶ τάξεως, ὡς
εἶναί τι πρῶτον ἐν τῇ ζητήσει καὶ δεύτερον καὶ τρίτον καὶ
τέταρτον καὶ οὕτως ἐφεξῆς τἄλλα σύμπαντα, μέχρι περ ἂν
ἀφίκηταί τις ἐπ᾽ αὐτὸ τὸ προκείμενον ἐξ ἀρχῆς. οἱ μὲν οὖν
ἀπὸ τῆς ἐμπειρίας καλῶς ποιοῦντες ὁμολογοῦσιν ὡς οὔτε
τῆς εὑρέσεως οὔτε τῆς διδασκαλίας ἀναγκαία τάξις ἐστὶ παρ᾽

bimus, ne fimul de ambobus, tum methodo, quae ratione
nititur, tum experientia, quae ratione non utitur, agamus.
Non enim de omni remediorum inventione nunc loqui ftatuimus, fed tantum de ea quae methodo fit, ita utique ut
de empirica ipfa et a nobis in alio opere eft proditum et ab
ipfis empiricis medicis quos vocant plurimum elaboratum.
Atque utinam rationales omnes medici propofitum ita pre-
merent, nec experientiam et rationem mifcerent atque in
unum confunderent, fed quam utraque vim habeat, quantumque ad propofitum artis finem conducat, feorfum tra-
ctarent atque perpenderent. Ergo methodo quippiam inquirere invenireque ex adverfo opponitur ei quod eft for-
tuito temereque. Eft autem id cum via quadam et ordine,
ita ut in disquifitione aliquid primum fit, aliquid fecundum
et tertium et quartum, atque ita de reliquis omnibus deinceps, quoad demum ad ipfum quod ab initio eft propofitum fit perventum. Ac empirici quidem rationabiliter fatentur nec inventionis nec doctrinae apud ipfos effe neceffarium ordinem, nam nec arte ulla rationeve experientia

αὐτοῖς· ἄτεχνον γάρ τι καὶ ἄλογον ἢ πεῖρα καὶ τύχης ἀγαθῆς
δεόμενον εἰς τὴν τῶν ζητουμένων εὕρεσιν. ὅσοι δὲ λόγον ἡγε-
μόνα τῆς εὑρέσεως ἐποιήσαντο καὶ τάξιν, ὁδόν τε μίαν τὴν
ἐπὶ τὸ τέλος ἄγουσαν ὑπέθεντο, τούτοις ἀναγκαῖον μὲν ἦν
ἀπὸ πρώτου τινὸς ἀρξαμένοις ὁμολογουμένου πᾶσιν ἀνθρώποις, οὕτως ἤδη μετιέναι πρὸς τὰ λοιπά ποιοῦσί γε μὴν οὐχ
οὕτως, ἀλλὰ καὶ τὰς ἀρχὰς οἱ πλεῖστοι διαφωνουμένας λαμβάνουσιν, οὐκ ἀποδείξαντες δὲ ἐπὶ τὰ λοιπὰ κατὰ τὸν αὐτὸν
τρόπον μετέρχονται, νομοθετοῦντες μᾶλλον ἢ ἀποδεικνύντες.
ἅπαντα δ᾽ αὐτοῖς τὰ τοιαῦτα συμβαίνει διὰ τὸ μηδὲν ὑπὲρ
ἀποδείξεως ἐπεσκέφθαι πρότερον, ἀλλ᾽ ἅμα τε τοῖς ζητουμέ-
νοις ἐφίστασθαι καὶ τολμᾶν χρῆσθαι πρὸς τὴν πίστιν αὐτῶν
ἀποδείξεσιν, ὅμοιόν τι ποιοῦσιν ἀνθρώπῳ μετρεῖν ἐπιχει-
ροῦντι σφαῖραν, ἢ κύβον, ἢ κῶνον, ἢ κύλινδρον, ἤ τι τοιοῦτον ἕτερον, οὔτε γεωμετρίας οὔτε λογιστικῆς ἐπιστήμονι
θεωρίας, ἀλλὰ μηδὲ πῆχυν, ἢ παλαιστὴν, ἢ πόδα παρεσκευα-
σμένῳ, κἄπειτα ἀγανακτοῦντι πρὸς τοὺς ἀπόδειξιν ζητοῦντας,

nititur, imo fortunam profperam ad ea quae quaerit invenienda requirit. Qui vero rationem inventionis fuae auctorem ftatuerunt, ac ordinem unamque viam, quae ad finem
ducat, propofuerunt, iis fuerat quidem neceffarium a primo
aliquo aufpicatis, de quo inter omnes homines conveniret,
fic tranfire ad reliqua. Caeterum hanc rationem non fequitur *pleraque medicorum pars*, imo principia quoque ipfa
controverfa fumit, nec illa demonftratione confirmat, tum
ad reliqua fimili modo tranfit, legislatorum ritu fanciens ve-
rius quam demonftrans. Quae omnia inde adeo his accidunt, quod nihil prius de demonftratione funt meditati, fed
fimul et inquifitis infiftunt et ad eorum fidem demonftratione
uti audent, fimile profecto quiddam iis molientes, qui fphae-
ram, aut cubum, aut conum, aut cylindrum, aliudve id
genus metiri aggrediuntur, quum tamen omnis geometricae
ac logifticae rationis fint ignari, imo vero nec cubiti, pal-
mive aut pedis menfuram praeparatam habeant, ac deinde
fuccenfent iis, qui vel demonftrationem ab ipfis exigant,

ἢ καὶ σιωπᾶν ἀξιοῦντας. ὡς γὰρ κἀκεῖ γελοῖος ὁ φάσκων
ὀρθογωνίου τριγώνου, τῆς μὲν ἑτέρας τῶν περὶ τὴν ὀρθὴν
γωνίαν πεντάποδος, εἰ οὕτως ἔτυχεν, ὑπαρχούσης, τῆς δ᾽
ἑτέρας δωδεκάποδος, οὐ τριάκοντα ποδῶν γίγνεσθαι τὸ ἐμ-
βαδὸν, ἀλλὰ τετταράκοντα, [12] καὶ τούτων μηδεμίαν ἀπόδειξιν ἔχων εἰπεῖν, οὕτω κἀνταῦθα γελοῖος ὁ ἀποφηνάμενος
μὲν ὁτιοῦν, ἀποδεῖξαι δ᾽ οὐ δυνάμενος. ὡς οὖν τῆς κατὰ τὸ
τρίγωνον ἀποδείξεως, οὐ γὰρ ἀφεκτέον ἡμῖν ἐστι τοῦ παραδείγματος, ἀπεληλακόσιν ἤδη τοῦ λόγου τοὺς ἀπαιδεύτους
μεθοδικούς, αὐτὸ μὲν τὸ προκείμενον ἐκ δυοῖν τούτων ἐπεραί-
νετο προτάσεων, μιᾶς μὲν τῆς τὸ περιεχόμενον χωρίον ὑπό τε
τῆς πεντάποδος καὶ δωδεκάποδος, ἑξηκοντάπουν γίγνεσθαι,
δευτέρας δὲ τῆς ἥμισυ τρίγωνον ἐκείνου τοῦ χωρίου λεγούσης
καὶ δεικνυούσης ὑπάρχειν, ἑκατέρα δὲ πάλιν τούτων ἑτέρων
τινῶν εἰς ἀπόδειξιν ἐδεῖτο προτάσεων, εἶτ᾽ ἐκεῖναι πάλιν ἑτέρων, ἄχρί περ ἂν ἐπὶ τὰς πρώτας ἀνέλθωμεν, αἱ δὲ οὐκ ἐξ
ἄλλων, οὐδὲ δι᾽ ἀποδείξεως, ἀλλ᾽ ἐξ ἑαυτῶν ἔχουσι τὴν πίστιν, οὕτως, οἶμαι, κἀπὶ τῶν τὴν ἰατρικὴν τέχνην ἀποδεικνυ-

vel tacere jubent. Quemadmodum enim in illo ridiculus
erit is qui rectanguli trigoni, cujus alterum exempli
caufa latus circa rectum angulum quinque fit pedum, alterum duodecim, dicat aream non effe triginta pedum, fed
quadraginta, nec ejus rei demonftrationem ullam afferat,
ita hic quoque ridiculus eft, qui quicquam affirmat, quod
demonftrare non poffit. Ergo ficut in demonftratione de
triangulo, neque enim recedendum nobis ab exemplo eft,
qui indoctos methodicos a difputatioue noftra jam abegimus,
ipfum quod propofitum eft, ex duabus his propofitionibus
colligebatur, una, quae fpatium id, quod lateribus pedum
quinque et pedum duodecim continetur, fexaginta pedum
effici dicit, altera, quae triangulum dimidium ejus effe fpatii
proponit atque oftendit, harum utraque rurfus ut demonftrationis fidem reciperet, aliis propofitionibus egebat, mox
illae aliis, quoad perventum ad primas effet, hae vero nec
ex aliis nec per demonftrationem, fed ex fe fidem faciunt:
fic arbitror et in iis omnibus quae in medicina demonftran-

μένων ἁπάντων εἰς πρώτας τινὰς ἀναποδείκτους προτάσεις
καὶ ἐξ ἑαυτῶν πιστὰς ἀνάγεσθαι χρῆναι πάντα. καὶ εἴπερ
οὕτως ἅπαντες ἐπεχείρησαν εἰπεῖν τι περὶ τῆς θεραπευτικῆς
μεθόδου, πάντως ἄν που καὶ συνεφώνησαν ἀλλήλοις, ὥσπερ
οἱ ἀριθμητικοί τε καὶ γεωμέτραι καὶ οἱ λογιστικοί· μαθεῖν
γοῦν ἔστι παρ᾽ ἐκείνων εὐθὺς κατ᾽ ἀρχὰς ὁποῖον μέν τι δηλοῦται πρὸς ἑκάστου τῶν ὀνομάτων οἷς μέλλουσι χρῆσθαι,
τίνας δὲ προτάσεις ἀναποδείκτους παραλήψονται πρὸς τὸν
λόγον, ὥσπερ δὴ καὶ ἀξιώματα καλοῦσιν, οἷον ὅτι γραμμὴν
μὲν ὀνομάζω μῆκος ἀπλατὲς, ἐπιφάνειαν δὲ τὸ μῆκος καὶ
πλάτος μόνον ἔχον, καὶ τρίγωνον μὲν τόδέ τι, τετράγωνον δὲ
τόδέ τι, καὶ τῶν ἄλλων ὁμοίως ἕκαστον· εἶθ᾽ ὅτι καὶ τοῖς
τοιούτοις ἀξιώμασι χρήσοιτο, προειπὼν ὡς τὰ τῷ αὐτῷ ἴσα
καὶ ἀλλήλοις ἐστὶν ἴσα, καὶ ἐὰν ἴσοις ἴσα προστεθῇ, τὰ ὅλα
ἴσα ἔσται· μετὰ ταῦτ᾽ ἤδη πειρᾶται δεικνύναι τὰ θεωρήματα,
μηδὲν τούτων ἔξωθεν ὧν ἐξ ἀρχῆς ὑπέθετο προλαμβάνων.
οἱ πολλοὶ δὲ τῶν ἰατρῶν, ὡς οἶσθα καὶ αὐτὸς, Ἱέρων κράτιστε, πόθεν ἤρξαντο τῆς εἰρέσεως ἣν εὑρηκέναι φασὶν ἐρω-

tur, ad primas et indemonſtrabiles propoſitiones et quae ex
ſe fidem faciant, omnia eſſe perducenda. Ac ſi omnes de
medendi methodo ſic dicere aliquid inſtituiſſent, prorſus
ſicuti inter arithmeticos, geometras et logiſticos, ita inter
ipſos quoque conveniſſet, quippe apud quos diſcere ab ipſo
ſtatim initio licet, quid quoque nomine quo uſuri ſunt, ſi-
gnificetur, quas praeterea propoſitiones indemonſtrabiles,
quae axiomata vocant, ad diſceptationem ſint ſumpturi, veluti lineam eſſe longitudinem citra latitudinem, ſuperficiem,
quae longitudinem latitudinemque tantum habeat, et triangulum eſſe hoc, quadrangulum illud, ac reliqua ad eundem
modum. Ab his, ubi axiomata hujusmodi uſurpanda ſibi
eſſe praedixerint, ſcilicet quae eidem ſunt aequalia, inter ſe
etiam eſſe aequalia, et ſi aequalibus aequalia ſint adjecta,
tota fore aequalia, demonſtrata theoremata jam tentant, nihil extra ea quae a principio praeſumſerunt adjicientes. Plerique tamen medicorum, ſicut ipſe ſcis, Hiero cariſſime,
interrogati undenam principium inventionis ſuae ſumſerint,

τά'μενοι τοσοῦτον ἀποδέουσι τοῦ λέγειν ἀναποδείκτους τε
καὶ ἅπασιν ὁμολογουμένας ἀρχὰς, ὥστ᾽ οὐδ᾽ ἀποκρίνεσθαι
σύμφωνον ἑαυτοῖς οὐδὲν (40) ἐξευρίσκουσιν, ἀλλ᾽ Εὐρίπου
δίκην ἄνω τε καὶ κάτω μεταβάλλονται, τἀναντία τιθέμενος
ἕκαστος ἑαυτῷ τοῦ λόγου προϊόντος ὧν ἐξ ἀρχῆς ὑπέθετο.
φαινομένας γοῦν εἰπὼν εἶναι τὰς κοινότητας ὁ σοφώτατος
Θεσσαλὸς, ὀλίγον ὕστερον οὐ μόνον οὐδένα τᾶν ἔμπροσθεν
ἰατρῶν ἰδεῖν αὐτάς φησιν, ἀλλ᾽ οὐδὲ τὸν πρῶτον γεννήσαντα
Θεμίσωνα· τούτῳ γὰρ οὖν δὴ μόνῳ παραχωρεῖ καθάπερ
πατρὶ τέκνα γνήσια τὰς τερατώδεις ἐκείνας κοινότητας. εἶθ᾽
οἱ μετ᾽ αὐτοὺς ἅπαντες ἀλλήλοις τε καὶ τῷ Θεσσαλῷ διηνέχθησαν, οὔτε τὰς αὐτὰς εἰσηγούμενοι κοινότητας οὔθ᾽ ὅλως ἀλλήλοις ὁμολογοῦντες οὐδὲ καθ᾽ ἕν, ὥσπέρ σοι καὶ τοῦτο πολλάκις ἀπέδειξα παρόντων αὐτῶν τῶν μεθοδικῶν· ἴσως δ᾽
ἄν που καὶ γράψαιμι κατὰ πολλὴν σχολὴν ὑπὲρ τῆς διαφωνίας αὐτῶν, ἀλλὰ νῦν γε τοσοῦτον εἰς τὰ προκείμενα προσήκει λαβεῖν, ὡς ἐχρῆν ἀρχηγοὺς αἱρέσεως καθισταμένους αὐτοὺς ἐξηγήσασθαι πρότερον ἐφ᾽ ὅτου πράγματος ἕκαστον

tantum abeft ut indemonftrabilia principia et quae omnibus
hominibus in confeſſo fint proferant, ut nec quod fibi ipfis
confonum refpondeant inveniant, fed furfum ac deorfum
Euripi more agantur, contraria quisque in progreſſu fermonis iis quae ab initio ſtatuerunt aſſerentes. Siquidem fa-
pientiſſimus iſte Theſſalus, quum apparentes eſſe communitates dixiſſet, paulo poſt non folum non alium quenquam
priorum medicorum vidiſſe eas aſſeverat, fed nec ipſum qui
primus eas peperit, Themifonem. Hujus namque unius eſſe
monftrofas illas communitates fatetur, ceu patris legitimos
filios. Poſt hos vero qui fequuti ſuut omnes et inter fe et
ab ipfo Theſſalo diſſentiunt, nec easdem communitates tra-
dentes, nec omnino inter fe vel in uno concordantes. Id
quod faepenumero tibi, ipfis etiam methodicis praefentibus,
oftendi, ac fortaſſe aliquando majus otium nactus, de eorum diſſenſione fcribam. At nunc tantum faltem ad rem
propoſitam fumi expedit, oportuiſſe eos, praefertim fectae
auctores, expofuiſſe prius de qua re fingula nomina dici

τῶν ὀνομάτων ἐπιφέρουσιν, ὥσπερ οὖν καὶ οἱ ἐμπειρικοὶ
ποιοῦσι, φαίνεσθαι μὲν λέγοντες τὰ ταῖς αἰσθήσεσιν ὑποπίπτοντα, γινώσκεσθαι δὲ τὰ μνημονευόμενα, φαίνεσθαι δ᾽
ἅμα καὶ γινώσκεσθαι τὰ καὶ πρότερόν ποτε ταῖς αἰσθήσεσιν
ὑποπεσόντα καὶ νῦν ὁμοίως ὑποπίπτοντα. πότερον οὖν οὕτω
καὶ αὐτοὶ φαίνε[13]σθαι λέγουσι τὰς κοινότητας ὡς αἰσθήσει γνωριζομένας, ἢ καὶ τὰ διὰ λόγου λαμβανόμενα φαινόμενα
καλοῦσιν; οἱ μὲν γὰρ ἀπὸ τῆς ἐμπειρίας οὐ πάνυ τι συγχωροῦσιν οὐδὲν τῶν τῷ λόγῳ μόνῳ δοκούντων ἐγνῶσθαι φαινόμενον ὀνομάζειν· οἱ δ᾽ αὖ παλαιοὶ φιλόσοφοι διττὸν γένος
εἶναί φασι τῶν φαινομένων, ἓν μὲν, ὅπερ καὶ τοῖς ἐμπειρικοῖς ὁμολογεῖται, τῶν αἰσθήσει τινὶ διαγινωσκομένων, οἷον
λευκοῦ καὶ μέλανος καὶ σκληροῦ καὶ μαλακοῦ καὶ θερμοῦ
καὶ ψυχροῦ καὶ τῶν ὁμοίων, ἕτερον δὲ τῶν ὑποπιπτόντων
νοήσει κατὰ πρώτην ἐπιβολὴν ἀναπόδεικτον, ὡς τὰ τῷ αὐτῷ
ἴσα καὶ ἀλλήλοις ὑπάρχειν ἴσα, καὶ ἐὰν ἴσοις ἴσα προστεθῇ,
καὶ τὰ ὅλα ἴσα γίγνεσθαι, καὶ ἐὰν ἀπὸ ἴσων ἴσα ἀφαιρεθῇ,
καὶ τὰ λοιπὰ ἴσα εἶναι. τοῦ τοιούτου γένους εἶναί φασι καὶ
τὸ μηδὲν ἀναιτίως γίγνεσθαι· καὶ πάντ᾽ ἐξ ὄντος τινὸς, ἐκ δὲ

vellent, ſicut empirici faciunt, qui apparere ea dicunt quae
ſub ſenſum cadunt, noſci vero quae memoria tenentur, apparere ſimul et noſci quae et ante aliquando ſub ſenſum ve-
nerunt et nunc ſimili modo veniunt. Num igitur ita ipſi
quoque apparere communitates dicunt, ceu ſenſu cognitas,
an et quae ratione comprehendimus, apparentia nominant?
Empirici namque non admodum concedunt quicquam ex iis,
quae ſola ratione noſci videntur, apparens dici. Rurſus
veteres philoſophi duplex eſſe genus apparentium decernunt,
unum quod ipſi empirici comprobant, nempe eorum quae
ſenſu aliquo noſcuntur, veluti albi, nigri, duri, mollis,
calidi, frigidi et ſimilium, alterum eorum quae intelligentiae
primo occurſu indemonſtrabili patent, veluti quae eidem
ſunt aequalia, ea etiam inter ſe eſſe aequalia, et ſi aequalibus aequalia addantur, tota etiam aequalia fieri, et ſi aequalibus aequalia demas, quae reſtant etiam aequalia fore.
Hujus eſſe generis ajunt et quod nihil citra cauſam fiat, et

BIBΛION Δ.   37

Ed. Chart. X. [13.]   Ed. Baf. IV. (40.)

τοῦ μηδόλως ὄντος οὐδέν· οὕτω δὲ καὶ τὸ φθείρεσθαι μηδὲν
εἰς τὸ τέως οὐκ ὄν, καὶ τὸ περὶ παντὸς ἀναγκαῖον ἢ κατα-
φάσκειν ἢ ἀποφάσκειν, ἕτερά τε τοιαῦτα πολλά, περὶ ὧν ἐν
ταῖς λογικαῖς πραγματείαις ἐπισκέπτονται, καὶ ἡμῖν δὲ εἰς
ὅσον οἷόν τε σαφέστατα διὰ τῶν ὑπὲρ ἀποδείξεως ὑπομνημάτων εἴρηται. περὶ τούτων ἐν ταῖς τοιαύταις ἀρχαῖς, ἃς δὴ
καὶ λογικὰς ὀνομάζομεν, ἀμφισβητοῦσιν ἔνιοι τῶν φιλοσόφων
ἐρίζοντες· ἀλλ᾽ ἐκεῖνοι μὲν ἄχρι γοῦν τοσούτου σωφρονοῦσιν, ὡς ἀπιστεῖν ἀποδείξει πάσῃ, γινώσκοντες, οἶμαι, κἂν μὴ
λέγωσιν, ὡς αὐτὸ γοῦν τοῦτο βεβαίως ἐπίστανται, τὸ μηδὲν
ἀποδειχθῆναι δύνασθαι, τῶν λογικῶν ἀρχῶν ἀπιστουμένων·
ὅσοι δ᾽ ἄχρι τοσούτου σκαιοὶ καὶ ἀνόητοι τυγχάνουσιν ὄντες,
ὡς μηδὲ αὐτῷ τούτῳ παρακολουθεῖν, ἀποδεικνύναι μὲν πειρῶνται, τίνες δέ εἰσι καὶ ποῖαι καὶ πόσαι τῶν ἀποδείξεων
ἀρχαὶ μήτε γινώσκειν μήτε ζητεῖν ἐθέλειν μήτ᾽ ἄλλου διδάσκοντος ἀκούειν ὑπομένειν, ἀλλ᾽ ἁπλῶς ἀποφαίνεσθαι καὶ
φθέγγεσθαι ῥήματα μηδ᾽ ὅ τι σημαίνει σαφῶς εἰπεῖν δυνάμενοι. εὐλόγως οὖν ἑκατοντάβιβλοι πραγματεῖαι γράφονται

quod omnia ex ente quopiam, et quod ex eo quod omnino
non fit nihil fiat; fimili modo nihil corrumpi in id quod
ante non fit, item quod affirmare, vel negare de quoque
fit neceffe, aliaque id genus non pauca, de quibus in logicis
tractatibus agitur et ipfe in commentariis de demonftratione
quam potui dixi clariffime. De his inter eiusmodi principia, quae logica nuncupamus, quidam philofophorum contendunt atque ambigunt, hi tamen hactenus faltem funt modefti, quod omni demonftrationi fidem abrogant, intelligentes, arbitror, tametfi id non dicunt, illud faltem fe certo
fcire, nihil omnino demonftrari poffe, fi logicis principiis
fides non fit adhibita. At qui eousque rudes amentesque
funt, ut ne id quidem intelligere queant, hi demonftrare
quidem conantur, caeterum quae qualiave et quot demonftrationum principia fint, nec nofcere nec quaerere volunt,
nec alium docentem audire fuftinent, fed abfolute pronunciant et verba loquuntur, quae nec quid fignificent ipfi clare
explicare valeant. Merito igitur eorum aemulis centum vo-

58 ΓΑΛΗΝΟΥ ΘΕΡΑΠΕΥΤ. ΜΕΘΟΔΟΥ

Ed. Chart. X. [13.]   Ed. Baf. IV. (40.)

τοῖς ἀπ᾽ αὐτῶν, ἅμα μὲν ζητοῦσι καθ᾽ ὅτου πράγματος ἕκαστον τῶν ὀνομάτων ὁ Θεσσαλὸς ἐπέφερεν, ἅμα δ᾽ οὐχ εὑρίσ-
κουσιν οὐδὲν τοιοῦτον ᾧ συμφωνήσει πάντα τὰ κατὰ μέρος
ὑπ᾽ αὐτοῦ λεγόμενα. τίνες γὰρ οὖν αἱ φαινόμεναι κοινότητές
εἰσιν, ἢ πῶς φαινόμεναι, λέγειν οὐκ ἔχουσιν, οὐδ᾽ ἂν πολλα-
πλασίους ἄλλας γράψωσι βίβλους. ἤτοι γὰρ αἰσθήσει πάντως
ὑποπίπτειν χρὴ τὸ φαινόμενον, ἢ νοήσει κατὰ μίαν ἐπιβολὴν
ἀθρόως, ἑκάτερα χωρὶς ἀποδείξεως· εἴ τι δ᾽ ἐκπέπτωκεν ἐκ
τοῦ κατὰ μίαν προσβολὴν εἰς γνῶσιν ἥκειν, εὐθὺς μὲν τοῦτο
καὶ διαπεφώνηται πάντως καὶ ἀποδείξεως δεῖται καὶ τέχνην
οὐδεμίαν ἀπὸ τοιούτου πράγματος ἄρχεσθαι προσήκει. ταῦτ᾽
οὖν εἰ μὲν ἐγυμνάσαντο κατὰ τὰς λογικὰς μεθόδους, αὐτοί
τ᾽ ἂν ᾔδεσαν ἡμῶν τε οὐκ ἂν μάτην κατέτριβον τὸν χρόνον·
ἐπεὶ δ᾽ ἀγύμναστοι καὶ ἀμαθεῖς ὄντες, ἐξ ἀπονοίας ἐτόλμη-
σαν ἀποδείξει χρήσασθαι, πρὶν ὅ τί ποτέ ἐστιν ἀπόδειξις μαθεῖν, ἀναγκαῖον ἤδη τοὺς τοιούτους ἅπαντας σφάλλεσθαι καὶ
ληρεῖν μακρὰ, καὶ μηδὲ τοῖς ὀρθῶς ἀποδεικνύουσιν ἀκολουθεῖν, ἀλλ᾽ ἀναλίσκειν μάτην τὸν χρόνον. μὴ τοίνυν αὐτοῖς

luminum opera fcribuntur, partim inveftigantibus de quo
quodque nomen dici Theffalus voluerit, partim nihil tale
invenientibus, cui omnia ab eo particulatim dicta confentiant. Nam quae demum apparentes illae communitates
fint, aut quo modo apparentes, dicere non poffunt, nec fi
iterum atque iterum totidem libros fcripferint, quippe quod
apparet, aut fub fenfum omnino cadat oportet, aut fub intelligentiam uno femel ocourfu, utrumque fine ulla demonftrationis ope; quod vero intellectui fe uno occurfu non exhibet, protinus id controverfum eft ac demonftratione eget,
nec artem ullam a tali principio incepiffe convenit. Haec fi
in logicis methodis exercuiffent, et ipfi ea intelligerent et
tempus noftrum fruftra non contererent. Nunc quoniam
inexeroitati rudesque, per amentiam audent demonftratione
uti, priusquam quid ea fit, didicerint, neceffe eft cum fimilibus fui omnes aberrent, prorfusque nugentur ac eos
qui recte demonftrant minime intelligant, fed tempus inaniter confumant. Ergo cum his nequaquam ut cum ra-

BIBΛION Λ. 39

Ed. Chart. X. [13. 14.]   Ed. Baf. IV. (40.)

μηδ᾽ ὡς ζώοις λογικοῖς ἔτι διαλεγώμεθα, μηδ᾽ ἀντιλέγωμεν
μακρὰ, πρὶν ἂν ἐθελήσωσι μαθεῖν οἷόν τι πρᾶγμά ἐστιν
ἀπόδειξις, ὅπως τε δεῖ τὸν μέλλοντα καλῶς αὐτῇ χρήσασθαι
γεγυμνάσθαι.

Κεφ. ε'. [14] Καί σοι τὸν ἑξῆς λόγον ἤδη ἅπαντα
ποιήσομαι, χρώμενος ταῖς μεθόδοις ἃς ἐν τοῖς περὶ τῆς ἀποδείξεως ὑπομνήμασι κατεστησάμην. ὅτι τε γὰρ ἀρχαὶ πάσης
ἀποδείξεώς εἰσι τὰ πρὸς αἴσθησίν τε καὶ νόησιν ἐναργῶς φαινόμενα καὶ ὡς ἐπὶ πάντων τῶν ζητουμένων εἰς λόγον χρὴ
μεταλαμβάνεσθαι τοὔνομα, δι᾽ ἐκείνων ἀποδέδεικται· νυνὶ δ᾽
ὅπως μὲν ἢ εὑρίσκειν, ἢ ἀποδεικνύναι προσήκει, λέγειν οὐ
πρόκειται, τοῖς δ᾽ ἤδη μεμαθηκόσι τε καὶ ἠσκηκόσιν ἅμα μὲν
ἀποδοῦναι τινὰ καρπὸν τῶν πόνων εὐκαιρότατον, ἐξευρόν-
τας οὐ σμικρὸν πρᾶγμα τὸ νῦν ἡμῖν προκείμενον· ἅμα δ᾽ εἴ
τινες ἐπιθυμηταὶ τῆς μεγίστης τέχνης εἰσὶν, ἢ περὶ τὴν ψυχὴν
τοῦ ἀνθρώπου καταγίνεται, προγυμνάσαι καὶ τούτους εὔλογον ἐν τοῖς σμικροτέροις· τούτου γὰρ χρὴ μάλιστα κατὰ πάσας τὰς μεθόδους ἀντέχεσθαι, τοῦ γυμνάζεσθαι κατ᾽ αὐτὰς

tionalibus animalibus vel difputandum amplius eft, vel iisdem
impenfe contradicendum, priusquam didiciffe quaenam res
demonftratio fit, velint, et quatenus exercitatum effe oporteat qui ea probe fit ufurus.

Cap. V.   Ac tecum jam omnem deinceps fermonem
conferam et illis utar methodis, quas in commentariis de
demonftratione tradidi.   Quippe non folum principia omnis
demonftrationis effe ea, quae tum fenfui tum intelligentiae manifefte fe exhibent, fed etiam in omni re quaerenda, nomen
ipfum affumi in difputationem oportere, in illis docuimus.
Nunc vero neutrum praecipere ftatui, nec quemadmodum
invenire nec quemadmodum demonftrare conveniat, fed iis
qui jam didicerunt et exercitati funt, fimul aliquem laboris
opportunum fructum reddere, inventa nimirum non tenui
re, quam nunc inftituimus, fimul fi qui funt quibus artium
maxima cordi eft, quae circa animum hominis verfatur,
ipfos quoque in minoribus prius exercitare convenit.   Nam
id maxime fervare in omni methodo oportet, ut in ea te

40 *ΓΑΛΗΝΟΥ ΘΕΡΑΠΕΥΤ. ΜΕΘΟΔΟΥ*

Ed. Chart. X. [14.]   Ed. Baf. IV. (40.)

ἐπὶ πολλῶν πολλάκις προβλημάτων μικροτέρων, πρὶν ἐπιχειρεῖν τοῖς μείζοσιν. ἥδ᾽ οὖν ἡμῖν ἀρχὴ τῆς ἀληθοῦς ἔστω διδασκαλίας, ἣν ἂν εὐθὺς ἀπ᾽ ἀρχῆς ἐποιησάμεθα, ζητοῦντές
τε τὴν τέχνην αὐτοὶ καὶ ποδηγοῦντες ἑτέρους μηδέπω διεστραμ-
μένους οὕτως ὥστ᾽ ἐπεὶ πρόκειται θεραπείας εὑρεῖν ἁπάντων τῶν νοσημάτων, ἀναγκαῖον ἐπίστασθαι πρότερον ὁπόσα
τὰ σύμπαντά ἐστιν· ἀλλ᾽ ἐπεὶ μήτε διαφορὰς μήτε εἴδη δυνατὸν ἐξευρεῖν γένους μηδενὸς ἄνευ τοῦ βεβαίως αὐτὸ τὸ
τεμνόμενον ἐπίστασθαι, χρὴ δήπου καὶ νῦν ὅ τί ποτέ ἐστι
νόσημα τῷ λόγῳ διελθεῖν, ἵν᾽ οὕτως ἐπιχειρήσωμεν ὀρθῶς
αὐτοῦ τῇ διαιρέσει. πῶς οὖν ἐξεύρωμεν αὐτὸ ὀρθῶς μεθόδῳ;
πῶς δ᾽ ἄλλως ἢ ὡς ἐν τοῖς περὶ ἀποδείξεως ἐλέγετο; τῆς ἐννοίας πρότερον ὁμολογηθείσης, ἧς χωρὶς οὐχ οἷόν τέ ἐστιν
εὑρεθῆναι τὴν οὐσίαν τοῦ προκειμένου πράγματος· αὐτὴν δὲ
τὴν ἔννοιαν ὁμολογουμένην ἅπασιν ἐλέγομεν χρῆναι λαμβάνειν, ἢ οὐδ᾽ ἂν ἀρχὴν δεόντως ὀνομάζεσθαι. τίς οὖν ὑπὸ
πάντων ἐστὶν ἀνθρώπων ὁμολογουμένη περὶ τοῦ νοσεῖν ἔννοια; καὶ κατὰ τίνος μάλιστα φέρουσιν ὑποκειμένου πράγμα-

multis faepe levioribus problematis prius exerceas quam
majoribus manum admoveas. Hoc igitur nobis verae difciplinae principium efto, quod utique ftatim inter initia facturi
fueramus, tum artem ipfi inquirentes tum aliis praeuntes,
qui adhuc perverfi non effent hoc modo. Quoniam omnis
morbi curationem invenire propofitum eft, neceffe eft omnium numerum prius fciri. At quoniam fieri nequit ut
aut differentias generis ullius, aut fpecies invenias, ipfo quod
dividitur non plane explorato, oportet profecto nunc etiam
quid morbus fit narremus, quo fic divifionem ejus rite ad-
eamus. Qua igitur ratione id methodo inveniamus? Quanam alia nifi ea quam in libris de demonftratione praecepimus? *Nempe* ut de notione ipfa prius conveniat, quum
fine hac propofitae rei fubftantiam invenire non liceat.
Ipfam vero notionem quae omnibus conceffa fit, fumendam
diximus, ut quae alias principium jure non dicatur. Quae
igitur eft de aegrotando ab omnibus hominibus conceffa notio, et de qua maxime fubjecta re verbum hoc aegrotare

BIBΛION A. 41

Ed. Chart. X. [14.]   Ed. Baf. IV. (40. 41.)

τος τουτὶ τὸ ῥῆμα τὸ νοσεῖν; ἆρ᾽ οὐκ ἐπειδὰν μὲν ἀνεμπό-
διστοι ταῖς ἐνεργείαις ἁπάντων (41) ὦσι τῶν τοῦ σώματος
μορίων, ὑγιαίνειν τε σφᾶς αὐτοὺς τηνικαῦτά φασι καὶ οὐδὲν
οἴονται δεῖσθαι τῶν ἰατρῶν, ἐπειδὰν δὲ τῶν κατὰ φύσιν ἔργων τοῦ σώματος ὁτιοῦν αἰσθάνωνταί σφισιν ἢ κακῶς ἢ μηδόλως ἔτι γινόμενον, ἡγοῦνταί γε νοσεῖν ἐν ἐκείνῳ τῷ μέρει
τοῦ σώματος, οὗ τὴν ἐνέργειαν ὁρῶσι βεβλαμμένην, ἰατρῷ
τε συμβούλῳ χρῶνται περὶ τῆς ἰάσεως; ἐγὼ μὲν οὕτως ὁρῶ
πάντας ἀνθρώπους τῷ τε τῆς ὑγείας καὶ τῷ τῆς νόσου χρωμένους ὀνόματι, καὶ τὴν ἔννοιαν ἣν εἶπον ἅπαντας διασώ-
ζοντας ἐπί τε τούτων αὐτῶν καὶ ἔτι πρὸς τούτοις οὐδὲν
ἧττον ἐπὶ τῶν παρακειμένων αὐτοῖς ὀνομάτων τε καὶ ῥημά-
των ἁπάντων. καὶ γὰρ ὑγιαίνειν ἐκεῖνον ὑπειλήφασιν ᾧ μηδεμία βέβλαπται μηδενὸς ἐνέργεια μορίου, καὶ νοσεῖν ᾧ βέβλαπται καὶ ὑγιαίνων οὗτος ὀνομάζεται παρ᾽ αὐτοῖς ᾧ
πάντα τοῦ σώματος τὰ μόρια κατὰ φύσιν ἐνεργεῖ, καὶ νοσῶν
ᾧ βέβλαπταί τι· καὶ οὐδεὶς ὅλως Ἑλλήνων οὔτ᾽ ὠνόμασεν
ἄλλως οὔτ᾽ ἐπ᾽ ἄλλό τι πρᾶγμα φέρει τῶν εἰρημένων ὀνομά-

enuneiant? Nunquid ubi citra offenfam omnium corporis
partium actiones obeunt, et valere fe tunc dicunt et minime
medicis egere putant, ubi vero earum quae fecundum naturam funt corporis actionum fenferint quampiam vel male
fieri, vel prorfus non fieri, et aegrotare fe illa corporis exiftimant, cujus actionem laefam vident et medicum de remedio confulunt? Ego fane omnes homines ita video tum
morbi tum fanitatis nomen ufurpare. Quinetiam eam quam
dixi notionem omnes obfervant, non in his modo nominibus, fed etiam nihilo minus in omnibus quae eum his con-
jugata funt tum nominibus tum verbis. Etenim et fanum
effe illum exiftimant cui nullius partis actio fit laefa, et
aegrotare cui fit vitiata, et fanum eum nominant cujus
omnes corporis partes actiones fuas fecundum naturam
edunt, et aegrotantem cui pars aliqua laefa fit. Nec quisquam omnino Graecorum aut aliis nominibus utitur, aut
de alia re enunciat jam dictorum nominum quodvis, id

τῶν ἕκαστον, ὡς ἐπὶ πλεῖστον ἐδείξαμεν ἐν τῇ τῶν ἰατρικῶν
ὀνομάτων ἐξηγήσει, καὶ αὐτοῦ γε τούτου μέ[15]μνησό μοι
διὰ παντὸς τοῦ λόγου μάλιστα, διότι τὰς μὲν τῶν ὀνομάτων
ἐξηγήσεις ἐκ τῆς τῶν Ἑλλήνων συνηθείας ποιησόμεθα, καθότι
κᾂν τοῖς περὶ τῆς ἀποδείξεως ὑπομνήμασιν ἐλέγετο· τὰς δὲ
τῆς οὐσίας αὐτῆς τοῦ πράγματος εὑρέσεις τε καὶ ζητήσεις καὶ
ἀποδείξεις οὐκέτ᾽ ἐκ τῶν τοῖς πολλοῖς δοκούντων, ἀλλ᾽ ἐκ
τῶν ἐπιστημονικῶν λημμάτων, ὑπὲρ ὧν τοῦ τρόπου τῆς εὑρέσεως ἐν ἐκείνοις εἴρηται. λαβόντες οὖν ἀρχὴν ὁμολογουμένην ἅπασιν, ὡς ἐν τῇ θεραπευτικῇ μεθόδῳ τοῦτ᾽ εἴη τὸ προκείμενον, ὑγίειαν ἐκπορίζεσθαι τοῖς νενοσηκόσι σώμασι, τουτέστι
τὰς κατὰ φύσιν ἐνεργείας τῶν μορίων, εἴπερ βεβλαμμέναι τύχοιεν, ἐπανορθοῦσθαι· τὸ μετὰ τοῦτ᾽ ἤδη ζητήσομεν ὁπόσα
τὰ σύμπαντά ἐστι κατὰ τὸν τόπον ἀλλήλοις παρακείμενα
πράγματα, μή που τύχωμέν τινα τοῦ λόγου προϊόντος ἢ
νοσήματα νομίσαντες, ὅταν ᾖ παραπλήσια τούτοις, ἢ ὑγίειαν,
ὅταν καὶ τῇ ταύτης φύσει πλησιάζῃ. προκεχειρίσθω δέ τινα
μόρια σαφηνείας ἕνεκεν, ἐφ᾽ ὧν ὁ λόγος ἡμῖν περανθήσεται·

quod diffufe in medicorum nominum interpretatione oftendimus. Atque hoc faltem mihi per omnem difceptationem
memoria teneri maxime velim, nominum quidem interpre-
tationem ex Graecorum me confuetudine facturum, ficut in
commentariis de demonftratione dixi, ipfius autem rerum
effentiae tum inventionem tum inquifitionem tum demonftrationem non ex iis quae multitudini videntur, imo ex
fumptionibus fcientificis, de quarum inveniendi ratione in
illis eft proditum. Ergo accepto eo quod omnes concedunt principio, nempe illud in medendi methodo propofitum effe, ut aegrotis corporibus fanitas comparetur, id eft
ut ad naturalem ftatum partium actiones, fi oblaefae fint,
inftaurentur, jam quod deinceps eft inquiremus, quot numero in totum res fint, quae loco inter fe fibi funt propinquae, necubi aliqua procedente fermone vel pro morbis
accipiamus, quum fint his fimilia, vel pro fanitate, quum
ad hujus naturam prope accedant. Proponamus autem claritatis caufa partes aliquas, in quibus confirmetur quod di-

πρῶτον μὲν ἁπάντων ὀφθαλμός· ὁμολογεῖται γὰρ οὖν ἐπὶ
τούτου πᾶσιν ἀνθρώποις, οὐκ ἰατροῖς μόνον, ἀλλὰ καὶ τοῖς
τυχοῦσιν, ὡς ἔστιν ἔργον αὐτῷ τὸ βλέπειν. εἴτε δ᾽ ἔργον
εἴποιμι κατὰ τὸν λόγον, εἴτ᾽ ἐνέργειαν, οὐδὲν ἔν γε τῷ νῦν
διαφέρει· κατὰ δὲ τὸν αὐτὸν τρόπον οὐδ᾽ εἰ τὸ βλέπειν εἴποι
τις ἔργον εἶναι τῶν ὀφθαλμῶν, οὐδ᾽ εἰ τὴν βλέψιν, οὐδ᾽ εἰ
τὴν ὄψιν ἢ τὴν ὅρασιν, ἢ ὅπως ἂν ἄλλως ὀνομάσῃ, διαφέρει·
καὶ γὰρ εἰ σολοικίζων ὀνομάσοι, πρός γε τὴν αὐτὴν τοῦ
πράγματος ἐπιστήμην οὐδὲν τοῦτο βλάπτει, μόνον εἰ καθ᾽
ὅτου πράγματος φέρει τοὔνομα, διηγήσοιτο σαφῶς, ἐν τούτῳ
γάρ ἐστι τὸ κῦρος τῆς διδασκαλίας. ὀνομαζέσθω τοίνυν ὀφθαλμὸς μὲν τὸ μόριον τοῦ σώματος, οὐδὲν οὐδ᾽ ἐνταῦθα
διαφέρον εἴτε μέρος εἴτε μόριον εἴποι τις· ὅ τι γὰρ ἂν ᾖ
τοῦ παντὸς συμπληρωτικὸν, ἐκεῖνο μόριόν τε καὶ μέρος ὀνομάζεται, τοῦ ὅλου δηλονότι σώματος, οὗ συμπληρωτικὸν
ὑπάρχει, ἐν γὰρ τῷ πρὸς τὶ τὸ μέρος· ὅλου γὰρ καὶ παντὸς
ἐστι τὸ μέρος, ὥσπερ, οἶμαι, καὶ τὸ πᾶν καὶ τὸ ὅλον πρὸς
τὴν τῶν οἰκείων μερῶν τε καὶ μορίων ἀναφορὰν ὀνομάζεται,

cimus, ac primum quidem ante caeteras oculum. De hoc
igitur omnibus hominibus, non medicis modo, fed etiam
aliis quibuslibet convenit ejus opus effe ut videat. Seu
vero opus, feu actionem inter loquendum dicam, in praes-
entia faltem non refert. Ad eundem modum nec fi quis
afpicere oculorum effe opus dixerit, nec fi quis afpectum,
aut vifionem, aut quomodocunque aliter nominet, quicquam
refert, quando etiamfi quis foloecismum committens nominet, ad rei ipfius fcientiam nihil id afferat incommodi, modo
de qua re nomen pronunciet clare explicet, in hoc enim
praecipua doctrinae vís eft. Nominetur igitur oculus pars
corporis, neque hic referat partemne an particulam quis
dixerit. Quicquid enim totum complet atque integrat, id
totius videlicet corporis quod complet particula five pars
nominatur. Eft enim pars ex iis quae ad aliquid dicuntur,
quippe pars totius integrique pars dicitur, aeque profecto ut
totum et integrum per relationem ad partes et particulas

Ed. Chart. X. [15.]   Ed. Baf. IV. (41.)

καὶ ἔστιν ὥσπερ τὸ δεξιὸν πρὸς τὸ ἀριστερὸν καὶ τὸ ἀριστερὸν πρὸς τὸ δεξιὸν, οὕτω καὶ τὸ πᾶν πρὸς τὸ μέρος καὶ τὸ
μέρος πρὸς τὸ πᾶν. εἴ τις οὖν ταύτην φυλάττων τὴν ἔννοιαν
αἱρεῖται μέρος λέγειν, οὐ μόριον, ἢ εἴ τις ἔμπαλιν οὐ μόριον,
ἀλλὰ μέρος, ἐμοὶ μὲν οὐδὲν εἰς τὴν εὕρεσιν τῶν πραγμάτων
ἐμποδίζει, δείκνυσι δ᾽ αὐτὸν ὀψιμαθῆ τῆς τῶν Ἑλλήνων
φωνῆς· ὥσπέρ γε καὶ εἴ τις ὅλον καὶ τὸ πᾶν διορίζει, καὶ
οὗτος ἀγνοεῖ τὴν τῶν Ἑλλήνων διάλεκτον. εὕρηται δ᾽, ὡς οἶσθα, περὶ τῆς τῶν ὀνομάτων χρήσεως ἐπὶ πλέον ἑτέρωθι,
καὶ νῦν ὅσον ἀναγκαῖον εἰς τὸ προκείμενον δίειμι, τοῦτ᾽ ἐν-
δεικνύμενος μόνον, ὡς οὐ χρὴ περιέλκεσθαι τοῖς ὀνόμασιν,
οὐδὲ τοὺς ἐν τούτοις διαφερομένους ἤδη κἂν τοῖς πράγμασιν
αὐτοῖς ἡγεῖσθαι διαφέρεσθαι. καὶ τούτου δ᾽ αὐτοῦ πάντας
ὡς ἔπος εἰπεῖν ὁρᾷς ἀγυμνάστους, οὐ τοὺς ἰατροὺς μόνον
τοὺς νῦν ὄντας, ἀλλὰ καὶ τῶν φιλοσόφων τοὺς πλείστους·
ὀλίγοι γὰρ αὐτῶν ἴσασι διακρίνειν τὰς ἐν τοῖς ὀνόμασι διαφωνίας τῶν ἐν τοῖς πράγμασιν· ἀλλ᾽ ἐδείχθη καὶ ἡ τούτου
μέθοδος ἐν τῇ λογικῇ θεωρίᾳ, καὶ νῦν ἥκει καιρὸς αὐτῆς,

proprias nominatur, eftque ficuti dextrum ad finiftrum et
finiftrum ad dextrum, ita et totum ad partem et pars fe habens ad totum. Ergo fi quis hac fervata notione malit partem
dicere quam particulam, aut fi quis contra particulam potius quam partem, is mihi ad rerum inventionem impedimento non fit, caeterum imperitum fe linguae Graecae prodit, quemadmodum certe, fi quis integrum a toto fecernat,
is quoque linguae Graecae eft ignarus. Dictum vero alibi, ut
fcis, diffufe de nominum ufu eft. Ac nunc quantum fatis
ad rem fit propofitam adjiciam, illud duntaxat indicans,
non oportere nominibus feduci, nec qui in iis diffentiunt,
hos ftatim in rebus quoque ipfis diffentire putare. In quo
genere omnes, ut uno verbo dicam, non medicos modo noftrae tempeftatis, fed etiam philofophorum plerosque parum
exercitatos vides, ut quorum pauciffimi nominum diverfi-
tatem a rerum diverfitate diftinguere norint. Verum hujus
quoque rei methodum in logicis fpeculationibus tradidimus,
cujus opportunitas, fi quando alias, utique nunc quoque

εἴπέρ ποτε καὶ ἄλλοτε. τίς δ᾽ ἦν ἡ μέθοδος; ἢ ἀπὸ τῆς τῶν
πραγμάτων ἄρξασθαι διαφορᾶς, [16] οὐκ ἀπὸ τῆς τῶν ὀνομάτων, καὶ δεῖξαι λόγου χάριν ἀλλήλοις παρακείμενα τέτταρα πράγματα, κᾄπειθ᾽ ἑξῆς ἀποδείξει βεβαιώσασθαι τὸ
μήτε πλείω τούτων εἶναι μήτ᾽ ἐλάττω τὰ κατὰ τὸ προκείμενον σκέμμα περιεχόμενα· μετὰ τοῦτο δ᾽ ἤδη καὶ καθ᾽ ἕκαστον
τῶν πραγμάτων ἴδιον ὄνομα θέμενον, οὕτω περαίνειν ἅπαντα
τὸν ἑξῆς λόγον, οὐκέτ᾽ οὐδαμόσε μετατιθέντα καὶ μεταφέ-
ροντα τῶν ὀνομάτων οὐδὲν, ἀλλ᾽ ἀκριβῶς διαφυλάττοντα
καθ᾽ οὗπερ ἂν αὐτὸς ἐξ ἀρχῆς ἐπιτίθηται πράγματος. καὶ
γὰρ σαφὴς οὕτως ἡ διδασκαλία γίνεται καὶ τῶν παρὰ τὰς
ὁμωνυμίας σοφισμάτων ἐκτὸς, καὶ ῥᾳδίως ἐξελέγχεται τὰ μάτην προσκείμενα καὶ διὰ ταχέων εὑρίσκεται τὰ λείποντα, καὶ
τά τε διαφωνούμενα καὶ τὰ συμφωνούμενα μάλιστα ἐν ταῖς
τοιαύταις ἑρμηνείαις ἀκριβῶς γνωρίζεται.

      Κεφ. στ'. Λεγέσθω δὴ πάλιν ἡμῖν ἀναλαβοῦσιν. ὄψις
μὲν ὀφθαλμῶν ἐνέργεια, διάλεξις δὲ γλώττης, βάδισις δὲ σκε-
λῶν· ἡ δὲ ἐνέργεια πάλιν αὕτη κίνησις δραστική· τούτων δ᾽

ad uſum venit. Quaenam igitur fuit ea methodus? Ut a
rerum incipias differentia, non autem nominum, tum oſten-
das quatuor exempli gratia eſſe res quae in vicino ſunt
poſitae, poſt deinde ut demonſtratione confirmes neque plura
eſſe neque pauciora, quae in propoſita diſceptatione conti-
neàntur, poſtremo ut accommodato rerum cuique ſuo nomine ſic reliquum ſermonem abſolvas, nec mutans dehinc
nec transferens nomen ullum, ſed cui rei ipſe ab initio im-
poſueris, de eadem perpetuo uſurpans. Quippe ita et dilu-
cida doctrina efficitur atque a cavillationibus quas homonymia parit libera, et quod fruſtra eſt additum, facile de-
prehenditur, et quod deficit cito invenitur, et quae conſo-
nant diſſonantque maxime in ejusmodo explicationibus exacte diſcernuntur.

      Cap. VI. Ergo illud repetamus denuo. Viſus ocu-
lorum actio eſt, loquutio linguae, inceſſus crurum. Ipſa
rurſus actio motus eſt activus. At horum ipſorum motus

αὐτῶν ἡ μὲν κίνησις ἐξάλλαξις τοῦ προϋπάρχοντος, ἡ δρα-
στικὴ δὲ ἡ ἐξ ἑαυτοῦ, ὥσπέρ γε καὶ παθητικὴ κίνησις ἡ ἀπό
τινος τῶν ἔξω· οἷον ἡ μὲν πτῆσις ἐνέργεια τοῦ πτηνοῦ καὶ
ἡ βάδισις τοῦ βαδιστικοῦ· τὸ δ᾽ ὑφ᾽ ἑτέρου φερόμενον, ὡς
ἀμείβειν τόπους, οὐκ ἐνεργεῖν, ἀλλὰ πάσχειν ἐστίν. ἐνήργησε
μὲν γὰρ ὁ βαδίσας ἐκ Πειραιέως ἐπὶ Σούνιον, ἐκινήθη γὰρ
δραστικῶς, τουτέστιν ἐξ ἑαυτοῦ τε καὶ κατὰ τὴν οἰκείαν φυ-
σιν· ἔπαθε δὲ ὁ πλεύσας ἐπὶ τὸ Σούνιον ἐκ τοῦ Πειραιέως,
ἠνέχθη γὰρ ὑπὸ τῆς νεώς. ἐπεὶ δ᾽ ἐξάλλαξιν εἶπον εἶναι τοῦ
προϋπάρχοντος τὴν κίνησιν, ἐξαλλάττεται δὲ διχῶς τὸ προϋ-
πάρχον, ἢ κατὰ ποιότητα, ἢ κατὰ τόπον, ἡ μὲν οὖν κατὰ
τόπον ἐξαλλαγὴ αὐτοῦ φορὰ ὀνομάζεται, ἡ δὲ κατὰ ποιότητα μεταβολή, ἀλλοίωσις· ὥστε εἶναι φορὰν μὲν ἐξάλλαξιν,
ἢ ὑπάλλαξιν, ἢ ἀλλαγὴν, ἢ μεταβολὴν τοῦ προϋπάρχοντος
τόπου, ἐξεπίτηδες γὰρ ἐχρησάμην πολλοῖς ὀνόμασιν, αὐτὸ
τοῦτ᾽ ἐνδείκνυσθαι βουλόμενος, ὡς ἔνεστι παμπόλλους ὁρισ-
μοὺς ποιεῖν ἑνὸς πράγματος, ἐν ταῖς φωναῖς μόνον, οὐκ ἐν
ταῖς νοήμασι διαφέροντας, ἀλλοίωσιν δὲ ἢ μεταβολὴν κατὰ

prioris habitus eſt immutatio, activus qui a ſe editur, ut et
paſſivus motus qui ab aliquo externo excitatur, veluti vo-
latus actio eſt animalis volatilis, et inceſſus animalis greſſi-
lis, quod autem ab alio ſic agitur ut locum mutet, id utique non agit, ſed patitur.   Egit namque qui ex Piraeeo Sunium inceſſit, quippe motus active eſt, id eſt ex ſe ipſo et
propria natura; contra paſſus eſt qui ex Piraeeo Sunium
navigavit, utpote qui navi vectus eſt.   At quoniam motum
prioris eſſe habitus mutationem diximus, ea vero immutatio dupliciter fit, nempe aut in qualitate, aut in loco, utique mutatio quae in loco agitur latio dicitur, quae in qualitate alteratio, ita videlicet ut latio fit immutatio, vel demutatio, vel mutatio, vel permutatio prioris loci, de induſtria
enim multis ſum uſus nominibus, maxime ſcilicet indicare
ſtudens, quod licet unius rei multas definitiones efficere,
quae vocibus tantum, non etiam notionibus differant, alteratio vero vel mutatio in qualitate, vel demutatio ejus quae

τὸ ποιὸν, ἢ ἀλλαγὴν τῆς προϋπαρχούσης ποιότητος, ἢ ὑπαλ-
λαγὴν (42) κατὰ τὸ ποιὸν, ἢ ὑπάλλαξιν ποιότητος, ἢ ὅπως
ἂν ἄλλως ἐλπίσῃς μάλιστα συνήσειν τοῦ λεγομένου τὸν ἀκού•
οντα· τὸ γὰρ πολυειδὲς τῆς ἑρμηνείας εἰς τοῦτο ἔστω σοι
χρήσιμον. ἡ μὲν οὖν ὄψις, αὖθις γὰρ ἐπὶ τὸν ὀφθαλμὸν ἰτέον,
ἐνέργεια τοῦ μέρους ἐστίν· ὁ δ᾽ ὀφθαλμὸς αὐτὸς τὸ τοῦ
ζώου μόριον, οὐδὲν γὰρ, ὡς εἴρηται, διαφέρει μόριον εἰπεῖν,
ἢ μέρος. ὄργανον δὲ ὀνομάζω μέρος ζώου τελείας ἐνεργείας
ἀπεργαστικὸν, οἷον ὀφθαλμὸν ὄψεως καὶ γλῶτταν διαλέκτου
καὶ σκέλη βαδίσεως· οὕτω δὲ καὶ ἀρτηρία καὶ φλὲψ καὶ νεῦρον, ὄργανά τε καὶ μόρια ζώων ἐστί. κατὰ ταύτην γοῦν τὴν
χρῆσιν τῶν ὀνομάτων οὐ πρὸς ἡμῶν μόνον, ἀλλὰ καὶ πρὸς
τῶν παλαιῶν Ἑλλήνων ὁρισθεῖσαν, ὁ μὲν οὖν ὀφθαλμὸς ὀνο-
μασθήσεται καὶ μόριον ζώου καὶ μέρος καὶ ὄργανον· ὁ δὲ κε-
ρατοειδὴς χιτὼν μόριον μὲν καὶ μέρος, ὄργανον δ᾽ οὔ·
κατὰ ταὐτὰ δὲ καὶ ὁ ῥαγοειδὴς καὶ ὁ ἀραχνοειδὴς καὶ ὁ ἀμ-
φιβληστροειδής· ἕκαστος γὰρ τούτων πρῶτον μὲν καὶ μάλιστα μόριόν ἐστιν ὀφθαλμοῦ, διότι δ᾽ οὗτος προσώπου,

prius fuit qualitatis, vel immutatio in qualitate, vel transmu-
tatio qualitatis, vel quomodocunque aliter auditori quod dicitur clarum fore speraveris, quippe huc tibi varietas interpretationis fit utilis. Ergo visio, nam redeundum ad oculum est, actio partis est, oculus vero ipse animalis est pars,
nam particulam an partem dicas, ut praediximus, nihil refert. Instrumentum vero appello animalis partem, quae
perfectam edit actionem, veluti oculus visionem et lingua
loquelam et crura incessum. Sic et arteria et vena et nervus tum instrumenta tum partes animalium sunt. Pro hoc
namque nominum usu non a nobis modo, sed etiam a veteribus Graecis definito, oculus quidem et pars animalis et
particula et instrumentum vocabitur, cornea vero tunica
particula quidem et pars, non autem instrumentum. Simili modo et uvea et aranea et reticulata, harum enim singulae primum quidem ac maxime oculi particulae sunt, at
quia is etiam faciei pars est, itidem et illae faciei sunt par-

διὰ τοῦτο κἀκεῖνοι [17] κατὰ δεύτερον ἤδη λόγον· οὕτω δὲ
καὶ τοῦ σώματος ὅλου, διότι καὶ τὸ πρόσωπον ὅλου τοῦ
σώματός ἐστι μόριον. ὁμοιομερὲς δέ ἐστι. μόριον, ὡς καὶ
τοὔνομα αὐτὸ σαφῶς ἐνδείκνυται, τὸ διαιρούμενον εἰς ὅμοια
πάντῃ μόρια, καθάπερ ἐν ὀφθαλμῷ τό θ᾽ ὑαλοειδὲς καὶ τὸ
κρυσταλλοειδὲς καὶ τῶν χιτώνων ἡ ἴδιος οὐσία. δείκνυται δὲ
καὶ ταῦτα ἐπὶ πλέον ἐν τοῖς τῶν ἀνατομικῶν ἐγχειρήσεων
ὑπομνήμασιν, ἐνταῦθα δὲ ἀρκεῖ μόνον εἰπεῖν ὧν εἰς τὰ παρόντα δεόμεθα μνημονεῦσαι· δεόμεθα δὲ καθ᾽ ἕκαστον μόριον
ἐπιδεῖξαι πλείω πράγμᾰτα, διαφέροντα μὲν ἀλλήλων, οὐχ
ὁρώμενα δὲ ἐνίοις τῶν ἰατρῶν· ἔφαμεν δὲ τοῦτο χρήσιμον
ὑπάρχειν εἴς τε τὸ χρῆσθαι τοῖς ὀνόμασιν ὀρθῶς, οὗπερ ἕνεκα
καὶ νῦν αὐτὸ μετεχειρισάμεθα, καὶ μέντοι καὶ πρὸς αὐτὴν τὴν
προκειμένην μέθοδον ἀναγκαιότατον ἐπιδειχθήσεται. τὸ μὲν
γὰρ ὄργανον ὀφθαλμὸς, ἐνέργεια δ᾽ ἡ ὄψις· ἐν δ᾽ αὐτοῦ τῶν
μορίων ὁμοιομερές τε καὶ πρῶτον ὄργανον ὄψεως, τὸ κρυσταλλοειδὲς ὑγρὸν, ὡς ἐν τοῖς περὶ αὐτῶν λόγοις ἀποδέδεικται·
τοῦτο γάρ ἐστι τὸ δεόμενον ἀλλοιωθῆναι πρός τινος τῶν

tes, fed fecunda quadam ratione, ita vero et totius corporis
partes funt, propterea quod facies ipfa totius corporis eft
pars.   Similaris vero pars eft, ficut ipfum clare indicat nomen, quae undique in fimiles dividitur particulas, veluti
in oculo vitreus humor et cryftallinus et tunicarum propria
cujusque fubftantia.   Porro haec latius indicata funt in dis-
fectionum commentariiis.   Hic vero ea tantum dixiffe fat
eft, quorum ad id quod inftat, meminiffe eft opus.   Eft
autem opus oftendere, in fingulis partibus plura ineffe, quae
inter fe diffideant, nec tamen a medicis quibusdam fint per-
cepta, hoc autem utile effe praediximus ut nominibus recte utamur, utique cujus caufa nunc etiam id tractandum fufcepimus; indicabitur autem et ad ipfam nobis propofitam methodum maxime neceffarium.   Eft enim inftrumentum oculus, actio vero vifio, una ex particulis ejus fimilaris ac primum vifionis inftrumentum, cryftallinus humor, ficuti in libris ubi de iis egimus, demonftratum eft;
id namque eft quod alterari debet ab aliquo extrinfecus occur-

BIBΛION Λ. 49

Ed. Chart. X. [17.]   Ed. Baf. IV. (42.)

ἔξωθεν χρωμάτων, ἵν᾽ ἴδῃ τὸ ζῷον. ἀλλοιοῦσθαι δ᾽ οὐκ
ἠδύνατο, μὴ καθαρὸν ἀκριβῶς καὶ διαφανὲς γινόμενον· οὕτω
δ᾽ εἶναι καὶ καθαρὸν καὶ διαφανὲς οὐκ ἠδύνατο χωρὶς τῆς
νῦν ὑπαρχούσης αὐτῆς κράσεως· ἐδείχθη γὰρ ἕκαστον τῶν
ὄντων τοιοῦτον ὂν οἷόν πέρ ἐστι διὰ τὴν τοῦ θερμοῦ καὶ
ψυχροῦ καὶ ὑγροῦ καὶ ξηροῦ κρᾶσιν· ὥστ᾽ εἴ τι τούτων ἐξαλ-
λαχθείη μεγάλως, ἢ οὐκ ὄψεται τὸ ζῷον, ἢ κακῶς ὄψεται.
ἀλλὰ τοῦτο μὲν οὔπω γινώσκομεν, ἀρχόμενοι ζητεῖν τὴν τέχνην, οὐδὲ χρὴ τῶν ἔπειτά τι μελλόντων ζητεῖσθαι προλαμβά-
νειν ὡς ἐπισταμένους, οὐδ᾽ ἐγὼ τούτου χάριν ἐμνημόνευσα
τῶν ὑπὲρ τοῦ κρυσταλλοειδοῦς μοι δεδειγμένων ἐν ἑτέροις,
ἀλλ᾽ ἕνεκα τῆς τῶν νῦν μελλόντων ῥηθήσεσθαι σαφηνείας.
ὁρῶντες γὰρ ὀφθαλμὸν ἀκριβῶς ἐνεργοῦντα, καὶ αὖθις μὴ
βλέποντα, καὶ τὸ μὲν ὑγείαν αὐτοῦ, τὸ δὲ νόσον ἢ πάθος
ἢ ὅ τι βούλει καλοῦντες, οὐδὲν γὰρ τοῦτο διαφέρει πρός
γε τὰ παρόντα, ζητοῦμεν ἑξῆς τίς ποτ᾽ ἐστὶν ἡ τῆς βλάβης
αἰτία.

    Κεφ. ζ.   Πόθεν, φήσεις, ἐπὶ τοῦτ᾽ ἐλθόντες; ἐξ

rentium colorum, ut animal videat; alterari vero non potuit, nifi purum omnino perfpicuumque eſſet. At purum
ita pellucidumque eſſe non poteſt fine eo quod nunc obtinet temperamento, quippe oſtenſum eſt unamquamque rerum talem eſſe qualis eſt propter calidi., frigidi, humidi et
ſicci temperamentum. Ideoque fi quid horum magnopere
immutatum fit, aut plane non videbit, aut male videbit animal. Verum hoc nobis parum adhuc conſtat, modo artem
quaerere orſis, nec oportet aliquid ex iis quae poſt ſunt
inquirenda velut ſcitum praeſumere, nec ipſe hujus gratia
eorum quae de cryſtallino alibi demonſtravi mentionem feci,
ſed claritatis cauſa eorum quae nunc ſunt dicenda. Videntes enim oculum probe actionem ſuam obire, ac rurſus
nequaquam videre, atque illud ſanitatem ejus, hoc morbum
vel affectum vel quicquid libet vocantes, nihil enim ad
rem propoſitam refert, quaerimus deinceps quae demum fit
ejus laeſionis cauſa.

    Cap. VII.   Unde, inquies, ad hoc moti? Certe ex

ἀναποδείκτου μὲν ἀξιώματος, ὁμολογουμένου δὲ πᾶσιν, ὅτι
πρὸς τὴν νόησιν ἐναργὲς ὑπάρχει. τί δὲ τοῦτ᾽ ἔστι; τὸ μηδὲν
χωρὶς αἰτίας γίνεσθαι· τούτου γὰρ μὴ συγχωρηθέντος, οὐδὲ
ζητεῖν δυνάμεθα τὴν αἰτίαν τοῦ βεβλάφθαι τὴν ὄψιν, ἢ ἀπο-
λωλέναι παντελῶς· ἀλλ᾽ ἐπεὶ τῶν πρὸς νόησιν ἐναργῶν ἐστιν,
ὑποθέμενοί τινα τῆς βλάβης ὑπάρχειν αἰτίαν, ἐπὶ τὸ ζητεῖν
αὐτὴν ἀφικνούμεθα. ταύτην οὖν τὴν αἰτίαν, εἴτε διάθεσίν
τινα σώματος, εἴτέ πως διακείμενον σῶμα προςαγορεύειν ἐθέλοις, οὐδὲν μὲν εἴς γε τὰ παρόντα διαφέρει· πάντως δ᾽ οὖν
ἤτοι τὸ νόσημα αὐτὸ φήσεις ὑπάρχειν αὐτὴν, ἢ εἴπερ τὸ νόσημά ἐστιν ἡ βλάβη τῆς ἐνεργείας, ἡ βλάπτουσα διάθεσις αὐτὴν αἰτία τοῦ νοσήματος ὑπάρξει. καὶ γίνεται κἀνταῦθα
πάλιν ὑπὲρ ὀνόματος ἡ ἀμφισβήτησις, ἤτοι τὴν ἐν τοῖς ὀφθαλμοῖς διάθεσιν, ὑφ᾽ ἧς ἡ ὄψις βλάπτεται, νόσον ἡμῶν ὀνομαζόντων, ἢ αὐτὴν τὴν βλάβην τῆς ἐνεργείας· [18] ἀλλ᾽ εἴτε τὴν βεβλαμμένην ἐνέργειαν ἐθέλοι τις ὀνομάζειν νόσον,
ἀνάγκη δήπου τοῦτον πολὺ πρότερον ὑγίειαν ὑποθέσθαι τὴν
κατὰ φύσιν ἔχουσαν ἐνέργειαν· εἴτε τὴν διάθεσιν, ὑφ᾽ ἧς ἡ

indemonſtrabili axiomate, de quo tamen inter omnes convenit, propterea quod intelligentiae evidens eſt. Quod ergo eſt
id *axioma?* Nihil absque caufa fieri; quippe hoc non con-
ceſſo non datur aut laefae vifionis, aut prorfus amiſſae caufam requirere. Sed quoniam id ex iis eſt quae intelligentiae funt manifeſta, praefumentes jam aliquam fubeſſe laefionis caufam, ad ejus inquifitionem venimus. Ergo hanc
caufam, feu affectum aliquem corporis, feu corpus certo
modo affectum appellare velis, nihil fane ad rem propofitam
intereſt. Illud omnino fateberis, aut morbum ipfum hanc
eſſe, aut fi quidem morbus eſt ipfa actionis laefio, affectum
qui huic officit, morbi caufam eſſe. Exiſtitque hoc loco
rurfus de nomine controverfia, ipfumne oculorum affectum,
a quo vifus laeditur, morbum vocemus, an ipfam actionis
laefionem. Verum five quis actionem laefam morbum dici
velit, utique multo prius ſtatuat neceſſe eſt fanitatem eſſe
fecundum naturam fe habentem actionem, five affectum qui

BIBΛION Λ. 51

Ed. Chart. X. [18.]   Ed. Baſ. IV. (42.)

ἐνέργεια βλάπτεται, καὶ τοῦτον πολὺ πρότερον ἐπὶ τῆς κατὰ
φύσιν εἴτ᾽ οὖν διαθέσεως εἴτε καὶ κατασκευῆς ἐθέλει καλεῖν,
ἐπιφέρειν τὸ τῆς ὑγείας ὄνομα. τὸ δ᾽ ἐν ταῖς ἐνεργείαις ὑπο-
θέμενον εἶναι τὴν ὑγίειαν, ἐν ταῖς διαθέσεσιν ὑπολαμβάνειν συνίστασθαι τὴν νόσον, ἢ ἔμπαλιν ἐν μὲν τῇ κατασκευῇ τῶν μορίων
τὴν ὑγείαν, ἐν δὲ τῇ βλάβῃ τῶν ἐνεργειῶν τὴν νόσον, ἄξιον τῶν
τε ἄλλων μεθοδικῶν ἐστι καὶ δὴ καὶ τοῦ τῆς ἐμπληξίας αὐτῶν
ἀρχηγοῦ Θεσσαλοῦ. πάντες γοῦν σχεδὸν οἱ ἀπὸ τῆς ἀμεθόδου
τε καὶ μανιώδους ταύτης αἱρέσεως τὴν μὲν ὑγείαν εὐστάθειαν
τῶν κατὰ φύσιν ἐνεργειῶν εἶναί φασι καὶ ἰσχὺν, τὴν δὲ νόσον
οὐκ ἔτι βλάβην ἐνεργείας καὶ ἀσθένειαν, ἀλλ᾽ οἱ μὲν διάθεσίν
τινα σώματος, οἱ δὲ σῶμά πως διακείμενον· ἧς τίς ἂν εὑρεθείη
μείζων ἐμπληξία; τοῦτο μέντοι κἂν ὁ τυχὼν ἐξεύροι, τὸ μὴ
δεῖν ἐν ἑτέρῳ μὲν γένει τὴν ὑγείαν, ἐν ἑτέρῳ δὲ τὴν νόσον,
ἀλλ᾽ ἐν ταὐτῷ πάντως ἄμφω τίθεσθαι· τὰ γὰρ ἐναντία κατὰ
πλεῖστόν ἐστιν ἀλλήλων διεστηκότα ἐν τῷ αὐτῷ γένει, καθάπερ λευκὸν καὶ μέλαν, ἐν γὰρ ἀμφοῖν γένος τὸ χρῶμα. καὶ
τοίνυν εἴπερ ἐναντία ἐστὶν ὑγεία καὶ νόσος, ἐν ᾧπερ ἂν ᾖ τῷ

actionem laedit, multoque ante qui ſecundum naturam eſt,
ſive hunc affectum, ſive conſtitutionem dici velit, ſanitatis
vocabulo appellet. Quippe committere ut quum in actionibus poſueris ſanitatem, in affectibus exiſtimes ſtatuendum
morbum, aut contra, quum in partium conſtitutione ſanitatem, in actionis laeſione morbum, tum reliquis methodicis
tum vero principe hujus inſaniae Theſſalo digna ſententia
eſt. Etenim omnes fere qui ſunt indocti hujus inſanique
dogmatis ſectatores, ſanitatem eſſe naturalium actionum fir-
mitatem ac robur ajunt, morbum vero nequaquam actionis
laeſionem et infirmitatem, ſed alii corporis quendam affectum, alii corpus certo modo affectum. Quo quisnam, ob-
ſecro, major ſtupor ſit? Hoc enim vel quivis deprehendat,
non oportere in altero ſanitatem, in altero morbum, ſed in
eodem omnino genere ambo conſtitui, ſiquidem contraria
ſunt quae in eodem genere plurimum inter ſe diſſident,
veluti candidum et nigrum, etenim unum eſt horum genus,
color. Ideoque ſi contraria inter ſe ſunt ſanitas et morbus,

γένει τῶν κατὰ φύσιν ἢ ὑγεία, τούτου τοῦ γένους ἐν τῷ
παρὰ φύσιν ἢ νόσος ὑπάρξει· ὥστε εἰ μὲν ἐνέργεια κατὰ φύσιν ἡ ὑγεία, πάντως δή που παρὰ φύσιν ἐνέργειά τις ἡ νόσος
ἐστίν· εἰ δ᾽ ἤτοι διάθεσίς τις ἢ κατασκευὴ κατὰ φύσιν ἡ
ὑγεία ἐστὶ, καὶ ἡ νόσος ἐξ ἀνάγκης ἔσται διάθεσίς τις ἢ κατασκευὴ παρὰ φύσιν. ὁ μὲν οὖν Θεσσαλὸς οὐδ᾽ ἐπεχείρησεν
ὅλως ἀφορίσασθαι νόσον, ἀλλὰ χρὴ μαντεύεσθαι κατὰ τίνος
ἐπιφέρει τοὔνομα πράγματος. ὅτι μὲν γὰρ οὐδὲν διαφέρειν
ἡγεῖται νόσημα πάθους ἐπεδείξαμέν σοι δι᾽ αὐτῶν τῶν συγγραμμάτων αὐτοῦ, παράλληλα τιθέντος ἄμφω καὶ μεταλαμ-
βάνοντος ἑκάτερον εἰς θάτερον, ὡς οὐδὲν διαφέρον ἢ οὕτως
ἢ ἐκείνως εἰπεῖν· οἱ δ᾽ ἀπ᾽ αὐτοῦ πάντες ἄνω καὶ κάτω
στρέφονται, λυγιζόμενοί τε καὶ παρακαλυπτόμενοι, καὶ πάντα
ποιοῦντες ὡς ἤτοι παντάπασιν ἀσαφῶς εἰπεῖν ἢ μηδ᾽ ὅλως,
ὥσπερ αὐτὸς ὁ Θεσσαλὸς καὶ πρὸ τούτου Θεμίσων ὁ τὴν ῥίζαν αὐτοῖς τῆς ἐμπληξίας ταύτης ὑποθέμενος. εἰ δή σοι τὰ
Πρόκλου καὶ Ῥηγίνου καὶ Ἀντιπάτρου λέγοιμι, καὶ πρὸς

in quocunque genere eorum quae fecundum naturam fe
habent, ftatuetur fanitas, in eodem quum praeter naturam
fe habet, ponetur morbus. Quare fi fanitas actio eft quae
fecundum naturam fe habeat, omnino morbus praeter naturam
actio fuerit. Sin autem affectio quaepiam, aut conftitutio fecundum naturam fe habens fanitas eft, et morbus affectio conftitu-
tiove praeter naturam neceffario fuerit. Ac Theffalus quidem
definire morbum ne aggreffus quidem usquam eft, quin potius
hariolandum nobis reliquit, de qua re vocabulum id enun-
ciet. Quod enim nihil intereffe cenfeat inter morbum et
pathos, jam tibi ex ipfius hominis commentariis oftendimus,
in quibus translatitie ambo ponit transfertque utrumque in
alterius locum, ceu nihil interfit hoc an illo modo loqua-
ris. Ejus vero fectatores univerfi furfum deorfumque
aguntur, ratiocinantes ac fe tegentes, omniaque facientes ut
vel obfcure loquantur, vel omnino nihil, ut Theffalus ipfe, atque ante hunc Themifo, qui fundamentum illis hujus infaniae
jecit. Quod fi tibi ea quae Proclus et Rheginus et Antipater

BIBΛION Λ.   53

Ed. Chart. X. [18.]   Ed. Baf. IV. (42. 43.)

τούτοις Εὐδήμου καὶ Μνασέου καὶ Φίλωνος καὶ Διονυσίου,
λάθοιμ᾽ ἂν ἐμαυτὸν ἐκπεσὼν τῆς προκειμένης νῦν πραγματείας, ἐπιστημονικῆς τε οὔσης καὶ τὸ χρήσιμον αὐτὸ πειρωμέ-
νης ἐκδιδάσκειν. ἀλλὰ τῆς μὲν ἐκείνων διαφωνίας ἴσως ἂν
ποτε καὶ ὕστερον εἴη (43) μνημονεῦσαι, καὶ σὺν αὐτοῖς γε
τοῖς νῦν εἰρημένοις τοῦ πάντα σοφώτερον ἐπιταράξαντός τε
καὶ συγχέαντος αὐτῶν τὰ πράγματα Μενεμάχου, καὶ τοῦ λη-
ρώδους Ὀλυμπικοῦ, καὶ μετ᾽ αὐτοῦ Ἀπολλωνίδου καὶ Σωρανοῦ καὶ τοῦ νῦν ἔτι ζῶντος Ἰουλιανοῦ· τούτῳ μέν γε καὶ
ἡμεῖς ἐνετύχομεν, ἵνα καὶ παρὰ ζῶντος ἀνθρώπου φωνῆς ἐκ-
μάθωμεν λήρους μακροὺς, εἶχε δ᾽ οὖν οὐδ᾽ οὗτος λέγειν ὅ τί
ποτ᾽ ἐστὶ πάθος καὶ νόσημα. καὶ τεκμήριόν γε τούτου μέγι-
στον· ἐτῶν γὰρ ἤδη πλειόνων ἢ εἴκοσι γεγονότων ἐξ οὗπερ
ἡμεῖς ἐπὶ τῆς Ἀλεξανδρείας αὐτῷ τούτῳ συνεγενόμεθα, γε-
γραφὼς εἰσαγωγὰς ἄλλας ἐπ᾽ ἄλλαις, ἀεὶ γὰρ αὐτὰς μετατί-
θησί τε καὶ μεταῤῥυθμίζει τῷ μηδέποτ᾽ ἀρκεῖσθαι ταῖς γρα-
φείσαις, κατ᾽ οὐδεμίαν αὐτῶν ἐτόλμησεν εἰπεῖν ὅ τί ποτ᾽
ἐστὶ νόσος, καίτοι γε μηδὲν πρὸς ἔπος ἐν αὐταῖς διεξέρχεται

ad haec quae Eudemus, Mnaſeas, Philo et Dionyſius in
hoc genere prodiderunt, dicere velim, utique a propoſita tractatione, quae et ſcientifica eſt et ipſum quod utile
ſit, docere conatur, imprudens excidam. Verum de horum diffidentia licebit aliquando ſortaſſe etiam in ſequentibus mentionem facere, unaque cum his Menemachi, qui
omnes eorum res aſtutius turbavit atque confudit, et nuga-
cis Olympici, cumque hoc etiam Apollonidae et Sorani et
qui adhuc vivit Juliani, quem utique et nos convenimus, ut
viva videlicet hominis voce meras nugas condiſceremus,
ſed nec is explicare potuit quid pathos et morbus eſſet.
Cujus rei vel maximum ſignum eſt quod cum viginti plus
anni jam ſint ex quo illum Alexandriae convenimus, ſcri-
pſeritque iterum atque iterum inſtitutiones, nam has aſſidue
transponit transformatque, nunquam iis quas ſcripſit contentus, in nulla tamen earum eſt auſus quid morbus ſit pro-
dere, tametſi certe adeo ea quae nihil ad rem pertinent, in

Ed. Chart. X. [18. 19.]   Ed. Baf. IV. (43.)

μέχρι τοῦ καὶ τὰ τοιαῦτα ζητεῖν, εἰ ζωγραφία χρήσιμος ἰατροῖς
ἐστιν· ἀλλ᾽ ὅμως τοσαῦτά τε [19] καὶ τοιαῦτα γράφων, καὶ
δῆλος ὤν, ὥσπερ καὶ Μενέμαχος, ὅτι σαφῶς ἔγνωκε τῆς μεθοδικῆς αἱρέσεως τὴν ἀτοπίαν, οὐδέπω καὶ τήμερον ἔγραψεν
ἐν ταῖς εἰσαγωγαῖς ὅ τί ποτε νόσον ἢ πάθος ὀνομάζει. ἐμοὶ
δ᾽ οὖν ἐρομένῳ ποτ᾽ αὐτὸν οὕτω μακρῶς τε ἅμα καὶ ἀσαφῶς διῆλθεν, ὡς ὢν μὲν ἔλεγε συνιέναι μηδενὸς, ἀναγκα-
σθῆναι δὲ τό γε τοσοῦτον εἰπεῖν πρὸς αὐτὸν, ὡς διαφέ-
ρεσθαί μοι δοκοίη πρὸς Ὀλυμπικὸν, καίτοι πάππον αὐτοῦ
τῆς διδασκαλίας ὄντα· μαθητὴς γάρ ἐστιν οὗτος ὁ Ἰουλιανὸς
Ἀπολλωνίου τοῦ Κυπρίου, ἐκεῖνος δ᾽ ἦν Ὀλυμπικοῦ φοιτη-
τής. ὁ τοίνυν Ὀλυμπικός, ὡς ἔφην, ὁρίσασθαι τολμήσας
ὑγείαν τε καὶ πάθος, τὴν μὲν ὑγείαν διάθεσιν ἔφησε κατὰ
ἐκτότητα νόσου· τὸ δ᾽ αὖ πάθος τροπὴν τοῦ κατὰ φύσιν
εἰς τὸ παρὰ φύσιν, ἐπίμονον. ἔστι μὲν δὴ καὶ τούτων ἑκάτερον ἀλογίας παμπόλλης ἀνάπλεων, ἣν καὶ τότε διῆλθον τῷ
Ἰουλιανῷ καὶ νῦν ἐπὶ κεφαλαίων ἐρῶ. τὸ γοῦν συγχέον,
ἔφην, ἐστὶν ἐκεῖνο, τὸ μὴ μόνον ἁπλῶς οὕτως εἰπεῖν τὸν

iis agitat ut etiam illud inquirat, fitne pictura medicis ex
ufu. Et tamen tam multa taliaque quum fcribat, nec diffi-
mulare queat, ficut nec Menemachus, quin methodicae fectae abfurditatem clare norit, ne in hodiernum quidem
diem inftitutionibus fuis usquam fcripfit quid morbum pa-
thosve nominet. Mihi certe ipfum interroganti adeo multa
obfcuraque refpondit, ut nihil eorum quae dixit plane intelligerem, cogererque illud tantum homini dicere, quod mihi
defcifcere ab Olympico videretur, quamquam is avus doctrinae ipfius fuerat. Nam Julianus hic Apollonii Cyprii,
ille Olympici difcipulus fuerat. Ergo Olympicus, ut dixi,
fanitatem morbumque definire aufus, illam effe affectum dixit, qui in abfentia fit morbi, rurfus morbum, mutationem
naturalis ftatus in eum qui praeter naturam fit, ftabilem.
Quorvm fane utrique permulta infunt a ratione aliena, quae
et tunc Juliano expofui et nunc fummatim dicam. Quod
enim, inquam, confufionem facit, id eft, quod Olympicus

Ed. Chart. X. [19.]   Ed. Baf. IV. (43.)

Ὀλυμπικὸν ὑγίαν εἶναι διάθεσιν κατὰ ἐκτότητα νόσου, ἀλλὰ
προσθεῖναι τῷ λόγῳ ἣν διάθεσιν ὁριζόμεθα εὐστάθειαν τῶν
κατὰ φύσιν ἐνεργημάτων καὶ ἰσχύν· οὐ γὰρ ἔχω συμβαλεῖν
εἴτε ἐν τῇ τῶν ἐνεργειῶν εὐσταθείᾳ μόνῃ τὴν ὑγίαν, εἴτε ἐν
τῇ τοῦ σώματος διαθέσει, εἴτ᾽ ἐν ἀμφοῖν ὑποτίθεται· τάχα
δ᾽ ὥσπερ εἴωθε χρῆσθαι τοῖς τῶν Ἑλλήνων ὀνόμασιν ἀλλο-
κότως τε καὶ τεταραγμένως ἅμα τοῖς ἄλλοις ἅπασι μεθοδικοῖς,
οὕτω καὶ νῦν οὐκ ἐπὶ τὸ σῶμα τὴν διάθεσιν, ἀλλ᾽ ἐπὶ τὰς
ἐνεργείας ἀναφέρει, ὥστε ἡμᾶς ἀκοῦσαι τοῦ λόγου κατὰ τοῦτον τὸν τρόπον· ὑγεία ἐστὶ διάθεσις ἐνεργειῶν κατὰ ἐκτότητα
νόσου. δίκαιον δ᾽ ἦν, οἶμαι, προσθεῖναι τῷ λόγῳ δυοῖν
θάτερον αὐτὸν, ἢ ἐνεργειῶν, ἢ σώματος, ἵν᾽ ἤτοι γένηται
τοιοῦτος ὁ λόγος, ὑγεία ἐστὶ διάθεσις ἐνεργειῶν κατὰ ἐκτότητα νόσου· ἢ νὴ Δία τοιοῦτος, ὑγεία ἐστὶ διάθεσις σώματος κατὰ ἐκτότητα νόσου· καὶ μέν γε καὶ εἰ ἄμφω συνθεῖναι
προῄρητο, καὶ οὕτως ἐνεχώρει σαφῶς τε ἅμα καὶ διὰ βραχέων
εἰπεῖν, ὑγεία ἐστὶ διάθεσις ἐνεργειῶν τε καὶ σώματος κατὰ
ἐκτότητα νόσου. τί δ᾽, ὅταν ἐπιφέρων εἴπῃ, ἣν διάθεσιν

non illud tantum abfolute dicit, fanitatem affectum effe pofitum extra morbum, fed etiam illud definitioni adjicit,
quem affectum definimus naturalium actionum conftantiam
et firmitudinem, haud enim coniicere valeo in folane actionum conftantia, an in corporis affectu, an in omnibus, fanitatem ftatuat, fed forte ut utique cum reliquis methodicis
affolet confufe alieneque abuti Graecorum vocibus, ita nunc
quoque affectum non ad corpus, fed ad actiones refert, ut
nimirum ad hunc modum definitionem intelligas; fanitas affectio eft actionum, in abfentia morbi. Porro juftum, arbitror, fuerat, alterum duorum definitioni adieciffe ipfum,
aut actionum, aut corporis, ut aut ita fe haberet definitio:
fanitas eft affectus actionum in abfentia morbi; aut certe
talis: fanitas eft affectio corporis in abfentia morbi. Quin
etiam fi ambo jungere voluiffet, ita quoque licuiffet ut dilucide, fic breviter dicere: fanitas eft affectio tum actionum
tum corporis in abfentia morbi. Quid autem quum fubii-
cit: *Quem affectum definimus conftantiam ac robur actio-*

ὁριζόμεθα εὐστάθειαν τῶν κατὰ φύσιν ἐνεργημάτων καὶ ἰσχύν;
πότερον μέρος ὑποληπτέον εἶναι τοῦτο τοῦ προειρημένου καὶ
χρὴ συνάπτειν ἡμᾶς ὅλον τὸν λόγον ὡδί πως· ὑγεία ἐστὶ διάθεσις σώματος κατὰ ἐκτότητα νόσου καὶ εὐστάθεια τῶν κατὰ
φύσιν ἐνεργημάτων καὶ ἰσχύς· ἢ τέλειός ἐστιν ὁ λόγος οὗτος αὐτὸς καθ' ἑαυτόν, ὅ τί ποτ' ἐστὶν ὑγεία διδάσκων,
ὥσπέρ γε καὶ ἤρεσεν ἐνίοις τῶν μεθοδικῶν, εὐστάθειαν ἀπο-
φηναμένοις εἶναι τῶν κατὰ φύσιν ἐνεργειῶν τὴν ὑγείαν; ἀλλ'
εἴπερ οὗτος τέλειος, ὁ προειρημένος οὐκ οἶδ' ὅ τι διδάσκει,
διάθεσιν εἶναι λέγων τὴν ὑγείαν. ἐκεῖνο μὲν γὰρ ὃ ἔφη, τὸ
κατὰ ἐκτότητα νόσου, τοιοῦτόν ἐστιν οἷον καὶ παῖδα γελά-
σαι. εἰ γὰρ δὴ συγχωρήσομεν οὕτως ὁρίζεσθαι, δηλονότι καὶ
ἡ νόσος ἔσται διάθεσις σώματος κατὰ ἐκτότητα ὑγείας, ἵνα
ἕκαστος τῶν ὅρων ἡμῖν οὐ τοῦ τί ποτ' ἐστὶ τὸ ὑποκείμενον,
ἀλλὰ τοῦ τί ποτ' οὐκ ἔστι, γένηται διδάσκαλος. ἐάσθω δ',
ἔφην, εἰ βούλει καὶ ταῦτα, καὶ γὰρ πάρεργά πώς ἐστιν· ἀλλ'
ἐκεῖνό γε παρελθεῖν τε καὶ παριδεῖν οὐκ ἐγχωρεῖ, τὸ κατὰ μὲν
τὴν τῆς ὑγείας διδασκαλίαν ἅπαντα προσέρχεσθαι ταῖς ἐνερ-

num fecundum naturam? utrumne pars haec putanda eſt
ejus quod praedictum eſt, jungendaque tota definitio eſt
ad hunc modum: ſanitas eſt affectus corporis in abſentia
morbi et conſtantia actionum, quae fecundum naturam ſe
habent ac robur: an iſta ipſa per ſe ipſam perfecta definitio
eſt, ac quid ſanitas ſit, docens, prout ſane nonnullis methodicorum placuit, qui ſanitatem eſſe dixerunt conſtantiam
fecundum naturam ſe habentium actionum? Verum ſi haec
abſoluta eſt, haud ſcio quid doceat ea quae ante dicta eſt,
quae affectum eſſe ſanitatem praecipit.   Quippe illud quod
dixit, in abſentia morbi, ejusmodi plane eſt quod vel puer
rideat, quum ſi ita definire permittetur, manifeſtum ſit et
morbum fore affectum corporis in abſentia ſanitatis, ita videlicet ut utraque definitio, non quid ſit id quod quaeritur,
ſed quid non ſit, doceat.   Sed mittamus, inquam, ſi placet, et haec, quum ſint ad rem non admodum neceſſaria.
Illud certe praeterire diſſimulareque non licet, quod in ſanitatis explicatione omnia actionibus tribuantur vel ſolis,

BIBΛION A. 57

Ed. Chart. X. [19. 20.]   Ed. Baf. IV. (43)

γείαις ἤτοι μόναις ἢ μετὰ τοῦ συγχέαι καὶ περιπλέξαι καὶ
ἀναμῖξαί πως ἀσαφῶς τὸ τῆς διαθέσεως ὄνομα, καθάπερ ὁ
Ὀλυμπικός· ἐν δὲ τῷ τοῦ πάθους οὐκέτι μεμνῆσθαι τῶν
ἐνεργειῶν· ἀπέχρησε γὰρ εἰπεῖν αὐτῷ, πάθος ἐστὶ τροπὴ τοῦ
σώματος ἐκ τοῦ κατὰ φύσιν εἰς τὸ παρὰ φύσιν ἐπίμονος.
ἐχρῆν δ᾽, ἔφην, ἐν ταῖς ἐνεργείαις, ἢ ἐν ταῖς διαθέσεσιν, ἄμφω
τάττειν αὐτόν. ὃ δέ [20] μοι πρὸς ταῦτ᾽ ἀπεκρίνατο, καὶ
ἤδη μέν σοι πολλάκις εἶπον, Ἱέρων κράτιστε, καὶ νῦν τ᾽ ἀναμνῆσαι προσήκει, τὸ μηδὲν εἶναι θαυμαστὸν, ἐν μὲν τῇ τῶν
ἐνεργειῶν εὐσταθείᾳ σὺν ἰσχύι τετάχθαι τὴν ὑγίειαν, ἐν δὲ τῇ
παρὰ φύσιν τοῦ σώματος διαθέσει τὴν νόσον· οὐ γάρ ἐστιν
ἐναντία, καθάπερ σὺ νομίζεις, ἔφησεν, ἔστι γάρ τι μέσον αὐτῶν, ὃ μήθ᾽ ὑγίεια μήτε νόσος ἐστίν. ἀκούσας οὖν ἐγὼ τὸν
λόγον τοῦτον ἐχωρίσθην ἐκπεπληγμένος τε καὶ λυπούμενος
ἅμα, χρὴ γὰρ ὁμολογεῖν τὸ συμβάν· ἔμπροσθεν μὲν γὰρ οὐδενὶ τῶν ἐν τοιαύτῃ δόξῃ τελέως ἐνετετυχήκειν ἐμπλήκτῳ,
τότε δ᾽ ἐντυχὼν πρῶτον εἰκότως ἐξεπλάγην, οὐχ ὅτι μόνος
ἐκεῖνος οὕτως ἦν ἀναίσθητος, ἀλλ᾽ ὅτι πολλῷ σκαιοτέρους

vel etiam confundendo involvendoque ac obfcure quodam
modo mifcendo ipfum affectionis vocabulum, quemadmodum
fecit Olympicus, in ipfius vero morbi definitione nulla fit
actionum mentio; nam illud dicere fatis habuit, morbum
effe mutationem corporis a naturali ftatu ad eum, qui praeter naturam fit, ftabilem. At debuerat, inquam, aut in
actionibus, aut in affectibus utrumque conftituere. Quid
vero mihi refponderit et faepe tibi jam, mi Hiero, narravi
et nunc repetere non erit alienum. Nihil, inquit, miri eft,
in actionum quidem conftantia cum robore fanitatem poni,
in affectu autem corporis praeter naturam morbum. Neque
enim contraria funt, ut tu reris, inquit, eft enim eorum aliquid medium, quod nec fanitas fit nec morbus. Quo ego
fermone audito abii ftupefactus fimul ac dolens, fatendum
enim eft quod accidit. Antea enim in neminem eorum qui
in ea opinione funt prorfus ftupidum incideram, tum autem primum cum incidiffem, merito obftupui, non quod is
folus adeo fine fenfu effet, fed quod multo etiam agreftiores

ἑαυτοῦ τοσούτους εἶχε μαθητὰς, οἳ κατὰ τὴν αὐτὴν ἀρχὴν
τῆς διδασκαλίας ὁρῶντες οὕτως ἐσφαλμένους τοὺς μεθοδικοὺς,
οὐκ ἀφίστανται τῆς ‛αἱρέσεως, ἢ εἴπερ οὐδ᾽ ὅλως ὁρῶσι, τελέως εἰσὶν ἀπόπληκτοι. τί γὰρ δὴ καὶ πρὸς ἔπος οὐκ εἶναι
τὴν νόσον ἐναντίον ὑγείᾳ, διότι μέσον αὐτῶν ἐστί τι; δῆλον
γὰρ ὡς οὐδὲ τὸ λευκὸν ἐναντίον ἔσται τῷ μέλανι, διότι μέσον
αὐτῶν ἐστι τὸ ξανθόν τε καὶ τὸ φαιὸν, ἐρυθρόν τε καὶ ὠχρὸν
ἕκαστόν τε τῶν ἄλλων χρωμάτων· οὐδὲ τὸ θερμὸν τῷ ψυχρῷ,
καὶ γὰρ καὶ τούτων ἐστὶ μέσα χλιαρόν τε καὶ εὔκρατον. οἱ
μὲν δὴ σοφώτατοι μεθοδικοὶ κατὰ τὴν ἀρχὴν εὐθέως πεπτω-
κότες οὐ σμικρὸν οὐδὲ τὸ τυχὸν πτῶμα τί ἂν ἔτι τῶν ἐφεξῆς ἀληθῶν καταμάθοιεν; οὐδὲ ἓν δήπου, δειχθήσεται γὰρ
ἅπαντα τὰ κατὰ τὴν ἰατρικὴν τέχνην ἐκ τούτων ἠρτημένα καὶ
δεόντως, εἴ γ᾽ ἐν ταῖς μεθόδῳ τινὶ συνισταμέναις τέχναις ἀρχὴ
τῆς συστάσεως ἡ τοῦ τέλους ἐστὶν ἔννοια. πεπλημμέληται μὲν
οὖν καὶ ἄλλοις πολλοῖς εἰς τὴν τοῦ τέλους ἔννοιαν οὐκ ὀλίγα,
τῶν μὲν τὸ ὑγιάζειν ὡς τὸ πολὺ τέλος εἶναι λεγόντων τῆς
ἰατρικῆς, τῶν δὲ τὰ σύμφορα πράττειν ὡς πρὸς τὴν ὑγείαν,

tot haberet difcipulos, qui quum ftatim in initio doctrinae
fuae methodicos ita errare viderent, tamen a fecta non de-
fcifcerent, aut fi omnino non viderent, prorfus effent atto-
niti.　Nam quid, quaefo, ad rem, morbum fanitati non effe
contrarium, propterea quod aliud eorum fit medium? Patet
enim *hac fcilicet ratione* non fore album nigro contrarium,
propterea quod horum fint media flavum et fufcum et rubrum
et pallidum et reliquorum calorum finguli, nec calidum frigido, quippe horum quoque funt media tepidum et temperatum.　Ac fapientes iftos methodicos, quum nec levi nec
fpernendo lapfu fic fint inter initia ftatim lapfi, fperemusne
veritatem ullam eorum quae fequantur, poffe intelligere?
minime profecto, nam quae in arte medica fpectantur, omnia ex his pendere docebimus, idque merito, fiquidem in iis
artibus, quae methodo aliqua traduntur earum conftituenda-
rum principium eft finis ipfius notio.　Ac in hujus quidem notitia aliis quoque permultis varie eft erratum, aliis
medicinae finem effe affirmantibus ut plurimum fanare,

τῶν δ᾽ ἐκκόπτειν τὰς νοσώδεις αἰτίας, τῶν δὲ τὰ παρ᾽ ἑαυτῶν ἅπαντα ποιεῖσθαι, τῶν δ᾽ ὡς ἂν ἑκάστῳ παραστῇ καὶ
δεήσῃ, καὶ περὶ τούτων ἰδίᾳ διορίσασθαι· ἀλλ᾽ οὐδεὶς οὕτως
ἔμπληκτος ὡς ἐν ἄλλῳ μεν γένει τὴν ὑγείαν, ἐν ἄλλῳ δὲ
ὑποθέσθαι τὴν νόσον, ἀλλ᾽ ἤτοι ταῖς κατὰ φύσιν ἐνεργείαις
προσέχων ἢ ταῖς κα(44)τασκευαῖς τῶν μορίων, ἃς ἔνιοι διαθέσεις ὀνομάζουσιν· εἴτε δ᾽ ἐν ταῖς κατὰ φύσιν ἐνεργείαις
ἐστὶ τὸ ὑγιαίνειν, ἐν ταῖς παρὰ φύσιν ἔσται τὸ νοσεῖν·
εἴτε ἐν ταῖς κατασκευαῖς ταῖς κατὰ φύσιν, ἐν ταῖς παρὰ
φύσιν ἔσται κατασκευαῖς ἡ νόσος· εἴτ᾽ ἐν ταῖς διαθέσεσιν, ἐν ταύταις καὶ τὸ νοσεῖν. οὐδὲ γὰρ οὐδὲ βαθείας τινὸς εἰς τοῦτο θεωρίας ἐστὶ χρεία, μόνον δ᾽ ἀπόχρη τὸ μὴ
διεστράφθαι. τίς γὰρ οὐκ οἶδεν ὡς εἰ τὸ βλέπειν ὑγιαίνειν
ἐστὶν, ὅτι τὸ νοσεῖν ἔσται τὸ ἀμβλυώττειν, ἢ ὅλως τὸ μὴ
βλέπειν; τίς δ᾽ οὐ συνίησιν ὡς εἰ τὸ ἀκούειν ὑγιαίνειν ἐστὶν,
ὅτι νοσεῖν ἔσται τό τε μόγις ἀκούειν καὶ τὸ μηδ᾽ ὅλως
ἀκούειν; οὕτω δὲ καὶ εἰ τὸ πέττειν ὑγιαίνειν. ἐστὶ, τὸ ἀπεπτεῖν τε καὶ δυσπεπτεῖν ἔσται νοσεῖν; καὶ εἰ τὸ κινεῖσθαι

aliis ea facere quae fint ad fanitatem conducibilia, aliis morborum caufas adimere, aliis, pro fe quemque omnia peragere,
aliis prout cuique fuccurrit et convenit, ac de his feorfum
definire.   Nemo tamen adeo fuit ftupidus ut in alio genere poneret fanitatem, in alio morbum, fed vel actionibus
fecundum naturam fe habentibus tribuit, vel partium conftitutionibus, quos aliqui affectus vocant.   Sive autem in
actionibus fecundum naturam fit fanitas, in iis quae praeter
naturam funt erit morbus, five in conftitutionibus fecundum naturam, in conftitutionibus praeter naturam erit morbus, five in affectibus, in his ipfis erit et morbus.   Neque
enim profunda ulla fpeculatione ad hoc opus, tantum fufficit non effe perverfum.   Nam quis dubitet, fi videre fanitas fit, morbum effe vel caecutire, vel omnino non videre?
Quis non intelligit, fi audire fanitas fit, effe morbum vel
aegre audire, vel prorfus non audire? Pari modo fi concoquere bona valetudo fit, male concoquere, vel plane non
concoquere, invaletudo eft; et fi fuo arbitrio moveri fanitas

καθ᾽ ὁρμὴν ἔστιν ὑγεία, νόσος ἂν εἴη δήπου σπασμὸς καὶ
παλμὸς καὶ παράλυσις καὶ τρόμος καὶ συλλήβδην εἰπεῖν ἅπαν
ὅ τί περ ἂν ἤτοι τελέως ἀναιρεῖ τὴν καθ᾽ ὁρμὴν κίνησιν ἢ
ἐμποδίζει γέ πως αὐτήν. ὡσαύτως δὲ εἰ τὸ κατὰ φύσιν αἰσθάνεσθαι τῆς ὑγείας ἐστίν, ἡ ἀναισθησία καὶ δυσαισθησία
καὶ νάρκη καὶ ὀδύνη νόσοι γενήσονται· καὶ εἰ τὸ τεταγμένως
ἀναπνεῖν ὑγεία, ἄπνοια καὶ δύσπνοια νόσος. ἀλλ᾽ εἴπερ ταῦτα
νόσοι, πρόδηλον ὡς αἱ διαθέσεις τῶν μορίων ὑφ᾽ ὧν ἀπο-
τελοῦνται, νόσων εἰσὶν αἰτίαι, καὶ οὐ χρὴ λέγειν οὔτε φλεγμονὴν οὔτε σκίῤῥον οὔτ᾽ ἐρυσίπελας οὔτε ἀπόστασιν οὔθ᾽
ἕλκος οὔτε οἴδημα νοσήματα· καὶ εἴπερ ταῦτα νοσήματα,
πρόδηλον ὡς οὐδὲν ἐκείνων [21] νόσημα. δύο γάρ ἐστι γένη
πραγμάτων οὐδὲν ὁμοίων, ἀλλὰ πάντη τε διαλλαττόντων
καὶ ὅλῃ τῇ φύσει διαφερόντων· ὀνομάζουσι δὲ τὸ μὲν ἕτερον
τῶν γενῶν σῶμα, τὸ δ᾽ ἕτερον ἐνέργειαν. ὀφθαλμὸς μὲν
οὖν καὶ γλῶττα καὶ οὖς καὶ σκέλος ἕκαστόν τε τῶν τοιούτων σῶμά πως ἔχον ἐστίν· ὄψις δὲ καὶ ἀκοὴ καὶ διάλεξις
καὶ βάδισίς ἐνέργειαι τῶν εἰρημένων σωμάτων. εἴπερ οὖν ἐν

eft, utique morbus fuerit et convulfio et palpitatio et paralyfis
et tremor et denique quicquid voluntarium motum vel penitus deftruit, vel etiam certo modo impedit.　Ad haec fi
fecundum naturam fentire fanitatis opus fit, fenfus vacui-
tas et difficilis fenfus et ftupor et dolor morbi erunt.
Rurfus fi ordinate refpirare fanitas fit, utique fpirandi defectus et difficultas morbus erit.　Atqui fi hi morbi fint,
dubium non eft partium affectus, a quibus haec efficiuntur,
morborum effe caufas, neque phlegmonen neque fcirrhum
neque eryfipelas neque abfceffum neque ulcus neque oedema
morbos dicendos effe.　Quod fi haec morbi fint, manifeftum
eft nullum illorum effe morbum.　Quippe duo rerum genera funt nusquam inter fe fimilium, fed omnifariam diffidentium et tota natura differentium, alterum horum generum corpus vocant, alterum actionem.　Ergo oculus et lingua et auris et crus atque id genus fingula corpora funt
certo modo affecta; vifus, auditus, fermo, inceffus, actiones praedictorum funt corporum.　Si itaque in certo quo-

τῷ πῶς ἔχειν τὰ σώματα τὸ νοσεῖν ἐστιν, ἐν τῷ πῶς ἔχειν
τὰς ἐνεργείας τὸ νοσεῖν οὐκ ἔσται· εἰ δέ γ᾽ ἐν τούτῳ τὸ νοσεῖν εἴη, πρόδηλον αὖ πάλιν ὡς οὐκ ἔστιν ἐν τῇ τῶν σωμάτων διαθέσει. τὸ μέντοι τὴν μὲν διάθεσιν αἰτίαν εἶναι, τὴν
δὲ ἐνέργειαν τὸ γιγνόμενον ὑπὸ τῆς τοῦ σώματος διαθέσεως,
ὁμολογεῖσθαι χρὴ καὶ φυλάττεσθαι παντὸς μᾶλλον, ὥστε καὶ
ὅστις ἀγνοεῖ τοῦτο, περί τι τῶν ἀναγκαίων ἔσφαλται πραγ-
μάτων· ὁ δ᾽ ἤτοι τὴν βλάβην τῆς ἐνεργείας ἢ τὴν διάθεσιν
τοῦ σώματος ὀνομάζων νόσημα, κἂν εἰ μὴ δεόντως ὀνομάζοι,
δύναται γοῦν ὀρθὴν ἔχειν τὴν δόξαν ὑπὲρ αὐτῶν τῶν πραγ-
μάτων· ἔστι δ᾽ οὐκ ἐκ τῶν ὀνομάτων τὸ καλῶς ἰάσασθαι τὰς
νόσους, ἀλλ᾽ ἐκ τῆς τῶν πραγμάτων ὀρθῆς ὑπολήψεως. εὐθὺς
δὲ καὶ τοῦτ᾽ αὐτὸ πολλοὺς τῶν ἰατρῶν ἔστιν εὑρεῖν ἀγνοοῦν-
τας, καὶ νομίζοντας ἐν πράγμασί τι διαφέρεσθαι τοὺς τὰς
διαθέσεις τῶν σωμάτων ἡγουμένους εἶναι νοσήματα πρὸς τοὺς
ἐν ταῖς βλάβαις τῶν ἐνεργειῶν ὑπολαμβάνοντας αὐτὰ συνί-
στασθαι· καὶ τούτων πάντων τῶν ἁμαρτημάτων, ὅπερ εἴρηταί
τε πολλάκις ἤδη καὶ αὖθις εἰρήσεται, ἓν αἴτιον ὑπάρχει τὸ

dam corporum habitu morbus conſtituatur, certe in certo
quodam actionum habitu morbus non ſtatuetur, quando ſi
in hoc morbus conſiſtat, planum rurſus eſt in corporum affectu non eſſe. Verum quod affectus ipſa cauſa ſit, actio
vero id quod ab affectu corporis efficitur, id vero eſt quod
omnium maxime et fatendum *medico* ſit et tenendum. Adeo
quisquis hoc ignorat, is in re labitur quae plane eſt ex
neceſſariis. At qui vel actionis laeſionem, vel corporis affectum morbum appellat, quamquam parum convenienter
nominat, poteſt tamen de rebus ipſis rectam habere ſententiam. Contingit autem non ex nominum, ſed rerum recta
opinione probe morbos curari. Jam hoc ipſum multos medicorum ignorantes invenias putantesque in rebus diſſidere
eos qui corporum affectus morbos eſſe cenſent ab iis qui in
actionis vitio eosdem conſtituunt. Atque horum omnium
errorum, quod et ſaepe jam dictum eſt et poſt dicetur, unica
cauſa eſt, quod qui invenire quidvis logice ſunt aggreſſi, non

62   ΓΑΛΗΝΟΥ ΘΕΡΑΠΕΥΤ. ΜΕΘΟΔΟΥ

Ed. Chart. X. [21.]   Ed. Baf. IV. (44.)

μὴ γεγυμνάσθαι κατὰ τὴν λογικὴν μέθοδον τοὺς ἐπιχειροῦν-
τας ὁτιοῦν ἐξευρίσκειν λογικῶς, ἀλλ᾽ ἅμα μὲν ἀποχωρεῖν τῆς
ἐμπειρίας, ὡς γεγυμνασμένους τὸν λογισμὸν, ἅμα δ᾽ ἀγυμνάστους ὄντας ἐν αὐτῷ σφάλλεσθαι μέγιστα. μυριάκις γοῦν
ὑπὲρ ὀνομάτων αὐτοὺς εὑρίσκω διαφερομένους ὡς ὑπὲρ
πραγμάτων· αὖθις δ᾽ ἂν, εἰ τύχοι, πρᾶγμά τι μέγιστον
ἀγνοοῦντες, ὄνομα νομίζουσιν ἀγνοεῖν, ὥσπέρ γε κἀπὶ τοῦ
προκειμένου νῦν ἡμῖν οὐκ ἴσασι διακρίνειν, ὡς ἡ μὲν κατασκευὴ τῶν σωμάτων αἰτίας ἔχει λόγον, ἡ δ᾽ ἐνέργεια τὸ πρὸς
ἐκείνης ἐστὶν ἀποτελούμενον, οὐδ᾽ ὡς τὸ θεραπευόμενον ἡ
τοῦ σώματός ἐστι διάθεσις· ἕπεται γὰρ ἐξ ἀνάγκης ταύτῃ
κατὰ φύσιν μὲν ἐχούσῃ κατὰ φύσιν ἐνεργεῖν, ἐξισταμένη δὲ
τοῦ κατὰ φύσιν εὐθὺς καὶ τὴν ἐνέργειαν εἰς τὸ παρὰ φύσιν
ἐκτρέπειν. ἐν τούτῳ δὲ τὸ πᾶν ἐστι, καὶ τοῦτο ἀρχὴ καὶ
οἷον στοιχεῖόν τι πρῶτον ἁπάσης τῆς θεραπευτικῆς ὑπάρχει
μεθόδου τὸ δὲ εἴτ᾽ αὐτὸ τοῦτο χρὴ προσαγορεύειν νόσον,
εἴτε τὴν βλάβην τῆς ἐνεργείας, ὑπὲρ ὀνόματός ἐστιν ἀμφισβητούντων. εἰρήσεται μὲν οὖν τί μοι καὶ περὶ τῆς τῶν ὀνομάτων χρήσεως, ὥσπερ εἴρηται καὶ πρόσθεν ἤδη δι᾽ ἑτέρων.

fuere in logica methodo exercitati, fed fimul veluti ratione
exercitati fuiffent, ab experientia defciverunt, fimul et
quum in illa inexercitati fuiffent, magnopere funt lapfi. Siquidem millies eos de nominibus tanquam de rebus litigan-
tes inveni, rurfum ubi rem quampiam maximam ignorarint,
nomen fe ignorare putant, veluti in eo quod nunc eft propofitum, difcernere nequeunt, corporis quidem ftatum caufae rationem fuftinere, actionem ejus, quod ab eo perficitur,
fed nec quod fanatur, id effe corporis affectum. Quippe comitatur neceffario hunc fecundum naturam fe habentem naturalis actio, contra fi a naturali ftatu recefferit, actio ftatim
praeter naturam habeat *neceffe eft.* Porro in hoc totum
vertitur, eftque hoc principium ac veluti primum quoddam
elementum omnis methodi medendi. Caeterum an hoc ipfum
appellare morbum oporteat an actionis laefionem, id eft de
nomine dubitare. Dicetur autem a me aliquid et de nominum ufu, ficut in aliis prius jam fecimus. Verum nunc de

Ed. Chart. X. [21. 22.]   Ed. Baf. IV. (44.)

ἀλλὰ νῦν οὔπω διαστέλλομαι περὶ αὐτῶν, ἵν' ἔργῳ τοῦτ'
αὐτὸ μᾶλλον βεβαιώσωμαι, καὶ δείξω τίς ἀρχὴ καὶ ῥίζα τῆς
θεραπευτικῆς ἐστι μεθόδου, περὶ ἣν εὐθὺς ἄλλοι τε πολλοὶ
τῶν λογικούς τε καὶ δογματικοὺς ἑαυτοὺς ὀνομασάντων καὶ
οἱ βέλτιστοι σφάλλονται μεθοδικοί. τοῦτο μὲν οὖν καὶ ἤδη
πως φαίνεται τοῖς συνετοῖς, ὡς οὐδὲν ἄλλο ἐστὶ τὸ θεραπευόμενον ὑπὸ τῶν ἰατρῶν πλὴν ἢ τῶν σωμάτων διάθεσις,
ὡς ἐν τῷ μετὰ ταῦτα λόγῳ δειχθήσεται.

Κεφ. η'. [22] Τὸ δὲ τὴν ἄγνοιαν ἐπανορθώσασθαι
τῶν μὴ γινωσκόντων ὅσα τὰ σύμπαντά ἐστι πράγματα κατὰ
τὸν ἐνεστῶτα λόγον ἀλλήλοις παρακείμενα, νῦν ἡμῖν προὔκειτο.
φαίνεται γὰρ ἓν μέν τι γένος εἶναι τῶν σωμάτων αὐτῶν, ἕτερον
δὲ τὸ τῶν ἐνεργειῶν· καὶ τὸ μὲν τῶν σωμάτων ἡγεῖσθαί τε καὶ
ποιεῖν τὰς ἐνεργείας, ἕπεσθαι δ' ἐκείνας κατὰ φύσιν μὲν ἔχουσι
τοῖς σώμασιν ἀμέμπτως τε καὶ κατὰ φύσιν αὐτὰς διακειμένας,
παρὰ φύσιν δ' ἐχόντων ἢ μὴ γιγνομένας παντάπασιν, ἢ παρεμπο-
διζομένας γε πάντως. τρίτον δ' ἐπὶ τούτοις ἐστὶ γένος τὸ τῶν
ἐργαζομένων τὰς διαθέσεις αἰτίων· ὃν γὰρ ἡ διάθεσις ἔχει πρὸς

ipſis nondum diſtinguo, quo videlicet hoc ipſum rerum fide
magis comprobem oſtendamque, quodnam ſit medendi methodi principium et radix. In quo cum alii multi ex iis
qui rationales ſe dogmaticosque appellant, tum vero probi
iſti methodici falluntur. Atque iſtud quidem iis qui prudentes ſunt jam quodam modo apparet nihil eſſe aliud quod
a medicis curetur quam corporum affectum, veluti proximo
libro monſtrabitur.

Cap. VIII. Nunc illud nobis propoſitum erat, ut
ignorantiam eorum emendaremus qui quot in univerſum
res ſint, quae in praeſenti diſputatione proximae inter ſe
habeantur, ignorant. Videtur enim unum genus eſſe ipſorum corporum, alterum actionum. Ac corporum quidem *genus*
praecedere actiones easque gignere, has vero ſequi corpora ſecundam naturam ſe habentia, citra laeſionem et ſecundum naturam affecta; ſin praeter naturam ſint affecta, aut nullas prorſus, aut omnino certe impeditas Tertium praeter haec genus eſt
cauſarum, quae hos affectus creant. Nam quam rationem ha-

τὴν ἐνέργειαν λόγον, τοῦτον ἕτερόν τι χρὴ πάντως ἔχειν πρὸς
τὴν διάθεσιν, ἑνὶ μόνῳ διαλλάττον τῷ τὴν μὲν διάθεσιν ἅμα
ταῖς ἐνεργείαις ὑπάρχειν καὶ μὴ δύνασθαί ποτε μήτε τὴν κα-
τωρθωμένην ἐνέργειαν εἶναι χωρὶς τῆς τῶν σωμάτων κατὰ
φύσιν διαθέσεως μήτε τὴν βεβλαμμένην ἄνευ τοῦ καὶ τὰ σώματα βεβλάφθαι. τὰ δ᾽ αἴτια τῆς διαθέσεως ταύτης τῆς ἐμποδιζούσης τὴν ἐνέργειαν δύναται μὲν καὶ μηκέτ᾽ εἶναι, δύναται δὲ καὶ νῦν ἔτι παραμένειν· ἕτερα δ᾽ οὖν πάντως ἐστὶ τῶν
διαθέσεων αὐτῶν σοι, καὶ τοῦτο τρίτον εὕρηται γένος ἕτερον
ἐνεργείας τε καὶ τῆς ἐργαζομένης αὐτὴν διαθέσεως. ἐπ᾽ αὐτῷ
δ᾽ ἄλλο τέταρτον γένος διαθέσεως, ὅσα τοῖς σώμασιν ὑπάρχει κατὰ φύσιν τε καὶ παρὰ φύσιν ἔχουσι, μηδὲν μήτ᾽ ὠφε-
λοῦντα μήτε βλάπτοντα τὰς ἐνεργείας· οἷον εἰ τύχοι τὸ
χρῶμα τοῦ σώματος παντὸς ἢ μέλαν ἐκ λευκοῦ γιγνόμενον,
ἐν ἡλίῳ διατριψάντων ἐπὶ πλέον, ἢ λευκὸν ἐκ μέλανος, ἐν
σκιᾷ διαιτηθέντων, ἢ ἐρυθρὸν λουσαμένων, ἢ ὠχρὸν φοβη-
θέντων· οὔτε γὰρ ἐνέργεια τοῦτ᾽ ἔστιν οὔτε διάθεσις σώματος ἐνεργείας αἰτία, καὶ πολὺ δὴ μᾶλλον οὐδ᾽ ἡ τὰς παρὰ

bet affectus ad actionem, hanc alterum quippiam ad ipfum
affectum omnino habeat oportet, uno duntaxat evarians,
quod affectus cum actione una confiftit, nec poteft unquam
aut proba actio effe fine eo qui fecundum naturam eft corporis affectu, aut laefa, nifi quum corpus fit vitio affectum.
Ejus autem affectus qui actionem impedit caufae poffunt
quidem non etiam effe, poffunt autem et adhuc nunc manere.   Ergo diverfae omnino ab ipfis affectibus *caufae* funt.
Ac tertium hoc jam inventum genus diverfum eft et ab
actione et ab eo qui hanc gignit affectu.   Ab hoc quartum
aliud genus eft affectus eorum quae quum corporibus et fecundum naturam et praeter naturam fe habentibus infint,
actionibus nec conducant nec actiones laedant, ficut exempli caufa color totius corporis ex diuturna in fole mora niger ex candido factus, aut contra, ubi verfatus in umbra
quis fit, ex nigro candidus, aut ruber lotis, aut pallidus
expavefactis.   Quippe haec nec actiones funt nec corporis
affectus, qui fint actionis caufae, multoque minus ipfae cau-

φύσιν ἐργαζομένη διαθέσεις αἰτία, σύμπτωμα δ᾽ ἐστὶ συμβαῖνον ἐξ ἀνάγκης ἐπὶ ταῖς διαφόροις τῶν σωμάτων ἀλλοιώσεσιν,
εἴτ᾽ οὖν κατὰ φύσιν, εἴτε καὶ παρὰ φύσιν ἔχοιεν. ἐπειδὴ τοίνυν ἤδη τέτταρα γένη διώρισται, κἂν τῷ ταῦτα γινώσκειν ἢ
μὴ τὸ καλῶς ἄρχεσθαι τῆς (45) θεραπευτικῆς μεθόδου δείξομεν
ὑπάρχον, ἐξέστω λοιπὸν τῷ βουλομένῳ κατ᾽ αὐτῶν ἃς ἂν
ἐθέλῃ τίθεσθαι προσηγορίας· οἷον, εἰ βούλοιτο, τὴν μὲν
παρὰ φύσιν τῶν σωμάτων διάθεσιν, ὅταν ἐνέργειάν τινα
βλάπτῃ, νόσημα προσαγορευέτω, αὐτὴν δὲ τὴν βλάβην τῆς
ἐνεργείας ἐξαίρετόν τι σύμπτωμα νοσήματος· ὅσα δ᾽ ἄλλως
συμβέβηκεν, ὥσπερ τὰ χρώματα, καὶ ταῦτ᾽, εἰ βούλοιτο,
καλείτω συμπτώματα, διοριζέτω μέντοι τῆς βλάβης τῶν ἐνεργειῶν αὐτὰ, καὶ εἴπερ ἐκεῖνα ἐξαίρετα συμπτώματα νοσημάτων ὀνομάζει, ταῦτ᾽ οἰκεῖά τε καὶ ἴδια καλείτω, καί τινα πρὸς
τούτοις, εἰ βούλοιτο, μήτ᾽ οἰκεῖα μήτ᾽ ἴδια, συμπίπτοντα δὲ
κατά τινα τύχην· τέταρτον δ᾽ ἐπὶ τοῖσδε γένος τιθέσθω τὸ
τῶν νοσωδῶν αἰτίων, καὶ τούτων τὰ μὲν ἐν αὐτῷ τοῦ ζώου

fae, quae affectus qui praeter naturam funt creant, fed
funt fymptomata, quae diverfas corporum alterationes neceffario fequuntur, five hae fecundum naturam, five praeter naturam fe habeant. Ergo quum quatuor definita genera jam fint, ex quibus vel nofcendis, vel non nofcendis,
probe fecusve incipiendam effe medendi artem monftrabi-
mus, liceat de caetero cuivis, prout volet, iis nomina imponere, veluti affectum corporum praeter naturam fe habentem, quum actionem aliquam laedit, morbum, fi volet, appellato, ipfam vero functionis laefionem infigne quoddam
morbi fymptoma. Quae alia ratione accidunt, ceu colores,
ea quoque, fi volet, appellato fymptomata, caeterum ea di-
ftinguat a functionum laefione, et fi illa infignia morborum
fymptomata vocet, haec familiaria propriaque nominet.
Quaedam etiam praeter haec, fi volet, nec familiaria nec propria, fed forte quadam incidentia. Quartum vero ab iis
genus ftatuito, quod fit morbofarum caufarum. Atque harum quae quidem in ipfo animalis corpore confiftunt, ante-

τῷ σώματι συνιστάμενα προηγούμενα καλείτω, τὰ δ᾽ ἔξωθεν
προσπίπτοντα προκατάρχοντα. θέμενος δ᾽ οὕτως ἢ ἄλλως
ὅπως ἂν ἐθέλῃ σαφῶς [23] καὶ χρησίμως τοῖς ἀκούουσι,
μηκέτι μετατιθέσθω, μηδ᾽ ἐξαλλαττέτω τὴν χρῆσιν, ἀλλ᾽ ἀεὶ
φυλαττέτω παρ᾽ ὅλον τὸν λόγον, ἵνα καὶ μανθάνωμεν ἃ λέγει ῥᾳδίως, καὶ τὰς ἀντιλογίας καὶ τοὺς ἐλέγχους πρός τι
σαφὲς καὶ διωρισμένον ποιώμεθα. πῶς καὶ τίνα τρόπον;
ἐνδείξασθαι γὰρ ἔτι τοῦτ᾽ αὐτὸ χρὴ διὰ τοὺς ἀναισθήτους
μεθοδικούς. ἔστω τινὰ λέγειν ὡς ἡ μὲν φλεγμονὴ διάθεσίς
ἐστι παρὰ φύσιν, τὸ δ᾽ ἔργον τοῦ φλεγμαίνοντος μέρους τὸ
βεβλαμμένον οἰκεῖον ἐξαίρετον τοῦ πάθους σύμπτωμα, ποδῶν μὲν βάδισις, ὀφθαλμῶν δὲ ὄψις, ὤτων δ᾽ ἀκοή· τὸ δ᾽
ἔρευθος, εἰ τύχοι, καὶ ἡ τάσις, ἥ τ᾽ ἀντιτυπία καὶ ὁ παρὰ
φύσιν ὄγκος ὁ ταῖς φλεγμοναῖς ἑπόμενος, ἕτερόν τι γένος
εἴτε συμπτωμάτων, εἴτε συμβεβηκότων, εἴθ᾽ ὅπως ἂν ἄλλως
ἐθέλῃ τις ὀνομάζειν, ἀλλ᾽ οὖν ὅτι γε μὴ ταὐτὸ γένος ἐστὶ
τῇ βλάβῃ τῶν ἐνεργειῶν, ἴστω τε καὶ διοριζέσθω σαφῶς·
ἡ πληθώρα δ᾽, εἰ τύχοι, τῆς φλεγμονῆς αἰτία προηγουμένη,

cedentes nominet, quae vero extrinfecus accidunt, primiti-
vas. Pofitis autem pro arbitrio vel hoc vel alio modo nominibus, dummodo clare et ex ufu legentium nec mutet
poftea nec transponat eorum ufum, fed perpetuo per omnem difputationem obfervet quo et quae dicat facile intelligamus et refutationes redargutionesque ad aliquid clarum
diftinctumque referamus. Qualiter, *inquis*, et ad quem
modum? Nam id ipfum quoque indicandum adhuc propter
ftupidos iftos methodicos. Efto, dicat aliquis, phlegmonem
affectum effe praeter naturam, ipfam vero laefam phlegmone
laborantis partis functionem, morbi infigne fymptoma, veluti pedum quidem inceffum, oculorum vifum, aurium au-
ditum; ruborem autem, tenfionem, renixum et tumorem qui
praeter naturam fit ac phlegmonae fuccedat, diverfum quoddam genus five fymptomatum, five accidentium, five quo
alio nomine appellare malit, illud modo fciat clareque defi-
niat, non effe idem genus cum actionis laefione; rurfus fanguinis redundantiam, fi forte haec fuit, antecedentem phleg-

BIBΛION Λ. 67

Ed. Chart. X. [23.]   Ed. Baf. IV. (45.)

καὶ ταύτης προκατάρχουσα τὸ πλῆθος τῶν ἐδεσμάτων. ὡς
οὖν ἐγὼ καὶ παραδείγματα πεποίημαι σαφῆ τοῦ λόγου καὶ
τέτταρα γένη διώρισμαι καὶ τὰς αἰτίας καὶ ἐννοίας αὐτῶν
εἴρηκα, κατὰ τὸν αὐτὸν, οἶμαι, τρόπον ἐχρῆν ποιῆσαι τὸν
Θεσσαλὸν ἐπὶ τοσούτοις τε καὶ τηλικούτοις ἀνδράσι καθ᾽
ὧν ἑαυτὸν ἀνεκήρυττε, μέλλοντα νεωτέραν αἵρεσιν συνίστα-
σθαι· νυνὶ δ᾽ οὔτε αὐτὸς οὐδὲν εἶπε σαφὲς οὔτέ τις τῶν
ἀπ᾽ αὐτοῦ.

Κεφ. θʹ. Τολμήσας γοῦν ὁ Ὀλυμπικὸς ἀφορίσασθαι
τί ποτ᾽ ἐστὶ πάθος, οὐ πάθους, ἀλλὰ συμπτωμάτων εἴρηκεν
ἔννοιαν. ὅλως μὲν οὖν οὐδ᾽ ὅ τί ποτ᾽ ἐστὶ τὸ πάθος, οὐδ᾽
ὅπη τοῦ νοσήματος διαφέρει, γινώσκουσιν· ἀλλὰ τοῦτο μὲν
ἐν τοῖς ἑξῆς διοριῶ, πάντα γὰρ ἅμα λέγειν οὐκ ἐγχωρεῖ. συγχωρηθέντος δ᾽ αὐτοῖς τοῦ ταὐτὸν εἶναι νόσημά τε καὶ πάθος,
ἴδωμεν ὅ τί ποτέ φασι. πάθος ἐστὶ τροπὴ τοῦ σώματος ἐκ
τοῦ κατὰ φύσιν εἰς τὸ παρὰ φύσιν ἐπίμονος. εἶτα μικρον
προελθὼν φησιν· ἰστέον δ᾽ ὅτι διαφέρει πάθος συμπτώμα
τος· πάθος μὲν γάρ ἐστιν, ὡς ὀλίγον ἔμπροσθεν ἔφην, διά-

mones caufam, et hujus primitivam ciborum abundantiam
Ergo ut ego exempla fermonis clara pofui et quatuor genera
diftinxi ac notiones et caufas eorum dixi, ita et Theffalo,
arbitror, faciendum fuit praefertim poft tot et tantos viros
quos fe viciffe praedicavit, novam fectam condituro. Nunc
vero nec ipfe quicquam attulit nec fectatorum ejus
quisquam.   Cap. IX.   Olympicus enim quum aufus fit definire
quid pathos fit, non patheos, fed fymptomatis retulit notionem.   In fumma igitur nec quid pathos fit nec quatenus
a morbo differat, intelligunt.   Verum hoc nos in fequentibus, fimul enim omnia dici non poffunt.   Verum conceffo
iis idem effe morbum ac pathos, infpiciamus ea quae dicunt. *Pathos eft mutatio corporis ab eo qui fecundum
naturam eft ftatu in eum qui praeter naturam eft permanens.*   Poft paulum progreffus ait: *Sciendum eft differre
a fymptomate pathos, nam pathos, ut paulo ante dixi.*

θέσις παρὰ φύσιν τοῦ σώματος ἐπίμονος· σύμπτωμα δὲ ὅ
τῷ πάθει συμβαίνει, εἰδικὴν ὥσπέρ τινὰ καὶ μερικωτέραν ἐν
τοῖς παρὰ φύσιν ἔχον τύπωσιν. αὕτη μὲν ἡ θαυμαστὴ ῥῆσις
Ὀλυμπικοῦ τοῦ σοφοῦ, τολμήσαντος ἀφορίσασθαι πάθος τε
καὶ σύμπτωμα· τοσούτων δ' ἐστὶν ἁμαρτημάτων μεστὴ ὥστέ
μοι παρίσταται τὸ τοῦ μωροῦ τοῦ πρὸς κόσκινον εἰπόντος
οὐχ εὑρίσκειν ὅ τι βύσειεν ἢ μὴ βύσειεν αὐτοῦ. τί γὰρ δὴ καὶ
πρῶτον ἐξ αὐτῶν εἴποι τις, ἢ τί παραλίποι; πάντα μὲν γὰρ
ἐξελέγχειν ὅσα κακῶς ἀποφαίνονται μακρὸν ἂν εἴη. ἢ ἐκ
τοῦ κατὰ φύσιν εἰς τὸ παρὰ φύσιν τροπὴ πᾶσα νόσος ἐστὶν,
εἰ μόνον αὐτῇ προσείη τὸ ἐπίμονον; ἀλλὰ τὴν ἄχροιαν ὑμεῖς
αὐτοὶ καὶ τὴν ἀτροφίαν ἐν τοῖς συμπτώμασιν, οὐκ ἐν τοῖς
πάθεσιν ἀριθμεῖτε· τί δ' ἡ κακοχυμία; τί δὲ ἡ ἔνδεια; τί δὲ
ἡ καχεξία; τί δε τὸ πλῆθος; οὐ παρὰ φύσιν; εἰ τοίνυν αὐτοῖς προσείη τὸ ἐπίμονον, ἐν τοῖς νοσήμασιν ἀριθμηθήσεται.
καὶ μὴν οὐδ' αὐτοὶ βούλεσθε, καὶ καλῶς γε τοῦτο ποιεῖτε·
προσεῖναι γὰρ χρὴ τῷ παρὰ φύσιν εἶναι τὴν διάθεσιν ἐνέρ-

*affectus corporis eſt praeter naturam permanens, ſymptoma
quod pathei accidit, quodque in iis quae praeter naturam
ſunt ſpecialem ac magis etiam particularem figurationem
habet.* Haec eſt egregia interpretatio ſapientis Olympici,
qui pathos ac ſymptoma finire eſt auſus. Quae ſane tot erroribus ſcatet ut mihi in mentem veniat illud ſtulti ad cri-
brum, negantis invenire ſe quid ejus ejus obturet aut non
obturet. Quid enim primum ex ipſis dicas aut quid omit-
tas? quippe omnia refutare quae prave enunciant longum
ſit. Num omnem mutationem ab eo quod ſecundum naturam ſe habet ad id quod praeter naturam eſt morbum cen-
ſetis, ſi modo permanſio illi adſit? At vos tum decolorationem tum atrophiam ſymptomatis, nequaquam morbis an-
numeratis. Quid autem cacochymia? quid defectus? quid
cachexia? quid vero redundantia? nonne praeter naturam ſunt? Si ergo perſeverantia his accedat, inter morbos numerabuntur. Atqui nec ipſi id vultis et merito ſane
agitis. Etenim ſupra id quod praeter naturam ſit affectus,

[24]γειάν τινα πρὸς αὐτῆς βλάπτεσθαι· μέχρι δ' ἂν ἀβλαβεῖς
αἱ πᾶσαι φυλάττωνται, κἂν μυριάκις ἐξαλλάττηται καὶ τρέ-
πηται καὶ μεταβάλληται τὸ σῶμα, νόσος οὔπω τῶν διαθέσεων ἐκείνων ἐστὶν οὐδεμία. τό γέ τοι τῆς θεραπείας δεόμενον οὐδὲν ἄλλο ἐστὶ πλὴν τῆς βλαπτούσης τὴν ἐνέργειαν διαθέσεως. οὐ μὲν γὰρ δεόμεθα πρῶτου καὶ μάλιστα πάντων,
ἡ κατὰ φύσιν ἐστὶν ἐνέργεια· δι' ἐκείνην δὲ καὶ τῆς κατὰ
φύσιν εἴτε διαθέσεως εἴτε κατασκευῆς ὀνομάζειν ἐθέλοις. ὁρᾶν
γὰρ δεόμεθα καὶ ἀκούειν καὶ διαλέγεσθαι καὶ βαδίζειν, οὐκ
ὀφθαλμῶν, οὐδ' ὤτων, οὐδὲ γλώττης, οὐδὲ σκελῶν· εἰ γοῦν
ἦν ὁρᾶν δι' ἑτέρου μορίου, τίς ἂν ἦν ὀφθαλμῶν ἡ χρεία; καὶ
εἴπερ ἦν ἀκούειν δι' ἄλλου τινὸς ὀργάνου, τί τῶν ὤτων ἐδεή-
θημεν ἄν; οὕτω δὲ καὶ τῆς γλώττης καὶ τῶν σκελῶν οὐκ ἂν
δήποθεν οὐδὲν ὄφελος ἦν ἡμῖν, εἰ διαλέγεσθαι καὶ βαδίζειν
οἷόν τ' ἦν ἄνευ τούτων. τοῦ μὲν οὖν ὁρᾶν δι' ἑαυτῶν χρή-
ζομεν· ὀφθαλμῶν δὲ οὐ δι' ἑαυτούς, ἀλλὰ διὰ τοῦτο. καὶ
γλῶττης δὲ καὶ ὤτων καὶ σκελῶν, οὐχ ἵνα ἔχωμεν ὄργανα καὶ
πολλὰ μόρια, χρῄζομεν, ἀλλὰ διαλέξεως ἕνεκα καὶ ἀκοῆς καὶ

adjici oportet etiam aliquam ab eo laedi actionem, nam
quoad illaefae hae omnes fervantur, etiamfi millies corpus
fit alteratum mutatumque, nullus tamen eorum affectuum adhuc morbus eſt.   Quod autem curationem defiderat, aliud
plane non eſt quam affectus, qui laedit actionem.   Siquidem quod primum maximeque omnium defideramus, id fecundum naturam eſt actio, propter hanc et eum qui fecundum eſt, five affectum, five conſtitutionem nominare velis.
Videre namque et audire et loqui et incedere indigemus, non
autem oculis, non auribus, non lingua, non cruribus; nam fi
videre alia parte liceret, quis oculorum eſſet ufus? Et fi
alio quovis inſtrumento audire liceret, quae aurium eſſet
utilitas? Pari modo et lingua et cruribus minime profecto eſſet opus, fi loqui atque incedere fine his poſſemus.
Ac videre quidem noſtra ipforum caufa indigemus, oculis
non noſtra, fed ideo *ut videamus.* Jam linguam, aures,
crura non propterea requirimus, ut iſtis inſtrumentis et multis
affluamus partibus, fed loquelae gratia et auditus et inceſſus,

βαδίσεως. ὅταν γοῦν νεκρωθῇ τι μόριον ἀποτμηθῆναι δυνάμενον, οἷον δάκτυλος, ἢ πούς, ἢ ἄκρα χεὶρ, οὐκ ἀνεχόμεθα
βαστάζειν ἀργὸν αὐτὸ, καὶ περιφέρειν οἷον ἄχθος ἀλλότριον,
ἐναργῶς δηλοῦντες ἐν τούτῳ ὅτι μὴ τῶν μορίων αὐτῶν,
ἀλλὰ τῶν ἐνεργειῶν χρῄζομεν. ὥσπερ οὖν ὅλον τὸ μόριον τῆς
ἐνεργείας ἕνεκα ἔχειν δεόμεθα, κατὰ τὸν αὐτὸν, οἶμαι, τρόπον καὶ τῆς κατὰ φύσιν αὐτοῦ κατασκευῆς διὰ τὴν ἐνέργειαν
ὀρεγόμεθα. ὡς γὰρ καὶ πρόσθεν ἐλέγετο, λόγον αἰτίας ἡ
κατασκευὴ πρὸς τὴν ἐνέργειαν ἔχει· τὰ δὲ ἐξ ἀνάγκης ἑπόμενα
ταῖς κατασκευαῖς ἀφ᾽ ὧν ἐνεργοῦμεν ὑγιαινόντων μὲν ἡμῶν
συμβεβηκότα, νοσούντων δὲ συμπτώματα καλεῖται. καὶ τέτταρα ταῦτ᾽ ἐστὶ γένη πάντων τῶν περὶ τὸ σῶμα κατὰ φύσιν
τε καὶ παρὰ φύσιν ἐχόντων ἡμῶν, ἐνέργειαι, κατασκευαὶ, τὰ
προηγούμενα τούτων, τὰ ἑπόμενα· τιθέσθω λοιπὸν ὁ βουλόμενος ὀνόματα καθ᾽ ἕκαστον αὐτῶν ἰδίᾳ, κἂν εἰ Δίωνα, κἂν
εἰ Θέωνα βούλοιτο καλεῖν ὁτιοῦν ἐξ αὐτῶν, οὔ μοι διαφέρει,
μόνον ἴστω τοῦτο καὶ φυλαττέτω διαπαντὸς, ὡς τέτταρα τὰ

quippe demortua quavis parte quae abfcindi potelt, veluti
digito, pede aut fumma manu, non fuftinemus hanc ocio-
fam geftare ac veluti pondus alienum circumferre, illud
clare hoc ipfo declararantes, haudquaquam nos partibus
illis, fed functionibus egere. Quemadmodum igitur totam
partem actionis caufa requirimus, eodem, arbitror, modo
ejus quae fecundum naturam eft conftitutionem actionis
gratia defideramus. Sicuti enim fupra diximus, caufae vicem ad actionem conftitutio praeftat. Quae vero conftitutionem, unde actio nafcitur, neceffario fequuntur, fanis
quidem nobis accidentia, aegrotaniibus fymptomata nuncupantur. Atque haec quatuor genera funt omnium, quae in
corpore noftro habentur, feu fecundum naturam nos, feu
praeter naturam habeamus, actiones, conftitutiones, quae has
praecedunt, quae fequuntur; his dehinc nomina qui volet
imponito fingulis feorfum, et fi Dionem aut Theonem appellare velit eorum quodlibet, mea nihil refert; illud modo
intelligat fervetque ubique, quatuor in univerfum res effe

πάντ᾽ ἐστὶν ἀλλήλοις παρακείμενα πράγματα. ἐπεὶ δὲ κατὰ
τοῦτο τοῦ λόγου γέγονα, δοκῶ μοι δικαίαν ἀξίωσιν ἐνεγκεῖν,
ἵν᾽ ὡς ἡμεῖς ἐκείνοις συγχωροῦμεν ἅττα ἄν γ᾽ ἐθέλωσιν ὀνόματα τίθεσθαι, κατὰ τὸν αὐτὸν τρόπον κἀκείνους ἡμῖν συγχωρεῖν Ἑλληνικοῖς τε χρῆσθαι καὶ παλαιοῖς· ἢ δεινὸν ἂν εἴη
σολοικίζειν μὲν ἐκείνοις ἐξεῖναι καθάπερ τυράννοις, Ἑλληνί-
ζειν δ᾽ ἡμῖν οὐκ ἐξεῖναι. καλείτωσαν, εἰ βούλοιντο, τὴν ὑγείαν
εὐστάθειαν αὐτῶν ἐνεργειῶν, καίτοι δέδεικται πρὸς ἡμῶν ὡς
ἡ διάθεσίς τε καὶ ἡ κατασκευὴ τῶν μορίων, ἀφ᾽ ἧς κατὰ φύσιν
ἐνεργοῦμεν, ὑγεία πρὸς ἁπάντων Ἑλλήνων ὀνομάζεται· καὶ
τοῦτο θέμενοι τὴν ὑγείαν, ὅμως τὴν νόσον οὐκ (46) ἐνεργείας βλάβην, ἀλλὰ παρὰ φύσιν ἡγείσθωσαν εἶναι διάθεσιν.
ὡς οὖν ἡμεῖς ἐκείνους μήθ᾽ Ἑλληνιστὶ μήτε διαλεκτικῶς ὀνομάζοντας οὐ κωλύομεν, οὕτω κἀκεῖνοι συγχωρείτωσαν ἡμῖν
Ἑλληνιστί τε ἅμα καὶ διαλεκτικῶς οὐχ ἅπασαν τὴν παρὰ
φύσιν διάθεσιν, ἀλλ᾽ ἥτις ἂν ἐνέργειαν βλάπτῃ νόσημα
προσαγορεύειν· ἥτις δ᾽ ἂν παρὰ φύσιν μὲν ᾖ, μὴ μέντοι
βλάπτῃ γ᾽ ἐνέργειαν, οὐ νόσον, ἀλλὰ σύμπτωμα νοσήματος.

quae fitae inter fe proxime fint. Et quoniam huc fermonis veni,
videor mihi hoc jufte exigere, ut ficuti nos illis permittimus
quae velint nomina indere, ita illi invicem nos Graecis
ufitatis et antiquis uti finant. Alioqui fane grave fit, fi illis
foloecifmum committere tyrannorum ritu licebit, nobis
Graece loqui non concedetur. Vocanto, fi placet, fanitatem
ipfarum functionum conftantiam, quanquam oftenfum a nobis eft affectum conftitutionemque partium, cujus ope functiones fecundum naturam edimus, hygian, *fanitatem*, ab
omnibus Graecis appellari. Atque id quum ftatuerint fanitatem, morbum tamen cenfento non actionis laefionem, fed
qui praeter naturam fit affectum. Tanquam ergo nos illos
nec Graece nec dialectice nominantes non impedimus, ita illi
nobis permittant et Graece et dialectice non omnem qui
praeter naturam fit affectum, fed qui actionem laedat,
morbum nominare, qui praeter naturam fit, nec tamen
actionem laedat, non morbum, fed morbi fymptoma.   Ruf-

72 ΓΑΛΗΝΟΥ ΘΕΡΑΠΕΥΤ. ΜΕΘΟΔΟΥ

Ed. Chart. X. [24. 25.]　　　　　Ed. Baf. IV. (46.)

αὖθις δ' ὥσπερ ἐκεῖνοι τὸ ἐπίμονον προστιθέασιν, οὐ δηλοῦντες ἄχρι πόσων ὡρῶν ἡ παρὰ φύσιν αὕτη [25] διάθεσις
παραμείνασα νόσος ἐστὶν, οὕτως ἡμῖν συγχωρείτωσαν ἀφαιρεῖν τὸ ἐπίμονον· εἴτε γὰρ τρισὶν ὥραις, εἴτε τέτρασιν, εἴτε
καὶ ἡμίσει μόνον ὥρας ὅλῳ τις τῷ σώματι καταληφθείη
σφοδρῶς, ὡς μήτ' αἰσθάνεσθαι μήτε κινεῖσθαι, τοῦτον ἡμεῖς
ἀπόπληκτον ὀνομάζομεν· ὥσπερ εἰ καὶ σπασθείη σύμπαντι
τῷ σώματι, καὶ τοῦτον ἐπίληπτον, οὔθ' ὡρῶν ἀριθμὸν
οὔθ' ἡμερῶν ἔτι προσλογιζόμενοι. μόνης γὰρ τῆς τοῦ πράγματος φύσεως, οὐ τῆς τοῦ χρόνου ποσότητος ὑπάρχει δηλωτικὰ τὰ τοιαῦτα τῶν ὀνομάτων, ὥσπερ οἶμαι καὶ λευκὸν
καὶ μέλαν καὶ θερμὸν καὶ ψυχρόν· ἢ θαυμαστὸν ἂν εἴη τὸ
ὕδωρ τὸ θερμὸν οὐκ εἶναι θερμὸν, ἂν μὴ δι' ὅλης ἡμέρας
ὑπάρχοι τοιοῦτον, ἢ τὸν ἐξ ὥραις πυρέξαντα μὴ πεπυρεχέναι, χρῆναι γὰρ καὶ τοῦτον, εἴπερ ἐπύρεξεν, ἐπίμονον
ἔχειν τὸ πάθος· καίτοι τίς ὁ χρόνος οὗτός ἐστιν· ὁ κρί-
νων τὸ ἐπίμονον καὶ τὸ μὴ τοιοῦτον οὐδεὶς αὐτῶν
ὥρισεν, ἆρά γε ἡμερῶν τις ἀριθμὸς, ἢ μηνῶν, ἢ ὡρῶν,

fus ut illi permanfionem adjiciunt, nec indicant quot horas ejusmodi praeter naturam affectus moratus morbus fit
cenfendus, ita illi nobis concedant illam permanfionem
fubtrahere. Nam fi quis five tribus horis, five quatuor, five
horae tantum dimidio, toto corpore vehementer fit arreptus,
fic ut neque fentiat neque moveatur, hunc nos apoplexia
correptum dicimus. Aeque fi quis convulfus toto corpore fit,
hunc etiam comiliali morbo laborare, nulla nec horarum
nec dierum ratione habita, quippe nomina id genus naturae
rei, non temporis modi funt indicia, non aliter, credo, quam
album et nigrum et calidum et frigidum; alioqui mirum mehercule fit, fi aqua calida calida non fit, nifi perpetuum
diem talis perduret, aut qui fex horis febricitayit non febricitaverit, oportuiffe enim ut febricitaverit duraffe malum, quanquam quod tempus id fit, quod permanfionem,
juftane fuerit aut fecus determinet, nemo eorum tradidit,
utrumne dierum aliquis numerus fit, an menfium, an horarum,

ἢ διὰ τί λέγουσιν ἐπίμονον, ἐνὸν εἰπεῖν πολυχρόνιον, ἢ
τοῦτο μὲν καὶ μετατιθέντες ἔνιοι ἐξ αὐτῶν δύσλυτον ὀνομάζουσιν. ἀλλὰ τοῦτό γε τὸ δύσλυτον οὐ νοσήματος ἁπλᾶ ς,
ἀλλὰ χρονίου νοσήματός ἐστιν ἴδιον, ὥσπέρ γε, οἶμαι, καὶ τὸ
ῥᾳδίως λυόμενον ὀξέος. τὸ δ᾽ οἴεσθαι διαφέρειν ἢ δύσλυτον, ἢ ἐπίμονον, ἢ χρόνιον εἰπεῖν, ἆρ᾽ οὐκ ἐσχάτης ἀμαθίας ἐστίν; ἔτι δὲ θαυμαστότερον, ὅταν οὗτοι μὲν ὥσπερ
ἐξ ὕπνου βαθέος ἐγερθέντες ἐπιχειρῶσι διορίζεσθαι πάθος
συμπτώματος, ὁ δὲ τῆς ἐμπληξίας αὐτῶν ἡγεμὼν ἐν τῷ δευτέρῳ περὶ μεθόδου γράφει· τὰ γὰρ αὐτὰ προηγησάμενα μὲν
πάθη λέγεται, ἐπιγενόμενα δὲ συμπτώματα· καίτοι τοῦτό γε
πολὺ θαυμαστότερον ὧν ἐκεῖνοι λέγουσι, τὴν τοῦ ἥπατος
φλεγμονὴν, εἰ μὲν εὐθὺς εἰσβάλοι κατὰ τὴν πρώτην ἡμέραν,
πάθος εἶναι συγχωρεῖν, εἰ δ᾽ ἐφ᾽ ἑτέρῳ τινὶ γένοιτο, κατὰ
τὴν δευτέραν ἢ τρίτην εἰς τὰ συμπτώματα μετατιθέναι.
καίτοι τί λέγω δευτέραν ἡμέραν; ἄμεινον γὰρ εἰπεῖν ὥραν
δευτέραν ἀπὸ τῆς εἰσβολῆς τοῦ νοσήματος. οὐ γὰρ δή που
κατὰ μὲν τὴν δευτέραν ἡμέραν ἡ τοῦ ἥπατος φλεγμονὴ

aut cur durabile dicant, cum licuerit diuturnum dicere, aut
cur haec quidem mutantes nonnulli eorum difficile folutu
dicant. At certe hoc non abfolute morbi, fed diuturni
morbi proprium eſt, perinde ac, exiſtimo, facile folubile
brevis. Verum exiſtimare referre aegre folubilem, an du-
rabilem, an diuturnum dixeris, nonne extremae eſt infci-
tiae? Jam illud profecto magis mirum, quod ipſi velut e
gravi fomno experrecti diſtinguere pathos a fymptomate
aggrediuntur, quum auctor ſtipiditatis eorum in fecundo de
methodo ſic fcribat: *Eadem namque quum praecedunt,
pathea dicuntur, quum fuccedunt, fymptomata.* Quamvis
etiam longe mirabilius hoc ipfum fit quam ea quae ab illis
dicuntur, utique jecoris phlegmonen, fi primo ſtatim die
irruat, noſtrum eſſe concedere; fin alteri cuipiam fecundo
aut tertio die fuccedat, inter fymptomata referre; quamquam quid diem fecundum memoro, quum melius fit horam
fecundam a morbi invafione dicere? non enim in fecundo

σύμπτωμα γενήσεται, κατὰ δὲ τὴν δευτέραν ὥραν ἀπὸ τῆς
ἀρχῆς ἄλλο τι καὶ οὐ σύμπτωμα· τὸ γὰρ ἐπιγίγνεσθαί τινι
προηγουμένῳ πάντως που καὶ τοῦθ᾽ ἕξει. ἀλλὰ τὸ οὕτω,
φασὶ, ταχέως ἐπιγιγνόμενον οὐδὲν διαφέρει τοῦ συνεισβάλλοντος. πάλιν οὖν αὐτὸν ἐχρῆν εἰρηκέναι σαφῶς ὁπόσαις
ὥραις ὁρίζεται καὶ διακρίνει τοῦ συνεισβάλλοντος τὸ ἐπιγιγνόμενον. ὁ Θεσσαλὸς μὲν δὴ τοιοῦτος. οἱ δὲ περὶ τὸν
Ὀλυμπικὸν, ὡς ἂν εἰς ἄκρον ἥκοντες σοφίας, οὐχ οὕτω διο-
ρίζουσι πάθος συμπτώματος, ἀλλὰ τὸ μὲν πάθος ὡς προείρηται, τὸ σύμπτωμα δὲ τὸ τῷ πάθει συμβαῖνον ὑπάρχειν
φασὶ, θαυμαστῶς πάνυ καὶ σαφῶς ἐξηγησάμενοι τὴν οὐσίαν
αὐτοῦ. τί γὰρ δὴ καὶ ὂν τὸ σύμπτωμα, ὃ τῷ πάθει συμβέβηκεν, ἐχρῆν, οἶμαι, προσθεῖναί τε καὶ διορίσασθαι, ἆρά γε
διάθεσίς τίς ἐστι σώματος, ἢ βλάβη τινὸς ἐνεργείας, ἢ συναμφότερον. ἐκεῖνοι μὲν οὖν οὐ λέγουσιν, ἡμᾶς δὲ δηλονότι μαν-
τεύσασθαι χρή. τὸ δὲ καὶ προσθεῖναι τῷ λόγῳ τοῦτ᾽ αὐτὸν,
εἰδικὴν, ὥσπερ καὶ μερικωτέραν ἔχον ἐν τοῖς παρὰ φύσιν ἐν-
τύπωσιν, ὑπερβολὴν οὐκ ἀπολέλοιπε σαφηνείας, ἅμα τῷ

die phlegmone jecoris fymptoma fiet, in fecunda ab initio
hora aliud quidpiam, non fymptoma, nam alicui quod
praecessit fupervenire omnino competet. At quod tam
celeriter, inquiunt, fupervenit, ab eo quod una irruit non
diftat. Rurfum igitur dictum ab illo clare oportuit, quot
horis determinet diftinguatque quod fupervenit ab eo quod
una invadit. Ac Theffalus quidem ejusmodi eft. Olympicus vero ceu in arcem ipfam fapientiae evectus, non ita
pathos a fymptomate difcernit, fed pathos id effe ait quod
dictum eft, fymptomata vero quod huic accidit, mirifice videlicet ac dilucide effentiam ejus interpretatus; quippe quid
ipfum fymptoma, quod pathos comitatur, fit, adjicere, ut
arbitror, ac definire oportuit, num corporis aliquis affectus,
num laefio alicujus actionis, num pariter utrumque effet.
At illi quidem minime id dicunt, fed nobis videlicet divi-
nare eft opus. Illud vero quod definitioni appofuit, nempe
fpecialem atque etiam magis particularem in iis quae praeter naturam funt figurationem habens, excellentiam clari-

καὶ τοῖς ὀνόμασιν Ἑλληνιστὶ καὶ παγκάλως ἑρμηνεύεσθαι,
εἰδικώτερόν τινα τύπον ἐν τοῖς παρὰ φύσιν ἔχειν τὸ σύμπτωμα. τί ποτ᾽ οὖν ἐστι τὸ γενικώτερον ἔχον τὸν τύπον; οὐ
γὰρ εἴρηκας εἰ χωρὶς τῆς πρὸς ἐκεῖνο παραβολῆς ἐγχωρεῖ τὸ
εἰδικώτερον ἐξευρεῖν. εἰ δ᾽ ὅλως πρὸς οὐδὲν παραβάλλοντες
εἰδικώτερον ὀνομάζουσιν, ἀκριβῶς τε [26] πάνυ καὶ σαφῶς
ἑρμηνεύουσι, καίτοι διὰ συντόμων τε ἅμα καὶ σαφῶν οἷόν τ᾽
ἦν εἰπεῖν ὡς τὰ παρὰ φύσιν ἅπαντα τὰ κατὰ τὸ σῶμα τῶν
ζώων ἤτοι νοσήματ᾽ ἐστὶν, ἢ αἴτια, ἢ συμπτώματα· κοινοῦ δ᾽ αὐτοῖς ὄντος τοῦ παρὰ φύσιν, ἡ νόσος μὲν ἐνέργειαν
βλάπτει, τὸ δ᾽ αἴτιον ταύτης προηγεῖται, τὸ σύμπτωμα δ᾽
ἕπεται ταύτῃ, διττὸν ὂν τὴν φύσιν, ἐνεργείας μὲν βλάβη τὸ
ἕτερον, διάθεσις δέ τις ἀκολουθοῦσα τῷ νοσήματι τὸ λοιπόν.
ἀλλὰ γὰρ, ὥσπερ ἔφην, εἰ πάντα τις ἐπέρχοιτο τὰ σφάλματ᾽
αὐτῶν, οὐκ ἂν ἐπιθείη τέλος τῷ λόγῳ, καὶ γινώσκεις τοῦτο
ἀκριβῶς καὶ σύ, φίλτατε Ἱέρων, ὅτι μηδὲ τὸ χιλιοστὸν αὐτῶν μέρος ἐξελέγχειν ἐπεχείρησα. τοσοῦτον οὖν ἔτι προσθεὶς
ἐνταυθοῖ που καταπαύσω τὸ πρῶτον γράμμα, διότι κατὰ τὴν

tatis habet atque etiam nominum Graecam perlepidamque in-
terpretationem. Si magis fpecialem quandam figurationem,
in iis quae praeter naturam funt, fymptoma habere, quid
ergo eft quod magis generalem notam habet? non enim dixifti an fine collatione ad generale magis fpeciale liceat
invenire. Sin ad nihil omnino referens magis fpeciale
pronunciat, oppido quam diligenter clareque interpretatur,
quanquam et paucis et dilucidis verbis dicere ei licebat omnia quae circa corpus animalis praeter naturam funt, vel
morbum effe, vel caufam, vel fymptoma. Quibus omnibus quum illud praeter naturam fit commune, morbus
actioni officit, caufa ipfum praecedit, fymptoma eum fequitur, ipfum videlicet natura duplex, alterum actionis laefio,
alterum affectio quaedam morbum fequens. Verum, ut dixi,
fi quis omnes eorum errores excutere velit, finem dicendi
non inveniat, ipfeque, mi Hiero, optime fcis eorum nos ne
millefimam quidem partem refutare conatos. Ergo fi illud
tantum adjecero, primum hunc librum hoc loco claudam,

Ed. Chart. X. [26.]   Ed. Baf. IV. (46.)

ἀρχὴν τῆς μεθόδου σφάλλονται πολλοὶ τῶν ἰατρῶν, οἱ μὲν
ἀπὸ Θεσσαλοῦ καὶ Θεμίσωνος, οἵπερ δὴ καὶ μεθοδικοὺς ἑαυτοὺς ὀνομάζουσιν, ἔσχατά τε καὶ μέγιστα σφάλματα, σὺν
αὐτοῖς δ᾽ οὐκ ὀλίγοι τῶν ἀναλογιστικῶν τε καὶ δογματικῶν
καὶ λογικῶν ὀνομαζομένων. εἰ μὴ γὰρ ἐξεύροι τις ἁπάσας
τὰς διαθέσεις ὑφ᾽ ὧν ἐνέργεια βλάπτεται, τὸ πλῆθος αὐτῶν
τῶν νοσημάτων ὁπόσον τ᾽ ἐστὶ καὶ ὁποῖον ἀδύνατον ἀκριβῶς ὁρισθῆναι· τοῦτο δ᾽ οὐδ᾽ ἐπιχειρήσαντες ἔνιοι ποιῆσαι
τυράννων δίκην ἀποφαίνονται τὰ δόξαντά σφισι χωρὶς ἀποδείξεως. ἔνιοι δ᾽ οὐ μόνον οὐκ ἀπέδειξαν, ἀλλ᾽ οὐδὲ παρὰ
τῶν ἀποδεικνύντων μανθάνουσι· καὶ τό γε πλεῖστον γένος,
ὡς οἶσθα, τῶν νῦν ἐπιπολαζόντων ἰατρῶν, ἔστι τοιοῦτον·
καὶ θαυμαστὸν ἴσως οὐδέν· ὅπου γὰρ καὶ τῶν φιλοσόφων οἱ πολλοὶ χωρὶς ὑποδείξεως ἀξιοῦσι πιστεύεσθαι, τί
χρὴ θαυμάζειν τινὰ τῶν ἰατρῶν; οἱδὲ γὰρ σχολή γε αὐτοῖς
ἔστιν ἀλήθειαν ζητεῖν, ἕωθεν μὲν ἐν ἀσπασμοῖς διατρί-
βουσιν, οὓς αὐτοὶ καλοῦσιν ἀσπασμούς, εἰς ἑσπέραν δ᾽ ἐμ-
πιπλαμένοις τε καὶ μεθυσκομένοις. ἀλλὰ κατὰ τὸν παλαιὸν

nempe quod in ipſo ſtatim methodi principio non pauci medicorum falluntur, ut qui Theſſali et Themiſonis ſunt ae-
muli, quique methodicos ſe appellant poſtremis, extremis
ac maximis erroribus, cum his vero non pauci eorum, qui
ſe analogiſticos, dogmaticos ac logicos nominant. Siquidem niſi quis omnes affectus, a quibus actio laeditur, invenerit, numerum ipſum morborum, quantus qualisque ſit,
ad unguem definire non poteſt. Id quum quidam eorum
facere nunquam vel tentaverint, tyrannorum more quae
ipſis videntur citra demonſtrationem pronunciant. Alii
non modo ipſi non demonſtrant, ſed nec a demonſtrantibus
diſcunt. Ac plurima, ut ſcis, medicorum pars, qui nunc
ſunt in pretio, ejusmodi eſt, nec id fortaſſe mirum. Nam
ubi philoſophorum plerique citra demonſtrationem credi ſibi
poſtulant, quid medicos mirere, quibus nec vacat veritatis
inquiſitioni vacare? ut qui mane in ſalutationibus, ita enim
appellant, ſint occupati, veſperi cibo diſtenti ac ebrii. Verum

BIBΛION Δ. 77

Ed. Chart. X. [26.]   Ed. Baf. IV. (46.)

αὐλητὴν, ὦ Ἱέρων, ἁμιλλαίμην ἂν καὶ ταῖς Μούσαις · αἰσχρὸν
γὰρ αὐλητὴν μὲν οὕτως εὑρεθῆναι φιλόκαλον, οὐ μέγα τὸ
πρᾶγμα κατορθοῦντα, μέθοδον δὲ θεραπευτικὴν ἐκ παλαιοῦ
μὲν ζητουμένην, ἀκριβῶς δ' οὔπω γεγραμμένην, ἐξευρεῖν τε
καὶ τελειῶσαι δυναμένους ἡμᾶς ὀκνεῖν · καὶ μέλλειν καὶ ἀναβάλλεσθαι διὰ τὴν ἐπιπολάζουσαν ἐν τῷ νῦν χρόνῳ ῥᾳθυ-
μίαν. ὥστ' ἔμπαλιν ἤδη μοι δοκῶ διακεῖσθαι νῦν ἢ πρόσθεν ·
οὐδὲ γὰρ ὑμῖν χάριν οἰκείαν δίδωμι, προτρεψαμένοις με τὴν
θεραπευτικὴν μέθοδον ἅπασαν ἐφεξῆς διελθεῖν. ὁ μὲν δὴ
πρῶτός μοι λόγος ἐνταυθοῖ τελευτάτω, τοῦ δ' ἑξῆς παντὸς
ὁ δεύτερος ἀρχέσθω τοῦτον τὸν τρόπον.

ego veteris tibicinis exemplo, mi Hiero, vel cum Mufis ipfis
certavero, quum alioqui turpe putem tibicinem, qui praefertim haud magnam rem profpere moliebatur, adeo re-
pertum fuiffe laudis cupidum, me autem qui medendi methodum ab antiquis inquifitam, non tamen hactenus exacte
proditam, inveftigare abfolvereque valeam, propter eam
quae hac tempeftate regnat ignaviam gravari atque cunctari
ac differe. Quare contra nunc affectus quam ante mihi videor. Nec enim propriam vobis, qui me ad medendi artem totam ordine perfcribendam hortati eftis, gratiam tri-
buo. Ac primus liber hic mihi finiatur, totius quod fequitur operis fecundus ad hunc modum deinceps incipiatur.

ΓΑΛΗΝΟΥ ΘΕΡΑΠΕΥΤΙΚΗΣ ΜΕΘΟΔΟΥ
ΒΙΒΛΙΟΝ Β.

Ed. Chart. X. [27.]   Ed. Baf. IV. (47.)

Κεφ. α'. Τῶν συμβαινόντων τοῖς σώμασιν ἐν τῷ
παρὰ φύσιν ἔχειν, Ἱέρων κράτιστε, τέτταρες ἐδείχθησαν αἱ
πᾶσαι διαφοραὶ, μία μὲν αὐτῆς τῆς βεβλαμμένης ἐνεργείας,
ἑτέρα δὲ τῆς ἐργαζομένης αὐτὴν διαθέσεως, ἄλλη τε τρίτη
τῶν ταύτης αἰτιῶν, καὶ τετάρτη τῶν ἐξ ἀνάγκης ἑπομένων
αὐτῇ συμπτωμάτων. ὅτι μὲν οὖν ἤτοι πάντα ταῦτ' εἶναι χρὴ
τὴν νόσον, ἤ τινὰ τούτων, ἤ πάντως γ' ἐν ἐξ αὐτῶν, ἕτοιμον
συλλογίσασθαι· μηδενὸς γὰρ παρὰ τὰ προειρημένα τοῖς νοσοῦσιν ὑπάρχοντος, οὐδὲ ἔξω τούτων ἔσται τὸ νόσημα. λείπεται

GALENI METHODI MEDENDI
LIBER II.

Cap. I. Quae corporibus praeter naturam fefe habentibus accidunt, Hiero optime, eorum omnes quatuor traditae differentiae funt, una ipfius functionis laefae, altera
affectus hanc efficientis, alia etiam tertia caufarum ejus affectus, quarta fymptomatum, quae hunc neceffario confe-
quuntur. Quod itaque vel cuncta haec effe morbum oporteat, vel horum quaedam, vel certe ex his unum, id colligere facile eft. Quum enim aegrotantibus praeter praedicta
nihil infit, utique praeter haec morbus non fuerit. Ergo

ΓΑΛΗΝΟΥ ΘΕΡΑΠΕΥΤ. ΜΕΘΟΔΟΥ ΒΙΒΛ. Β.   79

Ed. Chart. X. [27. 28.]   Ed. Baſ. IV. (47.)

τοίνυν ἢ τὸ πάντων ἄθροισμα λέγειν τὴν νόσον εἶναι, ἢ τινὰ
τούτων, ἢ ἕν γέ τι πάντως. ἀλλὰ τὸ μὲν ἐξ ἁπάντων ἄθροισμα πρὸς τῷ μηδ᾽ εἰρῆσθαι πρός τινος οὐδ᾽ ἐγχωρεῖ λεχθῆ-
ναι· τί γὰρ ἔσται νόσου αἴτιον, ἢ τί σύμπτωμα νοσήματος,
εἰ τὸ πάντων ἄθροισμα νόσημα νομισθήσεται; οὐδὲ ἓν δήπουθεν. ἀναγκαῖον οὖν ἀπολιπεῖν δύο ἄλλα γένη παρὰ τὰς
νόσους, ἕτερον μὲν τῶν ἐργαζομένων αὐτὰς αἰτιῶν, ἕτερον
δὲ τῶν ἑπομένων μὲν ἐξ ἀνάγκης, λυπούντων δ᾽ οὐδὲν τὸν
ἄνθρωπον, ἀλλ᾽ εἰ ταῦτ᾽ ἀφέλοιμεν, ἐν δυοῖν ἐστι τούτοιν
ἡ νόσος, ἢ ταῖς βεβλαμμέναις ἐνεργείαις, ἢ ταῖς ἐργαζομέναις αὐτὰς διαθέσεσι. [28] καὶ δὴ καὶ διηνέχθησαν εὐθὺς ἐκ
παλαιοῦ καὶ περὶ τοῦδε καὶ νῦν ἔτι διαφέρονται πάντες
οὐκ ἰατροὶ μόνον, ἀλλὰ καὶ φιλόσοφοι, τῶν ἐνεργειῶν μὲν
τὰς βλάβας ἕτεροι, τῶν δ᾽ ἐργαζομένων αὐτὰς διαθέσεων ἕτεροι προσαγορεύσαντες νοσήματα. τὸ μὲν οὖν διαφέρεσθαι
τοὺς ἄνδρας ἐν οὕτως ἀσαφέσι. πράγμασιν οὐδὲν θαυ-
μαστόν· τὸ δὲ μὴ διαγινώσκειν ὡς ὑπὲρ ὀνόματος ἐρίζουσιν ἐπιτιμήσεως ἄξιον. εἴπερ γὰρ ὡμολόγηται πρὸς ἁπάν-

reliquum eſt enunciare, aut omnium horum collectionem
morbum eſſe, aut horum quaedam, aut unum omnino. Sed
enim omnium eſſe collectionem, praeter id quod neminem
usquam habuit auctorem, etiam dici non poteſt. Nam quae
morbi cauſa aut quod morbi ſymptoma erit, ſi omnium pariter collectio morbus cenſebitur? Neutrum profecto erit.
Ergo duo praeter morbos genera relinqui neceſſe eſt, alterum cauſarum quae hos creant, alterum eorum quae neceſſario ſequuntur, non tamen homini officiunt. Verum ſi haec
abſtuleris, in altero duorum ſtatuitur morbus, aut in laeſis
functionibus, aut qui has efficiunt affectibus. Fuitque et
antiqua ſane de hoc controverſia et hodie diffident inter ſe
omnes non modo medici, ſed etiam philoſophi, alii ipſius
actionis laeſiones, alii affectuum, unde actio prodit, morbos nominantes. Et diffidere viros in rebus ita obſcuris minime eſt mirum, non intelligere tamen eos quod de nomine
contendant, ſane increpatione dignum eſt. Quippe ſi inter

των ή θεραπεία της ἐμποδιζούσης την ἐνέργειαν εἶναι διαθέσεως, οὐδὲν ἔτι χρήσιμον εἰς τὰ τῆς τέχνης ἔργα τὸ διελέσθαι πότερα τὴν διάθεσιν, ἢ τὴν βεβλαμμένην ἐνέργειαν
ὀνομαστέον ἐστὶ νόσημα. ἑκατέρως γὰρ ὀνομαζόντων, ὁ κάμνων ὑγιαίνων ἀποδειχθήσεται, μόνον εἰ τὰ δέοντά τις ἰάματα
προσφέροι ταῖς διαθέσεσιν· αὗται γάρ εἰσιν ἃς ἀλλοιοῦν χρὴ
καὶ μεταβάλλειν καὶ τελέως ἐκκόπτειν, οὐχ αἱ βλάβαι τῶν ἐνεργειῶν. οὐδεὶς γοῦν ἰᾶται τὸ χωλεύειν βαδίζοντα, καὶ γὰρ γελοῖον, ἀλλὰ τὴν ἐργαζομένην αὐτὸ διάθεσιν, οἷον τὴν φλεγμονήν, εἰ διὰ ταύτην χωλεύει· καὶ ταύτην καὶ καταντλεῖ καὶ
καταπλάττει καὶ σχάζει καὶ διαφορεῖ καὶ παντὶ τρόπῳ λύειν
ἐπιχειρεῖ· τὸ γὰρ ὀρθῶς βαδίζειν ἕπεται ταύτῃ λυθείσῃ, καὶ
οὐδὲν ἔτι δεόμεθα τὴν χωλείαν ἐπανορθοῦσθαι τῆς φλεγμονῆς
οἰχομένης· οὐδὲ γὰρ ὑπομένει τι τῆς βεβλαμμένης ἐνεργείας,
ἐὰν ἐκκόψῃ τις ἀκριβῶς τὴν ἐργαζομένην αὐτὴν διάθεσιν, ἔστ᾽
ἂν δ᾽ ὑπολείπηταί τι τῆς διαθέσεως, ἀνάγκη καὶ τὴν ἐνέργειαν ἀνάλογον ἐκείνῃ βεβλάφθαι. ταύτην οὖν τὴν διάθεσιν
εἴτε νόσημα καλεῖν, εἴτε πάθος, εἴτ᾽ αἰτίαν νοσήματος, εἴτε

omnes convenit ad affectum, qui functioni obeft, curationis
confilia dirigi, nihil ad artis officia confert definiviffe affe-
ctusne, an laefa functio morbus fit appellandus. Utrovis
enim modo appellantibus aeger fanitati reftituetur, modo
quis affectui commodis praefidiis occurrat, hic namque eft
quem alterare mutareque et prorfus fubmovere oportet, non
laefiones functionum. Nemo enim ipfam claudicationem fanat, id enim effet ridiculum, fed affectum, qui hanc efficit,
veluti phlegmonen, fi hujus vitio claudicatur, atque hanc
et perfundit et cataplasma imponit et fcarificat et difcutit et
omni ratione folvere tentat, utpote cum hac abolita reddatur rectus inceffus, nec hac fubmota claudicationem corrigere prorfus fit opus, quum nec remaneat quicquam pravae functionis, fi qui huic obfuit, prorfus fit amotus, affectus,
quoad vero hujus quicquam relinquitur, neceffum eft ad
proportionem ejus actionem laedi. Hunc itaque affectum feu
morbum appellaffe, feu pathos, feu morbi patheosve cau-

BIBΛΙΟΝ B. 81

Ed. Chart. X. [28.]   Ed. Baf. IV. (47.)

πάθους ἐθέλοι τις, οὐδὲν εἰς τὴν θεραπείαν οὔτ' ὄφελος
οὔτε βλάβος ἐντεῦθεν· ἀλλ' οὐδ' εἰ Θέωνά τις ἢ Δίωνα
προσαγορεύσας αὐτήν, ἔπειτ' ὀρθῶς ἰῷτο, βλάψειεν ἂν οὐδ'
οὗτος οὐδὲν τὸν νοσοῦντα· κἂν εἰ τελέως δέ τις ἀνώνυμον
ἀπολιπὼν αὐτὴν ἃ χρὴ προσφέροι τῷ κάμνοντι βοηθήματα,
πρὸς τῷ μὴ βλάπτειν μηδέν, οὗτος ἔτι κάλλιστα θεραπεύσει.
διδάσκειν μέν τοι βουλόμενος ἕτερον ἃ γινώσκει, δεήσεταί τε
πάντως ὀνομάτων ἐπὶ τοῖς πράγμασιν, ὅρον τε τῆς χρήσεως
αὐτῶν ἕξει τὴν σαφήνειαν· ὁ γὰρ ὡς ἂν ὁ μανθάνων ἐκ-
μάθοι σαφέστατα μάλιστα σπουδάζων ὀνομάζειν, ἄριστος
διδάσκαλος. ἐπεὶ τοίνυν καὶ ἡμεῖς ἐν τούτῳ νῦν καθεστήκα-
μεν, ἀνάγκη μέν που θέσθαι τοῖς πράγμασιν ὀνόματα· τὸ
δ' εἰ καὶ σαφῶς, ἡμῖν σκοπεῖσθαι πάρεστιν. ἡ μὲν δὴ τὴν
ἐνέργειαν ἐμποδίζουσα διάθεσις ὀνομαζέσθω νόσος· εἴ τι
δ' ἕπεται τῇδε, σύμπτωμα· τὸ δ' ἐργαζόμενον αὐτήν, αἴτιον.

Κεφ. β'. Οὕτω δὲ τούτων διωρισμένων ἐπιβλέπειν
ἀκριβῶς χρὴ τὴν ἀνωμαλίαν τῶν ὀνομάτων, ἃ κατὰ τῶν νο-

fam quis velit, id nihil ad curationem nec profit nec obfit,
fed neque fi Theonem aut Dionem hunc vocet quis, modo
rite fanet, nec hic quidem aegrotanti officiat. Quin imo
fiquis prorfus innominato eo, tamen quae ex ufu aegrotantis funt, adhibeat remedia, non folum hic nihil laedet, fed
etiam belliffime curabit. Verum qui alterum docere volet,
quae ipfe tenet, huic prorfus nominibus propter res uti eft
opus. In quorum ufu perfpicuitas quafi meta fpectanda erit.
Nam qui fic nominare quaeque ftudet, ut qui difcit clariffime intelligat, is optimus   praeceptor fuerit. Quoniam
igitur et nos jam docendi munus ingredimur, neceffe eft alicubi rebus nomina imponamus; an vero dilucide, id nos per-
pendere licet. Ergo affectus qui actionem laedit, morbus
appelletur; hunc fi quid fequitur, fymptoma; quod illum efficit, caufa.

C a p. II.   His ita diftinctis infpicienda diligenter eft
diverfitas nominum, quae morbis impofuerunt ipforum

σημάτων ἐπήνεγκαν οἱ πρῶτοι θέμενοι· πολλαχόθι μὲν γὰρ
ἀπὸ τοῦ βεβλαμμένου μορίου τὰ ὀνόματα, πλευρῖτις καὶ περι-
πνευμονία καὶ ἰσχίας καὶ ποδάγρα καὶ νεφρῖτις καὶ ἀρθρῖτις,
ὀφθαλμία τε καὶ κεφαλαλγία καὶ δυσεντερία· πολλαχόθι δ᾽
ἀπὸ τοῦ συμπτώματος, εἰλεὸς καὶ τεινεσμὸς καὶ σπασμὸς
καὶ παλμὸς καὶ τρόμος καὶ παράλυσις, ἀπεψία τε [29] καὶ
δύσπνοια καὶ ἄπνοια καὶ ἀγρυπνία καὶ παραφροσύνη καὶ
κῶμα· πολλαχόθι δ᾽ ἀπ᾽ ἀμφοῖν ἅμα, ὡς κεφαλαλγία καὶ
ὠταλγία καὶ καρδιαλγία καὶ ὀδονταλγία καὶ ὑστεραλγία· πολλαχόθι δ᾽ ἀπὸ τῆς δοξαζομένης αἰτίας, ὡς ἡ μελαγχολία μὲν
ὑπὸ πάντων, αἱ χολέραι δὲ ὑπὸ τῶν Κνιδίων ἰατρῶν, ἴσως
δὲ καὶ ὁ λευκοφλεγματίας ὕδερος ἐντεῦθεν· ἐνίοτε δὲ ἀπὸ τῆς
πρός τι τῶν ἐκτὸς ὁμοιότητος, ἐλέφας καὶ καρκῖνος καὶ πο-
λύπους καὶ σταφυλὴ καὶ λεύκη καὶ μυρμηκία καὶ ἀθέρωμα
καὶ στεάτωμα καὶ σταφύλωμα καὶ μελικηρὶς καὶ ἄνθραξ,
ἀλωπεκία τε καὶ ὀφίασις καὶ σύκωσις καὶ σατυριασμὸς καὶ
πριαπισμός· τῶν νοσημάτων δ᾽ αὐτῶν ὀνόματα μήτε τόπου
ἐφαπτόμενα πεπονθότος μήτε τῆς ποιούσης αἰτίας ὀλίγα,
φλεγμονὴ καὶ γάγγραινα καὶ σκίῤῥος, ἐρυσίπελάς τε καὶ

primi auctores. Paffim enim a laefa parte funt nomina,
pleuritis, peripneumonia, ifchias, podagra, nephritis, ar-
thritis, ophthalmia et cephalalagia et dyfenteria. Frequenter ab ipfo fymptomate, ut ileus, tenesmus, convulfio,
palpitatio et tremor, paralyfis et apepfia, dyfpnoea, apnoea,
pervigilatio et delirium et coma. Saepe ab ambobus fimul,
ut cephalalgia, otalgia, cardialgia, odontalgia, hyfteral-
gia. Saepenumero a caufa putata, ut melancholia quidem
ab omnibus, cholerae autem a Cnidiis medicis, fed et hinc
fortaffis leucophlegmatias hyderus. Nonnunquam a fimili-
tudine ad aliquid extra pofitum, ut elephas, cancer, po-
lypus, ftaphyle, vitiligo alba, formica, atheroma, fteatoma, ftaphyloma, meliceris, carbunculus, alopecia, ophia-
fis, ficus, fatyriasmus et priapismus. Ipforum vero morborum, quae nec locum affectum repraefentant nec caufam
efficientem, perpauca funt nomina, phlegmone, gangraena

ἀπόστημα καὶ οἴδημα καὶ ἐμπύημα καὶ ἕλκος ἐξάρθρημά τε
καὶ κάταγμα καὶ σπάσμα καὶ ῥῆγμα καὶ κολόβωμα καὶ δοθιὴν
καὶ ἴονθος καὶ φῦμα· καίτοι καὶ τούτων αὐτᾶν ἔνια τὰ μὲν
καὶ τὸν τόπον τοῦ σώματος, ἤτοι τὸ πεπονθὸς μέρος ἐμφαίνειν ἔοικεν, ἔνια δὲ ἀπὸ τοῦ πλεονεκτοῦντος ὀνομάζεται συμ-
πτώματος· εἰ δ᾽ ἄρα τι καὶ χωρὶς παρεμφάσεως ὀνομάζεται,
τάς γ᾽ ἐν αὐτῷ διαφορὰς καὶ τοῦτο πολυειδεῖς ἔσχηκεν, οἷον
ἕλκος, εἰ καὶ μὴ συνεχείας ἦν ἡ λύσις ἐν σαρκώδει μορίῳ, καὶ
ταύτῃ παραδηλοῦν ἐδόκει τὸν πεπονθότα τόπον, ἀλλ᾽ αἵ γε
κατὰ μέρος αὐτοῦ διαφοραὶ ποικίλαι τοῖς ὀνόμασι, χειρώ-
νειον καὶ τηλέφιον καὶ καρκῖνος, ἕρπης τε καὶ φαγέδαινα, καὶ
πάνθ᾽ ὅσα τοιαῦτα, τὰ μὲν ἀπὸ τῶν πρώτως ἰασαμένων, ὡς
τὸ χειρώνειον· ἔνια δ᾽ ἀπὸ τῶν πεπονθότων, ὡς τὸ τηλέ-
φιον· ἀπὸ δὲ τῆς πρὸς τὸ ζῶον ὁμοιότητος ὁ καρκῖνος· ἡ
φαγέδαινα δ᾽ ἀπὸ τοῦ συμπτώματος, ὥσπέρ γε καὶ οἱ ἕρπητες. ἀλλ᾽ ἡ μὲν φαγέδαινα πάντως ἐστὶν ἕλκος ἐσθιόμενον,
ἢ ἀναβιβρῶσκον, ἢ ὅπως ἂν ἐθέλῃ τις ὀνομάζειν· ὁ δ᾽ ἕρπης οὔθ᾽ ἕλκος ἀεὶ, καὶ ὁπότε μεθ᾽ ἑλκώσεως, οὐ κατέχων

ſcirrhus, eryſipelas, abſceſſus, oedema, empyema, ulcus,
luxatio, fractura, ſpasma, ruptura, coloboma, furuncu-
lus, varus, phyma. Quamquam horum quoque nonnulla
partim locum corporis, ſive partem affectam ſubindicare
videntur, quaedam vero ab exuperante ſymptomate nominantur. Quod ſiquis citra ſignificationem nominetur, differentias et is varias habet, veluti ulcus, quamvis unitatis ſolutio in carnoſa parte non eſſet, atque ita affectam partem
una ſubindicaret, at particulares ejus differentiae variae
ſunt nominibus, chironium, telephium, cancer, herpes,
phagedaena omniaque id genus, quaedam ab iis qui primum
ea fanarunt, ut chironium, quaedam ab ipſis affectis, ut telephium, carcer autem a ſimilitudine ad animantem, phagedaena a ſymptomate, ut et herpetes. Verum phagedaena
ulcus omnino eſt depaſcens, aut exedens, aut quomodocunque quis appellare voluerit. Herpes autem non ſemper
ulcus eſt, quotiesque cum exulceratione eſt, non ſervata ve

84　　*ΓΑΛΗΝΟΤ ΘΕΡΑΠΕΥΤ. ΜΕΘΟΔΟΥ*

Ed. Chart. X. [29.]　　　　　　Ed. Baf. IV. (47. 48.)

τὴν ἀρχαίαν ἕδραν, ἐπινέμεται τὰ πλησίον, (48) ἀλλ᾽ ὥσπερ
τοὔνομα δηλοῖ, δίκην ἕρποντος θηρίου, καταλείπει μὲν τὰ
πρότερα, μετέρχεται δ᾽ ἐφ᾽ ἕτερα. κοῖλον δ᾽ ἕλκος καὶ ῥυπαρὸν καὶ καθαρὸν, ὁμαλές τε καὶ ὑπερσαρκοῦν, οἰκειοτέρας
μὲν ἔσχηκε τὰς προσηγορίας, οὐ μὴν ὡσαύτως γε πάσας, ἀλλὰ
τὸ μὲν ὁμαλὲς ἀπὸ τῆς οἰκείας διαφορᾶς, ὡσαύτως δὲ καὶ τὸ
κοῖλον ἢ ὑπερσαρκοῦν· ἔναιμον δὲ καὶ καθαρὸν καὶ ῥυπαρὸν οὐ κατὰ τὰς οἰκείας διαφορὰς, ἀλλ᾽ ἀπὸ τῶν ἔξωθεν
ὀνομάζεται συμπτωμάτων. οὕτως οὖν ἀνωμάλου τῶν ὀνομάτων τῆς θέσεως τοῖς ἀρχαίοις γεγενημένης, καὶ πολὺ μᾶλλον,
ὅταν ἐπινυκτίδα καὶ ἀκροχορδόνα καὶ νυκτάλωπα προσαγο-
ρεύωσι, τὸ μὲν ὅτι νύκτωρ ἐγένετο, τὸ δ᾽ ὅτι κατ᾽ ἄκρας
ὀχεῖται τῆς ἐπιφανείας τοῦ δέρματος, τὸ δ᾽ ὅτι τῆς νυκτὸς
ἀποφαίνει μὴ βλέποντας, ἕτερά τε πολλὰ τοιαῦτα ποιῶσιν,
εἰ γὰρ ἐπεξίοιμι πάντα, κινδυνεύσω σπουδάζειν δοκεῖν ὃ φεύγειν ἐκέλευσα, πειρᾶσθαι οὖν χρὴ παντὶ τρόπῳ τὸν τῆς ἀληθείας αὐτῆς ὀρεγόμενον ἀποχωρεῖν μὲν τοῦ προσδοξαζομένου
τοῖς ὀνόμασιν, ἐπὶ δὲ τὴν οὐσίαν τῶν πραγμάτων αὐτὴν ἰέναι
καὶ ταύτην ἐπισκέπτεσθαι καὶ ζητεῖν, ὁπόσα τὰ σύμπαντ᾽ ἐστὶ

teri fede, vicinas partes depafcit, fed ficuti nomen ipfum
indicat, ritu ferpentis beftiae, relicto priore loco, tranfit
ad alterum. Cavum vero ulcus et fordidum et purum et
planum et fupercrefcens niagis proprias fortita funt appellationes, non tamen fimiliter omnes, fed planum a propria
differentia, ficut et cavum et fupercrefcens. At cruentum
et purum et fordidum non a propriis differentiis, fed ab
externis fymptomatis appellantur. Ergo quum tam impar
nominum impofitio veteribus fuerit multoque etiam magis,
quum epinyctida et acrochordona et nyctalopa dicunt, primum quod noctu fit enatum, alterum quod fummam occupet cutem, tertium quod noctu vifum auferat, aliaque ejusmodi multa faciant, nam fi omnia numerem, periclitabor
videri ftudio fequi quod fugere juffi, ergo omni modo eni-
tendum eft ei qui veritatem ipfam expetit, ab ipfa nominum
imaginatione recedere et ad ipfam rerum fubftantiam fe con-
forre atque hanc fpeculari, tum quot in univerfum fint et

νοσήματά τε καὶ συμπτώματα, καὶ προσέτι τὰ προηγούμενα
τούτων αἴτια. τοῦτ᾽ οὖν ἡμεῖς ἐποιήσαμεν ἐν ἑτέροις ὑπομνήμασιν, ὧν ἐστι περὶ μὲν τοῦ πλήθους τῶν νοσημάτων ἕν,
ἐπιγέγραπται δὲ περὶ τῆς τῶν νοσημάτων διαφορᾶς, ἕτερον
δὲ περὶ τῆς τῶν συμπτωμάτων ἐστὶ διαφορᾶς· οὕτω δὲ καὶ
τὰς αἰτίας αὐτῶν ἐπειράθημεν ἐξευρεῖν ἑκατέρας ἰδίᾳ, τάς τε
τῶν νοσημάτων καὶ τὰς τῶν συμπτωμάτων ἁπάντων, ὡς
μηδὲν ἔτι λείπειν, ἀλλ᾽ ἑτοίμην εἶναι τὴν παρασκευὴν ἅπασιν
εἰς τὴν νῦν ἡμῖν προκειμένην πραγματείαν. ὅθεν οὐδ᾽ ἀνα-
γινώσκειν ἔτι τὰ μετὰ ταῦτα ῥηθησόμενα συμβουλεύω, πρὶν
ἐν [30] ἐκείνοις γυμνάσασθαι· παρακούσας γάρ τις οὕτω
πολλῶν θεωρημάτων οὔτ᾽ αὐτὸς ὠφεληθήσεται καὶ μάτην
ἐγκαλέσει τοῖς ὀρθῶς λεγομένοις.

Κεφ. γ΄. Ἐν ἐκείνοις μὲν οὖν ἅπαντα κατὰ μέρος
ἐπεξέρχομαι, τά τε νοσήματα καὶ τὰ συμπτώματα καὶ τὰς
αἰτίας· ἐνταυθοῖ δὲ δύο ἔτι προσθεὶς ταῦτα, ἀναγκαῖα γινώσκεσθαι τοῖς ἀσκήσουσι τὴν θεραπευτικὴν μέθοδον, ἐπὶ τὸ
χρῆσθαι τοῖς εὑρισκομένοις τηνικαῦτα μεταβήσομαι. τίνα δὲ

morbi et fymptomata ac praeterea antecedentes horum caufae, requirere. Nos igitur id in aliis commentariis fecimus,
quorum unus de morborum multitudine eft. infcriptus autem eft de morborum differentia, alter de fymptomatum eft
differentia. Adeo vero caufas horum utrisque feorfum explorare ftuduimus tum morborum tum fymptomatum omnium, ut ad praefentem difputationem nihil amplius defideretur, fed praeparata omnia jam fint. Itaque ne legenda
quidem quae hic dicemus ulli fuaferim, priusquam in illis
fit exercitatus. Quippe tam numerofis theorematis neglectis
nec ipfe fructum percipiet et quae recte funt tradita temere
incufabit.

Cap. III. Ac in illis quidem particulatim omnia tum
morbos tum fymptomata tum caufas oratione perfequor,
hic duobus adhuc additis quae cognitu neceffaria erunt iis,
qui medendi methodum exercebunt, tum me ad ufum inventorum prodendum conferam. Quaenam, *inquis*, duo illa

τὰ δύο ταῦτ᾽ ἐστὶν ἃ μέλλω λέξειν; ἓν μὲν ὅπη διαφέρει νόσημα πάθους· ἕτερον δὲ ὅτι χωρὶς τοῦ γνῶναι τὰ στοιχεῖα
τοῦ σώματος, ἐξ ὧν πρῶτον γέγονεν, ἀμήχανον ἐξευρεῖν τὰ
νοσήματα. ταῦτ᾽ οὖν ἐγὼ μὲν πειράσομαι διελθεῖν ἐπιμελέ-
στατα, τοὺς δ᾽ ἀναλεξομένους αὐτὰ παρακαλῶ μὴ πρότερον
ἐπ᾽ αὐτὴν μετιέναι τὴν θεραπευτικὴν μέθοδον, πρὶν ὁπόσα
τὰ πάντα ἐστὶ νοσήματα καὶ αὐτοὺς ζητῆσαι κατὰ μόνας, καὶ
τοῖς ὑφ᾽ ἡμῶν γεγραμμένοις ἐπιμελῶς ἐντυχεῖν. ὡς οὖν ταῦτα
ποιησάντων, ἄρξομαι τοῦ λόγου. τρεῖς ἐδείχθησαν οὖσαι
διαθέσεις ἐν τῷ σώματι παρὰ φύσιν. αἰτίων τε καὶ νοσημάτων καὶ συμπτωμάτων· αἰτίων μὲν οἷον τοῦ πλήθους, ἢ τῆς
διαφθορᾶς· νοσημάτων δὲ οἷον τῆς φλεγμονῆς, ἢ τοῦ ἕλκους·
συμπτωμάτων δὲ οἷον τῆς ἀχροίας, ἢ τῆς ἰσχνότητος. ἔξωθεν δὲ τούτων ἐστὶ τὰ ἀμέτρως ἐκκρινόμενα τοῦ σώματος, ἢ
παρὰ φύσιν ἐπεχόμενα, καὶ τῶν ἐνεργειῶν αἱ βλάβαι, κοινῇ
μὲν ἅπαντα προσαγορευόμενα συμπτώματα, γένος δ᾽ οὐχ ἓν
ἔχοντα· διάθεσις μὲν γάρ τίς ἐστι σώματος ἡ ἄχροια· τὸ δὲ
ἐκκρινόμενον ἢ ἐπεχόμενον ἕπεται μὲν, διάθεσις δ᾽ οὐκ ἔστιν·

quae dicere paro? Certe unum quid inter morbum et pathos interfit, alterum quod fine corporis elementis, ex quibus primum confiftit, nofcendis, non poffint morbi inveniri. Haec igitur nos accuratiffime tradere ftudebimus. Qui
autem ea legent, oro ne prius ad ipfam methodum medendi fe
conferant quam et ipfi quot in totum morbi fint, per fe in-
quifierint, et quae prodita a nobis funt curiofe infpexerint.
Ergo tanquam haec fecerint, fermonem incipiam. Tres effe
in corpore affectus praeter naturam oftenfum jam eft, caufas,
morbos, fymptomata; caufas, veluti redundantiam vel corruptelam; morbos, ut phlegmonen, ulcus; fymptomata, ut
decolorationem et gracilitatem. Diverfa ab his funt quae
immodice a corpore excernuntur, aut quae praeter naturam
retinentur et functionum laefiones, omnia fcilicet communi
nomine fymptomata dicta, caeterum non uni generi fubjecta. Quippe affectus quidam corporis eft decoloratio, quod
excernitur aut retinetur, affectus non eft, fed *affectum* fequi-

Ed. Chart. X. [3o.]   Ed. Baf. IV. (48.)

οὕτω δὲ καὶ ἡ ἐνέργεια βεβλαμμένη τε καὶ ἀβλαβὴς οὖσα διάθεσις μὲν οὐκ ἔστιν, ἔπεται δὲ ἐξ ἀνάγκης τῇ τοῦ μορίου διαθέσει. τὸ μὲν οὖν οἴδημα καὶ ἡ φλεγμονὴ τῶν ἁπλῶς ὄντων ἐστὶ, κατὰ ταὐτὰ δὲ καὶ τὸ πλῆθος, εἰ τύχοι, τοῦ
αἵματος, ἢ τοῦ σώματος ἡ ὠχρότης· ἡ δ' ἐνέργεια τῶν μὲν
ἁπλῶς ὄντων οὐκ ἔστιν, ἢ οὐχ ὁμοίως γε τούτοις ὄντων· οὐδένα γὰρ αὐτῆς χρόνον ὑπομένει τὰ μόρια, καθάπερ οὐδὲ τὰ
τῆς λέξεως, οὐδ' ὅλως κινήσεως οὐδεμιᾶς, ἀλλ' ἕκαστον τούτων ἐν τῷ γίνεσθαι τὸ εἶναι λαμβάνει. διττοῦ δ' ὄντος γένους
κινήσεως, τοῦ μὲν κατὰ τόπον, τοῦ δὲ κατὰ ποιότητα, φορὰ
μὲν τὸ πρότερον, ἀλλοίωσις δὲ τὸ δεύτερον ὀνομάζεται. πᾶσα
μὲν οὖν ἐνέργεια κίνησίς ἐστι δραστική· πᾶσα δ' ἀλλοίωσις
κίνησις παθητικὴ τοῦ ἀλλοιουμένου, πάσχει γάρ τι τὸ ἀλλοιούμενον. αἱ τοίνυν διαθέσεις, ἐπειδὰν ἀλλοιοῦνται, κι-
νοῦνται· παυσάμεναι δὲ τοῦ κινεῖσθαι, ἠλλοίωνται μὲν, ἀλλοιοῦνται δ' οὐκ ἔτι. πᾶν γὰρ τὸ ὁπωσοῦν ἔχον ἔν τινι
παντως ἐστὶ διαθέσει· τὸ δ' ἐν δυσλύτῳ διαθέσει καθ' ἕξιν

tur. Similiter actio vel laefa vel integra affectus fane non
eft, partis autem unde actio editur, affectum neceffario comitatur. Ac oedema quidem et phlegmone ex iis funt quae
abfolute effe dicuntur. Eodem modo et plenitudo, fi accidat, fanguinis et corporis pallor. Actio vero ex eorum numero non eft quae effe abfolute dicuntur, aut certe non fimiliter, ficut jam comprehenfa, fiquidem nullo temporis
fpatio manent ejus partes, ficuti profecto nec fermonis nec
etiam motus ullius, fed horum quilibet in ipfo fieri effe
fuum obtinet. Quum vero duplex fit motus genus, unum
in loco, aliud in qualitate, prius latio, fecundum alteratio
dicitur. Ac omnis quidem actio motus eft activus, omnis
alteratio ejus quod alteratur motus eft paffivus, patitur namque quod alteratur. Ergo affectus dum alterantur, moventur, quum a motu ceffaverint, jam alterati funt, non autem
amplius alterantur. Quicquid enim quocunque modo fe habet,
in aliquo omnino affectu eft, quod autem in difficilis folu-
tionis affectu eft, id habitu jam affectum eft. Sane alteratur is qui nigrefit, alteratus eft qui jam obnigruit. Itaque

ἤδη διάκειται· ἀλλοιοῦται μὲν ὁ μελαινόμενος, ἠλλοίωται δὲ
ὁ μελανθείς· ὥστ᾽ εἶναι τὴν ἀλλοίωσιν γένεσιν ποιότητος,
ἢ διαθέσεως, ἢ ὅπως ἂν ἐθέλῃς ὀνομάζειν. οὐ μάχεται δὲ
τὸ λέγειν ἀλλαγὴν εἶναι τοῦ προϋπάρχοντος τὴν ἀλλοίωσιν
τῷ λέγειν γένεσιν αὐτὴν εἶναι ποιότητος· [31] ἅμα γὰρ ἄμφω
συμπίπτει, καὶ ἡ πρόσθεν ὑπάρχουσα τῷ σώματι μεταβολὴ,
καὶ νῦν ἄλλη γίγνεται. τοῦ γοῦν ἐν ἡλίῳ διατρίψαντος ἀλλοιοῦται μὲν ἡ λευκότης, γεννᾶται δὲ ἡ μελανότης· καὶ τοῦ
παρὰ πυρὶ θαλπομένου μεταβάλλει μὲν ἡ ψυχρότης, γίγνεται
δὲ ἡ θερμότης. ὅταν δὲ τοῦδέ τινος, ὃ οὐκ ἔστιν οὐσία, γένεσιν εἶναι λέγωμεν, οὐ ταὐτὸν δηλοῦμεν ἐν τῇ λέξει τῇδε
κἀπειδὰν ἁπλῶς ὀνομάσωμεν γένεσιν· ἡ μὲν γὰρ ἁπλῶς ὀνομαζομένη γένεσις ὁδός ἐστιν εἰς οὐσίαν, ἡ δὲ τοῦδέ τινος γένεσις, εἰς τὴν ὡς ἂν εἴποι τις ὕπαρξιν ἐκείνου. ἀλλὰ τοῦτο
μὲν ἐν παρέργῳ λελέχθω, ὃ δὲ ἐν τῷ λόγῳ μάλιστα προΰ-
κειτο, σχεδὸν ἤδη διώρισται, τὸ τὰ μὲν ἐν γενέσει τε καὶ με-
ταβολῇ καὶ ἀλλοιώσει καὶ ἁπλῶς εἰπεῖν ἐν κινήσει τοῦ εἶναι
μεταλαμβάνειν, τῶν δ᾽ ὑπομένειν τὴν οὐσίαν· ὑγεία μὲν οὖν

alteratio generatio eft qualitatis aut effectus, aut quomodocunque appellare velis. Nec fi alterationem effe depofitio-
nem vel mutationem ejus quod prius fuit dicas, id pugnat
cum eo quod dixi, alterationem generationem effe qualitatis,
quum ambo in idem recidant, nam et quae prior in corpore
qualitas fuit mutatur et nunc nova gignitur. Quippe ejus
qui in fole verfatur, candor mutatur, nigrities gignitur;
rurfus ejus qui ad ignem calefit, frigus mutatur, calor fit.
Quoties vero cujuspiam quod fubftantia non fit, generationem effe dicimus, non idem eo fermone fignificamus ficut
quum abfolute generationem nuncupamus. Nam quae abfolute
generatio nominatur, via eft in fubftantiam, quae vero hujus
vel illius generatio dicitur, via eft in illius, ut fic loquar, exi-
ftentiam. Verum hoc veluti extra rem fit dictum. Quod
vero propofitum nobis in difputatione maxime fuit, fermone
jam definitum eft, nempe aliqua in generatione et mutatione et alteratione et ut femel dicam, in motu ipfam effentiam
habere, aliqua in ipfius fubftantiae conftantia. Ac fanitas quidem

BIBΛION B.   89

Ed. Chart. X. [31.]   Ed. Baf. IV. (48.)

καὶ νόσος, ὅσαι τε συμπτωμάτων ἢ αἰτίων εἰσὶ διαθέσεις, ἢ
ἕξεις, ὑπομενόντων εἰσίν· αἱ δ᾽ ἐνέργειαι πᾶσαι καὶ αἱ καθ᾽
ὅτιοῦν ἀλλοιώσεις ἐν τῷ γίνεσθαι τὸ εἶναι κέκτηνται, καὶ τὸ
καθ᾽ ὅτιοῦν κινούμενον σῶμα κατ᾽ ἐκεῖνο πάσχει, καὶ ἡ κίνησις αὐτοῦ πάθος ἐστίν. οἱ μὲν οὖν παλαιοὶ καὶ τὰς ἐν τῷ
κατὰ φύσιν ἔχειν ἁπάσας κινήσεις, ὅσαι γε μὴ δραστικαὶ,
πάθη προσαγορεύουσιν, ὥσπερ οὖν ἐνεργείας τὰς δραστικὰς,
οὕτω καὶ αὐτὰς τῶν αἰσθήσεων τὰς ἀλλοιώσεις ὁ Πλάτων
ὀνομάζει πάθη· τοῖς νεωτέροις δ᾽ οὐκ οἶδ᾽ ὅπως δόξαν, ἐπὶ
τῆς παρὰ φύσιν μόνης κινήσεως κεῖται τοὔνομα. ἰδίως μὲν
οὖν τὸ πάθος ἐπὶ πάσης τῆς ἔξωθεν κινήσεως ἐλέγετο παρὰ
τῶν παλαιῶν, ἤδη δὲ καταχρώμενοι καὶ τὰς ἐκ πάθους μὲν
γεγενημένας τῶν διαθέσεων, οὐκέτι δ᾽ ἐν κινήσει, πάθη
προσαγορεύουσιν· οὐ μὴν χρονιώτερόν γε οὐδὲ δυσλυτώτερον
ἡ διάθεσις τῆς ἕξεως, ὥσπερ οὐδὲ ἡ ἀῤῥωστία· ἀλλ᾽ αἱ τοιαῦται νομοθεσίαι τῶν ὀνομάτων ὑπὸ τῶν νεωτέρων ἐπεισήχθη-
σαν. εἴρηται δὲ ἐπιπλέον ὑπὲρ τῶν ἰατρικῶν ὀνομάτων ἑτέ-

et morbus et quaecunque fymptomatum caufarumque affectus
vel habitus funt, ex permanentium numero funt, actiones
omnes alterationesque, in quacunque re fuerint, in ipfo fieri
effentiam fuam poffident, et corpus fecundum quodcunque
movetur, fecundum idem patitur motusque ejus pathos eft.
Sane prifci motus omnes, etiam qui fecundum naturam fe
habent, nifi activi fint, pathea, id eft paffiones nominant, ficuti etiam ipfos activos motus actiones. Eo pacto et Plato
fenfuum alterationes pathea appellat, cum junioribus aliter nefcio quomodo fit vifum, ut videlicet de folo eo qui
praeter naturam fit motu id nomen ufurpent. Ac a veteribus quidem pathos privatim de omni extrinfecus motu dicebatur, nunc per abufum etiam affectus qui ex paffione
jam provenere, nec amplius in motu funt, pathea appellant,
non tamen diuturnior aut folutu difficilior eft affectio quam
habitus, quemadmodum neque imbecillitas. Sed ejusmodi
nominum promulgationes a junioribus funt invectae. Diximus autem alibi diffufius de medicinalium nominum ufu,

ρωθι, καὶ νῦν οὐ τοῦτο πρόκειται σκοπεῖν, ἀλλ᾽ ὅπως ἡμεῖς
χρησόμεθα, διελέσθαι μόνον ἀναγκαῖον ἔδοξε σαφηνείας ἕνεκα.
τὴν γὰρ ἐναντίαν ὑγείᾳ διάθεσιν, ὑφ᾽ ἧς (49) ἐνέργειαν λέγομεν βλάπτεσθαι, νόσημα μόνον προσαγορεύομεν, εἴτε πολυχρόνιος, εἴτε ὀλιγοχρόνιος, εἴτ᾽ ἐν ἀκαρεῖ χρόνῳ γίγνοιτο·
τὰς δ᾽ ἄλλας ἁπάσας τὰς προηγουμένας τούτων ἐν αἰτίας
λόγῳ διαθέσεις παρὰ φύσιν, αὐτὸ τοῦτο μόνον, αἰτίας, οἱ
πάθη· τὰ δ᾽ ἑπόμενα ταύταις, ὅσα μὲν ἐνεργειῶν εἰσι βλάβαι, συμπτώματά τε καὶ πάθη, κατὰ ταὐτὰ δὲ καὶ τὰς ἀμέ-
τρους ἐκκρίσεις ἢ ἐπισχέσεις· ὅσαι δὲ διαθέσεις, ὥσπερ καὶ
ἡ ἄχροια, πρὸς τῷ τοῦ πάθους τε καὶ τοῦ συμπτώματος ὀνόματι διαθέσεις ὀνομάζομεν, ὥσπερ οὖν καί εἰσι. κοινὸν μὲν
δὴ τούτων ἁπάντων τὸ παρὰ φύσιν καὶ τῶν αἰτίων καὶ τῶν
νοσημάτων καὶ τῶν συμπτωμάτων· ἴδιον δὲ τᾶ ν μὲν νοσημάτων τὸ βλάπτειν ἐνέργειαν, τῶν δὲ συμπτωμάτων τὸ τούτοις ἕπεσθαι, τῶν δὲ αἰτίων τὸ προηγεῖσθαι. οὔτ᾽ οὖν ὅστις
κίνησιν εἶπε παρὰ φύσιν εἶναι τὴν νόσον οἶδεν ὃ λέγει,
καθάπερ ἐν τῷ πρὸ τούτου λόγῳ διήλθομεν ἐνίους τῶν

nec illud nobis ad confiderationem propofitum nunc eft, fed
tantum quemadmodum ipfi utemur, claritatis gratia diftiu-
guere neceffarium eft vifum. Nam contrarium fanitati affectum, a quo laedi actionem dicimus, morbum tantum appellamus, five diuturnus hic, five brevis fit, five momento
duret. Ex reliquis affectibus qui praeter naturam funt, eos
qui hunc praecedunt caufaeque rationem obtinent, caufas
tantum dicimus non pathea. Qui illum fequuntur, fi actionum laefiones funt, et fymptomata et pathea, eodem
modo et immoderatas vel fuppreffiones. Qui vero affectus funt, veluti decoloratio, fupra paffionis et fymptomatis appellationem, etiam affectiones vocamus, ita nimirum
ut funt. Omnium igitur horum commune id eft, quod praeter naturam funt, et caufarum et morborum et fymptomatum. Proprium autem morborum quidem eft actionem laedere, fymptomatum hos fequi, caufarum praecedere. Ergo
nec is qui morbum effe motum praeter naturam dixit intellexit quid diceret, quemadmodum in proximo libro docui-

μεθοδικῶν οὕτως ἀφορίσασθαι προσθέντας ἐκ περιττοῦ τὸ
ἐπίμονον· οὐδ᾽ ὅστις τροπὴν ἐκ τοῦ κατὰ φύσιν εἰς τὸ παρὰ
φύσιν, οὐδὲν γὰρ μᾶλλον αἰτίας, ἢ νοσήματος, ἢ συμπτώματος ὁ λόγος· ἅπαντα γὰρ ταῦτα διαθέσεις εἰσὶ παρὰ φύσιν,
[32] ἀλλ᾽ εἰ μὲν ὀλιγοχρόνια, δῆλον ὡς ὀξέα, εἰ δὲ δύσλυτα,
χρόνια. διοίσει δ᾽ οὐδὲν ἢ νόσον, ἢ νόσημα λέγειν, ὥσπερ
οὐδὲ πάθος, ἢ πάθημα· καὶ μὲν δὴ καὶ ὅτι τὸ πάθους ὄνομα
καὶ κατὰ τοῦ νοσήματος ἐπιφέρουσιν οἱ παλαιοὶ, καθάπερ
καὶ τὴν ἀῤῥωστίαν καὶ τὴν ἀσθένειαν, ἐπιδέδεικται καὶ τοῦτ᾽
ἐν τοῖς περὶ τῶν ἰατρικῶν ὀνομάτων, καὶ ὡς οὐδὲν διαφέρει
λέγειν ἀῤῥωστίαν ἢ ἀῤῥώστημα· καὶ μέν γε καὶ ὡς τοὺς νοσοῦντας αὐτοὺς οὐ νοσοῦντας μόνον, ἀλλὰ καὶ ἀῤῥωστοῦν-
τας καὶ ἀσθενοῦντας καὶ κάμνοντας ὀνομάζουσιν, ἐπιδέδεικται δὲ καὶ τοῦτο δι᾽ ἐκείνων τῶν ὑπομνημάτων. λοιπὸν
δ᾽ ἂν εἴη νῦν, οὗπερ ἕνεκα ταῦτ᾽ εἴρηται πάντα, προσθέντας ἔτι τι τῶν ἑξῆς ἤδη μετιέναι. τί δὲ τοῦτ᾽ ἔστιν; οὐκ

mus methodicorum nonnullos definiviſſe, adjecta ex ſuper-
abundanti permanſione, nec is qui mutationem eſſe ab eo
quod ſecundum naturam, ad id quod praeter naturam voluit, quippe quae non magis morbi quam cauſae et ſymptomatis definitio ſit, quando omnia ea affectus ſunt praeter naturam. Verum ſi brevia ſint, conſtat acuta eſſe, ſin
aegre ſolvantur, diuturna. Morbum autem an aegritudinem
dicas, nihil intereſt, quemadmodum etiam non intereſt, pathos an pathema dicas. Atqui patheos appellationem de
morbo dixiſſe veteres, quemadmodum et infirmitatem et imbecillitatem, oſtenſum nobis eſt in iis, quae de medicinali-
bus vocabulis ſcripſimus. In quibus illud quoque traditum
eſt, nihil referre dicere valetudinem infirmam an infirmitatem valetudinis, nam et qui aegrotant, eos appellant non
ſolum aegrotos, ſed et infirmos et laborantes. Atque hoc
in illis commentariis demonſtratum eſt. Reliquum nunc
fuerit ut eo cujus cauſa haec omnia diximus, in medium ad-
ducto, ad aliquid eorum quae proxime tractanda ſunt deinceps tranſeamus. Id quid ſit, rogas? Certe non aliud

ἄλλο τοῦ πολλάκις ἤδη καὶ πρόσθεν εἰνημένου, τοῦ πρῶτόν
τε καὶ μάλιστα τοῦτο σπουδάζειν τοὺς ἰατροὺς, καὶ τοῦτο
σχεδὸν αὐτῶν ἔργον ὑπάρχειν ἴδιον, ἐκκόπτειν τὰς νόσους·
εὐθὺς γὰρ ἅμα τούτῳ καὶ ἡ βλάβη τῆς ἐνεργείας οἴχεται, καὶ
τἄλλα συμπτώματα πάντα συναναιρεῖται. χρήζουσι μὲν γὰρ
πάντες οἱ ἄνθρωποι πρώτης καὶ μάλιστα τῆς κατὰ φύσιν
ἐνεργείας, δι᾽ ἐκείνην δὲ καὶ τῆς ὑγείας· καὶ ἀποθέσθαι γε
βούλονται τὴν βλάβην τῆς ἐνεργείας, καὶ διὰ τοῦτο καὶ τὴν
νόσον· οὐ μὴν τῇ γε βλάβῃ τῆς ἐνεργείας, ἀλλὰ τῇ νόσῳ
προσφέρουσι τὰ βοηθήματα, τουτέστι τῇ παρὰ φύσιν διαθέσει τῇ βλαπτούσῃ τὴν ἐνέργειαν. ὅστις οὖν οὐκ οἶδεν αὐτῶν
τῶν κατὰ φύσιν ὑπαρχόντων τοῖς μορίοις τά τ᾽ ἄλλως συμβεβηκότα καὶ τὰ τῆς ἐνεργείας αἴτια διορίσαι, πῶς τοῦτον εἰκὸς ἐξευρεῖν τὴν διάθεσιν ὑφ᾽ ἧς πρώτως ἡ ἐνέργεια βλάπτεται; τὰ μὲν γὰρ ἄλλως συμβεβηκότα τοῖς σώμασι, κἂν μυριάκις ἀλλοιωθείη, βλάπτειν τὴν ἐνέργειαν οὐ δύνανται, ἕως
ἂν ὑφ᾽ ὧν ἐγίγνετο κατὰ φύσιν ἔχῃ πάντα· τούτων δ᾽
εἴπέρ τι κἂν ἓν ἀλλοιωθῇ, βλαβῆναι τὴν ἐνέργειαν εὐθὺς

quam quod multoties jam ante dictum eft, primum ac maxime id medicos ftudere, idque fere proprium eorum munus effe, ut morbos adimant, quippe fimul eum hoc non
modo actionis laefio ftatim evanefcit, fed etiam reliqua omnia fymptomata tolluntur. Siquidem primum ac maxime
actionis ipfius, quae fecundum naturam eft, omnes homines
egent, propter illam vero et fanitatis, fed et functionis laefionem amoliri omnes cupiunt, ob id vero etiam morbum
ipfum. Caeterum non functionis laefioni, fed morbo ipfi,
id eft affectui praeter naturam qui actionem laedit, adhibent
remedia. Quisquis igitur ex iis quae partibus fecundum
naturam infunt et quae temere accidunt et quae actionis funt
caufae, diftinguere non poteft, quomodo credibile eft, ut
ipfe affectum, a quo primum actio laeditur, invenire poffit?
Nam quae temere corporibus accidunt, etiamfi millies fint
alterata, nocere profecto actioni non poffunt, quamdiu a quibus fiebat, omnia naturam fuam tuentur. Horum vero fi
vel unum quodlibet fit alteratum, actionem quoque ipfam

ΒΙΒΛΙΟΝ Β.   93

Ed. Chart. X. [32.]   Ed. Baf. IV. (49.)
ἀναγκαῖον εἰς τοσοῦτον εἰς ὅσόν περ καὶ ὠφελεῖται κατὰ
φύσιν ἔχοντος.

Κεφ. δ΄. Ἐμοὶ μὲν οὖν εἴρηται τὸ πᾶν, καὶ δέδεικται
σαφῶς ἤδη τοῖς γε δυναμένοις ἕπεσθαι λόγοις ἀληθέσιν, ὡς
οὐκ ἐγχωρεῖ ὁπόσα τὰ πάντ᾽ ἐστὶ νοσήματα, μεθόδῳ περιλαβεῖν, εἰ μή τις εἰδείη ὁπόσα τὰ πάντ᾽ ἐστὶν ὑπάρχοντα κατὰ
φύσιν ἔχοντι τῷ σώματι τῆς ἐνεργείας αἴτια· μανθάνειν δ᾽
οὔπω δυνατόν ἐστι τῶν εἰρημένων οὐδέν, ὅσοι σκαιότεροί τέ
εἰσι καὶ ἀργοὶ τὴν διάνοιαν, ἢ τοῖς τῆς μεθοδικῆς αἱρέσεως
λήροις ἐνετράφησαν. αὖθις οὖν κἀκείνοις, ὃ καθόλου νῦν
εἴρηται τοῖς συνετοῖς, ἐπέλθωμεν κατὰ μέρος, ἕν τι καὶ
δεύτερον οἷον παραδείγματα τῷ λόγῳ προχειρισάμενοι. διὰ
τί γὰρ ἡ γλῶττα τῶν χυμῶν αἰσθάνεται, τῶν δ᾽ ἄλλων μορίων οὐδέν; ἆρά γε διὰ χρόαν, ἢ διὰ τὴν θέσιν, ἢ διὰ τὸ
μέγεθος, ἢ διὰ τὸ σχῆμα; πασχούσης γὰρ αὐτῆς, οἶμαι,
καὶ μηκέτ᾽ αἰσθανομένης τῶν χυμῶν ἤτοι τὴν χρόαν ἐπα-
νάξομεν εἰς τὸ κατὰ φύσιν, εἰ κατὰ ταύτην εἶχε τὴν ἐνέργειαν, ἢ τῶν ἄλλων ἕκαστον τῶν εἰρημένων, εἰ κατ᾽ ἐκεῖνο·

ſtatim laedi in tantum eſt neceſſe in quantum ab eo quum
ſecundum naturam ſe haberet eſt adiuta.

Cap. IV.   Ac mihi quidem res tota explicata jam eſt,
clareque oſtenſum iis praeſertim, qui intelligere vera poſſunt,
fieri non poſſe ut omnium morborum numerum methodo
quis comprehendat, niſi idem omnium cauſarum actionis
numerum, corpore ſecundum naturam ſe habente, norit.
Nihil tamen ex jam dictis intelligere adhuc poſſunt quicunque vel ſtolidiores ſunt et ingenio tardiore, vel methodicae
ſectae nugis innutriti.   Denuo igitur quod nunc generatim
dictum intelligentibus illis quoque ſpeciatim exponamus, unum
aliquod atque alterum veluti exemplum ſermoni proponentes.   Cur lingua ſapores percipit nec ulla pars? Num propter colorem aut ſitum aut magnitudinem aut figuram?
Quippe ea affecta nec commode ſapores ſentiente, aut colorem ejus ad naturam ſuam reducemus, ſi in eo actionem
habet, aut jam dictorum quodvis, ſi ab illo agendi vim ac-

94　　ΓΑΛΗΝΟΥ ΘΕΡΑΠΕΥΤ. ΜΕΘΟΔΟΥ

Ed. Chart. X. [33.]　　　　　　　　Ed. Baf. IV. (49.)

[33] κἂν εἰ κατ᾽ ἄλλο δέ τι παρὰ ταῦτα, δῆλον ὡς κατ᾽ ἐκεῖνο μόνον, εἴπερ ἂν αὐτὴν ἐπανάγοιμεν εἰς τὸ κατὰ φύσιν,
οὐδὲν τῶν ἄλλων ἔτι δεησόμεθα. φέρε γὰρ ὅτι πυκνὴ τοῖς πόροις ἐστὶν εἰς τοσόνδε, διὰ ταῦτ᾽ αὐτὴν αἰσθάνεσθαι τῶν χυ-
μῶν· ἆρ᾽ οὐ τὴν ἐκείνων συμμετρίαν μὲν, ὁπόθ᾽ ὑγιαίνουσι,
φυλάξομεν, τὴν ἀμετρίαν δ᾽ αὖθις ὁπότε νοσοῦσιν, ἐπανορθωσόμεθα; φέρε δ᾽ εἰ οὕτως ἔτυχε, διότι συμμέτρως ἔχει
θερμότητος, αἰσθητικὴν εἶναι τὴν γλῶτταν τῶν χυμῶν· ἆρ᾽
οὐ κἀνταῦθα πρόδηλον ὡς τῶν ἄλλων ἁπάντων ἀμελήσαντες, ἐκεῖνο φυλάξομεν αὐτῆς μόνον, ἀφ᾽ οὗ τὴν ἐνέργειαν
ἐκέκτητο; φέρε δ᾽ εἰ ξηρότητός τε καὶ ὑγρότητος ὧδέ πως
ἔχουσα, διὰ τοῦτ᾽ αἰσθάνοιτο, τίς οὐκ ἂν ἁπάντων τῶν ἄλλων ἀμελῶν εἰς τοῦτ᾽ ἀποβλέψει μόνον αὐτῆς, ὅπως μήθ᾽
ὑγροτέρα τοῦ δέοντος ἔσται μήτε ξηροτέρα, τίς δ᾽ οὐκ ἂν
εἴπερ τοῦτ᾽ ἐστιν ἀληθὲς, ἐξ ἑτοίμου συνελογίσατο δύο εἶναι
τὰ πάντα τῆς γλώσσης νοσήματα, τὸ μὲν ὑγρὸν, τὸ δὲ ξηρόν; ὥσπερ αὖ καὶ εἰ θερμότητι καὶ ψυχρότητι συμμέτρῳ
τὴν αἴσθησιν ἔχοι, τίς οὐκ ἂν κἀνταῦθα δύο εἶναι τὰ νοσήματα αὐτῆς ἐνόησεν, ἀμετρίαν θερμότητός τε καὶ ψύξεως;

cipit. Quod ſi propter aliud ab his quippiam conſtat, ſi
illo tantum tenus ad naturalem habitum ſit reſtituta, nullo
etiam reliquorum fore opus. Nam eſto exempli gratia, denſitas certa pororum cauſa ſit, ſucci ſaporem dijudicet, nunquid horum ſymmetriam quae in ſanitate viſitur, tuebimur
rurſusque ametriam, quoties laborat corrigemus? Age vero,
ſi ita ſors tulerit, moderatus calor cauſa ſit cur ſaporem
ſentiat lingua, non hic quoque manifeſtum eſt, caeteris neglectis unam adhibendam curam, ut illud fervemus a quo
agendi facultatem accepit? Jam ſi propterea quod ita in
ſicco humidoque attemperata ſit, idcirco ſentiat, quis non reliquis poſthabitis, huc tantum intendat ut neque juſto ſiccior
ſit nec etiam humidior? Quis rurſus ſi hoc verum eſt, non
facile prompteque colligat duos eſſe univerſos linguae morbos, alterum humidum, alterum ſiccum? Veluti rurſum ſi
per moderatum calorem et frigus habet quod ſentiat, quis
non hic quoque duo eſſe morbos ejus intelligat, caloris fri-

BIBΛΙΟΝ B. 95

Ed. Chart. X. [33.]   Ed. Baf. IV. (49.)

ὥσπερ εἰ καὶ τῇ τῶν πόρων συμμετρίᾳ τὴν αἴσθησιν ἐκέκτητο,
πρόχειρον ἦν δήπου κᾀνταῦθα λογίσασθαι πάντως ὑπὸ τῆς
ἀμετρίας αὐτὴν βλαβήσεσθαι, διττὴν δὲ ταύτην ἔσεσθαι, πύ-
κνωσίν τε καὶ μάνωσιν τῶν πόρων. ἆρ᾽ οὖν ἔτι λέγω πολλὰ
τοὺς ἀναισθήτους ἐπάγων, εἰ καὶ μηδ᾽ ἄλλο, τοῦτο γοῦν ἐν-
νοῆσαι, τὸ μὴ δύνασθαί τι μήθ᾽ εὑρεῖν μήτ᾽ ἀποδεῖξαι τὸ
πλῆθος τῶν νοσημάτων, ἄνευ τοῦ γνῶναι, τίνα μὲν τῶν
ὑπαρχόντων τοῖς μορίοις αἴτια τῆς ἐνεργείας ἐστὶ, τίνα δ᾽
ἄλλως τούτοις συμβέβηκεν; ἢ καὶ δεύτερόν τι καὶ τρίτον ἔτι
παράδειγμα προχειρίσομαι; πολλάκις γὰρ ὑπὸ τοῦ πλήθους
αὐτῶν τιτρώσκονται τῶν ἀνοήτων αἱ ψυχαί. φέρε τοίνυν αὖθις ὡδί πως αὐτοὺς ἐρωτήσωμεν. ἆρ᾽ αἰσθάνεται τὸ σῶμα
θερμῶν καὶ ψυχρῶν, καὶ σκληρῶν καὶ μαλακῶν, καὶ λείων
καὶ τραχέων, καὶ ἁπλῶς ἁπάντων τῶν ἁπτῶν, ὅτι λευκὸν
τὴν χρόαν ἐστὶν, ἢ ὅτι μέλαν, ἢ ὅτι πυῤῥὸν, ἢ ἁπλῶς εἰπεῖν ὅτι τοιόνδε τὴν χρόαν· ἢ κατ᾽ οὐδὲν μὲν τούτων, δι᾽
ἄλλο δέ τι; πρόδηλον γὰρ οἶμαι παντὶ, τὸ φυλάττειν αὐτῷ

gorisque ametriam? Quemadmodum etiam fi propter tenuium
meatuum fymmetriam fenfum eft nacta, promptum profecto hic quoque colligere eft, omnino eam ex horum ametria
oblaedi, duplexque vitium fore, denfitatem meatuum et ra-
ritatem. Num igitur etiam plura dico quo ftupidos iftos in-
ducam, ut fi nihil aliud, illud faltem intelligant, non poffe
quenquam nec invenire nec demonftratione afferere morborum numerum, qui non ex iis quae partibus infunt tum
quae caufae actionis fint tum quae temere accidant norit?
Num etiam alterum adhuc tertiumque exemplum adjiciam?
faepe namque multitudine exemplorum ftupidorum animi
veluti a fomno excitantur. Age igitur ita homines rurfum
interrogemus. Idcircone corpus calida, dura, mollia, lae-
via et afpera, omnia denique fub tactum cadentia fentit,
quod candidum colore eft aut quod nigrum aut quod rufum
aut ut fummatim dicam, quod talis coloris eft, an propter
horum nihil, fed aliud quippiam. Perfpicuum enim cuique arbitror, quod fi quid probe fentiendi munere utatur,

χρῆναι μόνον ἐκεῖνο μέλλοντί γε αἰσθήσεσθαι καλῶς, ἐξ οὗπερ
ἐκέκτητο μόνου τὸ καλῶς αἰσθάνεσθαι. εἰ μὲν γὰρ ἐκ.τοῦ
λευκὸν εἶναι τοῦτ᾽ ἐκέκτητο, περὶ παντὸς ἐχρῆν ποιεῖσθαι καὶ
φυλάττειν τοῦτο καὶ φεύγειν τὸ μέλαν· εἰ δ᾽ ἔμπαλιν ἐκ τοῦ
μέλαν ὑπάρχειν ἦν αἰσθητικὸν, ἀποδιδράσκειν ἐχρῆν, οἶμαι,
καὶ δεδιέναι τὰς ἄλλας ἁπάσας χρόας· οὕτω δὲ καὶ εἰ διότι
ξανθὸν ἢ πυῤῥόν ἐστι, διὰ τοῦτ᾽ αἰσθάνοιτο, φευκτέον ἐστὶν,
οἶμαι, τὰς ἄλλας ἁπάσας χρόας, ὡς ἀναισθησίας ἢ δυσαισθησίας ἀπεργαστικάς. καὶ μὲν δὴ καὶ εἰ τῷ σκληρὸν εἶναι
τὴν αἴσθησιν εἶχε, τῷ μαλακὸν γενέσθαι βλαβήσεται· καὶ
εἰ τῷ (50) πυκνὸν εἶναι, τῷ μανὸν ἀπεργασθῆναι· καὶ εἰ
συμμετρίᾳ πόρων ᾐσθάνετο, πρὸς τῆς ἀμετρίας δήπου βλαβή-
σεται· καὶ καθόλου τοῦτ᾽ αὐτὸ μόνον ὑπάρχειν χρὴ πρὸς τὴν
αἴσθησιν, ἀφ᾽ οὗ τὴν αἴσθησιν εἶχε, καὶ τοῦτ᾽ ἐπανορθοῦσθαι
μόνον, ἐπειδὰν ἐξίσταται τῆς φύσεως, ὑφ᾽ οὗ τὴν αἴσθησιν
βλάπτεται. ἆρ᾽ οὖν δεήσει τρίτου παραδείγματος, ἢ καὶ ταῦθ᾽
ἱκανά; τοῖς μὲν συνετοῖς, οἶμαι, καὶ ταῦτ᾽ ἐστὶ περιττὰ,
τὸ καθόλου συνιέναι δυναμένοις ἄνευ τῶν παραδειγμάτων

id tantum illi tuendum cuftodiendumque fit, ex quo uno
probe fentiendi facultatem accepit. Nam fi ex eo quod candidum fuit, id dotis obtinuit, ejus tuendi maxima erat habenda cura, ficut nigri fugiendi. Sin contra ex eo quod
nigrum fuit fentiendi vim habuit, omnes, arbitror, alios
calores fugere formidareque oportebat. Ad eundem modum
et fi inde adeo fentit quod flavum vel rufum eft, fugiendi,
arbitror, alii colores omnes funt, ceu fenfum vel penitus
deperditum vel depravatum efficientes. Praeterea fi eo quod
durum fit fenfu eft praeditum, fi molle fiat, laedetur. Ac
fi quod denfum fit, laedetur, fi rarum efficiatur. Quod fi
tenuium meatuum fymmetria fentiendi vim habeat, ab ametria certe laedetur. Et generaliter ut fentiat, id tantum
ipfum adfit oportet, unde fenfum obtinuit, atque id tantum
corrigatur, unde fenfus eft laefus quum a natura receffit.
Num igitur tertio exemplo eft opus, an haec abunde fatisfaciunt? Sane prudentibus vel haec fupervacua puto, ut
qui univerfale intelligere fine exemplis poffint, rudibus autem

BIBΛION B. 97

Ed. Chart. X. [33. 34.]   Ed. Baf. IV. (5o.)

ἀμαθέσι δὲ καὶ σκαιοῖς καὶ φιλονείκοις, ἴσως οὐδ᾽ εἰ τρίτον
προστεθείη παράδειγμα, πλέον οὐδέν. ἀλλ᾽ ὅμως ἐπειδή περ
εἴρηται δύο, [34] καὶ κατατρίβουσιν ἀεὶ μάτην ἡμῶν τὸν
χρόνον, εἴη ἂν καὶ νῦν οὐκ ἀπεικὸς ἐν αὐτοῖς ἔτι προσθεῖναι παράδειγμα. καὶ δὴ καὶ προβεβλήσθω μὲν ὅπως ἀπε-
πτοῦσαν ἐπανορθωσόμεθα γαστέρα· τὸν δὲ λόγον οὐ πρὸς
τοὺς μεθοδικοὺς ἔτι μόνους, ἀλλ᾽ ἤδη καὶ πρὸς ἐκείνους ποιησόμεθα τῶν λογικῶν οἳ νομίζουσι μεθόδῳ τινὶ δύνασθαι
καὶ λόγῳ τὴν τέχνην συστήσασθαι χωρὶς τοῦ γνῶναι τὴν
πρώτην αἰτίαν τῆς ἐνεργείας, ἣν δὴ καὶ προσεχῆ καλεῖν εἰώθασιν. ἔστω δή τινα λέγειν, ἀπὸ γὰρ τῶν πρόχειρον ἐχόντων
τὴν ἀτοπίαν ἄρξασθαι βέλτιον, ἵν᾽ ἐπαγάγωμεν αὐτοὺς, εἰ
οἷόν τε, κατὰ βραχὺ πρὸς τὸ καὶ τῶν ἀμυδροτέρων αἰσθά-
νεσθαι· λέγειν οὖν ὑποκείσθω τινὰ διότι πολλαῖς ἐφεξῆς
ἡμέραις ὅδε τις ἄνθρωπος ὁ νῦν ἀπεπτῶν, ἐπὶ γάλακτος μόνου διαιτηθεὶς, ἠλλοίωσε τὸ τῆς γαστρὸς χρῶμα, καὶ λευκὸν ἐποίησεν ἀντ᾽ ἐρυθροῦ, διὰ τοῦτ᾽ αὐτῷ βεβλάφθαι τὴν
ἐνέργειαν· οἶμαί σε γελᾶν ἤδη, καὶ δικαίως γελᾶν· ἀλλ᾽ εἴπερ

et tardis et contentiofis, ne fi tertium quidem addam exemplum, quicquam fortaſſe profecero. Verumtamen quando
duo jam dicta ſunt et inaniter tempus noſtrum ſemper te-
runt, non fuerit alienum unum etiamnum iis exemplum
adjicere. Proponatur itaque jam quemadmodum ventriculus male concoquens nobis fit corrigendus. Verba autem
faciemus non ſolum contra methodicos, ſed etiam contra
eos rationalium qui non cognita ipſius actionis prima cauſa,
quam continentem etiam nominare ſunt ſoliti, methodo quadam ac ratione conſtitui poſſe artem putent. Eſto igitur
quispiam dicat, ab iis enim quae obviam promptamque abfurditatem exhibent coepiſſe praeſtat, quo eos fi fieri poteſt
ad ea quae confuſa magis ſunt intelligenda ſenſim perduca-
mus, eſto, inquam, aliquis dicat, hunc hominem qui nunc
cruditate laborat, quod multos deinceps dies ſolo lacte eſt
altus, ventris colorem mutaſſe, albumque ex rubro reddi-
diſſe idcircoque ventris ſui functionem laeſiſſe. Fortaſſe
jam rides et jure profecto rides. Verum fi ſcias quam fit

εἰδείης, ὡς ἴσον ἐστὶ καὶ τούτῳ περὶ χρωμάτων εἰπεῖν ὁτιοῦν
ἄνευ τοῦ προσθεῖναι τὴν ἀπόδειξιν καὶ σοὶ περὶ τῆς τῶν
πόρων, εἰ οὕτως ἔτυχε, συμμετρίας, ἢ ἄλλης ἡστινοσοῦν
διαθέσεως, οὐκ οἶμαί σε γελάσειν εὐλόγως· ἢ γὰρ κἀπὶ σαυτῷ
τὸν γέλωτα κίνησον, ἢ μηδ' ἐφ' ἑτέρῳ. ἔστω γὰρ ἰταμὸν
εἶναι τὸν τὸ χρῶμα τῆς γαστρὸς αἰτιώμενον τοῦ μὴ πέττειν
καλῶς καὶ φάσκειν ὡς ἐπειδὴ κατὰ φύσιν ἔχουσα, τὴν χρόαν
ἐνερευθής ἐστι, νῦν δ' ἀπειργάσθη λευκὴ ἀκριβῶς, διὰ τοῦτ'
ἀπεπτήσειν ἐξ ἀνάγκης αὐτήν, ἡδέως ἂν ἀκούσαιμί σου τὴν
πρὸς τοῦτον ἀντιλογίαν· ἐγὼ μὲν γὰρ οὐδ' ἐπινοῆσαι δύναμαι τρόπον ἕτερον αὐτῆς, ἄνευ τοῦ κελεῦσαι τῷ ταῦτ' εἰπόντι
δεῖξαι πρότερον, εἰ διὰ τὴν χρόαν ὅλως ἐνεργεῖ κατὰ φύσιν ἡ
γαστήρ· σὺ δὲ εἴπερ ἔχεις, ἡδέως ἂν ἀκούσαιμί σου. ἀλλ'
οὔτε ἔχεις οὔθ' ἕξεις εἰπεῖν ἕτερόν τινα τρόπον ἀντιλογίας
πρὸς τὸν τὴν χροιὰν αἰτιώμενον τῆς ἀπεψίας ἀλλ' ἢ τὴν
πρόκλησιν τοῦ δεῖξαι πῶς ἐκ τοῦ κατὰ φύσιν χρώματος ἡ
γαστὴρ εἶχε τὸ πέττειν. εἶτ' ἐκεῖνος μὲν οὐ πιστευθήσεται τὴν
χρόαν αἰτιώμενος τῆς ἀπεψίας, πρὶν δεῖξαι κατὰ τοῦτ' ἐνερ-

fimile et huic de coloribus citra ullam demonſtrationem ad-
hibitam quidvis pronunciare et tibi de exiguorum meatuum
verbi gratia fymmetria, aut alio quolibet affectu, non, arbitror, jure ridebis; nam aut in tete riſum verte, aut nec in
alterum.   Nam eſto, impudens ſit qui cauſam minus probe
concoquendi colori imputet dicatque quod quoniam ex naturali colore ventriculus ruber eſt, nunc vero redditus eſt
plane albus, idcirco cruditate laboret eſt neceſſe.   Libens
ſane audiam, quid tu contra hunc objicias.   Ego enim aliam
rationem non invenio, quam ut jubeam qui ita dicet prius
oſtendat, an omnino propter colorem fecundum naturam
actionem ventriculus edat.   Tu ſi quam aliam habeas, libenter audiam.   Sed nec habes nec habere aliam contradicendi
rationem potes contra eum, qui colorem cruditatis ventriculi cauſam eſſe dicit, quam exigere ut doceat quomodo ex
naturali colore conſequutus ſit ut concoqueret ventriculum.
An igitur huic qui colori cruditatis cauſam imputat ſides
non adhibebitur antequam doceat etiam hoc nomine agere

γοῦσαν αὐτὴν, σὺ δ᾽ ἤτοι τὴν ἀμετρίαν λέγων τῶν πόρων
ἢ ὁτιοῦν ἄλλο πιστευθήσῃ πρὸ τοῦ δεῖξαι πῶς ἐνεργεῖ κατὰ
τὴν ἐν ἐκείνῳ τῷ γένει συμμετρίαν; ἀλλ᾽ οὐδὲ τοῦτο λέγω,
φησὶν, οὐδ᾽ ἄλλο τι τὸ προσεχὲς τῆς πέψεως αἴτιον, ἀλλ᾽
ὅλως ἀγνοεῖν ὁμολογῶ. καὶ μὴν εἰ τῷ μὲν τὴν χρόαν αἰτιω-
μένῳ τῆς ἐνεργείας ἀναγκαῖόν ἐστι καὶ τῆς βλάβης αἰτιᾶσθαι,
τῷ δὲ τὴν συμμετρίαν τῶν πόρων, καὶ τούτῳ τὴν ἀμετρίαν
τῶν αὐτῶν τούτων πόρων· καὶ τῷ τὴν εὐκρασίαν τῶν τεττάρων ποιοτήτων, θερμότητος καὶ ψυχρότητος καὶ ὑγρότητος
καὶ ξηρότητος, καὶ τούτῳ τὴν δυσκρασίαν τῶν αὐτῶν· ἀναγκαῖον ἔσται καὶ σοὶ τὸ κατὰ φύσιν ὑποθεμένῳ πρότερον, οὕτως
ἐξευρεῖν τὸ παρὰ φύσιν, εἰ δὲ μὴ γινώσκεις τὸ κατὰ φύσιν, οὐδὲ
τὸ παρὰ φύσιν οἶσθα· καὶ γὰρ δὴ καὶ ὑμῶν αὐτῶν ἀκούω λεγόντων πρὸς τοὺς ἐμπειρικοὺς ἰατροὺς ὡς οὐκ ἐνδέχεται γνῶναι
τὸ παρὰ φύσιν, εἰ μὴ πρότερον εἰδείη τις τὸ κατὰ φύσιν. ἀλλὰ
γιγνώσκω, φησὶ, τὸ κατὰ φύσιν· ἆρά γε σύμπαν, ἢ μέρος αὐτοῦ

ventriculum? tu quum vel tenuium meatuum ametriae, vel
alii cupiam hanc aſcribas, credi tibi poſtulabis priusquam
doceas quo pacto ex ſymmetria in illo genere agat? At non
hoc ajo, inquit, nec aliud quicquam eſſe concoctionis continentem cauſam, ſed prorſus id ignorare me fateor. Atqui
ſi ei qui colori actionis cauſam tribuit, neceſſe eſt etiam eidem laeſionem actionis imputet, qui vero tenuium meatuum ſymmetriam *actionis cauſam dicit*, etiam horum ipſorum pororum ametriam eandem vitiare fateatur, tum qui
temperamento quatuor qualitatum, caloris, frigoris, humoris et ſiccitatis *actionis cauſam affignat*, etiam eorundem
ipſorum intemperiei *laeſionem ejus aſcribat*, utique et tibi
neceſſe erit eo quod ſecundum naturam eſt prius ſuppoſito,
ita qued praeter naturam eſt inquirere, aut ſi ipſum quod
ſecundum naturam eſt non noſti, nec quod praeter naturam
eſt noſti. Etenim vos etiam ipſos audio contra empiricos
medicos dicere, fieri non poſſe ut qui id quod ſecundum
naturam ſit non norit, dignoſcere id quod praeter naturam
ſit poſſit. At noſco, inquit, quod ſecundum naturam ſe

τι; καὶ τουτὶ τὸ μέρος ὃ γινώσκεις ἆρά γε τὸ τῆς ἐνεργείας ἐστὶν
αἴτιον, ἢ ἄλλως ὑπάρχει τῇ γαστρί; τί γὰρ δὴ καὶ γινώσκεις;
αὐτῆς θέσιν δηλαδὴ καὶ μέγεθος καὶ πλοκὴν καὶ διάπλασιν·
[35] ἀλλ᾽ οὐδὲν τούτων ἐστὶ τῆς ἐνεργείας αἴτιον. ἀλλ᾽ οὐδὲ
ἀγνοεῖταί τι τούτων τοῖς ἐμπειρικοῖς, ὁμολογοῦσί τε γὰρ
χρῆσθαι τῇ κατὰ περίπτωσιν ἀνατομῇ καὶ ταῦτ᾽ ἐξ ἐκείνης
μανθάνειν, οὐ μὴν ἐνεργείας τε καὶ χρείας μορίων. ἀλλ᾽ οἶδα,
φησὶ, καὶ τὴν ἐνέργειαν· ἔστι γὰρ περιστολὴ καὶ τρίψις. ἀλλ᾽
εἰ μὴ τὴν αἰτίαν εἰδείης αὐτῆς, οὐκ εἴσῃ τὴν νόσον· εἰ γὰρ ἡ
εὐκρασία τῶν τεττάρων ποιοτήτων αἰτία τῆς ἐνεργείας ἐστὶν,
ἡ δυσκρασία πάντως τῆς βλάβης αἰτία ἔσται· σὺ δ᾽ οἴει
φλεγμονὴν καὶ σκίῤῥον, οἴδημά τε καὶ ἀπόστημα, καὶ τἄλλα
ὅσα τοῖς ὀφθαλμοῖς ἰδεῖν ἔστι, μόνα τῆς γαστρὸς εἶναι πα-
θήματα· καίτοι γ᾽ οὐδὲ ταῦτα τοῖς ἐμπειρικοῖς ὁμοίως ὀφθαλμοῖς μόνοις καὶ χερσὶ καὶ ταῖς ἄλλαις αἰσθήσεσι καταμαν-
θάνεις, ἀλλ᾽ ἐπὶ τὴν οὐσίαν αὐτῶν ἀνέρχεσθαι πειρᾷ, καὶ
ταύτην ἐξευρίσκειν ἀκριβῶς, οὐκ ἀρκούμενος τοῖς φαινομένοις αἰσθήσει συμπτώμασιν, ἃ τοῖς ἐμπειρικοῖς ὁρίζει τε καὶ

habet. Quaero totumne an partem ejus aliquam? atque
pars ipfa quam nofti, eftne actionis ipfius caufa, an ventriculo ineft otiofe? Nam quid demum ejus nofti? fitum videlicet et magnitudinem et texturam et conformationem. At
nihil horum actionis eft caufa. Sed nec empiricos horum
quicquam latet, quippe qui et fe partium diffectione, quum
occafio hanc offert, uti fatentur et ex illa fe haec intelligere,
non tamen actiones ufusque partium. At novi, inquit, et
actionem, eft enim circumplexus et attritio. At nifi caufam ejus noveris, nec morbum intellexeris. Nam fi quatuor
qualitatum temperies actionis fit caufa, earum intemperies omnino laefionis caufa erit. Tu vero reris phlegmonen et fcirrhum
et oedema et abfceffum et alia quae oculis ufurpari poffunt,
folos effe ventriculi morbos, quamvis ne haec ipfa quidem
veluti empirici folis oculis, manibus et reliquis fenfibus
apprehendas, fed ad ipfam effentiam eorum tentas afcendere
atque hanc diligenter disquirere, videlicet non contentus iis
fymptomatis quae fenfui apparent, quae tamen fympto-

Ed. Chart. X. [35.]   Ed. Baf. IV. (5o.)

περιγράφει τὴν συνδρομήν· οὕτω γὰρ ἀξιοῦσιν ὀνομάζειν
αὐτοὶ τὸ τῶν συμπτωμάτων ἄθροισμα τῶν ὑπαρχόντων τῷ
πεπονθότι τόπῳ. καὶ τὴν ἔνδειξίν γε τῆς θεραπείας οὐκ
ἐκ τῶν φαινομένων λαμβάνεις συμπτωμάτων· οὐδὲ γὰρ εἰ
παρὰ φύσιν ὄγκος, οὐδ᾽ εἰ ἀντίτυπος, οὐδ᾽ εἰ ὀδυνηρὸς, οὐδ᾽
εἰ ἐρυθρὸς, ἀλλ᾽ εἰ σφήνωσις ἐν τοῖς πέρασι τῶν ἀρτηριῶν
ἐπὶ παρεμπτώσει σκοπεῖς καὶ τὴν θεραπείαν, ὡς αὐτὸς ἔφης,
πρὸς τοῦτ᾽ ἀναφέρων ἐξευρίσκεις. ἢ γὰρ οὐχ οὗτος ὁ Ἐρασιστράτου τρόπος τῆς διδασκαλίας ἐν τοῖς περὶ πυρετῶν, ὥσπερ αὖ Διοκλέους μὲν ἕτερος, Πραξαγόρου δ᾽ ἄλλος, Ἀσκληπιάδου δ᾽ ἄλλος; ὥστ᾽ οὐκ ἀπὸ τῶν περὶ τὸ φλεγμαῖνον
μέρος φαινομένων συμπτωμάτων ἡ ἔνδειξις αὐτοῖς γίγνεται
τῶν βοηθημάτων, ἀλλ᾽ ἀπὸ τῆς οὐσίας αὐτῆς· οὐ γὰρ εἰ
παρὰ φύσιν ὄγκος, οὐδ᾽ εἰ ἀντίτυπος, οὐδ᾽ εἰ πόνος σφυγ-
μώδης, ἀλλ᾽ εἰ παρέμπτωσίς τε καὶ σφήνωσις ἐν τοῖς ἐσχά-
τοις τῶν ἀρτηριῶν, ἢ ἔμφραξις ἐν τοῖς πέρασι τῶν φλεβῶν,
ἢ σῆψίς τις τῶν χυμῶν, ἢ λόγῳ θεωρητῶν ὄγκων ἔντασις,
ἐν λόγῳ θεωρητοῖς ἀραιώμασιν ἐπισκοποῦνται. ὥστε ἕκα-

mata empiricis definiunt ac circumfcribunt fuam fyndro-
men, fic enim ipfi appellandam cenfent fymptomatum con-
geriem quae in affecto funt loco. Sed nec curationis indicationem ex apparentibus fymptomatis accipis. Non enim
an tumor praeter naturam, nec an renitens, nec an cum
dolore, nec an ruber, fed an fit in finibus arteriarum impactio, ex paremptofi, *obreptione feu coincidentia*, confi-
deras, ac curationem, ut ipfe fateris, ad hoc referens explo-
ras. An non ea eft Erafiftrati docendi ratio, ubi de febribus agit, ficuti rurfus alia Dioclis, alia Praxagorae, alia
Asclepiadis? Itaque non a fymptomatis, quae in phlegmones apparent loco, indicatio praefidii his fumitur, fed ab
ipfa fubftantia. Neque enim an tumor praeter naturam, neque an renitentia, neque an dolor pulfatorius, fed
an coincidentia et impactio in finibus arteriarum, aut
obftructio in finibus venarum, aut putredo aliqua humorum, aut corpufculorum ratione contemplabilium in
laxitatibus aeque ratione fpeculabilibus intentio fit, aefti-

Ed. Chart. X. [35.]   Ed. Baf. IV. (5ο. 51.)

στος τούτων ἀπὸ τῶν τῆς διαθέσεως τοῦ φλεγμαίνοντος μέρους, οὐκ ἀπὸ τῶν ἑπομένων αὐτῇ συμπτωμάτων ἔνδειξιν
τῶν βοηθημάτων λαμβάνει. κατὰ τὸν αὐτὸν, οἶμαι, τρόπον
καὶ ὅστις αἰτιᾶται τὸ θερμὸν καὶ ψυχρὸν καὶ τὸ ξηρὸν καὶ
τὸ ὑγρόν· ἀλλ' οὗτος μὲν εἰ καὶ χωρὶς φλεγμονῆς, ἢ ἕλκους, ἢ
ἀποστήματος, ἤ τινος ἑτέρου τοιούτου, μόνῳ τῷ ψυχρὰ γεγονέναι μὴ πέπτοι καλῶς ἡ γαστὴρ, εὐπορεῖ τῶν βοηθημά-
των· οἱ δὲ τὰς φλεγμονὰς καὶ τοὺς σκίῤῥους καὶ τἄλλα ὅσα
τοῖς ὀφθαλμοῖς ἔστι θεάσασθαι μόνα νομίζοντες εἶναι νοσήματα, γελοίως πάνυ τὰς χωρὶς τούτων ἀπεψίας ἀτονίᾳ τῆς
κοιλίας γίγνεσθαί φασιν, ὥσπερ διάθεσίν τινα λέγοντες τὴν
ἀτονίαν ἰδίαν ἐξαίρετον, ἀλλ' οὐχ ὥσπερ καὶ τοῖς ἐκπυϊσκο-
μένοις τε καὶ σκιῤῥουμένοις καὶ φλεγμαίνουσι καὶ ἄλλως ὁπωσοῦν πεπονθόσιν ὑπάρχειν. πάντα γὰρ ταῦτα τὰ πάθη, κἂν
ἐν γαστρὶ κἂν ἐν ἥπατι κἂν ἐν θώρακι κἂν ἐν ὁτῳδήποτε
γένηται, παραχρῆμα τὸ μέρος ἀτονώ(51)τερον ἐργάζεται περὶ
τὴν ἰδίαν ἐνέργειαν· ἀλλ' οὐ τοῦτ' ἄρ' ἦν αὔταρκες αὐτοῖς
εἰς τὴν τῶν βοηθημάτων ἔνδειξιν, ἢ μάτην ζητοῦσι τὰς δια-

mant. Quare hi omnes ab affectu phlegmone laborantis
partis, non a fymptomatis quae hanc fequuntur praefidiorum indicationem fumunt. Ad eundem, arbitror, modum
et fi quis calidum, frigidum humidum et ficcum caufatur.
Verum hic etiam fi ventriculus citra phlegmonen, aut ulcus,
aut abfceffum, aut aliud id genus, eo tantum quod frigidior
evaferit, non recte concoquat, tamen remediis non defli-
tuitur. At qui phlegmonas, fcirrhos, aliaque quae oculis
videre licet, tantum effe morbos putant, ridicule plane cruditates quae fine iis fiunt ex imbecillitate ventriculi incidere dicunt, ceu affectum aliquem privatum fejunctumque
imbecillitatem effe velint, non autem velut in fuppuranti-
bus, aut fcirrho, aut phlegmone affectis, aut alia quavis ratione laborantibus ineffe. Quippe omnes hac affectiones
five in ventriculo, five in jecinore, five in thorace, five in
alio quovis accidant, illico partem in qua funt ad propriam
functionem edendam imbecilliorem reddunt. Sed id non
fatis illis erat ad indicationem remediorum, alioqui fruftra

BIBΛION B. 103

Ed Chart. X. [35. 36.]　　　　Ed. Baf. IV. (51.)

θέσεις, ἀλλ' ἐπ' αὐτὴν ἀνέρχονται τὴν οὐσίαν τοῦ νοσήματος, ὡς οὐκ ἐνὸν ἄλλως εὐπορῆσαι τῆς προσηκούσης ἰάσεως.
οὔκουν ἔτι τὸν ἔλεγχον ἐξ ἡμῶν ἀναμένουσιν, ἀλλ' αὐτοὶ
σφᾶς αὐτοὺς ἐξελέγχουσιν οἱ τὴν ἀτονίαν εἶναι λέγοντες τὸ
πάθος, ἐν οἷς οὐδὲν ὧν ἐκεῖνοι παθῶν ὡρίσαντο πεπον-
θυίας τῆς γαστρὸς ἀπεπτεῖ τὸ ζῷον. οὔτε γὰρ ἴδιον, ἀλλὰ
κοινὸν ἁπάντων λέγουσι, [36] καὶ τὴν θεραπείαν οὐδὲ κατ'
αὐτοὺς ἐκείνους δυνάμενον ἐνδείξασθαι εὐλόγως. ὄνομα γὰρ
ἐστι ψιλὸν τὸ ῥωννύναι τὴν ἀτονίαν, καὶ οἷον σκοπὸς μᾶλλον, οὐ θεραπεία. τί γὰρ χρὴ ποιοῦντας ῥώμην ἐντιθέναι
τοῖς ἀῤῥώστο῀σι περὶ τὴν ἐνέργειαν οὐ λέγουσιν. ἐν τούτῳ
δ' ἦν ἡ θεραπεία. καὶ χωρὶς τοῖ τὴν διάθεσιν εὑρεθῆναι τῆς
γαστρὸς εὐπορῆσαι βοηθημάτων ἀδύνατον· εἰ μὲν γὰρ
ἔψυκται, θερμαντέον, εἰ δ' ὕγρανται, ξηραντέον· ὡσαύτως δὲ καὶ εἰ μὲν ἀμέτρως τεθέρμανται, ψυκτέον, εἰ δ' ἐξή-
ρανται, ὑγραντέον. οὗτοι μὲν ἁπλοῖ τρόποι τῆς ἰάσεως
τέτταρες. ἕτεροι δὲ τέτταρες σύνθετοι, εἰ μὲν ψυχροτέρα καὶ
ξηροτέρα τὴν κρᾶσιν ἡ γαστὴρ ἐγένετο, θερμαντέον τ' ἐστὶ

inquirunt affectus, fed ad ipfam morbi effentiam fubeunt,
tanquam non aliter detur idonei compotes effe remedii.
Non igitur qui imbecillitatem pathos effe dicunt, ubi nullo
ex iis quae ipfi morbos definiunt affecto ventriculo animal
cruditate laborat, ii dum a nobis refellantur expectant, fed
ipfi fe ipfos redarguunt, quum non proprium aliquod, fed
commune omnium dicant, quodque nec illis ipfis judicibus,
remediorum inventionem indicare facile poffit. Quippe
illud, roborare imbecillitatem, nomen nudum ac veluti fcopus potius eft, non curatio. Nam quid faciendo iis qui in-
validi ad actionem funt robur vindices non dicunt, at in
hoc curatio confiftebat, et nifi ventriculi affectu invento, ut
remediorum fis compos fieri non poteft. Quippe fi refrixe-
rit, calfaciendus eft, fi humentior effectus, ficcandus eft, pari
modo fi immodice incaluit, refrigerandus eft, fi ficcatus, hu-
mectandus eft. Atque hae quatuor fimplices curationis rationes funt. Alterae quatuor compofitae funt. Si frigidiore et ficciore temperamento redditus ventriculus eft, cal-

καὶ ὑγραντέον αὐτήν· εἰ δὲ ὑγροτέρα καὶ θερμοτέρα, ξηραντέον τέ ἐστι καὶ ψυκτέον· οὕτω δὲ καὶ εἰ μὲν θερμοτέρα τε
καὶ ξηροτέρα, ψυκτέον τε καὶ ὑγραντέον, εἰ δ᾽ ὑγροτέρα τε
καὶ ψυχροτέρα, ξηραντέον τε καὶ θερμαντέον· ὥστε καὶ αἱ
διαθέσεις ὀκτὼ τῆς γαστρὸς, αὐτῆς, ὡς ἐκεῖνοι λέγουσιν, ἀτονίας αἰτίαι, καὶ οἱ τρόποι τῆς ἰάσεως ὀκτώ.

Κεφ. ε´. Καὶ οὐκ ἐγχωρεῖ λέγειν οὐδενὶ τῶν δογματιζόντων ὁμοίως τοῖς ἐμπειρικοῖς ὡς οὐδὲν δέοιντο γιγνώσκειν, εἴθ᾽ ὑπάρχουσιν, εἴτε μή· τελέως γὰρ ἀνατρέψουσι τὴν
λογικὴν αἵρεσιν, ὁμολογήσαντες εὐπορεῖν μὲν τῆς θεραπείας,
ἀγνοεῖν δὲ τὴν διάθεσιν· ἐκ πείρας γὰρ δήπου πάντες εὐπο-
ρήσουσι τῆς ἰάσεως, εἴπερ μὴ ἐκ τῆς τοῦ πράγματος αὐτοῦ
φύσεως ἔνδειξιν ἔλαβον. οἱ μὲν οὖν ἐμπειρικοὶ καὶ τῷ μὴ
δύνασθαι νομίζειν εὑρεθῆναί τι τῶν ἀδήλων, καὶ τῷ μὴ
δεῖσθαι, κἄν εὑρεθῇ, τετηρῆσθαι γὰρ αὐτοῖς τὰς θεραπείας
ἐπὶ ταῖς φαινομέναις συνδρομαῖς, εὐλόγος οὔτε γιγνώσκειν
φασὶν εἰ ὀκτὼ διαθέσεις εἰσὶ καθ᾽ ἃς ἡ γαστὴρ ἀτονεῖ, καὶ

faciendus fimul humectandusque eft. Sin humidior et calidior jufto evafit, ficcandus ac refrigerandus eft. Pari modo
fi calidior ac ficcior eft effectus, tum refrigerandus tum hu-
mectandus eft. Sin humidior ac frigidior, ficcandus ac calfaciendus eft. Quare et octo funt ipfius ventriculi affectus,
qui funt caufae ipfius, ut ipfi dicunt, imbecillitatis, tum
octo medendi rationes. Cap. V. Neque ficut empiricis, fic ulli dogmaticо-
rum dicere licet, fint haec an non fint, nihil effe opus intelligere. Funditus namque logicam fectam fubvertent, fi
ignorato affectu, curationis tamen facultatem abunde fibi fupereffe dicant. Etenim ab ipfa experientia omnes quomodo
curandum fit, intelligent, fi modo ab ipfius rei natura indicationem non fumpferint. Ac empirici quidem et quod invenire poffe non putent quicquam eorum quae abftrufa funt,
et quod id etiamfi inventum fit non defiderent, quippe ob-
fervatas a fe effe curationes in apparentibus concurfibus,
merito nec fcire fe an octo affectus fint quibus ventriculus imbecillus fit ajunt, et citra ejusmodi fupervacuam cu-

χωρὶς τῆς τοιαύτης περιεργίας εὐπορεῖν τῶν ἰαμάτων· οἱ δὲ
καὶ τὸν λόγον ὁμολογοῦντες ἔχειν, ᾧ καὶ περὶ τῶν ἀδήλων
διασκέπτονται, καὶ τὴν εὕρεσιν αὐτῶν ἔνδειξιν ἰαμάτων πά-
ρέχεσθαι φάσκοντες, οὐκ οἶδ' ὅπως οὐκ αἰδοῦνται λέγοντες ἢ μὴ γινώσκειν εἰ ὑπάρχουσιν αἱ ὀκτὼ διαθέσεις, ἢ μὴ
δεῖσθαι πρὸς τὰς ἰάσεις αὐτῶν. οὐ γὰρ τοῦτ' ἀπόχρη μόνον
εἰπεῖν, ὡς οὐκ ἴσασιν, ἀλλ' ἐξελέγξαι προσήκει τοὺς εἰδέναι
φάσκοντας, ὡς οὐκ ἀληθεύουσιν· ἄχρι δ' ἂν μήτ' αὐτοὶ τοῦτο
ποιῶσιν, ἕτεροί τε πολλὰς ἀποδείξεις λέγωσι τοῦ πᾶν σῶμα
διὰ τὴν ἐκ τῶν τεττάρων ποιὰν κρᾶσιν ἐνεργεῖν, εὐλογώτε-
ρον ἐκείνοις πιστεύειν, εἰ μή τι ἄρα προφάσεις ψιλὰς λέγοντες ἀξιώσουσι πιστότεροι τῶν τὰς ἀποδείξεις λεγόντων εἶναι.
καὶ μὴν ἐκεῖνοι μὲν εἰ καὶ μηδὲν ἄλλο, πείθειν γοῦν καὶ
διδάσκειν τοὺς ἀκροατὰς, οὐ βιάζεσθαι καὶ προστάττειν ἐπι-
χειροῦσιν· οὗτοι δ' αὖ τοὐναντίον ὡς τύραννοι κελεύουσι μὴ
ζητεῖν τῆς ἐνεργείας τὴν αἰτίαν. ἀλλ' ἡμεῖς μὲν καὶ Διονύσιον
καὶ Φάλαριν καὶ τοὺς ἄλλους τυράννους διὰ τοῦτο μισοῦ-
μεν, ὅτι κελεύουσι καὶ προστάττουσιν, οὐ πείθουσι καὶ δι-

riofitatem remediis fe abundare. Qui vero et rationem fe
habere profitentur, cujus ope etiam abftrufa inquirant et
ipforum inventionem praefidiorum praeftare indicationem
dicunt, hos quomodo non pudeat dicere, aut non nolle fe
an octo affectus fint, aut eos ad medendum fe non requirere? Neque enim id tantum dicere fatis eft, non nolle fe,
fed refellere par eft eos, qui fe fcire affirmant, ceu parum
vera profeffos. Quoad vero nec ipfi id faciunt, aliique non
paucis demonftrationibus confirmant, omne corpus pro certo
quatuor qualitatum temperamento opus fuum edere rationabilius eft illis accedere, nifi forte qui nuda afferunt verba
plus fibi credi poftulabunt quam qui cum demonftrationum
fide loquuntur. Atqui illi fi non aliud, faltem fuadere ac
docere auditorem ftudent, non cogere jubereque, hi rurfum
contra tyrannorum ritu jubent ne quaeramus actionis caufam. Verum nos hoc nomine Dionyfium, Phalarim cae-
terosque tyrannos odio profequimur, quod jubeant impe-

δάσκουσιν, ὡς Σόλων καὶ Δράκων καὶ Λυκοῦργος. ἀλλ'
ἐγὼ, φησὶ, ἐν τοῖς ὅροις μένω τῆς τέχνης, ὑμεῖς δὲ ἀποχω-
ρεῖτε, [37] καὶ πρὸς τὰς ἄλλας ἀρχὰς ἡμᾶς ἀνάγειν ἐπιχειρεῖτε
τῆς φυσικῆς θεωρίας. εἶτα οὐκ ἀποδείξεις, ὦ γενναιότατε, κἂν
αὐτὸ τοῦτο, τίνες εἰσὶν οἱ ὅροι τῆς ἰατρικῆς θεωρίας καὶ
τίνα χρὴ γινώσκειν τὸν μέλλοντα λόγῳ ποιήσασθαι τὴν εὕρεσιν τῶν βοηθημάτων, ἀλλὰ μορμολυξάμενος οἴει καταπλή-
ξειν ἡμᾶς; ἀκούω καὶ σοῦ λέγοντος ὡς οὐ χρὴ σκοπεῖσθαι
τῆς ἐνεργείας τὴν αἰτίαν· ἀκούω δὲ καὶ τῶν ἐμπειρικῶν ὡς
οὐδὲ τὰς ἐνεργείας αὐτὰς ἐπισκέπτεσθαι προσῆκεν· ἀκούω δὲ
καὶ τοῦ λέγοντος ὡς οὐ μόνον ἐπισκεπτέον εἶναι δεῖ αὐτὰς,
ἀλλὰ καὶ τὰς αἰτίας ὑφ' ὧν γίγνονται ζητητέον. ἆρ' οὖν κελεύεις με γίνεσθαι τῶν ἀδίκων κριτῶν, οἳ μὴ περιμείναντες
ἁπάντων ἀκοῦσαι τῶν ἀμφισβητούντων ἀλλήλοις, ἑνὶ φέρον-
τες ἔδοσαν τὴν ψῆφον; ἢ πρῶτον μὲν ἀκοῦσαι τοὺς λόγους
ὑμῶν ἑκάστου καταμόνας, εἶτ' ἀλλήλοις παραβαλεῖν καὶ διασκέψασθαι τίς ἑαυτῷ τε καὶ τοῖς φαινομένοις ὁμολογεῖ καὶ
τίς οὔτε τοῖς φαινομένοις οὔθ' ἑαυτῷ; καὶ μὴν εἰ τοῦτο

rentque, non fuadeant ac doceant, ficut Solon, Draco et
Lycurgus.   At, inquit, ego intra limites artis maneo, vos
et ab iis excedit et ad alia naturalis philofophiae principia
nos reducere conamini.   An igitur, homo lepidiffime, ne
hoc quidem ipfum demonftrabis, quinam videlicet medicinae artis fint limites, quaeque noviffe expediat ei qui ratione remediorum inventionem molietur, fed terrifico
vultu tuo nos reddere attonitos putas?   Audio quidem et te
illud dicere, non oportere actionis inquiri caufam, audio et
empiricos dicere nec actiones ipfas effe confiderandas, audio non minus illum qui dicit non tantum has effe aefti-
mandas, fed etiam caufas unde nafcantur quaerendas.
Non igitur ex eo effe me iniquorum judicum numero jubes, qui priusquam omnes qui inter fe diffident audierint,
uni ftatim ferunt fuffragium?   An primum quae veftrum
quisque dicat feorfum audire *vis*, dein conferre atque per-
pendere, quis tum fibi tum apparentibus confentiat, quis
rurfus nec fecum nec cum iis quae apparent?   Atqui fi ita

ποιήσαιμι, τῶν μὲν ἐμπειρικῶν ἀκούσαιμι κἂν παραμυθεῖσθαι
γοῦν πειρωμένων ἃ λέγουσιν, εἰ καὶ μὴ βεβαίως ἀποδεικνύου-
σιν· ὑμῶν δ᾽ οὐδὲ τοῦτο. τίς γὰρ ἢ παραμυθίαν ὑμῶν, ἢ
ἀπόδειξιν εἰπεῖν ἐπεχείρησεν ἡδέως ἂν ἀκούσαιμι, δι᾽ ἣν οὐ
χρὴ ζητεῖν τῆς ἐνεργείας τὴν αἰτίαν; ἡ μὲν γὰρ ἔμπροσθεν ὑπ᾽
ἐμοῦ ῥηθεῖσα μέθοδος ἀπέδειξεν ὡς δεῖ ζητεῖν· ὑμεῖς δ᾽ οὔτ᾽
ἀπόδειξιν οὐδεμίαν οὔτε λόγον οὐδένα πιθανὸν ἐπεχειρήσατε
εἰπεῖν, ἀλλ᾽ ἀνατείναντες τὰς ὀφρῦς ἐπιτιμᾶτε μόνον ἡμῖν
σεμνῶς, ἀποχωρεῖν τῆς ἄκρας φυσιολογίας κελεύοντες καὶ μὴ
ζητεῖν οὕτω φύσιν ἀνθρώπου καταμαθεῖν ὡς οἱ φιλόσοφοι
καταμανθάνουσιν, ἄχρι τῶν πρώτων στοιχείων ἀνιόντες τῷ
λόγῳ καὶ τοῦτο ὑμῖν ἀπόχρη μόνον εἰπεῖν, ὡς ἀρτηρίαν καὶ
φλέβα καὶ νεῦρον ἀρχὰς προσεχεῖς καὶ οἷον στοιχεῖα χρὴ
τίθεσθαι τῆς περὶ τὸν ἄνθρωπον φυσιολογίας. καί τις ἐπήνεσεν ἐν τούτῳ τὸν Ἡρόφιλον εἰπόντα κατὰ λέξιν οὕτως·
ἔστω ταῦτα εἶναι πρῶτα, εἰ καὶ μή ἐστι πρῶτα. τὸν δ᾽ εἰς
ἀπόδειξιν προκαλούμενον ἐξελέγχοντά τε τὰς ὑποθέσεις τῶν
ταῦτα δοξαζόντων ἑαυταῖς μαχομένας ἀπωθεῖσθε καὶ φεύγετε

faciam, empiricos audiam, etſi quae dicunt ſtabiliter non
demonſtrent, ſaltem ea lenire conantes, vos ne id quidem
facitis, nam ſane libenter audierim quis veſtrum vel leni-
men aliquod, vel demonſtrationem aliquam afferre conatus
eſt, cur actionis cauſam inquiri non expediat. Quae enim
a me methodus ſupra eſt poſita, inquirendum eſſe demon-
ſtravit. Vos nec demonſtrationem ullam nec rationem ullam probabilem afferre conamini, ſed tantum elato ſuperci-
lio tetrice nos objurgatis, abſcedere a ſumma phyſiologia
jubentes, nec ſic quaerere hominis naturam intelligere, ut
philoſophi faciunt, qui ad prima usque elementa ratione
aſcendunt, illudque vobis dixiſſe ſatis eſſe, arteriam et venam et nervum principia continentia et veluti elementa
ejus phyſiologiae quae de homine inſtituitur ponenda eſſe.
In quo quidam Herophilum laudavit, quod ita ad verbum
dixerit: *Eſto haec prima eſſe, tametſi prima non ſint.*
Sed qui ad demonſtrationem provocat ac hypotheſes iſtorum
qui ſic opinantur pugnare ſecum oſtendit, hunc averſa-

108 ΓΑΛΗΝΟΥ ΘΕΡΑΠΕΥΤ. ΜΕΘΟΔΟΥ

Ed. Chart. X. [37.]   Ed. Baſ. IV. (51.)

καὶ τὴν ἀρχὴν οὐδὲ παρέχετε τὰ ὦτα καὶ καταφρονεῖν προσ-
ποιεῖσθε καὶ μισολόγοι γίγνεσθε νῦν, οἱ τὸν λόγον καὶ τὴν
ἀπόδειξιν ἐπανατεινόμενοι τοῖς ἐμπειρικοῖς. ὅτι γὰρ ἑαυτοῖς
οἱ λόγοι διαφέρονται ἁπάντων τῶν ἐξ ἡμίσεος δογματιζόντων,
εὐφωρότατόν ἐστι τοῦτο τῷ κἄν βραχὺ γεγυμνασμένῳ κατὰ
τὰς ἀποδεικτικὰς μεθόδους. ἐπειδὰν μὲν γὰρ φλεγμαίνῃ γαστὴρ καὶ διὰ τοῦτο πέττειν ἀῤῥωστῇ, τίς ἡ τῆς φλεγμονῆς
ἐστιν αἰτία ζητεῖν δικαιοῦσι, κἀντεῦθεν εὐποροῦσι τῶν
ἰαμάτων, ἀποχωροῦντες τῆς ἐμπειρικῆς εὑρέσεως· ἐπειδὰν
δὲ χωρὶς φλεγμονῆς, ἢ τοιούτου τινὸς ἄλλου παθήματος,
ὑπὸ δυσκρασίας μόνης ἀῤῥωστῇ πέττειν, ἐνταῦθα πάλιν ἐκ
τῆς ἐμπειρίας αὐτῆς ἡ τῶν βοηθημάτων εὐπορία. καὶ μὴν
ἀλλήλοις μέν ταῦτα μάχεται, τὰ δὲ τῶν ἐμπειρικῶν ὁμολογεῖ,
καὶ ἀποδείκνυσί τε καὶ περαίνει τὸ σφέτερον ἐξ ὧν αὐτοὶ
ὑμεῖς συγχωρεῖτε λημμάτων. εἰ γὰρ ὅλως δυνατόν ἐστιν ἐπὶ
φαινομένοις συμπτώμασι τετηρῆσθαι θεραπείαν, ἀγνοουμένης
τῆς διαθέσεως, οὐκ ἐπὶ μὲν τῆσδε δυνατὸν, ἐφ᾽ ἑτέρας δ᾽
ἀδύνατον, ἀλλ᾽ ἐπὶ πασῶν ὁμοίως ἔσται δυνατόν. τοιγαροῦν

nini ac fugitis prorſusque non auditis et contemnere ſimula-
tis ibique rationem faſtiditis, qui contra empiricos rationem demonſtrationemque extollitis. Nam quod ſecum diſſideant rationes omnium qui ex dimidio dogmatizant, etiam
iis qui tenuiter in demonſtrandi methodo ſunt exercitati,
facile perſpicere licet. Quum enim phlegmone ventriculus
laborat atque inde adeo concoquere non valet, quaenam
phlegmones cauſa ſit quaerendum cenſent, atque inde praeſidiorum copiam conjectant, ſpreta empiricorum inventione;
quum vero citra phlegmonen, aliudve id genus vitium, ſolius intemperantiae culpa concoquere non valet, hic rurſus
auxiliorum facultatem ab experientia petunt. Atqui haec
ſecum non inveniunt, quum empiricorum opinio ſibi conſtet, praeterea demonſtret efficiatque quod volunt, ex iis
quae vos ipſi non inficiamini, lemmatis. Quippe ſi fieri
ullo modo poteſt, ut ex iis quae apparent ſymptomatis curandi ratio conjectetur, ignorato affectu, utique non hic
poſſibile, in alio fuerit impoſſibile, ſed aeque in omnibus

οὐδ᾽ ἐνταῦθα λόγον οὐδένα λέγειν ἕξετε τοῦ μὴ τὴν ἐμπειρίαν αὐτάρκη γίγνεσθαι πρὸς τὴν τῶν βοηθημάτων εὐπορίαν, ἐφ᾽ οἷς τὴν διάθεσιν (52) εὑρεῖν ἀδυνατεῖτε. πάντα οὖν ὡς [38] τύραννοι προστάττετε, χρῆσθαι δ᾽ ἀποδείξεσιν οὔτ᾽ αὐτοὶ βούλεσθε, βέλτιον γὰρ ἴσως εἰπεῖν τοῦτο τοῦ μὴ δύνασθαι, καὶ τοῖς βουλομένοις τε ἅμα καὶ δυναμένοις οὐχ ἕπεσθε. τί ποτ᾽ οὖν ἄλλο εἰσὶν ὑμᾶν οἱ λόγοι πλὴν ἔρις καὶ φιλονεικία καὶ πρόκλησις εἰς λοιδορίας καὶ μάχας, οἵας καὶ τῶν ὑμετέρων διδασκάλων τις ἐποιεῖτο διὰ παντὸς, ἢ καταγελῶν εἴ τις ἐφθέγξατο θερμὸν καὶ ψυχρὸν, ὡς βαλανεῦσι μᾶλλον, οὐκ ἰατροῖς προσηκόντων ὀνομάτων, ἢ σφοδρῶς ἐπιτιμῶν, ὡς ἀποχωροῦντι πόῤῥω τῆς ἰατρικῆς, ἢ τὴν Ἐρασιστράτου προχειριζόμενος ἀξιοπιστίαν. ἀλλὰ ταύτην μὲν πρῶτον ἀκούσας ἥσθην, δεύτερον δὲ καὶ τρίτον ἀκούων ἐμίσησα, βωμολοχίᾳ μᾶλλον, οὐκ ἰατρικῇ πρέπειν ἡγησάμενος. εἰ γὰρ ἅπαξ ἢ τῶν κελευσάντων μὴ προσωτέρω χωρεῖν ἀξιοπιστία μάρτυς ἱκανὴ πρὸς ἀπόδειξιν εἶναι νομισθήσεται, λῆρος ἤδη

poffibile erit. Ergo nec hoc quidem loco rationem ullam afferre poteritis, quo minus ubi affectum explorare nequitis, experientia ipfa fatis fit ad remediorum ubertatem. Omnia igitur ut tyranni imperatis, uti vero demonftrationibus nec ipfi vultis, praeftat enim id fortaffe dicere quam non poffe vos, nec iis qur uti tum volunt tum poffunt acceditis. Itaque quid aliud funt difceptationes veftrae quam lites et contentio et provocatio ad convitia et pugnas, cujusmodi praeceptorum veftrorum quidam perpetuo exercuit, aut irridens fi quis calidi vel frigidi mentionem faceret, tanquam balneatoribus magis quam medicis ea nomina convenirent, aut vehementar increpans, quafi longiffime a medendi arte digreffum, aut Erafiftrati gravem illam auctoritatem objiciens. Verum haec ut primo audita oblectabat, ita quum fecundo et tertio audivi, molefta fane fuit, ceu fcurris quam medicis magis congrua. Si enim femel auctoritas eorum qui ultra non effe procedendum jubent legitimus teftis effe ad demonftrationem putabitur, om-

μακρὸς ἔσται πάντα, καὶ πέρας οὐδὲν ἐν τοῖς διαλόγοις ἀλλ᾽
ἢ τοῦθ᾽ ὅπερ νῦν ὁρᾶτε γιγνόμενον, ἔχθρα καὶ μάχη καὶ λοι-
δορία. τοῖς γὰρ ἀποχωρήσασι μὲν τῶν λογικῶν ἀποδείξεων,
ὅτι δ᾽ Ἡρόφιλος οὕτως ἐκέλευσεν ἢ Ἐρασίστρατος, ἀξιοῦσι
πιστεύειν, ἀνάγκη πᾶσαν λοιδορίαν καὶ μάχην ἀκολουθῆσαι,
τὰ θαυμαστὰ τῶν νῦν διαλόγων ἆθλα. φέρε γὰρ ἑτέρου μέν
τινος λέγοντος ὡς τῷδέ τινι τῷ μὴ πέπτοντι καλῶς ἡ γαστὴρ δύσκρατος ἐπὶ τὸ ξηρότερόν τε καὶ ψυχρότερον ἐγένετο,
καὶ διὰ τοῦτ᾽ αὐτὴν ὑγραντέον τ᾽ ἐστὶ καὶ θερμαντέον, ἑτέρου δέ τινος, ἐκτροπῆς τοῦ κατὰ φύσιν ἐπὶ τὸ ψυχρότερόν τε
καὶ ὑγρότερον ἀπεργασθείσης, θερμὰ καὶ ξηρὰ τὰ διαιτήματα
προσφέρεσθαι συμβουλεύοντος· καὶ ἄλλος τις τρίτος παρελθὼν, ὡς μὲν οὐκ ὀρθῶς εἴρηται τῶν εἰρημένων ὁτιοῦν
μηδ᾽ ἐπιχειρήσειεν ἀντειπεῖν, μόνον δ᾽ ἐπιτιμῶν ὡς περιττὰ
ζητοῦσι, καὶ μάρτυρα τὸν Ἐρασίστρατον ἢ τὸν Ἡρόφιλον
ἐπάγοιτο· πῶς οὐχ, ὅπερ ἔφην, ἀρχὴ διαφορᾶς ἐντεῦθεν
ἔσται καὶ λοιδορίας τῆς πρὸς ἀλλήλοις; ἀνάγκη γὰρ δήπου
κἀκείνους, Ἀθήναιον καὶ Μνησίθεον καὶ Διοκλέα καὶ Πλει-

nia jam merae nugae erunt, nec finis in difputatione ullus
nifi qui nunc vifitur, inimicitia, pugna, convitium.　Quippe
qui a logicis demonftrationibus digreffi credi quippiam cenfent propterea quod Herophilus ant Erafiftratus ita juffit,
hos neceffe eft omnis generis convitia pugnasque fequi, ad-
miranda fcilicet difputationum quae nunc habentur praemia.　Finge enim alius dicat, huic qui commode non concoquat, ventriculum frigidam et ficcam intemperiem contraxiffe proindeque humectandum ac calfaciendum effe; alius,
quod ftatus ejus fecundum naturam mutatus ad frigidiorem
et humidiorem fit, calidum ficcumque victum adhibendum
fuadeat; tertius autem quispiam accedens, quod quae comprehenfa funt, non recte fint dicta, id ne tentet quidem
oftendere, fed tantum eos qui dixerint objurget, quafi
fuperflua fcrutentur, et teftes adhibeat Erafiftratum vel Herophilum, nonne, ut dixi, diffidii hinc mutuique convitii initium excitabitur?　Quippe illos contra neceffe eft Athenaeum
et Mnefitheum et Dioclem et Pliftonicum et Hippocratem et

BIBΛION B. 11 1

Ed. Chart. X. [38.] Ed. Baf. IV. (52.)

στόνικον, Ἱπποκράτην τε καὶ Φιλιστίωνα καὶ μυρίοις ἑτέρους
τοιούτους ἐπικαλέσαθαι μάρτυρας. εἰ γὰρ δὴ κατὰ μάρτυρας
χρὴ διαιρεῖσθαι τὸν λόγον, οὐ σμικρῷ τινὶ κρατήσουσιν· ὅτι
τε γὰρ τῆς νοσώδους δυσκρασίας εἴδη πολλὰ καὶ ὅτι καθ᾽
ἕκαστον ἡ θεραπεία διάφορος οὐχ Ἱπποκράτην μόνον, ἢ ἄλλους παμπόλλους ἰατροὺς, ἀλλὰ καὶ Πλάτωνα καὶ Ἀριστοτέλην καὶ Θεόφραστον καὶ Ζήνωνα καὶ Χρύσιππον, ἅπαντάς τε
τοὺς ἐλλογίμους φιλοσόφους παρεχόμενοι μάρτυρας· ὅτι τε χωρὶς τοῦ τὴν φύσιν εὑρεθῆναι τοῦ σώματος ἀκριβῶς οὐχ οἷόν τ᾽
ἐστὶν οὔτε περὶ νοσημάτων διαφορᾶς ἐξευρεῖν οὐδὲν οὔτε
ἰαμάτων εὐπορῆσαι προσηκόντως, ἅπαντας πάλιν τοὺς νῦν
εἰρημένους μοι φιλοσόφους τε καὶ ἰατροὺς, οὐ προστάττον-
τας μὰ Δί᾽ ὡς οὗτοι δίκην τυράννων, ἀλλ᾽ ἀποδεικνύντας παρέξονται. πρὸς ταῦτ᾽ οὖν οἱ τὸ θερμὸν καὶ ψυχρὸν
βαλανέων, οὐκ ἰατρῶν ὀνόματα φάσκοντες εἶναι βωμολοχεύ-
σονται δηλονότι καὶ γελωτοποιήσουσιν, ἢ μωροὺς, ἢ Φρύ-
γας, ἢ σχολαστικοὺς διηγούμενοι· συνίσασι γὰρ ἑαυτοῖς οὐ
μόνον ἀποδεικτικὸν ἐπισταμένοις οὐδὲν, ἀλλ᾽ οὐδ᾽ ὅ τι

Philiftionem et fexcentos alios tales opponere teftes. Si
enim teftibus decidenda lis erit, non medico hi vincent. Nam
quod tum morbofae intemperiei multae fint fpecies tum cujusque earum diverfa curatio, ubi non Hippocratis modo
et plurimorum aliorum medicorum, fed etiam Platonis, Ariftotelis, Theophrafti, Zenonis, Chryfippi et omnium illu-
ftrium philofophorum teftimonio comprobarint, utique et
quod citra naturam corporis exacte inventam fieri nequeat
ut vel de morborum differentia quicquam invenias, vel auxiliorum convenientium copiae fis compos, iisdem ipfis tum
philofophis tum medicis confirmabunt, hisque non tyrannorum ritu ficut ifti jubentibus, fed evidenti ratione pro-
bantibus. Contra haec igitur qui calidum et frigidum balneatorum dicunt effe vocabula, dicteriis videlicet utentur et
rifus movebunt, moriones, Phrygas aut fcholafticos narran-
tes. Quippe confcii fibi funt non modo nihil demonftratione confirmatum fcire, fed nec quid demum demonftratio fit

ποτέ ἐστιν ἀπόδειξις ἐπαΐουσιν. ἐκ τούτων οὖν τῶν σκωμ-
μάτων ἀνάγκη γενήσεσθαι διαφορᾶς ἀρχήν· ἵνα γὰρ τοῦ
πρώτου πάντων ὧν οἱ χωρὶς ἀποδείξεως φλυαροῦντες οὐκ
ὀκνοῦσι λέγειν ἐπιμνησθῶ, σκέψαι πῶς ἀναγκαῖόν ἐστιν
ἀκολουθῆσαι μάχην αὐτῷ. [39] πρὸς γὰρ τὰς ἀναποδείκτους
φάσεις αὐτῶν καὶ τοὺς ἀξιοπίστους μάρτυρας, ὅταν ἕτεροί
τινες ἐνδοξοτέρους τε καὶ πολὺ πλείονας ἀντιπροτείνωνται
μάρτυρας, ἀναγκαῖον ἢ συγχωρεῖν καὶ ἡττᾶσθαι κατ᾽ ἄμφω
νενικημένους, ἔν τε τῷ μὴ συνακολουθῆσαι πρὸς τὴν ἀπόδειξιν
κἂν τῷ κεκρατῆσθαι πρὸς τοῦ πλήθους τῶν μάρτυρων, ἢ
ἀναισχυντήσαντας Ἐρασίστρατον ἁπάντων ἐκείνων τῶν μαρ-
τύρων ἀποφαίνεσθαι πιστότερον. ἀνάγκη γὰρ ἐνταῦθα τὸν
μὲν εἰπεῖν ὡς οὐκ ἦν πιστότερος οὔτε τῶν περὶ τὸν Ἱπποκράτην καὶ Μνησίθεον ἰατρῶν οὔτε τῶν περὶ τὸν Ἀριστοτέλη
τε καὶ Πλάτωνα φιλοσόφων, τὸν δ᾽ ὡς ἀντειπεῖν· εἶτ᾽ ἄνω
καὶ κάτω τῆς τοιαύτης ἀντιλογίας φερομένης οὕτως ἀπαίδευτά
τε καὶ φιλόνεικα προαχθῆναι τὸν ἕτερον αὐτῶν εἰπεῖν ὡς
οὐκ ἔσται οὕτω σοι καλῶς, ἢν Ἐρασίστρατον ἀτιμάζῃς.
ταυτὶ γὰρ ὁρᾷς ἑκάστης ἡμέρας, ὦ Ἱέρων, γιγνόμενα κατὰ

intelligere.   Ergo ex his dicteriis neceſſe eſt oriatur diſſi-
dii initium.   Ut enim primum omnium memorem quae
nugantes ſine demonſtratione dicere non dubitant, conſidera
quo pacto neceſſe ſit ex eo pugnam ſubſequi. Nam ubi contra dicta eorum demonſtrationis expertia ac contra teſtes
ipſos, quibus credendum cenſent, alii tum celebriores tum
longe plures teſtes opponunt, neceſſe eſt vel cedere vincique
utroque nomine, et quod demonſtrare recuſarint et quod
numero teſtium ſint impares, vel perfricta fronte Eraſiſtratum omnibus illis teſtibus dicere majoris eſſe fidei.   Siquidem hic neceſſum eſt alterum negare eſſe majoris fidei aut
Hippocrate et Mneſitheo medicis, aut Ariſtotele et Platone
philoſophis, alterum eſſe majoris fidei inſtare, deinde varie
ultro citroque tam immodeſta contentioſaque contradictione
jactata alterum eorum impelli ut dicat, non tibi ſane ita
bene erit, ſi Eraſiſtratum negligas.   Haec enim quotidie
fieri in medicorum diſputationibus, o Hiero, vides.   Ea vero

τοὺς τῶν ἰατρῶν διαλόγους· τοιαύτης δ' ἅπαξ ἀνοιχθείσης
ὁδοῦ, πάντ' ἐπιρρεῖ τὰ τῶν γυναικῶν ἤδη ῥήματα καὶ κακῶς εἰπόντες ἀλλήλους, οὐ διδάξαντές τι χρηστὸν ἢ μαθόντες ἀπαλλάττονται. καὶ τῆς τοιαύτης ἀσχημοσύνης οὐκ
ἔστιν εἰπεῖν ὡς οὐχ οἱ τὰς ἀποδείξεις ἀποδιδράσκοντες ἄρ-
χουσιν· ἀποδιδράσκουσι δ', ὡς οἶσθα, πολυειδῶς, οἱ μὲν
σεμνῶς ἐπιτιμήσαντες μόνον, οἱ δὲ κομψευσάμενοί τι βωμο-
λοχικὸν, οἱ δ' εἰς γέλωτα καὶ χλεύην ἐξάγοντες τὸν διάλογον·
εἰ δέ τις καὶ τολμήσειε παραμεῖναί τε τῷ λόγῳ καὶ τῶν ἀποδείξεων ἐπακοῦσαι, μάλιστα μὲν οὐδ' ἕπεται τὴν ἀρχήν, οὐ
γὰρ ἐνδέχεται τὸν ἀγύμναστον ἀποδεικτικῆς μεθόδου τοῖς
χρωμένοις αὐτῇ παρακαλουθεῖν· εἰ δ' ἄρα καὶ μέχρι τινὸς
παρακολουθήσειεν, ἀλλὰ τῷ πάντως ἐπαμύνειν ἐθέλειν οἷς
ἐνετράφη δόγμασιν, ἐπιχειρῶν ἀντιλέγειν, εἶτ' ἐξελεγχόμενος,
ἀπέραντα καὶ ἀσυλλόγιστα καὶ περιττὰ καὶ ληρώδη φλυαρῶν,
ἀγανακτεῖ καὶ καταρᾶται τοῖς διαλεκτικοῖς, ὡς κακῶν αἰτίοις,
ὅτι δηλαδὴ τὴν κόρυζαν ἀπομύττουσιν αὐτῶν καὶ θεραπεύειν
πειρῶνται προσφέροντες οὐ μέλι καὶ πλακοῦντας, ἀλλὰ

femel data porta, omnia jam muliercularum verba inge-
runtur; et quum mutuis fe maledictis afperferint nihilque
utile docuerint aut didicerint, discedunt. Atque hanc tur-
pitudinem non eft quod dicat aliquis non effe ab iis qui
demonftrationem fugiunt inceptam. Fugiunt autem multifariam, ut fcis, alii cum gravitate tantum increpantes,
alii fcurrile aliquid jactantes; alii in risum fannasque discep-
tatione abrepta. Quod fi quis fermoni ftare, demonftra-
tionesque audire audet, primum quidem omnino non intelligit; neque enim poteft qui demonftrativae methodi fit
imperitus eos qui ipfa utuntur intelligere. Quod fi aliquatenus intelligit, at quod dogma fuum in quo nutritus
propugnare omnino decreverit, contra tendere aggreffus,
dein deprehenfus quae nec rite concludant nec colligant,
fed vana nugaciaque fint dicere, irascitur et devovet dialecticos ceu malorum auctores, quod videlicet ftiriam a na-
tibus ipforum detergent, ipfique mederi conantur, adhibitis non melle et placentis, fed alliis et caepis, quae etiam

σκόροδά τε καὶ κρόμμυα, τὰ καὶ τοὺς κορυζῶντας ἀλεκτρυό-
νας ἰώμενα. παραγέγονας γὰρ δὴ μυριάκις αὐτοῖς ὡς ὑπὸ
σκορόδων ὄντως καὶ κρομμύων τῶν ἐλέγχων ἀναγκαζομένοις
δακρύειν· οἶσθα δὲ δήπουθεν ὡς καὶ πολλοὶ πολλάκις ἡμῖν
ἐξωμολογήσαντο καταμόνας αἰσθάνεσθαι μὲν ἤδη τῶν κατὰ
τὴν σφετέραν αἵρεσιν ἀτόπων, οὐ δύνασθαι δ᾽ ἔν γε τῷ φα-
νερῷ μεταθέσθαι διὰ τὸ μήτ᾽ ἄλλα γινώσκειν ἀφ᾽ ὧν τιμη-
θήσονται καὶ τοῖς πολλοῖς τῶν ἀνθρώπων ἐφθακέναι ἀπὸ
τούτων γιγνώσκεσθαί τε καὶ τιμᾶσθαι. διὰ ταῦτα τοίνυν
κἀγὼ πολλάκις ἀνεβαλλόμην ὑπομνήματα γράψαι μεθόδου
θεραπευτικῆς, ὡς ἂν ἀκριβῶς εἰδὼς ὀλιγοστοὺς τῶν νῦν ἀνθρώπων ὑπ᾽ αὐτῶν ὠφεληθησομένους. εἰ μὴ γὰρ μεγάλη τις
γένοιτο καὶ δαιμονία μεταβολὴ τῶν ἀνθρωπείων πραγμάτων,
οἴχεται πάντα τὰ καλὰ καὶ συγκέχυται καὶ διέφθαρται, μηδενὸς ἀλήθειαν σπουδάζοντος, ἀλλὰ τὸ δόξαι μόνον. οἶσθα
γὰρ δήπου καὶ σὺ σαφῶς ὡς οὐδὲ πέντε τοῖς πᾶσιν ἀνθρώποις ἐνετύχομεν εἶναι μᾶλλον ἢ φαίνεσθαι σοφοῖς ὀρεγομέ-
νοις. καὶ μὴν εἰ μή τις ὀρεχθείη σοφίας αὐτῆς δι᾽ ἑαυτὴν,

pituita tentatos gallinaceos fanare folent. Quippe millies
affuifti iis, quum a diverfe concludentibus argumentis non
aliter quam ab ipfo allio et caepis cogerentur lachrymari.
Nec te profecto latet multos faepe nobis privatim faffos,
fentire jam fe fuam fectam quam fit abfurda, nec tamen
hanc poffe publice mutare, quum alioqui nec alia noffent,
unde haberentur in pretio, et jam vulgo propter haec et noti
et in pretio forent. Itaque ob haec ipfe quoque faepius
diftuli commentarios de medendi methodo fcribere, pro
comperto plane habens, pauciffimos homines hujus tempeftatis ab iis adjutum iri. Etenim nifi magna quaepiam mi-
raque mutatio humanarum rerum fiat, actum de bonis ftudiis eft, utpote confufis ac corruptis nemine veritatem
ipfam, fed tantum fcientiae famam quaerente. Optime
enim profecto fcis, ne quinque quidem usquam inveniffe
nos qui effe potius quam videri docti cuperent. Atqui
nifi quis fapientiam ipfam propter fe ipfam expetat, ne tem-

οὐδὲ καιρὸν ἕξει τοῦ γυμνάσασθαι κατὰ τὰς λογικὰς μεθόδους, ἀλλὰ περὶ πλοῦτον καὶ δόξαν καὶ δύναμιν πολιτικὴν
ἐσπουδακὼς, περὶ τὴν ἐν ἐκείνοις ἀσχολίαν ἅπαντα κατατρί-
ψει τὸν βίον.

Κεφ. στʹ. [40] Ἐάσαντες οὖν αὐτοὺς, πάλιν ἐπὶ τὸ
προκείμενον ἴωμεν. ἔστι τὸ προκείμενον ἐξ ἀρχῆς, ὡς εἰ μή
τις ἅπαντα τὸν ἀριθμὸν τῶν νοσημάτων (53) ἐξεύροι μεθόδῳ,
πταίσει μέγιστον πταῖσμα κατὰ τὴν ἀρχὴν εὐθὺς αὐτῆς τῆς
θεραπευτικῆς μεθόδου· πρόδηλον γὰρ ὡς τοσούτους χρὴ τρόπους εἶναι τῆς ἰάσεως ὅσαιπερ καὶ αἱ τῶν νοσημάτων ἰδέαι.
τὸ τοίνυν μήτ᾽ ἄπειρα ποιῆσαι τὰ νοσήματα ταῖς κατὰ μέρος ἰδιότησι προσέχοντας μήτ᾽ εὐθὺς ἐν τοῖς πρώτοις καταμεῖναι γένεσιν οὐ τοῦ τυχόντος ἐστὶν, ἀλλ᾽ ἀνδρὸς, ὡς καὶ
πρόσθεν ἐδείκνυτο, πάνυ γεγυμνασμένου κατὰ τὰς διαιρετι-
κὰς μεθόδους. ἀρχὴ δὲ τῆς διαιρέσεως αὐτῶν, ὥς που καὶ
τοῦτ᾽ ἐλέγετο, τὸν λόγον τῆς οὐσίας τοῦ διαιρουμένου
πράγματος ἀφορίσασθαι. καὶ τοίνυν ἐδείκνυτο πάντως μὲν
ἕν τι τῶν παρὰ φύσιν ὑπαρχόντων νόσημα. τεττάρων δ᾽
ὄντων τῶν παρὰ φύσιν, ἤτοι τῆς βεβλαμμένης ἐνεργείας,

pus quidem ullum inveniet quo fe in logica methodo exerceat, imo divitiis et famae et potentiae civili inhians, in
horum occupatione vitam omnem confumet.

Cap. VI.   Ergo dimiffis his rurfus ad propofitum
redeamus.   Eft autem ab initio propofitum illud, qui omnem morborum numerum methodo non invenerit, hunc
maxime in ipfis medendi methodi foribus lapfurum, quum
conftet totidem effe medendi rationes quot fint morborum
ideae.   Ergo fic in enumerandis morbis egiffe, ut neque
privatis proprietatibus attentus infinitos ftatuat, nec in primis ftatim generibus fubfiftat, id in prompту cuique non eft,
fed ei tantum, ficut antea dictum eft, qui in dividendi methodis fit exercitatiffimus.   Principium vero divifionis eorum
eft, ut etiam alibi diximus, ut effentiae ratio rei dividendae
conftituatur.   Igitur illud monftratum nobis eft, morbum
omnino unum ex iis effe quae praeter naturam fint.   Haec
autem quatuor quum fint, actio oblaefa, affectus ipfam effi-

ἢ τῆς ἐργαζομένης αὐτὴν διαθέσεως, ἢ τὴν ταύτην ποιούσης αἰτίας, ἢ τᾶν ἑπομένων αὐτῇ συμπτωμάτων, εἴτε τὴν
βλάβην τῆς ἐνεργείας εἴτε καὶ τὴν ἐργαζομένην αὐτὴν διάθεσιν ἐθέλοι τις ὀνομάζειν νόσον, οὐδὲν τοῦτο τὴν θεραπευτικὴν μέθοδον ὑπαλλάττειν ἐδείκνυμεν, εἰ τοῦθ᾽ ἓν μόνον
γιγνώσκοι, τὸ τὴν πρώτην θεραπείαν, ἣν δήπου καὶ προσεχῆ καλοῦσιν ἔνιοι, τῆς τὴν ἐνέργειαν ἐμποδιζούσης εἶναι
διαθέσεως. ἐπιδεδεῖχθαι δ᾽ ἡμῖν ἐλέγομεν ὡς ταύτην εὐλο-
γώτερον εἴη προσαγορεύειν νόσημα, μὴ μέντοι κωλύειν
ἡμᾶς εἴ τις ἐθέλοι τὴν μὲν τῆς ἐνεργείας βλάβην ὀνομάζειν
νόσημα, τὴν δ᾽ ἐργαζομένην αὐτὴν διάθεσιν αἰτίαν τοῦ νοσήματος. ὑποθέμενοι δὲ καλεῖσθαι νόσημα διάθεσιν παρὰ
φύσιν ἐνέργειαν βλάπτουσαν ἐζητήσαμεν ἐφεξῆς ὁπόσα τὰ
σύμπαντ᾽ ἐστὶ νοσήματα. πρόδηλον δ᾽ ἦν ἐν τούτῳ τὸ δεῖν
ἐξευρεῖν πρῶτον, εἴ τις ὁδῷ καὶ τάξει μέλλει προϊέναι καὶ μὴ
καθάπερ οἱ πολλοὶ τῶν ἰατρῶν ὡς τύραννοι προστάττειν,
ἥτις ποτὲ διάθεσίς ἐστιν ἡ τῆς ἐνεργείας αἰτία δραστική.
ταύτην οὖν ἡμεῖς μὲν εὐκρασίαν ἐλέγομεν εἶναι θερμοῦ καὶ
ψυχροῦ, ὑγροῦ καὶ ξηροῦ· καὶ διὰ τοῦθ᾽ ἡ πρώτη νόσος ἡ

ciens, affectus ipfius caufa, et quae hunc fubfequuntur
fymptomata; five functionis laefionem, five etiam molien-
tem hunc affectum morbum nominare velit aliquis, nihil
in medendi methodum immutare oftenfum eft, modo unum
illud intelligatur, primam ipfam curationem, quam etiam
nonnulli continentem appellant, affectus effe qui actionem
interturbat. Porro oftenfum a nobis diximus, rationabilius hunc morbum appellari, non tamen vetare nos quin,
fi cui id cordi fit, actionis noxam morbum nominet; affectum, qui hanc creet, morbi caufam. Suppofito igitur quod
morbus vocetur affectus is praeter naturam qui functioni
officiat, inquifivimus deinceps quot in univerfum morbi effent;
ubi clarum obiter fecimus, fi quis via ordineque proceffu-
rus fit, nec, ficut vulgus medicorum facit, tyranni ritu
imperaturus, huic primum inveniendum effe affectum illum,
qui functionis effectrix fit caufa. Hunc faune nos temperiem diximus effe calidi, frigidi, humidi ac ficci, proin-

ἐν τοῖς ὁμοιομερέσι; τῇ δυσκρασίᾳ τούτων ἐδείκνυτο γίγνεσθαι. ἕτερος δέ τις ἐν ὄγκοις καὶ πόροις θήσεται τὴν τούτων
συμμετρίαν, καὶ διὰ τοῦτ᾽ ἀμετρίᾳ τῶν πόρων αὐτῶν νοσήσειν
τὰ ζῶα. τὸ δὲ μήτ᾽ αὐτὸν ἀποφήνασθαι τολμῆσαι τῆς ἐνεργείας τὴν αἰτίαν ἐν ὁτῳδήποτε γένει τῶν ὄντων ἐστὶ, μήτε
τοῖς λέγουσιν ἀντειπόντα νομίζειν ἔτι λόγῳ καὶ μεθόδῳ προϊέναι, δεινῶς ἐλέγομεν εἶναι μοχθηρὸν, ἅμα μὲν ἄφυκτον
ἐργαζόμενον τὴν ἐκ τῶν ἐμπειρικῶν κατηγορίαν, ἅμα δὲ αὐτῷ
μαχόμενον· ἐξ ἡμίσεος γὰρ δὴ τοὺς τοιούτους εἶναι λογικούς·
ὅπως μὲν δὴ γίγνεται φλεγμονὴ καὶ σκίρρος καὶ οἴδημα καὶ
πάνθ᾽ ὅσα τοιαῦτα, πολυπραγμονοῦνται, ὅτι δὲ καὶ χωρὶς
τούτων ἁπάντων κατὰ δυσκρασίαν μόνην ἐνέργεια βλάπτεται
μὴ γινώσκονται, ἀλλ᾽ ἐμπειρικῶς τὰ τοιαῦτα θεραπεύονται.
ὅστις οὖν βούλεται γνῶναι πόσον ἁμαρτάνουσιν οἱ τοιοῦτοι
καὶ πόσον τι πλῆθος ὑπερβαίνουσι νοσημάτων καὶ ὡς πολὺ
πλέον ἀγνοοῦσιν ἢ γιγνώσκουσι, τὸ περὶ διαφορᾶς νοσημάτων
ἀναλεξάσθω γράμμα· μαθήσεται γὰρ ὡς ὀρθῇ μὲν ὁδῷ πρῶτος ἁπάντων Ἱπποκράτης ἐχρήσατο, δέον δ᾽ αὐτὴν τελειῶσαι

deque primum morbum in fimilaribus effe ex horum intemperie oftendimus. Alius quispiam corpusculorum et
meatuum fymmetriam ftatuet, proptereaque ex ametria
meatuum ipforum aegrotare animantes. Caeterum fi quis
nec ipfe actionis caufam, in quonam entium fit genere, audebit ftatuere, nec iis, qui ftatuunt contradicet, ac nihilo
fecius tamen ratione methodoque fe procedere arbitrabitur,
hunc egregie improbum effe diximus, ut qui nec tutum fe
ab empiricorum accufatione facere poffit et fecum plane
pugnet; quippe ejusmodi homines ex dimidio logicos effe,
qui qua ratione phlegmone, fcirrhus, oedema et alia id genus fiant, multo labore disquirunt, laedi autem etiam citra
haec omnia ex fola intemperie actionem non intelligunt, fed
empirice talia curant. Quisquis igitur quantum hi aberrent fcire volet, tum quos morbos tranfiliant quantoque
plures ignorent quam norint, librum de morborum differentiis perlegat; intelliget enim Hippocratem primum om-

τοὺς μετ᾽ αὐτὸν, οὐχ ὅπως οὐδεὶς ἐτελείωσεν, ἀλλὰ καὶ τὰ
καλῶς εὑρημένα διέφθειραν οἱ πλεῖστοι. πλησίον δὲ τοῦ τε-
λειῶσαί τε καὶ συμπληρῶσαι [41] τὴν ὑφ᾽ Ἱπποκράτους παρα-
δοθεῖσαν ὁδὸν οἱ περὶ τὸν Ἀριστοτέλην τε καὶ Θεόφραστον
ἀφίκοντο, καὶ εἰ χρὴ τἀληθὲς εἰπεῖν, ἐτελείωσαν δυνάμει διο-
ρισάμενοι τὸ μὴ ταὐτὸν εἶναι γένος τῶν νοσημάτων ἔν τε
τοῖς ὁμοιομερέσι σώμασιν ἔν τε τοῖς ὀργανικοῖς ὀνομαζομένοις. ὑπὸ μὲν γὰρ τῶν ὁμοιομερῶν τὰς ἐνεργείας γίγνεσθαι
καὶ διὰ τοῦτ᾽ εἶναι καθ᾽ ἕκαστον τῶν ὀργάνων ἓν ἴδιον ὁμοιομερές. ὅσα δ᾽ ἄλλα μετὰ τούτου συμπληροῖτο πᾶν ὄργανον,
ἕνεκα χρείας τινὸς ἐκείνου τοῦ πρώτου τῆς ἐνεργείας αἰτίου
γεγονέναι. καὶ τούτων μέντοι πάλιν αὐτῶν ἑκάστου κατὰ
μόνας ὑπάρχειν ἐνέργειαν, οἷον ἐπὶ τῶν ὀφθαλμῶν. ἄμεινον
γὰρ ἴσως, ὡς ἐν ἑτέροις ἐπὶ πλέον ἐδείξαμεν, ἐνταυθοῖ διὰ
βραχέων ὑπομνήσεις ποιήσασθαι. τὸ μὲν τῆς ὄψεως ὄργανόν
ἐστι τὸ κρυσταλλοειδὲς ὑγρὸν, ἕκαστον δὲ τῶν ἄλλων μορίων ἐκείνου χάριν ἐγένετο. καὶ πάντων εἰρήκαμεν αὐτῶν
τὰς χρείας ἐν τῷ δεκάτῳ τῆς περὶ χρείας μορίων πραγματείας.

nium recta inftitiffe via, quae cum a pofteris abfolvenda
fuerat, non modo nemo eorum abfolvit, fed plerique etiam
quae probe fuere inventa corruperunt. Proxime autem, ut
viam quae inchoata eft ab Hippocrate perficerent abfolve-
rentque Ariftoteles et Theophraftus accefferunt: et fi fateri
verum oportet, poteftate abfolverunt, quum conftituerint
aliud effe in corporibus fimilaribus morbi genus, aliud in
iis quae organica dicuntur: quippe a fimilaribus functiones
edi, eoque effe cujusque organi unam propriam fimilarem,
reliquas vero, quae cum hac quodvis organum perficiunt,
eas ufus alicujus gratia, illius quae prima erat actionis
caufa factas effe; fed et horum tamen rurfus cujusque effe
per fe actionem veluti in oculis. Satius enim fortaffis fit,
quae in aliis diffufe oftendimus, ftrictim hic commemoremus. Ipfum vifus organum eft cryftallinus humor; reliquae oculi partes ejus caufa funt factae; quarum omnium
ufus narravimus in decimo operis de partium ufu libro.

ἀλλ᾽ εἰ καὶ ὅτι μάλιστα τοῦ κρυσταλλοειδοῦς ἕνεκεν ἐγένετο
σύμπαντα, κατὰ μέρος γοῦν ἕκαστον αὐτῶν ἐνεργείας τινὸς
μετέχει, κοινῆς μὲν ὅλῳ τῷ ζώῳ φλὲψ καὶ ἀρτηρία καὶ νεῦ-
ρον· οἱ δ᾽ ὑμένες οἱ κατὰ τὸν ὀφθαλμὸν, ὡς ἂν τρεφόμενοι
δηλονότι καὶ τῶν φυσικῶν ἐξ ἀνάγκης μετέχουσι δυνάμεων,
ὥστε καὶ τῶν κατ᾽ αὐτὰς ἐνεργειῶν. ὅταν μὲν οὖν τὸ κρυσταλλοειδὲς ὑπὸ δυσκρασίας νοσήσῃ, βλάπτεται μὲν ἡ τῶν
ὀφθαλμῶν ἐνέργεια πάντως, ἀλλ᾽ οὐκ ἔστιν ἅς ὀργάνων αὐτῶν τὸ νόσημα. τὸ δ᾽ ὑπόχυμα καλούμενον οὐδενὸς μὲν
ὁμοιομεροῦς ἐστι πάθους, ὅλων δὲ τῶν ὀφθαλμῶν ὡς ὀργάνων. οὕτω δὲ κἂν εἰ γλίσχρων τινῶν ἢ παχέων χυμῶν ἔμφραξις ἐν τοῖς πέρασι τῶν κατὰ τὰ σιμὰ τοῦ ἥπατος εἴη φλεβῶν,
ἐμποδισθήσεται μὲν ἡ ἀνάδοσις, ὅλου δ᾽ ἔσται τοῦ ἥπατος
ὡς ὀργάνου τὸ πάθος, οὐδενὸς τῶν ὁμοιομερῶν αὐτοῦ μορίων νοσήσαντος. εἰ δὲ δυσκρασία καταλάβοι τὰς φλέβας,
αὐτῶν μὲν ἐκείνων ἔσται τὸ νόσημα πρῶτον, κατὰ συμβεβηκὸς δὲ καὶ τοῦ ἥπατος. Ἐρασίστρατος μὲν οὖν ἔσφαλται περὶ
τὴν οὐσίαν αὐτῆς καὶ φλεγμονῆς. οὔτε γὰρ ἐν τοῖς πέρασι

Caeterum quanquam cryſtallini maxime cauſa omnes ſunt
factae, ſingulae tamen earum aliquam ſeorſum actionem
ſunt nactae; ac vena quidem et arteria et nervus toti animanti communem, membranulae oculi omnes, quum ſint
nutrimenti participes, omnino naturalibus facultatibus ſunt
praeditae ac perinde etiam functionibus quae ab his profici-
ſcuntur. Quoties igitur cryſtallinus humor ex intemperie
laborat, omnino laeditur oculorum functio, caeterum non
eſt eorum ut organa ſunt morbus: at quod hypochyma
vocant nullius ſimilarium eſt morbus, ſed oculi totius ut organum. Ad eundem modum, ſi in finibus venarum, quae
in cavo jecinoris habentur, obſtructio ex lentis aut craſſis
ſuccis ſubhaeſit, diſtributio quidem in corpus per has mora-
bitur, morbus tamen totius jecinoris ceu organi cenſebitur, nulla ſimilarium ejus partium aegrotante; quod
ſi intemperies venas ejus infeſtaverit, ipſarum quidem
illarum morbus primum erit, ex accidente vero etiam
jecinoris. Ac Eraſiſtratus quidem in phlegmones ſub-

Ed. Chart. X. [41.]   Ed. Baf. IV. (53.)

τῶν ἀρτηριῶν γίγνεται σφήνωσις ἐξ ἀνάγκης ἐν τοῖς φλεγμαίνουσι μορίοις οὔτε πνεῦμα μόνον ἐν τῷ κατὰ φύσιν αἱ ἀρτηρίαι περιέχουσιν, ὡς ἐν τοῖς περὶ τούτων λογισμοῖς ἀπεδείξαμεν. εἰ δ᾽ οὖν ἐστί τι τοιοῦτον πάθος οἷον ἐκεῖνος οἴεται
φλεγμονή, καὶ σκίῤῥος τοιοῦτον οἷον ἐκεῖνος νομίζει, καὶ
τῶν ἄλλων ἕκαστον, ὡς αὐτὸς μὲν ἀσαφῶς ἐπὶ πολλῶν, οἱ δ᾽
ἀπ᾽ αὐτοῦ πειρῶνται διέρχεσθαι σαφέστερον, ὀλίγου δεῖν
ἀπαθῆ καταλείπει τὰ στερεά, μόνον ἑλκωθῆναι δυνάμενα καὶ
διατμηθῆναι καὶ θλιβῆναι καί τι τοιοῦτον ἕτερον ὑπομεῖναι
πάθημα. νοσεῖν δ᾽ αὐτὰ δι᾽ ὅλων ἑαυτῶν οὐδαμόθι φησὶ
νόσους τοιαύτας οἵας ἡμεῖς ἀπεδείξαμεν εἶναι τὰς ὀκτὼ δυσκρασίας. καὶ μὴν ὁρᾶταί γε σύμπαντα τὰ σώματα, μέχρι καὶ
τῶν δυσπαθεστάτων, οἷον χαλκοῦ καὶ λίθου καὶ σιδήρου,
θερμαινόμενά τε καὶ ψυχόμενα καὶ ξηραινόμενα καὶ ὑγραινό-
μενα, καὶ θαυμαστὸν εἰ ἀρτηρία μόνη καὶ φλὲψ καὶ νεῦρον
οὐδὲν τοιοῦτον πείσεται, καὶ τούτου θαυμαστότερον, εἰ πείσεται μὲν, ἐνεργήσει δὲ ἀμέμπτως, οἷον ἐπὶ τῆς καρδίας, εἰ

ftantia tradenda eſt lapſus, quum nec in partibus phlegmone laborantibus in finibus arteriarum impactio neceſſario cernatur, nec arteriae ſpiritum tantum, quum ſecundum
naturam ſunt, contineant, veluti in tractatione de his
oſtendimus. Si igitur phlegmone ejus generis morbus ſit
cujus autumat, et ſcirrhus ejus generis cujus ille opinatur,
et reliquorum finguli, ſicut ipſe obſcure et multi ſequaces
ejus clarius explicare conantui, utique ſolidas ipſas partes
liberas propemodum a morbis relinquit, niſi quatenus ulcerari, collidi incidique valeant, atque id genus aliud quippiam pati. Laborare vero eas ſe totis ejusmodi morbis,
quales nos octo intemperantias oſtendimus, id nusquam dicit. Atqui corpora univerſa, etiam quae difficillime afficiuntur, veluti aes, lapis, ferrum, ſaltem calefieri, refrigerari, ſiccari, humeſcereque cernuntur, ut utique mirum ſit, ſi tantum arteria et vena et nervus nihil ejusmodi
ſentient. Atque hoc etiam magis mirum, ſi ſapienter quidem,
functionem tamen legitimam edent, veluti ſi ita ſors tulit,

Ed. Chart. X. [41. 42.]　　　　　Ed. Baſ. IV. (53. 54.)

τύχοι, δύναμις μέν τίς ἐστι καὶ κατ᾽ αὐτὸν τὸν Ἐρασίστρατον,
ᾗ διαστέλλεται καὶ συστέλλεται. καὶ βλάπτεσθαι δὲ δήπου
ταύτην χρὴ, τῆς καρδίας ἐξαιρεθείσης ζῶντος τοῦ ζώου, καθάπερ πολλάκις ὁρῶμεν ἐν ταῖς ἱερουργίαις γιγνόμενον· εἰ
γὰρ μηδὲν βλάπτεται, κινηθήσεται διαπαντὸς, οὐχ ἕως χρόνου τινὸς, ὡς νῦν φαίνεται. δῆλον οὖν ὅτι βλάπτεται καὶ διὰ
τοῦτο παύεται κινουμένη. τίς οὖν ἡ [42] βλάβη, καλῶς εἶχεν
(54) ἐπισκέψασθαι, δυναμένης γε δηλονότι τὴν βλάβην ἀνα-
δέξασθαι τῆς καρδίας καὶ πρὶν ἐξαιρεθῆναι τοῦ ζώου. τίς οὖν
ἄλλη πλὴν δυσκρασίας ἐστίν; οὔτε γὰρ τὸ σχῆμα φαίνεται
μεταλλαττόμενον αὐτῆς, οὔτε κοιλότης τις, οὔτε σύνδεσμος
οὔτε στόμιον, ἀλλ᾽ οὐδ᾽ ἄλλο μόριον οὐδὲν ἀπολλύμενον,
ἀλλὰ μόνον ἡ φυσικὴ κρᾶσις ἐξαλλαττομένη. ταῦτ᾽ οὖν ἅπαντα τῶν ὁμοιομερῶν, ὡς εἴρηται, νοσήματα τυγχάνοντα, τελείως αὐτῷ παραλέλειπται. τὸ γὰρ δὴ τοῦ αἵματος ἐν τοῖς
πέρασι τῶν ἀρτηριῶν σφηνωθέντος ἐνέργειάν τινα βλαβῆναι
τῶν ἀρτηριῶν ὡς ὀργάνων ἐστὶ τὸ πάθος· ὡς δ᾽ ὁμοιομερῶν σωμάτων, ὀκτὼ μὲν αἱ κατὰ ψιλὰς τὰς ποιότητας δυσ-

in corde facultas quaedam eſt, ut ipſe quoque Eraſiſtratus
confirmat, qua dilatatur et contrahitur; hanc autem laedi
proiecto oportet, ſi viventi animali cor ſit exemptum,
quemadmodum ſaepe factum in ſacrificiis videmus, quippe
ſi non laedatur, perpetuo movebitur, nec tantum ad tempus
aliquod, ut nunc cernitur. Manifeſtum eſt igitur laedi,
proindeque movere deſinere. Quaenam igitur laeſio? id
conſiderare decebat, quum poſſit nimirum cor laeſionem
recipere, etiam antequam ab animali ſit exemptum. Quaenam alia praeter intemperiem? nam neque figura ejus mutata apparet nec cavitas ulla nec ligamentum nec oſculum,
imo nec alia ulla pars deperdita, ſed tantum naturalis temperies mutata. Ergo omnes hi ſimilarium partium morbi
omnino, ut dictum eſt, ab illo ſunt omiſſi. Si quidem ubi
ſanguis in finibus arteriarum impactus actionem aliquam
laedit, arteriarum ut organorum morbus eſt; ut vero ſimilarium partium octo quidem ſecundum nudas qualitates in-

κρασίαι, μετὰ ῥευμάτων δ' ὀκτώ. χρὴ τοίνυν, ὅστις τὰς τούτων ἀποδείξεις ἐπιστήμη βούλεται περιλαβεῖν, ἀπὸ τοῦ περὶ
τῶν στοιχείων ἄρξασθαι λόγου, κἄπειθ' ἑξῆς ἕκαστον ἀνα-
λέξασθαι τῶν ἄλλων, ὡς εἴρηται καὶ πρόσθεν. ἔστι δ' ἐφεξῆς μὲν ἐκείνῳ τὰ περὶ κράσεων ὑπομνήματα. καὶ τούτων
ἐφεξῆς τὸ περὶ τῆς ἀνωμάλου δυσκρασίας. εἶτα τὰ περὶ
τῶν φυσικῶν δυνάμεων, ὅσα τ' ἄλλα περὶ τῶν ψυχικῶν εἴρηται παθῶν ἐφεξῆς ἑκάστης ἰδίᾳ. τούτοις δ' ἕπεται τὰ περὶ
χρείας μορίων, οἷς τὰ περὶ τῶν νοσημάτων τε καὶ συμπτωμάτων διαφορᾶς. οἱ πολλοὶ δὲ τῶν ἰατρῶν, οὔτε τῇ πείρᾳ
μόνῃ προσέχοντες τὸν νοῦν, ἐνὸν αὐτοῖς ἀγαθοὺς ἰατροὺς
γίγνεσθαι καὶ κατὰ τὴν τῶν ἐμπειρικῶν ἀγωγὴν, ὀριγνώμενοί
τε τοῦ τελείου, κἄπειτα χωρὶς ἀποδείξεως ἀποφάσεσι πιστεύ-
οντες, ἢ μοχθηραῖς ἀποδείξεσι παραλογισθέντες, οὐ μόνον
οὐδὲν ἐξευρίσκουσι χρηστὸν, ἀλλὰ καὶ τὰ διὰ τῆς ἐμπειρίας
ἐγνωσμένα διαφθείρουσιν. οὐ γὰρ δήπου σμικρὰν ἔχει δύναμιν ὁ λόγος ὡς πρὸς τὸ κοσμῆσαι τὴν ἐμπειρίαν ἢ διαφθεῖραι, ἀλλ' ὅσον ὁ χρηστὸς ἐπικοσμῶν προστίθησιν, τοσοῦτον

temperies, octo autem cum fluxione. Oportet igitur quisquis horum certa fcientia demonftrationes coepiſſe velit, a
libro de elementis incipiat, poft deinde reliquos figillatim,
ut fupra dictum eft, legat. Sunt vero proximi huic commentarii de temperamentis. Ab iis proximus eft qui de inaequali intemperie infcribitur, mox qui de naturalibus facultatibus, aliique qui de animae affectibus funt proditi, idque de
unoquoque, deinceps et feorfum. Hos excipiunt qui de partium
ufu funt infcripti, quos fequuntur qui de morborum fymptomatumque differentiis titulum habent. Plerique vero
medicorum nec tantum experientiae applicantes animum,
quum tamen liceret ex empiricorum inftitutione bonis eſſe
medieis, et perfectioris rationis cupidi, quum aut iis quae
citra demonftrationem funt enunciata credant, aut vitiofis
demonftrationibus fallantur, non folum nihil excogitant
boni, fed etiam quae per experientiam funt cognita corrumpunt. Si quidem ratio non leve momentum obtinet ad
experientiam vel ornandam, vel corrumpendam, fed quan-

BIBΛION B. 123

Ed. Chart. X. [42.]   Ed. Baſ. IV. (54.)

ἢ καὶ πλέον ὁ μοχθηρὸς ἀφαιρεῖ. καὶ ταῦτ᾽ ἀκούεις λέγοντος
ἑκάστοτε τοῖς πολλοῖς τῶν ἰατρῶν, ὅσοι πρὶν γυμνάσασθαι
κατὰ τὰς λογικὰς μεθόδους ἢ ἀποδεικνύναι τι πειρώμενοι
παραλογίζονται σφᾶς αὐτοὺς, ἢ διαιρεῖν ὁτιοῦν εἰς εἴδη τε
καὶ διαφορὰς, εἶτα κἀνταῦθα κακῶν μαγείρων δίκην οἳ
κατ᾽ ἄρθρα τέμνουσιν, ἀλλὰ συντρίβουσί τε καὶ θλῶσι καὶ
διασπῶσιν, ὥσπερ κἀπὶ τοῦ νῦν ἡμῖν προκειμένου. συμβουλεύω δὴ πᾶσιν, ὡς οἶσθα, τοῖς τοιούτοις τῇ πείρᾳ προσέχειν
τὸν νοῦν. οὐ σμικρὸς γὰρ ὁ κίνδυνος ἅπαντι τῷ μειζόνων ἢ
καθ᾽ ἑαυτὸν ὀρεγομένῳ πραγμάτων μήτ᾽ ἐκείνων ἐφικέσθαι
καὶ τῶν ἐνδεχομένων γνωσθῆναιπαντάπασιν ἀτυχῆσαι. τοῖς οὖν
καὶ πεφυκόσιν εἶναι ἄριστα καὶ τοῖς μανθάνειν ἄγουσισχολὴν,
αὖθις ἡμεῖς διαλεγώμεθα, τοσοῦτον ἀναμνήσαντες αὐτοὺς
ὧν εὐθὺς κατ᾽ ἀρχὰς εἴπομεν, ὡς οὐ προσήκει συγχεῖν ἅμα
καὶ φύρειν ἀμφότερα, τά τ᾽ ἐκ τῆς πείρας εὑρισκόμενα καὶ τὰ
διὰ μόνου τοῦ λόγου, ἀλλ᾽ ὑπὲρ ἑκατέρων ἰδίᾳ διαλεχθέντας,
αὖθις ἄμφω συναγαγεῖν. εἰρηκότες οὖν ἡμεῖς ὑπὲρ τῆς ἐμπει-

tum recta ratio ornando adjicit, tantum vel etiam amplius
vitioſa detrahit.   Atque haec me ſaepe medicorum vulgo
praedicantem audis, qui prius quam in methodis logicis ſe exercuerint, vel cum demonſtrare aliquid tentant,
ſe ipſos fallunt, vel quum dividere quidvis in ſpecies ac differentias, hic quoque imperitorum coquorum ritu non per
articulos incidunt, ſed conterunt, collidunt ac dilaniant,
veluti in eo quod nunc eſt propoſitum.   Conſulo igitur, ut
ſcis, talibus omnibus experientiae animum intendant,
quum non leve inſtet periculum omnibus qui ſupra vires
aliquid moliuntur, ne et id non conſequantur et quae iṅtel-
ligere alias poſſent, omnino amittant.   Ergo cum iis qui
tum recto ſunt ingenio tum diſcere parati, ipſi rurſus ſermonem conferamus, illud tantum ex iis quae inter initia
diximus commonentes, non eſſe committendum ut utraque ſimul confundantur miſceanturque et quae per experientiam ſunt inventa et quae ſola ratione ſunt inveſtigata, ſed
cum utrumque ſeorſum ſit tractatum, poſt ambo conjungan-
tur.   Ergo quum ipſi de empirica inventione alibi egeri-

ρικῆς εὑρέσεως ἑτέρωθι, περὶ τῆς λογικῆς ἐν τοῖσδε τοῖς ὑπομνήμασι προὐθέμεθα διελθεῖν. καί μοι δοκῶ σαφῶς ἤδη δε-
δειχέναι, τοῖς γε τὰ περὶ τῆς τῶν νοσημάτων τε καὶ συμπτωμάτων διαφορᾶς ἀνεγνωκόσι, πρὸς οὓς ὁ μετὰ ταῦτα πᾶς
ἔσται μοι λόγος, ὡς εὐθὺς ἐν ἀρχῇ μέγιστον πτῶμα πεπτώ-
κασιν οἱ περὶ τὸν Θεσσαλόν. ἦν μὲν γὰρ οὐ σμικρὸν οὐδὲ τὸ
Ἀσκληπιάδειον πτῶμα, διὰ τὸ κατ᾽ ἀρχὰς ἐσφάλθαι τὸν
ἄνδρα περὶ τὰ τοῦ σώματος στοιχεῖα, πολὺ δ᾽ ἔτι μεῖζον αὐτοῦ καὶ ἀνιατότερον ἐποίησαν οἱ περὶ τὸν Θεσσαλὸν, εἰς
δύο μὲν ἅπαντα τὰ κατὰ δίαιταν [43] νοσήματα διαθέσεις
ἀναγαγόντες ὁμοίως ἐκείνῳ, πολλοὺς δὲ τῶν θεραπευτικῶν
σκοπῶν ἀφελόντες, οἷς ἐκεῖνος ἐχρήσατο. χείριστον δὲ καὶ
ἀνιατότερον ἁμαρτάνοντες, ὅτι μήτε τὰς τῶν ἐνεργειῶν βλάβας, ἀλλὰ μηδὲ τὰς αἰτίας αὐτῶν τὰς διαθέσεις ὑπολαμβάνουσιν εἶναι νοσήματα, μόναις δὲ ταῖς κενώσεσιν ἐπεχομέναις
τε καὶ πλεοναζούσαις ἀξιοῦσι προσέχειν τὸν νοῦν, οὐδ᾽ οὖν
οὐδὲ τί ποτ᾽ ἐστὶ τὸ πέρα τοῦ δέοντος ἢ κενοῦσθαι τὰ ἐκ
τοῦ σώματος, ἢ ἐπέχεσθαι διδάξαντες ἡμᾶς σαφῶς. ἢ γὰρ ὡς
πρὸς τὴν δύναμιν, ἢ ὡς πρὸς τὴν αἰτίαν, ἢ ὡς πρὸς τὴν

mus, de logica in his commentariis differere propofuimus.
At mihi videor iis praefertim, qui commentarios noftros de
morborum fymptomatumque differentiis perlegerunt, cum
quibus fcilicet mihi deinceps fermo erit, jam clare oftendiffe
ftatim per initia in maximum errorem lapfum Theffalum
effe. Lapfus enim non levi lapfu et Asclepiades erat, ubi
inter initia de elementis corporis male fenfit, caeterum multo
et majore et graviore Theffalus, quippe qui omnes in victus ratione morbos in duos fimiliter illi contulit affectus,
multos vero curativorum fcoporum ademit, quibus ille eft
ufus. Peffimum autem graviffimumque illud admifit quod
nec ipfas actionum laefiones, imo nec affectus qui earum
caufae funt, morbos effe cenfet, fed folis vacuationibus vel
retentis vel exuberantibus mentem intendi cenfet, quum
nec quid fit plus jufto fifti exuberarive vacuationem clare
nos doceat. Quippe vel ad vires, vel ad affectum, vel ad
id quod per fanitatem cuique femper eft obfervatum, referri

διάθεσιν, ἢ ὡς πρὸς τὸ κατὰ τὴν ὑγείαν ἑκάστῳ τετηρημένον
ἀναφέρεσθαι χρὴ τὴν τήρησιν. ὅθεν, οἶμαι, καὶ πόλεμος οὐ
σμικρὸς τοῖς ἀπ᾽ αὐτῶν ἐγένετο κατά τε ἄλλα πάντα διε-
νεχθεῖσι καὶ περὶ τῆς τῶν παθῶν ἐννοίας τε καὶ ὑπάρξεως.
ἀλλ᾽ εἰ νῦν κινήσαιμι τὴν περὶ τῆς διαφωνίας αὐτῶν διέξοδον,
ἀπάξω τοῦ χρησίμου τὸν λόγον. ὡς οὖν ἀνεγνωκόσιν ἤδη τὰ
περὶ τῆς τῶν νοσημάτων τε καὶ συμπτωμάτων διαφορᾶς ὑπομνήματα καὶ πρὸς τούτοις ἔτι τὰ τῶν αἰτίων αὐτῶν, ἔτι τε πρὸς
τούτοις ἐκεῖνα σύμπαντα διεληλυθόσιν ὧν ὀλίγον ἔμπροσθεν
ἐμνημόνευσα, τὸν ἑξῆς ἅπαντα ποιήσομαι λόγον, ἀρξάμενος
ἔνθάδε. ἐπειδὴ τὰς ἐνεργείας ἁπάσας ἐδείξαμεν ὑπὸ τῶν ὁμοιομερῶν γιγνομένας σωμάτων, τὰ δ᾽ ἄλλα πάντα τὰ καθ᾽ ἕκαστον ὄργανον μόρια χρείαν τινὰ τούτοις παρέχοντα, διττὸν
δήπου γένος ἔσται νοσημάτων, ἕτερον μὲν ἐν τοῖς ὁμοιομέ-
ρεσι σώμασιν, ἕτερον δὲ ἐν τοῖς ὅλοις ὀργάνοις· ἐν μὲν τοῖς
ὁμοιομερέσιν αἱ δυσκρασίαι· τῶν δ᾽ ὅλων ὀργάνων ἓν μὲν
τὸ παρὰ τὴν διάπλασιν, ἓν δὲ τὸ παρὰ τὸν ἀριθμὸν τῶν
μορίων, ἄλλο δὲ τὸ παρὰ τὸ ποσὸν ἑκάστου, καὶ τέταρτον
τὸ παρὰ τὴν θέσιν, κοινὸν δὲ τῶν ὁμοιομερῶν καὶ τῶν ὀργα-

judicium oportet. Ex quo factum arbitror ut pugna *inter ejus* fequaces *non* parva fit orta, ut qui tum de reliquis
omnibus inter fe diffideant, tum de eorum quae παθη vocant et notione et exiftentia. Verum fi nunc de pugna eorum hiftoriam moveam, deflectam ad inutilia fermonem.
Omnem igitur deinceps fermonem faciam, ceu cum illis
agam qui commentarios de morborum ac fymptomatum
differentiis, praetera de caufis eorum legerint, ad haec qui
ea omnia quorum paulo ante memini revolverint, atque hinc
ordiar. Quoniam actiones a fimilaribus corporibus profi-
cifci oftendimus, reliquas vero omnes fingulorum organorum partes ufum aliquem ipfis praebere, duplex fane morborum genus erit, alterum in partibus fimilaribus, alterum
in totis organis. In fimilaribus intemperies, in totis organis,
unum in conformatione fpectatur, aliud in partium numero,
aliud in cujusque quantitate obfervatur, quartum in fitu.
Utrarumque vero partium, fimilarium organicarumque, mor-

νικῶν μορίων νόσημά ἐστιν ἡ τῆς συνεχείας λύσις. ἒξ οὖν
ἐστι τὰ πάντα τῶν νοσημάτων γένη· ἓν μὲν ἴδιον τῶν ὁμοιομερῶν, ἡ δυσκρασία, τέτταρα δὲ ἑκάστου τῶν ὀργάνων, ὡς
εἴρηται νῦν ἤδη, καὶ πρὸς τούτοις ἔστι κοινὸν ὀργανικῶν τε
καὶ ὁμοιομερῶν ἡ τῆς συνεχείας λύσις. αἱ δὲ καθ᾽ ἕκαστον
αὐτῶν διαφοραὶ μέχρι τῶν ἐσχάτων εἰδῶν ἐν τῷ περὶ τῆς
τῶν νοσημάτων διαφορᾶς εἴρηνται.

Κεφ. ζ'. Τούτων οὕτως ἐχόντων ἤδη λεκτέον ὑπὲρ
τῶν θεραπευτικῶν ἐνδείξεων, αὐτὸ τοῦτο πρότερον ἐξηγησα-
μένους τὸ' τῆς ἐνδείξεως ὄνομα. τὴν γὰρ οἷον ἔμφασιν τῆς
ἀκολουθίας ἔνδειξιν λέγομεν. εὑρίσκεται μὲν κἀκ τῆς πείρας
τὸ ἀκόλουθον, ἀλλ᾽ οὐχ ὡς ἐμφαινόμενον τῷ ἡγουμένῳ. καὶ
διὰ τοῦτο τῶν ἐμπειρικῶν οὐδεὶς ἐμφαίνεσθαί φησι τῷδέ τινι
τόδε τι. καίτοι γε ἀκολουθεῖν λέγουσι τόδε τῷδε καὶ προηγεῖσθαι τόδε τοῦδε καὶ συνυπάρχειν τόδε τῷδε, καὶ ὅλως
ἅπασαν τὴν τέχνην τήρησίν τε καὶ μνήμην φασὶν εἶναι τοῦ
τί σὺν τίνι καὶ τί πρὸς τίνος καὶ τί μετὰ τίνος πολλάκις

bus communis eft ipfa unitatis folutio. Ergo fex in univerfum
morborum funt genera: unum ipforum fimilarium proprium, intemperies; quatuor, ut modo dictum eft, organorum cujusque; et cum his fextum quod tum fimilaribus tum
organicis eft commune, ipfius unitatis folutio. Horum cujusque differentiae ad ultimas usque fpecies in libro de morborum differentia funt traditae.

Cap. VII. His fic fe habentibus jam de medendi
indicationibus eft dicendum, fed hoc ipfo indicationis vocabulo prius expofito. Nam ipfam confequentiae infpectio-
nem indictionem dicimus. Nam invenitur quidem et ab
ipfa experientia id quod confequens faciendumve fit, caeterum non ita quafi in praecedenti aliquo defignatum, proindeque nemo empiricorum dicit, id ifto indicari, quamquam certe hoc fequi illud dicunt et hoc praecedere illud et
confiftere hoc cum illo. Denique omnem artem horum ob-
fervationem memoriamque effe dicunt, nempe quid cum
quo et quid poft, quid a quo eft, quid identidem fit vifum.

ἑώραται. τὸν τοίνυν ἐξ αὐτῆς τῆς τοῦ πράγματος φύσεως
ὁρμώμενον ἐξευρίσκειν τὸ ἀκόλουθον ἄνευ τῆς πείρας ἐνδεί
ξεις καὶ εὕρεσίν ἐστι πεποιῆσθαι. διωρισμένου δὲ καὶ τοῦδε
πάλιν ἀναμνήσαντες ὅπερ ἤδη καὶ πρόσθεν [44] εἴπομεν, ὡς
ἡ θεραπευτικὴ πᾶσα μέθοδος ἄνευ τῆς ἐμπειρίας προέρχεται
καὶ ὡς οὐκ ὀρθῶς ποιοῦσιν οἱ συνάγοντες εἰς ταὐτὸν καὶ συγ
χέοντες ἀμφοτέρας τὰς διδασκαλίας, ἐμπειρικήν τε καὶ λογικήν,
ἐχώμεθα τῶν ἐξῆς. εἴη δ' ἂν πρῶτον ἁπάντων τῶν ἐφεξῆς,
ὅπερ καὶ πρῶτον ἁπάντων ἕπεται τοῖς ὑποκειμένοις. ἕπεται
δὲ πρῶτον καὶ μάλιστα τὸ δι' (55) ἐνδείξεως ἅπασαν γίγνε
σθαι τὴν θεραπευτικὴν μέθοδον. ὅσον γὰρ ἀποκεχώρηκε τῆς
ἐμπειρίας, ἔνδειξις ὀνομάζεται σύμπαν. ὥστε καὶ ὅστις ἀκρι
βῶς βούλεται συστήσασθαι τὴν θεραπευτικὴν μέθοδον, ἄρ
ξασθαι μὲν αὐτὸν ἀπὸ τῶν πρώτων ἐνδείξεων χρή, μεταβῆναι
δὲ ἐντεῦθεν ἐπὶ τὰς ἐφεξῆς, εἶτ' αὖθις ἐπὶ τὰς ἐκείνων ἐχομέ
νας, καὶ τοῦτο ποιοῦντα μὴ παύσασθαι πρὶν ἐφικέσθαι τοῦ
τέλους αὐτῶν. τέλος δ' ἐστὶ τῆς νῦν ἡμῖν προκειμένης πραγ
ματείας ἐξευρεῖν ἑκάστου τῶν νοσημάτων ἰάματα. τίς οὖν

Ergo ex ipfa rei natura ordiri, atque ab ipfa quod fequens
fit, citra experientiam invenire, id eft indicatione invenire.
Definito jam hoc quoque ac rurfus quod ante diximus ad
memoriam revocato, omnem medendi methodum fejunctam
ab experientia procedere, nec recte facere eos qui ambas
doctrinas, empiricam logicamque, in unum cogunt atque
confundunt, quae reliqua funt profequamur. Fuerit autem omnium quae reliqua funt ordine primum quod et
primum omnium propofita jam proxime fequitur. Sequitur autem primum ac maxime illud quod omnis medendi
methodus per indicationem fit, nam quicquid ab experientia fejunctum eft, id totum indicatio nominatur. Quare
quisquis condere medendi methodum ad unguem parat,
huic a primis eft indicationibus aufpicandum, atque hinc ad
eas quae deinceps funt transeundum, rurfusque ab his ad
proximas, itaque pergenti non prius defiftendum quam ipfius
compos fit finis. Porro finis propofitae nunc nobis tractationis eft invenire cujusque morbi remedia. Quodnam igitur

ἀρχὴ τῆς ἐπὶ τοῦτο φερούσης ὁδοῦ; τοῦ νοσήματος ἡ γνῶσις,
ὁποῖόν τι τὴν φύσιν ἐστὶν, ὡς ἀπεδείχθη καὶ πρόσθεν. εἰ
γὰρ δὴ τὸ θεραπευόμενον αὐτὸ τοῦτ᾽ ἔστιν, εὔλογον δήπου
καὶ τῶν ἐνδείξεων ἐντεῦθεν ἄρξασθαι. τίς οὖν ἡ γενικὴ καὶ
κοινὴ πάντων τῶν νοσημάτων ἔνδειξις εὑρεῖν χρὴ πρῶτον,
εἶτα ἐντεῦθεν ἐπὶ τὰς κατ᾽ εἴδη προελθεῖν. ἀνάγκη γὰρ δὴ
τὰς νόσους ἁπάσας ἑνὸς καὶ ταὐτοῦ μεθέξει νόσους ὀνομάζεσθαι, καθάπερ, οἶμαι, καὶ ἄνθρωπον καὶ βοῦν καὶ κύνα
καὶ τῶν ἄλλων ἕκαστον. ἓν γὰρ καὶ ταὐτὸν ἐν ἅπασι τοῖς
ἀνθρώποις ἐστί. διὸ καὶ τῆς αὐτῆς προσηγορίας ἅπαντες ἐτύχομεν ἄνθρωποι καλεῖσθαι. παραπλησίως δὲ κἂν τοῖς κυσὶν
ἅπασιν ἔν τι καὶ ταὐτόν ἐστιν, ἐφ᾽ ὃ δὴ καὶ τὴν διάνοιαν
ἐπερειδόμεθα νοῆσαι βουληθέντες τὸν κύνα. καὶ μὲν δὴ καὶ
τοῖς ἵπποις ὁμοίως ἔν τι καὶ ταὐτὸν ἅπασιν ἐστὶν ᾗ πάντες
ἵπποι καλοῦνται. μάθοις δ᾽ ἂν ἐναργέστερον ἐπὶ τῶν ὁμωνύ-
μων αὐτό. τοῖς μὲν γὰρ τετράποσι ζώοις ἅπασι τοῖς ὑλακτικοῖς ἓν καὶ ταὐτὸν ὑπάρχει, τὸ τετράποσί τ᾽ εἶναι σύμπασι
καὶ ὑλακτικοῖς. τοῖς δ᾽ ἐναλίοις θηρίοις τοῖς ἁρπακτικοῖς, ἃ

viae quae huc perducit flatuetur principium? Nempe
morbi ipfius cognitio, qualis fcilicet is natura fit, ut prius eft
oftenfum, quippe fi id quod curatur is eft, ratio profecto
eft ab ipfo quoque indicationes effe incipiendas. Ergo primum quae generalis communisque morborum omnium indicatio fit inveftigandum eft, ab hac deinde ad alias fpecia-
tim defcendendum. Quippe neceffe eft omnes morbos unius
ejusdemque participatione morbos appellari, veluti, arbitror, et hominem et bovem et canem et reliquorum fingula.
Unum namque idemque in omnibus hominibus eft, cujus
gratia omnes eandem appellationem hominis fortimur. Pari
modo canibus unum idemque omnibus ineft, cui cogitatione
innitimur, quum canem intelligere volumus. Similiterque
in omnibus equis unum idemque ineft, propter quod omnes
equi dicuntur. In homonymis autem hoc clarius perfpicere
licet. Nam omnibus quadrupedibus animantibus quae la-
trant unum idemque ineft utique quod et quadrupedes
funt et latrabiles. At marinis illis rapacibus belluis, quas

δὴ καὶ αὐτὰ κύνας ὀνομάζομεν, ἕν αὖ κᾀκείνοις ὑπάρχει
ταὐτὸν, οὐχ ὑπάρχον τοῖς ἐπιγείοις. ὥστε μηδενὸς ἐκεῖνα
τούτοις κοινωνεῖν ἄλλου κατὰ τὴν τῶν κυνῶν φύσιν πλὴν
ὀνόματος. ἀνθρώπῳ μέντοι πρὸς ἄνθρωπον, οἷον Σωκράτει πρὸς Ἀλκιβιάδην, οὐκ ὀνόματος μόνον, ἀλλὰ καὶ τῶν
ὑπαρχόντων ἐστὶν ἡ κοινωνία· καὶ γὰρ καὶ ζῶα καὶ δίποδα
καὶ πεζὰ καὶ λογικὰ καὶ θνητὰ καὶ ὅλως οὐδὲν ἂν εὕροις
ὑπάρχον οὐδενὶ τῶν κατὰ μέρος ἀνθρώπων ᾗ ἄνθρωπος, ὃ
μὴ καὶ τοῖς ἄλλοις ἀνθρώποις ὑπάρχει. τοῖς μέντοι χερσαίοις
κυσὶ πρὸς τοὺς ἄλλους θαλαττίους ὑπά   ι πολλὰ διαφέροντα
καὶ κατὰ τὴν τοῦ σώματος ἰδέαν καὶ κατα τὸ τῆς ψυχῆς ἦθος.
ἥμερον γὰρ τοῦτο καὶ φιλάνθρωπον, ἐπίβουλον δ᾽ ἐκεῖνο
καὶ ἄγριον, καὶ χερσαῖον μὲν τοῦτο, θαλάττιον δ᾽ ἐκεῖνο,
καὶ τὸ μὲν τετράπουν, τὸ δὲ οὔ, καὶ τὸ μὲν ὑλακτικὸν, τὸ δὲ
οὐχ ὑλακτικόν. οὐ μὴν τῶν ἐπιγείων κυνῶν ὁ μὲν ὑλακτικός
ἐστιν, ὁ δὲ οὐχ ὑλακτικὸς, καὶ τετράπους μὲν ὅδε τις, ἕτερος
δὲ μὴ τοιοῦτος, ἀλλὰ πᾶσι μὲν αὐτοῖς ἕν εἶδός ἐστιν ᾗ
κύνες ὀνομάζονται καὶ οὐ μόνον ταῖς οὐσίαις ἔοικεν ὑπάρχειν

ipfas quoque canes appellamus, unum rurfus idemque ineſt
quod terreſtribus non eſt, ita ut his cum illis in canum natura nulla ſit niſi tantum nominis convenientia. At hominis cum homine, veluti Socratis cum Alcibiade, non nominis modo, verum etiam eorum quae iis inſunt ſocietas eſt,
nam et animalia et bipedes et pedeſtres et rationales et mor-
tales ſunt, denique nihil ulli ſingularium hominum qua
homo eſt, ineſſe deprehendas quod non et reliquis hominibus inſit. Caeterum terreſtribus canibus ab iis qui ſunt
marini multa inſunt diverſa, ſeu corporis ſpectes formam,
ſeu animi mores. Quippe ille cicur eſt hominisque amans,
hic inſidiator et ferus, ille terreſtris, hic marinus, ille quadrupes, hic non rurſum, ille latrabilis, hic ad latrandum minime habilis. At non terreſtrium canum hic latrabilis eſt,
ille non, nec rurſus hic quadrupes, alter non quadrupes,
ſed omnibus ipſis una forma ineſt, qua canes nominantur.
Nec vero ſubſtantiis modo id ineſſe videtur, verum etiam

130 ΓΑΛΗΝΟΤ ΘΕΡΑΠΕΥΤ. ΜΕΘΟΔΟΥ

Ed. Chart. X. [44. 45.]　　　　　　　　Ed. Baf. IV. (55.)

τὸ τοιοῦτον, ἀλλὰ καὶ τοῖς συμβεβηκόσιν αὐτοῖς ἢ ὡς διαθέσεσιν, ἢ ὡς ἐνεργήμασιν, ἢ ὡς παθήμασιν. οἷον ἄνθρωπος
περιπατῶν ἀνθρώπου περιπατοῦντος οὐδὲν διαφέρει κατ᾽ αὐτὸ
τὸ περιπατεῖν, καὶ καιόμενος δὴ καιομένου καὶ τεμνόμενος τεμνομένου καὶ λευκὸς λευκοῦ καὶ μέλας μέλανος· ἐν μέντοι τῷ
μᾶλλόν τε καὶ ἧττον ἕκαστον τούτων οὐ σμικρὰν ἔχει δια-
φοράν· οἷον [45] λευκὸς μᾶλλον ἢ ἧττον· ἀλλ᾽ ᾗ λευκὸς, ἕν
τι καὶ ταὐτὸν ἑτέρῳ λευκῷ κέκτηται· καθάπερ καὶ ᾗ ἄνθρωπος, ἕν τι ταὐτὸν ἀνθρώπῳ τῷ τυχόντι. καὶ καθ᾽ ἕκαστον
δὴ τῶν σημαινομένων ἕν ἅπασιν ὑπάρχει ταὐτόν· οὕτω δὴ καὶ
τὸ νοσεῖν καὶ τὸ ὑγιαίνειν· τὸ μὲν τοῖς νοσοῦσιν ἅπασιν ὑπάρχει, τὸ δὲ τοῖς ὑγιαίνουσιν, ἕν καὶ ταὐτὸν ἑκάτερον· καὶ ὥσπερ
ἐκ τῆς ἄνθρωπος φωνῆς ἕν, οὕτω κἀκ τῆς ὑγείας ἕν σημαίνεται. δηλοῖ δὲ καὶ ἡ καθ᾽ ἑκάστην ἡμέραν ἡμῖν γιγνομένη πρὸς
ἀλλήλους διάλεκτος, ὡς ἐν οἷς οὐκ ἔστιν ὁμωνυμία, τὸ σημαινόμενον ἕν ὑπάρχει. λέγοντος γάρ τινος ὑπὸ ἀνθρώπου
πληγῆναι λίθῳ τὴν κεφαλὴν, οὐδενὶ τῶν ἀκουόντων ἀσαφὴς
ὁ λόγος, οὐδ᾽ ἀμφίβολος, ὥσπερ εἰ καταβρωθῆναί τις, εἰ

ipfis accidentibus, vel ut affectus funt, vel ut actiones, vel
ut palliones. Verbi gratia homo inambulans ab homine in-
ambulante nihil differt fecundum ipfam inambulationem, fed
nec uftus ab ufto nec caefus a caefo nec albus ab albo nec
niger a nigro, verum in majoris minorisque ratione finguli
horum non parvam obtinent differentiam, veluti magis minusve albus; verum quatenus albus unum idemque cum altero albo poffidet, ita nimirum, ut, qua homo eft, unum
idemque cum alio quolibet eft homine, et in fingulis denique
fignificatorum unum idemque omnibus ineft, ita igitur et
ipfum aegrotare et valere fe habent, illud enim aegrotantibus ineft, hoc valentibus, utique unum idemque utrumque,
et veluti nomine hominis unum, ita etiam nomine fanitatis
unum fignificatur. Declarat autem et quotidianus inter vos
fermo quod in quibus homonymia non eft, in his unum
eft quod fignificatur. Si enim dicat quispiam vulneratum
fibi effe lapide caput, nemini, qui audiat, fermo eft obfcu-
rus aut ambiguus, ficut eft quum dicitur, fi forte ita conti-

οὕτως ἔτυχε, Κορίσκον ὑπὸ κυνός διηγεῖτο· τίνος γὰρ κυνός;
ὁ ἀκούσας ἐρήσεται, διότι, οἶμαι, δύο ἐστὶν εἴδη κυνῶν, τὸ
μὲν ἐπίγειον, τὸ δὲ ἐνάλιον. οὐ μὴν ὑπὸ τίνος γε λίθου καὶ
τίνα τὴν κεφαλὴν ἐρωτήσει· καὶ γὰρ λίθου παντὸς ἕν εἶδος
ᾗ λίθος ἐστὶ καὶ κεφαλῆς ἁπάσης ᾗ κεφαλὴ, κυνὸς δ᾽ οὐχ
ἕν ᾗ κύων, ὥσπερ οὐδὲ γλώττης ᾗ γλῶττα. καὶ γὰρ καὶ
αὐλοῦ καὶ ὑποδήματος καὶ ζώου μόριον ἡ γλῶττα. καὶ εἴ τινος ἀκούσαις οἰκέτῃ προστάσσοντος ὠνήσασθαι γλῶτταν, ἄδη-
λόν ἐστιν ἥντινα λέγει γλῶτταν· οὐ μὲν εἰ γαστέρα τις, ἢ
κύστιν ἢ ἧπαρ ὠνήσασθαι κελεύοι. καθ᾽ ἕκαστον οὖν τῶν σημαινομένων ἕν τι πρᾶγμά ἐστιν ὑποκείμενον, οὐ μὴν καθ᾽
ἑκάστην γε τῶν φωνῶν ἕν· ἐνίοτε μέντοι σημαίνεται μόνον
πρὸς τῆς φωνῆς, ὑπόκειται δὲ οὐδέν. ἀλλὰ περὶ μὲν τῶν
οὕτω λεγομένων οὐ πρόκειται νῦν διελθεῖν. ἐν οἷς δὲ οὐ
σημαίνεταί τι μόνον ἐκ τῆς φωνῆς, ἀλλὰ καὶ πρᾶγμά τί ἐστιν
ὑποκείμενον, ὅσαπερ ἂν ᾗ τὰ σημαινόμενα, τοσαῦται καὶ αἱ
τῶν πραγμάτων ὑπάρχουσιν ἰδέαι· τῆς μὲν φωνῆς ἕν σημαι-
νούσης ἕν ἐξ ἀνάγκης ἐστὶ καὶ τὸ τοῦ πράγματος εἶδος.

gerit, devoratum eſſe a cane Coriſcum, ſiquidem a quo cane,
ſtatim rogabit auditor, propterea videlicet quod duo ſunt
canum genera, terreſtre alterum, alterum marinum. At
non quo lapide aut quod caput, rogabit, quum et omnis
lapidis qua lapis eſt una ſpecies ſit et omnis capitis qua
caput, canis vero ut canis ſane non una, ſicut nec linguae
qua lingua, quando et tibiae et calceamenti et animantis
pars lingua eſt. Ac ſi quem audias miniſtro jubentem ut
linguam emat, incertum eſt quam linguam dicat; ſin ventrem aut veſicam, aut jecur emere jubeat, non item. Ergo
ſingulis ſignificatis una certa ſubjecta res eſt, non tamen cuique voci una res ſubjicitur, interdum enim tamtummodo
ſignificatur per vocem, nec quicquam ſubjicitur. Verum
de his quae ita dicuntur differere praeſentis propoſiti non
eſt. Quibus autem non tantum ſignificatur aliquid, ſed etiam
res aliqua ſubjecta eſt, his quotquot ſignificata fuerint,
totidem ſunt et rerum ideae. Ac vocis quidem unum ſigni-
ficantis una neceſſario erit et rei ſpecies, numero tamen

ἀριθμῷ μέντοι πολλὰ ταῦτα ἐγχωρεῖ γενέσθαι, καθάπερ τὸ
α. καὶ διὰ τοῦτο ἑπτὰ μὲν τὰ φωνήεντά φαμεν ὑπάρχειν,
στοιχεῖα δὲ τέτταρα καὶ εἴκοσι τὰ σύμπαντα, κατὰ τὴν ἡμετέραν δηλονότι διάλεκτον, ἐπὶ τὸ κοινὸν ἁπάντων εἶδος ἀποβλέποντες ἓν ὑπάρχον, οὐκ ἐπὶ τὰ κατὰ μέρος, ἐπὶ τὰ ἐν
χάρταις καὶ ξύλοις καὶ διφθέραις καὶ λίθοις γεγραμμένα, πάμ-
πολύ τι πλῆθος ὄντα καὶ μηδ᾽ ἀριθμηθῆναι δυνάμενα καὶ
σχεδὸν εἰς ἄπειρον ἐκτεινόμενα· δύναται γοῦν ἄχρι τοῦ παντὸς αἰῶνος α καὶ β καὶ γ γράφεσθαι μυρία, κατὰ ταὐτὰ
δὲ καὶ τῶν ἄλλων ἕκαστον γραμμάτων. ἀλλὰ τά γε σύμπαντα
τέτταρα καὶ εἴκοσι τὸν ἀριθμὸν εἶναί φαμεν, οὐ τὰ κατὰ
μέρος προχειριζόμενοι, τὰ δ᾽ εἴδη μόνον, καθ᾽ ὥνπερ, οἶμαι,
καὶ τὰ ὀνόματα φέρομεν. ἄλφα γὰρ οὐ τουτὶ μέν τι λέγεται
τὸ γεγραμμένον ἐν χάρτῃ, τουτὶ δ᾽ οὐ λέγεται τὸ γεγραμμένον ἐν ξύλῳ, ἀλλὰ καὶ τοῦτο κἀκεῖνο, κἂν εἰ κατὰ τῆς γῆς
γράψαις, κἂν εἰ κατὰ λίθου, κἂν εἰ καταξύσαις, κἂν εἰ διὰ
χρωμάτων. καὶ οὐδὲ πολλὰ τοὺς παῖδάς τις διδάσκει α καὶ
β καὶ γ καὶ τῶν ἄλλων ἕκαστον, ἀλλ᾽ ἓν μὲν ἕκαστον, ὁμοῦ
δὲ σύμπαντα τέσσαρα καὶ εἴκοσιν. οὕτως δὲ κἂν ἵππον ἕνα

plures has eſſe licet, ſicuti α. Eoque ſeptem eſſe vocales
dicimus, elementa noſtro videlicet idiomate cuncta quatuor
et viginti, ad communem videlicet omnium ſpeciem, quae
una eſt, referentes, non ad particulares, quae chartis, lignis,
membranis et lapidibus ſunt ſcriptae, quarum maximus numerus eſt, nec potis numerari peneque in infinitum exten-
ſus; nam poſſunt in toto temporis ſpatio infinita ſcribi tum
α tum β tum γ, eodem modo et reliquarum literarum ſingulae. Verum ea in univerſum quatuor eſſe et viginti numero dicimus, non particulares intelligentes, ſed tantum
ſpecies, quibus, ut arbitror, ipſa nomina indimus. Quippe
non hoc quod in charta ſcribitur, α dicitur, illud quod in
ligno pingitur; non α dicitur, imo tum hoc tum illud, idque ſive deſcribas in terra, ſive in lapide, ſive ſcalpas, ſive
coloribus pingas. Sed nec pueros docet quispiam multa
α et β et γ et reliquorum ſingula, imo quodque horum
unum, ſimul autem omnia viginti quatuor. Simili genere,

δείξεις, ἢ κάμηλον παιδὶ, θεασάμενος αὖθις ἕτερον ἵππον,
ἢ κάμηλον ἑτέραν, οὐκ ἐρωτᾷ τί ποτ᾽ ἐστὶ τὸ ζῷον, ἀλλὰ τὸ
μὲν ἵππον ὀνομάζει, τὸ δὲ κάμηλον. καὶ ταυτόν γε εἶναι
ἐκεῖνό φησι τοῦτο τὸ πρόσθεν ὁραθὲν τῷ νῦν ὁρωμένῳ. καίτοι τὸ μὲν, εἰ οὕτως ἔτυχεν, ἀπέθανεν, ἕτερον δ᾽ ἐστὶ τὸ νῦν
ὁρώμενον. οἶνον δὴ λέγουσιν οἱ ἄνθρωποι τὸν αὐτὸν χθὲς
καὶ τήμερον πεπωκέναι, τῷ εἴδει δηλονότι τὸν αὐτόν· ἐνίοτε
δέ φασι τρεῖς οἴνους πεπωκέναι τήμερον, ἢ νὴ Δία ἕνα, παν-
ταχοῦ πρὸς τὸ εἶδος ἀπoβλέποντες, [46] ἐπικεῖσθαί τε μίαν,
εἰ τύχοι, σφραγῖδα πεντεκαίδεκα θύραις, ἐν ἅπασι τούτοις ἐπὶ
τὸ εἶδος ἀναφέροντες τὸν λόγον. οὕτω δὲ ἐναργές ἐστι καὶ
φύσει πᾶσιν ὑπάρχει καὶ ἀνθρώποις καὶ βοσκήμασιν (56) ἕτερον μέν τι ὡς ὑποκείμενον κατ᾽ οὐσίαν, ἕτερον δὲ ὡς εἶδος
ἐν ἐπινοεῖν, ὥστε καὶ τοῖς ὄνοις, οἵπερ ἁπάντων τῶν θρεμ-
μάτων ἀνοητότατοί γε δοκοῦσιν ὑπάρχειν, ἄλλο μὲν τὸ κατ᾽
εἶδος ἕν, ἄλλο δὲ τὸ κατ᾽ ἀριθμὸν, εἰς διάγνωσιν ἥκει. θεασάμενος γοῦν κάμηλον ὁ ὄνος ἐξίσταταί τε καὶ φεύγει καὶ δέδιεν, εἰ μηδέποτε τύχοι θεασάμενος· εἰ μέν τοι συνεθισθείη

fi equum unum puero indices aut camelum, ubi alium rurfus equum aut camelum alterum afpexit, non rogat quod
animal id fit, fed illum equum, hunc camelum nominat,
atque illum quem prius cum hoc quem nunc cernit eundem effe dicit, quamvis fortaffis alter mortuus jam fit, alter,
hic videlicet quem cernit, fuperfit. Jam vinum homines heri hodieque idem bibiffe fe dicunt, nempe fpecie
idem, interdum tria fe vina hodie bibiffe narrant, aut etiam
unum, ad fpeciem ubique refpicientes, praeterea quindenas
fores uno figillo obfignatas, ad fpeciem *fcilicet* in omnibus
his fermonem referentes. Adeoque eft evidens ac omnibus
natura infitum tum hominibus tum brutis ut aliud quid
ceu in fubftantia fubjectum, aliud ceu fpecie unum intelligant, ut vel afinorum, qui tamen omnium brutorum ftupidiffimi videntur, aliud effe fpecie unum, aliud numero, notitiam non fugiat. Confpecta namque camelo afinus fe re-
trahit et fugit ac timet, fi nunquam antea camelum confpe-
xit. Sin autem videre jam affuevit, quamvis aliam aliam-

τῷ θεάματι, κἂν ἄλλην αὐτῷ καὶ ἄλλην ἐπιδείξῃς κάμηλον, οὐκέτι δέδιεν ὑπὸ συνηθείας,' ἀλλ᾽ ὡς ἓν εἶδος ὁρᾷ κἀκείνην ᾗ συν-
ειθίσθη καὶ ταύτην ᾗ πρώτως ἐντυγχάνει. οὕτω δὲ καὶ τοὺς
ἀνθρώπους οὐ δέδιεν ὑπὸ συνηθείας, ἀλλ᾽ ὡς ἓν εἶδος ὁρᾷ
καὶ τούτους· εἰ μέντοι θεάσαιτο τὸν ὀνηλάτην, οὐχ ὡς ἄνθρωπον μόνον, ἀλλὰ καὶ ὡς τόνδέ τινα γνωρίζει καὶ σείει γε
τὰ ὦτα πολλάκις καὶ τὴν κέρκον κινεῖ καὶ ὀγκᾶται καὶ σκιρτᾷ
θεασάμενος, ἐμφαίνων ὅτι γνωρίζει τὸν οἰκεῖον. τοῦτον μὲν
δὴ καὶ ὡς ἄνθρωπον καὶ ὡς συνήθη γνωρίζει· τὸν δὲ νῦν
αὐτῷ πρῶτον ὀφθέντα, καθ᾽ ὅσον μὲν ἄνθρωπον ὡσαύτως,
ὡς συνήθη δ᾽ οὐχ ὡσαύτως. ὥστ᾽ οὐ μόνον ἡμεῖς, ἀλλ᾽ ἤδη
καὶ οἱ ὄνοι τὸ μὲν ὡς ἀριθμῷ ταὐτὸν ὁρῶσί τε καὶ διαγι-
νώσκουσι καὶ μέμνηνται, τὸ δὲ ὡς εἴδει. καὶ τὸν Δίωνα τὸν
ὀνηλάτην, ἔστω γὰρ, εἰ τύχοι οὕτως λεγόμενος, ἄλλως μὲν
ὡς ἄνθρωπον, ἄλλως δὲ ὡς Δίωνα γνωρίζουσιν οἱ συνήθεις
ὄνοι, τὸ μέντοι κοινὸν εἶδος αὐτοῦ καὶ πρὸς τοὺς ἄλλους
ἀνθρώπους ὡς ἀνθρώπου λαμβάνοντες, τὸ δὲ ἴδιον ἐξαίρετον ὡς Δίωνος μόνου. καὶ τοσοῦτον τοίνυν δέον τοὺς πα-

que illi demonſtres, tamen propter conſuetudinem non amplius timet, ſed veluti unam ſpeciem intuetur et illam cui
inſuevit et hanc quae nunc primum apparet. Ad eundem
modum nec homines timet propter conſuetudinem, ſed
hos quoque velut unam ſpeciem videt. Verum ſi agaſonem
inſpexit, non ſolum ut hominem, ſed etiam ut hunc hominem agnoſcit, et ſaepe micat auribus et caudam quatit et
rudit et laſcivit, quum eum aſpexit, utique indicans ſe familiarem agnoſcere. Hunc itaque tum ut hominem tum ut
familiarem noſcit, eum autem quem primum jam videt ut
hominem ſimiliter, ut familiarem non ſimiliter. Quare non
nos modo, verum aſini quoque jam aliud ut numero idem
tum vident tum etiam dignoſcunt ac meminerunt, aliud ut
ſpecie. At Dionem agaſonem, eſto enim ita vocetur, aliter ut hominem, aliter plane ut agaſonem ſuum agnoſcunt
conſueti aſini, utique communem ejus cum aliis hominibus
ſpeciem ut hominis capientes, privatam vero ac ſecretam,
ut Dionis tantum. Ergo tantum abeſt ut veteres philoſo-

λαιοὺς φιλοσόφους ἐπαινεῖν, ὡς μέγα τι καὶ σοφὸν ἐξευρόν-
τας, ὅτι τὸ ταὐτὸν καὶ τὸ ἕτερον καὶ τὸ ἓν καὶ τὸ οὐχ ἓν
οὐ μόνον κατ' ἀριθμὸν, ἀλλὰ καὶ κατ' εἶδος χρὴ νοεῖν, ὥστε
καὶ τοῖς ὄνοις φημὶ τοῦτο ὑπάρχειν φύσει. πρόςκειται μὲν
οὖν ὑπὸ τῶν παλαιῶν φιλοσόφων, ὡς οὐ μόνον ἀριθμῷ καὶ
εἴδει λέγεταί τι ταὐτὸν, ἀλλὰ καὶ τῷ γένει. οὐ μὴν ἤδη γέ
πω τοῦδε χρῄζω πρὸς τὰ παρόντα· μόνον γὰρ ἀρκεῖ μοι τὸ
δεῖξαι τῶν ὄνων ὑπάρχοντας ἀναισθητοτέρους ὅσοι μὴ
συγχωροῦσιν ἕτερον μέν τι τῷ εἴδει τὸ ἕν, ἕτερον δ' ἀριθμῷ
λέγεσθαι, καὶ μᾶλλον ἔτι τοὺς ἕνα μὲν τὸν φρενιτικὸν εἶναι
λέγοντας καὶ ἕνα τὸν ἐμπειρικὸν, ἕνα δὲ τὸν ἄνθρωπον εἶναι
μὴ συγχωροῦντας, ἢ μὴ γινώσκοντας ὡς εἴδει μὲν ἓν ὁ ἄνθρωπος, ἀριθμῷ δ' οὐχ ἕν. οὐδ' ὁ Σωκράτης μὲν ἓν καὶ τὸ
εἶδος καὶ τὸν ἀριθμὸν, ὁ φρενιτικὸς δὲ τὸ μὲν εἶδος εἷς, οὐχ
εἷς δέ ἐστι τὸ πλῆθος. οὐ γὰρ ἐνδέχεται Δίωνα καὶ Σωκράτην
καὶ Θέωνα καὶ Κορίσκον ἅμα παντας, εἰ τύχοι, φρενιτίζον-
τας ἕνα τῷ πλήθει τοὺς τέσσαρας ὑπάρχειν, ἀλλὰ τὸ μὲν
εἶδος ἕνα, τὸ πλῆθος δ' οὐχ ἕνα. παραλογώτερον δέ τι τῶν

phos laudem tanquam amplum aliquid magnaeque ſubtili-
tatis invenerint, quod idem ac diverſum, unum ac non
unum, non ſolum numero, ſed etiam ſpecie ſit cogitandum,
ut etiam ipſis aſinis hoc ineſſe natura dicam. Sane adjiciunt veteres philoſophi non tantum numero ac ſpecie aliquid idem dici, verum etiam genere. Verum id jam ad
rem propoſitam non deſidero; mihi enim unicum illud ſatis-
facit, quod ipſis aſinis ſtupidiores oſtendi qui non concedunt aliud ſpecie unum, aliud numero dici, magisque his
etiam qui unum eſſe phreniticum et unum empiricum dicunt, unum tamen eſſe hominem non concedunt, aut qui
non intelligunt ſpecie quidem unum eſſe hominem, numero
non unum, nec Socratem unum eſſe tum ſpecie tum numero, phreniticum autem ſpecie eſſe unum, multitudine
non unum, quum fieri non poſſit ut Dion, Socrates, Theon
et Coriſcus pariter, ſi ita fors tulit, phrenitide laborantes, quum quatuor ſint, unus multitudine ſint, ſed ſpecie
unus, multitudine non unus. Abſurdius autem multo eſt

ἐμπειρικῶν ἰατρῶν ἐστιν, ὅτι καὶ τὸν ἐμπειρικὸν ἕνα λέγουσιν, εἶτ᾽ ἐρωτηθέντες πῶς ἕνα φασὶ τὸν ζῶντα τῷ τεθνεῶτι,
καὶ τὸν ἐπὶ τῆς Ἑλλάδος τῷ κατ᾽ Αἴγυπτον, ἀποκρίνονται
πρὸς τοῦτο θαυμαστὴν ἀπόκρισιν. ᾗ γὰρ φασιν ἐμπειρικός
ἐστι, ταύτῃ καὶ εἷς. τοῦτο γὰρ δὴ τῆς ἐσχάτης ἀναισθησίας
ἐστὶν, εἰ προστιθέντες τὸ ᾗ καὶ τὸ ταύτῃ, μηδ᾽ ὧν αὐτοὶ
φθέγγονται συνίασιν. εἰ γὰρ δὴ ταύτῃ γε Σεραπίων καὶ Μηνόδοτος εἷς ἐστὸν ᾗ ἐμπειρικοὶ, κατ᾽ ἄλλα δήπουθεν οὐχ εἰς
ἔσονται. ὥστ᾽ εἴ γε παντοίως εἷς ἦν, ἐκ περιττοῦ καὶ μάτην
ἂν, οἶμαι, προσέκειτο τὸ ᾗ καὶ τὸ ταύτῃ, παρὸν ἁπλῶς
εἰπεῖν ὡς εἷς ἐστι Σεραπίων καὶ Μηνόδοτος. [47] οὕτως
οὖν ὡς ὑπὲρ αὐτοῦ μόνου Μηνοδότου τὸν λόγον ποιούμενος,
οὐκ ἂν προσθήκης δεηθείης, ἀλλ᾽ ἁπλῶς ἂν εἴποις, εἷς ἐστι
Μηνόδοτος. εἰ τοίνυν Μηνόδοτος μὲν εἷς ἁπλῶς, Μηνόδοτος δὲ καὶ Σεραπίων οὐχ ἁπλῶς εἷς, ἀλλ᾽ ᾗ ἐμπειρικοὶ,
πάντως δήπουθεν αὐτοῖς ἐστιν ἕτερ᾽ ἄττα καθ᾽ ἃ δύο εἰσὶ
καὶ οὐχ εἷς ἀμφότεροι, καὶ γίνεται τοῦτο ἐκεῖνο τὸ πρὸς τῶν

quod empirici dicunt, quum unum effe empiricum dicunt,
deinde rogati quomodo unum dicant eum qui vivit cum eo
qui mortuus eft et eum qui eft in Graecia cum eo qui eft
in Aegypto, mirificum reponfum afferunt. Quatenus, inquiunt, empiricus eft, eatenus etiam unus eft. Hoc enim
extremae ftupiditatis eft, fi adjectis illis, quatenus et eatenus, ne quae ipfimet loquuntur intelligunt. Si enim eatenus Serapion et Menodotus unus funt, qua empirici funt,
profecto in aliis unus non erunt, quando fi omnifariam unus
effent, fupervacue, arbitror, ac fruftra addita effent illa,
quatenus et eatenus, cum promptum effet fimpliciter dicere
unum effe Serapionem et Menodotum: ita nimirum ut fi
de ipfo tantum Menodoto loquens, adjectione non egeres,
fed abfoluto fermone diceres, Menodotus eft unus. Ergo
fi unus abfoluto fermone eft Menodotus, Serapion autem et
Menodotus non abfoluto fermone unus, fed quatenus empirici, omnino profecto ipfis alia quaepiam inerunt quibus
duo funt et non unus ambo. Efficiturque hoc illud quod

BIBΛION B. 137

Ed. Chart. X. [47.]   Ed. Baf. IV. (56.)

παλαιῶν φιλοσόφων εἰρημένον, ἕτερον μὲν ἀριθμῷ καὶ ταὐτὸν καὶ ἕν, ἕτερον δὲ τῷ εἴδει, καὶ μηδὲν εἶναι θαυμαστὸν,
εἰ Μηνόδοτος Σεραπίωνι κατά τι μὲν ὁ αὐτός ἐστι καὶ εἷς,
κατά τι δὲ οὐχ ὁ αὐτὸς οὐδ᾽ εἷς. ᾗ μὲν γὰρ ἐμπειρικὸς ὁ
αὐτός, ᾗ δ᾽ ὁ μὲν σιμὸς, ὁ δὲ γρυπὸς, ἢ μέλας, ἢ λευκὸς,
ἢ μέγας, ἢ μικρὸς, οὐχ ὁ αὐτός. ἆρ᾽ οὖν οὕτως ἐστὶν ἑκάτε-
ρος αὐτῶν ἄνθρωπος, ὡσεὶ ἢ γρυπὸς ἢ σιμὸς, ἢ οὕτως ὡς
ἐμπειρικός; ἢ κἂν παῖς τοῦτό γε νοήσειεν, ὡς ᾗ μὲν ἄνθρωπος εἷς ἐστιν, ᾗ δ᾽ ὁ μὲν σιμὸς, ὁ δὲ γρυπὸς, οὐχ εἷς. ἆρ᾽
οὖν οὐκ ἐσχάτης ἀναισθησίας, ἢ φιλονεικίας, ἢ οὐκ οἶδ᾽ ὅ
τί ποτε καὶ προσειπεῖν ἄξιον, ἕνα μὲν ὁμολογεῖν εἶναι τὸν
φρενιτικὸν ᾗ φρενιτικὸς, ὡσαύτως δὲ καὶ τὸν ληθαργικόν τε
καὶ πλευριτικὸν, οὐδένα δὲ τὸν ἄνθρωπον ᾗ ἄνθρωπος· καὶ
τὸν μὲν ἐμπειρικὸν ἕνα λέγειν ᾗ ἐμπειρικὸς, οὐχ ἕνα δὲ τὸν
ἵππον ᾗ ἵππος, ἐνὸν ἀκοῦσαι λέγοντος Ἀριστοτέλους τε καὶ
Θεοφράστου δύνασθαί τι τῷ μὲν εἴδει ταὐτὸν ὑπάρχειν
ἕτερον ἑτέρῳ, τῷ δ᾽ ἀριθμῷ μὴ ταὐτὸν, ἔτι δὲ τούτων ἔμπροσθεν αὐτοῦ τοῦ κἀκείνοις ὑφηγησαμένου τὴν τοιαύτην

antiqui philofophi dixerunt, aliud numero et idem et
unum effe, aliud fpecie, nec effe mirum, fi Menodotus
Serapioni in aliquo idem fit atque unus, in aliquo non
idem neque unus; quatenus enim empiricus idem, quatenus autem hic refimus, ille nafo adunco aut candidus, aut
niger, aut magnus, aut parvus, non idem. Numquid igitur fic eft uterque eorum homo ut vel nafo eft adunco, vel
refimus, an fic ut empiricus eft? An hoc quoque puer intelligat, quod qua homo unus funt, qua hic refimus, ille gry-
pus, non unus? Num igitur extremae ftupiditatis eft, aut
pertinaciae, aut nefcio quo nomine merito appellem, fateri
unum effe phreniticum qua phreniticus, fimili modo lethargicum et pleuriticum, hominem vero qua homo eft, non
unum? Praeterea empiricum unum dicere qua eft empiricus, equum vero ut equus eft, non unum? quum audire
liceat Ariftotelem et Theophraftum affirmantes fpecie quidem poffe alterum alteri idem effe, numero vero non idem,
atque etiam ante hos illum, qui ipfos hujusmodi fignificato-

διαστολὴν τῶν σημαινομένων ἐπακοῦσαι λέγοντος, ὡς οὐδὲν
θαυμαστόν ἐστιν ἓν εἶναι τὰ πολλὰ καὶ τὰ πολλὰ ἕν.
οὕτω γὰρ σαφῶς ἅπαντα τοῦτον τὸν λόγον ὁ Πλάτων διῆλθεν ἐν
ἀρχῇ τοῦ Φιλήβου, ὥστ᾽ ἐγὼ μὲν καὶ τοῖς ἀναισθήτοις αὐτὸν
εἶναι νομίζω σαφῆ. γνωρίζουσι γοῦν οἱ ὄνοι καὶ ἄνθρωπον
καὶ κάμηλον καὶ βοῦν, καὶ τόνδέ τινα τὸν ἄνθρωπον καὶ
τήνδέ τινα τὴν κάμηλον, καὶ τόνδέ τινα τὸν βοῦν. οὕτω δὲ καὶ
ὁδὸν οὐ μόνον ἁπλῶς ὡς ὁδὸν, ἀλλὰ καὶ ὡς τήνδέ τινα
γνωρίζουσιν. ἐπίστησον γοῦν ὄνον ἐπ᾽ ἀρχὴν ὁδοῦ μὴ γνωρί-
μου καὶ θέασαι πῶς αὐτὴν βαδίζει τε καὶ διέρχεται πᾶσαν,
οὐκ ἐκτρεπόμενος ἑκατέρωσε, πλὴν εἰ μὴ τύχοι που σχιζο-
μένη, δῆλον ποιῶν ὡς αὐτὸ τὸ εἶδος ὅ τί ποτ᾽ ἐστὶν ὁδοῦ
μέμνηται καὶ γιγνώσκει σαφῶς. βαδίζει γοῦν τὴν τετριμμέ-
νην· καθ᾽ ὅσον δὲ ἀγνοεῖ σφάλλεται· οὐ γὰρ δὴ ι ήν γε ἄτο-
μον καὶ μίαν τῷ ἀριθμῷ μεμνημένος ἀπ᾽ ἐκείνης ἣν οὐκ οἶδε
βαδίζειν δύναται. δῆλον δ᾽ ὅτι τὴν ὁδὸν ταύτην, ἣν νῦν
βαδίζει πρῶτον, ᾗ μὲν ὁδὸς ὡς εἴδει γινώσκων βαδίζει, καθ᾽
ὅσον δὲ ἀριθμῷ μία, κατὰ τοσοῦτον ἀγνοεῖ τῷ τε μηδαμῶς

rum diſtinctionem docuit, audire dicentem nihil eſſe miri
unum eſſe multa et multa· unum. Nam adeo dilucide omnem hanc diſceptationem Plato in principio Philebi abſolvit,
ut mihi vel ipſis ſtupidis videatur eſſe evidens. Aſini nam
que norunt tum hominem tum camelum tum bovem, praeterea huncce hominem quendam, huncce camelum, huncce
bovem: eodem modo viam norunt non tantum abſolute ut
viam, ſed etiam ut hanc aliquam viam. Nam in ingreſſu viae
quam non novit, aſinum ſtatue attendeque, ut illam peram-
bulet ac totam peragat in neutram partem declinans, niſi
ſicubi in diverſa ſcinditur, utique declarans ſe ſpeciem
ipſam viae meminiſſe et clare agnoſcere, quippe inambulat
eam quae trita eſt, quatenus autem ignorat, fallitur, neque enim ex recordatione ejus quae infectilis unaque numero eſt, hanc quam non novit peragere poteſt. Manifeſtum vero eſt eum hanc viam qua nunc primum inſiſtit,
quatenus via eſt, ut ſpecie noſcentem inambulare, quatenus
vero numero una eſt, eatenus ignorare propterea quod et

BIBΛION B. 139

Ed. Chart. X. [47. 48.]   Ed. Baf. IV. (56.)

πρὸς τὰς ἀτρίπτους ἐκτρέπεσθαι καὶ τῷ καθ᾽ ὃ σχίζεται μὴ
γινώσκειν ὁποίαν ἰτέον· ὅπερ ἠπίστατο ἂν ἀκριβῶς, εἰ δεύτερον αὐτὴν ἢ τρίτον ἔτυχε νῦν βαδίζων. ἐπειδὴ γὰρ ἕτερον
μὲν οἶδεν, ἕτερον δ᾽ ἀγνοεῖ, καθ᾽ ὅσον τὸ μὲν κοινὸν εἶδος
ὁδοῦ γινώσκει, τὸ δ᾽ ἴδιον ταύτης ἤ τινος ἀγνοεῖ, καθ᾽ ὅσον
μὲν οἶδεν οὐ σφάλλεται, βαδίζει γοῦν τὴν τετριμμένην, καθ᾽
ὅσον δ᾽ ἀγνοεῖ σφάλλεται πολλάκις ἐν ταῖς τριόδοις, οὐκ
εἰδὼς ὁποίαν ἔληται. διττὰς οὖν ἔχουσι γνώσεις καὶ οἱ ὄνοι·
τῶν μὲν κοινῶν εἰδῶν ἑτέρας, τῶν δ᾽ ἰδίων ἄλλας. λοιπὸν
εἴτε ἓν εἶδος ἐκεῖνο ἐθέλοις καλέσαι τὸ κοινόν, εἴτε γένος,
εἴτε κοινότητα, φυλάττων αὐτοῦ τὴν ἔννοιαν, ἣν ἐγὼ νῦν
ἐξηγοῦμαι, περὶ μὲν ὀνομάτων ἀμφισβητήσεις, οὐ μὴν μετα-
θεῖναί γε δυνήσῃ τὸ πρᾶγμα. καίτοι πρὸς μὲν τὴν τῶν ὀνομάτων θέσιν ἴσως ἕτερος ἀμφισβητήσει παραπλησίως [48] σοι,
τῆς περὶ τὰ πράγματα θεωρίας ἀγύμναστος. οὐ μὴν ἡμεῖς γε
ἀμφισβητήσομεν, ἀλλ᾽ ἐκείνου μόνον ἀξιώσομέν σε μεμνῆσθαι
τοῦ παρὰ Πλάτωνος λεγομένου· ἓν γὰρ δὴ τὰ πολλὰ εἶναι

nusquam ad non tritam divertat, et qua in duas fcinditur,
nefciat utra fit eundum. Quod tamen omnino non igno-
raret, fi fecundo aut tertio nunc per hanc ingrederetur;
nam quoniam alterum novit, alterum non novit, propterea
videlicet quod communem viae fpeciem cognofcit, propriam
sutem hujus vel illius ignorat, utique quatenus novit non
fallitur, quippe qui tritae infiftit: quatenus ignorat fallitur
multoties in triviis, nefcius quam eligat. Duplicem ergo
cognitionem habent et afini, communium fpecierum alteram, privatarum alteram. In fumma five unam fpeciem
appellare commune illud velis, five genus, five communitatem, fi illius hanc quam ipfe nunc interpretor notionem cuftodias, de nominibus contendes, rem tamen non
mutare poteris. Et de nominum quidem impofitione alius
fortaffe quispiam tecum contendet, utique qui aeque in rerum comtemplatione ut tu parum eft exercitatus. Caete-
terum nos faltem non contendemus; illud potius te mone-
bimus meminiffe quod Plato ait: *Multa enim unum effe*

140　ΓΑΛΗΝΟΥ ΘΕΡΑΠΕΥΤ. ΜΕΘΟΔΟΥ

Ed. Chart. X. [48.]　　　　　　Ed. Baf. IV. (56. 57.)

καὶ τὸ ἓν πολλὰ, θαυμαστῶς λεχθὲν, καὶ οὐ ῥάδιον ἀμφισβη-
τῆσαι τῷ τούτων ὁποτερονοῦν τιθεμένῳ· εἰ γὰρ δὴ τοῦτο
διασώζοις, οὐκέθ᾽ (57) ἕξεις ἐρίζειν, ὥσπερ νῦν ἐρίζεις τὰ
μὲν ὑπὸ τῆς ἀμαθίας, τὰ δ᾽ ὑπὸ τῆς φιλονεικίας ἀγόμενος.
ἀλλ᾽ εἴτέ τις ἕνα λέγοι τὸν φρενιτικὸν, ἕνα συγχωρήσεις ὑπάρ-
χειν· εἴτε πολλοὺς, καὶ οὕτω συγχωρήσεις· ὡσαύτως δὲ καὶ
τὸν ἐμπειρικόν τε καὶ δογματικὸν καὶ τὸν μεθοδικόν· οὕτω δὲ
τὸν ἰατρὸν ἕνα τε καὶ πολλοὺς φήσεις· ἕνα μὲν ᾗ ἰατρὸν,
οὐχ ἕνα δὲ τῷ κατὰ μέρος πλήθει. οὐ γὰρ δὴ ἐπὶ μὲν τοῦ
ἐμπειρικοῦ τὸ ᾗ προσθήσεις, ἀφαιρήσεις δὲ ἐπὶ τοῦ ἰατροῦ,
οὐδὲ ἐπὶ μὲν τοῦ ἰατροῦ προσθήσεις, ἀφαιρήσεις δὲ ἐπ᾽ ἀνθρώπου, οὐδὲ τὸν φρενιτικὸν μὲν ἕνα φήσεις ᾗ φρενιτικὸς,
τὸν νοσοῦντα δ᾽ οὐχ ἕνα. καὶ γὰρ καὶ οὗτος ᾗ νοσῶν εἷς
ἐστιν. ἐπιλαθοῦ τοίνυν ἤδη ποτὲ τῶν λήρων ἐκείνων, οὓς ἐν
ἄλλοις βιβλίοις ἐρίζων λέγεις, ἀξιῶν δειχθῆναί σοι τὸν ἄνθρωπον
αὐτὸν καθ᾽ ἑαυτὸν μόνον ἄνευ τῶν κατὰ μέρος, ὥσπερ αὐτὸς
δεῖξαι δυνάμενος τὸν ἐμπειρικὸν ἄνευ Μηνοδότου καὶ Σεραπίω-
νος καὶ τῶν ἄλλων τῶν κατὰ μέρος, ἢ νὴ Δία τὸν φρενιτικὸν

et unum multa. Mirificum fane dictum! Nec facile eſt
contendere cum eo qui horum utrumlibet ſtatuat; etenim ſi
hoc obſerves, non erit quod contendas, ut nunc contendis,
partim ignorantia, partim adductus pertinacia. Sed ſive
quis unum eſſe phreniticum dicat, unum eſſe conſenties,
ſive multos, ita quoque conſenties. Simili modo et empiricum et dogmaticum et methodicum, ita vero et medicum
unum eſſe ac multos dices, unum quidem qua medicum, non
unum vero particulari multitudine. Non enim de empirico
loquens illud, quatenus, adhibebis, de medico loquens id
tolles; neque rurſus de medico *loquens* adjicies, de homine *loquens* auferes. Nec phreniticum unum eſſe dices
qua phreniticus, aegrotantem vero non unum, ſiquidem hic
quoque qua aegrotans eſt unus eſt. Dediſce igitur tandem
nugas illas, quibus in aliis libris oaptioſe utens cenſes
oſtendi tibi ipſum hominem ſolum et ſeorſum a particularibus hominibus, tanquam ipſe oſtendere poſſis empiricum citra Menodotum et Serapionem et alios particulares

ἄνευ τῶν κατὰ μέρος φρενιτικῶν. ἐν τίνι τοίνυν τὸ σφάλμα
καὶ πόθεν ἡ ἐκτροπὴ τοῦ καὶ τῶν ὄνων αὐτοὺς γίγνεσθαι
μωροτέρους; ἐξ ὧνπερ καὶ ἄλλα μυρία σφάλλονται. μετα-
βῆνατι γὰρ ἐπὶ τὰς οὐσίας τῶν πραγμάτων ἀπὸ τῶν ἐννοιῶν
ἐπιχειροῦντες, εἶθ᾽ ὡς ἀγύμναστοι τῆς λογικῆς θεωρίας σφάλλονται, συνανατρέποντες τῇ περὶ τούτων ἀπορίᾳ καὶ τὰς
ἐννοίας. ἐκδέχεται γὰρ αὐτοὺς ἐνταῦθα τὸ περὶ γενῶν καὶ
εἰδῶν ζήτημα σφῆλαι δυνάμενον, οὐ μόνον ἀγυμνάστους ἀνθρώπους ἐν ταῖς λογικαῖς μεθόδοις, ἀλλὰ καὶ τῶν γεγυμνασμένων τινὰς, ἐὰν μὴ προσέχωσιν ἀκριβῶς τὸν νοῦν. ἀλλ᾽ οὐ
χρὴ διότι περὶ τῆς οὐσίας ἀποροῦσι τῶν πραγμάτων, ἀφίστασθαι τῶν ἐναργῶν ἐννοιῶν· οὐδ᾽ ἡγεῖσθαι σοφὸν ἐξευ-
ρηκέναι τι τοὺς μὲν ἐμπειρικοὺς, ἐὰν ἓν εἴπωσιν, ἄνευ τοῦ
προσθεῖναι κατὰ ποῖον σημαινόμενον ἕν ἐστι, τοὺς δὲ μεθοδικοὺς, ἐὰν ἀντὶ γένους, ἢ εἴδους, ἢ κοινοῦ κοινότητα λέγωσιν. ἐμοὶ μὲν γὰρ ἄμεινον ἐδόκει σαφῶς τῆς ἐννοίας ἤδη
διωρισμένης, ὡς ᾗ μὲν φρενιτικοὶ, ταύτῃ πάντες εἷς· ᾗ δ᾽ ὁ
μὲν νέος, ὁ δὲ γέρων, ἢ ἰσχνὸς, ἢ παχὺς, ἢ ἀνὴρ, ἢ γυνή,

empiricos, aut etiam phreniticum feorfum a particularibus
phreniticis. Ubi igitur eſt error undeque haec mutatio, ut
afinis adeo ipfis fint ftolidiores? nempe unde in aliis quoque
infinitis falluntur. Quippe ubi a notionibus ad rerum fub-
ftantias tranfire tentant, deinde per logicae contemplationis
imperitiam falluntur, utique fubvertentes cum rerum addu-
bitatione etiam ipfas notiones. Siquidem excipit eos hic
quaeftio de generibus et fpeciebus, quae non modo homines
qui in logicis methodis non funt exercitati, fed etiam, nifi
acriter intendant, aliquos ex iis qui funt exercitati poteft
fallere. Caeterum non oportet propterea quod de rerum fubftantia dubitant, a manifeftis recedere notionibus,
nec putare confultum aliquid invenifle utrosvis, vel empiricos, fi unum dicant non adjecto quo fignificato unum fit,
vel methodicos, fi pro genere vel fpecie vel communi
communitatem ufurpent. Mihi enim melius vifum eft notione ipfa clare jam definita, nempe qua phrenitici funt, hac
effe omnes unum: qua vero hic juvenis, ille fenex, aut

ταύτῃ πολλοὶ, χρήσασθαι λοιπὸν ἑρμηνείᾳ παλαιᾷ καὶ συγ-
κινδυνεῦσαι κατὰ τὴν λέξιν Ἀριστοτέλει καὶ Θεοφράστῳ καὶ
Πλάτωνι. πάντα τὰ τοιαῦτα τῷ μὲν εἴδει λέγουσιν ἓν ὑπάρχειν, τῷ πλήθει δ᾽ οὐχ ἕν· οὐ φρενιτικὸν μόνον, ἢ ληθαρ-
γικὸν, ἢ ἐμπειρικὸν, ἀλλὰ καὶ δογματικὸν καὶ μεθοδικὸν καὶ
ἄνθρωπον καὶ ἵππον καὶ ἄνδρα καὶ γυναῖκα καὶ τῶν ἄλλων
ἕκαστον. εἰ δ᾽ ἐπὶ τὰ κατὰ μέρος ἔλθοις, οἷον τήνδε τὴν
γυναῖκα τὴν δειχθῆναι δυναμένην, ταύτην οὐκ ἐγχωρεῖ τῷ
μὲν εἴδει λέγειν ἕν, τῷ πλήθει δὲ πολλὰ, κατ᾽ ἄμφω γὰρ ἕν
ἐστιν ἡ δειχθῆναι δυναμένη γυνὴ, καὶ τῷ εἴδει καὶ τῷ πλήθει,
ὅπερ δὴ καὶ τῷ ἀριθμῷ καλοῦμεν. οἱ δέ γε οὐχ οὕτως ποιοῦσιν, ἀλλ᾽ οἱ μὲν κοινότητας ὀνομάζουσιν, ὥσπερ οὐ μᾶλλον
ἀπορηθῆναι δυναμένας εἰδῶν καὶ γενῶν, οἱ δ᾽ ᾗ μὲν τόδε
τι λέγουσιν, ὑπάρχειν ἕν· ᾗ δ᾽ οὐχ ἕν, οὐκέτι λέγουσιν ἐν
ὑπάρχειν. ἐχρῆν γὰρ δήπου καὶ τούτους ὥσπερ δὴ [49] ποτε
ὅ τε Μηνόδοτος καὶ Σεραπίων καὶ Θεοδᾶς καὶ Γλαυκίας,
Ἀπολλώνιός τε καὶ Καλλικλῆς καὶ Διόδωρος καὶ Ἡρακλεί-

gracilis, aut obefus, aut vir, mulier, hac multos, veteri
elocutione de caetero uti, ac cum Ariftotele, Theophrafto et
Platone loquendo periclitari, qui omnia id genus fpecie
effe unum dicunt, multitudine vero non unum, non phreniticum modo aut lethargicum aut empiricum, fed etiam dogmaticum et methodicum et hominem et equum et virum et
mulierem et reliquorum fingula. Quod fi ad particularia
defcenderis, veluti hanc mulierem quae indicari digito poteft, hanc fane non poffis fpecie quidem unam dicere, multitudine vero multas. Quippe haec mulier quae indicari
digito poteft una eft utroque modo, et fpecie et multitudine,
quod etiam aliter numero dicere folemus. Hi vero ita non
faciunt, fed alii communitates nominant, ceu vero non magis dubitari de iis quam generibus et fpeciebus poffit. Alii
quatenus hoc quippiam eft unum effe dicunt, quatenus autem non unum, nequaquam explicant. Etenim par erat
hos quoque, quemadmodum oftendunt, quod Menodotus et
Serapio et Theodas, Glaucias et Apollonius et Callicles et

ΒΙΒΛΙΟΝ Β. 143

Εd. Chart. X. [49.]   Ed. Baſ. IV. (57.)

δης καὶ Λύκος, εἷς ἅπαντες ὑπάρχουσιν ἢ ἐμπειρικοὶ, οὕτω
πάλιν ἢ οὐχ εἷς ἅπαντες, ἀλλὰ πάμπολλοί τινές εἰσιν, ἐξηγή-
σασθαι· ἐν αὐτῷ γὰρ τῷ ταῦτ' ἐξηγεῖσθαι πάντως ἄν που
κατενόησαν ὡς ἕν καὶ πολλὰ καὶ ταὐτὸν εἶναί τε λέγεσθαι
δυνατόν ἐστι. Μηνόδοτος οὖν καὶ Σεραπίων ἢ μὲν ἐμπειρικοὶ εἷς, καὶ νὴ Δία γε ἢ ἰατροὶ καὶ ἢ ἄνθρωποι. τί δὲ ἢ
ζῶα, καλὸν ἐρέσθαι τοὺς ἐμπειρικοὺς, ἆρά γε κατὰ ταῦτα
Μηνόδοτος καὶ Σεραπίων εἷς ἐστι; εἰ μὲν γὰρ μὴ φαῖεν, οὐδ'
ἡμεῖς συγχωρήσομεν ἢ ἐμπειρικοὶ, ταύτῃ γίγνεσθαι τοὺς δύο
ἀνθρώπους ἕνα. συγχωρούντων δὲ καὶ ταύτῃ τοὺς δύο γίνεσθαι ἕνα, καθ' ὅσον ἄμφω ζῶα, εὐθὺς μὲν ὑπομνήσομεν,
ὡς ὀρθῶς ἄρα πρὸς τῶν παλαιῶν φιλοσόφων ἐλέγετο τὸ
μὲν ἀριθμῷ, τὸ δὲ εἴδει, τὸ δὲ γένει ταὐτόν τε καὶ ἐν ὑπάρχειν. ἑξῆς δὲ πάλιν ἐρησόμεθα, φρενιτικὸς Μηνόδοτος, φρενιτικὸς Σεραπίων, πότερον ὁ αὐτός ἐστιν ἢ ἕτερος; ἀποκρι-
νομένων δὲ ταύτῃ φρενιτικὸν εἶναι καὶ ἕνα καὶ τὸν αὐτὸν
ἀμφοτέρους ἢ φρενιτικοὶ, πάλιν ἐρησόμεθα, τί δὲ καθὸ νο-

Diodorus et Heraclides et Lycus, unus omnes ſunt qua empirici, ita rurſus quemadmodum non unus omnes, ſed multi
ſunt exponere. Siquidem in his exponendis alicubi plane de-
prehendiſſent idem, tum unum, tum multa non modo eſſe,
ſed etiam dici poſſe. Menodotus namque et Serapio qua
empirici ſunt unus ſunt, imo et qua medici et qua homines.
Quid vero qua animalia? Nam id quaeri ab his operae pretium eſt. Num hactenus quoque Menodotus et Serapio unus
ſunt? Nam ſi id negent, nec nos concedemus, quatenus empirici ſunt, eatenus duos homines eſſe unum. Sin concedant hac quoque duos eſſe unum, quatenus ambo ſunt animalia, protinus illud ſubjiciemus, recte igitur ab antiquis
philoſophis dictum eſt aliud numero, aliud ſpecie, aliud
genere eſſe, quod tum idem tum unum eſt. Dehinc rurſus
interrogabimus, phreniticus Menodotus, phreniticus Serapio, idemne eſt an diverſus? Si reſpondeant eatenus unum
phreniticum eſſe, unumque et eundem ambo qua phrenitici,
rurſus perconctabimur, quid autem qua aegrotantes? num

σοῦντες οὐ καὶ ταύτῃ εἷς ἄμφω ἐστόν; εἰ μὲν οὖν μὴ φαῖεν,
οὐδ᾽ ἡμεῖς συγχωρήσομεν ᾗ φρενιτικοί. συγχωρησάντων δὲ
ἐρησόμεθα τί δηλονότι πρᾶγμα μίαν ἰδέαν ἔχον, ἐφ᾽ οὗ τοῦτο
τὸ ὄνομα φέρουσιν ἅπαντες ἄνθρωποι, νόσον. οὐ γὰρ δὴ φρε-
νῖτις μέν τι γενήσεται πρᾶγμα μίαν ἰδέαν ἔχον καὶ ταύτῃ ποιοῦν ἅπαντας ἕνα τοὺς δεξαμένους αὐτό, νόσος δ᾽ οὐχ ὡσαύτως ἕνα ποιήσει πάντας οἷς ἂν ἐγγένηται. ἀλλ᾽ οὐκ ἔστι
φησὶν, οὐδὲν οὕτως ἀφωρισμένον εἶδος ἢ ζώου ἢ νοσήματος
ὡς ἀνθρώπου καὶ φρενίτιδος. τί φῂς ὦ οὗτος; ἆρά γε οὐδὲν
αἱ φωναὶ δοκοῦσί σοι σημαίνειν, ἥ τε ζῶον καὶ ἡ νόσος, ἀλλ᾽
ὁμοίως ἐκφωνεῖσθαι τῷ βλίτυρι καὶ σκινδαψός; ἢ σημαίνουσι
μὲν, οὐδὲν δ᾽ ὑπόκειται πρᾶγμα ταῖς φωναῖς, ὡς ἐν τῷ
Σκύλλα καὶ Κένταυρος, ἢ καὶ σημαίνουσι καὶ τὸ σημαινόμενον ἕν ὑπάρχει; εἰ μὲν γὰρ οὐδέν ἐστι πρᾶγμα τὸ δηλούμενον ὑπὸ τῆς ζῶον ἢ τῆς νόσημα φωνῆς, οὐκ ὀρθῶς λέγεις
τὸν ἄνθρωπον εἶναι ζῶον ἢ τὴν φρενῖτιν νόσον. εἰ δ᾽ ἔστι
καὶ λέγεις ἀληθῶς, τουτὶ μὲν τὸ προσερχόμενον ζῶον εἶναι,
ἢ τὴν φρενῖτιν νόσον, τοῦτον δ᾽ εἰ τύχοι τὸν κατακείμενον

hac quoque ambo unus funt? Si negent, neque nos illis concedemus qua phrenitici. Sin annuant, utique rem aliquam
ponemus, cujus una fit fpecies de qua omnes homines morbi
nomen enunciant. Non enim phrenitis res aliqua fuerit,
cui una fit idea atque eatenus omnes qui ea funt affecti,
unum efficiens, morbus autem fimiliter unum non faciet omnes quos occupaverit. At nulla eft, inquit, ita diftincta
fpecies aut animalis aut morbi ficut hominis et phreni-
tidis. Quid ais improbe? An nihil tibi fignificare videntur
hae voces, animal et morbus, fed fimiliter efferri ut bli-
tyri et fcindapfus? An fignificant quidem, verum nulla
res fubftat quae vocibus refpondeat, veluti in Scylla et Centaurus? an etiam fignificant atque id quod fignificatur
unum eft? Quippe fi nulla fit res quae his vocibus, animal
et morbus, indicetur, non recte dicis hominem effe animal,
aut phrenitim morbum. Sin eft res aliqua et vere dicis,
tum hunc qui advenit, animal effe, tum huncce qui decum-
bit phrenitide laborare, eft utique omnino aliquid eorum

BIBΛION B. 145

Ed. Chart. X. [49.]   Ed. Baf. IV. (57.)

ἄνθρωπον νοσεῖν, ἔστι τι πάντως τῶν ὑπαρχόντων αὐτοῖς,
ἐφ' οὗ φέρεις ἕκαστον τῶν ὀνομάτων. ἀλλ' οὐ γεγύμνασαι
νοεῖν αὐτὰ, καίτοι γε ἐκ τῶν πρώτων εἰσαγωγῶν ὄντα τῆς
λογικῆς θεωρίας. τί οὖν τοῦτο πρὸς τὸ ἀληθές; οὐ δήπου
γὰρ ἐξ ὧν ἂν σὺ μὴ συνίεις, ἐκ τούτων χρὴ κρίνεσθαι τὴν
ἀλήθειαν, ἀλλ' ἐξ ὧν ὄν καὶ συνετός τις ὢν φύσει καὶ μαθὼν
καὶ ἀσκήσας καὶ μὴ φιλονεικῶν καὶ τιμῶν τἀληθὲς, ὧν
οὐδὲν ὑπάρχει σοι· καίτοι μὰ τοὺς θεοὺς οὐκ οἶδ' εἴ τι
προσδεῖταί τινος φύσει συνετοῦ τά γε τοιαῦτα. τίς γὰρ οὐκ
οἶδεν ὡς οὐ ταὐτὸν σημαίνει Σωκράτης καὶ σιμὸς, ἀλλὰ τὸ
μὲν Σωκράτης ὅλης τῆς ὑποκειμένης οὐσίας ἐστὶν ὄνομα, τῶν
δ' ἄλλων ὀνομάτων οὐδὲν κατὰ τῆς τοῦ σώματος οὐσίας
ἁπάσης λέγεται; οὔτε γὰρ ὁ σιμὸς οὔθ' ὁ προγάστωρ οὔθ'
ὁ φαλακρὸς, ἀλλὰ τὸ μὲν τοῦ σχήματος τῆς ῥινός ἐστιν
ὄνομα, τὸ δὲ τῆς ἐνδείας τῶν ἐν τῇ κεφαλῇ τριχῶν, τὸ δὲ
τοῦ μεγέθους τῆς γαστρός. καὶ ταῦτα μέν ἐστι τὰ κατὰ μόρια. λευκὸν δ' εἰ φήσαιμεν ἢ μέλανα Σωκράτην, κατὰ πάντων, οἶμαι, τῶν μορίων τοῦ σώματος ἐπιφέρομεν τὰς προση-

quae ipſis inſunt, de quo vocem utramque enuncias. Verum ad haec intelligenda parum es exercitatus, tametſi ea
ex primis ſint quae in logicis inſtitutionibus tradantur.
Caeterum quid hoc ad ipſam veritatem? Non enim profecto
ex iis quae tu non intelligis judicanda veritas eſt, ſed ex
iis quae quispiam intelligit, qui et natura prudens ſit et
ea didicerit ac exercuerit, nec idem contentioſus ſit, ſed veritatem amet, quorum nullum in te eſt, quamquam medius
fidius haud ſcio an iſta natura prudentem deſiderent. Qnis
enim neſcit non idem ſignificare Socratem ac reſimum, ſed
Socratem totius eſſe ſubjectae ſubſtantiae nomen, relique-
rum autem nominum nullum de tota corporis ſubſtantia
dici? non enim ſimum, non ventroſum, non calvum, ſed horum aliud figurae naſi eſſe nomen, aliud defectus capillo-
rum in capite, aliud magnitudinis eſſe ventris. Atque haec
ſunt quae reſpectu partium dicuntur. At ſi candidum aut
nigrum Socratem dicam, de omnibus, arbitror, corporis partibus nomina pronuncio, caeterum non totam ſubſtantiam.

γορίας, οὐ μὴν τὴν οὐσίαν γε ἅπασαν, ἀλλ᾽ ἔν τι τῶν συμβεβηκότων αὐτῇ δηλοῦμεν, το χρῶμα, καὶ μέντοι κἂν εἰ παχὺν, ἢ
λεπτὸν εἴποιμεν, ἢ σκληρὸν, ἢ μαλακὸν, ἢ δασὺν, ἢ ψιλὸν, ἤ τι
τῶν ἄλλων ἕκαστον ἃ τῷ Σωκράτει συμβέβηκει, οὐ κατὰ πά-
[5o]σης οὐδ᾽ οὕτω δηλονότι τῆς οὐσίας ἐπιφέρομεν τὴν προσηγορίαν, ἀλλ᾽ ἔν τι τῶν συμβεβηκότων αὐτῇ δηλοῦμεν.
οὕτω δὲ καὶ τὸ καθῆσθαι καὶ τὸ περιπατεῖν καὶ τὸ κινεῖσθαι
καὶ τὸ κοιμᾶσθαι καὶ τὸ ἐγρηγορέναι καὶ τῶν ἄλλων ἕκαστον
τῶν τοιούτων ὀνομάτων οὐ κατ᾽ οὐδενὸς (58) δήπου τῶν
ὄντων ἐπιφέρομεν, ἀλλά τι τῶν ὑπαρχόντων Σωκράτει δη-
λοῦμεν· ἃ κατὰ τὸν ἔμπροσθεν λόγον ἢ ἐνεργείας ἐλέγομεν
ὑπάρχειν, ἢ παθήματα τούτων, ἤ τινας διαθέσεις. ἄμεινον
οὖν σε καὶ νῦν ἔτι τούτῳ τῷ τρόπῳ χρησάμενον γυμνάσασθαι, καθ᾽ ὅ τι κἂν τοῖς ἔμπροσθεν ἐδείκνυμεν, οὐκ ἀπὸ
τῶν ὀνομάτων, ἀλλ᾽ ἀπὸ τῶν πραγμάτων ἀρξάμενον. ἄρξαι δ᾽
ἀπὸ σαυτοῦ πρῶτον καὶ σκέψαι, πότερον ἁπλοῦν τι πρᾶγμα
ὑπάρχεις, ἢ σύνθετον, ἀρά γε πούς ὑπάρχεις ἢ ὀφθαλμὸς ἢ ῥὶς
ἢ κεφαλή; δῆλον γὰρ ὅτι τούτων οὐδὲν οὔτε χωρὶς τούτων,
ἀλλὰ κἀκ τούτων τε κἂκ τῶν ἄλλων ἁπάντων μορίων, ἑκά-

fed unum ex iis quae illi accidunt, indico, nempe colorem.
Quin etiam fi obefum dicam aut gracilem, durum aut mollem, hirtum aut glabrum, aut caetera id genus quae Socrati accidunt, ne fic quidem de omni ejus fubftantia appellationes affero, fed unum aliquid eorum quae ipfi accidunt
oftendo. Ad eundem modum et federe ipfum et inambulare et moveri et dormire et vigilare et fingula id genus nomina de nulla profecto fubftantia dicimus, fed aliquid eorum quae Socrati infunt his fignificamus, quae nimirum
in fuperioribus rationibus vel actiones effe, vel paffiones, vel
affectus quosdam diximus. Satius ergo fuerit nunc quoque
fub hac te formula exerceam, quemadmodum etiam in fuperioribus oftendebamus non a nominibus, fed a rebus orfum.
Incipe vero a te ipfo primum aeftimaque fimplexne res fis,
an compofita, utrumne pes fis an nafus, oculus an caput?
Conftat enim nullum te horum effe, fed nec fine his, verum
et ex his et ex reliquis partibus univerfis, quarum fin-

Ed. Chart. X. [5o.] Ed. Baf. IV. (58)

στου τὴν οἰκείαν ἔχοντος θέσιν, ὅλως ὑπάρχεις συγκείμενος.
ὑποκείσθω δή σοι τοὔνομα Θεμίσων. ἀλλ᾽ ὅταν γε φῶ Θεμί-
σωνα χωλὸν εἶναι, τὸ μὲν χωλὸν ἐπὶ τῇ τῶν ποδῶν φέρω
διαθέσεως, τὸ δὲ Θεμίσων τοῦ παντὸς ἤν ὄνομα. καὶ μὲν
δὴ καὶ σιμὸς καὶ τυφλὸς ἀπὸ μέρους ὁ Θεμίσων ὀνομάζεται·
πυῤῥὸς δὲ καὶ παχὺς οὐκ ἀπὸ μέρους, ἀλλ᾽ ἀπὸ διαθέσεων ἐνυπαρχουσῶν τῷ παντὶ παραπλησίως τῷ περιπατῶν
καὶ καθήμενος καὶ διαλεγόμενος καὶ ζῶν. ἆρ᾽ οὖν ταῦτα μὲν
γνωρίζεις ὡς οὐκ ἔστι δηλωτικὰ τῆς ὅλης οὐσίας τῆς σῆς,
ἀλλὰ τὰ μὲν ἀπὸ μορίου τινὸς ὠνόμασται, τὰ δ᾽ ἀπὸ διαθέσεως μιᾶς· ὅταν δὲ ἀγαθὸν εἴπῃ τίς σε καὶ δίκαιον, οὐκέτι
γνωρίζεις ὡς καὶ ταῦτα διαθέσεών ἐστιν ὀνόματα τῶν ἐπιγιγνομένων τῇ σῇ ψυχῇ; καὶ μὴν εἴ γε γνωρίσαις ὡς ἀνάλογον ἔχει ταῦτα τῷ λευκὸς καὶ τῷ μέλας, ὡς γὰρ ἐκεῖνα τῶν
τοῦ σώματος, οὕτω ταῦτα τῶν τῆς ψυχῆς ἐστι διαθέσεων
ὀνόματα, γνωριεῖς, οἶμαι, καὶ ὡς ὁ τεχνίτης καὶ ὡς ὁ ἄτεχνος
ἀπὸ τῶν τῆς ψυχῆς διαθέσεων ὀνομάζονται· καὶ τεχνίτην δ᾽
εἰ νοήσαις ὅθεν ὀνομάζεται, νοήσεις, οἶμαι, καὶ τὸν ἰατρὸν
ὅθεν ὠνόμασται. τοῦτον δ᾽ εἰ νοήσαις ὅθεν ὀνομάζεται, οὐκ

gulae debitam habeant posituram, totus es compofitus.
Esto igitur tibi nomen Themifo. At quum Themifona
claudum esse ajo, eo quod dico claudum pedum affectum fignifico. Themifo vero totius est nomen. Quin etiam
fimus caecusque a parte dicitur Themifo, rufus vero et craffus non a parte, fed ab affectibus qui toti infunt, non aliter quam inambulans, fedens, difputans et vivens. Num
igitur intelligis non esse haec totius fubftantiae tuae figna,
fed alia a parte quapiam esse nominata, alia ab uno affectu?
Quum vero bonum te juftumve quispiam dicit, num etiam
perfpicis haec esse affectuum nomina, qui in animo tuo confiftunt? Atqui fi noris quod haec ad proportionem fe habent
cum albo et nigro, quippe ficuti ifta corporis, ita illa animi
affectionum funt nomina, intelliges, arbitror, et artificem
et inertem ab animi affectibus esse impofita. Jam fi artifex
unde nomen accepit fcias, fcies, arbitror, medicus quoque
unde fit appellatus. At hunc fi unde dictus fit cognoris,

ἄν ἔτι σοι δεήσει πολλῆς πραγματείας ἐξευρεῖν ἐφ᾽ ὅτου ποτὲ
τὸ ἐμπειρικὸς ὄνομα τέτακται. τοῦτο δ᾽ αὐτὸ τί ποτέ ἐστιν
ὃ κελεύω σε πο : οὐδὲν σεμνὸν οὐδὲ μέγα. τὸ γὰρ διαιρεῖν τὰς κατηγορίας ἀρχὴ τῆς λογικῆς ἐστι θεωρίας· ἧς ὅτι
παντελῶς ἀμαθῶς ἔχετε δηλοῦται δι᾽ ὧν εἰκῆ φλυαρεῖτε. καὶ
νῦν οὖν σωφρονήσαντες αὖθις ἄρξασθε τὰ τῷ σώματι συμβεβηκότα κατονομάζειν· οἷον ὅτι λευκός ἐστιν ὅδε καὶ μέλας,
ἢ νὴ Δία θερμὸς ἱκανῶς, ὡς μὴ φέρειν ἀλύπως τὴν θέρμην·
εἶτα τὴν οὕτω πολλὴν θερμασίαν ὡς κάμνειν τὸ σῶμα δι᾽
αὐτὴν καὶ καλῶς ἐνεργεῖν μὴ δύνασθαι, τῷ προσαγορεύοντι
πυρετὸν ἐπιρέψατε· πάντες γὰρ ἄνθρωποι τὸν οὕτω θερμὸν πυρέττειν φασί. καὶ οὐδὲν μέγα ποιήσετε μεταλλάττοντες
τὸ ὄνομα, πλὴν κατατρίψετε ὑμῶν τὸν χρόνον. ἀλλ᾽ ἐκεῖνο
μᾶλλον, ὦ οὗτος, εἰ βούλει, ποίησον, ὅταν εἴπῃς Θεμίσων πυρέττει καὶ Δίων πυρέττει καὶ πολλοὺς ἐφεξῆς οὕτως ὀνομάσῃς
πυρέττοντας, ἐπίσκεψαι προσέχων τὸν νοῦν, ἆρα ἐν ἅπασιν
αὐτοῖς ἓν καὶ ταὐτόν ἐστι τὸ πυρέττειν ἢ ἕτερον. εὑρήσεις

non eſt quod magnopere labores ut invenias cui demum
inditum ſit nomen empirici. Sane ipſum quod a vobis exigo
confici nec adeo difficile nec magnum eſt. Quippe ipſa
praedicamenta dividere lôgicae ſpeculationis eſt initium,
cujus eſſe vos omnino expertes facile declarant ea quae
temere nugamini. Vel nunc igitur reſipiſcentes poſthac in-
cipite quae corpori accidunt nominare, veluti quod hic
albus eſt et niger aut certe vehementer calidus adeo ut aegre ferre calorem poſſit. Deinde ealorem ipſum qui adeo
auctus ſit ut occaſione ejus corpus laboret, nec probe per-
fungi actione poſſit, permittite volenti appellare febrem,
ſiquidem omnes homines eum, qui ita ſit calidus, febricitare
dicunt. Nec ſane rem magnam facietis nomen mutantes,
niſi quod tempus veſtrum perdetis. Illud potius, vir bone,
facito. Quum Themiſonem febricitare dices et Dionem febricitare et multos deinceps ad eum modum febricitantes no-
minabis, perpende diligenter numquid in iis omnibus unum
idemque ſit ipſum, ut ſic dicam, febricitare, an diverſum.

γὰρ ἓν μὲν καὶ ταὐτὸν τῷ εἴδει, τῷ πλήθει δὲ, ὅπερ καὶ
ἀριθμῷ καλοῦμεν, οὐχ ἕν. ἄλλως γὰρ οὔτ' ἀποκρίναθαί σοι
δυνατὸν οὔτε νοῆσαι. εἰς οὖν ὁ πυρέττων ᾗ πυρέττει νὴ Δία·
καὶ γὰρ ὁ παραφρονῶν εἰς ᾗ παραφρονεῖ. τί δ' ὁ πυρέττων
τε ἅμα καὶ παραφρονῶν, ἆρ' οὐχὶ καὶ οὗτος εἷς ᾗ πυρέττει
τε ἅμα καὶ παραφρονεῖ; πρόδηλον καὶ τοῦτ', οἶμαι, παντί.
κείσθω τοίνυν κατ' ἀμφοῖν τούτοιν ἓν ὄνμα, τὸ πυρέττειν
λέγω καὶ παραφρονεῖν, καὶ καλείσθω φρενιτικὸς ὁ τοιοῦτος·
εἰ δ' οὐ νοεῖς ὅπως κατ' ἀμφοῖν ἓν ὄνομα τίθεται, τάχ' ἂν
ἀναμνήσαιμί σε τῶν ὑπ' αὐτοῦ σου λεγομένων ὀνομάτων.
ἵππον γὰρ δήπου καλεῖς τι, τὸ ζῶον δηλονότι τὸ χρεμετιστικόν; [51] ἆρ' οὖν ἡγῇ σὺ διαφέρειν ἢ ἵππον εἰπεῖν ἢ ζῶον
χρεμετιστικόν; ἐγὼ μὲν γὰρ οὐχ ἡγοῦμαι. καὶ μὴν εἰ τοῦθ'
οὕτως ἔχει κατ' ἀμφοῖν ἐκείνων τῶν ὀνομάτων, ἵνα συντομώτερον εἴπῃς, ἵππον ἐπέθου. οὕτω δὲ κἂν εἴ τι πεζὸν καὶ
δίπουν ζῶον, ἀντὶ τοῦ διὰ τριῶν ὀνομάτων ἐνδείξασθαι, δι'
ἑνὸς ἐθελήσῃς δηλῶσαι, καλέσεις ἄνθρωπον. καὶ τό γε δια-

Invenies enim unum effe idemque fpecie, multitudine autem,
quod etiam numero dicimus, non unum, quum aliter tibi
nec ut refpondeas fas fit, nec intelligas. Ergo qni febricitat, is qua febricitat unus plane eft, etenim qui dolirat, quatenus delirat etiam eft unus Quid vero et qui fimul febricitat et delirat, numquid et is unus eft qua fimul et febricitat et delirat? Sane id neminem latere arbitror. Ponatur igitur ambobus iis unum nomen, febricitanti dico ac de-
liranti, voceturque phreniticus qui ita laborat. Quod fi non
intelligis, quemadmodum ambobus unum nomen fit politum,
admonebo te fortafle nominum quae ipfe ufurpas; numquid
enim equum aliquid appellas, nempe animal, ut ita dicam,
hinnibile? an igitur intereffe cenfes equum dicas, an animal quod hinnitus edit? Ego fane non cenfeo. Atqui fi ita
eft ambobus illis nominibus, et animali et hinnibili, quo utique brevior effet fermo, equum indidifti. Ad hunc etiam
modum, fi quod pedeftre et bipes animal fit, pro tribus nominibus uno interpretari velis, hominem vocabis. Et fane

150 ΓΑΛΗΝΟΥ ΘΕΡΑΠΕΥΤ. ΜΕΘΟΔΟΥ

Ed. Chart. X. [51.]   Ed. Baf. IV. (58.)
λύειν ἕκαστον τῶν ὀνοματων εἰς λόγον οὕτω γίνεται. καὶ
μὴν καὶ τὸ συντιθέναι τὸν λόγον εἰς ἓν ὄνομα κατὰ τὸν
εἰρημένον ἀποτελεῖται τρόπον, ὅταν τῶν θ' ἁπλῶν ἑκάστου
τὴν ἔννοιαν ἔχῃς κατὰ τοὔνομα καὶ δυνατὸς ᾖς ἐκ δυοῖν
ἁπλοῖν ἔννοιαν αὖθις ἑτέραν ἐργάσασθαι σύνθετον, εἶτ' ἐπ'
αὐτῆς ὄνομα θέσθαι· κᾆπειτα πάλιν αὖθις ἐκείνῃ τῇ συνθέτῳ προσθεὶς ἕτερον ἁπλοῦν, ἐκ τριῶν ἁπλῶν ἔννοιαν
αὖθις ἀπεργασάμενον μίαν, ἐπενεγκεῖν τι καὶ κατὰ ταύτης
ὄνομα. πῶς καὶ τίνα τρόπον; οὐ γὰρ ἀποκνήσω γυμνάζων
τοὺς σωθῆναι βουλομένους ἐκ τῆς πολυχρονίου ταύτης ἀπαι-
δευσίας ἐπὶ πλέον ἐπεκτεῖναι τὸν λόγον. ἡ μὲν θερμότης
ἁπλοῦ πράγματος ὄνομα. καὶ μὲν δὴ καὶ ἡ βλάβη τῆς ἐνεργείας ἁπλοῦν τι πρᾶγμα. τοσαύτη δὲ θερμότης ὡς ἤδη βλάπτειν ἐνέργειαν οὐκέθ' ὁμοίως ἁπλοῦν. εἰ τοίνυν καὶ περὶ
σύμπαν γένοιτο τὸ σῶμα, πολὺ δὴ μᾶλλον οὐκέθ' ἁπλοῦν.
ἵν' οὖν μὴ πολλὰ λέγωσιν οἱ ἄνθρωποι, συντομίαν ἀσκοῦν-
τες φύσει τὴν τοιαύτην θερμότητα πυρετὸν ὀνομάζουσιν.

folutio cujusque nominis in fuam orationem ad eum modum abfolvitur. Quin etiam ut *conjicias* componasque orationem in unum nomen, non aliter quam jam dicto fit
modo, quum videlicet et fimplicium cujusque notionem fecundum ipfius nomen tenes, et fimul ex duobus fimplicibus
rurfus alteram notionem efficere compofitam potes, mox illi
nomen imponere, fubinde rurfus ipfi compofitae alio fimplici adjecto, ubi ex tribus jam fimplicibus unam notionem
feceris, huic quoque nomen aliquod imponere; quomodo,
inquies, et qua ratione id? fi quidem non gravabor exer-
cendo eos, qui refipifcere a diuturna ifta ignorantia non re-
cufant, longius progredi. Calor fimplicis rei nomen eft,
praeterea actionis laefio fimplex quaedam res eft. At tantus calor quantus jam actioni officiat non amplius fimplex res eft. Quod fi etiam totum vexet corpus, multo
profecto minus jam fimplex eft. Ergo ut non multis utantur homines, ad compendium alioqui natura proclives, ejusmodo calorem febrem vocant. Quippe expeditius dictu eft

ἑτοιμότερον γάρ ἐστιν εἰπεῖν πυρέττειν Δίωνα τοῦ τοσαύτην θερμότητα ἔχειν ἐν ἅπαντι τῷ σώματι ὡς βεβλάφθαι
πολλὰς ἐνεργείας. ὅταν μὲν οὖν αὐτὴν τὴν διάθεσιν δηλῶσαι
βουληθῶσι, πυρετὸν ὀνομάζουσιν, ὅταν δὲ τὸν ἔχοντα τὴν
διάθεσιν, ἀπ᾽ ἐκείνης παρονομάζουσι καὶ καλοῦσι πυρέτ-
τοντα· καθάπερ ἀπὸ τῆς λευκότητος τὸν λευκὸν καὶ ἀπὸ τῆς
μελανότητος τὸν μέλανα. συνθέτου δὴ πράγματός ἐστιν
ὄνομα πυρετὸς καὶ πολὺ μᾶλλον ὁ πυρέττων· ἁπλοῦν δέ γε
παραφροσύνη· ἀλλ᾽ εἰ προστεθείη τὸ ἁπλοῦν τοῦτο τῷ συνθέτῳ, φρενιτικὸς μὲν ὁ ἄνθρωπος, ἡ διάθεσις δ᾽ αὐτοῦ φρε-
νῖτις ὀνομάζεται· καθάπερ, οἶμαι, καὶ ὁ ἄνθρωπος αὐτὸς, ἵνα
μὴ λέγηται ζῷον λογικὸν θνητὸν, ἕνεκα συντομίας ἄνθρωπος
ὠνομάσθη, λόγου τινὰ δύναμιν ἐχούσης τῆς ἄνθρωπος προσ-
ηγορίας· καὶ τοῦτ᾽ ἔστιν ὃ καλοῦσιν οἱ παλαιοὶ φιλόσοφοι
τὸν λόγον εἰπεῖν τοῦ ὀνόματος. οὐ μὴν εἰς ἄπειρόν γε προσ-
άγουσιν, ἀλλ᾽ ἄχρι τῶν ἁπλῶν ἀνέρχονται. τὸν γὰρ ἄνθρωπον, ἐπειδὰν διαλύσῃς εἰς ζῷον καὶ λογικὸν καὶ θνητὸν, καὶ
αὖθις λύσεις τὸ ζῷον εἰς οὐσίαν αἰσθητικήν· οὐ μὴν τήν γ᾽
οὐσίαν ἔτι λῦσαι δυνήσῃ, καθάπερ οὐδὲ τὴν αἴσθησιν. ἁπλοῦν

febricitare Dionem quam tantum in toto corpore caloris
habere ut multas functiones corrumpat. Ergo quum affectum ipfum fignificare volunt, febrem, quum vero eum
qui affectu laborat, ab affectu ipfo nomen declinant vocant-
que febricitantem, ad eum modum quo a candore candidum et
a nigrore nigrum. Itaque compofitae rei nomen febris eſt, atque
multo etiam magis febricitans. Simplex autem eſt delirium;
verum fi fimplex hoc cum compofito copules, homo ipfe
phreniticus, affectus phrenitis nominatur, quemadmodum et
homo ipfe, ne animal rationale mortale dicamus, brevitatis
caufa homo eſt nominatus, ipfo hominis vocabulo rationis vim
quaudam comprehendente. Atque id eſt quod veteres philofophi rationem nominis dicere appellant. Caeterum non ducunt in infinitum, fed usque ad fimplicia fubeunt. Nam quum
hominem in animal et rationale et mortale folveris, poſtea
ipfum animal folves in fubſtantiam fenfilem, at non ipfam
fubſtantiam amplius folvere poteris nec etiam fenfum,

γὰρ ἤδη καὶ πρῶτόν ἐστιν ἑκάτερον τούτων. ἢ καὶ θαυμάζειν ἐπέρχεταί μοι τῶν φρενιτικὸν μέν τινα καὶ ἄνθρωπον
εἶναι συγχωρούντων, νόσημα δὲ καὶ ζῶον οὐ συγχωρούντων.
ὅμοιον γάρ ἐστι τοῦτο τῷ τὰ μὲν σύνθετα συγχωρεῖν, ἀμ-
φισβητεῖν δὲ περὶ ἑῶν ἁπλῶν· ὥσπερ οὐ προτέρων τῇ φύσει
των ἁπλῶν ὑπαρχόντων. οὐκ εἶδον, φησὶν, αὐτὸ καθ᾽ ἑαυτὸ
τὸ ζῶον· ἀλλ᾽ οὐδὲ ἄνθρωπον, ὦ μωρὲ, καίτοι λέγεις εἶναι
σαυτὸν ἄνθρωπον. ἢ τοῦτο μὲν ὁμολογήσεις, τὸ δὲ καὶ ζῶον
ὑπάρχειν οὐχ ὁμολογήσεις; οὐκ ἐθεασάμην, φησίν, καθ᾽
ἑαυτὴν οὐδαμόθι νόσον· οὐδὲ γὰρ φρενῖτιν ἐθεάσω ποτὲ
μόνην, ἀλλ᾽ ἐπὶ Θέωνος, ἢ ἐπὶ Δίωνος, ἢ ἐπ᾽ ἄλλου τινὸς
ἀνθρώπου. ὥστε τοῦτό γε τελέως ἠλίθιον, εἰ διότι μη-
δαμόθι τεθέασαι νόσημα μόνον αὐτὸ καθ᾽ (59) ἑαυτὸ,
διὰ τοῦτο νομίζεις μηδ᾽ εἶναι νόσημα· οὕτω γὰρ οὐδὲ πυρετὸν, οὐδὲ φρενῖτιν, οὐδ᾽ ἄλλο τῶν τοιούτων οὐδὲν εἶναι
συγχωρήσεις· ὡς οὐδὲ τούτων γε τεθέασαί τι μόνον αὐτὸ
καθ᾽ ἑαυτό, βέλτιον δ᾽ ἦν οὐχ οὕτως, ἀλλ᾽ ὥσπερ εἴρηται
πρόσθεν, ἀπὸ τῶν πραγμάτων αὐτῶν ἄρξασθαι καὶ θεά-

quippe fimplex primumqne eft horum utrumque.   Quo fit
nt mihi mirari fubeat de iis qni phreniticnm et hominem
effe concedunt, morbum vero et animal effe non concedunt,
quod perinde eft ac fi compofita effe des, de fimplicibus dubites, quafi non priora compofitis natura fimplicia fint.   At
non vidi, inquit, ipfum per fe animal.   Sed nec hominem,
infulfe, vidifti, et tamen te ipfum ais hominem effe.   An
illud fateberis, animal autem effe te non fateberis? Nusquam,
inquit, vidi per fe morbum.   Sed nec phrenitim unquam
folam vidifti, fed in Theone aut Dione aut alio quopiam
homine.   Quare hoc plane puerile eft, eo quod nusquam
morbum ipfum per fe folum videris, idcirco putare morbum non effe, nam ita nec febrem nec phrenitim nec aliud
quippiam id genus effe dabis, ut quorum nullum usquam
ipfum per fe folum videris.   Sane expediebat potius non
ita, fed ut dictum fupra eft, a rebus ipfis coepiffe cogi-
tationeque ipfa fpectaffe quot effent in totum fimplicia,

ΒΙΒΛΙΟΝ Β. 153

Ed. Chart. X. [51. 52.]　　　　　Ed. Baf. IV. (59.)

σασθαι τῇ διανοίᾳ πόσα τὰ σύμπαντά ἐστιν ἁπλᾶ· κᾆπειθ᾽
ἑκάστῳ θέμενον ἴδιον ὄνομα, συμπλέκειν ἐξ αὖ[52]τῶν ἤδη
τὰ σύνθετα. ἐγγιγνέσθω δὴ τῷ ὑποκειμένῳ σώματι τουθ᾽ ἓν
πρῶτον, τὸ αἰσθάνεσθαι. πότερον οὐ καλέσεις ζῷον ᾧ
τουθ᾽ ὑπάρχει; καὶ μὴν ὑπὲρ ὀνόματος οὕτως ἀμφισβητήσεις. ἀλλ᾽ οὐδὲ εἶναι φήσεις αἰσθανόμενον σῶμα; καὶ μὴν
οὕτω γε τῶν πραγμάτων αὐτῶν καταψεύσῃ. ἀλλὰ καὶ σῶμα
συγχωρῶν αἰσθανόμενον εἶναί τι καὶ κατὰ τοῦ τοιούτου σώματος τοὔνομα τοῦτο τὸ ζῷον λέγεσθαι, τολμήσεις φάναι
μηδὲν εἶναι τὸ ζῷον; οὐκοῦν οὐδὲ τὸ λευκὸν οὐδέν ἐστιν,
οὐδὲ τὸ βαδίζον οὐδὲ τὸ τρέχον; ἀπὸ γὰρ τῶν συμβεβηκότων
ἑαυτῷ τὸ σῶμα προσαγορεύεται λευκὸν, βαδίζον καὶ τρέχον.
αὐτὰ δὲ τὰ συμβεβηκότα τὸ μὲν λευκότης ὀνομάζεται, τὸ δὲ
βάδισις, τὸ δὲ δρόμος. κατὰ δὲ τὸν αὐτὸν τρόπον αἴσθησις
μὲν ἕν τι τῶν ὑπαρχόντων τοῖς σώμασιν, αἰσθανόμενον δὲ
αὐτὸ τὸ σῶμα· τοῦτ᾽ οὖν καὶ ζῷον ὀνομάζεται. τίς ῥῦν θεασάμενος αἰσθανόμενον σῶμα, παρεὶς τὸ ζῷον ὄνομα ζητήσει τι κατ᾽ αὐτοῦ λέγειν ἕτερον; ἆρ᾽ οὖν νοεῖται μόνον τὸ
σῶμα καθάπερ Κένταυρος, ἢ καὶ τυγχάνει τι τῆς προσηγο-

mox proprio nomine cuique impofito, ex ipfis jam compofita nectere. Ergo fubjecto corpori unum hoc primum infit quod fentit. Num cui id ineft, animal non appellabis?
Non inquies. Atqui de nomine hoc pacto haefitabis. Sed
nec fentiens corpus effe concedes? Jam ita de rebus ipfis
falfo opinaberis. At fi et corpus aliquid fentiens effe et nomen hoc animal de ejusmodi corpore dici concedes, audebis poftea dicere animal nihil effe? Ergo nec album aliquid
eft nec inambulans nec currens, quippe ab iis quae ipfi accidunt dicitur corpus album, inambulans et currens, ipforum vero accidentium hoc albedo, illud inambulatio, tertium curfus dicitur. Eodem modo fenfus unum quid eft
ex iis quae corporibus accidunt, fentiens vero ipfum eft corpus, hoc vero etiam animal nominatur. Quis igitur ubi
fentiens corpus afpexit, omiffo hoc nomine, animal aliud
quaerat, quod de eo dicat? Num corpus duntaxat intelligitur tanquam Centaurus, an res quoque aliqua huic appel-

ρίας ταύτης ὑποκείμενον πρᾶγμα; δῆλον ὡς καὶ τυγχάνει. τί
δὲ, νοεῖται μόνον ἡ αἴσθησις, ἢ καί τι τῶν τοῖς σώμασιν
ὑπαρχόντων ἐστίν; ἐμοὶ μὲν δοκεῖ καὶ τοῦτ' εἶναι πρόδηλον
ὡς ἕν τι τῶν ἐν τοῖς σώμασιν ὑπαρχόντων ἐστὶ καὶ ἡ αἴσθησις. καὶ μὴν εἰ μήτε τὸ σῶμα νοεῖται μόνον, ἀλλὰ καὶ ἔστι,
μήθ' ἡ αἴσθησις, ἔστι γὰρ καὶ ἥδε· πῶς ἄμφω συντιθέντα τὸ
σύνθετον οὐκ ὂν ποιήσει; γελοῖον γὰρ ἤδη τοῦτό γε, σῶμα
μὲν εἶναί τι καὶ αἴσθησιν, αἰσθανόμενον δὲ οὐδὲν εἶναι σῶμα·
καὶ τούτου γελοιότερον, αἰσθανόμενον μὲν εἶναι σᾶμα, ζῶον
δ' εἶναι μηδὲν, ὥσπερ ἄλλο τι καὶ οὐ τοῦθ' ὑπάρχον ζῶον,
ἢ διαφέρον τι τῷ λόγῳ δηλοῦν ἐπιχειρεῖν ὁτιοῦν ἢ ὀνόματι.
τῆς δ' αὐτῆς ἀτοπίας ἔχεται καὶ τὸ μὴ συγχωρεῖν εἶναί τι
νόσον· εἰ γὰρ οὐδέν ἐστι διάθεσις, οὐδὲ νόσος ἔσται τι. δοθείσης δ' εἶναι διαθέσεως, ἔσται τι καὶ νόσος· ἥτις γὰρ ἂν
ἐνέργειαν βλάπτῃ διάθεσις, ἐκείνη νόσος ἐστίν. ἀλλ' οὐκ ἔχεις
μοι δεῖξαι, φασί, νόσον αὐτὴν καθ' ἑαυτήν. οὐδὲ γὰρ φρενῖτιν,
ὦ οὗτος, οὐδὲ πυρετόν. ἀλλ' ὅμως καὶ ταῦτα συγχωρεῖς

lationi eſt ſubjecta? Patet *proculdubio eſſe ſubjectam aliquam.* Quid vero? ſenſusne tantum intelligitur, an etiam
aliquid eorum quae corpori inſunt? Mihi vero etiam id clarum eſſe videtur, nempe ſenſum unum eſſe ex iis quae corpori inſunt. Atqui ſi neque corpus tantummodo intelligitur,
ſed etiam ſubſiſtit, nec etiam ſenſus, imo is quoque ſubſiſtit, qui ſiet ut ambo conjuncta compoſitum efficiant non
ens? Nam id jam perridiculum ſit aliquid corpus quidem
eſſe ac ſenſum, nihil tamen eſſe ſentiens corpus, ſicut illud
magis ridiculum, ſentiens quidem corpus eſſe, animal autem
nihil eſſe, ceu aliud quiddam animal ſit, et non hoc, aut quicquam interſit, oratione an nomine indicare aliquid velis.
Aeque abſurdum ſit et morbum negare aliquid eſſe. Quippe
ſi affectus nihil ſit, morbus quoque nihil erit; ſin affectus aliquid eſſe detur, utique et morbus aliquid fuerit. Quicumque
enim affectus functioni officit, is eſt morbus. At non potes, inquiunt, oſtendere mihi ipſum per ſe morbum. Imo
nec phrenitim, vir bone, nec febrem, quae tamen et ipſa eſſe

ΒΙΒΛΙΟΝ Β. 155

Ed. Chart. X. [52.]　　　　　　　　　Ed. Baf. IV. (59.)
ὑπάρχειν καὶ ἄλλα πολλά. τὴν γὰρ μικρολογίαν τῶν ὀνομάτων,
ἣν ἐκομψεύσαντό τινες τῶν φιλοσόφων, ἀνατρέπουσαν ἅπασαν τὴν ἐν τῷ βίῳ συνήθειαν, ὡς μὴ δι᾽ ἐκείνους αὐτῇ χρῆσθαι δύνασθαι κατὰ τὰ σφῶν αὐτῶν συγγράμματα, παραι-
τοῦμαι λέγειν τὰ νῦν, ἑτέρωθι διειλεγμένος ὑπὲρ αὐτῶν ἐπὶ
πλέον. εἰρηκὼς οὖν οὐδὲν ἧττον ὅσα χρὴ κἂν τοῖς περὶ τῶν
στοιχείων λογισμοῖς, λέγω δὲ μικρολογίαν, ἐν ᾗ διαιροῦνται
κατὰ γένη τό τε ὂν καὶ τὸ ὑφεστός. ἀδιαφόρως γὰρ ἡμῖν
κἀνταῦθα καὶ κατὰ τὸν ἑξῆς λόγον εἰρήσεται ταῦτα. πάντας
δ᾽ ἐν πᾶσιν ἐξελέγχειν ἀδύνατον. ἀλλὰ γὰρ περὶ τοῦ μὴ μόνον
ἔννοιαν εἶναι νοσήματος ἰδίαν, ἀλλὰ καὶ πρᾶγμά τι τῆς προσηγορίας ταύτης τυγχάνον ὑποκεῖσθαι, κατά γε τὸ παρὸν
ἀρκεῖ λελέχθαι ταῦτα. σαφέστερον δ᾽ ἔτι τοῦτ᾽ αὐτὸ νοηθή-
σεται τοῦ λόγου προϊόντος, ἐπειδὰν ὁ περὶ πρώτων ἐνδείξεων
περαίνηται λόγος. ὅσα δὲ περὶ νοσήματος εἴρηται νῦν, ἡγοῦμαι καὶ περὶ συμπτώματος εἰρῆσθαι καὶ πάθους, ὑγείας τε
καὶ ἀρτιότητος, ἰσχύος τε καὶ δυνάμεως ἁπάντων τε τῶν

fateris, ficuti multa alia. Nam micrologiam nominum,
quam philofophi quidam fcite fuut commenti, fed quae omnem in vita loquendi confuetudinem fubvertit, fic ut et
ipfi quidem in fuis ipforum operibus ea uti poffint, impraes-
entiarum omitto, ut qui et alibi de ipfis diffufius egerim.
Igitur quum in opere de elementis nihilominus quaecumque funt neceffaria dixerim, refero tamen micrologiam,
qua dividunt in genera ens et exiftens et fubfiftens, nam
haec nullo difcrimine nobis tum hic tum in fequentibus
tractatibus exponentur. Ut autem omnes in omnibus refu-
tem fieri omnino non poteft. At enim quod non modo
propria morbi notio fit, fed etiam res aliqua fubjecta,
quae hanc appellationem fit fortita, fatis faciant ad praes-
ens quae hactenus dicta, clarius autem idem ipfum in
progreffu fermonis intelligetur, ubi de primis indicationibus abfoluta difputatio erit. Quaecumque vero nunc dicta
de morbo funt, ea mihi et de fymptomate et affectione effe
dicta cenfeo, praeterea de fanitate et integritate, robore et

ἄλλων ὧν ὀνόματά τε καὶ νοήσεις εἰσὶ κατά τινων ὑποκειμένων λεχόμενα. πάντα γὰρ ταῦτα τοῖς σώμασιν ὑπάρχει, τὰ
μὲν ὡς διαθέσεις, τὰ δ᾽ ὡς ἐνέργειαι, τὰ δ᾽ ὡς πάθη· καὶ τὰ
μὲν ὡς κατὰ φύσιν ὄντα, τὰ δ᾽ ὡς παρὰ φύσιν, ἔνδειξίς
τε καθ᾽ ἕκαστον αὐτῶν ἰδία γίνεται, παρεωραμένη τοῖς πλείστοις τῶν ἰατρῶν.

facultate omnibusque aliis quorum nomina et notiones de
rebus quibusdam fubjectis funt dicta.   Omnia namque haec
corporibus infunt, partim ut affectus, partim ut actiones,
partim ut paffiones; praeterea quaedam ceu fecundum naturam infunt, quaedam ceu praeter naturam.   Indicatio quoque ex fingulis eorum feorfum praebetur, a plurimis tamen
medicorum praetermiffa.

ΓΑΛΗΝΟΥ ΘΕΡΑΠΕΥΤΙΚΗΣ ΜΕΘΟΔΟΥ
ΒΙΒΛΙΟΝ Γ.

Ed. Chart. X. [53].   Ed. Baf. IV. (59.)

Κεφ. ά. Εἴπερ οὖν, ὦ Ἱέρων, ἡ ἔνδειξις ἐκ τῆς τοῦ
πράγματος φύσεως ὁρμωμένη τὸ δέον ἐξευρίσκει, τὴν ἀρχὴν
τῆς τῶν ἰαμάτων εὑρέσεως ἐκ τῆς τῶν νοσημάτων αὐτῶν
ἀνάγκη γίγνεσθαι· καὶ γὰρ καὶ ἄτοπον ἕτερον μὲν εἶναι τὸ
ἐνδεικνύμενον τὴν θεραπείαν, ἕτερον δὲ τὸ θεραπευόμενον·
ἕκαστον γὰρ ὑπὲρ ἑαυτοῦ τι δύναται δηλῶσαι μᾶλλον ἢ ὑπὲρ
ἄλλου. τοῦτο μὲν δὴ κἂν τοῖς ἐφεξῆς ἔσται σαφέστερον. ἐπεὶ
δὲ πάντες ὁμολογοῦσιν ἐκ τῶν διαθέσεων τὰς πρώτας ἐνδείξεις λαμβάνειν, οὐ χρὴ μηκύνειν ἔτι περιττῶς τὸν λόγον

GALENI METHODI MEDENDI
LIBER III.

Cap. I. Si igitur, Hiero, indicatio, quae ab ipfa
rei natura primum oritur, quod agendum fit invenit, necefle
eft remediorum inveniendorum initium ex morborum ipforum natura fumi, fiquidem abfurdum fit aliud efse quod
curandi rationem praefcribat, aliud quod curetur; etenim
judicare de fe quidque magis poteft quam de alio, hoc autem clarius fiet in fequentibus. Verum quoniam omnibus
in confefso eft primas indicationes ex affectibus efse fumen-
das, certe laborandum pluribus fruftra non eft, ut hinc efse

ἀποδεικνύντας ὡς ἐντεῦθεν ἄρχεσθαι προσήκει, μᾶλλον δ᾽
ὅτι μήτε τὸ ξύμπαν τοῦτ᾽ ἐστὶ μήθ᾽ ὅλως μέγα τι μέρος,
ὡς οἱ μεθοδικοὶ νομίζουσιν, ἀλλὰ σμικρότατόν τε καὶ ἀρχὴν
μόνον ἐπιδεῖξαι πειραθῶμεν. αὐτοὶ δή φασιν ἐκεῖνοι τὸν μὲν
ἐν τῇ κύστει λίθον, ὅτι τῷ γένει παρὰ φύσιν, ἐνδείκνυσθαι
τὴν ἄρσιν. οὕτω δὲ καὶ τὰς ἀκροχορδόνας καὶ τὰς μυρμηκίας
ἀθερώματά τε καὶ στεατώματα καὶ μελικηρίδας, ὅσα τ᾽ ἄλλα
τοιαῦτα. τὸ δ᾽ εἰς τὸν ὄσχεον ἐμπεπτωκὸς ἔντερον, ὅτι τῷ
τόπῳ παρὰ φύσιν, ἅπαντά τε τὰ ἐξηρθρηκότα τὴν εἰς τὴν
οἰκείαν χώραν ἐπάνοδον ἐνδείκνυται. καὶ μὴν οὐδὲν τούτων
οὐδέπω τεχνικὸν, ἀλλ᾽ ὅπερ, οἶμαι, καὶ τοῖς ἰδιώταις ἅπασιν
ὑπάρχει γινώσκειν· ἐμβληθῆναι γοῦν ἑαυτῶν κελεύουσι τὸ
κῶλον, ὅταν ἐξηρθρηκότος αἰσθάνωνται καὶ ἀφαιρεθῆναι
τὴν ἀκροχορδόνα καὶ τὸ ἕλκος εἰς [54] οὐλὴν ἀχθῆναι καὶ τὸ
ῥεῦμα τῆς κοιλίας ἐπισχεθῆναι. τὸ δὲ δι᾽ ὧν χρὴ ταῦτα ποιεῖν
οὐκ ἴσασι. καὶ τοῦτ᾽ ἔστιν ὃ χρὴ προστιθέναι τὸν ἰατρόν. ὥστε
ἡ ἀπὸ τῶν νοσημάτων ἔνδειξις ἀρχὴ μέν ἐστι καὶ οἱονεὶ
ὁρμητήριόν τι τῆς θεραπευτικῆς μεθόδου, τῆς τέχνης δ᾽ οὔπω

incipiendum doceam, illud potius monſtrare tentemus, neque totum hoc eſſe, neque prorſum magnam aliquam partem, ut methodici putant, ſed minimam et tantum initium.
Igitur iidem ipſi ajunt, calculum qui in veſica ſit, quod toto
genere praeter naturam ſit, ablationem ſui indicare. Ad
eundem modum verrucas penſiles et myrmecias et atheromata et ſteatomata et meliceridas et alia id genus, at inteſtinum, quod jam in ſcrotum decidit, omniaque quae luxata
ſunt, quod videlicet loco ipſo praeter naturam ſe habeant,
reponenda ſe in ſuum locum indicant. Atqui tantum abeſt
ut horum quippiam artificii cujusquam ſit, ut etiam priva-
torum cuique patere poſſit, quippe qui membrum, quum
luxatum ſentiunt, reduci *in artus* jubent, praeterea verru-
cam penſilem tolli et ulcus ad cicatricem duci et alvum flu-
entem ſiſti. Verum quibus haec rationibus fiant, id ſane
neſciunt, atque id eſt quod adjici a medico debet. Itaque
indicatio quae a morbis ſumitur, principium tantum eſt et
tanquam prior impetus methodi medendi, nulla ipſius me-

τῆς ἰατρικῆς μόριον οὐδὲν, ἢ οὐκ ἀξιόλογόν γε μόριον, οὐδὲ
ἴδιον, ἀλλ᾽ ὅπερ καὶ τοῖς ἰδιώταις ὑπάρχει κοινόν. ὁ τοίνυν
ἐξευρεῖν δυνάμενος ὑφ᾽ ὧντινων ἔσται τὸ δηλούμενον ἐκ
τῆς πρώτης ἐνδείξεως, οὗτός ἐστιν ὁ τῶν νοσημάτων θερα-
πευτής· καὶ εἰ μὲν διὰ τῆς ἐμπειρίας εὕροι, τηρητικός τέ τις
καὶ ἐμπειρικὸς ὀνομασθησόμενος, εἰ δὲ διὰ λόγου τινὸς, ἢ
μεθόδου, λογικός τε καὶ μεθοδικὸς καὶ δογματικός. οὐκοῦν ὁ
μὲν ἰδιώτης, ἄνωθεν γὰρ ταὐτὸ ῥητέον, ἥκει παρὰ τὸν
ἰατρὸν, ἐμβαλεῖν κελεύων (60) τὸ κῶλον, ἢ διαπλάσαι τὸ
συντετριμμένον ὀστοῦν, ἢ ἐξελεῖν τὴν μελικηρίδα. τὸ δ᾽
ὅπως χρὴ τούτων ἕκαστον ποιῆσαι τῆς ἰατρικῆς ἐστι τέχνης εὕρημα. οἱ μὲν οὖν ἐμπειρικοὶ δι᾽ ἐμπειρίας εὑρίσκεσθαι πάντα φασίν· ἡμεῖς δὲ τὰ μὲν ἐμπειρίᾳ, τὰ δὲ λόγῳ.
μήτε γὰρ ἐκείνην ἱκανὴν εἶναι πάντα μήτε μόνον εὑρίσκειν
τὸν λόγον. οὐ μὴν ἀξιοῦμέν γε συγκεχυμένην ποιεῖσθαι τὴν
διδασκαλίαν, ἀλλ᾽ ἰδίᾳ μὲν τὴν ἐμπειρικὴν, ἰδίᾳ δὲ τὴν λογικὴν, ἵν᾽ ὅσην ἑκατέρα δύναμιν ἔχῃ σαφῶς εὑρεθῇ. καὶ νῦν
ἡμῖν πρόκειται περὶ τῆς λογικῆς εὑρέσεως εἰπεῖν. ἆρ᾽ οὖν ἔχο-

dicinae artis adhuc portio, aut nec infignis pars nec propria,
fed quae etiam plebi fit communis. Ergo cui facultas eſt
illa inveniendi, ex quibus perfici poſſit quod a prima indicatione fuggeritur, is merito morborum eſt curator; qui fi
per experientiam invenit, obfervator et empiricus eſt no-
minandus; fin ratione quadam et methodo, logicus, metho-
dicus et dogmaticus. Ergo plebejus quidem, altius enim
idem repetendum eſt, medicum adit, reponi fibi membrum
jubens, aut os, quod forte fractum eſt, conformari, aut meli-
cerida fibi tolli, verum quo pacto horum quodque peraga-
tur, medicae artis inventum eſt. Ac empirici quidem per
experientiam invenire omnia contendunt, nos partim experientia, partim ratione, quum neque illa invenire omnia
queat neque fola ratio. Verumtamen confufam mixtam-
que tradendam eſſe doctrinam non cenfemus, fed fecrfum
empiricam, quo facile appareat quam habeat utraque vim.
Nunc vero de ea quae rationc paritur inventione dicere

160   ΓΑΛΗΝΟΥ ΘΕΡΑΠΕΥΤ. ΜΕΘΟΔΟΥ

Ed. Chart. X. [54.]   Ed. Baf. IV. (60.)

μέν τινα μέθοδον ᾗ χρώμενοι τῶν εἰρημένων ἕκαστον εὑρήσομεν; ἀνελεῖν λέγω τὸ περιττὸν τῷ γένει καὶ μεταθεῖναι τὸ
τὴν οἰκείαν χώραν ὑπηλλαχός, ἑνῶσαί τε τῆς συνεχείας λε-
λυμένον. ἢ τὴν ἐμπειρικὴν ὑπ' αὐτὰ παρακαλέσομεν; ἐγὼ μὲν
καὶ πάνυ πέπεισμαι μέθοδον ὑπάρχειν τινὰ τῆς τῶν ζητουμένων εὑρέσεως, ἧς ἀρχὴν εἶναι τὴν ἐκ τῶν νοσημάτων ἑκάστου
προσπίπτοντα σκοπόν. ἡ γὰρ τῆς συνεχείας λύσις τὴν ἕνωσιν
ἐπιζητεῖ· κατὰ μὲν ὀστοῦν κάταγμα λεγομένη, κατὰ δὲ τὸ
σαρκῶδες μέρος ἕλκος, ὥσπερ γε καὶ τὸ τραῦμα καὶ τὸ
ῥῆγμα καὶ τὸ σπάσμα, τὸ μὲν ἐν σαρκώδει μορίῳ διὰ τοῦ
τρωθῆναι γεγονός, τὸ δὲ ῥῆγμα καὶ τὸ σπάσμα χωρὶς
τοῦ τρωθῆναι, σαρκώδους μὲν ἐν τῷ ῥήγματι μορίου τῆς
συνεχείας λυθέντος, νευρώδους δὲ ἐν τῷ σπάσματι. τούτων
ἁπάντων ὁ μὲν σκοπὸς ἕνωσις. εἴτε δ' οἷόν τε τυχεῖν αὐτοῦ
καθ' ἅπαν, εἴτ' οὐκ ἐγχωρεῖ πολλαχόθι, τοῦτ' αὐτὸ πρῶτον
ἤδη τεχνίτου γινώσκειν. ἰδιώτης γὰρ οὐδεὶς οἶδεν οὔθ' ὅτι
τῶν φρενῶν τὸ νευρῶδες οὔθ' ὅτι τὰ λεπτὰ τῶν ἐντέρων

ftatuimus. Num igitur eft nobis methodus aliqua qua
uſis invenire praedictorum ſingula liceat? dico quod ſu-
pervacaneum genere ſit adimere, et quod motum loco ſit,
id proprio loco reddere, et quod unitatis ſolutum ſit unire.
Au empiricen ad haec requiremus? Ego ſane methodum
eſſe aliquam, qua quaeſita invenias, plane mihi perſuaſi,
ejusque principium eſſe id quod ſinguli morbi faciendum
dictant. Unitatis namque ſolutio unitionem poſtulat. Ea
in oſſe fractura dicitur, in carnoſa parte ulcus, ſiculi
etiam vulnus et ruptio et contorſio. Vulnus quidem ſolutio quaedam ex vulnerando in carnoſa parte relicta, ruptio et contorſio citra vulnerationem facta, in ruptione carnoſae partis, in contorſione nervoſae ſoluta continuitate.
Horum omnium ſcopus unitio, quae an praeſtari ubique poſſit, an in multis non poſſit, hoc utique internoſcere primum
jam artificis eſt. Nemo enim plebejus novit nec nervoſam
transverſi ſepti partem, nec inteſtina tenuia non poſſe quem

οὐκ ἐγχωρεῖ δέξασθαι τὸν σκοπὸν, οὐ μὴν οὐδὲ περὶ πόσθης, οὐδὲ περὶ τοῦ λεπτοῦ τῶν γνάθων οἶδεν· ἀλλ᾽ οὐδ᾽ εἰ τερηδὼν ὀστοῦ δύναται θεραπευθῆναι, καθάπερ ἐν σαρκὶ διάβρωσις· οὐδ᾽ εἰ τὸ κάταγμα συμφῦναι, καθάπερ τὸ τραῦμα, κατὰ ταὐτὰ δὲ οὐδ᾽ εἰ πωρωθῆναι δύναται γιγνώσκει· ὡσαύτως δὲ καὶ περὶ τῶν ἐν τῇ κεφαλῇ καταγμάτων ὁ ἰδιώτης οὐδὲν οἶδεν, εἴτε χρὴ τὴν πώρωσιν ἀναμένειν, εἴτ᾽ ἄλλως ἰᾶσθαι. πολὺ δὲ μᾶλλον οὐδὲ εἰ καρδίας τρωθείσης ἢ πνεύμονος ἢ γαστρὸς ἢ ἥπατος ἐλπίζειν χρὴ τὴν ἴασιν· οὐδ᾽ ὅλως οὐδὲν οὐκέτι περαιτέρω τοῦ πρώτου σκοποῦ γιγνώσκει τῶν ἰδιωτῶν οὐδείς. τοῦτ᾽ οὖν αὐτὸ πρῶτον ἤδη τῆς τέχνης ἔργον, ἤτοι τυχεῖν ἐλπίζειν τοῦ τέλους ἢ ἀπογινώσκειν τοῦ τυχεῖν· διττὴ δ᾽ ἡ γνῶσις αὐτοῦ καὶ τρίτην οὐκ ἐγχωρεῖ γενέσθαι· διὰ μὲν τῆς ἐμπειρίας ἡ ἑτέρα, μακροῦ δηλονότι χρόνου δεομένη· διὰ δὲ τῆς αὐτοῦ τοῦ πράγματος φύσεως ἡ ἑτέρα· καὶ γὰρ τὴν οὐσίαν ἑκάστου τῶν μορίων ἐπισκέψεται καὶ τὴν ἐνέργειαν καὶ τὴν χρείαν καὶ τὴν θέσιν, ἐξ ὧν ὁρμωμένη τό τ᾽ ἀδύνατον ἰαθῆναι προ[55]γνώσεται καὶ τοῦ

quem indicant finem recipere, quin etiam de praeputio et de tenui buccarum parte, quod *fimiliter fe habet*, idem ignorat; praeterea an caries fanari queat, ficut erofio carnis, compertum non habet, jam an coalefcere fractura poffit, ut vulnus, praeterea an callo agglutinari poffit, non intelligit, pari modo in capitis fracturis vulgus omnino non novit fitne expectanda calli generatio, an aliter curandum. Porro multo adhuc magis ignorat, an corde vulnerato aut pulmone aut ventriculo aut jecinore fiducia fanationis fit, nec in fumma quicquam ultra primum fcopum vulgaris quisquam novit. Itaque hoc ipfum primum artis eft opus, ut intelligas fperarene finem quo tendis debeas, an fecus; ejus autem rei duplex cognitio eft, nec poteft addi tertia: altera per experientiam, cui longo ufu eft opus, altera vero per ipfius rei naturam, fiquidem haec tum cujusque partis fubftantiam aeftimabit tum actionem tum ufum fitumque, a quibus procedens non folum quod fanari non poteft prae-

δυνατοῦ δέξασθαι τὴν ἴασιν ὑπὲρ τῆς τῶν βοηθημάτων εὑρέσεως ἐπισκέψεται.

Κεφ. β'. Πρόδηλον δ' ὡς ἀπὸ τῶν ἀπλουστάτων
ἄρξηται. τί δ' ἀπλούστερον ἕλκους ἐπιπολῆς ἐν σαρκώδει
μορίῳ; τοῦτ' οὖν εἰ μὲν ἁπλῶς ἕλκος εἴη, σκοπὸς αὐτοῦ τῆς
ἰάσεως ἕνωσις· εἰ δὲ σὺν κοιλότητι, διττὸς μὲν ὁ σκοπός, ὅτι
καὶ ἡ διάθεσις διττή· συνεχείας μὲν λύσις τὸ ἕλκος, ἀπώλεια
δὲ οὐσίας τινὸς οἰκείας τῷ ζώῳ ἡ κοιλότης. εὑρίσκεται δὲ
κἀνταῦθα πολλάκις ὁ ἕτερος τῶν σκοπῶν ἀδύνατος· οἷον εἰ
μὴ μόνον ἡ σὰρξ, ἀλλὰ καὶ τὸ ὑποκείμενον ὀστοῦν ἀπολωλὸς
εἴη· πληρωθῆναι γὰρ ἀκριβῶς ἡ τοιαύτη κοιλότης οὐ δύναται, ἀλλ' ἐπουλωθῆναι μὲν, ὅπερ ἦν ἕλκους ἴασις, ἀνίατος
δὲ ἡ κοιλότης καταλειφθήσεται. τοῦτ' οὖν αὖθις αὐτὸ πάντως μὲν ἤτοι διὰ τῆς ἐμπειρίας ἢ διὰ τοῦ λόγου χρὴ γνῶναι·
ὁ Θεσσαλὸς δὲ οὔτε τούτοις χρῆται καὶ τρίτον οὐδὲν προστίθησιν, εἶτ' οὐκ αἰδεῖται ληρῶν, ἀλλ' ἐᾷ τοῦτο· τὸ κοῖλον
δ' ἕλκος ἐν σαρκώδει μορίῳ χωρὶς τοῦ πεπονθέναι τι τῶν
ὑποκειμένων ὅπως ἰασώμεθα λεγέτω παρελθὼν ὁ Θεσσά-

videbit, fed etiam de inveniendis ei remediis deliberabit,
quod recipere fanitatem poteft. Cap. II. Conftat autem quod a fimpliciffimis incipiat. Porro nihil eft fimplicius ulcere quod in fumma car-
nofa parte fit; hujus ergo fi modo ulcus tantum fit, curationis fcopus unitio eft. Sin etiam cum cavitate fit, duplex ejus
propofitus eft finis, ficuti etiam duplex eft affectus, nempe
ulcus quod eft unitatis folutio, et cavitas quae difperditio
eft fubftantiae alicujus animali propriae. Invenitur autem
hic multoties alter fcopus impoffibilis, veluti quafi fi non
modo caro ipfa, fed etiam fubditum illi os perierit, quippe
impleri ad unguem cavitas ejusmodi non poteft, cicatrice induci certe poteft, fed haec ulceris fanatio eft, cavitas autem
infanabilis remanebit. Hoc igitur rurfum ipfum aut experientia, aut ratione dignofci omnino oportebit. At Theffalus nec his utitur nec tertium quicquam adjicit, et tamen
nugari non erubefcit, fed hoc permittit. Illud potius doceat imitator Theffali medicus quo pacto cavum in carnofa

ΒΙΒΛΙΟΝ Γ. 163

Ed. Chart. X. [55.]   Ed. Baf. IV. (60.)

λειος ιατρός. ἐμβαλόντες, φησὶ, τὸ σαρκωτικὸν φάρμακον· εὖ
γε τῆς εὐχερείας, ἴσως δ᾽ ἀναισθησίας εἰπεῖν ἦν ἄμεινον, εἰ
σαρκωτικὸν εἰπὼν ἀπηλλάχθαι δοκεῖ τοῦ ζητουμένου· εἰ γὰρ
ἤδη τὸ σαρκωτικὸν ἐπιστάμεθα, τί ζητοῦμεν ἔτι; λέγε μοι τὸ
σαρκωτικὸν ὅ τί ποτ᾽ ἐστὶν, ᾧ μέλλεις χρῆσθαι; λιβανωτὸν,
οἶμαι, φήσεις, ἴριν ἢ ἀριστολοχίαν ἢ ὀρόβινον ἄλευρον ἢ
πάνακα· τῶν γὰρ ξηρῶν φαρμάκων πρῶτον μνημονεύσω.
ταῦτ᾽ οὖν εἰπέ μοι πόθεν εὗρες; ἐκ τῆς πείρας, φησί. τί δὴ
οὖν ἔτι προσέθηκας σύ; τὸ μὲν γὰρ ὅτι χρὴ πληροῦν τὸ
κοῖλον οἶδε δήπου καὶ ὁ ἰδιώτης. τὸ δ᾽ ἐξ ὧν καὶ δι᾽ ὧν
φαρμάκων, ἐδίδαξεν ἡ πεῖρα. Θεσσαλὸς δ᾽ οὔθ᾽ ὡς ἐμπειρικὸς οἶδε τὸ φάρμακον οὔθ᾽ ὡς λογικός. ὡς ἐμπειρικὸς μὲν,
ὅτι μὴ βούλεται· ὡς λογικὸς δὲ, ὅτι μὴ δύναται· ἐπεὶ ὅτι
γε ὡς ἐμπειρικὸς οἶδεν, ἀκριβῶς ἐγὼ τοῦτο γινώσκω. δυοῖν
γὰρ ὄντοιν ἁπάσης εὑρέσεως ὀργάνων, ἐμπειρίας καὶ λόγου,
ὁ τὸ μὲν εὑρημένον ἐπιστάμενος, εἰπεῖν δ᾽ οὐκ ἔχων αὐτοῦ
τὸν λόγον, εὔδηλός ἐστιν ἐκ τῆς ἐμπειρίας εὑρηκώς. ἵνα

parte ulcus nullo ex iis quae fubfunt laefo fanabimus.
Sarcotico, inquit, medicamento impofito; bene fane, magna facilitas, fortaffe autem ftupiditas potius erat dicendum,
fi, quum farcoticum dixit, fatisfeciffe fe quaeftioni putat,
quippe fi farcoticum jam fcimus, quid amplius requirimus?
dic nobis quodnam illud farcoticum fit quo es ufurus.
Thus, reor, inquies, autirim, aut ariftolochiam, aut ervi farinam, aut panacem; nam de ficcis medicamentis principio
mentionem faciam, age igitur haec medicamenta quo pacto
invenifti? Experientia, inquis. Quid igitur eft quod per
te amplius eft adjectum? Siquidem quod cavum implendum
fit, id quidem vel privatus novit; at ex quibus id et per
quae medicamenta fiant, experientia docuit. Theffalus
vero nec ut empiricus nec ut logicus medicamentum illud
novit; ut empiricus, quia non vult; ut logicus, quia non poteft; nam ego eum ut empiricum id fcire plane novi Quum
enim duo fint omnis inventionis inftrumenta, experientia et
ratio: qui quod inventum eft, novit, fed tamen rationem
ejus dicere *in promptu* non habet, is prodit fe per experien-

τοίνυν εἰδῇ πόσον ἁμαρτάνει, μικρὸν ἡσυχάσας ἀκροατὴς
ἡμῶν γενέσθω· βούλομαι γάρ τινα διαλεχθῆναι τῷ μονὴν
τὴν ἐμπειρίαν πρεσβεύοντι· δίκαιον γὰρ οἶμαί κἀκεῖνον εἰπεῖν
ὅπως εὗρε τουτὶ τὸ σαρκωτικὸν φάρμακον τὸ ξηρὸν, ὃ δὴ
κεφαλικὸν ὀνομάζουσι· σύγκειται δὲ ἐξ ἴρεως καὶ ἀριστολοχίας ὀρόβου τε καὶ λιβανωτοῦ καὶ μάννης. ἔστι καὶ ἕτερόν
τι ᾧ πρὸς τοῖς εἰρημένοις καὶ φλοιὸς πάνακος ἐπεμβάλλεται·
καὶ μὲν δὴ καὶ ἕτερόν ἐστιν ᾧ καὶ καδμεία πεπλυμένη
προσεπεμβάλλεται. λεγέτω τοίνυν ὑπὲρ τούτων ὅπως εὑρέθη.
καὶ τί μοι, φησὶ, ζητεῖν ὑπὲρ τῆς εὑρέσεως αὐτῶν, ἀλλ᾽ οὐ
τοῖς εὑρημένοις ὀρθῶς χρῆσθαι; ταυτὶ μὲν οὖν εὐθὺς κατ᾽
ἀρχὰς ἀποφαίνονται, κατὰ σύμβασιν δὲ, καλοῦσι γὰρ οὕτως
αὐτοὶ καὶ τῷ ῥήματι τούτῳ, ποτὲ μὲν ἐξ ὀνειράτων ἐνδέ-
[56]χεσθαι τὰ τοιαῦτα εὑρῆσθαί φασιν, ἔστι δ᾽ ὅτε κατὰ
δή τινα τύχην ἐκχυθῆναι τὸ ἕτερον εἰς τὸ ἕτερον, εἶτά τινα
τῷ μικτῷ τολμῆσαι χρήσασθαι, τῆς τόλμης δ᾽ οὐ λέγειν τὴν
ἐλπίδα. ταυτὶ μὲν οὖν πρόδηλος λῆρος. ὁ δὲ τρίτος αὐτοῖς
τρόπος τῆς εὑρέσεώς ἐστιν ὄντως ἐπιλογιστικός· ἑκάστου

tiam id inveniſſe. Ut igitur quantum erret intelligat, aurium nobis operam pauliſper accommodet, volo enim paucis cum ſolius experientiae profeſſore agere, etenim hunc
quoque dicere par eſt quo pacto ſiccum hoc quod carnem
producat medicamentum invenerit, quod utique cephali-
cum nominant; porro componitur id ex iride et ariſtolochia
et ervo et thure et manna *purgamento thuris*. Eſt autem
et aliud quod praeter jam dicta corticem panacis recipit,
ſicuti etiam aliud cui elota cadmia admiſcetur. Dicat itaque mihi, haec quomodo ſint inventa. Et quid, inquit,
attinet de inventione eorum quaerere, ac non recte potius
inventis uti? Atque haec quidem initio ſtatim reſpondent,
in colloquio vero, ſic enim κατὰ σύμβασιν hoc verbo vocant, interdum quidem ex ſomniis inventa eſſe potuiſſe talia
dicunt, interdum ſorte quapiam aliud fuiſſe in aliud affu-
ſum, mox aliquem uti mixto anſum, caeterum audaciae
ejus ſpem non dicunt. Haec igitur manifeſtae ſunt nugae.
Tertius his inventionis modus plane eſt epilogiſticus, ſiqui-

γὰρ ἐκείνων ἁπλῶν ἰδίᾳ τις πεπειραμένος ὡς σαρκωτικῶν,
κᾆπειθ᾽ εὑρίσκων ἐνίοτε μὴ σαρκοῦντα, προσεπελογίσατο μὴ
πάσῃ φύσει πᾶν ἁρμόττειν. εἰ γὰρ ὃν οὐκ ἐσάρκωσεν ἡ ἀριστολοχία, τοῦτον ὁ λιβανωτὸς ἐσάρκωσεν, ᾧ δ᾽ ὁ λιβανωτὸς
οὐχ ἥρμοττε, τούτῳ τῆς ἴρεως προσαχθείσης ἀπήντησε τὸ δέον,
εὔλογον, οἶμαι, μὴ πάντας ὑπὸ πάντων ὁμοίως διατίθεσθαι·
τούτου δ᾽ ἅπαξ εἰς ἐπιλογισμὸν ἐλθόντος ἄμεινον ἔδοξεν ὡς
οἷόν τε πλεῖστα τῶν ὁμοειδῶν εἰς ταὐτὸν ἀναμῖξαι, ἵν᾽ ἑκάστη φύσις σώματος εὐπορῇ τοῦ προσήκοντος. καὶ μὴν, ὦ
ἑταῖρε, ἐν τῇ συμπλοκῇ τῶν εἰδῶν οὐ φυλάττονται τῶν
οἰκείων οὐσιῶν αἱ ἐνέργειαι, ὡς ἐπὶ ἑνὸς ἑκάστου εἴδους τῷ
ὠφελεῖν εἰς τόσον ᾗπερ χρὴ θεραπεύειν εὐπορεῖν τοῦ
προσήκοντος. εἰ μὲν γὰρ ἤτοι τὴν φύσιν ἠδύναντο τοῦ σώματος ἐξευρεῖν ἢ τοῦ προσφερομένου φαρμάκου τὴν δύναμιν, οὐδὲν ἂν ἴσως ἐδέησεν αὐτοῖς τῆς τοιαύτης ποικιλίας,
(61) ἐν ἑκάστοτε φάρμακον ἐφ᾽ ἑνὶ σώματι τὸ συμφέρον
εὑρίσκειν δυναμένοις. ἐπεὶ δ᾽ ἀγνοοῦσιν ἑκάτερον, κακῶς
ἀναμιγνύουσιν ἅπαντα, πολλαῖς φύσεσιν ἁρμόττον ἐπιτεχνή-

dem fimplicium illorum privatim quispiam unumquodque.
ut farcoticum expertus, mox carnem aliquando non facere
cernens, ratione deprehendit non omni naturae eorum quodque competere. Si enim cui ariftolochia ulcus carne non
implevit, huic thus contulit, cui autem thus non profuit,
huic iris admota fuit utilis, rationabile erat, arbitror, non
omnes ab omnibus fimiliter affici. Hoc ubi femel in ratiocinationem venit, melius factu eft vifum quam plurima
ejusdem fpeciei in idem mifcere, quo nulli corporis naturae deeffet quod conveniat. Atqui, amice, in commixtis fpeciebus non fervatur actio fuae cujusque fubftantiae, ficut in
unaquaque *corporis* fpecie adfit quod juvare morbum curandum conveniat. Nam fi aut corporis naturam invenire
poffent, aut adhibiti medicamenti facultatem, non effet fortaffe iis tali varietate opus, ut quibus unum illud medicamentum quod uni corpori conveniret, invenire in promptu
femper effet. Nunc quum ignorant utrumque, male omnia mifcent, unum fcilicet quod omnibus naturis quadret,

166 ΓΑΛΗΝΟΤ ΘΕΡΑΠΕΥΤ. ΜΕΘΟΔΟΤ

Ed. Chart. X. [56.]   Ed. Baſ. IV. (61.)
σασθαι βουλόμενοι ἓν φάρμακον. τοῦτον τὸν τρόπον τῆς
συνθέσεως τῶν φαρμάκων ἐγὼ πείθομαι τοῖς πρώτοις τῶν
ἰατρῶν ἐπινενοῆσθαι καὶ ὡς ἀρχαῖον εὕρεμα προσίεμαι. τοσοῦτόν γε μὴν ἀποδεῖν ἡγοῦμαι τῆς ὄντως μεθόδου θεραπευτικῆς, ὅσον εὐλογώτερός ἐστι τῶν ἐγχεομένων εἰς ἄλληλα
κοσκίνων. εἰ γὰρ μὴ λογίζεται πρῶτον μὲν ὡς μόνης τῆς ἐξ
ὁμοειδῶν φαρμάκων συνθέσεως, οὐ μὴν τῆς γ᾽ ἐξ ἐναντίων
εἴρηκε τὴν μέθοδον. ἔπειθ᾽ ὡς ἐν τῷ πλήθει τῆς μίξεως ἓν
μὲν, εἰ τύχοι, τὸ τῷ πάσχοντι προσῆκόν ἐστι φάρμακον,
ἐγχωρεῖ δὲ καὶ μηδὲν, ἑπτὰ δ᾽ ἢ ὀκτὼ τῶν οὐκ οἰκείων·
ὥστε πλείοσιν ἀριθμοῖς βλάψαι τὸ τοιοῦτον ἢ ὠφελῆσαι·
ταῦτ᾽ εἰ μὴ λογίζεται, πλέον αὐτὸν ἀγνοεῖν ἢ γιγνώσκειν
τοῦ πράγματος εἴποιμ᾽ ἄν. ἔλαιον γοῦν ἐγχεόμενον ἕλκει
κοίλῳ πάντων ἐναντιώτατον φάρμακον· εἰ γὰρ ἐθελήσεις
αὐτῷ θεραπεύειν, αὐτῇ γνώσεις τῇ πείρᾳ ῥυπαρὸν καὶ βρυῶδες ἀποτελούμενον τὸ ἕλκος. εἰ δὲ καὶ ἡ ὥρα τοῦ ἔτους
θερμὴ τύχοι καὶ ὁ ἄνθρωπος εἴη κακοχυμώτερος, ἢ φύσει

moliri medicamentum ſtudentes. Hanc ego componendo-
rum medicamentorum rationem a primis illis medicis exco-
gitatam arbitor, atque ut antiquum inventum recipio. Caeterum tanto eam a vera medendi methodo abeſſe recr,
quanto certe rationabilior eſt transfuſis in ſe mutuo cribris.
Quippe niſi illud primum cogitet, ſolius ſe compoſitionis,
quae ex ſimilibus ſpecie medicamentis conflatur, non ejus
quae ex contrariis initur, methodum dixiſſe, mox in ejus
miſcellae multitudine unum fortaſſe eſſe medicamentum,
quod laboranti ſit utile, ſortaſſe vero nec unum, *contra* vero
ſeptem octove quae propria *ex uſu* non ſint, ita ut pluribus numeris obſit ejusmodi medicamentum quam profit,
haec, inquam, niſi reputet, plus eum ignorare de re ipſa
quam noviſſe dixerim. Oleum namque cavo ulceri infuſum
adverſiſſimum omnium medicamentum eſt; nam ſi ita mederi
velis, uſu ipſo intelliges ſordidum ac fungoſum ulcus fieri.
Quod ſi tempeſtas quoque anni calida ſit, ac vitio mali fucci
magis homo laboret, aut fluxionibus magis obnoxius natura ſit,

ῥευματικώτερος ἢ καὶ περὶ τὴν δίαιταν τι πλημμελοίη, κίν‑
δυνος τούτῳ σαπῆναι τὸ μόριον ἐν ᾧ τὸ ἕλκος ἐγένετο.
κίνδυνος δὲ κἂν εἰ κηρῷ μόνῳ χρῷο, κἂν εἰ τήκων ἐλαίῳ·
ταυτὶ μὲν οὖν διασήψει σοι τὸ ἕλκος· εἰ δὲ ἰὸν λειώσας
ἐμπλάττῃς, οὐ διασήψει μὲν οὗτός γε οὐδαμῶς, ὀδύνην δ'
ἐργάσεται καὶ δῆξιν οὐ σμικρὰν, ἀνάβρωσίν τε καὶ φλεγμο‑
νήν· εἰ δὲ ἐπιπλέον χρήσαιο, καὶ σπασμόν. ἐπεὶ τοίνυν οὔτε
τὸ ἔλαιον οὔτε ὁ ἰὸς οὔτε ὁ κηρὸς ἕλκος κοῖλον σαρκῶσαι
δύνανται, δῆλον ὡς οὐδὲ μίξει ποτ' αὐτὰ τῶν ἀπὸ τῆς ἐμ‑
πειρίας οὐδείς· ἀλλ' ἐγὼ μίξω γε τῷ δέοντι μέτρῳ καὶ ταῦτα
καὶ ἄλλα μυρία φάρμακα τῶν βλαπτόντων ἰδίως ἕλκος κοῖ‑
λον. εἰ γὰρ μὴ ταῖς αὐταῖς δυνάμεσι βλάπτοιεν, ἀλλ' ὑπεναν‑
τίαις, ἄμετρα δήπουθέν ἐστιν ὡς [57] πρὸς ἕλκους κοίλου
πλήρωσιν. ἀλλ' ὅπως ἐκ δυοῖν ἀμέτροιν κράσεων ἓν ἀποτε‑
λεῖται σύμμετρον, ἐν τοῖς περὶ φαρμάκων συνθέσεως ἐμάθο‑
μεν λογισμοῖς. οὔκουν ἔτι χαλεπὸν ἐξ ἐλαίου καὶ κηροῦ καὶ
ἰοῦ συνθεῖναι φάρμακον σαρκωτικόν· εἰ γὰρ εἰδείης ὡς

aut etiam in victus ratione delinquat, periculum eft ne illi
pars ea computrefcat in qua ulcus eft factum, periculum
vero eft et fi cera five fola five in oleo foluta utare, atque
haec quidem putrefcere ulcus facient, at fi aeruginem ad
laevorem tunfam infperges, ea quidem nullo modo putrefa‑
ciet, dolorem tamen ac mordicationem inferet non parvam,
praeterea exedet ac phlegmonen excitabit; quod fi largius
uteris, convulfionem quoque accerfet. Quoniam igitur ne‑
que oleum neque aerugo neque cera cavum ulcus implere
carne poteft, conftat quod ex iis qui experientiam profiten‑
tur nemo unquam ea mifcebit; at ego fane haec mifcebo,
imo debita menfura non haec modo, verum etiam alia mille
pharmaca ex iis quae praefertim cavo ulceri funt inimica.
Nam fi non iisdem facultatibus laedunt, fed quodam modo
contrariis, et ametra *five immoderata* profecto fuerint, ut
ad cavum ulcus implendum. Verum quemadmodum ex
duobus temperamentis immoderatis unum efficiatur commo‑
deratum, id in medicamentorum rationibus docuimus. Non
eft igitur difficile ex oleo, cera et aerugine medicamentum

ξηραίνεσθαι μετρίως δεῖται τὸ τοιοῦτον ἕλκος, οὐ ξηραίνει
δ᾽ οὔτε ὁ κηρὸς οὔτ᾽ ἔλαιον, εἰδείης ἂν ὡς οὔτε ἑκάτερον
οὔτ᾽ ἄμφω πληρώσουσιν ἕλκος κοῖλον· οὐ μὴν οὐδ᾽ ὁ ἰὸς
μόνος, ἀμέτρως γὰρ ξηραίνει. μίξας οὖν ἅπαντα συμμέτρως
ξηρὸν ἐργάσασθαι δυνήσῃ φάρμακον· ὁπόσον δ᾽ ἑκάστου χρὴ
τὸ μέτρον εἶναι δέδεικται μὲν ἤδη μοι κἂν τοῖς περὶ φαρμάκων συνθέσεως ὑπομνήμασιν, δειχθήσεται δὲ καὶ νῦν, εἰ
δεηθείη, τοῦ λόγου προϊόντος. ἀποπέμψαι γάρ με χρὴ πρῶτον ἀπὸ τῶν ἐφεξῆς λόγων τὸν ἀμέθοδον ἐκεῖνον Θεσσαλὸν,
ἐνδειξάμενον αὐτῷ πόσον ἁμαρτάνει τοῦ δέοντος. φρονίμῳ
γὰρ ἀνθρώπῳ καὶ τὰ νῦν εἰρημένα σαφῶς ἐνδείκνυται τὴν
θεραπευτικὴν μέθοδον ὁποίαν τινα εἶναι χρή. ἀλλὰ γὰρ οὐ
πρὸς τοὺς τοιούτους ὁ λόγος· ὥστε ἀναγκαῖον ἔτι διαλεχθῆναι πρὸς αὐτοὺς ἐνθένδε ποθὲν ἀρξάμενον. ἅπασα κοιλότης
παρὰ φύσιν ἐνδείκνυται τὴν πλήρωσιν· ὥστε καὶ ἡ ἐν τῷ
σαρκώδει μορίῳ· αὕτη δὲ ἡ πλήρωσις σκοπὸς τῆς τῶν ἰαμάτων εὑρέσεως γίγνεται. ἵνα δ᾽ εὑρεθῇ τὰ πληρώσαντα καὶ

quod carnem producat conficere; fi enim noris ejusmodi
ulcus mediocriter ficcandum effe, non ficcare autem nec ceram nec oleum, utique intelliges nec alterum feorfum nec
ambo fimul cavum ulcus implere poffe, imo vero nec aeruginem folam, ut quae immodice ficcet. Ergo fi omnia mis-
cueris, modice ficcum efficere medicamentum poteris; quis
vero cujusque effe modus debeat, id mihi in libris qui de
medicamentorum compofitione funt infcripti jam traditum
eft, nunc quoque fi res poftulet, indicabitur in fermonis
progreffu. Nam primum omnium abigendus mihi a fequentibus libris amethodus ifte Theffalus eft, fed quum indicavero
prius illi, quantum a recto aberret. Nam prudenti homini
vel quae nunc dicta funt fatis oftenderint qualis effe debeat
medendi methodus, verum non eft cum talibus fermo. Itaque
etiam neceffe eft cum iftis adhuc difputemus hinc fere
fumpto initio. Omnis quae praeter naturam eft cavitas
impleri poftulat, quare et quae in carnofa etiam accidit
parte, ipfa vero impletio inveniendorum remediorum finis
quo tenditur eft. Ut vero quae impleant invenias et multa

λόγου δεόμεθα συχνοῦ καὶ πολλῶν τῶν κατὰ μέρος ἐνδείξεων,
καὶ μεθόδου λογικῆς ἀκριβοῦς· ἐθεάσω γοῦν πολλάκις ἕλκη
δυσίατα μὴ δυναμένους θεραπεῦσαι μήτε τοὺς τὴν ἐμπειρίαν
πρεσβεύοντας ἰατροὺς τούτους δὴ τοὺς πολυφαρμάκους, ἀλλὰ
μηδὲ τοὺς τὸν ἀναλογισμὸν ἐπαγγελλομένους ἅπαντας. οἱ
γὰρ Θεσσάλειοι μεθοδικοὶ μὲν τοὔνομα, ταῖς δ' ἀληθείαις
ἀμέθοδοι, καθάπερ τινὲς ὄνοι λύρας οὐδ' ἐπαΐειν ἱκανοὶ
τῆς τοιαύτης θεωρίας εἰσί, μή τοί γε δὴ λογισμῷ τὸ δέον
ἐξευρίσκειν. ἐθεάσω δὲ πολλάκις ἐπὶ τῶν τοιούτων ἑλκῶν
τοὺς μὲν ἀπὸ τῆς ἐμπειρίας ἄλλοτ' ἐπ' ἄλλο μεταβαίνοντας
φάρμακον, οὐ μὰ Δία λογισμοῦ τινος ἐξηγουμένου τῆς μετα-
βάσεως, ἀλλ' ἐπειδὴ πολλῶν μὲν ἐπειράθησαν πληρούντων
ἕλκη κοῖλα, τὴν δ' ὡς αὐτοὶ καλοῦσιν ἰδιοσυγκρασίαν, ἐφ'
οἷς ἕκαστον αὐτῶν εὐδοκίμησεν οὔτε διαγινώσκειν οὔτε
μεμνῆσθαι δύνανται, διὰ τοῦτο καὶ νῦν οὐκ ἐπιστάμενοι μὲν
ἐφ' ὅ τι χρὴ μεταβαίνειν, ἐλπίζοντες δ' ἐν πολλῇ τῇ κατὰ
μέρος διεξόδῳ πάντως εὑρεθήσεσθαί ποτε τὸ προσῆκον, ἄλλοτ'
ἐπ' ἄλλο μεταπηδῶσι, τύχῃ μᾶλλον ἢ λογισμῷ τὴν τοῦ συμ-

ratione opus eſt et multiplici particulatim indicatione et methodo rationali exacta. Etenim faepe vidiſſi difficilia fanatu
ulcera curare nequiviſſe nec eos medicos qui experientiam
profitentur, iſtos, inquam, qui remediis fcatent, nec etiam
eos qui ratiocinationem fibi vendicant omnes. Quippe
Theſſalii iſti quos methodicos nominant, funt autem re vera
a methodo alieni, tanquam afini ad lyram, nec ad audiendam
quidem ejusmodi fpeculationem funt idonei, nedum quod
rectum eſt ratiocinatione inveniant. Vidiſti autem faepe
in ejusmodi ulceribus empiricos quidem alias fe ad aliud
medicamentum transferre, quum nulla profecto ratio tranfitum ipfum monſtraret, verum quoniam multa funt experti,
quae cavum ulcus impleant, ipfam vero ut iidem vocant,
idiofyncrafian, in qua fingula eorum pollere funt vifa, nec
dignofcere nec meminiſſe poſſunt, ideo nunc quoque ad
quod transferant non intelligentes, fed fperantes in multis
particularibus experiendis obiter quod conveniat omnino
inventum iri, alias ad aliud tranfiliunt, fortunae potius

φέροντος εὕρεσιν ἐπιτρέποντες. ὅμοιοι δ᾽ αὐτοῖς εἰσι, κἂν μὴ
θέλωσιν, ὅσοι τι̃ ν δογματιζόντων ἐπὶ τὰς φυσικὰς ἀρχὰς
τῶν σωμάτων οὐκ ἐδυνήθησαν ἀναβῆναι τῷ λόγῳ. καὶ γὰρ
αὐτοὶ, καθότι πρόσθεν ἐδείξαμεν, ἐξ ἡμίσεώς εἰσιν ἐμπειρικοὶ, οἳ οὐκ ἠδυνήθησαν διαλαβεῖν περὶ τῶν πρώτων στοιχείων. περὶ δὲ τῶν ἀμεθόδων τούτων Θεσσαλείων τί ἄν τις
καὶ λέγοι; μόνοι τοίνυν οἱ ὄντως μεθόδῳ θεραπεύοντες ἐξευ-
ρίσκουσί τε τὸ δέον ἢ φάρμακον ἢ διαίτημα καθ᾽ ἕκαστον
τῶν τοιούτων ἑλκῶν ἐπιδεικνύουσι τε τὰ σαφέστατα διὰ
τῶν ἔργων αὐτῶν ὁπηλίκον ἀγαθόν ἐστι καὶ ὅσον φῶς πα-
ρέχει πρὸς τὰς ἰάσεις ἡ περὶ φύσεως πραγματεία. καὶ γὰρ δὴ
καὶ ὡς τοῖς συνεχῶς ἀφ᾽ ἑτέρου φαρμάκου μεταβαίνουσιν
ἐφ᾽ ἕτερον ἐνίοτε παρορᾶται καὶ καταφρονεῖται τὸ χρήσιμον,
ἐπέδειξά σοι πολλάκις ἑνὶ φαρμάκῳ τὰ τοιαῦτα τῶν ἑλκῶν
θεραπεύσας ὧν ἔφθανον ἐκεῖνοι κεχρῆσθαι. [58] κατεφρονήθη
δ᾽ εἰκότως ἡ δύναμις τοῦ τοιούτου φαρμάκου διά τε τὴν ἀκαι-
ρίαν τῆς χρήσεως, οὐ μόνον οὐδὲν ὠφελῆσαι δόξαντος, ἀλλὰ
καὶ προσβλάψαι, καὶ διὰ τὸ μηδὲν ἐνίοτε σαφὲς ἐργάζεσθαι

quam rationi ejus quod conducat inventione permiſſa. Si-
miles his ſunt, tametſi id nolunt, et qui ex dogmaticis
ad naturalia corporum principia ſubire ratione non va-
luerunt. Quippe hi, ut ante oſtendimus, ex dimidio
empirici ſunt, qui ne prima quidem elementa potuerunt aſſequi. De iſtis vero amethodis Theſſaliis quid
quis loqui poſſet? Soli igitur ii qui vera methodo curant,
tum ſingulis id genus ulceribus idonea medicamenta et
victum aptum inveniunt, tum liquidiſſime rebus ipſis
oſtendunt quantopere conducat quantumque ad medendum lumen praeſtet ipſa de natura tractatio. Etenim praetermitti negligique aliquando quod utile ſit iis qui ab alio
pharmaco ad aliud aſſiduo transeunt non ſemel tibi oſtendi,
uno aliquo ex medicamentis quibus illi fuerunt uſi ejusmodi ulceribus ſanatis. Spreta vero ejusmodi medicamenti
facultas ab iis merito eſt, quod videlicet et propter intem-
peſtivum uſum non ſolum non prodeſſe, ſed etiam obeſſe
eſt viſum, et quod in primo uſu nihil aliquando quod eſſet

τὴν πρώτην χρῆσιν. ἐθεάσω δὲ καὶ ὀφθαλμῶν ὀδύνας σφοδροτάτας ἰασαμένους ἡμᾶς ἢ λουτροῖς ἢ οἴνου πόσεσιν ἢ
πυρίαις ἢ φλεβοτομίαις ἢ καθάρσεσιν, ἐφ᾽ ὧν οὐδὲν ἄλλο
ἔχουσιν οἱ πολλοὶ τῶν ἰατρῶν ἢ ταυτὶ τὰ δι᾽ ὀπίου καὶ;
μανδραγόρου καὶ ὑοσκυάμου συντιθέμενα φάρμακα, μεγίστην
λώβην ὀφθαλμῶν· οὐδὲ γὰρ οὐδ᾽ ἄλλῳ τινὶ τὴν ἐν τῷ παρα-.
χρῆμα δόκησιν τῆς ἀνωδυνίας ἀλλ᾽ ἢ τῷ νεκροῦν τὴν αἴσθη-.
σιν ἐργάζονται. καὶ πολλοὺς οἶσθα μετὰ τὰς τοιαύτας χρήσεις;
τῶν φαρμάκων, ἐπειδὰν ἀμετρότερον προσαχθῇ, μηκέτ᾽ ἐπαν-.
ελθόντας εἰς τὸ κατὰ φύσιν, ἀλλ᾽ ἀρξαμένους μὲν ἐντεῦθεν
ἀμυδρῶς καὶ μόγις ὁρᾷν, ἐν τῷ χρόνῳ δ᾽ ὑποχύσεσιν ἢ μυ-
δριάσεσιν ἢ φθίσεσιν ἢ ῥυτιδώσεσιν ἁλόντας. οἶσθα δὲ δήπου
συνδιατρίψας ἡμῖν εὐθὺς ἐκ μειρακίου, μηδὲ παρ᾽ ἑνὶ τῶν
διδασκάλων θεασαμένους ἡμᾶς ἔργον τοιοῦτον, ἀλλ᾽ ἐξευρόν-
τας αὐτοὺς τῷ λογισμῷ· καὶ ὅτι γε πολλῷ χρόνῳ τὸν ἀφο-
ρισμὸν ἀνεσκεψάμην ἐκεῖνον, ὀδύνας ὀφθαλμῶν ἀκρητοποσίη
ἢ λουτρὸν ἢ πυρίη ἢ φλεβοτομίη ἢ φαρμακείη λύει, καὶ ὡς
ἐκ τῆς ἄλλης ἀκριβείας Ἱπποκράτους ἤλπιζον μηδ᾽ ἐνταῦθα

evidens effecit. Vidifti porro non minus oculorum nos
graviffimos dolores fanare aut balneo aut vini potione aut
fomentis aut fangiinis miffione aut purgatione, quibus nihil
aliud adhibet medicorum vulgus quam medicamenta haec,
quae ex opio et mandragora et hyoscyamo fiunt, maximam
plane oculorum perniciem, utpote quae nulla re alia fub-
lati ad praefens doloris fpeciem praeftant, quam quod
ipfum fenfum enecant. Multosque nofti ab ejusmodi medicamentorum ufu, cum liberalius fuiffent admota, nunquam poftea naturalem ftatum recepiffe, fed ex his principio quidem obscure atque aegre vidiffe, tempore vero fuffufione vel mydriafi vel tabe vel rhytidofi affectos. Nofti
profecto non minus et illud, quum ftatim ab ephebis mecum
fis verfatus, nec fub ullo me usquam praeceptore vidiffe
ejusmodi opus, fed id per me ratione excogitaffe et quam
longo tempore aphorismum illum, *Dolores oculorum meri
potio vel balneum vel fomentum vel vena ineifa vel purgatio tollit*, confideraverim; quamque ex reliqua Hippocratis

μήτε ψεῦδός τι μήτ᾽ ἀδύνατον λέγεσθαι· καὶ ὡς τουτ᾽ ἦν
με τὸ προτρέψαν ἐπὶ τὴν ζήτησιν, ἕως οὗ καὶ ταύτην τὴν
Ἱπποκράτους ὁδὸν ἐξεῦρον διορίσασθαι, πότε καὶ πῶς ἐφ᾽
(62) ἑκάστου τῶν εἰρημένων χρηστέον. ὃ καὶ δῆλον ἐποίησα
πολλοῖς τῶν θεασαμένων τὰ τοιαῦτα, πηλίκη μέν ἐστιν ἡ τῆς
θεραπευτικῆς μεθόδου δύναμις, ἡλίκον δὲ κακὸν εἰργάσαντο
μὴ φυλάξαντες τὴν παλαιὰν ἰατρικὴν οἱ τὰς νεωτέρας αἱρέσεις συστησάμενοι. ταῦτά τοι καὶ ὑμεῖς καίτοί γε ἄκοντά με
κατ᾽ ἀρχὰς ἠναγκάσατε, λιπαροῦντες διεξελθεῖν ἅπασαν τήνδε
τὴν πραγματείαν ἣν εὔχομαι μὲν τοῖς θεοῖς ὄνησίν τινα καὶ
τοῖς ἄλλοις ἀνθρώποις γενέσθαι, βραχυτάτην δ᾽ ἔχω τὴν ἐλπίδα διὰ τὴν κατέχουσαν νῦν ὀλιγωρίαν μὲν τῶν καλῶν,
ἐπίδοσιν δὲ εἰς τιμὴν πλούτου καὶ δόξης καὶ πολιτικῶν δυνά-
μεων· ἐφ᾽ ἃ τοῖς ἐκτραπεῖσιν οὐκ ἐνδέχεται τἀληθὲς ἐν
οὐδενὶ τῶν ὄντων ἐξευρεῖν. ἀλλὰ ταῦτα μὲν ὅπη τῷ θεῷ
φίλον, οὕτω τελευτήσει. τὴν δ᾽ οὖν θεραπευτικὴν μέθοδον,
ἀσκηθεῖσαν μὲν τοῖς παλαιοῖς ἰατροῖς, ὀλιγωρουμένην δὲ νῦν
ἀνακτησώμεθα καθ᾽ ὅσον οἷοί τ᾽ ἐσμὲν, αὖθις ἀναλαβόντες

diligentia fperarim, ne in hoc quidem vel falfum quippiam
vel quod fieri non poffit praecipi; idque fuiffe quod me ad
inquifitionem incitavit, quoad ipfa Hippocratis infiftens via
inveni quo pacto difcernerem quando quomodoque dictorum
quolibet utendum fit; qua ratione multis qui talia viderunt
manifeftum feci, quanta medendi methodi vis fit, quantique
mali occafio fuerint qui non fervata veteri medicina novas
fectas condiderint. Itaque et vos praeterea me, quanquam
a principio recufantem, orando tamen impuliftis ut omne
hoc opus tractandum fufciperem; quod deos precor aliis
quoque hominibus alicui fit ufui; certe minimam fpem
habeo propter eum qui nunc regnat bonarum artium con-
temptum, divitiarum vero, exiftimationis et civilis potentiae
admirationem; ad quae quisquis fe convertit, is nulla in re
veritatem invenire poterit. Verum haec prout deo placebit,
ita finientur. At nos medendi methodum quae veteribus
quidem medicis exculta eft, nunc vero neglecta jacet, pro

τὸν λόγον ἐπὶ τοῦ προκειμένου παθήματος ἕλκους κοίλου.
περὶ μὲν δὴ τῆς πρώτης εὑρέσεως τῶν σαρκωσόντων τὸ τοιοῦτον ἕλκος φαρμάκων ἀρκείτω τὰ μικρῷ πρόσθεν εἰρημένα,
καὶ συγχωρείσθω δ᾽, εἰ βούλει, τοῖς ἐμπειρικοῖς ἃ λέγουσιν
ἅπαντα. περὶ δὲ τῆς τῶν εὑρημένων χρήσεως ἐπὶ μὲν τῶν
ἔργων αὐτῶν ἐπέδειξά σοι πολλάκις· οὐδὲν δ᾽ ἧττον καὶ νῦν
ἐπιδεῖξαι τῷ λόγῳ πειράσομαι πῶς ἐν οἷς ἂν μηδὲν δράσῃ
τὸ σύνηθες ἑκάστῳ φάρμακον, ἐπ᾽ ἄλλο μεταβαίνειν εὐμηχάνως τε καὶ τεχνικῶς ἀποροῦσιν οἱ ἐμπειρικοί. καὶ τοῦτ᾽ εὐλόγως γίνεται· τοῦ γὰρ πρώτου φαρμάκου τῆς ἀποτυχίας τὴν
αἰτίαν ἀγνοοῦντες, οὐδὲ φυλάξασθαι δήπουθεν αὐτὴν ἐπὶ
τοῦ δευτέρου δύνανται. ἀγνοουμένης γὰρ ἔτι τῆς αἰτίας δι᾽
ἣν ἐνεργεῖ τὸ φάρμακον, οὐδὲ δι᾽ ἣν ἀποτυγχάνει γνῶναι
δυνήσονται. ταύτης δ᾽ ἀγνοουμένης οὐδ᾽ ἐφ᾽ ἕτερον ἔτι μεταβαίνειν εὐλόγως ἐγχωρεῖ, φυλάξασθαι γὰρ οὐδ᾽ ἐπ᾽ ἐκείνου
δυνήσονται τὴν αὐτὴν αἰτίαν.

Κεφ. γ. [59] Εἴπωμεν οὖν ἡμεῖς ἤδη τὴν Ἱπποκρά-
τειόν τε ἅμα καὶ ἀληθῆ μέθοδον ἑλκῶν κοίλων ἰάσεως· ἀρ-

virili reſtituemus, repetita nimirum quam de morbo cavi
ulceris inchoavimus disputatione. Ac de prima quidem
inventione medicamentorum quae ejusmodi ulcus carne impleant, ſatisfaciant quae paulo ante diximus, concedamus-
que, ſi libet, empiricis quae dicunt omnia. At de invento-
torum uſu et ſaepe tibi in ipſis rebus oſtendi et nunc nihilominus ratione demonſtrare conabor quemadmodum empirici, ubi ſolenne cuique medicamentum nihil profecit, apte
ad aliud certaque ratione transire nesciant. Atque id jure
accidit; ſiquidem quum cauſam improſperi ſucceſſus prioris
medicamenti ignorent, nec quo eam in ſecundo declinent
habent. Quippe quum cauſam ignorent, cur munere ſuo
medicina fungatur, nec cur fallat intelligere valent. Hoc
vero ignorato, neque ad aliud tranſire merito poſſunt, nec
enim in illo vitare eandem cauſam poſſunt.

Cap. III. Agedum igitur ipſi jam Hippocraticam ve-
ramque cavi ulceris ſanandi methodum tradamus; porro

174 ΓΑΛΗΝΟΥ ΘΕΡΑΠΕΥΤ. ΜΕΘΟΔΟΥ

Εd. Chart. X. [59.]　　　　　　　　Εd. Baf. IV. (62.)

χισθαι δὲ δήπουθεν αὐτὴν ἐκ τῆς οὐσίας χρὴ τοῦ πράγματος·
ἐπεὶ τοίνυν ἐν τοῖς κοίλοις ἕλκεσι πρόκειται γεννῆσαι τὴν
ἀπολωλυῖαν σάρκα, δεῖ γινώσκειν τὶ περὶ σαρκὸς γενέσεως, ὡς
ὕλη μὲν αὐτῆς αἷμα χρηστὸν, ὁ δ᾽ οἷον δημιουργός τε καὶ
τεχνίτης ἡ φύσις. ἀλλ᾽ οὐχ ἁπλῶς εἰπεῖν χρὴ φύσιν, ἀλλὰ
προσθεῖναι τὴν τίνων καὶ ποῦ. δῆλον δὲ ὅτι τῶν ὑποκειμένων σωμάτων οἷς σάρξ ἐπιτρέφεσθαι μέλλει, τούτων ἡ φύσις
ἔσται δημιουργὸς τῆς γενηθησομένης σαρκός. ἀλλ᾽ ἡ φύσις
ἑκάστου τῶν σωμάτων ἐδείχθη κατά τινα θερμοῦ καὶ ψυχροῦ καὶ ξηροῦ καὶ ὑγροῦ κρᾶσιν ἀποτελεῖσθαι. δῆλον οὖν
ὡς ἡ τούτων εὐκρασία κατὰ τὸ ὑποκείμενον μόριον ᾧ μέλλομεν ἐπιθρέψειν τὴν λείπουσαν σάρκα τὸν λόγον ἕξει τοῦ
δημιουργοῦ. πρῶτον μὲν οὖν ἡμῖν σκεπτέον ἐπὶ παντὸς
ἕλκους κοίλου δύο ταῦτα, τό θ᾽ ὑποκείμενον εἰ εὐκράτως
ἔχει, τουτέστιν [εἰ κατὰ φύσιν. ἐδείχθη γὰρ ἡ ἐν τοῖς ὁμοιομερέσι σώμασιν ὑγεία τῶν τεττάρων οὖσα ποιοτήτων εὐκρασία καὶ προσέτι τὸ αἷμα τὸ ἐπιῤῥέον, εἰ χρηστόν τε καὶ σύμ-

hanc ab ipfa rei fubſtantia ordiri oportet.　Itaque quoniam
in cavo ulcere id nobis proponitur, ut caro quae periit
reſtituatur, ſcire licet generandae carnis materiam ſanguinem bonum eſſe; opificem, *ut ita dicam*, auctoremque
naturam.　Verum non ſatis eſt naturam ſimpliciter dixiſſe,
niſi etiam quorum natura ſit adjectum et ubi.　Conſtat autem quod ſubjectorum corporum, quibus ſuperinduci caro
debet, natura ipſa gignendae carnis opifex eſt.　Porro
cujusque corporis natura monſtrata eſt ex calidi, frigidi,
humidi ac ſicci temperatura conſiſtere.　Quare manifeſtum
eſt juſtam horum temperiem in ſubjectis partibus, quibus
reſtituturi deficientem carnem ſumus, opificis habere rationem.　Ac primum quidem in omni cavo ulcere duo illa
conſideranda nobis ſunt, et quod ſubjectum eſt, juſtane
temperie ſit, id eſt an ſecundum naturam ſe habeat; quippe
monſtratum eſt ſanitatem in ſimilaribus corporibus ipſarum
quatuor qualitatum eſſe juſtam temperiem; et praeterea ſanguis qui affluit, bonusne ac commoderatus ſit. Si igitur

μετρον· εἰ μὲν δὴ καὶ τούτων τι μοχθηρῶς ἔχοι, πολλαὶ
διαθέσεις γίγνονται παρὰ φύσιν· ἡμῖν δ᾽ ὑπόκειται μία κοιλότης ἐν σαρκώδει μορίῳ. ὑποκείσθω τοίνυν ὑγιεινόν τε τὸ
χωρίον ἥ τ᾽ ἐπιῤῥοὴ τοῦ αἵματος ἄμεμπτος ἐν ποσότητι καὶ
ποιότητι. καὶ τούτων οὕτως ἐχόντων οὐδὲν ἂν ἔτι κωλύοι
τὴν πρώτην γένεσιν τῆς σαρκὸς ἄμεμπτον γενέσθαι, μηδενὸς
δεηθεῖσαν ἔξωθεν φαρμάκου· τῶν γὰρ αἰτίων ἀμφοτέρων
ὑφ᾽ ὧν γίγνεται παρόντων καὶ μηδενὸς τῶν ἔξωθεν ἐμποδὼν
ὄντος, οὐκ ἐνδέχεται κωλυθῆναι τὴν τῆς σαρκὸς γένεσιν. ἀλλ᾽
ἐν αὐτῷ δὴ τῷ γεννᾶσθαι τὴν πρώτην σάρκα περίττωμα διττὸν ἀνάγκη γίγνεσθαι, καθότι καὶ τοῦτ᾽ ἐν τοῖς περὶ φύσεως
εἴρηται λογισμοῖς, ὡς ἁπάσῃ τῇ κατὰ ποιότητα μετακοσμήσει
τῆς τροφῆς ἕτερον μὲν παχύτερον, ἕτερον δὲ λεπτότερον
ἕπεται περίττωμα. τούτων τῶν περιττωμάτων καὶ καθ᾽ ὅλον
τὸ σῶμα γιγνομένων, ἀεὶ τὸ μὲν λεπτότερον ἢ ἄδηλός ἐστι
διαπνοή· γίγνεται δὲ καὶ δήλη πολλάκις, ὅταν ἤτοι τὸ ἔμφυτον ἀῤῥωστήσῃ θερμὸν ἢ τροφῇ χρήσηται πλείονι τοῦ δέοντος, ἤ τις ἐπαχθῇ τῷ ζώῳ κίνησις σφοδροτέρα. τὸ δ᾽ ἕτερον

horum alterutrum vitiofum fit, multi fane affectus praeter
naturam exiftunt; nobis tamen una cavitas in carnofa parte
proponitur. Fingamus igitur et fanam effe partem et fanguinis confluxum citra ullum, vel in qualitate vel quantitate
vitium. Porro his ita fe habentibus nihil eft praeterea,
quod obftet quominus prima carnis generatio profpere
contingat, idque nullius externi medicamenti ope. Quippe
caufis ambabus, unde nascitur praefentibus nulloque extrinfecus quod impediat obftante non poteft prohiberi carnis
generatio. Verum in ipfa primae carnis generatione duplex
provenire excrementum neceffe eft, veluti etiam in commentariis de natura docuimus, quod omnem qualitatis alimenti mutationem alterum craffius, alterum tenuius, excrementum fequitur. His excrementis etiam per univerfum
corpus femper provenientibus quod tenuius eft, ipfa invi-
fibilis eft perfpiratio; quae etiam faepe fit vifibilis, quoties
vel naturalis calor languet, vel nutrimento utitur quam
juftum fit ampliore, vel motus quispiam vehementior ani-

ὁ ἐπιτρεφόμενός ἐστι τοῖς σώμασιν ἡμῶν ῥύπος· καὶ δὴ κἂν
τοῖς ἕλκεσιν ἰχὼρ μὲν καλεῖται τὸ λεπτὸν περίττωμα, ῥύπος
δ᾽ ἕλκους τὸ παχύ. καὶ διὰ μὲν τὸ λεπτὸν περίττωμα ὑγρὸν
τὸ ἕλκος γίγνεται, διὰ δὲ τὸ παχὺ ῥυπαρόν· καὶ δεῖται διὰ
τοῦτο διττῶν φαρμάκων, ὡς μὲν ὑγρὸν τῶν ξηραινόντων,
ὡς δὲ ῥυπαρὸν τῶν καθαιρόντων αὐτό. κατ᾽ οὐδένα τοίνυν
χρόνον τῆς φύσεως ἀργούσης οὐδεὶς ἔσται καιρὸς ἐν ᾧ μὴ
ταῦτ᾽ ἄμφω κατὰ τὸ κοῖλον ἕλκος ἀθροισθήσεται· ὥστε οὐδὲ
χρόνος ἔσται καθ᾽ ὃν οὐ δεήσεται τῶν φαρμάκων ἀμφοτέρων,
τοῦ τε ξηραίνοντος καὶ τοῦ καθαίροντος. ὁποῖον μὲν οὖν
εἶναι χρὴ τῷ γένει τὸ φάρμακον εὕρηται· ἀλλ᾽ οὐκ ἀρκεῖ
τοῦτο, χρὴ γάρ τι τῶν κατ᾽ εἶδος ἐξευρεῖν ὃ προσαχθήσεται.
πόθεν οὖν ἐκεῖνο κἂκ τίνος εὑρεθήσεται μεθόδου, ἢ τῆς ἐν
[60] τοῖς περὶ φαρμάκων ἁπλῶν δυνάμεως εἰρημένης; ἐδείκνυμεν γὰρ ἐν ἐκείνοις τὰ μὲν ξηραίνοντα, τὰ δ᾽ ὑγραίνοντα,
τὰ δὲ ψύχοντα, τὰ δὲ θερμαίνοντα τῶν φαρμάκων· ἔνια δὲ
κατὰ συζυγίαν ἢ θερμαίνοντα καὶ ξηραίνοντα, ἢ ψύχοντα

mali cortingit; alterum eſt ſordes quae in ſummo corpore
noſtro colligitur.   Quin etiam in ulceribus tenuius excrementum ſanies appellatur; quod craſſum eſt ſordes ulceris.
Ac ex tenui quidem excremento ulcus humidum redditur,
ex craſſo ſordidum; eoque duplicibus medicamentis eget;
utique ut humidum eſt, ſiccantibus; ut ſordidum, quae ipſum
expurgent. Ergo quum nullo unquam tempore natura cellet,
certe nec tempus ullum erit in quo non ambo haec in cavo
ulcere congerantur; quare nec ullum tempus erit in quo
non utrumque medicamentorum genus deſiderabit, utique
et quod ſiccet et quod expurget. Ac cujusmodi quidem
genere eſſe medicamentum debeat, inventum *jam* eſt; verum non eſt id ſatis, ſiquidem ſpecie aliqua inventa eſt opus,
quae ſit *ulceri* admovenda.   Haec igitur quomodo et qua
methodo invenietur? *nempe* ea quae in libris de ſimplicium
medicamentorum facultatibus eſt tradita? Oſtendimus namque in iis quaedam medicamenta ſiccare, quaedam humectare, quaedam refrigerare, quaedam calefacere, nonnulla
per conjugationem vel calefacere et ſiccare, vel frigefacere

BIBΛION Γ. 177

Ed. Chart. X. [60.]   Ed. Baf. IV. (62.)

καὶ ὑγραίνοντα, ἢ θερμαίνοντα καὶ ὑγραίνοντα, ἢ ψύχοντα
καὶ ξηραίνοντα· εἶναί τε καθ᾽ ἕκαστον αὐτῶν ἄπειρον μέν
τι τῷ πλήθει τὸ μᾶλλόν τε καὶ ἧττον· εἰς δὲ τὴν χρείαν τὴν
ἰατρικὴν ὅροις εὐσήμοις περιγραφόμενον, πρώτης τινὸς ἐν
αὐτοῖς γινομένης τάξεως καὶ δευτέρας καὶ τρίτης καὶ τετάρτης. ἐκ ποίας οὖν τάξεως ἔσται τὸ σαρκωτικὸν φάρμακον,
ὃ δὴ μετρίως ἔφαμεν χρῆναι ξηραίνειν τε καὶ ῥύπτειν; ἐκ τῆς
πρώτης δηλονότι· μᾶλλον γὰρ ἐπιταθὲν ὡς μὴ μόνον ἐκδα-
πανᾶν τὸ περιττὸν τῆς ἀποῤῥεούσης ὑγρότητος, ἀλλὰ καὶ
αὐτοῦ τοῦ ἐπιῤῥέοντος αἵματος ἅπτεσθαι, κωλύσει τὴν σάρκωσιν ἀναλίσκον αὐτῆς τὴν ὕλην. ἐδείχθη δὲ τοιαῦτα, λιβα-
νωτός τε καὶ κρίθινον ἄλευρον καὶ κυάμινον ὀρόβινόν τε καὶ
ἴρις ἀριστολοχία τε καὶ καδμεία καὶ πάναξ καὶ πομφόλυξ·
ἅπαντα δὲ ταῦτα ἀλλήλων ἐδείκνυτο διαφέροντα τῷ τε μᾶλλον καὶ ἧττον. καὶ τῷ μὲν ἁπλᾶς ἔχειν τὰς ἐπικρατούσας
δυνάμεις, τὰ δὲ συνθέτους. ἀριστολοχία μὲν γὰρ καὶ πάναξ
μᾶλλον ξηραίνει τῶν ἄλλων καὶ θερμότερα τὴν φύσιν ἐστί·

et humectare, vel calfacere et humectare, vel refrigerare
et ficcare; effeque in fingulis eorum majoris minorisque
rationem multitudine fane infinitam, caeterum ad ufum me-
dicinalem limitibus, qui facile comprehendantur, circum-
fcriptam, primo quodam in his et fecundo et tertio et
quarto ftatuto ordine graduve. Cujus igitur ordinis erit
medicamentum, quod carni producendae fit aptum; quodque modice tum ficcare debere, tum detergere propofuimus? Certe primi ordinis; quippe quod fuper hunc fuerit, ita ut non modo humoris qui influit redundantiam
confumat, fed etiam affluentem fanguinem ipfum populo-
tur, id refici carnem, ceu materiam ejus abfumens, prohi-
bebit. Porro talia effe oftenfum eft thus et hordeacean
et fabaceam et ervi farinam et irim et ariftolochiam et cad-
miam et panacem, pompholygem; omnia vero haec tum
majoris minorisque difcrimine inter fe diffidere, tum alia
eorum fimplices facultates vincentes habere, alia compofitas, monftratum eft. Siquidem ariftolochia et panax tum
caeteris plus ficcant, tum natura magis calent; hordeacea

τὸ δὲ κρίθινον καὶ τὸ κυάμινον ἄλευρον ἧττον πολὺ ἐκείνων
ξηραίνει καὶ ἥκιστα θερμότητος μετέχει· λιβανωτὸς δὲ θερμὸς
μέν ἐστι μετρίως, ἧττον δὲ τούτων ξηραίνει, ὥστε τινὰς φύσεις σωμάτων οὐδὲ ξηραίνει τὴν ἀρχήν· ὀρόβινον δὲ καὶ
ἴρις ἐν τῷ μεταξὺ τούτων τε καὶ ἀριστολοχίας καὶ πάνακός
ἐστιν. ὅπερ δ᾽ ὁ λόγος ἐκίνησε χρησίμως αὖθις ἀναλάβωμεν.

ὁ γάρ τοι λιβανωτὸς ὑγρὰν μὲν φύσιν σάματος σαρκῶσαι
δύναται, ξηρὰν δ᾽ οὐ δύναται· χρὴ γὰρ (63) ἐπίστασθαι περὶ
τῶν πρώτων ἐνδείξεων ὡς δύο ἐστὸν αὐτῶν αἱ διαφοραὶ, τοῦ
μὲν κατὰ φύσιν τὴν φυλακὴν ἐνδεικνυμένου καὶ διὰ τοῦτο
ὁμοίων ἑαυτοῦ δεομένου, τοῦ δὲ παρὰ φύσιν τὴν ἀναίρεσιν
τὴν ἑαυτοῦ καὶ διὰ τοῦτο τῶν ἐναντίων· φθείρεται γὰρ πᾶν
εἰς ἐναντία τε καὶ δι᾽ ἐναντίων. τὸ μὲν οὖν ἕλκος ὅσῳπερ ἂν
ὑγρότερον ᾖ, τοσούτῳ δεῖται φαρμάκου ξηραίνοντος μᾶλλον·
ἡ φύσις δ᾽ αὐτοῦ τοῦ σώματος ὅσῳπερ ἂν ὑγροτέρα τύχῃ,
τοσούτῳ δεῖται φαρμάκου ξηραίνοντος ἧττον· ὥστε τῶν ἴσην
ὑγρότητα ἐχόντων ἑλκῶν τὸ μὲν ἐν ξηροτέρᾳ τῇ τοῦ κάμνοντος κράσει μᾶλλον ξηραίνεσθαι δεῖται, τὸ δ᾽ ἐν ὑγροτέρᾳ

fabarumque farina multo his minus ficcant, nec ullum calorem obtinent; thus vero moderate calet, minus tamen
illis ficcat, adeo ut quasdam corporum naturas initio non
ficcet; ervi *farina* et iris horum atque ariftolochiae et
panacis medium locum tenent. Verum quod fermo nofter
utiliter attigit, denuo repetamus. Quippe thus in humida
corporis natura carnem producere poteft, in ficca non poteft. Scire namque licet duas effe primarum indicationum
differentias, una, quod fecundum naturam fe habet, cuftodiam fui, indicante, et propterea quae fimilia fui fint poftulante; altera, quod praeter naturam eft, fublationem fui,
eoque contraria requirente; perit enim quidquid in contrarium et a contrario. Atque ulcus quidem quo eft humidius, eo fane medicamento quod magis ficcet indiget.
Corporis vero natura quanto eft humidior, tanto quod minus ficcet, medicamentum poftulat. Quare fi qua funt ulcera quibus par eft humiditas, quod in ficciore aegrotantis
temperamento confiftit, utique magis ficcari poftulat; quod

τοσούτῳ καταδεέστερον, ὅσῳπερ ἂν καὶ ἡ φύσις τῆς φύσεως
ἀπολείπηται· τὴν γὰρ ἐπιτρεφομένην σάρκα παραπλησίαν
εἶναι χρὴ τῇ προϋπαρχούσῃ. ξηροτέρας οὖν οὔσης τῆς ἀρχαίας ξηροτέραν χρὴ γενέσθαι καὶ τὴν νέαν, ὥστε ἐπὶ πλεῖον
αὐτὴν δεῖ ξηραίνεσθαι, καὶ ὅσῳπερ ἂν ᾖ ἐπὶ πλέον ξηρά, ἐπὶ
τοσούτῳ καὶ τὸ προσαγόμενον φάρμακον εἶναι ξηραντικώτερον. ἐπὶ δέ γε τῆς ὑγροτέρας φύσεως εἰς τοσοῦτον αὖ πάλιν
ἧττον ξηραινόντων χρεία ἐστὶ φαρμάκων, εἰς ὅσον καὶ ἡ
σὰρξ ἧττόν ἐστι ξηρά. τοιαύτην οὖν ἔχει κρᾶσιν λιβανωτὸς,
ὡς πρὸς ἀνθρωπίνην φύσιν σώματος. πρὸς μὲν γὰρ τὰς
εὐκράτους καὶ μέσας ὁμολογεῖ, τῶν δ' ὑγρατέρων ἀτρέμα
ξηραντικώτερος ὑπάρχει, ὥσπερ οὖν αὖ καὶ τῶν ἄκρως ξηρῶν ὑγρότερος ἀτρέμα. δεόντως οὖν ἐπὶ μὲν ἐνίων ἑλκῶν τε
καὶ φύσεων ὁ λιβανωτὸς ἐκπυΐσκει μὲν, οὐ μὴν καὶ σαρκοῖ·
κατὰ δέ τινας ἤδη καὶ σαρκοῖ. παραφυλάξας οὖν εὑρήσεις
ὁμολογοῦν τῷ λόγῳ τὸ φαινόμενον. ἐν μὲν γὰρ ταῖς [61] ὑγρο-
τέραις φύσεσι σαρκωτικός ἐστιν, ἐν δὲ ταῖς ξηροτέραις οὐκ-
έτι· καὶ κατὰ μὲν τὰ μετρίως ὑγρὰ τῶν ἑλκῶν οἷός τε σαρ-

in humidiore, hoc fane minus, quo natura naturae intereſt;
liquidem productam carnem ei quae ante erat fimilem
eſſe oportet. Ubi igitur priſtina ficcior fuit, novam quoque ficciorem fieri conveniet; quare uberius haec ficcari,
quantoque magis ficca fuerit, tanto ficcius eſſe quod ad-
movetur medicamentum *debebit*; at in humidiore natura
tanto rurſum iis quae minus ficcent medicamentis eſt opus,
quanto caro ipfa minus eſt ficca. Thus igitur ad humani
corporis naturam ejusmodi obtinet temperamentum, quod
cum temperatis et mediis naturis confentit, humidiores autem paulo liberalius ficcat; ficuti rurſum iis quae ad fummum funt ficcae paulo eſt humidius. Merito itaque thus
in quibusdam tum ulceribus tum naturis pus quidem movet,
carnem non producit; in quibusdam etiam carnem producit.
Itaque ſi obſervaveris, rationi refpondere eventa deprehen-
des; in humidiore namque natura producere carnem poteſt,
in ficciore non poteſt; praeterea in modice humidis ulceri-

κοῦν ἐστι, κατὰ δὲ τὰ λίαν ὑγρὰ παντάπασιν ἀδύνατος.
ὁρᾷς οὖν ἤδη σαφῶς ὅσων δεῖ θεωρημάτων ἀνδρὶ μέλλοντι
κατὰ μέθοδον ὀρθὴν ἕλκος ἰᾶσθαι; ἐπειδὴ γὰρ εὑρέθη πάντως ὑγρότης ἐνυπάρχουσα τῷ πάθει, τὸ ξηραῖνον ἐνεδείξατο
φάρμακον. ἀλλ᾽ ἐπεὶ τὰ μὲν αὐτῶν μᾶλλον ξηραίνει, τὰ δ᾽
ἧττον, ἔκ τε τῆς τῶν ἑλκῶν διαφορᾶς τὸ χρήσιμον ἐλήφθη
κἀκ τῆς τοῦ κάμνοντος φύσεως. ὥστ᾽ οὐ μόνον ἀνάγκη περὶ
φύσεως σώματος ἐπεσκέφθαι τῷ μέλλοντι κατὰ τρόπον ἰα-
τρεύσειν ἕλκος, ἀλλὰ καὶ τὴν περὶ φαρμάκων θεωρίαν ἀκριβῶς ἐκμεμαθηκέναι καὶ κράσεως σώματος ὑγρᾶς καὶ ξηρᾶς
ἐπίστασθαι γνωρίσματα. θέασαι τοίνυν ὅση τῶν μεθοδικῶν
ἐστιν ἡ περὶ τὰς ἀποφάσεις τόλμα, τουθ᾽ ἕν μόνον ἀρκεῖν
αὐτοῖς ἡγουμένοις εἰς ἕλκους ἴασιν κοίλου, τὸ γινώσκειν ὅτι
πληρωτέον τέ ἐστιν αὐτὸ καὶ σαρκωτέον· οὐ γὰρ ἐν τούτῳ γε
τὸ θεραπεύειν ἐστὶν, ἀλλ᾽ ἐν τῷ τὸ σαρκῶσον ἐξευρεῖν. ἀλλ᾽
εὕρηται, φησὶ, τὸ σαρκῶσον τῇ πείρᾳ. λέγε τοίνυν καὶ τὸ
θεραπεῦσον ἐκ τῆς πείρας εὑρῆσθαι· καὶ μὴ μάτην φρυάττου

bus carnem efficere poteſt; in iis, quae praehumida ſunt,
prorſus non poteſt. Videsne igitur jam clariſſime, quot
theorematis ſit opus homini qui recta methodo curare debet
ulcus? Nam poſtquam inventum eſt humorem omnino huic
vitio ineſſe, utique ſiccum *parandum* medicamentum indicavit. At quoniam ipſorum ſiccantium quaedam magis
ſiccant, quaedam minus, partim ex ulcerum diverſitate,
partim ex aegri natura quod expedit eſt deſumptum. Itaque non modo de corporis natura meditatus ſit oportet
quisquis commode ſanare ulcus debet, verum etiam diligenter ſpeculationem omnem de medicamentis didiciſſe, tum
ſicci humidique corporum temperamenti notas callere. Con-
templare igitur quanta ſit methodicorum iſtorum pronun-
ciandi temeritas, qui unum id ſibi ad ſibi ad cavum ulcus ſanandum ſatisfacere putant, ſi ſciant quod carne eſt implendum;
non enim in hoc curandi ratio conſiſtit; imo in eo invenien-
do quod carne ſit impleturum. At quod implebit jam,
inquit, experientia eſt inventum. Dic proinde et quod ſanabit inventum experientia eſſe; nec fruſtra gloriare, nec

μηδ' ἀνατείνου τὴν μέθοδον. καίτοι καὶ παρ' αὐτοῖς τοῖς
ἐμπειρικοῖς ἡ χωρὶς διορισμοῦ πεῖρα κατέγνωσται· γράφουσι
γοῦν ἐν τοῖς περὶ φαρμάκων ὑπομνήμασιν· ἔμπλαστρος πρὸς
ἀπαλόχρωτας καὶ παῖδας καὶ γυναῖκας· ἴασί τε τὸν λιβανωτὸν ἐπὶ τῶν τοιούτων φύσεων ἕλκη κοῖλα μηδὲν ἔχοντα σύμ-
πτωμ' ἕτερον, ἀνατρέφοντα καὶ πληροῦντα. πότερον δ'
ὑγρὰ τὰ τοιαῦτα σώματ' ἐστὶ καὶ διὰ τοῦτο δεῖται μετρίως
ξηραινόντων φαρμάκων, ἢ ἄλλη τις αἰτία τοῦ συμβαίνοντός
ἐστιν, οὐκ ἐπίστανται. καὶ γὰρ αὖ καὶ πρὸς τὰ γεροντικὰ
σώματα γεγραμμένον εὑρήσεις ἕτερον φάρμακον, ἄλλο δέ τι
πρὸς τὰ δυσεπούλωτα καὶ ὀχθώδη τῶν ἑλκῶν, καὶ πολλοὺς
ἄλλους διορισμοὺς ἐν ἅπασι τοῖς θεραπευτικοῖς ὑπομνήμασι
γράφουσιν, ἐξ ὧν ὡς οἷόν τε πρὸς τὴν ἰδιότητα τῆς θεραπευομένης φύσεως ἐξευρίσκουσι τὸ συνοῖσον φάρμακον.
ἅπαντες γὰρ οἱ διορισμοὶ κατὰ τὰς τέχνας ἀπὸ τοῦ κοινοῦ
πειρῶνται τὸ ἴδιον χωρίζειν· καὶ ὅσωπερ ἄν τις πλείω διορί-
σηται, πλησιέστερον ἀφικνεῖται τοῦ ἰδίου, τοῦτο δ' αὐτὸ

methodum extolle. Quanquam apud ipfos quoque empiricos experientia quae fine certa limitatione fit damnatur;
fcribunt namque in commentariis de medicamentis ad hunc
modum: Emplaſtrum ad eos qui molli funt corpore et
pueros et mulieres; noruntque thus in naturis ejusmodi
carnem in cavis ulceribus, modo aliud nullum fymtoma fit,
producere eademque implere; utrum tantum ejusmodi corpora humida fint, atque idcirco modice ficcantia medicamenta defiderent, an alia eventus caufa fit, fane non norunt. Rurfus enim ad fenilia corpora aliud fcriptum medicamentum invenies, aliudque ad ea ulcera quae aegre ad cicatricem veniunt orasque praetumidas habent multasque
alias diftinctiones, in omnibus fuis medendi commentariis
fcribunt, quibus quoad licet, ad curandae naturae proprietatem appofitum medicamentum inveniunt. Quippe difcre-
tiones in quaque arte proprium a communi fecernere conantur; quantoque aliquis plura difcreverit *limitaveritque*,
eo propius ad proprietatem accedit; ipfum vero ad uu-

ἀκριβῶς ἴδιον, οὔτε γραφῆναι δυνατόν ἐστιν οὔτε λεχθῆναι·
διὸ καὶ τῶν ἐμπειρικῶν τοῖς μάλιστα τῶν ἔργων τῆς τέχνης φροντίσασι καὶ σχεδὸν ἅπασι τοῖς δογματικοῖς ὡμολόγηται τὸ μηδεμίαν οἷόν τ᾽ εἶναι γραφῆναι θεραπείαν ἀκριβῶς,
ἀλλὰ τὸ λεῖπον εἰς τὸν στοχασμὸν τῆς τοῦ κάμνοντος φύσεως
οἱ μὲν ἐκ τῆς ἑκάστου τῶν θεραπευόντων οἰκείας τριβῆς, οἱ
δ᾽ ἐκ τοῦ λογικῶς τετεχνᾶσθαι φασὶ χρῆναι προστιθέναι·
οὐδεὶς δ᾽ αὐτῶν οὕτως ἦν εὐχερὴς, ὡς ἅπαντος ἕλκους κοίλου
φάρμακον ἓν ἔχειν ἐπαγγέλλεσθαι σαρκωτικόν· οὐ γὰρ εὑρήσεις ἐν οὐδενὶ τοιοῦτον φάρμακον, οἷον πᾶν ἕλκος κοίλον
ἰᾶσθαι, ἀλλὰ παρὰ τὸ πλῆθος τῆς ὑγρότητός τε καὶ τοῦ
ῥύπου καὶ αὐτὴν τοῦ κάμνοντος τὴν κρᾶσιν ὑπαλλάττεσθαι
χρὴ τὸ φάρμακον. ἐάσαντες οὖν ἐνταῦθα τὴν ἀναισχυντίαν
τῶν μεθοδικῶν ἴδωμεν ὅ τι ποτὲ λέγουσιν οἱ ἀπὸ τῆς ἐμπειρίας, ἐκ τῆς ἰδίας ἑκάστου τριβῆς καὶ γυμνασίας εἰσφέ-
ρεσθαί τι χρῆναι πρὸς τὴν τῶν οἰκείων τῷ κάμνοντι φαρμάκων εὕρεσεν ἀξιοῦντες. ὡς γὰρ καὶ πολλάκις εἰρήκαμεν,
οὐδὲν μὲν τῶν κατὰ τὴν ἰατρικὴν πραγμάτων καὶ φαρμάκων

guem proprium, nec fcribi omnino poteft, nec dici; eoque tum empirici ii, qui in arte fuere diligentiffimi, tum
dogmatici fere omnes fatentur, nullam fcribi poffe curationem ad unguem exactam; fed id quod ad conjecturam
de laborantis natura defideratur, alii ex proprio cujusque
medentium ufu, alii ex artificiofe ratiocinando adjiciendum
effe affirmant. Nemo tamen eorum adeo fuit praeceps, ut
omni ulceri cavo unum fe habere medicamentum, quod carnem reftituerit, profiteretur. Non enim apud ullum invenies ejusmodi medicamentum, quod omne ulcus cavum fanet, imo pro modo humoris fordisque atque ipfo laborantis temperamento immutandum medicamentum effe. Miffa
ergo hic methodicorum impudentia age videamus quid
empirici dicant, qui ex proprio cujusque ufu exercita-
tioneque adjiciendum aliquid cenfent ad propria laborantis
invenienda remedia; fiquidem, ut faepe diximus, nulla eft
in *arte* medica nec res nec medela quae in fpecie dici

ἄῤῥητον ὑπάρχει κατ᾽ εἶδος, ἀλλ᾽ ὃ μήτε ῥηθῆναι μήτε γραφῆναι [62] μήθ᾽ ὅλως διδαχθῆναι δύναται τὸ ποσόν ἐστιν
ἐν ἑκάστῳ· καὶ δὴ κἀπὶ τῶν ἑλκῶν ἡ μὲν ὑγρότης καὶ ὁ ῥύπος οὐκ ἄῤῥητα, τὸ ποσὸν δ᾽ ἄῤῥητον ἐν ἑκατέρῳ· καίτοι
κἀνταῦθα προσέρχεσθαί πως βουλόμεθα τῇ δηλώσει πλησίον,
ὀλίγον καὶ πολὺν λέγοντες ῥύπον καὶ λεπτὸν καὶ παχὺν καὶ
παντελῶς ὀλίγον καὶ λίαν πολὺν καὶ μέτριον καὶ σύμμετρον
καί πως ἄλλως οὕτως ὀνομάζοντες πολυειδῶς, ἵν᾽ ὡς οἷόν τε
πλησίον ἀφικώμεθα τῆς δηλώσεως τοῦ ποσοῦ. πρόσχες οὖν
ἤδη μοι τὸν νοῦν ἀκριβῶς, ἵν᾽ εἰδῇς ὅσον πλεονεκτεῖ τὸ μεθόδῳ ποιεῖν ὁτιοῦν τοῦ δι᾽ ἐμπειρίας μόνης. ἔστω γὰρ ἐγνῶσθαι τόδε τι τὸ φάρμακον ἕλκους κοίλου σαρκωτικὸν ἐπι
τῶν ὡς ἂν μὲν ἡμεῖς εἴποιμεν ὑγροτέρων τὴν κρᾶσιν, ὡς δ᾽
ὁ τηρητικός τε καὶ ἐμπειρικός, ἁπαλοχρώτων τε καὶ παίδων
καὶ γυναικῶν, εἶτα νῦν τῷ τοιούτῳ προσαγόμενον ὀνῆσαι
μηδέν. ἡμεῖς μὲν οὖν ζητήσωμεν κατὰ τί μηδὲν ὠφέλησεν, εἰς
δύο τούτους ἀναγαγόντες σκοπούς· ἢ γὰρ ἐνδεέστερον ἢ

nequeat, fed quod nec dici, nec fcribi, nec omnino praecipi poteft, id quantitas in quoque eft; nam in ulceribus
humor et fordes dici poffunt, quantitas in neutro dici
poteft; quanquam hic quoque accedere propius ad indicandam eam ftudemus, exiguam copiofamque fordem dicentes,
praeterea tenuem et craffam et prorfus multam et admodum
paucam et mediocrem et commoderatam aliterque ad hunc
modum varie nominantes, quo videlicit quam proxime licet ad quantitatem indicandam accedamus. Diligenter igitur attendas nunc velim, ut intelligas quantum praeftet
methodo quiduis quam fola experienta facere. Efto
namque notum fit hoc vel illud medicamentum ad cavum
ulcus implendum facultatem habere in iis qui, ut nos lo
quimur, humidiore funt temperamento; ut autem obfervator et empiricus, iis qui molli funt carne, mulieribus et
pueris; deinde nunc tali admotum nihil profit. Nos igitur,
cujus caufa nihil profuit, inveftigabimus, atque hanc in duos
fcopos aeftimanda reducemus. Nam aut parcius ficcavit

ἀμετρότερον ἐξήρανε· καὶ σημεῖά γε τούτων τόν τε ῥύπον
ἕξομεν καὶ τὸν ἰχῶρα. εἰ μὲν γὰρ πλείων ὁ ῥύπος, ὑγρότερόν τε ὅλον εἴη τὸ ἕλκος, ἐνδεέστερον ἐξήρανεν· εἰ δὲ καθαρόν τε καὶ ἄνικμον εὑρεθείη, περαιτέρω τοῦ προσήκοντος.
εὐθὺς δὲ καὶ τὸ ποσὸν τοῦ συμμέτρου μᾶλλον ἢ ἧττον ἐκ
τοῦ ποσοῦ τῶν γνωρισμάτων εἰσόμεθα· καὶ τοσούτῳ δυνησόμεθα τὸ ἐφεξῆς φάρμακον ἢ ξηρότερον ἢ οὐ τοιοῦτον προσ-
ενεγκεῖν. ὁ δ᾽ ἐμπειρικὸς ὅτι μὲν οὐκ ἐσάρκωσε τόνδέ τινα,
τὸ προσαχθὲν φάρμακον ὁρᾷ· μὴ γινώσκων μέντοι πότερον τῷ μᾶλλον ἢ τῷ ἧττον ξηρᾶναι, μεταβαίνειν ἐφ᾽ ἕτερον
ἀδυνατεῖ. κατὰ δὲ τὸν αὐτὸν τρόπον καὶ οἱ περὶ τὸν Ἐρασίστρατόν τε καὶ Ἡρόφιλον ἐξ ἡμισείας ὥσπερ καὶ πρόσθεν
ἐδείξαμεν ὄντες δογματικοὶ κακῶς ἰατρεύουσιν ἕλκος· μόνα
γὰρ ἐπιχειροῦσι λογικῶς θεραπεύειν (64) ὅσα τῶν ὀργανικῶν ἐστι μορίων ἴδια νοσήματα· τὸ δ᾽ ἕλκος, ὥσπερ καὶ
πρόσθεν εἴρηται, κοινόν ἐστιν ὁμοιομερῶν τε καὶ ὀργανικῶν,
ὥστε καὶ τοῦτο κατὰ τοσοῦτον ἐμπειρικῶς θεραπεύουσι, καθ᾽
ὅσον ἐν τοῖς ὁμοιομερέσι πέφυκε γίνεσθαι. καὶ μὲν δὴ κἂν
τῷ τὰς ἀπολωλυίας τελέως οὐσίας ἢ κεκολοβωμένας ἐπι-

medicamentum, aut nimium; horumque notas habebimus
fordem et faniem.   Nam fi plusculum fordis fit, totumque ulcus humidius, intra modum ficcavit, fin purum et
absque humore cernitur, ultra.   Statim igitur menfuram
quoque exceffus defectusque ex ipfo notarum quantitatis
modo intelligemus; tantoque medicamentum, quod deinceps
applicabitur, vel ficcius vel non tale admovebimus.   Empiricus autem, fi admotum cuipiam medicamentum carnem
non reftituit, id quidem videt, caeterum ignarus parciusne,
an nimium ficcando id evenerit, tranfire ad alterum non
poteft.   Ad eundem plane modum et Erafiftratus Hero-
philusque ex dimidio, ut antea oftendimus, dogmatici male
ulcus fanant; quippe qui eos tantum morbos curare ratione
tentant qui organicarum partium funt proprii; ulcus
vero, ut fupra, dictum eft, commune fimilarium organicarumque eft; ideoque id, quatenus in fimilaribus provenit,
eatenus empirice curabunt.   Quin etiam fi ea curare ten-

ΒΙΒΛΙΟΝ Γ. 185

Ed. Chart. X. [62.]   Ed. Baf. IV. (64.)

χειρεῖν θεραπεύειν, κἀνταῦθα ἀναγκαῖον αὐτοῖς ἐστιν ἀποπίπτειν πολλαχῇ τοῦ λογικῶς. εἰ γὰρ αὐτὸ τὸ ἀπυλωλὸς
οὐσία τίς ἐστιν ὁμοιομερὴς, ἀναγκαῖόν ἐστι τὸν προνοούμενον
αὐτοῦ τῆς γενέσεως ὑπὲρ ἁπάσης τῆς φύσεως ἐπίστασθαι.
περὶ μὲν δὴ τούτων καὶ αὖθις εἰρήσεται. τὸ δὲ μὴ τυχὸν
εἶναι πρᾶγμα, καλῶς ἕλκους προνοήσασθαι καὶ ὡς ἡ πρώτη
πασῶν ἔνδειξις, ἡ καὶ τοῖς ἰδιώταις γινωσκομένη πολλοστόν
ἐστι μόριον τῆς θεραπείας, ἐναργῶς ἀποδεδεῖχθαι νομίζω·
καὶ γὰρ ὅτι δραστικαὶ ποιότητές εἰσι θερμότης τε καὶ ψυχρότης καὶ ὑγρότης καὶ ξηρότης ἀναγκαῖον ἀποδεδεῖχθαι καὶ
τούτοις ἐφεξῆς ἅπαντα τὰ περὶ κράσεων ἐγνῶσθαι κατά τε
τὸ ἡμέτερον σύγγραμμα καὶ τἄλλα πάντα τὰ τούτῳ πλησιάζοντα. νῦν μὲν οὖν ὁ λόγος ἐφ᾽ ἕλκους εἴρηται κοίλου, μόνην αὐτὴν τὴν κοιλότητα θεραπευόντων ἡμῶν· ἡ γὰρ ὡς
ἕλκους θεραπεία κατὰ τὸ παρὸν οὔπω λέλεκται. συνίσταται
δὲ καὶ ἥδε κατὰ τὴν αὐτὴν μέθοδον· ἀπό τε γὰρ τῆς τοῦ
θεραπεύοντος κράσεως λαμβάνεται καὶ προσέτι τῆς τῶν
φαρμάκων δυνάμεως· εἴρηται δ᾽ ἄμφω ταῦτα τοῦ περὶ τῶν

tent quorum fubſtantia omnino periit, aut etiam imminuta
curtaque eſt, in his quoque neceſſe eſt, a logice *curando*
multifariam aberrent. Si enim, quod periit, fubſtantia
quaepiam fimilaris fit, neceſſe eſt eum, qui regignendae huic
confulet, totius eſſe naturae peritum. Ac de his quidem
poſt dicetur. Illud interim clariſſime oſtenſum arbitror,
non eſſe cujusque probe ulcus curare, primamque omnium
indicationem, quae vel plebejis patet, minimam eſſe curationis partem; nam et calorem, frigus, humiditatem ac ficcitatem activas qualitates eſſe demonſtratione accepiſſe neceſſe
eſt; et perinde quae nobis tum de temperamentis feorfum
dicato volumine funt fcripta, tum quae huc pertinent in aliis
voluminibus, omnia noviſſe. Atque hactenus quidem de
ulcere cavo fermo eſt habitus, ipfam tantum cavitatem cu-
rantibus nobis; fiquidem quae ulceris propria curatio fit
nondum traditum eſt. Perficitur autem ea quoque juxta
eandem methodum; quippe quae tum a laborantis *partis*
temperamento tum a medicamentorum facultate accipitur;

στοιχείων λόγου, μὴ συγχωρηθέντος γὰρ ἐν τῇ μεθόδῳ
γενέσεως καὶ φθορᾶς αἰτίας εἶναι τὰς τέτταρας ποιότητας,
οὔτ᾽ ἄρξασθαι τῆς μεθόδου δυνατὸν οὔτε προελθεῖν οὔτε
τελειῶσαι· τὸ δ᾽ ἐκείνας ἐπιδεῖξαι δρώσας τε καὶ πασχούσας
εἰς ἀλλήλας τῆς περὶ τῶν στοιχείων ἐστὶ θεωρίας. [63] ὅπερ
οὖν ἐν τοῖς ἔμπροσθεν ἐπεδείξαμεν, ὑπὸ τοῦ νῦν ἐνεστῶτος
λόγου μαρτυρεῖται, τὸ μηδὲν δύνασθαι πραγματεύσασθαι
περὶ μηδενὸς τῶν ὁμοιομερῶν τὸν ἰατρὸν ἄνευ τῆς φυσικῆς
ὀνομαζομένης θεωρίας. ἀλλ᾽ ἐκεῖ μὲν ἐπὶ τῶν ὁμοιομερῶν
ἀπεδείχθη μόνον, ἐνταῦθα δ᾽ ἤδη πως ὁ λόγος ἐμφανίζει
μηδὲ ἐπὶ τῶν ὀργανικῶν ὁλόκληρον ἐξευρεῖν δύνασθαι τὴν
θεραπείαν μηδένα χωρὶς τοῦ κᾀκείνης προσάψασθαι· δειχθήσεται δ᾽ ἐναργέστερον ἔτι ταὐτὸ τοῦτο παρ᾽ ὅλην τὴν
πραγματείαν.

Κεφ. δ΄. Ἐπὶ δὲ τὴν τοῦ ἕλκους θεραπείαν μόνου
μετέρχεσθαι καιρός· εἴη δ᾽ ἂν μόνον ἐπειδὰν μήτε διάθεσις
αὐτῷ συμπαρῇ, μηδεμία μήτε σύμπτωμα. μὴ τοίνυν ἔστω
μήτε ῥευματικὸν τὸ ἡλκωμένον μόριον μήτε κακόχυμον μήθ᾽

porro ambo haec a tractatione de elementis pendent; etenim niſi illud in methodo conceſſum ſit, quatuor qualitates geniturae et corruptelae cauſas eſſe, nec methodum in-
choaſſe, nec provexiſſe, nec abſolviſſe fas eſt; at vero ut
illas agentes mutuo patientesque oftendas, id ad ſpeculationem de elementis pertinet. Quod igitur in praecedentibus
oftendimus, id nunc praeſenti ſermone confirmatur, nempe
nihil poſſe medicum de ulla ſimilarium partium agitare
ſine naturali quam vocant ſpeculatione. Verum illic de
ſimilaribus duntaxat id eſt oftenſum; hic jam ſermo noſter
quodammodo inſinuat, ne in ipſis quidem organicis cuiquam
integram invenire curationem licere, qui illam non attige-
rit; porro idem in toto etiam evidentius monſtrabitur.

Cap. IV. Verum ad ulceris ſolitarii curationem
tranſire nunc tempeſtivum eſt; fuerit autem ſolitarium quum
nec affectus ullus ſimul adſit, nec ſymptoma. Eſto igitur,
quae pars exulcerata eſt, nec fluxione vexata, nec malo

ὅλως δύσκρατον· ἀλλὰ μηδὲ κοιλότης αὐτῷ συνέστω, μηδὲ
τοῦ δέρματος ἀπώλεια μηδεμία. καὶ γὰρ αὖ τοῦτο παρορῶ-
σιν οἱ πολλοὶ τῶν ἰατρῶν, οὐ συνιέντες ὡς ἐπειδὰν ἕλκος
κοῖλον πληρωθὲν ὁμαλὲς μὲν ὑπάρχῃ, πλατὺ δὲ, διττὴ καὶ
νῦν ἐστιν ἐν τῷ μορίῳ διάθεσις, ἑτέρα μὲν οὐσίας δέρματος
ἀπώλεια, δευτέρα δὲ συνεχείας λύσις. ἐπειδὰν μὲν οὖν αὐτὸ
τοῦτο μόνον ᾖ συνεχείας λύσις, ἤτοι τῆς ἐπιδερμίδος ἢ καὶ
τοῦ δέρματος ἅπαντος ἢ καὶ τῆς ὑποκειμένης ἅμ' αὐτῷ σαρκὸς, ἕλκος ἐστὶν οὕτω τὸ πάθημα καὶ δεῖται κολλήσεως μο-
νης. εἰ γὰρ συναχθείη πρὸς ἄλληλα τὰ χείλη τοῦ δέρματος,
οὐδέν ἐστι μεταξὺ τοῦ δέρματος ἑτερογενὲς, ὥσπερ ἐπὶ τοῦ
πεπληρωμένου τε καὶ ὁμαλοῦ ἕλκους· ἐπ' ἐκείνου γὰρ οὐχ
ἅπτεται τὰ πέρατα τοῦ ἕλκους ἀλλήλων, ἀλλ' ἐκ τῆς ἡλκωμένης ἁπάσης χώρας ἀπόλωλε τὸ δέρμα καὶ χρὴ γεννῆσαι
δήπουθεν αὐτό· κατὰ μέντοι τὸ διῃρημένον ὑπό τινος ὀξέος
κολλήσεως δεῖ μόνης, οἱ μὴν καὶ γενέσεως δέρματος. ὅταν
οὖν ἕλκους ἁπλοῦ προκείμενον ᾖ θεραπείαν εὑρεῖν, ὑποτί-
θεσθαι χρὴ τῷ λόγῳ διαίρεσιν σαρκώδους μέλους χωρὶς ἀπω-

succo vitiofa, nec omnino intemperata, fed nec ulla ei cavitas adfit, nec ulla cutis amiffio. Etenim id multi medici
praetereunt non intelligentes, poftquam cavum ulcus *carne
jam* impletum ac planum eft, fed patulum, duplicem adhuc partis affectum fupereffe, alterum fubftantiae cutis
amiffionem, alterum continui folutionem. Ergo quoties
unum id habetur, *nempe* continui folutio, five ea fit cuti-
culae, five cutis totius, five etiam pariter fubjectae carnis
affectio, ulcus dicant, ita exiftit poftulatque tantum agglutinari. Quippe fi commiffae fimul fint cutis orae, nihil
erit in medio cutis generis diverfi, quemadmodum in eo
quod jam repletum eft plenumque ulcus redditum; in hoc
enim orae ulceris fe non mutuo contingunt, fed totius ulceratae partis cutis periit; quam utique reftituere oportet;
at in eo quod acuto aliquo eft divifum, una agglutinatio
requiritur, non etiam cutis generatio. Quoties ergo ulceris fimplicis propofitum fit invenire curationem, praefumen-
dum in fermone eft divifam effe carnofam partem citra ul-

λείας μορίου. τὸ δέ γε πλατὺ τὸ ἐπουλώσεως δεόμενον ἕλκος
ἀπολώλεκε τελέως τὴν καλουμένην ἐπιδερμίδα. ταύτην οὖν
γεννῆσαι χρὴ καὶ πρὸς ἑαυτὴν ἑνῶσαι· καὶ δὺ ἐνταῦθα πρό-
κεινται σκοποὶ, καθάπερ ἐπὶ τοῦ κοίλου· διότι καὶ ἡ διάθεσις ἐπ' ἀμφοῖν ἐστι διττή. τίνι τοίνυν, φήσει τις αὐτῶν
ἴσως, ὁμαλὲς ἕλκος τοῦ κοίλου διενήνοχεν, εἰ καὶ διάθεσις
ἐπ' ἀμφοῖν ἐστι διττὴ καὶ διττὸς ὁ σκοπὸς τῆς θεραπείας;
πλήθει τῶν ἀπολωλότων ὦ βέλτιστε μορίων. ἐπὶ μὲν γὰρ
τοῦ κοίλου καὶ ἡ ἐπιδερμὶς μὲν ἀπόλωλε καὶ ἡ τοῦ δέρματος
δὲ φύσις ἡ λοιπὴ πᾶσα καὶ τῆς ὑποκειμένης σαρκὸς οὐκ ὀλίγον ἐνίοτε μέρος· ἐπὶ δὲ τοῦ πεπληρωμένου σὰρξ μὲν οὐκέτι
λείπει, τὸ δ' ἔξωθεν σκέπασμα λείπει. τίς μὲν οὖν ἡ τῶν
τοιούτων ἑλκῶν ἐστιν ἴασις ἐφεξῆς ἐροῦμεν· ἐν δὲ τῷ παρόντι
τοῦ μόνον ἕλκους ὄντος, ἑτέραν δὲ μηδεμίαν ἔχοντος διάθεσιν, ὁποίαν τινὰ χρὴ τὴν θεραπείαν ποιεῖσθαι λέγωμεν.
ἐπεὶ τοίνυν διαίρεσις μόνον ἐστιν, ἅμα χρὴ τὰ πέρατα γενέσθαι τῶν διῃρημένων· ἢ οὐ τοῦτο μόνον, ἀλλὰ καὶ μεῖναι

lius portionis amiffionem. Nam latum ulcus, quod cicatrice induci poftulat, omnino comfumpfit quam epidermi-
dem vocavimus; hanc igitur tum gignere tum fibi unire
oportet; duoque tibi hic exiftunt fcopi, ficuti in cavo ulcere,
propterea affectus ipfe geminus in ambobus eft. Quo igitur,
ipforum inquiet forte aliquis, planum ulcus a cavo discernitur, fi et geminus utrobique eft affectus et geminus curationis fcopus? multitudine amiffarum, o praeclariffime,
partium. Quippe in cavo *ulcere* non ipfa modo periit cuti-
cula, verum etiam reliqua cutis natura univerfate fubjectae
carnis portio aliquando non exigua; in repleto *ulcere* caro
non deeft, exterius tamen operimentum defideratur; ac quae
ejus generis ulcerum curatio fit poft dicemus; nunc ejus,
quod ulcus tantum fit, nec alium ullum affectum adjunctum
habet, quaenam debita curatio fit praecipiamus. Ergo
quoniam *hic* fola divifio proponitur, diviforum oras una
conjunctas effe oportet. An non id folum, verum etiam
conjunctas manere? Porro bifariam fimul manent quae

BIBΛION Γ. 189

Ed. Chart. X. [63. 64.] Ed. Baſ. IV. (64.)

συνελθόντα; διττὴ δ᾽ ἡ τῶν συνελθόντων μονή · τὰ μὲν γὰρ
δι᾽ ἑαυτῶν, τὰ δὲ δι᾽ ἄλλων μένει · δι᾽ ἑαυτῶν μὲν ὅσα συμφύεται, δι᾽ ἄλλων δὲ τά τε συνδούμενα καὶ τὰ κολλώμενα.
τὰ μὲν δὴ συμφυόμενα πάντως χρὴ μαλακὰ τὴν φύσιν εἶναι.
τοιοῦτον δὲ ἥ τε σάρξ ἐστὶν αὐτὴ καὶ ὅσα [64] σαρκώδη μόρια κατὰ τὴν σύστασιν. ὅσα δ᾽ ἔστι σκληρὰ καὶ ξηρὰ, συμφῦναι μὲν οὐ δύναται, κόλλης δέ τινος ἢ δεσμοῦ δεῖται πρὸς
τὸ μεῖναι συναχθέντα. τῶν μὲν δὴ τοιούτων σωμάτων ἡ
ἴασις ἐν τοῖς ἑξῆς εἰρήσεται · περὶ δὲ τῶν ἑνωθῆναι δυναμένων ὁ λόγος περαινέσθω, ζητούντων ἡμῶν κἀνταῦθα τὸ
τῆς συμφύσεως αἴτιον. ἔστι δ᾽ ὥσπερ ἐπὶ τῶν κοίλων ἑλκῶν
ἡ φύσις αἰτία τῆς σαρκώσεως, οὕτω κἀπὶ τῶν ἁπλῶν ἑλκῶν
τῆς συμφύσεως · ὅθεν ἐὰν συναγάγῃς εἰς ταὐτὸν ἀκριβῶς τὰ
διεστηκότα, χωρὶς τῆς ἄλλης ἁπάσης τῆς ἔξωθεν ἐπιτεχνή-
σεως συμφύεται. καί σοι γέγονεν αὖθις ἕτερος σκοπὸς ὁ τῆς
συναγωγῆς, ἵν᾽ ἐντεῦθεν ὁρμώμενος ζητήσῃς ἐξ ὧν τοῦτο
ποιήσεις. ἢ γὰρ δεσμὸν ἐν κύκλῳ περιλαβὼν ἐκ δυοῖν ἀρχῶν,

commiſſa ſunt, quum alia per ſe, alia ope aliorum maneant;
per ſe quidem quaecunque ſecum coalescunt; aliorum ope
et quae colligantur et conglutinantur; ac quae coalescunt,
omnino mollia naturaliter ſint oportet; talis ſane eſt tum
caro ipſa tum quaecunque concretione carnoſae ſunt partes; quaecunque vero dura ſiccaque ſunt, eorum diviſae
partes coire ſimul nequeunt, ſed glutinum aliquod vincu-
lumve, quo commiſſa maneant, requirunt. Et talium quidem corporum ſanatio in ſequentibus praecipietur; nunc de
iis quae uniri poſſunt inceptum ſermonem peragamus, hic
quoque ipſam coitionis coalescentiaeque cauſam inveſtigantes.
Eſt vero ſicut in cavis ulceribus natura cauſa productio-
nis carnis, ita in ſimplicibus ulceribus coalescentiae, quare
ſi quae diſſident in idem ad amuſſim componas, citra omnem reliquam extrinſecus molitionem coalescant. Oritur-
que tibi jam alius attendendus ſcopus *orarum* adductio; a
quo orſus quibus id efficias inveſtigabis. Quippe aut
vinculo ex duobus initiis circumdato, aut ſutura, aut fibulis

190 ΓΑΛΗΝΟΥ ΘΕΡΑΠΕΥΤ. ΜΕΘΟΔΟΥ

Ed. Chart. X. [64.]   Ed. Baſ. IV. (64.)

ἢ ῥαφὰς, ἢ ἀγκτῆρας ἐπιθεὶς, ἢ τινὰ τούτων, ἢ πάντα
συνάξεις εἰς ταὐτὸ τὰ διῃρημένα. χρὴ δὲ μήτε μαλακὸν εἶναι πάνυ καὶ οἷον βρυῶδες τὸ περιβαλλόμενον, ἵν᾽ ἀσφαλῶς συνέχῃ, μήθ᾽ οὕτω σκληρὸν ὡς θλίβειν· ἀλλὰ μηδὲ
τὴν ἐπιβολὴν ἢ οὕτω χαλαρὰν ὡς μηδὲν ἀνύειν, ἢ οὕτω
σφοδρὰν ὡς θλίβουσαν ὀδύνην ἐργάζεσθαι. ταῦτ᾽ εἰ ποιή-
σαις καὶ εἴη τὸ ἕλκος μόνον ἄνευ κακοχυμίας, ἢ ῥεύματος,
ἢ δυσκρασίας, ἢ φλεγμονῆς, ἤ τινος ἄλλης κακώσεως, ἑνω-
θήσεται πάντως. εἰ δ᾽ ἤτοι διὰ τὸ μέγεθος ἀδύνατον
εἴη μέχρι τοῦ βάθους ἀκριβῶς ἀλλήλοις παρατεθῆναι τὰ
κεχωρισμένα σώματα, μήτε τῶν ῥαμμάτων μήτε τῶν ἀγκτήρων μήτε τῆς ἐπιδέσεως ἀφικνεῖσθαι δυναμένης αὐτῶν,
ἢ φθάνοι τις ἰχὼρ αὐτόθι συνειλεγμένος, ἢ καί τις ὀδύνη
συνοῦσα, κολληθῆναι τὸ τοιοῦτον ἕλκος ἀδύνατον ἐπὶ μόνῃ
τῇ συναγωγῇ· τό τε γὰρ ὀδυνώμενον ἐρεθίζει τι πλέον
ἐπιῤῥεῖν· εἰ δὲ καὶ τὸ ἴσον ἐπιῤῥεῖ τὸ κατὰ φύσιν, ἀλλ᾽
ἥ γε δύναμις ἀῤῥωστοῦσα τῶν ὀδυνωμένων τε ἅμα καὶ τε-

impoſitis, aut horum quibusdam, aut omnibus, quae diducta ſunt, in idem adduces. Expedit autem, quod cir-
cumjicitur, neque molle nimium ſit, et algae ritu fragile,
quo videlicet tuto contineat; neque rurſus ita durum ut
premendo offendat, tum vero ipſa circumductio nec ita laxa
ſit ut nihil efficiat, nec ita vehemens ut *premendo* dolorem excitet. Haec ſi feceris, fueritque ulcus ſolum citra vitioſum ſuccum, aut fluxionem, aut intemperim, aut phleg-
nomen, aut aliud quodlibet vitium, procul dubio coibit.
At ſi vel prae ejus magnitudine fieri nequeat ut disjunctae
ipſae partes exacte ad imum usque ſibi coniungantur, videlicet nec ſutura, nec fibulis, nec ligatura pertingere ad
eas valente, vel etiam ſanies jam illic fit collecta, vel do
lor quispiam adjunctus, ejusmodi ulcus ex ſola partium
commiſſione agglutinari ommino non poteſt. Nam quod dolet, plus aliquid affluere facit; atque etiam ſi, quod affluit, pro juſto naturae modo ſe habeat, attamen vires ipſae
partium, quae tum propter dolorem tum etiam ex vulnere

BIBΛION Γ. 191

Ed. Chart. X. [64.]   Ed. Baf. IV. (64. 65.)
τρωμένων μορίων οὐκ οἴσει τὸ ἴσον, ἀλλ᾽ ὡς ὑπὸ πλείονος βαρυνθήσεται, κἀκ τούτου πάντως μὲν ἰχῶρες περιττοὶ,
θαυμαστὸν δ᾽ εἰ μὴ καὶ φλεγμονὴ γε(65)νήσεται. καὶ μὲν
δὴ καὶ εἰ χωρὶς ὀδύνης ὁ ἰχὼρ ἐν τῷ μεταξὺ τῶν συν-
αχθέντων χειλῶν τοῦ ἕλκους εἴη παρακείμενος, ἢ καί τις
χώρα γίγνοιτο μεταξὺ κενὴ μὲν ἰχῶρος, ἀέρος δὲ πλήρης,
οὐκ ἐνδέχεται κολληθῆναι τὸ τοιοῦτον ἕλκος ἐκ μόνης τῆς
συναγωγῆς· ὅ τε γὰρ ἰχὼρ ἤδη διακόπτει τὴν ἕνωσιν αἵ
τε μεταξὺ τῶν ἑνωθησομένων χῶραι κεναὶ κωλύουσιν ἅψασθαι τὰς ἐπιφανείας ἀλλήλων· ὥστ᾽ ἐκεῖνά γε τὰ μέρη τοῦ
ἕλκους ἡ φύσις δεῖται προσαρκῶσαι πρότερον, ἵνα συμ-
φύσῃ· μικρὰ δὲ δήπουθέν ἐστιν οὕτως, εἰ καλῶς συναχθῇ
τὸ ἕλκος, ὡς μιᾶς ἡμέρας ἢ τὸ πλεῖστόν γε δεῖσθαι δυοῖν.
ἐν οὖν τούτῳ τῷ χρόνῳ φαρμάκου χρεία ξηραίνοντος τὸ
μόριον, ἵν᾽ εἴτέ τις ἤδη παρακείμενος ἰχὼρ εἴη, τοῦτον
ἐκδαπανήσῃ καὶ τὸν μέλλοντα συῤῥεῖν εἰς τὰς κενὰς χώρας
κωλύσῃ. νῦν οὖν πάλιν ἀναμνήσθητί μου τοῦ σαρκωτικοῦ
φαρμάκου τοῦ μετρίως ξηραίνοντος, ἵν᾽ εἰδῶμεν εἴτε ξη-

funt imbecillae, nec quod juftum eft ferent, fed veluti
ab exuperanti gravabantur, atque hinc omnino fupervacua
fanies proveniet; mirum etiam, fi non et phlegmone obo-
riatur. Jam vero fi etiam citra dolorem fanies in medio
adductorum labrorum ulceris intervenerit; aut etiam locus
quisquam medius interfuerit, qui fanie quidem fit vacuus,
fed aere plenus, non poteft ejusmodi ulcus fola diffidentium
partium conjunctione *glutinari;* quando et fanies jam unionem recidit, et quae conjungendis interveniunt loca vacua,
interiorum laterum frontes prohibent fe contingere; quare
illas ulceris partes, ut coeant, etiam carne prius impleri
natura poftulat; porro hae adeo plane funt exiguae, fi
modo divifae ulceris partes rite fint conjunctae, ut unius
diei fpatium *tantum* defiderent, aut ad fummum bidui. Hoc
igitur tempore medicamento opus eft, quo partem ficcet, ut
et fi qua fanies jam fubfit, hanc confumat, et fi qua in vacua
loco influxura eft, hanc prohibeat. Nunc igitur medicamentum quod carnem producat et mediocriter ficcet rur-

ραντικώτερον αὐτοῦ χρὴ τὸ κολλητικὸν ὑπάρχειν εἴτε μή.
τὸ μὲν δὴ σαρκωτικὸν εἰ σύμπαν ἐξεδαπάνα τὸ ἐπιῤῥέον αἷμα,
τὴν ὕλην ἂν οὕτως ἀφῃρεῖτο τῆς σαρκώσεως. τὸ δέ γε κολλητικὸν [65] ἢ οὐδ᾽ ὅλως δεῖται γενέσεως σαρκὸς, ἢ σμικρᾶς
παντάπασιν· ὥστε μᾶλλον αὐτὸ χρὴ ξηραίνειν τοῦ σαρκωτικοῦ. ταύτῃ τε οὖν ἀλλήλων διοίσει μικράν τινα διαφορὰν,
ἑτέραν τε μεγάλην, ᾗ τὸ μὲν σαρκωτικὸν εὐθὺς χρὴ καὶ ῥυπτικὸν ὑπάρχειν, ἵνα μὴ μόνον ξηραίνῃ τὸ περιττὸν τῆς ὑγρότητος, ἀλλὰ καὶ τὸν ῥύπον ἀφαιρῇ· τὸ δὲ κολλητικὸν οὐ
ῥύπτειν οὐδὲ ἀποσμᾷν, ἀλλὰ τοὐναντίον ἅπαν εἰς ταὐτὸν
συνάγειν ἅπασαν τὴν οὐσίαν· ὅπερ, οἶμαι, πέφυκε δρᾷν ὅσα
τῶν φαρμάκων αὐστηρὰ καὶ στύφοντα καλεῖται· ταῦτα γὰρ
εἰς ταὐτὸ συνάγειν καὶ πιλεῖν, οὐκ ἀποῤῥύπτειν, οὐδὲ καθαίρειν πέφυκεν. ὥστε μάλιστα πάντων φυλαξώμεθα τὸ
στῦφον φάρμακον, ἔνθα σαρκῶσαι πρόκειται δυσαπολύτως
ἐμπλάσσον τοῖς ἕλκεσι τὸν ῥύπον· οἶνος οὖν ἄριστον φάρμακον ἑλκῶν ἁπάντων ᾖ ἕλκη. εἰ δὲ καὶ μὴ προσθείημεν τῷ

fus mihi ad memoriam revocabis, ut intelligamus, ficciusne
eo effe glutinatorum debeat an fecus. Sane quod carnem
producit, fi totum qui confluit fanguinem confumeret,
ipfam materiam creandae carnis fic adimeret. At glutinatorium aut omnino carnis generatione non eget, aut plane
exigua; quare plus ficcet oportet quam quod carnem producit. Ergo tum hac ratione tenui quadam differentia inter
fe diffident, tum vero altera magna, quatenus quod carnem
producit, ftatim etiam detergendi vim obtineat oportet, quo
non modo redundantiam humoris ficcet, fed etiam fordem
auferat; glutinatorium vero nec detergeat nec evellat,
fed contra prorfus fubftantiam omnem in idem cogat; cujusmodi facultatem habent medicamenta ea quae auftera et
adftringentia vocantur; haec namque in idem cogendi ac
ftipandi, non detergendi neque purgandi facultatem habent.
Quo fit ut, ubi carni producendae ftudemus, maxime cavendum fit ab adftringente medicamento, utpote quod fordem ulceribus arctius affigat quam ut facile poffit avelli.

λόγῳ ἢ ἕλκη, ταὐτὸν, οἶμαι, νοήσεις· ὑπὲρ γὰρ τοῦ μὴ παρα-
κοῦσαί τινα πρόσκειται χάριν ἀναμνήσεως, οὐχ ὡς ἀναγκαῖόν
τι διοριζόμενον. ὡς εἴ γέ μοι μεμνημένος εἴης τῶν ἐν τῷ πρὸ
τούτου βιβλίῳ λόγων ἁπάντων, τῶν περὶ τῶν καθ᾽ ἕκαστον
ὄνομα σημαινομένων τε καὶ ὑποκειμένων πραγμάτων, οὐδὲν
ἔτι σοι δεήσομαι τὰ τοιαῦτα διορίζεσθαι, μόνον δὲ ἀρκέσει
μοι καθ᾽ ἕκαστον αὐτῶν διελέσθαι τὰς ἁπλᾶς διαθέσεις
τῶν συνθέτων, ὑπὲρ ὧν ἤδη μέν πού τι πρόσθεν εἴρηται,
ῥηθῆναι δ᾽ ἀναγκαῖον ἔσται καὶ νῦν, οὐ τοσοῦτον αὐτοῦ
τοῦ πράγματος ἕνεκεν, ἀλλ᾽ ὅτι νομίζουσιν οἱ πολλοὶ τῶν
ἰατρῶν ὑπὸ τῆς λέξεως ἐξαπατώμενοι διαφορὰς ἑλκῶν εἶναι
τὸ κοῖλον καὶ ὁμαλὲς, ἔναιμόν τε καὶ παλαιὸν, ῥυπαρόν τε
καὶ καθαρὸν, ἀφλέγμαντόν τε καὶ φλεγμαῖνον. ἀναγκαῖον
οὖν ἔσται διελέσθαι τίνες μὲν αἱ οἰκεῖαι διαφοραὶ τῶν ἑλκῶν εἰσι, τίνες δ᾽ ἐπιπλοκαὶ διαθέσεων ἑτέρων. ἀλλὰ τοῦτο
μὲν ὀλίγον ὕστερον· ἡ δὲ συνήθης διδασκαλία τοῖς παλαιοῖς,
ἥνπερ δὴ καὶ νῦν ηὐξάμην ἀσκηθῆναι, κατὰ φύσιν ὑπάρχει,

Vinum igitur omnis ulceris qua ulcus eſt optimum eſt
medicamentum. Quod fi nec illud, qua ulcus, fermoni fit
adjectum, idem tamen, arbitror, intelliges; quippe recor-
dationis tantum cauſa eſt additum, ne quis obaudiat, non
ficut neceſſarium aliquid definiens. Adeo fi memorem
te eorum omnium quae in fuperiore libro funt tradita, de
rebus fingulis tum nominandis tum vero fubjectis, praeſti-
teris, nihil eſt quod talia tibi de caetero definiam. Illud
tantum abunde mihi erit, fi per fingula eorum fimplices
affectus a compofitis fecernam; de quibus mihi nonnihil
prius eſt dictum; ac nunc nihilominus eſt dicendum, non
adeo *mehercle* rei ipfius cauſa, quam quod plerique medicorum dictione ipfa decepti cavum et planum, cruentum et inveteratum, fordidum et purum, phlegmone liberum et phlegmone comitatum, putant differentias eſſe ulcerum. Neceſſe
igitur eſt diftinguere quae propriae ulcerum differentiae
fint et quae aliorum affectuum implicationes; verum hoc
pofterius paulo. Sane folennis veteribus doctrina, quae
utinam nunc effet in ufu, maxime naturalis eſt, qui fimpli-

μάλιστα τῶν ἁπλῶν ἑκάστης διαθέσεως ἴδιον ἴαμα λεγόντων
αὐτῶν καὶ μάλιστα πάντων Ἱπποκράτους. ἡ γάρ τοι μέθοδος ἡ θεραπευτικὴ κατὰ τοῦτον ἂν μάλιστα προΐοι τὸν
τρόπον, ὑπὲρ ἑκάστου τῶν ἁπλῶν ἰδίᾳ διελθόντων ἡμῶν·
ἔπειτ᾽ αὖθις ἐπὶ τοῖς συνθέτοις ἅπασιν ἑτέραν μίαν ἐπιδει-
ξάντων μέθοδον· ὥσπερ καὶ εἰ δύο ἦν ἄντως κατὰ δίαιταν
νοσήματα, τό τε στεγνὸν καὶ τὸ ῥοῶδες, ἰδίαν ἑκατέρου θεραπείαν εἰπόντας, οὕτως ἐχρῆν ἐπιπεπλεγμένου μνημονεύειν,
ὡς οἱ περὶ τὸν Θεσσαλὸν ἀξιοῦσι, τὸν αὐτὸν, οἶμαι, τρόπον,
ἐπειδὰν τῶν μὲν ἑλκῶν ᾖ ἕλκη πάντων ἐν εἶδος ὑπάρχει, τῶν
φλεγμονῶν δ᾽ ᾖ φλεγμοναί, καὶ τούτων ἕτερον εἶδος ἓν, ἰδίᾳ
μὲν χρὴ τῶν ἑλκῶν, ἰδίᾳ δὲ τῶν φλεγμονῶν εἰπόντας θεραπείας, οὕτως ἤδη συνάπτειν εἰς ταὐτὸν ἀμφοτέρας. τοῦτ᾽
οὖν εἰ ποιήσαιμεν, ἕλκη μὲν ἅπαντα ξηραίνεσθαί τε ἅμα καὶ
στύφεσθαι δεόμενα, κατὰ τὴν εἰρημένην μέθοδον εὑρήσομεν,
οὐ μὴν καὶ ῥύπτεσθαί γε· κοιλότητα δ᾽ ἐν σαρκὶ ξηραίνεσθαι
μὲν καὶ ῥύπτεσθαι, στύφεσθαι δ᾽ οὐκέτι. καὶ δὴ κατὰ τὸν
αὐτὸν τρόπον ὃν ἔμπροσθεν εἴπομεν ἐπὶ τῶν κοίλων ἑλκῶν,

cis cujusque affectus propriam curationem dicunt, praecipueque omnium Hippocrates.   Medendi namque methodus
ad hunc modum belliffime procedet, fi de fingulis fimplicibus feorfum praeceperimus, poft deinde de compofitis omnibus alteram aliquam methodum indicaverimus.   Ut enim
fi duo vere effent in victus ratione morbi, aftrictus et fluens,
quum propriam utriusque curationem dixiffemus, de conjunctione amborum effe agendum, ficut Theffalus ipfe cenfet: eodem, arbitror, modo quoniam ulcerum qua ulcera
funt una omnium eft fpecies, tum phlegmomarum qua
phlegmonae funt altera item fpecies una eft, oportet, ubi
feorfum ulceris, feorfum rurfus phlegmones curationem
tradideris, poft deinde ambas in idem conjungere.   Id igitur fi fecerimus, omne profecto ulcus tum ficcari debere
tum etiam adftringi, pro dicta jam methodo, inveniemus,
non tamen detergeri; contra cavitatem in carne ficcari
quidem poftulare et abftergeri, minime autem adftringi.
Quinetiam ad enndem modum quem prius diximus in cavis

ἀνάλογον καὶ νῦν ἐπισκεψόμεθα τοῦ σώματος τὴν φύσιν, εἰ
μαλακὴ καὶ βρυώδης, ἢ σκληρὰ καὶ ξηρὰ καὶ σύντονος. ἡ
μὲν γὰρ προτέρα καθ᾽ ὅσον ὑγροτέρα, κατὰ τοσοῦτον καὶ
τῶν φαρμάκων ἧττον ξηραινόντων δεήσεται· ἡ δευτέρα δὲ
καθ᾽ ὅσον ξηροτέρα, κατὰ τοσοῦτον αὖ καὶ ἤδι καὶ σφοδρότερον ξηραινόντων δεήσεται καὶ μᾶλλον στυφόντων. [66] ὁ
γοῦν ἐμπειρικὸς, οἶμαι, κἀνταῦθα παίδων μὲν καὶ γυναικῶν
καὶ ἁπαλοσάρκων μνημονεύσει, νεανίσκους καὶ γεωργοὺς καὶ
θαλαττουργοὺς ἀντιτάττων αὐτοῖς· οὐ μὴν ὅτι γε διὰ μὲν
τὴν ὑγρότητα τῆς κράσεως ἐπὶ παίδων καὶ γυναικῶν ἑώραται τὰ τοιαῦτα τῶν φαρμάκων εὐδοκιμοῦντα· διὰ δὲ τὴν
ξηρότητα πάλιν ἕτερα, θερισταῖς ϰαὶ ναύταις ἁρμόττοντα
συνιέναι δυνάμενος, οὔτε τῆς καθ᾽ ἕκαστον σῶμα θεραπείας;
ἀκριβῶς στοχάσεται καὶ τῆς ἀποτυχίας οὐχ εὑρήσει τὴν αἰτίαν.
ὥστε οὐδὲ τῆς ἐπὶ τὸ βέλτιον εὐπορήσει μεταβολῆς, ὁπόταν
ἀποτυγχάνῃ τὰ διὰ τῆς ἐμπειρίας αὐτῷ προεγνωσμένα. τοῦτο
μὲν δὴ καθόλου περὶ τῶν φαρμάκων εἴρηταί μοι τῶν κολλη-
τικῶν· ἑξῆς δ᾽ ἄλλη τις μέθοδος εἰς τὴν σκευασίαν τε καὶ

ulceribus, nunc ad proportionem naturam corporis aeftimabimus, mollisne ac laxa fit, an dura, ficca et contracta.
Siquidem prior quanto eft humidior, tanto medicamentis
minus ficcantibus egebit. Pofterior quatenus eft ficcior, eatenus rurfum quae vehementius ficcent magisque adftringant,
defiderabit. Empiricius enim, arbitror, hic quoque pueros et foeminas et qui tenera funt carne memorabit, juvenes, agricolas et nautas his opponens. Caeterum quum
non intelligit quod in pueris et foeminis propter humiditatem temperamenti, ejusmodi medicamenta vifa funt conducere, rurfus altera mefforibus ac nautis propter ficcitatem
convenire, nec cujusque corporis curationem exacte conji-
ciet, nec erroris caufam deprehendet. Quo fit ut nec intelligat quemadmodum fe ad potius transferet, ubi parum
ceffit iis, quae per experientiam prius novit; haec igitur
fummatim de glutinatoriis medicamentis diximus. Hinc
vero altera quaedam methodus fuccedit, ad eorum praepa-

τὴν σύνθεσιν αὐτῶν διαφέρουσα προσέρχεται· τοῖς μὲν γὰρ
κοίλοις ἕλκεσιν ὃ βουλόμεθα προσφέρομεν εὐθὺς, εἴτ᾽ οὖν
ξηρὸν εἴθ᾽ ὑγρὸν φάρμακον· ἐγχωρεῖ γὰρ ἐπιτάττειν ἢ ἐμπλάττειν αὐτὰ παντὶ μορίῳ τοῦ ἕλκους· ἐπὶ δὲ τῶν ἄχρι βάθους ἱκανοῦ γεγενημένων τραυμάτων, ἐπειδὰν ἅπαξ συναγά-
γωμεν τὰ χείλη, ψαῦσαι τῶν ἐν τῷ βάθει διῃρημένων οὐκ
ἐγχωρεῖ. χρὴ τοίνυν οὐχ ἁπλῶς εἰ ξηραντικόν ἐστι καὶ αὐστηρὸν μετρίως τὸ φάρμακον, ἀλλ᾽ εἰ καὶ μέχρι τοῦ βάθους
ἐξικνεῖσθαι δυνατὸν ἐπισκοπεῖσθαι. ψιμμύθιον γοῦν καὶ
λιθάργυρος στύφει καὶ ξηραίνει μετρίως· ἀλλ᾽ ἐὰν ἐπιπάσ-
σῃς αὐτὰ δίκην τέφρας ἐν κύκλῳ τοῦ τετρωμένου, πλέον
οὐδὲν ἀνύσεις· οὐ γὰρ διϊκνεῖται τῶν οὕτω ξηρῶν φαρμάκων
εἰς τὸ βάθος ἡ δύναμις. ὑγρότητος οὖν αὐτοῖς δεήσει τινὸς,
ἵν᾽ ὁποῖόν τι τῶν ἐμπλαστικῶν φαρμάκων, ἢ καὶ τῶν ὑγροτέρων τι γένηται. τοῦτο μὲν οὖν τῆς περὶ συνθέσεως φαρμάκων πραγματείας ἐστὶν ἴδιον, οὐκ αὐτῆς τῆς θεραπευτικῆς
μεθόδου· καὶ εἰ δόξαιμεν αὐτοῦ δεῖσθαί τε πρὸς τὰ παρόντα,
κἂν ἐπὶ προήκοντι τῷ λόγῳ μνημονεύσαιμεν.

rationem compofitionemque pertinens; fiquidem cavo ulceri
quicquid volumus ftatim applicamus, five ficcum id, five
humidum medicamentum fit; licet enim omni parti ulceris
eae tum infpergere tum illinire; at in vulneribus, quorum major eft profunditas, id non licet; quippe ubi femel
oras conjunxeris, appropinquare quae in imo funt divifa,
non poffis. Confiderandum igitur eft non modo an ficcans
adftringensque modice medicamentum fit, verum etiam an
pervenire ad imum valeat. Nam et ceruffa et lithargyrus
ficcant adftringuntque modice; fed fi ea cineris ritu circa
vulnus infpergas, nihil proficies, neque enim ad fundum
pervenit medicamenti vis quod ita ficcum; humidatem igitur quandam defiderat, quo fiimile emplaftici fit, vel etiam
humidioris cujusquam medicamenti. Verum haec operis
ejus quod de medicamentorum compofitione praecipit propria fpeculatio eft, non ejus quod de medendi ratione inftituitur; quod fi quid ea ad rem propofitam indigebimus, id
procedente opere attingemus.

Κεφ. ε'. Ἐπὶ δὲ τὸ τῆς οὐλῆς δεόμενον ἕλκος ἐπά
νειμι, περὶ οὗ μικρὸν ἔμπροσθεν ἔλεγον ὡς ὁ πρῶτος μὲν
εἴη καὶ τούτου σκοπὸς ἐκ τούτου γένους τοῦ κοίλου. γεννῆσαι
γὰρ χρή τι τῶν ἀπολωλότων, οὐχ ἁπλῶς ἑνῶσαι τὰ διεστη
κότα· τρόπον δ' ἕτερον ἐπὶ τούτου γεννᾶται τὸ λεῖπον ἢ
ὂν ἐπὶ τοῦ κοίλου. ἐν ἐκείνῳ μὲν γὰρ τὸ αἷμα, τούτῳ δ' ἡ
σάρξ ὕλη. πληροῦται μὲν οὖν τὸ κοῖλον ὑπὸ τῆς γεν(66)νω
μένης σαρκὸς, τὴν γένεσιν ἐκ τοῦ αἵματος ἐχούσης· εἰς οὐλὴν
δὲ ἀφικνεῖται τὸ ἤδη πεπληρωμένον ὑπὸ τοῦ γεννωμένου δέρ
ματος, ἐκ τῆς ὑποβεβλημένης σαρκὸς τὴν γένεσιν ἔχοντος·
ἀλλὰ σὰρξ μὲν ἡ αὐτὴ τῷ εἴδει τῇ διεφθαρμένῃ δύναται γεν
νηθῆναι κατὰ τὸ κοῖλον ἕλκος· δέρμα δ' οὐκ ἐνδέχεται γεν
νηθῆναι τοιοῦτον ἀκριβῶς οἷον ἦν το διεφθαρμένον, ἀλλ'
ὅμοιον μέν τι δέρματι καὶ τὴν χρείαν αὐτοῦ δυνάμενον ἀπο
πληροῦν, οὐ μὴν ἀκριβὲς δέρμα. διὰ τί μὲν οὖν οὐχ οἷόν τ'
ἐστὶν ἡμῖν γεννῆσαι δέρμα τὸ ἅπαξ ἀπολλύμενον, ὥσπερ
σάρκα καὶ πιμελὴν γεννῶμεν, ἐκ τῶν φυσικῶν ἐστι προβλη
μάτων· ὅπως δ' ἄν τις μιμήσαιτο καὶ φύσιν καὶ χρείαν δέρ

Cap. V. Nunc ad ulcus, quod cicatrice induci poftulat, revertar; de quo paulo ante dixi ejus quoque primum quo tenditur finem ex eodem effe genere cujus eft
et cavi. Quippe regignere aliquid opus eft quod periit,
non tantum unire quae diffident; caeterum diverfa ratione
hic gignere quod defit, quam in cavo; quando illic fanguis, hic caro pro materia fit. Siquidem quod cavum eft,
impletur ex gignenda carne, quae ex fanguine ortum habet; at ad cicatricem producitur quod jam eft impletum,
ex gignenda cute, quae ex fubjecta creatur carne. Caeterum
caro eadem fpecie cum ea quae periit gigni in cavo ulcere
poteft; cutis talis omnino qualis erat quae periit prorfus
reftitui non poteft, fed fimile quiddam cuti et quod ejus officium fuppleat poteft, non tamen plane cutis. Ac caufa
quidem cur ficuti caro adepsque regignuntur, ita cutis
quae prorfus perierit regigni nequeat, ex naturalibus problematis eft petenda; quemadmodum autem tum naturam

ματος, ἐκ τῆς νῦν ἐνεστώσης πραγματείας, ἧς τὴν μέθοδον
ἤδη λέγομεν. ἐπειδὴ πρόκειται σκεπάσαι τὴν σάρκα συμφύτῳ
τινὶ σκεπάσματι, τοῦτο γάρ ἐστι τὸ εἰς οὐλὴν ἀγαγεῖν τὸ
ἕλκος, ἤτοι δέρμα γεννητέον ἡμῖν ἐστιν, ἢ τῆς σαρκὸς τὸ
ἐπιπολῆς δέρματι παραπλήσιον ἐργαστέον· ἀλλ᾽ οὐκ ἐγχωρεῖ
γεννῆσαι δέρμα, τὸ λοιπὸν ἄρα πειρατέον ἐργάζεσθαι. τίς οὖν
ὁ τρόπος τῆς ἐργα[67]σίας; ἡ ἀλλοίωσις δηλονότι· σαρκὸς
γάρ τι μόριον οὐκέτι σάρκα μένειν, ἀλλ᾽ οἷον δέρμα γενέσθαι
βουλόμεθα· πῶς οὖν ἀλλοιωθήσεται; κατά τινα τῶν ἀλλοιου-
σῶν δηλονότι ποιοτήτων· ἥκει γὰρ αὖθις ἐνταῦθα, κἂν μὴ
θέλωμεν, ὁ περὶ τῶν στοιχείων λόγος, οὗ χωρὶς οὐδὲ ἐπου-
λωτικὸν ἔστιν εὑρεῖν φάρμακον, οὐ μόνον σαρκωτικὸν ἢ
κολλητικόν. ἐπεὶ τοίνυν τὸ δέρμα τῆς σαρκὸς ξηρότερόν ἐστι
καὶ πυκνότερον, εἰ ξηραίνοιμεν καὶ στύφοιμεν τὴν σάρκα,
δέρματι παραπλησίαν ἐργασόμεθα. τὸ μὲν κεφάλαιον ἔχεις
ἤδη τῶν ἐπουλωτικῶν φαρμάκων, ἀλλ᾽ οὐκ ἀρκεῖ τοῦτο·
καὶ γὰρ τὰ κολλητικὰ ξηραίνοντά τε ἦν καὶ στύφοντα. ὅπῃ

tum ufum cutis imitemur hinc accipiendum, ejusque rei
methodum jam tradamus. Quoniam tegere carnem naturali
aliquo tegumento propofitum eft, *quippe* id eft ducere ad
oicatricem ulcus, aut cutis nobis generanda eft, aut fumma caro cuti fimilis efficienda. Verum ut cutis regenere-
tur fieri omnino nequit; quod fupereft igitur efficere eft
tentandum. At quae igitur hujus efficiendi eft ratio?
Nempe alteratio; quippe ut carnis pars quaepiam non
amplius caro permaneat, fed veluti cutis evadat poftula-
mus. Quo pacto, *inquies,* alterabitur? Profecto alicujus
alterantium qualitatum ope; incidit enim rurfus hoc loco
vel nolentibus nobis de elementis fermo, fine quo nec
quod cicatricem inducat invenire medicamentum licet, nedum quod carnis producendae aut agglutinandi facultatem
habeat. Ergo quoniam cutis carne ipfa tum ficcior eft
tum etiam denfior, fi carnem ficcabimus et adftringemus,
cuti etiam perfimilem reddemus. Habes medicamenti quod
cicatricem inducit fummam, verum ea non fatisfacit; nam
et glutinatoria tum ficcabant tum etiam adftringebant;

ποτ' οὖν διοίσει ταῦτ' ἐκείνων, εἰς αὐτὴν ἀποβλέπων τὴν
οὐσίαν τῶν πραγμάτων ἐξευρήσεις. ἐπειδὴ γὰρ ἐν μὲν ταῖς
κολλήσεσι τῶν ἡλκωμένων ξηραίνεσθαι χρὴ τὸ ἐπιῤῥέον, ὡς
ἀπέριττον μένειν τὸ πεπονθὸς μέρος, ἐν δὲ ταῖς ἐσουλώ-
σεσιν οὐ μόνον τὸ ἐπιῤῥέον, ἀλλὰ καὶ τὸ περιεχόμενον ἐν
ταῖς σαρξὶν ὑγρὸν ἐκδαπανᾶσθαι προσήκει, πολὺ δήπου ξηρότερον εἶναι χρὴ τὸ συνουλωτικὸν φάρμακον τοῦ κολλη-
τικοῦ· τῷ μὲν γὰρ κολλήσοντι, σκοπὸς εἰς οὗτος μόνος
ἐκδαπανῆσαι τὸ περιττὸν τοῦ κατὰ φύσιν, τῷ δὲ οὐ τοῦτο
μόνον, ἀλλὰ καὶ αὐτοῦ τοῦ κατὰ φύσιν ἅψασθαι· κηκὶς
οὖν ὀμφακίτης ἐνταῦθα καὶ τὰ τῆς ῥοιᾶς λέμματα καὶ τῆς
Αἰγυπτίας ἀκάνθας ὁ καρπὸς, μετρίως ξηραίνοντα φάρμα-
κα· χαλκῖτις δὲ καὶ χαλκὸς κεκαυμένος καὶ λεπὶς χαλκοῦ
καὶ μίσυ καὶ στυπτηρία σχιστὴ πολὺ τούτων σφοδρότερα·
μίσυ μὲν καὶ χαλκῖτις μάλιστα, μετριώτερον δ' ἡ λεπὶς
τοῦ χαλκοῦ· καὶ τούτου μετριώτερον ὁ κεκαυμένος χαλκὸς,
εἰ δὲ καὶ πλύναις αὐτὸν, τὸ ἀδηκτότατον ἕξεις φαρμακον.
ἔστι δὲ καὶ τοῦτο ἤδη τῆς περὶ φαρμάκων συνθέσεως πρα-

ergo quo haec ab illis diftent, id, fi ipfam rerum fubftantiam infpicias, invenies. Nam quoniam in glutinatione
ulceratorum ficcandum quod affluit eft, quo videlicet affecta pars fupervacuis vacet, in cicatrice ducenda non modo quod affluit, verum etiam humor qui in ipfa carne
continetur eft confumendus; multo profecto ficcius quod
cicatricem inducat quam quod agglutinet effe conveniet,
quando glutinaturo unum id propofitum eft ut ejus quod
fecundum naturam eft redundantiam confumat; qui *cicatricem inducet* non hoc modo, verum etiam ut ei quod
fecundum naturam fe habeat, aliquid deradat. Galla igitur
immatura hoc loco et malicorium et Aegyptiae fpinae fructus
modice ficcantia medicamenta funt; chalcitis et aes uftum
et aeris fquama et mify et fiffum alumen multo his funt
valentiora; mify quidem et chalcitis praecipue, mitior autem aeris fquama, atque etiam hoc mitius aes uftum; quod
etiam fi lavabis, utique minus mordens medicamentum habebis. Porro hoc quoque ad opus de compofitione medi-

γματείας, ἑπομένης τῇ θεραπευτικῇ μεθόδῳ. τὸ μὲν γὰρ
τὰς δυνάμεις τῶν φαρμάκων γνῶναι προηγεῖται τῆς θεραπευτικῆς μεθόδου· καὶ λέλεκται περὶ αὐτῶν ἑτέρωθι· τὸ
δὲ συνθεῖναι τὰ φάρμακα μετὰ τὴν θεραπευτικήν ἐστι μέθοδον. ὅταν γὰρ αὕτη μὲν διδάξῃ τὰ καθόλου, λέγω δὲ
τὸ ξηραίνειν ἢ ὑγραίνειν, ἢ ψύχειν ἢ θερμαίνειν, καὶ ἤτοι
μετρίως τοῦτο δρᾷν, ἢ σφοδρῶς, ἢ ἀμυδρῶς, εἰδῶμεν δὲ
καὶ τὴν τῶν ἁπλῶν φαρμάκων ἑκάστου δύναμιν ἰδίᾳ καθ᾽
ἑαυτὴν ἐπεσκεμμένοι, τηνικαῦτα πῶς ἄν τις ταῦτα μίξειεν
ἐπιτηδείως τῇ χρείᾳ προσήκει σκέπτεσθαι· γίνεται γοῦν
οὕτως διττή τις ἡ περὶ τῶν φαρμάκων μέθοδος· ἑτέρα
μὲν ἡ τῆς δυνάμεως αὐτῶν, ἑτέρα δὲ ἡ τῆς συνθέσεώς τε
καὶ σκευασίας. ἀλλὰ γὰρ ἐπὶ τὸ λεῖπον ἔτι τῆς περὶ τῶν
ἑλκῶν ἀπιέναι χρὴ μεθόδου.

Κεφ. στ'. Λείπει δ᾽, ὡς οἶμαι, τὸ περὶ τῶν ὑπερ-
αυξανομένων σαρκῶν εἰπεῖν, ὃ δὴ καὶ ὑπερσάρκωσιν ὀνομάζουσιν οἱ πλείους τῶν ἰατρῶν. ἔστι δὲ καὶ τοῦτο νόσημα
τοῦ γένους τοῦ παρὰ τὸ ποσὸν, ἢ τὸ πηλίκον τῶν μορίων·

mentorum pertinet, quod fane medendi methodum ordine
fequitur. Nam medicamentorum facultates noffe, id quidem medendi methodum praecedit tractatumque de his alibi
eft; compofitio vero medicamentorum medendi methodum
fequitur. Quum enim haec univerfale praecepit, dico autem ficcandum, aut refrigerandum effe; tum vel modice
id faciendum effe, vel valenter vel leviter; intelligamus
vero cujusque fimplicium medicamentorum facultatem hancque per fe feorfum perpenfam, tum profecto quo pacto quis
ea commode ad ufum miscuerit, confiderare conveniat.
Exiftit igitur eo pacto duplex de medicamentis peritia; altera de eorum facultatibus, altera de compofitione ac prae-
paratione. At enim ad id quod fupereft methodi de ulceribus redeundum eft.

Cap. VI. Supereft autem ut arbitror, de fupercres-
cente carne dicere, quam hyperfarcofin vocat maxima medicorum pars. Eft porro is quoque morbus ex eo genere,
quod in quantitate magnitudineve partium fpectatur; licet

Ed. Chart. X. [67. 68.]   Ed. Baf. IV. (66.)

ἐξέστω γὰρ ὡς [68] ἂν ἐθέλοις ὀνομάζειν· ἐκ ταὐτοῦ δὲ
γένους καὶ ἡ κοιλότης ἦν, ὑπὲρ ἧς προειρήκαμεν. ὡς οὖν
ὃ καλοῦσιν ἕλκος κοῖλον οὐχ ἕν ἐστι πάθος, ἀλλὰ κοιλότης τε ἅμα καὶ ἕλκος, οὕτως ἕλκος ὑπερσαρκοῦν οὐχ ἕν
ἐστι πάθος, ἀλλ' ὑπερσάρκωσίς τε ἅμα καὶ ἕλκος, ἐνδείκνυται δὲ τὸ τῷ μεγέθει παρὰ φύσιν τὴν πρώτην ἔνδειξιν,
ἣν δὴ καὶ σκοπὸν τῆς τῶν ἰαμάτων εὑρέσεως ἐλέγομεν εἶναι,
τοῦ πλεονάζοντος τὴν ἀφαίρεσιν· ὑπὸ φαρμάκων δ' αὕτη
γίνεται μόνον, οὐκέθ' ὑπὸ φύσεως, ἀνάπαλιν ἢ ὡς ἐπὶ
σαρκώσεως καὶ κολλήσεως εἶχεν· ἐκεῖνα μὲν γὰρ τῆς φύσεως
αὐτῆς ἐστιν ἔργα, τῶν φαρμάκων τὰ διακωλύοντα τὰς
ἐνεργείας αὐτῆς ἐκκοπτόντων· ἡ δὲ τῶν ὑπεραυξηθεισῶν
σαρκῶν καθαίρεσις οὐδὲν μὲν τῆς φύσεώς ἐστιν ἔργον,
ὑπὸ δὲ τῶν ἰσχυρῶς ξηραινόντων γίνεται φαρμάκων. παράκειται δὲ ταῦτα τὰ φάρμακα τοῖς τε ῥύπτουσιν ἰσχυρῶς
καὶ τοῖς ἐπουλοῦσιν, ὡς πολλοὺς διαμαρτάνοντας ἐνίοτε
τὸ καθαιρετικὸν φάρμακον ἢ ὡς ῥύπου καθαρτικὸν, ἢ ὡς

enim pro arbitrio voces; ex eodem genere et cavitas erat,
de qua jam egimus. Ergo veluti quod ulcus cavum vocant non unum eſt vitium, ſed pariter et cavitas et ulcus,
ita ulcus, quod ſupercrescentem carnem habet, non unus
eſt morbus, ſed ſimul caro ſupercrescens et ulcus. Indicat
autem magnitudo quae praeter naturam eſt primam indicationem, quam etiam veluti metam inveniendorum medicamentorum diximus, ipſius ſcilicet exuperantis ablationem; at haec
ſola medicamentorum ope perficitur, non opera naturae; videlicet contra quam in carne reſtituenda, aut glutinatione ſe
habuit: haec enim naturae ipſius ſunt opera, medicamentis
tantum quae actioni ejus obſtant ſubmoventibus: at ſu-
percrescentis carnis detractio nullum quidem naturae opus
eſt, ſed medicamentis perficitur vehementer ſiccantibus.
Proxima ſunt ejusmodi medicamenta tum iis quae valenter
detergent tum iis quae cicatricem inducunt, ſic ut non
pauci interdum per errorem medicamentum, quod carnem
minuit, vel pro eo quod ſordem deterget, vel pro eo quod

εἰς οὐλὴν ἄγον παραλαμβάνειν· οἷον αὐτίκα τὸ μίσυ καὶ ἡ
χαλκῖτις εἰ ὑγρᾷ φύσει προσάγοιτο, τῶν καθαιρόντων μᾶλλον ἢ τῶν ἐπουλούντων ἐστίν· ὅθεν εἴ ποτε τοιούτοις
ἀναγκασθείημεν χρῆσθαι πρὸς ἐπούλωσιν, ἑτέρων δηλονότι
μὴ παρόντων, ὡς ἐλαχίστοις αὐτοῖς χρησόμεθα, μόνον τὸν
πυρῆνα τῆς μήλης καθιέντες εἰς ἄκρον λελειωμένα τὰ φάρ-
μακα· κἄπειθ᾽ οὕτως οἷον χνοῦν τινα τοῖς τῆς ἐπουλώσεως
δεομένοις ἐπιβάλλομεν μορίοις. εἰ δὲ καὶ καθαιρεῖν βουλοίμεθα τὰ ὑπερέχοντα, δαψιλέστερον ἐπιθήσομεν. ἰὸς δὲ τούτων ἐστὶ καθαιρετικώτερος, ὡς ὅλως ἐκπεπτωκέναι τοῦ
γένους τῶν ἐπουλούντων· εἰ δὲ καὶ καύσειας αὐτὰ, δριμύτερα μὲν ἧττον, ἐπουλωτικώτερα δὲ ποιήσεις. εἰ δὲ καὶ
πλύναις, ἠπιώτερα. μέμνησαι δὲ δήπου καὶ σὺ τὸν ἄνευ
λογισμοῦ θεραπεύοντά ποτε τὸ ῥυπαρὸν ἕλκος, τῷ συνήθει
φαρμάκῳ τῷ χλωρῷ, μιγνύντα μὲν αὐτῷ τὸ μέλι, πολλαῖς
δὲ ἐφεξῆς ἡμέραις εὑρίσκοντα ῥυπαρὸν ὁμοίως· εἶτ᾽ ἀπο-
ρούμενόν τε καὶ ὅπῃ μεταβῇ μὴ γινώσκοντα· συνέβαινε

cicatricem inducit accipiant, ut, *ne ab exemplo noſtro re-
cedamus*, mify et chalcitim, fi humidae naturae applicabis,
potius carnem demere quam cicatricem inducere depre-
hendes; unde fi quando iis uti ad cicatricem inducendam
in aliorum penuria cogimur, parciffime ipfis utemur, fummum tantum fpecillum in ea ad exactiffimum levorem tunfa
demittentes, ac poft velut tenuiffimum quendam pollinem
partibus quae cicatrice induci poftulant imponentes; quod
fi minuere quae fupercrevere ftudemus, liberalius imponemus.   Sane aerugo magis etiam quam haec minuere
carnem poteft, ita ut genus eorum quae cicatricem inducant omnino fit egreffa; at fi illa etiam aduras, ut minus acria, fic ad cicatricem inducendam reddes magis
apta; fi vero etiam laves, adhuc fient mitiora.   Meminifli
vero, arbitror, et tu ejus qui celebri illo viridi medicamento
fordidum ulcus citra rationem curabat, mel quidem ei admiscens, multis autem deinceps diebus aeque fordidum re-
periens; deinde inops confilii, nec habens quo fe verteret,

γὰρ οὐ καθαίρεσθαι μόνον τὸν ῥύπον, ἀλλὰ καὶ συγκα-
θαιρεῖσθαί τι καὶ συντήκεσθαι τῆς ὑποκειμένης σαρκὸς,
ἰσχυροτέρου τοῦ φαρμάκου τῆς τοῦ κάμνοντος ὑπάρχοντος φύσεως. εἶθ᾽ ὁ μὲν ἰατρὸς ἀεὶ πλέον ἀνεμίγνυε τῷ φαρμάκῳ τοῦ μέλιτος, ἵνα δὴ σφοδρότερον καθήρειεν, ὡς
ἐλλιπῶς τοῦ προτέρου τοῦτο δράσαντος. ἐγίγνετο δὲ πᾶν
τοὐναντίον· εἰς ὅσον γὰρ ἐπετείνετο τῇ δριμύτητι τὸ προσφερόμενον, εἰς τοσοῦτον συνετήκετο μὲν ἡ ὑποκειμένη σάρξ,
ὁ δὲ τῆς συντήξεως ῥύπος εὑρισκόμενος ἐπὶ τοῦ ἕλκους ἐξη-
πάτα τὸν ἰατρὸν, ὡς οὐδὲν ἀνύοντος τοῦ φαρμάκου. τούτου
μὲν δὴ περὶ τὴν διάγνωσιν, οὐ μόνον περὶ τὴν θεραπευτικὴν
μέθοδον ἡ ἄγνοια· καὶ γὰρ μάλιστα καὶ ῥυπαρὸν καὶ ὑγρὸν
ὁμοίως φαίνεται τὸ ἕλκος ἐπ᾽ ἀμφοτέρων τῶν φαρμάκων,
ἀλλά τοι κοιλότερον μὲν ἐπὶ τῶν ἰσχυρῶν τε καὶ συντηκόντων γίγνεται· καὶ προσέτι τοῖς χείλεσιν ὀχθῶδες, ἐρυθρόν
τε καὶ ὑποφλεγμαῖνον, ἔστιν ὅτε δὲ καὶ δάκνεται σαφῶς ὁ
ἄνθρωπος ὑπὸ τοῦ τοιούτου φαρ(67)μάκου· τὸ δ᾽ ἧττον ἢ

accidebat enim ut non modo non purgaretur fordes, fed
etiam ut de fubjecta quoque carne nonnihil una detrahere-
tur et colliquaretur, propterea quod medicamentum valentius quam pro laborantis natura erat, plus deinde, ut
erat egregius medicus, mellis affidue medicamento adjiciebat,
quo videlicet adhuc valentius purgaret, ceu non fatis id
medicamentum prius adhibitum fecifſet. Eveniebat autem
plane contra; quippe quantum ille intendebat medicamenti
acrimoniam, tantum caro fubjecta colliquabatur; quod vero
in ulcere ex liquata carne fordis apparuit, id medico, ceu
medicamentum nihil efficeret, impofuit. Atque hujus quidem ignorantia etiam in dignoscendi peritia erat, non folum
in medendi methodo; etenim fi quam maxime fimiliter
fordidum et humidum ex utroque medicamento ulcus de-
prehenditur, at certe cavitas major ex valenti et quod
colliquat medicamento efficitur; quin etiam labiis praealtis,
rubrumque et phlegmone quodammodo affectum *ulcus* cernitur, aliquando vero mordicationem quoque manifeſtam ex
hujusmodi medicamento *aeger* homo fentit, quod vero minus

[69] προσήκει ξηραῖνον οὔτε δῆξιν οὔτε τῶν ἄλλων οἰδὲν
ὧν εἶπον ἐργάζεται. δῆλον δ᾽, οἶμαι, κἀπὶ τούτων ἐστὶν ὡς
ὁ μὲν ἐμπειρικὸς, εἰ καὶ ὅτι μάλιστα διωρισμένῃ χρήσαιτο τῇ
πείρᾳ, τό γε μεταβαίνειν ἐπὶ τὸ προσῆκον εὐμηχάνως οὐκ
ἔχει. μόνῳ δ᾽ ὑπάρχει τοῦτο τῷ κατὰ μέθοδον ἰατρεύοντι,
τὴν ὄντως δηλονότι μέθοδον, ἣν ἐγὼ νῦν διέρχομαι.

Κεφ. ζ΄. Τὴν γὰρ τῶν ἀμεθόδων Θεσσαλείων μέθοδον ὄνομα μόνον οἶσθα δήπου κενὸν, ἔρημον ἔργου παντός·
οἵ γε τοσαύτης τε καὶ τηλικαύτης οὔσης μεθόδου περὶ τὴν
τῶν ἑλκῶν ἴασιν οὔτε τοῖς τῶν ἐμπειρικῶν ἐχρήσαντο διο-
ρισμοῖς εἰς τὴν τῶν φαρμάκων εὕρεσιν οὔτ᾽ ἀπὸ τῆς φύσεως
αὐτῆς τῶν πραγμάτων ἔλαβον τὴν ἔνδειξιν, ὡς οἱ δογματι-
κοί· μόνον δ᾽ εἰπόντες ὃ καὶ τοῖς ἰδιώταις γνωρίζεται, τὸ
δεῖσθαι τὸ μὲν κοῖλον ἕλκος πληρώσεως, τὸ δὲ πλῆρες ἐπουλώσεως, τὸ δ᾽ ὑπερσαρκοῦν καθαιρέσεως· καὶ τὸ μὲν ῥυπαρὸν καθάρσεως, τὸ δὲ καθαρὸν ἐπουλώσεως, τὸ δὲ ἔναιμον
καὶ κολλήσεως, ἑλκῶν θεραπείας οἴονταί τινα μέθοδον εἰρη-
κέναι· τοσοῦτον ἀποδέουσι γιγνώσκειν ὡς ταῖς μὲν ὑγροτέ-

quam par eſt, ſiccat, nec mordet, nec quicquam efficit eorum quae retuli. Patere autem et in his arbitror empiricum, etiam ſi experientia quam maxime diſtincta discretaque
utatur, tranſire tamen, ubi quid non ceſſit, ad id quod
expedit artificioſe non poſſe, imo uni illi id licere qui vera
methodo, quam ipſe nunc inſtituo, medetur.

Cap. VII. Quam enim Theſſalii iſti amethodi methodum profitentur, nomen duntaxat eſſe nudum intelligis, omnis effectus vacuum; qui quum tanta tamque mutiplex
ſaltem methodus ſit in ulcere ſanando, neque empiricorum
discrimine ad invenienda remedia ſunt uſi, neque ſicut
dogmatici, ab ipſa rerum indicationem agendorum ſumpſe-
runt; ſed ſolum id quod nec vulgares lateat proponentes,
cavum ulcus *carne* impleri poſtulare; plenum cicatrice induci; quod carne ſupercreſcente luxuriat minui; ſordidum
expurgari; mundum cicatrice obduci; recens agglutinari;
ulcerum curationis methodum quandam explicaſſe ſe putant
tantum *ſcilicet* abſunt ut intelligant humidioribus naturis

ραις φύσεσι τῶν ἧττον ξηραινόντων φαρμάκων ἐστὶ χρεία,
ταῖς δὲ ξηροτέραις τῶν μᾶλλον. ὁ τοίνυν παρ᾽ ὅλον τὸν
λόγον ἐφάνη σαφῶς αὖθις ἀναληπτέον· ἵν᾽ ἡμεῖς τε μάλιστα
προσέχωμεν αὐτῷ τὸν νοῦν, οἵ τ᾽ ἄλλοι πάντες οἱ τὴν παλαιὰν μέθοδον διαφθείροντες ἐναργέστερον γνῶσιν ὅσον
ἁμαρτάνουσιν. ἄρξομαι δ᾽ ἀπὸ τῶν σαρκώσεως δεομένων
ἑλκῶν, ἕν τι τοῦτο παράδειγμα προχειρισάμενος, ἐπειδὴ καὶ
φθάνω τὸν λόγον ὑπὲρ αὐτοῦ πεποιημένος. εἶθ᾽ ἑξῆς περὶ
πάσης ὁμοῦ τῆς ἰάσεως ἐν τῷ καθόλου ποιήσομαι τὸν λόγον. ἐφάνη τοίνυν οὐ τῷ λόγῳ μόνον, ἀλλὰ καὶ τῇ πείρᾳ
σκοπουμένοις, οὐ τῶν αὐτῶν ἅπασα φύσις δεομένη φαρμάκων, ἀλλ᾽ αἱ μὲν ἀσθενέστεραι καὶ μαλακώτεραι τῶν μαλα-
κωτέρων, αἱ δ᾽ ἰσχυρότεραι καὶ ξηρότεραι τῶν ἰσχυροτέρων.
οὕτω δὲ κἀπὶ τῶν εἰς οὐλὴν ἀγομένων ἑλκῶν εἶχε καὶ προσέτι τῶν κολλήσεως δεομένων. ἁπλῶς γὰρ οὐδὲν τῶν ἰσχυρῶν
φαρμάκων αἱ μαλακαὶ φέρουσι φύσεις. ἐν δὲ τῇ διεξόδῳ ταύτῃ
τοῦ λόγου κατάφωρον γίγνεται σαφῶς ὅτι τε τὴν φύσιν
ἐπισκεπτέον ἐστὶ τοῦ κάμνοντος, ὅτι τε καθ᾽ ἕκαστον ἄνθρω-

minus ficcantia medicamenta conducere, ficcioribus quae
magis *ficcent*. Ergo quod in tota disputatione noftra manifefte apparuit, id denuo refumendum eft, ut nos illi quam-
maxime fimus attenti; et reliqui omnes qui veterem methodum corrumpunt, quantum aberrent, clarius intelligant.
Incipiam vero ab eo ulcere quod carne impleri poftulat,
unum id pro exemplo proponens, quando etiam proxime
de eo fermonem feci, ab hoc, de omni fimul in univerfum
curatione loquar. Ergo illud non ratione modo, verum
etiam experientia confiderantibus apparuit, non omnem naturam eadem medicamenta requirere, fed infirmiores mol-
lioresque mitiora, validiores ficcioresque valentiora. Ita
vero tum in iis quibus cicatrix inducebatur fe habebat, tum etiam uvae glutinatione egebat, omnino enim nullum vehementium medicamentorum ferunt molles naturae.
In ejusmodi vero fermonis noftri decurfu perfpicuum plane
fit, tum aegri naturam effe confiderandam, tum cujusque

Ed. Chart. X. [69. 70.]   Ed. Baf. IV. (67.)

πον ἰδίᾳ τίς ἐστι θεραπεία· καὶ τρίτον ἐπὶ τούτοις ὡς ἐπειδὴ
τὸ τῆς ἑκάστου φύσεως ἴδιον ἀῤῥητόν ἐστι καὶ πρὸς τὴν ἀκρι-
βεστάτην ἐπιστήμην ἄληπτον, οὗτος ἂν ἄριστος ἰατρὸς εἴη
τῶν κατὰ μέρος ἁπάντων νοσημάτων, ὁ μέθοδόν τινα πορι-
σάμενος ἐξ ἧς διαγνωστικὸς μὲν τῶν φύσεων ἔσοιτο, στοχα-
στικὸς δὲ τῶν ἑκάστης ἰδίων ἰαμάτων. τὸ δ' οἴεσθαι κοινήν
τινα ἁπάντων ἀνθρώπων εἶναι θεραπείαν ἐσχάτως ἠλίθιόν
ἐστιν· ὅπερ οἱ ἀναισθητότατοι νομίζουσι μεθοδικοί. καὶ διὰ
ταῦθ' ἑστάναι τὰ τῆς ἰατρικῆς ἔφασαν ἅπαντα θεωρήματα,
τουτέστιν ἐπιστημονικὰ καὶ βέβαια ταῖς γνώσεσιν ὑπάρχειν.
εἶναί τε τὴν γνῶσιν αὐτῶν τέχνην τινὰ κοινοτήτων, οὐκ ἰδιο-
τήτων, ὡσπερεὶ τὸν κοινὸν καὶ γενικὸν ἄνθρωπον θεραπεύοντες, οὐ τοὺς κατὰ μέρος. ὡς οὖν ἐν τοῖς ἄλλοις ἅπασιν
εὐθέως κατὰ τὰς ἀρχὰς ἐσφάλησαν, οὕτω κἂν τῷδε· θεραπεύεται μὲν γὰρ οὐχ ὁ κοινὸς καὶ γενικὸς ἄνθρωπος, ἀλλ'
ἡμῶν ἕκαστος, ἄλλος ἄλλην ἔχων δηλονότι κρᾶσίν τε καὶ
φύσιν. [70] οἱ δ' οἴονται μίαν θεραπείαν ἁπάντων ἀνθρώ-

hominis propriam effe curationem; tum fupra haec illud
tertium, quoniam cujusque naturae proprietas ineffabilis eft,
nec exactiffima fcientia comprehenfibilis, hunc effe optimum
cujusque particularis morbi medicum, qui methodum quandam comparavit ex qua et dignoscere naturas poffit et conjectura confequi, quae fint cujusque proprie remedia. Porro
exiftimare communem quamdam effe omnium hominum curationem, ficuti ftupidiffimi methodici putant, extremae eft
dementiae. Atqui illi ob id ftata effe putant omnia medicinae theoremata, hoc eft ejusmodi effe, quae fcientes homines faciant, firmamque fui notitiam praeftent; ipforumque
notitiam artem quandam effe communitatum, non proprie-
tatum, tanquam communem et generalem hominem, non
particulares curarent. Ergo ficuti in aliis omnibus ftatim
initia funt lapfi, fic in hoc quoque, fiquidem curatur non
homo communis et generalis, fed noftrum quisque, alius
videlicet aliud temperamentum naturamque obtinens. Hi
vero unam effe omnium curationem exiftimant; ego *contra*,

BIBΛΙΟΝ Γ. 207

Ed. Chart. X. [70.]   Ed. Baf. IV. (67.)

πων εἶναι· ἐγὼ δ᾽ εἰ καὶ τὴν ἑκάστου φύσιν ἀκριβῶς ἠπιστά-
μην ἐξευρίσκειν, οἷον ἐπινοῶ τὸν Ἀσκληπιὸν, αὐτὸς ἂν ἦν
τοιοῦτος· ἐπεὶ δ᾽ ἀδύνατον τοῦτο, τὸ γοῦν ἐγγυτάτω προσιέναι καθόσον ἀνθρώπῳ δυνατὸν αὐτός τε ἀσκεῖν ἔγνωκα
καὶ τοῖς ἄλλοις παρακελεύομαι. πειρῶνται μὲν οὖν εἰς ὅσον
οἷόν τε καὶ οἱ ἀπὸ τῆς ἐμπειρίας, ἀποχωρεῖν μὲν τῶν κοινῶν,
προσέρχεσθαι δὲ τοῖς ἰδίοις· ἀλλ᾽ ὅσον καὶ τούτοις ἐνδεῖ
πρὸς τὸ τέλειον εἴρηται πρόσθεν. οὐ γὰρ ἐπὶ παίδων, ἢ
γυναικῶν, ἢ γερόντων, ἢ μαλακὴν ἐχόντων καὶ λευκὴν τὴν
σάρκα καὶ ὅσα τοιαῦτα, ὡς ἐκεῖνοι ποιοῦσι, προςδιοριστέον
ἐστὶν, ἀλλ᾽ ὅπως ὑγρότητος ἢ ξηρότητος ἔχει τὸ σῶμα. τοὺς
μὲν οὖν ἐμπειρικοὺς ἰατροὺς ἄλλων τε πολλῶν ἕνεκεν ἀπο-
δέχεσθαι χρὴ καὶ μάλισθ᾽ ὅταν προσέρχεσθαί πειρῶνται καθόσον ἐγχωρεῖ τῇ τοῦ κάμνοντος ἰδιότητι. μετὰ γὰρ τοὺς διορισμοὺς ἅπαντας οὓς διορίζονται, καὶ τὸν ἀπὸ τῶν ἐθῶν
ἐπάγουσιν, ὡς κἀντεῦθεν εὐπορήσαντες οἰκειοτέρων τῷ
κάμνοντι βοηθημάτων. εἰρήσεται δ᾽ ἡμῖν ἐν τοῖς ἑξῆς ἐπὶ

fi cujusque privatim naturam explorare ad unguem fcirem,
utique qualem fuiffe Aesculapium mente concipio, talem
me effe putarem; fed quoniam id fieri non poteft, certe
ut, quoad homini licet, quam proxime accedam, tum ipfe
me exercere decrevi tum alios ut idem faciant adhortor.
Ac conantur quidem quantum poffunt et empirici ut a communibus fecedere, *ita propius* ad ea quae propria funt
accedere; verum quantum hic quoque ab ejus rei perfe-
ctione abfint, fupra eft dictum.   Non enim haec in pueris,
vel mulieribus, vel fenibus, vel mollem carnem albamque
habentibus, aliaque id genus, pro certis discretionibus, ficuti illis placet, funt ponenda, imo quemadmodum in humore et ficcitate corpus fe habeat.   Ac empiricos quidem
medicos tum ob alia multa tum ob id probare maxime
convenit, quod accedere ad proprietatem conantur.   Poft
enim reliquas discretiones omnes quas adhibent, illam
etiam quae a confuetudine fumitur, adjiciunt, tanquam
hinc remediorum quae aegro magis fint propria compotes
futuri.   Dicetur autem a nobis in fequentibus de confuetu-

208 ΓΑΛΗΝΟΥ ΘΕΡΑΠΕΥΤ. ΜΕΘΟΔΟΥ

Ed. Chart. X. [70.]   Ed. Baf. IV. (67.)
πλέον ὑπὲρ τῶν ἐθῶν, κἀκεῖ ἀποδείξομεν ὑπὲρ τοῦ γνῶναι
τὴν ἰδιότητα τῆς τοῦ κάμνοντος φύσεως, ἐξευρῆσθαι τοῖς
παλαιοῖς καὶ τὸν ἀπὸ τοῦ ἔθους διορισμόν. τοῦτον οὖν ἐπὶ
τοῖς ἄλλοις οἱ ἐμπειρικοὶ παραλαμβάνουσι καὶ πρὸς τούτῳ
καὶ αὐτὸν τὸν ἰατρὸν, εἰ πολλάκις εἴη παραγεγονὼς τῷ νοσοῦντι, βέλτιον ἂν ἰᾶσθαί φασι τοῦ μὴ παραγεγονότος· εἶθ᾽
ὅταν ταῦτα πάντα προσθῶσιν, οὔπω βεβαίαν οὐδ᾽ ἐπιστη-
μονικὴν ἔχειν φασὶ τῆς ἰδίας τοῦ κάμνοντος ἰάσεως τὴν γνῶσιν. ὁ δ᾽ ἀναισχυντότατος Θεσσαλὸς ἓν μόνον εἰδὼς, ὅτι τὸ
κοῖλον ἕλκος πληρωτέον, ἑστῶτά τε καὶ βέβαιά φησι τὰ τῆς
ἰατρικῆς εἶναι θεωρήματα. καίτοι τοῦτό γε πάντες, ὡς εἴρηται καὶ πρόσθεν, ἄνθρωποι γινώσκουσιν, οὐχ οἱ νῦν μόνον,
ἀφ᾽ οὗ Θεσσαλὸς, ὁ δεύτερος Ἀσκληπιὸς, εἰς ἀνθρώπους ἧκεν,
ἀλλὰ καὶ οἱ πρὸ Δευκαλίωνος, οἶμαι, καὶ Φορωνέως, εἴπερ γε
κἀκεῖνοι λογικοί τε ἦσαν. ἀλλὰ πρὸς τῷ γινώσκειν ὡς σαρ-
κωτέον ἐστὶ τὸ κοῖλον ἕλκος, ἔτι κἀκεῖνο συνίεσαν, ὡς ὁ
γινώσκων τὰ φάρμακα τὰ σαρκώσοντα τοιοῦτον ἕλκος, ἐκεῖνος ἰατρός ἐστιν. εἰ μὲν οὖν ἐξ ἐμπειρίας εὕρηται ταῦτα,

dine fufius, ubi pro cognoscenda proprietate laborantis naturae, etiam discrimen a confuetudine prifcis inventum elfe
probabimus. Hanc itaque cum reliquis empirici recipiunt;
et praeter hanc ipfum etiam medicum qui faepe aegrum in-
vifit quam eum qui non viderit commodius curaturum
ajunt; poftea tamen, cum haec omnia adjecerint, ftabilem
fe atque fcientificam habere notitiam propriae curationis aegri
adhuc non dicunt. At vero impudentiffimus Theffalus illud
modo unum intelligens, quod cavum ulcus fit implendum,
conftantia tamen et firma dicit effe medicinae theoremata;
quanquam hoc faltem omnes, ut ante jam dictum eft, homines fciunt, non ii modo qui nunc funt, poftquam Theffalus ifte, alter Aesculapius, in lucem hominum venit, fed
etiam, arbitror, qui ante Deucalionem et Phoroneum fuerunt, fi modo hi rationales erant. Imo vero praeter hoc,
quod carne effe implendum cavum ulcus noverunt, etiam
illud non ignorarunt, qui medicamenta noffet quae tale ulcus carne implerent, hunc medicum effe. Atque haec fi per

δῆλον ὡς ἐμπειρικῶς ἡμῖν ἰατρευτέον ἐστίν· εἰ δὲ ἐκ λόγου,
λογικῶς· οὐ γὰρ δὴ ἄλλο μὲν εὕρηκεν, ἄλλῳ δέ τινι νῦν ἐπι-
δεξίως χρήσεται. ἀλλὰ περὶ μὲν τούτου πρὸς τοὺς ἐμπειρικους
ἔστιν ἡ ἀμφισβήτησίς τις ἡμῖν· ὅπερ δὲ λέγων ἀπέλιπον, ἡ
ὄντως ἰατρικὴ τῆς τοῦ κάμνοντος ἐστόχασται φύσεως· ὀνομάζουσι δὲ, οἶμαι, τοῦτο πολλοὶ τῶν ἰατρῶν ἰδιοσυγκρασίαν,
καὶ πάντες ἀκατάληπτον ὁμολογοῦσιν ὑπάρχειν· καὶ διὰ
τοῦτο καὶ αὐτὴν τὴν ὄντως ἰατρικὴν Ἀσκληπιῷ καὶ Ἀπόλλωνι
παραχωροῦσιν. ἤρτηται δὲ ὁ λόγος οὗτος σύμπας ἀπὸ διττῶν
ἀρχῶν· ἀπὸ μὲν τῶν ἐναργῶς φαινομένων τοῖς ἐμπειρικοῖς
τε καὶ τηρητικοῖς, ἀπὸ δὲ τῶν στοιχείων τοῖς λογικοῖς. ὅτι
τε γὰρ ἄλλον ἄλλο φάρμακον ὠφελεῖ σχεδὸν ἤδη καὶ οἱ παῖδες ἐπίστανται· συμφωνεῖ δὲ τούτῳ καὶ ὁ ἀπὸ τῶν στοιχείων
λογισμός. εἰ γὰρ ὑπόθοιο πεντεκαίδεκα διαφορὰς εἶναι κατὰ
τὸ μᾶλλόν τε καὶ ἧττον ἐν ταῖς κράσεσι τῶν ἀνθρώπων ἐπὶ
μόνης τῆς ὑγρᾶς φύσεως, ἀνάγκη δήπου σε καὶ τῶν φαρμάκων οἷς μέλλεις χρήσασθαι πεντεκαίδεκα διαφορὰς ἐπίστασθαι, καὶ τὰς μὲν μᾶλλον, τὰς δὲ ἧττον ξηραινούσας, ἵν᾽

experientiam funt inventa, conſtat empirice nobis eſſe curandum; fin ratione inventa funt, logice: non enim profecto aliud invenit, alio autem nunc commode utetur. Verum de eo nobis cum empiricis lis eſt; quod autem dicere
coeperam, vere ipſa medicina de laborantis natura conjecturam fecit; nominat, arbitror, id vulgus medicorum proprium temperamentum, omnesque id incomprehenſibile fatentur, ideoque ipſam veram medicinae artem Aesculapio
Apollinique concedunt. Pendet porro omnis haec ratio ex
duplici principio; empiricis obſervatoribusque ab iis quae
manifeſte apparent, logicis autem ab ipſis elementis. Nam
quod alii aliud medicamentum profit etiam pueri jam ferme
fciunt; et ratio pariter quae ab elementis ducitur id
confirmat. Si namque quindecim differentias in hominum
temperamentis ex minoris in iis majorisque ratione, idque
in humida tantum natura ſtatuas, neceſſe profecto eſt medicamentorum etiam quibus fis uſurus quindecim differentias noveris, quarum aliae magis, aliae minus ſiccent, quo

ἑκάστῃ φύσει τὸ προσῆκον ἐξευρίσκῃς. [71] εἰ δὲ καὶ τῆς
ξηροτέρας φύσεως ἄλλας πεντεκαίδεκα διαφορὰς ὑποθέμενος
ὡσαύτως κᾀπ' ἐκείνης ἄλλων πεντεκαίδεκα δέοιο φαρμάκων,
ἔσται σοι τὰ πάντα τριάκοντα φάρμακα πρὸς τριάκοντα
φύσεις ἡρμοσμένα, καὶ τούτοις προσηκόντως χρῆσθαι δυνήσε-
ται μόνος ὁ περὶ κράσεως σωμάτων ἀκριβῶς ἐπεσκεμμένος.
ἆρ' οὖν εἰ μὲν ὅλον τὸ σῶμα εἴη ξηρότερον τὴν κρᾶσιν, ὑπὸ
τῶν ξηραντικωτέρων ὠφεληθήσεται φαρμάκων· (68) εἰ δὲ
μόριον αὐτοῦ τι τῶν ἄλλων φύσει ξηρότερον ὑπάρχοι, τῶν
ἧττον ξηραινόντων δεήσεται; ἢ πρόδηλον κἀνταῦθα τὸ μὲν
ξηρότερον τῇ κράσει μόριον τῶν ξηραντικωτέρων, τὸ δ'
ὑγρότερον τῶν ἧττον ξηραινόντων προσδεῖσθαι; καὶ τοῦτ'
οὖν ὅλον παραλέλειπται τοῖς ἀμεθόδοις Θεσσαλείοις, ἐν ἐπὶ
παντὸς μορίου φάρμακον ἡγουμένοις ἁρμόττειν. οἱ δ' ἀπὸ
τῆς ἐμπειρίας ὅσον πλεονεκτοῦσι κᾂν τῷδε τῶν Θεσσαλείων
μεθοδικῶν, τοσοῦτον ἀπολείπονται τῶν ὄντως μεθοδικῶν τε
καὶ λογικῶν. ἔχουσι γὰρ δὴ κᾀκεῖνοι πρὸς τῆς πείρας διδαχ-

nimirum, quod cuique naturae congruat invenias. Quod
ſi etiam in ſicciore natura aliis quindecim poſitis ad hanc
quoque pari modo alia quindecim medicamenta requiras,
habebis in totum triginta medicamenta, quae triginta naturis convenient, quibus uti is demum ſolus commode poterit
qui corporum temperamenta diligenter conſideraverit. Nunquid igitur, ſi totum corpus temperamento ſit ſicciore, ab
iis quae magis ſiccent medicamentis juvabitur, ſi vero
pars quaepiam ejus caeteris partibus natura ſit ſiccior, quae
minus ſiccent requiret? An liquido patet hic quoque,
quae pars ſiccius temperametum obtinuit, hanc etiam quae
magis ſiccent poſtulare; quae humidius ſit ſortita, minus
ſiccantia? Atque hoc totum praetermittunt amethodi Theſſalii, qui unum omni parti congruere medicamentum putant. Empirici autem quantum in hoc Theſſalios iſtos
methodicos ſuperant, tantum a veris methodicis logicisque
ſuperantur. Habent enim profecto illi quoque ab ipſo
ſcilicet uſu edocti aliud medicamentum ad ea ulcera quae

Ed. Chart. X. [71.]   Ed. Baf. IV. (68.)

θέντες ἄλλο μὲν τῶν ἐν ὀφθαλμοῖς ἑλκῶν, ἄλλο δὲ τῶν ἐν
ὠσὶν, ἢ ἄρθροις, ἢ σαρξὶν, ἢ δέρματι μόνῳ φάρμακον.
ἀλλ᾽ ὅτι γε κἀνταῦθα μεταβαίνειν ἐφ᾽ ἕτερον ἀδυνατήσωσιν,
ἐκ τῶν ἔμπροσθεν εἰρημένων εὔδηλον.

Κεφ. η'. Ἐπεὶ δὲ καὶ περὶ τούτων αὐτάρκως διώρισται, πάλιν ἐπὶ τὴν ἀρχὴν ἀνέλθωμεν τοῦ λόγου, μιγνύντες
ἁπάσας τὰς συμπιπτούσας ἕλκει διαθέσις, ἀπὸ πρώτης ἀρξάμενοι τῆς δυσκρασίας. εἰ γὰρ ἤτοι πρόσθεν εἴη κατὰ δή
τινα συντυχίαν, ἢ καὶ παρ᾽ αὐτὸν τῆς ἑλκώσεως τὸν χρόνον
ἢ ἡλκωμένη σὰρξ γένοιτο θερμοτέρα τοῦ δέοντος, ἢ ψυχροτέρα, δεήσει τὸ φάρμακον οὐ μόνον ξηραίνειν μετρίως, ἀλλὰ
καὶ θερμαίνειν ἢ ψύχειν εἰς τοσοῦτον, εἰς ὅσον ἡ ὑποκειμένη
σὰρξ ἐξέστη τοῦ κατὰ φύσιν· οὐ γὰρ ἐγχωρεῖ σάρκωσιν, ἢ
πλήρωσιν, ἢ κόλλησιν, ἢ ἐπούλωσιν ἕλκους ὀρθῶς ποτε γενέσθαι τῆς ὑποκειμένης σαρκὸς ἐχούσης κακῶς, οὐδὲ εἰκῆ
πρόσθεν ἐλέγομεν ἔργα φύσεως εἶναι σύμπαντα ταῦτα. κάθαρσιν μέντοι τῶν ῥυπαρῶν καὶ καθαίρεσιν τῶν ὑπεραυξη-
θέντων ἐγχωρεῖ γενέσθαι καὶ χωρὶς τοῦ κατὰ φύσιν ἔχειν

in oculis accidunt, aliud ad ea quae in auribus, aut articulis, aut carnibus, aut fola cute. Caeterum, quod nec
in iis fe transferre ad aliud poffint ex iis quae fupra diximus facile patet.

Cap. VIII. Quoniam autem et de his fatis jam dictum eft, rurfus ad disputationis initium revertamur, mis-
ceamusque omnes qui ulceri concidunt affectus ab intemperie primum orfi. Si enim exulcerata caro vel prius
etiam ex quavis occafione, vel ipfo ulcerationis tempore
jufto calidior frigidiorve eft effecta, utique medicamentum
exigit quod non modo moderate ficcet, fed etiam in tantum
calefaciat refrigeretve, in quantum fubjecta caro a naturali ftatu receffit, quum fieri non poffit ut in ulcere vel
carnis productio, vel *finus* impletio, vel agglutinatio, vel ci-
catricis inductio recte unquam cedat, fi fubjecta caro prave
fe habeat; nec fruftra dictum fupra eft haec omnia naturae
effe opera; purgari tamen fordida minuique fupercrescen-
tia etiam carne naturalem ftatum non fervante poffunt;

τὴν σάρκα· μόνον γὰρ τῶν φαρμάκων ἦν ἔργα.
διὸ καὶ μεί-
ζων ἡ πρόνοια γιγνέσθω σοι τῆς εὐκρασίας τῶν ἡλκωμένων
μορίων, ὁπότε σαρκοῦν ἢ κολλᾷν ἢ ἐπουλοῦν ἐθέλεις αὐτά.
σώζεσθαι γὰρ δεῖ τὰς κινήσεις τῆς φύσεως αἷς εἵπετο τῶν
εἰρημένων ἕκαστον· οὐ σωθήσονται δ᾽ ἄλλως εἰ μὴ πάντη
κατὰ φύσιν ἔχοι τὸ μόριον. ὥσπερ οὖν εἰ φλεγμονή τις ἅμα
τῷ ἕλκει τύχοι, πρὶν ταύτην λῦσαι, σαρκοῦν, ἢ κολλᾷν, ἢ
ἐπουλοῦν οὐκ ἄν οὐδεὶς ἐπεχείρησεν αὐτό, κατὰ τὸν αὐτὸν,
οἶμαι, τρόπον εἰ καὶ χωρὶς φλεγμονῆς εἴη μόνη δυσκρασία
τῶν εἰρημένων, οὐδὲν ἐλπίσομεν γενέσθαι πρὶν ἐκείνην
ἰᾶσθαι. πάλιν οὖν ἐντεῦθεν ἔνδειξίς τις εἰς τὴν τῶν ἔμπροσθεν εἰρημένων φαρμάκων εὕρεσιν γίνεται· ξηραίνοντα μὲν
γὰρ ἦν ἅπαντα, διέφερε δ᾽ ἀλλήλων ἐν τῷ μᾶλλόν τε καὶ
ἧττον. οὐ μὴν ὅπως γε τοῦ θερμαίνειν ἢ ψύχειν εἶχεν εἴρηταί που πρόσθεν, ἀλλ᾽ ἡ [72] μέθοδός πως ἀναγκάζει καὶ
τοῦτ᾽ ἐρευνᾶσθαι. οὐ γὰρ ἁπλῶς εἰ ξηραῖνον, ἀλλ᾽ εἰ μὴ
καὶ σφόδρα θερμαῖνον, ἢ ψῦχον ἐπισκέπτεσθαι χρή. φεύξῃ

nam tantum haec medicamentorum funt opera. Quocirca
legitimi ulceratarum partium temperamenti quoties eas vel
carne implere, vel glutinare, vel cicatrice inducere ftudes,
major tibi folicitudo erit Servari namque debebunt naturae
motus quos comprehenforum fingula comitantur, at alias
non fervabuntur, nifi prorfus fecundum naturam fe pars
habeat. Quemadmodum igitur fi phlegmone quaedam ulceri una acciderat, priusquam haec difcuffa fit, nemo id vel
carne implere vel glutinare vel cicatrice inducere tentarit,
ad eundem, arbitror, modum, fi etiam fine phlegmone,
fola fubfit intemperies rerum quas recenfuimus, nullum horum fore prius fperabimus quam illa fit fanata. Rurfus
igitur hinc indicatio quaedam ad medicamentorum quae
fuperius comprehenfa funt inventionem oritur, quippe
omnia ea ficcantia erant, fed diffidebant inter fe pro inten-
fionis remiffionisque modo. Caeterum definitum antea non
eft quomodo in calefaciendo refrigerandoque fe haberent, fed methodus hoc quoque inveftigare quodammodo cogit. Non enim tantum an ficcet, fed an etiam non valde

BIBΛION Γ. 213

Ed. Chart. X. [72.]   Ed. Baf. IV. (68.)

τοιγαροῦν ὑοσκύαμον καὶ μανδραγόραν καὶ κώνειον, ὡς πέρα
τοῦ μετρίου ψύχοντα, καίτοι ξηραίνει γε εἰς τοσοῦτον, εἰς
ὅσον ἕλκος ξηραίνεσθαι ὀφείλει. καὶ ῥητίνη καὶ πίττα καὶ
ἄσφαλτος, εἰ καὶ ξηραίνει συμμέτρως, ἀλλὰ πέρα γε τοῦ
προσήκοντός ἐστι θερμά· καὶ διὰ τοῦτο οὐκ ἄν τις αὐτοῖς
χρήσαιτο μόνοις ἄνευ τοῦ τοῖς ἀτρέμα ψύχουσιν ἐπιμίξας, ἓν
ἐξ ἁπάντων εὔκρατον ἀπεργάσασθαι φάρμακον. εἰ δὴ ταῦθ'
οὕτως ἔχει, καθάπερ οὖν ἔχει προσεπιβλέπειν δεήσει καὶ τὴν
τοῦ περιέχοντος ἡμᾶς ἀέρος κρᾶσιν· οἷον γὰρ φάρμακόν τι
καὶ οὗτος ἔξωθεν προσπίπτων τοῖς σώμασιν, ἐπειδὰν ἀμέτρως ἔχῃ θερμότητος ἢ ψύξεως, ἐμποδὼν ἵσταται τῇ θεραπείᾳ. χρὴ τοίνυν ἀντιπεπονθέναι τὰ φάρμακα ταῖς ἀμετρίαις
αὐτοῦ. καὶ διὰ τοῦτο καὶ Ἱπποκράτης ψυχροτέροις μὲν τῇ
δυνάμει χρῆται κατὰ τὰς θερμὰς ὥρας, θερμοτέροις δὲ κατὰ
τὰς ψυχράς. οἶσθα δὲ δήπου κἀνταῦθα τῶν ἀναισθήτων
τινὰ μεθοδικῶν ὁμολογήσαντα μὲν ἐπιβλέπειν ὅπως ἔχει
θερμότητος ἢ ψύξεως ὁ περιέχων ἀὴρ τὸν κάμνοντα, μὴ μέντοι τὰς ὥρας τοῦ ἔτους ἐπισκέπτεσθαι συγχωροῦντα, ὥσπερ

calefaciat, aut refrigeret, expendi oportet. Ergo altercum
et mandragoram et cicutam ceu fupra modum refrigerantia
fugies, tametfi ficcant ea quoque quantum fit ulceri ex ufu.
Refina vero et pix et asphaltus, quanquam modice ficcant,
tamen immodice funt calida; ideoque eis nemo utetur folis,
nec aliter, nifi cum leniter refrigerantibus admixtis, unum
ex omnibus medicamentum fecerit temperatum. Si igitur
haec ita fe habent, ficut profecto habent, infpici etiam
conveniet et circundantis nos aeris temperiem. Siquidem
veluti medicamentum quoddam is quoque corporibus noftris forinfecus incidens, ubi immodicus calore vel frigore
eft, fanationem moratur. Danda igitur opera eft ut medicamenta ejus ametriae occurrant. Ideoque Hippocrates in
calidioribus anni temporibus frigidioribus facultate *medicamentis* utitur, calidioribus autem per frigidiora. Nou
ignoras profecto hic quoque ex ftupidis methodicis quendam
fateri, quo pacto in calore et frigore fe habeat qui aegrum
continet aerem fe infpicere, non tamen anni tempora in-

τῶν ὀνομάτων τῶν κατὰ τὰς ὥρας βλαπτόντων ἢ ὠφελούντων, ἀλλ᾽ οὐ τῆς κράσεως αὐτῶν, ἢ οὐ διὰ ταύτην ἀποβλεπόντων εἰς αὐτὰς τῶν παλαιῶν ἰατρῶν. ἀλλὰ γὰρ ὅτι μὲν
ἀναγκαῖόν ἐστι τῷ μέλλοντι μεθόδῳ τινὶ θεραπεύσειν ἕλκος,
ἐπί τε τὰ στοιχεῖα πρῶτα καὶ μάλιστα παραγίνεσθαι καὶ τὰς
ὥρας τοῦ ἔτους καὶ τὰς κράσεις τῶν σωμάτων ὅλων τε καὶ
κατὰ τὰ μόρια ἐπιβλέπειν ἱκανῶς οἶμαι δεδεῖχθαι. πάλιν δ᾽
ἀναμνηστέον κἀνταῦθα τὸ καὶ πρόσθεν εἰρημένον ἐπὶ τῆς
κατὰ τὸ ξηρόν τε καὶ ὑγρὸν ἐνδείξεως· ὡς γὰρ ἐπ᾽ ἐκείνων
ἡ μὲν ὑγροτέρα φύσις ὑγροτέρων ἐδεῖτο τῶν φαρμάκων, ἡ
δὲ ξηροτέρα ξηροτέρων, οὕτως καὶ νῦν ἡ μὲν θερμοτέρα θερ-
μοτέρων, ἡ δὲ ψυχροτέρα ψυχροτέρων δεήσεται, ἔμπαλιν δὴ
τῆς ἐνδείξεως γιγνομένης ἀπὸ τῶν παρὰ φύσιν τε καὶ κατὰ
φύσιν· τὰ μὲν γὰρ κατὰ φύσιν ὁμοίων ἑαυτοῖς ἐστιν ἐνδεικ-
τικὰ, τὰ δὲ παρὰ φύσιν ἐναντίων, εἴ γε τὰ μὲν φυλάττεσθαι,
τὰ δὲ διαφθείρεσθαι χρή.

Κεφ. θ'. Τὸ μὲν οὖν καὶ τὰς κράσεις τῶν σωμάτων
καὶ τὰς ὥρας τοῦ ἔτους καὶ τὰς φύσεις τῶν μορίων ἐπιβλέ-

fpici permittere, quafi nomina ipfa temporum anni profint
obfintve, non eorum temperamenti ratio, aut non hujus
caufa veteres medici ad ea refpexerint. Enimvero quod
qui certa methodo curare ulcus debet, huic necelle fit tum
ad prima elementa vel maxime venire tum anni tempora
et corporum temperamenta, non omnium modo, verum
etiam fingularum partium confiderare, abunde monftratum
reor. Rurfus vero hic repetendum eft quod prius diximus in indicatione quae a ficco humidoque fumitur; nam
ut in illis humidior natura humidiora, ficcior ficciora medicamenta exigebat, ita nunc calidior calidiora, frigidior
frigidiora requirere, contrariam fcilicet femper iis quae
praeter naturam et iis quae fecundum naturam funt indicationem praeftantibus; quippe, quae fecundum naturam
funt fimilium fibi intdicaiva funt, quae praeter naturam
contrariorum, fi modo illa fervari, haec fubmoveri necelle eft.

Cap IX. Itaque quod tum corporum temperies
tum anni tempora tum partium naturae confideranda illi

πειν χρῆναι τὸν μέλλοντα καλῶς ἕλκος ἰάσασθαι δεδεῖχθαί μοι νομίζω σαφῶς· καὶ ὡς μὲν πρῶτος σκοπὸς τῆς ἰάσεως ἐκ τῆς διαθέσεως λαμβάνεται μόνης, ἐξευρεῖν δὲ οὐκ ἔτι ἐντεῦθεν ἐγχωρεῖ τὰ βοηθήματα, πρὶν ἐπί τε τὰ στοιχεῖα τῶν σωμάτων ἀναβῆναι καὶ τοῦ κάμνοντος ἐπισκέψασθαι τὴν κρᾶσιν, ὅλου τε τοῦ σώματος καὶ τοῦ πεπονθότος μέρους, εὐθὺς αὐτῷ καὶ τὴν τοῦ περιέχοντος κρᾶσιν συνεπισκεπτομένους· ἥτις ἐκτείνεται κᾀπὶ τὰς ἐπιδήμους καταστάσεις καὶ προσέτι τὰς χώρας. ὅτι δὲ πολλάκις ἐναντίαι ἐνδείξεις γίγνονται κατὰ μίαν θεραπείαν, ὅπως τε χρὴ μεταχειρίζεσθαι τὰς τοιαύτας, εἰρήσεται μὲν ἐπιπλέον ἐν τοῖς ἐφεξῆς, εἴη δ᾽ ἂν οὐκ ἄπο τρόπου καὶ νῦν ἐπὶ βραχὺ διελθεῖν ὑπὲρ αὐτῶν. οὐδὲν γὰρ οἶμαι θαυμαστὸν ὑγροτέραν [73] μὲν ὑπάρχειν τὴν κρᾶσιν τοῦ κάμνοντος, αὐτὸ δὲ τὸ πεπονθὸς μόριον ξηρότερον, ἢ τοῦτο μὲν ὑγρότερον, ἅπασαν δὲ τὴν κρᾶσιν ξηροτέραν· ὡσαύτως δὲ καὶ κατὰ θερμότητα καὶ ψῦξιν ὑπεναντίως ἔχειν τῇ κράσει τὸ μόριον πρὸς τὸ ὅλον. ὥσπερ οὖν εἰ τὸ πᾶν σῶμα τῆς μέσης ὑπῆρχε κράσεως, ἣν ἀρίστην ἐδείκνυμεν, οὐδὲν ἂν ἕνεκά

fint qui probe ulcus fit fanaturus clare me docuiffe exiftimo; ad haec quod prima quidem curationis indicatio a folo fumatur affectu, remedia tamen inde inveniri non poffe, nifi prius ad corporum elementa fit afcenfum et aegri temperamentum perpenfum, non corporis modo univerfi, fed etiam affectae partis, cum hoc quoque ambientis temperie aeftimata; quae utique cum ad praefentes ftatus tum vero regiones extenditur. Quod autem contrariae multoties in una curatione indicationes fint, atque has quemadmodum tractare conveniat latius quidem dicetur in fequentibus, non tamen alienum fit, nunc quoque paucis de ipfis egiffe. Etenim quod aegri temperamentum fit humidius, pars ipfa, quae laborat ficcior, aut contra quod haec fit humidior, totius temperamentum ficcius, mirandum non arbitror; pari modo in calore et frigore, quod contrario temperamento fit pars cum toto. Ut igitur fi totum corpus medio temperamento effet, quod effe optimum docuimus, nihil plane

γε τῆς τοῦ κάμνοντος φύσεως ἐνεωτερίζομεν ἐν τοῖς φαρμάκοις, οὕτως ἐπειδὰν ἤτοι ξηρότερον ἢ ὑγρότερον, ἢ ψυχρότερον ἢ θερμότερον ᾖ τοῦ δέοντος, ἐπιτείνειν εἰς τοσοῦτον
χρὴ τὰς δυνάμεις τῶν φαρμάκων, εἰς ὅσον καὶ τὸ σῶμα φυσικῆς ἐπείληπται δυσκρασίας. οὐ γὰρ δὴ ἐπιλελήσμεθά γε,
τίς μὲν ἡ φυσικὴ δυσκρασία, τίς δ᾽ ἡ παρὰ φύσιν. εἴρηται
γὰρ ὑπὲρ αὐτῶν ἐν ἄλλοις καὶ μάλιστ᾽ ἐν τῷ περὶ τῆς ἀνωμάλου δυσκρασίας γράμματι. φέρε τοίνυν ὅλην τὴν κρᾶσιν
τοῦ κάμνοντος σώματος ὑγροτέραν εἶναι καὶ διὰ τοῦτο δεῖσθαι τῶν ἧττον ξηραινόντων φαρμάκων, αὐτὸ δὲ τὸ πεπονθὸς μόριον τῶν φύσει ξηροτέρων ὑπάρχειν, οἷά περ ἐλέγομεν
εἶναι τὰ ἧττον σαρκώδη. τοιαῦτα δ᾽ ἐστὶ τά τε κατὰ τοὺς
δακτύλους καὶ τὰ ἄρθρα καὶ τὰ ὦτα καὶ τὴν ῥῖνα καὶ τοὺς
ὀφθαλμοὺς καὶ τοὺς ὀδόντας, ἁπλῶς δ᾽ εἰπεῖν ἵνα χόνδροι
πολλοὶ καὶ ὑμένες καὶ σύνδεσμοι καὶ ὀστᾶ καὶ νεῦρα, πιμελὴ
δὲ καὶ σὰρξ ἢ οὐδ᾽ ὅλως, (69) ἢ ἐλαχίστη, διάφορος δ᾽ ἐν
τούτοις ἡ ἔνδειξις ἀπό τε τοῦ πεπονθότος μέρους ἐστὶ καὶ
τῆς φύσεως τοῦ κάμνοντος. ὥστε εἰ μὲν ὅσῳ τοῦ κάμνοντος

quantum ad laborantis naturam attineret in medicamentis
novaremus, ita ubi vel ficcius vel humidius vel calidius
vel frigidius jufto cernitur, eatenus intendere vires medicamentorum oportet, quatenus corpus ad naturalem intemperiem eft verfum. Non enim, arbitror, excidit nobis, quae
naturalis intemperies fit, et quae praeter naturam; dictum
enim de ipfis eft in aliis, ac praecipue in libro qui de inaequali intemperie eft infcriptus. Pone igitur totum laborantis corporis temperamentum humidius effe, eoque medicamenta defiderare quae minus ficcent, ipfam vero aegram
partem ex iis effe quae natura ficciores fint, qualia effe
diximus quae minus funt carnofa. Hujus generis funt quae
circa digitos et articulos habentur et aures et nafum et
oculos et dentes funt, ac ut femel dicam, ubi multae car-
tilagines et membranae et ligamenta et offa et nervi funt,
adeps vero et caro, vel omnino nulla eft, vel perquam
exigua, diverfa in his eft ea quae ab affecta parte accipitur
indicatio ab ea quae ex aegri natura. Quare fi quanto

ή κρᾶσις ὑγροτέρα πέφυκε τοῦ συμμέτρου, τοσούτῳ καὶ τὸ
μόριον εἴη ξηρότερον τοῦ συμμέτρου, μήτε προστιθέναι τι
μήτ' ἀφαιρεῖν τοῦ φαρμάκου, τοιοῦτον δὲ προσφέρειν, οἷον
ἂν ἐπὶ τοῦ συμμέτρου τῇ κράσει σώματος ἐν συμμέτρῳ τῇ
κράσει μορίῳ γεγονότος ἕλκους παρελάβομεν. εἰ δὲ πλέον εἴη
τὸ μόριον τοῦ μετρίου ξηρότερον, ἢ ὅσῳ τοῦ σώματος ἡ
κρᾶσις ὑγροτέρα, τοσοῦτον ἐπιτείνεσθαι χρὴ ξηρότητι τὸ
φάρμακον, ὅσον ὑπερβάλλει τὸ μόριον τῆς ὅλης κράσεως.
οἷον εἰ τέσσαρσι μὲν ἀριθμοῖς εἴη τὸ ἡλκωμένον μέρος ξηρότερον τοῦ συμμέτρου, τρισὶ δ' ἀριθμοῖς ἡ φύσις τοῦ νοσοῦντος ὑγροτέρα τῆς εὐκράτου, πρόδηλον ὡς ἑνὶ τοῦ συμμέτρου
μορίου τὸ νῦν ἡλκωμένων ἔσται, ξηροτέρου δεόμενον φαρμάκου. ὅτι δὲ ἅπαντα ταῦτα στοχασμῷ λαμβάνεται καὶ ὅτι
κάλλιστα δυνατός ἐστι στοχάζεσθαι ὁ γεγυμνασμένος ἐν τοῖς
περὶ τούτων λογισμοῖς ἄντικρυς δῆλον. ἐπὶ μὲν δὴ τῶν τοιούτων ἁπάντων ἐναντίαι πολλάκις ἐνδείξεις καθ' ἕνα γίνονται
χρόνον· οὐδὲν γὰρ ἔτι δέομαι λέγειν ὑπὲρ τῶν κατὰ θερμόν

aegri temperamentum commoderato eſt humidius, tanto pars
quoque juſto ſit ſiccior, nec adjiciendum, nec detrahendum
medicamento quicquam eſt, ſed tale adhibendum, quale, ſi
ulcus in commoderati temperamenti parte corporis commo-
derate temperati conſiſteret, adhiberemus. Sin ſiccior debito pars magis fuerit quam corporis temperamentum juſto
eſt humidius, utique in tantum intendi ſiccitatem medicamenti conveniet, quantum partis temperamentum totius
temperamentum excedit; veluti ſi quatuor numeris ſit exulcerata pars medio temperamento ſiccior, aegri natura gra-
dibus tribus humidior, manifeſtum eſt partem quae nunc
exulcerata eſt ſiccius uno gradu deſideraturam medicamentum quam quae pars ſit temperata. Quod autem haec omnia conjectura ſint accipienda, tum quod optime conjicere
poterit qui in ratiocinando de his ſit exercitatus, liquido
patet. Ac in talibus quidem omnibus contrariae ſaepe indicationes uno tempore ſiunt; neque enim eſt quod de indicationibus quae a calido et frigido ſumuntur etiamnum di-

218 ΓΑΛΗΝΟΥ ΘΕΡΑΠΕΥΤ. ΜΕΘΟΔΟΥ

Ed. Chart. X. [73. 74.]   Ed. Baf. IV. (69.)

τε καὶ ψυχρὸν ἐνδείξεων ἀνάλογον τοῖς εἰρημένοις νοεῖσθαι
δυναμένων· ἐφ᾽ ἑτέρων δὲ καὶ τοῖς χρόνοις ἐφ᾽ οἷς εὐθὺς αἱ
ἐνδείξεις τέμνονται, καὶ χρὴ τὴν μὲν ἡσυχάσαι κατά γε τὴν
ἀρχὴν τῆς θεραπείας, ἐνεργῆσαι δὲ ἑτέραν· οἷον ὅταν ἕλκος
ᾖ κοῖλόν τε ἅμα καὶ ἱκανῶς ῥυπαρόν· αἱ μὲν γὰρ διαθέσεις
αἱ παρὰ φύσιν ἐν τούτοις τρεῖς εἰσιν, ἕλκος καὶ κοιλότης
καὶ ῥύπος. ἡ δὲ τῆς ἰάσεως τάξις ἀπὸ τῆς ἀναιρέσεως τοῦ
ῥύπου τὴν ἀρχὴν ἔχει, τῷ μήτε κολληθῆναί τι, μήτε σαρκωθῆναι δύνασθαι, πρὶν καθαρὸν γενέσθαι. δευτέραν δὲ χώραν
ἡ τῆς κοιλότητος ἴασις ἕξει· εἰ γὰρ ἤτοι κολλήσαιμεν, ἢ ἐπου-
λώσαιμεν, ἢ καθόλου φάναι θεραπεύσαιμεν τὸ ἕλκος, οὐκέτι
ἐγχωρεῖ πληρῶσαι τὴν κοιλότητα. φέρε τοίνυν μὴ μόνον
ταῦτ᾽ εἶναι τὰ τρία περὶ τὸ μέρος, ἀλλὰ καὶ φλεγμονήν, ἢ
ἐρυσίπελας, ἢ γάγγραναν, [74] ἤ τινα δυσκρασίαν ἁπλῆν
ἢ σύνθετον, ἆρ᾽ οὐκ ἐνταῦθα πρόδηλον ὡς εἰ μή τις πρότερον ἐκείνην ἰάσαιτο, πληρῶσαι σαρκὶ τὸ κοῖλον ἕλκος οὐκ
ἐγχωρεῖ; λέλεκται γὰρ καὶ πρόσθεν ὡς ἡ τῆς σαρκὸς γένεσις ἐκ
τῆς ὑποκειμένης ἄρχεται τῆς ὑγιοῦς· ἐκ φλεγμαινούσης δὲ καὶ

cam, ut quae ad proportionem dictorum intelligi poſſunt;
in aliis vero etiam temporibus quibus ſtatim perficiendae
funt, indicationes feparantur, oportetque in principio praⱥ-
fertim curationis alteram ceſſare, alteram actione fungi.
Sicut exempli caufa, quum ulcus cavum ſimul ſit et admodum fordidum; nam aſſectus praeter naturam in hoc triplex
eſt, ulcus, cavitas et fordes. Ordo vero fanationis a forde
expurganda ordietur, quod videlicet nec glutinari quicquam, nec carne impleri poteſt prius quam purum fuerit. Secundum locum exiget cavitatis fanatio; ſi namque
vel glutinabimus, vel cicatricem inducemus, vel, ut fummatim dicam, curabimus ulcus, cavitatem implere non
poterimus. Pone ergo non folum tria haec partem obſi-
dere, fed etiam phlegmonen, vel eryſipelas, vel gangraenam,
vel intemperiem aliquam ſimplicem compoſitamne, num hic
manifeſtum eſt quod niſi quis illam prius fanaverit, implere
carne cavum ulcus non poterit? Dictum enim fupra eſt,
carnis generationem ex fana quae fubjecta ſit ortum habe-

δυσκράτου καὶ ἁπλῶς εἰπεῖν νοσούσης, οὐκ ἐγχωρεῖ γεννηθῆναι
νέαν σάρκα. σκοπὸς οὖν ἐν ἁπάσαις ταῖς τοιαύταις ἐπιπλοκαῖς ἔστω σοι τριττός. εἷς μὲν ὡς ὁ ἐξ αἰτίων τοῦ μέλλοντος
ἔσεσθαι λαμβανόμενος· ὁ δὲ ἕτερος ὡς ὁ τὸν ὧν οὐκ ἄνευ
λόγον ἔχων· ὁ δὲ τρίτος ὡς ὁ τῶν ἐπειγόντων τε καὶ κατε-
πειγόντων ὀνομαζόμενος. ἡ μὲν γὰρ εὐκρασία τῆς ὑποκειμένης σαρκὸς αἰτίας λόγον ἔχει, συμφύουσά τε τὸ ἡλκωμένον
αὐτῇ καὶ ἀναπληροῦσα τὸ κοῖλον. ἡ δὲ καθαρότης τοῦ
ἕλκους τὸν ὧν οὐκ ἄνευ λόγον· καὶ ταύτην ὁ ῥύπος διακόπτων κωλύει τὴν θεραπείαν. ἔχει δὲ καὶ αὐτὸ τὸ ἕλκος
ὡς πρὸς τὴν κοιλότητα τὸν ὧν οὐκ ἄνευ λόγον. εἰ γὰρ εἰς
οὐλὴν ἀχθείη τὸ ἕλκος, οὐκέθ᾿ οἷόν τε σαρκῶσαι τὴν κοιλότητα. πρὸς ταῦτ᾿ οὖν ἀποβλέπων ἐξευρήσεις τὴν τάξιν τῆς
ἰάσεως· οἷον ἡ φλεγμονὴ καὶ κοιλότης καὶ ἕλκος καὶ ῥύπος
ἅμα κατὰ ταὐτὸν ὑπάρχει μόριον· ὅτι χρὴ πρῶτον μὲν τὴν
φλεγμονὴν, δεύτερον δὲ τὸν ῥύπον, τρίτον δὲ ἰάσασθαι τὴν
κοιλότητα, καὶ τέταρτον τὸ ἕλκος. ἐν μὲν δὴ τοῖς εἰρημένοις
ἥ τε τάξις καὶ ἡ τῶν σκοπῶν εὕρεσις ἐντεῦθεν. ὁ δὲ τοῦ

re, ex inflammata vero et intemperata et uno verbo
aegrota caro gigni nova non potelt. Ergo in omnibus
ejusmodi complicationibus triplex tibi propofitus fcopus erit;
unus veluti a caufis fumptus, ejus quod poft futurum eft;
alter, ut quod rationem obtinet ejus fine quo non; tertius
ejus quod veluti accelerantium et urgentium nominatur.
Siquidem proba fubjectae carnis temperies caufae rationem
habet, ut quae concrescere fecum quod ulceratum eft faciat et cavitatem impleat. Puritas ulceris rationem ejus fine
quo non, atque hanc fordes interpellans curationem moratur. Habet autem et ulcus ad cavitatem rationem ejus,
fine quo non; nam fi ulcus inductum cicatrice fuerit, non
amplius cavitas impleri carne poterit. Ergo fi ad haec re-
fpexeris, ordinem fanationis invenies, veluti fi phlegmone
et cavitas et ulcus et fordes, fimul in eadem parte conftite-
rint, primum phlegmonen, fecundo fordem, tertio cavitatem effe fanandam, et quarto ulcus. Ac in jam dictis quidem tum ordo tum fcoporum inventio ex his fumitur

κατεπείγοντος σκοπὸς ἐν τούτοις μὲν οὐκ ἔστιν, ἐν ἄλλοις δ᾽
ἐστίν· ἀφ᾽ ἧς γὰρ κινδυνεύει πρώτης καὶ μάλιστα διαθέσεως
ὁ ἄνθρωπος, ἐκείνην πρῶτον ἰατέον. ἐνίοτε δὲ οὐ πρώτην
μόνον, ἀλλὰ καὶ μόνην αὐτήν· οἷον εἰ νυγείσης κεφαλῆς
μυὸς ἀκολουθήσειε σπασμός, εἶτα πρὸς μηδενὸς τῶν οἰκείων
ἰαμάτων καθίσταιτο· διατεμὼν γὰρ ὅλον τὸν μῦν ἐγκάρσιον,
ἰάσῃ μὲν τὸν σπασμὸν, ἀλλὰ πηρώσεις τινὰ τῶν τοῦ μορίου
κινήσεων. οὕτω δὲ καὶ φλεβὸς ἢ ἀρτηρίας αἱμοῤῥαγούσης ἀμέτρως ὁ διατεμὼν ὅλον ἐγκάρσιον τὸ ἀγγεῖον οὐκέτι μὲν
ἰάσασθαι δύναται τὸ ἕλκος αὐτοῦ· τὸν δ᾽ ἐκ τῆς αἱμοῤῥαγίας κίνδυνον ἐπέσχεν. ἀλλὰ καὶ νεῦρον νυγὲν ἀναγκαζόμεθα πολλάκις ἐγκάρσιον διακόπτειν, ὅταν ἤτοι σπασμοὺς,
ἢ παραφροσύνας, ἢ ἀμφότερα μεγάλα καὶ δυσίατα βλέπωμεν
ἑπόμενα τῇ τρώσει. κατὰ δὲ τὸν αὐτὸν τρόπον ἐξάρθρημα
μεθ᾽ ἕλκους ἐπειδὰν γένηται κατά τι τῶν μειζόνων ἄρθρων,
τὸ μὲν ἕλκος ἰώμεθα, τὸ δὲ ἐξάρθρημα καταλείπομεν ἀνία-
τον· ὅτι καὶ τοῦτ᾽ ἐγχειρούντων ἰάσασθαι, σπασμοὶ τοὐπί-

Urgentis vero fcopus inter ifta non habetur; in aliis autem
habetur; nam affectus unde primum maximeque imminet
homini periculum hic primus curari debebit. Interdum
vero non primus modo, verum etiam folus, veluti fi puncto
musculi capite convulfio, quae nulla convenientium medicamentorum vi remittatur, fuperveniat; quippe praecifo
per transverfum toto musculo convulfionem quidem fanaveris, aliquem tamen ex partis mot'bus vitiaveris. Sic quum
e vena vel arteria fanguis immodice profluit, fi totum vas
per transverfum praecideris, ulcus quidem ejus fanare poftea
non poteris, periculum tamen quod ex profluvio fanguinis
impendebat fuftuleris. Sed et nervum punctum faepe cogimur transverfum praecidere, quoties vel convulfiones vel
deliria vel ambo magna aegreque fanabilia fupervenire vul-
nerationi cernimus. Pari modo ubi luxatio cum ulcere
in aliquo majorum articulorum incidit, ulcus quidem fanamus, luxationem autem infanatam relinquimus; quod fi
hanc quoque fanare conemur, convulfiones omnino fequun-

BIBΛION Γ.   221

Ed. Chart. X. [74. 75.]   Ed. Baf. IV. (69.)

παν ἕπονται. τρίτος οὖν οὗτος σκοπός ἐστιν ὁ πρὸς τὸ
κατεπεῖγον γιγνόμενος, ἕτερος ἐκείνων τῶν δύο τῶν ὀλίγον
ἔμπροσθεν εἰρημένων. οὐ γὰρ ταὐτόν ἐστιν ἢ ἃς αἴτιόν τι
σκοπεῖν, ἢ ὡς τὸν ὢν οὐκ ἄνευ λόγον ἔχον, ἢ ὡς κατεπεῖγον.
ἀλλὰ καὶ ὡς τὸ κατεπεῖγον ἐνίοτε τοιοῦτόν ἐστιν, ὡς ἀνίατον ἀναγκάζειν ἑτέραν ἀπολιπέσθαι διάθεσιν, εἴρηται, καὶ
ὡς ἡ δεάθεσις αὕτη πολλάκις ὑφ᾽ ἡμῶν αὐτῶν γίνεται, τοῦτο
μὲν ἐπὶ τῶν νενυγμένων νεύρων, ἢ τενόντων, ἢ αἱμοῤῥα-
γούντων ἀγγείων, τοῦτο δὲ ἐπὶ τῶν κατὰ τὰς κεφαλὰς
τετρωμένων μυῶν· ἐπὶ μὲν γὰρ ἐξαρθρήματος ἅμα καὶ
ἕλκους οὐκ αὐτὸ ποιοῦμεν, ἀλλὰ μόνον οὐκ ἰώμεθα τὸ
γενόμενον. εἰρήσεται δὲ κἂν τοῖς ἑξῆς ἔτι περὶ τούτων ἐπι-
μελέστερον.

Κεφ. ί. [75] Ἐν γὰρ τῷ παρόντι συγκεφαλαιώσασθαι
βούλομαι τὸν ἐνεστῶτα λόγον ἐπὶ τὰς οἰκείας διαφορὰς τῶν
ἑλκῶν ἐπανελθών· ἵν᾽ εἴ τις κἀντεῦθεν ἔνδειξις ἰαμάτων ἐστὶ,
μηδὲ ταύτην παραλίπωμεν. τὸ μὲν οὖν φλεγμαῖνον ἕλκος
καὶ τὸ σηπόμενον ἀναβιβρωσκόμενόν τε καὶ γαγγραινούμενον

tur. Tertius itaque propofitus medendi finis is ift, qui ad
id quod urget dirigitur, diverſus nimirum a duobus illis
modis paulo ante dictis. Neque enim idem eſt aliquid vel
ut cauſam confiderare, vel ut id quod rationem obtinet ejus
fine quo non, vel ut id quod urget. Sed et quod urget
tum ejusmodi interdum eſſe ut alium infanabilem affectum
relinquat, dictum *jam* eſt, tum vero affectum ipfum nonnunquam a nobis ipfis induci; partim in nervo puncto
vel tendone vel vaforum cujusque fanguinis profufione; partim in mufculo, cujus caput eſt vulneratum. Nam ubi
luxatio cum ulcere una confiftit, non ipfi affectum facimus,
fed tantum eum qui factus eſt non fanamus. Dicetur
vero de his accuratius in fequentibus.

Cap. X. In praefentia namque redire ad proprias
ulcerum differentias placet ac propofitum fermonem breviter complecti, quo, fi qua ex his etiam indicatio remediorum fit *reliqua*, non praetermittamus. Ergo inflammatum
et putrefcens ulcus et quod exedens et quod gangraena et

ἐρυσιπελατῶδές τε καὶ καρκινῶδες ἀνώδυνόν τε καὶ ὀδυνῶδες, τά τ᾽ ἄλλα τοιαῦτα λέγουσιν ὡς διαφορὰς ἑλκῶν, εἰ μὲν
ἄλλως τις διέρχοιτο θεραπείαν ἐμπειρικὴν ἀναγράφων, οὐκ
ἀμφισβητητέον αὐτῷ διαφορὰς ἑλκῶν ὀνομάζοντι· μυριάκις
γὰρ εἴρηται τὸ μὴ δεῖν ὑπὲρ τῶν ὀνομάτων ἐρίζειν· εἰ δ᾽
ἃς ἐντεῦθεν μέλλων ἐρεῖν τι τεχνικὸν ὑπὲρ ἐνδείξεων, ἐπιδεικ-
τέον αὐτῷ τὰς μὲν εἰρημένας ἁπάσας διαθέσεις ὑπάρχειν
συνθέτους, ἄλλας δ᾽ εἶναι διαφορὰς ἕλκους ἁπλοῦ καὶ μόνου,
χωρὶς ἑτέρας τινὸς ἐπιπεπλεγμένης αὐτῷ διαθέσεως. εἰ γὰρ
ἁπλῶς διαιρέσεως γενομένης ὑπό τινος ὀξέος τὸ σχῆμα τοῦ
τρώσαντος ἐναπομαχθείη τῷ διῃρημένῳ, γένοιντ᾽ ἂν οὕτως
ἑλκῶν διαφοραὶ πάμπολλαι, λοξῶν, εὐθειῶν, ἑλικοειδῶν,
ἀγκιστροειδῶν, ἄλλως ὁπωσοῦν ἐχόντων. αὗται μὲν οὖν αἱ
διαφοραὶ πᾶσαι παρὰ τὸ σχῆμα. παρὰ δ᾽ αὖ τὸ μέγεθος ἐν
τῷ μᾶλλόν τε καὶ ἧττον ἕτεραι μυρίαι· καὶ γὰρ μικρὸν καὶ
μέγα καὶ μεῖζον καὶ μικρότερον ἕλκος ἕλκους λέγεταί τι καὶ
γίνεται· καὶ μὲν δὴ καὶ βραχὺ καὶ μακρὸν ἐπιπολῆς τε καὶ

quod eryfipelas comitatur et cancerofum et dolens et indolens, quaeque alia id genus veluti ulcerum differentias loquuntur, fi quis empiricam curationem aliter perfcribens
explicet, non eft *cum eo* contendendum, fi ulcerum ea differentias nominat, millies enim dictum eft non oportere
de nominibus contendere; fin tanquam artificiofum aliquid
de indicationibus hinc dicturus, docendus eft omnes jam
dictos affectus compofitos effe, alias vero effe differentias
fimplicis foliusque ulceris et cui nullus alius implicitus fit
affectus.   Nam fi fimpliciter ab acuto aliquo facta tantum
divifione figura ejus quod vulneravit, *parti* divifae im-
preffa eft, exiftent profecto fic multae ulcerum differentiae,
obliquorum, rectorum, pampini modo retortorum, hami
ritu uncorum, aut aliter quoquo modo fe habentium. Atque
hae quidem differentiae omnes a figura funt.   A magnitudine rurfus pro majoris minorisque ratione mille aliae;
nam et magnum et parvum et majus et minus ulcus ulcere
tum dicitur tum vero eft; quin etiam breve et longum, in

BIBΛION Γ. 223

Ed. Chart. X. [75.]   Ed. Baf. IV. (69.70.)

βαθὺ, καὶ καθ᾽ ἕκαστον αὐτῶν τὸ μᾶλλόν τε καὶ ἧττον ἐν
τῇ κατὰ τὸ μέγεθος, ἢ τὸ πηλίκον, ἢ τὸ ποσὸν, ἢ ὅπως ἂν
ἐθέλοι τις ὀνομάζειν διαφορᾷ. καὶ εἴπερ ταῦτα οὕτως ἔχει,
πάντως δήπου καὶ ὁμαλὲς καὶ ἀνώμαλον ἕλκος ἐν τῷ βάθει
τῆς διαιρέσεως ἔσται. κατὰ μῆκος γὰρ, εἰ οὕτως ἔτυχεν, ἀνε-
σχισμένου τοῦ μηροῦ τὸ μὲν ἄνω μέρος τῆς διαιρέσεως ἐν-
δέ(70)χεται βαθὺ, τὸ κάτω δὲ ἐπιπόλαιον ὑπάρχειν, ἢ ἔμπαλιν ἐπιπολῆς μὲν τὸ ἄνω, βαθὺ δ᾽ εἶναι τὸ κάτω. καὶ μὲν
δὴ καὶ τὸ διεσπάσθαι κατά τι, ἢ τοὐπίπαν καὶ διατετμῆσθαι
καὶ τοῦ τρώσαντος ὑποδύντος ὑπὸ τὸ δέρμα λοξὸν, μέρος
μέν τι τοῦ ἕλκους φαίνεσθαι, μέρος δ᾽ ἕτερον ὑπὸ τῷ δέρματι κατακεκρύφθαι, καὶ τοῦτο ἢ ἐκ τῶν ἄνωθεν εἶναι
μερῶν, ἢ ἐκ τῶν κάτωθεν, ἢ ἐκ τῶν πλαγίων, ἅπαντα καὶ
ταῦθ᾽ ἑλκῶν εἰσι διαφοραί. παρὰ δ᾽ αὖ τὸν χρόνον ἕτεραι
διαφοραὶ τῶν ἑλκῶν, παλαιὸν καὶ ἔναιμον ἢ πρόσφατον ὀλι-
γοχρόνιόν τε, καὶ πολυχρόνιον, ἐν ἅπασι δ᾽ αὐτοῖς τὸ μᾶλλόν
τε καὶ ἧττον πάμπολυ. κατὰ μὲν αὐτὴν τοῦ ἕλκους τὴν φύσιν

fuperficie et profundum; atque in fingulis horum tum
quod magis tale minusque eft, five in fpatii, five magnitudinis, five quantitatis, five quocunque modo appellaffe
libet, differentia. Quod fi haec ita fe habent, omnino profecto et aequale ulcus et inaequale penes divifionis profun-
ditatem erit. Quippe diffiffo, fi ita fors tulit, per longitudinem femore, poteft fuperior divifionis pars alte defcendere, inferior in fummo corpore haerere, aut contra in
fummo effe quae fuperior eft, profunda quae inferior.
Iam illud quoque, nempe divulfum aliqua ex parte, aut ex
toto fuiffe et incifum fuiffe, et ubi quod vulneravit obli-
que fub cutem fe dedit, alteram ulceris partem in con-
fpectu effe, alteram partem fub cute latere, idque vel ex
fupernis partibus effe vel infernis vel lateralibus, omnia
haec ulceris differentiae funt. Ab ipfo tempore rurfus aliae
ulcerum differentiae *fumuntur*, vetuftum et cruentum, feu
recens, exigui temporis et diuturnum; atque in omnibus
his ipfa majoris minorifque ratio numerofa eft. Atque ab

224 ΓΑΛΗΝΟΥ ΘΕΡΑΠΕΥΤ. ΜΕΘΟΔΟΥ

Ed. Chart. X. [75. 76.]   Ed. Baſ. IV. (70.)

αὗται διαφοραὶ, κυριώταται μὲν αἱ κατὰ τὴν οὐσίαν τοῦ
πράγματος ἥ τε παρὰ τὸ σχῆμα καὶ ἡ παρὰ τὸ ποσὸν τῆς
διαιρέσεως, ἤτοι κατὰ τὸ μῆκος, ἢ βάθος, ἢ κατ᾽ ἀμφοτέρας
τὰς διαστάσεις, ὁμαλότητά τε καὶ ἀνωμαλίαν τὴν ἐν τούτοις.
ἔξωθεν δὲ προσιοῦσαι τὸν ὦν οὐκ ἄνευ λόγον ἔχουσαι·
παρά τε τὸν χρόνον ἐν ᾧ τὸ ἕλκος, οὕτω γὰρ τὸ μὲν πρόσφατον καλεῖται, τὸ δὲ παλαιὸν, καὶ παρὰ τὸ φαίνεσθαί τε
καὶ μὴ φαίνεσθαι πᾶν ἢ μέρος. ἤδη δὲ καὶ παρὰ τὸν τῆς
γενέσεως τρόπον ἐν τῷ τμηθῆναι πᾶν ἢ διασπασθῆναι πᾶν·
ἢ τι μὲν τετμῆσθαιμέρος αὐτοῦ, διεσπάσθαι δ᾽ ἕτερον. [76] εἰ
δὲ καὶ τὰς παρὰ τὸν τόπον ἐν ᾧ γέγονε τὸ ἕλκος ἐκλογίζοιο
διαφορὰς, οἷον εἰ πέρας μυὸς, εἰ ἀρχὴ μυὸς, εἰ τὸ μέσον
τοῦ μυὸς, εἰ δέρμα ἐστὶ τὸ ἡλκωμένον, εἰ ἧπαρ ἢ γαστὴρ,
εἶεν ἂν δήπου καὶ αὗται διαφοραὶ τῶν ἑλκῶν. ταῦτα μὲν
οὖν οὕτως ἔχει, οὐκ ἀπὸ τῆς οἰκείας αὐτῶν φύσεως, ἀλλ᾽
ἀπὸ τῶν χωρίων ἐν οἷς συνίστανται τὴν γένεσιν ἔχουσα. ὅταν
δ᾽ εἴποι τις ἤτοι φλεγμαῖνον ἕλκος, ἢ ὑπερσαρκοῦν, ἢ κοῖλον,

ipſa ulceris natura hae differentiae ſumuntur, maxime quidem propriae quae a ſubſtantia rei capiuntur, nempe quae
a figura ducuntur et a diviſionis magnitudine, idque vel in
longitudine vel in altitudine vel in ambabus dimenſionibus,
praeterea aequalitate in his et inaequalitate. Extrinſecus
vero accidentes differentiae et quae ſcilicet rationem obtinent ejus ſine quo non; tum a tempore in quo factum ulcus eſt, ita enim aliud recens, aliud vetus vocatur, tum ex
eo quod totum parsve conſpectum fugit, vel conſpiciendum
ſe praebet. Jam vero et a generationis ratione eo quod
totum ſit inciſum vel totum divulſum, vel pars inciſa, pars
divulſa. Quod ſi quae a loco quoque in quo eſt ulcus
differentias cenſeas, veluti ſi finis musculi vel principium
musculi vel medium musculi vel cutis ſit quod ulceratum
eſt, vel jecur venterve ſit in quo ulcus conſiſtit, fuerint
profecto et ipſae ulcerum differentiae, non utique a propria
ipſorum natura, ſed a locis in quibus conſiſtunt ortum du-
centes. At quum inflammatum quis ulcus dicit, aut ex-

οίεται παραπλησίας εἰρηκέναι διαφορὰς ἑλκῶν, ἃς νῦν ἤδη
πέπαυμαι λέγων, οὗτος ἐξ ἀνάγκης ἐν τῇ θεραπευτικῇ μεθόδῳ σφαλήσεται. τὸ γὰρ φλεγμαῖνον ἕλκος οὑτωσὶ λεγόμενον
ὅμοιον μὲν ἔχει τὸ τῆς ἑρμηνείας σχῆμα τῷ μικρὸν ἕλκος, οὐ
μὴν τό γε δηλούμενον ὅμοιον ὑπάρχει. τὸ μὲν γὰρ ἐπιπολῆς
ἢ βαθὺ κατηγορήσαντες τοῦ ἕλκους, οἰκείαν αὐτοῦ διαφορὰν
ἐμηνύσαμεν· τὸ φλεγμαῖνον δ' οὐδ' ὅλως ἐστὶν ἕλκους δια-
φορά· δύναται γὰρ φλεγμῆναι μόριον καὶ χωρὶς ἕλκους. ὅθεν
οἶμαι καὶ τὴν λέξιν ἐνταυθοῖ μὲν ὑπαλλάξαι δυνατόν· εἰ
γὰρ εἴποις ἕλκος τῷδέ τινι γεγονέναι μετὰ φλεγμονῆς, οἰκειότερόν γε τῷ πράγματι καὶ σαφέστερον ἑρμηνεύσεις· οὐ μὴν
εἰ φαίης μετὰ μεγέθους μὲν τῷδε, μετὰ σμικρότητος δὲ ἄλλῳ
γεγονέναι. καὶ γὰρ οἰκειότερόν τε τῷ πράγματι καὶ σαφέστερον ἑρμηνεύσεις, εἰ τῷδε μέν τινι φαίης ἕλκος μέγα γεγονέναι,
τῷ δὲ αὖ μικρόν. ὅθεν εἰ οἷόν τ' ἦν καὶ τὴν λέξιν ὑπαλλάττειν
ὡς καὶ τῷ λεγομένῳ πράγματι πρεπωδεστέραν ἐργάζεσθαι καὶ
τοῖς ἀκούσουσι σαφεστέραν, οὐ χρὴ κατοκνεῖν οὕτω ποιεῖν·
ἀρχὴ γὰρ τοῦ μὴ σοφίζεσθαι περὶ τὰ πράγματα τὸ καὶ τῇ

crescens carne, aut cavum; *deinde* fimiles ulceris differen
tias dixiffe fe iis quas modo retuli putat; hunc neceffe eft
in medendi methodo falli. Quippe inflammatum ulcus ex
formula dictionis fimilem habet interpretationis figuram
cum parvo ulcere; caeterum quod fignificatur fimile non
eft. Siquidem fuperficiarium, aut profundum, quum de
ulcere dicimus, propriam ejus differentiam oftendimus;
inflammatum vero omnino ulceris differentia non eft; quum
poffit pars inflammari etiam ubi ulcus non fit. Quo fieri
arbitror ut hic immutare dictionem liccat. Si enim accidiffe alicui ulcus cum phlegmone dixeris, propius ad rei
naturam et clarius interpretatus fis; non autem fi alii cum
magnitudine, alii cum parvitate factum dicas; etenim
quum et magis ex natura rei et clarius loquare, fi huic magnum accidiffe ulcus, illi parvum dixeris. Adeo fi fieri poffit
ut mutata dictio et rei naturae convenientior et audituris
clarior fit, committendum non eft quominus id fiat; nam
caput ad effugiendam in rebus deceptionem eft ut definita

λέξει χρῆσθαι διωρισμένῃ. τίς οὖν ἐν τοῖς τοιούτοις ἡ μέθοδος; εἰπεῖν γὰρ χρὴ παράγγελμά τι καὶ οἷον σκοπὸν ᾧ προσέχοντες τὸν νοῦν ἀεὶ δυνησόμεθα διορίζεσθαι ταχέως εἴτε
διαφορὰν εἴρηκέ τις ἡστινοσοῦν διαθέσεως, εἴτ᾽ ἐπιπλοκὴν
ἑτέρας. ἔστω δή σοι διορισμὸς ὅδε· τὸ δυνάμενον ἰδίᾳ ποτὲ
καὶ καθ᾽ ἑαυτὸ συστῆναι, τοῦτ᾽ οὐκ ἄν ποτε γένοιτο τῶν
ἄλλων οὐδενὸς διαφορά. μέγεθος μὲν οὖν καὶ σμικρότης,
ὁμαλότης τε καὶ ἀνωμαλία καὶ χρόνος καὶ σχῆμα τῶν ἑτέροις συμβεβηκότων ἐστίν. ἕλκος δὲ καὶ φλεγμονὴ καὶ γάγγραινα καὶ σηπεδὼν ἕκαστον ἰδίᾳ τε καὶ καθ᾽ αὐτὸ δύναται
συστῆναι, διαθέσεις γὰρ τινές εἰσι τοῦ σώματος ἡμῶν παρὰ
φύσιν, οὐ τὰ ταῖς διαθέσεσιν ἐξ ἀνάγκης συμβεβηκότα. πᾶσι
μὲν γὰρ τοῖς εἰρημένοις ἐξ ἀνάγκης συμβέβηκεν ἤτοι μικροῖς
ἢ μεγάλοις ὑπάρχειν, ἢ ὁμαλέσιν, ἢ ἀνωμάλοις, ἢ προσφάτοις, ἢ παλαιοῖς, ἢ φαίνεσθαι προχείρως, ἢ κεκρύφθαι καὶ
μὴ βλέπεσθαι· τὸ φλεγμαίνειν δ᾽ οὐκ ἔστι τῶν συμβεβηκότων
ἕλκει, καθάπερ οὐδὲ τὸ σήπεσθαι καὶ γαγγραινοῦσθαι. πάντα
γὰρ ταῦτ᾽ ἐστὶν ἐκ τοῦ τῶν νοσημάτων γένους, εἴ γε παρὰ

loquutione utare. Quamnam igitur in talibus methodum
ſtatuimus? etenim tradenda quaepiam praeceptio eſt, ac
veluti ſcopus, quo ſemper intentis diſcernere ſtatim liceat,
differentiamne alicujus affectus dixerit quis, an alterius *affectus* complicationem. Eſto igitur tibi diſcrimen hoc;
quod conſiſtere ſeorſum et per ſe poteſt, id nullius unquam
alterius fuerit differentia. Ergo magnitudo, parvitas, ae-
qualitas, inaequalitas, tempus et figura, ex eorum numero
ſunt quae aliis accidunt; ulcus vero et phlegmone, gangraena et putredo, ſingula ſeorſum et per ſe conſiſtere poſſunt;
ſunt namque corporis noſtri affectus quidam praeter naturam,
minime ea, quae affectibus neceſſario accidunt, nam omnibus his neceſſario accidit ut vel parva ſint vel magna, vel
aequabilia vel inaequabilia, vel recentia vel inveterata, vel
evidentur appareant vel condantur, nec videantur; phlegmone vero affici, ex iis quae ulceri accidunt non eſt, veluti
nec putreſcere, nec gangraena tentari; ſunt enim haec
omnia ex morborum genere, ſiquidem affectus praeter na-

φύσιν εἰσὶ διαθέσεις καὶ βλάπτουσιν ἐνέργειαν. ἑτέρῳ δ' αὖ
πάλιν τρόπῳ ἕλκος ὀδυνώμενον ἢ ἕλκος ῥυπαρὸν λέγεται
μὲν ὡς τις ἕλκους διαφορὰ, σύνθετον δέ τι δηλοῦται κἀνταῦθα, πλὴν ἕτερον τρόπον ἢ ὡς φλεγμαῖνον ἕλκος ἐλέγετο
καὶ σηπόμενον. ἐκεῖ μὲν γὰρ διάθεσις ἡ φλεγμονὴ καὶ ἡ
σηπεδών· ἐνταυθοῖ δὲ ὅ τε πόνος καὶ ὁ ῥύπος ἐκ τοῦ τῶν
συμπτωμάτων γένους. οὕτω δὲ κἀπειδὰν εἴπῃ τις ἕλκος, ἢ
κακόχυμον, ἢ ῥευματικὸν, ἢ ἀναβιβρωσκόμενον, αἰτίαν συν-
εμφαίνει τῇ διαθέσει. καὶ δῆλον ἐκ τῶν τοιούτων ὡς οἷον
στοχεῖά τινα τῆς θεραπευτικῆς ἐστι μεθόδου τὰ πρῶτά τε
καὶ ἁπλᾶ καὶ ἀσύνθετα νοσήματα, [77] καὶ διὰ τοῦτ' ἐν τῷ
περὶ τῆς διαφορᾶς τῶν νοσημάτων ὑπομνήματι πάντ' ἐξ-
ηριθμησάμεθα ταῦτα. διοίσει δ' οὐδὲν ἢ πρῶτα λέγειν, ἢ
ἁπλᾶ· καὶ γὰρ εἰ πρῶτον, ἁπλοῦν, καὶ εἰ ἁπλοῦν, πρῶτον·
ὥστε καὶ στοιχειῶδες. ἔνδειξις δὲ ἰάσεως ἀπὸ τῶν διαφορῶν
οὐχ ἁπασῶν γίνεται. τὸ γὰρ πρόσφατον ἢ παλαιὸν ἕλκος
οὐδὲν ἐνδείκνυται, καίτοι δοκεῖ τισιν, ἀλλὰ παραλογίζονται

turam funt et actionem laedunt. Alio rurfus modo ulcus
crucians et ulcus fordidum ceu quaedam ulceris differentiae
dicuntur; caeterum compofitum quippiam hic quoque indicatur, fed diverfa ratione, quam ut phlegmone comitatum, aut putrefcens ulcus dicebatur; quippe hic affectus
funt phlegmone et putredo, illic dolor et fordes ex fymptomatum funt genere. Pari modo et quum dicitur cacochymum ulcus aut fluxione vexatum aut arrofum, caufa cum
affectu copulatur. Manifeftumque ex talibus eft, methodi
ejus, quae de medendo inftituitur, primos ac fimplices
fineque ulla compofitione morbos veluti elementa quaedam
effe, quo magis in commentariis qui de morborum differentiis funt fcripti omnes eos enumeravimus. Sane nihil referat primos an fimplices dixeris; etenim quod primum
eft, fimplex eft; et quod fimplex, primum, ideoque etiam
elementare. Indicatio vero curationis ex differentiis fit,
fed non omnibus. Nam recens vetusve ulcus nihil indicat,
quanquam indicare videtur nonnullis; fed hi feipfos fallunt

228 ΓΑΛΗΝΟΥ ΘΕΡΑΠΕΥΤ. ΜΕΘΟΔΟΥ

Ed. Chart. X. [77.]   Ed. Baf. IV. (70.)

σφᾶς αὐτοὺς, ὡς κἂν τοῖς κατὰ δίαιταν ἑτέραν μὲν ἀρχῆς,
ἑτέραν δ᾽ ἐπιδόσεως, ἄλλην δ᾽ ἀκμῆς τε καὶ παρακμῆς ἔνδειξιν εἶναι λέγοντες· ὑπὲρ ὧν ἐπὶ πλέον ἐν τοῖς ἑξῆς ἐρεῖν μέλλοντες, οὐ δεόμεθα νῦν μηκύνειν τὸν λόγον· ἀλλ᾽ ὅσον εἰς
τὰ παρόντα μόνον αὔταρκες ἐροῦμεν. τὸ ἕλκος τὸ πρόσφατον, ἐπειδὴ τοὐπίπαν ἄνευ τε διαθέσεως ἑτέρας ἐστὶ καὶ
σύμπτωμα μηδὲν μηδέπω ἔχει συνὸν, ἑτέραν οἵόν τε ποιεῖσθαι
τὴν ἔνδειξιν τοῦ παλαιοῦ· τὸ δ᾽ οὐχ οὕτως ἔχει. τὸ γὰρ αὐτὸ
τοῦτο μόνον ἕλκος· ἔστι δὲ τοιοῦτον ᾧ μήτε κοιλότης τις
σύνεστι μήτ᾽ ὀδύνη μήτε ῥύπος, ἁπασῶν τε τῶν ἄλλων ἀπήλλακται διαθέσεων, αὐτῆς δὲ μόνης δεῖται τῆς ἰδίας ἰάσεως, ἧς
ὁ σκοπὸς ἕνωσις, ἢ κόλλησις, ἢ σύμφυσις, ἢ συνέχεια. μυριάκις γὰρ εἴρηται τὸ καλεῖν ὡς ἂν ἐθέλῃ τις, ἔνθα μηδὲν
βλάπτεται τὸ πρᾶγμα. εἴτ᾽ οὖν πρόσφατον εἴη τὸ τοιοῦτον
ἕλκος εἴτε παλαιὸν, ἀεὶ τῆς αὐτῆς δεῖται θεραπείας, οὐδὲν
τῆς ἀπὸ τοῦ χρόνου διαφορᾶς ἴδιον ἐνδεικνυμένης. εἰ μέντοι
κοιλότητα βαθεῖαν ἔχει κατακεκρυμμένην ὑπὸ τῷ δέρματι,

non aliter quam in iis quae ad victus rationem fpectant,
quum aliam initii, aliam incrementi, aliam fummi vigoris,
aliam remiffionis indicationem effe dicunt; de quibus latius
in fequentibus dicturus non eft quod nunc fim verbofior;
verum quod tantum ad rem praefentem fit fatis, id adjiciam. Recens ulcus, quum omnino ab altero quolibet affectu eft liberum, nec fymptoma ullum habet adjunctum,
aliam putant indicare curationem quam vetus. Id vero
non ita fe habet. Siquidem quod ulcus tantum eft, nec
quicquam aliud, eft autem ejusmodi, cui nec cavitas adeft,
nec dolor, nec fordes, quodquae et omni alio affectu eft liberum, ipfam tantum ulceris fanationem defiderat; cujus
fcopus vel unitio vel agglutinatio vel coitio vel continuatio
eft; quippe millies diximus licere appelles ut lubet, modo rei nihil mutes. Ejusmodi igitur ulcus five recens, five
antiquum fit, eandem femper curationem requirit, nihil
plane proprium indicante difcrimine eo quod a tempore
fumitur. At fi cavitatem alte reconditam fub cute habeat,

BIBΛION Γ. 229

Ed. Chart. X. [77.] Ed. Baf. IV. (70. 71.)

σκέπτεσθαι πότερον ἐκ τῶν ἄνωθεν μερῶν εἴη, ὡς ὑποῤῥεῖν
ἐξ αὐτῆς τοὺς ἰχῶρας κατάντεις, ἢ κάτωθεν, ὡς αὐτόθι συνίστασθαι. τῶν μὲν οὖν ὑποῤῥύσεις ἐχόντων ἡ αὐτὴ θεραπεία τοῖς ἄλλοις, τῶν δ᾽ οὐκ ἐχόντων ἡμᾶς χρὴ μηχανᾶσθαί
τινας ἐκροάς· διττὴ δ᾽ ἡ μηχανή· ποτὲ μὲν ἀνατέμνοντί σοι
τὴν κοιλότητα σύμπασαν, ἐνίοτε δὲ ἀντιδιαιροῦντι μόνον ἐν
τῷ πυθμένι. τὸ δ᾽ ὅτε χρὴ τούτων ἑκάτερον δρᾶν ἥ τε
τῶν χωρίων ἐνδείξεται φύσις καὶ τὸ τοῦ ἕλκους μέγεθος. εἰ
μὲν γὰρ καὶ τὰ χωρία σφαλερὰν ἔχει τὴν διαίρεσιν καὶ τὸ
ἕλκος εἴη μέγα, βέλτιον ἀντιδιαιρεῖν, εἰ δὲ τἀναντία, τὸ ἀνα-
τέμνειν ἄμεινον. ἡ δ᾽ ἐπίδεσις ἀρχέσθω μὲν ἐκ τῶν ἄνωθεν,
τελευτάτω δὲ κάτω ἵναπερ ἡ ἐκροή. ὅτι δὲ καὶ ἡ παρὰ τὰ
τετρωμένα μόρια σύμπαντα διαφορὰ τῶν ἑλκῶν ἐπικαι-
ροτάτη πρὸς ἔνδειξιν τῆς ἰάσεως ἔμπροσθεν εἴρηται. ἀλλ᾽
(71) ἐκείνη μὲν ὡς ὁμοιομερῶν, ἧς δὲ νῦν ἐμνημονεύσαμεν,
ὡς ὀργανικῶν ἐστιν ἔνδειξις. εἰρήσεται μὲν δὴ καὶ περὶ
τῆς ἢ ὡς ὁμοιομερῶν, ἢ ὡς ὀργανικῶν σωμάτων ἐνδείξεως
ἐπὶ πλέον ἐν τοῖς ἑξῆς· ἐν δὲ τῷ παρόντι πάλιν ἐπὶ τὰς

confiderare oportet utrum ea in fuperiore parte fit, ita ut
fanies ex ea prona effluat, an in inferiore fic ut illic fiftatur.
Ejus igitur cui effluxus patet eadem quae aliorum curatio
eft; cui non eft, huic ipfi moliamur effluxum quendam oportet. Ejus duplex ratio eft, alias tota cavitate diffecta, alias
in fundo tantum aperta. Quando vero harum alterutra fit
jucunda, docebit tum locorum ipfa natura, tum vero ulceris magnitudo. Si namque et loca ipfa periculofam fectionem faciant et ulcus magnum fuerit, in fundo aperire magis expedit, fin contra fe habet, perfcindere praeftat. Deligatio vero ejus incipiat quidem fuperne, fed finiatur infra,
ubi fcilicet patet effluxus. Quod autem differentia ea ulcerum quae a vulneratis omnibus partibus fumitur ad indicandam curationem fit maxime opportuna, id in fuperioribus eft dictum; verum ea quidem ut fimilarium haec, autem
cuju nunc memini ut inftrumentalium eft indicatio. Sane
dicetur de ea quae vel ut fimilarium corporum vel ut inftrumentalium indicatio eft in fequentibus uberius. Nunc

230   ΓΑΛΗΝΟΥ ΘΕΡΑΠΕΥΤ. ΜΕΘΟΔΟΥ

Ed. Chart. X. [77. 78.]   Ed. Baf. IV. (71.)
οἰκείας διαφορὰς τῶν ἑλκῶν ἰτέον· εἶτ᾽ ἐγκάρσιον ἢ εὐθὺ,
καὶ μέχρι βάθους ἢ ἐπιπολῆς, καὶ μικρὸν ἢ μέγα διοριστέον.
τὰ μὲν γὰρ ἐγκάρσια διὰ τὸ τὰ χείλη μᾶλλον αὐτῶν διεστη-
κέναι τε καὶ ἀφεστηκέναι τῆς συναγωγῆς ἀκριβεστέρας δεῖται·
ὥστε καὶ ῥαφαῖς καὶ ἀγκτῆρσιν ἐπὶ τούτων χρηστέον. ὅσα
δὲ κατὰ τὰ μῆκος τῶν μυῶν ἐγένετο, ταῦτ᾽ ἐκ δυοῖν ἀρχῶν
ἐπιδῶν οὔτε ῥαφῶν οὔτε ἀγκτήρων δεήσῃ. εἰ δ᾽ ἄλλως ἐπιδεῖν ἐθελήσαις ἢ ἀγκτῆρσιν καὶ ῥαφαῖς, ἀρκέσουσιν ἢ ἐλάχι-
σται παντελῶς αἱ ῥαφαί. [78] καὶ τὰ μὲν μεγάλα τῶν ἑλκῶν
ἐπὶ μᾶλλον ξηραίνουσι θεραπεύσεις φαρμάκοις, εἴ τι τῶν
ἔμπροσθεν εἰρημένων μέμνησαι· τὰ δὲ σμικρὰ καὶ τὸ μετρίως
ξηραῖνον αὐτάρκως ἰάσεται. τὰ δ᾽ εἰς βάθος διήκοντα πάντως μὲν ἤδη καὶ μεγάλα, δεῖται δὲ τῆς ἐκ δυοῖν ἀρχῶν ἐπιδέσεως καὶ τοῦ μὴ προπετῶς κολληθῆναι τὰ χείλη· τὰ δ᾽ εἰς
βάθος τε καὶ μῆκος ἐπὶ πολὺ προήκοντα διχῇ τ᾽ ἂν εἴη μεγάλα καὶ διττὴν ἔχει τὸν ἔνδειξιν, ὡς καὶ τῶν πάνυ ξηραινόντων
δεῖσθαι φαρμάκων, καὶ μὴ συνάγεσθαι προπετῶς τὰ χείλη

ad proprias ulcerum differentias eſt redeundum ac de ipſo
ſeu transverſum ſit, ſeu rectum et profundum, ſeu ſuper-
ficiarium et parvum, ſeu magnum, definiendum. Transverſa
namque ulcera eo quod labra eorum magis diſſideant abſint-
que a ſeſe, conjungi diligentius poſtulant, ideoque tum ſuturis tum ſibulis in his utendum. Quae vero per longitudinem musculorum ſunt facta, haec ſi a duplici initio deliges, nec futuris nec fibulis egebis. Sin aliter deligare placebit, vel fibulis vel ſuturis utere, ſufficient autem pauciſſi-
mae omnino futurae. Et magna quidem ulcera ſi recte ea
quae prius dicta ſunt meminiſti, iis quae valentius ſiccent
medicamentis curabis, parva vero vel quae moderate ſiccent abunde ſanabuntur. Profunda vero ulcera omnino
etiam magna ſunt, voluntque tum a duobus initiis deli-
gari, tum vero nec labra ſua praepropere glutinari; at
quae profunda multum longaque ſunt, ut duplici ratione ſunt magna, ſic duplicem quoque indicationem prae-
ſtant; itaque et quae valenter ſiccent medicamenta poſtu-

καὶ ἐκ δυοῖν ἀρχῶν ἐπιδεῖσθαι καὶ ῥάπτεσθαι διὰ βάθους.
οὕτω δὲ κἄν εἰ πολλὰς ἐπιπεπλεγμένας ἴδοις διαφορὰς,
ἑκάστην ἰδίαν ἔνδειξιν ἔχουσαν, εἰ μὲν μὴ μάχοιντο, πάσαις
χρῆσθαι κράτιστον· εἰ δέ πῃ καὶ διαφέροιντο, πῶς χρὴ διορίζεσθαι περὶ τῶν τοιούτων εἴρηται μέν που κἂν τοῖς ἔμπροσθεν, εἰρήσεται δὲ κἂν τοῖς ἐφεξῆς ἐπιπλέον. ἤδη γὰρ
μοι καιρὸς εἶναι δοκεῖ καταπαύειν ἐνταυθοῖ τὸ τρίτον τῶνδε
τῶν ὑπομνημάτων. ἐν δὲ τῷ μετ᾽ αὐτὸ τετάρτῳ περὶ τῶν
ἅμα τοῖς ἕλκεσιν ὡς τὸ πολὺ γινομένων διαθέσεων ὁ λόγος
ἡμῖν ἔσται. συναναγράψομεν δ᾽ αὐταῖς καὶ τὰς τῶν προηγουμένων αἰτίων θεραπείας.

lant et ne immature labra conjungas et ut a duobus initiis
deliges et ut altis futuris confuas. Ad eundem modum et
fi multae fimul differentiae coierint, quarum fua cuique fit
indicatio, fi quidem inter fe minime pugnent, omnibus uti
maxime expedit; fin aliquatenus fecum pugnent quemadmodum diftinguere de talibus oportebit, dictum quidem alicubi in praecedentibus eft, locupletius tamen dicetur in fequentibus. Nunc enim finiendus hoc loco tertius hic liber
videtur. In quarto qui fequetur de iis affectibus qui ulcera comitari plurimum folent difceptatio erit. Tradentur
autem cum his etiam antecedentium caufarum curationes.

ΓΑΛΗΝΟΥ ΘΕΡΑΠΕΥΤΙΚΗΣ ΜΕΘΟΔΟΥ
ΒΙΒΛΙΟΝ Δ.

Κεφ. α'. Ἕν τι γένος ἦν νόσου καὶ ἡ τῆς συνεχείας
λύσις, ἐν ἅπασι μὲν τοῦ ζώου τοῖς μέρεσι γινομένη, προσαγορευομένη δ' οὐχ ὡσαύτως ἐν ἅπασιν. ἕλκος μὲν γὰρ ἐν
σαρκώδει μορίῳ, κάταγμα δ' ἐν ὀστῷ, σπάσμα δ' ἐν νεύρῳ
καλεῖται. τούτου δὲ τοῦ γένους ἐστὶ καὶ τὸ ἀπόσπασμα καὶ
τὸ ῥῆγμα καὶ τὸ θλάσμα, τὸ μὲν ἐν συνδέσμῳ γινόμενον, τὰ
δ' ἐν ἀγγείοις τε καὶ μυσὶν ἐκ βιαίας πληγῆς ἢ καταπτώσεως
ἤ τινος ἑτέρας ἰσχυρᾶς κινήσεως. ἡ δ' ἐκχύμωσις ὡς τὰ πολλὰ
μὲν ἅμα τῷ θλασθῆναί τε καὶ ῥαγῆναι γίνεται, συμπίπτει δέ

GALENI METHODI MEDENDI
LIBER IV.

Cap. I. Unum quoddam eſt genus morbi ipſa continuitatis ſolutio, quae licet omnibus animalis partibus incidat, non tamen unum nomen in omnibus ſortitur. Nam
quae in carnoſa parte ulcus, in oſſe fractura, in nervo
evulſio vocatur. Ejusdem generis ſunt et avulſio et ruptura et contuſio; illud in ligamentis fit, haec in vaſis mus-
culisque ex violento ictu vel gravi caſu vel alio quodam
valente motu. Quae vero ecchymoſis ut plurimum una
cum contuſione ruptioneque incidit. Accidit autem ali-

ποτε καὶ κατὰ ἀναστόμωσιν ἀγγείων καὶ τὴν καλουμένην ὑπό
τινων διαπήδησιν, ἕτερόν τι γένος συνεχείας λύσεως ὑπάρχουσαν τηνικαῦτα. καὶ μὴν καὶ κατὰ ἀνάβρωσιν ἐνίοτε διαφθείρεται τὸ συνεχὲς ἐν τοῖς τοῦ ζώου μέρεσιν· ἀλλ᾽ ἤδη μικτὴ
διάθεσις τοῦτο· συνεφάπτεται γὰρ ἑτέρου γένους νοσήματος,
ὑπὸ τὸ ποσὸν τῶν μορίων πεπτωκότος· ὥσπερ ἐπὶ τῶν κοίλων ἑλκῶν ἔμπροσθεν ἐδείκνυμεν. ἔστι γὰρ οὖν καὶ αὐτῶν
τούτων ἡ γένεσις διττὴ, ποτὲ μὲν ἐκ περιαιρέσεως ἀποτελου-
μένη, ποτὲ δὲ ἐξ ἀναβρώσεως· ἀλλ᾽ ἡ μὲν περιαίρεσις ὅπως
γίνεται πρόδηλον· ἡ δὲ ἀνάβρωσις εἰ μὲν ἔνδοθεν ἐξ αὐτοῦ
τοῦ ζώου τὴν γένεσιν ἔχει, χυμῶν ἐστι μοχθηρῶν ἔγγονος·
εἰ δὲ ἔξωθεν, ἐπὶ φαρμάκοις ἢ πυρὶ συνίσταται. καὶ [80] δὴ
καὶ προσέχειν χρὴ τὸν νοῦν, ὥσπερ καὶ πρόσθεν ἐλέγετο, καὶ
διορίζεσθαι τὰς ἁπλᾶς διαθέσεις τῶν ἐπιπεπλεγμένων· ἁπλῆν
μὲν γὰρ ἐφ᾽ ἁπλῷ νοσήματι καὶ τὴν θεραπείαν, οὐχ ἁπλῆν
δὲ ἐπὶ συνθέτῳ ποιεῖσθαι προσῆκον. ἥτις μὲν οὖν ἐστι μέθοδος ἐπὶ ταῖς τῶν συνθέτων ἰάσεσιν ἔμπροσθεν εἴρηται. χρὴ
δ᾽ οὐ τὸ καθόλου μόνον αὐτῆς ἐκμαθεῖν, ἀλλὰ κἂν τοῖς

quando et ex oris vaſorum apertione, *quam anaſtomoſin
vocant*, et ex ea, quae a nonnullis diapedeſis dicitur, quae
aliud quoddam hic ſolutae continuitatis genus eſt. Atque
etiam ex eroſione, *quam anabroſin vocant*, ſolvitur interdum in animalis partibus continuitas; verum is jam mixtus affectus eſt, ut qui aliud quoddam morbi genus adſciſcat
quod in quantitate partium conſiſtit, veluti ſupra cum de
cavis ulceribus egimus eſt monſtratum. Eſt enim horum
ipſorum duplex ortus alias ab exciſione, ſaepe ab eroſione
proveniens; verum exciſio quo pacto eveniat non latet, ero-
ſio ſi intrinſecus ab ipſo animali provenit, vitioſi ſicci ſoboles eſt, ſin extrinſecus, aut a valentibus medicamentis fit aut
ab igne. Et ſane, ut dictum ſupra eſt, diligenter mentem
attendere oportet et ſimplices affectus a compoſitis diſcernere; quum ſimplici morbo ſimplex adhibenda curatio ſit,
compoſito non ſimplex; at quaenam in compoſitis curandis
tenenda methodus ſit ſupra eſt dictum. Caeterum non tantum generalitatem ejus didiciſſe, ſed etiam in ſingulis ejus

κατὰ μέρος γεγυμνάσθαι. καὶ γὰρ οὖν κἂν τούτοις ἑτέρων
ἐστὶ χρεία μεθόδων πολλῶν ὡς ἂν εἴποι τις μερικῶν· ἐφ᾽
ἑκάστου γὰρ εἴδους νοσήματος ἴδιον εἶδός ἐστι μεθόδου. πάλιν οὖν ὅσον ὑπόλοιπόν ἐστι τῆς τῶν ἑλκῶν ἰάσεως, ἐν τῷδε
τῷ γράμματι λεγέσθω τὴν ἀρχὴν ἡμῖν ἐνθένδε ποιησαμένοις.
ἕλκος ἅπαν ἤτοι μόνον ἐστὶν αὐτὸ καθ᾽ ἑαυτὸ, μήτε συνεισ-
βαλούσης αὐτῷ διαθέσεως ἑτέρας μήτε προηγησαμένης μήτε
ἀκολουθησάσης, ἢ μετά τινος ἑτέρας ἤτοι μιᾶς ἢ καὶ πλειόνων
συνίσταται. καὶ τούτων τῶν διαθέσεων ἔνιαι μὲν οὐ μόνον
εὐθὺς ἐξ ἀρχῆς ἐποιήσαντο ἕλκος, ἀλλὰ καὶ νῦν ἔτι καὶ μεῖζον ἐργάζονται· τινὲς δὲ τὸν ὦν οὐκ ἄνευ λόγον ἔχουσιν ὡς
πρὸς τὴν ἴασιν· ἀλλὰ περὶ μὲν τούτων εἴρηται πρόσθεν, ὑπὲρ
δὲ τῶν μεῖζον ἐργαζομένων τὸ ἕλκος ἐν τῷδε λεχθήσεται.
διττὸς μὲν οὖν ὁ ἐπ᾽ αὐτῶν σκοπὸς, ἢ ἐκκόψαι τελείως ἐκ
τοῦ σώματος τὰς τοιαύτας διαθέσεις, ἢ νικῆσαι τὴν ἀπ᾽
αὐτῶν βλάβην. ἀλλὰ τοῦτο μὲν ἐπειδὰν σμικρὰ παντελῶς ἡ
διάθεσις ὑπάρχῃ, δυνατὸν ἐργάσασθαι· μεγάλης δ᾽ οὔσης τὸ
ἕλκος εἰς οὐλὴν ἀγαγεῖν οὐκ ἐνδέχεται, πρὶν ἐκείνην ἰάσα-

partibus exercitatum efle oportet, quum in his quoque aliis
non paucis methodis, ut ita dixerim, particularibus fit
opus, propterea quod cuique morborum fpeciei fua fit methodi fpecies; ergo quod reliquum eft ulcerum curationis in
hoc libro exequamur hinc fumpto initio. Omne ulcus aut
folam eft ipfamque per fe, nullo nec cum eo fimul inva-
dente, nec ipfum praecedente aut fequente alio affectu, aut
cum alio quopiam uno multisve confiftit; ac eorum affectuum
alii non modo ftatim ab initio ulcus excitarunt, fed etiam
nunc majus efficiunt, alii ejus fine quo non ut ad curandi
opus rationem obtinent; verum de his prius dictum eft, at
quae majus ulcus reddunt, de iis hoc volumine agetur. Duplex quidem in iis curationis fcopus eft, ut vel ejusmodi
affectus e corpore prorfus exinas, vel laefionem quam inferunt vincas. Verum hoc ubi exiguus plane affectus eft fieri
licet; ubi magnus efl, duci ad cicatricem ulcus prius non
poterit quam illi affectui remedium attuleris. Ergo qui-

σθαι. τίνες οὖν αἱ τοιαῦται διαθέσεις καὶ πόσαι σκεπτέον
ἡμῖν ἀκριβῶς ἐνθένδε ποθὲν ἀρξαμένοις ὅθεν κἂν τοῖς
ἔμπροσθεν ἠρξάμεθα.. πᾶν ἕλκος, εἴτε μετὰ κοιλότητος εἴτε
καὶ μόνον ὑπάρχει, τῆς θ' ὑποκειμένης σαρκὸς δεῖται κατὰ
φύσιν ἐχούσης καὶ μηδενὸς μεταξὺ παρεμπίπτοντος εἰς τὰ
κολληθησόμενα χείλη, καθάπερ πολλάκις γίνεται, τρίχα καὶ
ψάμμον καὶ ῥύπον, ἔλαιόν τε καί τι τοιοῦτον ἕτερον ἐμπο-
δίσαι τὴν κόλλησιν, ἀλλὰ ταῦτα μὲν οἷον συμπτώματά τινα
τῶν ἑλκῶν ἐστι, κωλῦσαι μὲν ὁπότε παρείη τὴν ἴασιν δυνάμενα, ποιῆσαι δ', εἰ μὴ παρείη, μὴ δυνάμενα. τῆς δ' ὑποκειμένης σαρκὸς ἡ διάθεσις αἰτίας λόγον ἔχει πρὸς τὸ γινό-
μενον· ἐξ αὐτῆς γὰρ καὶ δι' αὐτὴν ἥ τε κόλλησις τῶν διεστώτων καὶ ἡ σάρκωσις τῶν κοίλων γίνεται. χρὴ τοίνυν
ταύτην ἀκριβῶς κατὰ φύσιν ἔχειν, ἵν' ἑκάτερον ἐκείνων ἀμέμπτως ἐπιτελῆται· τὸ καλῶς δ' ἔχειν αὐτὴν κατὰ τὴν οἰκείαν
ὑπάρχει κρᾶσιν, ὥσπερ καὶ τοῖς ἄλλοις ἅπασιν. εὔκρατον
μὲν οὖν ἀκριβῶς εἶναι προσήκει τὴν ὑποκειμένην σάρκα πρὸς
κόλλησίν τε καὶ σάρκωσιν ἑλκῶν. ἆρ' οὖν ἀρκεῖ τοῦτο μόνον,

nam et quot numero ejusmodi affectus fint diligenter nobis
confiderandum eft, inde nimirum fumpto initio unde fupra
eft coeptum. Omne ulcus five folum fit, five una cum cavitate et fubjectam fibi carnem fecundum naturam habere
poftulat et ne quid inter oras conglutinandas interfit, quemadmodum faepe fit, ita ut pilus, arena, fordes, oleum, aliudve
id genus glutinationem prohibeat, caeterum haec ceu fymptomata quaedam ulcerum funt, et quae morari fanationem, fi
fint, poffunt, efficere, fi non fint, non poffunt. Subjectae vero
carnis affectus caufae rationem obtinet ad id quod efficitur,
quippe ex hac et per hanc tum quae diffident glutinantur
tum quae cava funt carne implentur. Ea ergo plane fecundum naturam fe habeat oportet, quo haec utraque citra laefionem perficiantur; atque ea recte quidem fe habuerit, fi
id quod reliquis etiam omnibus eft commune et proprium
temperamentum tueatur. Itaque temperatam effe fubjectam
carnem ad ulcera tum glutinanda tum carne implenda prorfus oportet. Numquid igitur hoc tantum fatis eft? an etiam

ἢ καὶ τὸ ἐπιῤῥέον αἷμα χρηστὸν· καὶ σύμμετρον εἶναι χρή;
ἐμοὶ μὲν καὶ τοῦτο παντὸς μᾶλλον ἀληθὲς εἶναι δοκεῖ· τό τε
γὰρ διεφθαρμένον αἷμα τοσοῦτον ἀποδεῖ πρὸς κόλλησιν ἢ
γένεσιν σαρκὸς ἐπιτήδειον ὑπάρχειν, ὥστ᾽ αὐτὸ πολλάκις
ἀναβιβρώσκειν καὶ ἑλκοῦν τὸ σῶμα· τό τε πολὺ πλάδον ἐν
τοῖς (72) ἡλκωμένοις περιττὸν ἐργαζόμενον ἐμποδὼν ἵσταται
ταῖς ἰάσεσιν, ὥς που καὶ πρόσθεν ἐδείκνυτο. καὶ τρεῖς οὗτοι
τρόποι τῶν δυσιάτων ἑλκῶν ἐοίκασιν ὑπάρχειν· ὅ τ᾽ ἐκ τῆς
δυσκρασίας τῆς ὑποκειμένης σαρκὸς καὶ ὁ ἐκ τῆς μοχθηρίας
τοῦ τ᾽ ἐπιῤῥέοντος αἵματος, καὶ τρίτος ὁ ἐκ τῆς ποσότητος. ἢ
οὐχ ᾧδε χρὴ τὴν διαίρεσιν, ἀλλ᾽ ᾧδὶ ποιήσασθαι μᾶλλον; ὡς
τῶν δυσιάτων ἑλκῶν τὰ μὲν διὰ τὴν δυσκρασίαν τῆς ἡλκωμένης σαρκὸς, τὰ δὲ διὰ τὸν ἐπιῤῥέοντα χυμὸν γίνεται τοι-
αῦτα· καὶ ὡς τῆς μὲν δυσκρασίας δύο ἔστωσαν διαφοραὶ,
ποτὲ μὲν ταῖς ποιότησι μόναις [81] οὐ κατὰ φύσιν ἐχούσης
τῆς ὑποκειμένης σαρκὸς, ἐνίοτε δὲ καὶ μετ᾽ ὄγκου τινὸς ἐπικτήτου. τῆς δ᾽ ἐπιῤῥοῆς ἕτεραι δύο, τό τε ποσὸν καὶ τὸ
ποιὸν τῶν ἐπιῤῥεόντων χυμῶν· ἐνίοτε δὲ καὶ μίγνυσθαι συμ-

fanguinem qui affluit et bonum et commoderatum elſe
oportet? Mihi id quoque multo maxime verum eſſe videtur; nam et qui corruptus fanguis eſt tantum abeſt ut ad
glutinandum et carne implendum fit utilis, ut etiam ipſe
nonnunquam corpus erodat atque exculceret, et multus
humor, quum in ulceribus excrementa creet, fanationem, ceu
prius diximus, moratur.   Atque hi tres aegre fanabilium
ulcerum modi elſe videntur, qui ex intemperie fubjectae
provenit carnis, qui ex vitio affluentis fit fanguinis, et tertius qui ex menfura confluentis nascitur   At non ita facienda divifio eſt, fed fic potius; nempe aegre fanabilium
rebelliumque ulcerum alia propter ulceratae carnis intemperiem, alia ob affluentem humorem talia fieri, tum intemperiem rurfus ipfam bifariam diduci, quum alias in qualitate
fola naturae modum egreſſa fubdita caro fit, alias etiam cum
acceſſorio quopiam tumore. Iam ipfum confluxum bipar-
tito etiam fcindi, nempe in confluentis fucci tum qualitatem tum quantitatem.   Interdum vero mifceri dictorum aſ-

βέβηκέ τινας τῶν εἰρημένων διαθέσεων, ἢ καὶ πάσας ἅμα.
χρὴ δ᾽ οὐ πασῶν δήπουθεν ἅμα λέγεσθαι τὴν μέθοδον τῆς
ἰάσεως, ἀλλ᾽ ἑκάστης ἰδίᾳ.

Κεφ. β᾽. Τῆς μὲν οὖν σαρκὸς αὐτῆς ἰάσῃ τὴν δυσκρασίαν, εἰ μὲν αὐχμώδης καὶ ξηρὰ φαίνοιτο, τέγγων εὐκράτῳ
πολλάκις ὕδατι. καθ᾽ ἑκάστην δὲ χρῆσιν ὁ σκοπὸς ἔστω σοι
τῆς καταντλήσεως, ὅταν πρῶτον εἰς ἐρευθός τε καὶ ὄγκον
αἴρηται τὸ μόριον, ἀφίστασθαι τηνικαῦτα· διαφορήσεις γὰρ
ὃ εἵλκυσας καταιονῶν ἐπιπλέον· ὥστ᾽ οὐδὲν ἔσται σοι πλέον.
ἀλλὰ καὶ τῶν φαρμάκων ἡ δύναμις ὑγροτέρα τις ἔστω τῆς
ἔμπροσθεν ἐπὶ τῆς ὑγιοῦς σαρκὸς παρηνημένης· εἰ δ᾽ ὑγροτέρα τοῦ κατὰ φύσιν ἡ σὰρξ φαίνοιτο, τὰ ἐναντία ποιητέον,
ἐπιτείνοντα μὲν τῶν φαρμάκων τὴν δύναμιν ἐπὶ τὸ ξηρότερον,
ὕδατι δὲ μηδ᾽ ὅλως χρώμενον· ἀλλ᾽ εἰ καὶ ἀποπλῦναι δέοι τὸ
ἕλκος, οἶνος, ἢ ὀξύκρατον, ἢ ἀφέψημα πόας αὐστηρᾶς παρα-
σκευαζέσθω. κατὰ ταὐτὰ δὲ τὴν μὲν θερμοτέραν τοῦ δέοντος
σάρκα ψυκτέον, τὴν δὲ ψυχροτέραν θερμαντέον. ἔσται δὲ
ἑκατέρα δήλη καὶ χροιᾷ καὶ ἁφῇ καὶ τῇ τοῦ κάμνοντος αἰσθή-

fectuum aut aliquos aut etiam pariter omnes. Porro tradenda eſt medendi methodus omnium ſimul, ſed cujusque
ſeorſum. Cap. II. Itaque carnis quidem intemperies ſi ſqual-
lens ſiccaque videatur, *eam* aqua temperata *fovens* ac
multoties humectans ſanabis. Quoties autem eo remedio
uteris, eſto tibi *perfuſionis* humectationisque ſcopus, ut
quum primum rubescit attolliturque partis moles, deſinas;
quippe ſi ultra perfundas, quod attraxiſti id evocabis, itaque nihil profeceris. Quin etiam medicamentorum humectandi facultas plenior eſto quam ut in ſana carne praeceptum eſt. Si vero humidior quam pro naturali habitu caro
fuerit, contraria ratio ineunda eſt, ac medicamentorum facultas ad ſiccius transferenda, aqua vero nullatenus admovenda, imo ſi lavandum ulcus videatur, vinum, aut poſca,
aut decoctum auſterae cujusquam herbae praeparandum.
Eodem modo et calidiorem quam par eſt carnis habitum
refrigerabis et frigidiorem calefacies. Agnoſces vero horum

σει· ποτὲ μὲν γὰρ πυρώσεως ὁμολογοῦσιν αἰσθάνεσθαι, ποτὲ
δ᾽ ἐπιδήλου τινὸς ψύξεως κατὰ τὸ μόριον· καὶ χαίρουσιν ἢ
τοῖς ψυχροῖς φαρμάκοις ἢ τοῖς θερμοῖς· καὶ τοῖς μὲν ἐρύθημα
λεπτὸν ἐπανθεῖ, τοῖς δὲ ἐπὶ τὸ λευκότερον ἢ χροιά. ταυτὶ
μὲν οὖν οὐ τῆς παρούσης ἐστὶ πραγματείας διορίζειν· οὐ γὰρ
διαγνωστικὴν μέθοδον, ἀλλὰ θεραπευτικὴν ἐνεστησάμεθα·
τῇ δὲ ἀκολουθίᾳ πως τοῦ λόγου συνεξέδραμεν· αὖθις οὖν
ἐπανέλθωμεν ἐφ᾽ ἅπερ ἐξ ἀρχῆς προὐθέμεθα. τῶν σὺν ὄγκῳ
τινὶ παρὰ φύσιν ἡλκωμένων μορίων ἰᾶσθαι χρὴ πρότερον
τὸν ὄγκον· ἥτις δὲ τῶν παρὰ φύσιν ἐστὶν ὄγκων ἁπάντων
ἴασις ἐν τοῖς ἑξῆς εἰρήσεται· νυνὶ δ᾽ ὅσον ἐξ αὐτῶν συνῆπται τῇ τῶν ἑλκῶν θεραπείᾳ ῥητέον. ἐπειδὰν τὰ χείλη μόνα
τῶν ἑλκῶν ἐπὶ πλέον ἀχροίας ἢ σκληρότητος ἥκοι, περιτέμνειν
αὐτὰ χρὴ μέχρι τῆς ὑγιοῦς σαρκός· ἐπειδὰν δὲ καὶ μέχρι
πλέονος ἡ διάθεσις ἐκτείνηται, σκέψις ἐνταῦθα γίνεται πότερα
περικοπτέον ἅπαν τὸ παρὰ φύσιν ἐστὶν, ἢ θεραπευτέον ἐν
χρόνῳ. καὶ δῆλον ὡς καὶ τῇ τοῦ κάμνοντος εἰς τοῦτο προσ-

utrumque partim colore, partim tactu, partim laborantis fenfu; quippe uftionem fentire fe fatentur, alias manifeftum
frigus iu parte, gaudentque vel frigidis medicamentis vel
calidis, et aliis quidem rubor levis infidet, aliis color magis albicat.　　Verum haec *diftinguere* praefentis propofiti
operis non eft; non enim in eo dignoscendi, fed medendi
methodum inltituimus; fed confequentia quadam fermonis
invitante digreffi in hanc fumus; rurfus igitur ad ea quae
propofuimus revertamur.　　Partium quae cum aliquo praeter naturam tumore exulceratae funt, earum prius fanan-
dus tumor eft; quae vero omnis praeter naturam tumoris
curandi ratio fit in fequentibus dicetur; nunc quantum
ejus rei conjunctum cum ulcerum curatione eft tractabitur.
Quum labra tantum ulceris decolorata durave plusculum
fuerint, excidenda ea funt ad fanam usque carnem; quum
vero amplius progreffus ejusmodi affectus eft, deliberatio
incidit excidendumne omne id quod praeter naturam eft,
an fpatio potius curandum.　　Proculque dubio eft aegri ani-

χρῆσθαι δεῖ προθυμίᾳ· τινὲς μὲν γὰρ ἐν χρόνῳ πλείονι θεραπεύεσθαι βούλονται χωρὶς τομῆς· ἔνιοι δὲ πᾶν ὁτιοῦν
ὑπομένειν εἰσὶν ἕτοιμοι τοῦ θᾶττον ὑγιᾶναι χάριν. οὕτω δὲ
κἀπὶ τῶν ἐπιῤῥεόντων τοῖς ἡλκωμένοις μέρεσι μοχθηρῶν χυμῶν ἡ μὲν ὡς ἡλκωμένων ἴασις ἐν τῷδε λελέξεται, ἡ δ᾽ ὡς
κακοχυμίας ἢ πλήθους ἐν τοῖς ἰδίοις ἐκείνων λογισμοῖς. ὅταν
οὖν ὀλίγῳ τε πλείω καὶ μὴ πολλῷ φαυλότερος ᾖ τοῦ κατὰ
φύσιν ὁ ἐπιῤῥέων τοῖς ἡλκωμένοις χυμὸς, ἀποτρέπειν αὐτὸν
καὶ ἀναστέλλειν προσήκει, στύφοντά τε καὶ ψύχοντα τὰ πρὸ
τῶν ἡλκωμένων χωρία. χρὴ δὲ καὶ τὴν ἐπίδεσιν ἄρχεσθαι μὲν
ἀπὸ τοῦ πεπονθότος, ἐπινέμεσθαι δὲ ἐπὶ τὸ ὑγιὲς, ὡς ἐν τοῖς
κατάγμασιν ἐκέλευσεν ὁ Ἱππο[82]κράτης. ἀλλὰ καὶ τὰ τοῖς
ἕλκεσιν αὐτοῖς προσαγόμενα φάρμακα ξηραντικώτερα τῶν
τοῖς ἁπλοῖς ἕλκεσι προσαγομένων ὑπαρχέτω. μὴ δυναμένης
δὲ ὑπὸ φαρμάκων κρατηθῆναι τῆς ἐπιῤῥοῆς, τὴν αἰτίαν αὐτῆς
ἐπισκεψάμενον, ἐκείνην ἐκκόπτειν πρότερον. εἰ μὲν οὖν δι᾽
ἀτονίαν τινὰ τοῦ δεχομένου τὸ ῥεῦμα μορίου τοῦτο συμβαίνει, ταύτην ἰατέον· εἴη δ᾽ ἂν ἔτι τοῦτο τῶν ἡλκωμένων

mum hoc cafu confulendum effe, aliqui enim longiore tempore curari citra fectionem malunt, aliqui quidvis fubire,
dummodo citius fanentur, funt parati. Ita vero et mali fucci,
qui ad exulceratam partem coniluit, ut ulcerans quidem eſt,
fanatio ejus hic dicetur, ut malignus fuccus eſt aut copia
redundans, in propriis ipforum locis *tractabitur*. Quum
ergo qui exulceratis partibus praeter naturam influit fuccus,
nec multo plus jufto, nec multo deterior fit, averti hunc re-
primique conveniet, adftrictis ſcilicet refrigeratisque iis partibus, quae ante exulceratam funt. Inchoanda quoque deligatio eſt a laborante ipfa parte deducendaque verfus fanam, ut in fracturis offium praecepit Hippocrates. Sed et
quae ulceribus ipfis admoventur medicamenta ficcent valentius oportet quam ea quae fimplici admoventur ulceri.
Quod fi fifti *compefcique* medicamentis influxus nequeat,
caufa ejus invefiiganda eſt atque haec prius adimenda. Ac
fiquidem ob partis fluxum recipientis imbecillitatem aliquam
id fiat, huic medendum eſt; fuerit autem haec ulceratae quo-

μορίων οἰκεία τις ἴασις· εἰ δὲ διὰ πλῆθος ἢ κακοχυμίαν ἤτοι
παντὸς τοῦ σώματος ἤ τινος τῶν ὑπαρκειμένων μορίων,
ἐκεῖνα πρότερον ἐπανορθωτέον. ἡ μὲν οὖν ἀτονία τοῦ μέρους, δι᾽ ἣν ἐπ᾽ αὐτὸ πλείους τοῦ δέοντος ἀφικνοῦται χυμοὶ,
πάντως μὲν ἐπὶ δυσκρασίᾳ γίνεται, οὐ μὴν ἁπάσῃ γε ἕπεται
ἀτονία δυσκρασίᾳ· καὶ διὰ τοῦτο πολλάκις μὲν αὐτὸ τοῦτο
μόνον ἡ ἡλκωμένη σὰρξ δύσκρατός ἐστιν, οὐ μὴν καὶ ἄτονος·
ἐνίοτε δ᾽ ἄμφω, δύσκρατός τε ἅμα καὶ ἄῤῥωστος· αἱ γὰρ ἐπιπλέον ἐκτροπαὶ τῆς δυσκρασίας ἀτονίας εἰσὶν αἰτίαι τοῖς
πεπονθόσιν. ἰατέον δὲ ταύτας, ὡς καὶ πρόσθεν εἴρηται, τὰς
μὲν θερμὰς ψύχοντα, τὰς δὲ ξηρὰς ὑγραίνοντα, καὶ τὰς μὲν
ψυχρὰς θερμαίνοντα, τὰς δὲ ὑγρὰς ξηραίνοντα· καὶ δὴ καὶ
κατὰ συζυγίαν εἰ ψυχρότερός τε ἅμα καὶ ὑγρότερος ὁ τόπος
εἴη, θερμαίνοντά τε καὶ ξηραίνοντα· κἀπὶ τῶν ἄλλων ὡσαύτως, ἀεὶ ταῖς κρατούσαις ποιότησι τὰς ἐναντίας προσάγοντα.
λογισμὸς δὲ τούτου τοιόσδε τὸ κατωρθωμένον ἅπαν οὐκ ἐν
ζώοις μόνον ἢ φυτοῖς, ἀλλὰ καὶ τοῖς ἄλλοις ἅπασι σύμμε-
τρόν τί ἐστι καὶ μέσον ἁπάντων τῶν διημαρτημένων· ὅτου

que partis propria quaedam curatio; fin propter fanguinis
copiam vitiofumve fuccum, vel corporis totius vel alicujus
fupra pofitarum partium, illa prius funt corrigenda. Ac
imbecillitas quidem partis, propter quam plus jufto fuccorum illi influit, omnino ab intemperie provenit, non tamen
omnem intemperiem fequitur imbecillitas, eoque fit ut exulcerata caro nonnunquam intemperata tantum fit, non
autem imbecilla, nonnunquam utrumque, et intemperata et
imbecilla; quippe imbecillitatis affectae partis valentior intemperiei depravatio caufa eft.   Hanc autem ficut prius
dictum eft, curabis utique calidam refrigerando, ficcam
humectando, frigidam calefaciendo, humidam ficcando; quod
fi per conjugationem frigidior pariter humidiorque locus fit,
calefaciendo pariter ac ficcando, et in aliis ad eundem modum vincentem qualitatem contraria femper oppugnando
Hujus rei ratio haec eft; quicquid rectum eft, non in animalibus modo plantisve, verum etiam aliis omnibus, id commoderatum eft, mediumque et omnis vitiofi exceffus expers;

ΒΙΒΛΙΟΝ Δ. 241

Ed. Chart. X. [82.]   Ed. Baf. IV. (72.)

γὰρ ἂν μήτ᾽ ἀφελεῖν ἔστιν μήτε προσθεῖναι μηδὲν ἢ μόριον
ἢ ποιότητα πάντη τοῦτ᾽ ἀμέμπτως ἔχει· τὸ δ᾽ ἀφαιρέσεως
τινὸς ἢ προσθήκης χρῇζον ἐκπέπτωκε μὲν ἤδη τῆς ἀρίστης
κατασκευῆς, ἐπανελθεῖν δ᾽ αὐτὴν ἑτέρως ἀμήχανον αὐτῷ
χωρὶς τοῦ τὸ μὲν περιττὸν ἀφελεῖν, τὸ δὲ ἐλλεῖπον προσθεῖναι. περὶ μὲν δὴ τῶν μορίοις τισὶν ἐλλειπόντων ἢ πλεοναζόντων ἕτερος λόγος· ἐν οἷς δὲ ἐπικρατεῖ τις ποιότης, εὐθὺς
μὲν ἐνταῦθα νενικῆσθαι τὴν ἐναντίαν ἀναγκαῖον, εὐθὺς δὲ
καὶ τὴν ἐπανόρθωσιν ἐκ τῆς τέως κεκρατημένης, αὖθις ἀν-
τεισαγομένης ἀνάγκη γίνεσθαι. ψύχων γὰρ τὸ τεθερμασμένον
ἅμα μὲν ἀντεισάξεις τὸ λοιπόν, ἅμα δὲ καὶ καθαρεῖς τὸ πλεονάζον. ὥστε ἀνάγκη πᾶσα τῶν κατὰ δυσκρασίαν τινὰ τοῦ
κατὰ φύσιν ἐξεστηκότων τὴν ἴασιν γίνεσθαι διὰ τῶν ἐναντίων
τῇ δυνάμει· οὕτω μὲν ἡ δι᾽ ἀτονίαν ὑπὸ ῥεύματος ἐνοχλου-
μένη σὰρξ, ἤ τι μόριον ἕτερον σαρκῶδες· ἐπειδὰν τὴν τῆς
δυσκρασίας πρότερον ἰαθῇ διάθεσιν, ἐφεξῆς δηλονότι καὶ τὴν
τῆς ἑλκώσεως ἰαθήσεται, οὐκ ἄλλως μὲν νῦν θεραπευθεῖσα

cui nec demere quicquam, nec adjicere non partem aliquam,
non qualitatem poſſis, prorſus id recte ac *citra noxam* ſe
habet: contra quod demi ſibi aliquid adjicive poſtulat, id
jam ab optimo ſtatu receſſit, ad quem utique redire aliter
non eſt niſi et quod ſupervacuum eſt tollatur et quod deficiens eſt adjiciatur. Ac de iis quidem quibus partes quaepiam abundant deficiuntve alibi ſermo erit; ubi vero
qualitas aliqua plus juſto invaluit, ibi et continuo vinci contrariam illi neceſſe et continuo vitium corrigi ex ea quae
victa ante eſt reſtituenda. Quippe refrigerans quod immodice incaluit una et quod deficit reſtitues, et quod ſuperat
diminues. Quare quae per intemperiem aliquam a naturali
ſtatu receſſerunt, eorum ſanationem per ea quae contraria
viribus ſunt fieri omnino eſt neceſſe, atque ad hunc modum
caro aliave carnoſa quaepiam pars quae fluxione humoris
ob imbecillitatem affligitur ſanari debebit; ubi intemperiei
affectum prius ſanaveris, deinde etiam exulcerationis affectum ſanabis, non aliter plane nunc curata intemperie

τὴν δυσκρασίαν, ἄλλως δ᾽ εἰ χωρὶς ἕλκους ἐπεπόνθει. ᾧ καὶ
δῆλον ὡς οὐχ ἕλκους ἐστὶν, ἀλλὰ δυσκρασίας ἴδιος ἡ τοιαύτη
πᾶσα θεραπεία. κατὰ δὲ τὸν αὐτὸν τρόπον, εἰ δι᾽ ἕτερόν τι
μόριον ἢ καὶ τὸ σύμπαν σῶμα πληθωρικὸν ἢ κακόχυμον
ὑπάρχον ἐπιῤῥέον τι τοῖς ἡλκωμένοις μέρεσι μοχθηρὸν ἰάσασθαι χρὴ πρότερον ἢ τὸ τοῦ ῥεύματος αἴτιον ἢ καὶ τὸ σύμπαν
σῶμα. κατὰ τοῦτ᾽ οὖν καὶ κιρσοὺς πολλάκις ὑπερκειμένους
τῶν ἡλκωμένων μορίων ἰασώμεθα πρότερον, ἵν᾽ ἐφεξῆς ἰασώμεθα τὸ ἕλκος, καὶ τῶν σπληνωδῶν τὸν σπλῆνα καὶ τῶν
ἄλλό τι μόριον ἐπίσημον πεπονθότων ἐκεῖνο πρότερον ἐκθε-
ραπεύσαντες, οὕτως (73) ἐπὶ τὴν τῶν ἑλκῶν ἴασιν ἀφικόμεθα.
ἀλλ᾽ οὐδεμία τῶν ἰάσεων τούτων αὐτοῦ τοῦ ἕλκους ἐστὶν,
ἀλλά τινος ἑτέρας διαθέσεως ἤτοι γεννώσης ἢ αὐξανούσης
τὸ ἕλκος.

Κεφ. γ΄. [83] Καὶ γὰρ αὖ καὶ τοῦτο καιρὸς διορίσασθαι ἤδη, τὸ μηδὲν τῶν προκαταρξάντων τῆς διαθέσεως
αἰτίων ἐνδείκνυσθαι τὴν θεραπείαν, ἀλλὰ τὴν μὲν ταύτης
ἔνδειξιν ἀπ᾽ αὐτῆς ἄρχεσθαι τῆς διαθέσεως, ἐξευρίσκεσθαι δὲ

quam fi citra ulcus incidiffet. Quo manifeftum fit non effe
ulceris, fed intemperiei propriam omnem ejusmodi curationem. Ad eundem modum fi aut alterius cujuslibet partis
occafione, aut etiam totius corporis plethorici, aut caco-
chymi exiftentis vitiofum aliquid exulceratis partibus in-
fluxerit, medendum prius eft vel ei, quod fluxionis eft
caufa, vel etiam toti corpori. Ita igitur et varices qui
faepe fupra exulceratum locum funt prius fanabimus, ut
deinde mox ulcus fanemus; etiam qui ex liene aut alia quavis notabili parte laborant, ipfa prius parte percurata mox
ad ulceris curationem accedemus. Caeterum nulla harum
curationum ipfius eft ulceris, fed alterius cujusquam affectus, qui ulcus vel gignit vel certe auget.

Cap. III. Nam illud quoque jam definiri tempeftivum *videtur*, nullam procatarcticarum *feu primitivarum*
caufarum curationis indicatricem effe, fed hujus indicationem ab ipfo affectu initium habere, quae vero particulatim

τὰς κατὰ μέρος ἐνεργείας ἀπό τε τοῦ πρώτου σκοποῦ καὶ
τῆς τοῦ πεπονθότος μορίου φύσεως καὶ τῆς τοῦ περιέχοντος
κράσεως, ὅσα τε ἄλλα τούτοις·ἐστὶν ὁμογενῆ. συνελόντι γὰρ
εἰπεῖν ἀπ᾽ οὐδενὸς τῶν μηκέτι ὄντων ἔνδειξιν τοῦ συμφέροντος ἔνεστι λαβεῖν. ἀλλ᾽ ἐπεὶ πολλάκις εἰς διάγνωσιν τῆς
διαθέσεως, ἀδήλου παντάπασιν ὑπαρχούσης καὶ τῷ λόγῳ
καὶ ταῖς αἰσθήσεσιν, ἀναγκαζόμεθα πυνθάνεσθαι περὶ τοῦ
προκατάρξαντος αἰτίου, δόκησις τοῖς πολλοῖς γίνεται κἀκεῖνο
συνενδείκνυσθαι τὴν ἴασιν· τὸ δ᾽ οὐχ οὕτως ἔχει. μαθήσῃ δ᾽
ἐναργῶς ἐφ᾽ ὧν ἐγχωρεῖ ἀκριβῶς γνῶναι τὴν διάθεσιν. εἴτε
γὰρ ἐκχύμωσις, εἴθ᾽ ἕλκος, εἴτε ἐρυσίπελας, εἴτε σηπεδὼν,
εἴτε φλεγμονὴ κατά τι μέρος ὑπάρχει, περιττὸν ζητεῖν τὸ
αἴτιον ποιῆσαν, εἰ μὴ καὶ νῦν ἔτι ποιεῖ· οὕτως γὰρ ἅμα τε
τὸ γεγονὸς θεραπεύσομεν ἤδη ἅμα τε τὸ ποιοῦν ἔτι ποιεῖν
διακωλύσομεν. εἰ δ᾽ ἐποίησε μὲν, ἀπηλλάγη δὲ, τὸ μὲν γεγονὸς
ἰασόμεθα, τὸ δὲ οὐκέτι ὂν οὐδ᾽ ἂν ἐκκόπτειν προαιρώμεθα,
δυνησόμεθα· τῶν μὲν γὰρ ὄντων αἱ θεραπεῖαι, τῶν δὲ ἔσεσθαι
μελλόντων αἱ προφυλακαί· τὰ δὲ μήτ᾽ ὄντα μήτε βλάψαι

funt agenda, haec tum a primo fcopo, tum vero ab aegrae
partis natura, tum ambientis temperie quaeque alia funt his
cognata inveniri. Nam ut breviter dicam a nullo eorum,
quae adhuc non permanent indicatio fumi ejus quod ex
ufu fit poteft. Sed quoniam ad affectus dignotionem, qui
omnino tum rationem tum fenfum lateat, faepe cogimur
de externa caufa inquirere, opinatur vulgus hanc quoque
fanationis rationem indicare, quod plane fecus eft. Apparet id liquido in iis quibus nosci affectus exacte poteft;
live enim ecchymofis, five ulcus, five eryfipelas, five
putredo, feu phlegmone in parte aliqua confiftat, fupervacuum eft caufam efficientem inquirere, nifi jam etiam
faciat; fic enim fimul quod jam factum eft curabimus, fimul quod adhuc facit, facere inhibebimus. Si vero fecit
illa quidem, caeterum jam abiit, utique quod factum eft
curabimus; quod adhuc non eft, nec fi velimus, fubmovere
id poffumus; rei namque praefentis eft curatio, ejus autem
quod futurum eft praecautio, *feu praefervatio*; quod vero

προσδοκώμενα καὶ τοῦ θεραπευτικοῦ καὶ τοῦ προφυλακτικοῦ
μέρους τῆς τέχνης ἐκπέπτωκεν. ὥστε οὔτε ἔνδειξις ἀπ᾽ αὐτῶν
ἐστιν εἰς θεραπείαν οὔτε προφυλακή τις, ἀλλ᾽ ἢ μόνον, ὡς
εἴρηται, πρὸς τὰς ἐκπιπτούσας τὴν ἡμετέραν ἐπίγνωσιν διαθέσεις ἡ γνῶσις τοῦ προκατάρξαντος αἰτίου χρησίμη, τοῖς
δ᾽ ἀπὸ τῆς ἐμπειρίας ἰατροῖς ὡς μέρος τῆς ὅλης συνδρομῆς,
ἐφ᾽ ᾗ τετηρήκασι τὴν θεραπείαν καὶ τὸ προκατάρξαν αἴτιον
ἐνίοτε προλαμβάνεται, καθάπερ ἐπί τε τῶν λυττώντων κυνῶν
καὶ τῶν ἰοβόλων ἁπάντων θηρίων, ἤδη δὲ καὶ τῶν δογματικῶν ἐκείνων, ὅσοι χωρὶς ἐνδείξεως λογικῆς ἀπὸ τῆς ἐμπειρίας
μόνης ὁμολογοῦσι θεραπεύειν τὰ τοιαῦτα. καὶ γὰρ καὶ τούτοις ὡς ἓν μέρος τῆς ὅλης συνδρομῆς τὸ προκατάρξαν αἴτιον
ζητεῖται, τοῖς δ᾽ ἐκ μὲν τῆς ἔμπροσθεν πείρας ἐγνωκόσι τῶν
ἰοβόλων θηρίων τὰς δυνάμεις, ἔνδειξιν δὲ θεραπείας ἀπ᾽
αὐτῶν λαμβάνουσιν, οὐκ εἰς ἔνδειξιν ἰάσεως τὸ προκατάρξαν
αἴτιον γνωσθὲν, ἀλλ᾽ εἰς τὴν τῆς παρούσης διαθέσεως ἐπίγνωσιν συντελεῖ. φέρε γὰρ ἐπίστασθαι μὲν τὸν ἰὸν τοῦ σκορ-
πίου ψυχρὸν εἶναι τῇ δυνάμει καὶ λαμβάνειν ὡς ἀπὸ ψυχροῦ

nec nunc laedit nec laefurum timetur, id ab utroque artis
munere, tum eo quod curat tum eo quod praecavet, excellit.
Quare neque indicatio ab hoc ad curationem ulla neque
praefervationis ratio fumitur; fed uti dictum eft, ad eos
tantum affectus qui noftram notitiam fugiunt externae caufae cognitio eft utilis; empiricis tamen ceu pars totius concurfus, in quo curationem obfervarunt, externa caufa interdum fumitur; veluti in iis qui a rabido cane et omnibus
qui a venenofis beftiis funt laefi; quin etiam ex dogmaticorum quoque numero iis qui fine rationali indicatione fola
experientia curare fe talia confirmant. Etenim his quoque
externa caufa ceu pars totius concurfus quaeritur, iis vero
qui ex priore ufu venenofarum animantium vim norunt
atque ab hac indicationem curationis fumunt, non fane
ad curationis indicationem conducit externa caufa cognita,
fed ad praefentis affectus cognitionem. Nam pone fciam
fcorpionis venenum frigida vi effe, fumamque veluti a fri-

BIBΛION Δ. 245

Ed. Chart. X. [83. 84] Ed. Baf. IV. (75.)

τὴν τῆς ἰάσεως ἔνδειξιν, ἔχειν δὲ μηδὲν μή πω σημεῖον ὅτι
τοιαύτη τις ἐν τῷδε τῷ σώματι διάθεσις ὑπάρχει, δῆλον γὰρ
ὡς εἰ πυθοίμην ὅτι σκορπίος ὁ πλήξας, ἐκθερμαίνειν πειράσομαι τό τε σύμπαν σῶμα καὶ τὸ νενυγμένον ὑπ᾽ αὐτοῦ
μόριον, οὐκ ἀναμείνας ἔτι τὴν πεῖραν, ἀλλ᾽ ἀπ᾽ αὐτῆς τοῦ
πράγματος τῆς φύσεως λαβὼν τὴν ἔνδειξιν. ἐδείχθη γὰρ ἐν
τοῖς περὶ φαρμάκων ὑπομνήμασιν, ἐν οἷς ἠξίωσα γεγυμνάσθαι πρότερον, ὅτῳ μέλλει τι καὶ τῶν νῦν λεγομένων ὄφελος
ἔσεσθαι, μηδεμίαν ἄνευ πείρας εὑρίσκεσθαι δύναμιν· ἦν γὰρ
ἂν δήπου μακάριον εἴ τις ἐκ τοῦ θεάσασθαι λιθάργυρον, ἢ
καστόριον, ἢ κανθαρίδας εὐθέως ἐγίνωσκεν αὐτῶν τὰς δυνάμεις. ἀλλ᾽ ὥσπερ ἐν [84] ἅπασιν αἱ διαμαρτίαι τοῖς ὑπερ-
βάλλουσι τοῦ μέτρου καὶ τοῖς ἐλλείπουσιν, οὕτω κἀνταῦθα
γίνονται· καὶ δὶς διὰ πασῶν, οὐχ ἅπαξ, ὡς ἔοικεν ἀντᾴδου-
σιν ἀλλήλοις οἵ τε μηδέ πω καὶ τήμερον ὁμολογοῦντες ἐπίστασθαί γε τὰς δυνάμεις τῶν φαρμάκων ἐπὶ τοσαύτῃ πείρᾳ,
οἵ τε καὶ πρὸς τῆς μιᾶς πείρας ἀξιοῦντες ἐπίστασθαι· καὶ
γὰρ καὶ τοῦτο προπετές, εἰ χρὴ προπετὲς εἰπεῖν τὸ ἀδύνα-

gido remedii indicationem, nullo tamen figno intelligam
talem effe in hoc corpore affectum, manifeſtum eſt, ſi ſcor-
pium percuſſiſſe didicero, quod calefacere tum corpus
totum tum punctam ab eo partem conabor, nulla amplius expectata experientia, ſed ab ipſa rei natura indicatione ſūmpta. Monſtratum enim in iis libris eſt qui de
medicamentis ſunt inſcripti, in quibus exercitatum effe cen-
ſui quisquis ex his commentariis fructum percipiet, nullam
ejusmodi facultatem ſine experientia inveniri; effet enim
profecto felicitatis cujusdam munus, ſi quis inſpecto lithar-
gyro aut caſtoreo aut cantharide protinus eorum vires in-
telligeret. Verum ſicut in omnibus peccata tum ab iis, qui
modum excedunt tum qui citra conſiſtunt committuntur, ita
nimirum hic quoque ac dis dia paſon, non femel, arbitror,
inter fe discordant et qui neque in hodiernum ufuque diem
affirmant ſciri medicamentorum facultates, idque poſt tantam experientiam, et qui ex una experientia ſciri eas cenſent; nam et hoc praecipitanter inconſulteque dictum eſt,

τον, καὶ θάτερον ἢ τελέως ἀναισθήτων ἐστὶν ἢ φανερῶς
ἐριζόντων. ἀλλὰ γὰρ, ὡς ἔφην, οὐ χρὴ νῦν περὶ τούτων
ἀκούειν ποθεῖν, εἰρημένων ἐπὶ πλέον ἔν τε τῷ τρίτῳ τῶν
περὶ κράσεων κἂν τοῖς περὶ φαρμάκων ὑπομνήμασιν· ἀλλ᾽
εἰς διάγνωσιν τῶν διαθέσεων ἔνια τῶν προκαταρξάντων
αἰτίων συντελεῖ· ἔνθα δ᾽ οὐδὲν λανθάνῃ τῆς παρούσης διαθέσεως, οἴχεται καὶ τοῦ προκατάρξαντος ἡ χρεία· εἴρηται
μὲν οὖν μοι κἂν τοῖς ἔμπροσθεν ὡς οὐ δεῖ συνάπτειν ἐς ταυ-
τὸν ἀμφοτέρας τὰς διδασκαλίας, ἀλλ᾽ ἰδίᾳ μὲν τὴν ἐμπειρικὴν,
ἰδίᾳ δὲ ποιεῖσθαι τὴν λογικήν. ἀναμεμνήσθω δὲ κἂν νῦν ὡς
ἐπειδὴ πρόκειται μόνην τὴν λογικὴν ἐν τοῖσδε τοῖς ὑπομνήμασι διελθεῖν, εἰ δὲ καὶ μὴ προσκέοιτό που περί τινος τῶν
λεγομένων, ὡς οὐχ ἁπλῶς ἐστιν ἀληθὲς, ἀλλὰ μόνοις τοῖς
κατὰ μέθοδον ἰατρεύουσιν, ἀκόλουθον αὐτῶν λογίζεσθαί
τινα τοῦτο καὶ προστιθέναι παρ᾽ ἑαυτοῦ. νυνὶ μὲν γὰρ ἡμεῖς
προσεθήκαμεν ὡς οὐδὲν τῶν προκαταρξάντων αἰτίων εἰς
ἔνδειξιν θεραπείας ἐστὶ χρήσιμον, ἀλλὰ εἰς διάγνωσιν ἐνίοτε

fi utique inconfultum eft quod fieri omnino non poteft, et
aliud *hominum* eft aut omnino attonitorum aut plane litigio-
forum. Verum de his, ut dixi, plura expectare nunc non
oportet, utpote de quibus dictum latius eft tum in tertio
de temperamentis tum in iis libris quos de medicamentis
infcripfimus; fed, *ut dixi*, ad dignoscendos affectus quaedam externarum caufarum conferunt; ubi vero praefentis
affectus nihil latet, nulla jam externae caufae eft utilitas.
Ac diximus quidem in fuperioribus non effe in idem conjungendas utrasque doctrinas, fed feorfum empiricen et
feorfum tradendam rationalem. Memoria autem tenendum
nunc quoque eft, quod quoniam propofitum nobis in his
commentariis eft folam rationalem tractare, quanquam ad
quaepiam horum quae dicimus non apponitur, quod abfolute vera non fint, fed folis iis qui methodo curant, aliquis tamen eorum id per fe ratiocinari ultroque apponere
debet. Nunc enim ipfi appofuimus nullam externarum
caufarum ad curationis indicationem conducere, fed ad affectus aliquando dignotionem fatentes externam caufam iis,

ΒΙΒΛΙΟΝ Δ. 247

Ed. Chart. X. [84]. Εd. Βαſ. IV. (73.)

διαθέσεως, ὁμολογοῦντες ὡς ἐν τοῖς ἐμπειρικῶς ἰωμένοις
ὁτιοῦν, ἔν τι τῶν τῆς ὅλης συνδρομῆς μορίων ἐστὶ καὶ τὸ
προκατάρχον αἴτιον, εἴτ᾽ οὖν λογικῶς τἄλλα θεραπεύοιεν
εἴτε δι᾽ ἐμπειρίας ἅπαντα· κατὰ δὲ τὸν ἐφεξῆς λόγον οὐκ
ἀναγκαῖον ἂν εἴη προσγράφειν τοῦτο. πάλιν οὖν ἐπὶ τὸ προκείμενον ἐπανέλθωμεν, ἀρχὴν ὁμολογουμένην λαβόντες ᾗ κἂν
τοῖς ἔμπροσθεν ἤδη κεχρήμεθα φάσκοντες, τὴν τῆς θεραπείας
δεομένην διάθεσιν αὐτὴν εἶναι τὴν τὸν πρῶτον σκοπὸν ἐν-
δεικνυμένην· ἐκ δὲ τούτου τἄλλα πάντα λαμβάνεσθαι. τούτῳ
δ᾽ ὅτι τῷ σκοπῷ κοινωνίαν οὐδεμίαν ἔχει τῶν προκαταρχόν-
των αἰτίων οὐδὲν ἐξ αὐτῶν μάλιστα τῶν ἑλκῶν, ὅθεν περ
ὁ λόγος ὡρμήθη, μαθήσῃ. γεγενήσθω γοῦν ἕλκος ἐξ ἀπο-
στήματος· ἀλλ᾽ εἰ τοῦτο, δῆλον ὡς ἐκ μοχθηρῶν χυμῶν· οὕτω
γὰρ εἴωθεν ἡ φύσις ἐν νόσοις ἐκκαθαίρουσα τὸ σῶμα τὸ
περιττὸν ἅπαν ὠθεῖν ἐπὶ τὸ δέρμα· καὶ τούτῳ μὲν οὖν ἑλκωθῆναι συμβαίνει, τῷ δ᾽ ὅλῳ σώματι ἐκκεκαθάρθαι. τίς οὖν
ἡ τῶν τοιούτων ἑλκῶν ἴασις; οἷα περ καὶ ἡ τῶν ἄλλων
ἁπάντων οἷς οὐκ ἐπιπλέκεται διάθεσις οὐδεμία κακοήθης.

qui empirice quidvis curant, unam eſſe partem totius con-
curſus, idque ſive ii ratione reliqua curant ſive omnia empirice, in iis autem quae deinceps ſcribentur non erit neceſſe hoc adſcribere. Rurſus igitur ad propoſitum redeamus, indubitatum illud principium praeſumentes, quo etiam
in praecedentibus ſumus uſi, ubi diximus primum ſcopum
quo medicus tendat affectum ipſum qui curari deſideret indicare, ex hoc vero et reliqua omnia ſumi. Quod vero
cum hoc ſcopo nulla externae cauſae ſocietas ſit, ex ipſis
maxime ulceribus a quibus ſermo eſt ortus intelliges. Ergo
generatum ſit ulcus ex abſceſſu, ſed ſi hoc ita ſit, ex vitioſis provenire ſuccis manifeſtum eſt, ſic enim in morbis facere natura ſolet, quum corpus expurgat, omne excrementum ad cutem trudit, atque hanc quidem ulcerari, totum vero corpus purgari accidit. Quaenam igitur eſt ejusmodi ulcerum ſanatio? quae reliquorum omnium, quibus
nullus affectus malignus eſt adjunctus. Verum ſi hoc ſic ſe
habet, manifeſtum eſt nullam eſſe ad curationem a cauſa

ἀλλ᾽ εἴ περ τοῦθ᾽ οὕτως ἔχει, δῆλον ὡς οὐδεμία παρὰ τῆς
ποιησάσης τὸ ἕλκος αἰτίας ἔνδειξις εἰς τὴν θεραπείαν ἐγένετο. καὶ μὴν εἴ περ ἔμενεν ἡ κακοχυμία, πάντως ἄν που
καὶ παρ᾽ αὐτῆς τὴν ἔνδειξιν ἐλάβομεν. ἀλλὰ καὶ ἄλλως ἄτοπον ἦν δεῖσθαι θεραπείας τὸ μηκέτ᾽ ὄν, ἢ ἐνδείκνυσθαι θεραπείαν τὸ μὴ δεόμενον αὐτῆς· ὥστε παντοίως ἄτοπον ἐκ
τοῦ προκατάρξαντος αἰτίου ἔνδειξιν λέγειν γίνεσθαι θεραπείας.
ἐπεὶ τοίνυν οὐ τοῦτο, δῆλον ὡς τὸ παρὸν αἴτιον ἔνδειξιν
ποιήσεται. τίς οὖν ἡ ἔνδειξις; ἀκριβολογουμένῳ μὲν ἡ προ-
φυλακτικὴ προσαγορευομένη, καταχρωμένῳ δ᾽ ἡ θεραπευ-
τική· καὶ γὰρ καὶ αὐτῶν τῶν ἑλκῶν τῆς ἰάσεως, εἴθ᾽ ἁπλῶς
ἕλκη μόνον εἴτε καὶ μετὰ κοιλότητος ὑπάρχει κατὰ τὸν
ἀκριβῆ λόγον ἡ ἴασις ἐκ τοῦ φεύγειν τε καὶ προφυλάττεσθαι
τὰ λυπήσοντα τὴν φύσιν ἀποτελεῖται. [85] καὶ ὅλως ἐφ᾽ ὧν
(74) τὸ γινόμενον αὐτῆς τῆς φύσεως ἔργον ἐστίν· ὡς κόλλησις
ἕλκους καὶ σάρκωσις, ἐκ τοῦ προφυλακτικοῦ γένους ἐστὶν ἡ
τῶν τοιούτων ἐπιμέλεια· ἀλλ᾽ ὅμως ἴασις λέγεται πρὸς ἁπάντων ἀνθρώπων. καὶ τούτῳ διώρισται τοῦ προφυλακτικοῦ

quae ulcus excitavit indicationem. Atqui fi vitiofus fuccus remaneret, omnino aliqua ab hoc quoque indicatio fumeretur. Verum alioqui etiam abfurdum effet fi curationem poftularet quod amplius non fit; aut fi curationem indicaret quod nullius indigeat; quare dicere indicationem
curationis ab externa caufa fumi omni modo eft abfurdum.
Quoniam ergo non ab hac, perfpicuum eft ab ea quae praes-
ens eft indicationem fore. At qualis tandem eft indicatio?
nempe ei qui exacte loquetur, prophylactica *five praecautio*
dicitur, ei vero qui abuti vocabulo volet curativa, quandoquidem ipforum etiam ulcerum, five tantum ulcera fimpliciter fint five etiam cum cavitate, fi quis diligenter aefti-
met ex fugiendis profpiciendisque iis quae naturae offi-
cient, fanatio perficitur. Et in fumma in quibus quod efficitur naturae ipfius opus eft, ut ulceris glutinatio et ex carne
impletio, prophylactici generis eft ejusmodi curatio, caeterum fanatio ab omnibus hominibus dicitur. Ideoque etiam
prophylacticae partis artis, in altero genere conflitutum eft,

BIBΛION Δ. 249

Ed. Chart. X. [85.]   Ed. Baf. IV. (74.)

μέρους τῆς τέχνης, τῷ διάθεσιν μὲν ὑπάρχουσαν ἤδη τινὰ
νοσερὰν ἐκκόπτεσθαι, κατὰ τὸ ἕτερον εἶδος τῆς προφυλακτικῆς, κωλύεσθαι δὲ γίνεσθαι τὴν μηδέπω γεγενημένην κατὰ
τὸ ἕτερον. ὥστε κᾀνταῦθα περὶ ὀνομάτων ἐρίζοντες ἀγνοοῦσιν οἱ νεώτεροι τῶν ἰατρῶν. ἐχρῆν δ᾽ αὐτοὺς, εἰ περὶ
πραγμάτων ἐσπούδαζον, ἐξευρεῖν ὡς δύο εἰσὶν αἱ πρῶται
διαφοραὶ τῶν ἐνεργειῶν τοῖς ἰατροῖς. ἢ γὰρ τὰς οὔσας ἤδη
διαθέσεις ἐξ ὧν πράττουσι θεραπεύουσιν, ἢ τὰς οὐκ οὔσας
γενέσθαι κωλύουσι. τὸ μὲν δὴ τὰς οὔσας ἐκκόπτειν, εἴτε τὰ
διακόπτοντα τὰς ἐνεργείας τῆς φύσεως ἐκποδὼν ποιουμένους
εἴτε καὶ αὐτούς τι διὰ τῶν φαρμάκων ἐργαζομένους, ἅπαντες ἄνθρωποι θεραπεύειν ὀνομάζουσι, τὸ δὲ κωλύειν γενέσθαι προφυλάττεσθαι. καὶ δὴ καὶ τὰ μετὰ κακοχυμίας
ἡλκωμένα θεραπεύουσιν οἱ λόγῳ τε καὶ μεθόδῳ τῇ τέχνῃ
προσιόντες, ἅμα μὲν ἐκείνην ἐκκαθαίροντες, ἅμα δὲ τὰ διακόπτοντα τὰς κινήσεις τῆς φύσεως ἀναιροῦντες. ἄμφω δ᾽
ἐστὶν ἀκριβολογουμένῳ ταῦτα προφυλακτικά. κωλύει γὰρ, ὡς
κᾀν τῷ πρὸ τούτου δέδεικται λόγῳ, πάντα τὰ τοιαῦτα ῥύπον
ἐπιτρέφεσθαι τοῖς ἕλκεσιν, ἢ ὑγρότητα πολλὴν, ἢ μοχθηράν.

quod morbofum affectum jam praefentem fubmovet, in altero quod eum qui nondum ur;et prohibet. Itaque hic
quoque juniores medici de nominibus contendere fe non intelligunt. Par autem erat, fi de rebus ftudiofi effent, illud
inveniffe, duas effe functionum medici primas differentias.
Aut enim eos qui nunc urgent affectus iis quae moliuntur
curant, aut eos qui non funt fieri prohibent. Ergo praesentes jam affectus tollere, five amovendis iis quae naturae
opus impediunt id fiat, five per medicamenta quid ipfi moliamur, omnes profecto homines curare dicunt, cavere autem ne accidant profpicere. Et fane ea quae fuccorum vitio funt exulcerata curant ii qui ratione ac methodo artem
adminiftrant, fimul illos purgantes, fimul ea quae naturae
motus impediunt auferentes, quorum utraque qui exacte
loquitur prophylactica vocat; vetant namque, ut in fuperiori oftenfum eft libro, omnia talia aut fordem ulceri aut
humiditatem nimiam vitiofamve innafci.

Κεφ. δ'. Οὐκ οὖν ἐν ὀνόμασι μικρολογεῖσθαι καλὸν,
ἀλλ' ἄμεινον εἰπεῖν τινα μέθοδον ἰάσεως ἑλκῶν, οἵαν ἡμεῖς
ἔν τε τῷ πρὸ τούτου λόγῳ κἂν τῷδε διεξῇμεν. ἐγὼ μὲν γὰρ
καὶ θαυμάζω τὴν ἀναισθησίαν τοῦ Θεσσαλοῦ, γράφοντος
ὡδί πως ὑπὲρ τῆς τῶν κακοηθῶν ἑλκῶν ἰάσεως· εἰσὶ δὲ σφόδρα ἀναγκαῖαι καὶ αἱ κοινότητες αἱ τῶν χρονίων ἑλκῶν καὶ μὴ
ὑγιαζομένων, ἢ κατουλουμένων καὶ πάλιν ἀναλυομένων·
πρὸς τῷ· ἐπὶ μὲν τῶν μὴ συμφυομένων σκέπτεσθαι τί ἐστι
τὸ ἐμποδίζον καὶ τοῦτ' αἴρειν, τὸ δ' ἐπουλούμενον καὶ ἀνα-
ξαινόμενον ἀναγκάζειν κρατεῖν τῆς οὐλ῀ς, μετασυγκρίνοντας
τὸ πάσχον μέρος, ἢ καὶ κοινῶς ὅλον τὸ σῶμα καὶ δυσπαθὲς
τοῦτο ποιεῖν διὰ τῶν τοῦτο δρώντων βοηθημάτων. ταυτὶ
μὲν οὖν ὁ Θεσσαλὸς ἐν τῷ περὶ χειρουργίας βιβλίῳ κατ' ἀρχὰς εὐθὺς προειπὼν ἐν τοῖς ἐφεξῆς ἐπὶ πλέον ὧδέ πως ὑπὲρ
αὐτῶν τούτων γράφει· τὰ δὲ χρόνια τῶν ἑλκῶν καὶ μὴ ὑγια-
ζόμενα, ἢ κατουλούμενα καὶ ἀναξαινόμενα ἐμφαίνει· τὰ μὲν
εἰς οὐλὴν μὴ συνερχόμενα ἐκκόπτειν τὰ κωλύοντα τὴν σύμ-

Cap. IV. Non igitur in nominibus anxie occupari
bonum eft, fed praeftantius aliquam ulcerum curandorum
methodum tradere, qualem, arbitror, ipfe tum fuperiori
libro tum in hoc praecipio. Ego namque vel ftupiditatem
Theffali demiror ita in ulcerum malignorum curatione
fcribentis: *Sunt autem perquam neceffariae et communitates ulcerum diuturnorum ac non fanefcentium aut
poft cicatricem inductam redeuntium, ad hoc ut in iis
quae non coalefcunt quidem aeftimetur quid fit quod prohibeat, idque tollatur, in iis vero quae poft cicatricem inductam renovantur, ut cicatricem tenere cogas, roborans
fcilicet vel affectam partem, vel etiam communiter totum
corpus, atque ne facile patiatur, id praeparans per ea
quae haec faciant praefidia.* Atque haec quidem Theffalus
quum in principio ftatim libri de chirurgia propofuiffet, poftea de iis ipfis latius ad hunc modum fcripfit: *diuturna ulcera et quae non fanefcunt, aut quae ad cicatricem perductu
denuo revertuntur, haec indicant: quae quidem ad cicatri-*

BIBΛION Δ. 251

Ed. Chart. X. [85. 86.]   Ed. Baf. IV. (74.)

φύσιν γίνεσθαι καὶ νεωτεροποιεῖν τοὺς πεπονθότας τόπους
καὶ παραπλήσια ποιήσαντας τοῖς νεοτρώτοις πάλιν ἐναίμως
ἰᾶσθαι, κἂν μὴ κρατηθῇ, παρηγορεῖν τὴν φλεγμονὴν καὶ τὴν
λοιπὴν προσάγειν ἐπιμέλειαν· τὰ δ᾽ εἰς οὐλὴν ἐρχόμενα καὶ
ἀναλυόμενα, κατὰ μὲν τοὺς παροξυσμοὺς καὶ τὰς ἑλκώσεις
ὁμοίως θεραπεύειν τοῖς προσφάτως φλεγμαίνουσι, καταπλάσμασι τοῖς παρηγοροῦσιν, ἕως ἂν παύσηται ἡ ἀγανάκτησις·
ἐνδούσης δὲ συνεργεῖν εἰς ἐπούλωσιν· μετὰ δὲ ταῦτα φοινίσσειν τὰ κύκλῳ μέρη, πλατὺν περιλαμβάνοντας τόπον τῷ
διὰ τοῦ νάπυος μαλάγματι, [86] ἤ τινι ἑτέρῳ μεταβάλλειν
δυναμένῳ, καὶ τὴν εὐπάθειαν ἀναιρεῖν. μὴ ληγόντων δὲ καὶ
κοινῶς ὅλου τοῦ σώματος ἐπιμέλειαν ποιεῖσθαι, μετασυγκρίνοντας αὐτὸ διὰ γυμνασίων ποικίλων καὶ αἰώρας καὶ ἀναφω-
νήσεως παρόντων ἐμπείρων, καὶ διαίτης κατὰ πρόσθεσιν
αὐξανομένης τε καὶ μειουμένης, ἀρχῆς ἐντιθεμένης διὰ τὸν
ἀπὸ ῥαφανίδων ἔμετον. χρῆσθαι δὲ καὶ τῇ τοῦ λευκοῦ ἐλλεβόρου δόσει καὶ τοῖς ἄλλοις ἅπασιν οἷς χρώμεθα ἐπὶ τῶν

cem non perveniunt, ut quae coitionem fieri vetant, aufe-
ras ac locum affectum noves; poſtquam ſimile recenti vulneri feceris, rurſus ut cruentum ſanes, quod ſi non procef-
ſerit,, ut phlegmonen mitiges et reliquam diligentiam adhibeas. Quae vero ad cicatricem veniunt et rurſus ſe
aperiunt, in acceſſionibus quidem et exulcerationibus, ut
ſimili modo cures iis quae recens phlegmone urget, ex
mitigantibus cataplasmatis, quoad ſedatus fuerit doloris
acerbitas; ubi deferbuit, adjuves ad cicatricem, poſt
haec ut partes circumpoſitas late complexus malagmate,
quod ex ſinapi fit compoſitum, rubere facias, aut alio quo-
pium quod mutare poſſit, ac ut minus malo pateant efficere. Quod ſi ita non ceſſent, etiam totius communiter
corporis curam habeas, ipſum per varias exercitationes
et geſtationes et vociferationes, adhibitis ſcilicet earum rerum peritis, roborans, etiam victus ratione gradatim tum
diminuta principio a vomitione per radiculas facto. Uteris etiam albo veratro aliisque omnibus quibus utimur in

252 ΓΑΛΗΝΟΥ ΘΕΡΑΠΕΥΤ. ΜΕΘΟΔΟΥ

Ed. Chart. X. [86.]   Ed. Baf. IV. (74.)

ὑπαγομένων διαίτῃ χρονίων καὶ δυσαποτρίπτων παθῶν.
αὕτη μὲν ἡ τοῦ Θεσσαλοῦ ῥῆσις. ἄξιον δὲ θαυμάσαι τἀνθρώπου τὴν ἀναισθησίαν ἢ τὴν τόλμαν· εἰ μὲν αὐτὸς ἑαυτὸν
ἀνέπεισεν ὡς ὀρθῶς λέγει, τὴν ἀναισθησίαν· εἰ δ' ἐπιστάμενος
ὡς οὐδὲν λέγει παρακρούεσθαι τοὺς ἀναγινώσκοντας ἅπαντας ἤλπικε, τὴν τόλμαν. ἐκ τῶν χρονίων ἑλκῶν, ὦ γεναιότατε,
τίς ἔνδειξις γίνεται θεραπείας; ἐγὼ μὲν γὰρ οὔτ' ἐκ τῶν
προσφάτων οὔθ' ὅλως ἐκ χρόνου κατ' οὐδὲν τῶν νοσημάτων
ἐξεῦρον οὐδεπώποτε τὴν θεραπείαν, ἀλλ' ἐξ αὐτῆς τῆς διαθέσεως, ἣν ἰᾶσθαί μοι πρόκειται. καθόλου γὰρ ἐὰν εἰς τὸν
χρόνον ἀποβλέπῃ τις, ὡς ἔνδειξιν παρ' αὐτοῦ λαμβάνειν, ἑτέραν μὲν πάντως ἡ δευτέρα τῶν ἡμερῶν, ἑτέραν δ' ἡ τρίτη
παρέξει τὴν ἔνδειξιν· οὕτως δὲ καὶ ἡ τετάρτη τῆς πέμπτης
ἑτέραν καὶ τούτων ἁπασῶν ἡ ἕκτη καὶ τῶν ἄλλων ἑκάστη
τῶν μετὰ ταύτας. ὥστ' οὐκέτι τὰς διαθέσεις ἃς θεραπεύομεν,
ἐπισκεψόμεθα καὶ παρ' αὐτῶν ἔνδειξιν ληψόμεθα; καίτοί γε
τούτου ἀλογώτερον οὐδ' ἐπινοῆσαι δυνατόν ἐστι. πῶς οὖν
ἀναγκαῖαι αἱ κοινότητες αἱ τῶν χρονίων ἑλκῶν εἰσιν, οὐδέν

iis qui diuturni aegreque fubmoti morbi victus rationi fub-
jiciuntur. Atque haec quidem eſt Theffali dictio. Operae
pretium vero eſt aeſtimare hominis vel ſtuporem vel audaciam; utique ſi recte ſe dicere ſibi perſuaſit, ſtuporem; ſin conſcius ſibi nihil dicere, imponere omnibus legentibus ſperat, audaciam. Ex diuturnis ulceribus quaenam eſt, o generoſiſſime
Theffale, curationis indicatio? Ego ſane neque ex his neque
ex recentibus, nec omnino a tempore in ullo morbo curationem unquam inveni, ſed ex ipſo quem ſanandum mihi pro-
poſui affectu. Prorſus enim ſi tempus ſpectabitur, tanquam
ab eo indicatio ſumatur, alteram omnino ſecundus, alteram tertius dies indicationem dabit, ad eundem modum et quartus
alteram a quinto et ab his omnibus ſextus et reliquis ſingulis qui poſt iſtos. Sic affectus quos curamus non ultra nobis ad conſiderationem proponentur, nec ab his indicatio
ſumetur, quo tamen nec cogitari quidem magis alienum a
ratione poteſt? Quomodo ergo neceſſariae ſunt diuturno-

γε ἐνδείκνυσθαι δυναμένου τοῦ χρόνου καθ᾽ ἑαυτόν; οὐ δήπου γὰρ ἐπειδὸν ὑπὸ κακοχυμίας ἕλκος ἀναβιβρώσκηται,
διάφορον ἔνδειξιν ἀπ᾽ αὐτοῦ ληψόμεθα μετὰ τέτταρας μῆνας
ἧς εὐθὺς ἐξ ἀρχῆς ἐλάβομεν. ἐγὼ μὲν οὐδ᾽ ἂν ἐάσαιμι χρονίσαι τὸ τοιοῦτον ἕλκος, ἀλλ᾽ εὐθέως ἀπὸ τῆς ἀρχῆς ἐκκό-
ψαιμι τὴν αἰτίαν αὐτοῦ. καὶ γὰρ καὶ γνωρίζειν δυνατόν ἐστι
τὴν διάθεσιν ἀπὸ τῆς ἀρχῆς ὡς τὰ πολλὰ, καὶ τὴν ἔνδειξιν
ἀπὸ τῆς διαθέσεως λαμβάνειν ἀναγκαῖον. ὁ χρόνος δὲ τί
πλέον ἡμᾶς διδάξει τοῦ τῶν ἡμερῶν ἀριθμοῦ μὰ τοὺς θεοὺς
οὐκ ἔχω συμβαλεῖν, πλὴν εἰ τοῦτο λέγειν ἠβουλήθη ὁ Θεσσαλὸς, ὡς εἰς διάγνωσιν τῶν τοιούτων ἑλκῶν ἀναγκαῖον
ἀναμεῖναι τὸν χρόνον. ἀλλ᾽ οὕτω γε πρῶτον μὲν ἂν ἰδιώτης
εἴη παντάπασιν, εἰ μηδέποτε πρὸ τοῦ χρονίσαι τὸ ἕλκος
ὁμολογεῖ διαγνῶναι δύνασθαι τὴν διάθεσιν. ἔπειτα δὲ σαφῶς ἂν ἔτι καὶ τοῦθ᾽ ὁμολογήσειεν, ὡς ἐξ ἄλλου μὲν ἡ τῆς
ἰάσεως ἔνδειξις, ἐξ ἄλλων δὲ ἡ διάγνωσις γίνεται τῆς διαθέσεως. ἔστω γάρ τι συμβάλλεσθαι τὸν χρόνον εἰς τὴν διάγνω-
σιν· ἀλλ᾽ ἥ γε ἔνδειξις τῆς ἰάσεως οὐκ ἐκ τοῦ χρόνου. τί γὰρ

rum ulcerum communitates, ubi nihil indicare tempus ipfum per fe poteft? non enim profecto, ubi a malis fuccis
eroditur, diverfam ex eo poft quatuor menfes indicationem
fumemus ab ea quam ftatim ab initio fumpfimus. Ego fane
nec finerem quidem ejusmodi ulcus diuturnum effe, fed
protinus in principio caufam ejus adimerem. Nam et noffe
affectum a principio plerumque licet, et indicationem ab
affectu fumi eft neceffe. Tempus vero quid amplius quam
dierum numerum docere nos poffit, non hercle poffum
conjicere; nifi id voluit Theffalus, ad ejusmodi ulcera nos-
cenda tempus omnino effe manendum. Verum fic primum
idiota prorfus fit, fi videlicet fateatur non prius agnoscere
fe affectum quam ulcus inveteraverit. Deinde illud quoque aperte fateatur oportet, ex alio fuggeri fanationis indicationem, ex aliis praeberi affectus dignotionem. Nam
efto, conferat aliquid tempus ad dignotionem, certe indicatio
curationis a tempore non fumitur. Quid enim ad rem per-

ἂν εἴη πρὸς ἔπος, εἴ τι χρονίζει τῶν ἑλκῶν, ἐκκόπτειν τὰ
κωλύοντα τὴν σύμφυσιν γίνεσθαι καὶ νεωτεροποιεῖν τοὺς πεπονθότας τόπους; εἰ γὰρ διὰ ῥεῦμα κακόηθες, ὦ γενναιότατε,
τὰ χείλη τοῦ ἕλκους ἐν διαθέσει τινὶ γέγονε, τί πλέον ἕξομεν, ἂν περικόψωμεν αὐτὰ πρὶν ἰάσασθαι τὸ ῥεῦμα; μεῖζον
ἐργασόμεθα δηλονότι τὸ ἕλκος, ὥσπερ καὶ ποιοῦσιν ἔνιοι
τῶν ὁμοίως ἐκείνῳ θεραπευόντων ἕλκη. τῆς γὰρ αἰτίας μενούσης τῆς καὶ πρότερον αὐτὰ σκληρὰ καὶ τυλώδη ποιησάσης οὐδὲν ἔσται πλέον ἐκ τοῦ περιτέμνειν ἄλλο γε ἢ μέγεθος
ἕλκους· πάλιν γὰρ ἐκεῖνα τὰ περιτμηθέντα τοῖς πρότερον
ὁμοίως ἔσται τυλώδη καὶ σκληρά. καίτοί γ' οὐδ' αὐτὸ τοῦτο
προσέθηκεν ὁ σοφώτατος Θεσσαλός, ὡς ἐκκοπτέον ἐστὶ τὰ
τυλώδη καὶ σκληρὰ καὶ κακόχροα τῶν ἡλκωμένων μορίων,
[87] ἀλλ' ἁπλῶς ἐκκόπτειν κελεύει τὰ κωλύοντα τὴν σύμφυσιν καὶ νεωτεροποιεῖν. εἰ μὲν οὖν ἐκκόπτειν τὰ κωλύοντα
τὴν σύμφυσιν αἴτια συνεβούλευε, παλαιός τ' ἂν ἦν ὁ τοιοῦτος
λόγος, ἐγώ τε οὐδὲν ἂν ἐμεμφόμην αὐτῷ, παρῄνηται γὰρ
ὑπὸ πάντων σχεδὸν τῶν παλαιῶν (75) ἰατρῶν, ὅσοι γε λόγῳ

tineat, fi quod ulcus inveteravit, adimere quae coitionem
impediant et novare locum qui affligitur? Nam fi propter
fluxionem malignam, vir inepte, ulceris labra hoc vel illo
modo funt affecta, quid commodi erit, fi ea excideris ante
quam fluxioni fistendae confulueris? Vide licet ulcus latius efficies, veluti nonnulli faciunt eorum qui fimiliter ut
tu ulcera curant. Siquidem caufa quae ea et dura et callofa prius reddidit adhuc manente nihil aliud ex his exci-
dendis accedet quam ulceris amplificatio; quippe illa ipfa
quae excideris perinde et dura et callofa rurfus erunt atque ea quae prius. Quanquam ne id ipfum quidem adjecit
fapientiffimus Theffalus, callofa et dura et decolorata exulceratae partis excidenda effe, fed et abfolute abfcindi
quae coitionem morantur jubet ac novari. Ac fi quidem
fubmovere caufas quae glutinationem morantur fuaderet, et
vetus ea ratio effet nec ipfe eum accufarem; praecipitur
enim ab omnibus fere antiquis medicis, quicunque ratione

BIBΛION Δ. 255

Ed. Chart. X. [87.]   Ed. Baſ. IV. (75.)

τινὶ καὶ μεθόδῳ περὶ θεραπείας ἑλκῶν ἔγραψαν, ὡς ἐκκοπτέον ἐστὶ τὰς ἐργαζομένας αἰτίας αὐτά, καθάπερ, οἶμαι, καὶ
τῶν ἄλλων ἁπάντων νοσημάτων. οὐ γὰρ δὴ ἐπὶ μὲν τῶν
ἑλκῶν ἔτι μενούσης τῆς ποιούσης αὐτὰ αἰτίας κάλλιον ἐκείνην πρότερον ἐκκόπτειν, ἐπὶ δὲ τῶν ἄλλων νοσημάτων οὐ
κάλλιον, ἀλλ' ἐπὶ πάντων ἁπλῶς ὧν τὸ ποιοῦν ἔτι πάρεστιν
ἀπ' ἐκείνου τῆς θεραπείας ἀρκτέον. εἰ δὲ τὰ κωλύοντα τὴν
σύμφυσιν οὐκ ἐπὶ τῶν αἰτίων ἁπάντων ὅσα τοῦτο πέφυκε
δρᾷν, ἀλλ' ἐπὶ τῶν χειλῶν εἴρηκε μόνον, ὡς ἐξ ὧν ἐπιφέρει
δῆλός ἐστιν, πλέον ἀγνοεῖν ἔοικεν ἢ γινώσκειν εἰς ἑλκῶν
ἴασιν. εἴη μὲν γὰρ ἄν ποτε καὶ τοῦτο μόνον αἴτιον τοῦ μὴ
θεραπεύεσθαι τὸ ἕλκος· εἴη δ' ἂν οὐδὲν ἧττον, ὡς εἴρηται,
καὶ ἡ χωρὶς ὄγκου παρὰ φύσιν ἐν τοῖς ἡλκωμένοις μέρεσι δυσκρασία καὶ ἡ μετ' ὄγκου μέν τινος, ἀλλ' οὐ πάντως τοῦ γε
περιτομῆς δεομένου· καὶ πρὸς τούτοις ἔτι σκιῤῥὸς ὑπερκεί-
μενος, ἢ σπλὴν μέγας, ἤ τις ἐν ἥπατι κακοπραγία καὶ χωρὶς
τούτων ἁπάντων ἀτονία τοῦ μέρους αὐτοῦ τοῦ πεπονθότος,

quadam ac methodo de ulcerum curatione ſcripſerunt, cauſas quae illa creant abſcindendas eſſe aeque, arbitror, ut
caeterorum omnium morborum. Non enim in ulceribus
manente adhuc cauſa ea efficiente, hanc prius tolli expedit,
in aliis morbis non expedit, ſed omnino in omnibus in
quibus effectrix cauſa adhuc manet, ab hac inchoanda curatio eſt. Quod ſi quae coitionem impediunt, non dixit
de omnibus cauſis quae eam impedire poſſunt, ſed de labris tantum, veluti ex iis quae ſubjecit oſtendit, plus certe
neſcire quam ſcire eorum quae ad ulceris curationem ſpectant videtur. Quippe fieri aliquando poteſt, ut et haec
cauſa ſola ſit quominus ſaneſcat ulcus; poteſt etiam, ut
dictum eſt, cauſa eſſe et quae citra tumorem praeter naturam ſit in exulceratis partibus intemperies, et quae cum
tumore quidem aliquo conjuncta ſit, non tamen qui omnino ſibi labra excidi deſideret; poteſt et ſcirrhus ſuperja-
cens, vel lien auctior, vel in jecinore vitium aliquod prae-
terque haec omnia imbecillitas partis aegrae, quae ipſa quo-

ἐπίτασις οὖσα δυσκρασίας καὶ ἥδε· καὶ μὲν δὴ καὶ ἡ καθ᾽
ὅλον τὸ σῶμα κακοχυμία μέγιστον τῶν αἰτίων ὅσα λυμαί-
νεσθαι τοῖς ἕλκεσι πέφυκεν. ἐνοχλεῖ δ᾽ οὐδὲν ἧττον αὐτοῖς
καὶ ἡ καλουμένη πληθώρα. τούτων ἕκαστον εἰ κελεύοι ἐκκόπτειν Θεσσαλὸς, ἐπαινῶ τὸν ἄνθρωπον, ὡς ἑπόμενον τοῖς
παλαιοῖς· εἰ δὲ τὰ χείλη μόνον, ἓν ἐκ πολλῶν ἔγνωκε, ὃ μηδὲ τοὺς αἰπόλους λανθάνει. εἰ γὰρ σκληρὰ καὶ τετυλωμένα
καὶ πελιδνὰ καὶ μέλανα καί τινα ἄλλην ἐπίσημον ἄχροιαν
ἔχοντα θεάσαιτό τις αἰπόλος ἕλκους χείλη, πάντως τολμήσει
περικόπτειν αὐτά. καὶ γάρ τοι καὶ προχειρότατόν ἐστι τὸ
περικόψαι· μεῖζον δέ γε καὶ τεχνικώτερον ἰᾶσθαι φαρμάκοις.
Θεσσαλὸς δὲ οὔτε τῶν ὑπὸ φαρμάκων δυναμένων μαλαχθῆ-
ναι χειλῶν εἰς γνῶσιν ἧκέ ποτε, καὶ γὰρ καὶ λέγουσιν αὐτὸν
ἀποστῆναι τελέως τοῦ τοιούτου μέρους τῆς τέχνης, ὥσπερ
οὖν ἐμφαίνει καὶ αὐτὸς, οὔθ᾽ ὅλως ἐμπειρίαν ἢ λογικὴν ἐπιστήμην ἔοικεν ἔχειν οὐδενὸς φαρμάκου· καθότι καὶ τοῦτο διὰ
τοῦ περὶ φαρμάκων ἐνδείκνυται βιβλίου. ἀλλὰ περὶ μὲν τῶν
ἐν ἐκείνοις οὐκ ὀρθῶς εἰρημένων ἐπὶ προήκοντι τῷ λόγῳ

que intenfa quaedam eft intemperies, quin etiam vitiofus in
toto corpore fuccus maxima caufarum quae noxam ulceribus inferre poffunt. Vexat fane non minus ulcera et quae
plethora vocatur. Horum quodque fi adimi Theffalus jubeat, laudo hominem ceu veteribus fubfcribentem; fin labra tantum, unum novit ex multis, fed quod nec caprarios
lateat. Quippe fi caprarius ulceris labra dura et callofa et
livida et nigra et alio quopiam notabili coloris vitio videat,
prorfus ea circumcidere non dubitabit. Eft enim circumcidere res promptiffima, majus vero quippiam atque artis egens
medicamentis fanare. Theffalus autem nec quae labra molliri
medicamentis poffunt unquam novit; quippe fatentur eum
penitus hanc artis partem declinaffe ita utique, ut ipfe quoque indicat, nec omnino experientiam rationalemve fcientiam
de ullo medicamento vifus eft habere, quod ipfum quoque ex
libro ejus de medicamentis oftenditur. Verum de iis quae
ibi non recte ab eo funt prodita in progreffu operis dicemus;

ΒΙΒΛΙΟΝ Δ. 257

Ed. Chart. X. [87. 88.]   Ed. Baf. IV. (75.)

διαλέξομαι· περὶ δὲ τῆς τῶν χρονίων ἑλκῶν ἰάσεως, ἣν ἐν
τῇ προγεγραμμένῃ ῥήσει Θεσσαλὸς ἐποιήσατο, πρόκειταί
μοι τό γε νῦν εἶναι διελθεῖν. ἄμεινον μὲν ἦν δήπου μὴ χρόνια
καλεῖν, ἀλλὰ κακοήθη ταῦτα, καὶ τὴν φύσιν αὐτῶν ἐκδιη-
γήσασθαι καὶ τὰς αἰτίας τῆς γενέσεως εἰπεῖν καὶ τὴν θεραπείαν ἑκάστου, τὴν μὲν ὡς ἐφ᾽ ἕλκει κοινὴν ἁπάντων αὐτῶν
οἵαν ἐν τῷ τρίτῳ γράμματι διῆλθον· ἰδίαν δ᾽ ἐφ᾽ ἑκάστου,
κατὰ τὸ τῆς ἐργαζομένης αἰτίας εἶδος, ὡς ἐν τούτῳ τῷ λόγῳ
διωρισάμην. ὁ δὲ οὐδὲν τούτων ποιήσας καὶ νεωτεροποιεῖν
τοὺς ἡλκωμένους τόπους ἀξιοῖ καὶ παραπλήσια τοῖς νεοτρώτοις ἀπεργασάμενος ἐναίμους ἰᾶσθαι. τοῦτο μέν γε ναὶ μὰ
τὸν Ἀσκληπιὸν ἐναργῶς ἄν τις γνωρίσειε τοῖς ἔργοις τῆς
τέχνης ἐγγεγυμνασμένος, ὡς ὑπ᾽ ἀνθρώπου γέγραπται ταῦτα
μηδέποτε προνοήσαντος ἕλκους. ἐναίμως ἰᾶσθαι δύναταί τις,
ἕλκος χρόνιον ὅμοιον τοῖς νεοτρώτοις ἐργασάμενος, ἀγκτῆρσι
συναγαγὼν, ἢ ῥάψας αὐτοῦ τὰ χείλη· ἢ τούτων μὲν οὐδενὶ,
ἐναίμῳ δέ τινι φαρμάκῳ καὶ μόνῃ σὺν αὐτῷ θαῤῥήσας ἐπιδέσει; [88] τίς οὐκ οἶδεν ὡς πᾶν ἕλκος κακόηθες εὐθὺς καὶ

nunc de diuturnorum ulcerum fanatione, quam in prius pofita dictione tradidit, paramus differere. Sane melius fuerat non diuturna, fed cacoethe ea vocaffe, tum naturam eorum narraffe et caufas generationis eorum expofuiffe cura-
tionemque cujusque, primum quidem communem omnium
quatenus ulcera funt, qualem in tertio libro descripfi, deinde privatam cujusque pro efficientis caufae fpecie, veluti in
hoc libro docui. Hic quum nihil horum fecerit et novan-
dum ulceratum locum cenfeat, et ubi inftar recentis vulneris
fecerit, ut cruenta fanandum. Hoc fane per Aesculapium,
quis operibus artis exercitatus evidentiffime intelliget ab eo
effe fcriptum qui nunquam ulcus curavit. Sanarene ulcus
diuturnum ut cruentum quisquam poteft, ubi id fimile recenti vulneri fecerit? utrumne labris ejus fibula adductis,
an futura conjunctis, an potius horum nullo, fed medicamento quod cruentis fit aptum et cum hoc fola deligatura
fretus? Quis eft qui non norit ulcus omne cacoethes fta-

κοῖλόν ἐστιν, ὡς ἂν ἐξ ἀναβρώσεως γενόμενον; ἆρ᾽ οὖν, ὦ
σοφώτατε Θεσσαλὲ, πρὶν σαρκωθῆναι τὸ κοῖλον ἕλκος, εἰς
σύμφυσιν ἀχθῆναι δύναται; ἢ οὐ τοῦτ᾽ ἔστι τὸ ἐναίμως
ἰᾶσθαι; μάτην τοίνυν αὐτὸς σὺ τῶν κοίλων ἑλκῶν τὸν σκοπὸν οὐ κόλλησιν, ἀλλὰ πλήρωσιν ἔγραψας. εἰ δὲ καὶ μὴ δι᾽
ἑαυτὸ κοῖλον ἦν ἅπαν ἕλκος κακόηθες, ἀλλά τοί γ᾽ ἐν τῷ
νεωτεροποιεῖν, αὐτοῦ τὰ χείλη περικόπτοντας ὡς σὺ κελεύεις,
ἐξ ἀνάγκης οἶμαι καὶ κοῖλον γίνεται καὶ πλείστην ἴσχει τῶν
χειλῶν τὴν διάστασιν· ὥστ᾽ οὐκ οἶδα πῶς ἔτι κολλήσεις αὐτὸ
καὶ συμφύσεις ἐναίμως. εἰ γὰρ προσάγειν ἐπιχειρήσεις βιαίως
τὰ διεστῶτα πάμπολυ χείλη, φλεγμανεῖ μὲν ἐξ ἀνάγκης, οὐ
συμφύσεται δέ. τούτου καὶ μόνου συνιέναι μοι δοκεῖ καὶ Θεσ-
σαλός· ἐπιφέρει γοῦν, κἂν μὴ κρατηθῇ, παρηγορεῖν τὴν φλεγμονήν. ἄμεινον δὲ ἦν γράψαι καὶ μὴ κρατηθέντων παρηγορεῖν τὴν φλεγμονήν, ἐξ ἀνάγκης γὰρ οὐ κρατηθήσεται. ἀλλ᾽
εἰ καὶ τοῦτο συγχωρηθείη τῷ Θεσσαλῷ καὶ παρέλθοιμεν αὐτὸ
καὶ μὴ λίαν ἀκριβῶς ἐξετάζοιμεν, ὅτι γε τελέως ἀποκεχώρηκε

tim etiam cavum eſſe, ut ex roſione natum? Numquid igitur, ſapientiſſime Theſſale, fieri poteſt ut coalescat cavum
ulcus priusquam cavitas carne ſit impleta? an non eſt hoc
ut cruentum ſanare? Ergo ipſe tu fruſtra cavorum ulcerum curandorum indicationem non eſſe glutinationem, ſed
impletionem ſcripſiſti. Quod ſi etiam non eſſet ex ſe cavum omne ulcus cacoethes, certe dum, ut tu praecipis, ex-
ciſis videlicet labris, ut cruentum efficitur, ex neceſſitate
cavum fit, maximamque conquirit labrorum diſtantiam, adeo
ut non videam quomodo id glutines et coire ut cruentum
facias. Nam ſi adducere violenter labra, quae plurimum
diſtant, tentabis, phlegmonen neceſſario accerſent nec coa-
lescent, id quod tantum intelligere mihi Theſſalus videtur;
ſubdit enim: ſi non fuerint victa, ut phlegmonen mitiges.
Satins vero fuerat ſcribere, quum non vincentur, ut phlegmonen mitiges, nam neceſſe eſt non eſſe vincenda. Verum
ut hoc quoque Theſſalo donetur atque id tranſeamus, nec
valde anxie examinemus, illud cuivis apertum eſt, quod a

τῆς κοινότητος ἧς αὐτὸς ὑπέθετο πρόδηλον παντί. εἰ γὰρ τὸ
ἐμποδίζον ἐξαιρήσομεν, οὐδὲν ἔτι περὶ τῆς τῶν χρονίων ἑλκῶν
ὡς χρονίων κοινότητος ληψόμεθα. ἀλλ᾽ ἔστω καὶ τοῦτο. θεασώμεθα δὲ τὰ ἐφεξῆς, γράφει γοῦν ὧδε· τὰ δ᾽ εἰς οὐλὴν ἐρχόμενα καὶ ἀναλυόμενα κατὰ μὲν τοὺς παροξυσμοὺς καὶ τὰς
ἑλκώσεις ὁμοίως θεραπεύειν τοῖς προσφάτως φλεγμαίνουσι.
μετὰ δὲ ταῦτα φησί· φοινίσσειν τὰ κύκλῳ μέρη τῷ διὰ τοῦ
νάπυος μαλάγματι. τί φῂς, ἄνθρωπε, κἂν δριμὺ, κἂν θερμὸν
ῥεῦμα τὸ φερόμενον ᾖ, φοινίσσειν χρὴ νάπυϊ τὸ μόριον; ἵν᾽
ὅπερ ἐν πολλῷ χρόνῳ πάσχειν ὑπὸ τοῦ ῥεύματος ἔμελλεν, ὑπὸ
τοῦ Θεσσαλείου ταχέως πάθοι φαρμάκου, πᾶν ἑλκωθέν τε
καὶ ἀναβρωθέν; τὰς γὰρ διὰ ψύξιν ἢ ὑγρότητα πολλὴν ἄνευ
θερμασίας ἐπιφανοῦς ἀτονίας τῶν μερῶν φοινιγμοῖς ἐθερά-
πευον οἱ παλαιοί. σὺ δ᾽ ἐξῆς ἐπὶ πάντων χρᾷ, πρῶτον μὲν
αὐτὸ τοῦτο μὴ διορισάμενος, εἴτε δι᾽ ἀτονίαν τοῦ μέρους,
εἴτε διὰ κακοήθειαν τοῦ ῥεύματος, οὐ θεραπεύεται τὸ ἕλκος.
ἔπειτα δ᾽ ὑπαλλάττων τὴν τάξιν. ὅταν γὰρ κατακαύσας τῷ

communitate quam ipfemet tradidit prorfus receffit. Nam
fi quod obftat auferemus, nihil amplius de communitate
diuturnorum ulcerum qua diuturna funt fumemus. Sed
detur hoc quoque. Videamus quae fequuntur; fcribit enim
ad hunc modum: *Quae ad cicatricem veniunt rurfus fe
aperiunt, haec in acceffione et ulceratione fimiliter curabis
iis quae recenter vexata phlegmone funt.* Poft haec fub-
dit: *malagmate quod ex finapi femine fit, circumpofitis
partibus ruborem excitandum.* Quid ais, homo, etiamfi acre
et calidum fit quod influit, rubefieri partem ex finapi femine oportet? ut quod in multo tempore contrahere ex
fluxione debebat, id ftatim ex Theffalio medicamento obtineat, tota videlicet ulcerata atque erofa? Nam veteres eas
partium imbecillitates quae vel ex frigore vel plurimo humore citra manifeftum calorem acciderant phoenigmis cura-
bant. Tu in omnibus deinceps uteris, primum nullo facto
difcrimine, propterne partis imbecillitatem, an propter
fluxionis malitiam non fanetur ulcus. Deinde ordinem in-

νάπυϊ τὸ μέρος ἀνύσῃς μηδὲν, ἐπὶ τὴν τοῦ παντὸς σώματος
ἔρχῃ θεραπείαν· ἔμπαλιν δ᾽, οἶμαι, καὶ τῷ λόγῳ καὶ τῇ πείρᾳ
περὶ τούτων ἔγνωσται, τὸ σύμπαν σῶμα πρότερον ἀπέριττον
ἐργασαμένους τολμᾷν ἐπιφέρειν τι τῷ μορίῳ θερμαῖνον καὶ
δριμὺ φάρμακον. ἕλκειν γὰρ ἐφ᾽ ἑαυτὰ πέφυκεν ἐξ ὅλου τοῦ
σώματος ἅπαντα τὰ τοιαῦτα δίκην σικύας. ἐὰν μὴ φθάσῃς
κενώσας αὐτὸ, χορηγίαν ῥεύματος ἐγκαταλείψεις τῷ δριμεῖ
φαρμάκῳ. τοῦτο καὶ τοῖς ἐμπειρικοῖς ἰατροῖς ὡμολόγηται
καὶ τοῖς δογματικοῖς· τοῦτο καὶ τοῖς ἀρίστοις ἐδόκει τῶν
φιλοσόφων· ἐπειδὴ γὰρ κἀκείνων μέμνηται Θεσσαλὸς, οὐ
χεῖρον αὐτοὺς ἐπικαλέσασθαι μάρτυρας, ὡς ὀφθαλμὸν οὐκ
ἐγχωρεῖ καλῶς ἰάσασθαι πρὸ τῆς ὅλης κεφαλῆς, οὐδὲ ταύτην ἄνευ τοῦ παντὸς σώματος. οὕτως Ἀριστοτέλης καὶ
Πλάτων ἐγίνωσκεν ὑπὲρ νοσημάτων ἰάσεως· οὕτω δὲ καὶ
Ἱπποκράτης καὶ Διοκλῆς καὶ Πραξαγόρας καὶ Πλειστόνικος
καὶ πάντες οἱ παλαιοί. Θεσσαλὸς δὲ μόνος ἔμπαλιν ἐπὶ
τὸ διὰ τοῦ νάπυος ἥκει φάρμακον πρῶτον· εἶθ᾽ ὕστερον
ἐπιμελεῖται τοῦ παντὸς σώματος· οὔκουν οὐδ᾽ ἐνταῦθα

vertis. Nam quum finapi partem ufferis, nec quicquam
profeceris, tum ad corporis totius curationem accedis; quum
contra, ut arbitror, tum ratione tum experimento de iis fit
ftatutum, ut toto prius corpore a fupervacuis liberato, tum
calidum aliquod acreque medicamentum parti admovere fit audendum; quippe ejusmodi medicamenta omnia cucurbitae ritu
ad fe trahere a toto corpore funt habilia. Itaque nifi id
prius vacuaveris, materiam fluxionis acri medicamento relinques. Hoc enim tum empirici medici fatentur tum dogmatici, hoc phlilofophorum optimi fenferunt; nam quum
eorum quoque meminerit Theffalus, non alienum fit eos citare teftes, quod oculum recte fanare ante totum caput
non licet, neque hoc ante totum corpus. Sic Ariftoteles ac
Plato de morborum curatione fenferunt; fic fane et Hippocrates et Diocles et Praxagoras et Pliftonicus et veteres univerfi. Theffalus vero folus non fic, fed primum ad medicamentum ex finapi venit; poft de toto corpore folicitus

φρονίμως οὐδὲν ὑποτιθέμενος. [89] ἐνὸν γὰρ ἅπαξ ἐκκενώσαντα τὸ σῶμα καθαίροντι φαρμάκῳ, μετὰ τοῦτο χρηστῶς
ἀνατρέφειν, ἀναφωνήσεώς τε μέμνηται καὶ γυμνασίων αἰωρή-
σεών τε καὶ διαίτης ἐκ περιόδου μεταβαλλομένης (76) καί
τινος ἀπὸ ῥαφανίδων ἐμέτου· κἄπειτα τὸν κολοφῶνα τούτοις
ἐπάγει, τὸν ἐλλέβορον αὐτὸν, ὁ χωρὶς περιεργίας ἐπαγγειλά-
μενος ἅπαντα θεραπεύειν. ἐγὼ δ᾽ οὐδ᾽ ἐπινοῆσαι δύναμαι
πῶς ἄν τις χεῖρον, ἢ μακρότερον, ἢ περιεργότερον ἕλκος
ἰάσαιτο. φέρε γὰρ, ἵν᾽ ὥσπερ ἔργῳ πολλάκις ἑωράκαμεν, οὕτω
καὶ τῷ λόγῳ πλάσωμεν ἄνθρωπον ἰάσεως ἕλκους κακοήθους
δεόμενον. ἔστω τις ὑγιαίνων μὲν τἄλλα, κνησάμενος δ᾽
ἐξαίφνης ὁτιοῦν μόριον, εἰ βούλει πῆχυν, ἐγειράτω παραχρῆμα
φλύκταιναν· εἶτ᾽ αὖθις καὶ αὖθις κνησμῶδες γιγνέσθω ταὐτὸ
τοῦτο μόριον· ἐκραγείσης δὲ τῆς φλυκταίνης ἕλκος κακό-
χρουν, ἀνωμάλως ἀναβιβρωσκόμενον γενέσθω· καὶ ταῦτ᾽ ἐν
τρισὶν ἢ τέτταρσιν ἡμέραις ἀπὸ τῆς ἀρχῆς συμπιπτέτω. λεγέτω δή τις ἐνταῦθά μοι τῶν Θεσσαλείων ἰατρῶν ὅντινα
χρὴ τρόπον ἰᾶσθαι τὸ τοιοῦτον ἕλκος. ἐγὼ μὲν γάρ φημι

eſt, ne hic quidem prudenter quicquam docens. Nam
quum liceat corpore medicamento purgante ſemel vacuato,
mox ſalubri victu ipſum reficere, hic vociferationum meminit exercitationumque et geſtationum et victus certo ambitu
mutati, tum vomitionis ex radicula, mox ſummam his imponit ipſum veratrum, idem ſcilicet qui ſine ullo magno negotio omnia ſanare promiſit. Ego vero ne intelligere quidem poſſum, quomodo quisquam aut deterius, aut majoris
temporis diſpendio, aut inani magis opera ulcus ſanaverit.
Age igitur ſicut uſu nonnunquam vidimus, ſic verbis quoque hominem fingamus, cui ſanari ulcus cacoethes ſit opus.
Eſto aliquis qui caetera quidem ſit ſanus, ſed ex ſcabenda
derepente quapiam parte, veluti brachio, puſtulam ſtatim
excitarit, mox eadem ipſa pars iterum pruritu vexetur pu-
ſtulaque dirupta ulcus decolor inaequaliter eroſum gigna-
tur, atque haec in tribus quatuorve diebus a principio inciderint; dicat mihi hic quispiam ex medicis Theſſaliis, quonam pacto ſanare ejusmodi ulcus conveniat. Ego namque

262 ΓΑΛΗΝΟΥ ΘΕΡΑΠΕΥΤ. ΜΕΘΟΔΟΥ

Ed. Chart. X. [89.]　　　　　　　　Ed. Baf. IV. (76.)

κακόηθές τε πάντως ὑπάρχειν αὐτὸ καὶ διὰ τοῦτο συνεπι-
σκέψομαι παραχρῆμα τὴν τοῦ παντὸς σώματος διάθεσιν,
ὁποία τίς ἐστιν. εὑρήσω γὰρ ἔκ τε τῶν περὶ τὸ ἕλκος συμπτωμάτων κἀκ τῶν περὶ σύμπαν τὸ σῶμα φαινομένων σημείων, ὁποῖος μάλιστα τὴν ἰδέαν ἐστὶν ὁ πλεονάζων χυμός·
καὶ τοῦτον ἐκκενώσω φαρμάκῳ παραχρῆμα· καὶ οὐκ ἀνα-
μενῶ τὸν πῆχυν ὅλον τἀνθρώπου διάθεσίν τινα κακοήθη
καὶ δυσίατον σχεῖν. οἱ δ' ἀπὸ τοῦ Θεσσαλοῦ, τὰς ἐκείνων
δηλονότι φυλάττοντες ὑποθήκας, πρῶτον ἀναμενοῦσι χρόνιον γενέσθαι τὸ ἕλκος, ἵν' εἰς τὴν θαυμαστὴν ἐμπέσῃ κοινότητα νῶν χρονίων ἑλκῶν, ὥσπερ οὐκ ὂν ἄμεινον μακρῷ
κακοηθῶν ἑλκῶν, ἀλλὰ μὴ χρονίων ἐνδεικτικὴν θεραπείας
ὑποθέσθαι κοινότητα. εἶτα δυοῖν θάτερον, ἢ ἐκκόψουσι καὶ
νεωτεροποιήσουσι καὶ συνάξουσιν ὡς εἰς κόλλησιν, ἢ πρῶτον
μὲν τῷ διὰ τοῦ νάπυος χρήσονται φαρμάκῳ, τούτου δ' ἀνύ-
σαντος μηδὲν ἐπὶ τὰς ἀναφωνήσεις τε καὶ τὰς αἰωρήσεις καὶ
τὰ ἄλλα γυμνάσια καὶ τὰς τῆς διαίτης κατὰ περιόδους μεταβολὰς ἀφίξονται· κἄπειτα καὶ τοῖς ἀπὸ ῥαφανίδων ἐμέτοις

cacoethes omnino id dico, et ob id qualis fit totius corporis
affectus ftatim confiderabo; inveniam namque tum ex ulceris ipfius fymptomatis tum ex fignis totius corporis apparentibus, cujus maxime generis fit is qui redundat fuccus,
atque hunc medicamento protinus educam, nec protraham
dum totus hominis cubitus affectum quendam malignum re-
bellemque curatione contrahat. At Theffali fectatores, ipfius videlicet praecepta fervantes, primum expectabunt dum
ulcus inveteratum fit, quo in mirificam illam inveteratorum
ulcerum communitatem recidat, quafi non longe melius effet malignorum ulcerum, non autem inveteratorum communitatem quae curationem indicaret tradere. Mox duorum alterum, aut excident et ceu recens vulnus reddent ac
veluti ad glutinandum partes ejus adducent, aut primum
quod ex finapi conficitur medicamento utentur, quo non
proficiente ad fublatas voces et geftationes et reliquas exercitationes et victum per circuitus mutandum confugient; ab

ΒΙΒΛΙΟΝ Δ. 263

Ed. Chart. X. [89.]   Ed. Baf. IV. (76.)

χρήσονται, καὶ μηδὲ τούτων ἰασαμένων τὸ ἕλκος ἑλλέβορον
δώσουσιν· ἂν δὲ μηδ᾽ οὗτος ἀνύσῃ μηδὲν, ἀποπέμψουσιν
εἰς Λιβύην τὸν ἄνθρωπον· ἔτι γὰρ τοῦτ᾽ ἔδει προσγεγραφέ-
ναι τὸν Θεσσαλὸν ἐπὶ τῇ θαυμαστῇ τῶν ἑλκῶν τῶν κακοηθῶν ἰάσει. κατατρίβει γοῦν ἐν ἀναφωνήσεσιν, αἰώραις τε
καὶ τοῖς τοιούτοις ὥσπερ καχεξίαν, ἀλλ᾽ οὐ κακοχυμίαν θεραπεύων. καὶ τί θαυμαστὸν, εἰ μήτε γνωρίζειν ὁμολογοῦσιν
ἄρτι συνιστάμενον ἕλκος κακόηθες, ἀναμένουσί τε χρόνιον
αὐτὸ γενέσθαι καὶ πολλάκις μὲν ἐπουλωθῆναι, πολλάκις δ᾽
ἀναλυθῆναι πρὸ τοῦ γνῶναι τί ποιητέον ἐστὶν, ὅπου καὶ
τοὺς ὁπωσοῦν πυρέξαντας ὑπερβάλλειν ἀξιοῦσι τὸν διὰ
τρίτης ἡμέρας ἤτοι γενησόμενον ἢ μὴ γενησόμενον παρο-
ξυσμόν· οὕτως ἀκριβῶς ἄρα τὴν περὶ κρίσεων ἐκμεμαθήκασι
θεωρίαν, ἢ τῆς μελλούσης ἀκμῆς τοῦ νοσήματος ὑπάρχουσι
προγνωστικοί. τί δὴ συμβαίνει πολλάκις; ἐπὶ τῆς κλίνης
κατασήπεσθαι τοὺς ἀνθρώπους ὑπ᾽ αὐτῶν, ἀπηλλάχθαι δυναμένους εὐθὺς ἐν τῇ δευτέρᾳ τῶν ἡμερῶν. ο᾽χ ἅπαξ γὰρ
ἡμεῖς, ἢ δὶς, ἢ τρὶς, ἀλλὰ μυριάκις αὐτοί τε πολλοὺς τῶν

iis vomitionem ex radicula movebunt, quod fi his ulcus
non fanabitur, veratrum dabunt; fin nec id profecerit, hominem in Libyam ablegabunt; nam id quoque adjicere debuit Theffalus, poft eximiam illam contumacium ulcerum
curationem.   Itaque in vociferationibus, geftationibus et
aliis ejusmodi immoratur, quafi malum habitum corporis,
non vitium humorum curent.   Et quid miri fi tum fatentur fe ulcus cacoethes noviffime confiftens non noffe; tum
vero, dum fit inveteratum ac faepe cicatricem ducat, faepe
fe aperiat, manent, antequam quid facto opus fit intelligant;
ubi etiam eos qui quoquo modo febricitent acceffionem, quae
tertio die futura, non futurave eft, tranfire cenfent; adeo
videlicet ad unguem contemplationem de crifi pernoverunt,
aut fummum morbi incrementum futurum profpicere poffunt.   Quid igitur faepe accidit? Nempe tabescere in lectu-
lis horum culpa homines, qui ftatim fecundo die explicari
potuiffent.   Non enim femel nos aut bis terve, fed fex-

πυρεξάντων ἐλουσάμεθα, ἅμα τῷ ·παύσασθαι τὸν πρῶτον
παροξυσμόν· τούς τε διδασκάλους ἡμῶν ἐθεασάμεθα ταὐτὸ
τοῦτο ποιοῦντας· ἀδεῶς τε τοῦ λοιποῦ διαιτᾶσθαι συνεχωρήσαμεν, ὡς οὐκ ἄν ἔτι πυρέξοντας, οὓς ὁ σοφώ ατος Θεσσαλὸς, ὁ τὴν πρώτην [90] διάριτον ἐξευρὼν, ἐταρίχευσεν ἄν
ὅλαις, οἶμαι, τρισὶ λιμοκτονήσας ἡμέραις· εἶθ᾽ οὕτως ἔθρε-
ψεν ἄν, οἶμαι, δηλαδὴ μετρίως τεταρταίους. εἶτα κατ᾽ ὀλίγον
ἀνακομίζων μόλις ἑκταίους ἢ ἑβδομαίους ἀπέλυσεν ἄν ἐπὶ
τὰ συνήθη τοὺς ἅπαξ πυρέξαντας. οὕτως ἀεὶ κατασήπουσι
τοὺς ἀνθρώπους ἐν τοῖς πάθεσι, κἂν ἀπαλλαγῆναι ῥᾳδίως
αὐτῶν ἦν δυνατόν. ὀλιγίσταις οὖν ἡμέραις οἷόν τε θεραπευθῆναι κακόηθες ἕλκος ἀρχόμενον ὁ Θεσσαλὸς εἰς ἐνιαυτὸν
ἢ καὶ πλείονα χρόνον ἐκπίπτειν ἐᾷ. τὸ γὰρ ἀναμένειν πολλάκις μὲν αὐτὸ συνουλωθῆναι, πολλάκις δ᾽ ἀναλυθῆναι, ἵν᾽
εἰδῇ εἰ κακόηθες, κἄπειτα τῆς θεραπείας ἀρξάμενον οὐδ᾽
οὖν οὐδὲ τότε καθαίρειν εὐθὺς, ἀλλὰ τῷ διὰ τοῦ νάπυος μὲν
πρῶτον, εἶτ᾽ αἰώραις ἀναφωνήσεσί τε καὶ διαίταις χρῆσθαι,
κἄπειτα ῥαφανῖσιν, εἶθ᾽ οὕτως ἐλλεβόρῳ, τί ἄλλο ἢ ἐνιαυτὸν

centies tum ipſi multos febricitantes ſimul ut prima acceſſio
deſiit lavimus, tum praeceptores noſtros id ipſum facere
vidimus, intrepideque de caetero victitare permiſimus, ceu
poſt febre carituros; quos ſapientiſſimus Theſſalus, qui primam tridui inediam excogitavit prorſus arefeciſſet, totis,
puto, tribus diebus fame confectos; mox dein, arbitror,
modice ſcilicet in quarto die nutriviſſet, ab hoc paulatim
reſiciens vix ſexto aut ſeptimo ad conſueta munia qui ſemel febricitaſſent dimiſiſſet. Ita ſemper homines in morbis
tabeſaciunt, a quibus utique facile poſſent liberari. Nam
quum pauciſſimis diebus ſanari ulcus cacoethes incipiens
poſſet Theſſalus, id in annum aut etiam longius tempus incurrere finit. Manere namque, dum id cicatricem ſaepe inducat, ſaepe etiam ſe reſolvat, ut ſcias an cacoethes ſit;
mox ubi curationem inceperis, ne tunc quidem corpus
ſtatim purgare, ſed primum medicamento ex finapi, dein ge-
ſtatione et vociferatione et certo victu, poſt radicula ab his
veratro uti; haec quid aliud quam annum expectantis ſunt?

ἀναμένοντός ἐστιν; εἶτ' ὦ πρὸς θεῶν ἐξ ἡμερῶν, ἢ τὸ πλεῖστον ἑπτὰ, δυναμένου τἀνθρώπου τεθεραπεῦσθαι, μῆνα;
ἀναμενοῦμεν πολλοὺς, ἵνα δηλαδὴ πρῶτον μὲν γνῶμεν εἰ χρό-
νιόν ἐστιν, ἔπειτα δ' ἀρξώμεθα τῆς θεραπείας; καὶ τίς ἦν
ἀνάγκη χρονίων ἑλκῶν ἰδίαν ὑποθέσθαι κοινότητα, μηδὲν
εἰς τὰς ἰάσεις ἡμᾶς ὠφελοῦσαν; ἐνὸν μὴ χρονίων, ἀλλὰ κακοηθῶν, οὐ κοινότητα μὰ Δία οὐδὲ τούτων ἐνδεικτικὴν, ἀλλὰ
θεραπείαν γράψαι. συμβέβηκε μὲν γάρ τισιν ἕλκεσί τε καὶ
νόσοις κακοήθεσιν ὑπάρχειν, οὐ μὴν ἀπὸ τούτου γε ἡ τῆς
θεραπείας ἔνδειξις, ἀλλ' ἡ μὲν διάθεσις αὐτὴ τὸν πρῶτον
τῆς ἰάσεως ὑπαγορεύει σκοπόν· ἐξ ἐκείνου δ' εὑρίσκεται τὰ
ποιητέα καθ' ὃν ἐγὼ διελήλυθα τρόπον. ὥστε τοῦτ' ἔστι τὸ
μεθόδῳ θεραπεύειν, ὃ ποιοῦμεν ἡμεῖς ἑπόμενοι τοῖς πα-
λαιοῖς· εἴ γε χρὴ τὴν μέθοδον ὁδόν τινα εἶναι καθόλου μίαν
ἁπάντων κοινὴν τῶν κατὰ μέρος. ὁ δέ γε κἂν τούτῳ σφάλλεται καὶ τὸ πάντως ὑπάρχον τοῖς ὁτιοῦν μεθόδῳ ποιοῦσι,
τοῦτο τὴν μέθοδον αὐτὴν εἶναι νομίζει. γνῶσιν μὲν γὰρ ἔχειν

An per deum *immortalem* quum fex diebus aut ad plurimum
feptem poffet homo curari, multos menfes trahemus, quo
videlicet primum, an diuturnum ulcus fit fciamus, dein
curationem inchoabimus? Et quae demum neceffitas erat
propriam inveteratorum ulcerum communitatem tradendi,
praefertim quum nihil ad curationem conducat licueritque
non inveteratorum, fed cacoethum, nec horum mehercle
communitatem indicatricem, fed curationem fcribere? Nam
accidit quibusdam tum ulceribus tum morbis ut maligni
rebellesque ad curandum fint; nec tamen inde curationis
indicatio fumitur, fed affectus ipfe primam curationis indicationem fuggerit; ex ea vero et quae funt agenda inveniuntur ad eum modum quem ipfe tradidi. Quare hoc
eft methodo curare, quod nos facimus veteres imitantes;
fi modo methodum effe oportet unam quandam univerfalem
viam, quae omnium particularium fit communis. Hic vero
etiam in hoc fallitur putatque qnicquid omnino in iis habetur qui methodo aliquid faciunt, ipfam methodum effe.

266 ΓΑΛΗΝΟΥ ΘΕΡΑΠΕΤΤ. ΜΕΘΟΔΟΥ

Ed. Chart. X. [90.]　　　　　　　Ed. Baf. IV. (76.)

ἀναγκαῖόν ἐστι τὸν μεδόθῳ πᾶν ὁτιοῦν ἐργαζόμενον ὁμοιό-
τητός τε καὶ ἀνομοιότητος, οὐ μὴν αὐτό γε τοῦτ᾽ ἔστιν ἡ
μέθοδος, ὁμοίου τε καὶ ἀνομοίου γνῶσις. οὐδὲ τοῦτο λέγει
Πλάτων ἢ Ἀριστοτέλης, ὧν τολμᾷ καταψεύδεσθαι Θεσσα-
λός· ἀλλὰ γὰρ οὐ τοῦ παρόντος καιροῦ ταῦτ᾽ ἐξελέγχειν.
αὖθις οὖν ἐπὶ τὴν θεραπευτικὴν μέθοδον ἐπάνειμι καὶ δείξειν ἐπαγγέλλομαι τήν τε ἀρχὴν αὐτῆς μίαν ἐν ἁπάσαις ταῖς
ἰάσεσι, τήν τε ἀπὸ τῆς ἀρχῆς ὁδὸν ἕως τοῦ τέλους ὁμοίαν
ἐν ἅπασι τοῖς κατὰ μέρος. ὥστ᾽ εἰ καὶ καθ᾽ ἕκαστον πάθος
ἰδία τις φαίνοιτο μέθοδος ἰάσεως, ἀλλὰ τό γε κοινὸν ἐφ᾽
ἁπάσαις γένος ἓν ὑπάρχει. ἄρχεσθαι μὲν γὰρ ἀεὶ χρὴ τῆς
ἐνδείξεως ἀπὸ τῆς διαθέσεως, ἣν θεραπεύειν ἐπιχειροῦμεν·
ἐπισκέπτεσθαι δὲ καὶ διορίζεσθαι πότερον ἤδη πέπαυται τὸ
ποιῆσαν αἴτιον τὴν διάθεσιν, ἢ καὶ νῦν ἔτι συνεπαύξει τε καὶ
ποιεῖ· κἄπειτα πεπαυμένου μὲν ἐπὶ τὴν ἐν τῷ τρίτῳ τῶνδε
τῶν ὑπομνημάτων εἰρημένην μέθοδον ἰτέον· ἔτι δὲ ποιοῦντος
ἐπὶ τὴν ἐν τῷδε. τῇ γὰρ αὐτῇ μεθόδῳ τῇδε καὶ φλεγμονῆς

Nam notitiam certe habeat oportet tum fimilis tum diffi-
milis qui methodo quidvis molitur; non tam ipfum hoc methodus eſt, fimilis diffimilisque notitia, neque hoc Ariſtoteles Platove affirmat, quod falfo Theſſalus citare audet; verum haec ad praefens refellere non attinet. Quare rurfus
ad medendi methodum revertor, promittoque oſtenſurum
me tum unum eſſe ejus in omnibus curationibus principium
tum viam quae ab eo principio ad finem usque ducit in omnibus particularibus fimilem eſſe. Quare etſi in fingulis
morbis privata quaedam methodus fanandi videtur, commune tamen in omnibus genus unum eſt. Aufpicari namque
perpetuo oportet ab indicatione, quae ab affectu cui mederi
paramus *accipitur;* aeſtimare vero ac discernere an caufa
quae affectum excitavit jam defierit, an nunc quoque ipfum tum augeat tum faciat, dein fi defit, ad eam quae in
tertio hujus operis libro traditur methodum eſt veniendum,
fin adhuc facit, ad eam quae hic docetur. Quippe eadem
hac methodo tum phlegmones tum febris tum omnium

BIBΛΙΟΝ Δ. 267

Ed. Chart. X. [90. 91.] Ed. Baf. IV. (76. 77.)

καὶ πυρετοῦ καὶ πάντων ἁπλῶς τῶν νοσημάτων τὰς ἰάσεις
ἐξευρήσομεν, εἰ μὲν μηκέτι γίγνοιτο μηδὲν, μὴ προσχρώμενοι
τοῖς προηγησαμένοις αἰτίοις, ἀλλ᾽ ἐξ αὐτῆς μόνης τῆς διαθέσεως ὁρμώμενοι· εἰ δέ τι καὶ νῦν γίγνοιτο, καὶ διττὸν σκοπὸν
τῆς θεραπείας ὑποτιθέμενοι καὶ τἄλλ᾽ ἑξῆς ὡς εἴρηται ποιοῦντες. ἀλλὰ γὰρ καὶ τῆς ἀναισθησίας τῶν ἑπομένων τῷ
Θεσσαλῷ θαυμάζειν ἄξιον· οὐκ ἐπειδὰν [91] (77) ἐν τοῖς
τοιούτοις ἁμαρτάνωσιν, ἀλλ᾽ ὅτι δυσπαθείας τε καὶ μετα-
συγκρίσεις, ἀτονίας τε καὶ ῥώσεις καὶ πολλὰ τοιαῦθ᾽ ἕτερα
λέγοντες ὀνόματα σημαινόμενα πρὸς αὐτῶν, οὐδέπω καὶ
νῦν ἐρωτηθέντες, ἀποκρίνασθαι δύνανται. τί γάρ ἐστι τὸ
μετασυγκρίνειν τὴν ἕξιν ἐπὶ τῶν χρονιζόντων ἁπάντων οὐθ᾽
ὡσαύτως ἀλλήλοις οὔτε σαφῶς οὔτε νουνεχῶς ἀποκρίνονται. εἰ μὲν οὖν ἢ παλαιὸν ἢ παρά τινι τῶν Ἑλλήνων ἦν
γεγραμμένον τοὔνομα, τάχ᾽ ἂν ἴσως ἐξ ὧν ἐκεῖνοι γράφουσιν ἐνοήσαμεν ἐφ᾽ ὅτου πράγματος ἐπιφέρουσιν αὐτό· νυνὶ
δὲ, τῆς γὰρ τούτων ἐμπληξίας ἐστὶν οἰκεῖον, ἀπὸ τῆς Ἀσκληπιάδου γεγεννημένον ὑποθέσεως, ὥσπερ καὶ τἄλλα αὐτῶν

uno verbo morborum remedia invenias, utique fi nihil etiamnum fit, de praecedentibus caufis non laborans, fed ab ipfo
tantum affectu ordiens. Sin nunc quoque aliquid fit, duos
tibi curationis fcopos proponens tum alia deinceps, ut dictum eft, faciens. Sed enim mirari ftupiditatem eorum
qui Theffalum fequuntur eft operae pretium, non utique
quod in talibus delinquunt, fed quod dyfpathias et meta-
fyncrifes et imbecillitates et firmitudines et alia id genus nomina non pauca proferentes, quae per ea fignificentur ne nunc
quidem fi interroges refpondere poffunt. Nam quid fit quod
in omnibus diuturnis *ulceribus* transmutare habitudinem
nec fimiliter inter fe omnes, nec clare nec prudenter refpondent. Atqui fi vel antiquum nomen effet vel ab ullo
Graecorum ufurpatum, ex iis fortaffis quae illi fcriberent
intelligi poffet de quo id negotio dicerent; nunc quoniam
ftupiditatis ipforum proprium eft, utique ex Asclepiadis hy-
pothefi natum, ficut et reliqua eorum placita, aequum pro-

δόγματα δίκαιοι δήπουθεν εἰσὶ τοὺς ἰδίους ὀνείρους ἐξη-
γεῖσθαι· ὅθεν συγκρίνεσθαι τὰ σώματα καὶ διακρίνεσθαι
τοῖς ὄγκους καὶ πόρους. ὑποθεμένοις, ἢ ἄτομα καὶ κενὸν,
ἢ ὅλως ἀπαθῆ καὶ ἀναλλοίωτα τὰ πρῶτα στοιχεῖα, μόνοις
ἔγχωρεῖ λέγειν, ὥσπερ οὖν καὶ λέγουσι καὶ συνεχῶς αὐτοῖς
χρῶνται τοῖς ὀνόμασι. καὶ δῆτα καὶ ὁ Θεσσαλὸς ἐν τῷ κά-
νόνι ταύτας κατασκευάζων τὰς ἀρχὰς νεωτεροποιεῖ μέν τι
κἀκεῖ παρὰ τὰ Θεμίσωνί τε καὶ Ἀσκληπιάδῃ δοκοῦντα· διδάσκει δ᾽ οὖν ὅμως τὴν ἑαυτοῦ γνώμην οὐκ ἀσαφῶς. οὐ
γὰρ ἁπλῶς ὡς Ἀσκληπιάδης ἐν συμμετρίᾳ μέν τινι πόρων
τὸ ὑγιαίνειν ἡμᾶς ὑποθέμενος, ἐν ἀμετρίᾳ δὲ τὸ νοσεῖν, ἐπάνοδον εἶναί τὴν θεραπείαν εἰς τὴν ἀρχαίαν συμμετρίαν τῶν
πόρων ὑπέλαβεν, οὕτω καὶ ὁ Θεσσαλὸς, ἀλλὰ τὸν τρόπον
τῆς ποροποιΐας ὅλον ὑπαλλάττεσθαι νομίζει, κἀκ ταύτης
τῆς ὑπολήψεως ἥκει τὸ μετασυγκρίσεως ὄνομα, ταὐτὸν δηλοῦν δυνάμει τῷ τῆς μεταπορωποιήσεως. οὐκ ἐχρῆν δ᾽ αὐτὸν
ἐν οἷς ἀποχωρεῖν τῶν ἀδήλων κελεύει καὶ μόναις προσέχειν
τὸν νοῦν ταῖς ἐναργῶς φαινομέναις κοινότησιν, ἐν τούτοις

fecto eſt ipſi ſua ſomnia interpretentur, unde [miſceri diſ-
cernique corpora] ſolis iis, qui corpuscula et meatus, aut
individua et vacuum, aut denique impatibilia et inalterabi-
lia prima elementa ſtatuunt, liceat uſurpare, ſicut certe uſurpant et aſſidue ipſis nominibus utuntur. Quin etiam ipſe
Theſſalus in canone, quum haec principia confirmat, no-
vat quidem aliquid ibi quoque praeter ea quae a Themiſone
et Asclepiade ſunt poſita, ceterum quod ſentit docet ſane
non obſcure. Non enim prorſus ut Asclepiades quum in
ſymmetria quadam exiguorum meatuum ſanitatem, in ametria morbum conſtitueret, reditum ad priſtinam meatuum
ſymmetriam ſanationem putavit: ita Theſſalus quoque eſt
arbitratus, ſed totum exiguorum meatum ſtatum cenſet immutandum, atque ex hac opinione proceſſit metaſyncriſeos
nomen, idem *plane* indicans poteſtate quod metaporopoee-
ſis *ſeu exiguorum meatuum ſtatus mutatio*. Caeterum non
decebat ipſum in quibus fugere ab incertis obscurisque jubet, et ſolis iis communitatibus quae evidenter apparent

ἔτι δογματικοῖς χρῆσθαι τοῖς ὀνόμασιν. ἀλλὰ μὴ δογματικῶς
ἄκουε λέγοντος αὐτοῦ, φασὶν, ἀλλ᾽ ἀφελῶς· εἰώθασι γὰρ
οὕτως ἀντιλαμβάνεσθαί τινες τῶν ἀπ᾽ αὐτοῦ, πάλιν ἐφ᾽ ἕτερον ἡμᾶς ἄγοντες ὄνομα τὴν ἀφέλειαν, ἣν οὐδ᾽ αὐτὴν ἐγὼ
γοῦν ἔχω νοῆσαι τί δηλοῖ. εἰ μὲν γὰρ ὡς αὐτοὶ καὶ τοῦτ᾽
ἐξηγοῦνται, πάλιν εἰς ἕτερον ὄνομα μεταλαμβάνοντες ληρωδέ-
στερον τὸ βιωτικῶς, εἶτ᾽ αὖθις καὶ τοῦτ᾽ ἐξηγούμενοι φασὶ
δηλοῦσθαι πρὸς αὐτοῦ τὸ τοῖς πολλοῖς τῶν ἀνθρώπων
ὡσαύτως, ἴσον ἂν εἴη δήπου τὸ ἀφελῶς τῷ μὴ διηρθρωμέ-
νως μηδ᾽ ἀκριβῶς, ἀλλ᾽ ἀτέχνως τε καὶ χωρὶς ἐπιστήμης
ἁπάσης· φθέγγονται μὲν γὰρ οἱ προπετέστεροι τῶν ἀνθρώπων ὀνόματα τεχνικὰ μετά τινων ὑπονοιῶν οὐδὲν ἐχουσῶν
ἔρεισμα, τοῖς δ᾽ ἐρωτήσασιν ὅ τι ποτὲ δηλοῦσιν οὐκ ἔχουσιν ἀποκρίνασθαι σαφῶς. εἰ δὲ τοῦθ᾽ ὁμολογοῦσι καὶ οἱ
Θεσσάλειοι πεπονθέναι, φθέγγεσθαι μέν τινα, μὴ γινώσκειν
δ᾽ ἀκριβῶς ἃ λέγουσιν, αὐτὸ δήπου προσίενται τὸ πρὸς ἡμῶν
αὐτοῖς ὀνειδιζόμενον. ἡ γοῦν μετασύγκρισις εἰ μὲν ἐπὶ τοῦ τὴν

animum intendere, in iis quoque dogmaticorum uti nominibus. At ne dogmatice ipfum audias loquentem, inquiunt,
fed fimpliciter; nam ita ferre fuppetias ex fectatoribus ejus
quidam folent, ad aliud rurfus nomen nos revocantes, nempe
[fimplicitatem], quam ne ipfam quidem quid fignificet ipfe
fane intelligere poffum.   Si enim, ficuti ipfi hoc quoque
rurfus exponunt, ad aliud magis frivolum nomen nos re-
mittentes, nempe [communiter], quod ipfum rurfus expo-
nentes, fignificari per id dicunt idem quod vulgo hominum fimiliter, utique tantundem fuerit [fimpliciter] ei quod
non definite nec exacte, fed fine omni tum arte tum fcientia; fquidem loquuntur homines magis ad loquendum praecipites artium nomina fub fenfibus quibusdam, qui nullo
fundamento nitantur, rogati vero quid fignificent oftendere
clare non poffunt.   Quod fi hoc Theffalii ifti accidere fibi
fatentur, loqui fe quaedam, nec intelligere fe exacte quae
loquantur, id ipfum profecto fatentur, quod nos illis objici-
cimus.   Nam metafyncrifis illa fi quidem de immutanda
poropoeia feu exiguorum meatuum ftatu dicatur, certe in-

ποροποιίαν ἐναλλάττεσθαι λέγοιτο, νοῦν μὲν ἕξει τινὰ καὶ
δηλώσει τι πρᾶγμα, ληρώδης δ᾽ ἔσται πολυειδῶς. οὔτε γὰρ
ἐξ ὄγκων καὶ πόρων τὰ σώματα ἡμῶν συνέστηκεν οὔτ᾽ εἰ
καὶ τοῦτ᾽ ἀληθὲς ἦν, ἔχει τις δεῖξαι πῶς ἐξαλλάττει τὸ νᾶπυ
τὴν ποροποιίαν, οὔτ᾽ εἰ καὶ τοῦτ᾽ εἶχέ τις δεῖξαι, κατὰ τὴν
ἀκολουθίαν ἦν τῆς αἱρέσεως αὐτῶν, ἀρκεῖσθαι φασκόντων
ταῖς φαινομέναις κοινότησι. [92] μὴ τοίνυν μηδὲ χρήσθωσαν
τῷ ὀνόματι, μηδὲ πρᾶγμαθ᾽ ἡμῖν παρεχέτωσαν· ἔνεστι γὰρ
δήπου καὶ χωρὶς τοῦ χρήσασθαι τῷ τῆς μετασυγκρίσεως ὀνόματι τὴν θεραπείαν εἰπεῖν τῶν χρονιζόντων ἑλκῶν ἑτέροις
ὀνόμασιν, ὥσπερ καὶ οἱ ἐμπειρικοὶ ποιοῦσιν. ὅτι δὲ καὶ ἡ
τῆς ἀτονίας προσηγορία κατὰ τὸν αὐτὸν τρόπον αὐτοῖς φλυα-
ρεῖται δέδεικται πρόσθεν ἐν τῷ δευτέρῳ λόγῳ. εἰ μὲν γὰρ
ὡς ἐμπειρικοὶ προσφέρονται τοὔνομα, πλέον οὐδὲν δηλοῦσι
τοῦ μὴ σώζεσθαι τὴν ἐνέργειαν· εἰ δέ τινας ὑποτίθενται δυνάμεις τὸ ζῶον διοικεῖν, οἵας ἡμεῖς τε λέγομεν ἅπαντές τε
σχεδὸν οἱ παλαιοὶ, πρὸς τῷ τοῖς Ἀσκληπιάδου δόγμασιν
ἐναντία τίθεσθαι καὶ τῶν ἀδήλων τε καὶ διαπεφωνημένων

tellectus aliquid habuerit fignificaveritque rem aliquam, caeterum delirabit multis modis.   Nam nec ex corpusculis et
meatibus corpora noſtra conſtant, nec ſi hoc verum eſſet,
poſſet tamen aliquis docere qua ratione ſinapi meatuum
illorum ſtatum immutaret; nec ſi id quoque oſtendere aliquis poſſet, conſentiens eorum fectae eſſet qui ſe apparentibus communitatibus contentos eſſe dicunt.   Ne igitur utantur hoc nomine, nec nobis negotia faceſſant, licet enim et
ſine metaſyncrifeos nomine, diuturnorum ulcerum curationem aliis verbis dicere, ſicut empirici faciunt.   Quod autem
et in atoniae *ſive imbecillitatis* vocabulo ſimili modo nugentur monſtratum prius eſt in ſecundo libro.   Si enim ſicut
empirici nomen uſurpant, aliud prorſus non fignificant
quam quod actio non ſervatur; ſin autem facultates aliquas
gubernare animal proponunt, quas tum nos aſſerimus tum
omnes fere veteres praeter id, quod Asclepiadis dogmatis con-
tradicunt, etiam incerta et de quibus parum inter auctores

ἐφάψονται, καίτοι φεύγειν ταῦτα παρακελευόμενοι. τί λέγεις
ὦ ἄνθρωπε; τὸ μετασυγκρίνειν ἀποσαφήνισον ἡμῖν. εἰ μὲν
γὰρ τὸ τοὺς πόρους ὑπαλλάττειν, καὶ ψεύδῃ καὶ τῶν ἀδήλων
ἐφάπτῃ· εἰ δ᾽ αὐτὸ τοῦτο τὸ ῥώννυσθαί τε καὶ ὑγιάζεσθαι
τὸ μόριον τοῦ σώματος, ἢ τὸν ἄνθρωπον ὅλον, οὐδὲν ἂν
πλέον ἐνταῦθα τῶν ἐμπειρικῶν ἀποφαίνῃ, πλὴν ὀνόματος.
γιγνώσκουσι γὰρ δήπου κἀκεῖνοι τῶνδέ τινων προσαγομένων τῶν βοηθημάτων ὑγιάζεσθαι τὸν ἄνθρωπον, ἀλλὰ τί
ποιούντων αὐτῶν οὐκ ἴσασιν. οὔτε γὰρ εἰ τοὺς πόρους
ὑπαλλάττουσιν αἱ δυνάμεις τῶν βοηθημάτων, οὔτ᾽ εἰ συμμετρίαν αὐτοῖς ἐκπορίζουσιν, οὔτ᾽ εἰ σύμπαν ἀλλοιοῦσι κατὰ
ποιότητα τὸ θεραπευόμενον μόριον, ἔχει τις εἰπεῖν τῶν ἐμπειρικῶν. ἐκεῖνοι μὲν οὖν σωφρονοῦσιν, ἓν μόνον ἐπίστασθαι λέγοντες, ὡς τῷ τοιῷδε νοσήματι κατὰ τόνδε τὸν καιρὸν
προσφερομένου τοῦ διὰ νάπυος φαρμάκου, πολλάκις ἐτήρη-
σαν ὠφέλειαν ἀκολουθοῦσαν. οὐ μὴν μεθόδους γε φθέγγονται
καὶ τὰς ὀφρῦς ἀνατείνουσι καὶ σεμνύνονται τῇ τοιαύτῃ γνώσει καὶ τοῖς παλαιοῖς λοιδοροῦνται καὶ τὸν Ἱπποκράτην τὸ

conveniat attingunt, quamvis ea fugere jubeant. Sed dic
nobis, o homo, clare quid fibi velit illud, transmutare habitudinem? Si namque exiguos meatus mutare, et falleris
et quae incerta funt ufurpas; fi firmari fanamque reddi corporis partem vel hominem totum, nihil hic praeter nomen
plus quam empirici doces. Quippe fciunt hi quoque remediis quibusdam admotis reddi hominem fanum, caeterum
qua ratione remedia id faciant utique nefciunt. Neque enim
an exiguos meatus mutet medicamenti facultas, neque an
fymmetriam efficiat, neque an totam affectae partis qualitatem alteret, poteft empiricorum quispiam dicere. Atque
illi faltem funt modefti, ut qui unum fe folum fcire dicant,
huic fcilicet morbo in hoc tempore fi medicamentum ex finapi adhibeatur, faepe notaffe fe utilitatem fequutam, non
tamen methodos loquuntur, fupercilium attollunt, nec tali
fibi notitia placent, nec antiquis maledicunt, nec Hippocratem pro nihilo habent imo vero ipfum laudant fereque

μηδὲν ὑπειλήφασιν, ἀλλ᾿ αὐτὸν τοὐναντίον ἐπαινοῦσί τε
καὶ σχεδὸν ἅπαντά φασιν ἀληθεύειν αὐτόν. ὁ δὲ καὶ τοῦτον
καὶ τῶν ἄλλων ἰατρῶν ἁπάντων καταφρονήσας Θεσσαλὸς
ἕλκους κοκοήθους ἐμπειρικὴν ἀναγράφων διδασκαλίαν οὐκ
αἰσθάνεται· καίτοι γ᾿ εἰ καὶ τοῦτο δεόντως ἐποίησεν, ἦν ἄν
τι πλέον ἐξειργασμένος· ἀλλὰ γὰρ οὐδὲ τοῦτο ποιεῖν ἔοικεν,
ὑπαλλάττων τὴν τάξιν τῶν βοηθημάτων καὶ πρότερον χρώμενος τῷ τοῦ πεπονθότος μέρους, πρὶν ἂν τὸ σύμπαν σῶμα
παρασκευάσαι. τοῦτο γὰρ ὑπερβολὴν ἀμαθίας ἔχει· μόνον
γοῦν σχεδόν τι τοῖς ἰατροῖς ἅπασιν ὡμολόγηται καίτοί γε
τῶν πλείστων διαπεφωνημένων, τὸ πᾶν σῶμα κενὸν καὶ ἀπέριττον ἐργάζεσθαι, πρὶν ὁτιοῦν μόριον ἰσχυροῖς ὑποβάλλειν
βοηθήμασιν. εἴτε γὰρ τῇ πείρᾳ κρίνειν ἐθέλει τις ἄν, εἴτε
καὶ τῷ λογισμῷ, τρίτον γὰρ οὐδὲν ᾿ἕτερον κριτήριον οὔτε
κατ᾿ ἄλλην τέχνην οὔτε καθ᾿ ὅλον τὸν βίον ἔχομεν, εὑρήσει
μέγιστον κακὸν ὑπάρχον, ὅταν τοῦ παντὸς σώματος ἐπικου-
ρίας δεομένου, πρὶν ἐκείνου προνοήσασθαι, τῷ πεπονθότι
μορίῳ προσφέρει τις ὁτιοῦν δριμὺ καὶ θερμὸν φάρμακον·

omnia vere dixiſſe affirmant. Hic vero Theſſalus, qui tum
hunc tum reliquos omnes medicos contemnit, empirica
maligni ulceris praecepta ſe ſcribere non intelligit; quanquam ſi vel hoc commode faceret, utique aliquid operae pretium faceret; at enim ne id quidem feciſſe videtur, quum
ordinem remediorum invertat et prius partis affectae remediis utatur quam totum corpus praeparaverit. Nam
hoc inſignis inſcitiae argumentum eſt, quum in uno eo fere
omnibus medicis conveniat, quamvis in plurimis diſſenti-
ant, quod totum corpus vacuum purumque ab excrementis ante ſit reddendum quam ulla pars valentibus remediis
ſit ſubjicienda. Nam ſive experientia judicare quis velit,
ſive etiam ratione, tertium enim quo judicet neque in alia
quapiam arte neque in ulla vitae parte quisquam habet,
maximum eſſe incommodum deprehendet, quum toto corpore ſuam curam requirente, priusquam illi ſit proſpectum,
affectae parti acre aliquod et calidum medicamentum ſit ad-

BIBΛION Δ. 273

Ed. Chart. X. [92. 93.]　　　　　　　Ed. Baf. IV. (77. 78.)

ἕλκει γὰρ ἐφ᾽ ἑαυτὸ δίκην σικύας ἐξ ὅλου τοῦ σώματος τὰ
περιττώματα καὶ στηρίζει δυςλύτως κατὰ τὸ πεπονθὸς μέρος.
ἄξιον οὖν ἐρέσθαι τοὺς Θεσσαλείους, πόθεν ἐπῆλθε τῷ Θεσσαλῷ τοιαῦτα φλυαρεῖν ὑπὲρ ἑλκῶν κακοηθῶν ἰάσεως· οὔτε
γὰρ ἐμπειρικὸς οὐδεὶς τῶν πρόσθεν οὔτε λογικὸς ἀνὴρ οὕτως
ἔγραψεν· ἀλλὰ μὴν οὐδ᾽ αὐτὸς ὁ Θεσσαλὸς, οὐδὲ τῶν ἀπ᾽
αὐτοῦ τις τολμήσειεν εἰπεῖν ἢ τῇ πείρᾳ συμφωνεῖν ἢ τῷ
λογισμῷ τὴν τοιαύτην τάξιν τῶν βοηθημάτων. οὐ μὴν οὐδὲ
δεῖξαι δύνανται, πῶς ὁ χρόνος, οὐχ ἡ διάθεσις ἐνδείκνυται·
καὶ τὸ τούτου μεῖζόν ἐστι, πῶς αὐτὸς ὁ Θεσσαλὸς, ἀξιῶν
σκέπτεσθαι τί τὸ ἐμποδίζον ἐστὶ τὴν συνούλωσιν τῶν ἑλ-
[93]κῶν, καὶ τοῦτ᾽ ἐκκόπτειν, οὐχὶ τελέως ἐστὶν ἀναίσθητος;
(78) ἅμα μὲν οὐκ εἰδὼς ὡς τοῦτ᾽ ἀρκεῖ μόνον, ἡ χρονιότης
δὲ τῶν ἑλκῶν οὐδέν ἐστι πρὸς ἔπος, ἅμα δὲ ὡς οὐκ ἐφ᾽
ἑλκῶν μόνον, ἀλλὰ κἀπὶ τῶν ἄλλων ἁπάντων νοσημάτων
τοῦτο ποιητέον ἐστὶν, ὡς οἱ παλαιοὶ παραινοῦσιν. ἀλλὰ
πρὸς ταῦτα μὲν ἡμῖν οὐδὲν ἀποκρίνονται· παρακοὰς δὲ ἑκάστοτε λέγοντες ἅς δῆθεν ἀκριβῶς μεμαθηκότες ἢ τὴν Ἱππο-

motum; trahit enim ad fe cucurbitae more ex toto corpore
excrementa, atque ita in affecta parte affigit, ut aegre avelli
poffint. Quo magis operae pretium eft Theffalios iftos per-
contari, undenam Theffalo in mentem venerit de ulcerum
curatione talia nugari, quum nec empiricus quisquam ante
nec rationalis vir ita fcripferit; fed nec ipfe Theffalus nec
ejus fequacium quisquam ejusmodi remediorum ordinem aut
cum experientia confentire aut cum ratione affirmare aufit.
Adde quod nec docere poffunt quomodo tempus indicet, non
autem affectus; fed neque, quod hoc majus eft, quomodo
Theffalus, qui aeftimandum cenfet quid fit quod cicatricem
ulcerum moretur, atque id tollendum non prorfus fit ftupidus? quanquam hoc tantum fatis effe non videat, diuturnitatem autem ulcerum nihil effe ad rem; tamen non in ulceribus modo, verum etiam reliquis morbis omnibus id effe
faciendum, veluti veteres monent, *non advertit.* Verum
ad haec nobis nihil refpondent; fed femper non recte intelligere nos dictantes, tanquam ipfi vel Hippocratis vel vete-

κράτους, ἢ τὴν ἄλλου τινὸς τῶν παλαιῶν γνώμην, ὀρθῶς
φασι τὸν Θεσσαλὸν ἀποφήνασθαι χρονίων ἑλκῶν εἶναί τινα
κοινότητα μίαν. οὕτω γοῦν καὶ Ἱπποκράτην γινώσκειν ἐν τῷ
περὶ ἑλκῶν ὧδέ πως γράψαντα· καὶ ἀπὸ τῶν πεπαλαιωμένων
ἑλκέων ξυμφέρει αἷμα ποιέειν ἀπορρέειν πυκινά, ὅπως ἂν
δοκέῃ καιρὸς εἶναι. τάχα οὖν ἄμεινον ἂν εἴη, καίτοι μὴ προῃ-
ρημένον με περὶ τῆς Ἱπποκράτους γνώμης ἐνταυθοῖ διέρχεσθαι, δηλῶσαί τι κἂν διὰ κεφαλαίων ὑπὲρ αὐτῆς· εἴη δ᾽
ἂν οὐδὲν ἧττον καὶ τῆς τῶν παλαιῶν διανοίας ἐξήγησις ὅδε
ὁ λόγος. ἐκεῖνοι γὰρ οἱ ἄνδρες, ἅτε μήπω δουλεύοντες αἱρέσει δογμάτων, ἀλλὰ καθαρᾷ καὶ ἁπλῇ τῇ διανοίᾳ σπουδά-
ζοντες ἐξευρίσκειν τι χρηστὸν εἰς τὰς ἰάσεις, ἔμελλον δήπου
τὰ μὲν ἐκ τῆς πείρας εὑρήσειν, τὰ δὲ ἐκ τοῦ λόγου· καὶ γρά-
ψειν γε τὰ εὑρημένα πολλαχόθι μὲν χωρὶς τοῦ προσθεῖναι
τὸν τρόπον τῆς εὑρέσεως, ἐνίοτε δὲ καὶ σὺν τούτῳ· καὶ τοῦτό
γε ποιήσειν αὐτὸ τῆς ὠφελείας ἕνεκα τῶν ἀναγινωσκόντων·
εἰ μὲν γὰρ εἰς τὴν ἐπιδέξιον χρῆσιν τῶν εὑρημένων ἤλπιζόν
τι συντελέσειν τοῖς ἔπειτα τὸν τρόπον τῆς εὑρέσεως γνωσθέντα,

rum cujusquam fententiam ad unguem intelligerent, recte
Theffalum dixiffe affirmant diuturnorum ulcerum unam
quandam communitatem effe. Ita enim Hippocratem quoque fenfiffe in libro de ulceribus ita fcribentem: *etiam ab
inveteratis ulceribus id agere, ut fanguis crebro effluat,
conducit, quomodocunque videtur oportunum effe.* Fortaffis ergo ad rem pertineat, tametfi non praedixerim me de
Hippocratis mente hoc loco differturum, vel fummatim aliquid de ea perftringere, fuerit vero quod dicemus non minus et priscorum fenfus interpretatio. Hos namque viros
ceu nullius adhuc dogmatum fectae addictos, fed pura et
fimplici mente ftudentes utile quippiam ad fanitatem invenire, credibile fane eft quaedam experientia, quaedam inveniffe ratione; tum fcripfiffe quae invenerant faepe non
adhibita inventionis fuae ratione, aliquando vero et adhibita, atque id feciffe ipfius legentium utilitatis caufa; quippe ubi ad dextrum inventorum ufum conducturum pofteris
fperabant, fi rationem inventionis noviffent, tum eam dili-

τηνικαῦτα μὲν ἀκριβῶς ἔγραφον· εἰ δὲ μὴ, περιττόν τε λέγειν
ἡγοῦντο καὶ παρέλειπον. ὅτι γὰρ εἴ πέρ τι καὶ ἄλλο, καὶ ἡ
βραχυλογία τοῖς παλαιοῖς ἐτετίμητο, πάντες ἤδη τοῦτο γινώσκουσι κἄν ἐγὼ μὴ λέγω· καὶ διά γε ταύτην τὴν αἰτίαν οὐχ
Ἱπποκράτης μόνον, ἀλλὰ καὶ οἱ ἄλλοι παλαιοὶ τὸ μέσον
ὑπερβαίνοντες ἐνίοτε τῷ πρώτῳ τὸ τρίτον συνάπτουσιν. εἰ
γὰρ σημεῖον μὲν εἴη τὸ πρῶτον τοῦ δευτέρου, τούτῳ δ' ἐξ
ἀνάγκης ἕποιτο τὸ τρίτον, οὕτως ἐπιφέρουσι τῷ πρώτῳ τὸ
τρίτον ὑπερβαίνοντες τὸ δεύτερον. ἔδειξα δὲ πολλάκις τοιαῦτα τούς τ' ἄλλους παλαιοὺς καὶ μάλιστα πάντων τὸν Ἱπποκράτην γράψαντα, καὶ χρὴ τὸν βουλόμενον ἐθάδα γενέσθαι
παλαιᾶς ἑρμηνείας ἐν ἐκείνοις γυμνάσασθαι. νυνὶ δ' αὐτὸ
τὸ προβεβλημένον ἐξηγήσομαι μόνον.

Κεφ. ε'. Ὅσα γὰρ τῶν ἑλκῶν, ἁπάντων ὀρθῶς καὶ
δεόντως γιγνομένων ὅμως οὐ θεραπεύεται, καλεῖται μὲν ὑπὸ
τῶν ἰατρῶν κακοήθη, χρονίζει δὲ πάντως ὅταν τὴν ὡς ἑλκῶν
μόνην αὐτοῖς τις ἐπάγει θεραπείαν. ἥτις δ' ἐστὶ τῶν ἑλκῶν
ὡς ἑλκῶν ἴασις ἐν τῷ πρὸ τούτου λόγῳ διώρισται. ταῦτα

genter prodiderunt; ubi fecus, fupervacuam relatu putave-
runt et propterea omiferunt. Nam quod fermonis compendium, fiquidem et aliquid aliud, prisci in primis coluerint,
id omnes vel me tacente jam norunt; atque ob hanc maxime caufam non Hippocrates modo, verum etiam reliqui
priscorum medio interdum transgreffo primo tertium
adnectunt. Si enim primum fecundi fit fignum, atque hoc
tertium ex neceffitate fequitur, ita tertium primo fubji-
ciunt fecundum praetereuntes. Oftendi vero perfaepe tum
reliquos antiquos tum vero maxime omnium Hippocratem
talia fcripfiffe, debetque qui callere priscorum interpretandi
genus volet in illis exercitari. Nunc vero ipfum quod
propofitum eft tantum exponam.

Cap. V. Nam quae ulcera omnibus rite decenter-
que factis, tamen non fanantur, ea medici cacoethe, *feu
maligna* vocitant. Diuturna autem prorfus fiunt, quum quis
folam ipfis curationem inducit ut ulcera funt. Quae vero
fit ulcerum ut ulcera funt curatio in libro qui hunc prae-

276 ΓΑΛΗΝΟΥ ΘΕΡΑΠΕΤΤ. ΜΕΘΟΔΟΥ

Ed. Chart. X. [93. 94.]   Ed. Baf. IV. (78.)

γοῦν τὰ ἕλκη καὶ κακοήθη καὶ πεπαλαιωμένα καὶ χρονίζοντα
καλοῦσιν, ἀδιαφόρως χρώμενοι τοῖς ὀνόμασιν ἐπ' αὐτῶν. καὶ
δὴ καὶ πρὸς τὸ διαγνῶναι τὴν διάθεσιν, ὅτι κακοήθης, ἅμα
τοῖς ἄλλοις γνωρίσμασι καὶ τὸ χρονίζειν αὐτὰ πάντων τῶν
δεόντων γιγνομένων ἔχει τινὰ μοῖραν. οὐ μὴν τοῦτό γε αὐτὸ
χρονίζειν ἢ χρόνια καλεῖσθαί τε καὶ εἶναι, τὴν προσήκουσαν
ἐνδείκνυται θεραπείαν· ἀλλ' ἐκ [94] μὲν τούτου τὸ μοχθηρῶς διακεῖσθαι τὸ ἡλκωμένον μόριον ἔνεστι συλλογίσασθαι·
τούτου δ' εὑρεθέντος εὐπορῆσαι τῆς θεραπείας. πῶς καὶ
τίνα τρόπον; εἰ μὲν μόνα τὰ περιέχοντα μόρια τὴν ἕλκωσιν
οὕτως εἴη διακείμενα, ταῦτ' ἐξιασάμενον· εἰ δὲ σύμπαν τὸ
σῶμα κακοχυμίας τινὸς εὑρίσκοιτο μεστὸν, ἐκείνην ἐκκενώσαντα. σημεῖον μὲν οὖν τῆς κακοχυμίας τὸ χρονίζειν τὰ
ἕλκη· τοῦ συμφέροντος δ' ἡ εὕρεσις, οὐκ ἐκ τοῦ χρονίζειν,
ἀλλ' ἐκ τῆς κακοχυμίας. ὥστ' εἶναι τρία ταῦτ' ἐφεξῆς ἀλλήλων, τὸ σημεῖον, τὴν διάθεσιν, τὴν θεραπείαν· σημεῖον μὲν
τὸ χρονίζειν· διάθεσιν δὲ τὴν κακοχυμίαν· θεραπείαν δὲ τὴν
ταύτης κένωσιν. καὶ κατὰ τοῦτο πολλάκις τοὺς παλαιοὺς

cedit definitum eſt. Haec igitur ulcera et cacoethe et inveterata et diuturna vocant, indifferenter his nominibus
in ipſis utentes. Quin etiam ad dignoscendum quod affectus ipſe cacoethes, una cum aliis notis etiam id, quod
peractis etiam quae decent omnibus diuturna fiant, aliquam portionem habet. Non tamen aut ipſa diuturnitas,
aut quod diuturna et vocentur et ſint, idoneam curationem
indicat; ſed ex hoc, quod male affecta ſit ulcerata pars licet colligere; hoc vero invento et curationis ratio conſtabit.
Quo, inquies, modo? ſi ſolae partes, quibus ulcus inſidet, ita
ſint affectae, has ſanaveris; ubi totum corpus vitioſo aliquo
ſucco abundat, ſi hunc vacuaveris. Ac ſignum quidem vitioſi ſucci eſt ipſa ulceris diuturnitas, inventio autem ejus
quod expedit non ex diuturnitate, ſed ex ſucci vitio ſuggeritur. Quare tria haec deinceps ſe habent, ſignum, affectio et curatio; ſignum quidem ipſa diuturnitas, affectus
ſucci vitium, curatio ejus vacuatio. Atque hac ratione ſaepe

ὑπερβαίνοντας τὸ μέσον ἐπὶ τὸ τρίτον εὐθέως ἀπὸ τοῦ πρώ
του παραγίνεσθαι, ὥσπερ καὶ Ἱπποκράτης ἐποίησεν εἰπών·
καὶ ἀπὸ τῶν πεπαλαιωμένων ἑλκῶν ξυμφέρει αἷμα ποιεῖν
πυκινὰ, ὅπως ἂν δοκέῃ καιρὸς εἶναι· οὐ τῆς παλαιότητος
δήπουθεν ἐνδειξαμένης τὴν θεραπείαν, ἀλλὰ τῆς μοχθηρίας
τοῦ αἵματος. ἐπιφέρων γοῦν αὐτὸς ἐρεῖ· κωλύει γὰρ μάλι
στα μὲν τὰ τοιαῦτα ἕλκεα ὑγιαίνεσθαι, ἔπειτα δὲ καὶ τἄλλα
σύμπαντα αἵματος σηπεδὼν, καὶ ὅ τι ἐξ αἵματος μεταστάσιος
γεγένηται. καὶ δὴ καὶ μετ᾽ ὀλίγον αὖθις ὑπὲρ τῶν μὴ συνιόν
των εἰς οὐλὴν ἑλκῶν διεξιὼν, οὐδ᾽ ἦν, φησὶ, τὰ περιέχοντα
τοῦ ἕλκεος μελανθῇ αἵματος σηπεδόνι, ἢ καὶ κιρσοῦ παρ
έχοντος τὴν ἐπιῤῥοὴν, οὐδὲ ταῦτα ἐθέλει συνιέναι, ἢν μὴ τὰ
περιέχοντα τοῦ ἕλκεος ὑγιέα ποιήσῃς. εἶτα καὶ περὶ τῶν κιρ
σῶν τῆς ἰάσεως γράφει. καὶ πρὸς τούτοις ἔτι καθάρσεως
μέμνηται τοῦ σύμπαντος σώματος ἐπί τε ἄλλοις τισὶ τρώ
μασι καὶ οἷς σφακελίσαι κίνδυνος, ἕρπησί τε καὶ πᾶσι τοῖς
ἐσθιομένοισιν· οὕτω δ᾽ ὀνομάζειν εἴωθε τὰ ἀναβιβρωσκόμενα.
καὶ μὲν δὴ κἂν τοῖς ἐφεξῆς πάλιν ὧδέ πώς φησιν· ἐπὶ παντὶ

veteres invenias medio praetermiſſio tertium ſtatim primo
ſubjicere, veluti Hippocrates fecit quum dixit: *tum ab inveteratis ulceribus conſert ut aſſidue ſanguinem effluere
facias, utcunque id opportunum videbitur;* non utique
curationem indicante vetuſtate, ſed ſanguinis vitio; quippe
ipſe mox ſubjicit; *prohibet namque maxime quidem ejusmodi ulcera ſaneſcere, poſt vero etiam reliqua omnia putredo ſanguinis, et ſiquid ex ſanguinis transmutatione eſt
ortum.* Quin etiam poſt paulo quum de ulceribus quae
ad cicatricem non veniunt differit, *nec ſi,* inquit, *quae ulcus ambiunt nigricent, ſanguine putri, aut etiam varice
fluxionem ſuppeditante, id genus ulcera coire poſſunt, niſi
quae ulcus ambiunt ſana reddas.* Poſt etiam de varicum
ſanatione ſcribit. Ad haec etiam purgationis meminit totius corporis tum in aliis quibusdam vulneribus tum iis
quibus ſphacelum inſtare eſt metus. Praeterea herpetibus et
eſthiomenis omnibus, ita enim nominare ſolet ea quae humor aliquis erodit. Jam vero in iis quae mox ſequuntur

ἕλκει, ἐρυσιπέλατος ἐπιγενομένου, κάθαρσιν ποιέεσθαι παντὸς τοῦ σώματος. καὶ ὅλως εἰ θελήσαις ἐπιμελῶς διελθεῖν τὸ
περὶ τῶν ἑλκῶν βιβλίον, εὑρήσεις αὐτὸν ἀεὶ μὲν ἀπὸ τῶν
διαθέσεων τὴν ἔνδειξιν λαμβάνοντα· προσχρώμενον δέ ποτε
τῷ χρόνῳ πρὸς τὴν τῆς διαθέσεως διάγνωσιν. ὅτι δ᾽ οὕτω
ταῦτ᾽ ἔχει μάθοις ἄν ἐκ πρώτης μὲν ἀρχῆς τοῦ συγγράμματος,
ἐχούσης ὧδε· ἕλκεα ξύμπαντα οὐ χρὴ τέγγειν πλὴν οἴνῳ· ὅτι
πολλάκις ἑτέρα διάθεσις ἐπιπλακεῖσα τῷ ἕλκει κωλύει τὴν
ὡς ἕλκους προσφέρεσθαι θεραπείαν. καὶ τὴν αἰτίαν διδάσκων φησί· τὸ γὰρ ξηρὸν τοῦ ὑγιέος ἐγγυτέρω ἐστὶ, τὸ δ᾽
ὑγρὸν τοῦ μὴ ὑγιέος. εἶθ᾽ ἑξῆς· τὸ γὰρ ἕλκος ὑγρόν ἐστι· τὸ
δὲ ὑγιὲς ξηρόν ἐστι. καὶ διὰ τοῦτο καθ᾽ ὅλον τὸ σύγγραμμα
τῆς θεραπείας τῶν ἑλκῶν ἁπάσης σκοπὸν ποιησάμενος τὸ
ξηραίνειν, οὕτως ἤδη τὰ κατὰ μέρος ἐξευρίσκει, σὺν τῷ καὶ
πολλάκις ἀναμιμνήσκειν ἡμᾶς τοῦ σκοποῦ. ἔν τε γὰρ τῷ γράψαι, τῶν δὲ ἑλκέων ὅ τι μὲν ἂν ὀξεῖ βέλει ἢ διατμηθῇ, ἢ
διακοπῇ, ἐνδέχεται καὶ ἔναιμον φάρμακον τὸ κωλῦον διαπύειν
καὶ ἀναξηραῖνον· γίνεται γὰρ ἀποῤῥέοντος τοῦ αἵματος ξη-

rurfus ad hunc modum fubjungit: *cuicunque ulceri eryſipelas ſupervenerit, purgatio totius corporis adhibenda eſt.*
Et in ſumma ſi curioſe librum de ulceribus revolvas, invenies ſemper eum ab aſſectu indicationem ſumere, uti vero
interdum et tempore, ſed ad aſſectum noscendum. Quod
vero haec ita ſe habeant ex ipſo libri ingreſſu agnoscas
qui talis eſt: *ulcera madefacere, quaecunque ea fuerint,
niſi vino non oportet, quod alter ſaepenumero aſſectus ulceri implicitus ulceris curationem adferri prohibeat,* tum
cauſam docens ait: *Nam ſiccum ſano vicinius eſt, humidum
vero non ſano.* Et mox, *ulcus enim humidum eſt, ſanum
autem ſiccum.* Ideoque per totum librum quum totius ulcerum curationis ſcopum ſiccationem ſtatuat, mox particularia invenit, etiam ſinis ipſius ſaepe nos commoneſaciens.
Quum enim ita ſcribit: *quodcunque ulcus acuto telo caeſim,
percuſſimve diviſum eſt, medicamentum cruentis aptum* ſeu
enaemum, *ac ſiccans et quod ſuppurare vetet admittit; ſit*

ρότερον. καὶ πάλιν· ὁκοῖα δ᾽ ἂν καθαρθέντα καλῶς καὶ ἐς
τὸ δέον ἀεὶ ἐπὶ τὸ ξηρότερον θεραπεύεται, πλὴν εἰ θλασθῇ.
καὶ πάλιν, ὅ τι δ᾽ ἂν μὴ δύνηται προσθεῖναι, ἡ σὰρξ ὑγρὴ
ἐοῦσα αἰτίη ἐστίν· ἐν τοῖς τοιούτοις ἅπασιν ἀναμιμνήσκει
τοῦ πρώτου σκοποῦ τῶν ἑλκῶν τῆς ἰάσεως. ἕλκους γὰρ ἢ
ἕλκος ἐστὶν ἴαμα τὸ ξηραίνεσθαι μετρίως· εἴρηται δ᾽ ἡ
ἀπόδειξις ἐν τῷ πρὸ τούτου βιβλίῳ. τοῦ μέντοι μεθ᾽ ἑτέρας διαθέσεως ἧς πρώτης χρὴ ποιήσασθαι τὴν ἐπιμέλειαν,
οὐκ ἔθ᾽ ὡς ἕλκους ἐστὶν ἡ θεραπεία μόνου, ἀλλὰ πρώτη μὲν
ἐκείνης τῆς διαθέσεως, ἐφεξῆς δὲ τοῦ ἕλκους· εἴτε γὰρ φλεγμονή τις, (79) εἴτε μελανότης, εἴτ᾽ ἐκχύμωσις, εἴτ᾽ ἐρυσίπελας,
εἴτ᾽ οἴδημα περὶ τὴν ἡλκωμένην συσταίη σάρκα, πρώ[95]της
ἐκείνης χρὴ ποιεῖσθαι τὴν θεραπείαν. ἀλλ᾽ ὅτι γε τὸ ἕλκος
ἐν τούτῳ τῷ χρόνῳ μὴ ὅτι θεραπεύεται προσηκόντως, ἀλλὰ
καὶ πολὺ μεῖζον ἑαυτοῦ γίνεται, παντί που δῆλον· εἴτε γὰρ
θλασθείη τὰ πέριξ χωρία τοῦ ἕλκους, εἴτε φλεγμονή τις, εἴτ᾽
ὄγκος ἕτερος ἐν αὐτοῖς συσταίη, τὴν οἰκείαν ἐκείνης τῆς διαθέσεως ἴασιν ἐξευρήσομεν, εὖ εἰδότες ὡς οὐχ οἷόν τ᾽ ἐστὶν

enim effluente fanguine ficcius. Et rurfus: quaecunque
probe et opportune purgata, femper ad ficcius promoventur nifi fi contufa funt. Et rurfus: fi quod coire nequit,
humecta caro caufa eft. In his omnibus primi fanando-
rum ulcerum fcopi nos admonent. Siquidem ulceris qua
ulcus eft fanatio mediocris ficcatio eft, cujus rei demonftratio in libro qui hunc praecedit tradita eft. Verum ulceris quod cum alio affectu conjunctum eft, cujus praecedere
curationem oportet ejus curatio, ut ulceris folius non eft,
fed prior illius affectus fecunda ulceris. Nam five phlegmone aliqua, five nigritia, five ecchymofis, five eryfipelas, five oedema ulceratam carnen obfederit, primum ejus
molienda curatio eft. At vero quod ulcus hoc tempore non
folum non commode curatur, fed multo etiam majus redditur, id neminem lateat; nam five contufa fuerint circumpofita ulceri loca, feu phlegmone aliusve tumor in his conftiterit, propria ejus affectus fanatio invenienda nobis eft, illud pro certo habentibus, fieri non poffe ut ulcus fanetur,

ἰαθῆναι τὸ ἕλκος πρὶν ὑγιᾶναι τὸ χωρίον ἐν ᾧ συνέστη. διὰ
τοῦτ᾽ οὖν καὶ αὐτὸς ὁ Ἱπποκράτης ἀναμιμνήσκων ἡμᾶς ὧν
εὐθὺς ἐν ἀρχῇ τοῦ συγγράμματος ἀπεφήνατο, τά τ᾽ ἄλλα τὰ
μικρῷ πρόσθεν εἰρημένα προσέγραψε καὶ μέντοι καὶ τάδε·
τῶν δ᾽ ἑλκέων ὅ τι μὲν ἂν ὀξεῖ βέλει ἢ διατμηθῇ, ἢ διακοπῇ,
ἐνδέχεται καὶ ἔναιμον φάρμακον τὸ κωλῦον διαπύειν καὶ
ἀναξηραῖνον. εἴ τις δ᾽ ὑπὸ τοῦ βέλους ἐθλάσθη τε καὶ διε-
κόπη σάρξ, ταύτην ἰατρεύειν, ὅπως διάπυος ὡς τάχιστα γένη-
ται· ἧττόν τε γὰρ φλεγμαίνει καὶ ἀνάγκη τὰς σάρκας τὰς
θλασθείσας καὶ κοπείσας καὶ σαπείσας καὶ πῦον γεννωμένας ἐκτακῆναι, ἔπειτα βλαστάνειν νέας σάρκας. δηλοῖ γὰρ
ἐν τούτῳ τῷ λόγῳ σαφῶς ὡς μόνας ἐκείνας τῶν ἐν τοῖς
ἡλκωμένοις μέρεσι γινομένων διαθέσεων οὐ χρὴ ξηραίνειν ἐφ᾽
ὧν ὅ τι τάχιστα γεννῆσαι βουλόμεθα πῦον, εὐθὺς συνεμφαί-
νων ὅτι μετὰ σήψεώς τινος γεννᾶται τὸ πῦον. ἅπαντα δὲ
τὰ σηπόμενα θερμῷ καὶ ὑγρῷ τοῦτο πάσχει. καὶ τοίνυν καὶ
τὰ διὰ τῆς ὠμηλύσεως καταπλάσματα θερμαίνοντά τε καὶ
ὑγραίνοντα προσφέρομεν ἐπὶ πασῶν τῶν ἐκπυῆσαι δεομένων

niſi locus in quo conſiſtit prius ſit ſanatus. Ac proinde
Hippocrates ipſe reducens nobis in memoriam ea, quae ſtatim in libri initio tradiderat, tum quae reliqua paulo ante
ſunt comprehenſa, tum vero haec adſcripſit: *quodcunque
ulcus caeſim percuſſimve aculo telo eſt diviſum, medicamentum enaemum et ſiccans et quod ſuppurare vetet, admittit. Sin caro aliquo telo tum contuſa tum caeſa ſit, huic
ita medendum eſt ut quam celerrime ſuppuret; nam et
minus phlegmone urgebitur, et neceſſe eſt carnes contuſas,
caeſas, putrefactas et in pus verſas liquari, poſtea novam carnem naſci.* Indicat enim hoc ſermone manifeſte
ſolos eos ulceratarum partium affectus non eſſe ſiccandos,
in quibus gigni quam celerrime pus cupimus, quod cum aliqua putredine pus fiat obiter docens. Porro omnia quae
putreſiunt ex calido et humido ſic afficiuntur. Ideoque
etiam ea cataplasmata quae ex hordei farina componuntur
ceu quae calefaciant humectentque, omnibus iis affectibus

διαθέσεων. ὠμήλυσις γὰρ δι᾽ ὑδρελαίου καὶ ἄρτος δι᾽ ὑδρελαίου καὶ καταιόνησις δι᾽ ὕδατος θερμοῦ πολλοῦ καὶ ἡ τε-
τραφάρμακος δύναμις, ἅπαντά τε τὰ θερμαίνοντα καὶ ἀγραί-
νοντα διαπύΐσκει τάχιστα. διὰ τοῦτο καὶ τοῖς φλεγμαίνουσι
μορίοις, ἐπειδὰν ἤδη σφυζῃ σφοδρότερον, ὡς ἀπελπισθῆναι
τὴν χωρὶς διαπυήσεως ἴασιν, ἐπ᾽ αὐτῶν ἅπαντες οἱ παλαιοὶ
τὰ τοιαῦτα προσφέρουσι φάρμακα, πρότερον δ᾽ οὐ καὶ
τοῦτο καὶ αὐτὸς ὁ Ἱπποκράτης ἐναργῶς ἡμᾶς διδάσκει κατά
τε τὴν προγεγραμμένην ῥῆσιν, ἐν ᾗ κελεύει τὰ μὲν χωρὶς τοῦ
τεθλάσθαι τετρωμένα μόρια ξηραίνειν ὡς μάλιστα, τὰ δὲ
ἅμα θλάσει τινὶ γεγενημένα διαπύΐσκειν ὡς τάχιστα. καὶ μέντοι κἀπειδὰν εἴπῃ, τὰ δὲ ἕλκεα ὅσα μὴ καλῶς καθαρθέντα
ἐς τὸ δέον, ἀεὶ πρότερον ἄρξεται βλαστάνειν, ταῦτα ὑπερσαρκέει μάλιστα· ὁκοῖα δ᾽ ἂν καθαρθέντα καλῶς καὶ ἐς τὸ
δέον ἀεὶ, ἐπὶ τὸ ξηρότερον θεραπεύεται, πλὴν εἰ θλασθῇ,
ταῦτα οὐχ ὑπερσαρκέει ὡς ἐπιπολύ. καὶ γὰρ καὶ ἐνταῦθα τὸ
πλὴν εἰ θλασθῇ προσκείμενον, ἀναμιμνήσκει τοῦ κατὰ τὴν

quibus moveri pus expedit admovemus. Hordei namque farina
ex aqua et oleo praeterea fomentum multae calidae aquae, et
tetrapharmaci vis, omnia denique quae calefaciunt et humectant celerrime pus movent. Ideoque etiam iis partibus, quae
phlegmone infeſtantur, ubi vehementius jam pulſitant ſic ut
jam deſperetur de horum citra pus curatione, veteres omnes
ejusmodi applicant medicamenta, ante vero nequaquam. Atque hoc Hippocrates ipſe aperte nos docet in memoratis
jam verbis, quibus jubet quae ſine contuſione vulneratae
partes funt, quam maxime ſiccare: quae cum contuſione
quadam funt laeſae, iis quam primum pus movere. Quin
etiam cum dixit: *quaecunque ulcera non probe et ut con-*
venit expurgata, femper prius pullulare incipiunt, iis ma-
xime caro fupercreſcit; quae vero probe et ut decet expur-
gata, femper ad ſicoius promoventur, iis niſi fit contuſa,
caro ut plurimum non fupercreſcit. Etenim hic illud, *niſi*
fint contuſa, quod adjicitur, redigit nobis in memoriam
quod in fuperius proditis verbis eſt dictum, nempe opor-

προγεγραμμένην λέξιν εἰρημένου, τοῦ χρῆναι πάντα ξηραίνεσθαι πλὴν τῶν θλασθέντων. οὐδὲ γὰρ ὁπότε τὰ φλεγμαίνοντα καταπλάσσεται θερμαίνοντι καὶ ὑγραίνοντι καταπλάσματι, κατὰ πρῶτον λόγον γίνεται τοῦτο· τοῦτ᾽ ἔστιν οὐχ
ὡς ἴαμα τῆς διαθέσεως, ἀλλ᾽ ὡς παρηγορία τοῦ συμπτώμα-
τος· ἐπεί τοι τὰ τῶν φλεγμονῶν αὐτῶν ἰάματα τῆς ξηροτέρας
ἐστὶ δυνάμεως. ἄκουσον γοῦν λέγοντος τοῦ Ἱπποκράτους,
καταπλάσματα οἰδημάτων καὶ φλεγμασίης τῆς ἐν τοῖς περιέχουσιν, εἰ ἐφθῇ φλόμος, καὶ τῆς τριφύλλου τὰ φύλλα ὠμὰ
καὶ τοῦ ἐπιπέτρου τὰ φύλλα ἐφθὰ καὶ τὸ πόλιον· ἅπαντα
γὰρ ταῦτα ξηραίνειν πέφυκε, καθότι κἂν τοῖς περὶ φαρμάκων
ὑπομνήμασιν ἐλέγετο. καὶ ἡ σύντομος θεραπεία τῶν φλεγμαινόντων μορίων, διὰ τῶν τοιούτων ἐπιτελεῖται φαρμάκων,
ἃ ἤτοι τελέως ἐξιᾶται τὴν διάθεσιν· ἢ εἰ καὶ καταλείπει τι
βραχὺ διαπυΐσκον, ἑτέρου χρῄζει φαρμάκου δριμέος [96] ἐκκενοῦν δυναμένου τὸ πῦον· ἢ εἴπερ λεπτὸν εἴη τὸ περιέχον
δέρμα καὶ θᾶττον ἀπαλλάξαι τὸν κάμνοντα βουλόμεθα, τομῆς ἐστι χρεία. ἡ δὲ διὰ τῆς ὠμηλύσεως ἀγωγὴ τῶν φλεγμαι-

tere omnia ficcari, praeter ea quae contufa funt. Neque
enim ficubi cataplasmate quod calefaciat humectetque illi-
nuntur, quae phlegmone infeftantur, ex prima ratione id fit,
hoc eft ut remedium affectus, fed ut fymptomatis mitiga-
tio, fiquidem ipfius phlegmones remedia ficciorum funt facultatum. Audi namque loquentem Hippocratem: *cataplasmata oedematum et phlegmones, quae in circa pofitis
confiftit, verbascum coctum et folia trifolii cruda et epi-
petri folia cocta et polium;* quippe omnia haec ficcandi vim
habent, veluti in commentariis de fimplicibus medicamentis
docuimus. Et compendiaria obfeffarum phlegmone partium
curatio per id genus praefidia obitur, quae fane vel affectum prorfus fubmovent, vel fi quid exiguum quod fup-
puret reliquerint, alterum medicamentum acre quod educere
pus queat requiritur, vel fi tenuis circumpofita cutis fit,
velisque quam celerius explicatum aegram, fectio petenda
eft. Caeterum curatio phlegmones per hordei farinam do-

νόντων ἐκ τοῦ παρηγορικοῦ τρόπου τῆς τέχνης ἐστὶν, οὐ τοῦ
θεραπευτικοῦ τε καὶ ἀγωνιστικοῦ· ἀλλὰ περὶ μὲν τῆς τῶν
τοιούτων διαφορᾶς ἐν τοῖς ἑξῆς πλέον ἐροῦμεν. ὅτι δὲ τὰ
ἕλκη πάντα ξηραίνειν ὁ Ἱπποκράτης κελεύει καὶ ὅτι τὸν σκοπὸν εἶναι τῆς ἰάσεως ἀπεφήνατο τῆς διαθέσεως ἐνδειξαμένης,
οὐ τοῦ χρόνου, σαφῶς ἤδη μοι δεδεῖχθαι νομίζω. εἰ δέ τις
ἐπὶ μᾶλλον πεισθῆναι βούλεται, τῷ περὶ τῶν ἑλκῶν βιβλίῳ
τἀνδρὸς ἐπιπλέον ὁμιλησάτω πάντα, γνώσεται γὰρ ἐναργῶς
αὐτό τε τοῦτο τὸ μίαν εἶναι πάντων ἑλκῶν ἴασιν καθόλου
τὴν ὑφ᾽ ἡμῶν ἐν τῷ πρὸ τούτου λόγῳ δεδειγμένην, ἔτι τε
πρὸς τούτῳ κἀκεῖνο μαθήσεται, τὸ μηδεμίαν ὑπάρχειν ἔνδειξιν ἀπὸ τοῦ χρόνου μήτ᾽ ἐπὶ τῶν ἑλκῶν μήτ᾽ ἐπὶ τῶν
φλεγμονῶν μήθ᾽ ἁπλῶς ἐπ᾽ ἄλλης ἡστινοσοῦν διαθέσεως.
ἐπεὶ δὲ κατὰ τοῦτο τοῦ λόγου γεγόναμεν, ἐπιδεῖξαι δίκαιόν
ὡς οὐ μόνον ὧν ἄρτι διεληλύθαμεν εὑρετής ὁ Ἱπποκράτης
ἐστὶν, ἀλλὰ καὶ τῶν ἄλλων ἁπάντων ὅσα χρὴ γινώσκειν
τὸν μέλλοντα καλῶς ἕλκος ἰάσασθαι. φαίνεται γὰρ οὐ μόνον
τῶν ἄνευ τινὸς ἑτέρας διαθέσεως ἑλκῶν ἐξευρὼν τὴν ἴασιν,

lorem lenire ſtudentis eſt, non medentis et contra malum
pugnantis; verum de talium differentia in ſequentibus plenius docetur. Illa porro mihi demonſtrata manifeſte puto,
Hippocratem tum ulcera quaeque ſiccanda eſſe juſſiſſe, tum
hunc eſſe curationis ſcopum ſanxiſſe, ipſo ſcilicet affectu
indicationem praebente, non tempore. Quod ſi quis hoc magis etiam ſibi perſuaſum cupit, librum ejus de ulceribus totum diligentius evolvat; intelliget enim illud ipſum per-
ſpicue, tum unam eſſe ulcerum omnium generalem curationem, quam nos proximo libro docuimus, tum vero non
minus illud, nullam eſſe a tempore nec in ulceribus, nec
in phlegmone, nec denique in alio quopiam affectu indicationem. Quoniam vero in hunc ſermonis locum pervenimus, aequum eſt oſtendere non modo horum quae jam retulimus ſuiſſe inventorem Hippocratem, ſed etiam reliquorum omnium quaecunque hunc ſcire qui commode ulcus
ſit ſanaturus eſt opus. Videtur enim is non ſolum ulcerum
quae citra alium affectum conſiſtunt ſanandorum rationem

ὡς ἐν τῷ ξηραίνειν ἐστὶν, ἀλλὰ καὶ τῶν διαθέσεων ἁπασῶν,
ἑκάστης ἰδίᾳ κατ' εἶδος. ἤτοι γὰρ οὐκέτ' ἐπιρρεῖ τῷ δεδεγμένῳ
τὴν ἕλκωσιν μορίῳ μοχθηρὸς χυμός, ἢ ἐπιρρεῖ· μηκέτι μὲν οὖν
ἐπιρρέοντος, αὐτὸ μόνον ἰᾶσθαι χρὴ τὸ πεπονθός· εἰ μὲν
ἤτοι πελιδνὸν, ἢ μέλαν, ἢ ἐρυθρὸν εἴη, σχάζοντάς τε καὶ
τοῦ αἵματος ἀφαιροῦντας· εἶθ' οὕτως παραχρῆμα μὲν ἐπι-
θέντας, ὡς αὐτὸς ἔλεγε, σπόγγον ξηρότερον μᾶλλον ἢ ὑγρό-
τερον· οὐ γὰρ ἀγνοήσειν οἶμαί τινα τὸ ἢ μόριον ἀποφά-
σεως ἔχον ἐνταῦθα δύναμιν, ὡς εἰ καὶ οὕτως εἶπε, ξηρότερον,
οὐχ ὑγρότερον· ἔπειτα δὲ τοῖς ξηραίνουσι φαρμάκοις χρωμένους, εἶτ' εἰ πάλιν δεήσειεν, αὖθις αἵματος ἀφαιροῦντας·
εἶτ' αὖθις τὰ τοιαῦτα ποιοῦντας ἄχρις ἂν ἐξυγιασθῇ τελέως·
εἰ δὲ τὰ χείλη σκληρὰ καὶ τυλώδη φαίνοιντο, περιτέμνοντας
αὐτά. καὶ γὰρ δὴ καὶ περὶ τούτων φησί· τῶν δ' ἑλκέων τὰ
κυκλοτερῆ ἢν ὑπόκοιλα ᾖ, ἐν κύκλῳ περιτέμνειν χρὴ τὰ ἀφεστῶτα, ἢ πάντα, ἢ τὰ ἡμίσεα τοῦ κύκλου, κατὰ μῆκος τοῦ
ἀνθρώπου. γέγραφε δὲ καὶ περὶ τῶν ἅμα τοῖς ἕλκεσιν ὄγκων

inveniſſe, ut quae in ſiccando conſiſtat, ſed etiam privatim
per ſpecies affectuum cujusque. Nam aut vitioſus ſuccus
ad partem cui ulcus inſedit amplius non fluit, aut etiam
fluit; ac ſi non amplius fluit, ipſi tantum quod laborat ſuccurrendum eſt; ſiquidem vel lividum, vel nigrum, vel rubrum conſpicitur, ſcarificando ac ſanguinem emittendo;
mox, ut ipſius verbis utar, ſpongiam ſtatim ſicciorem magis quam humidiorem ſuperimponendo; neque enim, arbitror, ignorabit quiſpiam, particulam illam *quam* nega-
tionis hoc loco vim habere, tanquam ita diceret, ſicciorem,
non humidiorem; poſt haec vero etiam ſiccantia remedia
applicando; ab his, ſi res poſtulet, rurſus ſanguinem auferen-
do, ac mox iterum talia peragendo, donec parta omnino
fanitas ſit; quod ſi labra ulceris dura calloſaque appareant,
etiam ea excidendo. Etenim de his quoque ita ait: *circu-
laria ulcerum, ſi ſubcava ſint, circulo praecidere quae ab-
ſceſſerunt* oportet, *vel omnia, vel ex dimidio circuli ſecundum hominis longitudinem.* Scripſit vero et de tumo-

Ed. Chart. X. [96. 97.]   Ed. Baf. IV. (79.)

απάντων, ώς χρη θεραπεύειν έκαστον· ωσαύτως δε και περί
των κιρσῶν· όταν και διὰ τούτους έλκη δυσίατα γίγνηται,
δῆλον ὡς ἐπιῤῥέοντός τινος ἐξ αὐτῶν τοῖς ἡλκωμένοις μορίοις.
ούτως δε κᾀπειδὰν ἐξ ὅλου τοῦ σώματος ἡ ἐπιῤῥοὴ γίγνηται, καθαίρειν κελεύει το πᾶν ἐν οὐδενὶ τούτων ἀπὸ τοῦ
χρόνου την ένδειξιν λαμβάνων· ἐπεί τοι καὶ γελοῖον ἀπὸ
μιᾶς κοινότητος ἐνδείξεις ούτω πολλὰς καὶ διαφερούσας καὶ
πολλάκις ἐναντίας γίγνεσθαι. εἰ γὰρ καὶ συγχωρήσαιμεν ἔνδειξίν τινα περὶ τοῦ χρόνου λαμβάνεσθαι, τίς ποτέ ἐστιν
αὐτή, δίκαιον εἰπεῖν, αὐτὴν ἑνὶ κεφαλαίῳ περιλαβόντα, καθάπερ ἐπὶ τῶν ἄλλων ἁπάντων ποιοῦμεν οὐχ ἡμεῖς μόνον,
ἀλλὰ καὶ αὐτὸς ὁ Θεσσαλός. ἐν γοῦν ἐνδείκνυται καθόλου
το στεγνὸν πάθος αὐτῷ το χαλᾶν· ὥσπερ γε καὶ το ῥοῶδες
ἐν ἕτερον το στέλλειν. ἀλλὰ καὶ κατ᾽ αὐτὰ τὰ ἕλκη το μὲν
ῥυπαρὸν καθαίρεσθαι δεῖται, το δὲ κοῖλον πληροῦσθαι· καὶ
το μὲν ὁμαλὲς ἐπουλοῦ[97]σθαι, το δὲ ὑπερσαρκοῦν κα-
θαιρεῖσθαι, καὶ κατ᾽ αὐτὸν ἐκεῖνον· λεξάτω τοίνυν ἡμῖν ούτω

ribus qui conjuncti cum ulcere funt univerfis, quemadmodum curandi finguli fint; fimili modo et de varicibus,
quando horum quoque occafione contumax ad fanandum ulcus redditur, quoniam aliqua ex his humiditas ad exulceratas partes defluat. Ad eundem modum et quum ex toto
corpore humor confluit, totum purgare jubet, nusquam videlicet in his indicationem a tempore fumens; nam et ridiculum plane fit, adeo multas ac varias, faepe etiam contrarias indicationes ab una communitate fieri. Nam fi etiam
demus indicationem aliquam a tempore fumi, quae tandem
ea fit dicere par eft, ac fumma quapiam una eam complecti,
veluti in reliquis omnibus ipfe quoque Theffalus facit, nedum nos   Quippe unum illi perpetuo indicat aftriotus affectus, nempe ut laxetur; unum rurfus fluxus, ut adftringa-
tur.   Quin etiam in ipfis ulceribus quod fordidum eft, abftergeri poftulat, quod cavum eft, impleri, quod aequabile
eft, cicatrice induci, cui caro fupercrevit, hanc fibi detrahi,
etiam eo ipfo auctore; ergo ficat in horum fingulis, ita in

κᾳπὶ τοῦ κεχρονισμένου τι τοιοῦτον ἕτερον ἓν, ὡς ἐπ᾽ ἐκείνων ἑκάστου· ἀλλ᾽ οὐκ ἔχει· καὶ (80) γὰρ καὶ περιτέμνειν
αὐτά φησι χρῆναι. καίτοι τίς ἂν ἔνδειξις αὕτη νοῦν ἔχουσα
περὶ τοῦ χρόνου γίγνοιτο; καὶ τῷ διὰ τοῦ νάπυος χρῆσθαι
φαρμάκῳ, καθ᾽ οὗ τὸ κενὸν ὄνομα φθέγγεται, τὴν μετασύγ-
κρισιν· ἔτι τε πρὸς τούτοις, τοῖς ἀπὸ ῥαφανίδων ἐμέτοις·
καὶ τελευτῶν ἐπειδὰν μηκέθ᾽ εὑρίσκῃ μηδὲν, ἐλλεβόρῳ; ἀλλὰ
ταῦτα μὲν, ὡς ἔφην, κἂν τοῖς ἑξῆς ἐπὶ πλέον εἰρήσεται, δεικ-
νύντων ἡμῶν ὡς οὐδὲν ἐπ᾽ οὐδενὸς νοσήματος ὁ χρόνος
ἐνδείκνυται, σημεῖον μέντοι πολλάκις γίγνεται τῆς διαθέσεως.

Κεφ. στ'. Ἐπάνειμι δὲ πάλιν ἐπὶ τὸν Ἱπποκράτην·
θαυμάζω γὰρ τῆς ἀκριβείας τὸν ἄνδρα κἂν τοῖς ἄλλοις ἅπασιν, οὐχ ἥκιστα δὲ κἂν τῷ μὴ παραλιπεῖν εἰς ἔνδειξιν διαφέροντα σκοπὸν οὐκ ἐφ᾽ ἑνὸς μόνον ἢ δυοῖν, ἀλλ᾽ ἐπὶ πάντων
ἁπλῶς τῶν νοσημάτων. ἔστι δ᾽ οὗτος ὁ ἀπὸ τῆς ἰσχύος τῆς
διαθέσεως λαμβανόμενος· οὐ μόνον οἱ μεθοδικοὶ παρεῖδον,
οὐδὲν γὰρ τοῦτό γε θαυμαστόν, ἀλλὰ καὶ τῶν λογικῶν οἱ

diuturnis quoque alterum aliquid ad proportionem oftendat,
quod unum fit; verum non poteft, nam et excidenda ea
praecipit. At quaenam, *quaeſo*, fit ifta rationabilis a tempore
indicatio? tum remedio ex finapi uti, de quo vanum illud
nomen metafyncrifeos ufurpat? ad haec ex radicula vomitu, et poftremo, quum nihil ultra inveniat, veratro? Verum haec quidem, quemadmodum dixi, etiam in fequentibus plenius dicentur, ubi nihil usquam ullo in morbo a
tempore indicari, fed fignum *id* nonnunquam affectus effe
docebimus.

Cap. VI. Verum rurfus ad Hippocratem revertor,
quem virum fane diligentiae nomine admiror cum in aliis
omnibus, tum vero quod fcopum, qui medico ad indicationem, non in uno alterove, fed prorfus omni morbo fit
fpectandus, non omiferit. Eft autem is qui ab affectus magnitudine fumitur, quem non modo methodici praetermife-
runt, non enim eft id mirum, fed etiam rationalium plu-

BIBΛION Δ. 287

Ed. Chart. X. [97.]   Ed. Baf. IV. (80.)

πλεῖστοι· καὶ καθ᾽ ἕτερον τρόπον ἅπαντες οἱ ἐμπειρικοί.
ἐπειδὰν γὰρ ἐπὶ τῇ πληθωρικῇ καλουμένῃ συνδρομῇ κένωσιν
ἑαυτοῖς τετηρῆσθαι λέγωσιν, ἄντικρυς ὁμολογοῦσιν, ὡς εἰς
οὐδὲν ἄλλο τῶν περὶ τὸν κάμνοντα γιγνομένων ἀποβλέποντες,
ἐπὶ τὸ κενοῦν παραγίγνονται. καὶ οὐ τοῦτό φημι διότι καὶ
αἱ καθάρσεις κενώσεις εἰσὶν, οὐδ᾽ αὗται πρὸς τῆς πληθωρικῆς διδασκόμεναι συνδρομῆς, ἀλλ᾽ ὅτι καὶ τὴν φλεβοτομίαν
αὐτὴν ἐνίοτε, καίτοι μὴ παρούσης τῆς πληθωρικῆς συνδρομῆς,
δίκαιόν ἐστι παραλαμβάνειν. εἰ γὰρ ἰσχυρὸν εἴη τὸ νόσημα
καὶ ῥώμη δυνάμεως, οὐκ ἔστιν ὅστις οὐκ ἂν φλεβοτομήσειε
τῶν ὡμιληκότων τοῖς ἔργοις τῆς τέχνης. αὐτοὺς γοῦν ὁρῶμεν τοὺς ἐμπειρικοὺς, ἐπειδὰν ἐκ καταπτώσεώς τινος ἢ ἄλλης
πληγῆς θλασθῇ μέρη τινὰ τοῦ σώματος ἰσχυρῶς, ἐπὶ τὴν φλεβοτομίαν ἐρχομένους· καίτοι μικρὸν ἔμπροσθεν ὑγιαίνειν ἐκεῖνος,
μηδεμίαν ἔχων πληθωρικὴν συνδρομήν. ᾧ δῆλον ὡς οὐχ οὗτός
ἐστιν ὁ σκοπὸς τῆς φλεβοτομίας, ἀλλ᾽ ἥ τε τοῦ νοσήματος
ἰσχὺς καὶ ἡ ῥώμη τῆς δυνάμεως, ἀφωρισμένων τοῦ λόγου τῶν
παιδίων. καὶ γὰρ αὖ καὶ καθ᾽ ἕτερον τρόπον, εἴ τις ὑγιαίνων

rimi, atque etiam empirici, quanquam alio modo, omnes.
Nam ubi in plethorico, ut illi loquuntur, concurfu vacua
tionem a fe obfervatam dicunt, manifefle fatentur ob nullius
alterius eorum, quae in aegro vifuntur, refpectum, fe ad
vacuationem accedere.   Neque hoc dico propterea, quod
purgatio vacuatio fit, quam plethoricus concurfus non indicet, fed quod etiam, tametfi plethoricus concurfus non adfit, ad ipfam tamen fanguinis miffionem interdum fit con-
fugiendum; nam fi vehemens morbus fit cum virium robore,
nemo eft qui venam non fecet, qui in artis operibus fit
exercitatus.   Nam ipfos empiricos videmus, quum lapfu
aliquo aut plaga aliqua contufae vehementer corporis partes
fuerint, ad fanguinis miffionem confugere; quanquam idem
homo paulo ante fanus fuerat, prorfusque redundantiae fanguinis expers.   Ex quo patet non hoc effe, quod mittendum fanguinem indicet, fed magnitudinem morbi ac virium
robur, exceptis a fermone pueris.   Nam et alia ratione, fi

288 ΓΑΛΗΝΟΤ ΘΕΡΑΠΕΤΤ. ΜΕΘΟΔΟΤ

Ed Chart. X. [97. 98.]   Ed. Baf. IV. (80.)

ὅτι καὶ μηδὲν μηδέπω βεβλαμμένος ἐν τῇ πληθωρικῇ γένοιτο
συνδρομῇ, τοῦτον οὐκ ἀνάγκη φλεβοτομεῖν· ἀλλ' ἀρκεῖ τῷ
μὲν ἀσιτία, τῷ δὲ ὀλιγοσιτία, τῷ δ' ὑπαγωγὴ γαστρὸς, ἢ κάθαρσις, ἢ πλείω λουτρά· τῷ δέ τινι καὶ γυμνάσιον ἤρκεσε
μόνον ἢ τρίψις πολλὴ· φλεβοτομία δ' οὐκ ἐξ ἀνάγκης, οὐδ'
ὑπ' αὐτῶν τῶν ἐμπειρικῶν τοῖς οὕτως ἔχουσι προσάγεται.
κατὰ δὲ τὸν αὐτὸν τρόπον οὐδὲ ἡ κάθαρσις ἐπὶ μόνῳ πλήθει χυμῶν μοχθηρῶν δεόντως παραλαμβάνεται ἀλλ' ὥσπερ
ἡ φλεβοτομία διά τε πλῆθος αἵματος καὶ ἰσχυρὰν νόσον, οὕτω
καὶ ἡ κάθαρσις διά τε πλῆθος ἑτέρου τινὸς χυμοῦ καὶ ἰσχὺν
νοσήματος. περὶ μὲν τῆς φλεβοτομίας ἐν ἑτέρῳ τέ μοι διήρηται λόγῳ κἂν τοῖς ἑξῆς εἰρήσεται· περὶ δὲ τῆς καθάρσεως
ἐν τῷδε τῷ λόγῳ δίειμι· χρῄζουσι γὰρ αὐτῆς οἱ κάμνοντες
οὐχ ὡς τὸ λυποῦν περίττωμα καθαιρούσης μόνον, [98] ἀλλὰ
καὶ ὡς ἀντισπώσης τε καὶ κενούσης· καὶ διὰ τοῦθ' Ἱπποκράτης ἔν τε τοῖς ἄλλοις ἅπασι συγγράμμασι κἂν τῷ περὶ τῶν
ἑλκῶν ἐπισκοπεῖται καὶ τὴν ἰσχὺν τοῦ νοσήματος εἰς ἔνδειξιν

quis etiamnum fanus, nec adhuc quicquam laefus, in fanguinis redundantis concurfu fit pofitus, non ftatim huic mitti
fanguinem eft necefTe; imo aliis fatisfacit inedia, aliis cibi
parcitas, aliis foluta alvus, vel purgatio, vel frequentius
balneum, aliis fola exercitatio vel multa frictio abunde fuit;
miffio vero fanguinis ne ab ipfis quidem empiricis iis qui
ita fe habent necefTario adhibetur.   Ad eundem modum nec
purgatio in fola vitiofi fucci abundantia convenienter fufci-
pitur, fed ficut miffio fanguinis vel propter ipfius abundantiam, vel propter morbi magnitudinem, ita purgatio et propter abundantiam alterius cujusquam humoris, et propter
vehementiam morbi adhibetur.   Ac de fanguinis miffione
tum in alio libro egimus tum vero in fequentibus agemus.
De purgatione in hoc libro differam, quod defiderant enim
aegri hanc non modo ut noxium excrementum, *quoque*
vexantur, purget, fed etiam ut tum revellat tum vacuet.
Atque ob eam rem Hippocrates tum in reliquis omnibus
operibus tum in eo quod de ulceribus prodidit etiam

καθάρσεως. ὑποκάθαρσις γὰρ, φησὶ, τῆς κάτω κοιλίης ξυμφέρει τοῖς πλείστοισι τῶν ἑλκέων καὶ ἐν τρώμασιν ἐν κεφαλῇ
ἐοῦσι καὶ ἐν κοιλίῃ καὶ ἐν ἄρθροισι καὶ ὅσα σφακελίσαι κίνδυνος καὶ ὅσα ῥάπτεται καὶ τοῖς ἐσθιομένοισι καὶ ἕρπησι καὶ
τοῖσιν ἄλλοισι τοῖσι πεπαλαιωμένοισι τὰ ἕλκεα καὶ ὁκοῖα δ᾽
ἂν μέλλῃ τις ἐπιδέειν, ὑποκαθαίρειν τὴν κάτω κοιλίην. ἐν
τούτῳ τῷ λόγῳ σαφῶς ἡμᾶς ἐδίδαξεν ὅτι τοῖς ἕλκεσιν ἅπασι
καὶ τοῖς τρώμασιν, ὅταν ἰσχυρὰ γένηται κάθαρσις, συμφέρει.
τριχῶς γὰρ οὐ μόνον τούτων, ἀλλὰ καὶ τῶν ἄλλων παθῶν
ἁπάντων ἰσχυρῶν γιγνομένων, ἢ διὰ τὸ κύριον τοῦ πεπονθότος μέρους, ἢ διὰ τὸ μέγεθος τῆς διαθέσεως, ἢ διὰ τὴν
κακοήθειαν, ἑκάστου τούτων ἰδίᾳ φαίνεται μεμνημένος ὁ
Ἱπποκράτης, ἐπὶ μὲν τῶν ἐν τῇ κεφαλῇ καὶ κοίλιᾳ τρωμάτων τὸ κύριον ἐμφαίνων τοῦ τετρωμένου μορίου. κοιλίαν
δ᾽ ὅτι μὴ τὴν κάτω μόνην ἀκούειν νῦν χρὴ, ἀλλὰ καὶ τὴν
ἄνω, πρόδηλον οἶμαι παντί· διαιρουμένου γὰρ τοῦ μεταξὺ
τραχήλου καὶ σκελῶν κύτους εἰς δύο μεγίστας κοιλότητας,

morbi magnitudinem ad purgationis indicationem confiderat.
Purgatio enim, inquit, *per alvum plurimis ulceribus prodeft*, *praeterea vulneribus quae in capite funt accepta*,
item quae in ventre et articulis, *ad haec iis in quivus offi
caries impendet*, *praeterea iis quae fuuntur et exeduntur
et herpetibus et reliquis quae ulcera diuturna reddunt*,
etiam quaecunque deliganda funt, *per alvum purganda
funt.* His verbis clare nos docuit ulceribus omnibus et
vulneribus, quoties pervalida funt, purgationem effe utilem.
Quum enim trifariam non hae modo affectiones, verum
etiam reliquae omnes vehementes magnaeque reddantur, vel
propter affectae partis praeftantiam, vel propter affectus
magnitudinem, vel propter cacoethiam, cujusque horum feorfum videtur Hippocrates mentionem fecifle, utique in capitis ventrisque vulneribus praeftantiam laefae indicans partis. Ventrem autem hoc loco non folum inferiorem intel-
ligendum effe, fed etiam fuperiorem, patere cuivis arbitror;
divifo namque quod inter collum et crura eft trunco in

ἡ πρώτη μὲν ὑπὸ τοῦ θώρακος, ἡ δευτέρα δ᾽ ὑπὸ τοῦ περιτοναίου περιέχεται. καὶ δὴ τῶν τρωμάτων ὅ τι ἂν εἴη εἴσω
τοῦ θώρακος, ἢ εἴσω τοῦ περιτοναίου διασχῇ, κίνδυνον οὐ
σμικρὸν ἐπιφέρει, καὶ μάλισθ᾽ ὅταν συντρώσῃ τι τῶν ἔνδον
ἀλλὰ καὶ ὅτι ταχέως κακοήθη γίνεται πάντα τὰ ἐν τοῖς ἄρθροις τρώματα, καὶ τοῦτο σχεδὸν ἅπαντες ἴσασιν, ἐκ μὲν τῆς
πείρας μόνης μεμαθηκότες οἱ ταύτῃ μόνῃ προσέχοντες τὸν
νοῦν, ἐκ δὲ τῆς φύσεως αὐτῶν τῶν τετρωμένων ὀργάνων
οἷς ἐσπουδάσθη φύσεως σώματος ἐπιστήμην ἔχειν. ὅπου
γὰρ τένοντες καὶ νεῦρα καὶ ἄσαρκα καὶ ὀστώδη χωρία. κίνδυνος ἐνταῦθα καὶ ὀδυνηθῆναι καὶ ἀγρυπνῆσαι καὶ σπασθῆναι καὶ παραφρονῆσαι· ταῦτά τε οὖν τὰ τρώματα καὶ
πρὸς τούτοις ὅσα ῥάπτεται, τουτέστιν ὅσα οὕτως ἐστὶ μεγάλα ὡς ῥαφῆς χρῄζειν, ἢ εἰ μὴ ταύτης, ἀλλ᾽ ἐπιδέσεως
γοῦν, ὑποκαθαίρεσθαι δεῖται. λέλεκται δ᾽ ἐν τῷ πρόσθεν
λόγῳ διότι χρὴ τὰ μεγάλα τῶν ἑλκῶν ἢ ῥαφαῖς, ἢ ἐπιδέ-
σεσι συνάγεσθαι. καὶ μὲν δὴ καὶ ὅσα σφακελίσαι κίνδυνος,
ἐν μεγέθει δηλονότι φλεγμονῆς ἐστι. καὶ τοίνυν καὶ τὰ ἐσθιό-

duas capacites maximas, prior fub thorace, fecunda fub peritonaeo continetur. Et fane vulnus quod intra thoracem,
intrave etiam peritonaeum penetravit, non parvum pericu-
culum affert, potiffimum fi quid interiorum una fit vulneratum; quin etiam cacoethe ftatim fieri quaecunque in articulis accepta vulnera funt, id quoque omnes fere fciunt,
empirici quidem ex fola ipfa experientia, cui foli attendunt;
qui vero corporis naturae fcientiam comparare ftuduerunt,
ex ipfa vulneratarum partium organicarum natura. Ubi
enim tendones et nervi et carne vacua atque offea loca
funt, hic doloris, vigiliarum, convulfionis et delirii periculum inftat; tum haec igitur vulnera tum quae fuuntur, id
eft quae adeo funt magna ut futuris indigeant, aut fi non
his, certe deligatura, alvi purgationem defiderant. At vero
jam dictum in proximo libro eft, quae magna ulcera funt
ea vel futuris vel deligaturis effe conjungenda. Quin etiam
quibus corrumpendi offis periculum impendet, ea utique
cum magnitudine phlegmones funt. Jam quaecunque exe-

BIBΛION Δ. 291

Ed. Chart. X. [98. 99.]   Ed. Baf. IV. (80.)

μενα, τουτέστι τὰ ἀναβιβρωσκόμενα, κακοήϑη τε ἅμα καὶ
κακοχυμίας ἐστὶν ἔκγονα. καὶ οἳ ἕρπητες δ᾽ ἐπὶ χολώδει περιτ-
τώματι συνίστανται· καὶ τὰ ἄλλα σύμπαντα τὰ παλαιού-
μενα κατά τινα τοιαύτην γίνεται πρόφασιν· ὥστ᾽ εὐλόγως
ἐπὶ πάντων τούτων ὑποκαϑαίρειν συμβουλεύει. καὶ μὲν δὴ
καὶ προελϑὼν ἔτι τάδε φησίν· ἐπὶ παντὶ ἕλκει ἐρυσιπέλατος
ἐπιγενομένου κάϑαρσιν ποιέεσϑαι τοῦ σώματος ἐφ᾽ ὁπότερα
ξυμφέρει τῷ ἕλκει, εἴτε ἄνω εἴτε κάτω· τούτου δ᾽ αὐτοῦ
πάλιν ἡμᾶς τὸν διορισμὸν ἐν τῷ περὶ χυμῶν ἐδίδαξεν, ἀν-
τισπᾷν μὲν κελεύων εἰς τἀναντία, παροχετεύειν δ᾽ εἰς τὰ
πλάγια· καὶ μὲν δὴ καὶ ὡς ἐπειδὰν μάλιστα ῥέπῃ, τότε ἀν-
τισπαστέον· εἴρηται καὶ περὶ τούτου κατ᾽ ἐκεῖνο τὸ βιβλίον.
ὥστε καὶ νῦν, εἰ μὲν ἔτι φέροιτο σφοδρῶς τὸ ῥεῦμα, διὰ
τῶν ἐναντίων ἀντισπάσομεν· ἄνω μὲν γενομένου τοῦ ἕλκους
κάτω καϑαίροντες, εἰ δ᾽ ἐν τοῖς κάτω μέρεσι συσταίη, τὴν
ἄνω κοιλίαν κενοῦντες· ἤδη δὲ καὶ πεπαυμένου καὶ κατὰ τὸ
μόριον ἐστηριγμένου παροχετεύειν ἄμεινον· [99] ἐγγυτέρω
γὰρ ἡ μετάληψις καὶ ἡ ὁρμὴ καὶ ἡ ὁλκὴ τῷ καϑαίροντι φαρ-

duntur, hoc eſt eroduntur, ea tum maligna ſunt tum ma
lorum ſuccorum ſoboles. Herpetes quoque a bilioſo excremento ortum habent, reliquaque quae inveterantur omnia ex hujusmodi aliqua cauſa proveniunt; quare in omnibus his non ſine ratione purgare per alvum jubet. In
progreſſu vero haec inſuper adjicit. *in omni ulcere cui ery-*
ſipelas ſupervenit purgari corpus oportet, qua parte ul-
ceri maxime conducit, ſive id per ſuperna ſive per inferna
fit; cujus etiam ipſius rei discrimen in libro de humoribus
nos edocuit, revellere nos jubens ad contraria, derivare
vero ad latera; quin etiam quum maxime repit, tum revellendum; dictum vero et de hoc in eo libro eſt. Quare
nunc quoque, ſi etiamnum fluxio valenter irruat, ad contraria revellemus, utique ſi in ſuperioribus ulcus conſiſtat, per
inferna purgantes; ſin autem in inferioribus ſit, ſuperiorem
ventrem vacuantes; at ſi jam fluxio reſtitit atque in parte
inhaeſit, derivare per vicina magis expedit, quum et in pro-
pinquiora translatio ſit et purganti medicamento promptior

292　ΓΑΛΗΝΟΥ ΘΕΡΑΠΕΥΤ. ΜΕΘΟΔΟΥ

Ed. Chart. X. [99.]　　　　　　Ed. Baſ. IV. (80. 81.)
μάκῳ ῥᾴων ἐκ τοῦ πλησίον. ὅτι δ᾽ ὁ λόγος οὗτος ἤδη καὶ
ἄλλου τινὸς ἅπτεται τῶν τῆς τέχνης μερῶν, τοῦ περὶ τὴν
τῶν χυμῶν ἴασιν, οὐκ οἶμαί τινα λανθάνειν· ὅθεν κἂν τοῖς
ἑξῆς αὐτὸν ἀναγκαῖον ἔσται πάλιν ἐπαναλαβεῖν καὶ τελειῶσαι
σύμπαντα. νυνὶ δ᾽ ὅτι τὴν ἰσχὺν τοῦ νοσήματος, ἣν εἰ καὶ
μέγεθός τις ὀνομάζειν ἐθέλει, σκοπόν ἐστι ποιητέον ἡμῖν
ἀφαιρέσεως αἵματος, ἢ καθάρσεως, καὶ ὡς Ἱπποκρά(81)της
ἁπάντων πρῶτος ὢν ἴσμεν ἐξεῦρε τοῦτον τὸν σκοπὸν ἐπιδεῖξαι βούλομαι. περὶ μὲν οὖν τῶν ἄλλων νοσημάτων ἐν τοῖς
ἑξῆς λόγοις ἐπιδείξω, περὶ δὲ τῶν ἑλκῶν ἐν τῷδε. τὰ μὲν
οὖν τῶν καθάρσεων ἤδη μοι λέλεκται. τριχῶς γὰρ ἑκάστου
νοσήματος ἰσχυροῦ γενομένου, διὰ τὸ κύριον τοῦ πεπονθότος μορίου, διὰ τὸ μέγεθος τῆς διαθέσεως καὶ τρίτην τὴν
κακοήθειαν αὐτοῦ, ἁπάντων τούτων ἐμνημόνευσεν Ἱπποκράτης ἐν τῷ τῆς καθάρσεως λόγῳ. τί δὴ οὖν, ἴσως φησί τις,
οὐχὶ καὶ φλεβοτομεῖν ἐνίοτε συμβουλεύει διὰ τὰς αὐτὰς προφάσεις; ἐμοὶ γοῦν δοκεῖ καὶ τοῦτο κελεύειν, ἀλλὰ διὰ ταχέων τε καὶ μετ᾽ ἀποδείξεως, ὡς αὐτῷ τε τούτῳ καὶ τοῖς

tum acceſſus tum attractus e vicino detur. Hanc vero rationem ad aliam quoque artis partem ſpectare, nempe quae
de ſuccorum medicatione praecipit, neminem latere arbitror,
proindeque in ſequentibus etiam repetere eam erit neceſſe
ac totam abſolvere. Nunc illud docere volo, tum ipſam
morbi five vim five magnitudinem appellare velis ſcopum
a nobis detractionis ſanguinis vel purgationis ſtatuendum
eſſe, tum vero Hippocratem hanc omnium quos novimus
primum indicationem adinveniſſe. Ac de aliis quidem morbis in ſequentibus libris id oſtendam, de ulceribus vero in
hocce. De purgationibus quidem mihi explicatum jam eſt.
Nam quum triplici genere morbus quisque ſit magnus ao
gravis, aut propter praecellentiam partis affectae, aut propter affectus magnitudinem, aut propter ipſius cacoethiam,
omnium horum meminit Hippocrates ubi de purgatione
egit. Quid igitur, dicet aliquis, nunquid etiam ſanguinem
detrahi interdum ſuadet propter has ipſas cauſas? Mihi
vero id quoque jubere videtur, verum breviter nec ſine de-

BIBΛION Δ. 293

Ed. Chart. X. [99.]   Ed. Baf. IV. (81.)

ἄλλοις παλαιοῖς ἦν ἔθος. εἴσῃ δὲ πρῶτον μὲν ἀναγνοὺς τήνδε τὴν ῥῆσιν αὐτοῦ· ἕλκει νεοτρώτῳ παντὶ, πλὴν ἐν κοιλίῃ,
συμφέρει ἐκ τοῦ τρώματος αἷμα ῥυῆναι αὐτίκα πλέον ἢ ἔλασ-
σον· φλεγμαίνει γὰρ ἧσσον αὐτὸ τὸ ἕλκος καὶ τὰ περιέχοντα. μετὰ δὲ ταύτην ἐν τῷ περὶ ἑλκῶν γεγραμμένην ἀναμνησθεὶς ὧν ἐν τοῖς ἄλλοις ἅπασι συγγράμμασι πολλάκις
ὑπέθετο, μιμητὴν ἀξιῶν εἶναι τὸν ἰατρὸν οὐ τῆς φύσεως
μόνον, ἀλλὰ κᾀκείνων ὅσα αὐτόματα ὠφελεῖ, σαφῶς ἂν ἤδη
τὴν γνώμην εἰδείης τοῦ παλαιοῦ περὶ τῆς τοῦ αἵματος ἀφαιρέσεως ἐπὶ τῶν ἰσχυρῶν τραυμάτων· εἰ γὰρ δὴ συμφέρει μὲν
αἷμα ῥυῆναι τοῖς τοιούτοις, οὐκ ἐῤῥύη δὲ, τὸ λεῖπον αὐτὸν
χρὴ προστιθέναι· δηλοῖ δὲ τοῦτο κᾀξ αὐτῶν ὧν ἐπιφέρει,
συνάπτων γοῦν τῇ προειρημένῃ ῥήσει τήνδε φησί· καὶ ἀπὸ
τῶν πεπαλαιωμένων ἑλκέων ξυμφέρει αἷμα ποιέειν ἀποῤῥέειν
πυκινὰ, ὅκως ἂν δοκέῃ καιρὸς εἶναι, καὶ ἀπ᾽ αὐτῶν τῶν
ἑλκέων καὶ ἀπὸ τῶν περιεχόντων τὸ ἕλκος. ἐπειδὴ γὰρ προ-
ειρήκει, ἕλκει νεοτρώτῳ παντὶ ξυμφέρει αἷμα ῥυῆναι, γιγνώ-

monftratione, veluti tum huic ipfi tum reliquis priscis mos
fuit. Id ita effe intelliges primum quidem fi haec ejus verba relegeris: *Omni recens facto vulneri, nifi in ventre fit,
expedit ex ipfo vulnere ftatim fanguinem plus minusve effluere; nam phlegmone minus tentabitur tum ulcus ipfum tum quae circumpofita loca funt.* Poft haec autem fi
verba quae in libro de ulceribus ab eo funt fcripta, tum
quae in aliis omnibus libris faepe propofuit recorderis, debere imitatorem effe medicum non tantum naturae, fed
etiam eorum quae quum fua fponte veniunt conferunt, clare
jam fenis mentem intelliges de fanguine, quum magna funt
vulnera, detrahendo. Si namque expedit in talibus fanguinem effluere, non autem effluxit, quod deeft ipfe adjicias oportet; declarant id ea quae fubjungit; quippe
haec ftatim cum dictis verbis copulat: *Et ab iis quae inveterata funt ulcera ut fanguis crebro fluat efficere
prodeft utcunque opportunum videbitur, tum ab ipfis ulceribus tum a circumpofitis ulceri partibus.* Nam quoniam praedixerat *omni ulceri recens facto fanguinem emit-*

σκων ὡς εἰ μὴ καὶ τῶν κεχρονισμένων μνημονεύσειεν, οἰήσεταί
τις ἐπὶ τῶν προσφάτων μόνων οὕτως αὐτὸν ἀποφήνασθαι,
διὰ τοῦτο δεόντως προσέθηκε τὸ καὶ ἀπὸ τῶν πεπαλαιωμένων ἑλκέων ἀφαιρεῖν τοῦ αἵματος. ἀλλ᾽ εἴπερ ἐκεῖνο καθόλου παρ᾽ αὐτοῦ μεμαθήκαμεν, ὡς ἀρχομένων μὲν τῶν ῥευμάτων ἀντισπᾶν προσῆκεν, ἐστηριγμένων δὲ ἐν τῷ πεπονθότι
μορίῳ τὴν κένωσιν ἢ ἀπ᾽ αὐτοῦ ποιεῖσθαι τοῦ πεπονθότος
μορίου, ἢ ὅτι μάλιστα πλησιέστατα, πρόχειρον ἡμῖν καὶ νῦν
συλλογίσασθαι περὶ τῆς τοῦ αἵματος ἀφαιρέσεως, ὡς ἐν
ἀρχῇ μὲν πόῤῥωθεν ἕξ, ὑστέρου δ᾽ ἀπ᾽ αὐτῶν τῶν ἡλκωμένων προσήκει ποιεῖσθαι. καὶ μὲν δὴ καὶ τούτοις αὐτοῖς οἷς
εἴρηκα προσθεὶς ὡς τὸν πλεονάζοντα χυμὸν ἐκκενοῦν ὁ
Ἱπποκράτης συμβουλεύει, ποτὲ μὲν ἐπὶ τὴν τοῦ αἵματος
ἀφαίρεσιν ἄξεις, ὅταν τοῦτο κρατῇ, ποτὲ δ᾽ ἤτοι ξανθῆς, ἢ
μελαίνης χολῆς, ἢ φλέγματος ἀγωγὸν δώσεις φάρμακον,
ἐκείνου μεμνημένος ἐν ἅπασι τούτοις, ὡς οὐκ ἔστιν ἕλκους
ἢ ἕλκος οὐδεμία τῶν τοιούτων ἰάσεων, ἀλλ᾽ ἤτοι κακοχυμίας συμπαρούσης, ἢ πλήθους, ἢ φλεγμονῆς, ἢ ἕρπητος, ἢ

tendum effe, cernens, nifi etiam de inveteratis mentionem
faceret, fore ut ab aliquo putaretur de recentibus tantum
ita pronunciaffe, idcirco illud recte adjecit, *et ab inveteratis ulceribus fanguinem mittendum effe.* At fi id perpetuum eft quod ab eo didicimus, incipientem fluxionem re-
vellendam effe, fixam vero jam in laborante parte vacuan-
dam effe vel ab ipfa parte affecta vel a maxime vicina,
in promptu nobis et de fanguinis detractione colligere nunc
eft quod in principio haec e longinquo, poftea ab ipfis exulceratis partibus fit emolienda. Quin etiam fi iis quae jam
dixi illud quoque adjicias, quod ipfum qui redundat humorem vacuandum effe Hippocrates fuadet, alias fanguinis detractionem adhibebis, quum videlicet is vincit, alias medicamentum, quod ad bilem flavam vel atram vel pituitam educendam
vim habet, dabis, illius interim in omnibus his non imme-
mor, non effe ulceris qua ulcus eft ullam id genus curationem, fed vel vitiofi qui conjunctus eft fucci, vel plenitudinis,
vel phlegmones, vel herpetis, vel ejus generis alterius; fed

τινος ἑτέρου τοιούτου· καὶ μὲν δὴ καὶ ὡς ἐνίοτε τῶν συμβεβηκότων τι τοῖς ἕλκεσιν ἔνδειξιν ἰδίαν ποιεῖται, καθάπερ καὶ
τὸ μέγεθος. [100] εἴρηται δὲ καὶ περὶ αὐτῶν ἐν τῷ πρὸ τούτου
γράμματι, τὰς διαφορὰς τῶν ἑλκῶν ἁπάσας, ὁπόσαι τέ εἰσι καὶ
ὁποῖαι καὶ τίς ἐφ' ἑκάστου αὐτῶν ἔνδειξις, ἐξηγησαμένου
μου. τὸ δ' ἀπὸ τῆς ἰσχύος τοῦ νοσήματος ἔνδειξιν γίγνεσθαι
κενώσεως, ἐν ἐκείνῳ μὲν οὐκ εἶπον τῷ λόγῳ, διότι τε μακροτέρας ἀποδείξεως ἐδεῖτο καὶ τὴν τοῦ ὅλου σώματος ἐπιμέλειαν οὐ συνῆπτον ἐν αὐτῷ τοῖς ἕλκεσιν, ἐνταῦθα δὲ διεξῆλθον ὅσον εἰς τὰ παρόντα χρήσιμον.
Κεφ. ζ'. Ὁ γάρ τοι σύμπας λόγος ὑπὲρ τῆς τοιαύτης
ἐνδείξεως, ἣν ἀπὸ τῆς ἰσχύος φαμὲν τοῦ νοσήματος λαμβάνεσθαι καὶ μετὰ ταῦθ' ἡμᾶς ἀναμένει ῥηθῆναι, καθάπερ καὶ
ἡ ἀπὸ τῆς ἡλικίας, καὶ προσέτι καὶ ἡ ἀπὸ τῆς τῶν χυμῶν
ἰάσεως· οὕτω δὲ καὶ ἡ ἀπὸ τῶν πεπονθότων μορίων ἔνδειξις
εἰς τὴν θεραπείαν γιγνομένη, τελεώτερον ἐν τοῖς ἑξῆς ὑπομνήμασιν ἀποδοθήσεται. νυνὶ μὲν γὰρ ὅσον ἀπὸ τῆς φύσεως
αὐτῶν, τουτέστι τῆς κράσεώς τε καὶ οὐσίας, οἷόν τ' ἐστὶν

nec illius oblitus, quod aliquid interdum ex iis quae ulceribus accidunt indicationem propriam fuggerat, veluti, et magnitudo. Dictum autem et de ipfis ulceribus eſt in libro
qui hunc praecedit, ubi ulcerum differentias omnes et quot
et quae fint et quae fit uniuscujusque indicatio, expofuimus. Praeberi tamen vacuandi indicationem ab ipfa morbi
vi *ac magnitudine* in eo libro non dixi, propterea quod et
longiorem demonftrationem requirebat, et totius corporis
curam cum ulceribus in eo non conjunxi; hic vero exe-
quutus fum quantum ad rem propofitam erat utile.
Cap. VII. Nam abfolutus fermo de hoc genere indicationis, quam a magnitudine morbi fumi diximus, etiam
in fequentibus habendus reftat; pari modo de indicatione
quae ab aetate fumitur, praeterea de ea quae ab humoribus
fanandis accipitur; ad eundem modum et quae ab affectis
partibus indicatio exhibetur confummatius in fequentibus
libris tradetur. Nunc enim quod ab earum natura, id eſt
temperamento et fubftantia fumi ad curationem potuit, tan-

296   ΓΑΛΗΝΟΤ ΘΕΡΑΠΕΤΤ. ΜΕΘΟΔΟΤ

Ed. Chart. X. [100.]   Ed. Baf. IV. (81.)

εἰς τὰς ἰάσεις λαμβάνεσθαι λέλεκται μόνον· ἡ δ᾽ ἀπὸ τῆς
θέσεώς τε καὶ διαπλάσεως, ἔτι τε χρείας, ἀναισθησίας τε καὶ
δυσαισθησίας ἔνδειξις οὐκ εἴρηται· λεγέσθω δὲ καὶ περὶ τούτων ὅσον εἰς τὴν τῶν ἑλκῶν ἴασιν διαφέρει. τὸ μὲν οὖν
αἰσθητικὸν μόριον ἀνωδύνως ὅτι μάλιστα χρὴ πειρᾶσθαι
θεραπεύειν· εἴρηται δ᾽ ἐν τοῖς περὶ φαρμάκων ἡ τῶν ἀνωδύ-
νων ὕλη. τὸ δὲ δυσαισθητότερον ἐγχωρεῖ καὶ διὰ τῶν σφοδροτέρων, εἰ ἡ διάθεσις οὕτω κελεύει· καὶ μὲν δὴ καὶ τοῦ
μὲν κυρίου μορίου τὸν τόνον χρὴ φυλάττειν, ὡς ἐπὶ πλέον
ἐν τοῖς περὶ φλεγμονῆς λογισμοῖς ἀποδείξομεν· εἰ δέ τι μὴ
τοιοῦτον, ἐγχωρεῖ τοῦτο καὶ τὴν χαλαστικὴν ἀγωγὴν τῆς θεραπείας ἀλύπως δέχεσθαι. ταυτὶ μὲν οὖν ἐν τοῖς ἐφεξῆς ἐπιπλέον ἐροῦμεν, ἐν δὲ τῷ παρόντι λόγῳ τὴν ἀπὸ τῆς θέσεώς
τε καὶ διαπλάσεως τῶν μορίων ἔνδειξιν ἔτι προσθέντες, οὕτω
καταπαύσομεν καὶ τουτὶ τὸ τέταρτον βιβλίον. ἐντεῦθεν γοῦν
ἐπενοήθη τὸν μὲν κατὰ τὴν κοιλίαν ἡλκωμένον πίνειν τὰ
φάρμακα, τὸν δὲ κατὰ τὸν στόμαχον, οὐχ ἅπαξ οὐδ᾽ ἀθρόως
ὅλα προσφέρειν, ἀλλὰ κατὰ βραχύ τε καὶ συνεχῶς· ἐν γὰρ

tum diximus; quae vero ιum a fitu tum conformatione,
itemque uſu, praeterea ſenſus acumine hebetudineve indicatio
ſuggeritur, hanc non attigimus; dicatur itaque et de his quantum fit ad ulcerum curationem utile.   Igitur quae praedita
ſenſu pars eſt, eam quam maxime citra dolorem curare tentandum, tradita vero anodynorum remediorum materia eſt
in iis libris qui ſunt de fimplicibus medicamentis inſcripti.
Quae ſtupidior eſt, haec, fi affectus ita ſuadet, valentiora remedia recipit, et principis quidem partis robur ſervari oportet, veluti latius ubi de phlegmone agemus docebitur; quod
tale non eſt, licet huic eam medendi rationem tuto adhibeas quae laxando remittendoque mitiget.   Atque haec quidem in fequentibus fufius tractabimus.   In hoc libro indicationem quae a fitu et a conformatione partium fumitur
trademus, atque ita quarto huic libro finem imponemus.
Hinc igitur excogitatum eſt ei cui exulceratus ventriculus
fit medicamenta eſſe bibenda; cui ſtomachus, non ſemel
nec tota fimul aſſumenda, ſed paulatim et aſſidue, quando

τῷ παρέρχεσθαι καὶ ψαύειν ἡ ὠφέλεια τούτοις ἐστὶν, οὐκ
ἐν τῷ περιέρχεσθαι καὶ πλησιάζειν ἐπὶ πλείονα χρόνον, ὥσπερ τῇ γαστρί. καὶ μὲν δὴ καὶ ὡς χρὴ παχύτερα προσφέρειν
ταῦτα καὶ γλίσχρα, παρὰ τῆς θεσεώς τε καὶ διαπλάσεως ἡ
ἔνδειξις. ἐπεὶ γὰρ δίοδός τις ὁ στόμαχός ἐστι τῶν ἐσθιομένων
τε καὶ πινομένων, διὰ τοῦτο πάντων τῶν ἔχεσθαί τε καὶ
περιπήγνυσθαι καὶ προσκολλᾶσθαι δυναμένων ἐστὶ χρεία φαρμάκων, οὐ τῶν ἀποκλύζεσθαι καὶ διαῤῥεῖν ἑτοίμως πεφυ-
κότων. περιπήγνυνται μὲν οὖν παχέα, κολλᾶται δὲ τὰ γλίσχρα. τὰ δ᾽ ἐν τοῖς παχέσιν ἐντέροις ἕλκη τῶν διὰ τῆς
ἕδρας ἐνιεμένων χρῄζει μᾶλλον φαρμάκων· ἐγγυτέρω γὰρ ταύτης ἐστί· τὰ δ᾽ ἐν τοῖς λεπτοῖς ἀμφοτέρων· ποῤῥωτέρω γὰρ
ἤδη ταῦτ᾽ ἐστὶ καὶ μέσα τῇ θέσει τῶν ἄνωθέν τε λαμβανομένων καὶ κάτωθεν ἐνιεμένων φαρμάκων. κοινὴ δ᾽ ἐπὶ πάντων τῶν ἐντὸς μορίων ἔνδειξις αἰρεῖσθαι μὲν τὰ συνηθέστατα
τοῦ ζώου τῇ φύσει καὶ σιτία καὶ φάρμακα· φεύγειν δὲ καὶ
ἀποτρέπεσθαι τἀναντία· καίτοι γ᾽ ἐπὶ τῶν ἐκτὸς ἑλκῶν ἄλυ-

ex tranfitu et contactu vulneribus quae hic funt utilitas accedit, non ex continendo et diutius adhaerendo, ficut iis
quae in ventriculo funt. Quin imo et quod crafliora haec
et magis lenta fint adhibenda, id quoque a fitu et conformatione eft indicatum. Nam quoniam gula tranfitus quidam comeftorum bibitorumque eft, idcirco medicamentorum eget quae adhaerere et undique quafi concrefcere et agglutinari poffint, non autem quae elui ac defluere fint prompta. Ac circa partes ejus concrefcunt quae craffa, aggluti-
nantur quae lenta funt. Quae vero ulcera in craffis funt
inteftinis, iis quae per fedem injiciuntur remediis magis
egent; nam ipfi magis funt propinqua; quae in tenuibus
habentur, quoniam et longinquiora funt et medio fitu pofita, ambo *requirunt*, et quae fuperne fumuntur et quae
per fedem infunduntur medicamenta. Sane communis omnium internarum partium indicatio eft, ut ea eligantur quae
animalis naturae maxime fint familiaria, five ea cibi fint
five medicamenta; fugiantur refpuanturque huic contraria;

πος καὶ ἡ τῶν τοιούτων χρῆσις, ἰοῦ καὶ χαλκοῦ κεκαυμένου
καὶ λεπίδος χαλκοῦ καὶ καδμείας καὶ πομφόλυγος καὶ λιθαρ-
γύρου καὶ ψιμμυθίου. ταῦτ᾽ οὖν καὶ τὰ τοιαῦτα μὴ προσφέρειν τοῖς ἐν[101]τός. εἴρηται δὲ περὶ τῆς φύσεως αὐτῶν ἔν
τε τῷ τρίτῳ περὶ κράσεων κἂν τοῖς περὶ φαρμάκων. αἱρεῖσθαι δὲ καὶ τὰς τροφὰς, εἰ μὲν εἰς οὐλὴν ἀγαγεῖν, ἢ κολλῆσαι βουλοίμεθα τὸ ἕλκος, αὐστηράς τε καὶ γλίσχρας καὶ ἀδήκ-
τους· εἰ δ᾽ ἀνακαθῆραι, ῥυπτούσας μετρίως. εἰς μὲν δὴ τοῦτο
πάντων ἄριστον μέλι ἄπεφθον, τὰ δ᾽ αὐστηρὰ πόματα καὶ
αἱ τοιαῦται τροφαὶ πρόδηλοι παντί. καλῶ δ᾽ αὐστηρὸν
ὅπερ καὶ στῦφον ὀνομάζεται, τὸ στρυφνὸν δὲ ἐπιτεταμένον
ἐστὶν αὐστηρόν. ὅσα δὲ φάρμακα λαμβάνεται τοῖς ἐντὸς
ἄλυπα γέγραπται μὲν ἐν τοῖς περὶ φαρμάκων, εἰρήσεται δὲ
καὶ νῦν ὁ τύπος αὐτῶν. ὑποκυστὶς δὴ βαλαύστιον καὶ κύτι-
νοι ῥοιῶν καὶ κηκὶς καὶ ῥοιᾶς λέμματα καὶ Σά(82)μιος ἀστὴρ
καὶ Δημνία σφραγὶς καὶ χυλὸς ῥοῦ καὶ ῥόδων, ἀκακία τε καὶ
τἆλλα ὅσα τοιαῦτα τοῖς ἐντὸς ἕλκεσιν ἀρήγοντα, βλάβην δ᾽

quanquam in iis quae foris funt ulceribus innoxius etiam
talium medicamentorum eft ufus, aeruginis aerisque ufti et
aeris fquamae et cadmiae et pompholygis, lithargyri et ce-
ruffae; haec igitur et fimilia interioribus exhiberi non debebunt. Porro proditum de natura horum eft tum in tertio
de temperamentis volumine tum in libris de fimplicibus medicamentis. Eligenda vero alimenta funt, fi ad cicatricem
perducere aut glutinare ulcus ftudemus, tum auftera tum
glutinofa tum quae minime mordeant; fin emundare, quae
modice abftergeant, quod munus mel crudum praeter caetera
praeftat. Aufterae vero potiones et ejusdem rationis alimenta cuique funt nota. Voco aufterum id quod adftringens dicitur, acerbum vero quod intenfum auflerum eft.
Quae vero medicamenta citra internarum partium moleftiam
fumantur tradita funt in iis libris qui de medicamentis
funt fcripti, dicetur tamen et nunc eorum formula. *Ergo
internis ulceribus opitulantur* hypocyftis et balauftium et
cytini punicorum et galla et malicorium et terra Samia et
Lemnium figillum et rhois rofarumque fuccus et acacia alia-

οὐδεμίαν ἐργάζεται περὶ τὰ σπλάγχνα. διδόναι δ᾽ αὐτὰ διά
τινος τῶν στυφόντων ἀφεψήματος, ἢ μήλων κυδωνίων, ἢ
σχίνου, ἢ βάτου ἀκρεμόνων, ἢ ἀμπέλων, ἢ μύρτων, ἢ καὶ
δι᾽ οἴνου τινὸς τῶν αὐστηρῶν. εὔδηλος δὲ ἡ τοῦ οἴνου χρῆσις, ὡς πεφυλάχθαι χρὴ τὸν καιρὸν τῶν φλεγμονῶν· ἄλλως
δ᾽ οὐδὲν κωλύει διδόναι. εὔδηλον δὲ ὡς καὶ ἀναλαμβάνειν
χρὴ τὰ τοιαῦτα φάρμακα, παρασκευάζοντα διά τε τῶν εἰρημένων ὑγρῶν καὶ προσέτι τραγακάνθης τε καὶ κόμμεως ἐπι-
μιγνύντα καὶ μάλιστα τοῖς ἐν στομάχῳ προσάξειν μέλλοντα.
καὶ μὲν δὴ καὶ ἀνακογχυλίζεσθαι μὲν τοῖς κατὰ τὴν φάρυγγα
καὶ τὰ παρίσθμια προσφέροντα κελεύειν χρὴ, κατέχειν δ᾽
ὕπτιον ἐπὶ πλεῖστον ἐν τῷ στόματι χαλαροὺς ἐργασάμενον
ἅπαντας τοὺς τῇδε μῦς, ἐπὶ τῶν κατὰ τὴν ἀρτηρίαν ἑλκῶν·
παραῤῥεῖ γὰρ οὕτως ἀτρέμα καὶ κατὰ βραχὺ, σαφῶς καὶ
αἰσθητῶς εἰς αὐτὴν τὴν ἀρτηρίαν τοῦ φαρμάκου· καὶ γὰρ
κἂν τῷ κατὰ φύσιν ἔχειν εὖ εἰδέναι χρὴ παρηθούμενον οὐκ
ὀλίγον ἐνταῦθα τοῦ πόματος. ἀλλ᾽ ὥσπερ ὑγιαινόντων, οὕτω

quae id genus, quae ulceribus internis praefidium afferunt nec
ullam visceribus noxam inferunt. Danda vero haec funt ex
aliquo adftringentium decocto, vel mali cotonei vel itisci vel
fummorum rubi vitisve vel myrtorum vel *denique* ex vino
aliquo auftero. Non latet autem et de vini ufu, quod cavendum id eft ubi phlegmones fufpicio adeft, alias dari nihil
vetat. At manifeftum eft ejusmodi medicamenta praeparanda, ac jam dictis humidis excipienda effe; tum vero
tragacanthen et gummi illis admiscenda ac potiffimum
quis ea iis quae in gula funt exhibebit. Sed et gargarizare
quoque jubendum eft ei qui ad fauces et parifthmia his utetur. At ad ulcus quod in aspera fit arteria, ut fupinus
quam diutiffime in ore teneat ac omnes qui illic funt musculos relaxet remittatque praecipiendum; influit enim fic
fenfim et paulatim de medicamento aliquid fenfibiliter et
manifefte in ipfam arteriam; nam et quum fecundum naturam fe habet, fcire licet potionis nonnihil huc percolari.
Sed veluti in fecunda valetudine, ita in adverfa cavendum

300 ΓΑΛΗΝΟΤ ΘΕΡΑΠΕΤΤ. ΜΕΘΟΔΟΤ

Ed. Chart. X. [101.]   Ed. Baf. IV. (82.)
καὶ νοσούντων φυλάττεσθαι χρὴ τὸ πλέον, ὡς βηχῶν κινη-
τικόν. ἄχρι μὲν γὰρ ἂν ἐν κύκλῳ παρὰ τὸν χιτῶνα τῆς ἀρτηρίας ὡσπερεὶ παρὰ τοῖχον ὕδωρ φέρηται τὸ ὑγρὸν, οὐκ
ἐργάσεται βῆχα, τὸ δ᾽ εἰς τὰς ὁδοὺς μέσας τοῦ πνεύματος
ἐμπῖπτον εὐθὺς βηχώδεις ἀποτελεῖ. ταῦτά γε οὖν ἀπὸ τῆς
θέσεως καὶ διαπλάσεως τῶν μορίων εἴληπται πάντα· καὶ πρὸς
τούτοις ἔτι τὸ συμμιγῆναι μέλιτος ἅπασι τοῖς πρὸς τὰς
ἑλκώσεις φαρμάκοις ἐπὶ τὸν κατὰ τὸν θώρακα καὶ τὸν πνεύ-
μονα· μόνα γὰρ εἴπερ ἐπὶ τούτων αὐστηρὰ προσφέροις φάρμακα, χρονίζει κατὰ τὴν γαστέρα. τῆς οὖν ἀναδόσεως αὐτῶν
ὄργανον ὑπάρχει τὸ μέλι καὶ ἔστιν οἷον ὄχημά τι ταχείας φορᾶς, ἅμα τῷ μηδὲ βλάπτειν ἕλκη. κατὰ δὲ τὸν αὐτὸν λόγον
αὐτό τε τὸ μέλι καὶ τῶν οὔρησιν κινούντων τινὰ μίγνυσθαι
χρὴ τοῖς τῶν ἑλκῶν φαρμάκοις, ἐπειδὰν τὰ κατὰ τὴν κύστιν
καὶ τοὺς νεφροὺς ᾖ πεπονθότα. τὸ δὲ καὶ τὰς διαγνώσεις
τῶν ἡλκωμένων μορίων, ἀπό τε τῆς οὐσίας αὐτῶν καὶ τῆς
ἐνεργείας καὶ χρείας γίγνεσθαι καὶ τῆς θέσεώς τε καὶ διαπλάσεως, εὔδηλον μὲν οἶμαι, κἂν ἐγὼ μὴ λέγω, δείκνυται δ᾽

eſt ne largius influat, utpote quod tuſſim excitabit. Nam
quoad humor undique juxta tunicas arteriae ceu juxta mu-
rum aqua descendit, tuſſim non cit; ſi quid per mediam ſpiritus viam incidit, tuſſes ſtatim excitat. Tum haec igitur a
ſitu et conformatione partium omnia ſunt deſumpta, tum
vero non minus illud quod omnibus medicamentis quae
thoracis et pulmonum ulceribus ſunt deſtinata, mel ſit admiscendum; nam ſi ſola auſtera his medicamenta exhibueris,
ea in ventriculo morabuntur. Ergo diſtributionis eorum
in corpus inſtrumentum eſt mel, ac celeris tranſitus veluti
vehiculum; cum eo quod nec ulceri nocebit. Ad eundem
modum quoties in veſica et renibus vitium conſiſtit, non
ſolum mel ipſum, ſed etiam eorum quae urinas movent
quippiam ulcerum medicamentis misceri oportebit. Illud
quoque patere vel me tacente cuivis arbitror, exulceratas
partes tum ex earum ſubſtantia tum ſunctione tum uſu
tum ſitu tum conformatione discerni. Monſtratum autem

BIBΛION Δ. 301

Ed. Chart. X. [101. 102.]　　　　Ed. Baf. IV. (82.)

αὐτάρκως κἂν ταῖς περὶ τῶν πεπονθότων τόπων διαγνώ
σεσιν· ἀλλ᾽ οὐ πρόκειται νῦν περὶ ἐκείνων λέγειν· αὖθις οὖν
ἐπὶ τὴν θεραπευτικὴν μέθοδον ἐπάνειμι. φημὶ δὴ καὶ ταῦτα
καὶ ἄλλα πολλὰ τὴν τῶν μορίων ἐνδείκνυσθαι θέσιν τε καὶ
διάπλασιν· ἐπιδῆσαι γὰρ τὸ ἡλκωμένον μόριον οὐκ ἐγχωρεῖ
καλῶς ἄνεύ τοῦ λαβεῖν τὴν ἔνδειξιν ἢ ἐκ τῆς διαπλάσεως,
ἢ ἐκ τῆς θέσεως, ἢ ἐκ συναμφοτέρων· ἐνιέναι τε τὸν αὐλί
σκον τοῦ κλυστῆρος εἰς τὴν ἕδραν ἐπιτηδείως οὐχ οἷόν τε χωρὶς
τῆς τοιαύτης ἐνδεί[102]ξεως. καὶ μὴν καὶ διὰ τοῦ καυλοῦ
φάρμακον ἐνιέναι πολλάκις εἰς τὴν κύστιν ἀναγκαῖόν ἐστι.
περὶ μὲν γὰρ τοῦ καθετῆρος οὐδὲν δέομαι λέγειν, ὡς οὐχ
οἷόν τέ ἐστι καλῶς χρήσασθαι αὐτῷ χωρὶς τοῦ καὶ θέσιν
ἀκριβῶς ἐπίστασθαι καὶ διάπλασιν ὅλης τῆς κύστεως. ἐν μὲν
δὴ τοῖς τοιούτοις ἅπασι πρόδηλον ὡς οὐκ ὀλίγον εἰς τὴν
ὅλην θεραπείαν ὁ πεπονθὼς τόπος συνενδείκνυται. ἐπὶ δὲ
τῶν καλουμένων ῥηγμάτων, πλέονες ἐνδείξεις φαίνονται συν
τρέχειν εἰς ταύτό· καὶ γὰρ καὶ ἡ ἀπὸ τῆς θέσεως ὀρθῶς ἂν
ἐξετάζοντο· διότι γὰρ ἐν βάθει τοῦ σώματός ἐστι καὶ κατα

id abunde eſt in libro de dignotione affectorum locorum;
verum non eſt de illis nunc dicendi locus; rurſus igitur ad
medendi methodum revertor. Ajo igitur et haec et alia
multa ex conformatione partium poſituraque indicari; nam
quando nec deligare commode aegram partem poſſis, niſi
prius vel ex conformatione vel poſitura vel utrisque indicationem ſumpſeris, ſed nec immittere in ſedem clyſteris
fiſtulam commode queas absque ejus generis indicatione.
Jam per penem injicere medicamenta in veſicam ſaepe neceſſum eſt. Illud de cathetere apponere opus non eſt,
quod eo probe uti omnino nequeas, niſi et ſitum et figuram
totius veſicae perſpectam habeas. In talibus ergo omnibus
clare patet non parum ad totam curationem affectum ipſum
locum ſimul indicare. In iis autem quae rupta dicuntur
plures indicationes in idem concurrunt, ſiquidem et quae a
ſitu capitur recte ad examen venit; nam propterea quod
et in profundo corporis ſunt et latent, idcirco diverſam

302 ΓΑΛΗΝΟΥ ΘΕΡΑΠΕΥΤ. ΜΕΘΟΔΟΥ

Ed. Chart. X. [102.]   Ed. Baf. IV. (82.)

κέκρυπται, διὰ τοῦτο καὶ τῆς θεραπείας ἐξηλλαγμένης παρὰ
τὰ φαινόμενα δεήσεται. διότι δὲ σὺν ἐκχυμώσει μὲν πάντως,
ἐνίοτε δὲ καὶ σὺν περιθλάσει τῆς ἐῤῥωγυίας σαρκὸς ἀποτελεῖται, διὰ τοῦτο πλείους ἰάσεις ἐνδείξεται· ἀεὶ γὰρ τῷ πλήθει
τῶν διαθέσεων οἱ πρῶτοι σκοποὶ τῶν ἰάσεων ἰσάριθμοι.
λεχθήσεται μὲν οὖν ἐπὶ πλέον ἐν τοῖς περὶ τῆς φλεγμονῆς λογισμοῖς ὡς ἰσχυροτέρων δεῖται φαρμάκων ἅπαντα τὰ διὰ
βάθος πεπονηκότα σώματα τῶν ἐπιπολῆς ἀῤῥωστούντων.
δῆλον δ᾽ οἶμαι καὶ νῦν ἤδη τό γε τοσοῦτον, ὡς ἐκλύεσθαι
τὴν δύναμιν ἀναγκαῖόν ἐστι τῶν ἐπιτιθεμένων ἔξωθεν φαρμάκων, ὅταν ἐν τῷ βάθει κατακεκρυμμένον ᾖ τὸ δεόμενον τῆς
ἀπ᾽ αὐτῶν ὠφελείας· ἐπιτείνειν οὖν αὐτὴν εἰς τοσοῦτον προσήκει εἰς ὅσον ἐκλύεσθαι μέλλει κατὰ τὴν εἰς τὸ βάθος ὁδόν.
αἱ δ᾽ ἐκχυμώσεις ἅπασαι τὸν σκοπὸν τῆς ἰάσεως κένωσιν
ἕξουσιν· ὥστε θερμαινόντων αὐταῖς καὶ μετρίως ξηραινόντων
ἐστὶ χρεία φαρμάκων. ὅσα γὰρ ἰσχυρῶς ξηραίνει, διαφορεῖ
μὲν εὐθὺς κατ᾽ ἀρχὰς ἐπιδηλότερον τῶν ἀσθενεστέρων, ἀπολείπει δέ τι λείψανον τῆς διαθέσεως σκιῤῥῶδες καὶ δυσίατον.

curationem ab iis quae apparent poſtulabunt. Quoniam
vero cum ecchymoſi quidem omnino, aliquando vero et
cum contuſione circum ipſam praeruptam carnem conſiſtunt,
idcirco plures curationes indicabunt; ſemper enim affectuum numero primi medendi ſcopi reſpondent. Ac docebitur quidem ubi de phlegmone diſſeremus locupletius quod valentiora medicamenta requirant quaecunque
in profundis partibus laborant quam quae in ſummo corpore ſunt affecta. Nunc id ſaltem arbitror patere, quod
exolvi neceſſum eſt medicamentorum quae foris applicantur vim ubi quod ab his juvandum eſt in profundo latet;
quare intendere hanc eatenus oportebit quatenus per trans-
itum ad profundum eſt remittenda. Sane ecchymoſis omnis vacuationem pro remedio curationis indicat; quare calefacientibus huic et modice ſiccantibus medicamentis eſt
opus. Nam quae vehementer ſiccant, diſcutiunt illa ſiquidem in principio evidentius quam quae ſunt imbecilla, caeterum nonnihil ipſius vitii ſcirrhoſum difficileque curatu

εἰρήσεται μὲν οὖν κἂν τοῖς ἑξῆς περὶ τούτων ἀκριβέστερον,
ἀλλὰ καὶ νῦν ὅσον εἰς τὰ παρόντα χρήσιμον αὐτάρκως λέλεκται. τά τε γὰρ ὑγραίνοντα καὶ θερμαίνοντα φάρμακα καὶ
ταῦτα δὴ τὰ συνήθως ἅπασιν ὀνομαζόμενα χαλαστικὰ καὶ
τούτων ὅσα βραχὺ μὲν πρὸς τὸ ξηρότερον ἀποκεχώρηκεν,
οὔπω δὲ σαφῶς οὐδ᾽ ἐναργῶς ἐστι συντατικὰ, τῶν ἐκχυμωμάτων
ἁπάντων ἐστὶν ἰάματα. χρὴ δὲ δηλονότι καὶ ταῦτα τοῖς τῷ
ἐν βάθει τοῦ σώματος ῥήγμασι συνεπιτείνεσθαί τε τῇ δυνάμει καὶ δριμύτερα προσφέρεσθαι καὶ τμητικώτερα καὶ τὸ σύμπαν εἰπεῖν ἐνεργέστερα τοσοῦτον εἰς ὅσον τοῦ δέρματος
ἀποκεχώρηκε πρὸς τὸ βάθος ἡ ἐκχύμωσις. ἐκ τῶν τοιούτων
εἴη ἂν καὶ ἡ τῆς σικύας χρῆσις ὠφέλιμος· ὄργανον δὲ καὶ αὕτη
τοῖς ἰατροῖς ἐξεύρηται βιαίας ὁλκῆς. ἐπειδὰν μέντοι διαφο-
ρηθῇ τὸ σύμπαν ἐκχύμωμα, ξηραίνειν ἤδη σφοδρότερον ἐγχωρεῖ τὸ ῥῆγμα καὶ συνάγειν ἐπιδέσει καὶ τὸ σύμπαν εἰπεῖν
ἅπαντα πράττειν ὑπὲρ τοῦ συμφῦναι τὸ ἕλκος. εἰ μὲν οὖν
ἐν τάχει διαφορηθείη τὸ ἐκχύμωμα, προσίεται ῥᾳδίως τὴν
σύμφυσιν ἡ ἐῤῥωγυῖα σάρξ· εἰ δ᾽ ἐν χρόνῳ πλείονι διαφοροῖτο

relinquunt; dicemus autem de his in fequentibus diligentius,
fed et nunc quantum ad rem pertinet abunde eft dictum.
Quae enim humectant calefaciuntque medicamenta, praeterea haec quae omnes jam vocare chalaftica, *laxantia,* folent;
atque ex his quaecunque ad ficcius paulo vergunt, nec tamen ad lhunc clare manifefleque contrahentia funt,
haec omnium funt ecchymomatum remedia. Curandum vero
eft ut una cum ruptis quae in profundo haerent corpore
haec tum vires magis habeant intentas tum ipfa magis
acria magisque incidentia fint, tum, ut femel dicam, tanto
efficaciora quanto magis a cute ad profunda ecchymofis
exceffit. In talibus fane nec cucurbitae ufus fit inutilis; id
etiam eft inftrumentum ad violentum attractum a medicis
excogitatum. Caeterum quum totum ecchymoma difcuffum,
ficcare jam vehementius ruptum ipfum permittitur, ac deligatura conjungere, omniaque in fumma facere quae ut
ulcus coalescat efficiant. Ergo fi difcuffum celeriter ecchymoma fit, facile coalescet rupta ipfa caro; fin longiore fpa-

304 ΓΑΛΗΝΟΥ ΘΕΡΑΠΕΥΤ. ΜΕΘΟΔΟΥ ΒΙΒΛ. Δ.

Ed. Chart. X. [102.]   Ed. Baſ. IV. (82.)
ῥύπος ἀξιόλογον ὑποτρεφόμενον ἐν τῷ μεταξὺ τῶν χειλῶν
ἵσταται τοῦ ἕλκους· ὥστ᾽ οὐκέθ᾽ οἷόν τε συμφῦναι τῷ ῥήγματι. καὶ διὰ τοῦτο πᾶν ὁτιοῦν αἴτιον ὑπομιμνήσκει ταῦτα·
καὶ γὰρ ῥιγώσαντες καὶ ἀπεπλήσαντες καὶ πυρέξαντες καὶ
σφοδρότερον ἐνεργήσαντες τοῖς τοιούτοις μορίοις εὐθέως ἀλ-
γοῦσιν· οὐ γὰρ συνέφυ τὰ χείλη τοῦ ῥήγματος, ἀλλὰ παράκειται μόνον· ὥστε μικρὰ πρόφασις ἀφίστησί τε ῥᾳδίως ἀπ᾽
ἀλλήλων αὐτὰ καὶ τὴν μεταξὺ χώραν ἐμπίπλησιν ὑγρότητος
περιττῆς. καὶ τί γὰρ ἄλλο ἢ ἐκχύμωμα γίνεται συνεχῶς αὐτοῖς
ὅμοιον τῷ κατ᾽ ἀρχὰς, ἡνίκα τὸ πρότερον ἡ σὰρξ ἐῤῥάγη,
πλὴν ὅτι νῦν ἰχῶρός τινος μᾶλλον λεπτοῦ, κατ᾽ ἀρχὰς δ᾽
αἵματος ἦν τὸ ἐκχύμωμα; διὰ τοῦτο καὶ ῥᾷον νῦν ἡ κατ᾽ ἀρχὰς διαφορεῖται. ταῦτα μὲν οὖν εἴρηταί μοι πρός τε τὴν περὶ
τῶν ἑλκῶν λόγον ἀποχρήσοντα, καὶ ἤδη τέλος ἐπιτίθημι καὶ
τῷδε τετάρτῳ γράμματι.

tio discuſſum ſit, ſordes multa ſubnascens medium inter ulceris labra ſpatium occupat, ita ut jam coire ruptio non poſſit.
Atque inde adeo fit ut qualibet levi de cauſa nos haec ſui
admoneant; nam ſive quis obriguit, ſive non concoxit, ſive
febre laboravit, ſive ſe vehementius fatigavit, ejusmodi
partibus illico dolet; non enim in idem coiere ruptionis
labra, ſed tantum prope ſunt admota; quo fit ut leve momentum ea facile ſeparet et medium locum ſupervacuo humore repleat.   Et quid quaeſo aliud quam aſſidue novum
ecchymoma his gignitur et primo illi, quum videlicet primum caro eſt rupta, ſimile? niſi quod nunc ex tenui magis
ſanie conſtat, quum in principio e ſanguine ecchymoma
eſſet, ideoque facilius etiam nunc quam intra initia discutitur.   Haec itaque quae hactenus diximus diſputationi de
ulceribus ſatisfacient, finemque jam quarto huic volumini
impono.

ΓΑΛΗΝΟΥ ΘΕΡΑΠΕΥΤΙΚΗΣ ΜΕΘΟΔΟΥ ΒΙΒΛΙΟΝ Ε.

Ed. Chart. X. [103.]   Ed. Baf. IV. (83.)

Κεφ. α΄. Τὴν τῶν ἑλκῶν ἴασιν ὡς ἄν τις ἄριστα
ποιοῖτο διὰ τῶν ἔμπροσθεν τοῦδε δυοῖν ὑπομνημάτων διερ-
χόμενος, καὶ τοὺς ἄλλους μὲν ἅπαντας ἰατροὺς ὅσοι χωρὶς τοῦ
ζητεῖσθαι τὰ στοιχεῖα τῶν ἁπλῶν ἐν ἡμῖν μορίων ἅπτονται
τῆς τέχνης οὐ δυναμένους οὐδὲν ἰάσασθαι μεθόδῳ, πάντων
δὲ μάλιστα τοὺς τὴν Θεσσαλοῦ πρεσβεύοντας αἵρεσιν, ἐπέ-
δειξα. οἱ μὲν γὰρ ἄλλοι τά γ᾽ ἐν τοῖς διαφέρουσι μέρεσιν ἕλκη
διαφόρως θεραπεύειν ἀξιοῦσιν ὑπὸ τῆς πείρας δεδιδαγμένοι·
τοῖς δ᾽ ἀπὸ τοῦ Θεσσαλοῦ διὰ τὸ περιττὸν τῆς σοφίας ἅπαν

GALENI METHODI MEDENDI
LIBER V.

Cap. I. Quemadmodum quis ulcerum curationem
optime moliatur, quum duobus ante hunc libris docueri-
mus, illud obiter oftendimus, reliquos omnes medicos, qui
fimplicium in nobis partium elementis minime inquifitis artem adeunt, non poffe quicquam certa ratione fanare, minimeque omnium qui Theffali fectam profitentur; reliqui
namque ea faltem ulcera quae in diverfis fint partibus diverfis rationibus fananda cenfent, ipfa nimirum experientia
docti. Qui vero Theffalum auctorem fequuntur, propter

3o6   ΓΑΛΗΝΟΥ ΘΕΡΑΠΕΥΤ. ΜΕΘΟΔΟΥ

Ed. Chart. X. [1o3. 1o4.]   Ed. Baf. IV. (83.)

ἕλκος ὁμοίας δοκεῖ δεῖσθαι θεραπείας, ἐν ὅτῳπερ ἂν ᾖ μέρει
τοῦ ζώου γεγονός· εἰ μὲν γὰρ εἴη κοῖλον, ἀναπληρώσεως αὐτό
φασι χρήζειν· εἰ δ᾽ ὁμαλὲς, ἐπουλώσεως· εἰ δ᾽ ὑπερσαρκοῦν,
καθαιρέσεως· εἰ δ᾽ ἔναιμόν τε καὶ πρόσφατον κολλήσεως·
ὥσπερ τῷ ταῦτα γινώσκειν, ἀκόλουθον ἐξ ἀνάγκης τὸ θεραπεύειν ὀρθῶς, ἀλλ᾽ οὐχὶ κοινὸν μὲν τοῦτο καὶ πρὸς τοὺς
ἰδιώτας ὑπάρχον, οὐδεὶς οὖν ἀγνοεῖ τῶν ῥηθέντων οὐδέν.
οὐ μὴν οὔθ᾽ ὡς χρὴ σαρκῶσαι τὸ κοῖλον οὔθ᾽ ὡς ἐπουλῶσαι
τὸ πεπληρωμένον, ἢ καταστεῖλαι τὸ ὑπεραυξανόμενον, ἢ
συμφῦσαι τὸ καθαρόν τε καὶ μὴ κοῖλον ἐπίστανται· μόνον
γὰρ, οἶμαι, τῶν ἰατρῶν τὰ τοιαῦτα τῶν ἔργων ἐστὶν ἤτοι γ᾽
ἐκ λόγου τινὸς, ἢ ἐξ ἐμπειρίας, ἢ ἐκ συναμφοτέρου [104] τὴν
εὕρεσιν ἔχοντα. πάλιν οὖν ἀναλαβόντες ἐν κεφαλαίοις, ὑπὲρ
αὐτῶν διεξέλθωμεν ἕνεκα τοῦ συνάψαι τὴν ἀρχὴν τῶν μελλόντων λεχθήσεσθαι τῇ τελευτῇ τῶν φθανόντων εἰρῆσθαι.
πᾶν ἕλκος ἐδείχθη ξηραιρόντων χρήζειν φαρμάκων· ἀλλὰ τὸ
μὲν κοῖλον ἧττόν τε τῶν ἄλλων καὶ πρὸς τῷ μετρίως ξηραί-

abundantiam fapientiae omne ulcus, quacunque in parte
animalis federit, fimilis egere curationis putant; nam fi cavum fit, impleri, fi aequale, cicatrice induci, fi caro fuper-
crescat, hunc detrahi, fi cruentum recensque fit, agglutina-
tionem poftulare ajunt: ceu vero qui haec norit, eum recte
mederi fit necelle, nec fit haec ratio etiam cuilibet e plebe
communis, quum nemo fit qui horum quidquam ignoret. Caeterum nec quemadmodum carne implendus finus fit, nec
quemadmodum ad cicatricem perduci quod impletum eft debeat, aut comprimi quod fuperauctum, aut coalescere quod
purum citraque finum eft intelligunt; funt enim ejusmodi
opera tantum medicorum quae vel ratione vel experientia vel utriusque ope funt inventa. Rurfus igitur repetentes fummatim ea percurramus, quo dicendorum caput cum
dictorum copuletur calce. Monftratum eft omne ulcus ficcantia medicamenta requirere, verum cavum minus quam
reliqua, fic ea quae praeterquam quod modice ficcent, etiam
abftergendi facultatem obtineant, defiderare, quod vero con-

νειν τὸ ῥύπτειν ἐχόντων, τὸ δὲ τῆς ἑνώσεως τῶν χειλῶν
δεόμενον, οἷα τὰ καλούμενα πρὸς τῶν ἰατρῶν ἐστιν ἔναι-
μα, τῶν τε μᾶλλον ἔτι ξηραινόντων καὶ χωρὶς τοῦ ῥύπτειν ἀτρέμα στυφόντων· ἔτι δὲ μᾶλλον ὅσα τῶν ἑλκῶν
εἰς οὐλὴν ἀχθῆναι δεῖται, ξηραινόντων τε χρήζει φαρμάκων
καὶ στυφόντων οὐκ ἀγεννῶς. εἰ δὲ ἡ σὰρξ αὐτῶν ὑπὲρ τὸ
κατὰ φύσιν ἀρθείη, δριμέων τε καὶ καθαιρετικῶν, ἅπερ ἐξ
ἀνάγκης εἶναι θερμὰ καὶ ξηρά. συμπτώματος δέ τινος ἑτέρου προσγινομένου τοῖς ἕλκεσιν ἀπὸ τῆς ἐκείνου φύσεως
ὁ σκοπὸς τῆς ἰάσεως ἐλαμβάνετο· κἀκ τούτου πάλιν ἡ τῶν
φαρμάκων δύναμις. εἰ μὲν γὰρ ῥύπος ἐπιτραφείη, τῶν ἀφαι-
ρούντων αὐτὸν εἶναι τὴν χρείαν· ἅπερ ἅπανθ᾽ ὑπάρχει
ῥυπτικὰ πολὺ δή τι πλέον ἢ κατὰ τὰ σαρκοῦντα. πλέονος δ᾽ ὑγρότητος ἐν αὐτοῖς φανείσης, ἔτι μᾶλλον ξηραίνειν
χρῆναι τὸ φάρμακον, οὐκ ἐξιστάμενον τῆς οἰκείας ἰδέας.
ἀλλ᾽ εἰ μὲν κολλητικὸν εἴη, ξηραῖνόν τε καὶ στῦφον, εἰ δὲ
σαρκωτικὸν, ξηραῖνόν τε καὶ ῥύπτον· ἐφ᾽ ἑκάστου τε τἇν

jungi fibi labra poftulat, cujusmodi funt quae medicis cruenta
dicuntur huic tum quae magis etiam ficcent tum vero quae
citra abfterfionem leviter adftringant opus effe. Jam quae
ulcera perduci ad cicatricem poftulant, haec non folum magis adhuc ficcantibus, fed etiam ftrenue adftringentibus medicamentis egere. Quod fi caro eorum praeter naturae modum intumuit, acria et demolientia, quae eadem calida ficcaque neceffario funt, defiderare. Si quod vero aliud fymptoma ulceri adjunctum erat, ab ejus natura curationis indicatio fumebatur, atque ex hac rurfus remediorum facultas petebatur. Si namque fordes innafceretur, quae hanc
tollerent opus effe, eaque omnia abftergendi facultatem
habere multo fane majorem quam ea quae carne implerent.
Si vero copiofior in his humiditas cerneretur, etiamnum
quod magis ficcaret medicamento opus effe, caeterum quod
propriam fpeciem non egrederetur. At fi agglutinans medicamentum effet, ficcans adftringensque id effe debere; fi
carne impleturum, ficcans et abftergens atque in fingulis

ἄλλων ὥσπερ εἴρηται. δυσκράτου δὲ τῆς ὑποκειμένης γεγονυίας
σαρκὸς, ἐκείνης προτέρας ἰᾶσθαι τὴν δυσκρασίαν, τὴν μὲν ξηροτέραν τοῦ κατὰ φύσιν ὑγραίνοντας, τὴν δ᾽ ὑγροτέραν ξηραίνοντας, καὶ τὴν μὲν θερμοτέραν ψύχοντας, τὴν δὲ ψυχροτέραν θερμαίνοντας, καὶ εἰ κατὰ συζυγίαν δέ τινα δύσκρατος
ὑπάρχοι, καὶ τὴν τοῦ φαρμάκου δύναμιν ἐξ ὑπεναντίου κατ᾽ ἀμφοτέρας αἱρεῖσθαι τὰς συζυγίας. κοινὸν γὰρ εἶναι τοῦτό γε
τῶν παρὰ φύσιν ἁπάντων ὡς μηδὲν δύνασθαι πρὸς τὸ κατὰ
φύσιν ἐπανελθεῖν ἄνευ τῶν ἐναντίων ἑαυτῷ τῇ δυνάμει.
προσεπισκοπεῖσθαι δ᾽ ἐν τῷδε καὶ τὰς αὐτῆς τῆς δυσκρασίας
αἰτίας, εἴτε κοιναὶ τοῦ σώματος ἅπαντας ὑπάρχοιεν, εἴτε
μορίων τινῶν ἐξαίρετοι, κατὰ συμπάθειαν ἀδικοῦσαι τὸ
ἡλκωμένον. ἐξιᾶσθαι δὲ προτέραν μὲν τὴν τῆς γινομένης
δυσκρασίας αἰτίαν, ἐφεξῆς δὲ καὶ τῆς ἤδη γεγενημένης· εἶναι
γὰρ δεῖ καὶ τοῦτον τὸν σκοπὸν ἁπάντων κοινὸν τῶν ὑπ᾽
αἰτίου τινὸς ἐπιγιγνομένων. ἐδείξαμεν δὲ καὶ τὰς ἀπὸ τῆς
διαφορᾶς τῶν ἑλκῶν διαφόρους ἐνδείξεις καὶ τὰς ἀπὸ τῆς

reliquorum ut dictum eſt. Si vero intemperata ſubjecta
caro eſſet, primum ejus intemperiei ſuccurrendum eſſe, utique quae ſiccior praeter naturam eſſet, hanc humectantibus,
quae humidior, ſiccantibus, tum quae calidior eſſet, refrigerantibus, quae frigidior, hanc calefacientibus, et ſi gemina
qualitate eſſet intemperata, medicamentum quoque eligen-
tibus quod gemina eſſet qualitate contrarium.   Nam id
omnium quae praeter naturam ſunt commune eſſe, non
poſſe ad naturam ſuam redire quicquam ſine iis quae ipſi
facultatem haberent contrariam.   Conſiderandas praeterea
et intemperiei cauſas hoc tempore eſſe, ſive hae totius corporis eſſent communes, ſive quarundam partium propriae,
quae per ſympathiam exulceratam partem infeſtarent. Medendum vero eſſe primariae cauſae quae intemperiem efficit; denique vero ipſi quae jam facta eſt; hanc enim communem ſcopum eſſe omnium, quae ex cauſa aliqua oriantur.
Oſtendimus autem tum ab ulcerum differentiis diverſas praeberi indicationes, tum eas quae a laborantis corporis tem-

τῶν πεπονθότων σωμάτων κράσεως, ἑτέρως ἐχούσας ταῖς
προειρημέναις. ἐκεῖναι μὲν γὰρ ἀπὸ τῶν παρὰ φύσιν ὑπάρχουσαι τῶν ἐναντίων ἅπασι χρήζουσιν· αὗται δ᾽ ἐκ τῶν
κατὰ φύσιν ὁρμώμεναι τῶν ὁμοίων· τὸ μὲν γὰρ ξηρότερον
μόριον ξηραίνεσθαι δεῖ μᾶλλον, τὸ δὲ ἧττον τοιοῦτον
ἧττον ξηραίνεσθαι χρή. κατὰ δὲ τὸν αὐτὸν τρόπον ἐπὶ
τοῦ θερμαίνεσθαί τε καὶ ψύχεσθαι· λαμβάνεσθαι δέ τινα
κἀκ τοῦ κύριον ἢ μὴ τοιοῦτον εἶναι τὸ μόριον, εὐαίσθη-
τόν τε καὶ δυσαίσθητον, διάφορον ἰάσεως ἔνδειξιν.
Κεφ. β'. [105] Ὅσον οὖν ὑπόλοιπον ἔτι τῆς τούτου
τοῦ γένους θεραπείας ἐστὶν ἤδη λέγωμεν. ὀνομάζεται μὲν τὸ
γένος τοῦτο πρὸς ἡμῶν ἕνεκα σαφοῦς διδασκαλίας ἑνώσεως
λύσις, οὐδὲν διαφέρον εἰ καὶ συνεχείας εἴποιμεν. ἐγγίνετα δ᾽
οὐ μόνον τοῖς ὁμοιομερέσι τε καὶ ἁπλοῖς ὀνομαζομένοις μορίοις, ἀλλὰ καὶ τοῖς συνθέτοις τε καὶ ὀργανικοῖς. αἱ δὲ τῶν
βοηθημάτων ἐνδείξεις ἕτεραι μὲν ἀπὸ τῶν ὁμοιομερῶν εἰσιν,
ἕτεραι δὲ ἀπὸ τῶν ὀργανικῶν. ἀμφοτέρας μὲν οὖν οἱ τὴν
Ἱπποκράτους μέθοδον ἀσπαζόμενοι γινώσκουσι, διότι καὶ

peramento fumuntur, diverfam ab his habere rationem.
Siquidem illae quum ex iis quae praeter naturam funt
fumantur, omnes contraria effe adhibenda dictant, hae quum
ab eo quod fecundum naturam eft capiantur, fimilia; nam fi
qua ficcior pars eft, ea magis ficcari poftulat, quae minus
talis eft, ea minus eft ficcanda. Ad eundem certe modum et
de calefaciendo refrigerandoque *eft praeceptum.* Nec illud omifimus ex praecellentia partis, aut contrario ftatu,
itemque ex fenfu acri hebeteve diverfum medicandi confilium peti.   Cap. II. Ergo quod reliquum eft hujus morborum
generis curandi, id nunc apponamus. Nos genus id lucidioris doctrinae caufa unitatis folutionem appellavimus,
nec refert fi continuitatis *folutionem* voces; incidit haec
non fimilaribus modo et fimplicibus nominatis partibus,
fed etiam compofitis et organicis. At vero remediorum indicationes aliae a fimilaribus fumuntur, aliae ab organicis;
has quidem ambas norunt qui methodum Hippocratis con-

τὴν ἑκατέρων τῶν μορίων φύσιν ἐπίστανται· τὴν δ᾽ ἑτέραν
ἐξ αὐτῶν μόνην τὴν ἀπὸ τῶν ὀργανικῶν οἳ περὶ τὸν Ἐρασίστρατόν τε καὶ Ἡρόφιλον. ὥστε κἂν τοῖς ἐφεξῆς λόγοις ὅσα
μὲν ἀπὸ τοῦ θερμοῦ καὶ ψυχροῦ καὶ ξηροῦ καὶ ὑγροῦ σώματος ἢ πάθους εἰς τὴν ἔνδειξιν λαμβάνεται, τούτων οὐδενὸς
ἕξουσι μέθοδον οἱ περὶ τὸν Ἐρασίστρατόν τε καὶ Ἡρόφιλον·
ὅσα δὲ ἀπὸ τῆς διαπλάσεως, ἢ θέσεως, ἢ κυριότητος, ἢ
εὐαισθησίας, ἢ τῶν ἐναντίων, οὐκ ἀγνοήσουσι. φανείη δ᾽ ἄν
σοι σαφέστερον ὃ λέγω τῶν σωμάτων αὐτῶν προχειρισθέν-
των. ἐπεὶ τοίνυν ἔμπροσθεν ὑπὲρ τῶν ἐν σαρκώδεσι μέρεσι
γινομένων ἑλκῶν ὁ πλεῖστός μοι λόγος ἐπεράνθη, νῦν δ᾽ ἤδη
καιρὸς ὑπὲρ τῶν ἐν ἀρτηρίᾳ καὶ φλεβὶ καὶ νεύρῳ διελθεῖν,
οὐδὲ περὶ τούτων ἁπλῶς, ἀλλὰ καὶ καθ᾽ ἕκαστον σπλάγχνον
ἢ συλλήβδην εἰπεῖν ὀργανικὸν τοῦ ζώου μόριον. εἰ δέ τις
ἀρτηρίαν ἢ φλέβα τρωθείη μεγάλην, αἱμοῤῥαγία τε λαύρως
ἐπιπίπτει τοπαραυτίκα καὶ κολληθῆναι τῷ τοιούτῳ τραύματι χαλεπὸν μὲν κἂν τῇ φλεβί· κατὰ δὲ τὴν ἀρτηρίαν οὐ

fectantur, propterea quod utrarumque partium naturam
intelligunt, alteram autem duntaxat, nempe quae ab organicis praebetur, qui Erafiſtratum et Herophilum fequuntur. Quare in iis qui fequentur fermonibus quaecunque
a calido, frigido, ſicco et humido corpore morbove indicationes fumuntur, nullius certe methodum hi habebunt Era-
fiſtrati et Herophili fectatores; quae vero a conformatione,
ſitu, praecellentia, acri fenfu, aut his contrariis praebentur,
has non ignorabunt. Illuſtrius erit quod dicimus, ſi partes
ipfas propofuerimus. Quoniam igitur de iis maxime ulceribus quae in carnofis accidunt partibus hactenus abunde
tractavimus, nunc tempeſtivum videtur de iis agere quae
in arteria, vena et nervo contingunt; nec de iis abfolute, fed
ut in quovis funt viscere, vel ut fummatim dicam, animalis parte. Ergo ſi cui arteria venave magna vulnerata
eſt, et copiofum fanguinis profluvium continuo fupervenit,
et glutinari id vulnus difficile quidem etiam in vena eſt,
in arteria vero non folum difficile, fed etiam quod fieri,

χαλεπὸν μόνον, ἀλλὰ ἴσως καὶ ἀδύνατον, ὥς τινες ἀπεφήναντο τῶν ἰατρῶν. λεκτέον οὖν ὑπὲρ ἑκατέρων ἐν μέρει·
πρότερον μὲν τῶν αἱμοῤῥαγιῶν, δεύτερον δὲ τῶν συμφύσεων.
ἐπεὶ δὲ καὶ κατὰ ἀναστόμωσίν τε καὶ τὴν καλουμένην διαπήδησιν αἱμοῤῥαγίαι γίνονται, διὰ τὴν κοινωνίαν τῶν ἰαμάτων
οὐδὲν χεῖρον ἐν τῷδε μνημονεύειν αὐτῶν, εἰ καὶ δοκοῦσιν ἐξ
ἑτέρου γένους εἶναι νοσημάτων. ἐκχεῖται τοίνυν αἷμα φλεβὸς
καὶ ἀρτηρίας ἤτοι κατὰ τὸ πέρας ἀνεστομωμένων τῶν ἀγγείων, ἢ (84) τοῦ χιτῶνος αὐτῶν διαιρεθέντος, ἢ ὡς ἄν τις
εἴποι διηθούμενον, ἢ διιδρούμενον. ὁ μὲν οὖν χιτὼν διαιρεῖ-
ται τιτρωσκόμενός τε καὶ θλώμενος καὶ ῥηγνύμενος καὶ δια-
βιβρωσκόμενος. ἀναστόμωσις δὲ γίνεται διά τε ἀτονίαν
ἀγγείου καὶ πλῆθος αἵματος ἀθρόως ῥεύσαντος ἐπὶ τὸ στόμιον αὐτοῦ καί τινα ποιότητα προσπίπτουσαν ἔξωθεν αὐτῷ
δριμεῖαν. ἡ δὲ διαπήδησις ἀραιωθέντος μὲν τοῦ χιτῶνος,
λεπτυνθέντος δὲ τοῦ αἵματος ἀποτελεῖται· γένοιτο δ᾽ ἄν
ποτε καὶ δι᾽ ἀναστόμωσιν ἀγγείων μικρῶν. λεκτέον οὖν ὑπὲρ
ἑκάστης διαθέσεως ἐν μέρει, καὶ πρώτης γε τῆς διαιρέσεως, ἣν

ſicut nonnullis medicorum eſt viſum, omnino fortaſſe non
poſſit. Dicendum ergo viciſſim de utrisque eſt, ac prius
de ſanguinis profluvio, ſecundo de agglutinatione. Quoniam autem et per anaſtomoſin et per diapedeſin vocatam
profluvia hujusmodi ſiunt, non alienum ſit, propterea quod
curationem communem habent, etiam hoc loco de iis meminiſſe, tametſi ex alio eſſe morborum genere videantur.
Sane profluit ex vena vel arteria ſanguis, aut referatis vaſorum osculis, aut tunica earum diviſa, aut, ut quis dixerit, transcolatus, ſive ſudoris modo transmiſſus. Porro
dividitur ipſa tunica tum ex vulneratione tum contuſione
tum ruptione tum eroſione. Anaſtomoſis accidit propter
tum vaſis imbecillitatem tum ſanguinis ad ejus osculum impetu fluentis copiam, ad haec acrem quampiam, quae illi extrinſecus incidat, qualitatem. Diapedeſis vero ex tunica quidem
ipſa rarefacta, ſanguine vero tenuato oritur, accidere praeterea interdum poteſt, et ex gracilium vaſorum anaſtomoſi.
Dicendum igitur eſt de horum affectuum unoquoque ſeor-

ἐξ ἀναβρώσεως καὶ τρώσεως καὶ θλάσεως καὶ ῥήξεως ἔφαμεν
γίγνεσθαι. τὰ μὲν δὴ τιτρώσκοντα τῶν αἰτίων ὀξέα τ᾽ ἐστὶ
καὶ σύντομα, τὰ δὲ θλῶντα βαρέα τε καὶ σκληρὰ, τὰ δὲ
ῥηγνύντα διὰ μέσης μὲν ἅπαντα τῆς τάσεως ῥήγνυσιν· ἔστι
δὲ πλείω σφοδρότης ἐνεργείας καὶ πλῆθος χυμῶν, οὐ τὸ πρὸς
τὴν δύναμιν, ἀλλ᾽ ὅταν ὑπὸ τῶν περιεχόντων μὴ στέγηται,
καὶ κατάπτωσις ἐξ ὑψηλοῦ καί τι τῶν βαρέων καὶ σκληρῶν ἐμπεσόν. τὸ γὰρ τοιοῦτον ἐπειδὰν μὲν ἤτοι κενοῖς, ἢ
[106] ὀλιγίστην οὐσίαν περιέχουσιν ἀγγείοις ἐμπέσοι, θλάσιν
ἐργάζεται, μετὰ τοῦ καὶ τὸ ἀντιστηρίζον ἔχειν σκληρόν· ἐπειδὰν δὲ πλῆρες ᾖ, φθάνει ῥηγνύειν πρὶν θλᾶσθαι, παραπλη-
σίου τοῦ συμβαίνοντος ὄντος ὥσπερ εἰ καὶ πληρώσας ἀσκὸν
ἢ κύστιν ἐπιῤῥίψαις λίθον, ἢ εἰ κατὰ τοῦ λίθου σφοδρῶς
ἐπιῤῥίψαις τὸν ἀσκόν. ἔοικε δὲ μάλιστα τοῦτο τὸ γινόμενον
ἐν ταῖς καταπτώσεσιν· ὃν γὰρ ἔχει λόγον ὡς πρὸς τὸν λίθον
ὁ ἀσκὸς, τοῦτον ὡς πρὸς τοὔδαφος ὁ ἄνθρωπος. ὅσοι δὲ μέγιστον ἢ ὀξύτατον βοήσαντες ἔῤῥηξαν ἀγγεῖον ἐν πνεύμονι,

fum, ac primum de divifione, quam vel ex erofione vel vulnere vel contufione vel ruptione diximus accidere. Quae
itaque ut caufae vulnerant, ea funt acuta, atque ad fecan-
dum habilia, quae contundendo folvunt, ea gravia duraque
funt, quae rumpunt, omnia id tenfionis interventu faciunt;
idem et intenfior actionis vehementia facit, tum fucci abundantia, non utique virium refpectu, fed quum a vafe fuo
non continetur; etiam cafus ab alto, tum grave quippiam
durumque incidens. Nam ejusmodi aliquid quum vel vafis
vacuis, vel pufillam omnino rem continentibus in ea inciderit, fi durum ex oppofito objectum habent, contufa reddit; at
fi plenum vas fit, prius id rumpit quam contundat; quum fit
quod tum accidit perfimile, ac fi utrem veficamve impleas, atque in hunc lapidem jactes, vel contra lapidi utrem violenter
illidas. Sane huic perfimile eft quod accidit in cafibus ab
alto, quam namque rationem uter habet ad lapidem, hanc
homo habet ad folum. Quisquis vero ex maximo acutiffi-
moque clamore in pulmonibus vas perfregit, is violentiae

διὰ συντονίαν ἐνεργείας ἔπαθον οὕτως· ὡσαύτως δ᾽ αὐτοῖς
καὶ ὅσοι βαρὺν ὄγκον σώματος ἢ τοῖς ὤμοις ἀναθέσθαι προὺ-
θυμήθησαν, ἢ ἄλλως πως ἐξᾶραι διὰ ταῖν χεροῖν. ἔτι δὲ
μᾶλλον ὅσοι διὰ δρόμον ὠκὺν, ἢ πηδήσαντες μέγιστα, ἤ πως
ἄλλως ἰσχυρῶς τείναντές τι μόριον· ἔστι γὰρ καὶ τοῦτο παραπλήσιον ὡς εἰ καὶ σχοινίον, ἢ ἱμᾶντα διατείναις ἐπὶ πλεῖστον.
ὅτι δὲ καὶ διὰ τὸ μὴ στέγειν τὸ περιεχόμενον ἐν αὐτοῖς αἷμα,
καὶ μάλισθ᾽ ὅταν ᾖ πνευματικὸν, οὐκ ὀλίγα ῥήγνυται, δηλοῦσιν οἵ τε πίθοι πρὸς τοῦ γλεύκους ἀναῤῥηγνύμενοι καὶ ἄλλα
πολλὰ τῶν ἰσχυροτάτων σωμάτων.

Κεφ. γ΄. Εἰ μὲν οὖν ἐκ τρώσεως, ἢ βοῆς, ἢ καταπτώσεως ἡ ῥῆξις ἐγένετο, πέπαυται τὸ αἴτιον. εἰ δ᾽ ὑπὸ
πλήθους, ἐγχωρεῖ καὶ νῦν ἔτι τὸ ἀγγεῖον ἐπὶ πλέον ἀναῤῥή-
γνυσθαι, μενούσης ἔτι τῆς ποιούσης αἰτίας· ἐπὶ μὲν οὖν τῆσδε τῆς διαθέσεως ἐκκενωτέον ὅτι τάχιστα τὸ πλῆθος· εἶθ᾽
οὕτως ἐπισχετέον τὸ αἷμα· κἄπειτα τὸ ἕλκος θεραπευτέον.
ἐφ᾽ ὧν δὲ οὐκ ἔστι τὸ αἴτιον, ἐπισχεῖν μὲν χρὴ πρῶτον τὸ

actionis acceptum malum referet; fimiliter huic et qui ex
eo, quod praegrave onus corporis aut humeris imponere
eft conatus, aut alias manibus attollere vas fregit; atque
hoc etiam magis cui ex concitatiffimo curfu, aut valentiffi-
mo faltu, aut aliter pars ulla violenter extenfa, id accidit;
eft enim id quoque perfimile, ac fi funiculum aut lorum
quam maxime diftendas. Porro perrumpi quoque non pauca propterea quod fanguinem quem in fe habent non continent, potiffimum quum flatulentus is fit, indicio funt tum
dolia, quae faepe mufto rumpuntur, tum alia multa valentiffimorum corporum.

Cap. III. Si itaque ex vulnere vel clamore vel cafu
vel contufione perruptum vas fit, utique his caufa ipfa
defiit. Si vero ex abundantia fieri poteft ut vas etiam
amplius rumpatur, effectrice faltem adhuc manente caufa.
Atque in hoc quidem affectu vacuanda quamprimum abundantia eft, abhinc fanguis fupprimendus, mox ulcus ipfum
curandum. Ubi vero effectrix caufa jam defiit, primum

αἷμα, τὸ δ᾽ ἕλκος ἑξῆς ἰᾶσθαι. πῶς οὖν ἐπισχῶμεν τὸ αἷμα;
στεγνώσαντες μὲν τὸ ἐῤῥωγὸς, ἐκτρέψαντες δὲ καὶ ἀποστρέ-
ψαντες ἑτέρωσε τὸ δι᾽ αὐτοῦ φερόμενον, ὡς εἴ γε καὶ τοῦτ᾽
ἐπιῤῥέοι, καθάπερ ἐξ ἀρχῆς ὥρμησε, καὶ τὸ στόμιον ἴσον
ἑαυτῷ διαμένοι, θᾶττον ἂν ἀπόλοιτο τὸ οὕτως αἱμοῤῥαγοῦν ζῶον ἢ τὸ αἷμα παύσαιτο κενούμενον. ἀλλὰ καὶ τό γ᾽
ἕλκος, ἤτοι τῶν διεστώτων χειλῶν ἐς ταὐτὸν ἀφικομένων,
ἢ τοῦ στομίου φραχθέντος στεγνωθήσεται. συναχθήσεται
μὲν οὖν ἐς ταὐτὸν ἀλλήλοις τὰ χείλη διά τε τῶν ἡμετέρων χειρῶν, ὅταν οὕτως πρόχειρον ᾖ τὸ τραῦμα, καὶ δι᾽
ἐπιδέσεως, ὁπότε τῶν ψυχόντων καὶ στυφόντων φαρμάκων.
οὐ γὰρ δὴ ῥάπτειν γε δυνάμεθα τὸ τῆς ἀρτηρίας ἢ φλεβὸς
τραῦμα, καθάπερ ἂν εὔποιεν οἱ μηδεμίαν ἐκ τῆς τῶν τετρωμένων μερῶν οὐσίας τε καὶ φύσεως ἔνδειξιν γίνεσθαι
φάσκοντες. ἐμφραγήσεται δὲ τὸ στόμιον ὑπό τε θρόμβου
καὶ τῶν ἔξωθεν ἐπιβαλλομένων αὐτῷ· δύναται δὲ ἐπιβάλ-
λεσθαι τά τε περικείμενα σαρκώδη καὶ τὸ δέρμα κατ᾽ ἐνίας
τρώσεις ὅσα θ᾽ ἡμεῖς ἐπιτεχνώμεθα. ταῦτα δ᾽ ἐστὶν οἵ τε

fiftere fanguinem expediet, poft ulcus fanare. Quomodo
igitur fiftemus fanguinem? Obturato quidem quod perruptum eft, averfo autem atque aliorfum translato quod
per id ferebatur; fi id eo quo inter initia impetu confluat,
osculumque vafis pari modo pateat, citius plane moriatur
animans, quae profluvio laborat, quam fanguis ceffet effluere. Sed et ulcus ipfum claudetur, vel labris ejus quae
diffident in idem adductis, vel osculo ejus obftructo. Ad-
ducentur in idem labra ejus tum noftrarum manuum opera,
ubi fic ad manum ulcus fe exhibet, tum per deligaturam,
tum vero per ea medicamenta quae refrigerent et adftringant. Neque enim fuere fas eft arteriae venaeve vulnus,
veluti dixerint qui nullam a vulneratae partis fubftantia
naturaque fumi indicationem ajunt. Obftruetur vafis osculum et fanguine ipfo concreto et iis quae foris illi imponuntur; poffunt autem fuperimponi tum carnofae ipfae, quae
circa ulcus funt partes tum in nonnullis vulneribus ipfa
cutis, ad haec quaecunque ipfi comminiscimur. Ea funt et

καλούμενοι μοτοὶ καὶ τῶν φαρμάκων ὅσα τ᾽ ἐμπλάσσει γλίσχρα καὶ παχέα ταῖς οὐσίαις ὄντα, καὶ ὅσα τὴν καλουμένην
ἐσχάραν ἐργάζεται· καὶ γὰρ καὶ ταύτην οἷον φράγματι τοῖς
τοιούτοις ἕλκεσι ἐξεῦρον οἱ πρόσθεν· ἐργάζονται δ᾽ αὐτὴν
διά τε πυρὸς αὐτοῦ καὶ φαρμάκων ὁμοίαν πυρὶ τὴν δύναμιν
ἐχόντων. ἐκ τοιού[107]των μὲν δὴ στεγνοῦται τὸ στόμιον,
ἀποτρέπεται δὲ καὶ ἀποστρέφεται τὸ αἷμα πρὸς ἕτερα μόρια παροχετεύσει τε καὶ ἀντισπάσει· καὶ γὰρ καὶ ταῦθ᾽
Ἱπποκράτους εὑρήματα κοινὰ πάσης ἀμέτρου κενώσεως. παρ-
οχετεύεται μὲν οὖν εἰς τοὺς πλησίον τόπους· ἀντισπᾶται δὲ
ἐπὶ τοὺς ἀντικειμένους· οἷον τῷ δι᾽ ὑπερώας κενουμένῳ διὰ
ῥινῶν μὲν ἡ παροχέτευσις, κάτω δ᾽ ἡ ἀντίσπασις, ὥσπερ γε
τῷ δι᾽ ἕδρας διὰ μήτρας μὲν ἡ παροχέτευσις, ἄνω δὲ ἡ ἀντίσπασις. οὕτως γοῦν καὶ ἡ φύσις αὐτὴ δρᾷν πέφυκε. γυναικὶ μὲν, φησὶν, αἷμα ἐμεούσῃ τῶν καταμηνίων ῥαγέντων
λύσις. διὰ τοῦτ᾽ ἄρα καὶ καταμηνίων ἀθρόων ἐκκεννουμέ-
νων ἢ ὁπωσοῦν ἄλλως αἱμοῤῥαγούσης μήτρας ἀντισπάσεις

linamenta et medicamenta emplaſtica, quae idcirco quod
ex lenta craſſaque ſubſtantia conſiſtant meatus obſtruunt;
praeterea quae cruſtam ſive eſcharan efficiunt; quippe
hanc quoque ceu ſeptum quoddam hujuscemodi ulceribus veteres excogitarunt; efficiunt hanc tum ignis ipſe
tum quaedam medicamenta quibus ignea facultas ineſt.
Atque his quidem rebus obſtruitur vaſis osculum. Aver-
titur autem ſanguis atque ad alias partes convertitur tum
derivatione tum revulſione; nam haec quoque Hippocratis inventa ſunt, omnis immoderatae vacuationis communia remedia. Derivatio ad vicinos locos fit, quum id
quod per palatum vacuatur per nares derivatur; revulſio
autem ad contraria, quum ad inferna revellitur. Rurſus
quod per ſedem profluit, id per vulvam derivamus, ſurſum
vero revellimus. Ita namque et natura facere ſolet. *Mulieri enim*, inquit Hippocrates, *ſanguinem vomenti menſibus eruptis ſolutio eſt.* Hac igitur de cauſa ſi vel menſes
confertim eruperint, vel ſanguis ab utero quoquo modo pro-

ἄνω σικύαν μεγίστην ὑπὸ τοὺς τιτθοὺς προσβαλών· ἔστι γὰρ
καὶ τοῦτο Ἱπποκράτους εὕρημα. διὰ τοῦτο δὲ καὶ τὰς ἐκ ῥινῶν
αἱμοῤῥαγίας ἐπέχουσιν αἱ κατὰ τῶν ὑποχονδρίων ἐπιβαλλό-
μεναι μέγισται σικύαι. χρὴ δ᾿ ὅταν ἐκ δεξιοῦ ῥέῃ μυκτῆρος,
ἐφ᾿ ἥπατος ἐρείδειν, ὅταν δ᾿ ἐξ ἀριστεροῦ, κατὰ σπληνὸς,
ὅταν δ᾿ ἐξ ἀμφοτέρων, ἀμφοτέροις τοῖς σπλάγχνοις ἐπιφέρειν τὰς σικύας. εἰ δὲ μηδέπω καταλελυμένος ὁ κάμνων εἴη,
καὶ φλέβα τέμνειν ἐξ ἀγκῶνος τοῦ κατ᾿ εὐθύ, κενώσαντα δ᾿
ὀλίγον, εἶτα διαλιπόντα μίαν ὥραν αὖθις ἐκκενοῦν· εἶτ᾿
αὖθις καὶ αὖθις ὡς πρὸς τὴν δύναμιν τοῦ κάμνοντος. οὕτω
δὲ καὶ τἄλλα ῥεύματα σύμπαντα, κοινὸς γὰρ ὁ λόγος, ἀντισπάσεις τε καὶ παροχετεύσεις, τὰ μὲν διὰ γαστρὸς ἤτοι δι᾿
οὔρων ἢ μήτρας, τὰ δὲ δι᾿ οὔρων ἤτοι διὰ μήτρας ἢ δι᾿
ἕδρας· ὡσαύτως δὲ καὶ τὰ διὰ μήτρας ἤτοι δι᾿ οὔρων ἢ διὰ
γαστρός· ἐπὶ δὲ τῶν κατ᾿ ὀφθαλμοὺς καὶ ὦτα καὶ ὑπερώαν,
διὰ ῥινῶν ἡ προχέτευσις. ἡ δ᾿ ἀντίσπασις ἄνω μὲν ἐπὶ τοῖς
κάτω πᾶσι, κάτω δ᾿ ἐπὶ τοῖς ἄνω· καὶ μὲν δὴ κἀκ τῶν δε-

fluxerit, feorfum revelles cucurbitam maximam fub mam-
mis defigens; nam et hoc Hippocratis inventum eft. Eandem ob caufam quum a naribus fanguis erumpit, non retinent maximae in hypochondriis defixae cucurbitae. In-
figendae autem funt, fi ex dextra nare profluit, fuper jecinore; fi ex finiftra, fuper liene, fi ab utraque nare, fuper
utroque funt imponendae viscere. Quod fi refolutus adhuc aeger uon fit, etiam vena ex eo cubito incidenda eft,
qui profufioni e directo *refpondet*, ubi paulum detraxeris,
mox unam horam intermittens rurfus detrahes; poft iterum
atque iterum pro laborantis viribus. Ad hunc modum et
reliquas omnes fluxiones, quippe communis ratio eft, tum
revelles tum derivabis, quae per alvum quidem *fluunt*, ea
vel per urinas vel uterum; quae vero per urinas, ea vel
per alvum vel per fedem; pari modo quae per uterum
erumpunt, vel per urinas vel per alvum; quae vero in
oculis, aure, vel palato *fluxiones accidunt*, eorum derivatio
per nares eft. Revulfio vero in iis quae fupra funt omnibus deorfum femper agitur, furfum in iis quae funt in-

BIBΛION B. 317

Ed. Chart. X. [107.]   Ed. Baſ. IV. (84.)

ξιῶν ἐπὶ θάτερα, κᾄξ ἐκείνων ἐπὶ ταῦτα, κᾀκ τῶν εἴσω
πρὸς τὰ ἔξω, κᾀκ τούτων αὖ πάλιν πρὸς ἐκεῖνα. τρίψεις
οὖν τῶν ἀντικειμένων μερῶν καὶ μάλιστα διὰ φαρμάκων
θερμαινόντων, ἔτι τε δεσμὰ σφοδρότερα τῶν ἀντισπαστι-
κῶν ἐστι βοηθημάτων· ὥσπερ γε καὶ οἱ ἀντικείμενοι τῶν
φυσικῶν πόρων ἀναστομωθέντες· εἴρηται δ᾽ ἐν τοῖς περὶ
φαρμάκων ὑπομνήμασιν ἡ τῶν τοῦτο δυναμένων ἐργάζεσθαι φαρμάκων ὕλη. περὶ μὲν οὖν ἁπάντων ῥευμάτων
εἰπεῖν ἀναγκαῖον ἔσται κᾄν τοῖς ἑξῆς ὑπομνήμασι· νυνὶ δὲ
ἐπὶ τὰς αἱμοῤῥαγίας ἰτέον. ἐκ γάρ τοι τοῦ γένους τῆς
στεγνώσεώς ἐστί πως καὶ ὁ βρόχος ὁ περιτιθέμενος αὐτοῖς
τοῖς αἱμοῤῥαγοῦσιν ἀγγείοις, οἵ θ᾽ ἡμέτεροι δάκτυλοι συν-
άγοντές τε καὶ σφίγγοντες αὐτά. τούτου δ᾽ ἐστὶ τοῦ γένους καὶ ἡ ἐπίδεσις· καίτοι γ᾽ οὐ κατὰ κύκλον τὸ ἀγγεῖον
περιλαμβάνουσα, καθάπερ ὁ βρόχος, ἀλλὰ τῷ συνάγειν τέ
πως ἐκ μέρους τὰ διεστῶτα χείλη τοῦ τετρωμένου μορίου
καὶ προστέλλειν τὰ ἐπικείμενα τῶν στεγνωτικῶν ἐστι βοη-

fra.   Praeterea a dextris ad finiſtra, ſicut ab his rurſus ad
illa; ſimiliter ex iis quae intus habentur ad ea quae foris ſunt, contraque ab his ad illa.   Ergo frictio contrapo-
ſitae partis potiſſimum per ea medicamenta quae calefaciant;
praeterea vincula valentius adducta iis quae ad contrarium
revellant remediis ſunt annumeranda; quemadmodum profecto et naturalium meatuum qui poſiti ex adverſo ſunt
recluſio; quae vero id praeſtare medicamenta poſſint, tradita eorum materia a nobis eſt in libris quos de medicamentis prodidimus.   Sed de omni fluxione in ſequentibus
etiam libris tractare neceſſum erit; nunc ad ſanguinis profluvium eſt redeundum.   Quippe de genere obturantium
quodammodo eſt, et vinculum ipſis profluentibus vaſis injectum, ipſique noſtri digiti, dum ea committunt conſtrin-
guntque.   Eſt et alia huc pertinens deligatio; quanquam ipſum
vas circulo non complectitur ſicuti vinculum, verum cum
ex parte complexu ſuo committat quodam modo vulneratae
partis diſſidentia labra et quae ſuperimpoſita ſunt contineat,

3ı8   ΓΑΛΗΝΟΤ ΘΕΡΑΠΕΤΤ. ΜΕΘΟΔΟΤ

Ed. Chart. X. [107. 108.]   Ed. Baf. IV. (84. 85.)
θημάτων. ἔξωθεν δὲ τῶν εἰρημένων ἁπάντων αἱμοῤῥαγίας
βοήθημ᾽ ἐστὶ τὸ ἐπιτήδειον σχῆμα τοῦ τετρω(85)μένου μορίου. ἐπιτήδειον δὲ γίνεται δυοῖν τούτοιν ἐχόμενον σκοποῖν, ἀνωδυνίας τε καὶ ἀναῤῥοπίας· εἰ δ᾽ ἤτοι κατάῤῥοπον ἢ ὀδυνῶδες γίγνοιτο, καὶ τὰς οὐκ οὔσας αἱμοῤῥαγίας
ἐργάσεται, μή τοί γε δὴ τὰς οὔσας οὐ παύσει. ταῦτ᾽ οὖν
ἐπιστάμενός τις, ἢν ἐπιστῇ ποθ᾽ αἱμοῤῥαγοῦντι μορίῳ διὰ
τρῶσιν, ἐπὶ τούτων γὰρ ὁ λόγος μοι γιγνέσθω πρῶτον,
αὐτίκα μὲν ἐπιβαλλέτω τὸν δάκτυλον ἐπὶ τὸ στόμιον τοῦ
κατὰ τὸ ἀγγεῖον ἕλκους, [108] ἐρείδων πραέως καὶ πιέζων
ἀνωδύνως, ἅμα τε γὰρ ἐφέξει τὸ αἷμα καὶ θρόμβον ἐπι-
πήξει τῇ τρώσει. καὶ μέντοι κἂν εἰ διὰ συχνοῦ βάθους
εἴη τὸ αἱμοῤῥαγοῦν ἀγγεῖον, ἀκριβέστερον ἂν καταμάθοις
τήν τε θέσιν αὐτοῦ καὶ τὸ μέγεθος· καὶ πότερα φλὲψ,
ἢ ἀρτηρία ἐστί· μετὰ δὲ ταῦτα διαπείρας ἀγκίστρῳ ἀνα-
τεινέτω τε καὶ περιστρεφέτω μετρίως. μὴ ἐπισχεθέντος δ᾽
ἐν τῷδε τοῦ αἵματος, εἰ μὲν φλὲψ εἴη, πειράσθω χωρὶς
βρόχου στέλλειν τὸ αἷμα τῶν ἰσχαίμων τινὶ φαρμάκων.

merito inter conftringentia remedia numeratur. Praeter
omnia jam dicta inter haemorrhagiae remedia cenfeatur
et idonea vulneratae partis figura; fed idonea fuerit, fi hos
duos fcopos habeat, tum indolentiae tum erectionis partis;
fi vero deorfum vergens, vel dolens, non folum profluvium
non fiftetur, fed etiam, fi non fit, provocabitur. Ergo qui
haec norit fi quando adftiterit ei cui ex vulnere fanguis
profluit, de his enim primum agam, illico digitum fuper os
vulneris vafis imponat, blande innitens ac fine dolore
comprimens; quippe fimul tum fanguinem fiftet tum eum
concrescere in vulnere faciet. Quin imo fi vas unde profluit alte fit demiffum, certius ipfis tum fitum intelligat
tum etiam magnitudinem; praeterea venane fit an arteria,
poft haec injecto unco attollat ac modice intorqueat Quod
fi ne tunc quidem fiftitur fanguis, fi vena fuerit, tentet citra vinculum fanguinem fupprimere aliquo ex iis medicamentis quae fanguinis fupprimendi facultatem habeant.

ἄριστα δ' αὐτῶν ἐστι τὰ ἐμπλαστικὰ, συντιθέμενα διά τε
τῆς φρυκτῆς ῥητίνης καὶ ἀλεύρου πυρίνου χνοῦ καὶ γύψου
καὶ ὅσα τοιαῦτα. εἰ δὲ ἀρτηρία ἐστὶ, δυοῖν θάτερον, ἢ
βρόχον περιθεὶς, ἢ ὅλον διακόψας τὸ ἀγγεῖον, ἐφέξεις τὸ
αἷμα. βρόχον δ' ἀναγκαζόμεθά ποτε καὶ ταῖς μεγάλαις
περιτιθέναι φλεψὶν, ὥσπερ γε καὶ διατέμνειν πότ' αὐτὰς
ὅλας, ἐγκαρσίας δηλονότι. κατασταίη δ' ἄν τις εἰς ἀνάγκην
τοῦδε κατὰ τὰς ἐκ πολλοῦ βάθους ὀρθίας ἀναφερομένας,
καὶ μάλιστα διὰ στενοχωρίας τινὸς ἢ μερῶν κυρίων. ἀνασπᾶται γὰρ οὕτως ἑκάτερον τὸ μέρος ἑκατέρωθεν, καὶ κρύ-
πτεται καὶ σκέπεται πρὸς τῶν ἐπικειμένων σωμάτων ἡ τρῶ-
σις. ἀσφαλέστερον δ' ἄμφω ποιεῖν, βρόχον μὲν τῇ ῥίζῃ
περιτιθέναι τοῦ ἀγγείου, τέμνειν δὲ τοὐντεῦθεν. ῥίζαν δ'
ἀγγείου καλῶ τὸ πρότερον αὐτοῦ μέρος, ἤτοι τῷ ἥπατι
συνάπτον ἢ τῇ καρδίᾳ. τοῦτο δ' ἐν τραχήλῳ μέν ἐστι τὸ
κάτωθεν, ἐν χερσὶ δὲ καὶ σκέλεσι τὸ ἄνωθεν· ἐν ἑκάστῳ τε
τῶν ἄλλων μορίων, ὡς ἐξ ἀνατομῆς ἔνεστι μαθεῖν· ἣν οὐδ᾽
αὐτὴν οἱ ἀμέθοδοι προσίενται Θεσσάλειοι.

Sane optima horum funt emplaftica, quae ex frixa refina
et farinae triticeae tenuiffimo polline et gypfo aliisque id
genus funt compofita. Sin arteria fit, duorum alterum, aut
vinculo amplectens, aut totum vas praecidens, profluvium
fiftes. Sane vinculum magnis quoque venis injicere interdum cogimur, atque ctiam interdum totas praeciJere utique
transverfas. Incidet autem hujus neceffitas in iis quae ex
profundiffimo loco rectae affurgunt, praefertimque per an-
guftas vel principes partes. Ita namque retrahitur ex utraque parte pars utraque, celaturque ac integitur a fuperja-
centibus corporibus vulnus. Tutius tamen eft utrumque facere et vinculum vafis radici injicere, et quod deinceps habetur praecidere. Radicem vafis voco priorem ejus partem, quae vel jecinori proprior eft vel etiam cordi; haec
in collo ab inferiore eft parte, in brachiis et cruribus a fuperiore, in fingulisque reliquarum partium, prout ex diffectione intelligere licet, quam nec ipfam amethodi ifti
Theffalii admittunt.

320　　ΓΑΛΗΝΟΤ ΘΕΡΑΠΕΥΤ. ΜΕΘΟΔΟΥ

Ed. Chart. X. [108.]　　　　　　Ed. Baf. IV. (85.)

Κεφ. δ´. Ταῦτα δὲ πράξαντα σαρκοῦν ὅτι τάχιστα
τὸ τραῦμα, πρὶν ἀποῤῥυῆναι τοῦ ἀγγείου τὸν βρόχον. εἰ
μὴ γὰρ φθάσειεν ἡ ἐπιτραφεῖσα σὰρξ στεγνῶσαι τὸ πέριξ
χωρίον τῆς ἀποτετμημένης ἀρτηρίας, ἀλλ᾽ εὑρεθείη που χώρα
κενὴ, τὸ καλούμενον ἀνεύρυσμα γίνεται. διὰ τοῦτο καὶ τοῖς
ἐμπλάττουσιν ἰσχαίμοις χρῆσθαι κελεύω μᾶλλον τῶν ἐσχαρούντων, ὅτι θᾶττόν τε καὶ ἀκινδυνότερον ἐπ᾽ αὐτοῖς σαρ-
κοῦται τὸ τραῦμα· κίνδυνος γὰρ ἐπὶ τῶν ἄλλων ἀποπιπτούσης τῆς ἐσχάρας αὖθις αἱμοῤῥαγῆσαι τὸ ἀγγεῖον. ἄριστον
οὖν ἁπάντων ὧν οἶδα φαρμάκων, ᾧ καὶ πρὸς τὰς ἐκ μηνίγγων αἱμοῤῥαγίας ἀσφαλέστερον χρῆσθαι, τὸ λεχθησόμενον
ἐστί· λιβανωτοῦ μέρος ἓν ἀλόης ἡμίσει μεμίχθω μέρει· κἄπειτα τῆς χρείας ἐπιστάσης ᾠοῦ τῷ λευκῷ φυράσθω τοσούτῳ
τὸ πλῆθος ὡς μελιτώδη σύστασιν ἔχειν· εἶτ᾽ ἀναλαμβανέσθω
τοῦτο λαγωαῖς θριξὶ ταῖς μαλακωτάταις· κἄπειτα τῷ ἀγγείῳ
καὶ τῷ ἕλκει παντὶ πλεῖστον ἐπιτιθέσθω. καταδείσθω δ᾽
ἔξωθεν ἐξ ὀθόνης ἐν ὑποδεσμίδι· τὰς μὲν πρώτας ἐπιβολὰς
τέτταρας ἢ πέντε κατ᾽ αὐτοῦ αἱμοῤῥαγοῦντος ἀγγείου ποιου-

Cap. IV.　His peractis implendum carne vulnus
quamprimum eft, priusquam vinculum a vale decidat. Nifi
enim producta caro prius locum qui circa praecifam arteriam eft impleverit, fed locus aliquis vacuus fuperfuerit,
aneurysma vocatum fequitur. Quam ob rem emplafticis fanguinem fiftentibus magis utendum fuadeo quam efcharoticis, quod et citius et minore cum periculo poft ipfum impletur vulnus; periculum enim in altero eft, fi decidat
crufta, rurfum fanguinis profufionem ex vafe excitari. Optimum igitur omnium quae novi medicamentorum, quo
etiam ad meningum haemorrhagias tutiffime utemur eft
quod nunc fubjiciam; thuris pars una aloes partis unius
femiffi miscetur; mox cum utendi tempus inftat, tantum
hujus cum ovi candido fubigitur quantum mellis reddat
craffitudinem, hoc dehinc leporis molliffimis pilis excipitur, deinde tum vafi ipfi tum ulceri toti liberaliter imponitur. Alligandum autem id forinfecus fascia eft ex tenui
linteo, cujus fasciae primi quatuor quinqueve amplexus ipfi

BIBΛΙΟΝ Ε. 321

Ed. Chart. X. [108. 109.]　　　　Ed. Baf. IV. (85.)

μένων ἡμῶν, ἐντεῦθεν δὲ ἐπὶ τὴν ῥίζαν αὐτοῦ νεμομένων,
ἐφ᾽ ὧν ἐγχωρεῖ μερῶν ἐπὶ τὴν ῥίζαν νέμεσθαι· σχεδὸν δ᾽ ἐπὶ
πάντων ἐγχωρεῖ πλὴν μηνίγγων. εἶτα λύσαντα διὰ τρίτης, εἰ
μὲν ἀσφαλῶς ἔτι προσέχοιτο τῷ ἕλκει τὸ φάρμακον, αὖθις
ἕτερον ἐν κύκλῳ περιχέοντα καὶ ὥσπερ ἐπιτέγγοντα τὸν ἐκ
τῶν τριχῶν μοτὸν ἐπιδεῖν, ὡς ἐξ ἀρχῆς [109] ἐπέδησας· εἰ
δ᾽ αὐτομάτως ὁ πρότερος ἀποπίπτοι μοτός, ἀτρέμα πιέζοντα
τῷ δακτύλῳ τὴν ῥίζαν τοῦ ἀγγείου πρὸς τὸ μηδὲν ἐπιῤῥυῆναι,
τοῦτον μὲν ἀφελεῖν ἠρέμα, προσθεῖναι δ᾽ ἕτερον. οὕτω σε θεραπεύειν δεῖ μέχρι περ ἂν σαρκωθῇ τὸ ἀγγεῖον, ἀνάῤῥοπον ἀπ᾽
ἀρχῆς ἄχρι τέλους φυλάττοντα τὸ μόριον. ἔστω δὲ μηδὲ τοῦτο
ἄμετρον τὸ σχῆμα· κίνδυνος γὰρ ὀδύνην γενέσθαι καὶ αὖθις
αἱμοῤῥαγῆσαι τὸ ἀγγεῖον. οὐδὲν γὰρ ὀδύνης μᾶλλον αἱμοῤῥαγίας τε κινεῖ καὶ φλεγμονὰς αὐξάνει. τούτῳ τῷ φαρμάκῳ πο-
λυειδέστατα χρῶμαι· ποτὲ μὲν, ὡς εἴρηται, μιγνύων ἀλόῃ
τὸ διπλάσιον τοῦ λιβανωτοῦ, ποτὲ δ᾽ ἐξίσης ἀμφοτέροις
χρώμενος, ἢ βραχεῖ πλείονι τῷ λιβανωτῷ τῆς ἀλόης, ἢ πλείονι
μὲν, ἀλλ᾽ οὔπω τῷ διπλασίῳ καὶ μάννην δ᾽ ἀντὶ λιβανωτοῦ

profluenti vafi injicientur, abhinc vafis radicem verfus ducentur in quibus partibus radicem verfus ducere licet, licet autem fere in omnibus, praeterquam meningibus. His
factis ubi tertio die folveris, fi tuto adhuc medicamentum
ulceri adhaereat, aliud rurfus circumfundes ac veluti linamentum quod ex pilis factum inhaefit madefaciens deligabis, ut initio deligafti; fin prius fua fponte linamentum
decidat, radicem vafis digito blande comprimens quatenus
nihil confluat, hoc quidem fufpenfa manu adimes, atque alterum impones. Ad hunc modum quod carne munietur, curare vas debebis, utique a principio ad finem usque partem
fupinam fervans, fed commoderata fit ea figura. Periculum
enim eft dolorem incidere, ac rurfus e vafe fanguinem profluere, quum nihil fanguinis profluvium magis quam dolor proritet et phlegmonas augeat. Hoc medicamento multifariam utor, alias, ut dictum eft, duplum thuris aloae
admiscens, alias pari modo ambobus utens, alias paulo fu-
perante aloen thure, aut etiam plusculo, fed nondum du-

ποτ᾽ ἔβαλλον. ἔστι δὲ στυπτικώτερον μὲν φάρμακον ἡ μάννη
τοῦ λιβανωτοῦ· ὁ λιβανωτὸς δ᾽ ἐμπλαστικώτερος τῆς μάννης.
εὔδηλον δ᾽ ὅτι τοῖς μὲν σκληροῖς σώμασι τὴν ἀλόην χρὴ
προσφέρεσθαι πλείονα, τοῖς δὲ μαλακοῖς τὸν λιβανωτόν· ἔσται
δὲ τὸ μὲν ἕτερον αὐτῶν στυπτικώτερον, τὸ δ᾽ ἕτερον ἐμπλα-
στικώτερον. διὸ καὶ τὸν γλισχρότερον καὶ ὡς ἄν εἴποι τις
ῥητινωδέστερον αἱρεῖσθαι χρὴ λιβανωτὸν, ὅταν ἐμπλαστικώ-
τερον ἐργάσασθαι τὸ φάρμακον ἐθέλῃς· ἔστι δ᾽ οὗτος ἀπα-
λώτερος ἅμα καὶ λευκότερος καὶ μασσώμενος οὐ θρύπτεται
δίκην ἀλόης καὶ μάννης, ἀλλὰ συνεχὴς ἑαυτῷ μένει, καθάπερ
ἡ μαστίχη. ταυτὶ μὲν οὖν ἤδη τῆς περὶ συνθέσεως φαρμάκων
πραγματείας ἐστὶν, ἧς ἀδύνατον μηδαμῶς ἅπτεσθαι κατὰ
τὴν ἐνεστῶτα λόγον. ἢ γὰρ οὐδόλως ἐχρῆν ἡμᾶς μεμνῆσθαι
τῶν ἐν μέρει παραδειγμάτων, ἀλλ᾽ αὐταῖς μόναις ἀρκεῖσθαι
ταῖς καθόλου μεθόδοις, ἢ καὶ τῶν ἐν μέρει προσαπτομένους
ἅπτεσθαί ποτε καὶ τῆς σκευασίας αὐτῶν, ἀλλ᾽ ὡς καὶ πρόσθεν εἴρηται, παράδειγμα τοῦ γένους τῶν φαρμάκων τῶν
κατὰ τὴν μέθοδον εὑρισκομένων, ἐν ᾗ δύο ἐνταυθοῖ γράφον-

plo; etiam mannam pro thure aliquando injiciens. Eft autem manna medicamentum quod magis quam thus adftringit, thus vero quam manna magis emplafticum. Porro
conftat in duris corporibus plus aloes effe immiscendum, in
mollibus plus thuris. Eritque alterum eorum magis ad·
ftringens, alterum magis emplafticum. Itaque etiam magis
lentum ac, ut fiquis dixerit, refinofius deligas thus oportet, ubi magis effe emplafticum medicamentum ftudebis; id
fane tum mollius eft tum albidius, tum quod manfum ritu
aloes et mannae non comminuitur, fed partes fuas fibi co-
haerentes defendit veluti Chia maftiche. Verum haec ejus
tractationis funt propria quae de compofitione medicamentorum praecipit, quam in hoc opere non alicubi attigiffe
omnino non licuit. Siquidem aut nusquam nobis particularis exempli facienda mentio fuit, fed ipfis tantum univerfalibus contentos effe methodis oportuit, aut fi particularia
poneremus, etiam praeparatio eorum fuit attingenda. Verum, ut ante dictum, ejus generis remediorum, quae me-

τὰς ἀρκεῖσθαι προσήκει. τούτου μὲν οὖν ἀεὶ χρὴ μεμνῆσθαι·
πάλιν δ᾽ ἐπανέλθωμεν ἐφ᾽ ὅπερ λέγοντες ἀπελίπομεν. ἐμνήσθην γὰρ ἐπὶ πλέον τοῦ προειρημένου φαρμάκου, διότι πάντων αὐτὸ τῶν ἄλλων ἄμεινον εἶναι πέπεισμαι· καὶ θαυμά-
ζοιμ᾽ ἂν εἴ τις εὑρεῖν δύναται βέλτιον. καὶ διὰ τοῦτ᾽ αὐτῷ
χρῶμαι κατά τε τῶν μηνίγγων ἀεὶ καὶ τῶν ἐν τῷ τραχήλῳ
τρώσεων, ἄχρι καὶ τῶν σφαγιτίδων αὐτῶν· καὶ γὰρ καὶ τούτων ἐπέχει τὸ αἷμα χωρὶς βρόχου. χρὴ δὲ μὴ σπεύδειν ἐν τῷ
ἔργῳ καθάπερ ἔνιοι τῶν ἐμπλήκτων χειρουργῶν, ἀλλὰ τῇ
μὲν ἑτέρᾳ χειρὶ τὸ κάτω μέρος τοῦ ἀγγείου προστέλλειν ἢ
περιλαβόντα κατέχειν, τῇ δ᾽ ἑτέρᾳ τὸ φάρμακον ἐπιθέντα
τῇ τρώσει προστέλλειν ἀτρέμα, ἄχρι περ ἂν προσπαγῇ, κᾆ-
πειθ᾽ οὕτως ἐπιδεῖν ἄνωθεν κάτω, μὴ καθάπερ ἐν τοῖς κώλοις
κάτωθεν ἄνω· πρὸς γὰρ τὰς ῥίζας τῶν ἀγγείων ἀφικνεῖσθαι
χρὴ τὴν ἐπίδεσιν ἀναστέλλουσαν τὸ ἐπιῤῥέον. ἔστι δὲ καὶ ἄλλα
πλείω φάρμακα τῶν ἐμπλαττόντων ἀλύπως· ἀλλ᾽ οὐδὲν οὕτως
σαρκοῖ. χρεία δ᾽ ἐστὶ μάλιστα κατὰ τὰ τοιαῦτα συμπτώματα

thodo funt inventae, uno alterove exemplo hic pofito contentos effe conveniet; id vero femper mihi teneri memoria
velim; fed revertamur rurfus ad id quod dicendo parum
abfolvimus.   Mentionem enim jam dicti medicamenti idcirco pluribus feci, quod caeteris id omnibus praeftare mihi
perfuafi, mirorque fi cui melius invenire contingat.   Ideoque tum in meningibus femper tum in colli vulneribus
eo utor, etiam ipfarum venarum jugularium, utpote cum
harum quoque fanguinem citra vinculum fiftat.   Non eft
autem in his committendum ut in opere properes, veluti
quidam ftolidi chirurgi faciunt, fed altera manu inferiorem
vafis partem comprimes aut complexus tenebis, altera medicamentum vulneri impones, ac blande ei apprimes donec concretum adhaeferit, mox deligabis fuperne deorfum,
non, ut in artubus, inferne furfum; fiquidem radicem verfus vaforum ducere deligationem oportet, ac quod confluit
reprimere.   Sunt porro et alia non pauca medicamenta emplaftica quae citra dolorem obturant, verum nullum ita
carne implet.   Expedit autem quam maxime in ejusmodi

τοῦ περισαρκοῦσθαι τὸ ἀγγεῖον, ἀποπίπτοντος τοῦ προτέρου
φαρμάκου. τὰ δέ γε τὰς ἐσχάρας ἐπιπηγνύντα γυμνότερον
ἐργάζεται τὸ μέρος ἢ κατὰ φύσιν εἶχεν ἀποπιπτούσης αὐτῆς. ἔστι γὰρ ἡ γένεσις τῆς ἐσχάρας ἐκ τῶν ὑποκειμένων καὶ
περικειμένων σωμάτων, ὡς ἄν εἴποι τις ἡμικαύτων γενομένων, ἵν᾽ ὁποῖόν τι χρῆμα τουτουσὶ τοὺς ἐσβεσμένους ἄνθρακας εἰς τὸν χειμῶνα παρασκευάζονται, τοιοῦτο ὑπόλειμμα
τῆς διαπύρου σαρκὸς ἡ ἐσχάρα γένηται. [110] ὥστ᾽ ἀπόλλυται τοῦ μορίου το(86)σοῦτον τῆς κατὰ φύσιν σαρκὸς, ὅσον
ἐσχαρούμενον ἐκαύθη. τοῦτ᾽ οὖν ἅπαν λείπει τῷ μορίῳ τῆς
ἐσχάρας ἐκπιπτούσης, καὶ διὰ τοῦτο γυμνὸν καὶ ἄσαρκον
φαίνεται, καὶ πολλοῖς αἱμορραγία δυσεπίσχετος ἐπηκολού-
θησεν ἐπὶ ταῖς τῶν ἐσχαρῶν ἀποπτώσεσιν. ὥστε κἂν τούτοις ὅστις ἂν ἐθέλῃ μεθόδῳ πάντα πράττειν, ἐσκέφθω τε
πρὸ πολλοῦ τοὺς τρόπους ἅπαντας οἷς ἐφέξει τὸ αἷμα, τόν
τ᾽ ἀκινδυνότερον αἱρεῖσθαι πειράσθω χρώμενος καὶ τοῖς ἄλλοις
ἅπασιν, ὅταν ἀνάγκη βιάζηται. μεγίστην δ᾽ ἀνάγκην οἶδα
τοῦ χρῆσθαι φαρμάκοις ἐσχαρωτικοῖς ἢ καυτηρίοις διαπύροις,

cafu ut priore medicamento cadente caro circum vas
ipfum fit producta. At quae cruftas generant, ubi crufta
decidit, magis nudam partem quam pro eo qui fecundum
naturam eft ftatu derelinquunt. Eft namque ipfius cruftae
generatio ex fubjectis circumpofitisque corporibus, ut fi quis
dixerit, femiuftis, fic ut cujusmodi in hiemem extinctos
hos carbones rem parant, ejusmodi ipfae cruftae carnis
exuftae fint reliquiae. Quare quantum parti aduftum ad
cruftam eft, profecto ipfi de naturali carne deperditur. Id
itaque omne parti decidit, quum crufta cadit, atque ob
eam rem nuda fineque carne vifitur, multisque pofteaquam crufta decidit profufio fanguinis, quae aegre fup-
primi potuit, fupervenit. Quare in his quoque quisquis
methodo adminiftrare omnia volet, is tum modos omnes
quibus fanguis fupprimatur longe prius confiderabit, tum
etiam eliget qui minus fit cum periculo, utens non minus
et reliquis omnibus, quoties neceffitas urgebit. Maximam
autem neceffitatem vel efcharoticis medicamentis vel ig-

ὅταν ἐξ ἀναβρώσεως σηπεδονώδους ἢ αἱμοῤῥαγία γίγνηται.
καὶ μέντοι κᾀπειδὰν ἐν ταῖς τοιαύταις διαθέσεσιν ἅπαν ἐκ-
κόψωμεν τὸ σηπόμενον, ἀσφαλέστερον ἤτοι καίειν αὐτοῦ
τὴν οἷον ῥίζαν ἢ φαρμάκοις ἐσχαρωτικοῖς χρῆσθαι. καὶ
κατὰ τοῦτο ἐπ᾽ αἰδοίων καὶ ἕδρας εἰς τὴν τοιαύτην ἀνάγκην
ἀφικνούμεθα πολλάκις, ὅτι ῥᾳδίως σήπεται τὰ μόρια διά τε
τὴν σύμφυτον ὑγρότητα καὶ ὅτι περιττωμάτων εἰσὶν ὀχετοί.
σκοπὸς δ᾽ ἔστω σοι τῶν ἐσχαρούντων φαρμάκων οὐχ ἁπλῶς
ἡ θερμότης, ἀλλ᾽ ἄμεινον ὅταν ἅμα τῷ στύφειν ὑπάρχῃ, καθάπερ ἐν χαλκίτιδι καὶ μίσυϊ καὶ χαλκάνθῳ καυθεῖσί τε
καὶ ἀκαύστοις εἰς χρείαν ἀγομένοις. τὰ δὲ διὰ τῆς ἀσβέστου
τιτάνου σφοδρότερα μὲν τούτων, ἀλλ᾽ οὐ μέτεστι τῇ τι-
τάνῳ στυπτικῆς δυνάμεως. ἀποπίπτουσι τοιγαροῦν θᾶττον
αἱ τοιαῦται τῶν ἐσχαρῶν, ἔχονται δὲ τῶν σωμάτων ἐπὶ
πλέον αἱ ἐκ τῶν στυφόντων· ἄμεινον δὲ τοῦτο μακρῷ· φθάνει γὰρ ὑποσαρκοῦσθαι τὰ κατὰ τὴν βάσιν αὐτῶν καὶ γινε-
σθαι καθάπερ τι πῶμα τοῖς ἀγγείοις. ὅθεν οὐδ᾽ ἡμᾶς αὐτοὺς

nitis cauteriis utendi animadverti, ubi ex erofione putres-
centis alicujus profluvium fanguinis concitatur. Quin
etiam ubi in tali affectu totum quod computruit eft fubla-
tum, tutius eft vel ipfius veluti radicem adurere, vel certe
cruftificis medicamentis uti. Hac vero ratione tum in
pudendis tum fede ad talem neceffitatem faepe devenimus,
quod hae partes tum propter naturalem humiditatem tum
quod excrementorum funt canales ex levi caufa putrescant; fcopus autem efto tibi incruftantium medicamentorum non fimpliciter calor, fed praeftantius fit fi fimul adftringendi fit facultas, qualis in chalcitide et mify et atra-
mento futorio, five uftis his, five inuftis utare, *vifitur*.
Quae vero ex calce non extincta conficiuntur, ea valentiora his funt; caeterum calx adftringendi vim non habet.
Excidunt igitur citius quae ab his fiunt cruftae; haerent
autem corporibus diutius quae ab adftringentibus; quod utique longe eft utilius, quando ita prius nafcitur in imo
earum caro efficiturque profluenti vafi velut operculum
quoddam. Unde nec nosmet praecipites effe, veluti non-

326 ΓΑΛΗΝΟΥ ΘΕΡΑΠΕΥΤ. ΜΕΘΟΔΟΥ

Ed. Chart. X. [110.]   Ed. Baf. IV. (86.)

χρὴ σπεύδειν, ὥσπερ ἔνιοι, τὰς ἐσχάρας ἐκβάλλειν, ἔνθα κίνδυνος αἱμοῤῥαγίας, ἀλλ᾽ ἐπ᾽ ἐκείνων μόνων τῶν διαθέσεων,
ἐφ᾽ ὧν διὰ σηπεδόνα τὸ καυτήριον ἠναγκάσθημεν ἐπιφέρειν
ἀνθρώπου σώματι. καλεῖται δ᾽ οὐκ οἶδ᾽ ὅπως ἅπασιν
ἤδη τοῖς ἰατροῖς ἡ τοιαύτη διάθεσις νομὴ, διότι νέμεσθαι
συμβέβηκεν αὐτὴν ἀπὸ τῶν πεπονθότων μορίων ἐπὶ τὰ
κατὰ φύσιν ἔχοντα καὶ τούτων ἀεί τι προσεπιλαμβάνειν,
ὡς ἀπὸ τοῦ συμβεβηκότος, οὐκ ἀπὸ τῆς οὐσίας τοῦ δη-
λουμένου πράγματος, ἔθεντο τὴν προσηγορίαν. ἡ δ᾽ εὐπορία τῆς ὕλης ἁπάντων τῶν τοιαύτην ἐχόντων δύναμιν
φαρμάκων ἐν ταῖς οἰκείαις εἰρήσεται πραγματείαις. οἰκείαις
δὲ δηλονότι λέγω τήν τε περὶ τῆς τῶν ἁπλῶν φαρμάκων
δυνάμεως καὶ τὴν περὶ συνθέσεως αὐτῶν.

Κεφ. ε΄. Ἀναλαβόντες οὖν αὖθις τὰ κεφάλαια τῆσδε
τῆς μεθόδου, καθ᾽ ἣν ἰᾶσθαι χρὴ τὰς προχείρους αἱμοῤῥαγίας, ἑξῆς ἐπὶ τὰς διὰ βάθους γιγνομένας ἀφικώμεθα τῷ
λόγῳ. τὸ τοίνυν ἐκχεόμενον αἷμα τῶν ἀγγείων ἢ τῷ μηκέτι
ἐπιῤῥεῖν αὐτὸ παύσαιτ᾽ ἄν, ἢ τῷ στεγνωθῆναι τὴν διαίρεσιν,

nulli funt, ad cruftas, ubi haemorrhagiae periculum imminet, detrahendas oportet, nifi in illis tantum affectibus in
quibus propter putredinem candens ferrum corpori hominis
admovere coacti fuimus.   Appellant nefcio quomodo eum
affectum omnes nunc medici *νομὴν α νέμεσθαι pafcere,*
propterea quod pergere pafcendo id vitium ab aegris partibus ad eas quae fecundum naturam fe habent foleat atque
harum femper aliquod aegris adjicere, ita ut non a fubftantia indicatae rei, fed ab accidente appellationem indide-
rint.   Copia materiae medicamentorum omnium talem facultatem obtinentium in propriis commentariis dicta eft.
Proprios intelligo et qui de fimplicium medicamentorum facultatibus et compofitione eorum funt fcripti.

Cap. V.   Ergo recenfitis hujus methodi, qua vulgares haemorrhagias cures, capitibus, mox ad eorum quae
in alto funt corpore tractationem convertamur.   Qui igitur
e vafis profluit fanguis, aut quod amplius non confluet,
fiftetur, aut quod occlufa divifio erit, aut etiam propter

ἢ ἅμα ἀμφοτέρων γιγνομένων, ὅπερ, οἶμαι, βέλτιστόν ἐστιν.
ἐπιῤῥεῖν μὲν οὖν κωλύεται διά τε λειποθυμίαν καὶ ἀντίσπα-
σιν καὶ παροχέτευσιν καὶ ψύξιν ὅλου τε τοῦ σώματος, καὶ
πολὺ δὴ μᾶλλον αὐτοῦ τοῦ τετρωμένου μορίου. [111] κατὰ
τοῦτον γοῦν τὸν λόγον καὶ τὸ ψυχρὸν ὕδωρ ποθὲν, ἐπέσχεν
αἱμοῤῥαγίας πολλάκις, ἔξωθέν τε καταντλούμενον αὐτό τε
τὸ ὕδωρ ψυχρὸν, ὀξύκρατόν τε καὶ οἶνος στρυφνὸς, ὅσα
τ᾽ ἄλλα στύφειν ἢ ἁπλῶς ψύχειν πέφυκε. στεγνοῦται δὲ ἡ διαίρεσις ἢ μύσαντος, ἢ φραχθέντος τοῦ διῃρημένου· μύει μὲν
οὖν στυφόμενόν τε καὶ ψυχόμενον, ἐπιδέσει τε συναγόμενον
καὶ βρόχῳ διαλαμβανόμενον. ἐμφράττεται δὲ ἢ ἔνδοθεν, ἢ
ἔξωθεν· ἔνδοθεν μὲν ὑπὸ θρόμβου, ἔξωθεν δὲ ὑπό τε τούτου καὶ μοτῶν καὶ σπόγγων, ἐσχάρας τε καὶ τῶν ἐμπλαστικῶν φαρμάκων, ἔτι τε τῶν περικειμένων σωμάτων προστα-
λέντων· ὅπως δ᾽ ἐργάσῃ τῶν εἰρημένων ἕκαστον εἴρηται.
τὰ δ᾽ ἐκ τοῦ βάθους αἱμοῤῥαγοῦντα βρόχοις μὲν οὐκ ἄν
τις οὐδ᾽ ἐπιδέσει θεραπεύσειεν, ὥσπερ οὐδὲ καυστηρίοις,

utrumque fimul, id quod reor tutiffimum. Porro confluere
prohibetur et propter animi deliquium et revulfionem et
derivationem et refrigerationem tum corporis totius tum
vero praecipue ipfius partis vulneratae, Hac enim ratione
etiam frigida pota faepe haemorrhagias fuppreffit; idem
facit et frigida foris in fotu affufa, fed et pofea et vinum
acerbum aliaque quaecunque vel adftringendi vel fimpliciter
refrigerandi vim habent. Clauditur ipfa divifio, fi vel
contrahatur conniveatque id quod divifum eft, vel obftrua-
tur. Sane contrahitur tum adftrictione, tum refrigeratione, tum deligatura conjunctum, tum vinculo exceptum.
Obftruitur vel intrinfecus, vel extrinfecus et intrinfecus
quidem a fanguine concreto extrinfecus tum hoc ipfo
tum vero linamentis et fpongiis et cruftis et medicamentis
emplafticis; ad haec corporibus circumjacentibus propius
admotis; quorum fingula quemadmodum perficiantur dictum
jam eft. At quae de profundo fanguinis profluvia erumpunt, ea nec vinculo nec deligatura fanes, ut neque caute-

οὐδ᾽ ἁπλῶς εἰπεῖν ὅσα διὰ τοῦ ψαύειν αὐτοῦ τοῦ διῃρημένου
σώματος ἢ μέρος ἐπιτεχνώμεθα· δι᾽ ἀντισπάσεως δὲ καὶ παρ-
οχετεύσεως ἐδεσμάτων τε καὶ πομάτων ἐμπλαττόντων τε
καὶ ψυχόντων καὶ στυφόντων φαρμάκων· ἄφθονον δὲ καὶ
τὴν τῶν τοιούτων ὕλην ἐν ταῖς οἰκείαις ἔχεις πραγματείαις.
ἡ δ᾽ ἀπὸ τῶν μορίων ἔνδειξις τοῖς κοινοῖς τῆς θεραπείας
σκοποῖς τοῖς εἰρημένοις ἐξ ἐπιμέτρου καθ᾽ ἕκαστον πάθημα
πρόσεισιν· ὀργάνοις γοῦν ἐνίοτε χρώμεθα διὰ τὴν ἰδιότητα
τοῦ μέρους, ἄλλοις μὲν ἐπὶ μήτρας, ἄλλοις δὲ ἐπὶ κύστεως,
ἄλλοις δὲ ἐπὶ τῶν παχέων ἁπάντων ἐντέρων. εἰς ταῦτα μὲν
γὰρ διὰ κλυστῆρος, εἰς μήτραν δὲ διὰ μητρεγχυτῶν τῶν ἐπιτηδείων τι φαρμάκων ἐνίεμεν· ὥσπερ γε καὶ εἰς κύστιν διὰ
τῶν εὐθυτρήτων καθετήρων. σπανιώτεραι μὲν οὖν αἱ ἐκ
τούτων αἱμοῤῥαγίαι· γίγνονται δ᾽ οὖν ποτε κἂν εἰ μὴ τῷ
λαύρῳ κινδυνώδεις, ἀλλὰ τῷ γε χρονίζειν οὐκ ἀκίνδυνοι.
τεττάρων γοῦν ἡμερῶν οἶδά ποτε διὰ μήτρας φερόμενον
αἷμα, πρὸς οὐδὲν τῶν βοηθημάτων εἶξαν ἄχρι τῆς τετάρτης,

riis nec ut femel dicam iis quae divifum ipfum corpus
parteve contingere machinamur; imo per revulfionem ac
derivationem; praeterea cibum potionemque qui et empla-
fticam vim habeant et refrigerent et medicamenta quae
adftringant; habes vero uberem talium materiem in propriis operibus. Quae vero a partibus indicatio fumitur,
ea communibus quae jam dictae funt curandi indicationibus veluti auctarium in fingulis affectibus accedit; fiquidem inftrumentis aliquando utimur pro partis ipfius proprietate, aliis ad uterum, aliis ad veficam, aliis ad omnia
inteftina craffa. Quippe in haec per clyfterem, in uterum
per metrenchytas idoneorum aliquod medicamentorum im-
mittimus; fic et in veficam per in directum foratos catheteres. Sane rariora ex his profluvia fanguinis fiunt, fed
tamen aliquando fiunt, et quanquam non profufione ipfa
periculofa, at certe ob diuturnitatem non fine periculo.
Siquidem quaternis diebus vidimus ex utero profluere fanguinem nec potuiffe ullo remedio fifti, quoad quarto die

χυλῷ δὲ χρησαμένων ἡμῶν ἀρνογλώσσου παντάπασιν ἐπαύσατο. κάλλιστον μὲν οὖν τοῦτο τὸ φάρμακόν ἐστι καὶ πρὸς
τὰς ἐξ ἀναβρώσεως αἱμοῤῥαγίας· εἴωθα δ᾽ αὐτῷ μιγνύειν τι
τηνικαῦτα καὶ τῶν ἰσχυροτέρων φαρμάκων ἄλλοτε ἄλλο,
πρὸς ὅλην ἀποβλέπων τὴν διάθεσιν, ὅπερ ἀεὶ χρὴ πράττειν,
οὐ μικρὸν ἔχοντας εἰς ἅπαντα παράγγελμα. κατὰ γοῦν αὐτὰ
ταῦτα τὰ ἐκ μήτρας, ἢ ἐκ κύστεως, ἢ ἐντέρων αἱμοῤῥαγοῦντα, σκέπτεσθαι μὲν χρὴ καὶ τὸ τῆς αἱμοῤῥαγίας ποσόν·
ἵν᾽ ἤδη τὸν μὲν πρῶτον ἔχωμεν ἐν τῇ θεραπείᾳ σκοπὸν τοῦτον, ἢ τὸν δεύτερον· οὐ μὴν οὐδὲ τῆς ὅλης διαθέσεως ἀσκέ-
πτως ἔχειν. εἰ μὲν γὰρ ἔῤῥωγεν ἀγγεῖόν· τι τῶν μεγάλων, ἢ
ἰσχυρῶς ἀνεστόμωται, τῶν αὐστηρῶν φαρμάκων ἐστὶ χρεία,
ὡς βαλαυστίου καὶ ὑποκυστίδος καὶ ῥοῦ καὶ ὀμφακίου καὶ
ἀκακίας καὶ κηκίδος ὀμφακίτιδος καὶ τῶν τῆς ῥοιᾶς λεμμάτων·
εἰ δ᾽ ἤτοι μικρόν ἐστι τὸ ἐῤῥωγὸς ἀγγεῖον, ἢ ἀνεστόμωται
μετρίως, ὡς ὀλίγον εἶναι τὸ φερόμενον αἷμα, καὶ ἀλόη καὶ
μάννα καὶ ὁ τῆς πίτυος φλοιὸς, ἥ τε σφραγὶς ἡ Λημνία καὶ
ὁ τῆς Αἰγυπτίας ἀκάνθης καρπὸς, ἔτι τε κρόκος καὶ λίθος

arnogloſſi ſucco utentibus nobis prorſus conſtiterit. Eſt
porro id medicamentum et ad ea, quae ex eroſione excitantur ſanguinis profluvia utiliſſimum, cui etiam valentius aliquod hoc caſu medicamentum alias aliud ei miſcere ſoleo,
utique ad totum reſpiciens affectum; id quod ſemper eſt
faciendum, ac pro maximo documento in omnibus habendum. Nam in his ipſis quae ex utero, veſica et inteſtinis
profluvia citantur, aeſtimari debebit ipſius profuſionis quantitas, ut hanc jam vel ut primam vel ut ſecundam indicationem curationis habeamus, nec tamen obiter totius affectus non habentes rationem. Nam ſi perruptum vas aliquod magnum eſt, aut vehementer recluſum hiat, utique
adſtringentibus medicinis eſt opus, veluti balauſtio et hypocyſtide et rhoe et omphacio et acacia, gallis immaturis
et malicorio. Sin vel exiguum vas eſt, quod perruptum
eſt, vel modice recluſum ſic, ut non multus ſit qui in eo
profluit ſanguis, etiam aloe et manna et pini cortex et
Lemnium ſigillum et ſpinae Aegyptiae fructus et crocum

ὁ αἱματίτης ὀνομαζόμενος, ὅσα τ᾽ ἄλλα τοιαῦτα δι᾽ οἴνου
μεγάλως αὐστηροῦ χρηστὰ φάρμακα. μὴ παρόντος δὲ μήτ᾽
οἴνου τοιούτου μήτ᾽ ἀρνογλώσσου μήτε στρύχνου, καὶ γὰρ
καὶ ταῦτα ἐπιτήδεια, ἀφεψεῖν ἐν ὕδατι βλαστοὺς βάτου καὶ
κυνοσβάτου καὶ μυρσίνης καὶ σχίνου καὶ κισσοῦ καὶ ἁπλῶς
εἰπεῖν ἁπάντων τῶν στυφόντων, εἴτε ῥίζα τις, εἴτε καρπὸς,
εἴτε φλοιὸς, εἴτε βλάστημα τύχοι· [112] διὰ τοῦτο καὶ τῶν
στυφόντων μήλων καὶ μάλιστα τῶν κυδωνίων· ἔτι τε μύρτων
καὶ μεσπίλων ἐπιτήδειόν ἐστιν εἰς τὰ παρόντα τὸ ἀφέψημα.
Κεφ. στ'. Εἰ δ᾽ ἐξ ἀναβρώσεώς τις αἱμοῤῥαγία γίγνοιτο, τὰ πολλὰ μὲν οὐδὲ λαῦρος αὐτοῖς ἐστιν, ἀλλ᾽ ὀλίγη
καὶ κατὰ βραχύ· καὶ διὰ τοῦτο τῷ Πασίωνος, ἢ Ἄνδρωνος,
ἢ Πολυείδου τροχίσκῳ χρηστέον, ἢ ὡς εἴρηται τῷ ἡμετέρῳ
τὴν αὐτὴν μὲν κατὰ γένος ἔχοντι δύναμιν, ἰσχυροτέρῳ δὲ
ὑπάρχοντι. παύει γὰρ ταῦτα τὴν ἀνάβρωσιν ἅμα τῷ δηλονότι καὶ τοῦ παντὸς σώματος προνοεῖσθαι, ὡς ἔμπροσθεν
εἴρηται. λαύρου δὲ ἐμπεσούσης αἱμοῤῥαγίας, τοῖς αὐστηρο-
τάτοις χρηστέον φαρμάκοις, ἄχρι περ ἂν ἐπισχῶμεν αὐτῆς τὸ

et lapis haematites, aliaque id genus ex vino nigro auſterc
utilia medicamenta ſunt.   Quod ſi nec genus id vini praeſto
ſit nec arnogloſſum nec ſolanum, quippe haec quoque ſunt
idonea, coquemus in aqua et rubi germina et canini rubi
et myrti et lentiſci et hederae, in ſumma omnium quibus
adſtrictoria vis ineſt, ſive radix ſit, ſive fructus, ſive cortex,
ſive germen; ideoque etiam adſtringentium malorum maximeque cotoneorum, itemque myrtorum et meſpilorum
decoctum, idoneum ad propoſita praeſidium eſt.
Cap. VI.   At ſi ex eroſione profluvium quoddam incidit, non eſt id magna ea parte profuſius, ſed exiguum et
paulatim *effluens;* eoque Paſionis, vel Andronis, vel Polyidae paſtillis utendum eſt, aut etiam, ut dictum eſt, noſtro,
qui genere eandem vim obtinet, caeterum magis potentem.
Siſtunt enim haec eroſionem, ſi tamen etiam toti corpori
ſit conſultum, ut prius eſt dictum.   Sin profuſior haemor-
rhagia ſit iis quae vehementiſſime adſtringant, utendum
medicamentis eſt, quoad vehemens ejus *impetus* frangatur;

ΒΙΒΛΙΟΝ Ε. 331

Ed. Chart. X. [112.]   Ed. Baf. IV. (86. 87)

σφο(87)δρόν· εἶθ᾽ οὕτως ἅμ᾽ ἐκείνοις μιγνύναι τοὺς τροχίσ-
κους· εἶθ᾽ ἑξῆς ἐπ᾽ αὐτοὺς μόνους μετέρχεσθαι μετά τινος
τῶν εἰρημένων χυλῶν ἢ ἀφεψημάτων. ὅσα δὲ ἔξωθεν ἐπιτίθεται τοῖς αἱμοῤῥαγοῦσι στύφοντά τε καὶ χωρὶς στύψεως
ψύχοντα, ταῦτ᾽ οὐχ ἁπλῶς ἐπαινῶ καθάπερ οἱ πολλοὶ τῶν
ἰατρῶν, ἀλλά μοι δοκε τοὐναντίον ἐνίοτε πᾶν οὗ δεόμεθα
διαπράττεσθαι, συνελαύνειν εἴσω τὸ αἷμα καὶ πληροῦν τὰς
ἐν τῷ βάθει φλέβας. οἶδα γοῦν τινας ἐκ πνεύμονος ἀναβήτ-
τοντας αἷμα προφανῶς βλαβέντας ἐπὶ ταῖς τοῦ θώρακος κα-
ταψύξεσιν· οὕτω δ᾽ ἐνίους καὶ τῶν ἐμούντων αἷμα, τῆς
γαστρὸς ἔξωθεν ψυγείσης· ὡσαύτως δὲ καὶ τῶν ἐκ ῥινὸς αἱ-
μοῤῥαγούντων ἔνιοι φανερῶς ἐβλάβησαν ἐπὶ ταῖς τῆς κεφαλῆς ψύξεσιν. οὔκουν ἁπλῶς, οὐδ᾽ ἀδιορίστως, οὐδ᾽ ἐν
παντὶ καιρῷ ᾽συμβουλεύω ψύχειν τὰ κύκλῳ τῶν αἱμοῤῥαγούν-
των, ἀλλ᾽ ἀποτρέψαντας εἰς ἕτερον πρότερον, οἷον ἐπὶ τῆς
ῥινὸς ἤτοι φλεβοτομίᾳ χρησάμενον, ὡς εἴπομεν, ἢ τρίψει καὶ
δεσμοῖς τῶν κώλων, ἢ σικύαις ἐπὶ τῶν ὑποχονδρίων. οὐ δεῖ

mox deinde admifcendi illis paftilli funt; poftea ad ipfos
folos veniendum, cum aliquo ex ante dictis fuccis aut de-
coctis. At vero quae extrinfecus parti fanguinem profun-
denti admoventur, tum adftringentia tum citra adftrictionem frigida, haec ipfe, veluti plerique medicorum, non
ubique probo; fed mihi contra omnino quam fieri res poftulat, ipfum fanguinem intro compellere ac venas, quae
in alto funt, implere videntur. Vidimus enim quosdam
eorum qui ex pulmonibus fanguinem rejicerent, ex thorace refrigerato manifefte laefos, aeque ut qui fanguinem
vomuerunt nonnullos, quod venter foris effet refrigeratus;
eodem modo et eorum quibus naribus fanguis profluit aliqui ex capitis refrigeratione deterius habuerunt. Ergo nec
omnino, nec fine difcrimine, nec omni tempore loca quae
circa partem unde fanguis profluit funt pofita refrigeranda
fuaferim, imo pofteaquam in alia prius averteris; ut exempli gratia in nafo ubi fanguinis miffione, ut diximus, fis
ufus, vel artuum frictione devinctioneque, vel ad hypochon-

33 2   ΓΑΛΗΝΟΥ ΘΕΡΑΠΕΥΤ. ΜΕΘΟΔΟΥ

Ed. Chart. X. [112.]   Ed. Baf. IV. (87.)

οὖν οὐδ᾽ οὕτω χρῆσθαι τοῖς ψύχουσιν εὐθέως ἐπὶ μετώπῳ
καὶ κεφαλῇ, ἀλλὰ σικύᾳ πρότερον ἀντισπᾶν ἐρείδοντα κατ᾽
ἰνίον. διττὴ γὰρ ἡ ἀντίσπασις ἐπὶ ταῖς ἐκ μυκτήρων αἱμορ-
ῥαγίαις, ἥ τε ἐπὶ τὰ κάτω μόρια τοῦ σώματος ὅλου καὶ ἡ
ἐπὶ τὰ τῆς κεφαλῆς ὀπίσω· διότι καὶ αὐτὸ τὸ μόριον ἡ ῥὶς
ἄνω τ᾽ ἐστὶ καὶ πρόσω, ἀντίκειται δὲ τὸ μὲν ἄνω τῷ κάτω,
τὸ δὲ ὀπίσω τῷ πρόσω· ἀλλὰ περὶ μὲν αἱμορῥαγίας ἱκανὰ
καὶ ταῦτα. δῆλον γὰρ ὅτι καὶ ἡ διαπήδησις ὑπὸ τῶν ψυχόντων καὶ στυφόντων θεραπευθήσεται· καὶ εἰ διὰ λεπτότητα
γίγνοιτό ποτε τοῦ αἵματος, ὑπὸ τῆς παχυνούσης διαίτης·
ὁποία δ᾽ ἐστὶν αὕτη λεχθήσεται μέν που κἂν τοῖς ἑξῆς,
εἴρηται δὲ δυνάμει κἂν τῷ περὶ λεπτυνούσης διαίτης· ἐπὶ δὲ
τὴν θεραπείαν ἰτέον ἤδη τῶν εἰρημένων διαθέσεων. τὸ μὲν
οὖν τῆς φλεβὸς ἕλκος ἐπειδὰν πρόχειρον ᾖ, παραπλησίας δεῖται θεραπείας τοῖς ἐν σαρκὶ γιγνομένοις, ὑπὲρ ὧν ἐν δυοῖν
ὑπομνήμασι τοῖς πρὸ τοῦδε διελέχθην. εἴτε γὰρ ἐκ τρώσεως
ὑπογυίου τυγχάνει γεγονός, ἐγχωρεῖ συμφύειν αὐτὸ τοῖς

dria *defixis* cucurbitis. Quin ne fic quidem ad frontem et
caput illico refrigerantibus utendum, fed prius revellendum eft,
affixa inio *feu occipiti* cucurbita. Nam duplex eft in fanguinis ex naribus profufione revulfio, tum quae ad inferiores fit
totius corporis partes tum quae ad capitis pofteriora; propterea quod ipfae partes nares *dictae* et in fuperiore et in
anteriore parte funt fitae; opponitur autem pars fuperior
inferiori et pofterior anteriori; verum de fanguinis profluvio haec fufficient. Patet namque et diapedefin refrigerantibus adftringentibusque effe curandum; et fi propter
tenuitatem fanguinis aliquando incidat, craffiore victu; is
vero cujusmodi fit dicetur in fequentibus, dictumque jam
ad quendam modum eft libro, qui de attenuante victu eft
fcriptus; jam vero ad memoratorum affectuum curationem
eft redeundum. Ergo quod venae infedit ulcus, ubi ad
manum eft, eandem defiderat curationem iis quae in carne
accidunt, de quibus duobus ante hoc voluminibus difputavi.
Nam five ex recenti vulnere factum eft, id agendum eft ut

ἐναίμοις καλουμένοις φαρμάκοις· εἴτε κατ᾽ ἀνάβρωσιν, ὅσα
περὶ τῶν κακοηθῶν ἑλκῶν εἴρηται, ταῦτα τῷ λόγῳ διορισάμενον, ἑξῆς ἔργῳ πράττειν αὐτὰ πειρᾶσθαι. καὶ μέντοι
καὶ ὁπότε βρόχῳ διαληφθείσης, ἢ ἰσχαίμοις φαρμάκοις, ἢ
καυτηρίοις χρησαμένων, ὁ σκοπὸς τῆς θεραπείας ἐστὶ περι-
σαρκῶσαι τὰ χείλη τοῦ ἕλκους, τοῖς αὐτοῖς χρησόμεθα πάντως φαρμάκοις οἷς ἡ μέθοδος ἡμᾶς ἐδίδαξεν ἐπὶ τῶν κοίλων ἑλκῶν.

Κεφ. ζ. [113] Ἐπ᾽ ἀρτηρίας μέντοι τρωθείσης
ἐῤῥήθη καὶ πρόσθεν ὡς ἐνίοις τῶν ἰατρῶν ἀδύνατος ἡ σύμφυσις εἶναι δοκεῖ. καὶ λέγουσι τοῦτό τινες μὲν ἀρκεῖσθαι
φάσκοντες μόνῃ τῇ πείρᾳ, τινὲς δὲ καὶ λόγῳ χρώμενοι τοιῷδε,
σκληρὸν καὶ χονδρώδη φασὶν εἶναι τὸν ἕτερον τῶν χιτώνων τῆς
ἀρτηρίας· οὐδὲν δὲ τῶν τοιούτων συμφῦναι δύνασθαι, μόνων γὰρ τῶν μαλακῶν σωμάτων ἰδίαν ὑπάρχειν τὴν σύμφυσιν, ὡς ἐπί τε τῶν ἐκτὸς ἔνεστι θεάσασθαι, μήτε λίθου πρὸς
λίθον ἑνωθέντος ποτὲ μήτε ὀστράκου πρὸς ὄστρακον· ἐπί
τε τῶν ἐν ἡμῖν, μήτε χόνδρου χόνδρῳ συμφύντος οὔτ᾽ ὀστοῦ

medicamentis enaemis vocatis coeat; five ex erofione, quaecunque dicta de malignorum ulcerum curatione funt, ea
prius ratione difcernenda, mox ut opere perficiantur tentanda. Quin etiam ubi vinculo *vas* fis complexus, aut
medicamentis fanguinem fupprimentibus aut cauteriis ufus,
illeque tibi curationis fcopus eft, ut quae circa ulceris labra
funt carne impleas, iisdem omnino medicamentis utere,
quae in methodo cavorum ulcerum nobis funt praecepta.

Cap. VII. De arteria autem vulnerata jam dictum
eft nonnullis medicorum, videri non poffe fieri ut coeat.
Atque id afferunt aliqui quidem fola experientia fe contentos profeffi; alii vero etiam ratione ufi ejusmodi duram effe
ac cartilagineam ajunt alteram arteriae tunicam; talium
vero nihil poffe in unum coire, quum fit mollium tantum
corporum in unum coeundi habilitas, ut tum in externis
videre licet, neque lapide cum lapide, neque tefta tum tefta
unquam coeunte; tum vero in nobis, quum nec cartilago
cum cartilagine coalefcat, nec os cum offe uniatur. Non

πρὸς ὀστοῦν ἐνωθέντος. οὐδὲ γὰρ τὰ κατάγματα διὰ συμφύσεως, ἀλλὰ διὰ πώρου τὴν κόλλησιν ἴσχειν. ἀρξώμεθα οὖν
καὶ ἡμεῖς ἀπὸ προτέρας τῆς ἡμετέρας πείρας, εἰς τὸ κοινὸν
κατατιθέντες ὅσα τυγχάνομεν ἑωρακότες. ἐθεασάμεθα γὰρ
ἐπὶ μὲν γυναικῶν καὶ παιδίων ἀρτηρίας κολληθείσας τε καὶ
περισαρκωθείσας ἐν μετώπῳ καὶ σφυρῷ καὶ καρπῷ. νεανίσκῳ δ᾽ ἀγροίκῳ ποτὲ καὶ τοιοῦτόν τι συνέπεσε, φλέβα τμηθῆναι βουληθέντι κατὰ τὴν ἐαρινὴν ὥραν, ἐν ἔθει δὲ μάλιστα
τοῦτό ἐστι τοῖς παρ᾽ ἡμῖν ἀνθρώποις, δήσαντος τὸν βραχίονα
τοῦ μέλλοντος αὐτὸν φλεβοτομεῖν ἰατροῦ, συνέβη κυρτωθῆ-
ναι τὴν ἀρτηρίαν, ὥστε καὶ διεῖλεν αὐτὴν ὁ ἰατρὸς ἀντὶ
φλεβός. βραχεῖα μὲν οὖν ἡ διαίρεσις ἐγένετο, ξανθὸν δὲ καὶ
λεπτὸν καὶ θερμὸν εὐθέως ἐξηκοντίζετο τὸ αἷμα σφυγμωδῶς.
ὁ μὲν οὖν ἰατρὸς, ἦν δὲ καὶ πάνυ νέος καὶ ἄπειρος τῆς τέχνης τῶν ἔργων, ᾤετο διῃρηκέναι τὴν φλέβα. θεασάμενος δ᾽
ἐγὼ τὸ γεγονὸς σὺν ἄλλῳ τινὶ τῶν παρόντων ἰατρῶν πρεσ-
βύτῃ, τῶν ἐναίμων τι φαρμάκων τῶν ἐμπλαστῶν παρασκευάσας ἐπιμελῶς τε πάνυ συναγαγὼν τὴν διαίρεσιν, ἐπέθηκά τε τὸ

enim fracta offa per coalitum, fed per callum conglutina-
tionem habent Igitur nos quoque a priori experientia
noftra incipiamus, in vulgusque exponamus ea, quae ipfi
vifu ufurpavimus. Vidimus enim in mulieribus et pueris
tum couglutinatas arterias tum carne undique circumdatas,
idque in fronte, malleolo et carpo. Simile quoddam aliquando et agrefti coutigit juveni, venam fecari veris tempore
volenti, quod nofiratibus hominibus maxime eft in ufu;
quum enim medicus venam incifurus brachium deligaffet,
contigit attolli velut in gibbum arteriam; itaque hanc pro
vena medicus divifit. Exigua fane incifio erat, fanguis
autem flavus et tenuis et fervidus fiatim pulfitans exiliebat.
Ac medicus quidem, ut erat admodum juvenis et ad artis
opera inexpertus, venam fe incidiffe putabat. Ego vero
cum quodam alio ex iis qui aderant medicis feniore, ubi
quod accidit adverti, praeparato ex emplaftrorum genere
enaemo medicamento, tum incifionem curiofe admodum

Ed. Chart. X. [113.]   Ed. Baf. IV. (87.)

φάρμακον αὐτίκα καὶ σπόγγον μαλακώτατον ἔξωθεν ἐπέδησα.
θαυμάζοντος δὲ τοῦ τέμνοντος τὴν ἀρτηρίαν τὸν λόγον τῆς
ἐπελθούσης ἡμῖν περὶ τὰ τοιαῦτα προνοίας, ἐδηλώσαμεν αὐτῷ
τὸ γεγονός, ἐξελθόντες τῆς καταγωγῆς τοῦ τμηθέντος· ἐκε-
λεύσαμέν τε μήτε λῦσαι χωρὶς ἡμῶν μήτε θᾶττον πρᾶξαι
τοῦτο τῆς τετάρτης ἡμέρας, ἀλλ' ὡς εἶχεν ἡ ἐπίδεσις φυλάξαι ἐπιτέγγοντα μονον τὴν σπογγιάν· ἐπεὶ δὲ λύσαντες ἐν τῇ
τετάρτῃ κεκολλημένην ἀκριβῶς εὕρομεν τὴν διαίρεσιν, ἐπιθεῖναί τε τὸ αὐτὸ φάρμακον αὖθις ἐκελεύσαμεν, ἐπιδήσαντά
τε ὁμοίως ἡμερῶν πλειόνων μὴ λύειν. οὕτω μὲν ἐθεραπεύθη
τὴν διαίρεσιν τῆς ἀρτηρίας ὁ ἄνθρωπος ἐκεῖνος μόνος· ὃν
εἶδον ἐν ἀγκῶνι τμηθέντα ἀρτηρίαν· ἅπασι δὲ τοῖς ἄλλοις
ἀνεύρυσμα τοῖς μὲν μεῖζον ἐπεγένετο, τοῖς δ' ἧττον. ὅπως
μὲν οὖν χρὴ θεραπεύειν ἀνευρύσματα προϊόντος τοῦ λόγου
κατὰ τὸν οἰκεῖον εἰρήσεται καιρόν, ὅταν καὶ τῶν ἄλλων
ἁπάντων ὄγκων τῶν παρὰ φύσιν ἡ θεραπεία γράψηται·
νυνὶ δὲ ἐπὶ τὸ συνεχὲς ἴωμεν τοῦ λόγου. ἡ γάρ τοι φύσις ἡ

conjunxi, tum fuper medicamentum illico impofui, ac
fpongiam molliffimam extrinfecus fuper *hoc* deligavi. Mi-
rante vero qui arteriam inciderat modum rationemque
providentiae nobis hoc in cafu fuccurrentis, indicavimus
homini rem factam, fed poftquam incifi hominis diverfo-
rium exiiffemus, juffimusque ne vel folveret nobis abfen-
tibus vel ante quartam diem id aggrederetur, fed ita ut
erat deligatum haberet, fpongiam duntaxat defuper madefaciens. Poftea vero quam in quarto folventes plane con-
glutinatam incifuram invenimus, rurfus idem medicamentum imponere juffimus, tum fimili modo deligare, nec multis poftea diebus folvere. Atque ita percurata eft hujus
hominis incifa arteria fola omnium, quas in cubito incifas
vidi; nam reliquis omnibus aneurysma aliis majus, aliis minus fupervenit. Ac quemadmodum quidem aneurysmata curare conveniat, in progreffu dicetur fuo loco, utique quum
reliquorum omnium praeter naturam tumorum curatio tradetur; nunc coeptam difputationem abfolvamus. Siqui-

τῆς ἀρτηρίας ὄντως ἐνδείκνυται τὸ δυσσύμφυτον, οὐ τὸ
παντάπασιν ἀσύμφυτον τοῦ σκληροῦ τῶν ἐν αὐτῇ χιτώνων·
οὐ γὰρ οὕτως ἐστὶ ξηρὸς καὶ σκληρὸς ὡς ὀστοῦν ἢ χόνδρος,
ἀλλὰ πολὺ μαλακώτερος τούτων καὶ σαρκωδέστερος. οὔκουν
εὐλόγως ἄν τις ἀπογινώσκοι συμφῦναι τὴν διαίρεσιν, ὅταν
αὐτή τε γένηται μικρὰ καὶ τὸ σῶμα τἀνθρώπου μαλακὸν
ὑπάρχει φύσει. ἔοικε δὲ καὶ ἡ πεῖρα τῷ λόγῳ μαρτυρεῖν·
ἐπί τε γὰρ παίδων καὶ γυναικῶν ἐθεασάμην συμφύσασαν αὐτὴν διὰ τὴν ὑγρότητα καὶ μαλακότητα τῶν σωμάτων· ἐφ'
ἑνός τε νεανίσκου βραχεῖαν ἴσχοντος διαίρεσιν, ὡς εἴρηται.
[114] δυσιατοτέρα μὲν οὖν ἐστιν ἡ ἀρτηρία τῆς φλεβὸς,
οὐ μὴν ἐξήλλακταί γε πολλῷ τῶν φαρμάκων ἡ χρῆσις ἐφ'
ἑκατέρου τῶν ἀγγείων, ἀλλ' ἔστιν ἡ αὐτὴ κατ' εἶδος, ἐν
τῷ μᾶλλόν τε καὶ ἧττον διαφέρουσα· τοσούτῳ γὰρ δεῖται
ξηραντικωτέρων φαρμάκων ἡ ἀρτηρία τῆς φλεβὸς, ὅσῳπερ
καὶ φύσει ξηροτέρα τὴν κρᾶσιν ἐστίν. εἰ δὲ περισαρκοῦσθαι
δέοι, τῶν αὐτῶν ἀμφότεραι χρῄζουσι· σαρκὸς γάρ ἐστι
γένεσις ἐν τῇ περισαρκώσει κατὰ τὸν αὐτὸν τρόπον γεν-

dem arteriae natura difficultatem quidem durioris tunicae
fuae conglutinandae prorfus indicat, non tamen ejusmodi,
quae evinci omnino; nequeat neque enim ita eft ficca duraque
ut os vel cartilago, imo longe his mollior ac magis carnofa.
Quo utique minus de unienda fectione ejus eft defperandum,
ubi tum ipfa fit parva, tum hominis corpus natura molle. Videtur autem experientia quoque ipfa rationi fubfcribere;
quum et in pueris et in mulieribus propter corporum humiditatem et mollitiem eam viderim glutinari, et in uno juvene,
cui, ut dictum eft, exigue *erat incifa*. Quum vero fanatu
difficilior fit arteria quam vena, non tamen eft medicamentorum admodum diverfus in vaforum utroque ufus; imo
fpecie plane idem majoris minorisque ratione evarians;
quippe tanto ficcioribus medicamentis eget arteria quam
vena, quanto ipfa eft fuapte natura ficcioris temperamenti
quam vena. Quod fi carnem circa gigni opus fuerit, eadem
ambae requirunt, fiquidem ad eundem modum provenit
carnis generatio in his circumdandis, quo in cavis ulceribus

ρωμένης, ὡς κἂν τοῖς κοίλοις ἕλκεσιν ἐδείχθη γιγνομένη.
αἱ δὲ κατὰ τὴν μήτραν, ἢ κύστιν, ἢ ἔντερα φλέβες καὶ ἀρτηρίαι, τῶν αὐτῶν δεόμεναι κατὰ γένος φαρμάκων ὅταν
ἕλκωθῶσιν, ὀργάνων χρήζουσι τῶν εἴσω παραπεμψόντων
αὐτά, μητρεγχυτῶν δηλονότι καὶ καθετῆρος εὐθυτρήτου καὶ
κλυστῆρος. εἰς δὲ τὰ κατὰ τὸ ἀπευθυσμένον ἕλκη καὶ διὰ
κύστεως ἐγχωρεῖ ἐγχεῖν φάρμακον τηκτὸν χλιαρὸν, αὐλίσκον
ἐχούσης κατὰ (88) τὸ πέρας αὐτῆς εὐθύτρητον. ἐξελεγχθή-
σεται τοιγαροῦν ἅμα τῇ τῶν ὀργάνων ἰδέᾳ καὶ ἡ τῶν φαρμάκων σύστασις· οὐ γὰρ οἷόν τε παχέα φάρμακα τοῖς τοιούτοις ἐγχεῖν, ἀλλ᾽ ὑγροτέρων δηλονότι δέονται καὶ διὰ
τοῦτο συμμέτρως θερμῶν ὡς τὰ πολλά· διὰ τοῦτο δὲ καὶ
τῶν τηκτῶν καλουμένων φαρμάκων ἐπιτηδειότερα τὰ ξηρά·
μίγνυται γὰρ ἑτοίμως, εἴτ᾽ ἀρνογλώσσου τις, εἴθ᾽ ἑτέρου
τοιούτου βούλοιτο χυλῷ. τὰ δὲ τοιαῦτα φάρμακα κρόκος
τ᾽ ἐστὶ καὶ πομφόλυξ καὶ ἀλόη καὶ τὰ κεφαλικὰ καλούμενα·
κατὰ δὲ τὸν πρῶτον καιρὸν τῆς σαρκώσεως, τὸν συνάπτοντα τῇ
ἐπισχέσει τοῦ αἵματος, καὶ ἡ Λημνία σφαγὶς ἀγαθὸν φάρμακον.

provenire eft traditum. At quae in utero, vefica, vel inteftinis venae arteriaeque funt, quum eadem genere medicamenta, ubi exulceratae funt, requirant, etiam inftrumenta
quibus infundantur, metrenchytas, catheterem rectum et
clyfterem defiderant. Ad ea vero quae in recto inteftino
funt ulcera, etiam per veficam, cui fit fiftula recta ad finem
annexa, injicere liquatum medicamentum tepidum licet.
Exquiretur itaque remediorum confiftentia pro inftrumentorum fpecie; neque enim fas eft, ejusmodi *inftrumentis*
craffa medicamenta infundere, fed humidiora poftulant,
atque idcirco mediocriter plerumque calida; proinde ficca
medicamenta magis funt idonea quam ea quae liquabilia
vocantur, quoniam facile vel arnoglofli, vel alterius ejus
generis fucco mifceantur. Ejusmodi medicamenta funt et
crocum et pompholyx et aloe et quae cephalica dicuntur;
in ipfo autem primo producendae carnis tempore, quod
fuppreffionem fanguinis continenter excipit, etiam Lemnia
terra probum medicamentum eft.

Κεφ. η'. *Τὰ δ' ἐν τῷ πνεύμονι συνιστάμενα τῶν*
ἑλκῶν χαλεπωτέραν ἔχει τὴν ἴασιν. ἐνίοις δ' οὐ χαλεπὴ
μόνον, ἀλλὰ καὶ ἀδύνατος εἶναι δοκεῖ τῷ τε λόγῳ τεκμαιρομένοις καὶ τῇ πείρᾳ· τῷ λόγῳ μὲν, ἐπειδὴ διὰ τὴν ἀναπνοὴν ἀεικίνητόν ἐστι σπλάγχνον ὁ πνεύμων, ἡσυχίας δὲ
δεῖ τοῖς μέλλουσιν ἰαθήσεσθαι· τῇ πείρᾳ δ', ὅτι μηδὲ πώποτε μηδένα τῶν τοῦτο παθόντων ἐθεάσαντο θεραπευθέντα.
τὸ μὲν δὴ τῆς πείρας, ἐντεῦθεν γὰρ ἄρξασθαι δίκαιον, ἀμ-
φισβήτησιν ἴσως ἕξει κατὰ τὴν διάγνωσιν. ἡμεῖς γοῦν ἐθεασάμεθα τὸν μέν τινα τῷ βοῆσαι μέγα, τὸν δὲ τῷ καταπεσεῖν
ἀφ' ὑψηλοῦ, τὸν δ' ἐν παλαίστρᾳ πληγέντα, παραχρῆμά τε
βήξαντα σφοδρότατα καὶ σὺν τῇ βηχὶ τοὺς μὲν μίαν ἢ δύο
κοτύλας, ἐνίους δὲ καὶ πλείους πτύσαντας. αὐτῶν δὲ τῶν ταῦτα
παθόντων ἔνιοι μὲν ἀνώδυνοι παντάπασιν ἦσαν, ἔνιοι δ' ὠδυ-
νῶντο κατὰ θώρακα. καὶ τοίνυν καὶ τὸ αἷμα τοῖς μὲν ὀδυ-
νηθεῖσιν οὔτ' ἀθρόον ἦν οὔτε πολὺ καὶ ἧττον ἐρυθρὸν καὶ
ἧττον θερμὸν, ὡς ἂν πόῤῥωθεν ἧκον τοῖς δ' ἀνωδύνοις οὖσιν

Cap. VIII.   At quae in pulmone haeſerunt ulcera
difficiliorem habent curationem   Quibusdam vero non difficilis modo eorum curatio, verum etiam quae perfici nequeat
eſſe videtur, idque tum ratione conjectantibus, tum experientia; ratione, quoniam pulmo viſcus propter reſpirationem
perpetuo ſit in motu, quum quietem requirant ea quae ſint
ſananda; experientia, quod neminem unquam eorum qui
ita ſunt affecti ſanatum viderint.   Atque de experientia
quidem, nam hinc coepiſſe par eſt, dubitare fortaſſe licet
propter dignotionem.   Nos enim quendam vidimus ex eo,
quod maxime vocem in clamore intendiſſet, alium quod ab
alto cecidiſſet, alium in palaeſtra percuſſum, non ſolum ſtatim graviſſime tuſſiviſſe, ſed etiam ſimul cum tuſſi alios
unam duasve, alios plures heminas ſanguinis ſpuiſſe.   Qui
vero ita erant affecti, aliqui omnino ſine dolore erant, alii
in thorace dolebant.   Quin etiam ſanguis iis qui doluerant
nec confertim rejectus eſt, nec multus, minusque tum ruber
tum calens ceu e longinquo venicus.   At quibus citra do-

ἀθρόον τε καί πλεῖστον, ἐρυθρόν τε καὶ θερμὸν ἀνεβήττετο,
σαφῶς ἐνδεικνύμενον ὅτι μὴ πόῤῥωθεν ἥκει. ἔχει μὲν οὖν
ἀπορίαν καὶ ἄλλην οὐ σμικρὰν ἡ ἐκ τοῦ θώρακος εἰς τὰς
τραχείας ἀρτηρίας μετάληψις τοῦ αἵματος, ἐζητημένην τοῖς
ἰατροῖς ὅσοι ἀδύνατον εἶναι νομίζουσι τὴν διὰ τοῦ περιέχοντος ὑμένος τὸν πνεύμονα φυ[115]ρὰν αὐτοῦ. καὶ τάχ ἂν,
εἰ μὴ πολλοῖς τῶν οὕτω παθόντων ὅ τε παραχρῆμα πόνος
ἤ τ᾽ ἐξ ὑστέρου τισὶν αὐτῶν ἐπιγενομένη φλεγμονὴ σὺν ἀπο-
στάσει σαφῆ τὴν ἔνδειξιν ἔφερε τοῦ κατὰ τὸν θώρακα πάθους, ἀπεφήναντο μηδέποτ᾽ ἐκ θώρακος αἷμα διὰ τῆς φάρυγγος ἀναβήττεσθαι. νυνὶ δ᾽ ὑπὸ τούτων δυσωπούμενοι
συγχωροῦσι μὲν ἀπὸ τοῦ θώρακος φέρεσθαι, ζητοῦντες δ᾽
ἑτέραν ὁδὸν τῆς διὰ τοῦ περιέχοντος ὑμένος τὸν πνεύμονα,
πολλὰ καὶ ἄτοπα λέγειν ἀναγκάζονται. καίτοι τό γε πῦον
ἐπὶ τῶν ἐμπύων ἐν τῇ μεταξὺ χώρᾳ θώρακός τε καὶ πνεύμονος ὁμολογοῦντες περιέχεσθαι βλέπουσιν, οἶμαι, σαφῶς
ἀναβηττόμενον ἐκ πνεύμονος. ἡμεῖς δὲ κἀπὶ τῶν ἀπόστημα
τοιοῦτον ἐν θώρακι ἐχόντων, ὡς σφακελίσαι τι καὶ τῶν

lorem eſt rejectus, iis et confertim et plurimus tum ruber
fervensque tuſſiendo expuebatur, clare docens, quod non
procul veniret. Porro aliam dubitationem facit non levem ipſa ſanguinis ex thorace in aſperam arteriam tran-
ſumptio, propoſitam videlicet a medicis iis, qui transmitti
eum per membranam pulmonem involventem poſſe non
putarunt. Forteque, niſi multis eorum qui ita ſunt affecti
tum ſtatim ortus dolor, tum vero quibusdam eorum phlegmone ſuperveniens cum abſceſſu, manifeſtum indicium prae-
buiſſent in thorace conſiſtentis affectus, pronunciaſſent ſanguinem ex pectore per fauces nunquam tuſſiendo rejici.
Nunc vero his indiciis confuſi a pectore quidem venire concedunt, caeterum dum aliam viam quam per pulmonis
membranulam inquirunt, multa eaque abſurda proferre coguntur; quamvis in ſuppuratis ipſum pus, quod medio ſpatio inter pectus et pulmonem contineri ipſi fatentur, videant, arbitror, aperte ex pulmone expui. Nos vero in
iis quibus erat in pectore tantus abſceſſus ut etiam oſſium

ὀστῶν, ἐπεδείξαμεν αὐτοῖς ἐναργῶς τὸ ἐνιέμενον τῷ θώρακι
μελίκρατον ἀναβηττόμενον ἐκ πνεύμονος. ἴσμεν γὰρ δήπου
τὰς τοιαύτας διαθέσεις ἐν θώρακι συνισταμένας οὐκ ὀλιγάκις ἐν Ῥώμῃ μάλιστα τρόπῳ ῥευματικῷ, ὡς ἀναγκασθῆ-
ναι τὸ πεπονθὸς ἐκκόπτειν ὀστοῦν. ἐπὶ τῶν πλείστων δ'
εὐθὺς ἅμα τῇ διεφθαρμένῃ πλευρᾷ καὶ ὁ ὑπεζωκὼς αὐτὴν
ὑμὴν ἔνδοθεν εὑρίσκεται διασεσηπώς. εἰώθαμεν οὖν ἐν τῇ
θεραπείᾳ μελίκρατον ἐκχέοντες διὰ τοῦ ἕλκους, ἐνίοτε μὲν
ἐγκελεύεσθαι βήττειν αὐτοῖς ἐπικεκλιμένοις τῷ πεπονθότι μέρει, πολλάκις δὲ κατασείειν ἠρέμα, καί ποτε καὶ πυουλκῷ
κομίζεσθαι τὸ ὑπολειπόμενον ἔνδον τοῦ μελικράτου. ἐπειδὰν
δὲ τοῦτο ποιήσαντες ἐκκεκλύσθαι τότε πῦον ἅπαν καὶ τοὺς
ἰχῶρας τοῦ ἕλκους ἐλπίσωμεν, ἐντίθεμεν οὕτως τὰ φάρμακα.
κατὰ τὰς τοιαύτας οὖν διαθέσεις, εἴ τις ἐάσειεν ἐν τῇ μεταξὺ
πνεύμονος καὶ θώρακος χώρᾳ τὸ ὑγρὸν, αὐτίκα ἀναβηττόμενον θεάσεται. θαυμάσαι δ' ἐστὶν ἐπὶ τῇ τοῦ πνεύμονος
ὁδῷ τῶν ἀπορούντων, πῶς οὐ μᾶλλον ἀποροῦσιν ἐπὶ τοῦ
προχεομένου παχέος αἵματος ἐν ταῖς τῶν καταιμάτων πωρώ-

aliquid carie corrumperetur, manifeſte ipſis oſtendimus mul-
ſam, quae injecta in pectus ſuerat, ex pulmone expui. Sane
novimus Romae ejusmodi affectus rheumatico modo in pectore non raro conſtitiſſe, ut neceſſe fuerit ipſum os affectum excidere. In plurimis vero etiam membrana, quae
coſtis intra ſubtenditur, una cum corrupta coſta invenitur
putrefacta. Solemus ergo in curatìone mulſa per ulcus
infuſa jubere aliquando quidem ut inclinati in laborantem
partem tuſſiant, ſaepe vero molliter concutere; interdum
etiam pyulco educere quod intus ex mulſa reliquum eſt.
Hoc facto ubi tum pus univerſum tum etiam ſaniem ulceris
eluiſſe confidimus, mox medicamenta injicimus. Ergo in
ejusmodi affectibus, ſi quem in medio pectoris ac pulmonis
ſpatio humorem reliqueris, ſtatim hunc tuſſi cjectum contemplabere. Mirandi profecto ſunt ii qui de via pulmonis
haeſitant, quo pacto non magis haeſitent, quemadmodum
craſſus ſanguis infracti oſſis callo effundatur, nam et ipſe

σεσιν· αὐτό τε γὰρ τὸ προχεόμενον οὐ σμικρῷ παχύτερόν
ἐστι τοῦ κατὰ φύσιν, ἥ τε τοῦ δέρματος οὐσία παμπόλλῳ δή
τινι παχυτέρα τοῦ παρὰ τῷ πνεύμονι χιτῶνος. ὅπερ οὖν
ἐλέγομεν ὅταν ἐκ καταπτώσεως, ἢ μεγάλης ἅμα καὶ ὀξείας
φωνῆς, ἀγγείου ῥαγέντος ἐν πνεύμονι χωρὶς ὀδύνης ἀθρόον
καὶ θερμὸν, εὐανθές τε καὶ πολὺ μετὰ βηχὸς ἀναφέρηται
τὸ αἷμα, πεπεῖσθαι μὲν χρὴ τὸ τραῦμα κατὰ τὸ σπλάγχνον
ἐνυπάρχειν, ἐπιχειρεῖν δὲ τῇ θεραπείᾳ καθάπερ ἡμεῖς πολλάκις ἐπιχειρήσαντες ὀλιγάκις ἀπετύχομεν. αὐτῷ μὲν οὖν
τῷ κάμνοντι προστάξαι χρὴ μήτ᾽ ἀναπνεῖν μέγα καὶ σιωπᾷν
ἀεί· τέμνειν δ᾽ αὐτίκα φλέβα κατ᾽ ἀγκῶνα τὴν ἔνδον· ἐπαφαιρεῖν δὲ δίς που καὶ τρὶς, ἀντισπάσεως ἕνεκα· τρίβειν τε
καὶ διαλαμβάνειν ὅλα τὰ κῶλα δεσμοῖς, ὥσπερ εἰώθαμεν.
ἐπειδὰν δὲ ταῦτα πραχθῇ, πρῶτον μὲν ὀξύκρατον ὑδαρές τε
καὶ χλιαρὸν διδόναι πίνειν· ὅπως εἴ τις εἴη θρόμβος ἐν τῷ
σπλάγχνῳ διαλυθεὶς ἐκβηχθείη· καὶ τοῦτ᾽ οὐδὲν κωλύει καὶ
δὶς καὶ τρὶς ἐν ὥραις τρισὶν ἐργάσασθαι. μετὰ δὲ ταῦτα διδόναι τι τῶν ἐμπλαττόντων τε ἅμα καὶ στυφόντων φαρμά-

qui effunditur non paulo naturali eſt craſſior et cutis
ſubſtantia longe craſſior pulmonis involucro eſt. Quod
igitur diximus, quum vel caſu vel praevalida acutaque voce
vas aliquod in pulmone rumpitur, citraque dolorem confertim ſanguis ſervens, floridus multusque cum tuſſi expui-
tur, ſcire licet in viſcere vulnus eſſe. Aggredienda vero
curatio eſt, prout nos ſaepe ſumus aggreſſi; quibus non
raro ſucceſſit. Igitur laboranti ipſi injungendum eſt ut
nec magna utatur reſpiratione, ac ſemper agat ſilentium;
praeterea vena cubiti interna protinus incidenda, a qua bis
terque poſtea ſanguis eſt detrahendus, revulſionis cauſa;
tum artus omnes fricandi vinciendique ita ut ipſi ſolemus;
ubi haec ſunt facta, primum poſca tum diluta tum tepida
potui eſt offerenda; quo ſi quis in viſcere cruor concretus
latitet, reſolutus expuatur atque hoc nihil vetet bis terve
ternis horis facere. Ab his vero etiam aliquod eorum quae
tum emplaſticam vim habent tum adſtringunt medicamen-

κων, ἤτοι δι ὑδαροῦς ὀξυκράτου τὴν πρώτην ἢ δι ἀφεψήματος μήλων, ἢ μύρτων, ἤ τινος ἄλλου τῶν στυπτικῶν.
εἰς ἑσπέραν τε πάλιν ὁμοίως ,διδόναι τὸ φάρμακον, εἴργοντας
ἁπάσης τροφῆς, ἐὰν ἰσχυρὸς ἦ. εἰ δὲ μὴ, ῥοφήματος αὐταρ-
κες διδόναι. κάλλιστον δὲ καὶ κατὰ τὴν ὑστεραίαν ἐπαφελεῖν
αὖθις ὀλίγον αἵματος ἀπὸ τῆς τετμημένης φλεβὸς, ἐὰν ἰσχυρὸς ἦ· καὶ τροφαῖς καὶ φαρμάκοις ὡσαύτως χρῆσθαι, μέχρι
τῆς τετάρτης ἡμέρας, ἐπιβρέχοντας ἐν κύκλῳ τὴν θώρακα, θέρους μὲν μηλίνῳ ἢ ῥοδίνῳ, χειμῶνος δὲ μύρῳ ναρ-
[116]δίνῳ. εἰ δὲ καὶ τῶν ἐμπλαστῶν τινι χρήσασθαι βούλοιο
φαρμάκων, κάλλιστον ἂν ἔχοις τὸ ἡμέτερον, ᾧ καὶ πρὸς τὰ
ἄλλα τραύματα θαῤῥῶν χρῶ· σύγκειται δὲ ἐξ ἀσφάλτου καὶ
ὄξους ὅσα τ' ἄλλα μίγνυται τοῖςδε κατὰ τὰς καλουμένας
ὑπὸ τῶν ἰατρῶν ἐναίμους βαρβάρους. εἰ δὲ γυναῖκα θερα-
πεύοις, ἢ παῖδα, ἢ ὅλως μαλακόσαρκόν, τινα τὸ διὰ τῆς
χαλκίτεως ἱκανὸν φάρμακον· οὗ κατὰ τὸ πρῶτον ἐν τοῖς
περὶ φαρμάκων συνθέσεως ἐδήλωσα τὴν δύναμιν. οὕτως ἡμεῖς

tum exhibendum, idque aut ex pofca diluta primum, aut
ex malorum myrtorumve vel alicujus ejusmodi adſtringentium decocto. Rurſusque veſperi medicamentum hoc ſimiliter dandum, circumciſo, ſi valentior ſit, omni nutrimento,
ſin aliter, ſorbitionis quod ſatis eſt exhibendum. Maxime
vero ad rem pertinebit, ſi etiam poſtero die modo fortis
cubans ſit, parum ſanguinis ab inciſa jam vena rurſum de-
trahatur; tum victu medicamentiſque eodem modo in quartum usque diem utatur, pectore interdum, ſi aeſtas ſit, undique melino roſaceove madefacto; ſin hiems, nardino unguento. Quod ſi emplaſtico aliquo uti medicamento placet,
habes a nobis optimum, quo etiam ad reliqua vulnera cum
fiducia utare; conſtat id ex bitumine et acero aliisque quae
illis miſceri medicamentis ſolent, quae enaema barbara a
medicis dicuntur. Quod ſi mulieri mederis puerove, aut
denique corpori quod mollis ſit carnis, quod ex chalcitide
fit, ſatis idoneum medicamentum fueril; cujus vires in
primo libro eorum quae de medicamentorum compoſitione
inſcripſi explicavimus. Hac nos ratione multos, ad quos

ἐθεραπεύσαμεν οὐκ ὀλίγους, ἐπιφανέντες αὐτίκα τῷ πεπονθότι. τὸ γάρ τοι μέγιστον αὐτὸ τοῦτ᾽ ἔστιν, ᾧ πάνυ προσέχειν σε χρὴ τὸν νοῦν, εἰ παραχρῆμα τῆς ῥήξεως τῶν ἀγγείων
γεγενημένης, ὑπάρξαις τῆς θεραπείας, ὥστ᾽ ἔναιμον ὃν κολληθῆναι τὸ τραῦμα πρὶν ἄρξασθαι φλεγμαίνειν. εἰ δέ γε
φλεγμήνειεν, ὀλίγη μὲν ἔτι τοῦ κολληθῆναι τὸ τοιοῦτον ἡ
ἐλπὶς, εἰς χρόνον δ᾽ ἐκπίπτει πλείονα. καὶ τὸ χαλεπὸν ἢ
ἀδύνατον τῶν ἐν τῷ τοιῷδε τῆς ἰάσεώς ἐστι· ἐκπλύνειν γὰρ
δηλονότι χρὴ τό τε πῦον καὶ τοὺς ἰχῶρας τοῦ ἕλκους, λυομένης τῆς φλεγμονῆς. ἐκ μὲν δὴ τῶν κατὰ μήτραν καὶ κύστιν
ἐκκρίνεται μὲν καὶ αὐτόματα τῷ κατάντει τῆς φορᾶς, ἐκκλύ-
ζεσθαι δὲ δύναται καὶ πρὸς ἡμῶν· ἐπὶ πνεύμονος δὲ γίνεσθαι ἑκάτερον ἀδύνατον. ἀπολείπεται οὖν ἔτι μόνη τοῖς ἐνταυθοῖ πᾶσιν ἕλκεσιν ἡ μετὰ τοῦ βήττειν κάθαρσις. ἀλλ᾽
εἴπερ ὀρθῶς τήν τ᾽ ἄλλην ἡσυχίαν αὐτοῖς συνεβουλεύομεν,
ἀναπνεῖν τε καὶ καταβραχὺ καὶ μηδ᾽ ὅλως (89) φθέγγεσθαι
προσετάττομεν ὑπὲρ τοῦ κολληθῆναι τὸ τραῦμα, τίς ἂν εἴη
τοῖς βήττουσι τῆς ἰάσεως ἡ ἐλπίς; οὔκουν ὅτι διὰ τὴν ἀνα-

ſtatim, ut malum ſenſerunt, acceſſimus, percuravimus. Quippe
hoc maximum eſt, cuique te attentum eſſe magnopere oportet, an videlicet ſtatim a ruptura vaſis facta curationem
incipias, quo cruentum adhuc vulnus priusquam phlegmonen excitet glutines. Nam ſi phlegmone invaſerit, exigua
ſpes eſt ejus poſtea glutinandi; in longius tamen trahere
poteſt tempus. Quod vero ejusmodi ulcera vel difficulter,
vel plane nunquam curari poſſint, hoc in cauſa eſt, quod
quum phlegmone ſolvitur, eluenda pus ulceris et ſanies
ſunt. Atque ex utero quidem et veſica tum ſua ſponte
excernuntur, quoniam videlicet pronis delabi licet, tum
elui praeterea a nobis poſſunt, in pulmone neutrum omnino fieri poteſt. Quare omnibus quae huic loco haerent
ulceribus una reliqua expurgatio eſt ea, quae per tuſſes ſit.
At ſi recte his tum reliquam omnem quietem ſuaſimus, tum
vero, ut ſenſim reſpirarent nec quicquam loquerentur, ut
vulnus glutinaretur injunximus, quae poteſt tuſſientibus
eſſe ſanationis ſpes? Non igitur quod in perpetuo pro-

344 ΓΑΛΗΝΟΥ ΘΕΡΑΠΕΥΤ. ΜΕΘΟΔΟΥ

Ed. Chart. X. [116.]   Ed. Baf. IV. (89.)

πνοὴν ἀεικίνητόν ἐστι τὸ σπλάγχνον, ὡς οἱ πρὸ ἡμῶν φασιν
ἰατροὶ, ἄπορος ἡ ἴασις, ἀλλὰ διὰ τὴν τῶν ἰχώρων τε καὶ τοῦ
πύου κένωσιν. καὶ διὰ τοῦτο παραχρῆμα μὲν εἰς σύμφυσιν
ἀφικνεῖται καθ᾽ ὃν εἴρηται τρόπον ἰαθέντα· φλεγμῆναι δὲ
φθάσαντα χαλεπὴν καὶ ἄπορον ἴσχει τὴν ἐπανόρθωσιν· ὅ τε
γὰρ ἰχὼρ καὶ τὸ πῦον οὐκ ἀκριβῶς ἐκκενοῦται τῶν κατὰ τὴν
πνεύμονα χωρίων, αἵ τε βῆχες ἱκανῶς σπαράττουσι τὰ πεπονθότα. τὰ δ᾽ ἐκ θώρακος τριχῇ τῶν κατὰ τὸ σπλάγχνον τοῦτο
πλεονεκτεῖ· τά τε γὰρ ἀγγεῖα πολὺ σμικρότερα καὶ ἡ ἐκροὴ
τῶν ἰχώρων εἰς τὴν εἴσω γίνεται χώραν, ὅλως τε σαρκωδέστε-
ρός ἐστι τοῦ πνεύμονος. οὐδὲ γὰρ οὐδ᾽ ἡ τῶν τραχειῶν
ἀρτηριῶν οὐσία κατ᾽ ἄλλό τι τοῦ ζώου μόριόν ἐστιν, ἱκανῶς
ἀσάρκων καὶ ξηρῶν ὑπαρχουσῶν· ὧν καὶ αὐτῶν δήπου ῥῆξις ἐν ταῖς τοιαύταις πτώσεσι γίγνεται· ὡς εἴ γε τῶν ἄλλων
μέν τι ῥαγείη, μένοιεν δ᾽ ἀπαθεῖς αἱ τραχεῖαι ἀρτηρίαι, κατὰ
τὰς συναναστομώσεις μόνας ἡ μετάληψις γίνεται. ὥστε οὔτε
θερμὸν οὔτ᾽ ἐρυθρὸν οὔτε πολὺ τοῖς τοιούτοις ἀναφέρεται τὸ αἷμα. καὶ δοκεῖ μὲν εἶναι μετριώτερα τὰ τοιαῦτα

pter refpirationem motu vifcus id fit, defperata curatio eft,
velut qui ante nos medici fenferunt, fed propter faniei et
puris vacuationem. Ideoque fi ftatim quis fit aggreffus, ac
jam dicta ratione medeatur, coeunt; fiu phlegmone prius
occuparit, difficilem incertamque curationem recipiunt,
nam pus et fanies prorfus, totaque ex fpatiis pulmonis non
expelluntur et tuffis affectas partes valde lacerat. At quae
ex pectore educuntur, triplex compendium prae iis quae
ex pulmone vacuantur habent; nam et vafa ipfa multo funt
minora et fanies in fpatium interius effluit et in fumma magis carnofum *pectus* eft quam pulmo. Nam afperae arteriae fubftantia, quae admodum carnis expers ficcaque eft,
nulla alia animalis in parte invenitur; quae etiam ipfa in
ejusmodi expuitionibus rumpi folet, quum fi qua reliqua
vena *vel arteria* fit rupta, ipfis afperis illaefis manentibus,
per mutuas folas anaftomofes translatio *fanguinis* fit. Itaque nec calidus in talibus, nec ruber, nec multus fanguis
emittitur. Ac videntur quidem prima faltem fronte levio-

παθήματα την γε πρώτην, ώς αν μη καταπλήττοντα τῷ
πλήθει της κενώσεως· έστι δε χείρω δι' αυτό τοῦτο· κωλύεται γάρ η σύμφυσις υπό τοῦ περιθρομβουμένου τοῖς ἐῤῥωγό-
σιν ἀγγείοις αίματος, ουκ έχοντος ευπετή την εις τας τραχείας
αρτηρίας διέξοδον.

Κεφ. θ'. Ὡσαύτως δε και τα τοῦ διαφράγματος
τραύματα, τά γε μη διασχόντα προς τούκτος, εν μεν τοῖς
σαρκώδεσι [117] μέρεσι πολλάκις ἐκολλήθη, μηδεν υπό της
κινήσεως αυτού παρεμποδισθέντα· τα δ' εν τοῖς νευρώδε-
σιν ανίατα. χαλεπη δε και η εν τοῖς σαρκώδεσιν ίασις, ει
φλεγμῆναι φθάσειεν, ουκ αυτῷ τῷ διαφράγματι μόνῳ, αλλα
και τοῖς ένδον τοῦ περιτοναίου πᾶσιν· εις ταῦτα γαρ ἀποῤῥέουσιν οι ιχῶρες. αλλα χρη ξηραίνειν παντι τρόπῳ πειρᾶσθαι, διά τε τῶν έξωθεν επιτιθεμένων φαρμάκων και
τῶν πινομένων δι' ύδατος η οίνου λεπτοῦ. έστι δ' αυτῶν
επιτηδειότατα τά τε δια σπερμάτων λεγόμενα και το σύνηθες ημῖν, ᾧ και προς τας τοῦ θώρακος συντρήσεις αει
χρώμεθα, τῷ δια της κασσίας. αλλα και ταῦτα καί τινες

res ejusmodi affectus, ut qui copia vacuationis minime ter-
reant; funt vero vel ob hoc ipfum graviores, quippe concretus circa ruptum vas cruor, cui facilis tranfitus in afpe-
ras arterias non eft, glutinationem prohibet. Cap. IX. Simili modo et transverfi fepti vulnera,
quae foras non perveniunt, in carnofis quidem partibus
faepe coalefcere fant vifa, ejus motu non obftante; quae
in nervofis ejus haerent, infanabilia funt. Sane difficilis
curatio eft etiam eorum quae in carnofis funt partibus, fi
has jam phlegmone occupavit; idque non ipfi modo dia-
phragmati, verum etiam omnibus quae intra peritonaeum
funt contenta, quod in ea fcilicet fanies defluat. Caeterum danda opera eft ut ea quacunque ratione ficcemus,
tum per ea medicamenta quae extrinfecus imponuntur, tum
per ea quae ex aqua vinove tenui bibuntur. Porro horum
maxime idonea funt et quae ex feminibus fieri dicuntur,
et quod folenne nobis eft, quoque in pectore perforato femper utimur, quod ex caffia componitur. Caeterum tum

ἐπιβροχαὶ τοῖς τοιούτοις τραύμασιν ἐπιτήδειοι τῆς περὶ
φαρμάκων εἰσὶ πραγματείας· ἐνταυθοῖ δὲ τὰς μεθόδους
λέγομεν μόνας ἐνδεικνυμένας τῶν φαρμάκων τὸ γένος· ὥστ᾽
εἴποτε λέγεταί τινα τῶν κατὰ μέρος, ὡς παραδείγματα σαφηνείας ἕνεκα γεγράφθαι χρὴ νομίζειν αὐτά.

Κεφ. ι'. Αὖθις οὖν ἐπὶ τὰς μεθόδους ἀνέλθωμεν,
ἐπιδεικνύντες ὅσον ἡ κοινὴ πάντων ἑλκῶν ἴασις ἐξαλλάττεται κατ᾽ εἶδος ἐν ἑκάστῳ τοῦ ζώου μορίῳ. μαθησόμεθα
γὰρ ἐκ τοῦδε μάλιστα μὲν ὃ δι᾽ ὅλης πρόκειται τῆς πραγματείας, ἀναμαρτήτους εἶναι κατὰ τὰς ἰάσεις, ἐν παρέργῳ
δὲ καὶ τὴν τῶν ἑαυτοὺς ὀνομασάντων μεθοδικοὺς τόλμαν.
εἰ γὰρ ἐμοὶ χρή τι πιστεῦσαι, μηδὲν μήτε πρὸς χάριν εἰω-
θότι μήτε πρὸς ἀπέχθειαν λέγειν, ἁπάντων τῶν ἰατρῶν
ὄντες ἀμεθοδώτατοι κατεγνώκασιν, ὥς γε δὴ γράφουσιν,
οὐ μόνον τῶν ἄλλων παλαιῶν, ἀλλὰ καὶ τοῦ πασῶν τῶν
μεθόδων ἡμῖν ἡγεμόνος Ἱπποκράτους. ὁ μὲν οὖν ἐμπειρικὸς ἰατρὸς ἐκ πείρας φησὶν ἐγνῶσθαι πάνθ᾽ ἅπερ ἡμεῖς

haec tum perfuſiones quaedam ejuſmodi vulneribus accom-
modatae, ad tractationem de medicamentis pertinent; hic
methodos ſolas tradimus, quae praeſidiorum indicent genus; quare ſi quando quaedam a nobis particulatim pro
exemplis adhibeantur, haec addita claritatis cauſa fuiſſe exi-
ſtimandum.

Cap. X.   Rurſus igitur ad methodos revertamur,
monſtremusque quantum generalis omnium ulcerum curatio per ſingulas animalis partes ſpeciatim immutetur.   Hinc
namque diſcemus praecipue quidem id, quod in toto opere
eſt propoſitum, minime in curationibus errare; velut ap-
pendicem vero etiam eorum qui ſe methodicos vocarunt
audaciam.   Qui, ſi quid mihi, qui nec ad gratiam quicquam
nec ad odium loqui ſoleam, eſt credendum, cum omnium
ipſi medicorum maxime a methodo ſint alieni, damnant,
quatenus ſaltem ſcribunt, non ſolum reliquos veteres, ſed
etiam ipſum omnium nobis methodorum auctorem Hippocratem.   Ac empiricus quidem medicus omnia quae nos
per indicationem inveniri oſtendimus, ea dicit per expe-

δι᾽ ἐνδείξεως εὑρίσκεσθαι δείκνυμεν. τρίτου δὲ οὐδενὸς ὄντος
οὐδεμιᾶς εὑρέσεως ὀργάνου παρά τε τὴν ἔνδειξιν καὶ τὴν
πεῖραν, οὐδετέρῳ χρώμενοι μεθοδικοὶ καλεῖσθαι δικαιοῦσιν.
ἀκολουθησάτωσαν οὖν ἡμῖν καὶ νῦν γοῦν εἰς τὴν τῶν
καθ᾽ ἕκαστον μέρος ἑλκῶν θεραπείαν, ἐπιδειξάτωσάν τε
μίαν ἁπάντων ἴασιν. ἀκούσωμεν αὐτῶν ὅπως θεραπεύουσιν ἕλκος, ἢ τινας ἐνδείξεις ἀπ᾽ αὐτοῦ λαμβάνουσιν· ἆρ᾽
ἄλλας τινὰς ἢ τὸ μὲν ὁμαλὲς ἐπουλῶσαι κελεύουσι, τὸ δὲ
κοῖλον σαρκῶσαι, τὸ δ᾽ ἔναιμον συμφῦσαι; πῶς οὖν εὕρω
τά τε ἐπουλωτικὰ καὶ τὰ κολλητικὰ καὶ τὰ σαρκωτικὰ καὶ
τὰ συμφυτικά; μὴ κάμνε, φασίν· εὕρηται γάρ, ἀλλ᾽ οὐκ
οἶδ᾽ εἰ καλῶς ἢ εἰ πάντα· δύναται γὰρ ἤτοι γε εὑρῆσθαι
μέν τινα τῶν φαυλοτέρων, οὐχ εὑρῆσθαι δὲ τὰ βελτίω· ἢ
καὶ τὰ δοκοῦντα εὑρῆσθαι, καὶ αὐτὰ εἶναι μοχθηρά· καὶ
διὰ τοῦτο τὰ μὲν μηδόλως θεραπεύεσθαι τῶν ἑλκῶν, τὰ
δὲ ἐν χρόνῳ πλέονι καὶ σὺν ἀλγηδόσι καὶ λιμαγχονίαις οὐκ
ἀναγκαίαις. οὐδὲ γὰρ οὐδὲ τολμᾷ τις ἐπιθέσθαι νεωτέραν

rientiam fibi cognita. Quum vero praeter indicationem et
experientiam nullum inventionis organum tertium praeterea fit, ifti neutro utentes, tamen appellandos fe methodicos cenfent. Ergo fequantur nos et nunc faltem often-
dant ulceribus per fingulas partes curandis unam effe omnium fanationem. Audiamus ipfos quo pacto ulcus curent,
aut quales indicationes ab eo fumant; num alias ullas,
quam quod planum cicatrice fit inducendum, cavum carne
implendum, cruentum glutinandum? At quo pacto inve
veniam, quod cicatricem inducat, et quod conglutinet, et
quod carne impleat, et quod coalefcere faciat? Ne labora,
inquiunt; funt enim inventa. Atqui haud fcio, an recte,
aut non omnia; fieri enim poteft ut vel ex deteriorum
nota quaedam inventa fint, potiora inventa non fint; vel
ut quae inventa effe videantur etiam ipfa fint mala; indeque adeo accidere ut quaedam ulcera prorfus non fanentur, quaedam longiore fpatio et cum dolore et famis cruciatu minime neceffario. Neque enim audet quisquam

πεῖραν, πρὶν ἢ ἑαυτὸν πεῖσαι τῆς ἔμπροσθεν ἀγωγῆς ὀρθῶς κατεγνωκέναι· οἷον αὐτίκα περὶ τῶν ἐν πνεύμονι συνισταμένων ἑλκῶν, ἃ μηδὲ διαγνῶναι [118] τὴν ἀρχὴν οἷόν τ᾽
ἐστὶν ἄνευ τῆς ἀνατομῆς τε καὶ τῆς τῶν ἐνεργειῶν γνώσεως,
ἅπερ ἀμφότερα φεύγουσιν. ἀλλὰ συγκεχωρήσθω κατά γε τὸ
παρὸν ἐγνῶσθαι τοῖς περὶ τὸν Θεσσαλὸν ἕλκος ἐν πνεύμονι
γεγονός. πότερον οὖν ὥσπερ τοῦτο συνεχωρήσαμεν αὐτοῖς,
οὕτω καὶ ὅτι ῥυπαρὸν, ἢ καθαρὸν, ἢ ὅτι κοῖλον, ἢ ὁμαλὲς,
ἢ ἰχώρων, ἢ πύου μεστὸν, ἐπίστασθαι συγχωρήσομεν, ἤτοι
γ᾽ ἐξ ἐπινοίας ἐνθέου, ἢ ὄναρ ἰδοῦσιν; ἢ κἂν τούτῳ γοῦν
ἐρωτήσομεν αὐτοὺς τὰς διαγνώσεις, ἢ χωρὶς τοῦ διαγνῶναι
διδόναι συγχωρήσομεν ὅ τι βούλοιτο φάρμακον εἰδέναι; ἐγὼ
μὲν γὰρ ἡγοῦμαι καθῆραι μὲν χρῆναι τῶν ῥυπαρῶν πρότερον
τὴν ῥύπον· σαρκῶσαι δὲ τὸ καθαρὸν ἅμα καὶ κοῖλον· ἀπο-
καθῆραι δὲ τοὺς ἰχῶράς τε καὶ τὸ πῦον, ᾧ περικέχυται ταῦ-
τα· κἄπειθ᾽ οὕτως ἐπουλοῦν. οἱ δὲ οὐκ οἶδ᾽ ὅπως ἰάσονται
καὶ τὰ τοιαῦτα τῶν ἑλκῶν· τὴν ἀρχὴν γὰρ οὐδ᾽ ἔγραψέ τι

novam aggredi experientiam priusquam fibi perfuaferit
priorem curandi rationem recte fe damnaffe; veluti in iis
ulceribus in pulmone confiftentibus, quae ne agnoviffe quidem omnino fas eft citra diffectionum actionumque notitiam;
quorum nimirum utrumque averfantur. Caeterum conce-
datur ad praefens cognofci ab iftis Theffali fectatoribus
ulcus, quod pulmoni infederit. Numquid igitur ut hoc
illis conceffimus, fic etiam et quod fordidum fit intelligant,
an purum, an aequale, an cavum, an faniei vel puris
plenum concedemus, vel ex divino afflatu, vel per infom-
nium ea videntes? An haec quoque quomodo dignofcant,
percontabimur? An vero citra horum dignotiones medicamentum quodvis exhibere concedemus? Ego namque
exiftimo primum expurgandam effe immundorum ulcerum
fordem, implenda vero carne effe quae pura et cava fint;
rurfus pus faniemque expurganda, quibus haec circum-
haereant; mox ita cicatricem inducendam. Ifti vero haud
fcio quonam modo talia ulcera fanaverint; nam Theffalus

Ed. Chart. X. [118.]   Ed. Baf. IV. (89. 90.)

Θεσσαλὸς ὑπὲρ αὐτῶν, ἵν᾿ ἤτοι τὴν ἄγνοιαν ἢ τὴν ἀσυμφω-
νίαν αὐτοῦ πρὸς ἑαυτὸν ἐπιδείξῃ. ἤτοι γὰρ ἄλογα καὶ ψευδῆ
περὶ αὐτῶν ἐροῦσιν, ἢ εἴπερ ἀληθῆ τίς φησι, τὴν ἔνδειξιν
αὐτῶν ἀναγκαῖον ἐκ τῆς οὐσίας γενέσθαι τοῦ μορίου καὶ
προσέτι θέσεώς τε καὶ διαπλάσεως. ὑποκείσθω γὰρ αὐτοὺς
ἐπίστασθαι διαγινώσκειν ἕλκος ἐν πνεύμονι ῥυπαρὸν καὶ καθαρὸν, ἀφλέγμαντόν τε καὶ φλεγμαῖνον, ὁμαλές τε καὶ κοῖ-
λον· ἔτι δὲ καὶ τοῦτ᾿ αὐτοῖς συγχωρείσθω γιγνώσκειν· οὐ
μὴν οὐδ᾿ αὐτοῦ καίτοι γε μικροτάτου γε ὄντος ἔχουσιν εἰπεῖν
ἰδίαν εὕρεσιν, ὅτι τὸ τοιοῦτον ἕλκος ὑπὸ τοῦ χλωροῦ φαρμάκου γίγνεται καθαρὸν, εἰ βούλει τοῦ Μαχαιρίωνος ἢ τῆς
Ἴσιδος, οὐδὲν γὰρ διαφέρει. τί ποτε οὖν ποιήσουσιν ἐπὶ τοῦ
κατὰ τὸ σπλάγχνον ἕλκους, ἀποκρινέσθωσαν ἡμῖν. ἆρά γε
καταπιεῖν δώσουσι τοῦ χλωροῦ φαρμάκου; (90) γελοῖον μὲν
ὅλως τὸ πρᾶγμα. ἐπειδὴ γὰρ ἐκ τῆς ἀνατομῆς ἔγνωσται ἡ εἰς
τὸν πνεύμονα τῶν φαρμάκων δίοδος, οἱ δ᾿ ἀπὸ τοῦ Θεσσαλοῦ τὴν ἀνατομὴν διαπτύουσι, πόθεν γνώσονται ὅπως εἰς
τὸν πνεύμονα τὸ φάρμακον πορεύεται; λεγέτωσαν οὖν ἡμῖν,

de his prorfus non fcripfit, ne videlicet vel ignorantiam
fuam vel inconftantiam proderet. Quippe vel rationi parum confona et falfa de his dicent; vel fi quis vera dixerit,
eorum indicationem ex partis fubftantia, praeterea fitu, conformatione accipiat necefle eft. Nam efto ulcus in pulmone fordidum purumque et cum phlegmone et fine phlegmone et planum et cavum dignofcere norint; etiam illud
fcire eos detur, quamquam ne ejus quidem, tametfi minimi
inventionem fibi vendicent, quod tale ulcus viridi medicamento expurgetur, Machaerionis, fi libet, vel Ifidis, nihil
enim refert. Refpondeant igitur mihi, fi ulcus in vifcere
haeferit, quid facient? Num viridis medicamenti aliquid
devorandum dabunt? Omnino ridicula res eft. Quoniam
enim ex anatome cognitus eft medicamentorum in pulmonem
tranfitus, Theffali antem fectatores anatomen refpuunt,
unde cognofcent, quomodo in pulmonem medicamentum
meat? dicant igitur undenam medicamentum id in pulmo-

350 ΓΑΛΗΝΟΥ ΘΕΡΑΠΕΥΤ. ΜΕΘΟΔΟΥ

Ed. Chart. X. [118.]   Ed. Baf. IV. (90.)

πόθεν ἴσασιν ἐνεχθησόμενον εἰς τὸν πνεύμονα τὸ τοιοῦτον
φάρμακον; εἰ δ᾽ ἄρα καὶ τοῦτ᾽ ἴσασιν, ἀλλ᾽ ὅτι γε φυλάξει
τὴν αὐτὴν δύναμιν, ἣν ἐπὶ τῶν ἑλκῶν τῶν ἐκτὸς εἶχεν, οὐχ
οἷόν τε γιγνώσκειν αὐτοῖς. ἀλλὰ δὴ καὶ γινωσκέτωσαν ὅτι τε
φυλάξει τὴν αὐτὴν δύναμιν ἣν ἐπὶ τῶν ἐκτὸς ἑλκῶν εἶχε
καὶ ὅτι καθαριεῖ τὸν ῥύπον· οὐ μὴν ὅτι γε βῆχα κινήσει δυνατὸν αὐτοῖς ἐπίστασθαι· χωρὶς δὲ τοῦ διὰ βηχὸς ἐκκαθαρ-
θῆναι τὸν ῥύπον οὐδὲ τοῦ ῥύπτοντός ἐστι χρεία φαρμάκου.
συγχωρείσθω δὲ οὖν καὶ τοῦτ᾽ αὐτοῖς. ἀλλὰ τό γε διάφορον
ἐφ᾽ ἕλκους πεποιῆσθαι θεραπείαν ἐν μηρῷ καὶ πνεύμονι γεγονότος οὐ δύνανται φυγεῖν, εἴ γε τὸ μὲν ὕδατι περιπλύ-
νουσι, τὸ δὲ ταῖς βηξὶν ἐκκαθαίρουσιν. ὑποκείσθω δὲ πάλιν
ἐν τῷ πνεύμονι περικεχύσθαι τῷ ἕλκει παχὺ πῦον· ἆρά γα
καὶ νῦν τὸ χλωρὸν δώσουσι φάρμακον, ἢ μέλιτος ἐκλείχειν
κελεύσουσιν; ἀλλὰ καὶ τοῦτ᾽ αὐτὸ πόθεν εὑρήκασι λεγέτωσαν. οὐ γὰρ δὴ τοῦτό γε φήσουσιν, ὅτι λεπτυντικήν τινα καὶ
τμητικὴν ἔχει δύναμιν, αὐτοί γε ἑκόντες ἀποστάντες τοῦ ζητεῖν τὰς τοιαύτας δυνάμεις. οὐ μὴν οὐδ᾽ ὅτι τοῖς ἐμπειρι-

nem deferendum fciunt? Quod fi id quoque fciant, illud
certe intelligere non poterunt, an ipfam vim fuam, quam
in extrinfecus pofitis ulceribus habuit, fervabit. At efto,
fciant haec quoque, quod et eandem tuebitur vim quam
in externis ulceribus obtinuit, et quod fordes deterget; certe
an tuffim moverit, intelligere non poterunt; quum tamen,
nifi per tuffim fordes expurgetur, nullus fit detergentis medicamenti ufus. Ergo id quoque iftis detur. At illud faltem
effugere non poffunt, quin diverfam curationem in ulcere femo-
ris et ulcere pulmonis adhibeant, fiquidem alterum aqua per-
luunt, alterum tuffibus expurgant. Pone vero rurfus ulcus,
quod in pulmone fedit, craffo effe pure circundatum, numquid tum quoque viride medicamentum exhibebunt, an mel
potius lingere jubebunt? At id dicant undenam invenerint.
Non enim profecto id refpondebunt, quoniam tenuandi in-
cidendique vim quandam obtinet, quum ipfi a facultatibus
ejusmodi disquirendis ultro diffugiant. Sed nec quod em-

ΒΙΒΛΙΟΝ Ε. 351

Ed. Chart. X. [118. 119.]   Ed. Baf. IV. (90.)

κοῖς εὕρηται τὸ μέλι κατὰ τοιάνδε συνδρομὴν ἐπιτήδειον,
ἔνεστιν αὐτοῖς ὁμοίως ἐκείνοις χρῆσθαι· πρῶτον μὲν ὅτι τῆς
ἐμπειρίας καταφρονοῦσιν· ἔπειτα δὲ ὅτι κατὰ τὰς τοιαύτας
συνδρομὰς ὁ ἐμπειρικὸς ἥτις μέν ἐστιν ἡ ἐν τῷ πνεύμονι
διάθεσις ἀγνοεῖν φησί, τετηρῆσθαι δ᾽ ἐκ πείρας ἑαυτῷ τὰ
συμφέροντα. Θεσσαλῷ δὲ οὐκ ἀρκεῖ θεραπεύειν ὃ μηδ᾽
ὅλως οἶδεν, ἀλλ᾽ ἀπὸ τῆς τῶν παθῶν ἐνδείξεως [119] ὁρ-
μᾶται. εἰ δὲ δὴ καὶ πάντ᾽ αὐτῷ συγχωρήσαιμεν, ὥσπερ
καὶ πρόσθεν, ὁμοίως ἡμῖν ἐπίστασθαι, τό γ᾽ ἐπὶ τοῖς διαφέρουσι μέρεσιν ἐξαλλάττεσθαι τὴν θεραπείαν κατ᾽ εἶδος
οὐκ ἄν ποτε ἐκφύγοι. οὐ γὰρ δήπου ταὐτόν ἐστιν ἢ μελίκρατον εἰς μήτραν ἐγχέαι δι᾽ ἕλκος ῥυπαρὸν, ἢ μέλιτος
ἐσθίειν, ἢ καταπλύνειν σπόγγῳ τὸ ἕλκος· ἀλλὰ ταῦτα μὲν
ἔτι σμικρὰ, μέγιστα δὲ ἐκεῖνα. χρόνιον ἀφλέγμαντον ἕλκος
ἐν πολλοῖς ὑποκείσθω μέρεσιν, ὀφθαλμῷ καὶ ἀκοῇ καὶ
μυκτῆρι καὶ στόματι καὶ μηρῷ καὶ γαστρὶ καὶ μήτρα καὶ
ἕδρᾳ καὶ αἰδοίῳ· προσυποκείσθω δὲ, εἰ βούλει, τὸ ἕλκος ἢ
ὁμαλὲς ἀκριβῶς, ἢ ὀλίγου δεῖν ὑπάρχειν ὁμαλές· ἀποκρι-

piricis in ejusmodi notarum concurfu inventum eft, mel pro-
deffe, propterea iftis ficuti illis eo uti fas eft; primum
quod experientiam contemnant; deinde quod empiricus in
ejusmodi concurfu quaenam fit in pulmone affectio ignorare fe fatetur, caeterum quae conducant fe per experientiam obfervaffe. At Theffalo non fatis eft curare
quod omnino non norit, fed ab affectuum indicatione
procedit. Sane fi omnia illi fcire donemus, ficuti prius, non
minus quam nos, at nunquam profecto effugiet quin in
diverfis corporis partibus curationis fpecies mutetur. Non
enim eadem curationis fpecies profecto eft, aut mulfam in
uterum propter fordidum ulcus infundere, aut mel comedendum exhibere, aut fpongia ulcus eluere; caeterum
haec adhuc parva, illa plane maxima funt. Fingamus diuturnum ulcus citra phlegmonen in multis effe partibus, oculo, aure, nafo, ore, femore, ventre, utero, fede, pudendis; fingamus et illud, fi placet, ulcus ejusmodi vel planum omnino effe, vel exiguo minus planum, refpondeantque

νάσθωσαν ἡμῖν οἱ ἀπὸ Θεσσαλοῦ, τοῦ μηδὲν ὅλως περὶ
τῶν τοιούτων διορισαμένου, πῶς ἐπουλώσομεν αὐτὸ τῷ
διὰ τῆς καδμείας νὴ Δία· τοῦτο γὰρ ἐπουλώσει καλῶς τὸ
κατὰ τὸν μηρὸν ἕλκος· ἆρ᾽ οὖν καὶ τὸ κατὰ τὸν ἀκου-
στικὸν πόρον; ἄπιστον μὲν ἴσως ἐρῶ, ἀλλ᾽ ἴσασιν οἱ θεοὶ,
χρόνιον ἕλκος εὐρόν ποτε τῶν σοφωτάτων τινὰ Θεσσαλείων οὕτω θεραπεύοντα. θᾶττον δ᾽ ἄν ἐσάπη τὸ οὖς
τἀνθρώπῳ καὶ σκώληκας ἔσχεν, ἢ τῷ διὰ τῆς καδμείας
ἐπουλώθη φαρμάκῳ· συγχωρήσαντες δ᾽ ὅμως αὐτῷ πλεί-
οσι χρήσασθαι ἡμέραις, ἐπειδὴ καθ᾽ ἑκάστην δυσωδέστερόν
τε τὸ οὖς ἐγένετο καὶ ἰχώρων μεστὸν, ἀπιστότερον ἔτι
τοῦ πρόσθεν ἐθεασάμεθα τολμηθέν. οἰηθεὶς γὰρ φλεγμαίνειν ἐν τῷ βάθει τὸν πόρον, ἐπὶ τὴν τετραφάρμακον ἧκεν,
ὃ πολὺ δὴ μᾶλλον ἔμελλε σήψειν τὸ μόριον· οὐδὲ γὰρ ξηραίνειν ὅλως ἕλκη δυνατόν ἐστιν, ἀλλὰ πέττειν τὰ φλεγμαίνοντα. ἅτε δ᾽ ἐναντιωτάτῳ τῆς διαθέσεως αὐτοῦ χρη-
σαμένου φαρμάκῳ, μετὰ μίαν ἡμέραν ἢ δύο ἐπολυπλα-

nobis ifti fectatores Theffali, qui haec nusquam discrevit,
quomodo id cicatrice tegemus, certe eo medicamento, quod
ex Cadmia conficitur; id enim ulceri quod in femore conftitit, belle cicatricem inducere poteft; fed num igitur et ei,
quod in audiendi meatu conftitit.   Dicam fortaffis incredibile, caeterum diis ipfis notum.   Deprehendi aliquando
quendam ex fapientiffimis iftis Theffali fectatoribus fic ulcus
medicantem diuturnum; quum citius homini auris putruiffet ac vermes creaffet quam medicamento, quod ex Cadmia componitur, inductum cicatrice fuiffet; caeterum per-
miffo homine pluribus diebus medicamento fimiliter uti,
pofteaquam in dies gravius auris oleret et fanie impleretur,
etiam incredibilius quiddam quam prius aufum vidimus.
Quippe ratus meatum ipfum in profundo contraxiffe phlegmonen, confugit ad tetrapharmacum, quod plane multo
magis augere putredinem partis debuit; non enim id ficcare ulcus prorfus poteft, fed maturare phlegmonen poteft.
Ergo ubi hoc medicamento ad affectum fanandum uno die
aut duobus eft ufus, ut facile videres id maxime effe con

BIBΛION E.   353

Ed. Chart. X. [119.]   Ed. Baſ. IV. (90.)

σιάσθη μὲν αὐτίκα τὸ τῶν ἰχώρων πλῆθος, ἀφόρητος δ᾽
ἦν ἡ δυσωδία. οὔκουν ἔτι συνεχώρουν οἱ οἰκεῖοι τοῦ
ὠτὸς ἅπτεσθαι τῷ Θεσσαλείῳ· ὁ δ᾽ ὑπ᾽ ἀναισχυντίας τε
ἅμα καὶ ἀναισθησίας ἠξίου μὴ μόνον ἐντιθέναι τι τῆς
τετραφαρμάκου δυνάμεως, ἀλλὰ καὶ καταπλάττειν ἔξωθεν
αὐτῷ χαλαστικῷ καταπλάσματι. τῶν δ᾽ οἰκείων ἀπελαυ-
νόντων τε καὶ δεδιότων ἐν μεγάλῳ κακῷ τὸν πάσχοντα
γενέσθαι, παρεκαλέσαμεν ἡμεῖς ἔτι μίαν ἡμέραν ἐπιτρέψαι
τῷ Θεσσαλείῳ τὴν θεραπείαν αὐτοῦ. ἔμελλον δὲ δήπου
κατὰ τὴν ὑστεραίαν ὅ τε ἰχὼρ ἔσεσθαι πολλαπλάσιος ἥ τε
ὀδμὴ δυσωδεστάτη. καθ᾽ ἣν ἐπειράθην εἰ οἷόν τ᾽ εἴη με-
ταπεῖσαι τὸν Θεσσάλειον ὄνον, ὅπως μὴ πάντας ἐπιτρίβῃ
τοὺς πάσχοντας, ἀλλά τινας ἤδη ποτὲ κἂν ὀλίγους δυνηθείη σῶσαι, τῆς ἀμεθοδωτάτου αἱρέσεως ἀποστάς. ἠρξάμην μὲν οὖν λόγου τοιοῦδε πρὸς αὐτόν. ἆρα οὐχὶ φλεγμονή σοι δοκεῖ κατὰ βάθος εἶναι τοῦ πόρου καὶ διὰ τοῦτο
χαλαστικοῖς χρᾷ βοηθήμασιν; ὁ δὲ καὶ πάνυ διετείνετο καὶ
οὕτως ἔχειν ἔφασκε καὶ ἀδύνατον ἄλλως. ἆρ᾽ οὖν, ἔφην,

trarium, et multiplicata ſtatim ſaniei vis eſt, et ſoetor intolerabilis obortus.   Itaque qui propinqui laborantis erant
contingere amplius aurem Theſſalium non ſinebant.   Ille
vero prae impudentia ſtultitiaque volebat non modo medicamenti tetrapharmaci facultati aliquid injicere,   verum
etiam extrinſecus cataplaſma laxans imponere.   At quum
eum propinqui hominis abigerent, timerentque ne in magno
periculo aeger ſoret, nos unum diem amplius permitti Theſ-
ſalio curationem exoravimus.   Erat autem profecto poſtridie tum ſanies multo copioſior futura tum odor graviſſi-
mus.   Quo die tentavi an fieri poſſet ut ſententiam Theſſalii aſelli mutarem, ne omnes perderet aegros, imo aliquos
jam, tametſi paucos, ſervare aliquando poſſet tam aliena
ſcilicet ab omni vera methodo deſerta ſecta; ergo ſic agere
cum homine ſum orſus.   Numquid, inquam, phlegmone
tibi eſſe videtur in intimo meatu, proinde laxantibus uteris
auxiliis?   Ille tum ita eſſe magnopere contendit tum aliter eſſe non poſſe.   An igitur, inquam, aliquando ulcus

354 ΓΑΛΗΝΟΥ ΘΕΡΑΠΕΥΤ. ΜΕΘΟΔΟΥ

Ed. Chart. X. [119. 120.]   Ed. Baf. IV. (90)

ἐθεάσω σύ ποτε φλεγμαῖνον ἕλκος, ὄξει δριμυτάτῳ μετὰ
Γλαυκίου θεραπευθέν; οὐ μὲν οὖν, εἶπεν, ἀλλ᾽ εἰ τὸν Ἀν-
δρώνειόν τις κυκλίσκον ὄξει δεύσας χρῷτο, τάχα δ᾽ ἄν, ἔφη,
καὶ σπασθείη. ἐὰν οὖν, εἶπον, ἄλλο τι φάρμακον οὐκ ὀλίγῳ
τοῦ Ἀνδρωνείου σφοδρότερον ὄξει τις δριμυτάτῳ διεὶς χρήσηται καὶ ταῦτ᾽ εἰς οὓς ἐγγὺς οὕτω μόριον ἐγκεφάλου καὶ
μηνίγγων, ἆρ᾽ οὐκ [120] ὄντως σπασθήσεται κατὰ τὸν σὸν
λόγον, εἴπερ γε φλεγμονή τις ὑπόκειται; ταῦτ᾽ ἐδόκει κἀκείνῳ καὶ τοῖς ἄλλοις τοῖς συμπαροῦσιν ἀληθῶς εἰρῆσθαι.
ὅσον μὲν οὖν, ἔφην, ἐπὶ τῷ δεῖσθαι τὴν διάθεσιν τῶν μορίων ἐκτεθηλυσμένων ὑπὸ τῆς σῆς ἀγωγῆς ἐσχάτως ξηραινόντων φαρμάκων ἐχρησάμην ἂν ἤδη τοιούτῳ· νυνὶ δ᾽ ἐπειδὴ κακὸν ἔθος εἴθισας τὰ μόρια πλείοσιν ἡμέραις, ἐπὶ τοὐναντίον αὐτὰ μετάγειν ἀθρόως οὐκ ἔτ᾽ ἐγχωρεῖ. σοὶ μὲν γὰρ
καὶ Θεσσαλῷ καταφρονεῖν ἔθους ἔξεστιν, ὥσπερ καὶ φύσεως
μερῶν· ἡμῖν δ᾽ οὐκ ἔξεστιν· ἀλλὰ τῇ μὲν πρώτῃ τῶν ἡμερῶν ὄξει χρήσομαι μετὰ Γλαυκίου, τῇ δὲ δευτέρᾳ τῷ Ἀν-
δρωνείῳ, τῇ τρίτῃ δ᾽ ἐπί τι σφοδρότερον ἔτι καὶ αὐτοῦ τοῦ

quod cum phlegmone conjunctum eſſet aceto acerrimo cum
Glaucio curatum vidiſti? Minime gentium, inquit, imo
ſi quis paſtillis Androniis ex aceto liquatis utatur, etiam
convulſionem, dicebat, fortaſſe arceſſat. Ergo, inquam,
ſi quis alio quopiam medicamento, quod ſit Androniis multo
valentius, ex acerrimo aceto utetur, idque ad aurem, item
ad propinquam cerebro meningibusque ejus partem, numquid
plane te auctore convulſionem arceſſet, ſi phlegmone praeſertim aliqua ſubſit? Haec tum ipſi tum iis qui adſtabant
univerſis vere dici ſunt viſa. Ergo quantum, inquam, ad
ipſarum partium affectum ſpectat, quae medicamenta ſumme
ſiccantia deſiderant, tametſi nunc curatione tua ſint veluti
effeminatae, jam tali medicamento uterer; nunc quoniam
plures jam dies male ipſas aſſuefeciſti, transferre eas ad
contrarium uno impetu et ſemel non licet; nam tibi ac Theſſalo contemnere conſuetudinem licet non minus quam partium naturam, nobis autem non licet; ſed primo die aceto
utar cum Glaucio, ſecundo utar Andronio, tertio ad valen-

'Ανδρωνείου παραγενήσομαι φάρμακον, ᾧ χρησάμενος ἡμέραις τρισὶν, ἢ καὶ τέτταρσιν, ἐάν μοι φαίνηται δεῖσθαι σφο-
δροτέρου φαρμάκου τὸ ἕλκος, οὐκ ὀκνήσω κᾀκείνῳ χρήσεσθαι. ἔξωθεν δ', ἔφην, ἐπιθήσω τῇ κεφαλῇ κατὰ τὸ τοῦ
πεπονθότος ὠτὸς χωρίον οὐ μὰ Δί' ὡς σὺ κατάπλασμα χα-
λαστικὸν, ἀλλά τι τῶν ξηραντικωτάτων φαρμάκων, ὁποῖόν
ἐστι τὸ διὰ τῶν ἰτεῶν, ἢ καὶ αὐτοῦ τοῦ 'Ανδρωνείου κατα-
χρίσω μετ' ὄξους, ἢ τῶν τούτου τινὶ ξηραντικωτέρων. ἐπεὶ
γὰρ ξηρὸν ἐσχάτως ἐστὶ τὸ θεραπευόμενον μόριον, ἀναγκαῖον
αὐτὸ ξηραίνειν ἐσχάτως· ἐνδείκνυται γὰρ ὥσπερ τὸ πάθος
τοὐναντίον ἑαυτῷ πρὸς τὴν θεραπείαν, οὕτω τὸ μόριον ὅ τί
περ ἂν ὁμοιότατον ἑαυτῷ τυγχάνῃ. καὶ τοίνυν ὥσπερ εἶπον,
οὕτω καὶ ἔπραξα, καὶ ὁ ἄνθρωπος ὑγιάσθη, μὴ δεηθεὶς
ἰσχυροτέρων ἄλλων φαρμάκων. ἐπ' ἐνίων μέντοι δεηθέντων,
οἷς ἐξ ἐνιαυτοῦ καὶ δυοῖν ἐτῶν ἦν ἕλκη ἐν τῷ ὠτὶ, προσ-
ηνέγκαμεν φάρμακον ἁπάντων τῶν ῥηθέντων ἰσχυρότερον·
ἔστι δὲ καὶ ἡ καλουμένη σκωρία τοῦ σιδήρου, κοπτομένη τε
καὶ διακοσκινομένη λεπτοτάτῳ κοσκίνῳ, κᾄπειτα λειουμένη

tius aliquod quam iplum fit Andronium medicamentum
tranfibo; atque hoc tribus quatuorve diebus ufus, fi mihi
vehementius etiam medicamentum requirere ulcus videbitur,
eo etiam uti non dubitabo. Extrinfecus vero, inquam, im-
ponam capiti ea parte, qua auris afficitur, non mehercule
ficuti tu cataplasma quod laxare poteft, fed eorum medicamentorum aliquod, quae vehementiffime ficcare poffunt, cujusmodi eft quod ex falice conficitur; aut etiam ipfum Andronium ex aceto illiniam, aut ex iis aliquid quae hoc
magis ficcent. Nam quoniam pars cui medemur ficciffima
eft, neceffe eft valentiffime ficcetur; indicat enim veluti
affectum ipfum, ut curetur, fibi applicandum effe contrarium; fic pars ipfa, quod fit fibi fimillimum. Itaque et, prout
dixi, egi, fanavique hominem nullo potentiore requifito
remedio. Quibusdam vero qui potentiora defiderabant, quibus uno alterove anno ulcus aurem infeftaverat, valentius
omnibus jam dictis medicamentum adhibuimus; id fuit ferri
dicta fcoria tunfa cribataque tenuiffimo cribro, mox in te-

356 ΓΑΛΗΝΟΥ ΘΕΡΑΠΕΥΤ. ΜΕΘΟΔΟΥ

Ed. Chart. X. [120.]   Ed. Baf. IV. (90.)
μέχρι τοῦ χνοώδης γενέσθαι· μετὰ δὲ ταῦτα σὺν ὄξει δριμυτάτῳ καθεψομένη μέχρι τοῦ σύστασιν σχεῖν μελιτώδη τε
καὶ γλοιώδη. δῆλον δ᾽ ὅτι πολλαπλάσιον εἶναι χρὴ τὸ ὄξος
ἐν τῇ μίξει· ἀλλ᾽ ὅπερ εἶπον ἤδη πολλάκις, ἡ μὲν εὐπορία
τῆς ὕλης τῶν φαρμάκων ἐξ ἑτέρων ὑπομνημάτων ἔσται σοι·
τὰ δὲ τῆς μεθόδου περαινέσθω. τὸ γάρ τοι τῆς ἀκοῆς χωρίον, ἐπειδὴ ξηρότατον ἐστι, διὰ τοῦτο τῶν ἄκρως ξηραινόντων δεῖται φαρμάκων, ὧν οὐδὲν οὐδενὶ τῶν ἄλλων μορίων ἁρμόττει προσφέρειν, ἀλλ᾽ ὀφθαλμῷ μὲν ἡλκωμένῳ τὸ
διὰ τοῦ λιβανωτοῦ κολλύριον, εἰ οὕτως ἔτυχε· μυκτῆρσι
δὲ πολὺ μὲν ξηραντικώτερον ἢ κατ᾽ ὀφθαλμοὺς, ἧττον δὲ
ἢ κατ᾽ οὖς. ὥστε καὶ οἱ κυκλίσκοι πάντες οἱ προειρημένοι
χρηστοὶ, καὶ τὸ τοῦ Μουσᾶ φάρμακον, ὅσα τ᾽ ἄλλα τοιαῦτα. τῶν δ᾽ ἐν τοῖς στόμασιν ἑλκῶν ὅσα μὲν ἱκανῶς πλα-
δαρὰ τἄν ξηραινόντων ἰσχυρῶς δεῖται φαρμάκων, οἷον τοῦ
διφρυγοῦς αὐτοῦ τε καθ᾽ αὑτὸ καὶ μετὰ μέλιτος, οἴνου τε
καὶ οἰνομέλιτος· ὡσαύτως δὲ καὶ τῆς ἴρεως καλουμένης·
ἔτι τε τῆς ἀνθηρᾶς, ἤτοι ξηρῶν, ἢ μετὰ μέλιτος, ἢ οἰνομέλι-

nuiſſimum veluti pollinem laevigata, poſtea cum acerrimo
aceto ad mellis ſordiumque craſſitudinem cocta. Conſtat
autem multiplex eſſe debere in mixtione acetum; verum,
quod ſaepe jam dixi, materiae medicamentorum copiam ex
aliis commentariis petes; nunc quae ad methodum ſpectant
abſolvantur. Nam audiendi locus, quoniam eſt ſicciſſimus,
idcirco medicamentis eget, quae vehementiſſime ſiccent;
quorum nullum reliquarum partium cuivis applicaſſe expedit, ſed oculo exulcerato collyrium fortaſſe, quod ex thure
conficitur; naribus vero quod multo ſane magis ſiccet
quam ut oculis conveniat, minus vero quam ut auri quadret. Itaque et prius comprehenſi omnes paſtilli utiles ſunt,
et medicamentum quod ad Muſam refertur, aliaque generis
ejusdem. Ulcerum vero quae in ore accidunt, quaecunque
admodum ſunt humida, ea medicamentis egent vehementer
ſiccantibus, veluti diphryge, tum ipſo per ſe, tum ex melle
et vino et mulſo; praeterea et quae iris dicitur, et quae
anthera, hisque vel ſiccis, vel ex melle, vel mulſo, vel vino.

ΒΙΒΛΙΟΝ Ε. 357

Ed. Chart. X. [120. 121.]   Ed. Baf. IV. (90. 91.)

τος, ἢ οἴνου. ἀγαθὸν δ᾽ εἰς τὰ τοιαῦτα καὶ τὸ τοῦ Μουσᾶ
φάρμακον, ὅ τε τοῦ ῥοῦ χυλὸς ὀμφάκιόν τε καὶ ὅσα πέρ ἐστιν
ἄλλα γενναίως ξηραίνοντα. τί γὰρ δεῖ τὰς ὕλας ἐπέρχεσθαι;
τὰ δ᾽ ἁπλούστερα τῶν ἐν τοῖς στόμασιν ἑλκῶν (91) ἱκανὰ
θεραπεύειν ἐστὶ καὶ τὰ μετρίως ξηραίνοντα φάρμακα· καθάπερ ταυτὶ τὰ διὰ τὸ συνεχὲς τῆς χρείας ὀνομασθέντα στομα-
τικά· τό τε διὰ μύρων καὶ βάθου καρποῦ καὶ καρύων χλωρῶν
λέμματος χυλοῦ, [121] καὶ τούτων ἔτι μᾶλλον τὸ διὰ γλεύκους τε καὶ τῶν τῆς κυπαρίττου σφαιρίων. ὅσα δ᾽ ἱκανῶς
ὑγρὰ τῶν ἐν τοῖς στόμασιν ἑλκῶν πλησίον ὀστῶν, ἔστι δὲ
καὶ κίνδυνος διὰ τοῦτο καὶ αὐτὸ τὸ ὀστοῦν σφακελίσαι, σφο-
δροτάτων ταῦτα δεῖται φαρμάκων διὰ τὴν τῶν ὀστῶν οὐσίαν
ξηρὰν οὖσαν. ὥστ᾽ ἐγὼ λειαίνων ἀεὶ τοὺς προειρημένους κυκλίσκους ἐπιτίθημι τὸ φάρμακον ξηρόν.

Κεφ. ια'. Εἴρηται δ᾽ ὀλίγον ἔμπροσθεν καὶ τῶν
κατὰ κύστιν καὶ μήτραν ἔντερά τε καὶ πνεύμονα τὰ γένη
τῶν φαρμάκων, οἷς ἐφ᾽ ἑκάστου χρηστέον ἐστὶ, ἀπὸ μὲν τῆς
οὐσίας τῶν θεραπευσομένων μορίων τοῦ φαρμάκου λαμβα-

Utile vero ad talia eſt et Muſae medicamentum ; praeterea
rhois ſuccus et omphacium, aliaque quaecunque ſtrenue
ficcant. Quid enim materias percenſendo morer? At quae
ſimpliciora ulcera ſunt, haec ſanare commode poſſunt etiam
medicamenta quae modice ficcant, veluti haec ipſa, quae
quod in aſſiduo ſunt uſu, ſtomatica ſunt dicta. Ea ſunt,
quod ex moris conficitur, et quod ex rubi fructu, et quod
ex ſucco corticis juglandium viridis ; atque etiam his magis
quod ex muſto et cupreſſi ſphaerulis componitur. Quae
vero in ore admodum humida ulcera ſunt proxime ad oſſa,
unde carie tentari oſſa periclitentur, haec propter oſſium
naturam, quae ficca eſt, vehementiſſimis indigent. Itaque
ego jam comprehenſos paſtillos ſemper laevigo, ac ſiccum
ipſum medicamentum ſuperimpono.

Cap. XI. At dicta paulo ante ſunt et ad veſicam et
uterum et inteſtina et pulmonem idonea medicamentorum
genea, quibus ſit in ſingulis utendum, genere quidem medicamenti ab ipſa curandarum partium ſubſtantia deſumpto,

358 ΓΑΛΗΝΟΥ ΘΕΡΑΠΕΥΤ. ΜΕΘΟΔΟΥ

Ed. Chart. X. [121.]   Ed. Baf. IV. (91.)

νομένου μετὰ τοῦ προεπεσκέφθαι τὴν διάθεσιν, τοῦ τρόπου
δὲ τῆς χρήσεως αὐτῶν ἀπό τε τῆς διαπλάσεως ἅμα καὶ τῆς
θέσεως. ἐντεῦθεν γὰρ ἐπενοήθησαν ὠτεγχύται τε καὶ μητρεγ-
χύται καὶ καθετῆρες καὶ κλυστῆρες. ἐντεῦθεν δὲ καὶ ὅτι τὰ
μὲν κατὰ γαστέρα καὶ θώρακα καὶ πνεύμονα συνιστάμενα
τῶν ἑλκῶν διὰ τῶν ἐσθιομένων καὶ πινομένων θεραπεύεσθαι
χρὴ, τὰ δὲ κατ᾽ ἔντερα ὅσα μὲν ἐγγὺς τῇ γαστρὶ, διὰ τῶν
ἐσθιομένων καὶ πινομένων, ὅσα δ᾽ ἤδη κατωτέρω, διὰ τῶν
ἐνιεμένων· οὔτε γὰρ τοῖς πλησίον τῆς γαστρὸς ἐπαναβῆναι
δύναται τὸ διὰ τῆς ἕδρας ἐνιέμενον οὔτ᾽ εἰς τὰ κάτω τοῦ
στόματος ληφθέντος ἡ δύναμις ἀκραιφνὴς ἐξικνεῖσθαι. διὰ
τοῦτο καὶ ὅσα κατὰ θώρακα καὶ πνεύμονα συνίσταται τῶν
ἑλκῶν ἅμα τε δυσιατότερα τῶν κατὰ τὴν γαστέρα, πόῤῥω
γὰρ αὐτῶν ἡ θέσις, ὡς ἐκλύεσθαι τῶν φαρμάκων τὴν δύναμιν, ἅμα τε δι᾽ αὐτὸ τοῦτο πολὺ σφοδροτέρων χρῄζει τῶν
καταπινομένων φαρμάκων ἢ εἰ αὐτοῖς τοῖς ἕλκεσιν ἄντικρυς
προσεφέρετο. καὶ διὰ τοῦτο ἐξεύρηται τοῖς ἰατροῖς, ἡνίκα
ἐκκαθαίρειν δέονται πῦον ἐκ θώρακος ἢ πνεύμονος, ἰσχυρό-

fed cum affectu prius etiam aeftimato; modo vero utendi
ejus tum a conformatione tum etiam fitu. Hinc namque
excogitati funt et otenchytae et metrenchytae et catheteres
et clyfteres. Hinc rurfus quae in ventriculo, pectore, pulmone ulcera confiftunt, per ea quae eduntur ac bibuntur
effe curanda. Quae vero in inteftinis, *bifariam*, nam quae
vicina ventriculo funt, his per comefta et bibita fuccurritur;
quae vero inferius funt fita, per ea quae injiciuntur; nam
neque ad ea, quae vicina ventriculo funt, fubire poteft quod
per fedem infunditur, nec integris viribus ad inferiora pertingere quod per os fit ingeftum. Ideoque etiam quae ulcera in thorace et pulmone confiftunt tum difficilius iis
quae funt in ventriculo fanantur, ut quorum fitus longius
abfit, atque idcirco medicamentorum vis remittatur; tum
propter hoc ipfum multo valentiora ea quae devorentur
medicamenta requirunt, quam fi ipfis ftatim ulceribus ad-
moverentur. Indeque adeo excogitata medicis funt, ubi
expurgandum ex pectore et pulmone pus eft, fortiffima

BIBΛION E. 359

Ed. Chart. X. [121.]   Ed. Baf. IV. (91.)

τατά τε καὶ τμητικώτατα φάρμακα καὶ τοιαῦτα τὴν δύναμιν
ὡς παροξῦναι τὸ ἕλκος, εἴπερ ἦν ἐν τῇ γαστρί. καὶ μέν γε
τὸ διὰ τῶν βηχῶν ἐκκαθαίρειν αὐτὰ ἐκ τῆς διαπλάσεως
ἐλήφθη τῶν μορίων, οὐδεμίαν ἐχόντων ἐκροὴν τοιαύτην οἵαν
μήτρα καὶ κύστις καὶ ἕδρα καὶ ὦτα καὶ μυκτῆρες καὶ στόμα.
διὰ τοῦτο καὶ ἡ γαστὴρ κατ᾽ ἄμφω τὰ μέρη καθαίρεσθαι δύ
ναται· ἄνω μὲν διὰ τῶν ἐμέτων, κάτω δ᾽ ὡς ἡ φύσις. ἀπὸ
γάρ τοι τῶν μορίων ὡς ὀργανικῶν αἱ τοιαῦται τῶν ἐνδείξεων, ὥσπερ αἱ κατὰ τὸ ξηραίνειν ἐνδείξεις, ἀπὸ τῆς οὐσίας
αὐτῶν ὡς ὁμοιομερῶν. ἀπὸ δέ γε τῶν παθῶν αἱ τοιαῦται
πάλιν οἷον ἀπὸ τῶν ἑλκῶν, ἐπειδὴ περὶ τούτων ὁ λόγος ἦν,
ὅτι τε ξηραντέον, ὡς ἔμπροσθεν ἐδείκνυτο, καὶ ὅτι τῶν κατὰ
τὴν γαστέρα τὸ πύον ἀποπλῦναι βουλομένοις οὐκ ἀκίνδυνον
ἐμεῖν· ὥσπερ εἰ καὶ ἄλλως ἀποῤῥίπτοις ἐμπεπλασμένον αὐτῇ
φλέγμα δι᾽ ὀξυμέλιτός τε καὶ ῥαφανίδων, ἀλλὰ βέλτιον
ὑπάγειν κάτω· κίνδυνος γὰρ ἐμοῦντι καὶ σπαράξαι τὸ ἡλκωμένον καί τινα χυμὸν οὐ χρηστὸν ἐκ τῶν πλησίον ἐπισπᾶσθαι. διὰ τοῦτο δὲ, ὡς ἔφην, καὶ τὰ κατὰ πνεύμονα των

quaeque maxime incidant medicamenta, taliaque omnino
quae, fi ulcus in ventriculo effet, ipfum exacerbarent. Quin
etiam quod haec per tuffes expurgentur, non aliunde quam
ex conformatione partium eft defumptum; quod hae nullum talem exitum habeant, qualem uterus, vefica, fedes,
auris, nafus et os. Hinc etiam fit quod ventriculus utrinque expurgari poffit, furfum per vomitum, deorfum prout
concitat natura. Nam hoc genus indicationum a partibus,
quatenus organicae funt eft fumptum; ut quae ficcandum
effe docent, ab ipfarum fubftantia, prout fimilares funt, fumuntur. Ab ipfis vero morbis rurfus tales, veluti ab ulceribus, quoniam de his difputatio erat, et quod ficcanda fint,
ut fupra eft comprehenfum, et quod qui e ventriculo eluere
pus volunt, non fine periculo vomitum movent, ut fi aliter
impactam illi pituitam per oxymeli ac radiculas detergerent;
fed tutius eft alvum fubducere, nam vomenti periculum eft
exulceratum dilacerari, et fuccum aliquem inutilem ex vicinis attrahi. Propterea, ut dixi, et ulcera pulmonis dif-

ἕλκῶν δυσιατότατα· χωρὶς μὲν γὰρ τοῦ βήττειν οὐκ ἂν
ἐκκαθαρθείη, βηττόντων δ᾽ ἐπιρήγνυται. δι᾽ ἀλλήλων οὖν
αὐτοῖς κυκλεῖται τὸ κακόν· ἐπιφλεγμαίνοντα γὰρ αὖθις τὰ
σπαραχθέντα δεύτερον αὖθις δεῖται πεφθῆναί τε τὴν
φλεγμονὴν ἀποκαθαρθῆναί τε τὸ πῦον, ὥστ᾽ ἐκ πάντων
αὐτοῖς παρεσκευάσθαι τὸ δυσίατον, οὔτε τῶν οἰκείων ἕλκεσι φαρμάκων ψαῦσαι δυναμένων τοῦ ἕλκους, [122] ὡς
ἐν γαστρὶ, καὶ φθανόντων ἐκλύεσθαι μεταξύ· καὶ ὅτι κινεῖται κατὰ τὰς ἀναπνοὰς καὶ σπαράττεται κατὰ τὰς βῆ-
χας. ὥσθ᾽ ὅταν ἀγγεῖον ἐν πνεύμονι ῥαγῇ, γιγνώσκειν χρὴ
σαφῶς εἰ μὴ παραχρῆμα πρὶν φλεγμῆναι κολληθείη, μετὰ
ταῦτά γε ἀνίατον ἐσόμενον.

Κεφ. ιβ΄. Ὅσα μέντοι τῶν ἑλκῶν ἐν ταῖς τραχείαις
ἀρτηρίαις γίγνεται κατὰ τὸν ἔνδον αὐτῶν χιτῶνα, καὶ μάλισθ᾽
ὅσα τοῦ λάρυγγος πλησίον, ἢ καὶ κατ᾽ αὐτόν ἐστι, ταῦτα
θεραπεύεται· καὶ ἡμεῖς οὐκ ὀλίγους ἰασάμεθα τῶν οὕτω καμνόντων. εὕρομεν δὲ μάλιστα τὴν θεραπείαν αὐτῶν ἐνθένδε
κατὰ τὸν μέγαν τοῦτον λοιμὸν, ὃν εἴη ποτὲ παύσεσθαι, πρῶ-

ficillime *fanantur*, ut quae nec citra tuffim expurgare poffis, et fi tuffim excites, laceraveris. Itaque quafi per mutuas
operas malum iis in orbem redit; quae namque lacerata
funt rurfus phlegmonen excitant, fecundo rurfus phlegmonen ipfam maturari et pus expurgari defiderant. Quare
ex omnibus fanandi difficultas his exoritur, et quod ea quae
idonea ulceribus medicamenta funt, contingere ulcus, ficut
in ventriculo, non poffunt, et quod per medium intervallum fere vim fuam amittunt, et praeterea quod refpirando
moventur et tuffiendo lacerantur. Itaque quum in pulmone ruptum vas eft, fcire aperte licet, nifi protinus antequam phlegmone excitetur, glutinandum fit, id poftea infanabile fore.

　　　　Cap. XII. Equidem ulcera quae in afperae arteriae
interiore funt tunica, et potiffimum quae laryngi funt vicina, aut etiam in ipfa, haec et curationem recipiunt et
nos non paucos ita laborantes fanavimus. Sane curationem
corum hinc maxime invenimus. In gravis hujus peftilen-

BIBΛION E. 361

Ed. Chart. X. [122.]   Ed. Baf. IV. (91.)

τὸν εἰσβάλλοντα. τότε νεανίσκος τις ἐνναταῖος ἐξήνθησεν
ἕλκεσιν ὅλον τὸ σῶμα, καθάπερ καὶ οἱ ἄλλοι σχεδὸν ἅπαντες
οἱ σωθέντες. ἐν τούτῳ δὲ καὶ ὑπέβηττε βραχέα. τῇ δ᾽ ὑστε
ραίᾳ λουσάμενος αὐτίκα μὲν ἔβηξε σφοδρότερον, ἀνηνέχθη
δ᾽ αὐτῷ μετὰ τῆς βηχὸς, ἣν ὀνομάζουσιν ἐφελκίδα. καὶ ἡ
αἴσθησις ἦν τἀνθρώπῳ σαφὴς κατὰ τὴν τραχεῖαν ἀρτηρίαν
τὴν ἐν τῷ τραχήλῳ πλησίον τῆς σφαγῆς ἡλκωμένου τοῦ μέ
ρους. καὶ μέντοι καὶ διανοίξαντες αὐτοῦ τὸ στόμα κατε
σκεψάμεθα τὴν φάρυγγα, μή που κατ᾽ αὐτὴν εἴη τὸ ἕλκος.
οὔτ᾽ οὖν οὕτως ἐπισκοπουμένοις ἐφαίνετο πεπονθέναι, καὶ
πάντως ἂν ἐδόκει τῇ διόδῳ τῶν ἐσθιομένων τε καὶ πινομέ
νων αἴσθησις ἔσεσθαι τῷ κάμνοντι σαφὴς, εἴπερ ἕλκος ἦν
αὐτόθι. καὶ μέντοι καὶ δι᾽ ὄξους καί τινα διὰ νάπυος ἐδώ
καμεν αὐτῷ προσενέγκασθαι βεβαιοτέρας ἕνεκα διαγνώσεως.
οὔτ᾽ οὖν τούτων ἔδακνεν αὐτόν τι καὶ ἡ αἴσθησις ἦν ἐν τῷ
τραχήλῳ σαφής· ἠρεθίζε τότε κατ᾽ ἐκεῖνο τὸ χωρίον ὡς ἐξορ
μᾷν εἰς βῆχας· συνεβουλεύομεν οὖν αὐτῷ ἀντέχειν καθόσον
οἷός τ᾽ ἐστὶ καὶ μὴ βήττειν. ἔπραττε δὴ τοῦτο. βραχύ τε γὰρ

tiae initio, quae utinam aliquando ceſſet, juveni cuidam,
quum novem jam dies aegrotaſſet, totum corpus ulceribus
ſcatebat, veluti omnibus fere qui evaſerant. Eo die etiam
tuſſiebat paululum. Poſtride vero ubi ſe laverat, illico et
vehementius tuſſivit et tuſſi expulit *cruſtulam*, quam ephelcida vocant. Eratque homini ſenſus manifeſtus ulceratae
partis in aſpera, quae in collo eſt, arteria prope jugulum.
Quin aperto quoque hominis ore ſauces ejus inſpeximus,
numquid in iis alicubi ulcus eſſet; ſed nec ſic inſpectantibus
apparuit affectum eſſe; et plane laboranti ſenſus ejus aliquis
manifeſtus ex comeſtorum bibitorumque tranſitu fuiſſet, ſi illic ulcus fuiſſet. Quin etiam ex aceto et ſinapi certioris notitiae cauſa quaedam ei devoranda dedimus. Sed nec horum quicquam eum momordit, et ſenſus *doloris* manifeſte
in collo erat; quo loco etiam adeo irritabatur, ut tuſſire impelleretur; ſuaſimus itaque reniti quantum poſſet nec tuſſire.
Quod et ſecit eo certe facilius quod exiguum erat, quod pro-

362   ΓΑΛΗΝΟΤ ΘΕΡΑΠΕΤΤ. ΜΕΘΟΔΟΤ

Ed. Chart. X. [122.]   Ed. Baf. IV. (91.)

ην τὸ ἐρεθίζον, ἡμεῖς τε τρόπῳ παντὶ συνεπράττομεν εἰς
οὐλὴν ἀχθῆναι τὸ ἕλκος, ἔξωθεν μὲν ἐπιτιθέντες τι τῶν ξηραινόντων φαρμάκων, ὕπτιον δὲ κατακλίναντες· εἶτα διδόντες ὑγρὸν φάρμακον τῶν πρὸς ἕλκη τοιαῦτα ποιούντων· καὶ
τοῦτ᾽ ἐν τῷ στόματι κατέχειν ἀξιοῦντες, ἐπιτρέποντα βραχύ
τι παραῤῥεῖν εἰς τὴν τραχεῖαν ἀρτηρίαν. καὶ τοίνυν οὕτω
πραττόντων αἰσθάνεσθαι σαφῶς ἔφασκε τῆς ἀπὸ τοῦ φαρμάκου στύψεως περὶ τὸ ἕλκος, εἴτε κατὰ διάδοσιν γιγνομένης, εἴτε καὶ αὐτοῦ τοῦ φαρμάκου περὶ τὸ ἕλκος δροσοειδῶς
παραῤῥέοντος εἰς τὴν ἀρτηρίαν καὶ παρηθουμένου. ἦν δὲ
οὐδ᾽ αὐτὸς ὁ κάμνων ἄπειρος τῆς ἰατρικῆς, ἀλλά τις τῶν
ἐκ τριβῆς τε καὶ γυμνασίας ἐμπειρικῶς ἰατρευόντων. αἰσθά-
νεσθαί τε οὖν ἔλεγε παραῤῥέοντος εἰς τὴν ἀρτηρίαν τοῦ φαρμάκου καί ποτε καὶ βῆχα κινοῦντος, ἀντεῖχε μέντοι πολλὰ
μὴ βήττων. καὶ τοίνυν αὐτὸς προθυμηθεὶς ἐν Ῥώμῃ μὲν,
ἔνθα περ ἐλοίμωξεν, ἄλλας τρεῖς ἡμέρας ἐπέμεινε μετὰ τὴν
ἐννάτην· μετὰ ταῦτα δ᾽ ἐνθεὶς ἑαυτὸν πλοίῳ κατέπλευσε
μὲν πρῶτον ἐπὶ τὴν θάλατταν διὰ τοῦ ποταμοῦ, τετάρτῃ

ritabat, et nos omnibus modis operam dedimus ut ulcus ad
cicatricem perveniret, foris medicamentum aliquod quod
ficcaret imponentes, tum cubanti fupino humidum aliquod
ex iis medicamentis quae ad ejusmodi ulcus facerent exhibentes, ac jubentes id in ore continere, paulatimque permittere in afperam arteriam defluere. Sic igitur faciens
fentire fe manifefte ajebat adftringentis medicamenti circa
ulcus vim, five ea vis huc transmiffa eft, five medicamentum ipfum roris fpecie in arteriam ad ulcus defluxit, et
tanquam percolatum eft. Erat autem nec aeger ipfe medicinae imperitus, fed ex iis quidam qui ex ufu et exercitatione empirice medicabantur. Ergo fentire fe ajebat tum
medicamentum in arteriam defluere, tum tuffim quoque aliquando movere, obluctabatur tamen plurimum ac tuffim
cohibuit. Igitur ipfe quoque fua fponte Romae quidem, ubi
correptus fuerat, triduum etiamnum poft nonum diem eft
moratus; poft hoc confcenfo navigio primum per flumen

δ' ὕστερον ἡμέρᾳ πλέων ἐν ταῖς Ταβίαις γίγνεται, καὶ κέχρηται τῷ γάλακτι θαυμαστήν τινα δύναμιν ὄντως ἔχοντι καὶ
οὐ μάτην ἐπῃνημένῳ. καί μοι δοκεῖ καιρὸς ἥκειν εἰπεῖν τι
περὶ γάλακτος χρήσεως οὐ τοῦ κατὰ τὰς Ταβίας μόνον,
ἀλλὰ καὶ τοῦ ἄλλου παντός. οὐδὲ γὰρ τοὺς ἐν Ἰταλίᾳ μόνῃ
χρὴ θεραπεύειν, ἀλλ' ὅσον οἷόν τε τοὺς πανταχόθι. [123] τῷ
μὲν οὖν ἐν ταῖς Ταβίαις γάλακτι πολλὰ συνετέλεσεν εἰς ἀρε-
τήν· αὐτό τε τὸ χωρίον ὑψηλὸν ὑπάρχον αὐτάρκως, ὅ τε
(92) πέριξ ἀὴρ ξηρὸς, ἥ τε νομὴ τοῖς ζώοις χρηστή. ταύτην
μέν γε ἀλλαχόθι τεχνήσεσθαι δυνατὸν ἐν λόφῳ μετρίως
ὑψηλῷ, φυτεύσαντας καὶ βοτάνας καὶ θάμνους, ὁπόσοι γάλα
χρηστόν τε ἅμα καὶ στῦφον ἐργάσονται· λεχθήσεται δ' αὐτῶν
ὀλίγον ὕστερον παραδείγματα. τὸν μέντοι πέριξ ἀέρα κατασκευάσαι μὲν ὅμοιον ἀδύνατον, ἐκλέξασθαι δὲ τῶν ὄντων τὸν
ὁμοιότατον οὐκ ἀδύνατον. ὁμοιότατος δ' ἂν εἴη ὁ ταῦτ'
ἔχων, ἅπερ ἐκείνῳ πάρεστιν· ὕψος μὲν τοῦ λόφου μέτριον,
ὁδὸς δ' ἐπ' αὐτὸν ἀπὸ τῆς θαλάττης εἰς τριάκοντα στάδια
καί τι πλέον οὐ πολλῷ. τὸ δὲ χωρίον αὐτὸ τὸ ἐπὶ τῇ θα-

ad mare navigavit; quarto die poſt navi pervenit ad Tabias,
uſusque eſt lacte, quod et mirificam plane vim habet, nec
ſine cauſa praedicatur. De cujus uſu aliquid dicere obla-
tum nunc tempus videtur, nec de eo tantum quod apud
Tabias habetur, verum etiam de alio omni. Neque enim
iis modo qui Italiam incolunt eſt ſuccurrendum, ſed quoad
fieri poteſt, qui ubivis habitant gentium. Igitur ad lac
quod in Tabiis habetur commendandum multa concurrunt;
et locus ipſe ſatis editus et aër illi circumdatus ſiccus et paſ-
cuum pecoribus ſalubre. Atque hoc quidem alibi quoque
arte praeparare licebit, ſi quis in colle modice edito herbas
fruticesque ſerat, qui ſalubre ſimul adſtringensque lac reddant, quorum exempla paulo poſt dicentur. Caeterum ut
ambientem aëra ſimilem reddas fieri omnino nequit; eligere
tamen ſimillimum ex ea quae datur aërum copia licet. Si-
millimus autem is ſuerit cui eadem adſunt quae illi, altitudo
collis mediocris, via a mari ad ipſum triginta ſtadia, am-
pliusque aliquid, ſed non multo; locus autem ipſe verſus

λάττῃ αἱ Ταβίαι κατὰ τὸν πυθμένα τοῦ κόλπου μάλιστά
ἐστι τοῦ μεταξὺ Σουρρέντου τε καὶ Νεαπόλεως, ἐν τῇ πλευρᾷ
μᾶλλον τῇ κατὰ Σούρρεντον. αὕτη δ' ἡ πλευρὰ πᾶσα λόφος
ἐστὶν εὐμεγέθης, μακρὸς, εἰς τὸ Τυρρηνὸν ἐξήκων πέλαγος.
ἐγκέκλιται δ' ἠρέμα πρὸς τὴν δύσιν ὁ λόφος οὗτος, οὐκ ἀκριβῶς δ' ἐπὶ τὴν μεσημβρίαν ἐκτέταται. οὗτος μὲν ὁ λόφος ἄκλει-
στον τοῖς ἀνατολικοῖς ἀνέμοις φυλάττει τὸν κόλπον, εὔρῳ
καὶ ἀπηλιώτῃ καὶ βορρᾷ· συνάπτει δ' αὐτῷ κατὰ τὸν μυχὸν
τοῦ κόλπου λόφος ἕτερος οὐ μικρὸς, ὃν ἔν τε τοῖς συγγράμ-
μασιν οἱ παλαιοὶ Ῥωμαῖοι καὶ τῶν νῦν οἱ ἀκριβέστεροι Βε-
σούβιον ὀνομάζουσι. τὸ δ' ἔνδοξόν τε καὶ νέον ὄνομα τοῦ
λόφου Βέσβιον ἅπασιν ἀνθρώποις γνώριμον διὰ τὸ κάτωθεν ἀναφερόμενον ἐκ τῆς γῆς ἐν αὐτῷ πῦρ· ὅ μοι δοκεῖ καὶ
αὐτὸ μεγάλα συντελεῖν εἰς ξηρότητα τῷ πέριξ ἀέρι· καὶ χωρὶς
δὲ τοῦ πυρὸς οὔτε λίμνη τις ἐγγὺς οὔθ' ἕλκος οὔτε ποτα-
μὸς ἀξιόλογος οὐδαμόθι τοῦ κόλπου. τῶν δ' ἀρκτικῶν πνευμάτων ἁπάντων ἄχρι δύσεως θερινῆς ὁ Βεσουβηνὸς λόφος
πρόβλημ' ἐστὶ, καὶ πολλὴ τέφρα μέχρι τῆς θαλάσσης ἀπ'

mare, nempe Tabiae, in imo maxime finu eft qui inter
Surrentum et Neapolim confpicitur, magis tamen in latere
quod ad Surrentum pertinet.   Porro totum id latus collis
eft fatis magnus, longitudine ad Tyrrhenum mare porrectus.
Inflectitur autem leviter collis hic ad occafum, nec in meridiem in totum plane procurrit. Ergo hic collis ventis orien-
talibus, euro, fubfolano et boreae apertum fervat finum.
Conjungitur illi in. imo finu alter collis non parvus, quem
et veteres Romnai in hiftoriis et qui nunc diligentiores
funt Vefuvium nominant.   Celebre nunc novumque nomen
Vefvium eft, omnibus hominibus notum propter ignem
qui in eo ex terra fubmittitur; quae res non parum mihi
ad ambientis aëris ficcitatem conducere videtur, et alioqui
praeter ipfum ignem, nec ftagnum propinquum, nec palus,
nec fluvius alicujus momenti usquam in finu habetur.   Omnibus vero ventis qui ab arcto ad aeftivum occafum per-
flant, Vefuvius collis objicitur, multusque cinis ab eo ad

αυτοῦ καθήκει, λείψανόν τι ἐν αὐτῷ κεκαυμένης τε καὶ νῦν
ἔτι καιομένης ὕλης. ταῦτα πάντα ξηρὸν ἐργάζεται τὸν ἀέρα.
δύναιτ᾽ ἂν οὖν τις ἑτέρωθι τῆς οἰκουμένης ἐκλέξασθαι λόφον
οὕτω ξηρὸν, οὐ πόῤῥω θαλάττης, οὔτε μέγαν ὡς ἐγκεῖσθαι
ταῖς τῶν ἀνέμων εἰσβολαῖς, οὔτε πάνυ ταπεινὸν ὡς·τὰς ἐκ
τῶν ὑποκειμένων πεδίων ἀναθυμιάσεις ἑτοίμως δέχεσθαι. πε-
φυλάχθω δ᾽ αὐτὸν ἐστράφθαι πρὸς ἄρκτον· οὕτω γὰρ ἂν
ἀπεστραμμένος εἴη τὸν ἥλιον. εἰ δὲ κἂν τοῖς εὐκράτοις τῆς
ὅλης οἰκουμένης ὁ λόφος ὑπάρχοι, καθάπερ ὁ κατὰ τὰς Ταβίας ἐστὶν, ἄμεινον μακρῷ. ἐν τοιούτῳ λόφῳ πόαι μὲν ἔστωσαν ἄγρωστις καὶ λωτὸς καὶ πολύγονον καὶ μελισσόφυλλον,
θάμνοι δὲ σχῖνος καὶ κόμαρος καὶ βάτος καὶ κισσὸς καὶ κύ-
τισος, ὅσοι τ᾽ ἄλλοι τούτοις ἐοίκασιν. οὕτω μέν σοι τὰ τοῦ
λόφου παρεσκευάσθω. τὰ δὲ ζῶα βόες μέν εἰσιν ἐν τῷ κατὰ
Ταβίας, καὶ ἔστι τούτου τοῦ ζώου πιχὺ τὸ γάλα, καθάπερ
τὸ τῶν ὄνων λεπτόν. ἐγὼ δ᾽ ἂν καὶ βοῦς καὶ ὄνους καὶ αἶγας
ἀφείην ἐπὶ τὰς νομὰς, ὥστ᾽ ἔχειν χρῆσθαι γάλακτι παντὶ,
παχεῖ μὲν ἐκ τῶν βοῶν, λεπτῷ δ᾽ ἐκ τῶν ὄνων, μέσῳ δ᾽

mare usque pervenit, reliquiae videlicet materiae tum
quae in eo combufta eft tum quae nunc etiam uritur. Omnia haec aërem efficiunt ficcum. Licet porro et alibi terrarum eligere collem fimili modo ficcum, nec longe a mari,
nec adeo magnum, ut ventorum impetui fit expofitus, nec
adeo humilem, ut fubjectorum camporum halitum prompte
recipiat. Caveatur autem ne ad feptentrionem fit verfus, ita
enim effet averfus a fole. Quod fi etiam in temperato orbis
loco collis fit, veluti is qui ad Tabias confpicitur, longe
magis ad rem pertineat. Hoc in colle funto herbae quidem
agroflis et lotus et polygonon et meliffophyllon, frutices
vero lentiscus et arbutus et rubus et hedera et eytifus, aliique his fimiles, atque ita tibi collis praeparetur. Pecora
vero quae in colle ad Tabias pascuntur boves funt. Eftque
ejus animalis lac fpiffum ita, ut afinorum tenue. Ego vero
ne quod lactis genus ufui defit, ex vaccis craffum, ex afinis tenue, ex capris medium amborum et boves et afinos

ἀμφοῖν ἐκ τῶν αἰγῶν· οἱ παλαιοὶ δὲ καὶ γυναῖκα θηλάζουσαν
ἐφίστων τοῖς τῇ φϑόῃ κάμνουσι· κἀγὼ δὲ ἀποδέχομαι τὴν
γνώμην αὐτῶν, ὅτι τε τὸ οἰκεῖον ᾑροῦντο καὶ ὅτι πρὶν ψυ-
γῆναι τῷ πέριξ ἀέρι. καί σοι τοῦτ᾽ ἔστω μέγιστον παράγγελμα
γάλακτος χρήσεως ἐπὶ πάντων οἷς γάλακτος χρεία, αὐτίκα
πίνειν ἀμελχϑὲν, τῷ ζώῳ παρεστῶτα· πρόσεπεμβάλλειν δὲ
καὶ μέλιτος, ὅτῳ τυροῦσθαι πέφυκεν ἐν τῇ γαστρί· εἰ δ᾽
ὑπελϑεῖν αὐτό ποτε θᾶττον βουληθείης, καὶ ἁλῶν. ἐκεῖνος
μέν γε οὖν ὁ νεανίας ἐκ τῆς λοιμώδους νόσου κατὰ τὴν ἀρτηρίαν ἕλκος ἔχων ὑγιὴς ἐγένετο καὶ ἄλλοι μετ᾽ αὐτὸν ὁμοίως.
ἑτέρῳ δὲ μειρακίῳ περὶ ἔτος ὀκτωκαιδέκατον ἐκ κατάῤῥου
πλείοσιν ἡμέραις γενομένου [124] τὰ μὲν πρῶτα μετὰ βηχὸς αἷμα θερμὸν εὐανθὲς οὐ πολὺ, μετὰ δὲ ταῦτα ἀνεπτύ-
σθη τι καὶ τοῦ χιτῶνος αὐτοῦ μέρος, ὃς ὑπαλείφων ἔνδοθεν
τὴν ἀρτηρίαν εἰς τὴν φάρυγγά τε καὶ τὸ στόμα διὰ τοῦ
λάρυγγος ἀνεφέρετο. ἐδόκει δέ μοι τῷ τε πάχει τεκμαιρο-
μένῳ καὶ τῇ τοῦ κάμνοντος αἰσθήσει τοῦ λάρυγγος ὑπάρχειν τὸ ἔνδοθεν σῶμα· καὶ μέντοι καὶ ἐβλάβη τοὐντεῦθεν

et capras in pascua depulerim.   Veteres vero etiam mulierem lactantem iis qui phthoe conſumerentur adſtare voluerunt, quorum ſententiae ipſe quoque accedo et quod fami-
liare id ſit, et quod priusquam ab ambiente aëre reſrigeretur,
id ſumi voluerint.   Atque hoc tibi de lactis uſu pro maximo praecepto ſit, ut ii quibus eo eſt opus, omnino id aſtante
animali ſtatim mulctum bibant, etiam melle injecto, ſi cui
cogi in ventriculo ſoleat; quod ſi ipſum deſcendere ad alvum citius cupias, etiam ſale.   Atque ille quidem adoleſ-
cens, quum ulcus in arteria ex peſtilenti morbo haberet, ſanatus eſt, ac poſt eum ſimiliter alii.   Alter vero adolescens
annos natus circiter decem et octo, quum multis diebus ex
deſtillatione laboraſſet, primum quidem ſanguinem floridum
cum tuſſi expuit non ſane multum, poſtea vero etiam tunicae ipſius partem, quae tegens intrinſecus totam arteriam,
in fauces et os per laryngem ascendit.   Videbatur autem
mihi tum ex craſſitudine ejus conjectanti tum aegri ſenſu
ipſius laryngis eſſe internum corpus; quin etiam laeſa illi

εἰς τὴν φωνὴν ὁ ἄνθρωπος· ἀλλὰ καὶ οὕτως ἐν χρόνῳ μὲν
πλείονι διεσώθη καὶ αὐτός. οἱ δ᾽ ἐκ τοῦ λοιμοῦ ῥᾳδίως
ὑγιάζεσθαί μοι δοκοῦσι τῷ προεξηράνθαι τε καὶ προκεκα-
θάρθαι σύμπαν τὸ σῶμα· καὶ γὰρ ἔμετός τισιν αὐτῶν ἐγένετο καὶ ἡ γαστὴρ ἅπασιν ἐταράχθη. καὶ οὕτως ἤδη κεκε-
νωμένοις τοῖς σώζεσθαι μέλλουσιν ἐξανθήματα μέλανα διὰ
παντὸς τοῦ σώματος ἀθρόως ἐπεφαίνετο· τοῖς πλείστοις μὲν
ἑλκώδη, πᾶσι δὲ ξηρά. καὶ ἦν εὔδηλον ἰδόντι τοῦ σεσηπότος
ἐν τοῖς πυρετοῖς αἵματος εἶναι τοῦτο λείψανον, οἷον τέφραν
τινὰ τῆς φύσεως ὠθούσης ἐπὶ τὸ δέρμα, καθάπερ ἄλλα
πολλὰ τῶν περιττῶν. οὐ μὴν ἐδέησέ γε πρὸς τὰ τοιαῦτα
τῶν ἐξανθημάτων φαρμάκου· καθίστατο γὰρ αὐτόματα τρόπῳ τῷδε· τινῶν μὲν, οἷς γε καὶ ἡλκώθη, τὸ ἐπιπολῆς ἀπέ-
πιπτεν, ὅπερ ὀνομάζουσιν ἐφελκίδα· κἀντεῦθεν ἤδη τὸ λοιπὸν ἐγγὺς ἦν ὑγείας· καὶ μετὰ μίαν ἢ δύο ἡμέρας ἐπουλοῦτο.
τινῶν δὲ, οἷς οὐχ ἡλκώθη, τὸ μὲν ἐξάνθημα τραχύ τε καὶ
ψωρῶδες ἦν, ἀνέπιπτε καὶ οἷόν τι λέμμα, κἀκ τούτου πάντες

homini ex eo vox eſt, atque ſic longiore quidem tempore, ſed
tamen ſanatus eſt. At qui ex peſtilentia *hoc vitio laborarunt*,
propterea mihi facile ſanari videntur, quod praeſiccatum iis
praepurgatumque totum corpus fuerit; quippe quum et vo-
muerint ex iis nonnulli, et omnibus venter profluxerit. Atque
quum ita jam vacuati eſſent qui evaſuri erant, iis exanthemata nigra toto corpore confertim multa apparuerunt, ulceroſa quidem plurimis, omnibus certe ſicca. Eratque in-
tuenti perſpicuum reliquias eas eſſe ſanguinis qui in febre
putruerat; quas veluti cinerem quempiam natura ad cutim
truſiſſet, ſicuti alia ex ſupervacuis nonnulla *trudit*. Verum
medicamentis ad ejusmodi exanthemata opus non fuit, quum
ſiderent ſua ſponte ad hunc modum; aliis quidem quibus
videlicet exulcerata ſumma pars fuit, decidit ipſa ulceris
ſumma ſuperſicies, quam ephelcida nominant; deincepsque
quod reliquum fuit propinquum ſanitati erat, ac poſt unum
duoſve dies ad cicatricem pervenit; aliis quibus ſcilicet ulcerata *ſummitas* non eſt, exanthema quidem ipſum et aſpe-
rum et ſcabioſum erat, decidit vero veluti ſquama quae-

ὑγιεῖς ἐγίγνοντο. θαυμαστὸν οὖν οὐδὲν εἰ καὶ κατὰ τὸν
πνεύμονα τοιούτων ἐξανθημάτων γεγενημένων ἐσώζοντο
διὰ τὴν ξηρότητα τῶν ἑλκῶν. ὃν γὰρ ἂν ἐπὶ τῶν ἄλλων
ἑλκῶν ἁπάντων ὁ πρόσθεν λόγος ἐδείκνυε σκοπὸν εἶναι τῆς
θεραπείας, τοῦθ᾽ ὑπῆρχεν ἤδη τοῖς ἐκ τοῦ λοιμοῦ γεγενημένοις. ἅπαντα γὰρ ἦν ξηρὰ καὶ τραχέα, τὰ μὲν πλεῖστα ψώρᾳ,
τινὰ δ᾽ αὑτῶν καὶ λέπρᾳ παραπλήσια. μαρτυρούσης οὖν
τῷ λόγῳ τῆς πείρας καὶ τοῖς ἕλκεσιν ἕνα τοῦτον ἔχουσι
σκοπὸν τῆς ἰάσεως τὸ ξηρανθῆναι, δύναιτ᾽ ἄν τις σώζειν
παμπόλλους τῶν αἷμα πτυσάντων ἐκ πνεύμονος, ὥσπερ καὶ
ἡμεῖς ἐσώσαμεν.

Κεφ. ιγ΄. Ὅπως μὲν οὖν χρὴ θεραπεύειν οἷς ἀγγεῖον
ἀξιόλογον ἐῤῥάγη κατενεχθεῖσιν, ἢ μέγα βοήσασιν, ἢ βάρος
ἀραμένοις ὑπὲρ τὴν δύναμιν, ἤ τινος ἐμπεσόντος τῷ θώρακι σκληροῦ καὶ μεγάλου ἔξωθεν σώματος, εἴρηται πρόσθεν. ὡς δ᾽ ἄν τις κάλλιστα καὶ τοὺς ἐπὶ κατάῤῥου πτύσαντας αἷμα μεταχειρίζοιτο, νῦν εἰρήσεται, σαφηνείας ἕνεκα

dam, ac dehinc omnes fuere fani. Nihil itaque miri fi etiam
ii, quibus ejusmodi exanthemata in pulmone funt orta,
propter ulcerum ficcitatem funt fanati. Quem namque in
caeteris ulceribus univerfis fupra monftravimus curationis
effe fcopum, hic jam iis qnae ex peftilentia funt orta praefto fuit. Omnia namque ficca et afpera fuere, plurima quidem fcabiei, quaedam vero etiam leprae fimilia. Ergo quum
experientia rationi atteftetur ulcerum curationem hunc habere unum fanationis finem, ut ficcentur, poterit quispiam
ex iis, qui fanguinem ex pulmone rejiciunt, fervare permul-
tos, ita ut nos fecimus.

Cap. XIII. Itaque quemadmodum medendum iis fit,
qui notabile in pulmone vas fregerunt, inde adeo quod ab
alto fint lapfi, vel immodice clamarint, vel pondus fupra vires
fuftulerint, vel quod durum magnumque aliquid extrinfecus ipforum pectori inciderit, dictum prius eft. Quemadmodum vero qui ex catarrho fanguinem rejiciunt commodiffime tractentur, nunc dicemus, propofita claritatis caufa

προχειρισαμένων ἡμῶν ἦν ἐποιησάμεϑα ϑεραπείαν ἐν ῾Ρώμῃ
γυναικὸς τῶν ἐν τέλει. αὐτὴ γὰρ ἀκηκουῖα λόγων τοιούτων
οἵους νῦν διεληλύϑαμεν ὑπὲρ τῶν ἐκ πνεύμονος αἷμα πτυσάντων, εἴτ᾽ ἐκ κατάῤῥου τινὸς ἢ βηχὸς ἰσχυρᾶς ὀλίγον τι
πτύσασα διὰ νυκτὸς ἔπεμψεν αὐτίκα πρός με παρέχειν ἑαυτὴν φάσκουσα πᾶν ὅ τι ἂν ἐϑέλοιμι πράττειν. ἠκηκόει δὲ
κατὰ τοὺς ἔμπροσϑεν χρόνους ὡς εἰ μή τις αὐτίκα βοη-
ϑήσειε δραστικῶς πρὶν ἢ φλεγμῆναι τὸ ἕλκος, οὐδὲν ἀνύσει,
καὶ ὡς τοῦτ᾽ ἂν εἴη μάλιστα τὸ αἴτιον τοῦ διαφϑείρεσϑαι
τοὺς ἀναβήξαντας τὸ αἷμα. φλέβα μὲν οὖν τεμεῖν αὐτῆς οὐκ
ἠξίωσα, [125] τεττάρων ἡμερῶν ἤδη διὰ τὸν κατάῤῥουν ὀλίγου δεῖν ἀσίτου γεγενημένης. κλύσματι δὲ δριμεῖ κελεύσας
χρήσασϑαι καὶ τρίψασϑαί τε καὶ σκέλη καὶ τὰς χεῖρας ἐπὶ
πλεῖστον ἅμα φαρμάκῳ ϑερμαίνοντι καὶ διαδήσας, εἶτα ξυρή-
σας τὴν κεφαλὴν ἐπέϑηκα τὸ διὰ τῆς κόπρου τῶν ἀγρίων
περιστερῶν φάρμακον. ὡρῶν δὲ μεταξὺ τριῶν γενομένων
(93) ἐπὶ τὸ βαλανεῖον ἤγαγον καὶ λούσας ἄνευ τοῦ ψαῦσαι
λίπους τῆς κεφαλῆς, εἶτα σκεπάσας αὐτὴν συμμέτρῳ πίλῳ

curatione quam Romae in fplendida muliere peregimus.
Haec namque quum ejusmodi fermones audiiffet, quales
nunc de iis habuimus qui fanguinem ex pulmone, five ex
catarrho aliquo five vehementi tuffi rejiciunt, cum paululum quiddam per noctem expuiffet, illico ad me mifit, praebere fe promptam afferens ad faciendum quicquid ego vel-
lem. Audiverat vero ante id tempus, nifi quis illico praefidium ftrenue afferret priusquam ulcus phlegmonen contra-
heret, eum operam amiffurum, atque hanc effe praecipuam
eorum qui fanguinem rejiciunt interitus caufam. Igitur
incidere mulieri venam, quae jam quatriduum propter ca-
tarrhum propemodum fine cibo egiffet, non placuit; fed juffi
ut acri uteretur clyftere, tum crura manusque calefacienti
pharmaco plurimum fricaret et vinciret, mox caput rade
ret, cui deinde medicamentum quod ex palumbium ftercore
conftat impofui, interpofitisque tribus horis in balneum
duxi ac lavi nullo caput contingens pingui; dein caput

370 ΓΑΛΗΝΟΥ ΘΕΡΑΠΕΥΤ. ΜΕΘΟΔΟΥ

Ed. Chart. X. [125.]   Ed. Baſ. IV. (93.)

πρὸς τὴν ἐνεστηκυῖαν ὥραν ἔθρεψα ῥοφήματι μόνῳ των
αὐστηρῶν ὀπωρῶν ἐπιδιδούς. εἶθ᾽ ὑπνοῦν μελλούσῃ τὸ διὰ
τῶν ἐχιδνῶν ἔδωκα φάρμακον ὡς πρὸ τεττάρων μηνῶν
ἐσκευασμένον· ἔτι γὰρ ἔχει τὸν τοῦ μήκωνος ὀπὸν ἰσχυρὸν τὸ
τοιοῦτον, ἐν δὲ τοῖς κεχρονικόσιν ἐξίτηλος γίνεται, διὰ τοῦτο
οὖν ὑπνῶδές τέ ἐστι καὶ ξηραίνει τὰ ῥεύματα σὺν τῷ καὶ
παχύνειν ἀτρέμα. παυσαμένου δὲ τελέως τοῦ κατάῤῥου δῆλος μὲν ὁ πνεύμων ἦν ἔκ τε τοῦ τῆς ἀναπνοῆς εἴδους καὶ
τοῦ ψόφου τῆς γενομένης ἅπαξ που βηχὸς ἐκκαθάρσεως δεό-
μενος. οὐ μὴν συνέπραξά γε εἰς τοῦτο κατὰ τὴν δευτέραν
ἡμέραν, ἀλλ᾽ ἐφ᾽ ἡσυχίας τε καὶ σιγῆς ἁπάσης τὴν γυναῖκα
φυλάξας καὶ τρίψας τὰ κῶλα καὶ διαδήσας ἐκέλευσα καὶ
τἄλλα πάντα μέρη τρίψασθαι πλὴν τῆς κεφαλῆς, ἔτι γὰρ ἦν
ἀπὸ τοῦ φαρμάκου θερμή. αὖθις δὲ εἰς τὴν ἑσπέραν ἔδωκα
τοῦ διὰ τῶν ἐχιδνῶν φαρμάκου μέγεθος, ὅσον γε ὁ παρ᾽ ἡμῖν
κύαμος. ἦν δὲ πολὺ τούτου μεῖζον ὃ κατὰ τὴν προτέραν
εἰλήφει. ὡς δὲ καὶ ταύτῃ τῇ νυκτὶ καλῶς ἐκοιμήθη, τῇ τρίτῃ
τῶν ἡμερῶν ἕωθεν δοὺς μέλιτος ἑψημένου συχνὸν, ἐφ᾽ ἡσυ-

idoneo pileo contexi et pro eo qui tum erat temporis
ſtatu nutrivi ſola ſorbitione, poſtquam ſtatim fructum aliquem autumnalium auſterum dedi. Deinde quum dormitura
eſſet, quod ex viperis conficitur medicamentum dedi circiter quatuor menſes ante confectum; habet enim id aetatis
adhuc praevalentem papaveris ſuccum, qui in antiquatis ig-
navus redditur, ideoque et ſomniferum eſt et fluxiones
tum ſiccat tum leviter craſſat. Finito vero prorſus catarrho
liquido apparebat tum ex reſpirandi ſpecie tum ſonitu ſemel excitatae tuſſis pulmonem expurgatione egere. Caeterum exhibere hanc non placuit ſecundo ſaltem die, ſed
in omni ſilentio et quiete muliere ſervata, tum artubus
ejus perfricatis vinctisque, juſſi reliquas quoque omnes partes perfricari, excepto capite, quod adhuc ex medicamento
incaleſcebat. Rurſus autem veſperi dedi theriaces ceu fabae noſtratis magnitudinem; erat vero quod pridie accepe-
rat hoc longe amplius. Poſtea vero quum hac quoque
nocte probe dormiviſſet, tertio die mane mel coctum copioſo

χίας ἐφύλαξα. προηκούσης δὲ τῆς ἡμέρας ἅπαν ὁμοίως τρίψας τὸ σῶμα τροφὴν ἐκέλευσα λαβεῖν πτισάνης χυλὸν σὺν
ἄρτῳ βραχεῖ. κᾆπειτα τῇ τετάρτῃ τῶν ἡμερῶν ἕωθεν μὲν
τοῦ διὰ τῶν ἐχιδνῶν φαρμάκου ἀκμαίου κατὰ τὴν ἡλικίαν
ἅμα σὺν χρηστῷ μέλιτι προσέδωκα. τῇ κεφαλῇ δὲ τοῦ αὐτοῦ
φαρμάκου πάλιν ἐπιθεὶς, ὃ θερμαίνει τε καὶ ξηραίνει σφοδρῶς, εἶτα λούσας καὶ θρέψας μετρίως, ἐκκαθαίρειν ἤδη
σφοδρότερον ἐπεχείρησα τὸν πνεύμονα τῇ πέμπτῃ τῶν ἡμερῶν. εἶτ' αὖθις καὶ αὖθις ἐχρησάμην ἐκ διαλειμμάτων κατὰ
μὲν τῆς κεφαλῆς τῇ συνήθει κηρωτῇ, τῇ διὰ τῆς θαψίας. τὴν
δ' ὅλην τοῦ σώματος ἐπιμέλειαν ἀναθρεπτικὴν ἐποιησάμην
ἐν αἰωρήσεσι καὶ τρίψεσι καὶ περιπάτοις καὶ ἀλουσίαις καὶ
διαίτῃ μετρίᾳ τε ἅμα καὶ εὐχύμῳ. αὕτη καλῶς ἔσχεν ἡ γυνὴ
μηδὲ δεηθεῖσα τοῦ γάλακτος. ἄλλον δέ τινα νεανίσκον οὐκ
ἐκ κατάῤῥου τῆς βηχὸς ὁρμηθείσης, ἀλλ' ἐπὶ ψύξει τῶν ἀναπνευστικῶν, αἷμα καὶ αὐτὸν πτύσαντα πλῆθος ὅσον ἥμισυ
κοτύλης, παραχρῆμα μὲν ἐφλεβοτόμησα καὶ δὶς τῆς αὐτῆς

exhibui, ac in quiete fervavi. Procedente vero die totum corpus fimiliter perfricui ac ptifanae cremorem cum pane exiguo pro cibo fumere juffi.   Mox quarto die mane quidem
dedi medicamentum quod ex viperis fit, fed quod jam in
aetate vigoris effet, idque cum probo melle.   Capiti vero
mulieris eodem medicamento quod vehementer cum ficcat tum calefacit impofito, ac deinde ipfa lota nutritaque
modice, valentius jam pulmo expurgare in quinto die fum
aggreffus.   Ac dehinc rurfum rurfumque ex intervallis
ad caput quidem confueto cerato, quod thapfiam recipit,
fum ufus.   Totam vero corporis curam in geftatione, frictione lavandique abftinentia, victu tum moderato tum vero
boni fucci, ad reficiendum direxi.   Haec itaque mulier recte
fefe habuit, minime lactis opem requirens.   Alteri vero
adolescenti, cui non ex catarrho, fed ex refrigeratis fpiritus inftrumentis orta tuffis fuerat, quum fanguinem et ipfe
ad dimidiam heminam rejeciffet, ftatim venam incidi, ac
bis eodem die ex ea fanguinem detraxi, deinde rurfus po-

372   ΓΑΛΗΝΟΥ ΘΕΡΑΠΕΥΤ. ΜΕΘΟΔΟΥ

Ed. Chart. X. [125. 126.]   Ed. Baf. IV. (93.)

ἡμέρας ἐπαφεῖλον· εἶτα δὶς κατὰ τὴν ὑστεραίαν· τρίψει δὲ
τῶν κώλων καὶ δεσμῷ ἐν τῇ πρώτῃ χρησάμενος, εἰς ἑσπέραν
ἔδωκα τὸ διὰ τῶν σπερμάτων ἡμέτερον φάρμακον. ἐν δὲ τῇ
δευτέρᾳ μετὰ τὴν ἐπαφαίρεσιν ἐπέθηκα παντὶ τῷ θώρακι
τὴν διὰ τῆς θαψίας κηρωτὴν, εἶτ᾿ ἄρας αὐτὴν εἰς ἑσπέραν,
ὅπως μὴ θερμήνειε περαιτέρω τοῦ δέοντος, ἐν τῇ τρίτῃ πάλιν
ἐπιθεὶς ὥραις που τρισὶν ἔλουσα τὸν ἄνθρωπον, ἔθρεψά τε
ταῖς τρισὶν ἡμέραις παραπλησίως, ῥοφήματα μὲν ἐν ταῖς
πρώταις δύο, τῇ τρίτῃ δὲ χυλὸν μὲν πτισάνης προδούς,
ἰχθὺν δέ τινα τῶν εὐπέπτων δοὺς ἁπλῶς ἠρτυμένον. ἔδωκα
δὲ καὶ τὸ διὰ τῶν σπερμάτων φάρμακον, ἐν δὲ τῇ δευτέρᾳ
καὶ τῇ τρίτῃ τῶν ἡμερῶν ὁμοίως εἰς ἑσπέραν· ὑπνοποιόν
τε γάρ ἐστι καὶ ἀνώδυνον καὶ ξηραντικόν. [126] ἤδη δὲ καὶ
τῶν ἀναπνευστικῶν ἐν εὐκρασίᾳ τῇ κατὰ φύσιν ὄντων καὶ
τοῦ παντὸς σώματος κεκενωμένου καὶ μηδὲ μιᾶς ὑποψίας
φλεγμονῆς ὑπολειπομένης κατὰ τὸ ἐῤῥωγὸς ἀγγεῖον, ἀνακα-
θαίρειν ἠρξάμην. εἶτα πίνοντα τὸ διὰ τῶν ἐχιδνῶν φάρμακον ἀκμαῖον κατὰ τὴν ἡλικίαν ἐπὶ τὰς Ταβίας ἐξέπεμψα.

ſtridie bis, ſed artuum frictione et vinctura priore die uſus
ad veſperam dedi medicamentum noſtrum ex feminibus confectum. Secundo die poſt alteram detractionem impoſui
toti pectori ceratum, *quod* ex thapſia *conficitur*, mox
veſperi, ne ſupra modum calefaceret, id auferens. Tertio *die* rurſus ad tres horas impoſito, hominem lavi, cibavi
autem ſimiliter tribus his diebus, prioribus quidem duobus
ſorbitiunculis, tertio vero ptiſanae primum cremore, deinde piſce ſtatim aliquo qui et facilis concoctu eſſet et ſimplici ratione praeparatus adjecto; dedi quoque medicamentum diaſpermaton et ſecundo et tertio die ſimiliter ad veſperam; etenim et ſomnum conciliat et dolorem levat et ſic-
candi vim habet. Tum vero quum et ſpiritui delegatae partes in temperie ſecundum naturam eſſent, et totum corpus
vacuatum ac nulla phlegmones ſuſpicio circa ruptum vas
ſupereſſet, expurgare eoepimus. Mox bibito medicamento
de viperis aetatis jam vigentis ad Tabias dimiſi. Sic ego

BIBΛION E. 373

Ed. Chart. X. [126.]   Ed. Baf. IV. (93.)

πάντας οὕτως ἐγὼ τοὺς κατὰ τὴν πρώτην ἡμέραν ἑαυτοὺς
ἡμῖν ἐγχειρίσαντας ἰασάμην.

Κεφ. ιδ'. Οὐ μὴν τούς γε μετὰ δύο ἢ τρεῖς ἅπαντας,
ἀλλ' ἔνιοί τινες αὐτῶν ἀνίατον ἔσχον τὸ ἕλκος. ὅσοι δ' ἔφθα-
σαν οὕτω φλεγμήναντες ὡς πυρέξαι, τούτων οὐδεὶς ἐθεραπεύθη τελέως. ἀλλ' ὅσοι μετὰ ταῦτα διὰ πάντων ὀρθῶς
τῶν βοηθημάτων διεξῆλθον, ὡς ξηρανθῆναι τὸ ἕλκος, ἐκέρ-
δησαν οὗτοι τοσοῦτον ὡς μήτ' ἐπινέμεσθαι μήτε μεῖζον γίγνεσθαι, ξηρανθὲν δὲ καὶ τυλωθὲν ἐπιτρέψαι χρόνῳ πλέονι
ζῆσαι τὸν ἄνθρωπον. μόνοι δὲ ἀνιάτως διακεῖσθαί μοι δοκοῦσι τῶν ἕλκος ἐν πνεύμονι ἐχόντων οἱ διὰ κακοχυμίαν
τινὰ ἀναβρωθέντες, ὧν ἔνιοι καὶ τοῦ σιάλου φασὶν ὥσπερ
ἅλμης αἰσθάνεσθαι. χρόνου μὲν γὰρ οἶμαι πάντως δεῖν μακροῦ πρὸς τὴν τῆς κακοχυμίας ἐπανόρθωσιν. ἀνάγκη δ' ἐν
τῷ χρόνῳ δυοῖν θάτερον, ἢ ξηραινόμενον τὸ ἕλκος τυλωθῆ-
ναι καὶ διὰ τοῦτο ἀνίατον γενέσθαι παντάπασιν, ἢ μὴ ξηραινόμενον αὐτό τε πρῶτον ἀποδειχθῆναι σηπεδονῶδες ἐπινέ-
μεσθαί τε τὰ πέριξ καὶ οὕτως ἐν χρόνῳ διασῆψαι τὸν πνεύ-

omnes, qui primo fe die mihi curandos permiferunt fanavi.

Cap. XIV. Qui vero poft duos aut tres *dies* non
omnes *fanatus*, fed aliquibus eorum infanabile ulcus fuit.
Quotquot autem phlegmone fic occupavit, ut jam febricitarent, horum nullus eft omnino perfanatus. Sed qui poftea
fic per omnia praefidia rite tranfierunt, ut ficcaretur ulcus, in tantum faltem lucrifecerunt ut illud nec ultra
progrederetur nec majus fieret, fed ficcatum ac callo dura-
tum longiore vita frui hominem fineret. Ex iis vero qui
ulcus in pulmone habent, ii foli infanabiles mihi effe videntur, qui ex fucci vitiofi erofione id poffident, quorum
aliqui ceu falfilaginem fputum fuum fentire fe ajunt; nam
longo arbitror tempore omnino opus effe, ut fucci corrigatur vitium. In tempore vero neceffe eft duorum alterum,
aut ficcando ulcus ceu callo fieri, eoque fore omnino infanabile, aut non ficcando tum ipfum primum indicari pu-
trescere, tum quae circa funt depascere, atque ita temporis

μονα. πολλοὶ δὲ τῶν ἐσχηκότων τοιαύτην κακοχυμίαν ἤδη
βήττοντες ἐξ αὐτῆς, οὐ μέντοί γ᾽ ἐπτυκότες οὐδέπω τὸ αἷμα,
τῆς παῤ ἡμῶν τυχόντες προνοίας εἰς τέλος ὑγιάσθησαν. χρὴ
δὲ ἐν ἀρχῇ μὲν οὐδενὸς οὕτως ὡς τοῦ μήτε βήττειν αὐτοὺς
φροντίσαι μήτ᾽ ἐκ τῆς κεφαλῆς καταῤῥεῖν τι εἰς τὸν πνεύμονα. καὶ γίνεται τοῦτο τρισὶ βοηθήμασι, καθάρσει μὲν
πρώτῳ, δευτέρῳ δὲ τῷ διὰ τῶν σπερμάτων φαρμάκῳ, τρίτῳ
δὲ τῇ προνοίᾳ τῆς κεφαλῆς. δεῖ δὲ τὸ μὲν καθαῖρον εἶναι
μικτὸν ἐκ διαφερουσῶν δυνάμεων, οἷά πέρ ἐστι τὰ ἡμέτερα
καταπότια δι᾽ ἀλόης καὶ σκαμμωνίας καὶ κολοκυνθίδος καὶ
ἀγαρικοῦ καὶ βδελλίου καὶ κόμμεως Ἀραβικοῦ συγκείμενα,
πρὸς τὸ πλέονας ἰδέας ἐκκαθαίρειν τῶν περιττωμάτων. ἱκανὸν δὲ ὠφελῆσαι καὶ τὸ χωρὶς κόμμεως· ὕστερον δ᾽ ἂν, εἰ
δεήσει, καὶ τοῖς τὰ μέλανα καθαίρουσι χρήσαιο· τὴν δὲ τῆς
κεφαλῆς πρόνοιαν ἐπιτρέψαι τῇ διὰ θαψίας κηρωτῇ. ταῦτα
μὲν ἐν ἀρχῇ ποιητέον ἐστὶν, ἐφεξῆς δὲ ἀνατρέφειν χρηστῶς
εὐχύμοις ἐδέσμασι καὶ τρίψεσι καὶ περιπάτοις καὶ λουτροῖς.
εἰρήσεται δὲ ἡ περὶ τὰ τοιαῦτα μέθοδος ἐν τῷ προσήκοντι

fpatio pulmones putrefacere. Sed multi ex iis qui ejusmodi fuccum vitiofum congefliffent, quum ex eo tuffirent, non
tamen etiamnum fanguinem rejicerent, hujus noftrae providentiae compotes facti prorfus funt perfanati. Oportet
autem in principio nullius rei aeque effe follicitum quam ut
neque tuffiant, neque ex capite aliquid in pulmonem defluat. Cavetur id triplici praefidio, purgatione primum, fe-·
cundo medicamento diafpermaton, tertio capitis providentia. Quod purget diverfas facultates habeat oportet, cujus generis noftrae funt pilulae, quae ex aloe, fcammonio,
colocynthide, agarico, bdellio et gummi Arabico conficiuntur, ad plures excrementorum purgandas fpecies. Sane fatisfaciant ad ufum et quae fine gummi componuntur.
Poftea vero fi res poftulabit, etiam iis quae atram bilem
expurgent utare. Capiti providebitur cerati ufu, quod fit
ex thapfia, atque haec quidem in principio peragenda funt.
Poft vero reficiendus aeger falubriter eft cibis boni fucci,
frictione, inambulatione et balneo. Tradetur autem de his

ΒΙΒΛΙΟΝ Ε. 375

Ed. Chart. X. [126. 127.] Ed. Baf. IV. (93.)

χωρίῳ τῆς συγγραφῆς, ὁποῖοι οὗτοι μάλιστα δέονται τοῦ
γάλακτος, ἀμελήσαντες δὲ πάντων ἀνιατότατοι γίνονται·
περὶ δὲ φλεβοτομίας αὐτῶν ὧδε χρὴ γινώσκειν. ὅσοι μὲν ἂν
δόξωσιν ὀλίγον ἔχειν αἷμα καθ᾽ ὃν εἴρηκα τρόπον, εἰς εὐχυ-
μίαν τινὰ προσαγαγὼν αὐτοὺς, φλεβοτομῆσαί τε δυνήσῃ
καὶ πάλιν ἀναθρέψαι, καὶ πάλιν καθᾶραι καὶ αὖθις ἀναθρέψαι, καὶ αὖθις, εἰ δεήσειε, φλεβοτομῆσαι, καὶ μάλισθ᾽
ὅσοις ἐστὶν οἷον ἰλύς τις μοχθηρὰ καὶ παχεῖα τὸ σύμπαν αἷμα·
τοὺς δ᾽ ἰσχυρούς τε καὶ πολυαίμους εὐθὺς ἐξ ἀρχῆς φλεβοτομεῖν.

Κεφ. ιέ. [127] Οὐδὲν ὧν εἶπον οὔτε νῦν οὔτε πρόσθεν ὧν ἂν ἢ αὐτὸς ἐξεῦρον, ἢ κατὰ τὴν Ἱπποκράτους ὁδὸν
ἐχρησάμην, ἀβασάνιστόν ἐστιν οὐδ᾽ ἄκριτον, ἀλλ᾽ ὑπὸ τῆς
πείρας ἅπαντα κέκριται, τὸν μὲν τῆς ἀποτυχίας κίνδυνον
ἡμῶν ὑπομεινάντων, τὸν καρπὸν δὲ τῆς χρήσεως ἐξόντων
ἁπάντων οἷς ἂν μέλῃ τῶν ἔργων τῆς τέχνης. ἄλλοι μὲν γὰρ
εἰσιν οἱ ἀληθεῖς, ἄλλοι δὲ οἱ τῶν σοφιστῶν λόγοι. καὶ τί δεῖ
λέγειν περὶ τῶν σοφιστᾶν, ὅπου καὶ τῶν ἀξιολόγων ἰατρῶν

methodus in idoneo operis loco, porro ii funt qui maxime
lac requirunt, neglectoque eo omnium maxime funt infanabiles; caeterum demittendo his fanguine fciri illud licet.
Quicunque parum habere fanguinis videbuntur, iis ad quendam fuccum probiorem, ficuti praedixi, reductis, detrahere
fanguinem poteris, tum rurfus reficere; *eosdem* etiam rurfus
purgare ac rurfus reficere, dennoque, fi res fuadet, fanguinem mittere, potiffimum quibus veluti limus vitiofus et
craffus totus eft fanguis. At qui validi funt multique fanguinis, iis ftatim a principio eft detrahendus.
Cap. XV. Nihil horum quae retuli vel nunc vel
ante, five ea inveni ipfe, five juxta Hippocratis viam ufur-
pavi, non examinatum ac judicio comprobatum eft; fed per
experientiam omnia judicata, in quibus erroris pericula ipfi
pertulimus, fructum ex eorum ufu habituri funt, quibuscunque artis opera funt curae, fi quidem alii veri funt,
alii fophiftarem fermones. Quid etiam fophiftas memoro?

ἔνιοι ὅλα γράψαντες βιβλία περὶ αἵματος ἀναγωγῆς ἄλλα
μέν τινα πολλὰ καὶ μικρὰ καλῶς διεξῆλθον, οὐδενὸς δὲ τῶν
μεγίστων ἐμνημόνευσαν, οὐκ ἐννοοῦντες ὡς μὲν διὰ τὰ πολλὰ
καὶ σμικρὰ τὰ καλῶς παρ᾽ αὐτῶν παρῃνημένα μακρὸς ὁ
θάνατος αὐτοῖς τοῖς κάμνουσι γενήσοιτο, διὰ δὲ τρία ταῦτα
σώζονται (94) πάντες οἱ σωθῆναι δυνάμενοι, διὰ φλεβοτομίαν καὶ κάθαρσιν καὶ τὰ ῥωννύντα τὴν κεφαλὴν φάρμακα.
εἰρήσεται δὲ τελεώτερον ἐν τοῖς ἑξῆς περὶ φλεβοτομίας, ὅταν
ὑπὲρ τῆς τῶν κακοχύμων θεραπείας διερχώμεθα. μὴ τοίνυν
ὥσπερ ἔνιοι τῶν ἰατρῶν ἀπὸ τῶν μικρῶν ἄρχεσθαι βοηθημάτων, μηδ᾽ ὅπερ ἐκεῖνοι λέγουσιν, ἐννοεῖν ὡς ἀποπειρα-
τέον ἐστὶ τούτων πρότερον, εἶτ᾽, εἴπερ ἀνύει μηδὲν, ἐπιτίθε-
σθαι τοῖς μείζοσιν. ἐπὶ μὲν γὰρ τῶν ἀκινδύνων παθῶν
ἀληθὴς ἡ τοιαύτη δόξα, τεθνηξομένου δὲ πάντως τοῦ κάμνοντος, ἐὰν εἰς ἀρχὴν καταστῇ φθόης, ἀλογώτατόν ἐστιν
ἀπὸ τῶν μικροτέρων ἄρχεσθαι. τά τε γὰρ ἄλλα πάντα καλῶς
ὑφ᾽ Ἱπποκράτους εἴρηται καὶ σὺν αὐτοῖς ὁ ἀφορισμὸς ὅδε·

quum etiam non contemnendorum medicorum aliqui, etiam
qui integra volumina de fanguinis rejectione prodiderunt,
alia quidem multa et parva recte perfcripferint, maximo-
rum autem auxiliorum nullius meminerint, parum intelligentes permulta illa et parva, quae recte admonent, longum
ipfis aegrotis comparandum interitum. Per haec autem tria
qui plane deplorati non funt omnes fervantur, per fanguinis miffionem et purgationem et ea quae caput roborant.
Sane in fequentibus quum de pravorum curatione humorum
praecipiemus, dicemus de fanguinis miffione diligentius. Minime igitur, ficuti medicorum nonnulli cenfent, a parvis incipiendum auxiliis eft; nec ficut illi dicunt fentiendum, ifta
fcilicet prius effe tentanda; mox, fi nihil profecerint, aggredienda majora. Nam in morbis minime periculofis vera
ea opinio eft; at ubi moriendum aegro prorfus eft, fi phthoe
femel exceptus fit, alieniffimum a ratione eft a minoribus
inchoaffe. Nam ficuti reliqua omnia ab Hippocrate tradita, ita illa quoque fententia recte eft dicta: *At extremos*

BIBΛION E. 377

Ed. Chart. X. [127.]   Ed. Baf. IV. (94.)

εἰς δὲ τὰ ἔσχατα νοσήματα αἱ ἔσχαται θεραπεῖαι εἰς ἀκρι-
βίην κράτισται. τί ποτ᾽ οὖν Ἐρασιστράτῳ δόξαν ἀργός τε
καὶ ῥάθυμος ἐν ἀρχῇ τῶν τοιούτων παθῶν γενόμενος, ἐπι-
μελὴς αὖθίς ἐστιν, ὅτε οὐδὲν ὄφελος; φλεβοτομία γὰρ οὐδ᾽
ὅλως ἐπ᾽ οὐδενὸς τοῦ αἵματος ἀναγωγῇ χρῆται, λογισμῷ
φαυλοτάτῳ πιστεύσας· ἐκάθηρέ τε οὐδένα, καθάπερ οὐδὲ
τὴν κεφαλὴν ἐξήρανεν. ἅπερ εἴ τις ἐξέλοι τῶν κινδυνευόντων
ἁλῶναι φθόῃ, κἂν τἄλλα πάντα διέλθοι καλῶς, οὐδὲν, οἶμαι,
πλέον ἀνύσει. φλεβοτομίαν γὰρ παραιτεῖται, δεσμοῖς μόνοις
χρώμενος ἐπὶ τῶν κώλων ὑπὲρ ἀντισπάσεως, ἵν᾽, ὡς αὐτός φησι, εἰς τοὺς τῆς φλεγμονῆς καιροὺς ἔχωμεν αὔταρκες αἷμα καὶ μὴ διὰ τὴν ἔνδειαν αὐτοῦ τρέφειν ἀναγκαζώ-
μεθα τὸν ἄῤῥωστον. ἀλλ᾽ ὦ γενναιότατε, φαίη τις ἄν, οἶμαι,
πρὸς αὐτὸν, ἐὰν φθάσῃ φλεγμήνας πνεύμων ἐπ᾽ ἀγγείου
ῥήξει, μηκέτι ἔλπιζε τοῦτον ἰαθήσεσθαι δι᾽ οὓς ὀλίγον ἔμπροσθεν εἶπον λογισμούς· ὥστ᾽ οὐδὲν ἔτι σου χρήζει, προδοθεὶς
ἐν ἀρχῇ. παραπλήσιον γάρ τι ποιεῖς κυβερνήτῃ δι᾽ ἀμέλειαν
περιτρέψαντι τὸ πλοῖον, εἶτ᾽ ἐγχειρίζοντι σανίδας τῶν πλω-

morbos extrema prorſus remedia maxime valere. Quanam
igitur inductus opinione Eraſiſtratus in talium affectuum
principio ſegnis tardusque eſt, poſt diligens, quum periit occaſio? Nam ſanguinis miſſione, quum ſanguis rejicitur,
nusquam prorſus utitur vitioſiſſima ratione inductus, ſed nec
purgat quenquam, ut nec caput ſiccat. Quibus nimirum ſi
quis phthoe occupari periclitantes fraudet, quamvis reliqua omnia probe peragat, nihilo plus arbitror agat. Nam
ſanguinem mittere recuſat, ac ſolis artuum devinctionibus
ad revulſionem utitur, quo, ut ipſemet ait, ad phlegmones tempora ſat nobis ſanguinis ſuperſit, nec propter inopiam ejus aegrum nutrire cogamur. Sed, o generoſiſſime, dicat, arbitror, aliquis, ſi poſt venam ruptam phlegmone jam
pulmonem corripuerit, non eſt quod ſperes hominem ſanandum propter ipſas quas paulo ante comprehendi rationes;
quare amplius opera tua non egebit, proditus per te inter
initia. Quippe idem facis quod gubernator, qui ubi per
ejus incuriam everſa navis eſt, vectorum cuipiam aſſerem

τήρων τινὶ καὶ συμβουλεύοντι διὰ ταύτης πορίζεσθαι τὴν
σωτηρίαν. ἀλλ᾽ ἴσως Ἐρασίστρατος ἡγεῖτο τῶν ἐξ ἀνάγκης
ἑπομένων τραύμασιν εἶναι τὴν φλεγμονὴν, ἀγνοεῖ δ᾽, εἴπερ
οὕτω γιγνώσκει, μεγάλα· πάρεστι γοῦν θεάσασθαι τῷ βουλομένῳ μυρίους τῶν ὁσημέραι μονομαχούντων ἄνευ φλεγμονῆς
τραύματα μέγιστα κολληθέντας· ὥστε τῇ δευτέρᾳ ἢ τῇ τετάρτῃ τῶν ἡμερῶν ἐν ἀσφαλείᾳ πάσῃ καθεστηκέναι. παμπόλλους δὲ καὶ ἡμεῖς ἐθεραπεύσαμεν ἀγγεῖον ἐν πνεύμονι ῥήξαντας
ἐκ κατα[128]πτώσεως ἢ ἐκ πληγῆς ἢ βοῆς, πρὶν φλεγμῆναι
τὸ ῥαγέν. εἰ δὲ καὶ τοῦτόν φησι φλεγμῆναι τὸν πνεύμονα,
τοῖς ἑαυτοῦ μάχεται δόγμασιν, ἅμα μὲν φλεγμαίνειν λέγων
κύριον σπλάγχνον ἐγγυτάτω κείμενον καρδίας, ἅμα δ᾽ ἀπύ-
ρεκτον φαίνεσθαι τὸν ἄνθρωπον, ἔτι τε λυθείσης τῆς φλεγμονῆς, μηδὲν ἀναπτυσθῆναι. ἀντακουσάτω τοιγαροῦν παρ᾽
ἡμῶν ὡς οὔτε κολληθῆναι τὸ ἕλκος οἷόν τ᾽ ἐστὶν, ἐὰν ὁ
πνεύμων φλεγμαίνῃ· καὶ πάντως πυρέξει φλεγμήναντος· ἀνα-
πτύσει θ᾽ ἑξῆς σὺν βηχὶ πυώδη πτύσματα, λυομένης τῆς
φλεγμονῆς. ἐὰν τοίνυν μήτε πυρέξῃ μήτε βήξῃ μήτε ἀνα-

in manum dat, indeque falutem comparare fuadet.   Sed
Eraliftratus fortaffis exiftimabat phlegmonen effe ex iis quae
neceffario vulnus comitentur; verum fi ita fentiebat, in
magna plane erat ignorantia, quum videre cuique liceat,
fexcentis eorum qui quotidie fingulari certamine decertrant,
maxima citra phlegmonen glutinata vulnera, fic ut fecundo
vel quarto die fint omnino in tuto.   Nos vero etiam plurimos ex iis qui vas in pulmone ex cafu, clamore plagave
rupiffent, priusquam in phlegmone in vafe rupto excita-
retur, curavimus.   Quod fi horum quoque pulmones phlegmonen invafiffe afferit, ipfe fuis placitis repugnat, fimul
princeps viscus, quod maxime vicinum cordi fit, phlegmone
laborare affirmans, fimul hominem febre carere; itemque
rupta phlegmone nihil expuiffe.   Ergo a nobis quoque invicem audiat nec fieri poffe ut glutinetur ulcus, fi phlegmone pulmonem invaferit, omninoque fi invaferit, febricita-
turum, ac purulenta deinde, cum phlegmone folvitur, tuffi
exputurum.   Ergo fi quis nec febricitabit, nec tuffiet, nec

πτύσῃ τι τῶν ἐφ᾽ ἕλκει καὶ φλεγμονῇ ἰχώρων, τίνα νοῦν ἔχει
φλεγμῆναι φάναι τούτου τὸν πνεύμονα; τοῦτό τε οὖν τὸ
βοήθημα μέγιστον ὑπάρχων οὐκ ὀρθῶς παρ᾽ αὐτοῦ κατέ-
γνωσται, τούτῳ τ᾽ ἐφεξῆς ἡ κάθαρσις ἀμνημόνευτος ἐᾶται,
καὶ φάρμακον ἀγωνιστικὸν οὐδὲν εἴρηται τῷ ἀνδρὶ κατ᾽
οὐδὲν γένος τῶν προειρημένων. ἀλλ᾽ ἐάν τε κεφαλὴ πέμπῃ
τὸ ῥεῦμα, φυλαχθήσεται πέμπουσα· ἐάν τε διὰ δυσκρασίαν
αὐτῶν τῶν ἀναπνευστικῶν γένηται ἡ βὴξ, καὶ αὐτὴ φυλαχθήσεται. παραπλήσιος γοῦν ἐστιν ὁ Ἐρασίστρατος ἀγαλματοποιῷ,
τὰ μὲν ἄλλα πάντα κοσμήσαντι, τυφλὸν δ᾽ ἐργασαμένῳ τὸ
ἄγαλμα. τί γὰρ ὄφελος τοῦ λοιποῦ κάλλους, ὀφθαλμῶν μὴ
παρόντων; εἶτα τῶν τηλικούτων ἀνδρῶν μέγιστα σφαλλομέ-
νων ὁ θαυμασιώτατος Θεσσαλὸς, οὐδ᾽ ἐννοήσας τὴν τέχνην,
ἀξιώσει μεθοδικὸς ὀνομάζεσθαι· καὶ νῦν ὁρῶμεν σχεδὸν ἅπαντας τοὺς ἀπ᾽ αὐτοῦ φλεβοτομοῦντας ἄλλους τε πολλοὺς τῶν
καμνόντων, οἷς οὐχ ὅπως ὠφέλιμον, ἀλλὰ καὶ βλαβερὸν ἐχρῆν
ὑπειλῆφθαι τὸ βοήθημα, φυλαττόντων γε αὐτῶν τὰς οἰκείας
ὑποθέσεις· οὐχ ἥκιστα δὲ καὶ τοὺς αἷμα πτύσαντας, εἴτε

faniem aliquam ex ulcere et phlegmone fpuet, quae ratio eft
ut hujus ineffe pulmoni phlegmonen dicas? Itaque tum
hoc maximum certe praefidium non recte ab eo damnatum
eft, tum purgatio fine ulla mentione praetermittitur, ac
nec ullum medicamentum quod efficax fit, contra ullum ex
comprehenfis generibus ab eo eft pofitum. Quin, five caput fluxionem mittat, eo ftatu fervabitur, five ex intemperie
ipfarum fpirabilium partium tuffis incidat, etiam ipfa fic
manebit. Ergo Erafiftratus ftatuario illi affimilis videtur,
qui reliquis omnibus partibus fcite perfectis, ftatuam reliquit caecam. Nam quae, quaefo, reliquae pulchritudinis gratia, cum oculos defideres? Poftea, fi diis placet, quum tanti
viri maxime aberrent, egregius vir Theffalus, qui artem ne
novit quidem, methodicum fe cenfet appellandum; ac nunc
ferme omnes fectatores ejus fanguinem mittere videmus,
tum aliis aegrorum non paucis, quibus non folum non utile,
fed etiam noxium exiftimare id praefidii oportebat, praefertim fi propriis ipfis hypothefibus flarent; tum vero iis

380   ΓΑΛΗΝΟΥ ΘΕΡΑΠΕΥΤ. ΜΕΘΟΔΟΥ

Ed. Chart. X. [128.]   Ed. Baf. IV. (94.)

σὺν ἐμέτοις εἴτε σὺν βηξὶν, ὅταν ὦσιν ἰσχυροὶ τὴν δύναμιν.
εἶτα πῶς ἀλλήλοις ὁμολογεῖ ταῦτα, τὸ φλεβοτομεῖν τινα
τῶν αἷμα πτυσάντων, αὐτοὺς ἐν τοῖς ἰδίοις συγγράμμασι
γράφοντας τοῖς στεγνοῖς πάθεσιν ἐπιτήδειον εἶναι τὸ βοήθημα; μὴ τοίνυν ἔτι μηδὲ μεθοδικοὺς ἑαυτοὺς ὀνομαζέτω-
σαν, ἀλλ᾽ ἐμπειρικοὺς, οἳ παρέντες τὸν λόγον, ὃν ἐνόμιζον
ὑπάρχειν ὑγιῆ, τῇ πείρᾳ χρῶνται πρὸς τὴν τῶν βοηθημάτων
εὕρεσιν. ἆρ᾽ οὖν ἐν τούτοις μὲν ἐναργῶς ἐξελέγχονται μηδὲν
μήτε μεθόδῳ μήθ᾽ ὅλως λόγῳ τινὶ πράττοντες, ἐν οἷς δὲ
τὰ μέρη φασὶν ὑπάρχειν ἄχρηστα πρὸς τὴν τῆς θεραπείας
εὕρεσιν, οὐ πολὺ μᾶλλον; καὶ μὴν εἴ τις ἀναμνησθείη τῶν
εἰρημένων ἡμῖν ἐπὶ ὤτων καὶ μυκτήρων καὶ ὀφθαλμῶν καὶ
στόματος καὶ θώρακος καὶ πνεύμονος, ἔτι τε μήτρας καὶ
κύστεως καὶ τῶν κατὰ τὴν γαστέρα, τοῦ παντὸς ἁμαρτάνοντες φανοῦνται. τοιοῦτος γοῦν καὶ ὁ τῷ Μακεδονικῷ φαρμάκῳ χρώμενος ἐπ᾽ αἰδοίου φλεγμαίνοντος, ἅμα τῷ χαλαστικῷ
καταπλάσματι, τῷ συνήθει τούτῳ τῷ δι᾽ ἄρτου καὶ ὑδρελαίου σκευαζομένῳ. καί τις ἄλλος αὐτῷ παραπλήσιος ἐφ᾽

qui fanguinem, five hunc per vomitum five etiam cum tuffi
rejiciunt, modo valentes vires habeant? Sed quomodo
cohaerebunt haec fecum, ut venam ubi fanguis rejicitur incidere jubeant, et in commentariis fuis fcribant remedium
id adftrictis affectionibus convenire? Ergo ne fe methodicos amplius nominent, fed empiricos, fi rejecta ratione,
quam effe rectam putabant, experientia utuntur ad invenienda praefidia.   An igitur in iis quidem clare deprehenduntur nec methodo nec omnino ratione aliqua quicquam
facere, ubi vero partes inutiles effe ad curationis inventionem
ajunt, non multo magis?   Atqui fi quis ad memoriam revocet ea quae de auribus, naribus, oculis, ore, pectore,
pulmone, praeterea utero, vefica et ventriculo diximus,
errare eos tota via videbit.   Talis igitur erat qui ad phlegmonen pudendi Macedonico medicamento eft ufus, ac cum
eo etiam cataplasmate relaxante, folemni hoc quod ex
pane, aqua et oleo conficitur.   Etiam alius quidam illi per-

BIBΛION E. 381

Ed. Chart. X. [128. 129.]   Ed. Baf. IV. (94)

ἕδρας ἡλκωμένης τοῖς αὐτοῖς χρώμενος· ἀλλ᾽ ἐν τοῖς περὶ τῶν
φλεγμονῶν λόγοις ὑπὲρ τῶν τοιούτων ἐροῦμεν. ἕλκη δὲ
χωρὶς φλεγμονῆς ἐν αἰδοίῳ καὶ ἕδρᾳ καταπλάσματος μὲν
οὐδενὸς δεῖται, φαρμάκου δ᾽ ἐπουλοῦντος, οὐ μὰ Δία τοιούτου τὴν φύσιν οἷον εἰς οὐλὴν ἄγει τὰ κατὰ τὰς σάρκας ἕλκη,
ἀλλ᾽ εἰς τοσοῦτον ξηροτέρου τὴν δύναμιν εἰς ὅσον ἐστὶ καὶ
τὰ μόρια ξηρότερα σαρκός. καὶ τό γε θαυμασιώτερον, αὐτῶν
τῶν ἐν αἰδοίῳ συνισταμένων ἑλκῶν ἐπὶ μᾶλλον δεῖται ξηραίνεσθαι τά τε τοῦ [129] καυλοῦ σύμπαντος ὅσα τε ἐκτὸς
αὐτοῦ κατὰ τὸ πέρας ἐστὶν, ὃ προσαγορεύουσι βάλανον.
ἧττον δὲ τούτων χρῄζει ξηραινόντων φαρμάκων ὅσα τῆς
πόσθης ἐστὶν ἕλκη, κἀκ τούτων ἔθ᾽ ἧττον ὅσα κατὰ τοῦ
λοιποῦ δέρματος ὃ περὶ σύμπαν ἐστὶ τὸ αἰδοῖον. ὑγρὸν οὖν
ποθ᾽ ἕλκος ἐπὶ τῆς βαλάνου τῶν ἀμεθόδων ἰατρῶν τις, τούτων δὴ τῶν Θεσσαλείων, μὴ δυνάμενος ἰᾶσθαι τούτοις τοῖς
ἐπουλωτικοῖς ὀνομαζομένοις φαρμάκοις, εἰς συμβουλὴν ἡμᾶς
παρεκάλεσεν. ἀκούσας οὖν ὅτι πολὺ ξηροτέρου δεῖται φαρμάκου τὸ μόριον τοῦτο, παρ᾽ ὅσον ἐστὶ καὶ φύσει ξηρότερον,

fimilis, qui ad fedem exulceratam iisdem eft ufus; verum
de talibus ubi de phlegmonis difputabitur agemus. Caeterum ulcera quae citra phlegmonen in pene fedeve confiftunt, nullum cataplasma defiderant, fed medicamentum
quod cicatricem inducat; non tamen hercle ejus naturae
quae ulcera carnium inducere cicatrice poffit, imo quae
tanto magis ficcare poffit quanto hae partes funt carne
ficciores. Quin etiam, quod magis admirere, ipforum quae
in pene funt ulcerum magis etiam ficcari poftulant et quae
in toto cole haeferunt et quae extra hunc etiam finem ejus
qui glans dicitur infeftant; minus vero quae in praeputio
funt, atque etiam his minus quaecunque in reliqua funt cute
quae totum colem veftit. Quum igitur humidum in glande
ulcus quidam ex amethodis iftis medicis, iftis inquam Theffaliis, fanare aliquando non poffet medicamentis epuloticis vocatis, adhibuit in confilium me. Ubi igitur ex me audivit
longe ficciore medicamento partem egere, propterea quod
ficcioris naturae effet, primum non credidit; ut vero coa-

ἠπίστει μὲν τὸ πρῶτον· ὡς δ᾽ ὑπ᾽ ἀνάγκης εἰς τὸ χρήσασθαί
τινι τῶν ἡμετέρων ἀφίκετο, τρισὶ μὲν ἡμέραις ὑγιάσθη τὸ
ἕλκος· εὔδηλος δὲ ἦν ὁ ἰατρὸς οὐ τοσοῦτον χαίρων ἐπὶ τῷ
θεραπεῦσαι τὸν ἄνθρωπον ὅσον ἀνιώμενος ἐπὶ τῷ πονηρᾷ
συντετράφθαι δογμάτων αἱρέσει. τὸ γάρ τοι διὰ χάρτου κεκαυμένου, τοῦτο δὴ τὸ σύνηθες ἡμῖν, ἰᾶται τὰ τοιαῦτα τῶν
ἑλκῶν, ὥσπερ γε καὶ ἄνηθον κεκαυμένον ὁμοίως ἐπιπαττό-
μενον, καὶ κολοκύνθη δὲ ξηρὰ κεκαυμένη κατὰ τὸν αὐτὸν τρό-
πον· ἄλλα τε πολλὰ τῶν ὄντως ἰσχυρῶς ξηραινόντων φαρμάκων. ὅσα δ᾽ ἄνικμα τῶν τοιούτων (95) ἑλκῶν ἐστι καὶ
πρόσφατα, τούτοις καὶ ἡ ἀλόη μόνη φάρμακον ἀγαθόν· ἐπι-
πάττεται δὲ χνοώδης ξηρά. αὕτη δὲ καὶ τὰ κατὰ τὴν ἕδραν
ἕλκη τὰ ξηρὰ θεραπεύει καλῶς. ὁμοιοτάτην δ᾽ αὐτῇ δύναμιν
ἔχει καὶ καδμεία δι᾽ οἴνου πεπλυμένη ξηρά. καὶ ταύτης ἐγγύς
ἐστιν ἡ καλουμένη λιθάργυρος. εἶθ᾽ ἑξῆς ἡ μολύβδαινα. πάντων δ᾽ αὐτῶν ἀνωδυνώτατόν τε καὶ οὐδενὸς ἧττον δραστή-
ριον ὁ πομφόλυξ ἐστίν. εἰ δ᾽ ὑγρότερα τύχοι πίτνός τε
φλοιὸς αὐτὸς καθ᾽ ἑαυτὸν, ὅ τε λίθος ὁ αἱματίτης ὀνομαζό-

ctus neceſſitate eſt aliquo ex noſtris medicamentis uti, tribus diebus ſanatum ulcus eſt, perſpicuumque erat medicum
non tam fuiſſe de ſalute hominis laetatum, quam inde adeo
triſtatum, quod in mala diſciplinae ſecta fuiſſet educatus.
Siquidem medicamentum quod ex papyracea charta combu-
ſta fit, hoc ſcilicet nobis uſitatum, id genus ulcerum ſanat;
ſicuti etiam anethum uſtum ſimili modo inſperſum, itemque
cucurbita ſicca, atque uſta ad eundem modum, alia praeterea multa ex iis, quae vehementer ſicut illa ſiccant. Si
qua vero ejusmodi ulcerum fine madore ſunt ac recentia, iis
ſola aloe ſalutare medicamentum eſt; inſpergitur autem ſicca, ſed in tenuiſſimum ceu pollinem redacta. Haec vero
etiam quae in ſede conſiſtunt, ſicca ulcera probe percurat.
Simillimam huic vim habet et cadmia vino elota et ſicca.
Ac hac quoque non longe abeſt argenti ſpuma dicta. Deinceps vero molybdaena ſequitur. Omnibus vero tum minus
inferens doloris tum nullo minus efficax pompholyx eſt.
Sin humidiora ſunt, ipſe per ſe pini cortex, itemque lapis

μένος. εἰ δὲ καὶ βάθος αὐτοῖς συνείη τι, μετὰ τὸ ξηρᾶναι τῶν εἰρημένων τινὶ, μάννης αὐτοῖς τοσοῦτον μικτέον ὅσον αὔταρκες εἰς γένεσιν σαρκός. τούτων τε οὖν οὐδὲν οὐδὲ ὄναρ ἴσασιν οἱ ἀπὸ τῆς ἀμεθοδωτάτης αἱρέσεως ἅπαν ἕλκος ἡγούμενοι τῆς αὐτῆς δεῖσθαι θεραπείας, ἐν ᾧπερ ἂν ᾖ τοῦ ζώου μορίῳ· καὶ πρὸς τούτοις ἔτι, μηδ᾽ ὅπως χρὴ ῥάπτειν αὐτῶν ἔνια, καθάπερ εἰ τύχοι τὰ κατ᾽ ἐπιγάστριον· ὑπὲρ ὧν ἐν τῷ μετὰ ταῦτα λόγῳ λεχθήσεται σὺν τοῖς ὑπολοίποις ἅπασι.

haematites vocatus idoneus eſt. Quod ſi profunditas quaepiam ipſis adſit, ubi exſiccata fuerint, dictorum alicui tantulum mannae admiscendum eſt, quantum ſit ad carnem gignendam ſatis. Neque igitur horum quicquam vel per ſomnium norunt, qui iſtius funt alienae a methodo ſectae, quum omne ulcus in quacunque animantis ſit parte, eandem poſtulare curationem opinentur; neque etiam quemadmodum fuere quaedam ulcera oporteat, veluti ea quae in abdomine contingunt, de quibus in ſequenti libro cum iis quae reſtant univerſis agetur.

ΓΑΛΗΝΟΤ ΘΕΡΑΠΕΤΤΙΚΗΣ ΜΕΘΟΔΟΤ ΒΙΒΛΙΟΝ Z.

Ed. Chart. X. [130.]   Ed. Baf. IV. (95.)

Κεφ. α'. Οἶδ᾽ ὅτι μηκύνειν δόξω τισὶν ἓν γένος
ἔτι νοσήματος ἐξηγούμενος, ὅπως χρὴ θεραπεύεσθαι μεθόδῳ.
προσήκει δ᾽ αὐτοὺς οὐκ ἐμοὶ τοῦ μήκους ἐγκαλεῖν, ἀλλὰ τοῖς
ἃ μηδ᾽ ὅλως ἔγνωσαν ὑφ᾽ Ἱπποκράτους ὀρθῶς εἰρημένα
διαβάλλειν ἐπιχειρήσασιν, οὓς οὐδ᾽ ἕλκος ἰᾶσθαι καλῶς ἐπισταμένους ἔδειξα, μή τοί γε δὴ τῶν ἄλλων τι τῶν μειζόνων.
αὐτὸ μὲν οὖν τὸ γένος τοῦ πάθος οὗ τῶν εἰδῶν ἕν ἐστι τὸ
ἕλκος, εἴτε συνεχείας λύσιν εἴθ᾽ ἑνώσεως ὀνομάζοι, τις οὐ

GALENI METHODI MEDENDI

LIBER VI.

Cap. I. Scio fore nonnullos quibus effe prolixus
videbor, qui unum hactenus morborum genus quemadmodum methodo curetur exponam. Par eft autem non tam
mihi longitudinem hanc imputent quam iis qui parum intelligentes, quae rectiffime ab Hippocrate funt fcripta, ea
calumniari funt conati, quos probam ulceris curationem
nescire oftendi, nedum quod majus fit quicquam. Atque
ipfum quidem morbi genus, cujus una fpecies ulcus eft, feu
continuitatis feu quis unionis folutionem vocet, nihil refe-

ΓΑΛΗΝΟΥ ΘΕΡΑΠΕΥΤ. ΜΕΘΟΔΟΥ ΒΙΒΛ. Ζ.   385

Ed. Chart. X. [13o. 131.]   Ed. Baf. IV. (95.)
διοίσει. δέδεικται δὲ ὅτι καθ᾽ ἕκαστον μέλος τοῦ σώματος
ἡ μέθοδος τῆς θεραπείας αὐτοῦ τὰς μὲν ἐξ αὐτοῦ τοῦ πάθους ἐνδείξεις φυλάττει κοινὰς, ἐπικτᾶται δὲ ἀπὸ τοῦ μέρους ἄλλοτε ἄλλας. ἐν μὲν γὰρ τοῖς σαρκώδεσι μορίοις
ἐπιγιγνόμενον ὀνομάζεται μὲν ἕλκος, ἔχει δὲ τὸν μὲν κοινὸν
σκοπὸν ἁπάντων τῶν παρὰ φύσιν ἀναίρεσιν ἑαυτοῦ, τὸν
δ᾽ ὡς διαθέσεως, τὸν διὰ τῶν ἐναντίων, τὸν δὲ ὡς διαιρέσεως ἕνωσιν· ἡ γάρ τοι τοῦ νοσήματος τοῦδε γένεσις
ἐν τῇ διαιρέσει τῆς ἑνώσεώς ἐστι. καὶ διὰ τοῦτο κατὰ
μὲν τὸ ὀστοῦν ὀνομάζεται κάταγμα, κατὰ δὲ τὰς νευρώδεις
ἶνας σπάσμα, κατὰ δὲ τοὺς μῦς ἕλκος τε καὶ ῥῆγμα· προείρηται δὲ αὐτῶν ἡ διαφορά. νεύρῳ μέντοι [131] καὶ
ἀρτηρίᾳ καὶ φλεβὶ ταὐτὸν τοῦτο τὸ πάθος ἐγγινόμενον
οὐδὲν ἴδιον ὄνομα κέκτηται· συγχρῆται δ᾽ ἐνίοτε μὲν τῇ
τοῦ ἕλκους, ἔστι δ᾽ ὅτε τῇ τοῦ τραύματος ἢ ῥήξεως προσηγορίᾳ. ἀλλ᾽ ὅτι βραχύ τι χρὴ φροντίζειν ὀνομάτων ὅτῳ
περ σπουδὴ τῶν πραγμάτων αὐτῶν ἐξευρίσκειν τὴν ἐπιστήμην, εἴρηταί μοι πολλάκις. ἐπὶ ταύτην οὖν σπεύδωμεν

rat. Monſtrata eſt methodus curationis ejus in quacunque
corporis parte ſit, quae quidem ab affectu ipſo ſumantur, indicationes ſervare communes; quae vero a parte alias atque
alias habere. Quum enim carnoſis partibus inciderit, nominatur quidem ulcus, habet vero ſcopum omnium quidem quae
praeter naturam ſunt, communem ſui ademptionem; alium
vero, ceu affectus, ut per contraria *tollatur*, alium autem,
ut diviſionis unitionem; nam generatio hujus morbi in diviſione unitatis conſiſtit. Ideoque in oſſe vocatur fractura,
in nervoſis fibris ſpasma, in musculis ulcus et ruptio; quorum differentia prius jam dicta eſt. Idem tamen morbus,
quum in nervum et arteriam et venam inciderit, nullam
propriam appellationem eſt ſortitus, mutuatur autem interdum ulceris, interdum vulneris vel ruptionis appellationem. Caeterum parum eſſe de nominibus follicitum debere
eum, cui rerum ſcientiam invenire ſit propoſitum, ſaepe jam
diximus. Itaque huc potius nominibus neglectis propere-

ἀμελήσαντες τῶν ὀνομάτων· οὐδὲ γὰρ ἐκ τῆς τούτων ἀκριβοῦς θέσεως, ἀλλ᾽ ἐκ τῶν προσηκόντων ἰαμάτων οἱ κάμνοντες ὀνίνανται. πάλιν οὖν ἀναμνηστέον ὡς ὁ τολμηρότατος
Θεσσαλὸς οὐδεμίαν εἰπὼν μέθοδον ἑλκῶν ἰάσεως οἴεται
πάσας εἰρηκέναι. τὸ γὰρ, εἰ οὕτως ἔτυχε, τὸ μὲν κοῖλον ἕλκος
δεῖσθαι σαρκώσεως, τὸ δ᾽ ἁπλοῦν κολλήσεως, οὐδὲ τοὺς
ἰδιώτας λανθάνει, πῶς δ᾽ ἄν τις εὕροι μεθόδῳ φάρμακα
δι᾽ ὧν ἤτοι σαρκωθήσεται τὸ κοῖλον, ἢ κολληθήσεται τὸ
ἁπλοῦν ἕλκος, οὐκέτι οὐδεὶς ἰδιώτης ἐπίσταται· καὶ τοῦτό
ἐστιν ὃ πρόκειται σκοπεῖσθαι τοῖς ἰατροῖς· κἂν τούτῳ
βελτίων ἐστὶν ἕτερος ἑτέρου. καὶ γὰρ εὑρήσει φάρμακα καὶ
τοῖς εὑρημένοις ὀρθῶς χρήσεται, καθάπερ ἐδείκνυμεν ἐν
τοῖς ἔμπροσθεν, ὁ γεγυμνασμένος ἐν τῇ θεραπευτικῇ μεθόδῳ.

Κεφ. β'. Ἵνα γὰρ ἤδη τινὸς ἐχώμεθα τῶν ἀκολού-
θων τοῖς ἔμπροσθεν, ὑποκείσθω τις ἥκων πρὸς ἡμᾶς νενυγ-
μένος αὐτὸ μόνον τὸ δέρμα βελόνῃ· τοῦτον τὸν ἄνθρωπον,
εἰ μὲν εὐελκὴς εἴη, κἂν χωρὶς φαρμάκου, γυμνὸν ἔχοντα τὸ

mus; non enim ex horum exquifita impofitione, fed ex
appofitis remediis aegrotis falus paritur. Rurfus igitur
revocandum ad memoriam eft, quemadmodum audaciffimus
Theffalus, quum nullam curandi ulceris methodum tradi-
derit, omnes tamen dixiffe fe arbitratur. Nam fi ita contingat ut cavum ulcus carne poftulet impleri et fimplex glutinari, haec nec idiotis funt ignota; quemadmodum tamen
methodo quis medicamenta inveniat, quibus vel impleatur
quod cavum eft, vel glutinetur quod fimplex ulcus eft, haec
vulgus non novit; at id eft quod medicis confiderandum
proponitur, atque in eo alius alio eft praeftantior. Etenim,
veluti in praecedentibus oftendimus, et inveniet remedia et
inventis recte utetur quisquis in medendi methodo eft
exercitatus.

Cap. II. Ut enim jam aliquid perfequamur, quod
praecedentibus fit confequens, fingamus quempiam ad nos
venire, cui tantum cutis acu fit puncta. Hunc hominem,
fi is fit, oui facile ulcera fauescant, etiam fi citra medica-

BIBΛION Z. 387

Ed. Chart. X. [131.]   Ed. Baf. IV. (95.)

μέλος, ἐπὶ τὰς συνήθεις ἀπολύσῃς πράξεις, οὐδὲν πείσεται
φαῦλον· εἰ δὲ δυσελκὴς εἴη, πρῶτα μὲν ὀδυνήσεται, μετὰ
ταῦτα δὲ ἤδη καὶ σφύξει καὶ φλεγμανεῖ τὸ μέρος. ὁ μὲν οὖν
ἐμπειρικὸς ἐξ ἀνακρίσεως εἴσεται τὴν φύσιν τοῦ ἀνθρώπου·
ἡμεῖς δὲ κᾀκ ταύτης μὲν ἅπασί γε χρώμενοι τοῖς ἐκ τῆς
πείρας εὑρισκομένοις, οὐδὲν δὲ ἧττον καὶ ἐξ ὧν ἔχομεν
γνωρισμάτων εὐχύμου καὶ κακοχύμου φύσεως, εὐαισθήτου
τε καὶ δυσαισθήτου, πληθωρικῆς τε καὶ συμμέτρως ἐχούσης
χυμῶν, εὖ εἰδότες ὡς ὁ μὲν πληθωρικὸς, ἢ κακόχυμος, ἢ
εὐαίσθητος, ἤ τινα τούτων, ἢ πάντα ἔχων, φλεγμαίνει·
ὅτῳ δ᾽ ὑπάρχει τἀναντία, δεινὸν οὐδὲν πείσεται. καὶ ταῦτα
προγνόντες, οὐ μὰ Δία τὸ κολλητικὸν ἐπιθήσομεν φάρμακον, ὁποῖα τὰ πλεῖστα τῶν καλουμένων ἐναίμων ἐστὶν, ἃ
προσφάτοις ἐπιτίθενται τραύμασιν, ἀλλὰ μαλακόν τε καὶ
παρηγορικὸν καὶ ἀνώδυνον. ἔνθα μὲν γὰρ ἡ διαίρεσις ᾖ
μεγάλη, σπουδὴν χρὴ ποιεῖσθαι ξηραντικωτέροις φαρμάκοις
εἰς σύμφυσίν τε καὶ ἔνωσιν ἄγειν τὰ χείλη τοῦ ἕλκους·

mentum nudoque membro ad opera confueta dimittas, nihil
fentiet mali; fin cui difficulter fanentur, primum quidem do-
lebit, poft etiam tum pulfu pars infeftabitur tum phlegmone.
Ac empiricus quidem examinando percontandoque hominis
naturam discet, nos vero tum ex ejusmodi examinatione
omnibus his ufi quae per experientiam inveniantur, tum
nihilominus ex iis notis quas de boni fucci malique natura
habemus; praeterea de iis qui acris hebetisque funt fenfus, tum
plenitudine gravatis modiceque fe in fuccis habentibus, non
ignari quod qui vel plethoricus eft vel vitiofis fuccis premitur vel acris eft fenfus vel horum quibusdam omnibusve
premitur, phlegmone tentabitur; qui contra eft affectus, nihil
mali fentiet. Atque haec profpicientes non equidem medicamentum quod glutinet imponemus, cujusmodi plurima
funt eorum quae enaema vocant, ea funt quae recentibus
ftatim applicantur vulneribus, imo molle et mitigatorium
et dolorem fedans; ubi enim magna divifio eft, ibi ftudium
impendi debebit, ut magis ficcantibus remediis labra ulceris

ἔνθα δ᾽ ἐκ βελόνης ἢ γραφίου διαίρεσις, ἑνὸς μόνου χρὴ
φροντίζειν τοῦ μὴ φλεγμῆναι. κἂν τῷδε δῆλον ὡς ὁ γεγραμ-
μένος ὑπὸ Θεσσαλοῦ σκοπὸς τῶν ἐναίμων ἑλκῶν οὐδὲν
ἡμᾶς οὐδέπω διδάσκει πλέον οὗ καὶ τοῖς ἰδιώταις μέτε-
στιν. οὐ γὰρ ὃ χρὴ ποιεῖσθαι γιγνώσκειν μέγα, φύσει γε
ὑπάρχον ἅπασιν ἀνθρώποις, δι᾽ ὧν δ᾽ ἄν τις αὐτὸ ποιή-
σειεν ἐπίστασθαι τῶν τεχνικῶν ἐστι. καὶ γὰρ εἰ ναῦν τις
μέλλει πήξεσθαι καλῶς, ἴσμεν [152] δήπου καὶ ἡμεῖς ἅπαντες οὐκ ὄντες ναυπηγοὶ, ποῦ μὲν χρὴ τάξαι τὰ πηδάλια,
ποῦ δὲ τὴν πρύμναν καὶ τὴν πρῶραν, ἕκαστόν τε τῶν
ἄλλων· ἀλλ᾽ οὐδὲν ἡμῖν πλέον πρόσεστιν ἀγνοοῦσι πῶς
αὐτὰ δημιουργήσομεν. οὕτω δὲ καὶ οἰκίαν κατασκευαζόμενός
τις οὐκ ἀγνοεῖ δήπουθεν οὔθ᾽ ὡς πρῶτα χρὴ θέσθαι τὰ
θεμέλια τῶν τοίχων, οὔθ᾽ ὡς ἐπ᾽ αὐτοῖς καὶ ἀκλινεῖς ἐγεῖ-
ραι τοὺς τοίχους, οὔθ᾽ ὡς κατὰ τοῦτον πήξασθαι τὴν
ὀροφὴν, οὔθ᾽ ὡς θύρας τε καὶ θυρίδας, ἕκαστόν τε τῶν
ἄλλων μερῶν τῆς οἰκίας ἐν οἰκείῳ τάξαι χωρίῳ· ἀλλ᾽ οὐ-

uniantur atque coalescant; ubi autem acu ſtilove facta divifio eſt, id duntaxat curandum eſt, ne phlegmone pars cor-
ripiatur.   Atque ex hoc manifeſtum eſt cruentorum ulcerum indicationem a Theſſalo proditam nihil nos majus adhuc docere quam cuilibet e plebe notum eſt.   Non enim
ſcire quid fieri oporteat, id magna res eſt, ut quod omnibus
hominibus natura infit, ſed quibus rationibus illud efficias,
id vero ſcire artificum eſt.   Nam ſi quis probe ſit navem fa-
bricaturus, ſcimus profecto omnes etiam qui navium fabri
non ſumus, quo loco poni gubernacula debeant, quo loco
puppis, quo prora ac reliquorum quidvis; caeterum nihil
nobis haec ad rem conferunt, utpote nescientibus quemadmodum ipſa ſtruantur.   Aeque et qui aedes molitur, utique
non ignorat, nec quod jacienda primum parietum fundamenta ſint, neque quod ſuper his erecti minimeque incli-
nantes erigendi ſint parietes, nec quod ſuper his ſtrui
tectum oporteat, nec quod oſtia, feneſtrae fingulaeque reliquarum domus partium propriis collocandae ſunt locis; ve-

BIBΛION Z. 389

Ed. Chart. X. [132.]   Ed. Baf. IV. (95. 96.)

δὲν τοῦτο πλέον οὐδὲν εἰς οἰκίας κατασκευὴν, ἄχρι περ ἂν
ἀμαθὴς ὑπάρχων οἰκοδομικῆς, ἀγνοεῖ δημιουργεῖν αὐτά.
μόνῳ τοίνυν τῶν ἁπάντων ἀνθρώπων σοφωτάτῳ ἀρκεῖ
Θεσσαλῷ πρὸς ἐπιστήμην τεχνικὴν ὃ χρὴ ποιῆσαι γινώσκειν. ἀλλ᾽ ἡμεῖς καὶ διὰ τῶν ἔμπροσθεν ἐδείξαμεν, ὡς ἀρχὴ
μέν τίς ἐστι τοῦτο τῶν κατὰ τὰς τέχνας πράξεων, οὔπω
μὴν ἴδιον οὐδὲν αὐτῶν μόριον, ἀλλ᾽ ἔτι κοινὸν ἰδιώταις
ἅπασιν· αἱ γὰρ ἐνδείξεις αἱ πρῶται κατὰ πᾶσαν τέχνην
φύσει πᾶσιν ἀνθρώποις ὑπάρχουσιν. (96) ὥστε εἴπερ εἰσὶν
ἱκαναὶ τεχνίτας αὗται ποιεῖν, οὐδὲν κωλύει καὶ ναυπηγεῖν
ἡμᾶς καὶ τεκταίνεσθαι καὶ δύνασθαι πάντας ὑποδήματά τε
κατασκευάζειν καὶ ἱμάτια καὶ οἰκίας ἀρχιτεκτονεῖν τε καὶ
κιθαρίζειν καὶ ῥητορεύειν. ἀλλ᾽ οὐχ οὕτως ἔχει τὸ ἀλη-
θές· οὐδ᾽ ὁ γινώσκων ὅτι τῷ τρωθέντι μορίῳ τὴν κατὰ
φύσιν ἕνωσιν ἐκποριστέον ἰατρός ἐστιν, ἀλλ᾽ ὁ δι᾽ ὧν ἐκ-
πορισθήσεται· καίτοί γε οὐδὲ τοῦτό γ᾽ αὐτὸ μόνον ἱκανὸν, ἐὰν ἀγνοῇ τις ὅπως χρηστέον αὐτοῖς ἐστιν, ἀλλ᾽ ὁ τὴν
ὁδὸν ἅπασαν ἐπιστάμενος τῆς θεραπείας, ἄχρι τοῦ τυχεῖν

rum haec ad domum aedificandam quid conferant, quoad ipfe
fabrilis artis ignarus ea fabricare nesciat? Uni igitur Theffalo omnium hominum fapientiſſimo noſſe quid fieri oporteat
ad artificiofam notiliam fatis eſſe videtur. Sed nos per fuperius comprehenſa monſtravimus id eſſe operum, quae ex
artibus expectentur veluti principium quoddam, nondum
aliqunm eorum propriam partem, fed quae etiam fit cuivis
e plebe communis; quippe primae in omni arte indicationes
omnibus homnibus natura funt praefto. Quare fi hae fatis funt
ad opifices faciendos, nihil vetat quin et naves ipfi aedifice-
mus, promptumque fit omnibus tum calceos faceretum veftes
tum domos, fed et architectos eſſe et cithara perfonare et
rhetoricari. Verum non ita fe rei habet veritas, nec qui
vulneratae parti naturalem unitionem eſſe moliendam novit,
is medicus eſt, fed qui quibus id rebus perficiat intelligit;
quanquam ne hoc quidem ipfum per fe fatis eſt, fi quis
etiam quo pacto his fit utendum nesciat, fed qui viam omnem curationis eousque percalluit, ut ipfum confequi defti-

390 ΓΑΛΗΝΟΥ ΘΕΡΑΠΕΥΤ. ΜΕΘΟΔΟΥ

Ed. Chart. X. [132.]   Ed. Baf. IV. (96.)

τοῦ σκοποῦ, μόνος οὗτός ἐστιν ὁ γινώσκων ἰᾶσθαι. συμ‐
βαίνει τοιγαροῦν γε τοῖς ἀμεθόδοις Θεσσαλείοις ἒξ ὧν
μείζω τολμῶσιν ἢ δύνανται μηδὲ τῶν δυνατῶν ἐφικνεῖσθαι.
γραφείῳ γοῦν τινος ἔναγχος εἰς τὴν χεῖρα πληγέντος, ὡς
διαιρεθῆναι μὲν ὅλον τὸ δέρμα, νυχθῆναι δέ τι τῶν ὑπο‐
κειμένων αὐτῷ νεύρων, ἐν ἀρχῇ μὲν ἐπέθηκεν ἔμπλαστόν τι
φάρμακον ὁ σοφώτατος Θεσσάλειος, ᾧ πολλάκις ἐπὶ μεγί‐
στων τραυμάτων εὐδοκίμει χρώμενος. ᾤετο γάρ, οἶμαι, τῆς
αὐτῆς δεῖσθαι θεραπείας ἅπαν τραῦμα. φλεγμονῆς δὲ ἐπι‐
γενομένης, ἐπὶ τὸ δι' ἀλεύρου πυρίνου κατάπλασμα μετα‐
βάς, ἐν τούτῳ τε σήπων τὸν ἄνθρωπον, ἀπέκτεινεν ἐντὸς
τῆς ἑβδόμης ἡμέρας. οὐδ' ἀριθμήσασθαι δυνατὸν ὅσοι σπα‐
σθέντες ἀπέθανον, εἰς τὰς Παιωνείας χεῖρας ἐμπεσόντες
αὐτῶν· ἵνα δηλαδὴ σώζηται τὸ Θεσσάλειον θέσπισμα, πᾶν
ἕλκος ἔναιμον ὁμοίως θεραπευθῆναι, μηδὲν τῶν πεπονθό‐
των μορίων συνενδεικνυμένων. ἀλλ' οὐχ ἥ γε ὄντως μέθοδος
εἰς τοσοῦτον ἀμέθοδός ἐστιν εἰς ὅσον ἡ Θεσσάλειος· εὑρί‐
σκειν δὲ δύναται καὶ νῦν ἔτι μετὰ τοσούτους τε καὶ τηλι‐

natum finem queat, is demum eft qui mederi novit. Ergo
iftis amethodis Theffali aemulis illud accidit, ut majora viri‐
bus audeant, nec ad ea quae confequi alioqui poffent acce‐
dant. Quippe quum dudum ftilo quidam vulneratus in manu
effet ita ut tota divifa cute aliquis nervorum, qui fubver‐
tant, pungeretur, fapientiffimus Theffalius in principio em‐
plafticum quoddam medicamentum impofuit, quo faepe in
maximis vulneribus ufus profpere fuerat. Putabat enim,
arbitror, omne vulnus eandem curationem requirere. Phleg‐
mone vero oborta ad cataplasma, quod ex farina tritici com‐
ponitur fe conferens, atque interdum hominem putrefaciens,
intra feptimum diem jugulavit. Nec fane comprehendere
numero eft quot, ubi in Paeonias iftorum manus incidere,
convulfione perierint, quo, fi diis placet, fanctio illa Thef‐
falia fervetur, omne cruentum ulcus fimiliter effe curandum,
idque partibus laborantibus nullam indicationem conferen‐
tibus. Caeterum vera ipfa methodus non perinde atque
haec Theffali eft amethodos, imo poteft vel nunc etiam poft

κούτους ἰατροὺς οὐ μόνον φάρμακα βελτίω τῶν ἔμπροσθεν, ἀλλὰ καὶ τὸν σύμπαντα τῆς θεραπείας τρόπον. οὐδεὶς
γοῦν χρώμενος εὐθὺς ἐξ ἀρχῆς οἷς ἡμεῖς εὕρομεν φαρμάκοις ἐπὶ νεύρων τρώσεσιν ἐσπάσθη. κατενόησα γὰρ ὡς,
ἐπειδὰν νυγῇ νεῦρον, ἀναγκαῖον αὐτῷ διὰ περιττὸν τῆς
αἰσθήσεως ὀδυνᾶσθαί τε μειζόνως ἢ τἆλλα καὶ φλεγμαίνειν
ἐξ ἀνάγκης, εἰ μή τις ἐξεύροι ἄκος τῶν ὀδυνῶν, ἐπίσχοι τε
τὴν γένεσιν τῆς [133] φλεγμονῆς. εὔλογον οὖν ἐφαίνετό μοι τὴν
μὲν τοῦ δέρματος τρῶσιν ἀκόλλητον φυλάττειν, ὅπως ἐκρέοιεν
δἰ αὐτῆς οἱ ἐκ τῆς τοῦ νεύρου τρώσεως ἰχῶρες, ἀπέριττον
δ᾽ ἐργάζεσθαι τὸ σύμπαν σῶμα καὶ τοῦ μηδεμίαν ὀδύνην ἐπι-
γίνεσθαι τῷ τετρωμένῳ μορίῳ, μεγάλην ποιεῖσθαι φροντίδα.
καὶ τοίνυν ἔξευρον οὐκ ὀλίγα φάρμακα κατὰ τοῦ τραύματος
ἐπιτιθέμενα πρὸς ἄμφω θαυμαστῶς παρεσκευασμένα, τό τε
τὴν ὀδύνην ἰᾶσθαι καὶ τὴν ἐκροὴν ἀναστομοῦν τοῖς ἰχῶρσιν.
ἀσφαλέστερον δ᾽ ἂν εἴη καὶ προσανατέμνειν τὸ δέρμα, τὸ δ᾽
ὅλον σῶμα διὰ φλεβοτομίας ἐκκενοῦν, ἐῤῥωμένης τῆς δυνά-

tot tantosque medicos non folum meliora medicamenta quam
prius fuere, fed etiam univerfum curationis modum invenire. Nemo enim ftatim ab initio iis ufus quae nos invenimus
medicamentis, ex nervi vulnere in convulfionem incidit.
Adverti namque ubi punctus nervus effet, ei ex fentiendi
quod obtinet acumine neceffe effe, tum in dolorem incidere
quam reliquis partibus majorem tum ex neceffitate phlegmonen confequi, nifi quis et medelam dolori inveniret et
phlegmones generationem prohiberet.   Rationabile igitur
mihi eft vifum cutis quidem vulnus apertum inglutinatumque
cuftodire, quo per id ex nervo vulnerato fanies efflueret,
totum vero corpus fupervacuis humoribus liberare, ac ne quis
dolor vulneratam partem urgeret in primis folicitudinem
habere.   Itaque etiam medicamenta excogitavi non pauca quae vulneri impofita ad utrumque mire funt comparata,
tum ut dolori medeantur tum ut exitum faniei patefaciant.
Tutius vero fuerit etiam, fi quis cutem latius incidat, ac
totum corpus fanguinis miffione inaniat, utique fi robuflae

μεως· εἰ δ' εἴη κακόχυμον, ἐκαθαίρειν αὐτίκα· τὸ δὲ τὰς ἄλλας
φλεγμονὰς ἱκανῶς παραμυθούμενον ὕδωρ θερμὸν πολεμιώτατον ἡγεῖσθαι νεύρου τρώσει, γεγενημένης γε τῆς οὐσίας αὐτοῦ
κατὰ ψύξιν τε καὶ πῆξιν ἐξ ὑγροτέρας ὕλης· ἅπασαι γὰρ αἱ
τοιαῦται συστάσεις ὑπὸ τῶν θερμαινόντων τε καὶ ὑγραινόντων ἅμα διαλύονταί τε καὶ σήπονται. τοῦ μὲν οὖν ὕδατος
τοῦ θερμοῦ παντάπασιν ἀπέσχον τοὺς οὕτω τρωθέντας·
ἐλαίῳ δὲ καταιονᾷν ἄμεινον εἶναι κρίνας θερμῷ· διότι καὶ
τοῦτο ἀποδέδεικταί μοι, ψυχρὸν μὲν προσφερόμενον ἐμπλάττειν, θερμὸν δὲ διαφορεῖν. ἔφυγον μὲν οὖν καὶ τούτου τό τε
ὠμοτριβὲς ὀνομαζόμενον καὶ ὅλως τὸ στῦφον, εἱλόμην δὲ τὸ
λεπτομερέστατον, οἷόν πέρ ἐστι τὸ Σαβῖνον· ἄμεινον δὲ εἴη,
εἰ καὶ δυοῖν, ἢ τριῶν ἐτῶν εἴη· διαφορητικώτερον γὰρ τοῦτο
τοῦ προσφάτου· τὸ δ' ἔτι παλαιότερον, ἀεὶ μὲν καὶ μᾶλλον
ἑαυτοῦ γίνεται διαφορητικώτερον, ἀνώδυνον δὲ ἧττον. ἐν
δὲ τοῖς φαρμάκοις ἐθέμην σκοπὸν, ὧν ἡ δύναμις λεπτομερής
τέ ἐστι καὶ θερμὴ συμμέτρως καὶ ξηραίνειν ἀλύπως ἱκανή·

fint vires; fi vero vitiofis fuccis repletum corpus fit, protinus
purget. Aqua vero calida quanquam reliquas phlegmonas
valde mitigat, vulneratis tamen nervis eft inimiciffima, quum
praefertim eorum fubftantia ex refrigerata concretaque humidiore materia fit condita; omnis enim ejusmodi conftitutio per ea quae fimul calefaciunt et humectant refolvitur
ac putrescit. Itaque aqua calida eos qui ita vulnerati fuerant omnino prohibui, utilius judicans oleo calente fovere,
propterea quod demonftratum a me eft, hoc quoque fi frigidum applicetur, tenues meatus obftruere, fin calidum, discutere. Porro fugi ex hujus quoque generibus et crudum,
quod omotribes dicitur, et quod denique adftringendi vim
haberet. Delegi autem tenuiffimum, cujus generis fabinum
eft, quod etiam utilius fuerit, fi bimum trimumve fit;
quippe id quam recens magis per halitum discutit, quoque
magis eft antiquum, hoc femper magis discutere poteft, verum dolore minus fedat. In medicamentis autem huc omne confilium direxi, ut effet eorum facultas tum tenuis
tum modice excalefaciens, et quae ficcare citra dolorem pof-

μόνη γὰρ αὕτη δύναιτ᾽ ἂν ἐκ βάθους ἕλκειν ἰχῶρας ἄνευ τοῦ
συντείνειν καὶ δάκνειν τὸ μόριον. ἐχρησάμην δὲ πρῶτον μὲν
τῇ τερμινθίνῃ ῥητίνῃ, καθ᾽ ἑαυτήν τε καὶ βραχὺ προσμίξας
εὐφορβίου. καθ᾽ ἑαυτὴν μὲν ἐπί τε παίδων καὶ γυναικῶν καὶ
ὅλως τῶν ἁπαλοσάρκων· σὺν εὐφορβίῳ δὲ ἐπὶ τῶν σκλη-
ροσάρκων. οὕτω καὶ προπόλει καθ᾽ ἑαυτήν τε καὶ σὺν
εὐφορβίῳ μαλάττων αὐτήν· εἴπερ δ᾽ εἴη σκληροτέρα, σύν
τινι τῶν λεπτομερῶν ἐλαίων. καὶ σαγαπηνῷ δὲ ἐχρησάμην
κατὰ τὰ σκληρὰ σώματα μετ᾽ ἐλαίου τε καὶ τῇ τερεβινθίνῃ
μιγνύς· καὶ ὀποπάνακί τε κατὰ τὸν αὐτὸν τρόπον, ὡς καὶ
ὁ Κυρηναῖος ὀπὸς ὀνήσειν, εἴ τις δι᾽ αὐτοῦ σκευάσειε φάρμακον ἐπίπαστον ἐμπλαστὸν, ὁποῖον ἡμεῖς τὸ δι᾽ εὐφορβίου
συνεθήκαμεν, ἀλλ᾽ οὐδέπω τοῦθ᾽ ἡμῖν ἐκρίθη τῇ πείρᾳ, καθάπερ τὰ ἄλλα σύμπαντα. χρὴ γὰρ ἡγεῖσθαι μὲν τὴν ἐκ τῆς
ἀληθινῆς μεθόδου τῶν ἰασομένων εὕρεσιν, ἐπιμαρτυρεῖν δ᾽
αὐτῇ καὶ τὴν πεῖραν εἰς ἀκριβεστέραν πίστιν. ἀπὸ γοῦν
τῆς τοιαύτης μεθόδου καὶ τὸ θεῖον τὸ ἄπυρον, ὅταν γε

ſet, quum ſola haec trahere ex profundo ſaniem, neque
contracta neque demorſa parte poſſit Uſus ſum autem
primum terebenthina reſina, tum per ſe tum etiam paulum
euphorbii admiſcens. Et per ſe quidem in pueris et mulieribus et generaliter iis, qui molli eſſent carne, cum euphorbio vero in iis qui dura carne. Sic et propoli non per ſe
modo, verum etiam cum euphorbio ipſam molliens, quod
ſi durior eſſet, cum tenui quopiam oleo. Quin et ſagapeno
in duris corporibus ſum uſus cum oleo, et terebinthina id
miscens, ſed et opopanace ad eundem modum et quo ſagapeno. Mihi vero et lachryma Cyrenaica non inutilis fore
videtur, ſi quis emplaſticum medicamentum applicandum ex
ea faciat, cujusmodi eſt quod nos ex euphorbio compoſuimus;
verum nondum in experientia quemadmodum reliqua omnia
comprobavimus. Quippe praecedere oportet eam quae a
vera methodo proficiscitur remediorum inventionem, huic
vero experientiam ad certiorem etiam fidem ſubſcribere.
Siquidem ex tali methodo etiam fulfur, quod ignem exper-

394   ΓΑΛΗΝΟΥ ΘΕΡΑΠΕΥΤ. ΜΕΘΟΔΟΥ

Ed. Chart. X. [133. 134.]   Ed. Baf. IV. (96.)
μὴ λιθῶδες, ἀλλ᾽ ἱκανῶς ὑπάρχῃ λεπτομερὲς, ἠλπίσαμεν
ὀνήσειν τοὺς τὰ νεῦρα τρωθέντας εἰς τοσοῦτον ἐλαίῳ λεπτομερεῖ μιγνύντες, ὡς ἐργάσεσθαι γλοιῶδες τὸ μικτὸν ἐξ ἀμφοῖν.
ἐπὶ δὲ τῶν ἰσχυροτέρων τε καὶ σκληροτέρων σωμάτων, εἰ
καὶ μελιτῶδες ἐργάσαιο τῇ συστάσει, καὶ οὕτως ὀνήσεις,
ἐκρίθη γὰρ καὶ τοῦτο τῇ πείρᾳ. καὶ τὴν πεπλυμένην δὲ
τίτανον ἐπενοήσαμεν ὁμοίως μιγνύντες ἐλαίῳ προσφέρειν
αὐτοῖς· καὶ μᾶλλόν γε ὀνίνησιν, ἐπειδὰν θαλάττῃ πλυθῇ·
καλλίστη δὲ ἡ πλύσις ὥρᾳ θέρους ἐν τοῖς ὑπὸ κύνα καύ-
μασιν· εἰ δὲ καὶ δὶς αὐτὴν ἢ τρὶς ἐκπλύναις, ἄμεινον ἐργάσῃ
τὸ φάρμακον· ὅπως δὲ χρὴ σκευάζειν τὰ τοιαῦτα διὰ
τῆς τῶν περὶ φαρμάκων συνθέσεως ὑπομνημάτων εἴρηται
[134] νυνὶ δὲ ἀρκέσει μοι λεχθῆναι τοσοῦτον, ὡς καὶ ταῦτα
καὶ τἄλλα πλείω φάρμακα πρὸς νεύρων τρώσεις ἐξεῦρον,
οὔτε τῶν διδασκάλων τινὰ θεασάμενος χρώμενον οὔτε ἀνα-
γνούς που γεγραμμένα κατά τι θεραπευτικὸν σύγγραμμα τῶν
πρεσβυτέρων, ἢ τούτων δή τι τῶν ἐπιγεγραμμένων αὐτοῖς
δυνάμεων ἐξ ἰδίας σοφίας, ἀλλ᾽ ἐξ αὐτῆς τῶν πραγμάτων

tum non fit quodque lapidofum non fit, fed omnino tenuium
partium ei, cui nervus vulneratus effet, conducturum fpera-
vimus, tantum ejus tenui oleo miscentes, dum quod ex utrisque mixtum erat, fordium haberet craffitudinem.   In valentioribus vero durioribusque corporibus, etiam fi ad
mellis fpiffitudinem redigas, fic quoque juveris, nam id quoque comprobatum experientia eft.   Quin etiam totam calcem fimiliter oleo admixtam his applicandam excogitavimus; quae etiam fi mari lavetur, magis proficiet; lavatur
optime per aeftatem in aeftu caniculae; quod fi bis terve
eam laveris, utilius medicamentum efficies, quo pacto
autem talia praeparanda fint, ex commentariis quos de medicamentorum compofitione edidimus intelliges.   Nunc mihi tantum dixiffe fufficit, me tum haec tum alia multa medicamenta adverfas nervorum vulnera inveniffe, quum nec
fub aliquo magiftro ea ufurpata viderim, nec in veterum
alicujus aut medendi libris, aut quos de facultatibus ex propria fapientia infcribunt prodita; fed ex ipfa rerum natura

Ed. Chart. X. [134.]   Ed. Baf. IV. (96. 97.)

τῆς φύσεως ἐνδεκτικῶς ὁρμηθείς, ὅπερ ἐστὶν ἴδιον ἰατροῦ
μεθόδῳ χρωμένου. Θεσσαλὸς δὲ ὁ θαυμασιώτατος οὐδὲν
φάρμακον εὑρὼν ἐγνῶσθαί φησι τὴν ὕλην αὐτῶν ἐκ πολλοῦ. καὶ μὴν οὐκ ἔγνωσταί τι παμπόλλων φαρμάκων ὧν
ἡμεῖς εὑρήκαμεν, οὐ μόνον Θεσσαλῷ καὶ τοῖς πρὸ αὐτοῦ
πᾶσιν ἰατροῖς, ἀλλ' οὐδὲ τοῖς μετ' αὐτὸν ἄχρι δεῦρο. ὑπα-
χθεὶς γοῦν ἐγὼ πρὸς τινάποτε τῶν σηπομένων ὑπὸ Θεσσαλείων ἰατρῶν ἀμεθόδων καὶ θεασάμενος αὐτὸν μέλλοντα
καταπλάττεσθαι τῷ δι' ἀλεύρου πυρίνου καταπλάσματι, μηδὲν ἐν τῷ παραχρῆμα φάρμακον ἔχων, ᾔτησα κονίαν στα-
κτήν, ἑωρακὼς ἐκ γειτόνων τοῦ κάμνοντος πηλοποιόν, ἑψήσας δὲ δι' αὐτῆς ἄλευρον κρίθινον, οὐχ ὡς ἐκεῖνοι δι' ὑδρελαίου τὸ πύρινον ἑψοῦσιν, ἐπέθηκα. καὶ αὖθις ὀρόβινον
ἄλευρον ὁμοίως ἑψήσας, ἐπὶ (97) φλεγμαίνοντός τε καὶ σηπομένου τοῦ νεύρου, διὰ τὰς καλὰς αὐτῶν θεραπείας ἐπιθεὶς, ἔπαυσα ταύτης τῆς σηπεδόνος τὸν ἄνθρωπον. ἀλλὰ
περὶ μὲν τῶν φλεγμαινόντων καὶ σηπομένων ἕτερος μὲν

indicationes fumpferim, id quod proprium effe medici methodo utentis exiftimo   Mirificus autem Theffalus quum
ne unum quidem medicamentum invenerit, jampridem materiam eorum notam effe affirmat.   Atque multorum medicamentorum quae nos excogitavimus non modo Theffalo,
qui ante eum medici fuerunt, materia nota non eft, fed nec
iis qui poft eum in hunc usque diem fuerunt.   Siquidem
ipfe cum accerfitus aliquando effem ad quendam qui a Thef-
falis iftis amethodis medicis putris fuerat factus, ac cernerem
eum cataplasma quod ex triticea farina fit impofiturum, ubi
nullum ad praefens mihi medicamentum erat, poposci ex
figulo quodam quem videram aegri, vicino aquam lixivam;
tum coquens in ea farinam hordeaceam, non autem ficut
illi in oleo et aqua triticeam, impofui.   Poftea vero farinam
erui fimili modo coctam jam phlegmone inflammato et putri ex bella horum curatione,   nervo ımponens vindicavi
ab ea putrefactione hominem.   Verum de iis quae cum
phlegmone putrescunt alia disceptatio fequetur eaque dif-

λογος ἐκδέχεται μακρὸς, ἐν ἰδίῳ καιρῷ της πραγματείας.
τῆς δὲ τοῦ νεύρου τρώσεως ἀρκεῖ τὰ εἰρημένα φάρμακα.
καὶ πάμπολλοί γε τῶν εὑρημένων ἡμῖν ἑνὶ χρῶνται, μάλιστα
τῷ δι᾽ εὐφορβίου καὶ κηροῦ καὶ φρυκτῆς ῥητίνης ἐμπλάστῳ
φαρμάκῳ· εἶτα οὐκ οἶδ᾽ ὅπως ἔνιοι μὲν ἔμιξαν αὐτῷ Σινώ-
πιδος, ἔνιοι δ᾽ ὤχρας, ὑπὲρ τοῦ χρωσθὲν ἐκ τίνων σύγκειται
λανθάνειν, ἵνα μὴ δοκῇ εἶναι τὸ ἐμὸν φθονοῦντες· οὐ μὴν
ὑπ᾽ ἐμοῦ γε ἐξ ἀρχῆς οὕτως συνετέθη. τινὲς δ᾽ ἂν ἴσως αὐτῷ
μίξειαν ἁλὸς ἄνθος, ἤ τι τοιοῦτον ἕτερον ὃ καὶ τὴν χροιὰν
ὑπαλλάξει καὶ τὴν δύναμιν οὐ βλάψει· δύναιτο δ᾽ ἄν τις
ὑπ᾽ ἀγνοίας μῖξαί τι καὶ τοιοῦτον, ὅπερ βλάψει τὴν δύναμιν.
ἀλλ᾽ ἡμεῖς γε συνεθήκαμεν αὐτὸ διὰ κηροῦ καὶ ῥητίνης τερμινθίνης καὶ πίττης καὶ εὐφορβίου, τοῦ μὲν κηροῦ βάλλοντες
μέρος ἕν, τῆς τερμινθίνης δὲ καὶ τῆς πίττης ἑκατέρας ἥμισυ·
ὥστε τὸ ἐξ ἀμφοῖν ἴσον εἶναι τῷ κηρῷ. δύναιτο δ᾽ ἄν ποτε
καὶ πλέον γίγνεσθαι τὸ ἐξ ἀμφοῖν τοῦ κηροῦ· δύναιτο δ᾽
ἂν καὶ τὸ ἕτερον αὐτῶν μόνον μίγνυσθαι τῷ κηρῷ. καὶ

fufa in opportuno operis loco.   De nervis vero vulneratis
fatisfaciant quae dicta jam funt medicamenta.   Et fane ex iis
quae ipfi invenimus plurimi uno illo emplaftico medicamento
utuntur, quod ex euphorbio et cera et fricta refina eft compofitum, cui nescio quomodo aliqui aliquid poftea miscue-
runt Sinopidis, aliqui ochrae, quo videlicet fucatum, unde
componatur lateret, aegre ferentes, fi meum id effe videretur; verum non eft a principio fic a me compofitum.   Mis-
cuerunt fortaffis ei nonnulli et e falis flore aliquid aut aliud
quippiam tale quod colorem ejus immutet, nec vim ejus mi-
nuat; poteft quis per ignorantiam etiam tale aliquid immiscere, quod facultatem ejus immutet.   Verum nos illud ex
cera, refina terebinthina, pice et euphorbio compofuimus,
immiscentes ex cera partem unam, ex terebinthina et pice
utriusque partis unius dimidium, fic ut quod ex utrisque con-
flaretur cerae par effet.   Licet autem interdum et plus fit
quod ex ambobus confit quam cera, licet rurfus et alterum
eorum tantum cerae admiscere.   Quin etiam penuria tere-

μέντοι καὶ μὴ παρούσης τερμινθίνης ἤ τ᾽ ἐκ τῶν κερα-
μίων ὑγρὰ καὶ ἡ φρυκτὴ καλῶς ἂν μιχθεῖεν· οὐδὲν δὲ ἧττον
αὐτῶν καὶ ἐλατίνη μιγνύοιτ᾽ ἄν. ἡ δὲ στροβιλίνη μόνον
τῶν σκληρῶν σωμάτων ἐστὶ φάρμακον· ἐπὶ δὲ τῶν μαλα-
κωτέρων οὐ χρὴ μιγνύειν. εἰ μὲν οὖν ὑγρὰ ῥητίνη μιγνύοιτο, κόψας καὶ διασείσας τὸ εὐφόρβιον ἀναγμίγνυε τοῖς
ἄλλοις τακεῖσιν· ἔστω δὲ ὁ σταθμὸς αὐτοῦ τὸ δωδέκατον
μέρος τοῦ κηροῦ καί ποτε καὶ πλέον, εἰ βούλοιο ποιεῖν
ἰσχυρότερον· εἰ δὲ ξηρὰ, καθάπερ ἡ φρυκτὴ δεήσεται βραχέος ἐλαίου τὸ εὐφόρβιον. ὥστ᾽ ἔγωγε τηνικαῦτα λεῖον
αὐτὸ σὺν ἐλαίῳ καὶ γλοιῶδες ἐργαζόμενος ἐψυγμένοις τοῖς
ἄλλοις μετὰ τὸ τακῆναι ξύσας μιγνύω, πολλάκις δὲ καὶ
ὕδατος ἔμιξα σκευαζομένῳ τῷ φαρμάκῳ τοσοῦτον ὅσον ἐν
αὐτῷ τῷ τήκεσθαι τὰ μιγνύμενα, δαπανηθῆναί τε δύναται καὶ ἀφανισθῆναι τελέως. ἀλλὰ τὰ μὲν τοιαῦτα σύμπαντα τῆς περὶ φαρμάκων πραγματείας ἐστὶν οἰκειότερα.
[135] νυνὶ δ᾽ ἀρκεῖ, καθάπερ ἔμπροσθεν ἐποιήσαμεν, ὁποῖον
εἶναι χρὴ τὸ γένος τῶν φαρμάκων δηλώσαντας, ὀλίγα προσ-

binthinae tum humidam pineam tum etiam frictam commode admisceas; non minus etiam his et abietinam immittas. Strobilina vero duris tantum corporibus idoneum medicamentum eſt, ad mollia vero immiscenda non eſt. Si itaque
humidam reſinam immiscebis, tunſum cribatumque euphorbium reliquis immittes liquatis; eſto vero pondus ejus cerae
pars duodecima, etiam plus aliquando, ubi ſcilicet valentius efficere eſt in animo; fin ſiccam, ut quae ſricta eſt, utique olei puſillum deſiderabit euphorbium. Quare ego tum
id cum oleo contundens ac ad ſordium ſpiſſitudinem redigens,
mox reliquis poſt liquationem reſrigeratis terens misceo;
ſaepe etiam tantulum aquae immiscui medicamento confi-
ciendo, quantum in mixtis ipſis liquandis tum abſumi tum
evanescere prorſus potuit. Verum omnia hujus generis ad
tractationem de medicamentorum compoſitione magis attinent.
Nunc ſuffecerit, ſicuti antea fecimus, indicato, quale eſſe debeat medicamenti genus, pauca particulatim exempli cauſa

τιθέναι τῶν κατὰ μέρος ἕνεκα παραδείγματος. ἄφθονον
γὰρ ἀπάντων τὴν ὕλην ἐν τῇ περὶ τῶν ἁπλῶν φαρμάκων
ἔχεις πραγματείᾳ· σκευάζειν δ᾽ ὡς ἐν τῇ περὶ συνθέσεως εἴρηται. νῦν οὖν ἀρκεῖ τοῦτο εἰπόντι μόνον ἐπ᾽ ἄλλα μεταβαίνειν. ἡ τοῦ τετρωμένου νεύρου θεραπεία φαρμάκων δεῖται,
θερμασίαν μὲν ἐγειρόντων χλιαρὰν, ξηραινόντων δ᾽ ἱκανῶς,
καὶ τῇ φύσει δὲ τῆς οὐσίας ἑλκτικῶν τε ἅμα καὶ λεπτομερῶν.
οὐ μόνον δὲ εἰς εὕρεσιν φαρμάκων τε καὶ διαιτημάτων ἡ θεραπευτικὴ μέθοδος ἐπιτήδειός ἐστιν, ἀλλὰ καὶ εἰς τὴν τῶν
εὑρημένων χρῆσιν. ὥσπερ γὰρ ἐν τοῖς ἔμπροσθεν ἐδείκνυμεν
οὐδὲ τῷ τυχόντι φαρμάκῳ τῶν πρὸς ἕλκη καλῶς δύνασθαι
χρήσασθαι τὸν ἄνευ μεθόδου μεταχειριζόμενον αὐτὰ, τὸν
αὐτὸν τρόπον ἔνεστι καὶ νῦν ἐπιδεικνύναι. γνωρίζειν γὰρ εἰς
ὅσον ἤ τί γε ἐξήρανεν, ἢ ἐθέρμηνεν, ἢ παρηγόρησεν, ἢ ἠρέ-
θισε τὴν διάθεσιν ἡ τοῦ φαρμάκου προσφορὰ, μόνος ὁ κατὰ
μέθοδον ἰατρεύων ἱκανός ἐστιν. οὗτος δ᾽ αὐτὸς οἶδε μόνος
ἤ τί γ᾽ ἐπιτεῖναι τὴν ἐξ ἀρχῆς χρῆσιν, ἢ ἐκλῦσαι. τὸ γοῦν δι᾽
εὐφορβίου φάρμακον ἐπιθείς τις παραχρῆμα νευροτρώτῳ,

apponere. Uberem namque omnium materiam in opere
de fimplicibus medicamentis invenies, praeparare autem
debebis ut in opere de eorum compofitione eft traditum;
nunc igitur fatis eft hoc tantum dixiffe, atque ad alia tranfire.
Vulnerati nervi curatio medicamenta poftulat, quae et tepidum calorem excitent et valenter ficcent, tum quae fubftantiae fuae natura et trahendi vim habeant et tenuium fint
partium.   Sane non ad medicamentorum modo victusque
inventionem ipfa medendi methodus proficit, fed etiam ad
ipfum inventorum ufum. Nam ut in fuperioribus oftendimus, quisquis citra methodum quae ulceri apta medicamenta funt molitur, eum ne minimo quidem eorum probe
uti poffe, ita et nunc oftendere licet.   Siquidem intellexiffe
quantopere affectum vel ficcarit, vel calefecerit, vel mitiga-
rit, vel lacefferit medicamenti applicatio, is demum potis
eft, qui methodo quadam curat.   Idem vero ipfe folus etiam
intendere ea, quibus inter initia eft ufus vel remittere novit.
Quum namque medicamentum de euphorbio quidam vulne-

BIBΛION Z. 399

Ed. Chart. X. [135.]   Ed. Baf. IV. (97.)

πολλάκις δὲ ἄρα πρόσθεν εὐδοκιμοῦντος αὐτοῦ πεπείρα.ο,
τριταῖον ἐπεδείκνυέ μοι τὸ τετρωμένον μόριον, ὀδυνώμενόν
τε ἅμα καὶ φλεγμαῖνον, ἀπορῶν ὅπως οὐδὲν ἤνυσε τὸ φάρμακον. ἠρόμην οὖν τὸν τετρωμένον εἰ θερμασίας τινὸς οἷον
ἐξ ἡλίου πραέος ᾔσθετο, τῇ πρώτῃ τῶν ἡμερῶν ἐπιβληθέν-
τος αὐτοῦ· ὁ δὲ ἀπεκρίνατο μηδενὸς ᾐσθῆσθαι τοιούτου.
πάλιν οὖν ἠρόμην τὸν ἰατρὸν ἐκ πόσου τε χρόνου τὸ φάρμακον ἐσκευασμένον ἔχει καὶ τίνας αὐτῷ θεραπεύσειεν. ὁ δὲ
τὸν μὲν χρόνον ἐνιαυτοῦ πλέονα, τοὺς δὲ θεραπευθέντας
ἔλεγε δύο μὲν παῖδας, ἓν δὲ μειράκιον εἶναι. πυθομένου
δέ μου καὶ περὶ τῆς τοῦ μειρακίου σχέσεως τῆς κατὰ τὸ
σῶμα, λευκὸν ἔφρασεν αὐτὸ καὶ μαλακὸν εἶναι. τούτων
ἀκούσας ἐγὼ καὶ συνεὶς ἐλλείπειν ὡς πρὸς τὴν τοῦ παρόντος
νεανίσκου κρᾶσιν τὸ εὐφόρβιον, αἰτήσας τε τὸ ἔμπλαστὸν
φάρμακον καὶ τὸ εὐφόρβιον ἀνελόμενος, ὅσον ἤλπιζον αὐτάρκως αὐτῶν ἀλλήλοις μιχθήσεσθαι, μαλάττειν μὲν ταῖν
χεροῖν ἐκέλευσα τὸ φάρμακον, ἀκριβῶς δὲ λειῶσαι τὸ εὐφόρβιον. ὡς δὲ ταῦτα ἐγένετο, μιγνύειν αὐτὰ πρὸς ἄλληλα

rato nervo ftatim impofuiffet; idque faepe prius profpere fuerat expertus, tertio die indicavit mihi vulneratam partem tum
dolentem tum phlegmone obfeffam, miratus medicamentum
nihil contuliffe. Percontatus igitur vulnere laborantem
fum, num primo die quum impofitum medicamentum effet,
calorem quempiam veluti ex fole fuavem fenfiffet; is fe
quicquam ejusmodi fenfiffe negavit. Rurfus itaque percon-
tabar et medicum, quanto jam tempore praeparatum apud
fe medicamentum habuiffet ac quos eo fanaffet Ille plus
anno apud fe habuiffe, fanatos vero a fe ajebat pueros duos
et adolescentem unum. Quum autem et de corporis habitu
adolescentis rogaffem, album eum mollique corpore fuiffe
affirmabat. His ergo auditis quum intelligerem, ut ad propofiti adolescentis temperiem euphorbium deeffe, poftulans
tum ipfum emplafticum medicamentum tum etiam euphorbium, fumensque ex his quantum ad ea inter fe miscenda
fatis putavi, juffi manibus medicamentum fubigere, ac euphorbium diligenter contundere. Pofteaquam haec facta

κελεύσας, εἶτ᾽ αὐτὸς ἔλαιον Σαβῖνον ἠρέμα παλαιὸν θερμήνας συμμέτρως, κατήντλησα τὸ τετρωμένον μόριον, ἀνα-
κείρας τε βραχὺ μεμυκυῖαν αὐτοῦ τὴν ὀπὴν τῆς νύξεως,
ἐπέθηκα τὸ φάρμακον, ἀσιτῆσαι προστάξας τὸν ἄνθρωπον·
ἐς ἑσπέραν τε πάλιν ἐκέλευσα τὸν ἰατρὸν ἐπιλῦσαί τε καὶ
χρήσασθαι κατὰ τὸν αὐτὸν τρόπον ἐλαίῳ καθ᾽ ὃν ἐμὲ χρώμενον ἐθεάσατο. τούτων οὖν γενομένων ἀνώδυνόν τε ἅμα
καὶ ἀφλέγμαντον ἐφάνη κατὰ τὴν ὑστεραίαν τὸ πεπονθὸς
μόριον, ἔγνωσάν τε πάντες οἱ παραγενόμενοι τῷ ἔργῳ τῷδε
τὸ πολλάκις ἡμῖν λεγόμενον ἀληθέστατον ὑπάρχειν, ὡς οὐδέν
τι μέγα δύναιτο τὰ φάρμακα χωρὶς τῶν χρωμένων ἐπιτηδείως αὐτοῖς. τοῦτο δ᾽ αὐτὸ τὸ χρῆσθαι δεξιῶς, εὔδηλον
δήπου μεθόδῳ γιγνόμενον, οἵαν ἡμεῖς ἤδη πολλάκις ἐν τοῖς
πρὸ τοῦδε διήλθομεν ὑπομνήμασιν, ἐπὶ τὸ θερμὸν καὶ ψυχρὸν καὶ ξηρὸν καὶ ὑγρὸν ἁπάσης χρήσεως φαρμάκων ὡς
ἐπὶ κανόνας ἀναφερομένης. ἣν οὐ μόνον οἱ ἀμέθοδοι Θεσσάλειοι μεταχειρίζεσθαι καλῶς ἀδυνατοῦσιν, ἀλλὰ καὶ οἱ
περὶ τὸν Ἐρασίστρατόν τε καὶ τοὺς ἄλλους ἰατροὺς ὅσοι τὰ

ſunt, miscere ea ſimul juſſi, ipſe vero oleum Sabinum utique ſubantiquum modice caleſaciens fovi vulneratam partem, reſectoque leviter puncturae quod connivebat foramine impoſui medicamentum injunxique homini inediam;
medico vero praecepi ut veſperi rurſus eum ſolveret, ac
ſimili modo quo me viderat oleo uteretur. Atque his peractis apparuit poſtridie pars aegra et ſine dolore et ſine
phlegmone, intellexeruntque qui huic operi aderant omnes veriſſimum eſſ᾽ quod nos ſaepe uſurpamus, non eſſe
adeo magnum quod medicamentum praeſtare poſſit, niſi
nactum ſit qui eo dextre utatur. Eſt autem dexter uſus
qui tali plane methodo qualem ipſi jam ſaepe in commentariis qui ante hunc ſunt oſtendimus procedit, omnium
medicamentorum uſu ad calidum, frigidum, humidum et
ſiccum veluti ad normas relato. Quam methodum non
ſolum amethodi Theſſali ſectatores probe tractare non valent, ſed nec Eraſiſtratus nec alius medicorum quisquam
qui corporum elementa aut prorſus non inveſtigarunt, aut

στοιχεῖα τοῦ σώματος ἢ οὐδ᾽ ὅλως ἐζήτησαν, ἢ ἄλλ᾽ ἄττα
τῶν εἰρημένων ἔθεντο. περὶ μὲν δὴ τούτων ἅλις.

Κεφ. γ´. [136] Εἰ δὲ μὴ νυγείη τὸ νεῦρον, ἀλλὰ
τρωθείη σαφῶς τῇ τομῇ, σκέπτεσθαι τὴν τρῶσιν ὁποία τις
ἐγένετο· πότερον ἐγκαρσία τις, ἢ κατὰ τὸ τοῦ νεύρου μῆκος·
ὁπόσον τέ τι τοῦ προκειμένου διῄρηται δέρματος. ὑποκείσθω
δὴ πρότερον ἀνεπτύχθαι πολὺ τοῦ δέρματος, ὡς γυμνὸν φαίνεσθαι τὸ νεῦρον, ὄρθιον, οὐκ ἐγκάρσιον διῃρημένον. οὐ χρὴ
τούτῳ τῷ νεύρῳ τῶν εἰρημένων φαρμάκων οὐδὲν προσφέρειν,
ὅσα δι᾽ εὐφορβίου καὶ τῶν οὕτω δριμέων ἔμπλαστα γίνεται·
γεγυμνωμένον γὰρ οὐκ οἴσει τὴν δύναμιν αὐτῶν, ὥσπερ ὅτε
διὰ μέσου τοῦ δέρματος ἔφερεν. ἄριστον οὖν τηνικαῦτα τὴν
πεπλυμένην τίτανον ἐλαίῳ πλείονι δεύσαντα χρῆσθαι· ἀγαθὸν δὲ καὶ τὸ διὰ τοῦ πομφόλυγος φάρμακον ἐν πλέονι
ῥοδίνῳ τακέν· ἄμεινον δὲ εἰ καὶ τὸ ῥόδινον εἴη καὶ τοὔλαιον
ἄναλον· σκοπὸς γάρ σοι γιγνέσθω τῆς θεραπείας ἁπάσης ἐπὶ
νεύρου γεγυμνωμένου τὸ ξηραίνειν ἀδηκτότατα· πάνυ δὲ

alia quam quae comprehenſa a nobis funt poſuerunt. Sed
de his hactenus.

        Cap. III.   Si autem non punctus, ſed plane caeſim
vulneratus nervus fit, conſideranda eſt vulneratio qudis
facta fit, utrumne transverſa an per nervi lorgitudinem;
tum vero quantum praepoſitae diviſum fit cutis. Proponatur igitur primum, multum eſſe cutis adapertum adeo ut
nervus nudus appareat, isque per directum non per transverſum diviſus. Huic nervo nullum jam memoratorum
medicamentorum quae ex euphorbio ac fimiliter acribus
emplaſtri ſpecie fiunt applicabis; nudatus namque non feret
eorum vim ita ut quum interpoſita cutis erat tulit. Optime igitur eo caſu calce elota in multo oleo ſoluta uteris;
falutare vero eſt et quod ex pompholyge medicamentum fit,
ſi in largo roſaceo fit liquatum; quod melius fuerit, fi tum
roſaceum ipſum tum oleum falis fit expers; ſiquidem nudato nervo omnis curationis ſcopus fit tibi ut minima cum
mordicatione ficces; poſſunt vero id praeſtare plane pau-

ὀλίγιστα φάρμακα τὸ τοιοῦτο (98) πέφυκε δρᾷν. ἔστω τοίνυν ἡ τίτανος τηνικαῦτα πολλάκις ὕδατι χρηστῷ πεπλυμένη ὥρᾳ θέρους· πεπλύσθω δὲ, ὡς εἴρηται, καὶ ἡ πομφόλυξ, ὥσπερ οὖν καὶ πέπλυται κατὰ τὸ σύνθετον φάρμακον,
ᾧ συνήθως χρώμεθα, πολλὰ καὶ ἄλλα πεπλυμένα δεχόμενον.
ὅσα γὰρ ἐκ μετάλλων ἐστὶ, πεπλύσθαι χρὴ πάντα μέλλοντά
γε ξηραίνειν· ἀδήκτως. ἀγαθὸν δὲ καὶ τὸ διὰ μέλιτος ἔμπλα-
στον φάρμακον, ὅταν ἐκ καλλίστου μέλιτος ᾖ. λύειν δὲ καὶ
τοῦτο χρὴ ῥοδίνῳ τά τε ἄλλα καλλίστῳ καὶ τῶν ἁλῶν ἥκιστα μετέχοντι· καὶ τὸν κηρὸν δὲ χρὴ πεπλύσθαι τὸν εἰς τὰ
τοιαῦτα φάρμακα βαλλόμενον· εἰ δὲ καὶ τερμινθίνης τι ῥητίνης μιγνύοιτο, πεπλύσθαι χρὴ καὶ ταύτην· ἔτι δὲ μᾶλλον,
εἰ ἄλλης ἡστινοσοῦν. ἐξ ἁπάντων γὰρ ὧν ἂν πλύνῃς φαρμάκων οἱ δριμεῖς καὶ δακνώδεις ἰχῶρες ἐκκλύζονταί τε καὶ
ἀποῤῥύπτονται. εἰ δ' ἰσχυρὸς ὁ τετρωμένος εἴη καὶ σὺν
τούτῳ καὶ ἀπέριττος τὸ σῶμα, δυνατὸν ἐπ' αὐτοῦ χρῆσθαι
καὶ τῶν ἰσχυροτέρων φαρμάκων ἐνίοις· ὥσπερ ἐγώ ποτε τοι-

ciſſima medicamenta. Eſto igitur hic calx ſalubri aqua aeſtatis tempore ſaepe elota; eſto praeterea, ut dictum eſt et
pompholyx elotus, quemadmodum et elotus habetur in eo
compoſito medicamento quo publice utimur, quodque alia
elota in ſe non pauca continet. Nam quae ex metallis conſiſtunt, ea elota eſſe omnia oportet, ſi modo citra morſum
ullum ſint ſiccatura. Salubre vero medicamentum eſt et
quod ex melle ſub emplaſtri ſpecie componitur, quum ex
optimo ſit melle. Solvi vero et id roſaceo oportet, quod
tum reliquis conditionibus ſit optimum tum ſalis omnino
expers; quin etiam ceram, quae ejusmodi medicamentis ſit
miscenda, elotam eſſe convenit; aeque ſiquid terebinthinae
reſinae injicies, haec quoque elota ſit oportet; atque hoc
magis, ſi alterius cujusquam reſinae *quid immitte*. Nam
medicamentis omnibus quae laveris acris mordensque ſanies eluitur atque abſtergitur. Si vero robuſtus ſit qui
vulnus accepit et cui corpus ſit a ſupervacuis humoribus
mundum, in hoc fas eſt etiam valentioribus remediis nonnullis uti; ut ipſe aliquando quum id genus vulneris in

αὐτῆς τρώσεως γενομένης ἐκ καρπῷ ἐπὶ νεανίσκου φιλοσο-
φοῦντος, εὐέκτου τε τἄλλα καὶ κατωπτηκότος ἐν ἡλίῳ θερινῷ
τὸ σῶμα τὸν Πολυείδου τροχίσκον ἀνεὶς σιραίῳ, κᾄπειτα
χλιάνας ἐφ᾽ ὕδατος θερμοῦ, βάψας ἐν αὐτῷ μοτοὺς ἐπέθηκα.
καὶ γὰρ καὶ τούτου χρὴ μάλιστα φροντίζειν ἀεὶ, τοῦ μηδὲν
τῶν ψαυόντων τῆς τρώσεως ψυχρὸν εἶναι, ἐπειδὴ τὸ πεπονθὸς μόριον αἰσθητικώτατόν ἐστι καὶ τῇ κυριωτάτῃ τῶν
ἀρχῶν συνεχὲς, ἔτι τε τῇ κράσει ψυχρότερον· ἐξ ὧν ἁπάντων
ἑτοίμως μὲν ὑπὸ τοῦ ψυχροῦ βλάπτεται, διαδίδωσι δὲ ἐπὶ
τὸν ἐγκέφαλον τὸ πάθος. εἰ δὲ καὶ τῶν εἰς μῦς καθηκόντων
εἴη, καὶ σπασμοὺς ἐπικαλεῖται ῥᾳδίως· ἐδείχθησαν γὰρ οἱ
μύες ὄργανα τῆς κατὰ προαίρεσιν κινήσεως. οὕτω δὲ καὶ
ἐπὶ τῶν τενόντων προσδόκα γενήσεσθαι διὰ τὰς αὐτὰς αἰτίας.
ἀλλὰ τό γε προειρημένον φάρμακον ἐπιθεὶς τῷ νεανίσκῳ κατά
τε τοῦ τραύματος αὐτοῦ καὶ μέντοι καὶ τῶν ὑπερκειμένων
μερῶν, οὐκ ὀλίγον ἐπιλαμβάνων αὐτῷ τὰ κατὰ μασχάλας
καὶ τράχηλον καὶ κεφαλὴν, ἐλαίῳ θερμῷ διέβρεχον ἅπαντα
συνεχῶς. ἀφεῖλον δὲ καὶ τοῦ αἵματος αὐτοῦ σχάσας τὴν

carpo accepiſſet juvenis quidam philoſophiae ſtudioſus, alioqui corpore bene habito et tum in aeſtivo ſole peruſto, ex
Poıyidae paſtillis ſapa ſolutis, poſtea ſuper calida aqua tepe-
factis linamenta imbuta impoſui. Nam id quoque vel in
primis ſemper habendum curae eſt, ne quid ex iis quae vulnus contingent frigidum ſit; quandoquidem ipſa laborans
pars et ſenſilis maxime eſt et principium partium primati
continua et temperamento ſuo frigida; quorum omnium occaſione et ex facili a frigido laeditur et ſuam laeſionem
impertit cerebro. Quod ſi ex iis fuerit quae in musculos
perveniant, etiam convulſionem facile accerſit; ſiquidem
monſtratum eſt musculos voluntarii motus inſtrumenta eſſe.
Idem fore et in tendonibus expectabis iisdem de cauſis.
Caeterum quum memoratum remedium tum vulneri ipſi
juvenis impoſuiſſem, tum vero partium quae ſupra erant
non parum eodem complexus fuiſſem, quae citra axillas,
collum caputque ejus erant, omnia calente oleo aſſidue
madefeci. Detraxi vero illi et primo ſtatim die ſanguinem;

404 ΓΑΛΗΝΟΥ ΘΕΡΑΠΕΥΤ. ΜΕΘΟΔΟΥ

Ed. Chart. X. [136. 137.]   Ed. Baf. IV. (98.)

φλέβα κατὰ τὴν πρώτην ἡμέραν εὐθέως. [137] ἐν οὖν τῇ
τετάρτῃ τῶν ἡμερῶν οὗτος ὁ νεανίσκος ἔσχε καλῶς, ὥστε
ῥυσσὸν καὶ βραχὺ καὶ προσεσταλμένον φαίνεσθαι τὸ ἕλκος.
οὐ μὴν ἀλλὰ καὶ προμηθέστερον ἐδόκει μηδὲν νεωτεροποιεῖν
ἄχρι τῆς ἑβδόμης, μεθ' ἣν τελέως ἦν ὑγιής. ἐλαίῳ δ' αἰονᾶν
οὐ χρὴ τὸ τοιοῦτον ἕλκος, καὶ μάλισθ' ὅταν ὡς νῦν εἴρηται
θεραπεύηται· τῇ γὰρ τοῦ τροχίσκου δυνάμει τὸ ἔλαιον
ἐναντίον ἐστὶ καὶ ῥυπαίνει τὸ ἕλκος. οὐ γὰρ δήπου ταὐτόν
ἐστιν ἢ γυμνῷ τῷ νεύρῳ προσφέρειν τοὔλαιον, ἢ διὰ προ-
βεβλημένου τοῦ δέρματος. ἀποπλύνειν οὖν αὐτοῦ τοὺς ἰχῶρας, ἔριον μαλακὸν ὑπαλείπτρῳ περιελίττοντας· ἀποβρέχειν
δὲ εἰ βούλοιο τὸ ἔριον, ὅπως μὴ ξηρῷ ψαύσῃς τὸ ἕλκος,
ἀρκέσει τὸ σίραιον, ὅπερ καὶ ἕψημα καλοῦσι παρ' ἡμῖν ἐπὶ
τῆς Ἀσίας συνήθως. ἐν τούτῳ βάψας τὸ ἔριον, εἶτ' ἀπο-
θλίψας, οὕτως ἀπομάττειν τὸ ἕλκος. ἔστω δὲ καὶ αὐτὸ
τοῦτο χλιαρὸν ἐν ταῖς πρώταις μάλιστα ἡμέραις. εἰ δὲ πάντα
κατὰ γνώμην περαίνοιτο, καὶ οἴνῳ γλυκεῖ βρέχειν ἀκίνδυνον,
ἄδηκτος δὲ ὁ γλυκὺς οἶνος ἔστω παντάπασιν, οἷος ὁ Θηραῖος;

incifa vena.   In quarto igitur hic quoque juvenis recte habuit, adeo ut et rugofum et parvum et contractum ulcus
jam cerneretur.   Verumtamen confultius vifum eft usque
ad feptimum nihil novare; poft quem diem plane redditus
eft fanus.   Sane oleo perfundere tale ulcus non oportet,
praefertim quum ut nunc comprehenfum eft curatur; nam
oleum paftilli hujus viribus eft adverfum, ac fordidum ulcus
reddit.   Neque enim parum intereft, nudove nervo oleum
an per interpofitam cutem admoveas.   Abluenda igitur a
vulnere fanies eft, molli lana fpecillo circumvoluta; madefacienda vero lana fi placet, ne fcilicet ficco ulcus attingas,
fapa fuffecerit, quam et hepfema vulgo apud nos in Afia
vocant.   In hac igitur lanam intingens, mox exprimens
ulcus detergebis.   Efto vero haec quoque ipfa tepida primis
maxime diebus.   Quod fi omnia ex fententia fuccefferint,
etiam vino dulci madefacere citra periculum licebit; fed
vinum dulce haud omnino mordax fit, cujusmodi tum The-

τε καὶ *Σκυβελίτης* ἐστὶ καὶ μετ᾽ αὐτοὺς ὁ καρύϊνος ὀνομα-
ζόμενος· ὅσοι δὲ γλυκεῖς τε ἅμα καὶ κιῤῥοὶ τῶν οἴνων εἰσὶν,
ὥσπερ ὁ *Φαλερῖνος*, ἀνεπιτήδειοι, δριμεῖς γὰρ ἅπαντες οἱ
τοιοῦτοι καὶ πέρα τοῦ μετρίου θερμοί· ἤδη δὲ εἰς οὐλὴν
ἰόντων τῶν ἑλκῶν, ὅσοι λευκοὶ τῶν οἴνων εἰσὶν ἀκριβῶς καὶ
λεπτοὶ καὶ ὀλιγοφόροι καὶ ἄνοσμοι, βελτίους τῶν γλυκέων
εἰσίν. ὕδατος δὲ χρῆσιν ἀεὶ φεῦγε τρωθέντος νεύρου, καθάπερ γε καὶ καταπλάσματος χαλαστικοῦ. τῇ δὲ εἰρημένῃ τοῦ
τροχίσκου χρήσει πλησίον ἥκει τὸ διὰ τῆς χαλκίτεος φάρμακον, ᾧ συνήθως χρώμεθα· τετῆχθαι δὲ καὶ τοῦτο χρὴ
θέρους μὲν ῥοδίνῳ, χειμῶνος δὲ *Σαβίνῳ*· γέγραπται δ᾽ ἐν
τῷ πρώτῳ περὶ φαρμάκων συνθέσεως. ὁ δὲ *Πολυείδου* τρο-
χίσκος, ἢ κυκλίσκος, ἢ ὅπως ἄν τις ὀνομάζειν ἐθέλοι, γιγνώ-
σκεται σχεδὸν ἅπασι· καὶ εἰ μὴ παρείη, τὸν *Ἄνδρωνος*, ἢ
τὸν *Πασίωνος* ἀντ᾽ αὐτοῦ περιλαμβάνειν, ἢ τὸν ἡμέτερον
ἰσχυρότερον ἁπάντων αὐτῶν ὑπάρχοντα. προείρηται δὲ ὅτι
τοῖς μὲν ἰσχυροῖς σώμασι τὰ ἰσχυρὰ φάρμακα, τοῖς δὲ ἀσθενέσι τὰ μαλακὰ προσφέρειν χρή· ταῦθ᾽ εὑρίσκει μὲν ἡ ἀλη-

raeum eft tum Scybelites atque ab his quod caryinum vocant; quaecunque vero et dulcia pariter et fulva funt vina,
veluti Falernum, inutilia funt, quippe acria funt omnia talia
ac fupra modum calida; ulcere vero jam ad cicatricem veniente quae alba plane vina funt et tenuia, nec multam
aquam tolerant nec odora funt, ea dulcibus praeftant.
Aquae vero ufum ad nervum vulneratum femper fugies,
ficuti etiam relaxans cataplasma. Ad jam dicti vero paftilli
ufum prope etiam accedit et medicamentum diachalciteos,
quo publice utimur; liquari vero etiam hoc debebit aeftate
rofaceo, hieme Sabino oleo; descriptum autem eft medicamentum hoc a nobis in primo de medicamentorum compofitione. Polyidae vero paftillus, vel trochiscus vel quomodocunque appellaffe libet, omnibus ferme notus eft;
cujus fi copia non eft, Andronis vel Pafionis pro eo eft
fumendus, vel nofter, qui etiam omnibus illis eft valentior.
Sane jam dictum eft robuftis corporibus valentiora medicamenta, imbecillis mitiora effe adhibenda; ifta et vera

θῆς μέθοδος, ἐπισφραγίζεται δὲ ἡ πεῖρα. Θεσσαλὸς δὲ ἅμα
τοῖς ἑαυτοῦ σοφισταῖς ἐφ᾽ ὑψηλοῦ θρόνου καθήμενος ἐν
κρομμύοις ἀνδράσιν, ὡς ὁ Κερκίδας φησὶν, εὐδοκιμήσει, κατασκευάζων τῷ λόγῳ παντὸς ἕλκους προσφάτου τὴν αὐτὴν
εἶναι θεραπείαν, οὐδεμίαν ἔνδειξιν ἐκ τῆς τοῦ μορίου φύσεως
λαμβάνουσαν. εἰς δέ τις τῶν ὑπὸ τῆς σοφίας αὐτοῦ κεκο-
μισμένων θαυμαστὴν ἐξεύρισκε θεραπείαν τῶν νευροτρώτων·
αὐτίκα γὰρ ὅλα διέκοπτεν ἐξαίφνης αὐτὰ, μηδὲ προειπών τι
τῷ τρωθέντι· καίτοι κἀνταῦθα προεδίδου τὴν αἵρεσιν.
ἐχρῆν γὰρ ἢ καὶ τοὺς μύας τρωθέντας καὶ τὰς ἀρτηρίας καὶ
τὰς φλέβας καὶ πᾶν ὁτιοῦν ἄλλο διακόπτειν ὅλον, ἢ μηδὲ
τὸ νεῦρον. ἢ οὕτως ἂν ὃ φεύγουσι πράττοντες ἁλίσκονται,
διάφορον ἐκ τῶν διαφερόντων μορίων ἔνδειξιν θεραπείας
λαμβάνοντες. τούτων μὲν οὖν ἀπαλλαγῶμεν ἤδη, τῆς δ᾽
ἐγκαρσίας τρώσεως τῶν νεύρων μνησθῶμεν, ἐφ᾽ οἷς καὶ ὁ
κίνδυνος τοῦ σπασθῆναι μείζων, τῆς μὲν φλεγμονῆς ἐκ τῶν
τετρωμένων ἰνῶν εἰς τὰς ἀτμήτους διαδιδομένης, τοῦ σπασμοῦ
δὲ διὰ τὰς ἀτμήτους γιγνομένου. τὰ μὲν δὴ τῆς θεραπείας τοῦ

methodus invenit et experientia confirmat. Theffalus vero
cum fuis una fophiftis in alto throno refidens inter mucco-
fos inftar arietum viros, ut Cercidas ait, in pretio erit; dum
fuis rationibus confirmat omnis ulceris recentis eandem
effe curationem, neque hanc ullam ex partium natura indicationem fumere. Unus tamen magni in ejus fapientia
nominis admirandam vulneratorum nervorum curationem
excogitavit; nam protinus eos totos praecidit ne admonito
quidem qui vulneratus fuerat, quanquam in hoc quoque a
fecta fua descivit. Siquidem par erat vel ut musculos
vulneratos et arterias et venas et aliud quidvis totum prae-
cideret vel nec nervum. Alioqui fic quod fugiunt, id facere
deprehenduntur, ut diverfam pro discrimine partium indicationem accipiant. Verum hos jam mittamus, ac de
transverfo nervi vulnere agamus, in quo major convulfionis
metus impendet, phlegmone fcilicet a vulneratis fibris ad
non fectas communicata, caeterum convulfione ab ipfis non
fectis excitata. Ac quae ad ulceris curationem attinent,

Ed. Chart. X. [157. 158.]   Ed. Baf. IV. (98.)

ἕλκους καὶ τούτοις τὰ αὐτά· κενοῦν δ᾽ αἵματος ἀφειδέστερον
αὐτῶν καὶ λεπτότερον ἢ κατ᾽ ἐκείνους διαιτᾶν, ἐν ἡσυχίᾳ τε καὶ
στρωμνῇ μαλακῇ συνέχειν τὸν ἄνθρωπον [138] ἐλαίῳ θερμῷ
δαψιλῶς χρώμενον ἐπὶ μασχαλῶν καὶ τραχήλου καὶ τενόντων
καὶ συνδέσμων καὶ κεφαλῆς. εἰ δὲ τῶν ἐν σκέλει νεύρων εἴη
τὸ τμηθὲν, ὥσπερ ἐπὶ χειρὸς μασχάλας, οὕτως ἐνθάδε βουβῶνας ἐλαίῳ πολλῷ τέγγειν, ἐπαναβαίνειν δὲ δι᾽ ὅλης τῆς
ῥάχεως ἐπὶ τράχηλόν τε καὶ κεφαλήν. ἡ δὲ θλάσις ἡ τῶν
νεύρων, ὅταν μὲν ἅμα τῷ δέρματι θλασθέντι τε καὶ ἑλκω-
θέντι γίγνηται, φαρμάκων δεῖται τῶν μὲν τοῦ ξηραίνειν
σκοπὸν ἐχόντων κοινὸν, συνάγειν δέ πως καὶ σφίγγειν δυναμένων τὰ διὰ τὴν θλάσιν ἀλλήλων ἀφεστῶτα μόρια. τὰ δὲ
χωρὶς τοῦ θλασθῆναι τὸ δέρμα συνεχέστατα καταντλεῖν
ἐλαίῳ θερμῷ διαφορητικῷ, τὴν δ᾽ ὅλην τοῦ σώματος ἐπιμέλειαν ὁμοίαν ποιεῖσθαι. ἅπαξ οὖν εἶδον τοῦτο γιγνόμενον,
ἰασάμην τε ταχέως αὐτὸ διὰ τῆς καταντλήσεως. ἅμα μέντοι τῷ δέρματι πάνυ πολλάκις ἐθεασάμην νεῦρα θλασθέντα
καὶ διὰ τὸ συνεχὲς τοῦ συμπτώματος οἱ ἀθληταὶ τῇ πείρᾳ

his quoque funt eadem; caeterum detrahere largius fanguinem ac tenui magis quam in illis uti victu, tum in quiete
omnino, ac lectulo molli hominem continere oportet; tum
oleo calenti ubertim in axillis, collo, tendonibus, ligamentis et capite uti.   Quod fi vulneratus nervus ex iis fit qui
in crure habentur, ficuti cum in manu erat, alae, ita in his
bubones largo oleo imbuendi, tum per totam fpinam ad
colium et caput ascendendum.   Contufi vero nervi, ubi
cum his una cutis quoque contufa exulcerataque eft, medicamenta poftulant, quae in ficcando quidem commune nervi
ulcera fanantium confilium fervent, caeterum quae partes,
quum per contufionem a fe diffideant, contrahere conftrin-
gereque fint apta.   Qui vero absque cutis fimili affectu funt
contufi, hos oleo calente discutiente faepiffime perfundere
oportet, ac totius corporis fimilem curam habere.   Semel
hoc incidere vidi fanavique, id mature ipfa ex oleo perfufione.   Verum una cum cute nervos contufos faepenumero
vidi; et propter ejus fymptomatis frequentiam athletae ipfo

διδαχθέντες ἔχουσι κατάπλασμα τὸ δι' ὀξυμέλιτος καὶ τοῦ
τῶν κυάμων ἀλεύρου καὶ ἔστιν ὄντως ἀγαθὸν φάρμακον. εἰ
δ' ὀδύνη τις συνείη τῇ θλάσει, πίττης ὑγρᾶς μιγνύειν ἕψον-
τάς τε καλῶς ἐπιτιθέναι θερμόν· ὅταν δὲ ξη(99)ραντικώ-
τερον ἐθέλῃς γίγνεσθαι, μιγνύειν ὀρόβων ἀλεύρου. καὶ εἰ
μᾶλλον βούλοιο ξηραίνειν, ἴρεως τῆς Ἰλλυρίδος ἢ μυρίκης.
ἡ δὲ τοῦ παντὸς σώματος ἐπιμέλεια καὶ τούτοις κοινή. δια-
κοπέντος δὲ ὅλου τοῦ νεύρου κίνδυνος μὲν οὐκέτι οὐδείς,
ἀνάπηρον δ' ἔσται τὸ μόριον. ἡ δὲ ἴασις κοινὴ τοῖς ἄλλοις
ἕλκεσιν, ἣν μόνην ἴσασιν οἱ Θεσσάλειοι. περὶ μὲν δὴ τῶν
νεύρων ἱκανὰ καὶ ταῦτα. τὰς δὲ ἐπιγινομένας αὐτοῖς φλεγμονὰς ὅπως χρὴ θεραπεύειν ἐν τῷ τῶν φλεγμονῶν λόγῳ
διαιρησόμεθα.

Κεφ. δ'. Ὁμοιοτάτην δὲ τοῖς τένουσιν ἔχοντες ἰδέαν
οἱ σύνδεσμοι θεραπείας ἰσχυροτάτης ἀνέχονται, διά τε τὸ
μὴ περαίνειν ἐπὶ τὸν ἐγκέφαλον ἀναίσθητοί τε εἶναι· τὰ
μὲν γὰρ νεῦρα σύμπαντα τὰ μὲν ἄντικρυς ἐξ αὐτοῦ πέφυκε

ufu edocti habent cataplasma, quod ex oxymelite et faba-
cea farina conficitur; quod plane falutare medicamentum
eft.　　At fi dolor una cum contufione vexet, etiam picem
liquidam immiscere ac bene coquere, tum calens medicamentum imponere oportet; ubi vero magis ficcans efficere voles,
ervi farinam miscebis.　　Quod fi ut amplius quoque ficcet
defiderabis, irim Illyricam vel myricam immittes.　　Totius
autem corporis cura his quoque communis eft.　　At fi totus
praecifus nervus fit, periculum praeterea nullum inftat,
fed mutila pars manebit.　　Curatio vero *eius* communis eft
caeteris ulceribus, quamque unam Theffalii norunt.　　Ergo
de nervis haec abunde fint dicta.　　Phlegmonas vero his
fupervenientes quomodo curare oporteat, ubi de phlegmonis agemus, docebimus.

　　Cap. IV.　　Quum ligamenta fimillimam habeant tendonibus fpeciem, valentiffimorum remediorum vim tolerant,
quod nec ad cerebrum pertingant et fenfus fint expertia;
nam nervi omnes alii ex ipfo ftatim cerebro ortum habent,

τοῦ ἐγκεφάλου, τὰ δὲ διὰ τοῦ νωτιαίου. καὶ μέν γε καὶ οἱ
τένοντες, ἐπειδὴ σύνθετον αὐτῶν ἐπεδείκνυμεν εἶναι τὴν
οὐσίαν ἐκ νεύρου καὶ συνδέσμου, καθ᾽ ὅσον μὲν νεύρου μετέχουσι, κατὰ τοσοῦτον ἐξ ἐγκεφάλου πεφύκασιν, οὐ μὴν
ἧττόν γε τῶν νεύρων αὐτῶν ἐπιφέρουσι τοὺς σπασμούς. οἱ
σύνδεσμοι δὲ ἐξ ὀστοῦ πεφυκότες, ὅσοι μὲν στρογγύλοι, νεύροις ἐοίκασι, πολὺ δὴ τῇ σκληρότητι διαφέροντες· ἀλλὰ τῷ
λευκοί τε εἶναι καὶ ἄναιμοι καὶ ἀκοίλιοι, διαλύεσθαί τε εἰς
ἶνας, ἡ ὁμοιότης αὐτῶν ἐστι πρός τε τὰ νεῦρα καὶ τοὺς
τένοντας. ἔνθα μὲν οὖν στρογγύλοι σύνδεσμοι καὶ τένοντές
εἰσι, τοῖς ἀπείροις ἀνατομῆς ὡς νεῦρα φαντάζονται, καὶ
μάλισθ᾽ ὅταν ἀγνοῶσιν ὅτι καὶ σκληρότεροι πολὺ τῶν νεύρων
εἰσίν· ἔνθα δὲ πλατεῖς, ἐνταῦθ᾽ ὅτι μὲν νεύρων διαφέρουσιν
ἐπίστανται, καίτοι γε οὐδὲ τοῦτο πάντες· οὐ μὴν γιγνώσκουσί
γε διακρίνειν αὐτοὺς ἀπ᾽ ἀλλήλων. ἀλλὰ σύ γε τὴν φύσιν
ἑκάστου τῶν τριῶν μορίων ἐπιστάμενος, ἔτι τε διάπλασιν
καὶ θέσιν ἣν ἔχουσιν ἐν ἅπαντι τῷ σώματι καθ᾽ ἕκαστον
μέλος, ἐπειδάν ποτε τύχῃ κατ᾽ ἐκεῖνο τραῦμα γενόμενον, ἑτοί-

alii ſpinali medulla. Tendones quoque, quoniam compoſitam eorum eſſe ſubſtantiam ex nervo ligamentoque oſtendimus, quatenus nervi participes ſunt, eatenus ex cerebro
oriuntur, caeterum minus ſaltem quam ipſi nervi convulſionem accerſunt. Ligamenta vero, quum ex oſſe ortum
habeant, quaecunque rotunda ſunt, ea nervis aſſimilia ſunt,
duritie tamen plurimum diſſident; verum in eo quod alba
ſint et exanguia et cavitate carentia et in fibras dividuntur,
ſimilitudo illis cum nervis et tendonibus conſtat. Ergo ubi
teretia ligamenta tendonesque viſuntur, qui diſſectionum
ſunt ignari nervos eos imaginantur, potiſſimum qui multo
duriora ea nervis eſſe non intelligunt: at ubi lata ſunt, ibi
ea a nervis diverſa eſſe intelligunt, quanquam ne id quidem
omnia; caeterum ipſa a ſeſe discernere non valent. Verum tu, qui cujusque trium partium naturam perſpectam
habes, tum vero et conformationem et quam in toto corpore poſituram obtinent, in quacunque parte vulnus fieri

μως γνωριεῖς εἴτε νεῦρόν ἐστι τὸ τετρωμένον, εἴτε σύνδεσμος,
εἴτε τένων. περὶ μὲν δὴ τῆς τῶν νεύρων καὶ τενόντων θεραπείας προείρηται. [139] σύνδεσμος δὲ τρωθεὶς ὁ μὲν ἐξ
ὀστοῦ διήκων εἰς ὀστοῦν ἀκινδυνότατός ἐστι, καὶ πάντη
ξηραίνων αὐτὸν ὁποίοις βούλοιο φαρμάκοις οὐδὲν βλάψεις
τὸν ἄνθρωπον. ὁ δ᾽ εἰς μῦν ἐμφυόμενος ὅσον ἀκινδυνό-
τερός ἐστι τένοντος καὶ νεύρου, τοσοῦτον τῶν ἄλλων συνδέσμων σφαλερώτερος, ἢν μὴ χρηστῶς θεραπεύηται. τούτων οὐδὲν οἷοί τέ εἰσι διαπράξασθαι μεθόδῳ τῶν ἰατρῶν
ὅσοι μήτε τὴν ἀπὸ τῶν μορίων ἔνδειξιν εἰς τὰς τῶν ἑλκῶν
ἰάσεις χρήσιμον εἶναι συγχωροῦσιν, οὔθ᾽ ὅσοι τοῦτο μὲν
ὁμολογοῦσιν, ἀγνοοῦσι δὲ τὴν ἑκάστου φύσιν, ἥτις, ὡς
ἐδείκνυμεν, ἐκ τῆς τῶν στοιχείων γίνεται κράσεως. ἀλλ᾽
οὗτοι μὲν εἰ καὶ μηδὲν ἄλλο, τά γ᾽ ἐκ τῆς ὀργανικῆς κατασκευῆς τῶν μορίων ἐνδεικτικῶς λαμβανόμενα γιγνώσκουσι·
οἱ δ᾽ ἀπὸ τοῦ Θεσσαλοῦ καὶ ταῦτ᾽ ἀγνοοῦσιν, οἷον αὐτίκα
διαιρεθέντος ἐπιγαστρίου μέχρι τοσούτου βάθους ὡς προ-
πεσεῖν ἔντερον, ὅπως τε χρὴ καταστεῖλαι τοῦτο· καὶ ἢν

contigerit, ſtatim intelliges nervusne ſit vulneratus, an ligamentum tendove.   Et de nervi quidem ac tendonis curatione jam dictum nobis eſt.   Ligamentum vero vulneratum,
quod ab oſſe ad os permeat et maxime ſine periculo eſt et
omnino ipſum ſiccans quibuslibet medicamentis, nihil hominem oſſendes.   Quod vero in musculum ſe inſerit, quanto
eſt nervo et tendone minus periculo opportunum, tanto, niſi
rite curetur, reliquis ligamentis magis terrere debet.   Horum nihil peragi methodo ab iis medicis poteſt, qui indicationem, quae a partibus ſumitur utilem eſſe ad ulcerum
curationem negant, nec ab iis qui id quidem coſitentur,
ſed tamen cujusque partis naturam ignorant, quae nimirum,
ſicut oſtendimus, ex ipſo elementorum conſtat temperamento.
Verum ii quanquam nihil aliud, ſaltem quae ex organica
partium conſtitutione indicantur, intelligunt. Theſſali vero ſequaces etiam haec ignorant; veluti ſtatim ſi diviſum abdomen
tam alte ſit ut inteſtinum ex eo procidat nec quemadmodum id reponere conveniat, nec ſi omentum exciderit, ab-

Ed. Chart. X. [139.]　　　　　　Ed. Baf. IV. (99.)

ἐπίπλους προπέσῃ, πότερον ἀποκόπτειν, ἢ οὐκ ἀποκόπτειν
αὐτὸν χρή· καὶ πότερον βρόχῳ διαλαμβάνειν, ἢ μή· καὶ εἰ
ῥάπτειν, ἢ μὴ ῥάπτειν τὸ τραῦμα· καὶ ῥάπτοντας ὅτῳ χρὴ
τρόπῳ ῥάπτειν, οὐδὲν τούτων ἐπίστανται, οὐδὲ γὰρ ἡμεῖς
ἂν ἔγνωμεν, εἰ μὴ δι᾽ ἀνατομῆς ἐμάθομεν ἁπάντων τῶν
τῇδε μορίων τὴν φύσιν, ἣν καὶ διελθεῖν ἀναγκαῖόν ἐστιν οὐ
σαφηνείας μόνης ἕνεκα τῶν λεχθησομένων, ἀλλὰ καὶ πίστεως. δέρμα μὲν ἔξωθεν ἁπάντων προβέβληται τελευτῶν
εἰς ὑμένα. μεθ᾽ ὃ κατὰ μὲν τὴν μέσην χώραν ἀπονευρώσεις
μυῶν τέτανται διτταὶ δίκην ὑμένων· ἃς οὐδ᾽ ὅτι δύο εἰσὶν
οἱ πολλοὶ τῶν ἀνατομικῶν ἐπίστανται. καὶ γὰρ καὶ συμπε-
φύκασιν ἀλλήλαις, ὡς ἔργον εἶναι χωρίσαι, καὶ λεπτότητος
εἰς ἄκρον ἥκουσιν. ἐφεξῆς δὲ ταῖσδε δύο μύες ὄρθιοι σαρκώδεις ἀπὸ τοῦ στήθους ἐπὶ τὰ καλούμενα τῆς ἥβης ὀστᾶ
καθήκουσι. ταῦτα μὲν δὴ σύμπαντα τὰ εἰρημένα συμφυῆ
τ᾽ ἐστὶ καὶ οἱ τὰς καλουμένας γαστρορραφίας ὅπως χρὴ ποιεῖσθαι γράψαντες, ἐπιγάστριον ὀνομάζουσι τὸ συγκείμενον

ſcindendumne id ſit, an non, nec an vinculo id excipiendum,
an ſecus, nec an ſuendum vulnus ſit, nec ne, nec ſi ſuendum ſit, qua ratione ſuendum, quicquam intelligunt, ut
quae ne nos quidem intelligeremus, niſi ex diſſectionis ratione omnium quae iſtic continentur partium naturam
didiciſſemus; quam etiam exponere neceſſum eſt non claritatis modo gratia eorum quae dicenda ſunt, ſed etiam
probationis.　Cutis extrinſecus omnibus anteſtat, haec vero
in membranam ſinitur.　A cute medio circiter loco aponeu-
roſes musculorum geminae tenduntur membranarum ritu.
Eas plerique anatomicorum duas eſſe minime norunt, quum
et una ſibi cohaereant coalescantque, ſic ut labor ſit eas
ſeparaſſe et ſumma propterea ſint tenuitate.　Poſt has deinceps habentur duo musculi recti et carnoſi, qui a pectore ad
ipſa pubis oſſa perveniunt.　Atque haec quidem memorata
omnia et ſibi cohaerent coalescuntque, et quod conflatum
ex ipſis eſt, qui quemadmodum vocatas gaſtrorrhaphias, *id
eſt ventris ſeu abdominis ſuturas*, fieri conveniat, prodi-

412 ΓΑΛΗΝΟΥ ΘΕΡΑΠΕΥΤ. ΜΕΘΟΔΟΥ

Ed. Chart. X. [139.]   Ed. Baſ. IV. (99.)

ἐξ αὐτῶν. ὅσον δ᾽ ἐφεξῆς τῷδε, καλεῖται μὲν ὑπ᾽ αὐτῶν
περιτόναιον, οἰομένων ἓν ἁπλοῦν ἀσύνθετον εἶναι σῶμα·
τὸ δὲ οὐχ οὕτως ἔχει, σύγκειται γὰρ ἐκ δυοῖν σωμάτων,
ἀναίμων μὲν ἀμφοῖν καὶ νευρωδῶν, ἀλλὰ τὸ μὲν ἕτερον
αὐτῶν ἀπονεύρωσίς ἐστι μυῶν ἐγκαρσίων, τὸ δ᾽ ἕτερον
ὑμὴν ἀκριβῶς λεπτὸς, οἷόν περ τὸ ἀράχνιον, ὅπερ δὴ τὸ
περιτόναιον ὄντως ἐστί. τοιοῦτον μὲν ἐν τοῖς μέσοις ἑαυτοῦ τὸ ἐπιγάστριον· ὅσον δὲ ἀποκεχώρηκεν ἑκατέρωσε
πρὸς τὸ πλάγιον ὡς ἐπὶ τέσσαρας δακτύλους, τοῦτο ἐφεξῆς τῷ δέρματι τοὺς λοξοὺς ἔχει μῦς· προτέρους μὲν τοὺς
ἀπὸ τοῦ θώρακος καταφερομένους, δευτέρους δὲ τοὺς ἀπὸ
τῶν λαγόνων ἀναφερομένους· εἶτα ἐπὶ τούτοις τὸν ἐγκάρσιον, ἐφ᾽ ὧν τὸ περιτόναιον. ἀκινδυνότερόν τε οὖν ἐστι
τοῦτο τὸ χωρίον τοῦ μέσου, μηδεμίαν ἔχον ἀπονεύρωσιν·
αἵ τε γαστρορραφίαι κατὰ τὸ μέσον εἰσὶ δυσμεταχείριστοι·
καὶ γὰρ καὶ προπίπτει τὰ ἔντερα ταύτῃ μάλιστα καὶ δυσ-
κάθεκτά ἐστιν ἐν τούτῳ τῷ τόπῳ· τὸ γὰρ σφίγγον αὐτὰ
καὶ προστέλλον οἱ ὄρθιοι μύες ἦσαν οἱ σαρκώδεις, οὓς ἐκ

derunt, abdomen nominarunt. Quod vero hoc deinceps
excipit, ab illis quidem vocatur peritonaeum, putanti-
bus videlicet unum et ſimplex id eſſe corpus minimeque
compoſitum, ſed non ita ſe res habet, quum id compoſitum ex duobus corporibus ſit, quorum utrumque et exan-
gue et nervoſum ſit. Verum alterum eorum aponeuroſis
eſt musculorum transverſorum, alterum membrana praetenuis velut aranea, quae utique vere eſt peritonaeum. Ac
tale quidem in medio ſui eſt abdomen, partes vero ejus,
quae utrinque latus ad quatuor quaſi digitos recedunt, hae
ſtatim a cute obliquos musculos habent; priores quidem
qui a pectore demittuntur, ſecundos qui ab ilibus ascendunt,
deinde poſt hos transverſum *musculum*, ſub quo eſt peritonaeum. Ergo et minus periculi in hoc loco quam in
medio eſt, quum aponeuroſin nullam habeat et ſuturae in
medio difficulter adminiſtrentur, quippe quum et procidant
hac parte maxime inteſtina et aegre hoc in loco contineri
queant; qui enim conſtrinxerant contraxerantque ea, recti

τοῦ θώρακος ἐπὶ τὰ τῆς ἥβης ὀστᾶ καθήκειν ἔφαμεν. ὅταν
οὖν τις τούτων τρωθῇ διὰ διττὴν αἰτίαν, ἀναγκαῖόν ἐστι
προπίπτειν ἕτερον, ἐκ μὲν τῶν πλαγίων μερῶν ὑπὸ τῶν
ταύτῃ μυῶν σφιγγόμενον, ἐκ δὲ τῶν μέσων οὔτε τὸν μῦν
ἐῤῥωμένον ἔχον, ἐπιτήδειόν τε χώραν εἰς πρόπτωσιν. εἰ δὲ
[140] καὶ μεῖζον εἴη τὸ τραῦμα, πλείω τε προπίπτειν ἀναγκαῖόν ἐστιν ἔντερα καὶ χαλεπώτερον καταστέλλεσθαι. καθ᾽
ἕτερον δ᾽ αὖ τρόπον αἱ βραχεῖαι τρώσεις δυσμεταχείριστοι.
ἢν γὰρ μὴ παραχρῆμά τις εἰς τὴν ἑαυτοῦ χώραν ἐμβάλλῃ τὸ
προπεπτωκὸς, εἰς ὄγκον αἴρεται πνευματούμενον· ὥστ᾽ οὐκ
ἔτι οἷόν τε δι᾽ ὀπῆς στενῆς ἐμβάλλειν αὐτό. βέλτιον οὖν ἐν
ταῖς τοιαύταις τρώσεσι τὸ σύμμετρον τραῦμα. ταυτὶ μὲν
δὴ προεπίστασθαι χρή· ὡς δ᾽ ἄν τις ἄριστα μεταχειρίζοιτο
τὰς τοιαύτας τρώσεις, ἐφεξῆς σκεπτέον. ὅτι μὲν γὰρ οὐκ
ἀρκεῖ τὸ Θεσσάλειον παράγγελμα τὸ κολλᾷν τοῖς ἐναίμοις
φαρμάκοις αὐτὰς, οὕτως ἡγοῦμαι πρόδηλον ὑπάρχειν ὡς
οὐδένα λαθεῖν τῶν ἐχόντων νοῦν. ἐπεὶ τοίνυν προηγεῖσθαι

illi carnofique musculi erant, quos ex pectore ad pubis offa
demiffos diximus. Ergo quoties horum aliquis eft vulneratus, duplici de caufa procidere inteftinum eft neceffum, a
partibus quidem quae funt ad latus propterea quod musculis qui iftic funt conftringitur, a mediis vero quod nec mu-
fculum eum qui contineret habet etiamnum validum, et
quod locus opportune ad procidentiam eft comparatus. Quod
fi majus etiam vulnus fuerit, tum plura neceffe eft inteftina
excidere, tum difficilius denuo immitti. Porro alia ratione
parva vulnera tractatu funt difficilia. Nam nifi quod pro-
cidit, illico in locum fuum reponas, inflatur furgitque in
tumorem, quo evenit ut per anguftum foramen immitti nequeat. Minus igitur grave in ejusmodi vulnerationibus
mediocre foramen eft. Atque haec quidem praefciffe oportet; proximum eft ut quemadmodum quis hoc genus vulnerum commodiffime contrectet confideremus. Nam Theffali
praeceptum, quo cenfet enaemis ea medicamentis glutinanda
effe, parum fatisfacere manifeftius puto quam ut quenquam latere qui compos fit mentis poffit. Quoniam igitur

μὲν χρὴ ἐς τὴν οἰκείαν χώραν ἀποτίθεσθαι τὰ προπεπτωκότα
ἔντερα, δεύτερον δὲ ἐπὶ τόδε ῥάψαι τὸ ἕλκος, εἶθ᾽ ἑξῆς τρίτον ἐπιθεῖναι τὸ φάρμακον, εἶτ᾽ ἐπ᾽ αὐτὸ τέταρτον ὅπως
μὴ συμπάθῃ τι τῶν κυριωτέρων προνοεῖσθαι, περὶ τοῦ
πρώτου ῥηθέντος ἤδη σκοποῦμεν. οὐσῶν δὲ, ὡς εἴρηται, τριῶν
ἐν τοῖς τραύμασι κατὰ μέγεθος διαφορῶν, ἀφ᾽ ἑκάστης αὐτῶν
πειρᾶσθαι χρὴ λαβεῖν οἰκείαν ἔνδειξιν. ἔστω δὴ πρότερον
μικρὸν οὕτως ὡς τὸ προπεσὸν ἔντερον ἐμφυσηθὲν μηκέτι
οἷόν τε εἶναι καταστέλλειν, ἆρ᾽ οὐκ ἀναγκαῖον ἐνταῦθα δυοῖν
θάτερον, ἤτοι τὴν φῦσαν ἐκκενοῦν ἢ τὸ τραῦμα μεῖζον ἐργάζεσθαι; βέλτιον οὖν οἶμαι τὸ πρότερον, ἐάν περ οἷόν τε ᾖ
τυχεῖν αὐτοῦ. πῶς δ᾽ ἄν τις τύχοι μᾶλλον; εἰ τὴν αἰτίαν
ὑφ᾽ ἧς ἐκφυσᾶται τὸ ἔντερον ἐκποδὼν (100) ποιησαίμεθα.
τίς οὖν ἐστιν αὕτη; ἡ ἐκ τοῦ περιέχοντος ἀέρος ψύξις· ὥστε
καὶ ἡ ἴασις ἐν τῷ θερμῆναι. σπόγγον οὖν χρὴ μαλακὸν ὕδατι θερμῷ βρέξαντας, εἶτ᾽ ἐκπιέσαντας ἐκθερμῆναι τούτῳ τὸ
ἔντερον. εὐτρεπιζέσθω δὲ ἐν τῷ τέως οἶνος αὐστηρὸς θερμὸς,

principio id agendum eft ut inteftina, quae exciderunt, in
fuum locum recondantur; fecundo loco ut ulcus fuatur;.
tertio ut medicamentum imponas; quarto ut ne qua praeftantior pars fimul afficiatur profpicias; age jam de primo
horum agamus.   Quum igitur triplex, ut dictum eft, discrimen horum vulnerum in magnitudine fit, propriam a
quoque indicationem fumere tentemus.   Efto autem principio vulnus adeo parvum ut inflatum jam quod excidit
inteftinum remittere amplius non fit; numquid igitur hoc
loco alterum e duobus eft neceffum, aut flatum educere,
aut vulnus ampliare?   Praeftiterit autem, ut arbitror, prius
fi modo id confequi liceat.   At non alia potius ratione id
confequare, quam fi caufam unde excitata inteftini inflatio
eft fubmoveris.   Ea igitur quae demum eft?   Certe ambientis aëris refrigeratio, itaque etiam fanatio ex calefaciendo petetur.   Ergo fpongia molli et ex calente aqua
madenti, ac mox expreffa calefacere inteftinum conveniet.
Praeparetur vero interea vinum aufterum calidum; quippe

καὶ γὰρ θερμαίνει μᾶλλον ὕδατος καὶ ῥώμην ἐντίθησι τῷ
ἐντέρῳ. εἰ δὲ καὶ τούτῳ χρησαμένων ἔτι διαμένει τὸ ἔντερον ἐμπεφυσημένον, ἐπιτέμνειν τοῦ περιτοναίου τοσοῦτον
ὅσον δεῖται τὸ προπεπτωκός. ἐπιτήδεια δ᾽ ἐστὶν εἰς τὴν
τοιαύτην τομὴν τὰ καλούμενα συριγγοτόμα. τὰ δ᾽ ἀμφήκη
τῶν μαχαιρίων, ἢ κατὰ τὸ πέρας ὀξέα παντὶ τρόπῳ φευκτέα.
σχῆμα δ᾽ ἐπιτήδειον τῷ κάμνοντι πρὸς μὲν τοῖς κάτω μέρεσι
τῆς τρώσεως γεγενημένης τὸ ἀνάῤῥοπον, πρὸς δὲ τοῖς ἄνω
τὸ κατάῤῥοπον. εἰς δ᾽ ἐπ᾽ ἀμφοῖν σκοπός, ὡς μὴ βαρύ-
νοιτό τι πρὸς τῶν ἄλλων ἐντέρων, τὸ προπεπτωκός. ὥστε
καὶ τοῦ σκοποῦ τοῦδε κατὰ μὲν τὰ δεξιὰ μέρη τοῦ τραύματος γεγονότος, ἐπὶ θάτερον ῥέπειν· εἰ δὲ ἐκ τῶν ἀριστε-
ρῶν ᾖ, πρὸς τὴν δεξιὰν ἐπικλίνεσθαι πλευρὰν ὑψηλότερον
ἀεὶ ποιοῦντας τὸ τετρωμένον μόριον. τοῦτο μέντοι καὶ
τοῖς μεγάλοις καὶ τοῖς μέσοις ἕλκεσι συνοίσει· κοινὸς γὰρ
ἁπάντων ὁ σκοπός. αἱ δ᾽ ἀποθέσεις τῶν ἐντέρων εἰς τὴν
οἰκείαν χώραν, ὅταν ἐπὶ τοῖς μεγάλοις γίγνωνται τραύμασιν,

id magis calefacit quam aqua et robur inteſtino acquirit.
Quod ſi huic etiam praeſidio inteſtini inflatio non ceſſerit,
incidendum peritonaei tantulum eſt quantum ei quod excidit reponendo ſit ſatis. Appoſita porro ad ejusmodi inci-
ſionem ſunt ea quae ſyringotoma vocant. Scalpelli vero
quibus acies utrinque habetur aut quibus cuspis acuta eſt,
omnino fugiendi ſunt. Figura vero laboranti appoſita fuerit,
quum in inferiore parte factum vulnus eſt, ſi ſurſum ver-
gat, quum vero in ſuperioribus, ſi deorſum. Unum autem
utrobique cavetur, ne quod exciderit ab aliis quicquam
inteſtinis degravetur. Itaque ex hoc ſcopo conveniet, ut
ſi in dextris vulnus ſit, corpus in contrariam partem incli-
netur; ſin in ſiniſtris ſit, in dextram, ſic ut quae vulnerata
pars eſt, ſemper altiorem locum occupet. Atque hoc tum
in magnis, tum etiam in mediocribus vulneribus conduci-
bile fuerit; quippe is omnibus communis ſcopus eſt. Caeterum repoſitio inteſtinorum in ſuum locum, ubi ex magno
exciderunt vulnere, plane miniſtrum poſtulat dextrum.

ὑπηρέτου δέονται δεξιοῦ. χρὴ γὰρ αὐτὸν ὅλον ἔξωθεν κα-
ταλαβόντα τὸ τραῦμα ταῖς ἑαυτοῦ χερσὶν εἴσω προστέλλειν
τε καὶ σφίγγειν, ὀλίγον ἑκάστοτε τῷ ῥάπτοντι προγυμνοῦντα·
καὶ μέντοι καὶ τὸ ῥαφὲν αὐτὸ μετρίως προστέλλειν, ἄχρι
περ ἂν ὅλον ἀκριβῶς ῥαφῇ. τίς δ᾽ ἂν εἴη τρόπος ἐπιτήδειος
εἰς τὰ τοιαῦτα τῆς καλουμένης γαστρορῥαφίας ἐφεξῆς λέγωμεν. ἐπειδὴ συμφῦσαι χρὴ τῷ περιτοναίῳ τὸ ἐπιγάστριον,
ἀρκτέον μὲν ἀπὸ τοῦ δέρματος ἔξωθεν εἴσω διαπείροντα
τὴν βελόνην. ἐπειδὰν δὲ τὸ δέρμα καὶ τὸν μῦν τὸν ὄρθιον
ὅλον διεξέλθοι, τὸ παρακείμενον ὑπερβαίνοντα περιτόναιον,
[141] ὠθεῖν αὐτὴν ἔσωθεν ἔξω διὰ τοῦ λοιποῦ ἀντικει-
μένου περιτοναίου, κἄπειτ᾽ ἐντεῦθεν ἔσωθεν ἔξω διαπείρειν τὸ ἕτερον ἐπιγάστριον. διεξελθούσης δὲ τελέως αὐτῆς,
ἔξωθεν εἴσω τὸ ἐπιγάστριον τοῦτο διαιροῦντας, εἶτα τὸ
παρακείμενον αὐτῷ περιτόναιον ὑπερβαίνοντας, ἐπί τε τὸ
ἀντικείμενον ἐλθόντας ἔσωθεν ἔξω τοῦτο διακεντεῖν, ἅμα δ᾽
αὐτῷ καὶ τὸ πλησίον ἐπιγάστριον ἅπαν· εἶτ᾽ αὖθις ἀπὸ
τούτου πάλιν ἀρξαμένους συῤῥάπτειν αὐτὸ τῷ ἀντικειμένῳ

Debet enim, ubi manibus fuis totum vulnus extrinfecus
apprehenderit, intro reprimere, tum conftringere, ac exiguum femper fuenti praenudare; quin etiam id ipfum quod
affutum eft modice comprimere, quoad totum perfuatur.
Jam vero quae commoda ratio fuendi abdominis in talibus
vulneribus fit deinceps doceamus. Quoniam *coire* coa-
lescereque cum peritonaeo oportet abdomen, incipiendum
quidem a cute eft, atque ab externo introrfus acus injicienda Ubi vero tum cutem tum rectum musculum totum
transierit, praeterito quod ei fubeft peritonaeo, per reliquum peritonaeum oppofitum eam ab interno extrorfus
injicies, atque inde per reliquum abdomen ab interno extra
transmittes. Ubi hoc penitus transmifit, rurfus ab externo
introrfum idem abdomen eft perforandum. Mox ubi peritonaeum, quod illi quoque fubhaeret, praeterieris atque ad
contrarium veneris, hoc quoque ab interno extrorfus per-
pungendum, unaque cum eo totum ipfi vicinum abdomen.
Deinde ab hoc rurfus incipiendum atque id cum contrario

BIBΛION Z. 417

Ed. Chart. X. [141.]   Ed. Baf. IV. (100.)

περιτοναίῳ· κἄπειτα διεκβάλλειν διὰ τοῦ πλησίον δέρματος,
ἐκεῖθεν δ᾽ αὖ πάλιν εἴσω διείρειν, συῤῥάπτοντας αὐτὸ τῷ
ἀντικειμένῳ περιτοναίῳ, διεκβάλλοντάς τε διὰ τοῦ πλησίον
δέρματος. εἶτ᾽ αὖθις καὶ αὖθις ἐργάζεσθαι ταῦτα, μέχρι
περ ἂν ὅλον ὁμοίως ῥάψωμεν τὸ τραῦμα. διάστημα δὲ τῶν
ῥαφῶν ὅσον μὲν ἐπὶ τῷ σφίγγεσθαι τὰ ὑποκείμενα βραχύτατον εἶναι χρεών· ὅσον δ᾽ ἐπὶ τῷ τὸ μεταξὺ τῶν ῥαφῶν δέρμα διαμένειν ἀσύῤῥηκτον οὐ χρηστὸν τὸ βραχύ.
φεύγων οὖν ἑκατέρου τὴν ὑπερβολὴν ἀμφοῖν αἱρεῖσθαι τὸ
μέτριον. ἤδη δὲ καὶ τοῦτο κοινόν πως ἁπάντων ἑλκῶν,
ὥσπέρ γε καὶ αὐτοῦ τοῦ ῥάμματος ἡ σύστασις. τὸ μὲν γὰρ
σκληρότερον χρὴ ῥήσσειν τὸ δέρμα, τὸ δὲ μαλακώτερον
αὐτὸ φθάνει ῥηγνύμενον. οὕτω δὲ καὶ τὸ μὲν ἐγγυτάτω
τῶν ἄκρων χειλῶν διαπείρειν τὴν βελόνην, τὸ λοιπὸν τοῦ
δέρματος ὀλίγιστον ὄν, ἀναγκάζεται καὶ βιάζεται ῥήγνυ-
σθαι, τὸ δὲ ἐπὶ πλεῖστον ἀποχωρεῖν τοῦδε πολὺ τοῦ δέρματος ἀκόλλητον ἀπολείπει. ταυτὶ μὲν οὖν εἰ καὶ πάντων

peritonaeo confuendum, ac rurfus vicina cute transmiſſa,
iterum ab ea parte acus introrfus eſt injicienda, confuen-
dumque abdomen id cum contrario peritonaeo, etiam inibi
vicina cute transmiſſa. Atque haec iterum iterumque facienda, quoad totum vulnus fimiliter confuerimus. Intervallum vero quod futuris intervenit, quod ad compefcenda
pertinet ea quae fubfunt, breviſſimum eſſe poſtulat. Quod
vero ad firmitudinem ipſius cutis, quae in intervallis futura-
rum eſt necubi rumpatur, brevitas parum tuta eſt. Quare
utriusque vitato exceſſu eligenda mediocritas inter utrumque eſt. Jam hoc quoque omnium ulcerum commune quodammodo eſt, ficuti etiam ipſius quo fuuntur fili confiftentia. Nam quod iſto durius eſt cutem rumpat neceſſe eſt;
quod mollius ipſum prius rumpitur. Aeque vero fi proxime fummas oras acum transegeris, quod reliquum eſt cutis,
quoniam minimum eſt, dum violenter adducitur, cogitur
perrumpi; fi plurimum ab iis receſſeris, multum cutis haud
glutinatum relinques. Haec tametfi omnium fint ulcerum

Ed. Chart. X. [141.]   Ed. Baf. IV. (100.)
ἑλκῶν ἐστι κοινὰ, μάλιστα αὐτὰ φυλακτέον ἐν ταῖς γα-
στροῤῥαφίαις. αὐτὰς δὲ τὰς γαστροῤῥαφίας ἤτοι γε ὡς
προείρηται ποιητέον, ἐστοχασμένου τοῦ συμφῦσαι τῷ περιτοναίῳ τὸ ἐπιγάστριον, ἐπειδὴ μόγις αὐτῷ συμφύσεται,
νευρῶδες ὑπάρχον, ἢ ὡς ἔνιοι, συνάγοντας ἀλλήλοις τὰ
κατὰ φύσιν οἰκεῖα, περιτοναίῳ μὲν περιτόναιον, ἐπιγάστριον
δ᾽ ἐπιγαστρίῳ. ἔσται δὲ τοῦτο κατὰ τόνδε τὸν τρόπον.
ἀπὸ τοῦ πλησίον ἡμῶν ἐπιγαστρίου διεκβάλλειν χρὴ τὴν
βελόνην ἔξωθεν εἴσω δι᾽ αὐτοῦ μόνου· κἄπειθ᾽ ὑπερβάντας
ἄμφω τὰ χείλη τοῦ περιτοναίου, πάλιν ἀντεπιστρέψαι τὴν
βελόνην ἔξωθεν εἴσω, δι᾽ ἀμφοτέρων τῶν χειλῶν τοῦ περι-
τοναίου· κἄπειτ᾽ αὖθις ἀντεπιστρέφοντας ἔσωθεν ἔξω διεκβάλλειν κατὰ τὸ ἀντικείμενον ἐπιγάστριον. οὗτος ὁ τρόπος
τοῦ κοινοῦ καὶ προχείρου, καθ᾽ ὃν διὰ τῶν τεττάρων χειλῶν ἐπιβολῇ μιᾷ διεκβάλλουσι τὴν βελόνην, διαφέρει τῷ
κατακρύπτειν ὅλον ἀκριβῶς ἔνδον τοῦ ἐπιγαστρίου τὸ περιτόναιον. ἑξῆς δὲ περὶ τῶν φαρμάκων εἴπωμεν. εἴη δ᾽ ἂν
δήπου καὶ ταῦτα τῆς αὐτῆς ὕλης τοῖς ἐναίμοις ὀνομαζο-

communia, maxime tamen fugienda in abdomine fuendo
funt. Ipfa vero abdominis futura aut jam dicto modo adminiftrabitur, utique fiquis huc ftudium dirigat, ut peritonaeum abdomini coalescere faciat, vix enim cum eo coales-
cit utpote nervofum, aut ficut nonnulli faciunt, qui quae
cognatae naturae funt, ea committunt, utique peritonaeo
peritonaeum, abdomini abdomen. Id fiet ad hunc modum.
Oportet a vicino nobis abdomine incipere, atque ab externo
introrfum per id tantum acum transmittere; poft praeteritis
utriusque peritonaei labris, ex adverfa parte ab externo introrfus per utrumque ejus labrum acum revocare; deinde
rurfus hanc revocare atque ab interno extrorfus per adverfum abdomen trajicere. Hic modus a publico et ex prompto,
quo videlicet uno adactu per quatuor labra acum transmit-
tunt, hoc discriminis habet, quod totum peritonaeum intra
abdomen prorfus abfcondit. Deinceps vero de medicamentis praecipiamus. Sane haec quoque ejusdem effe materiae
debebunt, cujus funt quae enaema dicuntur; quaeque alia-

BIBΛION Z. 419

Ed. Chart. X. [141. 142.]   Ed. Baf. IV. (100.)

μένοις, ἃ κἂν τοῖς ἄλλοις μέρεσι συμφύειν τὰ τραύματα διὰ
τῶν ἔμπροσθεν ὑπομνημάτων ἀπεδείξαμεν. ἡ δ᾽ ἔξωθεν
ἐπίδεσις ἔτι δὴ καὶ μᾶλλον ἐπὶ τούτων ἀναγκαία. τὸ δὲ δὴ
τέταρτον ἔτι τῆς θεραπείας μέρος οὐ σμικρῷ τινι τῶν ἄλλων
ἀποκεχώρηκεν· ἐλαίῳ γὰρ χρὴ θερμῷ συμμέτρως ἔριον
ἁπαλὸν δεύοντας ὅλον ἐν κύκλῳ περιλαμβάνειν τὸ μεταξὺ
βουβώνων τε καὶ μασχαλῶν. ἄμεινον δὲ καὶ διὰ κλυστῆρος
ἐνιέναι τοῖς ἐντέροις ἕτερον τοιοῦτον. εἰ δέ τι καὶ αὐτῶν
τῶν ἐντέρων τρωθείη, τὰ μὲν ἔξωθεν, ὡς εἴρηται, πάντα
πράττειν ὡσαύτως, τὸ δὲ ἐνιέμενον οἶνος αὐστηρὸς μέλας
χλιαρὸς ἔστω καὶ μᾶλλον εἰ διατρωθείη σύμπαν εἰς τὸν
εἴσω πόρον. εὐίατα μὲν οὖν τὰ παχέα [142] τῶν ἐντέρων,
δυσιατότερα δὲ τὰ λεπτά. παντάπασι δὲ ἀνίατος ἡ νῆστις
διά τε τὸ πλῆθος καὶ τὸ μέγεθος τῶν ἀγγείων καὶ τὸ λεπτὸν
καὶ νευρῶδες τοῦ χιτῶνος· ἀλλὰ καὶ τὴν χολὴν ἀκραιφνῆ
πᾶσαν ἐκδέχεται τὸ ἔντερον τοῦτο, καὶ πάντων ἐστὶν
ἐγγυτάτω τοῦ ἥπατος. γαστρὸς δὲ τὰ μὲν κάτω τὰ σαρκώδη

rum quoque partium unire vulnera in fuperioribus commentariis oftendimus. Deligatio vero extrinfecus vel praecipue in his neceffaria eft. Quarta vero curationis in his
pars non paulo ab aliis diffidet; fiquidem quod inter bubones et axillas eft, id totum molli lana ex oleo mediocriter
calido imbuta circundare oportet. Satius item fuerit et fi
per clyfterem inteftinis aliud fimile infundas. Quod fiquid
ipforum inteftinorum fit vulneratum, quae extrinfecus fieri
debent, omnia fimiliter, ut diximus, funt peragenda. Caeterum quod injicitur, vinum nigrum, aufterum et tepens erit,
eoque magis, fi totum perforatum usque ad internum meatum fit. Ac craffa quidem inteftina facilia fanatu funt, *e
contrario* difficiliora quae tenuia funt. Jejunum autem omnino incurabile eft, tum propter magnitudinem multitudi-
nemque vaforum, tum quod tunica ejus praetenuis nervofa-
que fit; adde quod tum bilem finceram hoc inteftinum recipit univerfam, tum quod omnium jecinori maxime eft vici-
cum. Ventriculi vero quae carnofae partes infernae funt,

420 ΓΑΛΗΝΟΥ ΘΕΡΑΠΕΥΤ. ΜΕΘΟΔΟΥ

Ed. Chart. X. [142.]   Ed. Baf. IV. (100.)

θεραπεύειν τολμᾷν· ἐγχωρεῖ γὰρ καὶ τυχεῖν, οὐ μόνον ὅτι
παχύτερα ταῦτ᾽ ἐστὶν, ἀλλὰ καὶ τοῖς ἰωμένοις φαρμάκοις
εὐπετὴς ἡ ἕδρα κατὰ τήνδε τὴν χώραν αὐτῆς· τὰ δ᾽ ἐν τῷ
στόματι καὶ τῷ στομάχῳ τῇ παρόδῳ μόνῃ ψαύει τῶν
πεπονθότων· τοῖς δὲ ἐν τῷ στόματι καὶ τὸ περιττὸν τῆς
αἰσθήσεως ἐναντιοῦται πρὸς τὰς ἰάσεις. ὅπως δ᾽ ἐπιχειρεῖ
γαστέρα τετρωμένην ὁ Ἱπποκράτης ἰᾶσθαι, σὺν καὶ τοῖς
ἄλλοις ὀλεθρίοις τρώμασι, παρ᾽ ἐκείνου μανθάνειν ἄμεινον.
ἐγὼ γὰρ οὐχ ὑπὲρ τοῦ μηδένα τοῖς Ἱπποκράτους συγράμμασιν
ὁμιλεῖν ἐπὶ τήνδε τὴν πραγματείαν ἧκον, ἀλλ᾽ ὅτι μοι δοκεῖ
πρῶτος μὲν ἐκεῖνος ὁδῷ χρήσασθαι προσηκούσῃ, μὴ μέντοι
γε ἅπαντα συμπληρῶσαι· καὶ γὰρ ἀδιόριστά τινα τῶν ὑπ᾽
αὐτοῦ γεγραμμένων ἐστὶν εὑρεῖν καὶ ἐλλιπῆ καὶ ἀσαφῆ· διὰ
τοῦτο γοῦν ἐγὼ προὐθυμήθην ἅπαντά τε σαφῶς διελθεῖν,
ἐξεργάσεσθαί τε τὰ χωρὶς διορισμῶν εἰρημένα καὶ προσθεῖναι
τὰ λείποντα. προγυμνασάμενος οὖν τις ἐν τοῖς ἡμετέροις
ἐπὶ τὴν τῶν Ἱπποκράτους συγγραμμάτων ἀνάγνωσιν ἴτω·
καὶ τότε τὸ περὶ τῶν ἑλκῶν βιβλίον ἀναγνώτω τοῦ ἀνδρὸς

cnrare cum fiducia tentabis; nam fieri poteſt etiam ut bene
cedat, non folum quod hae craſſiores ſint, fed etiam quod
fanantia medicamenta facile hoc loco ipſius fubſiſtant, at in
ore ejus ac gula folo tranſitu tangunt partes affectas, quae
vero in ora ejus funt, iis fenſus quoque acumen fanationi
obſtat. Verum quanam ratione ventriculi vulnerati alio-
rumque exitialium vulnerum Hippocrates fanationem moliatur, ab ipfo discere eſt fatius. Ego namque non eo conſilio,
ut nemo Hippocratis libros legat, ad hoc opus ſcribendum
acceſſi, verum quoniam is mihi primus idonea ufus effe
via videtur, nec tamen eam totam compleviffe, quum quaedam minime limitata, quaedam imperfecta obſcuraque ab
eo prodita invenire liceat; idcirco ipfe tum omnia ea lucide
explicare, tum quae parum discreta funt diſtinguere, tum
quae deficiunt fupplere ſtudui. Ubi igitur aliquis fe in his
noſtris primitus exercuerit, tunc fe ad libros Hippocratis
legendos conferat, ac tum ejus de ulceribus viri librum le-

BIBΛION Z. 421

Ed. Chart. X. [142.]   Ed. Baf. IV. (100. 101.)

τό τε περὶ τῶν ὀλεθρίων τρωμάτων. ἕξει δὲ εἰς αὐτὰ μεγίστας
ἀφορμὰς ἐκ τᾶνδε τῶν ὑπομνημάτων· ἔτι τε γνώσεται
βεβαίως ὅτι μήτε τις τῶν ἀπὸ τῆς ὀνόματι μὲν σεμνῷ
κεκοσμηκυίας (101) ἑαυτὴν αἱρέσεως τῆς μεθοδικῆς, ἔργῳ δὲ
ἀμεθοδωτάτης ὀρθῶς ἕλκος ἰᾶσθαι δυνατός ἐστι, μήτε τῶν
ἄλλων λογικῶν, ὅσοι χωρὶς τοῦ γνῶναι τὰ τῶν ὁμοιομερῶν
στοιχεῖα μεταχειρίζεσθαι τὴν τέχνην δικαιοῦσιν. ἀπορήσουσι
γὰρ καὶ οὗτοι λογικῆς θεραπείας ἐπὶ τῶν ἁπλῶν τοῦ ζῴου
μορίων, ἀπὸ τῶν ὀργανικῶν μόνων ἐνδείξεις λαμβάνοντες.
ὀλίγον οὖν ἔτι πρὸς τοὺς μεθοδικοὺς εἰπόντες ὑπὲρ τῶν
κατὰ τὴν γαστέρα τραυμάτων ἐφ᾽ ἕτερόν τι μεταβησόμεθα.
τρωθέντος τοῦ περιτοναίου προπίπτει πολλάκις ἐπίπλους,
οὔτ᾽ εἰ κύριον ὑπάρχει μόριον, οὔτ᾽ εἰ μὴ κύριον, οὔτ᾽ ἐξ
ὧντινων σύγκειται γινωσκόμενον αὐτοῖς, οὔθ᾽ ἥντινα ἔχων
ἐνέργειαν ἢ χρείαν. ἐὰν οὖν πελιδνὸν καὶ μέλαν γένηται τὸ
προπεσὸν αὐτοῦ μέρος, ὅ τι ποτὲ πράξουσιν ἐπ᾽ αὐτοῦ καλὸν
ἀκοῦσαι· πότερον ἀποτεμοῦσιν, ἢ καταθήσουσιν ἔσω τοῦ
περιτοναίου; πάντως μὲν γὰρ ἤτοι γ᾽ ἐκ πείρας ἢ γνῶσις ἢ

gat, tum quae de vulneribus exitiofis fcripfit. Porro fimul
maximum adjumentum ex his noftris libris habebitur, fimul
certo intelliget neminem methodicae fectae, quae nomine
fpeciofo venditat, re autem maxime eft a methodo aliena,
commode ulcus fanare poffe; fed nec reliquorum rationalium quempiam, quicunque parum cognitis fimilarium partium elementis artem aggredi cenfent; quippe nesciunt hi
quoque rationalem fimplicium animalis partium curationem,
ut qui ab organicis tantum indicationes fumant. Caeterum
paucis etiamnum contra methodicos additis de iftis quae
in ventriculo accidunt vulneribus alio ftilum conferemus.
Vulnerato peritonaeo excidit plerumque omentum, quod
primariane pars fit, an non primaria, vel ex quibus conda-
tur vel quam habeat actionem ufumve, hi compertum non
habent. Itaque fi jam livet aut nigricat, portio ea quae
excidit, ibi quid faciant, audire eft operae pretium; vtrum-
ne praecident an intra peritonaeum remittent? Omnino
enim vel ab ipfa experientia *quid agendum fit* intelligent,

ἐξ αὐτῆς τοῦ μορίου τῆς φύσεως ἡ ἔνδειξις αὐτοῖς ἔσται. καίτοι φεύγουσί γ' ἑκατέρας· τὴν μὲν ἐκ τῆς πείρας γνῶσιν
ἀνατεινόμενοι τὸ σεμνὸν δὴ τοῦτο τῆς αἱρέσεως αὐτῶν ὄνομα,
τὴν μέθοδον· τὴν δ' ἐκ τῆς φύσεως τοῦ μορίου, διότι μήτε
τὴν οὐσίαν αὐτοῦ γινώσκουσι, μήτε τὴν ἐνέργειαν ἢ τὴν
χρείαν, ἀποστάντες ὡς ἀχρήστου τῆς ἀνατομῆς. ὥστε οὐκ
ἴσασιν εἴτε τῶν ἀναγκαίων ἐστὶν εἰς τὸ ζῆν εἴτε τῶν οὐκ
ἀναγκαίων μὲν, οὐ μὴν ἀκύρως γε παντάπασιν· ἀλλ' οὐδ'
εἰ συμπάσχειν αὐτῷ τι μέλλει μέλος κύριον, ἢ μὴ συμπάσχειν·
οὐδ' εἰ τῶν ἀγγείων κατ' αὐτὸ δύναταί τι δι' αἱμοῤῥαγίας
ἀποκτεῖναι τὸν ἄνθρωπον· οὐδ' εἰ μετὰ τὴν ἀποτομὴν τοῦ
μελανθέντος, εἰ βρόχῳ διαληφθείη τὸ ὑγιὲς, ὑπὲρ τοῦ μηδεμίαν
αἱμοῤῥαγίαν γενέσθαι, τοῦτ' αὐτῷ κίνδυνον οἴσει τινά· καὶ
γάρ τοι νευρώδης φαίνεται κατά γε τὴν πρόχειρον φαντασίαν.
[143] ὥστε εἰ μή τις ἀκριβῶς εἰδείη τὴν φύσιν αὐτοῦ, μή
ποτ' ἂν θαῤῥήσῃ βρόχῳ χρήσασθαι, φόβῳ σπασμοῦ. τούτων
οὐδὲν οἱ θαυμασιώτατοι γιγνώσκοντες μεθοδικοὶ, τί ποτε

vel ab ipfa partis natura indicationem fument. Atqui refugiunt haec utraque, eam quidem quam experientia fuppedi-
tat cognitionem, dum venerandum hoc fectae fuae nomen,
methodum, extollunt, eam quae ex partis natura fuggeritur,
quod nec fubftantiam ejus norunt nec actionem nec ufum,
dum a diffectione ceu inutili abhorrent. Itaque nesciunt,
fitne ex iis quae neceffariae ad vitam fint, an quae neceffariae quidem non fint, non tamen omnino infimae notae, fed
nec an ei pars aliqua princeps condolitura fit, an minime
per fympathiam aegrotatura, nec an vaforum quae in eo
continentur, aliquod poffit per fanguinis profufionem hominem interimere; nec fi quis poft nigrum ejus abfciffum quod
integrum eft vinculo complectatur quo fanguinis profluvium declinet, an id ipfum periculo ulli fit futurum; nam
levi faltem intuitu omentum nervofum videtur, proinde,
nifi quis exacte naturam ejus habeat compertam, nunquam
audebit vinculo uti convulfionis metu. Horum quum nihil
mirifici ifti methodici intelligant, ubi nigrum redditum omen-

πράξονται ἐπίπλου μελανθέντος οὐκ ἔχουσι φάναι. ἀλλ'
οὐχ ἡμεῖς γε παραπλησίως ἐκείνοις ἄπρακτοι καθεδούμεθα·
γινώσκοντες δὲ τὴν μὲν χρείαν αὐτοῦ μικρόν τι τῷ ζώῳ
συντελοῦσαν, τὴν δὲ οὐσίαν ἐξ ὑμένος τε λεπτοῦ καὶ ἀρτηριῶν
καὶ φλεβῶν συγκειμένην, ἰδόντες δὲ καὶ τούτων τὰς ἀρχὰς
ἀπὸ μεγίστων οὔσας ἀρτηριῶν καὶ φλεβῶν, αἱμοῤῥαγίαν μὲν
εὐλαβησόμεθα, συμπάθειαν δὲ νεύρων οὐ φοβηθησόμεθα·
καὶ διὰ τοῦτο βρόχῳ τε διαληψόμεθα τὸ πρὸ τοῦ μελανθέντος
ἀποτεμοῦμέν τε τὸ μετὰ τὸν βρόχον ἐν τῷ κάτω πέρατι τῆς
προειρημένης γαστροῤῥαφίας, ἐκκρεμεῖς τοῦ βρόχου τὰς ἀρχὰς
ποιησάμενοι, πρὸς τὸ κομίσασθαι ῥαδίως αὐτὰς, ὅταν
ἀποπτυσθῶσιν ἐκπυήσαντος τοῦ τραύματος.

Κεφ. έ. Περὶ μὲν οὖν τῶν ἄλλων μορίων τοῦ
σώματος αὐτάρκως εἴρηται, περὶ δὲ τῶν ὀστῶν ὑπόλοιπον
ἂν εἴη λέγειν. ἐγγίνεται γὰρ δὴ καὶ τούτοις τὸ προκείμενον
ἐν τῷ λόγῳ νόσημα, τὸ καλούμενον ὑφ' ἡμῶν ἑνώσεώς τε
καὶ συνεχείας λύσις. ὄνομα δὲ ἴδιον αὐτῷ κεῖται κατὰ ταῦτα
τὰ μόρια κάταγμα, σχεδὸν πᾶσιν ἀνθρώποις ὅσοι γε τὴν

tum eſt, ſane dicere quid agendum ſit non poſſunt. At nos
non illis ſimiliter inutiles ſedebimus, qui quum uſum ejus
pauculum quid animali conferentem ſubſtantiamque ejus ex
membrana tenui ac arteriis venisque compoſitam ſciamus,
horum tamen initia ex maximis orta tum arteriis tum venis
intelligamus, ſanguinis quidem profuſionem cavebimus, ſympathiam vero nervorum non timebimus; proinde id quod
ſupra nigricans poſitum eſt, vinculo excipiemus, quod poſt
vinculum eſt amputabimus, atque ut in imo fine jam com-
prehenſae ventris ſuturae vinculi fines pendeant, curabimus, quo nimirum facile eas, quum ex vulnere ſuppurante
ejiciuntur, recipiamus.

Cap. V. Ac de reliquis quidem corporis partibus
dictum abunde ſit, nunc de oſſibus agendum ſupereſt; quandoquidem his quoque de quo nunc agitur, morbus accidit
quem unitionis ſive continuitatis ſolutionem appellamus.
Huic cum in hanc inciderit partem, proprium nomen inditum eſt catagma *fractura*, omnibus fere hominibus qui

424 ΓΑΛΗΝΟΥ ΘΕΡΑΠΕΤ. ΜΕΘΟΔΟΥ

Ed. Chart. X. [143.]   Ed. Baf. IV. (101.)

Ἑλλάδα γλῶσσαν ἐπίστανται σύνηθες· ἄπαγμα δὲ τῶν
ἰατρῶν ἴδιον ὄνομά ἐστι τοῖς πολλοῖς ἀνθρώποις ἄηθες·
εἰώθασι δὲ οὕτω προσαγορεύειν, ὅταν ἀποκαυλισθῇ τι πέρας
ὀστοῦ καθ᾽ ὃ διαρθροῦται μάλιστα. καὶ μὲν δὴ καὶ τῶν
καταγμάτων ὅσα τελέως διέστησε τὰ μέρη τοῦ κατεαγότος
ὀστοῦ, καυληδὸν γεγονέναι φασίν. εὔδηλον δὲ ὡς ἐγκάρσιος
ἡ τοιαύτη διαίρεσις, ὥσπερ ἑτέρα κατὰ τὸ μῆκος μᾶλλόν
ἐστιν, οὐ διακόπτουσα παντάπασιν ἀπ᾽ ἀλλήλων τὰ μόρια
τῶν οὕτω παθόντων, ἀλλ᾽ οἷον σχίζουσα κατ᾽ εὐθυωρίαν,
ἣν ὀνομάζειν αὐτοῖς ἔθος ἐστὶ σχιδακηδόν· ἔνιοι δὲ τῶν
νεωτέρων ἰατρῶν ἄχρι τοσούτου φιλοτιμοῦνται πάσας τῶν
καταγμάτων τὰς διαφορὰς ἰδίοις ὀνόμασιν ἑρμηνεύειν, ὥστε
καὶ ῥαφανηδόν τι καὶ ἀλφιτηδὸν γίνεσθαι φασὶν, οὐκ ἀρκούμενοι τῷ λόγῳ δηλῶσαι τὸ πολυειδῶς συντετριμμένον ὀστοῦν.
οὐ μὴν Ἱπποκράτης γε τοιοῦτος, ἀλλ᾽ ὡς ἔτι μάλιστα τοῖς
συνηθεστάτοις ὀνόμασι χρώμενος, ἑρμηνεύειν οὐκ ὀκνεῖ λόγῳ
καὶ ταύτας τῶν καταγμάτων τὰς διαφορὰς καὶ τούτων οὐδὲν

graece loqui norunt tritum; apagma vero *abductio* medicorum appellatio propria eſt, plerisque hominibus inuſitatum,
ſolent autem ita nominare, quoties oſſis finis qua parte maxime cum alio articulate committitur abruptus eſt. Sed et e
fracturis ipſis quaecunque fracti oſſis partes jam prorſus
ſepararunt, eas cauledon *in farcti caulis modum* factas
dicunt. Patet vero ejusmodi diviſionem per transverſum
eſſe factam, veluti alteram per longitudinem magis eſſe, in
qua ſane non omnino ſeparantur a ſe partes ſic affecti oſſis,
ſed veluti per rectitudinem finduntur, quod genus ſchidace-
don, *id eſt aſſulatim*, fieri dicere ſolent. Quidam ex medicis
junioribus adeo ambitioſe omnes fracturarum diſſerentias propriis interpretantur nominibus, ut etiam aliquam raphane-
don, *id eſt raphani ſpeciem*, vel alphitedon, *id eſt in polentae
modum*, fieri dicant, non contenti oratione quod varie ſit
fractum explicaſſe. At non Hippocrates hujus fuit ſententiae, ſed quoad fieri licuit, uſitatiſſimis utens nominibus
oratione interpretari non eſt gravatus non has modo fra-

ἧττον ὅσα κατὰ τὰ τῆς κεφαλῆς ὀστᾶ γίγνονται. καί εἴπερ
οὕτως αὐτῷ περὶ πάντων τῶν παθῶν ὁ λόγος ἐξείργαστο,
σύντομος ἂν ἡμῖν ἡ προκειμένη πραγματεία ἐγεγένητο. νυνὶ
δ᾽ ἐπειδὴ τῶν πλείστων ἐπιδείξας τὴν ὁδὸν οἵαν δεῖ ποιεῖσθαι,
τὰ κατὰ μέρος ἀνεξέργαστα παρέλιπεν, ἀναγκαῖον ἡμῖν ἐν
ἐκείνοις χρονίζειν· οὐ μὴν οὐδὲ ταῦθ᾽ ὑπερβῆναι δίκαιον,
ἀλλ᾽ ὅσα μὲν εἴρηται τελέως Ἱπποκράτει διὰ κεφαλαίων
ὑπομνῆσαι, προσθεῖναι δ᾽ ἐνίοις ἀπόδειξιν ἄνευ πίστεως ὑπ᾽
αὐτοῦ ῥηθεῖσι· καί τι καὶ διορίσασθαι τῶν ἀδιορίστων,
καὶ τάξαι τῶν ἀτάκτων, καὶ σαφέστερον ἑρμηνεῦσαί τι τῶν
ἀσαφεστέρων ὑπ᾽ ἐκείνου [144] γραφέντων. ἀλλ᾽ εἰ μὲν τὰς
ῥήσεις αὐτοῦ ἐφ᾽ ἑκάστου παραγράφοιμι, μῆκος ὑπομνημάτων ἐξηγητικῶν ὁ λόγος ἕξει· καί τις ἴσως ἡμῖν ἐγκαλέσει
μακρολογίαν εὐλόγως τῶν οὐκ εὐλόγως ἤδη μεμψαμένων
ἐπὶ τῷ τρίτῳ καὶ τετάρτῳ γράμματι· κατ᾽ ἐκεῖνα μὲν γὰρ
ἀναγκαῖον ἐγένετό μοι πολλὰς ἐκ τοῦ περὶ τῶν ἑλκῶν βιβλίου
ῥήσεις Ἱπποκράτους παραθεμένῳ δεικνύναι τοῖς ἄλλοις ἰατροῖς

cturarum differentias, verum etiam earum quae in capitis
offibus eveniunt. Ac fi ad eum modum de omni affectione
egiffet, profecto concifa mihi propofita tractatio fuiffet;
nunc quum plurimorum viam qua fit infiftendum indicarit,
fed quae particulatim funt agenda, inchoata indefinitaque
reliquerit, neceffum eft in illis immoremur, nec tamen in
ipfis plus jufto, fed quae tradita ab Hippocrate perfecte funt,
ea fummatim commemoremus; quibusdam etiam demonftrationem adjiciamus, quae ab eo citra probationem enunciata funt, eorum praeterea quae parum funt definita quaedam definiamus, et quae inordinata funt ea in ordinem dis-
ponamus; poftremo ex iis quae ille parum lucida reliquit,
quibusdam lucem addamus. Verum fi in fingulis verba ejus
adfcripfero, expofitorii commentarii longitudinem fermo
nofter habebit, nec deerit fortaffis aliquis qui immodicam
longitudinem noftram merito accufabit, qui de hac in tertio
et quarto volumine parum merito eft quaeftus; in iis enim
neceffe fuit mihi multa Hippocratis ex eo libro qui de ulceribus infcribitur, loca apponere, quibus reliquis medicis

Ed. Chart. X. [144.] Ed. Baf. IV. (101.)

ἅπασιν ὁποῖόν τι τὸ κατὰ μέθοδον ἑλκῶν ἐστιν ἰάσεις γράφειν. ἐν δὲ τῷ περὶ τῶν καταγμάτων τίς οὕτως ἔμπληκτος
ὃς οὐκ ἐπαινεῖ τὴν διδασκαλίαν ὡς σαφῆ τε ἅμα καὶ τελεώτατα πᾶσαν ἐξειργασμένην; εἰ δὲ καὶ φαίη τις εἷς ἢ δύο,
μὴ θαυμάζειν τὸ γράμμα, πρὸς τοὺς τοιούτους μάλιστα μὲν
ἐν καιρῷ τὸ τοῦ ποιητοῦ λεχθείη, Τούσδε δ᾽ ἔα φθινύθειν
ἕνα καὶ δύο. τίς οὖν ἐστιν ἡ τῆς καταγμάτων ἰάσεως ἀληθής
τε καὶ ὄντως μέθοδος, ἐξ αὐτῶν τῶν πραγμάτων τῆς φύσεως
ἐνδεικτικῶς λαμβανομένη, λέγειν ἂν εἴη καιρὸς ἀρχὴν τῶν
λόγων τήνδε θεμένους. ἐπειδὴ λέλυται τῆς συνεχείας τὰ τοῦ
κατεαγότος ὀστοῦ μόρια, σκοπὸς μὲν τῆς θεραπείας αὐτοῖς,
ὁ γοῦν πρῶτος, ἡ ἕνωσις· εἰ δ᾽ οὗτος ἀδύνατος φαίνοιτο, διὰ
τὴν τῶν πεπονθότων μορίων ξηρότητα, δεύτερος ἄλλος ὁ
τῆς δι᾽ ἑτέρου κολλήσεως ἀπόκειται σκοπός· ὃς εἰ μηδ᾽
αὐτὸς εὑρίσκοιτο δυνατός, ἀνίατον ἐροῦμεν εἶναι τὸ πάθος. ὅτι μὲν οὖν ἀδύνατόν ἐστι συμφῦναι τὸ οὕτως
σκληρὸν ὀστοῦν, οἷον ἐπὶ νεανίσκων τ᾽ ἐστὶ καὶ μειρα-
κίων καὶ ἀνδρῶν καὶ πολὺ δὴ μᾶλλον ἐπὶ γερόντων, εὔ-

oftenderem, cujusmodi res fit methodo quadam ulcerum
curationem conſcribere. In libro autem de fracturis quis
adeo eſt ſtupidus ut doctrinam ejus omnem ceu lucidam
planeque abſolutiſſimam non ſuſpiciat? Quod ſi quis etiam
unus alterve dicat parum ſe id opus mirari, his oportuniſſi-
me reſpondeatur illud poetae: *hos unum atque alterum
permitte tabeſcere,* Quaenam igitur ſit fracturae curandae
vera methodus, quamque ipſa rei natura praeſcribat, jam
tempeſtivum dicere videtur, atque hinc ſumpto initio. Quoniam fracti oſſis ſoluta partium continuitas eſt, ſcopus certe
curationis ipſis ſaltem primus unitio eſt; quod ſi is per affectarum partium ſiccitatem perfici poſſe non videatur, reſtat
alter ſcopus, qui eſt, ut alterius onjusdam interventu glutinetur; qui ſi nec ipſe comparabilis advertitur, inſanabilem
eſſe affectionem dixeris. Quod igitur coalescere nequeat
tam durum os quam id quod in juvenibus et adolescentibus
et in viris multoque magis in ſenibus cernitur, id profecto
vel cuivis patere poteſt. Poteſt certe illud tantum unitio-

δηλον δήπου παντί. μόνον δ᾽ ἐγχωρεῖ μαλακὸν ἱκανῶς
ὀστοῦν, οἷον ἐπὶ τῶν παιδίων ἐστὶ, δέξασθαι σύμφυσιν. ὅτι
δὲ καὶ δι᾽ ἑτέρας οὐσίας οἷον διὰ κόλλης ἐγχωρεῖ κολληθῆναί τε καὶ δεθῆναι πρὸς ἄλληλα τὰ διεστῶτα μόρια τοῦ
κατεαγότος, ἐνθένδε μάλιστα ἄν τις ἐλπίσειεν. ἕκαστον τῶν
τοῦ ζώου μορίων τὴν ἰδίαν τροφὴν ὁμοίαν ἔχειν ἑαυτῷ
δέδεικται. εἴπερ οὖν ἀληθὲς τοῦτο, καὶ ἡ τῶν ὀστῶν οἰκεία
τροφὴ παχυτάτη καὶ γεωδεστάτη τῶν ἄλλων ἁπασῶν ἔσται
τῶν καθ᾽ ὅλον τὸ ζῶον. οὔκουν ἀδύνατον ἐξ αὐτῆς ταύτης
τῆς οἰκείας τροφῆς περιττόν τι, (102) τοῖς τοῦ κατάγματος
ἐπιπηγνύμενον χείλεσι, δι᾽ ἑαυτοῦ μέσου κἀκεῖνα κολλῆσαι.
καὶ δὴ καὶ φαίνεται γιγνόμενον οὕτως· καὶ μαρτυρεῖ τῇ
λογικῇ τοῦ πράγματος ἐλπίδι καὶ ἡ πεῖρα. σκεπτέον οὖν
ἐφεξῆς, ὅτῳ μάλισθ᾽ ἄν τις τρόπῳ τουτὶ τὸ σῶμα τὸ τοῖς
κατάγμασιν ἐπιτρεφόμενον, ὅσον τε καὶ οἷον χρὴ γεννήσειεν.
ὅτι μὲν γὰρ οὔθ᾽ ὁπόσον ἔτυχεν οὔθ᾽ ὁποῖον, ἀλλὰ συμμετρίας τινὸς εἰς ἄμφω δεόμενον, ἄντικρυς δῆλον. ἥτις δὲ ἡ
συμμετρία, κατά τε τὸ ποιὸν αὐτὸ καὶ κατὰ τὸ ποσὸν ἔτυχεν

nem recipere quod abunde molle eſt, cujusmodi conſpicitur
in puerulis.　　Quod autem alia quapiam interveniente ſubſtantia, ceu glutino quodam agglutinari colligarique ſecum
ſeparatae fracti oſſis particulae queant, hinc maxime ſperet
quispiam.　　Monſtratum eſt omnem animalis partem proprium ac ſimile ſibi trahere alimentum.　　Id ſi verum eſt,
oſſium certe idoneum nutrimentum et craſſiſſimum et maxime terreum quam aliud quodvis nutrimentum in toto
animali fuerit.　　Non eſt igitur quod fieri non poſſit, quod
ex hoc ipſo proprio alimento redundat, et in labris fracturae concrescit, ſuo ipſius interventu illa quoque conglutinet.　　Quin etiam ita evenire conſpicitur ſubſcribitque ſpei,
quam ratio ſuppeditat, etiam experientia *ipſa*.　　Itaque conſiderandum deinceps eſt quanam potiſſimum ratione corpus
hoc quod fractoris innascitur, quantum qualeque ſit provenire poſſit.　　Nam quod nec quantum libet nec qualecun-
que, ſed quod mediocritatem in utroque ſervet, requirimus,
id plane eſt evidens.　　Porro hujus ſymmetriae tum quali-

εὑρόντας, ἐφεξῆς χρὴ ζητῆσαι τὸν τρόπον ᾧ μάλιστ᾽ ἄν τις
ἑκατέρου τυγχάνῃ. ζητῆσαι δὲ οὐδὲν ἧττον ἀναγκαῖόν ἐστι
καὶ τὸν καιρὸν ἐν ᾧ ταῦτ᾽ ἐργάζεσθαι χρή· πότερον εὐθέως
ἅμα τῷ γενέσθαι τὸ κάταγμα, καθάπερ ἐπὶ τῶν τραυμάτων
αὐτίκα τὴν σύμφυσιν ἐποιοῦμεν, ἢ μοχθηρὸς μὲν ὁ τοιοῦτος
καιρός, ἕτερον δέ τινα βελτίω χρὴ ζητεῖν. εὕροιμεν δ᾽ ἂν
καὶ αὐτὸ τοῦτο πρὸς τῆς τοῦ πράγματος φύσεως, ὥσπερ
καὶ τἄλλα πάντα, διδασκόμενοι. τίς οὖν ἡ τοῦ πράγματος
φύσις; ὀστοῦν κατεαγὸς ἅμα τινὶ τῶν εἰρημένων ὀλίγον
ἔμπροσθεν διαφορῶν. ἴδωμεν οὖν εἴ τι παρ᾽ ἑκάστης τῶν
διαφορῶν εἰς τὴν θεραπείαν αὐτοῦ λαβεῖν ἐστιν, ἀπὸ τῆς
καυληδὸν ὀνομαζομένης ἀρξάμενοι. παραλλάττει δ᾽ ἐπὶ ταύτης ἀλλήλων τὰ μέρη τοῦ κατεαγότος ὡς μὴ κεῖσθαι κατ᾽
ἰθύ. δῆλον οὖν ὅτι κατ᾽ εὐθὺ χρὴ πρότερον αὐτὰ ποιήσαντα
τῶν ἐφεξῆς τι πράττειν. [145] ἕξει δὲ δήπου τὴν τοιαύτην
θέσιν, ἐὰν ἐπὶ τἀναντία παράγηται τὰ ἐξεστῶτα παραδείγ-
ματι χρωμένοις τῷ ὑγιεῖ· παρ᾽ ἐκείνου γὰρ ἀκριβὴς ἡ ἔνδειξίς
ἐστι τῆς μεταθέσεως αὐτῶν. ἐγχωρεῖ γέ τοι καὶ πρόσω τοῦ

tate tum quantitate inventa deinceps eſt, ut qua maxime
quis utrumque aſſequatur, rationem ipſam quaerat. Sed nec
tempus quo effici conveniat, minus neceſſarium quaeſitu eſt,
utrumne ſtatim a fractura facta, velut ſtatim in vulneribus
moliebamur unitionem, ad id commodum tempus non eſt,
ſed aptius aliud requirendum. Sane invenias hoc quoque
ſicuti et reliqua omnia ex ipſa rei natura edoctus. Quaenam igitur eſt ipſius rei natura? Os fractum aliqua paulo
ante comprehenſarum differentiarum. Igitur videamus, numquid a ſingulis differentiis aliquid deſumi ad ejus curationem
poſſit, a cauliformi dicta orſi. Diſſident ſic a ſe in hac
fracti oſſis partes, ut e directo non jaceant. Quare patet
primum id eſſe agendum ut in directum agantur, tum eorum quae deinceps ſunt aliquid geratur. Sane eum ſitum
habuerint, ſi quis ea quae ſic diſſident, integrae partis exemplo uſus in contrarium adducat, a qua nimirum cer-
tiſſima indicatio transpoſitionis eorum erit. Fieri enim

BIBΛION Z. 429

κώλου καὶ ὀπίσω καὶ τῇδε καὶ τῇδε γενέσθαι τὴν μετάστασιν.
ὅσα μὲν οὖν ὀπίσω μᾶλλον μετέστη, ταῦτ᾽ ὠθεῖν χρὴ πρόσω
μετὰ τοῦ τὸ ἕτερον μέρος τοῦ κατεαγότος ἀντωθεῖν μετρίως
εἰς τοὐναντίον· ὅσα δὲ πρόσω, ταῦτ᾽ εἰς τοὐπίσω μὲν αὐτὰ,
τὸ δὲ ὑπόλοιπον μέρος ἄγειν ἠρέμα πρόσω. κατὰ ταὐτὰ δὲ
καὶ τῶν εἰς τὸ δεξιὸν μέρος ἐξεστώτων ἡ ἴασις εἰς τὸ ἀριστερὸν ἀγομένων ὥσπερ καὶ τῶν ἐπὶ τὸ ἀριστερὸν εἰς τὸ
δεξιὸν, ἀεὶ τοῦ ἑτέρου μέρους ἀντωθουμένου μετρίως. ἀλλ᾽
ἐν τῷ τὴν ἐναντίαν ὁδὸν ἄγειν ἑκάτερον οὐ σμικρὸς κίνδυνός
ἐστι θραυσθῆναί τινας ἐξοχὰς αὐτῶν. οὐ γὰρ δὴ λεῖόν γε τὸ
πέρας ἑκατέρου τοῦ μέρους ἐστὶν, ὡς ἐπὶ τῶν ἀποπριομένων
γίνεται. καὶ μὴν εἴπερ αὗται θραυσθεῖεν, οὐκ ἂν ἀκριβῶς
ἔτι συναρμοσθεῖεν πρὸς ἄλληλα τοῦ κατεαγότος ὀστοῦ τὰ
πέρατα, διὰ διττὴν αἰτίαν. αὐτά τε γὰρ, οἶμαι, τὰ θραύσ-
ματα, μεταξὺ τῶν συναγομένων μερῶν ἱστάμενα, διακωλύσει
ψαύειν ἀλλήλων τὰ συναρμοττόμενα, καὶ εἴπερ ἄρα δυνηθείη
τι πρὸς τοὐκτὸς τῶν ὀστῶν ἐκπεσεῖν, οὐδ᾽ οὕτως ἀκριβὴς

poteft ut tum antrorfum tum retrorfum, tum in hanc partem tum in illam membri facta translatio fit. Quaecunque igitur retrorfum magis funt acta, ea antrorfum impelli
convenit; nec minus in alteram quoque fracti offis partem
modice ad contrarium retrudi; contra quae antrorfum funt
emota, haec rurfus ipfa quidem retrorfum, reliquam vero
partem fenfim duci antrorfum. Eodem etiam modo et eorum quae ad dextram funt detorta medicatio eft, fi ad finiftram ducantur, contraque eorum quae ad finiftram, fi mu-
tentur ad dextram, femper altera parte modice in contrarium acta. Caeterum in adducendis contrario motu partibus, ne quae frangantur earum exftantiae non leve periculum eft; neque enim, veluti in ferra defectis vifitur,
laevis eft utriusque partis finis. Nam fi illae frangantur,
non poterunt ad amuffim fecum coaptari fracti offis fines
duplici de caufa. Nam five ipfa fragmenta inter partes
conjungendas interciderint, non finent ea quae adaptantur
fe contingere, five quid forte offium extra ceciderit, ne fic

430 ΓΑΛΗΝΟΤ ΘΕΡΑΠΕΤΤ. ΜΕΘΟΔΟΤ

Ed. Chart. X. [145.]   Ed. Baf. IV. (102.)

ἢ ἁρμονία γενήσεται τῶν διαπλαττομένων, ὡς τὴν ἀρχαίαν
ἕνωσιν μιμήσεσθαι· μόνως γὰρ ἂν ἐκείνη γένοιτο τῶν
ἐξοχῶν ἁρμοσθεισῶν ἐν ταῖς κοιλότησιν. εἰ δ᾽ ἅπαξ ἀπόλοιντο
θραυσθεῖσαι, κενὴν χώραν ἀναγκαῖον ἀπολειφθῆναι μεταξὺ
τῶν ἁρμοζομένων ἀλλήλοις ὀστῶν, εἰς ἣν ἰχῶρας ἀθροιζομένους, εἶτ᾽ ἐν τῷ χρόνῳ σηπομένους ὅλον ἅμ᾽ ἑαυτοῖς τὸ
κῶλον ἀνάγκη διαφθεῖραι. διὰ ταῦτα μὲν οὖν χρὴ τὴν παρα-
γωγὴν τῶν ὀστῶν ποιεῖσθαι διεστώτων. αὐτὸ δὲ δὴ τοῦτο
πάλιν οὐχ οἷόν τε καλῶς ἐργάσασθαι χωρὶς ἀντιτάσεως. χρὴ
τοίνυν ἤτοι διὰ τῶν χειρῶν, εἰ μικρὸν εἴη τὸ κῶλον, ἢ διὰ
βρόχων περιβαλλομένων, ἢ καὶ σὺν αὐτοῖς ὀργάνων οἵων
Ἱπποκράτης ἡμᾶς ἐδίδαξε τὴν ἀντίτασιν ποιεῖσθαι τῶν ὀστῶν·
ἐπειδὰν δὲ ἱκανῶς διαταθῇ καὶ μηκέτι κίνδυνος ἀλλήλοις
ἐνερείδειν τῷ παράγεσθαι, κατ᾽ εὐθὺ θέμενον ἀνεῖναι τοὺς
βρόχους, ἐπιτρέψαντα τοῖς μυσὶ συνάγειν εἰς ταὐτὸ τὰ διε-
στῶτα· συνεφάπτεσθαι δὲ ἐν τούτῳ ταῖς χερσὶ καὶ αὐτὸν εἴ
τί που παραλλάττει μικρὸν ἐπανορθούμενόν τε καὶ διαπλάτ-
τοντα. μετὰ δὲ ταῦτα δεύτερος ἂν εἴη σκοπὸς ἀτρεμεῖν

quidem eorum quae effinxeris exacta conjunctio erit, fic ut
priftinam unionem imitentur, quippe quae folum tum demum
erit, quum offis exftantiae in fuas cavitates fuerint recon-
ditae. Quod fi femel comminutae perierint neceffum eft
inter applicata fimul offa vacans interveniat fpatium, in
quod fanies collecta, atque in tempore putrescens, totum
pariter membrum fecum corrumpet. Atque ob haec quidem quae diffident offa, e directo admota effe oportet, quod
commode certe fieri nequit, citra antitafin, *tenfionem op-
pofitam*. Oportet igitur aut manibus, fi parvum fit membrum, aut vinculis circumpofitis aut etiam cum inftrumentis,
cujusmodi nos Hippocrates docuit, antitafin offium facere;
poftea vero quam abunde retracta fuerint, nec ullum fuperfit periculum, nec fe in adducendo tangant, tum in directum
opponere, vinculaque remittere ac musculis ipfis diductorum in idem commiffionem permittere; fed te ipfum quoque
manibus fubfervire, ac ficubi aliquid paulum fubfultet, corrigere atque conformare. Ab his fecundus fcopus fuerit,

ἀκριβῶς τὸ κῶλον, ὡς μηδὲν κινοῖτο τῶν διαπλασθέντων·
ἀναγκαῖον γὰρ ἐν τῷδε παραλλάττειν αὖθις. εἰ μὲν οὖν ἐπι-
τρέψαις αὐτῷ τῷ κάμνοντι προνοεῖσθαι τῆς ἡσυχίας αὐτοῦ,
περὶ μὲν τὸν τῆς ἐγρηγόρσεως χρόνον ἴσως ἂν τοῦτο πρά-
ξειεν, ὑπνώττων δ' ἐξ ἀνάγκης κινήσει τὸ κῶλον. ὅπως οὖν
ἀεὶ φυλάττοιτο τῶν διαπλασθέντων ἡ θέσις, οὐ μόνον
ὑπνώττοντος, ἀλλὰ καὶ πρὸς ἄφοδον ἀνισταμένου τἀνθρώπου, κἂν ταῖς μεθυποστρώσεσιν ἀσφαλεῖ δεσμῷ περιλαβεῖν
χρὴ τὸ κάταγμα, σφίγγειν ἀκριβῶς δυναμένῳ πρὸς ἄλληλα
τὰ μέρη τοῦ κατεαγότος ὀστοῦ. ἀλλ' ἐπεὶ τῶν δεσμῶν ὁ
μὲν χαλαρὸς ἐπιτρέπει κινεῖσθαι τοῖς ὀστοῖς, ὁ δ' ἰσχυρὸς
σφιγγόμενος ὀδύνην ἀπεργάζεται, πειρατέον ἀπολαύοντα τῆς
ἀφ' ἑκατέρου χρείας, φυλάττεσθαι τὴν βλάβην. γένοιτο δ'
ἂν τοῦτο φευγόντων τὰς ἀμετρίας. μήτε οὖν εἰς τοσοῦτον
σφίγγειν ὡς ἤδη καὶ θλίβειν, μήθ' οὕτως ἐκλύειν τὴν σφίγ-
ξιν ὡς χαλαρὸν ἐργάζεσθαι. εἰ μὲν οὖν ἰσοπαχὲς εἴη ἕκαστον
τῶν μορίων, ὁ πλατύτατος ἂν ἐπίδεσμος ἄριστος ὑπῆρχεν,
ὅλων ὁμαλῶς τε καὶ συνεχῶς ἐκ παντὸς μέρους περιλαμβάνων

ut immotum prorfus membrum confiftat, ne quid eorum
quae effinxeris moveatur, nam ita necefle eft ea rurfum
diffidere. Ac fi ipfi quidem aegrotanti ut quietudini membri profpiciat permiferis, vigilans fortaffis probe id curaverit, at dormiens membrum movebit. Ut igitur non dor-
mientis modo hominis, fed etiam ad defidendum, itemque
quum cubile refternitur furgentis, eorum quae formata funt
pofitura fervetur, tuta deligatura complecti fracturam oportet, quaeque fracti offis partes fecum coarctare ad amuffim
poffit. At vero quum laxior deligatura offibus moveri per-
mittat, arctior vero conftringendo dolorem excitet, danda
opera eft ut vitato ambarum incommodo utriusque frua-
mur commodo. Id fiet fi quod nimium eft declinabimus.
Ergo nec adeo arctare deligaturam debebimus, ut jam comprimat, nec adeo aftrictam remittere, ut laxa efficiantur.
Ac fi quidem aequalis effet craffitudinis partium quaeque,
utique latiffima fascia effet commodiffima, utpote quae
totum aequaliter continenterque ex omni parte fractum os

τὸ κατεαγός. [146] ἐπεὶ δ᾽ οὐχ οὕτως ἔχει, τῷ μὲν θώρακι
περιβάλλειν ἐγχωρεῖ τὸν πλατύτατον, οὔτε δ᾽ ἐπὶ τῶν κώλων
οὔτ᾽ ἐπὶ κλειδὸς, ἀλλ᾽ ἐπὶ τῶν τοιούτων ὁ στενὸς ἀμείνων,
ὡς ἂν μήτε ῥυτιδούμενος ἅπαντί τε μορίῳ ψαύων τοῦ δέρματος ᾧ περιελήλικται· ἀλλ᾽ οὗτός γε οὐκ ἀσφαλὴς, ὀλίγαις
λαβαῖς συνέχων τὸ κατεαγός. ὅσον οὖν εἰς ἀσφάλειαν αὐτοῦ
διὰ τὴν στενότητα λείπει, τοῦτ᾽ ἐκ πλήθους τῶν περιβολῶν
καὶ τῆς ἐπὶ τὸ ὑγιὲς νομῆς προστιθέναι. ἀλλ᾽ ἐπεὶ τῶν ἐπιδέσμων, ὅσοι πιλοῦσί τε καὶ σφίγγουσιν ἀλύπως τὴν σάρκα,
φύσιν ἔχουσιν ἐκθλίβειν μὲν ἐξ ἐκείνων τῶν μορίων οἷς πρώτοις ἐπιβάλλονται τοὺς χυμοὺς, ἐναποτίθεσθαι δὲ καὶ στηρί-
ζειν εἰς ἅπερ ἐτελεύτησαν, εὔλογον οἶμαι βάλλεσθαι μὲν τὴν
ἀρχὴν τῶν· ἐπιδέσμων ἐπ᾽ αὐτὸ τὸ κάταγμα· νέμεσθαι δὲ
ἐντεῦθεν ἐπὶ τὸ λοιπὸν κῶλον. ὁ γὰρ ἔμπαλιν ἐπιδῶν
ἀπὸ τῶν ὑγιεινῶν ἐπὶ τὸ πεπονθὸς ἐκθλίβει τὸ αἷμα.
καὶ μὴν εἴπερ ἀπὸ μὲν τοῦ πεπονθότος ἄρχεσθαι προσήκει, τελευτᾶν δὲ ἐπὶ τὸ ὑγιὲς, οὐ μόνον ὀβλαβὴς ἡ ἐπίδεσις εἰς ἅπερ εἴπομεν ἡ τοιαύτη γένοιτ᾽ ἂν, ἀλλὰ καὶ

complecteretur; fed quoniam id non eſt, pectori quidem
latiffimam licet circumponas, artubus certe et jugulo non
potes, fed in talibus utilior eſt anguſta, ut quae nec rugas
contrahet, et totius partis cui circundata eſt cutem con-
tinget; verum fi paucis complexibus fracturam continet, parum tuta eſt. Quantum igitur fecuritatis ex anguſtia deficit, tantum ei ex injectionis numero et verſus integrum
deductione eſt adjiciendum. Sed quoniam deligationum
quaecunque citra dolorem carnem conſtipant coarctant-
que id vitium habent, ut ex iis partibus quibus primum injiciuntur fuccos exprimant in eas in quas ipſae
funt finitae reponant atque fingant, non alienum a ratione
arbitror deligaturae principium fuper ipſam fracturam injici,
abhinc vero ad reliquum membrum diſpenſari; etenim qui
contra deligat, is ab integris ad aegram partem fanguinem
compellit. Atqui fi ab aegro loco incipiat, in integrum
finiat, non folum innoxia ejusmodi deligatura in iis quae
diximus erit, fed etiam utile quiddam contulerit; quippe

Ed. Chart. X. [146.]   Ed. Baf. IV. (102. 103.)

χρηστόν τι προσεκπορίζουσα· φλεγμονὴν γὰρ οὐδεμίαν ἐάσει
συστῆναι περὶ τὸ κάταγμα· χρὴ δὲ, οἶμαι, καὶ τούτου φροντίζειν ἐν τοῖς μάλιστα. κίνδυνος γὰρ ἐπί τε ταῖς ἀντιτάσεσιν,
ἃς διαπλάττοντες τὸ κῶλον ἐποιούμεθα, καὶ πρὸ τούτων, ὅτι
τὰ πλεῖστα τῶν ἐργαζομένων αἰτίων τὸ κάταγμα τὴν περι-
βεβλημένην τοῖς ὀστοῖς σάρκα πρότερον ἀδικεῖ πιλοῦντα καὶ
θλῶντα, ὡς μεγάλας ἀκολουθῆσαι φλεγμονάς. οὐ θαυμά-
σαιμι δ' ἂν οἰδ' εἰ καὶ τοῖς ὀστοῖς αὐτοῖς τοῖς κατεαγόσιν
ἀνάλογόν τι φλεγμονῇ συμπίπτει. καὶ γὰρ καὶ φαίνεται τά
γε μὴ καλῶς ἰαθέντα σαφῶς ὑγρότερα τῶν κατὰ φύσιν, ὅταν
ἅμα τραύματι τὸ κάταγμα γενόμενον ὑπὸ τὴν τῆς ὄψεως
ἥκῃ διάγνωσιν. οὐ μὴν οὐδὲ ὁ σφάκελος ἐξ ἄλλης προφάσεως
ὁρᾶται, (103) φθορὰ καὶ αὐτὸς ὑπάρχων ὅλης τῆς οὐσίας
αὐτῶν. οὔκουν ἀμελεῖν χρὴ τοῦ τὸ περιττὸν ὑγρὸν ἐκθλίβεσθαι πάντων τῶν περὶ τὸ κάταγμα μορίων. ἄρχεσθαί τε οὖν
ἀπὸ τοῦ πεπονθότος καὶ δὶς ἢ τρὶς ἐν κύκλῳ περιβαλόντα
νέμεσθαι τοὐντεῦθεν ἐπὶ τὸ ὑγιές. ὁ γὰρ οὕτως ἐπιδῶν
ἀπείργει τε τὴν ἐκ τῶν ὑγιῶν εἰς τὸ πεπονθὸς ἐπιῤῥοὴν τοῦ

quum nullam circum fracturam finet excitari phlegmonen,
cujus rei curam, ut arbitror, habere in primis oportet. Periculum enim eft ne tum ex illa antitafi, quam membrum in
fuam formam effingentes adminiftravimus, tum vel magis ex
eo quod caufae quae fracturam faciunt, plerumque circumdatam offibus carnem conftipando contundendoque prius laedunt,
magnae fubfequantur phlegmonae. Nec fane mirer, fi phlegmones quiddam fimile etiam ipfis fractis offibus ad proportionem accidat; etenim etiam quae parum probe funt curata
magis humida quam pro natura fua manifefte cernantur,
ubi una cum vulnere oris fractura fub afpectus notitiam
venit. Quin imo nec offis fphacelus ex alia occafione obo-
ritur, qui ipfe totius offium fubftantiae corruptela quaedam
eft. Non igitur negligendum quin totum fupervacuum humidum ex omnibus quae circa fracturam habentur partibus
exprimas. Incipies itaque ab aegra parte, ac quum bis terve
circumdederis, inde fanum verfus progredieris; fiquidem
qui ita deligat et ab integris ad laborantem partem fanguinis

αἵματος, ἐκθλίβει τε τὸ φθάσαν ἠθροῖσθαι κατ᾽ αὐτό. διττῶν δὲ ὄντων χωρίων τῶν δυναμένων ἐνδέξασθαί τι παρὰ
τῶν πεπονθότων καὶ πέμψαι τὰ μὲν ὑπερκείμενα διά τε τὸ
πλῆθος καὶ τὸ μέγεθος ἱκανώτερα πρὸς ἄμφω, τὰ δὲ ἄκρα
διὰ τὰ ἐναντία, βραχὺ μέν τι καὶ δέξασθαι καὶ πέμψαι δύναται, πολὺ δὲ οὔτε χορηγῆσαί ποτε τοῖς πεπονθόσιν οὔτε
παρ᾽ ἐκείνων λαβεῖν. ὥστε διὰ ταῦτα δύο ἐπιδεύματα πρῶτα
ποιησάμενος ὁ Ἱπποκράτης, τῷ μὲν ἑτέρῳ προτέρῳ τό τε
περιεχόμενον ἐν τοῖς πεπονθόσιν ἐκθλίβει πρὸς τὰ ὑπερκείμενα, τό τε ἐξ ἐκείνων ἐπιῤῥέον ἀνείργει. τῷ δὲ ὑπολοίπῳ
κατὰ μὲν τὰς πρώτας ἐπιβολὰς, ἃς κατ᾽ αὐτοῦ τε τοῦ κατάγματος, ἔτι τε τῆς ἐπὶ τὰ κάτω νομῆς τῶν ὀθονίων
ποιεῖται, τὸ μὲν ἐκθλίβει πρὸς αὐτὰ, τὸ δὲ ἀνείργει, κατὰ
δὲ τὰς ἑξῆς ἁπάσας, ἡνίκα ἐκ τῶν κατωτάτω μερῶν ἄνω
παλινδρομεῖν ἀξιοῖ τὸν ἐπίδεσμον, ὡς εἰς ταὐτὸ τῷ προτέρῳ
τελευτῆσαι τοῖς ὑπερκειμένοις ἐκθλίβων, τὰς ἐξ αὐτῶν ἐπιῤ-
ῥοὰς κωλύει. φρουρεῖ τ᾽ οὖν ἅμα καὶ στηρίζει τὸ κατεαγὸς,
ἀφλέγμαντόν τε φυλάττει τὰ πρῶτα δύο τῶν ὀθονίων· οὐ

confluxum arcet, et quod jam collectum in ea eſt exprimit.
Quum vero duae partes ſint, quae et recipere aliquid a laborante parte et transmittere ad eam poſſint quae ſuperjacent,
tum propter multitudinem tum magnitudinem, ad ambo
magis ſunt habiles; extremae vero propter contrarias con-
ditiones exiguum quidem aliquid vel recipere vel transmittere poſſunt, multum vero nec aegris partibus ſubminiſtrare
nec ab ipſis recipere. Quocirca quum duas primas fecerit
Hippocrates deligaturas, priore quidem tum quod in laborante parte continetur ad ſuperpoſita expellit, tum quod
ex his confluit repellit; reliqua vero primis quidem complexibus, quos ſuper ipſam fracturam facit, itemque faſ-
ciae ad inferna progreſſu, eo quaedam extrudit; quaedam
ne quid illinc confluat prohibet. Reliquis deinceps omnibus quibus ab infimis partibus ſurſum recurrere deligaturam
cenſet, ut eodem loco cum priore finiatur, tum ad ſupe-
riora repellit, tum confluxum ab iis prohibet. Muniunt
igitur ac ſtabiliunt fractum, nec phlegmonen oriri ſinunt

μὴν ἱκανά γε μόνα τὰ εἰρημένα πρὸς ἀμφοτέρας τὰς χρείας. ὅθεν εἰς μὲν τὴν φρουρὰν ἐπικουρίαν αὐτοῖς ὁ Ἱπποκράτης ἐξεῦρε τὴν τῶν σπληνῶν ἐπιβολὴν, [147] ἅμα καὶ τοῖς ἔξωθεν ὀθονίοις, ἃ τούτους αὐτοὺς στηρίζει. πρὸς δὲ τῷ μὴ φλεγμῆναι φαρμάκῳ τινὶ κελεύει χρῆσθαι τῶν ἀφλεγμάντων, οἶα πέρ ἐστιν ἡ ὑγρὰ κηρωτή. ταῦτά τε οὖν ἅπαντα τοῖς εἰρημένοις λογισμοῖς εὑρέθη καὶ πρὸς τούτοις ἔτι τὸ τῆς ἀποθέσεως σχῆμα, διττῷ καὶ τοῦτ᾽ ἐνδείξεως ῾ποπῖπτον τρόπῳ· προτέρῳ μὲν ἐκ τῶν κοινῶν ἐννοιῶν ἠρτημένῳ ψιλῷ, ἑτέρῳ δὲ ἐκ τῆς τῶν θεραπευομένων ὀργάνων κατασκευῆς. ὁ μὲν οὖν πρότερος ἀνωδυνώτατον αἱρεῖσθαι συμβουλεύει σχῆμα, πρός τε τῷ μὴ φλεγμαίνειν τὰ μόρια καὶ διαμένειν ἀτρέμα ἐπ᾽ αὐτοῦ μόνου δύνασθαι τὸν κάμνοντα χρόνῳ παμπόλλῳ. ὁ δὲ δεύτερος τρόπος ὁ ἐκ τῆς τῶν θεραπευομένων φύσεως ὁρμώμενος ἀρτηρίας καὶ φλέβας καὶ νεῦρα καὶ μῦς ὡς εὐθύτατα κεῖσθαι κελεύει. καὶ δὴ καὶ ὁμολογοῦσιν ἀλλήλοις οἱ τρόποι· τό τε γὰρ εὐθύτατον ἑκάστου μορίου σχῆμα μάλι-

prima duo lintea, non tamen ea quae dicta funt ad ambos hos ufus fatisfaciunt fola. Unde ad eorum quidem tutelam Hippocrates praefidium excogitavit, ut fplenia una cum exterioribus fasciis adhiberentur, quae haec quoque ipfa ftabiliant. Ne autem phlegmone oriatur, medicamento quodam phlegmonen prohibente uti jubet, quale eft ceratum humidum. Haec igitur omnia ratione, ut comprehenfum eft, dictante funt inventa, et praeter haec ipfa repofitionis figura, quae ipfa quoque geminae indicationi fubjicitur priori, quae ex folis communibus notionibus pendet; alteri quae ex curandorum organorum naturali conftitutione praeftatur. Prior igitur eam quae maxime a dolore abeft eligendam figuram fuadet, quo nec phlegmonen pars contrahat, et aeger perfiftere in una ea diutiffime immotus poffit. Secunda, quae ex curandorum fumitur natura, arterias, venas, nervos et musculos, quam rectiffimos poni praecipit. Sed et confentiunt inter fe hae indicationes quando et rectiffima cujusque partis figura maxime eft a dolore aliena, et quae-

στά ἐστιν ἀνώδυνον, ὅ τι δ᾽ ἂν ἑτέρου μᾶλλον ἀνώδυνον ᾖ,
κατὰ φύσιν μάλιστά ἐστι τῷ κώλῳ· χειρὶ μὲν τὸ καλούμενον
ἐγγώνιον, σκέλει δὲ τὸ μικροῦ δεῖν ἐκτεταμένον. εἰς ἀνωδυνίαν δὲ οὐ μόνον τὸ κατὰ φύσιν ἑκάστου σχῆμα τῶν ὀργάνων, ἀλλά τι καὶ τὸ ἔθος ἔοικε συντελεῖν. αὕτη μὲν οὖν
σοι καὶ ἡ τοῦ σχήματος εὕρεσις, ἐν ᾧ χρὴ διαφυλάττειν τὸ
κῶλον· ἡ δ᾽ αὐτὴ κατὰ τὴν ἀντίτασίν τε καὶ διάπλασιν.
ἄμεινον γὰρ ἐν εὐθυτάτῳ καὶ ἀνωδυνωτάτῳ διατείνειν καὶ
διαπλάττειν τὸ κῶλον· πολὺ δὴ μᾶλλον ἐν τῷ αὐτῷ σχήματι
τὴν ἐπίδεσίν τε καὶ τὴν ἡσυχίαν τοῦ μορίου ποιεῖσθαι προσήκει. τὸ γὰρ ἐν ἄλλῳ μὲν ἐπιδεῖν, ὑπαλλάττειν δὲ εἰς ἕτερον,
οὐκ ὀδύνην μόνον, ἀλλὰ καὶ διαστροφὴν ἐργάζεται τοῖς
ὀστοῖς. εἰ γάρ τι μεμνήμεθα τῶν ἐν τοῖς περὶ μυῶν κινήσεως
ὑπομνήμασιν εἰρημένων, ἀναγκαῖόν ἐστιν ὑπαλλαττόντων
τὸ σχῆμα τινὰς μὲν τῶν μυῶν ἐντείνεσθαί τε καὶ οἷον
σφαιροῦσθαι συναγομένους, ἐνίους δ᾽ ἐκλύεσθαί τε καὶ χα-
λᾶσθαι. ἔνθα μὲν οὖν ἐντείνονται, θλίβεσθαί τε πρὸς τῶν
ἐπιδέσμων αὐτοὺς ἀναγκαῖόν ἐστιν ὀδυνᾶσθαί τε διὰ τὴν

cunque magis quam alia eſt a dolore libera, ea maxime
naturalis membro eſt, brachio quidem anguloſa, cruri vero
quae paulo minus porrecta eſt. Porro ad dolorem vitan-
dum non modo naturalis figura cuivis organo, verum etiam
conſuetudo conducere videtur. Atque haec quidem tibi figurae, in qua cuſtodire membrum conveniat, inveniendae ratio
eſt; at eadem inveniendae figurae ratio eſt et in antitaſi
et conformatione ſeu figura. Etenim expedit ut in rectiſ-
ſima atque a dolore alieniſſima forma membrum tum ex-
tendas tum figures, multoque etiam magis ut ſub eadem
figura tum deliges tum ad quietem reponas. Siquidem ſub
alia deligare, in aliam vero mutare non dolorem modo in-
citare poteſt, verum etiam oſſa intorquere; nam niſi eorum
quae praecepta ſunt in commentariis quos de musculorum
motibus ſcripſimus oblivio obrepſit, neceſſe eſt ubi figura
mutatur, alios musculorum tendi ac velut contractos rotun-
dari, alios ſolvi ac remitti. Ergo ubi intenduntur, tum pre-
mi eos a deligatura eſt neceſſe tum ex compreſſione ipſa

θλίψιν· ἔνθα δὲ ἡ τάσις ἐκλύεται, χαλαρὰν μὲν ἐν ἐκείνῳ
τῷ μέρει τὴν ἐπίδεσιν, ἀστήρικτον δὲ γίνεσθαι τὸ κάταγμα.
διὰ ταῦτ᾽ οὖν ἅπαντα διατείνειν τε καὶ διαπλάττειν ἐπιδεῖν
τε καὶ ἀποτίθεσθαι καθ᾽ ἓν σχῆμα τὸ ἀνωδυνώτατον, ἕλοιτ᾽
ἄν τις. εἰς μὲν δὴ τὴν πρώτην ἐνέργειαν ἣν ἐνεργοῦμεν ἐν
τοῖς κατεαγόσιν, οὐδὲν ἔτι λείπει παράγγελμα. λύειν δὲ
κελεύει διὰ τρίτης ὁ Ἱπποκράτης, ὅπως μήτ᾽ ἄση τις γίγνοιτο,
μήτε κνῆσις ἀήθως σκεπασθέντι τῷ μορίῳ, μήτ᾽ ἐπὶ πλέον
αἱ διαπνοαὶ κωλύοιντο τοῦ φθάσαντος ἐστηρίχθαι κατὰ τὸ
κάταγμα· δι᾽ ἃς οὐ μόνον ἀσωδῶς κνήσεσθαι συμβαίνει τισὶν,
ἀλλὰ καὶ διαβρωθέντος ὑπὸ τῆς τῶν ἰχώρων δριμύτητος
ἐνίοτε τοῦ δέρματος ἕλκωσιν γενέσθαι. καταντλεῖν οὖν
ὕδατος εὐκράτου τοσοῦτον, ὅσον ἱκανόν ἐστι διαφορῆσαι
τοὺς τοιούτους ἰχῶρας. ἢν δὲ δὴ καὶ αὖθις ὁμοίως πράξῃς,
ἑβδόμη μὲν ἂν εἴη μετὰ τὴν πρώτην ἀρχὴν ἡμέρα, φαίνοιτο
δ᾽ ἂν ἤδη μηδενός γε ἐμποδὼν γενομένου πάντ᾽ ἀφλέγμαντα,
καὶ αὐτοῦ γε τοῦ κατὰ φύσιν ἐνίοτε μᾶλλον ἰσχνά. τότε
οὖν ἐγχωρεῖ νάρθηκάς τε περιτιθέναι καὶ λύειν διὰ πλέονος·

dolere; ubi vero tenſio remittitur ea in parte deligaturam
eſſe laxam fracturamque fulcimento deſtitui. Horum igitur
omnium cauſa tum extendere tum effingere tum deligare tum
reponere una ea figura, quae doloris minimum habeat, praecipue eſt ſtudendum. Atque ad primum quidem opus, quod
in fracturis molimur, nullum jam relictum eſt praeceptum.
Solvere autem ex Hippocratis ſententia tertio die debebis,
quo in parte praeter ſolitum cooperta nec dolor nec pru-
ritus creatur, nec ejus quod jam infixum fracturae eſt perſpiratio prohibeatur, cujus occaſione non modo noxius pru-
ritus quibusdam accidit, ſed etiam cutem ex acrimonia ſaniei
eroſam exulcerari. Infundendum igitur tantum temperatae
aquae eſt quantum ad evocandam ejusmodi ſaniem eſt ſatis.
Quod ſi rurſus quoque ſimili modo facies, ſeptimo id a
primo die facere debebis. Apparuerint vero jam omnia,
modo nihil impediat, phlegmone libera, ac quam pro naturali ſtatu magis aliquando gracilia. Tum igitur licebit et
ferulas circumponere et ſolvere ex majore intervallo; nam

ἔμπροσθεν μὲν γὰρ ὅθ᾽ ὁ τῆς φλεγμονῆς ἐπεκράτει σκοπὸς,
οὐκ ἦν ἀσφαλὲς θλίβειν τοῖς νάρθηξι· νυνὶ δὲ ἐπειδὴ πέπαυται μὲν αὕτη, στηρίζεσθαι δὲ χρὴ τὸ κάταγμα, καλῶς ἄν
τις αὐτοῖς χρῷτο. καὶ μὲν δὴ καὶ διὰ πλέονος ἐγχωρεῖ λύειν,
ὡς ἂν μηκέτι χρῃζόντων τῶν μερῶν ἀποκρίνειν ἰχῶρας.
[148] ἀλλὰ καὶ ἡ πώρωσις ἄμεινον ἂν οὕτως γίγνοιτο· χρὴ
γὰρ, ὡς ἔμπροσθεν εἴρηται, παγῆναί τι τῆς οἰκείας τροφῆς
τῶν ὀστῶν, ἵνα γένηται πῶρος. οὔκουν χρὴ τοῦτ᾽ ἀπο-
κλύζειν τῶν χειλῶν τοῦ κατάγματος, ἢ διαφορεῖν ἐκτὸς,
ὅπερ αἱ συνεχεῖς λύσεις ἐργάζονται. οὐ μὴν οὐδ᾽ οὕτω πολὺ
διαλείπειν, ὡς μηδὲ γνῶναι πᾶς προσχωρεῖ τὸ κάταγμα.
πολλάκις γοῦν ἐθεασάμην ἀκριβῶς ξηρανθέντων τῶν ὀστῶν
δυσχερῶς γιγνομένην τὴν πώρωσιν. ἐπαντλεῖν οὖν χρὴ τοῖσδε
μέτριον τῷ πλήθει, διὰ τρίτης ἢ τετάρτης ἡμέρας ὕδωρ θερμὸν, ὅρον ἔχοντα τοῦ παύσασθαι τῆς καταιονήσεως τὴν εἰς
ὄγκον ἐρυθρὸν ἔπαρσιν τῶν σαρκῶν. ἐπὶ μὲν δὴ τούτων
πρὶν ἄρχεσθαι καθίστασθαι παύσασθαι χρὴ, καθάπερ ἐφ᾽
ὧν διαφορῆσαί τι βουλόμεθα, μὴ παύεσθαι πρὸ τοῦ συμ-

antea, quum phlegmones fcopus vinceret, tutum non erat
ferulis premere; nunc quum ea defiit ac flabilire fracturam
eft opus, fane non incommode his utare. Sed et folvere ex
majore intervallo licet, non defiderantibus praeterea partibus faniem excernere. Quin etiam callus felicius ita pro-
venerit; ad callum enim gignendum, ficut dictum eft, cogi
concrescereque aliquid proprii offium alimenti oportet. Non
eft igitur hoc a labris fracturae eluendum aut foras evocan-
dum; quod certe affidua folutio faciet. At vero nec tanto
intervallo intermittendum, ut nescias quemadmodum fractura procedat. Vidimus enim faepe, quum valenter ficca-
rentur offa, aegre provenifle callum. Expedit igitur, iftis
tertio vel quarto die modice aquam calidam infundamus,
hanc metam finiendae perfufionis habentes, quum carnes in
rubrum tumorem attolluntur. Atque in his quidem priusquam fubfidere incipiant defiftendum eft; contra ubi digeri
quid volumus, non prius eft defiftendum quam quod ex
perfufione intumuit fubfidat. In quibus vero quo minus

BIBΛION Z. 439

Ed. Chart. X. [148.]   Ed. Baf. IV. (105.)

πεσεῖν τὸν ἐκ τῆς αἰονήσεως ὄγκον. ἐφ᾿ ὧν δ᾿ ὑγρότης ἐστὶ
πλείων καὶ διὰ ταύτην οὐ πωροῦται τὰ κατεαγότα, ξηραίνειν
αὐτὴν, ὡς ἔμπροσθεν εἴρηται, πειρᾶσθαι δι᾿ ἐπιδέσεως προσηκούσης καὶ καταντλήσεως, ἤτοι γ᾿ ἐλαχίστης παντάπασιν
ἢ πλείστης. ἡ μὲν γὰρ ἐλαχίστη, πρὶν ἐπιῤῥυῆναί τι πανο-
μένη, τά τε πρόχειρα τῶν ὑγρῶν διαφορεῖ, τά τε ἐν τῷ
βάθει διαχεῖ μετρίως· συμφέρει δὲ οὕτω κεχύσθαι τοῖς ὑπὸ
τῆς ἐπιδέσεως ἐκθλίβεσθαι μέλλουσιν. ἡ δὲ πλείστη διαφορεῖ
πλέον ἢ ἕλκει. εὔδηλον δὲ δήπου καὶ ὡς ἐπὶ μὲν τῆς ἐκθλι-
βούσης ἐπιδέσεως ἧττον χρὴ πιέζειν τὰ τελευταῖα τῶν ὀθονίων, ἐπὶ δὲ τῆς ἀνατρεφούσης οὐχ ἧττον, ταῦτα καὶ
συμπάσας τὰς περιβολὰς χαλαρωτέρας ποιεῖσθαι. ἐπεὶ δὲ
οὐ μόνον ἐν ᾧ χρὴ καιρῷ συμπράττειν ταῖς πωρώσεσιν, ἀλλὰ
καὶ ὅπως ἐξεύρηται, λείποιτ᾿ ἂν ἔτι περὶ τῆς συμπάσης διαίτης εἰπεῖν. ὅτι μὲν οὖν ἐν ἀρχῇ λεπτοτάτως χρὴ διαιτᾶν ἐν
τῇ τῶν φλεγμονῶν οἰκείᾳ θεραπείᾳ λεχθήσεται· λεχθήσεται
δὲ καὶ ὡς φλέβα χρὴ τέμνειν, ἐνίοτε δὲ καὶ διὰ γαστρὸς ἐκκε-

callus in fractura proveniat humiditas abundantior obſtat,
ibi hanc ſiccare, ſicut prius eſt dictum, convenienti deligatura et perfuſione *aquae* quae vel minima omnino ſit vel
plurima conabimur. Quippe minima, cum prius deſiſtat quam
aliquid confluat, et qui ad manum humores ſunt per ſpiritum digerit, et qui in alto ſunt modice liquat; expedit autem ita ſolvi liquarique ea quae per deligaturam ſunt ex-
pellenda. Plurima vero discutit plus quam attrahit. Sane
conſtat in ea quidem deligatura, quae exprimet, minus eſſe
arctandos fasciarum ſines; in ea veroaquae ad renutriendum
eſt comparata, nec minus hos arctandos et univerſos cir-
cumductus laxiores faciendos. Quoniam autem non ſolum
quo tempore ſubveniendum callo gignendo ſit, ſed etiam
quo pacto eſt inventum, reliquum fuerit de univerſa victus ratione praecipere. Ac quod in principio quidem ſit
tenuiſſime cibandum, id ubi de propria phlegmonarum
curatione agemus dicetur; dicetur autem et quod venam incidere interdum oportet, et per ventrem ſupervacua expel-

νοῦν τὰ περιττά. κατὰ δὲ τὸν τῆς πωρώσεως (104) καιρὸν
ἀνατρέφειν χρὴ τὸ σῶμα σιτίοις εὐχύμοις καὶ τροφίμοις, ἐξ
ὧν εἴωθε γεννᾶσθαι χυμὸς οὐ μόνον χρηστὸς, ἀλλὰ καὶ γλίσχρος, ἐξ οἵου χρὴ μάλιστα γίγνεσθαι τὸν πῶρον· ἐκ μὲν γὰρ
τῆς ὀῤῥώδους καὶ λεπτῆς ὑγρότητος οὐδ᾽ ἂν γεννηθείη τὴν
ἀρχὴν, ἐκ δὲ τῆς παχείας μὲν, ἀλλὰ ψαθυρᾶς καὶ ἀλιποῦς,
γεννηθείη μὲν ἂν οὐ βραδέως, ἀλλ᾽ ἐν τῷ χρόνῳ ξηραινόμε-
νος κραυρότερος καὶ διὰ τοῦτο εὔθραυστος γίνεται. μεγέθει
δὲ ἔστω τηλικοῦτος, ὡς ἀσφαλῆ τε ἅμα δεσμὸν εἶναι τοῖς
ὀστοῖς καὶ μὴ θλίβειν τοὺς μῦς· ὁ μὲν γὰρ μικρότερος ἢ χρὴ
σφαλερὸς τοῖς ὀστοῖς, ὁ δὲ μείζων τοῦ προσήκοντος ὀδυνηρὸς τοῖς μυσί. προσέχειν οὖν ἀκριβῶς αὐτῷ τὸν νοῦν, ἤτοι
προτρέπειν ἐνδεῶς γιγνόμενον, ἢ κωλύειν ἀμέτρως αὐξανόμε-
νον. ἐξ ὧν δ᾽ ἐργάσῃ ταῦτα, τό τε ποσὸν τῆς αἰονήσεώς
ἐστι καὶ τὸ ποιὸν καὶ τὸ ποσὸν τῶν ἐδεσμάτων, αἵ τε ἔξωθεν ἐπιτιθέμεναι κατ᾽ αὐτοῦ δυνάμεις φαρμάκων. περὶ μὲν
οὖν αἰονήσεως καὶ διαίτης προείρηται. τῶν δὲ φαρμάκων
ὅσα μὲν ἐμπλαστικὰ ταῖς οὐσίαις ἐστὶ μετρίως θερμαίνοντα,

lere.   At quo tempore callus gignitur, nutriendum corpus
eſt cibis boni ſucci et qui multum nutriant, ex quibus
provenire ſuccus ſoleat non ſolum bonus, ſed etiam tenax,
ex quali fieri callum maxime expedit; quum enim ex ſeroſa
humiditate ac tenui gigni prorſus nequeat, ex craſſa vero,
ſed quae fragilis ſit ac pinguedinis expers, gigni quidem
poterit non ſegnitur, caeterum tempore ſiccescens friabi-
lior, atque ita fractioni obnoxius reddetur.   Magnitudo
calli ea ſit quae et oſſibus tuto vinculo ſit, nec musculos
tamen comprimat; nam qui minor juſto eſt, hic oſſa parum
reddet tuta, qui major eſt, dolorem musculis invehet.   Attendendum vero diligenter eſt ut vel promoveatur, ſi minor
juſto proveniat, vel inhibeatur, ſi immodice increscat.   Sunt
vero quibus haec efficies tum ipſius perfuſionis quantitas
tum vero ciborum qualitas et quantitas ac medicamentorum
quae illi extrinſecus imponuntur facultates.   Ac de perfuſione quidem et victus ratione ſupra eſt dictum.   Ex medicamentis vero quaecunque emplaſticam ſubſtantiam habent,

προτρέπει τε καὶ συναύξει τοὺς πώρους· ὅσα δὲ διαφορητικὰ,
καὶ τοὺς ὄντας ἤδη μεγάλους καθαίρει. μήτε δὲ ἀνατρέφειν
ἐθέλων μήτε καθαίρειν τὸν πῶρον, ἀλλ᾽ ὡς αὐτὸς ὡρμήθη
δέχεσθαι, φαρμάκων κέχρητο τῶν ἐναίμων ὀνομαζομένων·
ἃ δὴ μετρίως ξηραίνοντα καὶ τὴν πῆξιν ἐργάζεται μετρίαν τοῦ
πώρου. περὶ μὲν δὴ τῶν ἐγκαρσίων καταγμάτων ἱκανὰ καὶ
ταῦτα· [149] περὶ δὲ τῶν παραμήκων τὰ μὲν ἄλλα σύμπαντα τὰ αὐτὰ, πιέζειν δὲ χρὴ μᾶλλον ταῦτα κατ᾽ αὐτὸ τὸ
κάταγμα καὶ προστέλλειν εἴσω τὸ ἀφεστηκός. ὅσα δὲ ἐθραύ-
σθη πολυειδῶς καὶ μάλιστα σὺν ἕλκεσιν, ὅπερ ὡς τὰ πολλὰ
φιλεῖ γίγνεσθαι, σπλῆνα σκεπαρνηδὸν ὡς Ἱπποκράτης ἐκέ-
λευσε περιβάλλειν, οἴνῳ τέγγοντας αὐστηρῷ τε καὶ μέλανι καὶ
μάλιστ᾽ ἐν θέρει. σήπεται γὰρ εἴτε ἐλαίῳ τις εἴτε κηρωτῇ
χρῷτο, δεόμενά γε ξηραίνεσθαι μειζόνως ἢ τἆλλα, διότι καὶ
μεῖζον τὸ πάθημα. καὶ τοίνυν καὶ τὰ φάρμακα πάντα τῶν
ξηραινόντων ἔστω, καθάπερ ἐκεῖνος ἐκέλευσεν, ἅμα καὶ τὸ
μέτρον ἐπ᾽ αὐτοῖς ὁρίσας· ἐκ γὰρ τῶν ἐναίμων ὀνομαζομένων

ac modice calefaciunt, ea callos tum promovent tum vero
augent; quae vero discutiunt, ea magnos jam callos dimi-
nuunt. Si vero nec augere callum nec minuere ſtudes, ſed
eo ſicut ultro provenit es contentus, medicamento aliquo
eorum quae cruentis dicuntur adhiberi vulneribus utere,
quae quum modice ſiccent, etiam coagulari ac concrescere
mediocriter callum faciunt. Ac de transverſis quidem fracturis haec ſatisfaciant. De longis vero reliqua omnia ad
eundem ſe habent modum, caeterum comprimendae hae
magis in ipſo fracturae loco ſunt, tum quod receſſit retru-
dendum introrſus eſt. Quae vero confracta multifariam ſunt,
potiſſimum cum ulcere, quemadmodum fieri plurimum ſolet,
iis ſplenia circumdanda asciae ritu incurva Hippocrates praecepit, eaque vino imbuta tum auſtero tum nigro aeſtate
potiſſimum. Quippe putrescunt ſive oleo quis utatur ſive
cerato, quum poſtulent amplius quam reliqua ſiccari, utpote vitio ipſo reliquis majore. Quin etiam medicamenta
quoque omnia ex ſiccantium ſint numero, ſicuti ille praecepit, ſimul modum ipſum ſiccationis definiens; etenim ex

εἶναι κελεύει τὰ τοιαῦτα τῶν φαρμάκων. εἰ δὲ καὶ κατ᾽ ἀρχὰς
τις εὐθέως αὐτοῖς χρῷτο, τοιοῦτον εἶναι συνεβούλευε τὸ
ἔναιμον, ὃ σύντροφόν ἐστιν ἐπιτέγξει. τὰ μὲν οὖν ἄλλα
σύμπαντα ταῖς ἐκείνου ποιητέον ὑποθήκαις, οὐκ ἐν τοῖς εἰρημένοις μόνον, ἀλλὰ κἂν γυμνωθὲν τὸ ὀστοῦν ἀποπρίσεως
δέοιτο, κἂν παρασχίδας τινὰς ἤτοι γ᾽ αὐτὸν ἀφαιρεῖν ἢ τῆς
φύσεως ἐξωθούσης συμπράττειν προσήκει. περὶ δὲ τῶν ὑπο-
τιθεμένων σωλήνων τοῖς σκέλεσιν, ὅσα μὲν Ἱπποκράτης ἠπό-
ρησεν, εἴτε χρηστέον εἴτε μὴ χρηστέον, ἅπαντές τε γινώσκουσιν, ἐπαινεῖν τε χρὴ τοὺς λογισμούς. ὃ δὲ τοῖς νεωτέροις
εὕρηται γλωσσόκομον, ᾧ χρώμεθα μάλιστα κατὰ τὸν τῆς
πωρώσεως καιρὸν, ἐπαινῶ μὲν εἴπερ τι καὶ ἄλλο τῶν τοιούτων μηχανημάτων, οὐ μὴν ἔοικέ γε Ἱπποκράτης γινώσκειν
αὐτὸ καίτοι γε οὐκ ἀμελὴς εἰς τὴν τῶν χρησίμων ὀργάνων
εὕρεσιν. ἀλλὰ τό γε τοῖς σκέλεσιν ὑποτιθέμενον ὄργανον
ὀρθῶς τοῖς μετ᾽ αὐτὸν ἐξεύρηται, δι᾽ ἑνὸς ἄξονος ἐπὶ τελευτῇ
τοῦ μηχανήματος ἐν τοῖς κάτω μέρεσι τεταγμένου τὴν ἀντί-

enaemis vocatis ejusmodi eſſe medicamenta vult.   Quod
ſi protinus ab initio quis ipſis utatur, tale eſſe debere enaemum ſuadet, quod imbui ſit aptum.   Ac reliqua quidem
omnia ex illius praeceptis ſunt peragenda, non in iis quae
dicta ſunt modo, verum etiam ſive nudatum os deſecari
ſerra poſtulet, ſive fragmenta quaepiam, vel te ipſum eximere, vel expellenti naturae ſubſervire oporteat.   De iis
vero qui cruribus ſupponuntur canalibus quaecunque Hippocrates addubitavit, utendumne *fit iis* necne, et omnes
norunt, et laudandas eſſe rationes cenſeo.   Quod autem
neotericis inventum eſt gloſſocomon, quo maxime tempore
gignendi calli utimur, laudandum id quidem quantum aliam
quamvis ejusmodi machinarum ducimus.   Verum non videtur id Hippocrates noviſſe, quamquam alias in inſtrumentis
quae uſui forent excogitandis non indiligens.   At vero quod
cruribus ſubjicitur inſtrumentum, recte iis qui poſt ipſum
fuere excogitatum eſt; quod per unicum axem, qui in ſinem
machinae ad infernam ejus partem eſt collocatus, contra-

BIBΛION Z. **443**

Ed. Chart. X. [149.]   Ed. Baf. IV. (104.)

τασιν ἐργαζόμενον ὅλῳ τῷ κώλῳ ἐντάσεσι διτταῖς. ὀνομάζεται δὲ αὐτῶν ἡ μὲν κατ᾽ εὐθὺ τείνουσα τὸ κῶλον εὐθύπο-
ρος, ἡ δ᾽ ἄνω μὲν πρότερον, εὐθὺς δὲ κάτω μεταληπτική·
γίνονται δὲ ἀμφότεραι διὰ περιθέσεως βρόχων. ἄριστος δ᾽
εἰς τοῦτο βρόχος ὁ ἐκ δυοῖν διαρτᾶν. οὗτος οὖν ἐν μὲν τοῖς
κάτω τοῦ κατάγματος μέρεσι τοῦ κώλου περιτιθεὶς τὴν
εὐθύπορον ἐργάζεται τάσιν, τῶν σκελῶν αὐτοῦ περιτεθέν-
των τῷ ἄξονι· ἐν δὲ τοῖς ἄνω μέρεσι τοῦ κατάγματος ὁ
αὐτὸς οὗτος βρόχος εἰ περιβληθείη, τὴν μεταληπτικὴν ἀποτελεῖ τάσιν, ἀπαχθέντων αὐτοῦ τῶν σκελῶν, ἄνω μὲν πρότερον, εἶτ᾽ αὖθις κάτω· περιβληθῆναι γὰρ χρὴ καὶ ταῦτα τῷ
ἄξονι. τὴν περιαγωγὴν δὲ καὶ τὴν οἷον καμπὴν τῶν σκελῶν
τοῦ βρόχου, τὴν ἐκ τῶν ἄνω μερῶν εἰς τὸ κάτω, διὰ τροχι-
λιῶν γίγνεσθαι χρὴ κατὰ τὰς πλευρὰς τοῦ γλωττοκόμου
τεταγμένων. ἔξεστι δὲ καὶ σωλῆνα καλεῖν τὸ τοιοῦτον μηχά-
νημα·καὶ μετὰ προσθήκης σωλῆνα μηχανικὸν ἢ γλωττόκομον
μηχανικόν. ἀλλὰ περὶ μὲν ὀργάνων ἐπὶ πλέον ἐροῦμεν ἐν
ταῖς τῶν ἐξαρθρημάτων ἰάσεσιν· ὡσαύτως δὲ καὶ περὶ τῆς

rium nixum toti membro gemina tenſione efficit.   Nominatur earum altera quae membrum tendit in directum euthy-
poros, *id eſt in rectum procedens;* quae vero prius ſurſum,
mox deorſum, ea metaleptice *dicitur, quaſi translativam
dixeris;* cbeuntur ambae per laqueorum circumplexum.
Porro aptiſſimus in hunc uſum laqueus eſt, qui duas habeat
appendices.   Hic igitur quum in inferioribus fracturae partibus membri injeclus eſt, euthyporon efficit tenſionem, cruribus ipſius axi circumpoſitis.   Quum vero in ſuperioribus
fracturae partibus idem laqueus imponitur, metalepticen
tenſionem efficit, abactis ipſius partibus prius ſurſum, mox
rurſus deorſum; quippe haec quoque circumdanda axi ſunt.
Porro circnmactum ac veluti flexum crurum laquei, qui a
ſuperioribus partibus ad inferiores agitur, per trochleas
fieri oportet quae in lateribus glottocomi ſint poſitae. Licebit et ſolena voces ejusmodi machinam et cum adjectione *ſic*,
ſolena mechanicum aut glottocomum mechanicum.   Verum
de inſtrumentis uberius praecipiemus, quando de luxatorum

ἐπιδέσμων ποικιλίας ἐν ἐκείνοις λελέξεται. νυνὶ δὲ ἐπειδὴ
περὶ τοῦ μηχανικοῦ σωλῆνος ἐμνημόνευσα, πολλὴν χρείαν
παρεχομένου τῷ σκέλει καὶ κατὰ τὴν ἄλλην μὲν ἀπόθεσιν,
ἔτι δὲ μᾶλλον ἐπειδὰν ἀλλάττῃ τὴν κοίτην ὁ κάμνων, ἢ
ἀποτρίβηταί τι τῶν κατὰ γαστέρα, καλῶς ἂν ἔχοι πρὸς τῷ
μηδὲν ἔτι ἐνδεῖν εἰς τὸν ὑπὲρ τούτων λόγον, ἐπαινέσαι πολὺ
μᾶλλον ἐκεῖνο τὸ γλωττόκομον, οὗ καὶ τὴν ἑτέραν τῶν
πλευρῶν καὶ τὸ σανίδιον ἐφ᾽ ὃ τὸν πόδα στηρίζουσι, κινού-
μενα κατασκευάζουσιν, ὥστε ἁρμόζειν ἅπαντι μεγέθει κώλου.
περὶ μὲν δὴ τῶν ἄλλων καταγμάτων ἀρκεῖ καὶ ταῦτα μετὰ
τῶν ὑφ᾽ Ἱπποκράτους εἰρημένων γιγνώσκεσθαι.

Κεφ. στ'. [150] Περὶ δὲ τῶν ἐν τῇ κεφαλῇ γέγραπται μέν που καὶ περὶ τούτων Ἱπποκράτει βιβλίον ὅλον,
ἅπαντα διδάσκοντι ὅσα χρὴ πράττειν ἐπ᾽ αὐτῶν· καὶ ἡμεῖς
δὲ ὅταν τήνδε τὴν πραγματείαν ἐπιτελέσωμεν, ἐπιθησόμεθα
ταῖς ἐξηγήσεσι τῶν συγγραμμάτων αὐτοῦ. κατὰ δὲ τὸ παρόν,
ἐπειδὴ τά τε προσευρημένα τοῖς ὑπ᾽ ἐκείνου λεχθεῖσιν ἐν τοῖσδε
τοῖς ὑπομνήμασι προστίθεμεν, ὅσα τε ἀδιορίστως εἶπε διο-

curatione agemus, ubi etiam de varietate deligaturarum
quae *fuperimponuntur* non minus dicetur. Nunc vero
poſtquam de mechanico folene mentionem feci, qui plurimum cruri commodat tum alias quum reponitur, tum vel
magis quum aeger cubile mulat, aut etiam e ventre aliquid
excernit, non abs re fuerit, quo nihil tractatione de eo
defideretur, multo magis illud glottocomum laudare, cujus
alterum laterum, itemque tabellulam in qua pedem collo-
cant, quo nulli non quadret membri magnitudini, mobilia
faciunt. Ac de reliquis quidem fracturis haec nofle cum
iis quae Hippocrates praecipit fat fuerit.

Cap. VI. De iis vero quae in capite accidunt, Hippocrates certe integrum librum fcripfit, ubi omnia praecipit quae in iis funt agenda, et nos cum huic operi finem
impofuerimus, enarranda ejus opera aggrediemur. Ad
praefens vero, quoniam in his commentariis et quae fupra
ea quae ille dixit funt inventa adjicimus, et quae indefinite

ριζόμεθα, πρῶτον μὲν ἀναγκαῖόν ἐστι μνημονεῦσαι τῶν κοίλων ἐκκοπέων, οὓς καὶ κυκλίσκους ὀνομάζουσιν· εἶθ᾽ ἑξῆς τῶν
φακωτῶν· καὶ μετ᾽ αὐτοὺς τῶν στενῶν ξυστήρων· εἶτα περὶ
τῆς τῶν φαρμάκων χρήσεως εἰπεῖν τι. τῶν τοίνυν καταγμάτων
τοῦ κρανίου τινὰ μὲν ἄχρι τῆς διπλόης ἐξήκει, τινὰ δὲ ἄχρι
τῆς ἔνδον ἐπιφανείας τῶν ὀστῶν· καὶ τινὰ μὲν ἁπλαῖ ῥωγμαὶ,
τινὰ δὲ θλάσεις, τινὰ δὲ ἕδραι τῶν πληξάντων εἰσίν. αἱ μὲν
οὖν ἁπλαῖ ῥωγμαὶ μέχρι τῆς διπλόης διασχοῦσαι τῶν νῦν εἰρημένων ξυστήρων χρήζουσι τῶν στενῶν. εἶναι δ᾽ αὐτοὺς χρὴ
πολλοὺς μὲν τὸ πλῆθος, ἀνίσους δὲ τὸ μέγεθος, ὡς μηδέποτε
ἀπορεῖν τοῦ χρησιμωτάτου τῷ ἔργῳ· κἄπειτα γυμνωθέντος
κατὰ τὰ εἰθισμένα τοῦ πεπονθότος ὀστοῦ, χρῆσθαι πρώτῳ
μὲν τῷ πλατυτέρῳ, δευτέρῳ δὲ τῷ μετ᾽ αὐτὸν στενωτέρῳ,
κἄπειθ᾽ οὕτως ἑξῆς τοῖς ἄλλοις ἄχρι τοῦ στενωτάτου· τούτῳ
δὲ χρηστέον ἐπ᾽ αὐτῆς τῆς διπλόης. εἶτ᾽ ἰᾶσθαι χρὴ ξηροῖς
φαρμάκοις αὐτίκα τε καὶ μέχρι τέλους· ἃ δὴ καὶ δι᾽ αὐτὸ
τοῦτο προσηγόρευται κεφαλικά. σύγκειται δὲ διά τε τῆς

dixit definimus, necelle eſt primum de cavis exciſoriis ſcal-
pris, quos cycliscos, mox de iis, *quos a lenticulae ſpecie*
phacotos nominant, poſt hos de anguſtis ſcapellis, demum
de medicamentorum uſu aliquid dicamus.   Ergo de fracturis calvariae quaedam usque ad diploen perveniunt, quaedam usque ad internam oſſium ſuperficiem, quaedam etiam
ſimplices fiſſurae, quaedam contuſiones, quaedam veſtigia
eorum quibus inflicta plaga eſt.   Quae igitur ſimplices fiſ-
furae ad ſecundam usque laminam perveniunt, iis quos
modo diximus anguſtis ſcalpellis indigent.   Expedit autem
hos ut numero multos, ita magnitudine impares eſſe, necubi
deſit quod operi ſit commodiſſimum; poſtea vero nudato
prout fieri ſolet affecto oſſe, utendum quidem primo latiore,
ſecundo loco eo qui illo eſt anguſtior; mox ita reliquis deinc-
ceps usque ad anguſtiſſimum, hoc vero in ipſa diploe eſt
utendum.   Poſt haec tum protinus tum ad finem usque ſiccis medicamentis eſt medendum, quae ob id ipſum cephalica, *id eſt capitalia* ſunt dicta.   Ea componuntur ex iri

446　ΓΑΛΗΝΟΤ ΘΕΡΑΠΕΥΤ. ΜΕΘΟΔΟΥ

Ed. Chart. X. [150.]　　　　Ed. Baf. IV. (104. 105.)

Ἰλλυρίδος ἴρεως καὶ τοῦ τῶν ὀρόβων ἀλεύρου καὶ μάννης
ἀριστολοχίας τε καὶ πάνακος ῥίζης φλοιοῦ, καὶ ἁπλῶς εἰπεῖν
ἁπάντων ὅσα ῥύπτειν πέφυκεν ἄνευ τοῦ δάκνειν. αὕτη γὰρ
ἡ γεννωμένη σὰρξ, ἔργον τῆς φύσεώς ἐστιν· ὥστε οὐδὲν εἰς
τοῦτο τῆς ἰατρικῆς ὁ κάμνων δεῖται. τὸ δὲ τὴν γεννωμένην
συμφύεσθαί τε καὶ περιφύεσθαι πᾶσι τοῖς τῶν ὀστῶν μέρεσιν
ἐκ τοῦ μήτε ῥύπον ἐπ' αὐτοῖς εἶναι μήτ' ἐλαιώδη τινὰ λιπα-
ρότητα γίγνοιτ' ἂν μάλιστα. τυῦτ' οὖν ἐστιν ὃ παρὰ τῶν
ἰατρῶν οἱ κάμνοντες ἴσχουσιν εἰς τὴν σάρκωσιν, ὡς ξηρὸν
μὲν (105) ἅπαν εἶναι τὸ χωρίον, ἕκαστον δὲ μέρος τῶν πεπονθότων ὀστῶν ἀκριβῶς καθαρόν. ταῦτα μὲν οὖν κοινὰ
πάντων τῶν καταγμάτων, ὅταν ἄρχηται σαρκοῦσθαι. τῶν
δ' ἄχρι μήνιγγος διασχόντων, εἰ μὲν εἴη μόνη ῥωγμὴ, τοῖς
εἰρημένοις ξυστῆρσι χρηστέον· εἰ δὲ μετὰ θλάσεώς τινος,
ἐκκόπτειν χρὴ τὸ τεθλασμένον, ἤτοι διὰ τρυπάνων ἐν κύκλῳ
πρότερον κατατιτρῶντα, κἄπειθ' οὕτω χρώμενον τοῖς ἐκκο-
πεῦσιν, ἢ διὰ τῶν κυκλίσκων εὐθὺς ἐξ ἀρχῆς. ἡ μὲν οὖν διὰ
τρυπάνων ἐνέργεια σφαλερὰ, διὰ τὸ πολλάκις ἅψασθαί τινας,

Illyrica et ervi farina et manna et ariftolochia, et panacis
radicis cortice, in fumma omnibus quae extergere citra morfum poffunt. Ipfa namque generatio carnis naturae opus
eft, itaque aegro ad eam rem nihil opus eft arte medica. Ut
autem quae provenit caro coalescat circumhaereatque omni
offis parti, id inde maxime eveniet, fi neque fordes fuper
eo fit, nec oleofa quaedam pinguedo. Id igitur eft quod
aegris medici ad carnis productionem praeftant, ut totus
locus ficcus fit, tum quaelibet affecti offis pars plane pura.
Atque haec quidem omnium fracturarum, quum caro in his
produci incipit, communia funt. Ex fracturis vero quae ad
meningem pervenerunt, fi fimplex tantum fractura fit, jam
dictis fcapellis anguftis utendum; fin cum contufione aliqua,
quod contufum eft excidi debebit, idque vel terebellis prius
in circuitu perforatum, mox deinde fcalpris admotis, vel
protinus ab initio cycliscis. Ac quae per terebellam quidem actio parum tuta eft, propterea quod dum audacius

ἀθροώτερον αὐτοῦ βαπτισθέντος, τῆς μήνιγγος τῆς σκληρᾶς
τῆς ὑποτεταμένης τοῖς ὀστοῖς. ἡ δὲ διὰ τῶν κυκλίσκων οὐδ᾽
αὐτὴ παντάπασιν ἄμεμπτος, σείει γὰρ ἐπὶ πλεῖστον τὴν
κεφαλὴν ἡσυχάζειν δεομένην. ἀρκεῖ δέ μοι κἀνταῦθα μεγάλων μὲν οὐσῶν τῶν ῥωγμῶν καὶ τῶν ὀστῶν τῶν κατεαγότων
ἰσχυρῶς κεκινημένων τοῖς κυκλίσκοις χρῆσθαι· βραχείαις
γὰρ ἐπιβολαῖς χώραν παρέξεις τοῖς φακωτοῖς ἐκκοπεῦσιν·
ἰσχυρῶν δὲ κατὰ τὰ πλεῖστα τῶν ὀστῶν ὑπαρχόντων κατα-
τιτρῶναι τοῖς τρυπάνοις αὐτά. τινὲς δὲ ὑπὲρ τοῦ μηδέποτε
ἁμαρτεῖν ἀβάπτιστα τρύπανα κατεσκευάσαντο. καλοῦσι δὲ
οὕτως αὐτὰ διὰ τὸ μὴ βα[151]πτίζεσθαι· περιθεῖ γὰρ ἐν
κύκλῳ περιφερής τις ἴτυς, προὔχουσα μικρὸν ὑπεράνω τοῦ
κατὰ τὸ τρύπανον ὀξέος πέρατος. εἶναι δὲ δήπου χρὴ πολλὰ
καὶ ταῦτα πρὸς ἅπαν πάχος κρανίου παρεσκευασμένα· τοῖς
μὲν γὰρ παχυτέροις τὸ μακρότερον ἁρμόσει τρύπανον· ὀνομάζω δὲ οὕτως ᾧ μεῖζόν ἐστι τὸ μεταξὺ τοῦ τ᾽ ἄκρου πέρατος
καὶ τῆς κυκλοτεροῦς ἴτυος· τοῖς δὲ λεπτομερέσι τὸ μικρότε-
ρον· ἔστι δὲ δήπου καὶ τούτῳ τὸ μεταξὺ τοῦ πέρατός τε

eam tractant, duram membranam quae offi fubfternitur non
raro violant. Quod vero per cycliscos opus adminiftratur, ne
id quidem omnino vitio caret, quum quatiat immodice caput, quod potius quietem poftulat. Mihi igitur hic quoque
placet, fi magnae fint fracturae et offa quae fracta funt, vehementer mota cycliscis uti, paucis enim acceffibus lenticulatis
exciforiis locum facies. Sin firma plurimum offa fint, foran-
da terebella funt. Quidam autem quo minus usquam aberrent, ejusmodi terebellas excogitarunt, quae quod mergi non
poffint, ea abaptiftas vocant; circumcurrit enim fupra tere-
bellae cufpidem acutam, rotundum quoddam fupercilium
parum exftans. Sane expedit complures id genus praepa-
ratas habere ad omnem calvariae craffitudinem; nam craf-
fiori longior terebra conveniet, voco autem ita cujus fpatium, quod inter fummam eft cufpidem et rotundum fupercilium, majus eft; tenuiori brevior; eft autem hic quoque
quod intereft inter cufpidem et fupercilium minus. Aliqui

καὶ τῆς ἴτυος ἔλαττον. ἔνιοι δὲ τούτων, εἴτε δειλοτέρους
χρὴ λέγειν, εἴτ᾽ ἀσφαλεστέρους, ταῖς καλουμέναις χοινικίσιν
ἐχρήσαντο. σὺ δὲ εἰ μήτε ἀφύλακτος εἶναι μέλλοις τῶν ὄντων
σφαλερῶν μήτε πέρα τοῦ προσήκοντος φοβερὸς, ἄριστόν σοι
τοῖς κυκλίσκοις χρῆσθαι, κατὰ μὲν τὴν πρώτην ἐπιβολὴν
τοῖς πλατυτέροις, ἑξῆς δ᾽ αὐτῶν τοῖς στενωτέροις, ἄχρι
περ ἂν ἐπὶ τὴν παχεῖαν μήνιγγα κατέλθῃς. οὐ μὴν οὐδ᾽ ἐν
κύκλῳ πᾶν ὅσον ἐκκοπῆναι χρὴ τοῖς κυκλίσκοις γυμνωτέον,
ἀλλὰ κατ᾽ ἐκεῖνο μάλιστα τὸ μέρος, ἔνθα τὸ κάταγμα βιαιό-
τερον αὐτοῦ γέγονε. πρὸς μὲν γὰρ αὖ τοῖς ἄλλοις καὶ ἡ
μῆνιγξ ἀφίσταται τάχιστα τῶν ἰσχυρῶς παθόντων ὀστῶν,
ὥστε οὐδεὶς ἔσται κίνδυνος ἅψασθαι τῆς ἀφεστώσης ἤδη. ἢν
δ᾽ ἅπαξ ἕν τι γυμνώσῃς μέρος, ὑποβαλὼν ἐκκοπέα, τὸ μὲν
φακοειδὲς ἐπὶ τῷ πέρατι προῦχον ἀμβλὺ καὶ λεῖον ἔχοντα,
τὸ δὲ ὀξὺ κατὰ τὸ μῆκος ὄρθιον ὅταν στηρίξῃς κατὰ τῆς
μήνιγγος τὸ πλατὺ τοῦ φακοειδοῦς, ἐπικρούων τῇ μικρᾷ
σφύρᾳ, διαιρεῖν οὕτω τὸ κρανίον. συμβαίνει γὰρ ἐπὶ ταῖς
τοιαύταις ἐνεργείαις πάντα ὅσων χρῄζομεν. ἡ μέν γε μῆνιγξ

vero, five illos his timidiores five tutiores appellem, etiam
modiolis funt ufi. Tu vero, fi neque improvidus eorum
quae fallere poffunt fis futurus, neque quam fatis eft timi-
dior, commodiffime cycliscis utere, et primo quidem ag-
greffu latioribus, poftea anguftioribus, donec ad craffam
meningem perveneris. Ceterum quod excidi oportet, id
totum circulo cycliscis nudandum non eft, fed ex ea maxime parte qua fractura eft gravilfima. Nam praeter alia
etiam maxime ipfa ab offibus vehementer affectis celerrime
recedit, adeo ut nullum fit periculum eam, quae jam fejuncta eft, tetigiffe. Si vero unam femel nudaveris partem,
ac fcalprum qui in cufpide praefixam habet obtufam lae-
vemque lenticulae fpeciem, aciem vero per longitudinem
erectam fubmiferis, ubi latam partem lenticulae fuper meningem ftatueris, feries malleolo, ac fic calvariam divides.
Evenient enim ita agentibus quae requirimus omnia. Nam
meninx, ne fi dormitans quidem quis agat, lata tantum len-

BIBΛION Z. 449

Ed. Chart. X. [151.]   Ed. Baſ. IV. (105.)

οὐδ᾽ ἂν νυστάζων τις ἐνεργῇ, τρωθῆναι δύναται, τῷ πλατεῖ
μέρει μόνῳ τοῦ φακοειδοῦς ὁμιλοῦσα· καὶ ἦν προσέχηται
δέ που τῷ κρανίῳ, καὶ ταύτης τὴν προσάρτησιν ἀλύπως
ἀποσπᾷ τὸ περιφερὲς πέρας τοῦ φακοειδοῦς· ἕπεται δὲ ἐξ-
όπισθεν αὐτῷ ποδηγοῦντι, διακόπτων τὸ κρανίον ὁ ἐκκο-
πεὺς αὐτός. ὥστε οὔτε ἀκινδυνότερον οὔτε θᾶττον ἐνεργοῦντα τρόπον ἕτερον ἀνατρήσεως εὑρεῖν ἐγχωρεῖ. μάλιστα
δ᾽ αὐτὸν ἐπαινέσεις ἐν τοῖς σφοδροτάτοις κατάγμασιν· ἃ
δή τινες τῶν νεωτέρων ἰατρῶν ἐγγεισώματά τε καὶ καμα-
ρώσεις ὀνομάζουσι, τὰ μὲν ἐγγεισώματα τῷ μέσῳ σφῶν
αὐτῶν ἐρείδοντα κατὰ τῆς μήνιγγος, τὰ δὲ καμαρώματα
τουτὶ μὲν ὑψηλὸν ἔχοντα, καθ᾽ ἃ δὲ πρῶτον ἀπὸ τῶν ὑγιῶν
τὸ πεπονθὸς ἤρξατο χωρίζεσθαι ταῖς τοῦ κατάγματος ῥωγ-
μαῖς, εἴσω μᾶλλον ἀπεληλυθότα καὶ κατὰ τῆς μήνιγγος ἐστη-
ριγμένα. τάχιστα γὰρ ἐπὶ τῶν τοιούτων ἐκκόπτεται τὸ
πεπονθὸς ἅπαν, ἑτοιμότερον ὑποδυομένου τοῦ φακωτοῦ πέρατος ἐν τοῖς ἐπὶ πλεῖστον ἐξεστηκόσι τοῦ κατὰ φύσιν.
ἀλλὰ καὶ διὰ τῆς ὀστάγρας ἀνατείνοντες ἢ ἀνακλάσαντες ἔνια

ticulae parte occurrens vulnerari poteſt, quod ſicubi adhaereat calvariae, hujus quoque adhaerentiam innoxie dirimit
ipſa lenticulae rotunditas; ſubſequitur vero praeeuntem eam
a tergo ipſe ſcalper calvariam ſecans. Quare nec qui minus
cum periculo, nec qui celerius perficiatur forandi modum
alium invenias. Maxime autem hunc in vehementiſſimis
fracturis laudabis, quas utique recentiorum nonnulli medicorum Graece engeiſomata et camaroſes nominant. Engeiſomata quidem quae in medio ſui membranae innituntur;
camaromata vero quae eandem ipſam partem exaltatam habent, caeterum qua primum ab integris fracturae partibus
diduci aegra coepit, intro magis recedunt ac membranae
innituntur. Nam celerrime in talibus quod aegrum eſt
totum exciditur; utpote quum promptius ſubintret lenti-
culati ſcalpri ſinis in iis quae plurimum a naturali ſtatu
receſſerunt. Quinetiam oſtagra aliquibus oſſium, quae
vehementer ſunt comminuta, vel exaltatis vel converſis

τῶν ἰσχυρῶς συντετρημένων ὀστῶν, κατ᾽ ἐκεῖνο μάλιστα τὸ
μέρος ὑποδῦναι τὸν φακωτὸν παρασκευάσομεν. ἕπεται δὲ
τούτου γενομένου πάντα ἑξῆς ὧν δεόμεθα σὺν ἀσφαλείᾳ τε
ἅμα καὶ τάχει· καὶ σχεδὸν, ὡς ἄν τις εἴποι, κατὰ μὲν τἄλλα
σύμπαντα καλῶς εἴρηται τοῦτο δὴ τὸ πολυθρύλητον,
Ἀρχὴ δὲ τὸ ἥμισυ παντός· ἐνταυθοῖ δ᾽ οὐχ ἥμισυ τοῦ παντὸς, ἀλλ᾽ ἤτοι πᾶν ἢ ὀλίγου δεῖν ἅπαν ἔχοις ἂν ἐνθεὶς τὸν
φακωτόν. αὕτη μὲν οὖν ἀρίστη χειρουργία τῶν ἐν τῷ κρανίῳ
καταγμάτων· ὁπόσον δὲ ἐκκόπτειν χρὴ τοῦ πεπονθότος, ἐφεξῆς σοι δίειμι. τὸ μὲν ἰσχυρῶς συντριβὲν ὅλον ἐξαίρειν·
[152] εἰ δ᾽ ἀπ᾽ αὐτοῦ τινες ἐπὶ πλέον ἐκτείνοιντο ῥωγμαὶ,
καθάπερ ἐνίοτε φαίνεται συμβαῖνον, οὐ χρὴ ταύταις ἕπεσθαι
μέχρι πέρατος, εὖ εἰδότας ὡς οὐδὲν βλάβος ἀκολουθήσει
διὰ τοῦτο, τῶν ἄλλων ἁπάντων ὀρθῶς πραχθέντων. ἡμεῖς
γοῦν οὐχ ἅπαξ οὐδὲ δὶς, ἀλλὰ πάνυ πολλάκις τοῦτο ποιήσαντες ἐτύχομεν τοῦ τέλους. ἡ δ᾽ ἔνδειξις ἡμῖν κἀνταῦθα
εἰκότως τῶν ποιητέων ἐκ τῆς φύσεως τῶν πεπονθότων μορίων εὐπορήθη· ἣν γὰρ ἐπὶ τῶν ἄλλων καταγμάτων ἐπίδεσιν

ea potiſſimum parte, ut demittatur lenticulatum ſcalprum,
praeparabimus.   Quo facto ſuccedunt deinceps omnia quibus eſt opus cum ſecuritate ſimul ac celeritate, ut ferme
dixeris celebre illud dictum in reliquis omnibus probe ſe
habere, *Dimidium facti qui bene coepit habet*, hic vero
non totius dimidium, ſed vel totum vel paulo minus totum
habeas, ubi lenticulatum ſcalprum immiſeris.   Atque haec
optima eſt fracturarum quae in calvaria ſunt chirurgia;
quantum vero excidere conveniat partis affectae, deinceps
tibi exponam.   Quod vehementer eſt confractum, id totum
eſt auferendum; ſi vero ab eo fragmenta quaedam longius
excurrant, quemadmodum aliquando cernitur accidere, haec
perſequi ad finem non expedit, illud perſuaſum habentibus,
minime futurum ut ex eo noxa ſequatur ulla, modo reliqua
omnia rite ſint peracta.   Nos enim non ſemel aut bis, ſed
plane perſaepe ſic facientes voti compotes fuimus.   Iudi-
catio vero agendorum hic quoque ex natura ipſarum partium affectarum ſubminiſtrata eſt.   Nam deligaturam, quam

ὡς ἀφλεγμαντοτάτην ἐξεῦρεν ὁ λόγος, ἐπὶ κεφαλῆς οὐχ οἷόν
τ᾽ ἐστὶ ποιήσασθαι. ὥστε οὔτε ἀποστρέψαι τὸ ἐπιῤῥέον
οὔτε τὸ περιεχόμενον ἐν τοῖς πεπονθόσιν ἐκθλῖψαι δυνατόν·
ὧν χωρὶς οὐδὲ τῶν ἄλλων ὀστῶν οἰδὲν ὑγιὲς φυλαχθῆναι
δύναται. ὑποκείσθω γοῦν βραχίων ἄχρι τοῦ μυελοῦ ῥωγμὴν
ἐσχηκὼς, εἶτα μηδεὶς αὐτὸν ἐπιδείτω νόμῳ καταγματικῷ,
πᾶσα δήπουθεν ἀνάγκη τοὺς ἰχῶρας οὐκ ἔξω μόνον ὑπό τε
τὸ δέρμα καὶ τοὺς μῦς ἀθροιζομένους, ἀλλὰ καὶ τῷ μυελῷ
περιεχομένους, ἐκεῖνόν τε πρῶτον καὶ μάλιστα σῆψαι καὶ
σὺν αὐτῷ τὸ σύμπαν ὀστοῦν, ὅπου γε καὶ νῦν ἁπάντων
προσηκόντως γιγνομένων, ἔστιν ὅτε τοιαῦτα συμπίπτει. πῶς
οὖν οὐχὶ καὶ μᾶλλον ἂν ἐπὶ κεφαλῆς ταῦτα συμβαίνοι, μήτε
καταγματικὴν ἐπίδεσιν ἐγχωρούσης δέξασθαι, τῶν τε ἰχώρων
ἐπὶ τὸ κάταντες φερομένων ὡς ἀθροίζεσθαι πάντας ἐπὶ τῆς
μήνιγγος; ἐπὶ μὲν οὖν τῶν ἄλλων καταγμάτων ἡ ἐπίδεσις
ὅταν ὀρθῶς γένηται, τοσούτου δεῖ περιττὴν ὑγρότητα συγχωρεῖν ἐπιτρέφεσθαι κατὰ τὸ πεπονθὸς ὀστοῦν, ὥστε καὶ
τοῦ κατὰ φύσιν ἰσχνότερον ἀποφαίνειν τὸ χωρίον. ἐπὶ δὲ

in aliis fracturis ceu maxime phlegmonas arcentem ratio
invenit, capiti aptare non poſſis; itaque nec quod affluit
reprimere, nec quod in aegris partibus continetur expri-
mere queas; ſine quibus praeſidiis nec reliquorum oſſium
ullum ſervari ſanum poteſt. Nam pone in brachio ad me-
dullam usque fractum os eſſe neminemque poſtea pro fracturae legibus id deligaſſe, omnino neceſſum erit ſaniem
non ſolum quae foris ſub cute et musculis eſt collecta, ſed
etiam quae in medulla continetur, tum ipſam primum ac
maxime corrumpere, tum cum ipſa os univerſum; quando
etiam nunc quoque omnibus rite peractis aliquando talia
contingunt. Quomodo ergo non vel magis in capite ea
accidant, quum nec deligaturam fracturis convenientem
admittat et omnis ſanies prona feratur ſic ut ſuper meningem univerſa coacervetur? In aliis igitur fracturis deligatura quum rite adhibetur tantum abeſt ut ſupervacuam
aliquam humiditatem colligi in laeſo oſſe patiatur, ut etiam
gracilius quam pro naturali ſtatu membrum reddat. In

τῆς κεφαλῆς ὁ μὲν διὰ τῆς ἐπιδέσεως τρόπος οὐχ οἷός τ᾽
ἐστὶ ξηραίνειν οὕτω τό τε κατεαγὸς ὀστοῦν αὐτὸ καὶ τὰ
πέριξ, ὡς μήτε φλεγμῆναι μήθ᾽ ὅλως ἐργάσασθαί τινα ἰχῶρα·
φάρμακόν τε οὐδὲν οὐδ᾽ ἐπὶ τῶν ἄλλων μερῶν ἄνευ τῆς
ἐπιδέσεως ἱκανὸν εἰς ὅσον εἴρηται ξηρὸν καὶ ἀπέριττον ἐργάσασθαι τὸ κατεαγός. ἀναγκαῖον οὖν ἡμῖν γίγνεται γυμνῶσαί
τι τοῦ κατάγματος, ἵν᾽ ἔχωμεν ἀπομάττειν καὶ ἀποπλύνειν
ἀπὸ τῆς μήνιγγος τοὺς ἰχῶρας, ἐπειδὰν ὅ τε τῆς φλεγμονῆς
παύσηται καιρὸς, ἀκριβῶς τε ᾖ ξηρὰ πάντα, σαρκῶσαι καὶ
συνουλῶσαι τὸ χωρίον. οὐκ ἔστιν ὁ λόγος οὗτος ψιλὸς, οἷον
οἱ μηδὲν ἐπ᾽ αὐτῶν τῶν ἔργων εἰδότες σοφισταὶ ζητοῦσι, διὰ
τί τὰ τῆς κεφαλῆς οὐ πωροῦται κατάγματα· πωροῦται μὲν
γὰρ ὦ βέλτιστοι· καὶ ὑμεῖς οὕτως ἐστὲ ληρώδεις ὥστε τῶν
οἰκ ὄντων ὡς ὄντων λέγειν (106) αἰτίας. οἶδα γοῦν ποτε τὸ
βρέγματος ὀστοῦν συντριβέν· τὸ δ᾽ ἐφεξῆς αὐτῷ τὸ τοῦ
κροτάφου καλούμενον, ἐν ᾧ τὰς λεπιδοειδεῖς ἐπιβολὰς εἶναι
συμβέβηκεν, ἄχρι πλείστου μεγίστην ἔχον ῥωγμὴν ἧς ἡμεῖς

capite vero ratio quae per deligaturam eſt excogitata nec
poteſt ita tum os ipſum confractum tum quae illi circum-
ſtant ſiccare, ut neque phlegmonen contrahant, neque penitus ullam efficiant ſaniem; nec medicamentum eſt ullum,
quod vel in aliis quidem partibus citra deligaturam os
fractum, quatenus nunc dictum eſt, ſiccum atque a ſupervacuis purum reddere valeat. Neceſſum igitur eſt nobis primum fracturae aliquid nudare, quo videlicet detergere et
abluere ſaniem a meninge liceat; poſt vero quum phlegmones tempus praeteriit omniaque ſicca ad unguem ſunt, carnem producere ac cicatrice locum includere. Non eſt hic
ſermo nudus *rerumque vacuus*, cujusmodi eſt ille ſophiſta-
rum, qui operum artis nescii quaerunt cur capitis fracturae callum non ducant. Ducunt enim, *viri* optimi; vosque
tam dementes eſtis ut eorum quae non ſunt tanquam ſint
cauſis aſſignetis, Novimus enim aliquando ſincipitis os
fractum; quod autem os huic oſſi protinus ſuccedit, temporis os vocatur, in quo ipſas ſquamatim compactas commiſ-
ſuras eſſe accidit; in eo luculenta fractura longiſſime perti-

ὅλως μὴ προσαψάμενοι, μόνον δ᾽ ἐκκόψαντες τὸ τοῦ βρέγματος ἰάσαμεν τὸν ἄνθρωπον, ὡς καὶ νῦν ἔτι ζῆν ἐξ ἐτῶν πολλῶν. εἰ δὲ καὶ τὸ τοῦ βρέγματος εἰάσαμεν, οὕτως ἐσάπη ἄν θᾶττον ἡ κατὰ τοῦθ᾽ ὑποκειμένη μῆνιγξ ἢ ἐπωρώθη τὸ κάταγμα. ὡς εἴ γε μηδεὶς ἐκ τῶν πεπονθότων ἰχὼρ ἐντὸς ἔρρει, περιττὸν ἦν ἐκκόπτειν ὀστοῦν. ἐκεῖνοι μὲν οὖν ὡς σύνηθες αὐτοῖς ἐστι φλυαρείτωσαν, ἐγὼ δ᾽ ἐφ᾽ ἑτέρου κατάγματος ὁμοίως γεγονότος ἐνενόησα τὸ μὲν ὑψηλὸν ὀστοῦν ἐᾶσαι, τὸ δ᾽ ἐν τοῖς πλαγίοις ἐκκόψαι πρὸς ὑπόρρυσιν τῶν ἰχώρων· [153] εἶτ᾽ ἐννοήσας τό τε πάχος αὐτοῦ καὶ τὴν σκληρότητα βέλτιον ᾠήθην εἶναι τὸ μετέωρον ὀστοῦν ἐξελεῖν μᾶλλον ἢ τῆς ὑπορρύσεως φροντίζων σεῖσαι σφοδρῶς τὸν ἐγκέφαλον. ἐνενόησα δὲ καὶ ὡς εἰς τὰ πλάγια γεννηθείσης ὀπῆς μεγάλης τοῖς ὀστοῖς ἐξίσχειν ταύτῃ συμβήσεται τὸν ἐγκέφαλον. ἔστι δὲ δήπου πολλαχόθι κατὰ τὰ πλάγια καὶ νεύρων τις ἔκφυσις ἐπικαίρων· ἐν δὲ τοῖς ὑψηλοῖς τῆς κεφαλῆς, οὐδὲ σμικρότατον οὐδαμόθεν νεῦρον ἐκφύεται. διὰ ταῦτα μὲν δὴ ἀπέστην ἐκκόπτειν τὸ πλάγιον ὀστοῦν τῆς κε-

nebat, quam ipfe equidem minime contingens, fed tantum fincipitis os excindens hominem fanavi fic ut nunc quoque multos jam annos vivat. Quod fi fincipitis quoque os dimififfem, putruiffet citius quae illi fuberat cerebri membrana quam callum fractura duxiffet. Nam fi nulla ex laefis partibus fanies intro conflueret, fuperfluum effet os excindere. Ergo illi prout folent nugentur. Ego vero in alia fimiliter fe habente fractura cogitaram fupernum os dimittere, ac quod a lateribus erat quo fanies deflueret, eximere; mox quum et craffitudinem ejus et duritiam aeftimaffem, utilius fore judicavi fupernum os potius eximere quam ob defluxus folicitudinem cerebrum valenter concutere. Cogitavi praeterea accidere poffe ut fi a latere magnum fieret in offibus foramen, promineret fortaffis hac parte cerebrum. Eft porro et in lateribus plurimis in locis etiam nervorum, horumque non levis momenti quidam exortus, quum in fupernis capitis partibus ne minimus quidem usquam oritur nervus. His admonitus abftinui ab eximendo offe

454 ΓΑΛΗΝΟΥ ΘΕΡΑΠΕΥΤ. ΜΕΘΟΔΟΥ

Ed. Chart. X. [153.]   Ed. Baf. IV. (106.)
ϛαλῆς. ἐπωρώθη δὲ ἀεὶ θεραπευόντων ὡς χρή.
καὶ σχεδὸν ἔτι τοῦθ᾽ ἡμῖν ὑπολείπεται διασκέψασθαι, τίς ἡ τῶν φαρμάκων τε καὶ ὅλης τῆς μετὰ τὴν ἀνάτρησιν ἐπιμελείας ἀγωγὴ
βελτίστη πασῶν ἐστιν· ἆρά γε ἡ πρᾳοτάτη καὶ παρηγορικω-
τάτη, καθάπερ νῦν ὑπὸ τῶν πλείστων γίνεται, ἢ ἡ ταύτης
ἐναντιωτάτη, διὰ τῶν ἰσχυρότατα ξηραινόντων φαρμάκων,
οἷον καὶ Μέγης ὁ Σιδώνιος ἐπαινεῖ. καί τις ἡμέτερος πολίτης
ἐχρῆτο διὰ παντός, ὡς καὶ τὴν Ἶσιν ἐπονομαζομένην εὐθέως
ἐπιθεῖναι γυμνωθείσῃ τῇ μήνιγγι ἔμπλαστρον καὶ κατὰ ταύτης
ἔξωθεν ὀξύμελι. πρεσβύτης δὲ ἦν οὗτος ἱκανῶς τρίβων τὰ
τοιαῦτα τῆς τέχνης· οὐ μὴν οὔτε ἄλλον τινὰ χρώμενον εἶδον,
οὔτε αὐτὸς ἐτόλμησα χρήσασθαι. τοσοῦτο μόνον ἔχω μαρτυρεῖν τῷ Εὐδήμῳ, τοῦτο γὰρ ὁ πρεσβύτης ἐκαλεῖτο, ὡς ἐσώζοντο μᾶλλον οἱ ὑπ᾽ ἐκείνου θεραπευόμενοι τῶν παρηγορικῶς
ἀγομένων. ἐπεχείρησα δ᾽ ἄν ποτε καὶ αὐτὸς δι᾽ ἐμαυτοῦ
πειραθῆναι τῆς τοιαύτης ἀγωγῆς, εἰ διὰ παντὸς ἐν Ἀσίᾳ
κατέμεινα· διατρίψας δ᾽ ἐν Ῥώμῃ τὰ πλεῖστα τῷ τῆς πό-

quod in latere capitis eſſet. At callum ſemper duxit, modo
rite curaretur. Ac jam qvod disquiramus, hoc fere ſupereſt, quaenam ſit poſtquam foratum os eſt tum medicamentorum tum univerſae diligentiae noſtrae praecipua
omnium ratio, utrumne maxime leniens ac mitigatoria,
veluti qna nunc plerique utuntur; an quae huic maxime eſt
adverſa, quae per medicamenta quae vehementiſſime ſiccent perficitur; cujusmodi et Meges Sidonius laudat et civis
quidam noſter ſemper eſt uſus ſic ut etiam emplaſtrum
quod Iſin vocant illico nudatae meningi imponeret et ſuper
hanc foris oximeli. Sane is ſenex erat ſatis exercitatus in
hac artis parte; caeterum neque alium quempiam his uſum
vidi, nec ipſe uti ſum auſus. Tantum tamen teſtificari
Eudemo poſſum, nam id ſeni nomen erat, magis fuiſſe ſer-
vatos qui ab illo curabantur quam qui ab iis qui mitigatoriis utebantur. Aggreſſus vero fuiſſem aliquando ipſe
plurimum experiri ejusmodi curationis rationem, ſi perpetuo in Aſia manſiſſem; ſed quum Romae plurimum agerem,

λεως ἔθει συνηκολούθησα, παραχωρήσας τοῖς χειρουργοῖς
καλουμένοις τὰ πλεῖστα τῶν τοιούτων ἔργων. τὴν μέντοι
φύσιν τοῦ πράγματος ἐπισκοπούμενος ἐννοῶ τοιοῦτόν τινα
διορισμὸν, ὑπὸ μακρᾶς πείρας ἡμετέρας μαρτυρούμενον· ὁ
καλούμενος ἀκουστικὸς πόρος, οὐ μόνον ἄχρι τῆς σκληρᾶς
ἐξικνεῖται μήνιγγος, ἀλλὰ καὶ αὐτοῦ τοῦ νεύρου ψαύει τοῦ
καθήκοντος ἐξ ἐγκεφάλου εἰς αὐτόν. κείμενος δ᾽ οὕτως ἐγγὺς,
ὅμως ἰσχυροτάτων ἀνέχεται φαρμάκων, ὡς καὶ πρόσθεν εἴρηται. θαυμαστὸν οὖν οὐδὲν, εἰ καὶ μετὰ τὰς ἀνατρήσεις ἡ
μῆνιγξ ἡ παχεῖα, πρὶν ἀξιολόγως φλεγμῆναι, τοῖς ἰσχυροτά-
τοις χαίρει φαρμάκοις, ὡς ἂν φύσει ξηρὰ τὴν οὐσίαν ὑπάρχουσα.

civitatis morem fuin fequutus, permiffa iis quos chirurgos
vocaut maxima ejusmodi operum parte. Caeterum ipfam
rei naturam aeflimans talem quandam determinationem
longa noftra experientia confirmatam concipio. Qui audi-
torius meatus dicitur, non folum usque ad cerebri duram
membranam pertinet, fed etiam nervum contingit, qui in
ipfam a cerebro descendit. Is autem quamquam ita pofitus
in vicino, tamen vehementiffima, licut dictum prius eft,
medicamenta tolerat. Nihil igitur miri fit, fi poft foratio-
nes craffa meninx, antequam notabiliter phlegmone occupe-
tur, valentiffimis gaudeat medicamentis, ceu ficcam naturaliter fubftantiam habens.

ΓΑΛΗΝΟΥ ΘΕΡΑΠΕΥΤΙΚΗΣ ΜΕΘΟΔΟΥ ΒΙΒΛΙΟΝ Η.

Ed. Chart. X. [154.]　　　　　　　　Ed. Baf. IV. (106.)

Κεφ. α′. Τὴν θεραπευτικὴν μέθοδον, ὦ Εὐγενιανὲ
φίλτατε, πάλαι μὲν ὑπηρξάμην γράφειν Ἱέρωνι χαριζόμενος,
ἐπεὶ δὲ ἐξαίφνης ἐκεῖνος ἀποδημίαν μακρὰν ἀναγκασθεὶς στεί-
λασθαι, μετ᾽ οὐ πολὺν χρόνον ἠγγέλθη τεθνεώς, ἐγκατέλιπον
κἀγὼ τὴν γραφήν. οἶσθα γὰρ ὡς οὔτε ταύτην οὔτε ἄλλην
τινὰ πραγματείαν ἔγραψα τῆς παρὰ τοῖς πολλοῖς ἐφιέμενος
δόξης, ἀλλ᾽ ἤτοι φίλοις χαριζόμενος ἢ γυμνάζων ἐμαυτὸν,
εἴς τε τὰ παρόντα χρησιμώτατον γυμνάσιον εἴς τε τὸ τῆς
λήθης γῆρας, ὡς ὁ Πλάτων φησὶν, ὑπομνήματα θησαυρισό-

GALENI METHODI MEDENDI LIBER VII.

Cap. I. Medendi methodum, Eugeniane cariſſime,
quam olim in Hieronis gratiam ſcribendam ſuſceperam, poſtea-
quam illum ſubito longum iter ingredi coactum non multo
poſt diem obiiſſe nunciatum, ipſi quoque perſequi deſtitimus.
Tu enim mihi conſcius es neque hoc me opus neque aliud
ullum popularis aurae ſtudio fuiſſe aggreſſum, ſed quo vel
amicis gratificarer, vel me ipſum ſimul utiliſſima ratione ad
rem propoſitam exercitarem, ſimul ad oblivionem ſenii,
ut Plato inquit, commentarios mihi reponerem. Nam mul-

Ed. Chart. X. [154, 155.]   Ed. Baf. IV. (106.)

μένος. ὁ γάρ τοι τῶν πολλῶν ἀνθρώπων ἔπαινος εἰς μὲν
χρείας τινὰς ἐπιτήδειον ὄργανον ἐνίοτε γίγνεται τοῖς ζῶσιν,
ἀποθανόντας δὲ οὐδὲν ὀνίνησιν, ὥσπερ οὐδὲ τῶν ζώντων
ἐνίους. ὅσοι γὰρ ἥσυχον εἵλοντο βίον, ὠφελημένοι μὲν ἐκ
τῆς φιλοσοφίας, αὐτάρκη δ' ἔχοντες τὰ πρὸς τὴν τοῦ σώματος θεραπείαν, τούτοις ἐμπόδιον οὐ σμικρόν ἐστιν ἡ παρὰ
τοῖς πολλοῖς δόξα, περαιτέρω τοῦ προσήκοντος ἀπάγουσα
τῶν καλλίστων αὐτούς. ὥσπερ ἀμέλει καὶ ἡμᾶς οἶσθα πολλάκις ἀνιωμένους ἐπὶ τοῖς ἐνοχλοῦσιν οὕτω συνεχῶς ἐνίοτε
χρόνον ἐφεξῆς πολὺν, ὡς μηδ' ἅψασθαι δυνηθῆναι βιβλίου.
ἐγὼ [155] δὲ οὐκ οἶδ' ὅπως εὐθὺς ἐκ μειρακίου θαυμαστῶς,
ἢ ἐνθέως, ἢ μανικῶς, ἢ ὅπως ἄν τις ὀνομάζειν ἐθέλη, κατε-
φρόνησα μὲν τῶν πολλῶν ἀνθρώπων δόξης, ἐπεθύμησα δὲ
ἀληθείας καὶ ἐπιστήμης, οὐδὲν εἶναι νομίσας οὔτε κάλλιον
ἀνθρώποις οὔτε θειότερον κτῆμα. διὰ ταῦτ' οὖν οὐδ' ἐπέ-
γραψά ποτε τὸ ἐμὸν ὄνομα τῶν ὑπ' ἐμοῦ γεγραμμένων
βιβλίων οὐδενί· παρεκάλουν δ', ὡς οἶσθα, καὶ ὑμᾶς μήτ'
ἐπαινεῖν με παρὰ τοῖς ἀνθρώποις ἀμετρότερον, ὥσπερ εἰώ-

torum hominum laus commodum ad ufus nonnullos inftrumentum viventibus aliquando eft, mortuis certe nihil prodeft, ficut neque viventium quibusdam. Nam qui vivere
in tranquillo optarunt ac fructum ex philofophia ceperunt,
et iis quae corpori curando fufficiunt funt contenti, iis
utique impedimento non parvo eft apud vulgum fama, ut
quae eos a rebus pulcherrimis plus jufto tranverfos auferat; veluti me quoque non ignoras ab iis quae funt molefta
fic nonnunquam taedio affectum ut bono interdum fpatio ne
tangere quidem librum poffim. Ego vero haud fcio qua ratione ab ipfa usque adolescentia mirifice, five infpiratus, five
furore percitus, five quomodocunque dixiffe libet, et vulgi famam contempfi et veritatis fcientiaeque ftudio flagravi, nullam
effe hominibus nec honeftiorem nec diviniorem poffeffio-
nem ratus. Atque ideo nulli librorum meorum nomen
meum praefcripfi, imo vos, ficut ipfe teftis es, rogavi ne me
immodice, ut foletis, apud homines laudaretis, nec nomen

θατε, μήτ᾽ ἐπιγράφειν τὰ συγγράμματα. κατὰ ταῦτ᾽ οὖν
ἅπαντα καὶ ἡ θεραπευτικὴ μέθοδος ἐγκατελείφθη μοι, τὰ
μὲν κεφάλαια τῶν εὑρημένων διὰ βραχέων ὑπομνημάτων
ἐμαυτῷ γράψαντός μου, διεξοδικὴν δ᾽ οὐδεμίαν ἔτι προσθέν-
τος διδασκαλίαν. νυνὶ δ᾽ ἐπειδὴ καὶ σὺ καὶ ἄλλοι πολλοὶ τῶν
ἑταίρων, ἅπερ ἐθεάσασθέ με πολλάκις ἐπὶ τῶν νοσούντων
ἔργῳ διαπραττόμενον, ἐν ὑπομνήμασιν ἔχειν ἀξιοῦτε, προσ-
θήσω τὸ λεῖπον ἔτι τῇδε τῇ πραγματείᾳ.

Κεφ. β᾽. Ἐν μὲν οὖν τῷ τρίτῳ καὶ τετάρτῳ καὶ
πέμπτῳ καὶ ἕκτῳ τῶνδε τῶν ὑπομνημάτων τὸ κοινὸν νόσημα τῶν ὁμοιομερῶν τε καὶ ὀργανικῶν μορίων ὅπως χρὴ
θεραπεύειν ἐγεγράφειν· ἀρξάμενος μὲν οὖν ἀπ᾽ αὐτοῦ, διότι
τε σαφέστερόν ἐστι τῶν ἄλλων ἐναργῆ τε τὸν ἔλεγχον
ἔχει τῶν ἔμπροσθεν ἁπάντων σχεδὸν ἰατρῶν ὅσοι μεθόδῳ
μὲν ἐπαγγέλλονται μεταχειρίζεσθαι τὴν τέχνην, ἀμέθοδοι
δέ εἰσιν ἐν ταῖς θεραπείαις. πλὴν γὰρ Ἱπποκράτους τοῦ
πάντων ἡμῖν τῶν καλῶν παρασχόντος τὰ σπέρματα, τῶν
ἄλλων οὐδεὶς οὐδ᾽ ἐπεχείρησε τὸ γένος τοῦτο τοῦ νοσήμα-

meum operibus quae proderem infcriberetis. Ob haec
igitur omnia et medendi methodus quam inceperam a me
eft depofita, cum capita inventorum brevibus commentariis
mihi ipfi fcripfiffem, nec ullam pleniorem docendi rationem
etiamnum adjeciffem. Nunc quando et tu et alii ex amicis
non pauci exigitis quae faepe me opere in aegris peragere
vidiftis, ut ea in commentarios redigam, adjiciam huic
operi quod reliquum eft.

Cap. II. Ergo in horum commentariorum tertio,
qnarto, quinto et fexto quemadmodum fimilarium organicarumque partium communem morbum curari conveniat,
fcripferam, idcirco nimirum ab eo aufpicatus, quod et con-
fpectior reliquis effet et evidenter omnes propemodum priores medicos, qui certa methodo artem tradere polliciti
amethodi in ipfis curationibus deprehenduntur, confutaret.
Nam quum ab Hippocrate difcefferis, qui nobis omnium
falutarium praeceptorum femina praebuit, reliquorum certe
nemo vel conatus eft genus hoc morbi methodo curare.

τος ἰάσασθαι μεθόδῳ. δεῖται δὲ καὶ τὰ Ἱπποκράτους αὐτοῦ
γεωργῶν ἀγαθῶν, οἳ σπεροῦσί τε αὐτὰ καὶ αὐξήσουσι καὶ
τελειώσουσι προσηκόντως. καὶ ὅτι πρὸ ἡμῶν οὐδεὶς τοῦτ᾽
ἔπραξεν, ἀλλ᾽ οἱ πλεῖστοί γε καὶ προσδιέφθειραν αὐτοῦ τὰ
σπέρματα, νομίζω σαφῶς ἐπιδεδεῖχθαι τοῖς προσεσχηκόσι
τὸν νοῦν. τοῦτο μὲν οὖν τὸ γένος τοῦ νοσήματος, εἴτε
συνεχείας λύσιν, εἴθ᾽ ἑνώσεως, εἴθ᾽ ὁπωσοῦν ἄλλως ὀνομάζειν
τις ἐθέλοι, καλεῖν ἐπετρέψαμεν ὡς ἑκάστῳ φίλον. οὐ γὰρ
ὑπὲρ ὀνομάτων σπουδάζομέν οὔτε κατὰ ταύτην τὴν πραγματείαν οὔτε καθ᾽ ἑτέραν τινὰ τῶν ἰατρι(107)κῶν, ἀλλ᾽
ὅπως ἂν μάλιστα τοῦ τέλους τῆς τέχνης τυγχάνωμεν. ἐπὶ δὲ
τὸ πρῶτον ἁπάντων ἐπανερχώμεθα νῦν τῷ λόγῳ νόσημα, τὸ
τοῖς ὁμοιομερέσιν ἐγγινόμενον, ὧν πρῶτόν εἰσιν αἱ κατὰ τὸ
ζῶον ἐνέργειαι. δέδεικται γὰρ ἐν ἄλλαις πραγματείαις ὅπως
ἕκαστον τῶν ὀργανικῶν μορίων ἐνεργεῖν τι λέγομεν, οἷον
ὀφθαλμὸν ὁρᾶν, ἢ βαδίζειν σκέλος. εἶναι γὰρ οὔτε ὅλου τοῦ
σκέλους, ἀλλὰ τοῦ μυώδους ἐν αὐτῷ γένους τὸ κῦρος τῆς
ἐνεργείας· οὔτε ὀφθαλμοῦ τι βλέπειν, ἀλλὰ τοῦ .ρυσταλ-

Poftulant autem et quae Hippocrates ipfe reliquit non ma-
los agricolas, qui ea tum feminent commode tum augeant
tum perficiant. Id autem feciffe ante nos neminem, fed
plerosque etiam femina quae reliquit corrupiffe, iis qui
animum adverterunt clare monftratum arbitror. Itaque
hoc morbi genus, vel continuitatis folutionem vel unitionis, vel qualitercunque eft libitum appellare, cuique permifimus; non enim de nominibus in hoc opere nec in alio
medicinalium ullo laboramus, fed quo pacto artis maxime
finem confequamur. Revertamur autem nunc ad morbum
eum qui omnium eft primus qui in fimilaribus nascitur,
quibus primum animantis functiones referuntur acceptae.
Siquidem monftratum in aliis operibus eft quemadmodum
organicarum quamque partium aliquid agere dicamus, ut
oculum videre, aut crus ambulare. Effe enim ficut id
quod praecipuum eft actionis crurum non cruris totius, fed
mufculofi in eo generis, fic vifionem non oculi totius, fed

λοειδοῦς· ἐπί τε τῶν ἄλλων ἁπάντων ὀργάνων ἀνάλογον.
ἐδείχθη δὲ ἐν τῷ δευτέρῳ τῆσδε τῆς πραγματείας καὶ ὡς
ἀναγκαιότατόν ἐστι τὸ γένος τοῦ νοσήματος τούτου, καὶ
ὡς οὐδεὶς αὐτὸ λογικῶς ἰάσαιτο τῶν ἀγνοησάντων τὰ πρῶτα
στοιχεῖα, καὶ ὡς οὐδὲν ὢν φθέγγονται συνίασιν ἔνιοι τῶν
λογικοὺς ἑαυτοὺς ὀνομαζόντων, ὅταν ἀτονίαν εἶναι φάσκωσιν
ἢ κοιλίας, [156] ἢ ἐντέρων, ἢ ἥπατος, ἢ ὀφθαλμῶν, ἢ
ὁτουδηποτοῦν μέρους. εἰ μὲν γὰρ τὴν περὶ τὸ σύμφυτον
ἔργον ἀσθένειαν οὕτως ὀνομάζουσιν, οὐδὲν ἰδιώτου πλέον
ἴσασιν· ἀκοῦσαι γάρ ἐστι κἀκείνων ἀτονεῖν ἑαυτῶν τὴν γαστέρα φασκόντων, μὴ πέττειν γοῦν αὐτήν, μήτε τὰ σμικρό-
τατα καὶ κουφότατα τῶν προσφερομένων. εἰ δὲ διάθεσίν τινα
λέγουσιν ἐν τῇ γαστρὶ τὴν ἀτονίαν, ἑρμηνευσάτωσαν ἡμῖν
ἥν τινά ποτε ταύτην εἶναί φασιν, ὡς ἐπὶ φλεγμονῆς ἐποίησαν. τῷ μὲν γὰρ ἐμπειρικῷ τὰ συμπτώματα μόνον ἀρκεῖ
τῶν πεπονθότων μορίων ἑρμηνεῦσαι, παρὰ φύσιν ὄγκον
εἰπόντι καὶ ἀντιτυπίαν, ὀδύνην τε σφυγματώδη καὶ τάσιν

cryſtallini in ipſo humoris, ac in reliquis quibusque organis
ad proportionem. Porro oſtenſum in ſecundo horum volu-
minum eſt genus hoc morbi non ſolum cognitu eſſe maxime
neceſſarium, ſed etiam neminem ipſum ratione curare poſſe
qui prima corporis elementa non norit; praeterea non intelligere ea, quae dicant nonnullos eorum, qui rationales
ſe nominant, quoties imbecillitatem eſſe dicunt vel ventriculi, vel inteſtinorum, vel jecinoris, vel oculorum, vel
alterius cujuslibet partis. Si namque ita nominant inſir-
mitatem impotentiamque ad naturale opus, nihil plus ple-
bejo intelligunt; quippe quem dicere audias imbecillum ſibi
ventriculum eſſe, non enim concoquere eum vel minima
leviſſimaque quae ſumpſit. Quod ſi imbecillitatem quae
eſt in ventriculo affectum quempiam eſſe ajunt, interpretentur quaeſo nobis quemnam demum hunc eſſe volunt,
quemadmodum in phlegmone fecerunt; nam empirico ſat
fuerit, ſi ſymptomata laborantis partis expoſuerit, tumorem praeter naturam et renixum et pulſatorium dolorem et

BIBΛION H. 461

Ed. Chart. X. [156.]   Ed. Baf. IV. (107.)

ἐρευθός τε καὶ ὅσα τοιαῦτα· καὶ τίθενταί γε πολλάκις ἓν
ὄνομα κατὰ τοῦ σύμπαντος ἀθροίσματος ἕνεκα διδασκαλίας
συντόμου, καθάπερ ἐπὶ τοῦ προειρημένου φλεγμονήν. οἱ
δογματικοὶ δ᾽ οὐχ οὕτως, ἀλλ᾽ αὐτὴν τὴν οὐσίαν ἐπισκέπτονται τοῦ νοσήματος, ᾗ τὸ προειρημένον ἄθροισμα τῶν
συμπτωμάτων ἐξ ἀνάγκης ἕπεται. δοκεῖ γοῦν Ἐρασιστράτῳ
τὸ παρεμπεσὸν εἰς τὰς ἀρτηρίας αἷμα πρὸς τοῦ πνεύματος
ὠθούμενον ἐν τοῖς πέρασιν αὐτῶν σφηνωθῆναι, καὶ τοῦτο
εἶναι τὴν φλεγμονήν. ἀλλ᾽ ἦν, οἶμαι, δίκαιος ἢ Ἐρασίστρατος
αὐτὸς ἢ τῶν ἀπ᾽ αὐτοῦ τις ὁμοίως ἐξηγήσασθαι καὶ τὴν ἐν
ταῖς ἀτονίαις ἑκάστου μορίου διάθεσιν· ὥσπερ γὰρ ἐπὶ τῆς
φλεγμονῆς εἰς ὅ τι μεταπέπτωκεν ἡ φυσικὴ κατασκευὴ τοῦ
μέρους ἐδήλωσεν, οὕτως ὁ λόγος ἐπιζητεῖ ῥηθῆναι καὶ τὴν
εἰς ἀτονίαν ἑκάστου μορίου μετάπτωσιν. οὐ γὰρ δὴ κατὰ
φύσιν γε διακείμενον ἀτονεῖ περὶ τὴν οἰκείαν ἐνέργειαν, ἀλλά
τι πάντως αὐτῷ παρὰ φύσιν αἴτιον ἐγγενόμενον ἐξέλυσέ τε
καὶ κατέβαλε καὶ νεκρῷ παραπλήσιον ἀπέφηνεν· ὃ οὔτε Ἐρασίστρατος οὔθ᾽ Ἡρόφιλος οὔτ᾽ ἄλλος οὐδεὶς ἰατρὸς εἶπε

tenfionem et ruborem aliaque id genus; imponitque non
nunquam brevitatis docendi caufa cunctis fimul collectis
unum nomen, ficuti comprehenfis jam phlegmonen. Dogmatici vero non idem, fed ipfam morbi naturam infpiciunt,
quam fymptomatum illorum collectio neceſſario fequitur.
Siquidem Erafiftrato videtur fanguis, qui in arterias incidit, ubi fpiritu impellitur, in finibus earum impactus haerere idque phlegmone eſſe. At par, arbitror, erat vel Erafiftratum ipfum vel aliquem ex fectatoribus ejus fimili
modo affectum qui imbecillitate cujusque partis fubeft
interpretari; ut enim de phlegmone, in quidnam translatus
naturalis partis ftatus fit explicuit, ita ratio exigebat ut et
translatio cujusque partis in imbecillitatem ab eo explica-
retur. Non enim quum fecundum naturam eft affecta ad
propriam actionem eft imbecilla, fed acceſſit omnino aliqua
praeter naturam caufa, quae eam diſſolvit dejecitque et
mortuae fimilem effecit; quam nec Erafiftratus dixit, nec

τῶν μὴ τολμησάντων ἀποφήνασθαί τι περὶ τῆς τῶν πρώτων
σωμάτων φύσεως.

Κεφ. γ΄. Ἀλλ᾽ οὐ χρὴ μηκύνειν ἐπὶ πλέον, αὐτάρκως
προαποδεδειχότας ἔμπροσθεν ὡς χρησιμώτατόν τε τοῦτ᾽ ἐστὶ
τὸ γένος τοῦ νοσήματος ἐζητῆσθαι τοῖς ἰατροῖς καὶ ἀναγκαῖον
τὸ περὶ στοιχείων πρότερον ἐπεσκέφθαι τὸν μέλλοντα καλῶς
αὐτὸ μεταχειρίζεσθαι. ὥσθ᾽ ἡμῖν ὁ μέλλων νῦν λεχθήσεσθαι
λόγος ἐπὶ τοῖς προαποδεδειγμένοις περανθήσεται στοιχείοις,
ὑπὲρ ὧν ἕν, ὡς οἶσθα, βιβλίον ἐποιησάμεθα τὸ περὶ τῶν
καθ᾽ Ἱπποκράτη στοιχείων ἐπιγεγραμμένον. ἔστι μὲν οὖν καὶ
Διοκλεῖ καὶ Μνησιθέῳ καὶ Διευχεῖ καὶ Ἀθηναίῳ καὶ σχεδὸν
πᾶσι τοῖς εὐδοκιμωτάτοις ἰατροῖς, ὥσπερ οὖν καὶ τῶν φιλοσόφων τοῖς ἀρίστοις, ἡ αὐτὴ δόξα περὶ φύσεως σώματος, ἐκ
θερμοῦ καὶ ψυχροῦ καὶ ξηροῦ καὶ ὑγροῦ νομίζουσι κεκρᾶσθαι τά τε ἄλλα σύμπαντα σώματα καὶ τὰ τῶν ζώων οὐχ
ἥκιστα. τῷ δὲ περὶ τούτων ἁπάντων ἀποφηναμένῳ τε καὶ
ἀποδείξαντι πρώτῳ δίκαιον, οἶμαι, μαρτυρεῖν ἐστι τὴν εὕρεσιν.
καὶ διὰ τοῦθ᾽ ἡμεῖς ὀνομάζομεν αὐτὰ καθ᾽ Ἱπποκράτην στοι-

Herophilus, nec alius quisquam medicorum qui de primorum corporum natura aufi aliquid pronunciare non funt.

Cap. III.   At immorandum in his diutius non eſt,
quum praefertim abunde prius monſtratum ſit et genus hoc
morbi utiliſſimum eſſe ut a medicis disquiratur, et qui
commode id ſit tractaturus, huic neceſſe prius eſſe de elementis conſideraſſe.   Itaque qui nobis habendus ſermo eſt,
is totus ex prius demonſtratis elementis abſolvetur, de quibus unum, ut ſcis, volumen edidimus, quod de elementis
ſecundum Hippocratem inſcripſimus.   Sane eadem opinio
de corporis natura eſt tum Diocli tum Mneſitheo tum
Dieuchi tum Athenaeo tum probatiſſimis fere quibusque
medicorum, itidem ut praeſtantiſſimis philoſophorum, ut
qui ex calido, frigido, ſicco et humido mixta putent tum
alia corpora univerſa tum vero animantium in primis.
Caeterum ei qui de his omnibus primum pronunciavit de-
monſtravitque juſtum eſt, arbitror, reddere quod invenit.
Ideoque et nos ea ſecundum Hippocratem elementa voca-

BIBΛION H. 463

Ed. Chart. X. [156, 157.]   Ed. Baf. IV. (107.)
χεῖα, κἂν ὅτι μάλιστα Χρύσιππος, ἢ Ἀριστοτέλης, ἤ τις
ἄλλος ἰατρὸς ἢ φιλόσοφος ὡσαύτως ὑπὲρ αὐτῶν δοξάζῃ.
καὶ τοίνυν ἐπειδὴ τῶν τοῦ ζώου μορίων ἔκαστον ἰδίαν ἐνέργειαν ἐνεργεῖ, τῶν ἄλλων ἐνεργειῶν εἰς τοσοῦτον διαφέρου-
σαν εἰς ὅσον καὶ αὐτὸ διαφέρει τῶν ἐνεργούντων αὐτὰς,
διαφέρει δὲ τῷ θερμότερον, [157] ἢ ψυχρότερον, ἢ ὑγρότερον, ἢ ξηρότερον ὑπάρχειν, ἢ κατὰ συζυγίαν τι τούτων πεπονθέναι, τὴν κρᾶσιν αὐτῶν φυλακτέον ἐστὶ τῷ τὴν ἐνέργειαν
φυλάττοντι. φυλαχθήσεται δὲ ψυχόντων μὲν, εἰ πρὸς το
ψυχρότερον, ὑγραινόντων δὲ, εἰ πρὸς τὸ ξηρότερον· οὕτω
δὲ καὶ ξηραινόντων μὲν, εἰ ὑγραίνοιτο, ξηραινόντων δ᾽ ἅμα
καὶ θερμαινόντων, εἰ ὑγραίνοιτό τε ἅμα καὶ ψύχοιτο, ξηραινόντων δὲ καὶ ψυχόντων, εἰ πρὸς τὸ ὑγρότερόν τε καὶ θερμότερον ἐκτρέποιτο, καὶ κατὰ τὰς λοιπὰς δύο συζυγίας ἀνάλογον. ἀεὶ γὰρ χρὴ τῷ πλεονάζοντι τὸ ἐναντίον ἀντεισάγειν εἰς
τοσοῦτον, ἄχρις ἂν εἰς τὸ σύμμετρέν τε καὶ κατὰ φύσιν ἀγά-
γῃς τὸ μόριον. ἡ μὲν δὴ καθόλου τοῦ γένους ἅπαντος νοσή-

mus, etiamfi maxime Chryfippus Ariftotelesve, aut alius
quispiam medicus philofophusve fimiliter de iis fit opina-
tus. Ergo quoniam unaquaeque animalis pars propriam
actionem edit, quae tantum ab aliarum actionibus differt
quantum ipfa pars ab aliis quae illas edunt eft diverfa, differt vero ab aliis pars quaeque eo quod calidior, vel frigidior, vel humidior, vel ficcior fit, aut quod binis horum
quibuslibet fit affecta, qui tueri actionem vult, hic temperamentum earum cuftodiat oportet. Cuftodiet autem, fi id quod
ad calidius eft converfum refrigerabit, quod ad frigidius
inclinatum eft calefaciet, quod ad ficcius *eft alteratum* hu-
mectabit; pari modo fi quod ad humentius *eft verfum* ficcabit; rurfus quoque fi ficcabit pariter ac calefaciet quod
humidum eft redditum et frigidum, ficcabit pariter et refrigerabit quod humidius fimul et calidius evafit, et in reliquis duabus conjugationibus ad proportionem. Semper enim
pro eo quod exfuperat inducendum eousque contrarium eft,
quoad partem in fymmetriam et fecundum naturam vindi-
caveris. In fumma quidem omnis morbi generis quod in

ματος ἐν ὁμοιομερέσι συνισταμένου μέθοδος ἰάσεως ἤδη μοι
λέλεκται. ὀκτὼ γὰρ ὄντων αὐτῶν, ὡς ἐν τῷ περὶ τῆς τῶν
νοσημάτων ἀποδέδεικται διαφορᾶς, ὀκτὼ καὶ οἱ τῆς ἰάσεως
ἔσονται τρόποι, κοινὸν ἔχοντες σκοπὸν τὴν ἀλλοίωσιν τοῦ
πεπονθότος ὁμοιομεροῦς σώματος· ἐπειδὴ καὶ τὸ νόσημα
αὐτὸ κατὰ δυσκρασίαν καὶ ἀλλοίωσιν ἐγένετο τῆς κατὰ φύσιν
ἑκάστου κράσεως· ἡ δὲ τῶν κατὰ μέρος ἴασις ἐν δυοῖν τούτοιν
προερχομένη γίνεται, τῇ τε τῆς ὕλης εὐπορίᾳ καὶ τῇ ταύτης
ἐπιδεξίᾳ χρήσει. τὴν μὲν δὴ τῶν φαρμάκων εὐπορίαν ἔκ τε
τῆς περὶ τῶν ἁπλῶν φαρμάκων δυνάμεως, ἔτι τε τῆς περὶ
συνθέσεως αὐτῶν πραγματείας ἔξεστί σοι λαμβάνειν μεθόδῳ·
τὴν δὲ ὁδὸν τῶν διαιτημάτων ἐντεῦθεν. ἀλλὰ καὶ ὅπως χρὴ
διαγινώσκειν ἑκάστου μορίου δυσκρασίαν, ἐκ τριῶν πραγμα-
τειῶν ἀναμιμνήσκου, πρώτης μὲν τῆς περὶ κράσεων, δευτέρας
δὲ τῆς περὶ τῶν πεπονθότων μορίων· καὶ τρίτης, ἣν ἐπι-
γράφομεν ἰατρικὴν τέχνην. οὔκουν ἔτι δεῖ πολλῶν εἰς τὰ
νῦν ἐνεστῶτα τοῖς φύσει τε συνετοῖς καὶ γεγυμνασμένοις τὸν

fimilaribus confiſtit, jam dicta mihi medendi eſt methodus.
Quum enim octo earum ſint differentiae, veluti in libris de
morborum differentia eſt traditum, octo nimirum erunt et
medendi rationes, quae communem habent ſcopum alterationem affectae partis ſimilaris, quandoquidem etiam morbus ipſe ex intemperie et naturalis temperamenti alteratione
eſt ortus.   At quae particularis medicatio *agitur* ex his
duobus procedens conficitur, materiae copia et hujus congruo uſu.   Ac medicamentorum quidem copiam tum ex
libro de ſimplicium medicamentorum ſacultatibus tum ex
ea quae de eorum compoſitione praecipit methodo haurias
licebit; eorum quae ad victus rationem pertinent, viam
hinc *ſumimus*.   Sed et quemadmodum cujusque partis intemperiem dignoscere oporteat ex tribus operibus intelli
gas; primo eo quod de temperamentis, ſecundo eo quod
de partibus affectis, tertio eo quod ars medica inſcribitur.
Non eſt igitur ad ea quae nunc ordimur iis qui prudentes
natura ſunt, ac cogitationem in primis operibus exercita-

Ed. Chart. X. [157.]   Ed. Baſ. IV. (107.)

λογισμὸν ἐν τοῖς πρώτοις· ὅτῳ δὲ οὐδέτερον ὑπάρχει τούτων,
ὅτι ἐνδεῖ τῷ λόγῳ πάμπολυ. εἰ δὲ καὶ μοχθηρᾷ λόγων αἱρέσει συνανετράφη, διττή γ᾽ οὕτω χρεία τοῦ χρόνου· ἑτέρου
μὲν, ἵνα ἀποτρίψηται τὰς μοχθηρὰς δόξας, ἑτέρου δ᾽, ἵν᾽
ἀσκηθῇ κατὰ τὰς βελτίους.

Κεφ. δ´. Σὺ μὲν οὖν εὖ οἶδ᾽ ὅτι καὶ αὐτὸς ἱκανὸς
ὑπάρχεις ἐκ τῶν καθόλου τοῦ γένους εἰρημένων εὑρίσκειν
τὰ κατὰ μέρος· ἀλλὰ καὶ ἡμᾶς ἐθεάσω πολλὰ τῶν τοιούτων
νοσημάτων ἰωμένους, ὥστ᾽ ἐξ ἀμφοτέρων ἔχεις τὸ μὴ δεῖσθαι τῶν κατὰ μέρος. ἀλλ᾽ ἐπεί φησιν ὁ Πλάτων, οὐ γάρ
ἐστι τὰ γραφέντα μὴ ἐκπεσεῖν, ἵν᾽ εἴποτε καὶ εἰς ἄλλον ἀφίκοιτο τὸ βιβλίον ἀγύμναστον τῷ λογισμῷ, ῥᾷον αὐτὸν διδά-
ξειε, προσθεῖναι χρή τινα τῶν κατὰ μέρος· ἐξ ὧν εὐθέως
ἐνέσται καὶ αὐτὸ τοῦτο πεισθῆναι σαφῶς, ὃ μικρὸν ἔμπροσθεν εἴρηται, ὡς δυνατόν ἐστι σαυτῷ τὰ κατὰ μέρος ἐξευρίσκειν. ἐγὼ γοῦν ἐμαυτῷ πάντα ἐξεῦρον αὐτὰ, τῷ λόγῳ ποδηγούμενος. ὅσον μὲν γὰρ ἐπὶ τοῖς διδασκάλοις, ἐχρῆν δήπου
κἀμὲ τοῖς ἀτόνοις τὴν γαστέρα συμβουλεύειν ἐδέσματα μὲν

runt multis praeterea opus; cui neutrum horum adeſt, huic
certe ad praeſentem disputationem non parva re eſt opus.
Quod ſi in pravae doctrinae ſecta praeterea ſit altus, hic
geminum tempus requirit; alterum, in quo pravas opiniones
dediscat, alterum, in quo melioribus ſe exerceat.

Cap. IV.   Sane te ſcimus et ex iis quae in univerſum dicta ſunt particularia per te invenire poſſe; et alioqui
multos id genus morbos a nobis percuratos vidiſſe ſic ut
utraque ratione particularium tractationem minus requiras
Sed quoniam, ut Plato ait, non poſſunt quae ſcripta ſunt
non e manibus excidere, quo, ſi quando liber in alterius non
exercitatae rationis manus devenerit, facilius hunc doceat
adjici particularium quaepiam oportet; ex quibus etiam
protinus clare id quod proxime dixi intelligetur fieri poſſe,
ut per te ipſum particularia invenias.   Siquidem ipſe ea
per me ipſum omnia inveſtigavi, ratione ipſa viam mon-
ſtrante; nam ſi praeceptores ſequutus fuiſſem, ipſe quoque
ventriculo imbecillis ſuaſiſſem ut cibis adſtringentibus et

τὰ στύφοντα καὶ ὑπόπικρα· καὶ (108) οἶνον ὡσαύτως τὸν
αὐστηρόν· ἀψίνθιόν τε καὶ τοῦ διὰ μήλων κυδωνίων χυλοῦ
καὶ ὅσα τοιαῦτα καταπίνεται φάρμακα. τῶν δ᾽ ἔξωθεν ἐπιτιθεμένων πρώτην μὲν τὴν δι᾽ ἀψινθίου καὶ ὠμοτριβοῦς
ἐλαίου κατάντλησιν· εἶτ᾽ ἐπίθεσιν ἐρίου πιλήματος, ἐξ αὐτῶν
τε τούτων καὶ προσέτι μύρου μηλίνου καὶ μαστιχίνου καὶ
ναρδίνου· [158] καὶ μετὰ ταῦτα κηρωτὴν διὰ τῶν αὐτῶν
ἐσκευασμένην· εἶτ᾽ ἄλλα φάρμακα κηρωτῶν ἰσχυρότερα, τὰ
πρὸς τῶν ἰατρῶν ἐπιθέματα καλούμενα, διά τε τῶν εἰρημένων μύρων συγκείμενα καὶ φαρμάκων τῶν παραπλησίων, ἐν
οἷς ἐστιν ἤδη καὶ ἀρωμάτων πλῆθος οὐκ ὀλίγον, στάχυς νάρδου καὶ ἄμωμον καὶ ὁ ἀρωματικὸς κάλαμος, ἴρις τε καὶ
λάδανον καὶ τὸ τοῦ μαλαβάθρου φύλλον καὶ στύραξ καὶ
βδέλλιον, ὀποβάλσαμόν τε καὶ βάλσαμον καὶ ξυλοβάλσαμον,
ὅ τε λοιπὸς τῶν ἀρωμάτων κατάλογος. εἰ δὲ μηδὲ ταῦτα μηδὲν ἐνεργοίη, τὸ κοινὸν ἁπάντων τῶν ἀτονούντων ἐπὶ τέλει
βοήθημα ποιοῦμεν, καλοῦσι δ᾽ αὐτὸ φοινιγμὸν, ἤτοι διὰ
θαψίας γιγνόμενον, ἢ διὰ νάπυος, ἤ τινος τῶν τοιούτων·

fubamaris uterentur; vino quoque fimiliter auftero, praeterea abfinthio et quod ex mali cotonei conficitur fucco,
aliisque ejusmodi quae devorantur medicamentis. At vero
quod ad ea pertinet quae extrinfecus applicantur, primum perfundi ventriculum ex abfinthio et oleo crudo juffif-
fem, mox hapfum lanae tum ex iisdem ipfis, tum vero ex
unguentis melino et maftichino et nardino imponi; ab iis
ceratam ex iisdem compofitum; poft alia medicamenta utique ceratis valentiora, quae a medicis vocantur epithemata, ea tum ex dictis unguentis tum ex fimilibus medicamentis componuntur, in quibus eft aromatum quoque
multitudo non parva, fpica nardi et amomum et ca amus
aromaticus et iris et ladanum et malabathri folium et ftyrax
et bdellium et opobalfamum et balfamum et xylobalfamum
reliquisque aromatum catalogus. Quod fi horum nihil pro-
feciffet, commune omnium remedium quibus imbecillitas
nocet in fine adhibuiffem, nempe quod phoenigmum vocant, qui vel per thapfiam vel finapi vel tale aliquid exci-

BIBΛION II. 467

Ed. Chart. X. [158.]   Ed. Baf. IV. (108.)

εἶτ᾽ ἀποπέμψαι πρὸς ὑδάτων χρῆσιν αὐτοφυῶν. οὐδὲν γὰρ
τούτων οἶδε πλέον ὁ ἐμπειρικός, ὡς καὶ τὰ συγγράμματα
αὐτῶν δηλοῦσι. Κόϊντος μέν γε τοῖς ἀπεπτεῖν ἢ ἀνορεκτεῖν
φάσκουσι πρῶτον μὲν γυμνάζεσθαι συνεβούλευε καὶ ἐσθίειν
ὡς εὐπεπτότατά τε καὶ μὴ πολλὰ, μηδὲν δὲ ὠφελουμένων
ἠναγκάζετο καὶ αὐτὸς εἰς τὰ τῶν ἐμπειρικῶν μετιέναι. τίς
γὰρ οὐκ οἶδεν ὡς τὸ θερμὸν καὶ τὸ ψυχρὸν καὶ ξηρὸν καὶ
ὑγρὸν εἰώθει σκώπτειν, βαλανείων ὀνόματα προσαγορεύων,
ὧν χωρὶς ἀδύνατόν ἐστι θεραπεῦσαι μεθόδῳ τὰς ἀτονίας
τῶν μορίων; ὥσθ᾽ ὅσον μὲν ἐπὶ τούτοις τὴν αὐτὴν ὁδὸν
ἐβάδιζον ἂν κἀγὼ κατὰ τὴν τῶν τοιούτων διαθέσεων ἴασιν,
ἀλλ᾽ ὁ λόγος ἐδίδαξέ με τὰς ὀκτὼ διαφορὰς τῆς θεραπείας
ἀτόνου γαστρός. ἐθεάσω γοῦν καὶ σύ τινας μὲν ἡμέρᾳ μιᾷ,
μᾶλλον δὲ ὥρᾳ, ψυχροῦ πόσει θεραπευθέντας· ὧν ἐνίοις μὲν
οὐ μόνον τὸ πρόσφατον ἔδωκα πηγαῖον, ἀλλὰ καὶ τὸ διὰ
χιόνος ἐψυγμένον, ὡς ἐν Ῥώμῃ σκευάζειν ἔθος ἔχουσι, προ-
θερμαίνοντες τὴν κατασκευὴν ἣν αὐτοὶ προσαγορεύουσι δηκόκ-

tatur; deinde ad ufum aquarum fponte nascentium able-
gaffem. Quippe ultra haec empiricus nihil novit, ut et
commentarii eorum docent. Quintus vero iis qui de cruditate aut inappetentia quererentur, primum quidem exercitari fuadebat, tum edere concoctu quam facillima et non
multa, quibus haec non contuliffent, cogebatur ipfe quoque
ad empiricorum dogmata confugere. Nam quis nescit quemadmodum calidum, frigidum, humidum et ficcum illudere
fit folitus, balneatorum effe nomina dictitans? fine quibus
tamen methodo curare partium imbecillitatem omnino non
eft. Quare per hos nihil obftitit quominus ego quoque
eadem inftitiffem via in ejusmodi affectibus fanandis, verum
ratio me docuit differentes octo imbecilli ventriculi curationes. Vidifti igitur et tu quosdam uno die, vel potius hora
frigidae potione curatos, quorum aliis non *aquam* modo
dedi fontanam recentem, fed etiam quae nive effet refrigerata, ut Romae praeparare folent, calefacientes prius eam
praeparationem quam ipfi decoctam vocant, cibos praeterea

ταν· ἐδέσματά τε τὰ οὕτως ἐψυγμένα πολλάκις ἐθεάσω
συγχωροῦντά με λαμβάνειν αὐτοῖς· ἐν οἷς ἐστι καὶ ἡ μέλκα,
τῶν ἐν Ῥώμῃ καὶ τοῦτο ἓν εὐδοκιμούντων ἐδεσμάτων, ὥσπερ
καὶ τὸ ἀφρόγαλα· τοῖς δ' αὐτοῖς τούτοις καὶ τὰς ψυχρὰς
κατὰ δύναμιν ὀπώρας ὁμοίως ἀποψύχων ἐδίδουν· καὶ πτισάνην καλῶς ὡσαύτως ἐψυγμένην, ἕτερά τε τοιαῦτα μυρία,
σκοπὸν ἕνα ποιούμενος ἐπ' αὐτῶν τὴν ψύξιν· ἐκώλυον δ'
ἀψινθίου καὶ τῶν στυφόντων ἅψασθαι· καθάπερ γε καὶ
ἄλλους ὁμοίως μὲν ἀπῆγον τῶν ψυχόντων, ἐθέρμαινον δὲ
παντοίως οἶνον παλαιὸν τῶν ἱκανῶς θερμῶν τῇ δυνάμει
διδοὺς, οἷοι μάλιστά εἰσι Φαλερῖνός τε καὶ Σουῤῥεντῖνος,
καὶ τροφὰς θερμαινούσας μετὰ πεπέρεως συχνοῦ. ἐπί τινων
δ', ὡς οἶσθα, τὸν σκοπὸν τῆς θεραπείας ἐποιησάμην ἐν τῷ
ξηραίνειν· καὶ ἦν αὐτοῖς ἐδέσματά τε τὰ φύσει ξηρὰ, καλᾶς
ὠπτημένα καὶ τὸ σύμπαν ὀλίγιστον ποτόν· ἥ τε τῶν στυφόντων ἁπάντων χρῆσις, ἣν μόνην γινώσκουσιν οἱ χωρὶς
λόγου θεραπεύοντες αὐτούς. ἄλλον δ' οὐ πρὸ πολλοῦ ξηρότατον ἤδη γεγεννημένων, ὡς ὁμοιότατον εἶναι τὴν ἰδέαν

ad eundem modum refrigeratos identidem me illis permittere vidifti, in quibus eft et *quam* melcam *vocant*, unus is
quoque Romae laudatorum ciborum, veluti etiam aphrogala;
fed et frigidae facultatis fructus fimiliter refrigerans iisdem
dedi, et ptifanam probe coctam pari ratione refrigeratam, alia
que id genus infinita. In quibus unam rem mihi propofui
pifam refrigerationem, vetui autem abfinthium et quicquid
adftringeret contingere, veluti alios rurfus fimiliter a refrigerantibus abftinui. Calefeci autem omni ratione vinum
vetus facultate valde calidum exhibens, cujus maxime generis funt Falernum et Surrentinum, tum nutrimentum calefaciens cum largo pipere. In nonnullis, ut nofti, fcopum
curationis ad ficcandum direxi, dabamque iis tum cibos
natura ficcos ac probe affatos, tum prorfus exiguam potionem; injunxi autem et adftringentium omnium ufum, quem
unum qui illis citra rationem medentur norunt. Alium
vero non pridem, qui jam adeo ficcatus fuerat ut forma

τοῖς μαρασμώδεσιν, ἰασάμην, εἰς τὰ ἐναντία πάντα μεταγα-
γὼν ἢ ὡς οἱ θαυμασιώτατοι ἰατροὶ συνεβούλευον. οὐδὲ
γὰρ οὐδὲ ἐξ ἄλλου τινὸς εἰς τοῦτο ἧκε κινδύνου, βραχεῖαν
τότε κατ᾽ ἀρχὰς ἔχων δυσκρασίαν ἐπὶ ξηρότητι δεομένην
ὑγράνσεως· ἀλλ᾽ οἱ παραλαβόντες αὐτὸν, ἀψίνθιόν τε ποτί-
ζοντες καὶ πικροὺς ἀσπαράγους καὶ βολβοὺς ἐσθίειν διδόντες,
ἔτι τε μῆλα κυδώνια καὶ κεστιανὰ καὶ ῥοιὰς, ὕστερόν τε, ὡς
οὐδενὸς τούτων ἡ γαστὴρ ἐκράτει καὶ ῥοῦ χυλὸν ἀναγκάζοντες
πιεῖν, ὅσα τε ὀλίγον ἔμπροσθεν εἶπον ἐπιτιθέντες ἔξωθεν
ὀλίγου δεῖν ἀπεφήναντο ἀλίβαντα, [159] τοῦτον ἡμεῖς ἰασάμεθα, παντοίως ὑγραίνοντες αὐτοὶ τὴν ὕλην ἐξευρίσκοντες,
ἐκ τῆς γεγραμμένης ἡμῶν μεθόδου κατὰ τὴν περὶ τῶν φαρμάκων πραγματείαν.

Κεφ. ε'. Ὡς γὰρ κἂν τῷ περὶ τῆς ἀποδεικτικῆς εὑρέσεως εἴρηται γράμματι, περιαντληθεὶς ὑπὸ τοῦ πλήθους· τῆς
τῶν ἰατρῶν διαφωνίας, εἶτ᾽ ἐπὶ τὸ κρίνειν αὐτὴν τραπόμε-
νος, ἔγνων χρῆναι πρότερον ἐν ἀποδεικτικαῖς μεθόδοις γυμνάσασθαι. καὶ τοῦτο πράξας ἔτεσιν ἐφεξῆς πολλοῖς ὑπέβαλλον

fimillimus eſſet iis qui marasmo marcescunt, ſanavi, contrariis omnino exhibilis iis quae egregii iſti medici ſuaſe-
rant. Non enim ex alia occaſione eo periculi venerat, quum
inter initia exiguam intemperiem ex ſiccitate quae humectari
poſtulabat habuiſſet, quam quod ii qui eum curandum fus-
ceperunt, tum abſinthium potandum, tum amaros aſpa-
ragos et bulbos edendos dantes, itemque mala cotonea et
ceſtiana et punica; poſt quoque ubi venter nihil horum
continebat, etiam rhois ſuccum bibere cogentes, tum quae
paulo ſupra dixi extrinſecus imponentes, paulo minus omnis madoris expertem reddiderunt, hunc nos ſanavimus
omni ratione humectantes, ipſique materiam invenientes
ex ea methodo quae in opere de medicamentis eſt tradita.
    Cap. V. Nam ſicuti in libro de demonſtrandi inven-
tione dixi, numeroſis medicorum inter ſe diſſidiis undique
confuſus, ubi me ad judicandum de his converti, intellexi
prius in demonſtrativa methodo exercitandum me eſſe.
Quod quum multis deinceps annis fcciſſem, ſingula ipſi dog-

οὕτως ἕκαστον τῶν δογμάτων αὐτῇ καὶ ὡς ἡ τῶν εὑρεθέντων
ἔνδειξις ἐποδήγει με, τὰς θεραπείας ἐποιούμην. ἀλλὰ γὰρ οὐ
πάντες γε τοιοῦτοι, χρὴ τοίνυν γράφειν αὐτοῖς γυμνάσια τῆς
ἐν τοῖς κατὰ μέρος εὐπορίας τῶν ὑλῶν, ἐπὶ τοῖς ὀκτὼ σκοποῖς τῆς θεραπείας, ἀρξαμένους αὖθις ἀπὸ τῆς κοιλίας,
ἐπειδὴ πρώτης ταύτης ἔτυχον ἄρτι μνησθείς. εὐιατότατοι μὲν
οὖν εἰσιν αἱ κατὰ θερμότητα καὶ ψύξιν ἀλλοιώσεις, ὅτι ταῖς
δραστικωτάταις ἐπανορθοῦνται ποιότησι· δυσιατότεραι δὲ
αἱ καθ᾽ ὑγρότητα καὶ ξηρότητα· ταῖς γὰρ ἀσθενέσι καὶ ὡς
ἂν εἴποι τις ὑλικωτέραις ποιότησιν ἡ ἴασις αὐτῶν ἐπιτελεῖται, καὶ μάλισθ᾽ ὅταν ὑγραίνειν δέῃ. τὰ μὲν δὴ τοῦ χρόνου
τῆς ἐπανορθώσεως ἴσα πώς ἐστι θερμότητί τε καὶ ψυχρότητι,
τὸ δὲ τῆς ἀσφαλείας οὐκ ἴσον. εἰ μὴ γὰρ ἰσχυρὰ πάντα εἴη
τὰ πέριξ μόρια τοῦ θεραπευομένου, κίνδυνος αὐτοῖς ὑπὸ
τῶν ψυχόντων οὐ σμικρὰν πληγῆναι πληγήν. ἐπὶ δὲ τῶν
ὑπολοίπων δυοῖν ποιοτήτων ἡ μὲν ἀσφάλεια παραπλήσιος,
ὁ δὲ χρόνος τῆς θεραπείας πολλαπλάσιος ἐπὶ ταῖς ξηραῖς
δυσκρασίαις· οἷον γὰρ τι τὸ γῆράς ἐστιν ἐπὶ τῶν ὑγιαινόν-

mata fubjeci, atque prout inventorum indicatio me ducebat,
ita curationes inftitui. Verum enim id non omnes poffunt,
expediet igitur ipfis fcribi per octo curationis fcopos particularis materiae comparandae exercitationes, a ventriculo
rurfus fumpto initio, quoniam hujus primum mentionem
modo fecimus. Ac facillimae quidem ad curandum alterationes funt quae ex calido et frigido confiftunt, propterea
quod maxime activis qualitatibus corriguntur. Aegrius curantur quae in humido ficcoque habentur, quod imbecillis
et, ut fic dicam, magis materialibus qualitatibus eorum
curatio perficitur, potiffimumque quum humectandum effe
requiritur, ac tempus quidem caloris frigorisque reparandi
par quodammodo eft, fecuritas tamen in par. Nifi enim
cuncta quae ei quod curatur circumdata funt corpora valida plane fint, periculum eft ne ab iis quae refrigerent noxam contrahant non levem. In reliquis duabus qualitatibus fecuritas fimilis eft. Tempus curationis in ficca intemperie multo amplius; quippe quod fenium in fanis eft. id

BIBΛION Σ. 471

Ed. Chart. X. [159.]   Ed. Baf. IV. (108)

των, τοιοῦτον ἡ ξηρὰ δυσκρασία τοῖς νοσοῦσιν, ὥστε καὶ
ἀνίατον ὑπάρχειν, ὅταν ἀκριβῶς συμπληρωθῇ. τὸ δ᾽ ἀκριβὲς
τῆς συμπληρώσεώς ἐστιν ἐν τῷ τὰ τῆς στερεᾶς οὐσίας τῶν
ὁμοιομερῶν σωμάτων γεγονέναι ξηρότερα.

Κεφ. στ᾽. Ἑτέρα γάρ ἐστιν ἡ ξηρότης τῶν ἐκ τῆς
ὑγροπαγοῦς οὐσίας συνεστώτων, ὁποῖόν ἐστι πιμελὴ καὶ σάρξ,
ἐκτακέντων. καὶ τρίτη γε πρὸς ταύταις τῆς οἰκείας ὑγρότητος, ἐξ ἧς τρέφεται τὰ μόρια, τελέως ἀπολλυμένης. περιέχεται
δ᾽ αὐτὴ κατὰ πάντα τοῦ ζώου τὰ μόρια δροσοειδῶς ἐν αὐτοῖς
παρεσπαρμένη, καὶ λέλεκται πολλάκις ἤδη περὶ αὐτῆς ἑτέρωθι·
ταύτην οὖν ἐνθεῖναι τοῖς μορίοις οὐχ οἷόν τε χωρὶς τροφῆς·
καὶ διὰ τοῦτο χαλεπωτάτη τῶν τοιούτων ἐστὶ διαθέσεων ἡ
ἴασις· ἄλλη δὲ ξηρότης ἐστὶν ἡ κατὰ τὰς ἀρτηρίας καὶ φλέβας τὰς ἰδίας ἑκάστου τῶν μορίων συνισταμένη. γίγνεται δὲ
καὶ αὕτη δηλονότι κατὰ τὴν τοῦ αἵματος ἔνδειαν. ἁπάσας
ταύτας ξηρότητας ἐσχάτως βλάπτουσιν αἱ τῶν αὐστηρῶν
ἐδεσμάτων καὶ πομάτων καὶ φαρμάκων προσφοραί· ἐκδαπα-
νῶσι γὰρ εἰ καί τι λείποιτο τῆς ἐν αὐτοῖς ὑγρότητος ἐμφύτου,

ficca intemperies eſt in aegris. Itaque etiam infanabilis eſt,
fi prorfus fit confummata. Eſt autem prorfus confummata,
ubi folida fimilarium partium fubſtantia reddita eſt ficcior.

Cap. VI. Nam eſt et altera ficcitas utique, quum ea
quorum fubſtantia ex humore concreto conſtat, ficut adeps
et caro funt liquata. Etiam tertia, quum propria humiditas, unde partes nutriuntur, omnino eſt abſumpta. Continetur ea in omnibus animalis partibus, ceu ros quidam
per eas fparfus, de qua dictum alibi faepe eſt; hanc igitur
inferere partibus fine nutrimento non eſt, ideoque difficillima eſt omnium ejusmodi affectuum curatio. Diverfa ab
iis ficcitas eſt quae in propriis cujusque partis exilibus
arteriis venisque confiſtit, provenit et haec ex fanguinis
penuria. Omnibus itaque his ficcitatibus maxime contrarius eſt auſterorum ufus, five ea cibi fint five potiones five
etiam medicamenta; quippe quae, fi quid in iis fupereſt naturalis humoris id abfumunt, partim ebibentia, partim in

τὸ μὲν ἐκπίνουσαι, τὸ δὲ ἐκθλίβουσαι διὰ τῶν πόρων εἰς
τὴν ἐντὸς εὐρύτητα τῆς κοιλίας, τὸ δ᾽ ἐπὶ τὰ συνεχῆ μόρια
διωθούμεναι. [160] θεραπεύειν οὖν αὐτὰς προσήκει, τὸ μὲν
συνιζηκὸς τῶν πόρων ἀναπεταννύντα, τὸ δ᾽ εἰς τὰ παρακείμενα (109) μόρια διωσθὲν ἐπισπώμενον, ὑγραινούσῃ τε
τροφῇ πληροῦντα τῆς οἰκείας ὑγρότητος ἕκαστον τῶν ὁμοιομερῶν, ὥσπερ καὶ ἡμεῖς τὸν ἐξηρασμένον ὑπὸ τῶν ἰατρῶν
ἐθεραπεύσαμεν ἄνθρωπον. ἐν μὲν γὰρ τῇ κατὰ τὸ θερμὸν
καὶ ψυχρὸν ἀντιθέσει μηδεμίαν ἐπικρατοῦσαν ἐναργῶς ἔχοντα
δυσκρασίαν μήτε καθ᾽ ὅλον τὸ σῶμα μήτε κατὰ τὴν γαστέρα, ξηρὸν δὲ καὶ λεπτὸν ἱκανῶς γεγενημένον, ἐκ τοῦ μὴ
πέττειν καλῶς ἀτονούσης τῆς κοιλίας ἐπὶ τῇ κατὰ ξηρότητα
δυσκρασίᾳ. τούτου γὰρ ὁ μὲν σκοπὸς τῆς θεραπείας ἦν
ὑγρᾶναι τήν τε γαστέρα καὶ σύμπαν τὸ σῶμα. τίσι δ᾽ ἐνεργείαις ἐχρησάμεθα ταῖς κατὰ μέρος, ἐπὶ τίσι τε μάλισθ᾽ ὕλαις
ὑπὲρ τοῦ τυχεῖν τοῦ σκοποῦ διελθεῖν ἄμεινον. οἴκημα μὲν
αὐτῷ παρεσκευασάμην ἐγγυτάτω τοῦ βαλανείου· τοιαῦτα δ᾽
ἐστὶν, ὡς οἶσθα, πολλὰ κατὰ τὰς τῶν πλουσίων οἰκίας· ἐξ

cavitatem ventris per exiguos meatus exprimentia, partim
ad continentes partes trudentia. Curabis igitur ipfas, fi
meatus qui contracti fint dilataveris, ac quod in vicinas
partes eft compulfum revellas, praeterea fi fingulos fimilares
partes propria humiditate, humectante nutrimento repleas,
ut et nos quem hominem memoravimus a medicis exficcatum
curavimus. Is in ea contrarietate quae in frigido et calido
confiftit nullam evidentem vincentem habebat intemperiem,
nec in univerfo corpore, nec in ventriculo; ficcus tamen
et gracilis admodum eft redditus, propterea quod ventriculus ejus ex ficca intemperie imbecillus male concoxerat.
Hujus namque fcopus curationis erat ut humectaretur tum
ventriculus tum univerfum corpus. Quibus autem figillatim operationibus quibusque maxime materiis fim ufus, ut
fcopi compos effem, differere praeftat. Domum ei paravi
maxime balneo vicinam, qualia multa effe in divitum domibus non ignoras; ab hac ftatim in balneum fuper linteis

αὐτοῦ δ᾽ εὐθέως ἔωθεν εἰς τὸ βαλανεῖον εἰσεφερόμην ἐπὶ
σινδόνων, ὅπως μὴ καταξηραίνοιτό τε δι᾽ ἑαυτοῦ κινούμενος
ἐκλύοιτό τε πρὸ τοῦ δέοντος καιροῦ· τούτων γὰρ τὸ μὲν
εἰς αὐτὴν τὴν διάθεσιν συντελεῖ, τὸ δὲ συντέμνει τὴν ἐν τῷ
βαλανείῳ διατριβήν. ἐπὶ πλεῖστον γὰρ χρὴ τὸν ἄνθρωπον
ἐνδιατρίβειν τῷ ὕδατι· καὶ διὰ τοῦτο καὶ αἱ κολυμβῆθραι
βελτίους εἰσὶ τῶν μικρῶν πυέλων καὶ μάλισθ᾽ ὅσαι πλησίον
ὑπάρχουσι τῆς ἔξωθεν θύρας, ὡς μηδὲ διὰ μακροῦ τὴν ἐκ
τοῦ ὕδατος αὐτῷ πρὸς τοὐκτὸς εἶναι φοράν· οὐ γὰρ δὴ τοῦ
ἀέρος ἐπὶ τῶν οὕτως ἐχόντων χρῄζομεν. ἔστω δ᾽ ἀκριβῶς
εὔκρατον τὸ ὕδωρ· τὸ μὲν γὰρ ψυχρότερον λεληθυῖαν ψύξιν
ἐναπεργάζεται τοῖς ἀσθενοῦσι σώμασι, τὸ δὲ θερμότερον
συνάγει καὶ σφίγγει τοὺς πόρους καὶ πυκνοῖ. ἡμεῖς δ᾽ ἀνεῖναι
καὶ χαλάσαι καὶ ἀνευρῦναι δεόμεθα συνιζηκότας αὐτούς· ἅπερ
ἡ τῶν εὐκράτων ὑδάτων ἐργάζεται ποιότης· ἡδίστη γὰρ οὖσα
προκαλεῖται τὴν φύσιν ἐξαπλοῦσθαι καὶ ἀποτείνεσθαι πανταχόσε πρὸς τὸ τερπνόν, ἀνάπαλιν τοῖς ἀηδέσιν· ἀποχωρεῖ
γὰρ ἀπὸ τούτων καὶ φεύγει πρὸς τὸ βάθος. οὐδὲν οὖν θαυ-

mane intuli, utique ne, ſi ipſe ſe moveret, tum ſiccaretur
tum antequam tempus commodum eſſet exſolveretur; horum
enim alterum in ipſum affectum confert, alterum moram
in balneo contrahit.   Longiſſime namque in aqua verſari
hominem expedit; ideoque etiam natationes utiliores ſunt
quam parvi pyeli, *id eſt alveoli*, atque ex ipſis natationibus
potiſſimum quae propinquae ſunt externis foribus, quo
ſcilicet illi ab aqua foras non longa ſit via; nam aërem in
ita affectis haudquaquam deſideramus.   Eſto autem aqua ad
unguem temperata; frigidior namque abditum frigus corporibus infirmis inſinuat, calidior autem cogit conſtringitque
tenues meatus ac denſat.   At nos ipſos coactos remitti,
laxari ac dilatari poſtulamus, quod temperatae aquae qualitas praeſtat, utpote quae jucundiſſima quum ſit, naturam
ad explicandam ſe atque ad dulcedinem quam praeſtat
quoquoverſus extendendam provocat, contraria videlicet
ratione iis quae ſunt injucunda; ab iis enim recedit fugitque

474 ΓΑΛΗΝΟΥ ΘΕΡΑΠΕΥΤ. ΜΕΘΟΔΟΥ

Ed. Chart. X. [160.]   Ed. Baf. IV. (109.)

μαστὸν ἐπὶ μὲν τῇ τῶν ἀνιόντων ὁμιλίᾳ πιλεῖσθαι καὶ
σφίγγεσθαι καὶ σκληρύνεσθαι τὰ σώματα καὶ τοὺς πόρους αὐτῶν συνάγεσθαι καὶ πυκνοῦσθαι, τοῖς δ᾽ ἐναντίοις τοῖς ἥδου-
σιν ἕπεσθαι τὰ ἐναντία· χεῖσθαι μὲν γὰρ καὶ μαλάττεσθαι
τὰ σώματα, τοὺς πόρους δ᾽ εὐρύνεσθαι. μετὰ δὲ τὸ τοιοῦτον λουτρὸν εὐθέως ἐδίδομεν ὄνειον γάλα τὴν ὄνον εἰς τὸν
οἶκον εἰσάγοντες ἐν ᾧ κατέκειτο. ἐπεπείσμεθα γὰρ ὡς μάλιστα μὲν, εἰ αὐτὸν τὸν ἄνθρωπον οἷόν τε ἦν θηλάζειν τὴν
ὄνον, οὕτως ἂν ἐθεραπεύθη τάχιστα· τούτου δ᾽ ἔχοντος
ἀηδίαν ἐλάχιστον χρόνον ὁμιλεῖν αὐτὸ τῷ πέριξ ἀέρι, τάχιστα
μεταβάλλεσθαι πεφυκὸς, ὁμοίως τῷ σπέρματι· καὶ γὰρ καὶ
τοῦτο χρόνον οὐδένα χρὴ διαμένειν ἔξω τῶν οἰκείων ὀργάνων, εἰ μέλλει τὴν ἑαυτοῦ φυλάξειν δύναμιν· ἀλλ᾽ ἢ ἐν τοῖς
τοῦ ἄῤῥενος εἶναι μορίοις, ἢ τοῖς τῆς θηλείας συνῆφθαι. καὶ
δὴ καὶ τὸ γάλα κάλλιστον μὲν εἰ ἐξ αὐτῶν τῶν θηλῶν ἐπι-
σπῶτό τις, ὥσπερ Εὐρυφῶν καὶ Ἡρόδοτος καὶ Πρόδικος
ἀξιοῦσιν· οἳ τοσοῦτον ἄρα τεθαῤῥήκεσαν αὐτῷ πρὸς ἀναθρέ-
ψιν σωμάτων ὥστε καὶ τοὺς ὑπὸ φθόης συντετηκότας ἐκέ-

ad profundum. Nihil itaque mirum eft ex offendentium
contactu ftipari, conftringi ac durari corpora, tenuesque eorum meatus cogi ac denfari, contrariisque oblectantibus
fuccedere contraria, utique fundi ac molliri corpora, dila-
tarique meatus. Ab ejusmodi lavacro ftatim afininum exhibui lac, fed inducta in ipfam qua jacebat domum afina.
Quippe fic mihi perfuaferam, maxime quidem celeriter hominem fanandum, fi fieri poffet, ut ipfe afinam fugeret, fin
id gravaretur, expedire ut quam minimo tempore in aëre
ambiente lac moraretur; proterea quod celerrime mutari fit
aptum, utique genitalis feminis ritu, quod nec ipfum ali-
quandiu extra propria vafa, fi modo fuas vires fervabit, morari patitur; fed vel in ipfius maris partibus contineri, vel
ipfius feminae partibus litum effe poftulat. Et fane optimum lac eft, fi ex ipfis mamillis quis attraxerit, veluti
Euryphon et Herodotus et Prodicus cenfent, qui tantam in
eo ad corpora reficienda fiduciam habuerunt, ut etiam qui

λευον ἐντιθεμένου τοῦ τιτθοῦ τῆς γυναικὸς τὴν θηλὴν βδάλ-
λειν τὸ γάλα. τοῦτο δὲ οὐχ ὑπομενόντων ποιεῖν τῶν πλείστων ἄμεινόν ἐστιν ὅτι τάχιστα θερμὸν μεταφέρειν ἐκ τῶν
τιτθῶν εἰς τὴν κοιλίαν τοῦ κάμνοντος αὐτό. τὸ μὲν οὖν
ἀνθρώπειον ὡς ἂν ὁμόφυλον ἄριστον. ἐπεὶ δ᾽ ὑπομένουσιν
οἱ πόλλοι γάλα γυναικὸς προσφέρεσθαι δίκην παιδίων, ὡς
ὄνοις αὐτοῖς δοτέον ὄνειον γάλα. [161] τοῦτο γάρ ἐστι πάντων τῶν ἄλλων ἄριστον εἰς τὴν ἐνεστῶσαν διάθεσιν· λεπτότατον γὰρ ὑπάρχει, ἥκιστά τε τυροῦται καὶ τάχιστα διαδί-
δοται πανταχόσε. δεῖται δ᾽ ἀμφοῖν τούτοιν ὁ πεπονθὼς τὴν
γαστέρα· τοῦ μὲν μὴ τυροῦσθαι, διὰ τὴν κοινὴν χρείαν·
ἅπαντας γὰρ βλάπτει τοῦτο· τοῦ διαδίδοσθαι δὲ, διά τε τὸ
δεῖσθαι ταχείας θρέψεως καὶ ὅτι μεμύκασιν αὐτῆς αἱ διέξοδοι.
τοῦτό τε οὖν δοτέον αὐτὸ καθ᾽ αὑτὸ καὶ μέλι χλιαρὸν ὀλίγον
ἐπιμιγνύειν αὐτῷ. μεγίστη δ᾽ ἔστω φροντὶς ἀμφοῖν τῆς ἀρε-
τῆς ἐν ταῖς τοιαύταις διαθέσεσι. τὸ μὲν οὖν μέλι τὸ ξανθὸν
τὴν χροιὰν καὶ ἡδὺ τὴν ὀσμὴν καὶ καθαρὸν οὕτως ὡς ὅλον

phthoe contabuerant ex ipfa mulieris papilla lac fugere
juberent. Verum quum hoc plurimis non placeat, melius
eſt calens adhuc ex mamillis, id in aegri ventriculum quam
ociſſime transferre; enimvero optimum ut quod ejusdem
generis humanum lac eſt. Sed quoniam id exhiberi fibi
ceu pueris plerique recuſant, utique ceu aſinis aſininum
ipfis dari conveniet. Id enim reliquis omnibus ad propofitum affeolum eſt utilius, nam tenuiſſimum eſt et minime
coagulatur, et quoquoverfus ociſſime in corpus diſtribuitur.
Eget autem horum utriusque cui ventriculus laborat, utique
ne coaguletur, communis commodi gratia, omnibus enim
id eſt incommodum ut quoquoverfus diſtribuatur, propterea quod et celeri nutritione eſt opus, et quod viae per
quas alimentum tranſit jam connivent. Igitur tum lac ipfum per fe eſt his dandum tum etiam mellis tepidi pauxil-
lulum immiscendum. Maxima vero habenda cura eſt in
ejusmodi affectibus de utriusque bonitate. Quod igitur mel
eolore flavo fit et odore fuavi, tum purum adeo ut totum

476 ΓΑΛΗΝΟΥ ΘΕΡΑΠΕΥΤ. ΜΕΘΟΔΟΥ

Ed. Chart. X. [161.]   Ed. Baf. IV. (109.)
διαυγεῖσθαι καὶ γευομένοις ἐπ' ὀλίγον δριμὺ καὶ ἥδιστον· εἰς
τοσοῦτό τε συνεστὼς ὡς ἐπαρθὲν τῷ δακτύλῳ καταῤῥεῖν
χαμᾶζε, συνεχὲς ἑαυτῷ διαμένον ἁπάντων ἄριστον. εἰ δ'
ἀποῤῥηγνύοιτο κατά τι καὶ μὴ μένοι συνεχὲς, ἐπὶ τὴν γῆν
κατατεινόμενον ἤτοι παχύτερόν ἐστιν ἢ λεπτότερον ἢ ἀνο-
μοιομερές. ὀνομάζω δὲ ἀνομοιομερὲς, ὥσπερ οὖν καὶ αὐτὸ
τοὔνομα ἐνδείκνυται, τὸ συγκείμενον ἐξ ἀνομοίων μερῶν.
εὑρήσεις οὖν αὐτὸ διαθεώμενος ἤτοι παχύτητας ἢ ὑγρότητας
ἐμφερομένας ἔχον, οὐχ ὁμοίας ἀλλήλαις τε καὶ τῷ παντί.
κηρωδέστερον οὖν μέλι τό τε παχὺ καὶ ᾧ τοιαῦταί τινες
ἐμφέρονται παχύτητες. περιπτωματικώτερον δὲ καὶ ἀκατεργαστότερον καὶ δυσπεπτότερον τό θ' ὑγρὸν ὅλον ᾧ τε πολλαὶ κατὰ τὰ μόρια κατεσπαρμέναι φαίνονται σταγόνες ὑγρό-
τητος· ᾧ δ' ἐμφέρεταί τις ἢ κηροῦ ποιότης, ἢ προπόλεως,
ἢ τις ἄλλη τοιαύτη γενομένοις οὐ μόνον οὐκ ἄριστον, ἀλλ'
ἤδη καὶ φαῦλον. ὅλως γὰρ οὐδεμίαν ἐξέχουσαν ἑτέρου οὐδενὸς πράγματος ἐν αὐτῷ χρὴ περιέχεσθαι ποιότητα. διόπερ

pelluceat ac guftanti parum acre jucundiffimumque, praeterea tam fibi cohaerens ut digito fi attollatur, continuum
fibi nec intercifum ad humum defluat, id omnium eft optimum. Si vero abrumpitur nec demiffum ad terram usque
continuitatem fervat, id aut craffius jufto eft aut tenuis aut
minime fimilare. Voco autem anomoeomeres, quod fane
et nomen ipfum indicat, *quippe fignificat quod* ex diffimi-
libus partibus eft compofitum. Deprehendas autem id, fi
diligentius infpicias aut craffitudines, aut humiditates habere innatantes, quae nec inter fe fint fimiles nec etiam
toti. Cerofum itaque magis mel eft, quod et craffius
eft, et oui tales quaepiam craffitudines innatant. Excre-
mentofius vero ac perfici concoquique difficilius tum quod
totum humidum eft, tum in quo multae in partibus
fparfae apparent humoris guttae; porro in quo vel cerae
qualitas aliqua, vel propolis, vel id genus alia guftu depre-
henditur, adeo non eft optimum, ut etiam malum fit, quippe
nullam penitus alterius cujusquam rei eminentem in fe con-

οὐδὲ τὸ τῶν θύμων ὄζον ἐναργῶς ἐπαινῶ· ἀκατεργαστότερον
γάρ ἐστι τοῦτο καὶ οὐκ ἀκριβῶς πως μέλι· καίτοι τινας οἶδα
τὸ τοιοῦτον ἐπαινοῦντας, ὥστε καὶ τῶν πιπρασκόντων ἔνιοι
κόπτοντες τὸν θύμον ἐπιβάλλουσιν, ὅπως αὐτοῦ ὄζοι καὶ
δόξειεν εἶναι κάλλιστον. ἀλλ' ἐγὼ τὸ μὲν οὕτως ἀναιδῶς
ὄζον οὐκ ἐπαινῶ· καὶ πολὺ δὴ μᾶλλον, εἰ ἐπεμβληθείη τι
θύμου· τὸ δ' ἀμυδράν τινα ποιότητα κατ' ὀσμὴν ἢ γεῦσιν
φέρον οὐ μέμφομαι. κατὰ ταὐτὰ δὲ καὶ τὸ γάλα μηδεμίαν
ἔξωθεν ἐπιδεικνύσθω ποιότητα κατ' ὀσμὴν ἢ γεῦσιν· ἀλλ'
ἔστω γλυκὺ μὲν ὡς ἔνι μάλιστα καὶ συνεχὲς ἑαυτῷ καὶ λαμ-
πρὸν, ὡς γάλακτι πρέπει· πρὸ πάντων δ' ὁμοιομερὲς εἰς ὅσον
ἐγχωρεῖ γάλακτι γενέσθαι τοιούτῳ· τελείαν γὰρ οὐκ ἐπιδέχε-
ται τὴν ἀρετὴν, ὥσπερ τὸ μέλι τὸ ἄριστον. ὅπως δ' εἴη
τοιοῦτον, καὶ τροφὰς τῷ ζώῳ παρασκευαστέον ἐπιτηδείους καὶ
γυμνάσια γυμναστέον σύμμετρα, καὶ εἴ τινα θηλάζει πῶλον,
ἀφαιρετέον. ὅτι δὲ καὶ ἡλικίᾳ τὸ ἀκμαιότατον εἶναι προσήκει
παντί που δῆλον. ἐπιμελητέον δὲ καὶ ὅπως εὐπεπτότατον

tinere qualitatem debet. Quocirca quod thymum plane
redolet non probo; eſt enim id parum confummatum, nec
plane quodammodo mel, quamquam non ignoro a quibusdam id laudari, eoque fieri ut nonnulli venditores incifum
thymum illi inijciant, quo id redoleat videaturque eſſe optimum. Ego tamen quod tam improbe thymum olet non
laudo, multoque minus ſi cui injectum thymum ſit; quod
autem confuſam quandam qualitatem odore guſtuve prae ſe
ferat, id non vitupero. Ad eundem modum et lac nullam
externam qualitatem odore guſtuve prae ſe ferat, ſed eſto
quam dulce, ut ſolius praecipue lactis eſt, et ſibi continuum
et prout lacti convenit ſplendens, ſuper omnia, quoad ejus
fieri poteſt, ſimiles habeto partes; namque hanc dotem veluti mel optimum ad perfectionem non recipit. Quo vero
tale lac ſiat, et idonea nutrimenta animali ſuppeditanda
ſunt, exercitationibus mediocribus id exercendum, et pul-
lus, ſi quem lactat, auferendus. Quod autem aetatis quoque
maxime florentis eſſe debeat, id neminem latet. Curandum

ἔσται, καταφρονοῦντας τᾶν γελασόντων, εἰ καὶ τὰς ὄνους
διαιτήσειν μέλλομεν. εἰ γὰρ οἱ περὶ Βαίνετον καὶ Πράσινον
ἐσπουδακότες ὀσφραίνονται τὰς κόπρους τῶν ἵππων ἕνεκα
τοῦ γνῶναι πῶς κατεργάζονται τὰς τροφάς, ὡς ἐκ τούτου
τὴν ὅλην αὐτῶν εὐεξίαν κατανοήσωσι, καὶ ἡμᾶς δήπου χρὴ
πολὺ δὴ μᾶλλον εἰς ἀνθρώπου σωτηρίαν ἅπαντα προορᾶσθαι
τὰ τοιαῦτα, καὶ πόας τε παρέχειν τῷ ζώῳ μὴ λίαν ὑγρὰς
καὶ χόρτου καὶ κριθῆς τὸ σύμμετρον· οὐκ ἀμελεῖν δὲ οὐδὲν
ψύχειν καὶ ἀνατρίβειν καὶ ἀπορρύπτειν καὶ καθαίρειν τὸ τῆς
ὄνου σῶμα. εἰ μὲν οὖν ἀποπατήσειεν ὑγρότερα καὶ δυσωδέ-
στερα καὶ μετὰ φύσης μεστὰ φαίνοιτο, πρόδηλον δήπουθεν
ὡς οὐκ ἔπεψε καλῶς· [162] ὥστε ἤ τι τῶν τροφῶν ἀφελεῖν,
(110) ἢ προσθεῖναι τοῖς γυμνασίοις, ἢ ὑπαλλάξαι χρὴ τὰς
ποιότητας, ἢ τὴν περὶ τὰς τρίψεις τε καὶ ψύξεις ἐπιμέλειαν
οὐ τὴν αὐτὴν ποιεῖσθαι, σκληρότερα δ᾽ ἀποπατήσαντος τοῦ
ζώου πρὸς τἀναντία βλέπειν κἀκείνων τι μετακοσμεῖν. ἐγὼ
γὰρ εἰ πάνθ᾽ ὅσα χρὴ σκοπεῖσθαι περὶ τὸ ζῶον οὗ τῷ γάλακτι χρῆσθαι μέλλοιμεν ἑξῆς ἅπαντα λέγοιμι, τῆς ὑγιεινῆς

item ut quam optime concoquat, contemptis videlicet iis
qui fi afinis quoque victus rationem praefcribemus ridebunt.
Si enim Vaeneti et Prafini ftudiofi fectatores equorum fter-
cora, quo intelligant quemadmodum alimenta concoxerint,
odorantur, tanquam ex eo omnem eorum bonam habitudinem cognituri, multo profecto magis noftrum fuerit pro hominis falute nihil tale non profpicere, atque herbas animali
non admodum humidas foenumque et hordeum mediocre
objicere; fed nec illa omittere, ut afinae corpus refrigere-
mus et fricemus et detergamus et mundemus.   Porro fi
humidiora et olentiora et flatus plena excreverit, planum
profecto eft non concoxiffe probe; quare aut detrahendum
aliquid de alimento eft, aut exercitationi aliquid adjiciendum,
aut qualitates immutandae, aut refrigerationis frictionisque
cura varianda.   Sin duriora reddat animalis alvus, ad contraria eft infpiciendum, atque illorum aliquid immutandum.
Nam fi ego omnia quae confideranda circa animal funt cujus lacte ufuri fumus deinceps perfequar, totam tuendae

ὅλης ὑπομνήσομαι πραγματείας, ἣν ἀναγκαῖον μέν ἐστι γινώσκειν τὸν χρηστὸν παρασκευάσοντα τὸ γάλα, λέγειν δ᾽ οὐ
νῦν καιρός, ἑτέρωθί γε διειλεγμένον τελεώτατα ὑπὲρ αὐτῆς.
ἀλλ᾽ ἐπὶ τὸ προκείμενον ἐπάνειμι. καί μοι πάλιν ἀναμιμνήσκου τοῦ λελουμένου τε καὶ τὸ γάλα προσενεγκαμένου. τοῦτον
οὖν τὸν ἄνθρωπον ἡσυχάζειν ἐάσαντες ἄχρι τοῦ δευτέρου
λουτροῦ τρίψομεν τηνικαῦτα μετρίως τε ἅμα καὶ λιπαρῶς,
εἰ ἀκριβῶς κατείργασται τὸ δοθὲν γάλα ταῖς ἐργυαῖς; τε
καὶ τῷ τῆς γαστρὸς ὄγκῳ τεκμηρόμενοι. σύμμετρος δὲ ἀπὸ
τοῦ πρώτου λουτροῦ πρὸς τὸ δεύτερον, ὡρῶν ἰσημερινῶν τεττάρων ἢ πέντε χρόνος, εἴ γε τὸ τρίτον ἔτι μέλλοις λούειν αὐτόν, εἰ δὲ μὴ, πλεόνων. λούσεις δὲ τὸ τρίτον,
ἢν εἰθισμένος ᾖ λουτροῖς χρῆσθαι πλείοσιν· οὗτοι γὰρ καὶ
χαίρουσι καὶ ὀνίνανται πολλάκις λουόμενοι. καὶ μὲν δὴ καὶ
ἐπαλείψομεν αὐτὸν ἐλαίῳ πρὶν ἀμφιέννυσθαι καθ᾽ ἕκαστον
λουτρόν· εἰς ἀνάθρεψιν γὰρ συντελεῖ καὶ τοῦτο, καθάπερ καὶ
αἱ τρίψεις. εἴρηται δὲ ὑπὲρ ἁπάντων τῶν τοιούτων τῆς δυνάμεως ὁ λογισμὸς ἐν τοῖς ὑγιεινοῖς· οὐδὲν μὴν χεῖρον ἀνα-

fanitatis artem commemorem, quam teneat necelfe eft quisquis idoneum lac praeparabit; nunc vero dici opus non eft,
quum alibi de ea traditum fit abfolutifiime. Sed ad propofitum revertor. Ac mihi jam rurfus memoria repetes
hominem, qui et lavatus eft et lac fumpfit. Hunc itaque
ad fecundam usque lavationem quiescere permittemus, tum
modice fricabimus et pinguiter utique lac quod fumpfit,
jam ad unguem confecit, id quod tum ex ructu, tum ventriculi mole licebit conjicere. Modicum vero temporis inter primam et fecundam lavationem intervallum erit, fi
quatuor aut quinque aequinoctialium horarum fpatium interfit, fi tertio adhuc lavare paras, fin aliter, plurium. Sane
tertio lavabis, fi multis lavationibus fuit affuetus, hi namque et delectantur et juvantur, fi faepe lavent. Quin etiam
poft quamque lavationem hominem ungemus priusquam fe
veftiat, conducit enim ad renutritionem id quoque, ficut et
frictio. Reddita vero de horum omnium facultate ratio eft
in libris qui de fanitate tuenda funt fcripti; non tamen

480 ΓΑΛΗΝΟΥ ΘΕΡΑΠΕΤΤ. ΜΕΘΟΔΟΥ

Ed. Chart. X. [162.]   Ed. Baf. IV. (110.)

μνῆσαι καὶ νῦν ἐπὶ κεφαλαίων αὐτῶν᾽ εἴτε γὰρ ὕδωρ ἐπιχέοις
θερμὸν εὔκρατον ὁτῳδήποτε μορίῳ τοῦ σώματος, εἴτε τρί-
βοις, εἴτε λούοις, εἴθ᾽ ὁπωσοῦν ἄλλως θερμαίνοις, ὄψει γιγνόμενον ὅπερ Ἱπποκράτης ἐπὶ τῶν ὕδατι θερμῷ καταντλου-
μένων εἶπε᾽ τὸ μὲν γὰρ πρῶτον ἀείρεται, ἔπειτα δὲ ἰσχναίνεται. διὰ τοῦτο σαρκῶσαι μὲν ἡμῖν βουλομένοις ὁτιοῦν σῶμα
μέχρι τοσούτου θερμαντέον ὡς εἰς ὄγκον ἀρθῆναι. διαφορῆσαι δὲ καὶ κενῶσαι μέχρι τοσούτου χρονιστέον ὡς ἰσχνω-
θῆναι τὸ πρότερον ὀγκωθέν. ἀκριβῶς δὲ τὸν νοῦν προσέχειν
χρὴ τὸν ἐπιστατοῦντα ταῖς τοιαύταις ἐνεργείαις καὶ μάλιστα
ἐφ᾽ ὧν βούλεται σαρκῶσαι᾽ τοῦ μὲν γὰρ διαφορῆσαι πλατὺς
ὁ καιρός, ὥστε οὐδ᾽ ἑκὼν ἁμάρτοις ἂν αὐτοῦ᾽ τοῦ σαρκῶσαι δ᾽ ὀξύς᾽ ὅταν γὰρ πρῶτον ὀγκωθῇ, τότε παύσασθαι χρή᾽
τὸ δ᾽ ὀγκωθῆναι τοῦτο καθ᾽ ἕκαστον τῶν σωμάτων ἴδιόν
ἐστιν. οὐ γὰρ οἷόν τε τὸν τῷ λόγῳ προκείμενον νῦν τὸν
ἰσχρὸν εἰς ὄγκον ἀφικέσθαι τοῖς ὑγιαίνουσιν ἴσον᾽ ἀλλ᾽ ὅταν
ἐπ᾽ ὀλίγον ἀρθῇ, διαφορεῖται παραυτίκα. χρὴ τοίνυν ἀκρι-

inutile fuerit nunc quoque fummatim ea repetiffe. Nam
five cuilibet parti corporis temperatam infundas calidam
aquam, five frices five laves five aliter quomodocunque ca-
lefacias, idem fieri cernes quod Hippocrates de iis dixit, quibus aqua calida defuper infunditur; nam primum attollitur,
mox gracile efficitur. Ideoque ubi carne implere quodlibet corpus ftudemus, id eatenus calefaciendum nobis eft,
dum intumescat. Ubi vero discutere et vacuare cupimus,
eatenus continuandum eft, dum quod prius intumuit fubfidat. Sane qui ejusmodi operibus praeficitur, folicite attentus effe debebit, potiffimumque ubi carne implere ftude-
tur; nam discutiendi certe tempus adeo late patet, ut etiam
fi velis, in eo non aberres; at carne implendi plane praeceps
eft occafio; quum enim primum intumuerit, tum eft defiftendum, at intumescere hoc fingulis corporibus fuum eft.
Non enim fieri poteft ut qui nunc nobis propofitus gracilis
eft ita intumescat ut illi qui fani funt, imo poftquam leviter intumuit, protinus discutitur. Itaque attendendum dili-

βῶς προσέχειν τὸν νοῦν, ὅπως μὴ λάθῃ σε παρελθὼν ὁ και
ρός. ἐὰν γοῦν ἀνατρίβῃς τὸν ἄκρως ἰσχνὸν, ἀρκεῖ τὸ ἐρύθημα
μόνον· ἐάν τε λούῃς, τὸ θερμῆναι μετρίως· ἐπέκεινα δὲ
τοῦδε χρονίζων καταλύσεις μᾶλλον ἢ θρέψεις αὐτόν. ἐπαλεί-
φειν δὲ ἐλαίῳ μετὰ τὰ λουτρὰ χάριν τοῦ μὴ διαπνεῖσθαι πλέον
τοῦ προσήκοντος, ἀλλ᾽ ἐμπεφράχθαι τοῦ δέρματος τοὺς πόρους. εἴη δ᾽ ἂν εὐθέως αὐτὸ τοῦτο τῆς μὲν ξηρότητος ἄκος,
οἷον πρόβλημα δέ τι πρὸς τὴν ἐκ τοῦ περιέχοντος βλάβην.
καὶ εἰ μὲν οὖν ἥδοιτο τῷ γάλακτι, καὶ μετὰ τὸ δεύτερον αὐτῷ
δώσομεν λουτρόν· εἰ δὲ μὴ, πτισάνην ἀκριβῶς καθεψημένην,
ἢ χόνδρον ὡς πτισάνην κατεσκευασμένον. εἶτ᾽ αὖθις ἡσυχά-
σαντα πάλιν πρὸς τὸ τρίτον ἄξομεν λουτρὸν ἢ ἄντικρυς ἐπὶ
τὸ δεῖπνον. [163] ἄρτος δ᾽ ἔστω παρεσκευασμένος αὐτῷ κλι-
βανίτης καθαρὸς ἐπιμελῶς μὲν ὠπτημένος, ἔχων δὲ ζύμης
τε καὶ ἁλῶν αὐτάρκων. ὄψον τε τῶν πετραίων ἰχθύων, ἢ
ὀνίσκος ἐκ λευκοῦ ζωμοῦ. καὶ μὴν καὶ τὰ πτερὰ καὶ οἱ ὄρχεις
τῶν ἐν γάλακτι τρεφομένων ἀλεκτρυόνων ἐπιτήδειοι, μὴ

genter eſt, ne clam te elabatur propoſitus temporis articu-
lus. Sive igitur hominem qui extrema gracilitate eſt per-
frices, ſufficiat tibi ſolus rubor, ſive laves, ſatis eſto mediocris calor; ſi quid ultra peragas, reſolves hominem magis
quam nutries.   Ungendum vero poſt lavationem oleo eſt,
ne videlicet plus juſto perſpirando discutiatur, ſed obſtru-
antur exigua cutis ſpiramenta.   Idem protinus et ſiccitatis
remedium fuerit, et adverſus incommodum quod ab aëre
ambiente contingit veluti munimentum.   Ac ſiquidem delectetur lacte, poſt ſecundam quoque lavationem id exhibebis, ſin aliter, ptiſanam diligenter coctam, aut alicam
ptiſanae ritu praeparatam.   Hinc ubi rurſus quieverit, ad
tertiam reducendus lavationem eſt, aut illico ad coenam.
Sit autem praeparatus illi panis purus, et qui curioſe in ſur-
no ſit coctus et tum fermenti tum ſalis quod ſatis eſt habuerit.   Obſonium quoque ex ſaxatilibus piscibus, aut ex
albo jure aſellus.   Praeterea alae teſtesque gallinacei qui
lacte ſit altus idonei ſunt, quorum ſi copia non eſt, aliis

παρόντων δὲ τούτων ἄλλοις χρηστέον· οὕτω δὲ καὶ πέρδιξι
καὶ στρουθοῖς χρῆσθαι τοῖς ὀρείοις τε καὶ μαλακοσάρκοις,
φυλάττεσθαι δὲ τά θ᾽ ἕλεια καὶ σκληρόσαρκα· συνελόντι δὲ
φάναι, τὸ κεφάλαιον τῆς τροφῆς, εὔπεπτος ἔστω καὶ τρόφι-
μος, ἥκιστα δὲ καὶ γλίσχρος καὶ περιττωματική. τροφιμώτατον οὖν ἐστιν ἁπάντων ὧν ἴσμεν ἐδεσμάτων χοίρειον κρέας,
ἀλλ᾽ οὐχ ὁμοίως τοῖς εἰρημένοις εὔπεπτον καὶ χυμοῦ γλίσχρου
καὶ παχέος γεννητικόν. οὐδὲ γὰρ οὐδ᾽ ἄλλως οἷόν τε διακεῖσθαι τὸ ἄκρως τρόφιμον. ἴσχεσθαι γὰρ αὐτὸ χρὴ καὶ προσ-
πλάττεσθαι δυσαπολύτως, οὐ διαῤῥεῖν ὑπὸ λεπτότητος.
οὐ μὴν εἴς γε τὰ παρόντα χρηστόν. εἰ μὲν γὰρ ἡ τροφὴ ἑαυτὴν πέττουσα καὶ ἀναδιδοῦσα καὶ τοῖς τρεφομένοις ὁμοιοῦσα,
προσεφύετο τοῖς πλείστης ἀναθρέψεως δεομένοις, τροφιμω-
τάτων ἂν ἔδει σιτίων. ἐπεὶ δ᾽ οὐκ ἄλλο μέν ἐστι τὸ τρέφεσθαι δεόμενον, ἄλλο δὲ τὸ ταῦτα κατεργαζόμενον, ἀλλ᾽
ἑαυτῷ τε τὴν τροφὴν ἐπισπᾶται τὸ τρέφεσθαι μέλλον, ἑαυτῷ
τε μεταβάλλει καὶ πέττει καὶ προσφύει καὶ ἐξομοιοῖ, διττὸν

ntendum. Ad eundem modum et perdicibus et avibus mon-
tanis et mollis carnis vescendum. Vitanda autem et quae
paluſtria ſunt et quae carne, ſunt dura et, ut paucis alimenti ſummam complectar, ſit id coctu facile et nutriens
minimeque glutinoſum atque excrementoſum. Porro omnium quos novimus ciborum maxime nutriens ſuilla caro
eſt; verum non aeque ac praedicta concoctu facilis eſt, praeterea glutinoſum ſuccum craſſumque generat. Alioqui nec
alio eſſe habitu poteſt, quod in ſummo ſit nutriens, quippe
adhaerere id debet et firmiter affigi, non autem prae tenuitate diffluere. Non tamen ad propoſitum affectum uti hac
convenit. Si enim nutrimentum ipſum ſe ipſum concoqueret ac in partes diſtribueret, praeterea alendi partibus affi-
milaret et quibus alimento plurimo eſt opus adhaeresceret,
proculdubio maxime nutriente cibo eſſet opus. Verum quoniam non aliud eſt quod nutrimentum deſiderat, aliud quod
ipſum conficit, ſed quod nutrimentum eſt, ipſum ſibi et
nutrimentum attrahit et mutat et concoquit et adjungit et

ἕξει σκοπὸν τῆς τῶν σιτίων ἐπιτηδειότητος· ἕνα μὲν οὖν
αὐτοῦ τοῦ σιτίου τὴν φύσιν, ἕτερον δὲ τὴν οἰκείαν τε αὐτῷ
καὶ σύμφυτον δύναμιν. ἐξ οὖν τῶν εἰρημένων εὔδηλον ὡς
οὔτε τὸ τροφιμώτατον σιτίον ἄριστον εἰς τὰ δεόμενα σώματα πλείονος ἀναθρέψεως· οὐ γὰρ ὑπάρχει τῷ τοιούτῳ τὸ
πέττεσθαι ῥᾳδίως· οὔτε τὸ εὐπεπτότατον, ὅτι γε μηδὲ τοῦτο
δυνατὸν εἶναι τροφιμώτατον. ἐναντιουμένων οὖν ἀλλήλοις
τῶν σκοπῶν οὐ χρὴ τοῦ ἑτέρου τῆς ἀκρότητος ὀριγνώμενον
ἐπιλαθέσθαι θατέρου παντάπασιν, ἀλλ' ἀμφοῖν ἀεὶ μεμνημένον, εἰς ὅσον οἷόν τέ ἐστι μιγνύειν αὐτούς. τούτου μὲν
δή μοι διαπαντὸς μέμνησο τοῦ παραγγέλματος. οἴνου δ'
ἐφεξῆς ποιότητός τε καὶ ποσότητος μνημονεύσωμεν, μεγίστην
ἔχοντος εἰς τὰ τοιαῦτα δύναμιν, ἐπειδὴ καὶ μόνῳ τούτῳ
ποτῷ χρηστέον εἶναί φημι πᾶσι τοῖς ἀναθρέψεως δεομένοις
σώμασιν ἄνευ τοῦ πυρέττειν. ἔστω τοίνυν ὡς ἐν παραδείγ-
ματι μὲν εἰπεῖν, οἷος ὁ Σαβῖνος μὲν ἐπὶ τῆς Ἰταλίας, Ἀρσύ-
νιος δὲ κατὰ τὴν Ἀσίαν, ὡς δὲ τύπῳ τε καὶ ὅλῳ τῷ γένει
περιλαβεῖν, ὁ ὑδατώδης μὲν τἄλλα, βραχεῖαν δ' ἔχων τὴν

affimilat; duplicem fcopum cibi eligendi effe dictat, unum
ipfius cibi naturam, alterum vires ipfi proprias infitasque.
Itaque ex his illud patet, nec plane quod maxime nutriat
optimum effe iis corporibus quae refici magis egent, utpote
quibus concoquendi facilitas non eft; nec etiam quod facillimum concoctu eft, quum fcilicet ipfum nequeat maxime
effe nutriens.   Quum igitur hae indicationes ex adverfo
pugnent, committendum non eft ut dum alterius exceffui nimium fis intentus, alterius omnino obliviscaris, fed utriusque femper memor quoad licet utrumque misceas, quod mihi
praeceptum ubique memoria teneri velim.   Jam vini tum
qualitatem tum quantitatem memoremus, quod maximam
ad talia vim habeat, quum uno hoc in potu utendum cenfeo
omnibus, quibus refici corpus eft opus, modo non febricitent. Efto igitur vinum, quod exempli loco dicatur, quale
eft Sabinum in Italia, Arfynium vero in Afia ac ut fumma quadam ac generatim comprehendam, quod aquofum
quidem alioqui eft, caeterum leviter adftringit.   Aquofum

484 ΓΑΛΗΝΟΥ ΘΕΡΑΠΕΥΤ. ΜΕΘΟΔΟΥ

Ed. Chart. X. [163. 164.]　　　　　Ed. Baf. IV. (110.)

στύψιν. ὑδατώδη δ᾽ οἶνον ὀνομάζω τὸν λεπτὸν καὶ λαμ-
πρὸν τὸν λευκὸν, ὃς καὶ καθαρὸν καὶ ὀλιγοφόρον, ὡς Ἱπποκράτης ἐκάλεσεν. ὀλιγοφόρος δ᾽ ἐστὶν, ὡς ἂν ἐν τῷ κεράννυσθαι, τὴν τοῦ ὕδατος μίξιν ὀλιγίστην φέρει. τουτέστιν ὁ
ἀσθενέστατός τε καὶ ὑδατωδέστατος ὡς ἐν οἴνοις· ὁ γὰρ
ἀνεχόμενος ὕδατος πλείστου μίξιν ἐν τῷ κεράννυσθαι σφο-
δρότατός ἐστι καὶ ἰσχυρότατος. ὠνόμαζε τὸν τοιοῦτον ὁ
Ἱπποκράτης οἰνώδη. ἀλλὰ τοῦτον μὲν φυλάττεσθαι, πλήτ-
τοντα τὰς ἀσθενεῖς δυνάμεις. ὁ δ᾽ ὑδατώδης μὲν, αὐστηρὸς
δὲ, ἐπιτήδειος, ὡς ἂν τὴν τοῦ ὕδατος ἐκπεφευγὼς ἀσθένειαν
καὶ μηδέπω τὴν οἴνου βλάβην ἔχων. ἐκ τούτων οὖν τῶν σκοπῶν εὑρήσεις αὐτοῦ καὶ τὴν ἡλικίαν καὶ τὴν κρᾶσιν. ὁ μὲν
γὰρ νέος ὑδατωδέστερός τε καὶ ἀσθενέστερός πως ἢ ὡς οἴνῳ
πρέπει, μετὰ καὶ τοῦ δυσπεπτότερος εἶναι καὶ περιττωματι-
κώτερος. ὁ δὲ πρεσβύτερος οἰνωδέστερός τε καὶ ἰσχυρότερος
ἢ ὡς τοῖς παροῦσιν ἁρμόττει. [164] διὸ καὶ θᾶττον ἐτῶν
ἓξ ὁ εὐγενὴς Σαβῖνος οὐκ ἐπιτήδειος, ἐμπλέων ἐπὶ πλεῖστον
ἔν τε τῷ στομάχῳ καὶ τῇ γαστρὶ καὶ κλύδωνας ἐργαζόμενος.

natura appello vinum quod tenue eſt et album et ſplendi-
dum et purum et oligophoron, ut Hippocrates nominavit
Eſt autem oligophoron, quod ſi diluatur, minimam ſuſtinet
aquae mixtionem.　Id eſt ſane imbecillimum et ut in vinis
aquoſiſſimum; nam quod plurimum aquae in mixtura ſuſtinet, id tum vehementiſſimum tum validiſſimum eſt.　Ejusmodi vinum Hippocrates vinoſum nominat.　Verum ab hoc
cavendum eſt, quoniam imbecillas vires feriat.　At quod
aquoſum natura eſt, caeterum auſterum, id percommodum
eſt, quod et ab aquae imbecillitate receſſit, et vini noxam
nondum habet.　Ex his itaque ſcopis tum aetatem ejus tum
temperamentum inveniat.　Quippe quod novellum eſt, id
tum aquoſius tum vero imbecillius quodammodo eſt, quam
ut vino conveniat; adde etiam quod aegrius concoquitur
ac magis excrementoſum eſt.　Antiquius vero ut vinoſius
eſt, ita vehementius eſt quam ut propoſitis ſit ex uſu.　Quocirca citius ſexto anno nobile Sabinum idoneum non eſt,
quod et diutiſſime in ſtomacho ac ventriculo innatet et flu-

εὐγενῆ δ᾽ ὀνομάζω τὸν αὐστηρὸν, ὁμοίως μὲν Σαβῖνον,
ὁμοίως δὲ ᾽Αδριανόν τε καὶ ᾽Αλβανὸν, ὁμοίως (111) δὲ
᾽Αρσύνιόν τε καὶ Τιτακαζηνὸν, ὅσοι τε ἄλλοι τοιοῦτοι· λέλεκται γὰρ ἐπὶ πλέον ὑπὲρ ἁπάντων οἴνων ἰδίᾳ. πρὸς τούτους οὖν ἀναφέρων τοὺς σκοποὺς καὶ τὴν πρὸς τὸ ὕδωρ
αὐτοῦ ποιεῖσθαι κρᾶσιν· ἔτι δ᾽ ἂν μᾶλλον ἀκριβῶς στοχάζοιο
τῶν εἰρημένων, εἰ τῆς τοῦ ὕδατος κακίας τὰ κεφάλαια διὰ
μνήμης ἔχοις· ἤρτηται δὲ ἐκ τῆς ψυχρότητος αὐτοῦ πάντα,
δι᾽ ἣν ἐν τοῖς ὑποχονδρίοις τε μέχρι πλείστου παραμένει καὶ
κλύδωνας ἐργάζεται καὶ πνευματοῦται καὶ διαφθείρεται καὶ
τῆς γαστρὸς ἐκλύει τὸν τόνον, ὡς καὶ τὰς πέψεις διὰ τοῦτο
χείρους γίγνεσθαι· συμπράττει δ᾽ οὐδὲ ταῖς ἀναδόσεσι τῆς
τροφῆς οὐδὲν ὅ τι καὶ ἄξιον λόγου. καὶ μέν γε καὶ αἱ τῶν
προειρημένων οἴνων ἀρεταὶ ταῖς νῦν εἰρημέναις κακίαις ἐξ
ὑπεναντίου τὴν φύσιν ἔχουσιν· οὔτε γὰρ ἐμφυσῶσι τὸ ὑποχόνδριον, ἀλλ᾽ εἰ καὶ φυσωδέστερόν πως εἴη προστέλλουσιν,
οὔτε χρονίζουσιν αὐτόθι τῷ τῆς θερμασίας συμμέτρῳ, τάς θ᾽
ὁδοὺς τῆς ἀναδόσεως ἀνοιγνύντες, αὐτοί τε συνεπωθοῦντες

ctuationes faciat. Nobile voco quod aufterum eft, non Sabinum modo, verum etiam Adrianum et Albanum et Arſy-
nium et Titacazenum, omniaque id genus; dictum namque
fuſius de omnibus vinis feorfum eft. Ad hos igitur fcopos
referens etiam mixturam ejus cum aqua temperabis; quin
etiam exactius conjecturam de jam dictis facies, fi vitiorum aquae capita memoria tenueris; porro pendent ea ex
frigiditate ejus omnia, cujus culpa et in praecordiis diutiſ-
fime moratur, et fluctuationes excitat, et in flatum mutatur
et corrumpitur, et ita ventriculi refolvit robur, fic ut deterius proinde concoquat; fed nec diftribuendo per corpus
alimento aliquid magnopere conducit. At vero memoratorum vinorum virtutes enarratis jam *aquae* vitiis adverfam
quodammodo naturam habent, quum nec inflent praecordia,
imo fi magis inflata fint, fubfidere faciant, nec ibi moram
trahant, propter caloris fymmetriam; adde quod, cum diftributionis vias aperiant et pariter impellant, ac nutrimentum

486　　*ΓΑΛΗΝΟΥ ΘΕΡΑΠΕΥΤ. ΜΕΘΟΔΟΥ*

Ed. Chart. X. [164.]　　　　　　　　　Ed. Baf. IV. (111.)

ἅμα καὶ συναναφέροντες τὴν τροφὴν εἰς τάχος τῇ κατὰ τὴν
ἀνάδοσιν ἐνεργείᾳ συντελοῦσιν, εὔχυμοι τ᾽ εἰσὶ καὶ κατακε-
ραστικοὶ καὶ πεπτικοὶ τῶν κατὰ γαστέρα τε καὶ φλέβας. αὐ-
ξάνουσι δὲ καὶ τὴν δύναμιν τῶν ὀργάνων καὶ τὰ περιττώματα
πρὸς τὰς ἐκκρίσεις ποδηγοῦσι. ταῦτ᾽ ἄρα καὶ οὐρητικοὶ τῶν
ἄλλων οἴνων οἱ τοιοῦτοι μᾶλλόν εἰσιν, ὡς ἂν αὐτοί τε ταχέως
διερχόμενοι τὸ σύμπαν σῶμα καὶ τὰ περιττώματα τῇ ῥύμῃ τῆς
φορᾶς ἑαυτοῖς συνεκκρίνοντες. εἴρηται μὲν οὖν ἑτέρωθι τελεώτερον ὑπὲρ τῆς τῶν οἴνων δυνάμεως, ὥσπέρ γε καὶ περὶ
τῆς τῶν σιτίων· καὶ χρὴ τὸν μεθόδῳ τὴν τέχνην ἐργάζεσθαι
βουλόμενον ἰδίας τῶν ὑλῶν ἁπασῶν ἐκμαθόντα τὰς δυνάμεις μηκέτι καθ᾽ ἕκαστον πάθος ἀκούειν ἀξιοῦν, ἀλλ᾽ αὐτὸ
μόνον ἐπιγνόντα τὸ τῆς θεραπείας εἶδος εὑρετικὸν εἶναι τῆς
ἁρμοζούσης διαίτης. ἐγὼ δ᾽ οὐκ ὀκνήσω, κηδόμενος τῶν
τἀληθῆ σπευδόντων ἐκμανθάνειν, ἐφάψασθαι καὶ τῆς τοιαύτης διδασκαλίας, ἕνεκα τοῦ τοὺς ἀγυμναστοτέρους τὸν λογισμὸν ἀπὸ τῶν καθόλου μεταβαίνειν ἐπὶ τὰ κατὰ μέρος ὑπὸ
τῶν παραδειγμάτων ποδηγουμένους. ὅσον οὖν ὑπόλοιπόν

furfum agant, ad celeritatem diſtributionis in corpus conducunt.　Sunt praeterea boni ſucci et ad contemperanda con-
coquendaque ea quae in ventriculo et venis ſunt idonea.
Jam vires quoque organorum adaugent, et expellendis excrementis viam faciunt.　Eoque fit ut etiam talia vina
praeter caetera urinas moveant, quare et ipſa totum corpus
celeriter tranſeunt, et impetu curſus ſui excrementa ſecum
expellunt.　Ac dictum quidem alibi diligentius eſt de vinorum ſacultate aeque ac ciborum.　Convenitque ut qui artem
methodo tradi ſibi ſtudet, proprias omnis materiae ſaculta-
tes prius praedidicerit, nec eas ſe in ſingulis affectibus audire putet, ſed ut ſimulac curationis tantum ſpeciem norit,
debitam victus rationem invenire poſſit.　Ego vero iis con-
ſulens qui veritatis diſcendae ſunt avidi, ejusmodi doctrinam attingere ſaltem non gravabor, quo qui minus exercitata ratiocinatione ſunt, exemplis e generalibus ad particularia veluti manuducti deſcendant.　Ergo quod reliquum eſt

Ed. Chart. X. [164.]   Ed. Baf. IV. (111.)

ἔστι προσθετέον αὖθις. ὁ σκοπὸς τῆς ποσότητος ἐπὶ μὲν
τοῦ πόματος, ὡς μηδέ ποτ᾽ ἐμπλεῦσαι τῇ γαστρὶ καὶ κλύδω-
νος ἐργάζεσθαί τινα αἴσθησιν, ἐπὶ δὲ τῶν σιτίων, μάλιστα
μὲν εἰ οἷόν τε, μηδὲ βαρῦναί ποτε αὐτήν· χαλεπὸν δὲ τὸ
τοιοῦτον ἢ ἴσως ἀδύνατον, ἐν ἀτόνῳ γαστρὶ φυλάξασθαι
παντάπατιν, δεύτερον δ᾽ ὅτι τάχιστα παύσασθαι τὸ βάρος·
ἐφεξῆς δὲ διάτασίν τε καὶ πνευμάτωσιν ὑποχονδρίων φυλάττεσθαι. εἰ μὲν δὴ συμπέσοι τοιοῦτό τι κατὰ τὴν πρώτην
ἡμέραν, ἀνάλογον τῷ μεγέθει τοῦ συμπτώματος ἀφελεῖν χρὴ
τῶν σιτίων ἐπὶ τῆς ὑστεραίας· εἰ δ᾽ ἀμέμπτως ἅπαντα γίγνοιτο, προσθεῖναι βραχύ τι. κατὰ δὲ τὸν αὐτὸν λόγον ἐπὶ
τῆς τρίτης ἡμέρας ἢ ἀφαιρεῖν ἢ προσθεῖναι, τῇ προηγουμένῃ
παραβάλλοντας. καὶ οὕτως ἄχρι παντὸς ἀναθρεπτικῶς τε
καὶ ἀναληπτικῶς ἅπαντα διαπράττεσθαι κινήσεσιν, αἰωρήσεσι καὶ περιπάτοις ἀνάλογον τῇ τοῦ σώματος ἐπιδόσει, προσ-
τιθέντα καὶ τἆλλα πάντα κατὰ τὸν ἀναληπτικὸν ὀνομαζόμενον τρόπον, ὃς οὐ τῷ γένει διενήνοχε τοῦ νῦν ἡμῖν ἐνεστῶτος,
ἀλλὰ τῷ σύμπαν ὡσαύτως ἔχειν ἐπ᾽ ἐκείνου τὸ σῶμα, καθά-

apponendum; fcopus quantitatis potionis erit ut nec in
ventriculo innatet, nec fluctuationis ullius fenfum invehat.
Ciborum vero potiffimum, fi fieri poteft, ut ne gravent quidem ipfum, quod cum difficile fit vel fortaffe ejusmodi quod
vitiari in imbecillo ventriculo omnino nequeat proximum eft,
ut quam citiffime gravis effe definat, ab hoc tenfio inflatio-
que praecordiorum vitandae iis funt.   Quod fi tale quippiam primo die inciderit, pro magnitudine fymptomatis ad
proportionem detrahendum poftridie de cibo eft, fin innoxie
omnia cedunt, paulum adjiciendum.   Ad eundem modum et
in tertio die vel demere vel adjicere conveniet cum praecedente conferentibus.   Atque ita femper omnia pro renu-
triendi reficiendique ratione motionibus, *frictionibus*, geftationibus et inambulationibus, prout corporis incrementum
procedit, adminiftrare, etiam reliqua omnia pro refectoria
vocata ratione adjicientibus, quae fane genere a propofita
ratione non differt, fed in eo quod fub illa totum corpus

περ ἡ γαστὴρ ἐπὶ τοῦδε. [165] συμβαίνει δὲ μάλιστα κατὰ
τὰ χρόνια τῶν ἀῤῥωστημάτων, ὅταν ἡ σύμφυτος ὑγρότης
ἑκάστου μέρους, ἐξ ἧς πρώτης τρέφεται, κινδυνεύει μηκέτι
εἶναι· τὴν μὲν γὰρ αὐτῶν τῶν στερεῶν σωμάτων ξηρότητα
τῶν ἀδυνάτων ἐστὶν ἐπανορθώσασθαι, καθάπερ καὶ τὸ γῆρας, ὡς κᾲν τῷ περὶ μαρασμοῦ δέδεικται λόγῳ· τὴν ὑγρότητα δὲ κᾲν ἀπόληται τελέως, οἷόν τε γεννῆσαι κατὰ τὴν
εἰρημένην ἀρτίως δίαιταν. ἐν μὲν οὖν ταῖς ἄλλαις ἀναλήψε-
σιν οὐδὲν ἐξαίρετον ἡ γαστὴρ πέπονθεν· ἐν δὲ τῇ νῦν προ-
κειμένῃ διαθέσει τὸ νόσημα μέν ἐστι τῆς γαστρὸς, λεπτύνεται
δὲ τῷ χρόνῳ τὸ σύμπαν σῶμα μὴ καλῶς τρεφόμενον· εὔλογον
οὖν ἀκριβεστέρας δεῖσθαι διαίτης τούσδε, διὰ τὸ περὶ τὰς
πέψεις ἄῤῥωστον, ἀλλ᾽ ὅταν γε βελτίους γένωνται, κατὰ
βραχὺ μετάγειν αὐτοὺς ἐπὶ τὴν ἀναθρεπτικὴν καὶ ἀναληπτι-
κὴν ὀνομαζομένην ἀγωγήν. γίγνοιτο δ᾽ ἂν τοῦτο τρίψεσί
τε πλείοσιν ἢ πρόσθεν αἰωρήσεσί τε χρωμένων. ὑπαλλάττειν
δ᾽ ἐν τούτῳ χρὴ καὶ τῶν τροφῶν τό τε ποσὸν καὶ τὸ ποιὸν,
ὡς καὶ πλείω καὶ ἰσχυρότερα σιτία τῶν ἔμπροσθεν διδόναι.

eſt affectum, ſicuti ſub hac ventriculus. Accidit autem ſic
affici corpus in diuturnis potiſſimum morbis, quum nativa
cujusque partis humiditas, ex qua prima nutritur, propemodum omnis exhauſta jam eſt; nam ut ſolidarum ipſarum
ſiccitas corrigatur, id ſieri omnino non poteſt, ſicuti nec
ſenium, veluti in libro de marasmo docuimus; hanc vero
humiditatem, etiam ſi omnino ſit abſumpta, regigni modo
dicta victus ratione licet. Atque in aliis refectionibus
ventriculus egregie prae caeteris non afficitur, in propoſito
autem affectu morbus eſt ipſius ventriculi, tempore vero
totum corpus, parum probe nutritum macrescit. Conſen-
taneum igitur eſt exquiſitiorem hos victus rationem requirere propter concoctionis imbecillitatem. Caeterum quum
meliores ſunt effecti, transferendi ſenſim ſunt ad renutri-
toriam refectoriamque vocatam victus rationem. Id ſiet ſi
pluribus et frictionibus et geſtationibus quam ante utemur.
Mutanda vero interea eſt et ciborum tum qualitas tum
quantitas ſic ut tum plures cibi tum valentiores quam prius

καὶ τοῦ χρόνου δὲ προϊόντος, ὅταν ἤδη πλησίον ἥκωσι τῆς
ὑγιεινῆς καταστάσεως, ἀποχωρῆσαι πτισάνης καὶ γάλακτος·
ἔτι δὲ τῶν ἐκ χόνδρου ῥοφημάτων ἐπὶ τὰ συνήθη προσάγον-
τας σιτία· εἶτα καὶ τοὺς ἰχθύας ἀφελεῖν, εἰ μὴ δι᾽ ἔθους εἶεν,
ἐπὶ τοῖς πτηνοῖς διαιτωμένους· ἐδωδῆς τε χοιρείων κρεῶν,
ἄρξασθαι μὲν ἀπὸ ποδὸς ἐν πτισάνῃ καθεψημένου· μετὰ
ταῦτα δὲ καὶ ὁ κωλὴν ἂν ληφθείη καλῶς, ἔπειτα ἤδη καὶ
τἆλλα μόρια· τὸ μὲν πρῶτον ἱερείου νέου καὶ, εἰ χειμὼν εἴη,
πρὸ μιᾶς ἡμέρας ἐσφαγμένου· τὸ γὰρ ἕωλον εὐπεπτότερόν
ἐστι τοῦ προσφάτου. θέρους δ᾽ ἀρκεῖ τεθύσθαι μὲν ἕωθεν
τὸ ἱερεῖον, ἐσθίεσθαι δὲ περὶ δυσμὰς ἡλίου· πειρατέον γὰρ
ἄχρι παντὸς μὲν διαφυλάττειν ὃ παρηνέσαμεν ἐν τοῖς ἔμπροσθεν, ἡνίκ᾽ εἰς ἑσπέραν ἠξιοῦμεν, δίδοσθαι τὴν ἰσχυροτέραν
τροφὴν, οὐ μικρῶν ἀγαθῶν ἀπολαβόντων τῶν οὕτω διαιτω-
μένων· γνώσῃ δ᾽ ἐπισκεψάμενος ἀκριβέστερον· ἄμεινον γὰρ
ἐπ᾽ ἀρχὴν ἀναγαγεῖν τὸν λόγον. ἐπειδὴ δέονται μὲν οἱ οὕτως
ἔχοντες ὅτι πλείστου τοῦ θρέψαντος, οὐ δύνανται δὲ πέττειν
οὐδὲ τὰ μέτρια, κατὰ βραχὺ καὶ πολλάκις ἄμεινον αὐτοῖς

exhibeantur. Ac tempore procedente cum ad fanitatis
ftatum prope ventum jam eft, feponenda funt ptifana et
lac, praeterea forbitio ex alica ac ad confuetos veniendum; poft etiam pisces detrahendi, nifi in confuetudine
fuerunt ac volatilibus cibandum, tum fuillas carnes effe a
pedibus in ptifana elixis incipient; poft vero etiam imum
crus recte fumant, ab hoc etiam reliquas partes, primum
quidem juvenis porcelli, qui fi hiems fit, etiam pridie jugu-
letur; nam hefternum quam recens necatum facilius concoquitur. Aeftate fat fuerit, fi mane immolatus porcellus fit,
ac circa folis occafum comedatur; nam quod in fuperioribus fuafimus, quum valentius alimentum vefperi exhibendum cenfuimus, id femper obfervare ftudebimus, utique
non leve percepturis commodum iis, qui ita cibabuntur,
quod fane diligentius infpiciens agnosces; fatius enim eft
a principio rem coepiffe. Quoniam qui ita fe habent plurimo nutrimento indigent, nequeunt autem vel mediocria concoquere, paulatim hos et faepius cibare melius fuerit. At-

διδόναι. διὰ τοῦτο οὖν οὐ μόνον ἅπαξ οὐχ οἷόν τ᾽ ἐστὶ τρέφειν αὐτοὺς ἱκανῶς, ἀλλ᾽ οὐδὲ δὶς, ἕως ἂν ὦσιν ἰσχνότατοι·
καὶ διὰ ταύτην τὴν αἰτίαν εἴωθα τρὶς αὐτοὺς τρέφειν. ὅταν
μέντοι βελτίους ἑαυτῶν ἐναργῶς ἤδη φαίνονται γεγονότες,
ἀρκεῖ καὶ δὶς αὐτοὺς τρέφειν. τοσαύτην οὖν εὔλογον εἶναι
αὐτοῦ τὴν πρώτην τροφήν, ὡς ἀκριβῶς ἅπασαν πεπέφθαι
πρὶν ἢ τὴν δευτέραν λαμβάνεσθαι. τοῦτο δὲ οὐχ οἷόν τε ταῖς
ἰσχυροτέραις ὑπάρξαι. ληπτέον οὖν ἀσθενῆ τὴν πρώτην, ὡς
πεφθῆναί τε τάχιστα καὶ ὑπελθεῖν αὐτῆς τὸ περίττωμα καὶ
κενῇ καὶ καθαρᾷ τῇ γαστρὶ τὴν δευτέραν δοθῆναι τροφήν.
ἀλλ᾽ ἐπεὶ μὴ μόνον ἡσυχία καὶ ὕπνος, ἀλλὰ καὶ χρόνος μα-
κρότερος ἐκδέχεται τὴν ταύτης οἰκονομίαν, εὔλογον ὅσα τῶν
σιτίων ἰσχυρότερα κατὰ τοῦτον μάλιστα δίδοσθαι τὸν καιρόν. ἀμέλει καὶ οἱ ἀθλοῦντες οὕτω πράττουσιν ἅπαντες, οὐ
λόγου μόνον ἐξευρόντος αὐτοῖς τινος, ἀλλὰ καὶ τῆς πολυχρονίου πείρας μαρτυρούσης. καὶ μέντοι καὶ ὅπερ ἐκεῖνοι πράττουσιν, οὐδὲν χεῖρόν ἐστι καὶ τοὺς ἀναληπτικῶς ἀγομένους
ποιεῖν καὶ μὴ πίνειν ἐπὶ τῷ δείπνῳ παραυτίκα, πρὶν πεφ-

que idcirco fieri non poteſt ut femel eos cibaſſe fit fatis,
fed nec bis, quoad fint gracillimi, atque hac de caufa ego
ter eos cibare fum folitus.   Verum quando jam manifeſte
meliores facti apparent, etiam bis nutriviſſe fit fatis.   Ergo
tantam exhiberi primam cibationem eſt rationale, quanta
priusquam fecunda fumatur, tota prorfus erit concocta.   Id
contingere valentiori alimento non poteſt.   Quare primum
leve ac imbecillum fumendum his eſt, quo concoquatur celerrime et excrementum ejus discedat, et vacuus priusque
ventriculus fecundum excipiat.   At quoniam non folum quies
et fomnus, fed et longius tempus hujus naturalem admini-
ſtrationem excipit, rationabile eſt ut valentiores cibi hoc
maxime tempore offerantur.   Itaque etiam athletae omnes
fic faciunt, qui eum ufum non folum aliqua ratione invene-
runt, fed etiam longa experientia comprobarunt.   Sed
etiam et quod illi faciunt nihil mali fit, fi ii qui convalec-
centium victu utuntur etiam faciant ut illico poſt coenam

Ed. Chart. X. [165, 166.] Ed. Baſ. IV. (111, 112.)

Θῆναι τὴν τροφήν· ἐμπλέει γὰρ τὰ σιτία πινόντων, ὡς μὴ
ψαύειν αὐτῶν τὸ τῆς γαστρὸς σῶμα, μέσης ἱσταμένης τῆς
ὑγρότητος. εἰ δὲ διψώδεις εἶεν, ἀπέχειν μὲν αὐτοὺς τὸ πάμπαν ἀνιαρόν τε ἅμα καὶ ἀλυσιτελές· [166] ὀλίγον δὲ δοτέον
ὡς παραμυθήσασθαι τὴν ἀνίαν καὶ πραῦναι τὸ δίψος. ἐπειδὰν δὲ πέψωσι τὴν (112) τροφὴν, ἐπιτρέπειν αὐτάρκως
πιεῖν· ἀναδίδοται γὰρ οὕτω πραξάντων τάχιστα. μετὰ δὲ
τὸν ὕπνον, ἕωθεν μὲν ἀποπατήσαντα καὶ βραχύ τι περιπατήσαντα τρῖψαι συμμέτρως. ἡ δὲ σύμμετρος ἐπὶ τούτων
τρίψις ἐστὶν, ὡς θερμῆναι τὸ σῶμα· κἄπειτα αἰώραις χρη-
στέον· εἶτ᾽ αὖθις λουτέον τε καὶ τριπτέον ἐντὸς τοῦ μέσου
τῆς ἡμέρας, ἢ πάντως γε περὶ τὸ μέσον ὡς ἱκανὸν γίγνεσθαι
τὸ πρὸς τὴν ἑσπέραν διάστημα. τὸ δ᾽ ὅτι καὶ τῶν οἴκων ἐν
οἷς ὁ ἀναλαμβανόμενος διαιτᾶται φροντιστέον ἐστὶν ἐν τοῖς
μάλιστα, ὅπως μὴ ψυχρότεροι τοῦ προσήκοντος ἢ θερμότε-
ροι γενηθῶσιν, οὐδὲν δέομαι λέγειν· ὅσα τ᾽ ἄλλα τοιαῦτα
δυνατὸν ἑαυτῷ τινα χωρὶς ἡμῶν εὑρίσκειν, οὐ μόνον ἐκ τῶν
ἐνταῦθα λελεγμένων ὁρμώμενον, ἀλλὰ καὶ ἐκ τῆς ὑγιεινῆς

non bibant antequam cibus fuerit concoctus, fiquidem innatant cibi fi bibant, ita ut eos ventriculi corpus propter in-
terpoſitum humorem non contingat. Verum fi fitibundi fuerint, prohibere eos in totum, ut grave eſt, ita nec expediens;
ſed tantillum indulgendum quod et moleſtiam ſoletur et ſitim levet.   Poſtea vero quam nutrimentum concoxerint,
abunde bibere ſunt ſinendi; nam celerrime, ſi ita faciant, per
corpus diſtribuitur.   Mane vero poſt ſomnum, quum dejece-
rint et paulum inambulaverint, modice ſunt fricandi.   Eſt
autem commoderata his frictio quae fit quoad corpus incaleat, mox geſtationibus utendum, dein rurſus tum lavandi
ſunt tum fricandi, intra meridiem aut plane circa ipſum
meridiem, quo idoneum ad veſperam ſpatium interveniat.
Quod autem et de domibus in quibus convalescens nutritur,
habenda in primis cura fit, potiſſimum ne frigidiores calidio-
resve juſto fint, ſupervacuum dicere arbitror, pari modo
et de aliis ejus generis quae invenire ſibi quisque ſine noſtra
opera poteſt, doctus videlicet non ſolum ex his quae hic, ſed

492 ΓΑΛΗΝΟΥ ΘΕΡΑΠΕΥΤ. ΜΕΘΟΔΟΥ

Ed. Chart. X. [166.]   Ed. Baf. IV. (112.)

πραγματείας. ἔστι γὰρ ἡ ἀναληπτικὴ δίαιτα μέση τῆς ὑγιεινῆς
τε καὶ θεραπευτικῆς. ὥστε ἐκ τῶν καθ᾽ ἑκατέραν λεγομένων
οὐδὲν ἔτι χαλεπὸν ἑαυτῷ τινα τὸ μέσον ἐξευρίσκειν. τά τε
γὰρ ἄλλα καὶ οὐχ ἓν εἶδος ἅπασι διαίτης ἐν ἔθει· τοῖς μὲν
γὰρ ἅπαξ, τοῖς δὲ δὶς σιτεῖσθαι, καὶ τοῖς μὲν θᾶττον, τοῖς δ᾽
εἰς ἑσπέραν ἄρχεσθαι τῆς προσφορᾶς ἔθος ἐστί. καὶ δὴ καὶ
τὰ ἐσθιόμενα τοῖς μὲν ἰχθύες εἰσὶ τὸ πλεῖστον ἢ ὅλως τὰ ἐκ
τῆς θαλάττης, τοῖς δὲ λάχανα μᾶλλον ἢ ὅλως τὰ ἐκ κήπων
τοῖς δὲ ὀπῶραι, τοῖς δὲ ὄσπρια, τοῖς δὲ ἀκρόδρυα, τοῖς δὲ
κρέα τετραπόδων ζώων, ἄλλοις ἄλλα, τοῖς δὲ ὀρνίθων, ἄλλων
ἄλλοις καὶ ταῦτα. καὶ δὴ καὶ τυρῷ καὶ γάλακτι χρῶνταί
τινες, οἱ πλεῖστοι μὲν αἰγῶν τοὐπίπαν ἢ βοῶν, ἔνιοι δὲ καὶ
ἑτέραν τινῶν. καὶ πίνουσιν οἱ μὲν θερμὸν, οἱ δὲ ψυχρόν·
καὶ οἶνον ἢ πολὺν, ἢ ὀλίγον, ἢ οὐδόλως, ἢ τοῖον, ἢ τοῖον.
εἰς ταῦτ᾽ οὖν ἐπανάγειν ἕκαστον εἰς ἅπερ εἴθισται. γέγραπται δὲ καὶ περὶ ἔθους ἀκριβέστερον ἰδίᾳ καὶ νῦν ἀρκεῖ τό

etiam quae in opere de fanitate tuenda funt dicta. Eſt namque *convaleſcentium* victus ratio quaedam media inter eam
quae fanorum propria eſt et quae aegrotantium. Quare difficile non eſt ex iis quae de utraque funt prodita ut per
fe ipfum quis mediam inveniat. Nam ficut nec aliarum
rerum, ita nec victus una omnibus fpecies in confuetudine
eſt, quum aliis femel effe, aliis bis et aliis citius, aliis ad
vefperam incepiffe cibum moris fit. Jam cibus ipfe aliis
piscis ut plurimum eſt, aut denique aliquid ex mari, aliis
olera magis aut omnino hortenfia, aliis poma, aliis legu-
mina, aliis nuces; *aliis aliud quippiam,* aliis quadrupe-
dum carnes, atque harum aliis aliae, aliis avium, idque
aliis aliarum. Quin etiam cafeo et lacte utuntur nonnulli,
plurimi quidem in univerfum caprarum vel boum, quidam
vero et aliorum animalium. Bibunt quoque alii calidum,
alii frigidum, et vinum vel copiofum vel parvum vel omnino nullum, vel hoc genus vel illud. Ad ea igitur reducendus quisque eſt quibus infuevit. Scriptum autem diligentius de confuetudine feorfum eſt. Nunc illud dixiffe
abunde fit, non modo in analeptica victus ratione, fed

BIBΛION H.   493

Ed. Chart. X. [166.]   Ed. Baf. IV. (112.)

γε τοσοῦτον εἰπεῖν, ὡς οὐ μόνον ἐπὶ τῆς ἀναληπτικῆς διαίτης, ἀλλὰ καὶ κατὰ τὰς νόσους παμπόλλην μοῖραν εἰς ὕλης
τροφῆς καὶ φαρμάκου ἔκλεξιν ἐκ τῶν ἐθῶν ἐστι λαβεῖν. ὁ
μὲν γὰρ λόγος ὅλου τοῦ γένους ὑπαγορευτικώτερός ἐστι·
τὰς δὲ ὕλας ἔκ τε τῶν ἄλλων ὧν εἶπον, ἀτὰρ οὐχ ἥκιστα καὶ
ἐκ τῶν ἐθῶν ληπτέον. ἐπιβλέπειν δὲ καὶ τὰς τῶν φύσεων
ἰδιότητας. οἶδα γοῦν τινας, εἰ διὰ τῆς νυκτὸς ὁτιοῦν ἀναγ-
κασθεῖεν ἐγρηγορικὸν διαπράξασθαι, μηκέτι κοιμηθῆναι δυναμένους. ἐκείνοις οὖν οὐ χρὴ συμβουλεύειν ἐν τῇ νυκτὶ πίνειν,
μή πως δι᾿ αὐτὸ τοῦτο περιπεσόντες ἀγρυπνίᾳ βλαβῶσι τὰ
μέγιστα· ξηραίνει γὰρ ὅλου τοῦ σώματος τὴν ἕξιν ἡ ἀγρυπνία καὶ διὰ τοῦτό ἐστι βλαβερωτάτη τοῖς κατὰ ξηρότητα
νοσοῦσιν. ἔνιοι δὲ εἰ γεύσαιντο πτισάνης, αὐτίκα ναυτιῶ-
σιν· ἐνίοις δ᾿ ὀξύνεται ῥᾳδίως. ὅτι δὲ καὶ τὰ βόεια κρέα
πέπτουσί τινες ῥᾳδίως, ἕν τι τῶν τεθρυλημένων ἐστί· καὶ
ὡς ἄλλοι πρὸς ἄλλα βρώματά τε καὶ πόματα διάκεινται εὖ
τε καὶ κακῶς. οὐ μόνον δ᾿ ἐκ τούτων, ἀλλὰ κἀκ τῶν ὡρῶν
τε καὶ χωρῶν εὐπορία τῆς ὕλης τῶν διαιτημάτων γίγνεται. καὶ ἤδη πολλοῖς τῶν πρὸ ἐμοῦ πρεσβυτέρων γέγραπται

etiam in morbis permultam partem ad materiae alimenti
medicamentique electionem ex confuetudine fumi. Ratio
enim totum genus magis praecipit, materia cum ex aliis quae
retuli, tum vero ex confuetudine non minime eſt fumenda.
Sed et naturarum inſpiciendae ſunt proprietates; novi enim
quosdam qui ſi quod vigilantium opus nocte obire fuiſſent
coacti, dormire praeterea non poterant. Illis igitur ut
noctu bibant confulendum non eſt, ne videlicet ea occaſione
vigilare coacti maximam inde noxam fentiant; ſiccat namque totum corporis habitum vigilia, eoque infeſtiſſima eſt
ex ſiccitate laborantibus. Sunt et qui, ſi ptiſanam guſtent,
protinus nauſeant, eadem in quibusdam facile acescit. Eſſe
vero aliquos qui facile carnem bubulam concoquant, jam
unum ex publice jactatis eſt, praeterea alios eſſe qui ad
alios cibos potusque recte ſe aut non recte habeant. Non
ſolum autem ex his materiae quae ad victum pertinet copia
fuggeritur, fed etiam ex regione et tempore. Scriptaque jam

ταῦτα· διὸ κᾀγὼ παρατρέχω μὲν τὰ τοιαῦτα, μόνον ἀναμιμνήσκων αὐτῶν, ὑπὲρ τοῦ μηδὲν παραλείπεσθαι. τὸ παραλε-
λειμμένον δὲ τοῖς νεωτέροις ἰατροῖς ἅπασιν ἐπέξειμι, τὸ τὰς
διαθέσεις τῶν σωμάτων θεραπεύειν μεθόδῳ τῶν παλαιῶν,
ὡς εἶπον καὶ πρόσθεν, ἀρξαμένων μὲν καλῶς, οὐ συντελεσάν-
των δὲ τὴν μέθοδον. ἀλλ᾽ ἐπὶ τὸ προκείμενον ἰτέον αὖθις.
αἱ ξηραὶ δυσκρασίαι τῶν σωμάτων αὐτῶν ἁψάμεναι τῶν στερεῶν, [167] εἰ μὲν περί τι μόριον συσταῖεν, ὥσπερ ὑπόκειται
νῦν κατὰ τὴν γαστέρα, τελέως οὐκ ἄν ποτε θεραπευθεῖεν,
οὐδ᾽ ἐπανέλθοιεν εἰς τὴν πρὸ τοῦ νοσῆσαι διάθεσιν. ἀλλ᾽
ὅπερ εἴωθε λέγεσθαι συνήθως ὑπ᾽ αὐτοῦ τοῦ πράγματος
διδαχθεῖσι τοῖς πολλοῖς, ὡς ἡ νόσος ἐκάκωσε τὴν γαστέρα
καὶ ἀσθενῆ παρεσκεύασεν εἰς τὸν ἔπειτα βίον, ἐπὶ ταῖς τοιαύταις μάλιστα συμπίπτει δυσκρασίαις. γέροντος γὰρ οὗτοι
ἴσχουσι γαστέρα πρὶν γηρᾶσαι· διὸ καὶ βλάπτονται ῥᾳδίως
ὑπὸ σμικρῶν αἰτιῶν, ὥσπερ οἱ γέροντες, καὶ πέττειν οὐ δύνανται καλῶς· ἐξ οὗ συμβαίνει καὶ τὸ σύμπαν αὐτοῖς σῶμα

haec funt a multis veteribus, qui me praecefferunt, quo
minus ego iftis infiftu, qui ideo tantum ea commemoro, ne
quid videlicet fit omiffum. Quod vero ab omnibus junioribus medicis eft omiffum, id perfequar, nempe quemadmodum affectus corporum methodo curentur, eam methodum
veteres, ut ante dixi, probe inchoarunt, nemo tamen eorum ipfam abfolvit. Verum rurfus ad propofitum redeundum. Siccae intemperies ubi folida ipfa corpora contigerunt, fiquidem in una quapiam parte confiftant, veluti nunc
in ventriculo propofitum eft, nunquam ad perfectionem fanabuntur, nec in eum ftatum qui ante morbum fuit rever-
tentur. Sed quod dici in confuetudine vulgo folet, re ipfa
edocto, id talibus maxime intemperantiis accidit, morbum
ventriculum corripuiffe et in reliquam vitam imbecillum
reddidiffe. Nam fenum ii ventriculum obtinent priusquam
confenuerint; quo fit ut facile ex levibus laedantur caufis,
perinde ac fenes, nec probe concoquere poffint, quo evenit
ut etiam totum his corpus deterius fe habeat. Ita vero et

χεῖρον ἴσχειν· οὕτως δὲ κᾂν ἄλλο τι πάθωσι μόριον, ἂν δὲ
καὶ τὴν καρδίαν αὐτὴν, ἐν τάχει μαραίνονται· καὶ καλεῖ τὸν
τοιοῦτον μαρασμὸν ὁ Φίλιππος ἐκ νόσου γῆρας. οὗτος μὲν
οὖν ὁ μαρασμὸς ἐπὶ θάνατον ἄγει συντόμως· ἐφεξῆς δὲ καὶ
ὁ ἀπὸ τοῦ ἥπατος ἀρξάμενος· εἶθ᾽ ὁ ἀπὸ τῆς γαστρός· οἱ
δ᾽ ἐπ᾽ ἄλλοις μορίοις εἰς τοσοῦτον χρονιώτεροι εἰς ὅσον
ἕκαστον αὐτῶν ἀκυρώτερόν ἐστι τῶν εἰρημένων. εἰ δὲ βραχύ
τι τὸ τῆς καρδίας σῶμα ξηρανθείη, ταχύγηροι μὲν γίγνονται,
διαρκοῦσι δ᾽ εἰς ἔτη πλείω τῶν ἰσχυρῶς βλαβέντων. μετὰ
ταῦτα δ᾽ ἐφ᾽ ἥπατι καὶ γαστρὶ, καθάπερ εἴρηται, κᾀπὶ τοῖς
ἄλλοις ἅπασιν ἀνάλογον. ἀλλ᾽ ἥ γε δίαιτα κατὰ γένος ἡ αὐτὴ
καὶ ταύτῃ τῇ ξηρότητι καὶ τῇ τὴν ὑγρότητα μόνην ἐκδαπα-
νώσῃ, τὴν τρέφουσαν τὰ στερεά· καὶ πρὸς ταύταις γέ τοι
τῇ τρίτῃ ῥηθείσῃ ξηρότητι κατὰ τὸν ἔμπροσθεν λόγον. εὐιατοτάτη δὲ πασῶν ἐστιν ἡ τετάρτη, καθ᾽ ἣν αἱ φλέβες ἐκκε-
νοῦνται τῶν χυμῶν. καὶ μᾶλλον ὡς ψυχρότης ἕξεως ἡ
τοιαύτη θεραπεύεται διάθεσις ἥπερ ὡς ξηρότης· καὶ ἵνα
σαφέστερον εἴπω, τὸ μὲν τῆς ψύξεως ἐπικρατεῖ καὶ ὁ κίν-

fi alia quavis afficiantur parte, quod fi etiam cor morbus
corripiat, celeriter marcescunt, vocatque marasmum ejusmodi Philippus ex morbo fenium. Is igitur marasmus brevi
ad mortem ducit, proxime huic qui a jecinore eft inceptus,
mox qui a ventriculo, qui ab aliis partibus ortum habet,
tanto fane tardius quanto quaelibet harum minoris eft prae-
ftantiae quam illae. Si vero leviter cordis corpus ficcatum
fit, fenescunt quidem celeriter, fed plures annos trahunt
quam qui vehementer funt laefi. Poftea vero et in jecinore et ventriculo, ceu dictum eft, ac in reliquis omnibus ad
proportionem. At victus ratio eadem genere eft tum in
hac ficcitate tum in illa quae folam eam humiditatem ab-
fumit, quae folidas nutrit; praeterea etiam in tertia quam
fupra memoravimus ficcitate. Facillima vero omnium fanatu quarta eft, in qua venae funt humoribus inanitae. Imo
talis affectus ut frigiditas habitus magis curatur, quam ut
ficcitas, vel, ut clarius loquar, frigiditatis affectus exfuperat,

δυνος κατὰ τοῦτο. δευτέρα δ' ἐστὶν ἡ ξηρότης, ὅθεν καὶ ἡ
ἴασις ἑτοίμη τε καὶ ταχίστη. δύο γὰρ ἡμέραις εἴ τις αὐτοὺς
διαιτήσειε πεφυλαγμένως θερμαίνων τε ἅμα τὰ μέτρια καὶ
ἀνατρέφων ἀσφαλῶς, εὐθέως τῇ τρίτῃ προσίενται δίαιταν
ἁδροτέραν ἀβλαβῶς· καὶ πολὺ δὴ μᾶλλον τῇ τετάρτῃ καὶ τῇ
πέμπτῃ. καὶ τοῦτο ἄρα ἦν τὸ ὑφ' Ἱπποκράτους λεγόμενον,
τὰ ἐν πολλῷ χρόνῳ λεπτυνόμενα νωθρῶς ἐπανατρέφειν, τὰ
ἐν ὀλίγῳ ὀλίγως.

Κεφ. ζ΄. Ἰστέον δ' ὅτι ταῖς ξηρότησι τῶν στερεῶν σωμάτων ψύξις ἐξ ἀνάγκης ἀκολουθεῖ χρονιζούσαις. διαμένειν γὰρ
αὐτὴ καθ' ἑαυτὴν ἡ ξηρότης, ἀμέμπτου τῆς κατὰ τὸ θερμὸν
καὶ ψυχρὸν ἀντιθέσεως ὑπαρχούσης, οὐ δύναται. τάχιστα γὰρ
ἐπὶ ταῖς ἀτροφίαις ἀποψύχεται τὰ μόρια, διότι καὶ ἡ θρέψις
αὐτοῖς ἐστιν ἐκ θερμοῦ χυμοῦ τοῦ αἵματος. ἀλλ' ὅπερ ἐν
ἀρχῇ λέλεκται, ξηρότητος ἴασιν ἐποιησάμεθα νῦν ἐξ ἀρχῆς τε
συστάσης μόνης ἄχρι πλείστου τε μηδεμίαν ἀξιόλογον ἀκολουθοῦσαν ἐχούσης ψύξιν. ἑξῆς ἄν οὖν εἴη μιγνύειν αὐτῇ
ψύξιν ἐναργῆ μὲν ἔχουσαν τὰ γνωρίσματα, μὴ μέντοι με-

periculumque in ea eſt. Siccitas ſecundum locum obtinet,
unde et ſanatio tum prompta tum celerrima. Siquidem, ſi
biduo quis victus rationem his caute exhibeat, modice calefaciens et tuto nutriens, ſtatim in tertio pleniorem victum
citra noxam admittunt, multoque id magis in quarto et
quinto. Atque hoc ſane erat quod Hippocrates praecipit,
quae multo tempore extenuata corpora ſunt, ea ſegniter
reficere oportet, quae brevi pauco.

Cap. VII. Sciendum eſt ſolidorum corporum ſicci-
tatibus, ſi perdurent, ſuccedere neceſſario frigiditatem. Nam
permanere ſiccitas ipſa per ſe, non mutata oppoſitione quae
ex calido et frigido conſiſtit, non poteſt. Celerrime enim ex
nutriendi defectu refrigerantur partes, propterea quod ex
calido ſucco ſanguinis nutriuntur. Sed quod inter initia
dictum eſt, nunc ſiccitatis curationem exequuti ſumus, et
quae ab initio ſola eſt contracta, et quam nulla diutiſſime
ſequuta eſt notabilis frigiditas. Ergo proximum fuerit frigiditatem illi copulare quae evidentes quidem habeat notas,

Ed. Chart. X. [167. 168.]   Ed. Baf. IV. (112. 113.)

γάλα. ἔσται τοίνυν ὁ σκοπὸς τῆς θεραπείας οὐκέθ᾽ ἁπλοῦς,
ὡς ὁ καὶ πρόσθεν· οὐ γὰρ ὑγραίνειν μόνον, ἀλλὰ καὶ θερμαίνειν δεήσει. προσέχειν οὖν ἀκριβῶς ταῖς ὕλαις τῶν βοηθημάτων μή τι λάθωμεν ἡμᾶς αὐτούς, ἐπιπλέκοντές τι τῶν
ἄγαν θερμαινόντων τοῖς ὑγραίνουσιν· ὑπάρχει γὰρ τούτοις
τὸ ξηραῖνον ἰσχυρῶς. ἀλλὰ καὶ τὸ ποσὸν τῆς βλάβης ἐν ἑκατέρᾳ δυσκρασίᾳ πρὸς τὴν [168] τῆς ὕλης εὕρεσιν ἱκανὸν ἔσται
ποδηγεῖν· οἷον αὐτίκα μεγίστης μὲν ξηρότητος ἴασιν ἄρτι
πέπαυμαι γράφων· αἱ μέτριαι δὲ τῆς οὕτως ἀκριβοῦς οὐ
δέονται διαίτης, ὅτι μηδὲ τὰ τῆς (113) δυνάμεως ἐπ᾽ αὐτῶν
ἐσχάτως καταπέπτωκεν. οὐδὲ γὰρ οὐδὲ δι᾽ ἄλλο τι χαλεπὸν
γίγνεται θεραπεῦσαι καλῶς ἰσχυρὰν ξηρότητα σώματος ἢ
ὅτι χρῄζει μὲν ἀναθρέψεως, ἡ τροφὴ δ᾽ οὐ πέφυκεν ἑαυτὴν
προσφύειν, ἀλλ᾽ αὐτοῦ δεῖται τοῦ τρεφομένου δημιουργοῦν-
τος αὐτήν, ὅπερ ἐστὶν ἄτονον. ὅταν οὖν ᾖ μετρίως τοῦτο
ξηρὸν, ἅτε μηδὲ τῆς δυνάμεως ἐσχάτως καταπεπτωκυίας,
ἁδρότερόν τε διαιτᾶν ἐγχωρεῖ καὶ κίνδυνος οὐδεὶς ἁμαρτεῖν
τοῦ μέτρου. διὰ τοῦτο καὶ ἡμεῖς ἐπὶ τὴν χαλεπωτάτην δυσ-

caeterum magna non fit. Erit itaque curationis fcopus non
fimplex, ut et prius, quum non modo humectare oportuerit,
fed etiam ut calefacere. Quare intendendum accurate eft
ad praefidiorum materiam, necubi imprudentes humectantibus nimium calefacientia adjungamus; his enim vehementer ficcandi vis fubeft. Jam vero quantitas noxae in utraque intemperie ad materiae inventionem poteft viam oftendere, ut jamjam maximae quidem ficcitatis fanationem modo
perfcripfimus; modice vero adeo accurata victus ratione non
indigent, quandoquidem nec vires ipfis funditus funt collap-
fae. Etenim nulla alia de caufa difficilis redditur validae
ficcitatis in corpore commoda curatio quam quod refici
quidem corpus poftulat, cibus vero per fe coalefcere cum
eo non poteft, fed ejus quod nutritur operam qua praeparetur requirit, quod eft imbecillum. Ergo quum id modice
ficcum fuerit, propterea quod vires non penitus concide-
runt, uberius cibare licet, nec periculum eft ullum ne a
modo aberres. Quo magis ipfi de difficillima intemperie

κρασίαν τὸν λόγον ἀγαγόντες ἐγυμνάσαμεν τοὺς φιλομαθεῖς
ἐπ' αὐτῆς ὡς ἐπὶ παραδείγματος· ἐντεῦθεν γὰρ ὁρμηθέντες
αὐτοὶ ἐξευρήσουσιν ὕλας ἐπιτηδείας εἰς ἐπανόρθωσιν ξηροτή-
των μετρίων. ὑποκείσθω δὲ καὶ νῦν ἔτι παραπλησία μὲν ἡ
ξηρότης τῇ πρόσθεν, ἐζεύχθω δ' αὐτῇ ψυχρότης. εἰς τοσοῦτον οὖν ἐπιμίξομεν τοῖς ἔμπροσθεν εἰρημένοις τὴν τῶν θερ-
μαίνοντων ὕλην εἰς ὅσον ἔψυκται τὸ μόριον. ὑποκείσθω
δὴ πρῶτον ἐψῦχθαι μετρίως αὐτό· προσθήσομεν οὖν τοῖς
εἰρημένοις ὀλίγον ἔμπροσθεν, ἐν μὲν τῇ τοῦ γάλακτος χρήσει
τὸ μέλι πλέον, ἐν δὲ τῇ τοῦ οἴνου τὸν αὐτὸν μὲν τῷ γένει
δώσομεν, ἧττον δ' ὑδαρῆ τοῦ πρόσθεν, ἐτῶν δὲ πλειόνων.
ἀλλὰ καὶ αὐτὰ τὰ ἐδέσματα σύμπαντα θερμότερα δοτέον οὐ
ταῖς φυσικαῖς κράσεσι μόνον, ἀλλὰ καὶ ταῖς προσφάτοις
ποιότησι. καὶ ναρδίνῳ μύρῳ συνεχῶς ἐπαλειπτέον τὴν κοιλίαν ὡς μηδέποτε γενέσθαι ξηράν. εἰ δὲ τοῦτο μὴ παρείη, τὸ
μαστίχινον ἱκανόν· ἀλλὰ καὶ ὁποβαλσάμῳ χρίσομεν αὐτήν,
αὐτῷ τε καθ' ἑαυτὸ καὶ μιγνύντες τοῖς προειρημένοις. καὶ εἰ
μᾶλλον ἐθέλοιμεν ἔχεσθαι τοῦ χρωτὸς αὐτά, καὶ κηροῦ τι

differere inftituimus, ac in ea veluti exemplo ftudiofos exercuimus; hinc namque orfi ipfimet ad mediocres ficcita-
tes corrigendas idoneam materiam invenient. Proponatur
autem nunc ficcitas quidem fimilis priori, copuleturque ei
frigiditas. Ergo calefacientis materiae admiscendum jam
dictis tantum erit quantum pars ad frigus inclinavit. Proponamus igitur eam primum modice refrigeratam, ergo iis
quae paulo ante retulimus, in lactis quidem ufu mel uberius adjicietur. Vinum vero quod quidem ad genus fpectat
idem, caeterum quod minus aquofum quam prius et plurium annorum fit dabimus. Quin etiam efculenta omnia
calidiora exhibebimus idque non naturalibus modo ipforum
temperamentis, verum etiam recentibus qualitatibus. Nardino praeterea ungendus affidue venter eft fic ut nunquam
remaneat ficcus. Sin id unguentum non adfit, maftichinum
fatisfecerit, fed et opobalfamo eum perungas, tum ipfo per
fe, tum vero cum jam dictis mixto. Quod fi corpori ea
magis adhaerere ftudebis, etiam cerae aliquid admiscebis.

BIBΛION H. 499

Ed. Chart. X. [168.]   Ed. Baf. IV. (113.)

προσμίξομεν. εἰ δὲ καὶ τὸ περιέχον εἴη ψυχρὸν. ἔριον βρέξαν-
τες ἐπιθήσομεν. ἀλλὰ καὶ τὴν Χίαν μαστίχην ἐν ὀποβαλσάμῳ
λειώσαντες, ἢ μύρῳ ναρδίνῳ, κᾆπειτα ἔριον δεύσαντες ἐπιθήσομεν τῇ γαστρί. κάλλιον δὲ τὸ δευόμενον ἀρίστην εἶναι
πορφύραν οἵα πέρ ἐστιν ἡ Τυρία· στύφειν τε γὰρ χρὴ μετρίως αὐτὴν, ἐμπλάττειν τε τοῦ δέρματος τοὺς πόρους. τὰ
μὲν γὰρ ἀραιοῦντα καὶ χαλῶντα διαφορεῖ τε ἅμα καὶ τοῖς
ἔξωθεν προσπίπτουσι ψυχροῖς εὐάλωτα παρασκευάζει τα
μόρια· τὰ δ᾽ ἐπὶ πλέον στύφοντα ξηραίνει. ὅθεν οὔτε δια-
φορητικῆς εἶναι προσήκει δυνάμεως τὸ θερμαῖνον φάρμακον
τὰ οὕτως διακείμενα σώματα καὶ μὴ πολλὴν ἔχειν ἐπιμεμιγμέ-
νην στύψιν. ἀναμνήσθητι γὰρ ὧν ἐπί τε τῶν ἀῤῥώστων
ἐθεάσω κἂν ταῖς περὶ τῶν φαρμάκων πραγματείαις ἐδιδάχ-
θης, ὡς κατὰ μὲν τὴν ἑαυτῆς δύναμιν ἡ στρυφνὴ ποιότης
ψύχει τε καὶ ξηραίνει· ξυμμιγνυμένη δέ τινι τῶν ἰσχυρῶς θερμαινόντων τὸ συγκείμενον ἐξ ἀμφοῖν ἧττον μὲν ἐργάζεται
θατέρου θερμαῖνον, οὐχ ἧττον δ᾽ ἑκατέρου ξηραῖνον. ἐναν-

Si vero jam aër ambiens fit frigidus, lanam ex his imbutam
impones. Quin etiam Chiam maftichen in opobalfamo aut
nardino unguento liquans lanam inde madentem ventriculo
impones. Sane utilius fuerit fi quod madefacies, etiam
optima fit purpura, qualis eft Tyria; nam et adftringi ipfum
modice et cutis ejus meatus obftrui expedit. Siquidem quae
rarefaciunt et laxant, ea tum discutiunt fimul tum partes
frigidis extrinfecus advenientibus obnoxias reddunt; quae
vero valentius adftringunt, ea ficcant. Unde neque discu-
tientis effe facultatis decet medicamentum ita affecta corpora
calefaciens, nec multum habere adftrictionem immixtam
Memineris enim velim tum eorum quae in aegris es contemplatus, tum quae in opere de medicamentis es edoctus,
acerbam qualitatem fua quidem ipfius facultate et refrigerare
et ficcare, quod fi cui valide calefacientium fit admixta, quod
ex ambobus compofitum eft, minus quidem in calefaciendi
munere efficere quam alterum, ficcando vero non minus
quam utrumque. Maxime contraria faciunt iis, *quae prae-*

500 ΓΑΛΗΝΟΤ ΘΕΡΑΠΕΤΤ. ΜΕΘΟΔΟΤ

Ed. Chart. X. [168. 169]   Ed. Baſ. IV. (113.)
τιώτατα δὲ τούτων οἱ νῦν ἰατροὶ διαπράττονται, ξηρῷ καὶ
ἀτρόφῳ μορίῳ πολλάκις ἐπιτιθέντες ἐκ θερμῆς καὶ στρυφνῆς
ὕλης σύνθετον φάρμακον. ἔστι δὲ οὐδὲν τῶν στρυφνῶν μετρίως στῦφον, ὅθεν οὐδὲ ξηραίνει μετρίως· ἀφεκτέον οὖν
ἐστιν αὐτῶν ἐπὶ τῶν προκειμένων διαθέσεων. εἰ δὲ καὶ ἡ
ψύξις εἴη πολλὴ μετὰ τῆς κατὰ ξηρότητα δυσκρασίας, ὡς
ἀναγκάζειν ἐπὶ πλέον θερμαίνειν, πρῶτον μὲν ἀναμιμνήσκου
τοῦ τῆς δυσκρασίας εἴδους· ἐδείχθη γὰρ ἁπάντων χαλεπώ-
τατον· ὥστε δυσεπανόρθωτον αὐτὸ γίνωσκε καὶ πολλῆς ἀκριβείας δεόμενον. [169] ἀπέχεσθαι δὲ ὁμοίως τῶν ἰσχυρῶς θερμῶν καὶ στρυφνῶν πειρῶ, ἐλπίζων ἐν χρόνῳ πλείονι διὰ
τῶν ἀσφαλεστέρων ἰᾶσθαι τὴν διάθεσιν. ἀσφαλέστεραι δέ
εἰσιν αὗται, αὖθις γὰρ εἰπεῖν ὑπὲρ τῶν ὄντως ἀναγκαίων
ἄμεινον, ἐν ναρδίνῳ μύρῳ λειώσας μαστίχην Χίαν ὡς λιπα-
ρωτάτην, ἀναλαμβάνων πορφύρᾳ χρῶ. μιγνύναι δ᾽ ἄμεινον
εἰ παρείη καὶ τὸν ὀπὸν τοῦ βαλσάμου. διδόναι δὲ καὶ τὸ
μέλι πλέον ἅμα τῷ γάλακτι προαπηφιρσμένον, ὅπως ἧττόν

cipimus, noſtri temporis medici, qui ſiccae parti et tabe-
ſcenti compoſitum ſaepe medicamentum ex calida et acerba
materia imponunt. Eſt autem acerborum nullum modice
adſtringens, ideoque nec modice ſiccans, quo videlicet magis prohibenda ea in jam dictis affectibus ſunt. At vero ſi
cum ſiccitatis intemperie multa frigiditas ſit, ſic ut fortius
calefacere ſubigat, omnium primum intemperiei genus ad
memoriam revocabis; quippe quod omnium graviſſimum eſſe
oſtendimus, quocirca ad corrigendum quoque eſſe difficillimum, multaque ſolicitudine egere noscas. Abſtinere vero
ſimili modo a vehementer calidis et acerbis tentabis, ſperans
fore ut longiore tempore per tutiores ſanetur affectus.
Sunt porro tutiores hae, nam repetere ea quae ſunt tam neceſſaria eſt ſatius; in nardino unguento ſolves maſtichen Chiam quam pinguiſſimam, ac purpura excipiens uteris. Eritque
utilius, modo copia ejus ſit, ſi opobalſamum adjeceris. Dandum praeterea uberius cum lacte mel eſt, ſed detracta prius
ſpuma, quo et minus ſit excrementoſum et magis nutriat.

BIBΛION H. 501

Ed. Chart. X. [169.]　　　　　Ed. Baf. IV. (113.)

τε εἴη περιττωματικὸν καὶ μᾶλλον τρόφιμον. ἀλλὰ καὶ
αὐτὸ καθ᾽ ἑαυτὸ ἀφηψημένον τὸ μέλι τροφὴ καλλίστη ψυχρᾷ γαστρὶ, πολεμιώτατον δὲ τῇ θερμῇ. καὶ χρὴ μεμνῆσθαι
τούτων ἀμφοτέρων ἐν τοῖς μάλιστα, μὴ γινωσκομένων τοῖς
πλείστοις ἰατροῖς, καὶ μήθ᾽ αἱρεῖσθαί τι μέλιτος μᾶλλον ἐν
ψυχροῖς σώμασι μήτε φεύγειν ἐν θερμοῖς. ἡ μὲν δὴ πλείστη
τροφὴ τῆς τοιαύτης διαθέσεως ἔστω μὲν μέλι τὸ κάλλιστον
ἀφηψημένον ἐπ᾽ ἀνθράκων δρυΐνων, ἢ ἀμπελίνων εἰς τέλος
διακαῶν, ἀφῃρημένου παντὸς τοῦ ἀφροῦ. τὸν δ᾽ οἶνον ἀεὶ
καὶ μᾶλλον αἱρεῖσθαι παλαιότερον ὅσῳ περ ἂν ἡ ψύξις ἐπὶ
μᾶλλον κρατῇ. καὶ εἰ δεήσειεν ὅλον τὸ γένος ὑπαλλάττειν,
Ἀδριανὸν μὲν τὸ πρῶτον, εἶτ᾽ αὖθις Τιβουρτῖνον, ἤ τινα
τῶν ὁμοίων αἱρούμενον ἅπαντας παλαιοὺς μὲν, ἀλλ᾽ οὐχ
οὕτως ὥστε πικροὺς ὑπάρχειν ἤδη· ξηραίνουσι γὰρ οἱ πικροὶ,
περαιτέρω τοῦ δέοντος. ἄριστον δὲ φάρμακον ἐπὶ τῶν τοιούτων ἁπάντων ᾧ καθ᾽ ἑκάστην ἡμέραν οἱ πιττωταὶ χρῶνται. καταχρίειν οὖν αὐτῷ προσήκει τὴν γαστέρα σύμπασαν·
εἶτ᾽ ἀποσπᾶν πρὶν ψυχθῆναι· καὶ τοῦτο ἀρκεῖ ποιῆσαι δὶς

Quin etiam mel ipfum decoctum per fe optimum nutrimentum frigido ventriculo eft, ita ut calido adverfiffimum.
Atque haec ambo meminiffe in primis oportet plurimis medicis ignota. Ac neque aliquid in frigidis corporibus melle
magis expetendum, neque iu calido magis refpuendum.
Ergo plurimum huic affectui pro nutrimento mel optimum
efto, fed quod prius fuper prunas ex quercu viteve ad
fummum candentes fuerit decoctum ac prorfus defpumatum.
Vinum autem eligendum femper eft antiquum, eoque antiquius quo major fuerit frigiditas. Tum fi res poftulabit
totum genus immutandum, ac primum Adrianum, mox Tiburtinum aliudve fimilis generis eligendum, vetera quidem
omnia, caeterum non adeo ut amara jam fint; ficcant enim
quae amara funt immodice. Sane optimum medicamentum
talibus omnibus fit quo picatores quotidie utuntur. Ergo
illinere eo totum ventrem conveniet, ac poft avelli priusquam refrigeretur, atque hoc fi bis uno die deinceps fece-

ἐφεξῆς ἐν ἡμέρᾳ μιᾷ· πλεονάκις δ᾽ οὐ χρή· διαφορήσεις γὰρ
οὕτως, οὐ πληρώσεις αἵματος χρηστοῦ τὸ μόριον· ἡμεῖς δὲ
οὐ διαφορεῖν τὸ περιεχόμενον, ἀλλ᾽ ἐκ τῶν πλησίον ἐπισπᾶσθαι βουλόμεθα. τοῦτο καὶ ἐπὶ τῶν ἠτροφηκότων ἁπάντων μορίων θαυμαστὸν φάρμακον, ἥν τις ἐπίστηται μετρίως
χρῆσθαι. καὶ μέντοι καὶ τὸ θερμαίνειν τὴν γαστέρα, μὴ
ποιότητι παραύξοντα τὸ θερμὸν, ἀλλ᾽ ὅτι μάλιστα φυλάττοντα μὲν αὐτοῦ τὴν κατὰ φύσιν εὐκρασίαν, αὐξάνοντα δὲ
τὴν οὐσίαν, οὐχ ὁ φαυλότατός ἐστι τῶν ἐν ταῖς τοιαύταις
διαθέσεσι σκοπῶν. ἐργάζεται δὲ τοῦτο κατὰ μὲν τὴν δίαιταν
ἅμα τοῖς εἰρημένοις ἔμπροσθεν οἶνος μάλιστα· τῶν δ᾽ ἔξωθεν τῇ γαστρὶ προσφερομένων εὔσαρκον παιδίον συγκοιμώ-
μενον, ὡς ψαύειν ἀεὶ τῶν κατ᾽ ἐπιγάστριον. ἔνιοι δὲ καὶ
κυνίδια λιπαρὰ τῆς αὐτῆς ἕνεκα χρείας ἔχουσιν, οὐκ ἐν τῷ
νοσηλεύεσθαι μόνον, ἀλλὰ καὶ ὑγιαίνοντες. τὰ μὲν οὖν τοιαῦτα καὶ τοῖς διὰ ξηρότητα μόνην ἀτονοῦσι τὴν κοιλίαν
ἐπιτήδεια. καὶ χρὴ περὶ παντὸς ποιεῖσθαι τὸ παιδίον ἄνικμον
ἔχειν τὸν χρῶτα· τὰ γὰρ ἐφιδροῦντα διὰ νυκτὸς ψύχει μᾶλ-

ris, abunde erit, faepius autem non expedit, quod ita per
halitum discutias, non fanguine bono partem impleas, at
nos ex propinquis locis attrahere, non id quod continetur
discutere ſtudemus. Idem omnibus partibus haud nutritis
mirificum medicamentum eſt, ſi quis eo moderate ſciat uti.
Sed et calefacere ventriculum, ita ut in qualitate calorem
ejus non intendas, ſed quam maxime naturale ejus temperamentum tuearis, ac ſubſtantiam inaugeas, nec is leviſſimus eſt
in ejusmodi affectibus ſcoporum. Efficit hoc in victu ſimul
cum iis quae prius dicta ſunt maxime vinum; ex iis vero
quae ventri extrinſecus applicantur carnoſus puellus una ſic
accubans ut ſemper abdomen ejus contingat. Sunt qui
catellos pingues in hunc uſum habeant, neque id adverſa
modo valetudine, verum etiam in proſpera; tales itaque
iis qui propter ſiccitatem quoque ſolam imbecillum ventriculum habent ſunt idonei. Servandumque ante omnia eſt
ne puellus humecta ſit cute; qui enim noctu ſudore perfun-

BIBΛION H. 5o3

Ed. Chart. X. [169. 170.]   Ed. Baf. IV. (113. 114.)

λον ἢ θερμαίνει. βλάπτουσι δὲ καὶ αἱ θερμαὶ πυρίαι τὰς τοιαύτας διαθέσεις, αἱ μὲν οὖν ἅμα ξηρότητι συνιστάμεναι,
διότι τῶν ὁμοιομερῶν σωμάτων ἐκβόσκονται τὰς νοτίδας· αἱ
δὲ σὺν ὑγρότητι τῷ διαφορεῖν τε ταύτας, καὶ μάλισθ᾽ ὅταν
ἐπὶ πλέον χρησώμεθα, καὶ τῷ σφόδρα μανὸν ἐργάζεσθαι καὶ
τὸ σῶμα καὶ εὔψυκτον. περὶ μὲν οὖν ταύτης τῆς συζυγίας
τῶν δυσκρασιῶν ἱκανὰ καὶ ταῦτα.

Κεφ. η´. [170] Μιγνύσθω δ᾽ ἐφεξῆς δαψιλεῖ ξηρότητι,
καθάπερ ὑπόκειται, μὴ πάνυ πολλὴ θερμότης. ἐπὶ μὲν τῆς
τοιαύτης ὑπαλλάξεως τὴν πρώτην ἀγωγὴν φυλάξομεν, οὐχ
ὅπως αὐξάνοντες ἢ τὴν τοῦ οἴνου δύναμιν, ἢ τὸ πλῆθος τοῦ
μέλιτος, ἀλλὰ καὶ καθαιροῦντες ὡς μέλιτος μὲν μηδόλως
γεύεσθαι, τὸν δ᾽ οἶνον ἥκιστα παλαιὸν προσφέρεσθαι. χλιαρὰ
δὲ τὰ ἐδέσματα προσοίσομεν, ἃ καλεῖν ἔθος ἐστὶ τοῖς ἰατροῖς
γαλακτώδη· θέρους δ᾽ ὄντος ἃ κα(114)λοῦσι κρηναῖα· καὶ
τὴν κοιλίαν ἐπαλείψομεν ὀμφακίνῳ τε καὶ μηλίνῳ· πολὺ δὲ
δὴ μᾶλλον ἐὰν πλείων ἡ θερμότης ᾖ, τὸν οἶνον ὑδαρέστερόν
τε δώσομεν καὶ οὕτως ἔχοντα ψύξεως ὡς τὸ κρηναῖον ὕδωρ

duntur, refrigerant potius quam calefaciunt. Nocent praeterea tali affectui et calida fomenta, quae quidem ficca funt,
eo quod rorem fimilarium corporum depascunt, quae humida funt, quod hunc discutiunt, potiffimum ubi largius his
utimur, quod nimis rarum frigorique opportunum corpus
efficiunt. Ac de hac intemperierum conjugatione hactenus
fit fatis. Cap. VIII. At deinceps copiofae, ut propofitum eft,
ficcitati juncta caliditas efto non admodum multa. In ejusmodi intemperie primum curationis modum fervabimus, fed
vini vim mellisque copiam diminuentes, non folum non au-
gentes, ita ut femel prorfus non deguftetur; vinum vero ex-
hibeatur quod minime fit antiquum. Jam cibos apponemus
tepentes, quos medici lacteos vocare confueverunt; fed fi
aeftas fit, fontanos, fed et ventriculum ungemus oleo tum
omphacino tum melino, ac multo fane magis, fi pluscula caliditas fit, ipfum tum aquofius exhibemus, tum fub eo frigore quod fontis aqua per medium ver exhibet, illud

Ed. Chart. X. [170.]   Ed. Baf. IV. (114·)

ἐν ᾗρι μέσῳ, γινώσκοντες ὡς ἡ τοιαύτη διάθεσις ἀνάλογός
ἐστι πυρετῷ· ὅπερ γὰρ ἐκεῖνος ᾖ κατὰ σύμπαν τὸ ζῶον, ᾖ
κατὰ τὴν καρδίαν ἐστὶ, τοῦθ᾽ ἡ νῦν προκειμένη διάθεσις ἐν
τῇ γαστρί. καὶ ἐγὼ πρῶτον μὲν ἁπάντων οἶδά τινα θεασάμενος ἅμα τοῖς διδασκάλοις ἄνδρα τῆς καθεστώσης ἡλικίας,
ἐνοχλούμενον ἤδη μηνῶν οὐκ ὀλίγων· ἀλλ᾽ οὔτ᾽ ἐκείνων τις
ἐγίνωσκε τὴν διάθεσιν οὔτ᾽ ἐγώ· μετὰ ταῦτα δ᾽ ἀνεμνήσθην
εὑρηκὼς ἤδη τὴν θεραπευτικὴν μέθοδον, ὡς τοῦτ᾽ ἄρ᾽ ἦν
ἐκεῖνο τὸ θεωρηθέν μοι πάλαι. κάλλιον δ᾽ αὐτὸ καὶ διηγή-
σασθαι, πάντως γὰρ δή που καὶ τοὺς ἀκούσαντας ὀνήσει,
καθάπερ κἀμέ. τετταρακοντούτης μὲν ἦν ὁ ἄνθρωπος,
ἕξεως δὲ συμμέτρου κατὰ πάχος καὶ λεπτότητα κατὰ τὸν τῆς
ὑγείας χρόνον. ἐδίψα δὲ σφόδρα καὶ μισεῖν ἔφασκε τὸ θερμὸν,
ἐδίδου δ᾽ αὐτῷ οὐδεὶς ψυχρὸν ἱκανῶς λιπαροῦντι· πυρέττειν
μέντοι τοῖς ἰατροῖς οὐκ ἐδόκει· καὶ ἡ γαστὴρ ἐξέκρινε τὰ
ληφθέντα τριῶν ἢ τεττάρων ὡρῶν ὕστερον ἅμα τῷ ποτῷ.
ταῦτ᾽ ἄρα καὶ ἰσχνὸς ἦν ἤδη καὶ πλησίον ἀφῖκτο κινδύνου,

nobis perfuadentes, ejusmodi affectum febri proportione
refpondere; nam quod illa vel in toto animali vel in corpore eft, id propofitus nunc affectus in ventriculo eft. Atque
ego fcio me una cum praeceptoribus primum omnium vidiffe hominem quendam maturae aetatis non pancos jam
menfes vexatum; fed nec eorum quisquam affectum ejus
intellexit, nec etiam ego; poftea vero quum jam medendi
methodum inveniffem, venit mihi in mentem hunc utique
illum effe affectum, quem olim fueram contemplatus. Melius autem eft, eum etiam exponere, nam utilis omnino
erit iis qui audierint non fecus ac fuit mihi. Homo erat
quadragenarius, medio, dum recte valebat, craffitudinis et
gracilitatis habitu. Is vehementer fitiebat ac calidam aver-
fari fe dicebat, quum illi frigidam nemo daret, tametfi hanc
impenfe flagitabat, febricitare tamen medicis non videbatur,
et ventriculus quae fumpferat tribus aut quartuor horis
poft excernebat, fimul cum potione. Itaque gracilis jam
effectus erat, ac periculo propinquus, minime videlicet adju-

BIBΛION H.   505

Ed. Chart. X. [170.]   Ed. Baf. IV. (114.)

μηδὲν ὀνινάμενος ὑπὸ τῶν αὐστηρῶν καὶ στρυφνῶν ἐδεσμάτων τε καὶ φαρμάκων. ἐλάμβανε δὲ καὶ οἶνον αὐστηρὸν ἐπὶ
τῇ τροφῇ οὗτος ὁ ἄνθρωπος, ἅμα μὲν οὐκέτι φέρων τὸ δίψος,
ἅμα δὲ καὶ, ὡς ἔφασκεν, ἑλόμενος ἀποθανεῖν μᾶλλον ἢ ζῆν
ἀνιώμενος. ὕδατος ψυχροῦ δαψιλὲς ἀθρόως ἐπὶ τῇ τροφῇ
προσενεγκάμενος αὐτίκα μὲν ἐπαύσατο διψῶν, ἐξήμεσε δ᾽
ὀλίγον ὕστερον τὸ πλεῖστον. φρικῶδες δὲ τοὐντεῦθεν γίνεται
τὸ σύμπαν σῶμα καὶ δεῖται σκεπασμάτων πλειόνων ἀποῤῥί-
πτων ἔμπροσθεν ἅπαντα· τό τε οὖν λοιπὸν ἅπαν τῆς ἡμέρας
ἐφεξῆς τοῦτο ἔπραξε καὶ δι᾽ ὅλης νυκτὸς ἐφ᾽ ἡσυχίας ἔμει-
νεν, ἐνθάλπων ἑαυτὸν ἐπιβλήμασιν. ἐξέκρινε δ᾽ ἅπαξ ἡ
γαστὴρ αὐτῷ μετρίως συνεστῶτα διὰ μέσης νυκτός· ὥστε
οὐδὲ διψώδης ἦν ἔτι κατὰ τὴν ὑστεραίαν, εὐχρούστερός τε
μακρῷ καὶ ἰσχυρότερος ἀπείργαστο. καὶ σκέψις μὲν ἐγένετο
τοῖς ἰατροῖς εἰ λουστέον αὐτὸν, ἐνίων μὲν κελευόντων, ἐνίων
δ᾽ ἀπαγορευόντων· ἐκράτει δὲ ἡ τοῦ λούειν δόξα. καὶ τοίνυν
λουσάμενος εὐφόρως, μετρίως τε διῃτήθη καὶ κρεῖττον ἢ
κατὰ τὴν προτεραίαν ἔπεψεν ἡ γαστήρ. ἐμέμψατο δὲ τὴν

tus ab aufteris acerbisque tum cibis tum medicamentis.
Sumebat vero et poft cibum aufterum vinum is homo, quum
nec ultra fitim toleraret, ac, ut ajebat, mori mallet quam
in cruciatu vivere. Aquam frigidam fimul multam fuper
cibum hauriens protinus fitire deftitit, paulo vero poft plurimum evomuit. Abhinc horrorem in toto corpore fenfit,
pluraque operimenta poposcit, quum prius omnia abjiceret,
tunc igitur reliquum totum diem quo id fecit noctemque
totam in quiete egit, cooperimentis fe fovens. Venter vero
circa mediam noctem femel excrevit quae mediocriter erant
coacta; itaque nec fiticulofus praeterea erat poftero die,
tum coloratior multo tum firmior eft effectus. Ac delibe-
rant jam medici an hominem lavare expediret, alii quidem
fuadentes, alli diffuadentes, vicit autem fententia eorum qui
lavare *fuaferunt.* Itaque etiam lavatus citra offenfam eft,
ac modico cibatus, tum melius ei quam pridie venter concoxit. Queftus autem eft quod difficulter transglutiret,

κατάποσιν ως δυσχερῆ καὶ πᾶσιν ἐδόκει διὰ τὸν ἔμετον
ἀήθως γενόμενον ἐσπαράχθαι τε καὶ κάμνειν τὸν στόμαχον,
ὡς δὲ καὶ τῶν ἑξῆς ἡμερῶν ἔμενε τὸ σύμπτωμα, δῆλον ἐγίγνετο πᾶσιν ἡμῖν ὡς ἡ μὲν γαστὴρ ἐθεραπεύθη τὴν ἀτονίαν,
ὁ στόμαχος δὲ ἐψύχθη. καὶ οὐδὲν ἄρα θαυμαστὸν ἦν εἰς
συμμετρίαν μὲν ἐπανελθεῖν τῇ πόσει τὸ ὑπερτεθερμασμένον,
ψυχθῆναι δὲ τὸ μετρίως θερμόν. [171] οὐ μὴν οὐδὲ ἠδυνήθη
τις αὐτοῦ θεραπεῦσαι τὸν στόμαχον, ἀλλ᾽ ἕτερον ἀνθ᾽ ἑτέρου
κακὸν ἀνταλλαξάμενος ἐτελεύτα τῷ χρόνῳ. ἄλλον δὲ τοιοῦτον ἔτεσιν ὕστερον οὐκ ὀλίγοις ἐθεασάμην, ἤδη διαγινώσκειν
εἰδὼς ἁπάσας τῆς γαστρὸς τὰς δυσκρασίας, ἐδόκει μοι δὴ
ψύχειν ἀγωνιστικώτερον εὐθέως πρὶν ἐπὶ πλέον λεπτυνθέντα
παραπλήσιόν τι τῷ πρόσθεν ἐπὶ τῇ ψύξει παθεῖν. ἀσφαλέστερον οὖν ἐφαίνετό μοι τὴν πρώτην ἀποπειραθῆναι τῶν
κατὰ τὸ ὑποχόνδριον ἐπιτιθεμένων ψυκτηρίων φαρμάκων.
καὶ οὕτω πράξαντος ἠλαττώθη μὲν τὸ καῦμα τῆς κοιλίας,
ἀνέπνει δὲ τοῖς στενάζουσιν ὁμοίως ὁ ἄνθρωπος, ὡς μόλις
κινῶν ὅλον τὸν θώρακα. καὶ μέντοι καὶ αὐτὸς ἀνερωτώμε-

vifumque omnibus eft propter vomitum, qui praeter confuetudinem inciderat, vellicatam illi gulam fuifle ac proinde
male habere.   Caeterum ut etiam fequutis diebus fymptoma
permanfit, conftabat nobis omnibus ventriculi imbecillitatem
efle fanatam, gulam autem efle perfrigeratam.   Nec fane
mirandum erat, fi potione illa quod immodice calefactum
erat, ad fymmetriam eft reverfum et quod mediocriter cale-
bat, fuifle refrigeratum.   Caeterum gulam ejus nemo potuit
fanare, fed vitio in vitium mutato tandem mortuus eft.   Alium
vero huic fimilem non paucis annis poft vidi, quum omnem
ventriculi intemperiem dignoscere jam poflem, vifum igitur
eft mihi ftatim majore conatu refrigerandum efle priusquam
homo magis extenuatus fimile quippiam priori ex refrigeratione pateretur.   Tutius igitur vifum eft primum, refrigerantia medicamenta quae praecordiis imponuntur experiri.
Quo ita facto aeftus fane ventriculi eft remiflus, caeterum
homo fufpiranti fimiliter refpirabat, tanquam aegre totum

BIBΛION H. 507

Ed. Chart. X. [171.]   Ed. Baf. IV. (114.)

νος ὡμολόγει τοιούτου τινὸς αἰσθάνεσθαι παθήματος. ἔγνων οὖν ἐψῦχθαι τὰς φρένας αὐτῷ· καὶ διὰ τοῦτο ἀποῤῥί-
ψας τὰ ψυκτήρια, κατήντλουν ἐλαίῳ θερμῷ. τάχιστα δὲ τῆς
ἀναπνοῆς ἀπολαβούσης τὸν κατὰ φύσιν ῥυθμὸν, ἐπαυσάμην
μὲν τῆς αἰονήσεως, ἔγνων δὲ μετρίως αὐτὸν ψύχειν ἐν χρόνῳ
πλείονι. τά τε οὖν ἔξωθεν ἐπιτιθέμενα κάτω μᾶλλον ἐπε-
τίθην ἀποχωρῶν τοῦ διαφράγματος, ὡς ἐπὶ τὸν ὀμφαλόν·
ἅπαντά τε τὰ ἐσθιόμενα καὶ τὰ πινόμενα πλὴν τοῦ γάλακτος ἐδίδων ψυχρὰ, παραπλησίως ὕδατι κρηναίῳ. καὶ οὕτως
ἐν χρόνῳ πλείονι κατέστη, μηδὲν τῶν ἄλλων βλαβείς. ἰστέον
δέ σοι καὶ τοῦτο πρὸ πάντων, ὡς ἐπειδὰν μὲν ἰσχυρῶς ἀλλοιωθῇ κατ᾽ ἀμφοτέρας τὰς ποιότητας ὁτιοῦν μόριον, ἀπόλλυται τὸ ἔργον αὐτοῦ σύμπαν. οὐ ῥᾴδιον δὲ οὐδὲ τὸ οὕτω
διατεθὲν ἐπανελθεῖν εἰς τὸ κατὰ φύσιν. ἐπειδὰν δὲ ἡ ἑτέρα
μόνη ποιότης ἐπὶ πλέον ὑπαλλαχθῇ, καθάπερ νῦν ὑπεθέμεθα
τὴν ξηρότητα, τῶν δ᾽ ἄλλων τις ᾖ μετρία, δυνατὸν ἰάσασθαι
τὸν οὕτω διακείμενον ἄνθρωπον.

thoracem moveret.   Quin ipfe quoque interrogatus talem
quampiam fentire fe affectionem fatebatur.   Adverti itaque
illi transverfum feptum refrigeratum effe, proindeque abjectis refrigeratoriis fovi locum oleo calido.   Quum autem
refpiratio ftatim naturalem motus fui ordinem recepiffet a
fovendo deftiti, ftatui autem hominem longiore fpatio moderate refrigerare.   Ergo et quae extrinfecus refrigeratoria
applicui infra magis impofui, a fepto umbilicum verfus re-
cedens, et cibum potionemque omnem, excepto lacte, fub
fontanae aquae frigiditate exhibui.   Atque ita longiore fpatio
fanatus eft, nusquam alibi offenfus.   Scire tamen illud ante
omnia debebis, ubi valide in ambabus qualitatibus immu-
tata pars quaevis eft, omnem ejus actionem perire, nec
facile quod fic eft affectum, ad fuam naturam reverti
poffe.   Ubi vero altera tantum qualitas plusculum im-
mutata eft, veluti nunc ficcitatem finximus, reliquarum
autem aliqua mediocriter fe habet, utique qui ita affectus eft
fanari poteft.

508 ΓΑΛΗΝΟΥ ΘΕΡΑΠΕΥΤ. ΜΕΘΟΔΟΥ

Ed. Chart. X. [171.]   Ed. Baf. IV. (114.)

Κεφ. θ'. Ὑποκείσθω δὴ πάλιν ἐπικρατεῖν μὲν τὴν
θερμὴν δυσκρασίαν, μίγνυσθαι δ᾽ αὐτῇ ποτὲ μὲν ὑγρότητα,
ποτὲ δὲ ξηρότητα, μετρίαν ἑκατέραν, καὶ προτέραν γε τὴν
ὑγρότητα. τὴν τοιαύτην δυσκρασίαν ἀδεέστερον ὕδατι θεραπεύσομεν ψυχρῷ διὰ τὸ μὴ βλάπτεσθαι πρὸς αὐτοῦ τὰ γειτ-
νιῶντα μετρίως διακείμενα. κατὰ γὰρ τὰς ξηρὰς διαθέσεις
ἀναγκαῖόν ἐστιν οὐ τὰ πλησιάζοντα μόνον, ἀλλὰ τὸ σύμπαν
ἰσχνότερον γενέσθαι τὸ σῶμα· τῆς κοιλίας δ᾽ αὐτῆς μηδέπω
κατεξηρασμένης, ὡς ὑπόκειται νῦν, οὐδὲ τὸ σύμπαν σῶμα
λεπτύνεσθαι δυνατόν· ὥστε οὐδὲ βλάπτεσθαι τῇ πόσει τοῦ
ψυχροῦ. εἰ δ᾽ οὕτω ποτὲ ἰσχυρὰ δυσκρασία θερμότητος εἴη
κατὰ τὴν κοιλίαν ὡς μέχρι τῆς καρδίας ἐξικνεῖσθαι, πυρέττειν
ἀνάγκη τὸν ἄνθρωπον· ὥστε καὶ τὸν κίνδυνον ὀξύτερον εἰκὸς
ἕπεσθαι ταῖς τοιαύταις δυσκρασίαις· ἡ δ᾽ ἴασις ἡ αὐτὴ μὲν
κατὰ γένος, εἰρήσεται δὲ αὖθις ἐν ταῖς θεραπείαις τῶν πυρετῶν. ἡ δὲ μετὰ ξηρότητος θερμότης τοῖς αὐτοῖς μὲν ὑπάγε-
ται κατὰ γένος, οὐ μὴν ὁμοίως γε ἀδεὴς τῶν ψυχόντων ἡ
χρῆσίς ἐστι, δι᾽ ἃς εἶπον αἰτίας. ἡ δὲ ὑγρὰ δυσκρασία καὶ

Cap. IX. Proponamus itaque rurfus exfuperare intemperiem calidam, huic autem adjunctam effe modo humiditatem, modo ficcitatem, fed mediocrem utramque ac prius
humiditatem. Hanc intemperiem minore metu aqua frigida
curabimus, quando minime ex ea laedentur vicinae partes,
quae mediocriter fe habeant. Nam in ficcis affectibus neceffe eft, non ea modo quae proxima funt, fed etiam totum
corpus gracilius reddi, ventriculo autem ipfo nondum fic-
cato, ut nunc eft propofitum, nec totum attenuatum effe
corpus poteft, quare nec frigidae potu laedi. Si vero adeo
vehemens caloris intemperies ventriculi fuerit ut usque ad
cor ipfum perveniat, febricitare hominem neceffe eft, proindeque ejusmodi intemperiem gravius periculum infequi,
fanatio tamen genere eadem eft; tradetur autem poftea ubi
de febrium curatione differetur. Qui autem cum ficcitate
conjunctus calor eft, eadem genere remedia poscit, caeterum non adeo fecurus eft refrigerantium ufus propter eas
quas retuli caufas. Humida vero intemperies five fola con-

μόνη συστᾶσα πασῶν ἐστιν εὐιατοτάτη καὶ μετὰ θερμότητος
ἢ ψυχρότητος ἐπιπλεκομένη. καὶ διότι γε συνεχῶς αἱ τρεῖς
αὗται δυσκρασίαι καταλαμβάνουσι τὴν γαστέρα καί εἰσιν
ἰαθῆναι ῥᾷσται, τὴν θεραπείαν δὲ ἀεὶ τούτων ἔχοντες ἐν
μνήμῃ, πάντες οἱ χωρὶς μεθόδου θεραπεύοντες τὰς νόσους
ἐπὶ τὰς ἄλλας, ὡς εἴρηται, μεταφέρουσιν ἀγνοοῦντες ὅτι
πλείους εἰσίν. [172] ἔστι δὲ δήπου τῆς μὲν ὑγρᾶς δυσκρασίας μόνης συνισταμένης βοηθήματα τὰ ξηραίνοντα τῶν
ἐδεσμάτων, ἄνευ τοῦ θερμαίνειν ἢ ψύχειν ἰσχυρῶς· ἔτι τε
πρὸς τούτοις ἔνδεια τῶν συνηθῶν ποτῶν· τῶν δὲ μετὰ θερμότητος ἢ στυφόντων ἐδεσμάτων καὶ ποτῶν χρῆσις· ἔστω
δὲ καὶ ταῦτα χωρὶς τοῦ θερμαίνειν αὐστηρά, καὶ μὲν δὴ καὶ
τὸ ψυχρὸν ποτὸν ἐπιτήδειον αὐτοῖς. τῆς δὲ μετὰ ψύξεως
ὑγρᾶς δυσκρασίας ἄριστα μὲν ἰάματα τὰ δριμέα σύμπαντα·
μιγνύσθω δ' αὐτοῖς καὶ τὰ στρυφνὰ χωρὶς τοῦ ψύχειν σαφῶς. ἄριστον δ' ἴαμα καὶ τούτοις ὀλίγιστον πόμα καὶ τοῦτό
τις τῶν θερμαινόντων ἰσχυρῶς οἴνων· εὔδηλον δὲ καὶ ὡς
ὁ τοιοῦτος οὐδὲ νέος ἐστίν. ἀνάλογον δὲ τοῖς ἐσθιομένοις

fiftat, five cum calore frigoreve conjuncta fit, omnium
facillime curatur. Et quoniam tres hae intemperies cre-
berrime ventriculum affligunt funtque curatu facillimae,
harum curationem femper in memoria habent quicunque
absque methodo morbis medentur, ac ad alias eam intemperies, ut dictum eft, transferunt, ignorantes videlicet plures effe. Sunt autem ipfius humidae intemperiei quum fola
confiftit remedia cibi qui citra valentem calefactionem re-
frigerationemve ficcent; praeterea confuetae potionis parcitas, ejus autem quae cum caliditate conjuncta eft, adftringentium et ciborum et potionum ufus, fint autem et hi
aufteri fine calefactione, quin et frigida potio eis eft con-
veniens. At intemperiei quae cum frigiditate humida eft
conjuncta optima praefidia funt acria omnia, quibus admi-
fceri debebunt acerba, fed citra manifeftum frigus fint. Optimum eft et his praefidium exigua potio, atque ea vini cujusquam infigniter calentis, conftat autem id minime novum
effe. Ad proportionem vero eorum quae comefta et bibita

καὶ πινομένοις (115) καὶ τἄλλα ἔστω σύμπαντα τὰ ἔξωθεν
προσαγόμενα.

Κεφ. ί. Ἐπεὶ δὲ καὶ περὶ τούτων αὐτάρκως εἴρηται,
πάλιν ἐπ᾽ ἀρχὴν τὸν λόγον ἀναγαγόντες, ἀθροίσωμεν αὐτοῦ
τὰ κεφάλαια. τὴν μὲν οὖν θερμὴν δυσκρασίαν ψυκτέον ἐστί,
τὴν δὲ ψυχρὰν θερμαντέον· οὕτω δὲ καὶ τὴν μὲν ὑγρὰν ξηραντέον, τὴν δὲ ξηρὰν ὑγραντέον. εἰ δὲ κατὰ συζυγίαν τινὰ
εἴη γεγενημένη, μιγνύειν ἀμφοτέρους τοὺς σκοποὺς, τὴν μὲν
ὑγρὰν καὶ θερμὴν ξηραίνοντας καὶ ψύχοντας, τὴν δ᾽ ὑγρὰν
καὶ ψυχρὰν ξηραίνοντας καὶ θερμαίνοντας· οὕτως δὲ καὶ
ξηρὰν καὶ θερμὴν ὑγραίνοντας καὶ ψύχοντας, τὴν δὲ ψυχρὰν καὶ ξηρὰν ὑγραίνοντας καὶ θερμαίνοντας. ἁπασῶν δὲ
χειρίστην ἰστέον εἶναι τῶν μὲν ἁπλῶν τὴν ξηρὰν, τῶν δὲ
συνθέτων τὴν ξηράν τε ἅμα καὶ ψυχράν. ἐν τούτῳ μὲν ἡμῖν
τέλος ἐχέτω τὰ περὶ τῆς δυσκρασίας τῆς γαστρὸς, ἄνευ περιττῆς τινος ἔξωθεν ὑγρότητος.

Κεφ. ιά. Ἑξῆς δ᾽ ἐπὶ τὰς διά τι τοιοῦτο γιγνομένας
ἴωμεν τῷ λόγῳ. πολλάκις μὲν οὖν ἐν αὐτῷ τῷ κύτει τῆς

funt, etiam reliqua omnia quae foris applicantur adhiberi
debebunt.

Cap. X.   At quoniam de his abunde tractatum eſt,
repetito rurſus ſermonis initio, capita ejus colligamus. Calida ergo intemperies refrigeranda eſt, frigida vero calefacienda, ſimiliter humida ſiccanda et ſicca humectanda. Quod
ſi per copulationem aliquam duarum qualitatum intemperies
conſiſtat, miscendi amborum ſcopi ſunt, ac quae humida
calidaque eſt ſiccanda et refrigeranda, quae vero humida et
frigida ſiccanda ac calefacienda, ad eundem modum ſicca
et frigida humectanda ac calefacienda, ſicca vero et calida humectanda et refrigeranda. Scire vero licet omnium
harum peſſimam eſſe inter ſimplices ſiccam, in compoſitis
ſiccam ſimul et frigidam. Atque hoc loco finem habeant
ventriculi intemperies, quas ſcilicet extrinſecus nullus alit
ſupervacuus humor.

Cap. XI.   Deinceps ad eas quae ex ejusmodi quapiam occaſione fiunt ſtilum convertam. Saepe igitur in ipſa

κοιλίας τι περιεχόμενον ύγρον ήτοι θερμαίνειν, ή ψύχειν, ή
ύγραίνειν, ή ξηραίνειν αυτήν πεφυκός, ή κατα συζυγίαν τινα
τούτων ποιεῖν· ένίοτε δ᾽ εἰς αυτους τους χιτῶνας, ὡς ἂν
εἴποι τις, ἀναπεπωμένον, ἢ ἐμπεπλασμένον ἐργάζεται την
δυσκρασίαν. ἡ μὲν οὖν προτέρα διάθεσις εἰ μὲν ἅπαξ συσταίη, δι᾽ ἐμέτων ἐκκαθαρθεῖσα καθίσταται ῥᾳδίως· εἰ δ᾽
αὖθις καὶ αὖθις ἐξ ἑτέρου τινὸς ἢ ἑτέρων ἐπιῤῥέοι μορίων,
ἀκριβοῦς δεῖται τῆς διαγνώσεως. ἡ θεραπεία δ᾽ εὐθέως ἐπακολουθήσει τῇ γνώσει τῆς ποιούσης αἰτίας. ἐλέχθη γὰρ ἡμῖν
ἐν ἄλλοις τέ τισι κἂν ταῖς τῶν πυρετῶν διαφοραῖς ὡς
ἐπιῤῥεῖ πολλάκις ἐξ ἑτέρων μορίων ἑτέροις, ἡ περιουσία· καθάπερ, εἰ οὕτως ἔτυχε, τῶν κατα την κεφαλην τοῖς ὀφθαλμοῖς. ἔνθα χρη τα πέμποντα θεραπεύοντα μόρια μόνου τοῦ
τόνου προνοεῖσθαι τῶν ὀφθαλμῶν, ὡς μη ῥᾳδίως δέχοιντο
μηδὲν τῶν ἐπιῤῥεόντων αὐτοῖς. οὕτως οὖν χρη καὶ ἐπὶ τῆς
κοιλίας εὑρόντα το πέμπον τα περιττα σύμπασαν μὲν ἐκείνῳ
προσάγειν την θεραπείαν, τῆς γαστρος δὲ προνοεῖσθαι τοσοῦ-

cavitate ventriculi contentus humor, qui aut calefaciendi
aut perfrigerandi aut humectandi aut ficcandi, aut etiam
horum aliqua per conjugationem efficiendi naturam obtinet,
intemperiem creat; interdum vero et in ipfas ventriculi
tunicas, ut ita dicam, imbibitus five impactus. Ergo prior
affectus fi femel conftiterit, per vomitum expurgatus facile
quiescit. Sin rurfus ex alia quapiam vel aliis partibus
confluit, diligenter dignosci indiget. Curatio vero poft effectricis caufae cognitionem ftatim fe exhibet. Dictum enim
nobis eft tum alibi tum vero in iis quae de differentiis
febrium fcripfimus, confluere nonnunquam ex aliis in alias
partes id quod in his redundat, veluti, fi ita fors tulerit,
ex capite ad oculos. Quo cafu oportet curata ea parte
quae transmittit, duntaxat firmitati profpicere oculorum,
quo videlicet eorum quae ad fefe confluunt minus prompte
quicquam admittant. Ita igitur et in ventriculi affectu oportet, ubi quod fupervacuum transmittit inveneris, omnem
huc curationem conferre, de ventriculo autem tantifper effe

τον μόνον, ὡς μὴ ῥᾳδίως δέχοιτο τὰ ἐπιῤῥέοντα. γένοιτο δ᾽
ἂν, οἶμαι, τοῦτο κατὰ διττὸν τρόπον· ἕνα μὲν τὸν κοινὸν
ἁπάντων ῥευμάτων, ἀναστέλλεται γὰρ ὑπὸ τῶν στυφόντων·
ἕτερον δὲ καὶ τοῦτον κοινὸν ἁπάντων τῶν εἰς εὐεξίαν ἀγομένων μορίων ὑπὸ τῆς ἐν τῇ κράσει συμμετρίας. [173] ἐπισκέπτεσθαι τοιγαροῦν ὅλον μὲν τὸ σῶμα πρότερον χρὴ, εἰ περιττωματικὸν ἢ πληθωρικὸν ὂν ἐπιπέμπει ῥεῦμα τῇ γαστρί·
δεύτερον δ᾽, εἰ μὴ τοῦτο φαίνοιτο, τὸ καθ᾽ ἓν ἕκαστον τῶν
μορίων σκοπεῖσθαι. κατὰ μὲν δὴ τὴν τοῦ παντὸς σώματος
ἐπίσκεψιν ἔμαθες μὲν καὶ τὰ τοῦ πλήθους καὶ τὰ τῶν περιττωμάτων γνωρίσματα διά τε τῆς ὑγιεινῆς πραγματείας καὶ
τοῦ περὶ πλήθους βιβλίου. προσεπισκέπτου δ᾽ αὐτοῖς καὶ
τάδε· πρῶτον μὲν ἐπὶ γυναικῶν, εἰ μὴ καθαίρονται κατὰ
φύσιν· ἑξῆς δ᾽ ἐπ᾽ ἀνδρῶν, εἰ ἡ συνήθης ἔκκρισις ἐπέσχηται.
πολλοῖς μὲν γὰρ αἱμοῤῥοῒς εἴθισται τὸ περιττὸν ἐκκενοῦν·
ἐνίοις δ᾽ αἱμοῤῥαγίαι διὰ ῥινῶν, ἢ ἔμετος, ἤ τι κατ᾽ ἄλλον
τινὰ τόπον ἐν ὡρισμέναις περιόδοις ἀποστομούμενον ἀγγεῖον·
οἶδα γοῦν ἐν στόματι καὶ φάρυγγι πολλοῖς τοῦθ᾽ ὑπάρχον.

folicitum, ne quae confluant prompte recipiat. Id duplici,
ut arbitror, ratione fiet, una omnium fluxionum communi,
quippe quae ab adftringentibus repelluntur; altera vero et
ipfa omnium partium quae ad bonam habitudinem reducun-
tur communi, nempe ex ipfarum temperiei fymmetria.
Ergo primum infpiciendum totum corpus eft, an excre-
mentofum, an plethoricum, fluxionem ventriculo immittat;
fecundo, fi id non videatur, fingulae partes expendendae.
Atque in toto quidem corpore aeftimando tum plenitudinis
tum excrementorum notas et ex opere de fanitate tuenda
et ex libro de plenitudine didicifti. Super has tamen illa
quoque aeftimabis, primum quidem in mulieribus, an naturaliter non purgentur; mox in viris, an excretio aliqua
confueta his retenta fit. Plerisque haemorrhoides vacuare
fuperflua confueverunt. Aliis profluens e naribus fanguis
aut vomitus, aut alio quopiam modo in certis periodis vas
aliquod reclufum; novi enim tum in ore tum in faucibus

ἔστι δ᾽ οἷς καὶ διὰ γαστρὸς αἵματος ἔκκρισις ἀνὰ χρόνον
γίγνεται, καὶ μάλισθ᾽ ὅσοι γυμνασίων ἰσχυρῶν ἀποστάντες
οὐκ ἀπέστησαν τῆς ἔμπροσθεν διαίτης, ἤ τι κῶλον ὅλον ἀφῃ-
ρέθησαν, ὡς ἐδήλωσε καὶ ὁ Ἱπποκράτης. ἐνίοις δὲ καὶ διάρ-
ροιαι καὶ χολέραι διὰ χρόνων τινῶν γιγνόμεναι κενοῦσιν
ἅπαντος τοῦ σώματος τὴν περιουσίαν. ἐπὶ δὲ τοῖσδε σκεπτέον ὁποίᾳ τινὶ κέχρηται διαίτῃ· πότερον ἀπεψίαις πλείοσιν,
ἢ πλησμοναῖς, ἐν ἀργῷ βίῳ καὶ μάλιστα παρὰ τὸ ἔθος, ἢ
τοὐναντίον. εἶθ᾽ ἑξῆς ἐπισκεπτέον εἰ μέλος ἄλλο τοῦ σώματος ἐνοχλούμενον ἐν περιόδοις τισὶ χρόνων οὐκ ἐνοχλεῖται
νῦν. ἐνίοις μὲν γὰρ ἀρθρῖτις, ἢ ἰσχιὰς, ἢ ποδάγρα· κεφα-
λαία δ᾽ ἄλλοις, ἢ εἰς ὀφθαλμοὺς ἢ εἰς ὦτα κατασκῆπτον
ῥεῦμα μετέστη νῦν εἰς τὴν γαστέρα. πολλοῖς δὲ καὶ κατάρ-
ροι καὶ κόρυζαι συνεχῶς γινόμεναι μεθίστανται κατά τινα
χρόνον εἰς τὰ κατὰ τὴν γαστέρα χωρία. ταῦτ᾽ οὖν ἅπαντα
κατασκεψάμενος, εἰ μὲν ἐξ ἀκυρωτέρων ἡ μετάστασις εἴη γεγενημένη, πρὸς ἐκεῖνα πάλιν ἀντισπάσεις τὸ περιττεῦον· εἰ δ᾽

id multis contingere.　Non defunt quibus et per ventriculum fanguinis expulfio certo tempore fiat, ac potiffimum iis
qui quum vehementem exercitationem depofuerunt, a priore
tamen victu non deftiterunt; aut etiam artuum toto aliquo
funt privati, veluti etiam Hippocrates declaravit. Sunt
quibus diarrhoeae et cholerae certis intervallis omnem corporis redundantiam educant. Ab his illud aeftimandum,
quanam victus ratione fit ufus, utrumne frequenti cruditati
aut fatietati inciderit, idque in ociofa vita ac praecipue praeter confuetudinem, an contra. Illud deinde perpendendum,
an aliud membrum corporis certo temporum circuitu vexari
folitum nunc non vexetur. Aliis enim articularis morbus
aut coxendicus aut podagra, aliis cephalaea aut etiam fluxio
aliqua quae in oculos vel aures procubuit, nunc migravit
ad ventriculum. Multis vero catarrhi et coryzae affidue obo-
rientes certo tempore in ventriculi loca transferuntur. Ilis
igitur omnibus confideratis, fiquidem ex minus principali-
bus translatio facta eft, quod fuperfluum eft, rurfus ad

514 ΓΑΛΗΝΟΤ ΘΕΡΑΠΕΤΤ. ΜΕΘΟΔΟΥ

Ed. Chart. X. [173.]   Ed. Baf. IV. (115.)
ἐκ κυριωτέρων, ἀμφοῖν ὁμοίως προνοήσεις τὴν ἐργαζομένην
τὸ ῥεῦμα διάθεσιν ἐκκόπτων ἀεί. γίγνοιτο δ᾽ ἂν τοῦτο πάντα
μὲν εἰς εὐεξίαν ἀγόντων ἡμῶν τὰ τοῦ σώματος μόρια, πάσας
δὲ τὰς φυσικὰς ἐκκρίσεις εὔρους ἀεὶ παρασκευαζόντων. ὅπως
δ᾽ ἄν τις ἐργάζοιτο ταῦτα διὰ τῆς ὑγιεινῆς πραγματείας
δεδήλωται. πρόδηλον δ᾽ ὅτι κἂν εἰ διὰ πληθώραν ὅλου τοῦ
σώματος ἡ γαστὴρ δέχηται ῥεῦμα, τὸ σύμπαν σῶμα κενωτέον ἐστίν. ὥσπερ γε καὶ εἰ διὰ κακοχυμίαν, ἐκείνην ἐκκαθαίρειν προσήκει, κἄπειθ᾽ οὕτως ἐπ᾽ αὐτὴν ἰέναι τὴν γαστέρα. πάντως γὰρ δήπου πλείοσιν ἡμέραις εἰς αὐτὴν ἐνη-
νεγμένων τῶν περιττῶν ἀπήλαυσέ τι τῆς μοχθηρίας αὐτῶν.
ὥστε ἐν καιρῷ χρήσαιτ᾽ ἂν ὁ οὕτω κάμνων ἀψινθίῳ ποτῷ.
δήλη δ᾽ οἶμαί σοι καὶ ἡ μετὰ ταῦτα πρόνοια μέχρι τοῦ
τὴν ἔμπροσθεν ἕξιν ἀνακτήσασθαι τῇ γαστρί. κατὰ γάρ τοι
τὴν κρᾶσιν τοῦ λυπήσαντος αὐτὴν ῥεύματος ἔστιν ὅτε δύσκρατος γενομένη τῶν ἐναντίων εἰς ἐπανόρθωσιν ἰαμάτων
δεῖται. ῥᾷστον δὲ δήπου τὴν τοιαύτην ἰάσασθαι βλάβην,

ea revelles. Sin ex principalioribus, ambobus fimul con-
fules, eum femper fubmovens affectum qui fluxionem
excitet. Fiet id fi omnes corporis partes ad bonam
habitudinem reducamus, ac omnes naturales excretiones
fluxiles femper reddamus. Haec quemadmodum efficere poffis in opere de fanitate tuenda eft praeceptum. Nec
illud latet, fi propter aequalem totius corporis plethoram ventriculus fluxione tentatur, totum corpus vacuandum effe. Simili modo fi propter cacochymiam, eam
purgandam effe atque ad ventriculum veniendum. Prorfus enim quum plures jam dies delata in eum fupervacua
fint, aliquid vitii ex malitia eorum contraxit. Itaque non
intempeftive qui ita laborat abfinthii potione utetur. Sed
nec quae poftea adhibenda providentia fit, quoad ventriculo priftinum habitum recuperaris latere arbitror. Quippe fi pro temperamento noxiae fluxionis intemperie aliquando laboret, corrigi nimirum per contraria praefidia
poftulat. Facillimum vero eft ejusmodi noxam corrigere,

BIBΛION H. 515

Ed. Chart. X. [173. 174.]   Ed. Baf. IV. (115.)

ὅταν ὀλίγων ἡμερῶν ᾖ. ὡς εἴ γε δι᾽ ἀπορίαν τῶν ἰασομένων
διαμείνῃ χρόνῳ πλείονι, ποτὲ μὲν οἱ χιτῶνες αὐτῆς ἐμπίπλαν-
ται τῆς κακοχυμίας, ἔστι δ᾽ ὅτε καὶ αὐτὸ τὸ ὁμοιομερὲς
αὐτῶν σῶμα δύσκρατον ἱκανῶς γενόμενον ὁμοίας χρῄζει
θεραπείας τῇ λελεγμένῃ πρόσθεν ἐν τῷδε τῷ λόγῳ τῶν
δυσκρασιῶν. ὑπόλοιπον οὖν ἐστι διελθεῖν ὅπως ἄν τις ἰῶτο
τὰς ἐν τοῖς χιτῶσι τῆς γαστρὸς κακοχυμίας. ἔστι δὲ ἐπιτήδεια
πρὸς τὰς τοιαύτας διαθέσεις φάρμακα [174] τῷ γένει μὲν
ἐκ τῶν καθαιρόντων μετρίως, ὡς μὴ προϊέναι τὴν δύναμιν
αὐτῶν ἀνωτέρω τῶν κατὰ γαστέρα τε καὶ τὰ ἔντερα χωρίων·
ἢ εἴπερ ἄρα πρὸς τούτοις, ἅπτεσθαι τῶν κατὰ τὸ μεσεντέριον ἀγγείων. ἐν εἴδει δὲ τὰ διὰ τῆς ἀλόης ἐστὶ κάλλιστα καὶ
αὐτὴ καθ᾽ αὑτὴν ἡ ἀλόη, μὴ παρόντων ἐκείνων. ἄπλυτος
μὲν οὖν ἱκανώτερον ἐκκενοῖ, πλυθεῖσα δὲ ἧττον μὲν καθαίρει, ῥώννυσι δὲ μᾶλλον τὴν γαστέρα. χρὴ τοίνυν ἔχειν τὴν
καλουμένην ἤδη πρὸς ἁπάντων τῶν ἰατρῶν πικρὰν, ἐσκευασ-
μένην διττῶς, ἐξ ἀπλύτου τε καὶ πεπλυμένης ἀλόης. μίγνυται δὲ αὐτῇ κινναμώμου τε καὶ ξυλοβαλσάμου καὶ ἀσάρου

ubi paucos duravit dies. Nam fi ob confilii inopiam ejus
qui curaffet longiore fpatio permanfit, aliquando tunicae
ejus malo fucco implentur, aliquando ipfa fimilaris earum
fubftantia intemperata non leviter effecta, fimilis curae indiget ei, quam prius de intemperiebus in hoc libro retulimus.
Reliquum igitur eft ut exponamus quemadmodum curari
fuccus vitiofus debeat, qui in ventriculi tunicis eft rece-
ptus. Sunt porro ad ejusmodi affectus idonea medicamenta,
genere quidem ea quae moderate purgant, fic ut eorum vis
fuper ventriculi et inteftinorum loca non ascendat, aut fi
quid ultra, vafa tantum in mefenterio contingant. Specia-
tim vero quae ex aloe *componuntur* funt aptiffima, etiam fi
illa praefto non fint, aloe ipfa per fe. Haec itaque non elota
valentius vacuat, elota purgat quidem minus, fed roborat
ventriculum magis. Expedit ergo paratam habere quam
omnes medici picran, *id eft amaram*, vocant, atque hanc
dupliciter confectam ex aloe elota et non elota. Admiscen-
tur autem horum cinnamomum et xylobalfamum et afarum

καὶ νάρδου στάχυος καὶ κρόκου καὶ Χίας μαστίχης. ἔστωσαν
δὲ ἕξ μὲν τούτων ἑκάστου δραχμαὶ, μόνης δὲ τῆς ἀλόης ἑκα-
τόν. ἄριστον δὲ τοῦτο τὸ φάρμακον εἰς τὰς τῶν χιτώνων τῆς
γαστρὸς κακοχυμίας· ἄμεινον δὲ χρῆσθαι ξηρῷ δι᾽ ὕδατος
ὅσον δυοῖν κοχλιαρίων μικρῶν τὸ πλῆθος, ὅταν γε μετρίως
καὶ μέσως αὐτῷ χρῆσθαι προαιρώμεθα· τὸ γὰρ δὴ πλεῖστον
καὶ τελεώτατον οὐ σμικρῶν δυοῖν, ἀλλὰ μεγάλων ἢ (116) πόσις, ἐν ὕδατος εὐκράτου τρισὶ κυάθοις· ἐλαχίστη δὲ δόσις
ἑνὸς κοχλιαρίου μικροῦ. χρῆσθαι δ᾽ ἐν τῷ καιρῷ τῷδε καὶ
πτισάνης χυλῷ, πρῶτον αὐτὸν ἀπὸ τοῦ βαλανείου λαμβά-
νοντα. τὸ μὲν γὰρ φάρμακον αὐτὸ κατὰ τὸν συνήθη τοῖς
καθαίρουσι διδόσθω καιρόν. ἐπ᾽ αὐτῷ δὲ περιπατήσαντα
σύμμετρα καὶ κινηθέντα μέτρια τῶν ἄλλων τῶν κατὰ τὴν
δίαιταν ὑπαλλάττειν μηδέν. ἔνιοι δ᾽ ἀποτίθενται τὸ φάρμακον, ἀναλαμβάνοντες ἀπηφρισμένῳ μέλιτι, καὶ γίνεται μὲν
οὕτω μονιμώτερον, οὐ μὴν δὲ ὁμοίως γε πρὸς τὰς ὑποκειμέ-
νας ἐν τῷ παρόντι λόγῳ διαθέσεις ἀγαθόν· ἧττον γὰρ ῥώννυσι τὴν κοιλίαν καὶ μᾶλλον ὑπάγει. γλίσχρου μέντοι φλέ-

et fpica nardi et crocus et Chia maftiche. Sunto autem horum cujusque drachmae fex, folius autem aloes drachmae
centum. Praeftantiffimum hoc medicamentum eft ad vitiofos
fuccos, qui in tunicis ventriculi habentur, utiliusque eft eo
ficco ex aqua uti duorum parvorum cochlearium menfura,
ubi mediocriter ac medio quodam modo eo uti ftudebimus,
nam maximus ejus modus ac abfolutiffimus eft duorum non
parvorum, fed magnorum potio in aquae temperatae cyathis
tribus, minimus unius parvi cochlearis. Utendum vero hoc
tempore et ptifanae cremore eft, qui primus a balneo fumetur. Nam medicamentum ipfum folito purgantium medicamentorum tempore dabitur; poft id vero ubi modice inam-
bulaverit. et modice fe moverit, de reliqua victus ratione
nihil eft immutandum. Sunt qui reponunt medicamentum
excipientes id defpumato melle, et fit quidem ita durabilius,
caeterum non perinde ad propofitos hoc loco affectus utile,
quum et minus ventriculum roboret, et magis alvum dejiciat. Verum quibus lenta pituita ventriculo eft infixa, iis

BIBΛION H. 517

Ed. Chart. X. [174.]　　　　　　　　Ed. Baf. IV. (216.)

γματος ἐμπεπλασμένου τῇ γαστρὶ δοτέον αὐτοῖς πρότερον
ὅσα τέμνει τοῦτο, κἄπειτα οὕτω καθαρτέον. εἰ δὲ καὶ πρὸς
ἔμετον ἐπιτηδείως ἔχοιεν, οὐδὲν ἂν εἴη χεῖρον ἐμεῖν ἀπὸ ῥαφανίδων δι᾽ ὀξυμέλιτος. εἰ δὲ μήτε γλίσχρος ὁ χυμὸς εἴη
μήτε παχὺς, ἀρκεῖ καὶ ὁ ἀπὸ χυλοῦ τῆς πτισάνης ἔμετος
μόνου καὶ ὁ ἀπὸ τοῦ μελικράτου· λαμβάνειν δ᾽ ἑκατέρου
πλέον ἢ ὡς ἄν τις ἔλαβεν, ἤτοι τροφῆς ἕνεκεν ἢ ὑπαγωγῆς
γαστρός. ἐπιτήδειον δὲ καὶ τὸ μελίκρατόν ἐστιν, ἀφηψημένου
καθ᾽ αὑτὸ τοῦ ἀψινθίου πίνεσθαι· καὶ γὰρ καὶ τοῦτο καλῶς
ὑπάγει κάτω τοὺς λεπτοὺς χυμοὺς, ὅσοι περ ἂν ἐν τῷ στόματι τῆς γαστρὸς αὐτῆς περιέχονται. κοινωνεῖ δὲ ὁ λόγος ὅδε
σύμπας ὁ περὶ τῆς δυσκρασίας τοῖς ὑγιεινοῖς παραγγέλμασι,
καθ᾽ ἕν τι μέρος ἑαυτοῦ τὸ τῶν ἀσθενῶν ἐνεργειῶν, οὐ γὰρ
δὴ τῶν γε ἀπολωλυιῶν, ἢ πλημμελῶς γιγνομένων· ἐκπέπτωκε
γὰρ ἐκεῖνο τελέως τῶν ὑγιεινῶν· ἡ δ᾽ ἀσθενὴς ἐνέργεια κατὰ
τὸ μᾶλλόν τε καὶ ἧττον τῆς ὑγιεινῆς ἐστι πραγματείας ἢ
τῆς θεραπευτικῆς, ὀλίγον μέν τι παραποδιζομένη τῆς ὑγιεινῆς, ἐπὶ πλέον δὲ τῆς θεραπευτικῆς. ὅρος δ᾽ ἑκατέρας τὸ

prius exhibenda funt quaecunque hanc incidant ac deinde
purgandum. Quod fi ad vomendum fint idonei, non inutile fit per radiculas ex oxymelite vomere. Si vero nec
lentus humor fit, nec craffus, abunde quoque fit a ptifanae folius cremore vomuiffe, item a mulfa, quo cafu fumendum utriusvis plus eft, quam vel nutrimenti, vel etiam de-
jectionis caufa fumeretur. Idoneum vero eft et fi mulfa, in
qua incoctum fit abfinthium bibatur; nam id quoque tenues
fuccos quicunque videlicet in ipfius ventriculi ore continetur, commode deorfum impellit. Sane communis eft totus hic
fermo, qui de intemperie agit, cum fanitatis tuendae praeceptis, ea fcilicet fui parte qua de parum firmis actionibus
difputat; non enim profecto ea qua de perditis ac vitiofe
functis agit; pars enim illa a fanitatis tuendae contemplatione plane fejuncta eft. Imbecilla vero actio, prout magis minusve talis eft, aut ad fanitatis tuendae aut ad medendi tractationem pertinet, leviter quidem impedita ad hygienem,
gravius ad therapeuticen. Discernitur utraque ex eo, quod a

τῶν συνηθῶν πράξεων ἤτοι γε ἀφίστασθαι διὰ τὸ μέγεθος
τῆς βλάβης ἢ μή.

Κεφ. ιβ'. Δέλεκται δὲ καὶ περὶ τούτων ἐν τοῖς ὑγιει-
νοῖς· καὶ χρὴ καὶ διὰ τοῦτο θᾶττον ἀφίστασθαι τοῦ λόγου,
[175] γεγραμμένης γε δὴ συμπάσης ἤδη τῆς μεθόδου, καθ᾽
ἣν χρὴ τὰς δυσκρασίας ἰᾶσθαι τῆς γαστρός, εἴτε καθ᾽ ἕξιν,
εἴτε κατὰ σχέσιν ἐν αὐτῇ γένοιντο. δῆλον δὲ ὡς καὶ μικτῇ
ποτ᾽ ἐστὶ διάθεσις ἐν τῇ γαστρὶ τῶν εἰρημένων τριῶν τῶν
ἁπλῶν· ὥστε καὶ αὐτὰ τὰ στερεὰ μόρια δυσκράτως ἔχειν
καὶ χυμοὺς μοχθηροὺς ἐμπεπλάσθαι δυσεκνίπτως τῇ γαστρὶ
καὶ κατὰ τὴν ἔνδον εὐρυχωρίαν ἑτέρους περιέχεσθαι. δύναται
μὲν γάρ ποτε καὶ τὸ πρῶτον ἅμα τῷ δευτέρῳ ῥηθέντι συ-
στῆναι· δύναται δὲ καὶ τὸ δεύτερον ἅμα τῷ τρίτῳ· καὶ αὖθίς
γε τὸ πρῶτον ἅμα τῷ τρίτῳ· καὶ πάνθ᾽ ἅμα πολλάκις. ἐφ᾽
ὧν ἀναμνησθήσῃ μὲν δήπου καὶ τῆς ἔμπροσθεν εἰρημένης
μεθόδου ἐν τοῖς περὶ τῶν ἑλκῶν λόγοις ἁπασῶν τῶν ἐπιπλεκομένων ἀλλήλαις διαθέσεων, οὐδὲν δ᾽ ἂν εἴη χεῖρον καὶ νῦν
αὐτὴν διελθεῖν. ἐπίσκεψαι γὰρ ἐν ταῖς τοιαύταις ὑπαλλάξεσι

consuetis actionibus obeundis propter noxae magnitudinem vel defiftatur vel non *defiftatur.*

Cap. XII. Dictum autem et de his eft in opere de
fanitate tuenda, quo celerius transeunda eorum tractatio
nunc eft, praefertim omni methodo qua ventris intemperies
fint curandae, jam praefcripta, five hae habitu five difpofitione ipfi inhaeferint. Clarum vero eft effe aliquando
mixtum ex tribus jam dictis fimplicibus in ventriculo affectum, ita ut et ipfae folidae partes intemperie laborent, et
pravi fucci ita ventriculo fint impacti, ut elui ex facili nequeant, et alii in interna ejus capacitate contineantur. Poteft namque interdum fieri ut primus cum fecundo dicto
confiftit, poteft et fecundus una cum tertio, poteft rurfum
et primus cum tertio, faepe etiam omnes fimul. Pro quibus methodum quam prius de ulceribus tradidimus, ubi
omnes affectus fimul conjunximus, ad memoriam revocabis,
quam nunc quoque apponere non fit inutile. Primum namque in ejusmodi complexu aeftimabis, a quo maxime dis-

πρῶτον μὲν ἀφ' οὗ μάλιστα κινδυνεύειν εἰκός ἐστι τὸν κάμνοντα, δεύτερον δὲ, τί μὲν ἐξ αὐτῶν ἢ τίνα λόγον αἰτίας
ἔχει, τίνα δὲ ἀποτελεῖται πρὸς αὐτῶν, καὶ τρίτον οἷς τ' ἀδύνατόν ἐστιν ἰαθῆναι πρὸ τῶν ἄλλων καὶ ὅσοις δυνατὸν,
ὥσπερ ἐπὶ τῶν ἑλκῶν ἐδείκνυμεν τῶν ἅμα φλεγμοναῖς συνισταμένων. ἔνθα μὲν γὰρ ἀπό τινος τῶν διαθέσεων οὐ μικρὸς ὁ
κίνδυνός ἐστιν, ὁ πρὸς τὸ κατεπεῖγον σκοπὸς αἱρετέος· ἔνθα
δὲ τὸ μὲν ποιοῦν ἐστι, τὸ δὲ γιγνόμενον, ὁ πρὸς τὸ αἴτιον· ἔνθα
δὲ οὐχ οἷόν τε θεραπευθῆναι τόδε πρὸ τοῦδε, ὁ ἀπὸ τῆς
τάξεως. ἐν μὲν οὖν τῷ πρὸς τὸ κατεπεῖγον σκοπῷ τὸ μέγεθος τῆς διαθέσεως σκεπτέον. ἔστι δὲ τρία μεγέθη, τὸ μέν τι
κατὰ τὸ τῆς βεβλαμμένης ἐνεργείας ἀξίωμα, τὸ δέ τι κατὰ
τὴν οἰκείαν οὐσίαν τῆς διαθέσεως, καὶ τρίτον ἐπὶ τοῖσδε τὸ
πρὸς τὴν διοικοῦσαν τὸ βεβλαμμένον σῶμα δύναμιν. ἐν δὲ
τῷ πρὸς τὸ αἴτιον σκοπῷ θεωρητέον τί μὲν ἐκ τῶν ἐπιπε-
πλεγμένων ἀλλήλοις αὐξάνειν ἢ γεννᾷν πέφυκε τὰ λοιπὰ, τίνα
δ' ἤτοι τὴν γένεσιν, ἢ τὴν αὔξησιν ὑπ' ἐκείνου λαμβάνει. ἐν
δὲ τῷ κατὰ τὴν τάξιν, τί πρὸ τίνος, ἢ τί σὺν τίνι, ἢ τί μετὰ

crimen aegro impendere videatur. Secundo quid quaeve
ex his cauſae rationem obtineant, et quae ab ipſis efficiantur. Tertio quae ſanari ante alia poſſint et quae non poſſint, veluti de ulceribus quae una cum phlegmonis conſti-
tere oſtendimus. Vbi namque a quoquam affectuum non
leve periculum inſtat, ad id quod urget dirigi primum *cu-
rantis* conſilium debet, ubi aliud efficiens eſt, aliud quod
ab eo efficitur, ipſa cauſa *ſpectanda*. At ubi curari hoc
ante illud non licet, ad id quod ordo dictat *eſt reſpicien-
dum*. Enimvero in eo ad quod urget ſcopo affectus magnitudo perpendenda eſt. Ea triplex eſt magnitudo, alia
quae ex laeſae actionis praeſtantia *ſpectatur*, alia quae ex
propria affectus eſſentia, et tertia praeter has quae ex facultate laeſum corpus gubernante *aeſtimatur*. In eo vero qui
ad cauſam eſt ſcopo animadvertendum eſt, quidnam eorum
quae inter ſe conjuncta ſunt augere aut gignere reliqua poſſit, quae rurſus ab eo vel gignantur vel incrementum accipiant. In eo vero quod ordo praeſcribit, quid ante quod,

τί δυνατὸν ἰᾶσϑαι. ὑποκείσϑω γοῦν εἰς τὴν γαστέρα καταῤ-
ῥέουσά τις ἐξ ἐγκεφάλου περιουσία ψυχρὰ καὶ διὰ ταύτην
ἤδη μέν τις οὖσα δυσκρασία κατὰ τὴν κοιλίαν· ἔτι δὲ μᾶλλον
καὶ χυμοὶ μοχϑηροὶ καϑ᾿ ὅλον αὐτῆς τὸ σῶμα τὰς μεταξὺ
χώρας ἁπάσας τῶν ὁμοιομερῶν κατειληφότες. ἐν ταῖς τοιαύταις ἐπιπλοκαῖς ἀξιώματι μέν ἐστι μείζων ἡ δυσκρασία, διότι
καὶ ἡ εὐκρασία· κατὰ δὲ τὴν οἰκείαν οὐσίαν ὅ τι περ ἂν
αὐτῶν τύχῃ περὶ τὸν ὑποκείμενον ἄῤῥωστον ἐν τῷ λόγῳ. καὶ
κείσϑω πρός γε τὸ παρὸν ἐν τοῖς εἰρημένοις τρισὶ μείζων
εἶναι διάϑεσις ἡ τῶν ἐν τοῖς χιτῶσι τῆς γαστρὸς χυμῶν. ἔστω
δ᾿, εἰ βούλει, καὶ τοῦτο αὐτὸ πάϑημα δῆξιν ἐργαζόμενον, καὶ
διὰ τοῦτο αὐτὸ λειποψυχίαν τε καί τινας ἱδρῶτας ἅμα συγ-
κοπτικαῖς ἐκλύσεσιν, ὡς εἶναι μείζον αὐτὸ τῶν ἄλλων, καϑ᾿
ὅσον ὑπὲρ τὴν δύναμίν ἐστιν. εὔδηλον οὖν ὅτι τὴν μὲν πρώτην ἄν τις ἐπιμέλειαν ἀντιτάξαιτο πρὸς τὸ καταλῦον τὴν
δύναμιν. ἑξῆς δ᾿ ἐπειδὴ μέγιστον τῶν ἄλλων ὑπέκειτο τοῦτο
κατὰ τὴν οἰκείαν οὐσίαν, ἐπὶ πρῶτον ἄν τις αὐτὸ παραγί-

vel quid cum quo vel quid poft quid fanari poffit. Finga-
tur igitur in ventriculum defluere ex cerebro fuperfluum
quendam humorem frigidum, atque ejus occafione intemperiem quandam in ventriculo contraotam jam effe; adhuc
vero etiam magis malum jam fuccum per totum ejus corporis media omnia fimiliarium *partium* fpatia occupaffe. In
ejusmodi complicatis ob praeftantiam major eft intemperies,
propterea quod et *fuit* temperies; propriae vero effentiae
ratione quodcunque tale fuerit, circa propofitum in fermone
aegrum. Ac ponatur ad praefens maximus trium affectus
effe fuocorum, qui in tunicis ventris continentur. Efto,
fi libet, ut idem quoque affectus morfus fenfum faciat, atque ex eo ipfo animi defectum, et fudores quosdam cum
fyncoptica diffolutione accerfat, ita videlicet ut quatenus
fupra vires eft reliquis fit major. Conftat igitur primam
effe adhibendam curam ut ei quod vires refolvit occurratur.
Deinde quoniam caeterorum maximum propriae effentiae
ratione hoc finximus, utique ad id primum te verteris ac

γνοιτο καὶ πρῶτον ἰῷτο. εἰ δ᾽ ἡμῖν ἤδη μετρίως ἔχει τοῦτο
καὶ μήθ᾽ ἡ δύναμις ἔτι καταπίπτει μήτε ἡ κατὰ τὴν γαστέρα
κακοχυμία παμπόλλη τις εἴη, τότε ἐπὶ τὴν αἰτίαν ἀφιξόμεθα, γιγνώσκοντες ὡς οὐχ οἷόν τ᾽ ἐστὶ τελέως ἰαθῆναι
διάθεσιν οὐδεμίαν, ἔτι μενούσης τῆς ἐργαζομένης αὐτὴν αἰτίας. ἡ δέ γε τάξις τῆς θεραπείας ἐνίοτε μὲν ὡς ἐπὶ φλεγμονῆς καὶ ἕλκους ἐναντίων ἐστὶν ἐνδεικτικὴ βοηθημάτων·
ἐδείκνυτο γὰρ ὡς τὰ τὴν φλεγμονὴν θεραπεύοντα μεῖζον
ἀποφαίνει τὸ ἕλκος, ἐνίοτε δ᾽ [176] οὐδὲν βλάπτει τὴν ἑτέραν διάθεσιν, ὥσπερ ἐπὶ τῆς ἐνεστώσης ὑποθέσεως. ὁ γὰρ
ἐκκενῶν τὸ περιεχόμενον ὑγρὸν ἐν τῷ τῆς γαστρὸς κύτει, τῶν
ἐν τοῖς χιτῶσι περιεχομένων ὑγρῶν ὑποτέμνεται τὴν τροφήν·
ὥσπερ γε καὶ ὁ τὸν ἐγκέφαλον ἰώμενος, ὡς μηδεμίαν ἐν
ἑαυτῷ γεννᾷν αἰσθητὴν περιουσίαν, ἐκκόπτει τὴν οἷον πηγὴν
τῶν εἰς τὴν γαστέρα ῥευμάτων. ἐπὶ μὲν δὴ τούτων ἡ τάξις
τῆς θεραπείας τῇ τάξει τῶν αἰτίων ὁμολογεῖ, κἂν ἐν ἄλλοις
διαφέρηται. τὸ δ᾽ ἀπὸ τοῦ μεγέθους χρὴ διορίζεσθαι, καθάπερ εἴρηται. καὶ πρῶτον μὲν πειρᾶσθαι τῷ μεγίστῳ τὴν

primum id fanes. Ubi jam nobis id mediocriter fe habuerit,
ac neque vires amplius labent, neque plurimum vitiofi fucci
in ventriculo fit, tum nimirum ad caufam accedes, illud
pro comperto habens, non poffe ad perfectionem ullum
affectum fanari, manente adhuc ipfa ipfum efficiente caufa.
Ordo autem curationis aliquando contraria inter fe remedia,
ficut in phlegmone et ulcere, indicat, oftenfum namque eft
quae phlegmonem fanant, ea majus reddere ulcus, aliquando alteri affectui nihil nocet, ficut in propofito nunc cafu.
Qui enim educit humorem qui in cavitate ventriculi continetur, is humorum qui in tunicis continentur alimentum
adimit, aeque et qui cerebrum ita fanat, ne quam fenfibi-
lem redundantiam creet, is veluti fontem fluxionis in ventriculum deftruit. In his ergo ordo curationis cum ordine
caufarum confentit, quanquam in aliis diffentit. Caeterum
quod ex magnitudine fpectatur, id diftingui prout dictum
eft debebit. Ac primum quidem id agendum eft, ut ei

οἰκείαν ὕλην ἐφαρμόζειν τῶν βοηθημάτων· ἑξῆς δὲ κατὰ τὸν
τῶν αἰτιῶν στοῖχον ἰᾶσθαι τὸ σύμπαν. ὅταν γὰρ μήτε πλῆθος ἀξιόλογον ᾖ τῶν κατὰ τὴν γαστέρα περιττωμάτων μήτ'
ἐν τῇ κοιλότητι περιεχομένων αὐτῆς μήτ' ἐν τοῖς χιτῶσι, μήτε
δῆξις ἀδικοῦσα τὴν δύναμιν, ἁπάντων μὲν χρὴ πρῶτον ἐκ-
νοσηλεῦσαι τὸν ἐγκέφαλον, ἐφεξῆς δὲ τὸ κύτος τῆς γαστρὸς
ἐκκενῶσαί τε καὶ διαῤῥῦψαι, καὶ μετὰ ταῦτα ἐκκαθῆραι τοὺς
χιτῶνας, εἶτα τὴν δυσκρασίαν ἰᾶσθαι. εἴρηται δὲ ἑκάστου
τὰ ἰάματα πρόσθεν, ὥστε οὐ χρὴ μηκύνειν ἔτι τὰ κατὰ τὸν
λόγον, ἀλλ' ἤδη τέλος ἐπιθεῖναι τῷ γράμματι. τὰς γὰρ τῶν
ἄλλων ἁπάντων μορίων δυσκρασίας ἀνάλογον ἄν τις ἰῷτο
(117) τοῖς ἐπὶ τῆς γαστρὸς εἰρημένοις. ἀεὶ γὰρ χρὴ τό τ' ἐναντίον τῇ διαθέσει πορίζεσθαι βοήθημα καὶ τὴν ἀπὸ τῆς φύσεως
τοῦ πεπονθότος ἔνδειξιν τῶν ὠφελησόντων προστιθέναι, περὶ
ἧς εἴρηται μὲν ἤδη καὶ διὰ τῶν ἔμπροσθεν, εἰρήσεται δὲ καὶ
διὰ τῶν ἑξῆς ἐπὶ πλέον. ἀναγκαῖον δ' ἂν εἴη καὶ νῦν ἐπ' ὀλίγον αὐτῆς μνημονεῦσαι.

quod maximum eft, propriam medicamentorum materiam
accommodes, deinde pro caufarum ordine totum cures. Etenim quum neque copia notabilis excrementorum in ventriculo fit, nec eorum quae in capacitate ejus continentur,
nec eorum quae in tunicis, fed neque mordicatio quae viribus officiat, tum omnium primum fanandum ipfum cerebrum eft. Ab hoc finus ipfe ventriculi vacuandus extergen-
dusque eft; poftea ipfae tunicae expurgandae, poftremum
intemperiei eft medendum. Dicta vero prius funt cujusque
horum medicamenta, itaque nec prolixus habendus adhuc
fermo eft, fed finis jam libro imponendus. Omnium enim
reliquarum partium intemperies fimiliter iis, quas in ventriculo propofuimus fanabuntur. Semper enim comparandum
remedium eft, quod fit affectui contrarium, ac illi remediorum indicatio quae ab laborantis natura fumitur adji-
cienda, de qua dictum in fuperioribus jam eft, dicetur
tamen in fequentibus uberius. Necellum vero erit et nunc
paucis de ea mentionem facere.

Κεφ. ιγ'. Πρώτη μὲν ἔνδειξις ἀπὸ τῆς τοῦ πεπονθότος τόπου κράσεώς ἐστι, τὸ μέτρον ὁρίζουσα τοῦ θερμαίνειν, ἢ ψύχειν, ἢ ξηραίνειν, ἢ ὑγραίνειν, ἢ κατὰ συζυγίαν
τι πράττειν αὐτῶν. δευτέρα δὲ ἀπὸ τοῦ κοινὸν εἶναι τὸ
ἔργον ἅπασι τοῖς τοῦ ζώου μορίοις, ἢ κοινὴν τὴν δύναμιν
χορηγεῖν. καὶ τρίτη παρὰ τῆς διαπλάσεως αὐτοῦ. καὶ τετάρτη παρὰ τῆς θέσεως ἧς μέρος ἐστὶν ἡ πρὸς τὰ πλησιάζοντα τοῦ ζώου μόρια κοινωνία· καὶ πρὸς τούτοις ἅπασι τὸ
τῆς αἰσθήσεως ποσόν. λεχθήσεται μὲν οὖν κἂν τοῖς ἑξῆς
ὑπὲρ ἑκάστου τῶν εἰρημένων ἐπὶ πλέον· ἐπέλθωμεν δὲ καὶ
νῦν αὐτὰ διὰ βραχέων. ὅσα μὲν θερμότερα φύσει μόρια,
κατὰ τὴν ψύξιν νοσεῖ, μειζόνως τε ταῦτα καὶ μέχρι πλείονος
χρόνου θερμαίνεσθαι δεῖται, καθάπερ γε καὶ τὰ ψυχρότερα
κατὰ θερμότητα νοσοῦντα ψύχεσθαι, καὶ τὰ ξηρότερα καθ'
ὑγρόςητα ξηραίνεσθαι· καὶ δὴ κατὰ τὸν αὐτὸν λόγον ὑγραίνεσθαι τὰ φύσει μὲν ὑγρότερα, κατὰ ξηρότητα δὲ νοσοῦντα,
μειζόνως τε καὶ μέχρι πλείονος χρῄζει τοῦ χρόνου. τοσοῦτον
γὰρ ἐπανελθεῖν εἰς τὸ κατὰ φύσιν ἕκαστον αὐτῶν ἀναγκαῖόν

Cap. XIII. Prima quidem indicatio a laborantis loci
temperie fumitur, quae calefaciendi, refrigerandi, ficcandi,
vel humectandi, vel aliquid horum conjuncte cum alio fa-
ciendi menfuram praefcribit. Secunda ex eo fumitur quod
actio ejus omnibus animalis partibus fit communis, aut quod
communem facultatem fubminiftret. Tertia ab ipfa partis
conformatione Quarta a fitu cujus portio eft ad vicinas
animalis partes focietas, tum praeter haec omnia ipfa fentiendi vel acrimonia vel hebetudo. Ac dicetur quidem in
fequentibus de fingulis horum latius, nunc paucis ea trans-
curramus Quaecunque calidiores natura partes ex frigore
laborant, hae et liberalius et diutius calefieri poftulant, ficuti
etiam quae frigidiores *natura funt*, fi ex calore laborent,
refrigerari, et ficciores, fi ex humiditate *male habeant,* ficcari,
ad eundem vero modum humectari quae humidiora naturaliter funt, ubi ficcitate laborant, tum uberius tum diutius poftulant. Tantum enim ad eum qui fecundum natu-

ἔστιν, ὁπόσον εἰς τὰ παρὰ φύσιν ἐξετράπετο· καὶ καθάπερ
ὁδόν τινα παλινδρομοῦσαν εἰς τοὐπίσω τῆς γενομένης αὐτῷ
μεταστάσεως. ἔμπαλιν δὲ τῷ μὲν θερμοτέρῳ φύσει μορίῳ
θερμὸν νόσημα νοσοῦντι βραχείας ἢ ὀλιγοχρονίου δεῖται τῆς
ψύξεως, τῷ δὲ ψυχροτέρῳ τῆς θερμάνσεως· ὡσαύτως δὲ
κᾀπὶ τῶν ὑγρῶν τε καὶ ξηρῶν. [177] ὀλίγη γὰρ ἡ εἰς τὸ
παρὰ φύσιν ἐκτροπὴ τοῖς τοιούτοις ἐστὶ καὶ ἡ εἰς τὸ κατὰ
φύσιν ἐπάνοδος. ὅθεν καὶ κινδυνεύουσιν ἧττον οἷς ἂν οἰκεία
τῆς φύσεως ἡ νόσος ὑπάρχει. δῆλον δ᾽ ὅτι καὶ κατὰ συζυγίαν αἱ δυσκρασίαι γιγνόμεναι τηλικαύτην ἕξουσι τὴν εἰς
τὸ κατὰ φύσιν ἐπάνοδον ἡλίκην ἐποιήσαντο τὴν εἰς τὸ παρὰ
φύσιν ἐκτροπήν. οὕτω μὲν οὖν ἀπὸ τῆς κράσεως τῶν πεπονθότων μορίων ἡ τῶν βοηθημάτων ἔνδειξις γίγνεται, ἀπὸ
δὲ τοῦ κατὰ τὴν ἐνέργειαν ἤτοι χρήσιμον ἅπασι τοῖς τοῦ
ζώου μορίοις ὑπάρχειν, ἢ ὀλίγοις τισὶν, ἢ ἑαυτῷ μόνῳ κατὰ
μὲν τὰς ἄνευ χυμῶν δυσκρασίας οὐδὲν ἐκ τούτου τοῦ σκοποῦ λαμβάνεται. καὶ γὰρ ψύχεσθαι καὶ θερμαίνεσθαι καὶ

ram eft affectum earum *partium* quamque redire neceffe eft,
quantum in eum qui praeter naturam eft affectum decefferit,
veluti via quadam in oppofitum facta in ea transmutationis
recurrente. Contra vero pars quae calidior natura eft, fi
calido morbo aegrotat, exigua brevisque temporis refrigeratione eget, ficut quae frigidior eft, calefactione, ad quem
modum in humidis quoque et ficcis fe habet. Siquidem parvus eft in ejusmodi in id quod praeter naturam eft lapfus,
quare et rurfus in id quod fecundum naturam reditus. Unde
etiam minus periclitantur quicunque cognato naturae fuae
morbo laborant. Non latet vero et quod, ficubi conjugatae
intemperies inciderunt, eatenus hae reduci naturam poftulant, quatenus a natura recefferunt. Atque ita quidem a
temperamento laborantis partis auxiliorum indicatio fumitur. Ab eo vero quod actio ejus omnibus animalis partibus
utilis fit, aut paucis quibusdam, aut uni fibi, in iis intemperiei generibus quae absque humore infeftant, nihil ex hac
indicatione fumitur. Nam et refrigerari et calefieri et fic-

BIBΛION H. 525

Ed. Chart. X. [177.]   Ed. Baf. IV. (117.)

ξηραίνεσθαι καὶ ὑγραίνεσθαι καὶ κατὰ συζυγίαν πάσχειν τι
τούτων, ἕκαστον τῶν μορίων ἀνάλογον δεῖται τοῦ νοσήματος. κατὰ μέντοι τὰς ἐπὶ τοῖς χυμοῖς, εἰ μὲν ἑαυτῷ μόνῳ
τὸ μόριον ἐνεργοίη, θαῤῥῶν ποιήσεις τὰς κενώσεις, ὡς ἂν ἡ
διάθεσις ὑπαγορεύῃ, συνεπιβλέπων τὴν δύναμιν· εἰ δ᾽ ἀναγκαῖον εἴη τὸ ἔργον αὐτοῦ πᾶσι τοῖς τοῦ ζώου μορίοις, ὥσπερ
τὸ τῆς γαστρός τε καὶ τοῦ ἥπατος, οὐ μικρὰν χρὴ φροντίδα
ποιεῖσθαι τοῦ τόνου τῆς δυνάμεως, μή πως καταλύσωμεν
αὐτὸν ἀθροωτέρᾳ κενώσει χρησάμενοι. κοινὸν δὲ τὸ ἔργον
ἐστὶ καὶ φλεψὶ καὶ ἀρτηρίαις καὶ καρδίᾳ καὶ θώρακι καὶ
νεφροῖς καὶ κύστει τῇ τε τὸ οὖρον ὑποδεχομένῃ καὶ τῇ χο-
ληδόχῳ, σὺν τοῖς ἀπ᾽ αὐτῆς ἀγγείοις. ἐγκεφάλου δὲ τὸ ἔργον
ὑγιαινόντων μὲν ἡμῶν εἰς τὰς καθ᾽ ὁρμὴν ἐνεργείας ἀναγκαῖόν ἐστι τοῖς τὰς τοιαύτας ἐνεργείας διαπραττομένοις
ὀργάνοις, οὐκ ἀναγκαῖον δὲ νοσούντων, ὅτι μὴ μόνον τοῖς
ἀναπνευστικοῖς. ἄλλων δ᾽ ὀργάνων ἐνέργεια μὲν οὐκ ἔστιν,
ὑπηρεσία δὲ ἀναγκαία πρὸς τὸ ζῆν, ὡς πνεύμονος καὶ τραχείας ἀρτηρίας καὶ φάρυγγος. ἐκ μὲν δὴ τῶν τοιούτων μο-

cari et humectari et per conjugationem quidvis horum pati
fingulae partes pro morbi proportione requirunt. In iis
tamen quae ex humoribus funt ortae, fi pars foli fibi infer-
viat, audacter vacues licet, prout affectus fuadebit, fed tamen etiam viribus attentus, fin neceffarium opus ejus fit
omnibus animalis partibus, ut ventriculi et jecinoris non
levis habenda folicitudo de robore virium eft, ne hoc magna
femel vacuatione ufus diffolvas. Eft autem commune opus
et venarum et arteriarum et cordis et thoracis et renum et
utriusque veficae tum ejus quae lotium excipit tum ejus
quae bilem, cum vafis etiam quae ad utraque *procedunt*.
Cerebri vero opus, cum fani fumus, ad voluntarias actiones
neceffarium eft, iis inftrumentis quibus ejusmodi actiones
obimus, quum aegri fumus neceffarium non eft, nifi iis
tantum quae ad refpiratum funt deputata. Reliquorum vero
organorum actio certe non eft, minifterium tamen eft ad
vitam neceffarium, veluti pulmonis et afperae arteriae et
faucium. Ergo ex ejusmodi partibus quamprimum vacuare

526   ΓΑΛΗΝΟΥ ΘΕΡΑΠΕΥΤ. ΜΕΘΟΔΟΥ

Ed. Chart. X. [177.]   Ed. Baf. IV. (117.)

ρίων ὅτι τάχιστα τὰς περιουσίας ἐκκενοῦν ἔξεστιν ὡς ἂν
ἐθέλῃς· ἐκ γαστρὸς δὲ καὶ ἥπατος οὐχ ὡς ἔτυχεν, ἀλλὰ
σὺν τῷ φροντίζειν μηδὲν βλάψαι τὴν δύναμιν. ἐπεὶ δ᾽
οὐκ ἴσον ἐστὶ τὸ τῶν ἔργων ἀξίωμα πρὸς τὸ διασώζεσθαι
τοὺς νοσοῦντας, ἀλλὰ τὸ μὲν μᾶλλον αὐτοῖς ἐστι, τὸ δὲ
ἧττον χρηστὸν, ἀνάλογον χρὴ τῶν ἀξιωμάτων ἑκάστου μορίου προνοεῖσθαι τοῦ τόνου. μέγιστον μὲν οὖν ἀξίωμα τὸ
τῆς καρδίας ἐστὶν ἔργον, καὶ πάντων ἀναγκαιότατον τοῖς
νοσοῦσι· τοῦ δ᾽ ἐγκεφάλου πρὸς μὲν τὴν ζωὴν ὁμότιμον,
οὐ μὴν τῆς ἴσης ῥώμης ἐπὶ νοσούντων αὐτοῦ χρῄζομεν· οὐ
γὰρ ἀναγκαῖον πᾶσιν ἐνεργεῖν νεύροις καὶ μυσίν. ὥστ᾽ ἀρκεῖ τοσοῦτον αὐτοῦ διασωζόμενον ᾧ μέλλει μόνον ἐπιτε-
λεῖσθαι τὸ τῆς ἀναπνοῆς ἔργον. ἡ δ᾽ ἥπατος ἐνέργεια
πᾶσι μὲν ἀναγκαία τοῖς μορίοις ἐστὶν, οὐ μὴν οὕτω γε
διηνεκῶς ἔχει τὸ ἀναγκαῖον ὡς ἡ τῆς καρδίας. ἀνάλογον
δ᾽ αὐτῷ καὶ ἡ τῆς γαστρός. ἐπιστάμενος οὖν ἁπάντων
τῶν μορίων τὰς ἐνεργείας καὶ τὰς χρείας ἐν ἑτέροις ὑπομνήμασιν ἀποδεδειγμένας οὐ χαλεπῶς ἂν εὑρίσκοις εἰς ὅσον

redundantiam licet prout volueris, ex ventriculo vero et
jecinore utcunque vacuare non licet, fed cum cautione, ut
nequid viribus officias.   Quoniam autem non par eft actionum dignitas ad aegros fervandos, fed aliae magis his, aliae
minus utiles funt, ad proportionem dignitatis etiam cujusque partis profpiciendum eft robori.   Maxima igitur eft
cordis officii dignitas atque aegrotantibus maxime omnium
neceffaria; cerebri vero ad vitam quidem par eft momentum, non tamen par robur ejus in aegrotis requirimus,
quum neceffe omnibus non fit nervorum ac musculorum
opera uti.   Itaque abunde fuerit, fi tantum ejus fervatum
fit quo refpirationis munus fit obeundum.   At vero jecinoris opus omnibus partibus perneceffarium eft, non tamen adeo faltem perpetuam neceffitatem habet ficuti ipfius
cordis.   Ad proportionem autem jecinoris, etiam ventricu-
culi *opus fe habet*.   Intelligens ergo omnium partium tum
functiones tum ufus, quos in aliis commentariis tradidimus,

ἑκάστου φυλάττειν χρὴ τὸν τόνον. οὕτω δὲ καὶ ὅσα τῶν
μορίων ἑτέροις ἀρχαὶ δυνάμεών εἰσι, διασώζειν αὐτῶν χρὴ
τὸν τόνον ἀνάλογον τῇ χρείᾳ τῶν δυνάμεων, ἵν᾽ ὑπηρετῇ
τοῖς τοῦ ζώου μέρεσιν. ἔμαθες δὲ καὶ περὶ τῶν τοιούτων
μορίων ὡς ἐγκέφαλός ἐστι καὶ καρδία καὶ ἧπαρ· ὁ μὲν
τοῖς νεύροις τε καὶ μυσὶν, ἡ δὲ ταῖς ἀρτηρίαις, τὸ δ᾽ ἧπαρ
ταῖς φλεψὶ χορηγὰ τῆς δυνάμεως. ἀπὸ δὲ τῆς διαπλάσεως
ἡ ἔνδειξις γίγνεται τοῦ τρόπου τῆς κενώσεως τῶν περιττῶν ὧδέ πως. ἐμέτοις μὲν καὶ διαχωρήμασιν ἡ γαστὴρ
ἐκκκενοῦται, τὰ δ᾽ ἔντερα μόνοις τοῖς κάτω διερχομέ-
νοις, ὥσπερ γε καὶ τοῦ ἥπατος τὰ σιμά. νεφροὶ δὲ καὶ
[178] κύστις καὶ τοῦ ἥπατος τὰ κυρτὰ πολλῆς μὲν ἐμ-
πεπλησμένα κακοχυμίας διὰ τῶν ὑπηλάτων τε καὶ κατωτε-
ρικῶν ὀνομαζομένων ἐκκαθαίρεται φαρμάκων, μετρίας δὲ
διὰ τῶν οὐρητικῶν πόρων, ἐγκέφαλος δὲ δι᾽ ὑπερώας καὶ
ῥινῶν καὶ ὤτων, θώραξ δὲ καὶ πνεύμων διὰ τραχείας
ἀρτηρίας καὶ φάρυγγος. ἀπὸ δὲ τῆς θέσεως ἔνδειξις ἔσται
εἴς τε τὰς δυσκρασίας τῶν στερεῶν, οὐχ ἥκιστα δὲ καὶ τὰς

haud difficulter invenies quatenus cujusque robur cuſtodiri
oportet. Ad eundem vero modum et quaecunque partes
aliis auctores facultatum ſunt, harum quoque robur ſervare
decet pro facultatis earum uſus proportione, quo animalis
partibus ſubminiſtrent. Sane de his partibus illud, arbitror,
didicifti, ut cerebrum fit et cor et hepar, illud nervis ac
musculis, alterum arteriis et hepar venis facultatem ſuppeditant. A conformatione vero indicatio ipſius modi vacuandi excrementi ſuggeritur ad hunc modum. Ventriculus
vomitu dejectionique evacuatur. Inteſtina dejectione tantum, ſicuti etiam jecinoris cava. Renes vero et veſica ac
jecinoris gibba, fi multo vitioſo humore ſunt referta, per
dejectoria medicamenta quae hypelata et catoterica nominant expurgantur, fin mediocri, per urinales meatus. Cerebrum vero per palatum et nares et aures. Pectus et pulmones per aſperam arteriam et fauces. A fitu indicatio dabitur tum ad ſolidarum intemperies tum autem ad ſuccorum

528 ΓΑΛΗΝΟΥ ΘΕΡΑΠΕΥΤ. ΜΕΘΟΔΟΥ

Ed. Chart. X. [178.]   Ed. Baf. IV. (117.)

κακοχυμίας, οὐ μικρά. τοῖς μὲν γὰρ ἐπιπολῆς δυσκράτοις,
οἵων δεῖται φαρμάκων, τοιαῦτα προσοίσομεν· τοῖς δ᾽ ἐν
τῷ βάθει προσλογιούμεθα τὸ διάστημα· εἰ γὰρ οἵων δεῖται,
τοιούτοις χρῷτο, πολὺ ἂν ἀσθενέστερα τῆς χρείας γιγνόμενα πρὸς τὸν πεπονθότα τόπον ἀφίκοιτο. καὶ πρὸς τὰς
κενώσεις δὲ ἡ θέσις συνενδείκνυταί τι διδάσκουσα τὴν κοινωνίαν τοῦ πεπονθότος μορίου πρὸς τὰ ἄλλα. εἰ μὴ γὰρ
εἰδείημεν ὅτι τοῖς σιμοῖς τοῦ ἥπατος ὑπόκειται τὰ κατὰ
τὴν γαστέρα καὶ τὴν νῆστιν, ὅτι τε τὴν μὲν νῆστιν ἐκδέχεται τὸ λεπτὸν ἔντερον, ἐκεῖνο δὲ τὸ κῶλον, εἶτ᾽ αὖθις
ἐκεῖνο τὸ ἀπευθυσμένον, οὐκ ἂν οἷοί τε εἴημεν εὑρεῖν, ἐκκαθαίρεσθαι μὲν δύνασθαι, καὶ διὰ τῆς κάτω γαστρὸς καὶ
δι᾽ ἐμέτων τὸ ἧπαρ, ἀμείνω δ᾽ εἶναι τὴν προτέραν κένωσιν, ἀνέχεσθαι μεμελετηκότων τῶν ἐντέρων ἀεὶ τῆς ἐξ ἥπατος περιουσίας. οὐ σμικρὰ δ᾽ ἔνδειξις οὐδὲ παρὰ τῆς εὐαισθησίας τε καὶ δυσαισθησίας τῶν μορίων ἐστί· καταφρονεῖ
μὲν γὰρ πάντων τῶν φαρμάκων τὰ δυσαίσθητα, κἂν ἱκανῶς ᾖ δακνώδη· τὰ δ᾽ εὐαίσθητα μόρια καταλύεται τὴν

vitium fane non levis. Nam qui per fumma corporis intemperie laborant, iis medicamenta quae intemperies requirit
applicabimus, quibus autem in profundo corpore intemperies eft, in iis rationem intervalli inibimus; fi enim medicamentis utaris quae intemperies requirit, utique multo im-
becilliora quam pro ufu tuo ad locum affectum pervenient.
Jam ad vacuationes quoque nonnihil fitus indicat, dum
focietatem laborantis partis cum aliis docet. Nam nifi illud
compertum haberemus, quod cavo jecinoris fubjicitur ventriculus et jejunum, tum quod jejuno ipfi tenue inteftinum
fuccedit, id vero colon excipiat, ac colon id rectum, utique
inveniffe illud non licuiffet, quod jecur et per alvum et per
vomitum expurgari poffit; caeterum aptior fit prior vacuatio, tanquam ufu jam callentibus inteftinis jecinoris fuperflua tolerare. Non fpernenda vero indicatio eft et ea quam
fenfus partium acuitas hebetudoque fuppeditant, quando
omne medicamentum contemnunt, quae tardi funt fenfus,
etiamfi non leviter mordeat; at partes quae acuti funt fenfus,

δύναμιν ἀνιώμενα. χρὴ τοίνυν ταῦτα (118) μὲν οὐκ ἀθρόως οὐδ᾽ ἅπαξ ἰσχυροῖς ἐπιχειρεῖν ἰᾶσθαι φαρμάκοις, ἀλλ᾽ ἐν χρόνῳ μᾶλλον ἀσφαλῶς. ἐπὶ δὲ τῶν δυσαισθήτων οἷόν τ᾽ ἐστὶ καὶ διὰ ταχέων ἀκοῦσαι τὸ δέον, εἰσάπαξ χρησαμένους τῷ προσήκοντι βοηθήματι. ἀλλ᾽ ὥσπερ ἔφην εἰρήσεται καὶ αὖθις ἐπὶ πλέον ὑπὲρ τῆς ἀπὸ τῶν τόπων ἐνδείξεως, καὶ μάλισθ᾽ ὅταν ἡμῖν ὁ λόγος γίγνηται περὶ τῆς τῶν παρὰ φύσιν ὄγκων ἰάσεως.

earum vires dolore reſolvuntur. Expedit igitur has nec confertim nec ſemel valentibus medicamentis mederi tentes, ſed tuto potius in tempore. At ubi tardus eſt ſenſus, in his etiam celeriter obire quod juſtum eſt licet, ſemel uſis remedio quod ſit idoneum. Verum ut ſupra dixi, de indicatione quae a locis ſumitur latius disceptabitur in ſequentibus, ac praecipue quum de tumorum praeter naturam curatione agemus.

ΓΑΛΗΝΟΥ ΘΕΡΑΠΕΥΤΙΚΗΣ ΜΕΘΟΔΟΥ ΒΙΒΛΙΟΝ Θ.

Ed. Chart. X. [178. 179.]   Ed. Baf. IV. (118.)

Κεφ. α'. Ὡς δ' ἄν τις καὶ τοὺς πυρετοὺς ἰῷτο μεθόδῳ, τοῖς ἄλλοις ὡσαύτως νοσήμασι τοῖς κατὰ δυσκρασίαν
συνισταμένοις ἐν ἡμῖν, ἃ διῆλθον ἐν τῷ πρὸ τοῦδε γράμματι,
καιρὸς [179] ἄν εἴη λέγειν. ὅτι μὲν οὖν, ὦ Εὐγενιανέ, ἐκ
θερμοῦ καὶ ψυχροῦ καὶ ὑγροῦ καὶ ξηροῦ κεραννυμένων
ἀλλήλοις ἡ τῶν ἁπλῶν καὶ πρώτων μορίων συνέστηκε φύσις, ἅπερ Ἀριστοτέλης προσαγορεύει ὁμοιομερῆ δι' ἑνὸς
ἀποδέδεικται γράμματος, ἐν ᾧ περὶ τῶν καθ' Ἱπποκράτην
στοιχείων ἐσκοπούμεθα. ὅτι δ' ἐν τῷ τὸ μὲν θερμότερον

GALENI METHODI MEDENDI LIBER VIII.

Cap. I. Quemadmodum vero febres quoque perae-
que ac alii morbi ex intemperie in nobis confiftentes, quos
in praecedenti libro narravi, methodo curentur, tempeftivum nunc dicere videtur. Quod igitur, Eugeniane, fimplicium ac primarum partium, quas Arifloteles fimilares vocat, natura ex calido, frigido, humido et ficco inter fe
mixtis conftet, uno volumine oftendimus, in quo de elementis fecundum Hippocratem disputavimus. Quod vero

ΓΑΛΗΝΟΥ ΘΕΡΑΠΕΥΤ. ΜΕΘΟΔΟΥ ΒΙΒΛ. Θ.   531

Ed. Chart. X. [179.]   Ed. Baf. IV. (118.)

εἶναι, τὸ δὲ ψυχρότερον, ἢ ὑγρότερον, ἢ ξηρότερον, ἢ κατὰ
συζυγίαν τι τούτων πεπονθέναι, τῶν ἁπλῶν καὶ πρώτων
μορίων ἐστὶν ἡ πρὸς ἄλληλα διαφορά, διὰ τῆς περὶ κράσεων
ἐδείχθη πραγματείας. ἐν δέ γε τῷ περὶ τῆς τῶν νοσημάτων
διαφορᾶς βιβλίῳ τῶν μὲν ἁπλῶν τοῦ ζώου μορίων δύο τὰ
πάντ' εἶναι γένη νοσημάτων ἐδείκνυτο· κοινὸν μὲν τὸ ἕτερον
αὐτοῖς, πρὸς τὰ σύνθετά τε καὶ δεύτερα καὶ ὀργανικὰ μόρια,
καλοῦμεν δὲ αὐτὸ λύσιν ἑνώσεως· ἕτερον δ' ἐξαίρετον ἴδιον
ἐν δυσκρασίᾳ θερμοῦ καὶ ψυχροῦ καὶ ξηροῦ καὶ ὑγροῦ συνιστάμενον. εἶναι δὲ τῶν δυσκρασιῶν τὰς μὲν κατὰ μίαν
ἀντίθεσιν ἁπλᾶς, τὰς δὲ κατ' ἄμφω συνθέτους. ἐν μὲν οὖν
τῇ κατὰ τὸ θερμὸν καὶ ψυχρὸν ἀντιθέσει δύο συνίστασθαι
δυσκρασίας ἁπλᾶς· ἑτέραν μὲν, ὅταν ἑαυτοῦ γένηταί τι θερμότερον εἰς τοσοῦτον ὡς ἤδη βλάπτεσθαι τὴν ἐνέργειαν
αὐτοῦ· δευτέραν δὲ, ὅταν ὁμοίως ἐπικρατήσῃ τὸ ψυχρόν. ἐν
δὲ τῇ κατὰ τὸ ξηρὸν καὶ ὑγρὸν ἑτέρας αὖ δύο καὶ κατὰ
τάσδε δυσκρασίας, ὑγρὰν καὶ ξηράν. ἐπιπλεκομένων, δ' ἀλλή-

ex eo quod haec calidior fit, illa frigidior vel humidior vel
ficcior, vel fimul horum aliquibus copulatis affecta, fimplices ac primae partes inter fe differant, id in libro de temperamentis eft affertum. At in libro quo de morborum differentiis agitur, duo in univerfum effe morborum genera,
quae in fimplicibus animalis partibus oriantur, docuimus;
alterum quod etiam fecundis et compofitis et organicis fit
commune, vocavimus autem id unitionis folutionem; alterum ipfarum peculiare, quod in calidi, frigidi, humidi et
ficci intemperie confiftat. Effe autem ex intemperiebus
ipfis quae quidem in una funt contrarietate, fimplices, quae
in ambabus compofitas. In ea itaque quae eft inter calidum et frigidum, oppofitione, duas effe fimplices intemperies, alteram ubi quicquam tanto efficitur quam ante erat
calidius, ut ejus laedatur actio; alteram ubi pari modo invaluit frigidum. In ea vero oppofitione quae eft inter humidum et ficcum alteras etiam geminas intemperies, nempe
humidam et ficcam. Copulatis vero invicem fimplicibus,

λαις τῶν ἁπλῶν ἄλλας συνίστασθαι τέτταρας, ὑγρὰν καὶ
ψυχρὰν, ὑγράν τε καὶ θερμὴν, καὶ ξηρὰν καὶ θερμὴν, ξηράν
τε καὶ ψυχράν. εἴρηται δὲ καὶ γεννῶντα τὰς δυσκρασίας αἴτια
δι᾽ ἑτέρου γράμματος, ἐν ᾧ τὰς τῶν νοσημάτων αἰτίας ἐδη-
λοῦμεν. ἐν δέ τι τῶν κατὰ δυσκρασίαν νοσημάτων ἐστὶ καὶ
ὁ πυρετὸς, εἰς τοσαύτην ἀμετρίαν αἰρομένης τῆς θερμασίας
ὡς ἀνιᾶν τε τὸν ἄνθρωπον ἐνέργειάν τε βλάπτειν, ὡς εἴ γε
μήπω μηδέτερον ἔχει, κἂν ὅτι μάλιστα θερμότερος ἑαυτοῦ
τύχῃ γεγονὼς, οὐδέπω πυρέττειν αὐτὸν ἐδείκνυμεν. ἐπεὶ δ᾽
ἕκαστον τῶν παρὰ φύσιν ἐν ἡμῖν συνισταμένων, εἴτε εἰδικωτέρας τυγχάνῃ προσηγορίας, εἴτε γενικωτέρας, οὐκ ἔστιν ἐκτὸς
τοῦ σώματος, ἀλλὰ καὶ ἡ φλεγμονὴ καὶ ἡ πλευρῖτις καὶ ἡ
νόσος ἅμα τὰ τρία καθ᾽ ἓν γίνεται σῶμα τὸ Δίωνος, εἰ οὕτως
ἔτυχεν, ἐνδείκνυται δὲ καὶ τούτων μὲν ἕκαστον ἰδίαν ἔνδειξιν,
οὐδὲν δ᾽ ἧττον αἱ διαφοραὶ τοῦ πάντων εἰδικωτάτου, διὰ
τοῦτ᾽ οὖν ἄμεινον ἔδοξεν ἰδίᾳ πραγματεύεσθαι περὶ τῆς διαφορᾶς τῶν πυρετῶν, ἵν᾽ ἐφ᾽ ἑτοίμοις ἅπασιν ὁ λόγος ἡμῖν
ἐνθάδε περαίνοιτο, χωρὶς τῆς πρὸς τοὺς κακῶς ὑπὲρ αὐτῶν

alias exiftere quatuor, humidam et frigidam, humidam et calidam, ficcam et frigidam, ficcam et calidam. Traditae
vero funt et caufae quae has intemperies generent in alio
libro, in quo morborum caufas reddimus. Sane unus
quispiam morborum eft, qui per intemperiem fiunt et febris, quum adeo immoderate auctus calor eft, ut et hominem offendat et actionem laedat, quod fi neutrum adhuc
efficiat, quantumvis fit homo nunc quam ante calidior, non
tamen febricitare eum monftravimus. Quoniam autem quicquid praeter naturam in nobis oritur, five fpeciale nomen
fortitum fit five generale, id extra corpus non eft, fed tum
phlegmone tum pleuritis tum morbus, tria fimul in uno
confiftunt corpore verbi gratia Dionis; indicat autem et
horum quodque propriam indicationem aeque profecto ut
ejus quod maxime omnium fpeciale eft, ipfae differentiae;
ob haec utilius vifum eft feorfum de febrium differentiis tractare, quo omnibus prius praeparatis fermo nobis hoc loco
citra omnem eorum qui parum recte de iis fcripferunt re-

γράψαντας ἀντιλογίας. ἀναμνησθῶμεν οὖν τὰ κεφάλαια τῆς
διαφορᾶς αὐτῶν, ἵν᾽ ἐξ ἑκάστου τὴν οἰκείαν ἔνδειξιν ἀναλάβωμεν. ἔστιν οὖν μία μὲν αὐτῶν διαφορὰ καθ᾽ ἣν ἤτοι
πάρεστιν ἔτι τὸ ποιοῦν αἴτιον τὸν πυρετὸν, ἢ πέπαυται
ποιῆσαν· ἑτέρα δὲ καθ᾽ ἣν ἤτοι γ᾽ ἑκτικός ἐστιν ὁ γεγονὼς
πυρετὸς, ἢ ὡς ἂν εἴποι τις σχετικός. ἐπειδὴ γὰρ ὀνομάζουσι
τὰς μὲν εὐλύτους διαθέσεις ἐν σχέσει, τὰς δὲ μὴ τοιαύτας,
ἐν ἕξει, συγχωρητέον ἐστὶν ἕνεκα σαφοῦς διδασκαλίας καὶ
αὐτῶν τῶν πυρετῶν τοὺς μὲν δυσλύτους ἑκτικοὺς, τοὺς δ᾽
εὐλύτους σχετικοὺς ὀνομάζεσθαι. καὶ λεκτέον ἐνίους μὲν
τῶν πυρετῶν εὔλυτον ἔχειν τὴν διάθεσιν οὕτως ὡς τὸ θερ-
μανθὲν ἐν ἡλίῳ ξύλον, ἐνίους δὲ δύσλυτον, ὡς τὸ μέχρι τοῦ
τύφεσθαί τε καὶ καπνὸν ἀποβάλλειν ὑπὸ πυρὸς θαλφθέν.
αὗται μὲν αἱ πρῶται διαφοραὶ τῶν πυρετῶν, ἃς συνάψαντες
πρότερον ταῖς γενικωτέραις ἐνδείξεσιν, αὖθις ἐπὶ τὰς αὐτῶν
τῶν εἰρημένων εἰδικωτέρας ἀφιξόμεθα. [180] πρώτη μὲν
γὰρ ἔνδειξις ὡς ἀπὸ νοσήματός ἐστιν, ἅπαντος πυρετοῦ τὴν
ἀναίρεσιν ἐνδεικνυμένη· δευτέρα δὲ ὡς τοιοῦδε νοσήματος,

futationem abfolveretur. Revocemus igitur ad memoriam
discriminis earum capita, quo propriam ex una quaque indicationem fumamus. Eft igitur una earum differentia illa,
in qua caufa adhuc adeft febrem efficiens, aut febre excitata jam defiit; altera vero qua vel hectica febris eft quae
jam facta eft, vel etiam, ut aliquis dixerit, fchetica. Nam
quoniam eos affectus qui facile folvuntur, in difpofitione, qui
tales non funt, in habitu, concedendum eft dilucidioris doctrinae caufa etiam febrium ipfarum eas quae aegre discutiuntur hecticas, quae facile fcheticas nominari. Dicen-
dumque febrium alias facile folubili affectu effe, perinde ut
calefactum in fole lignum, alias difficile folubili, veluti quod
igni eatenus excalefactum eft, ut jam accendatur et fumum
edat. Hae funt primae febrium differentiae, quas ubi cum
fummis primum indicationibus junxerimus, mox ad magis
illis fpeciales veniemus. Prima enim indicatio, ut a morbo
eft, ablationem totius febris; fecunda vero ceu a tali eft
morbo, quae non abfolute fublationem, ut prior, fed certam

οὐκέθ᾽ ἁπλῶς ἀναίρεσιν, ἀλλὰ τοιάνδε τινά. κατὰ γάρ τοι
δυσκρασίαν νοσούντων τῶν πυρεττόντων ἀναγκαῖον καὶ τὴν
ἴασιν αὐτῶν ἀναίρεσιν εἶναι τῆς δυσκρασίας. ἅπασα δ᾽
ἀμετρία διὰ τῆς ἐναντίας ἀμετρίας ἰᾶται, καὶ γὰρ καὶ τοῦτ᾽
ἔμπροσθεν ἐδείχθη. καὶ τοίνυν καὶ ἡ τῆς τοῦ πυρετοῦ δυσκρασίας ἀμετρία διὰ τῆς ἐναντίας ἀμετρίας ἰαθήσεται. ἔστι
δ᾽ ἡ ἀμετρία τῆς τῶν πυρεττόντων δυσκρασίας ἐν πλεονεξίᾳ
θερμότητος· ἡ τοίνυν εἰς εὐκρασίαν ὁδὸς αὐτοῖς διὰ ψύξεως
ἔσται. εἰ μὲν οὖν ἤδη γεγονότες εἶεν οἱ πυρετοί, τὸ δὲ ποιῆσαν αὐτοὺς αἴτιον οἴχοιτο, μόνος ἂν οὗτος εἴη τῆς θεραπείας αὐτῶν ὁ σκοπὸς ἡ ψύξις. ὥστε ζητητέον ἡμῖν τὰς ὕλας
ὅσαι ψύξιν ἰσόῤῥοπον ἔχουσι τῇ πλεονεκτούσῃ θερμότητι.
γιγνομένων δ᾽ ἔτι τῶν πυρετῶν τὴν ποιοῦσαν αὐτοὺς αἰτίαν
ἀναιρετέον· εἰ δὲ τὸ μὲν ἤδη γεγονὸς αὐτῶν εἴη, τὸ δ᾽ ἔτι
γίγνοιτο, τοῦ συναμφοτέρου στοχαστέον, ἀναιρούντων πρότερον μὲν τὴν ἀνάπτουσαν αἰτίαν αὐτούς, ἐφεξῆς δὲ σβεν-
νύντων, τὸ φθάσαν ἀπ᾽ αὐτῆς ἀνῆφθαι. τίνες οὖν αἰτίαι
πυρετοὺς γεννῶσαι καὶ κατὰ τίνα σώματος ἑκάστου διάθεσιν,

quandam fublationem indicat.   Nam cum febricitantes ex
intemperie laborant, necelle eft fanationem quoque eorum
intemperiei depulfionem elle. Omnis autem excelfus per contrarium excelfum fanatur, etenim id quoque ante eft oftenfum.
Quare febrilis quoque intemperiei excelfus per contrarium
excelfum fanabitur.   Eft autem febrilis intemperiei excelfus
in caloris abundantia; huic ergo ad temperiem via erit per
id quod refrigerat.   Itaque fi jam genita febris fit, fed
caufa quae eam excitavit jam defiit, folus is fuerit curationis ejus fcopus refrigeratio.   Quare quaerenda nobis talis
materia eft, quae cum redundante calore paria refrigerando
faciat.   At fi in generatione adhuc febris eft, caufa quae eam
accendit fubmovenda eft, fin pars ejus jam genita eft, pars
ejus gignendo adhuc eft, utrique confulendum eft; primum
quidem fubmovendo quae eam accendit caufam, deinde ex-
tinguendo quae ab hac accenfa eft febrem.   Ergo nifi quis
ad unguem memoria teneat et quae caufae febres generent,

εἰ μή τις εἴη μεμνημένος ἀκριβῶς, οὐκ ἄν ποτε μεθόδῳ προ-
νοήσαιτο πυρετῶν.

Κεφ. β'. Ἐλέχθη γοῦν ἐν ἐκείνοις τοῖς σώμασιν ἡ
στέγνωσις ἐργαζομένη πυρετὸν, ἐν οἷς ἐστι τὸ διαπνεόμενον
οὐκ ἀτμῶδες οἷόν περ ἐν τοῖς εὐχύμοις, ἀλλὰ δακνῶδες καὶ
δριμὺ καὶ καπνῷ παραπλήσιον ἢ λιγνύϊ. τούτοις οὖν τοῖς
σώμασιν ὑγιεινότατα μὲν λουτρὰ γλυκέων ὑδάτων εὐκράτων
καὶ τρίψις ἀραιωτικὴ καὶ γυμνάσια σύμμετρα καὶ δίαιτα γλυ-
κύχυμος, ἐναντιώτατα δὲ λουτρὰ ψυχρὰ καὶ στυπτηριώδη
καὶ ἀλουσία καὶ γυμνάσιον ὀξὺ καὶ τρίψις ἤτοι μηδ' ὅλως ἢ
σκληρὰ γινομένη καὶ δίαιτα κακόχυμος, ἀγρυπνία τε καὶ
θυμὸς καὶ λύπη καὶ φροντὶς, ἔγκαυσίς τε καὶ κόπος. ἀλλὰ
περὶ μὲν τῶν ἄλλων αὖθις ἐπάνειμι· περὶ δὲ τῆς στεγνώσεως νῦν ὅθεν ὁ λόγος ὡρμήθη γινώσκειν χρὴ σαφῶς ὅτι
καὶ μόνη χωρὶς τῶν ἄλλων ἁπάντων ἱκα(119)νὴ γεννῆσαι
πυρετούς. ἐὰν οὖν εἴρξῃς τὰς τοιαύτας φύσεις τῶν οἰκείων
λουτρῶν, αὐτίκα πυρέττουσιν. ἐθεάσω δὲ δήπου καθ' ὃν ἐν

et in quo cujusque corporis affectu, is nunquam methodo
febri profpiciet. Cap. II. Dictum namque eft in iis corporibus meatuum conftipationem febrem excitare, in quibus quod tran-
fpirat halituofum non eft, cujusmodi vifitur in iis, qui boni
funt fucci, fed mordax et acre, fumo fuligineve non abfi-
mile. His igitur corporibus faluberrima eft ex aqua dulci
et temperata lavatio, tum frictio quae rarefaciat, et exercitationes mediocres et victus qui dulces efficiat fuccos. Adverfiffima vero funt lavatio frigida et aluminofa, lavationis
abftinentia et exercitatio acuta; et frictio vel plane nulla
vel dura, et victus mali fucci et vigiliae et ira et triftitia
et cura, uftioque in fole et fatigatio; verum de reliquis poft
dicam, de ftipatione vero *meatuum* impraefentiarum, unde
digreffus fermo eft, liquido fcire licet folam eam, fi reliqua
omnia defint, accendere febrem poffe. Si itaque ejusmodi
naturas a convenientibus fibi lavationibus prohibeas, protinus febricitant. Vidifti autem profecto quo tempore Ro-

Ῥώμῃ σὺν ἡμῖν διέτριψας χρόνον ἐνίους οὕτω νοσήσαντας·
ἐφ᾽ ὧν οἱ τὴν θαυμαστὴν διάτριτον ἀσίτους ὑπερβάλλειν
ἀξιοῦντος, αὐτοὶ κακοηθεστάτους πυρετοὺς κατασκευάζουσι,
δέον αὐτίκα τοῦ πρώτου παροξυσμοῦ παρακμάζοντος ἀπάγειν εἰς τὸ βαλανεῖον, ἐπιτρέπειν τε λούεσθαι πολλάκις εἰ
βούλοιντο, μὴ μόνον ἅπαξ, ἀλλὰ καὶ δίς. ἐγὼ γοῦν ἐάσας
ἅπαντας τοὺς ἄλλους ἀναμνήσω σε τοῦ λουσαμένου μὲν
ἐν τοῖς στυπτηριώδεσιν ὕδασιν, ἃ καλοῦσιν Ἄλβουλα, πυ-
κνωθέντος δ᾽ ἐκ τούτου τὸ δέρμα, κἀντεῦθεν ἀρξαμένου
πυρέττειν, ἀρκέσει γὰρ ἕνεκα σαφηνείας οὗτος οἷον παράδειγμά τι τοῦ λόγου γενέσθαι. παρῆσαν μὲν ἐπισκοπούμενοι
τῶν οὐκ ἀφανῶν τινες ἰατρῶν ὁ μὲν Ἐρασιστράτειος, ὁ δὲ
μεθοδικός· ἔδοξε δ᾽ ἀμφοτέροις ἀσι[181]τῆσαι τὸν ἄνθρωπον. οὐ μὴν εἰάσαμέν γε ἡμεῖς, χωρισθέντων αὐτῶν ἐλθόντες, ἀλλ᾽ εἰς βαλανεῖον εἰσαγαγόντες εὐθέως καὶ χλιαρὸν
ἔλαιον ἐπὶ πλεῖστον αὐτῷ περιχέαντες, ἀνατρίψαιτές τε
πραότατα, τὸ πλεῖστον τοῦ χρόνου μέρος ἐν τῷ τῆς θερμῆς
δεξαμένης ὕδατι διατρίβειν ἐκελεύσαμεν. εἶτα ἐξελθόντα καὶ

mae nobiscum egilli, aliquos ita laborare, in quibus qui mi ‑
rificam diatriton transmittere eos in cibi inedia cenfent, ipfi
maligniffimas febres faciunt, quando protinus in primae
acceflionis declinatione, in balneum eos ducere oportebat,
ibique finere crebro, fi vellent, nedum femel aut bis la‑
vare.　　Ego namque reliquis omnibus omiffis eum tibi in
memoriam revocabo, qui in aquis aluminofis, quas Albu‑
las vocant, laverat, ac ex eo cute denfata poft coepe‑
rat febricitare; nam fatisfaciet is pro claritate fermonis
noftri veluti exemplum.　　Sane hominem invifebant me‑
dici quidam non incelebres, alter Erafiftratius, alter metho‑
dicus, vifum autem eft ambobus hominem a cibo conti‑
nere.　　Quod tamen nos quum poft illos digreffos fu‑
pervenimus non permifimus, fed ftatim in balneum per‑
ductum et tepenti oleo largiffime perfufum, tum blandiffime
perfrictum, quam plurimum temporis in calidi folii aqua
verfari juffimus.　　Mox egreffo ac frigida ex confuetudine

BIBΛION Θ. 537

Ed. Chart. X. [181.]   Ed. Baf. IV. (119.)

χρησάμενον ὕδατι ψυχρῷ, κατὰ τὰ εἰωθότα σκεπάσαντες σινδόνι καὶ βραχὺ καθίσαι κελεύσαντες, ὡς ἀνακτήσασθαι τὴν
δύναμιν, αὖθις εἰσαγαγόντες εἰς τὸ βαλανεῖον ὁμοίως τε πάλιν
ἀλείψαντές τε καὶ τρίψαντες καὶ κατὰ τὸ θερμὸν ὕδωρ χρονίσαι κελεύσαντες· εἶτ᾽ αὖθις ἐξαγαγόντες καὶ τῷ ψυχρῷ
βάψαντες, ἀπομάξαντές τε τροφὴν ἐδώκαμεν αὐτίκα μὲν
ἐξελθόντι μετὰ τὸ πιεῖν ὕδατος πτισάνης χυλὸν, εἶτα βραχὺ
διαλιπόντες θριδακίνην, καὶ μετ᾽ αὐτὴν ἐξ ἁπλοῦ λευκοῦ
ζωμοῦ τῶν ἁπαλοσάρκων ἰχθύων, οἷοί περ οἱ πετραῖοι πάντες εἰσὶ καὶ οἱ ὀνίσκοι καλούμενοι. κάλλιον δ᾽ ἕνεκα τοῖ
παραλελεῖφθαι μηδὲν ἅπαντα προσθεῖναι τῇ διηγήσει. τοῦ
μὲν ἔτους ἦν ὁ καιρὸς ἐκεῖνος ἐν ᾧ ταῦτ᾽ ἐπράττετο βραχύ
τι μετὰ τὰς ὑπὸ κύνα προσαγορευομένας ἡμέρας, ὁ δὲ ἄνθρωπος ὡς πέντε καὶ τριάκοντα ἐτῶν, μελάντερος τὴν χροιὰν
καὶ λεπτὸς τὴν ἕξιν καὶ δασὺς, ἁπτομένοις τε σαφῶς δακνώδη
τὴν θερμασίαν ἔχων, ὁπόθ᾽ ὑγίαινεν, οὖρα κατακορῆ ξανθὰ
καὶ εἰ ἐπὶ πλέον ἀσιτήσειε δάκνοντα, γαστὴρ ἐξηραίνετο συνεχῶς καὶ ἦν τὰ διαχωρήματα βραχέα καὶ δριμέα καὶ ξηρά· τὸ

nfo, tum findone cooperto, confidere paululum ad vires
recreandas praecepimus; poftea denuo in balneum per-
ducto, ac rurfus fimiliter tum uncto tum perfricto, ac in
calida morari juffo; dein rurfum educto, ac frigida merfo
deterfoque exhibuimus cibum, protinus quidem ut egreffus
eft atque aquam bibit, ptifanae cremorem; dein parvo
intervallo lactucam, ac poft hanc ex fimplici albo jure pis-
cium aliquid eorum qui molli funt carne, cujusmodi faxati-
les omnes et afelli quos vocant. Porro non alienum fit,
quo nihil narrationi defit, omnia recenfere. Tempus anni
erat quo haec agebantur paululum poft caniculares quos
vocant dies. Homo ipfe circiter quinque et triginta annorum, colore nigello et habitu corporis gracili atque hirto,
tum qui tangentibus, etiam cum valeret, manifefte calorem
exhiberet mordentem; urinas quoque habebat abunde flavas,
ac fi plusculum cibo abftineret, etiam mordentes, alvus affidue ficca erat, tum quae excernebat exigua acriaque et ficca;

δὲ τῆς ψυχῆς ἦθος ὀξύθυμόν τε καὶ φροντιστικὸν ὑπῆρχεν,
ὀλιγόϋπνός τε τὰ πάντα καὶ συνεχῶς ἀγρυπνίαν μεμφόμενος.
οὗτος ἐν χωρίῳ τινὶ πράξεων ἕνεκα γενόμενος, ἐχρῆτο τοῖς
Ἀλβούλοις πλησίον οὖσιν ὥρας, τε ἑβδόμης, ὡς ἔφασκε, καὶ
τρίς γε καὶ τετράκις ἐλούετο, χρηστόν τι δὴ τοῦτο νομίζων
ἐργάζεσθαι. ἐκεῖθέν τε πάλιν εἰς τὸν ἀγρὸν ἀφικόμενος καὶ
τροφὴν προσαράμενος, εἶθ᾽ ὑπνώσας βραχέα παρεγένετο μὲν
εἰς τὴν πόλιν ἑσπέρας βαθείας, ἀπορήσας δ᾽ ἐπιτηδείου λουτροῦ διὰ τῆς νυκτὸς ἐπύρεξε. θεασάμενοι δὲ αὐτὸν οἱ ἰατροὶ
σχεδὸν ὥρας τρίτης τῆς ἡμέρας ἐκέλευσαν οὐ μόνον ἐκείνην,
ἀλλὰ καὶ τὴν ἑξῆς ἀσιτεῖν ὅλην, ἵνα τὴν διὰ τρίτης νύκτα
φυλάξαιντο, καὶ ταῦτ᾽ εἰπόντες ἀπηλλάττοντο. λούσαντες
οὖν ἡμεῖς αὐτὸν καὶ διαιτήσαντες, ὡς εἴρηται, τοῖς οἰκέταις
ἐκελεύσαμεν, ἐὰν εἰς ἑσπέραν οἱ ἰατροὶ παραγενηθῶσιν ἡσυχάζειν τε φάναι τὸν ἄνθρωπον, ἀποπέμπειν τ᾽ ἐκείνους παραχρῆμα, τῆς ἐπιούσης ἡμέρας ἥκειν ἀξιώσαντας. ὡς δ᾽ ἐχω-
ρίσθησαν, αὖθις ὁμοίως λούσαντές τε καὶ διαιτήσαντες αὐτὸν,
ἐξ αὐτῶν τούτων ὧν ἐπράξαμεν ὑπνῶσαι καλῶς ἐποιήσα-

mores animi ad iram et cogitationem propenſi, ipſi pauci
omnino fomni et perpetuo de vigiliis querebatur. Hic quodam loco quo negociorum gratia conceſſerat, Albulis, quae
haud longe aberant, eſt uſus, ſeptima, ut ajebat, diei hora
ac ter quaterque ſe lavit, ſalubriter ſibi conſuluiſſe ratus.
Hinc quoque ubi rurſus in agrum ſe recepiſſet, ac cibum
ſumpſiſſet et paululum indormiſſet, venit ad urbem ſero
veſpere, ubi deſtitutus idoneo balneo nocte ſebricitavit.
Quum autem tertia fere diei hora contemplati eum medici
eſſent, juſſerunt non eum modo diem, verum etiam poſterum totum per inediam tranſigere, quo tertiae diei noctem
obſervarent, atque his dictis abierunt. Nos tum lavato
tum, ut praedictum eſt, cibato, miniſtris praecepimus, ſi
medici veſperi venirent, quieſcere hominem dicerent, eosque ſtatim remitterent ac poſtridie mane redire juberent.
Ut vero abierunt, rurſus hominem ſimili modo lavatum ac
cibatum, iis ipſis quae egimus dormire probe fecimus. Ac-

Ed. Chart. X. [181. 182.]   Ed. Baf. IV. (119.)

μεν. παραγενόμενοι δὲ οἱ ἰατροὶ κατὰ τὴν ὑστεραίαν ἕωϑεν,
ἠξίουν αὐτὸν ἔτι κἀκείνην ἀσιτῆσαι τὴν ἡμέραν, εἰ καὶ ὅτι
μάλιστα τελέως ἀπύρετος εἴη. τοῦ δ᾽ ὑποσχομένου πράξειν ὡς
κελεύουσιν, οἶσϑα μὲν δή που τὸν γέλωτα τὸν γενόμενον
ἀπελϑόντων αὐτῶν, ὃν ἡμεῖς ὀλίγον ὕστερον ἀφικόμενοι
κατελάβομεν. ἐπίστασαι δὲ καὶ ὅπως ἐπράχϑη τὰ κατὰ τὸν
ἄῤῥωστον. ἐπειδὴ γὰρ, ἔφην, ὑγιαίνων ἐλούου δὶς, οἱ δ᾽ ἰατροὶ
τελέως ἀσιτῆσαί σε κελεύουσιν, οὔτ᾽ ἐκείνοις τὸ σύμπαν πει-
σϑῆναι δίκαιον, διαλλάξαι τέ τι τῶν ἐπὶ τῆς ὑγείας προσήκει.
τοῦ δ᾽ οἰομένου με συμβουλεύειν αὐτῷ λούσασϑαι μὲν, ἀλλ᾽
οὐ δὶς, ἑτοίμου τε πράττειν εἶναι φάσκοντος ὅ τί περ ἂν
ἐγὼ κελεύσαιμι· μὴ τοίνυν, ἔφην, μήτ᾽ ἀσιτήσῃς μήτε λούσῃς
δὶς, καὶ γὰρ καὶ καμεῖν μοι δοκεῖς τρίτην ἡμέραν καί που καὶ
ϑερμανϑῆναι σφοδρότερον ὑπὸ τοῦ ἡλίου· διά τε οὖν τὸν
κάματον, ἔφην, καὶ τὴν ἔγκαυσιν ἔν σε χρὴ προσϑεῖναι λουτρὸν τοῖς δύο καὶ τρὶς λούσασϑαι πείϑομενον ἐμοὶ, [182] τοῦτο
γὰρ ὑπέσχου ποιήσειν. ὁ δὲ μειδιάσας χαλεπὰ μὲν, ἔφη, προσ-

cedentes autem mane poſtridie medici cenſuerunt etiam eo
die cibo illi abſtinendum, etiam ſi quam maxime ſine febre
prorſus eſſet. Illo vero promittente ſe facturum quod
juberent, ſcis quantus illis digreſſis riſus ſit excitatus, quem
nos paulo poſt pervenientes deprehendimus. Non fugit
vero nec quomodo cum laborante ipſo ſit actum. Nam
quoniam, inquam, quum valeres, bis lavare ſolebas ac
medici cibum tibi omnino circumcidunt, nec illis jure in
totum obſequendum eſſe, et aliquid eorum quibus per ſanitatem es uſus immutandum arbitror. Eo vero putante me
ſibi ſuadere ut lavaret quidem, ſed non bis, tum paratum
ſe affirmante quicquid juſſerim exequi, ergo, inquam, ne
que inediam tolerabis neque lavabis bis, ſi quidem et labo-
raſſe mihi videris jam triduo et calefactus vehementius a
ſole fuiſſe; propter igitur laborem, inquam, et uſtionem,
unam te adjicere lavationem ad duas oportet, ac ter mihi
audientem lavari, quoniam id mihi facturum te pollicitus
es. Ille ſubridens dura, inquit, imperas, caeterum quo-

τάττεις, ἀλλ᾽ ἐπεὶ συνθήκας φυλάττειν δίκαιον, ἃ κελεύεις
ποιήσω. τὰ δὲ πραχθέντα μετὰ ταῦτα τοῖς ἰατροῖς οἶσθα
δήπου σαφῶς ὁπόσου καταγέλωτος ἦν ἄξια. δὶς μὲν ἐλέλουτο
καὶ ἠριστηκὼς ἐκεκοίμητο, περὶ δὲ δυσμὰς ἡλίου τῶν οἰκετῶν
τις ἀγγέλλει παρεῖναι τοὺς ἰατρούς. ὁ δὲ προσποιεῖται πυρέττειν καὶ περιβαλλόμενος ἱμάτιον, εἴσω τε στραφεὶς, ὅπως μὴ
καταφανὴς αὐτοῖς γένοιτο πεπωκὼς οἶνον, τῶν φίλων τινὶ
κελεύει τοῖς ἰατροῖς ἀνθ᾽ αὑτοῦ ποιεῖσθαι τὰς ἀποκρίσεις,
ἥν τι πυνθάνωνται. ἔμελλον δὲ δήπου τὸ συνηθέστατον αὐτοῖς πρῶτον ἐρήσεσθαι, θεώμενοι περιβεβλημένον ἐπιμελῶς
ἅμα τῇ κεφαλῇ τὸν ἄνθρωπον, ἥτις ἦν ὥρα καθ᾽ ἣν ὁ παροξυσμὸς εἰσέβαλεν. ἀποκρινομένου δὲ τοῦ φίλου σχεδὸν οὐδεμίαν ὁλόκληρον ὥραν γεγονέναι μεταξὺ, πότερον μετὰ φρίκης, ἢ μετὰ περιψύξεως ὑπήρξατο πυνθάνονται. τοῦ δὲ μετὰ
φρίκης εἰπόντος ἅπτονται τοῦ ἀνθρώπου, διά τε τὸ γελᾷν
καὶ περικεκαλύφθαι νοτιζομένου. ἐπαινέσαντες οὖν αὐτὸν ἐπὶ
τῷ πεισθῆναί σφισι καὶ μηδὲν ἁμαρτεῖν, πρὸ τοῦ διὰ τρίτης
παροξυσμοῦ, τοιγάρ τοι διὰ τοῦτο ἔφασαν ἤδη μέν σοι πέ-

niam ftare pactis eft juftum, faciam quae jubes. Quae vero
medici poft haec egere nofti plane quanto erant digna rifu.
Bis jam lavatus fuerat pranfusque dormierat, quum circa
occafum folis miniftrorum quidam adeffe medicos nunciat.
Hic vero febricitare fe fimulat, ac vefte circumdatus invo-
lutusque, quominus bibiffe vinum ab ipfis deprehenderetur,
amico cuidam mandat, medicis, fi quid percontentur, pro fe
refpondeat. Erat autem de more, ubi involutum curiofe
hominem etiam cum capite viderant, primum illud folenne
ipfi rogaturi, quota hora acceffio invaliffet. Quum autem
amicus refpondiffet, ferme ne unam quidem integram ex
quo coepiffet interceffiffe horam, cum horrorene an frigore coepiffet rogant. Eo cum horrore refpondente, tangunt hominem jam corpore propter rifum et operimentum
madentem. Itaque ubi hominem laudaffent, quod fibi ob-
temperaffet, nec quicquam ante tertiae dici acceffionem de-
liquiffet, ob id ipfum, inquiunt, nunc te deferuit horror,

BIBΛION Θ. 541

Ed. Chart. X. [182.] Ed. Baf. IV. (119. 120.)

παυται τὰ τῆς φρίκης, ἱδρῶτος δ᾽ ἐστὶν ὑπόφασις·καὶ νοτὶς
πολλὴ περὶ τὸ δέρμα, καὶ ταῦτ᾽ οὐκ ἂν ἐγένετο, μὴ ἀσιτήσαν-
τός σου καὶ τὴν διάτριτον ὑπερβάλλοντος. κελεύσαντες οὖν
τοῖς οἰκείοις, ἐὰν γένωνταί τινες αὐτῷ νοτίδες, ἀπομάττειν
ἐπιμελῶς, ὅπως μὴ ψυχθείη, παραγενήσεσθαί τε φάντες ἕωθεν
ἀπαλλάττονται, μηδὲ τότε κελεύοντες ἐπὶ τοῖς ἱδρῶσι τραφῆναι τὸν ἄνθρωπον· ἐδόκουν γὰρ αὐτοῖς αἱ κατ᾽ ἐκεῖνον τὸν
καιρὸν νύκτες εἶναι μικραὶ καὶ κάλλιον ἐφαίνετο κατὰ τὴν
ὑστεραίαν ἕωθεν τρέφειν. ἀπαλλαγέντων οὖν αὐτῶν ἐν
ἱδρῶτι ῥεόμενος ὁ νεανίσκος, ὡς ἐνετετύλικτο τοῖς ἱματίοις,
καταδραμὼν εἰς τὸ βαλανεῖον, ἐλούσατο τὸ τρίτον, ὁμοίως
τε διῃτήθη. κἄπειτα κατὰ τὴν ὑστεραίαν, πρὶν ἀφικέσθαι
τοὺς ἰατροὺς, προῆλθε τῆς οἰκίας ἐπίτηδες, ὅπως μὴ καταλά-
βοιεν αὐτόν. οἳ δ᾽ ἄρα μικρὸν ὕστερον ἥκοντες (120) καὶ
μαθόντες αὐτὸν προεληλυθέναι καθ᾽ ἑαυτοὺς ἐθαύμαζον, ὅ
τι ποτ᾽ εἴη τὸ προελθεῖν ἀναγκάσαν ἠσιτηκότα δυοῖν ἡμέραιν
τὸν ἄνθρωπον. εἰ μὲν οὖν ἓν τοῦτο μόνον ὑπὸ τῶν τοιούτων
ἰατρῶν οἱ κάμνοντες ἠδικοῦντο, τὸ μέχρι πλειόνων ἡμερῶν
ἐπὶ τῆς κλίνης κατέχεσθαι, δυνάμενοι καὶ χωρὶς ἀσιτίας ἀκαί-

eftque fudoris indicium ac multa humiditas circa cutem,
quae haudquaquam eveniffent nifi inediam toleraffet, et
triduum transmififfes. Juffis igitur propinquis, fi quae gut-
tulae illi manarent, diligenter detergerent ne frigore affice-
retur, tum mane fe redituros praefati discedunt, ne tum
quidem poft fudores juffo homine nutriri; vifae namque
funt illis noctes eo tempore breves, utiliusque effe poftridie
mane nutrire. Digreffis igitur ipfis perfufus fudore juvenis,
ita ut involutus veftibus fuerat in balneum cucurrit, ac
tertio lavit et fimiliter eft cibatus. Poftridie priusquam
adventarent medici, egreffus domo dedita opera eft, ne fe
deprehenderent. Itaque quum paulo poft venirent, et egres-
fum intelligerent, mirati inter fe funt, quid tandem hominem egredi fubegiffet jam bidui paffum inediam. Ergo fi
hoc uno male ab ejusmodi medicis aegris afficerentur, quod
pluribus diebus in cubilibus detinerentur, quum liceret fine

542 ΓΑΛΗΝΟΥ ΘΕΡΑΠΕΥΤ. ΜΕΘΟΔΟΥ

Ed. Chart. X. [182.]   Ed. Baf. IV. (120.)

ρου πολὺ θᾶττον ἐπὶ τὰς συνήθεις ἀφικνεῖσθαι πράξεις,
ἢν μὲν ἂν δήπου καὶ οὕτω δεινὸν τὸ γιγνόμενον, ἀλλ᾽ ἧττον
μακρῷ τῶν καταλαμβανόντων αὐτούς. ἐπειδὴ δὲ χαλεπωτά-
τοις ἁλίσκονται πυρετοῖς αἱ εἰρημέναι φύσεις, ὅταν οὕτω
διαιτηθῶσιν, οὐδὲν ἀποδεῖν μοι δοκοῦσι δημίων οἱ τὰ τοιαῦτα διαπραττόμενοι τῶν ἰατρῶν. οὐ γὰρ ὥσπερ οἱ ὑγροὶ
καὶ εὔχυμοι κατὰ τοὺς ἐφημέρους πυρετοὺς ἀναγκασθέντες
ὑπερβάλλειν τὴν δαιμονίαν διάτριτον ἐν τοῦτο ἀδικοῦνται
μόνον, τὸ κατατρίβεσθαι μάτην, οὕτω καὶ αἱ προειρημέναι
φύσεις, ἀλλ᾽ ἐπὶ ταῖς μακροτέραις ἀσιτίαις ἁλίσκονται πυρετοῖς δριμυτάτοις τε καὶ ὀξυτάτοις, ἐξ ὧν ἡ μετάπτωσις εἰς
τοὺς ἑκτικοὺς γίνεται ῥᾳδίως, κἀξ ἐκείνων αὖθις εἰς τὸν
περιφρυγῆ μαρασμὸν, ἢ ἐὰν εὐαδίκητον εἴη τὸ στόμα τῆς γαστρὸς, εἰς τὸν συγκοπώδη. πολλάκις γοῦν ἤκουσας ἡμῶν
λεγόντων ἐνίοις τῶν τοιούτων ἰατρῶν ὡς ἔξεστιν αὐτοῖς
ἐναργέστατα μαθεῖν ἡλίκον ἐργάζονται κακὸν ἐν ἀσιτίᾳ φυλάττοντες τὰς προειρημένας φύσεις, ἢν ἐθελήσωσιν ὑγιαίνον-
τας ἀμέμπτως αὐτοὺς ἀσιτῆσαι κελεῦσαι δυοῖν ἡμέραιν·

intempeſtiva hac inedia multo citius ad conſueta vitae munia
redire, eſſet profecto vel id pergrave; verum longe gravius
eſt quod ipſis accidit. Quum enim dictae naturae, ubi ſub
tali victu reguntur, graviſſimis corripiantur febribus, qui
hunc injungunt medici, nihil mihi a carnificibus differre videntur. Non enim veluti qui humidi ac boni ſucci ſunt,
ubi in febre diaria transmittere mirificam diatriton coguntur, unum id tantum patiuntur incommodum quod fruſtra
cruciantur, ſic etiam naturae jam praedictae; imo ex longiore inedia acerrimis acutiſſimisque corripiuntur febribus,
a quibus promptus eſt in hecticas tranſitus, atque ab his
rurſus in torridum marasmum, aut ſi os ventriculi facile
injuriis pateat, in ſyncopoſum. Audiſti enim ſaepe nonnullis
talium medicorum dicentem me, licere ipſis evidenter intelligere, quantum mali committant, dum praedictas naturas in inedia cuſtodiunt, ſi velint, dum ſani omnino ſunt,
biduum eos inediam jubere tolerare; cernent enim illico

ΒΙΒΛΙΟΝ Θ. 543

Ed. Chart. X. [182. 183.]   Ed. Baf. IV. (120.)
ὄψονται γὰρ αὐτίκα πυρέττοντας δι' οὐδὲν ἄλλο δήπουθεν, ἢ
τὸν λιμόν. ᾧ γὰρ οὔτ' ἦν ἔμπροσθεν οὐδὲν ἄλλο περὶ τὸ
σῶμα [183] μέμψεως ἄξιον, οὔτ' ἐν τῷ μεταξὺ προσεγένετό
τι νεώτερον ἔξωθεν, οὗτος ἐναργῶς ὑπὸ τῆς ἀσιτίας ἐπύρεξεν. ὅταν δ', ὡς εἴρηται, μὴ μόνον εἷς ἢ δύο τῶν οὕτω δυσκράτων, ἀλλ' ἐφεξῆς ἅπαντες ἀσιτήσαντές τε καὶ ἀλουτήσαν-
τες ἁλίσκωνται πυρετοῖς, οὐδ' ἀμυδρὰν ὑπόνοιαν ἔτι δυνατὸν
ἡμῖν γίγνεσθαι τοῦ δι' ἄλλο τι καὶ μὴ διὰ τὴν ἀσιτίαν πυρέττειν αὐτούς. οἷς γὰρ ἐν τῇ κράσει τοῦ μὲν ὑγροῦ τὸ ξηρὸν,
τοῦ δὲ ψυχροῦ τὸ θερμὸν πλεονεκτεῖ, τούτοις ἡ μὲν ἕξις τοῦ
σώματος ἰσχνὴ καὶ δασεῖα καὶ μελαντέρα, καὶ εἰ ἅψαιο, θερμοτέρα τῶν ἄλλων τριῶν τῶν δυσκράτων, τῶν ἧττον θερμῶν,
ἐντεύξῃ· παμπόλλη δ' ἡ ξανθὴ χολὴ καὶ οὖρα καὶ διαχωρήματα κατακορῆ καὶ οἱ σφυγμοὶ μεγάλοι καὶ ὕπνοι λεπτοὶ καὶ
ὀλίγοι καὶ ὁ θυμὸς σφοδρός. εἴρηται τοιγαροῦν ἐπ' αὐτῶν
ὀρθῶς Ἱπποκράτει τό τε καθόλου τῆς διαίτης εἶδος ὁποῖόν τι
χρὴ ποιεῖσθαι καὶ ὅσα καὶ οἷα καταλαμβάνει συμπτώματα
τοὺς τοιούτους ἀνθρώπους, οὐ μόνον ἐπειδὰν δι' ὅλης ἡμέρας

febricitantes, idque ob nullum profecto aliud quam famem.
Siquidem cui nec fuberat prius quicquam in corpore conque-
ftione dignum, nec quicquam illi interim acceffit extrinfecus
novi, is plane ex inedia febricitavit. Quum autem, ut
dictum eft, non unus alterve fic intemperatorum, fed deinceps omnes, ubi inediam tolerarunt et balnei folio abftinue-
runt, febre corripiuntur, ne vel levis quidem amplius relinqui nobis fufpicio poteft, quafi ob aliud quippiam et non
inediam febricitarint. Quibus namque in corporis temperamento ficcum praevalet humido et calidum frigido, his
corporis habitus gracilis, hirfutus et nigrior eft, ac reliquis
tribus intemperamentis, quae hoc funt minus calida, tactu
calidior advertitur; plurima quoque his flava eft bilis, uri-
naeque ac dejectio bile fatura et pulfus magni et fomni leves
et pauci et animi impetus vehemens. Ergo recte horum
Hippocrates tum generalem victus formulam, cujusmodi
effe conveniat, tum quot ac qualia fymptomata in ejusmodi
homines incidant, non folum ubi totum diem in cibi ine-

ἀσιτήσωσιν, ἀλλὰ κᾷν τῆς ἑτέρας τροφῆς ἀπόσχωνται τῆς
κατὰ τὸ ἄριστον. ἐν μὲν γὰρ τῷ ἕκτῳ τῶν ἐπιδημιῶν φησὶν,
ἐν θερμῷ φύσει ψύξις, ποτὸν ὕδωρ, ἐλιννύειν. ἐν δὲ τῷ περὶ
διαίτης ὀξέων, ὅ τινες ἐπιγράφουσι πρὸς τὰς Κνιδείας γνώ-
μας, ὑπὲρ τῶν ἐκλειπόντων τὸ εἰθισμένον ἄριστον διαλεγόμενος, ἐμνημόνευσε καὶ τούτων τῶν φύσεων ὀνομάζων αὐτὰς
πικροχόλους ἀπὸ τοῦ κρατοῦντος χυμοῦ. ἔχει δ᾽ ἡ ῥῆσις ὧδε·
Ἀλλὰ μὴν καὶ οἱ μεμαθηκότες δὶς σιτέεσθαι τῆς ἡμέρης, ἢν
μὴ ἀριστήσωσιν, ἀσθενέες καὶ ἄῤῥωστοί εἰσι καὶ δειλοὶ εἰς
πᾶν ἔργον καὶ καρδιαλγέες, ἐκκρεμᾶσθαι γὰρ δοκέει αὐτοῖς
τὰ σπλάγχνα καὶ οὐρέουσι θερμὸν καὶ χλωρὸν καὶ ἡ ἄφοδος
συγκαίεται· ἔστι δ᾽ οἷσι καὶ πικραίνεται τὸ στόμα καὶ οἱ
ὀφθαλμοὶ κοιλαίνονται καὶ οἱ κρόταφοι πάλλονται καὶ τὰ
ἄκρα διαψύχονται. ταῦτα προειπὼν, εἶθ᾽ ἑξῆς ἕτερά τινα
περί τε τοῦ δείπνου καὶ τῆς νυκτὸς, ἐπὶ τελευτῇ τοῦ λόγου
φησὶ τοὺς πικροχόλους χαλεπώτερόν τε φέρειν τήν τε μονο-
σιτίαν καὶ τὴν ἀσιτίαν τῶν ἄλλων ἀνθρώπων, ἕν τι μέρος
ἐξηγούμενος ἐπ᾽ αὐτῶν ἐν ἐκείνῳ τῷ βιβλίῳ, τὸ κατὰ τὴν

dia transegerint, verum etiam ubi altero cibo, qui pro
prandio datur, abſtinuerint, prodidit. In ſexto enim Epidemiorum ita inquit: *in calida natura refrigeratio, aqua
potio, quies.* In libro autem de acutorum victu, quem aliqui adverſus Cnidias ſententias inſcribunt, quum de iis dis-
putat qui ſolitum prandium dimittunt, etiam hujus naturae
hominum meminit, picrocholos eos a redundante ſucco no-
minans. Ejus verba ita ſe habent: *Sed et qui bis die
comedere conſueverunt, ii ſi non prandent, aegrotant, tum
imbecilli et infirmi fiunt ac timidi ad quodvis opus;* praeterea cardialgiam patiuntur, ſiquidem *ſuſpenſa illis viscera
videntur et calidum pallidumque mingunt et dej ctio uritur;* ſunt praeterea *quibus os amaricat, oculi cavantur,
tempora palpitant et extremae partes frigent.* Haec ubi
praedixit, mox alia quaedam tum de coena tum de nocte
ad finem ſermonis ait, picrocholos tum unicum in die
victum tum inediam quam alios homines difficilius ferre,
unam in eo libro exponens partem eorum, quae in ſexto

δίαιταν, ὧν ἐν τῷ καθόλου παρήνεσεν ἐν τῷ ἕκτῳ τῶν ἐπιδημιῶν. ἡ γάρ τοι ψύξις ἣν ἐν ταῖς θερμαῖς φύσεσι συνεβούλευε, γίγνεται μὲν καὶ ἐξ ἄλλων τινῶν, οὐχ ἥκιστα δὲ καὶ διὰ
τῆς τῶν σιτίων προσφορᾶς. ὅσοις γὰρ αὐχμῶδές τέ ἐστι καὶ
δριμὺ τὸ ἔμφυτον θερμὸν ἀμετρότερον ἐξ ἀρχῆς κρατηθεῖσι,
τούτοις αἱ τροφαὶ πραότερον αὐτὸ καὶ ἧττον ἀποφαίνουσι
δακνῶδες. εὔδηλον δὲ δήπουθεν ὡς εὐχύμους τε καὶ ἀκριβεῖς
εἶναι χρὴ τροφὰς τὰς διδομένας αὐτοῖς, οὐ τῷ μετέχειν τῆς
τοιαύτης ὀλίγης οὐσίας ὀνομαζομένας τε καὶ τρέφειν μὴ δυναμένας, ἀλλὰ τῷ τὸ πλεῖστον ἐν ἑαυταῖς ἔχειν χρηστόν. εἰσὶ
μὲν γάρ πως καὶ αἱ μαλάχαι καὶ αἱ κράμβαι καὶ τὰ τεῦτλα
καὶ αἱ θριδακίναι καὶ ἁπλῶς εἰπεῖν τὰ λάχανα σύμπαντα καὶ
αἱ ὀπῶραι τροφαί, περιέχεται γάρ τις ἐν αὐταῖς οὐσία τρό-
φιμος. ἀλλ' ὥσπερ τούτων ὀλίγον μέν ἐστι τὸ τρέφον, οὐκ
ὀλίγον δὲ τὸ ἄχρηστον, οὕτως ἐπ' ἄρτου καθαροῦ καὶ ὠῶν
καὶ κρεῶν καὶ χόνδρου πλεῖστον μὲν τὸ τρέφον, ἐλάχιστον δὲ
τὸ μὴ τοιοῦτον. ἐὰν δὲ δὴ πρὸς τῷ μὴ τρέφειν τὸ μεμιγμέ-
νον ἄχρηστον τῷ χρησίμῳ συμβαίνῃ δριμεῖαν, ἢ ὀξεῖαν, ἢ

epidemiorum monuit in univerfum, quod ad victum fpectat. Nam refrigeratio, quam calidis naturis fuafit, efficitur
cum ex aliis quibusdam tum non minime ex cibi exhibitione.
Quibus enim tum fqualidus tum acer nativus calor eft, temperamento immoderatiori temperatis, his alimenta mitio-
rem eum minusque mordentem reddunt. Sane illud non
latet, et boni fucci et exquifita debere effe quae his exhibeantur nutrimenta, non tamen ea quae boni fucci, propterea quod exiguum hujusmodi fubftantiae in fe habent, no-
minentur ac nutrire nequeant, imo quod utile plurimum
in fe contineant. Sunt namque et malvae et braflicae et
betae et lactucae, et denique omnia olera et fructus nutrimenta, quum fubftantia in his habilis ad alendum contineatur. Verum ficut in his exiguum eft quod nutrit, non
exiguum quod eft inutile, ita in pane puro et ovis et carne
et alica plurimum eft quod nutrit, minimum quod eft inutile. Quod fi id inutile quod admixtum utili eft, praeterquam quod non nutrit, etiam acrem, aut acidam, aut

στρυφνὴν, ἢ πικρὰν, ἢ ὅλως μοχθηράν τινα δύναμιν ἔχειν,
οὐ μόνον ἐκπέπτωκε τὰ τοιαῦτα τοῦ μὴ κυρίως ὑπάρχειν τροφὰς, ἀλλὰ καὶ τῆς τῶν φαρμάκων δυνάμεως οὐ σμικρόν τι
μετείληφε. τρέφειν οὖν χρὴ τοὺς τοιούτους ἀνθρώπους ἐκείναις ταῖς τροφαῖς ὅσαι μήτε τινὰ φαρμακώδη δύναμιν ἔχουσιν αἰσθητήν, [184] ἀλλὰ μηδ᾽ αὐτὸ τὸ τρόφιμον πάμπολυ·
πρόσεστι γάρ τις καὶ τούτῳ κακία πλεονασθέντι. πρῶτον μὲν
γὰρ οὐδ᾽ ἡ κατὰ τὴν γαστέρα πέψις ἐπ᾽ αὐτῶν ἀκριβοῦται·
εἰ δ᾽ ἄρα καὶ κρατήσειεν αὐτῶν ἡ γαστὴρ, ἀλλ᾽ ἥ γε κατὰ
τὰς φλέβας οὐκ ἀκριβὴς γίγνεται. εἰ δὲ κᾂν ταύτῃ μηδέν τι
μέγα πλημμεληθείη, τὴν γοῦν τρίτην πέψιν, ἥτις ἐστὶν ἑκάστου τῶν μορίων οἰκεία, χαλεπὸν ἐν ἅπασιν αὐτοῖς κατορ-
θωθῆναι. πρόσεστι δὲ δήπου τῷδε καὶ τὸ χρῆναι τὰς τροφὰς,
ἐπειδὰν θερμότερόν τε καὶ ξηρότερον ἑαυτοῦ γένηται τὸ σῶμα,
ψυχούσας πως εἶναι καὶ ὑγραινούσας. ὅθεν ἄριστος μὲν ὁ
τῆς πτισάνης χυλὸς ἀκριβῶς καθεψημένης, οὐδὲν ἐχούσης ἐν
ἑαυτῇ περίεργον ἥδυσμα. καὶ γὰρ ἐμψῦξαι καὶ ὑγρᾶναι καὶ
ἄδιψον φυλάξαι τὸν ἄνθρωπον ἱκανὴ πρὸς τῷ μήτ᾽ ἀτμῶδες

acerbam, aut amaram, aut denique vitiofam quampiam qualitatem habet, non modo non proprie nutrimenta funt, fed
etiam medicamentofae facultatis non parum in fe habent. Expedit igitur tales homines illis nutrire cibis, quicunque nec
medicamentofam ullam fenfu perceptibilem vim habeant,
fed nec ipfum quod nutrit plurimum, hoc enim quoque fi
exfuperat, vitio non caret. Principio namque nec quae in
ventriculo eorum agitur concoctio eft exacta, nec fi ventriculus ea fuperet, quae in venis obitur eft abfoluta Quod
fi hic quoque haud magnus fit error, faltem tertiam, quae
fingulis partium propria eft, difficile fuerit in omnibus illis
rite perfici Conveniet profecto huic et ut frigidum humi-
dumque quodammodo ei nutrimentum exhibeas, ubi corpus
tum calidius tum ficcius folito eft redditum. Quare com-
modiffimus huic eft ptifanae cremor ad unguem coctus, in
quo nullum fit fuperfluum condimentum, utpote qui et refrigerare et humectare ac fine fiti fervare hominem poteft,
cum eo quod nec halituofum nec humidum nec ficcum detinet

τι μήθ᾽ ὑγρὸν μήτε ξηρὸν ἐπέχειν περίττωμα. καλῶ δ᾽
ἀτμώδη μὲν ὅσα διὰ τοῦ δέρματος εἰς τοὐκτὸς ἀποῤῥεῖν πέφυκεν, ὑγρὰ δ᾽ ὅσα διὰ τῆς κύστεως, ξηρὰ δ᾽ ὅσα διὰ τῆς
κάτω γαστρός· ἀπὸ γὰρ τῆς ἐπικρατούσης ἐν ἑκάστῳ τῶν
εἰρημένων οὐσίας ἐθέμην αὐτοῖς τὰς προσηγορίας. ὅτι δ᾽
οὐδέν τι τούτων ἐφέξει πτισάνης χυλὸς εὔδηλον. αἱ μὲν γὰρ
διὰ τῆς κάτω γαστρὸς ὑποχωρήσεις τῶν περιττῶν ὑπὸ τῶν
στυφόντων ἴσχεσθαι πεφύκασιν, αἱ δὲ δι᾽ οὔρων τε καὶ σύμπαντος τοῦ δέρματος, ὑπό τε τῶν ἐμπλαττομένων τοῖς πόροις καὶ σφοδρῶς στυφόντων, ἅπερ ὀνομάζουσι στρυφνά·
πτισάνη δ᾽ οὔτε ἐμπλαστικῆς οὔτε στυπτικῆς μετέχει δυνάμεως. ὅτι μὲν οὖν οὐ στύφει δηλοῖ καὶ ἡ γεῦσις, ἧς μόνης
ἴδιόν ἐστιν αἰσθητὸν τὸ στῦφον. ὅτι δ᾽ οὐδ᾽ ἐμπλάττει λογίσασθαι (121) πάρεστιν ἐκ τῶν ἄλλων αὐτῆς ἔργων. εἴτε
γὰρ ἔξωθεν ἀνατρίβοις τῇ πτισάνῃ ῥυπαρὸν σῶμα, ῥύπτει
τοῖς ἀφρονίτροις τε καὶ τῷ μέλιτι παραπλησίως, εἴτ᾽ ἐν τῇ
γαστρὶ περιεχόμενον μέτριον φλέγμα δι᾽ ἐμέτων ἐκκενῶσαι
βουληθείης, οὐδὲν ἧττον μελικράτου πτισάνης χυλὸς χρήσι-

excrementum   Voco halituoſa quaecunque per cutim foris
effluere ſunt apta, humida quae per veſicam, ſicca quae
per alvum; quippe a vincenti in ſingulis eorum ſubſtantia
nomina ipſis impoſui.   Quod autem nullum horum retinebit
ptiſanae cremor manifeſtum eſt.   Quae enim per alvum
excrementorum dejectiones ſunt, eas adſtringentia retinere
ſolent, quae per urinas et univerſam exeunt cutim, haec
detinent ea quae exiguis meatibus inhaerent, *emplattomena*
vocant; praeterea quae valenter adſtringunt, eas ſtryphna
vocant; ptiſana vero nec exiguos cutis meatus obturandi
nec adſtringendi vim habet ullam.   Ac quod non adſtringat
quidem vel guſtus ipſe docet, cujus unius eſt proprium
quod adſtringendi vim habeat discernere.   Quod vero nec
cutis meatibus emplaſtica inhaereat, id ratiocinari ex aliis
ejus effectibus eſt promptum.   Nam ſive ſordidum corpus
extrinſecus ptiſana defrices, ſicut aphronitrum et mel deterget, ſive ex ventriculo per vomitum educere mediocrem
pituitam velis, nihilo minus mulſa utilem ptiſanae cremo-

548 ΓΑΛΗΝΟΥ ΘΕΡΑΠΕΤΤ. ΜΕΘΟΔΟΥ

Ed. Chart. X. [184.]   Ed. Baf. IV. (121.)

μος. πρόσκειται δ᾽ ἐν τῷ λόγῳ τὸ μέτριον, ὅτι, εἰ πολὺ καὶ
γλίσχρον ἰσχυρῶς καὶ παχὺ, ῥαφανῖδες δι᾽ ὀξυμέλιτος, οὐ μελίκρατον καὶ πτισάνη πεφύκασιν ἀποῤῥύπτειν. ἔστι μὲν δὴ
καὶ μελίκρατον εἰς ἁπάσας τὰς εἰρημένας ἐκκρίσεις ἐπιτήδειον, ἀλλ᾽ οὔτε ἄδιψον ὥσπερ ἡ πτισάνη κἂν ταῖς πικροχόλοις φύσεσιν ἐκχολοῦται ῥᾳδίως. ἄριστον μὲν οὖν, ὡς εἴρηται,
σιτίον ἐπὶ τῶν τοιούτων κράσεων ἡ πτισάνη. δεύτερον δ᾽
ἐπ᾽ αὐτῇ χόνδρος ὄξος χάριν ἀναδόσεως ὀλίγον εἰληφώς.
τρίτον δ᾽ ὁ χωρὶς ὄξους ὑγρὸς, οὐ παχὺς, ὁποῖον ἔνιοι σκευάζουσιν ἔτνει παραπλήσιον· ἐμβαλεῖν δὲ καὶ τῷδε βέλτιον ἑψημένῳ πράσου· δῆλον δ᾽ ὅτι καὶ ἀνήθου καὶ ἁλῶν ἐξ ἀνάγκης
μετέχειν. καὶ μὲν δὴ καὶ οἱ κριβανῖται τῶν ἄρτων ἀγαθὸν
ἔδεσμα καὶ τῶν ἰχθύων οἱ πετραῖοι πάντες. οὐδὲν δ᾽ ἧττον
αὐτῶν οἱ ὀνίσκοι, πλὴν εἴ που λίμνης ἢ ποταμῶν μεγάλων
ἐμβαλλόντων εἰς θάλατταν νεμόμενοι πλησίον ὑγροτέραν τε
καὶ γλισχροτέραν ἔχοιεν τὴν σάρκα. ἐφιξῆς δὲ τῶν ὀνίσκων
τά τε βούγλωσσά ἐστι καὶ αἱ νάρκαι καὶ τῶν ἰχθύων ὁ λά-

rem experieris. Additum tamen in dictione eſt, mediocrem, quoniam ſi multa et vehementer glutinoſa et craſſa
pituita ſit, hanc radicula ex oxymelite, non mulſa aut ptiſana detergere eſt habilis. Eſt ſane et mulſa ad omnes
ante dictas excretiones idonea, verum nec ſitim reſtinguit,
ut ptiſana et in picrocholis *amara bile abundantibus* naturis
facile vertitur in bilem. Optimum igitur, ut diximus, in
ejusmodi temperamentis nutrimentum eſt ptiſana. Proximum ab hoc alica, cui paululum aceti diſtributionis gratia ſit
adjectum. Tertium quae ſine aceto liquida eſt, non craſſa,
qualem nonnulli praeparant aſſimilem pulti; injeciſſe vero
huic dum coquitur aliquid porri ſatius eſt; nam quae tum
anethi, tum ſalis aliquid neceſſario habebit neminem latet.
Quin etiam in furno coctus panis utilis eſt cibus, ſicut etiam
e piscibus ſaxatiles omnes. Nec ipſis minus aſelli, niſi ſi
prope lacum aut magnum flumen, quod in mare decidat
depaſti, humidam magis glutinoſamque habeant carnem.
Proxime ab aſellis ſunt ſolea et torpedo, itemque inter pis-

BIBΛION Θ. 549

Ed. Chart. X. [184. 185.]   Ed. Baf. IV. (121.)

βραξ καὶ ἡ τρίγλα κάπειτα πελάγιος κέφαλος. ἅπαντες δὲ
χείρους ἰχθύες ὅσοι λίμνης θαλάττῃ συναπτούσης ἢ στόματος
ποταμοῦ μεγάλου νέμονται πλησίον. ἐκ δὲ τῶν πτηνῶν ἄριστοι μὲν οἱ πέρδικες ἅμα τοῖς ὀρείοις ἅπασι στρουθοῖς, ἐφεξῆς δὲ ἀλεκτορίδες καὶ φασιανοὶ καὶ νέαι περιστεραί· μὴ
καθείρχθω δ᾽ ἔνδον μηδὲ ταῦτα, περιττωματικὰ γὰρ ἅπαντα
τὰ ἀγύμναστα, περιττωματικὰ δὲ καὶ τὰ λιμναῖα σύμπαντα
καὶ ἑλώδη· διὸ καὶ τῶν χοιρείων αὐτῶν ἀμείνω τὰ ἐκ τῶν
ὀρῶν· ἐφεξῆς δὲ αὐτῶν οἱ ἔριφοι. [185] πάντων δὲ τῶν
εἰρημένων φευκτέα τά τε παλαιὰ ζῶα καὶ τὰ νεωστὶ γεγενη-
μένα· τὰ μὲν γὰρ σκληρότερά ἐστι καὶ δυσπεπτότερα, τὰ
δὲ πέρα τοῦ δέοντος ὑγρὰ καὶ περιττωματικὰ, καὶ μάλισθ᾽
ὅσα φύσει τῶν ζώων ἐστὶν ὑγρά, καθάπερ ὄϊές τε καὶ σύες.
ἀλλὰ περὶ μὲν τῆς ἐν ἅπασι τοῖς ἐδέσμασι δυνάμεως ἑτέρωθι
διῄρηται· νυνὶ δ᾽ ἕνεκα παραδείγματος ὥσπερ τἆλλα τὰ
κατὰ τήνδε τὴν πραγματείαν, οὕτω λελέχθω καὶ ταῦτα·
πρόκειται γὰρ οὐ τὰς ὕλας ἡμᾶς ἐξευρεῖν ἐν αὐτῇ, καθάπερ
ἔν τε τοῖς περὶ τῶν ἐδεσμάτων καὶ φαρμάκων, ἀλλὰ μόνας

ces lupus et mullus, poſt mugile pelago. Omnis autem piſ-
cis deterior eſt qui prope lacum qui mari conjungitur aut
magni fluminis oſtium paſcit.   Ex volatilibus autem optimi
ſunt perdices ac montani omnes aviculae.   Ab his gallinacei et phaſiani et juvenes columbae, ſed nec hae tamen intus claudendae, quum excrementoſa ſint omnia quae exercitatione carent.   Excrementoſa vero non minus ſunt tum
lacuſtria tum paluſtria omnia, quo fit ut etiam ex ipſis ſuil-
lis carnibus optima ſit montana, ab his deinceps haedi ſunt.
In omnibus jam dictis fugienda tum vetula tum recens edita
ſunt, illa namque duriora concoctuque difficiliora ſunt, haec
immodice humida et excrementoſa, ac potiſſimum quaecunque
ex animalium generibus ſunt, quae naturaliter humida ſunt
ut oves ſueſque.   Verum de omnium ciborum facultate albi
praecipimus, nunc veluti alia in hoc opere, ſic iſta quoque
exempli cauſa ſint dicta, ſiquidem propoſitum nobis in hoc
eſt non tanquam in iis quae de alimentis et medicamentis
ſcripſimus materias inveſtigare, ſed ſolas facultates genera-

550 ΓΑΛΗΝΟΥ ΘΕΡΑΠΕΥΤ. ΜΕΘΟΔΟΥ

Ed. Chart. X. [185.]   Ed. Baf. IV. (121.)

τὰς καθόλου δυνάμεις· οὐδὲν δὲ δήπου διοίσει δυνάμεις γενικὰς ἢ καθόλου προσαγορεύειν αὐτάς. ἐπανέλθωμεν οὖν
αὖθις ἐπὶ τὸ προκείμενον. οἷς δ᾽ ἀπορρεῖ τι δριμὺ καθ᾽ ἑκάστην ἡμέραν, ἕτοιμον τούτοις ἁλῶναι πυρετῷ στεγνωθεῖσι τὸ
δέρμα. στεγνοῖ δ᾽ αὐτὸ τά τε στύφοντα πάντα, καθάπερ
ὀλίγον ἔμπροσθεν ἐμνημονεύσαμεν τῶν Ἀλβούλων ὑδάτων,
ὅσα τ᾽ ἐμπλάττεται τοῖς πόροις. ἔστι δ᾽ ὅτε καὶ ἡ ξηρότης
αὐτοῦ τοῦ δέρματος ἀμετροτέρα γινομένη πυκνοῖ τοὺς πόρους αὐτοῦ. διὰ τοῦτο οὖν ἡμᾶς ἐθεάσω καὶ τὸν οἰνάνθη
χρώμενον ἐν τῷ βαλανείῳ κωλύσαντας χρῆσθαι, καθ᾽ ὃν
ἔφησε χρόνον, ἀνωμαλίας αἰσθάνεσθαι, καὶ τὸν ὡσαύτως
ἐκείνῳ μετ᾽ ἐλαίου βραχέος οἴνῳ πολλῷ, καὶ τὸν τῷ σχι-
νίνῳ δὲ χρώμενον, ἡνίκα πυκνώσεως ᾔσθετο, καὶ τοῦτον, ὡς
οἶσθα, τοῦ λοιποῦ χρῆσθαι διεκωλύσαμεν. εἴρξαμεν δὲ καὶ τὸν
εἰληθεροῦντα καθ᾽ ἑκάστην ἡμέραν καὶ τὸν τῇ κόνει χρώμενον. ἑτέρῳ δ᾽ εἰς ἀνωμαλίαν ἀφικομένῳ πυρετώδη τὸ σφοδρὸν τῆς τρίψεως ἐπανεῖναι προσετάξαμεν. ἄλλον δ᾽, ὡς
οἶσθα, ἐθεράπευσα θαυμάσαντα πῶς ἑνὶ λουτρῷ μετὰ τρί-

les, nihil autem profecto referat generalesne facultates an
univerſales ipſas appelles. Revertamur ergo rurſus ad
propoſitum. Quibus acre aliquid quotidie transpirat, ii, ſi
cutis ipſis ſtipetur, prompte febri corripiuntur. Stipant vero
hanc tum quae adſtringunt omnia, veluti paulo ſupra memoravimus de Albulis aquis, tum quae exiguis meatibus
emplaſtrantur. Aliquando autem ipſius cutis immoderatior
ſiccitas exiguos ipſius meatus denſat. Proinde qui oenanthe
in balneo utebatur, hunc nos vidiſti quo tempore inaequalitatem ſentire ſe quereretur, uti vetuiſſe; ſimili modo et qui
largo vino cum oleo exiguo utebatur, item qui lentiscino
tum cum denſitudinem ſentiebat, hunc quoque de caetero,
ut ſcis, uti prohibuimus. Inhibuimus non minus et eum,
qui quotidie inſolabatur, et eum qui pulvere utebatur. *Alteri vero qui jam ad inaequalitatem febrilem pervenerat,
vehementiam remittere frictionis juſſimus. Jam alium, ut
ſcis, curavimus mirantem quo pacto una lavatione, ac

ΒΙΒΛΙΟΝ Θ. 551

Ed. Chart. X. [185.]   Ed. Baf. IV. (121.)

ψεως τῆς προσηκούσης ἡμερῶν παμπόλλων ἀνωμαλίαν
αὐτοῦ φρικώδη διελύσαμεν. ἐχρῆτο δὲ κἀκεῖνος ἐλαίῳ στύ-
φοντι τούτῳ, τῷ δικαίως ἐνδόξῳ διὰ τὴν εἰς τἄλλα χρείαν,
ὃ καλοῦσιν σπάνον. ἀφελόντες οὖν τοῦτο καὶ τῷ Σαβίνῳ
λιπαρῶς τε καὶ μαλακῶς ἐπὶ πλέον ἀνατρίψαντες καὶ λούσαντες δὶς, εὐθέως ἀπεφήναμεν ὑγιῆ. ταῦτά τε οὖν ἅπαντα
φυλακτέα τοῖς τὰ καπνώδη τε καὶ λιγνυώδη διαπνεομένοις,
ὅσα τε γλίσχρα καὶ παχύχυμα· καὶ γὰρ καὶ ταῦτ' ἐμπλάττοντα
τοὺς πόρους ἐπέχει τὰς διαπνοάς. ἐπέχει δ', ὡς εἴρηται, καὶ
τὰ ξηραίνοντα τὸ δέρμα πέρα τοῦ μετρίου. πολλοὺς γοῦν
ἐν ἡλίῳ χρωμένους τοῖς τοιούτοις, ἄλλους δὲ νίτρῳ πλέονι,
τινὰς δ' ἁλσίν, ἢ γυμνασίοις πολλοῖς, ἢ τρίψει σκληρᾷ,
ξηροτριβίᾳ τε καὶ κόνει νοσοῦντας ἐκ τούτων καθ' ἕκαστον
ἐνιαυτὸν, οἶσθ' ὡς ἐπισχόντες αὐτῶν ἀνόσους ἤδη παμπόλλων ἐτῶν ἐφυλάξαμεν. ἔστι δ' εἰκότως τὰ τοιαῦτα παραγ-
γέλματα κοινὰ τῶν θ' ὑγιαινόντων ἔτι καὶ τῶν ἤδη δυσαρεστουμένων. οὐ γὰρ τῶν γεγονότων, ἀλλὰ τῶν γιγνομένων

debita frictione horridam ejus multorum dierum inaequalitatem diſſolverimus. Utebatur autem et ille adſtringente
oleo, hoc inquam jure propter alios uſus celebri, rarum
vel pretioſum vocant. Hoc igitur mutantes ac Sabino tum
pinguiter tum molliter uberius perfricantes ac bis lavantes,
illico ſanum reddidimus. Non ſolum igitur haec omnia vitanda iis ſunt qui fumidum et ſuliginoſum e corpore exhalant, ſed etiam quae glutinoſum et quae craſſum gignunt
ſuccum, etenim haec parvos meatus obſtruentia tranſpiratio-
nem morantur. Retinent non minus, ut dictum eſt, tran-
ſpirationem et quae cutem immodice ſiccant. Multos ſiquidem quum talibus in ſole uterentur, alios vero cum uberiore nitro, alios cum ſale aut exercitatione multa aut frictione dura, praeterea frictione ſicca et calidis fomentis et
pulvere et horum occaſione quotannis aegrotarent; ipſe
teſtis es, ut ab iis prohibitos multis jam annis ſanos ſer-
vaverimus. Sunt autem merito ejusmodi praecepta tum
valentium adhuc tum eorum qui jam de valetudine queruntur cummunia. Non enim ei quae jam facta eſt febri con-

552 ΓΑΛΗΝΟΥ ΘΕΡΑΠΕΥΤ. ΜΕΘΟΔΟΥ

Ed. Chart. X. [185. 186.]　　　　　　Ed. Baf. IV. (121.)

ἔτι πυρετῶν ἐστι προφυλακτικὰ κατὰ τὴν τῶν ποιούντων
αὐτοὺς αἰτιῶν ἄρσιν· ὁ γὰρ ἔτι γιγνόμενος πυρετὸς ἀρθέντος τοῦ αἰτίου συναναιρεῖται καὶ αὐτός. ὥσθ᾽ ὅσαπερ ἐν
τῇ τῶν ὑγιεινῶν πραγματείᾳ περὶ τῶν τοιούτων κράσεων
εἴρηται, μεταφέρειν ἅπαντα προσῆκεν ἐπὶ τὴν τῶν ἀρχομένων πυρέττειν, εἴτε ἴασιν χρὴ λέγειν, εἴτε προφυλακήν. ἰώμεθα γὰρ τὸ ἤδη γεγονὸς αὐτῶν, κἂν ὀλίγον ᾖ,
προφυλαττόμεθα δὲ μὴ γενηθῆναί τι πλέον ἀναιροῦντες
τὸ αἴτιον.

Κεφ. γ΄. [186] Ὥσπερ δὲ εὔρουν τε καὶ ἔμπνουν
εἶναι τὸ σῶμα πάντῃ κοινὸς ἐπὶ τῶν εἰρημένων μάλιστα
φύσεων ὑγιαινόντων τε καὶ δυσαρεστουμένων σκοπός, οὕτω
καὶ τὸ φεύγειν ἀγρυπνίας καὶ θυμοὺς καὶ λύπας καὶ φρον-
τίδας, ἐγκαύσεις τε καὶ ψύξεις καὶ κόπους· ἑτοιμότα ταγὰρ
ἐφ᾽ ἑκάστῳ τῶν εἰρημένων αἱ τοιαῦται κράσεις ἀναλίσκον-
ται πυρετοῖς. ἰᾶσθαι δὲ αὐτάς, ὅταν ἐπί τινι τῶν λελεγμένων προφάσεων πυρέξωσιν, ἔστιν οὖν ᾖ μὲν ὁμοίως τοῖς
ἐπὶ στεγνώσει ῥηθεῖσιν, ᾖ δὲ καὶ διαφερόντως. ἄγειν μὲν

fulunt, fed ei quae nunc in generatione eft profpiciunt,
tollendis iis quae illas excitant caufis; nam quae adhuc in
generatione febris eft, dum aufertur caufa, ipfa una interit.
Quare quae in libris de fanitate tuenda de ejusmodi temperamentis funt prodita, ea omnia ad eos qui febricitare incipiunt, five id fanationem appellaffe oportet five providentiam, funt transferenda. Siquidem fanamus id febris quod
jam invafit, etiam fi exiguum eft profpicimus, nequid amplius proveniat adimentes caufam.

Cap. III. Quemadmodum vero jam dictarum maxime naturarum et quum valent et quum de fe queruntur
communis fcopus eft ut fluxile et tranfpirabile undique
corpus reddatur, ita illud quoque ut tum vigilias tum iram
tum triftitiam tum curam tum uftionem tum frigus tum
laffitudinem fugiant, cum promptiffime poft haec ejusmodi
temperamenta febre capiantur. Sanare vero ea quoties ex aliqua dictarum occafionum febricitarint oportet, partim fimiliter iis quos ex ftipata cute laborare diximus, partim diffi-

γὰρ ἐπὶ τὰ λουτρὰ χρὴ πάντας ἐν τῇ παρακμῇ τοῦ πρώτου παροξυσμοῦ· τρίβειν τε λιπαρῶς τε ἅμα καὶ μαλακῶς τοὺς μὲν ἐπί τινι τῶν στυψάντων τὸ δέρμα, καθάπερ εἴρηται, τοὺς δ᾽ ἐπὶ ξηρότητι τρίβειν μὲν, ἀλλ᾽ ἐλάττω τούτοις, λούειν δὲ πλείω. στοχάζεσθαι δ᾽ ἀεὶ τοῦ μέτρου τῆς δυνάμεως ἐν ἅπαντι τῷ τοιούτῳ βοηθήματι. θυμοὶ μὲν οὖν καὶ λῦπαι καὶ ἀγρυπνίαι καὶ φροντίδες οὔτε τρίψεων οὔτε λουτρῶν δέονται πολλῶν, ἀλλὰ πολὺ μὲν ἐξ ἁπάντων ἐκ τοιᾶσδε πυρεξάντων αἰτίας, ἔλαιον περιχεῖν χλιαρὸν ἥκιστα μετέχον στύψεως ἀνατρίψαντες δὲ βραχέα, λούειν ὡς ἔθος. αἱ δ᾽ ἐγκαύσεις εὐθέως μὲν ἐξ ἀρχῆς τῶν ψυχόντων δέονται καὶ πλειόνων λουτρῶν, ἥκιστα δὲ ἐλαίου δαψιλοῦς, ἢ συχνῆς τρίψεως. ἔστω δὲ τὰ ψύχοντα ῥόδινόν τε καὶ τὸ καλούμενον ὀμφάκινον ἔλαιον, ὅπερ, οἶμαι, καὶ ὠμοτριβὲς ὀνομάζουσιν. ἀμείνω δ᾽ ἐξ αὐτῶν ὅσα μηδ᾽ ὅλως ἐν ἑαυτοῖς ἔχει τῶν ἁλῶν. ἐργάζεσθαι δὲ ψυχρὸν τὸ ἀγγεῖον, ἐν ᾧ μᾶλλον περιέχεται, κρεμῶντας ἐν φρέατι,

militer. Quippe in prima acceſſione inclinante ducendi in balneum omnes funt, tum pinguiter fimul ac molliter fricandi, ii quidem qui ex aliquo quod cutem adftrinxit laborant ficut dictum eft; qui vero ex ficcitate, fricandi quidem et ipfi, fed parcius, lavandi autem uberius. Refpiciendum vero femper ad virium modum eft in omnibus ejusmodi auxiliis. Atque irae quidem et triftitiae et vigiliae ac curae nec frictionibus nec lavationibus multis indigent, fed omnibus qui ex ejusmodi occafione febricitavint oleum infundendum tepidum large eft, cui minime adftringens vis infit, tum paululum fricandi atque ex confuetudine lavandi. Uftio vero protinus ab initio refrigerationem defiderat, tum crebriorem lavationem, minime vero aut oleum largum aut crebram frictionem. Sint autem quae refrigerent et rofa-· ceum et omphacinum, quod etiam, arbitror, omotribes, *id eſt* crudum, oleum nominant. Utiliora vero his funt quae nihil in fe falis omnino habent. Efficies haec frigida fi vas in quo continentur magis in puteo fufpendas, ut aquam

ψαῦον τοῦ ὕδατος. ἔτι δὲ μᾶλλον (122) εἰ κρουνὸς ὕδατος ψυχροῦ καταράττει τοῦ ἀγγείου, ψύχει τὸ ὑγρόν. εἰ
δ᾽ ἐπὶ πλέον ἐψῦχθαι βούλοιο, χιόνι περιπλάττειν αὐτό.
καταχεῖν δὲ τοῦ βρέγματος μετέωρον ἐξαίροντα τὴν χεῖρα
δι᾽ ἐρίου συμμέτρου τῷ μεγέθει. ταῦτα ποιήσαντα μέχρι
τῆς παρακμῆς ἄγειν ἐπὶ τὸ λουτρόν. εἰ δὲ καὶ ψυχθεὶς
πυρέξειεν ὁ τὴν προειρημένην ἔχων κρᾶσιν, ὑπὲρ οὗ ταῦτα
πάντα λέγεται, καὶ τοῦτον ἐπὶ τὸ βαλανεῖον ἀκτέον ἐν
ταῖς παρακμαῖς. εἰ δὲ σὺν κορύζῃ καὶ κατάῤῥῳ πυρέττοι,
πρὶν πεφθῆναι ταῦτα, λούειν οὐ χρή. τοὺς δ᾽ ἐπ᾽ ἐγκαύσει καὶ τούτων παρόντων λουστέον, ὡς ἐν τοῖς ὑγιεινοῖς
ἐπεδείκνυμεν. ἐπὶ δὲ τῷ λουτρῷ τὴν κεφαλὴν τοῖς αὐτοῖς
ἑκατέρων βρέχειν οἷς πρὸ τοῦ, ψύχουσι μὲν τῶν ἐπ᾽ ἐγκαύσει πυρεξάντων, θερμαίνουσι δὲ τῶν ἐπὶ ψύξει. μέτρια δ᾽
ἔστω καὶ ταῦτα μετὰ τὸ λουτρόν, οἷον τό τε καλούμενον
ἴρινόν ἐστι καὶ τὸ νάρδινον μύρον. ἀλλ᾽ οὐ χρὴ μηκύνειν
ἔτι περὶ τῶνδε λελεγμένων ἐν τοῖς ὑγιεινοῖς. ἀρκέσει δ᾽
εἰπεῖν ὡς τὰ μὲν ἄλλα πρακτέον ὁμοίως ἐπὶ τῶν πυρεξάν-

tangat. Praeterea fi defluxus frigidae aquae vafi fe illidat,
magis humorem refrigerat. Quod fi largius refrigerata cu-
pis, vas nive circumdabis. Infundere autem fincipiti fublata
in altum manu per mediocrem lanae modum oportet. Haec
usque ad inclinationem faciens in balneum duces. Si vero
qui memorato eft temperamento, de quo omnis hic fermo eft,
ex frigore febricitet, etiam ducendus ad balneum in remiffione
is eft. Si autem cum gravedine et deftillatione febricitet,
priusquam haec concocta fint lavandus non eft. At qui ex
uftione febricitant, ii vel quum haec adfint lavari debebunt,
veluti in libris de fanitate tuenda oftendimus. Poft lavacrum vero iisdem quibus ante madefacienda amborum capita funt, eorum quidem qui ex uftione febricitarunt refrigerantibus, qui ex frigore calefacientibus. Sunto autem
et haec poft balneum mediocria, cujusmodi irinum dictum
eft et nardinum unguentum. Verum de his immorandum
pluribus non eft, praefertim in libris de fanitate tuenda
jam proditis. Sed fuffecerit dixiffe reliqua fimili modo in

ΒΙΒΛΙΟΝ Θ. 555

Ed. Chart. X. [186. 187.]　　　　　Ed. Baf. IV. (122.)

των, ἅπερ ἐπὶ τῶν ἐγκαυθέντων τε καὶ ψυχθέντων ἐλέγομεν χρῆναι πράττειν, ἄνευ τοῦ πυρέξαι· οὐ μὴν ἅπαντί γε
καιρῷ τοὺς πυρέξαντας λουστέον, ἀλλ᾽ ἐν τῇ παρακμῇ τοῦ
παροξυσμοῦ. καὶ μέντοι καὶ ὡς ἐπιτείνειν μὲν χρὴ τῶν
πυρεξάντων ἐπ᾽ ἐγκαύσει τὴν ἐμψυκτικὴν ὀνομαζομένην ἀγωγήν, ἐκλύειν δὲ τῶν ψυχθέντων [187] τὴν θερμαντικήν.
ὑπόλοιπον δ᾽ ἂν εἴη τὴν ἐν τῇ διαίτῃ κοινότητά τε καὶ διαφορὰν ἐπελθεῖν ἁπάντων τῶν εἰρημένων ἐπὶ τῆς ὑποκειμένης κράσεως, ἀλούσης ἐφημέρῳ πυρετῷ. κοινὸν μὲν δὴ πάντων εἶδος ἔστω σοι διαίτης, εὔχυμον, εὔπεπτον, οὐδαμόθι
κατὰ τοὺς πόρους ἰσχόμενον· ἀλλὰ τοῖς μὲν ἐγκαυθεῖσι μετὰ
τοῦ ψύχειν καὶ ὑγραίνειν. οὕτως δὲ καὶ τοῖς θυμωθεῖσι. τοῖς
δὲ ψυχθεῖσι, μετὰ τοῦ θερμαίνειν μετρίως. τοῖς δ᾽ ἀγρυπνή-
σασι καὶ λυπηθεῖσι καὶ πλεῖον φροντίσασιν, ὑγρὸν καὶ ὑπνῶ-
δες. οὕτως δὲ καὶ τοῖς μὲν κοπωθεῖσι τροφιμώτερον, τοῖς
δὲ ψυχθεῖσιν ἀτροφώτερον, τοῖς δ᾽ ἄλλοις τὸ μέσον ἀμφοῖν.
οἶνον δὲ πίνειν γινώσκεις δή που καὶ σὺ διδόντα με τοῖς

febricitantibus effe facienda, quemadmodum in uftis et refrigeratis citra febrem facienda praecepimus, non tamen quovis tempore lavandos febricitantes effe, fed in acceffionis
remiffione.　Praeterea qui ex uftione febricitant, iis inten-
dendam quae ex refrigerantibus conftat curationem effe; iis
vero qui ex frigore, eam quae ex calefacientibus confiftit re-
mittendam.　Reliquum autem fuerit ut communitatem ac
differentiam in victu omnium comprehenfarum conditionum
in propofito temperamento, ubi febre diaria laborat, exponamus.　Omnium igitur communis victus fpecies efto, quae et
boni fit fucci et concoctu facilis, et quae nusquam exiguis
cutis meatibus inhaereat; fed ii qui exufti funt, cum eo quod
refrigeret et humectet.　Pari modo iis quos ira male habuit.
Iis vero qui refrigerati fuerunt cum eo quod calefaciat modice.　Iis qui pervigilio, triftitia et nimia cura funt affecti,
quod humectet ac fomnum conciliet.　Ad eundem modum
iis qui fatigati funt magis nutriens, iis qui refrigerati funt
minus nutriens, reliquis quod medium fit amborum.　Vinum vero ipfe confcius es omnibus me ejusmodi *naturis*

τοιούτοις ἅπασι, τὸν ὑδατώδη καὶ ὄψει καὶ δυνάμει· βελτίων
γὰρ ὕδατος αὐτὸς τὰ πάντα, τῇ πέψει συναιρόμενος καὶ οὖρα
καὶ ἱδρῶτας προτρέπων. δῆλος δ᾽ ἐστὶ καὶ ὁ Ἱπποκράτης
οὐ μόνον ἐν τοῖς ἐφημέροις πυρετοῖς, ἀλλὰ κἂν τοῖς ὀξέσι
διδοὺς οἶνον, ἐξ ὧν ἐν τῷ περὶ διαίτης ὀξέων γράφει. κατὰ
δὲ τὸ ἕκτον τῶν ἐπιδημιῶν εἴτε οὖν αὐτὸς εἴτε καὶ Θεσσαλὸς ὁ υἱὸς αὐτοῦ παραιτεῖται τὸν οἶνον οὐ μόνον εἰ πυρέξειαν οἱ θερμοὶ ταῖς κράσεσιν, ἀλλὰ κἂν τῷ τῆς ὑγείας
χρόνῳ· ἐν θερμῇ γοῦν φύσει παραινεῖ ψύξιν τε καὶ ποτὸν
ὕδωρ καὶ ἐλιννύειν· εἰ μὴ ἄρα τὸ πλείονι χρῆσθαι τῷ ὕδατι
τοῦ οἴνου κατὰ τὰς τοιαύτας φύσεις, ἥπερ ἀρέσκει τισὶ,
φαίημεν ὑπ᾽ αὐτοῦ παραινεῖσθαι. τοῦτο μὲν οὖν αὐτὸ καθ᾽
αὑτὸ ζητείσθω, περὶ δὲ ποτοῦ ψυχροῦ διοριστέον. ἐγὼ μὲν
δή φημι τὰς τοιαύτας φύσεις ὑγιαινούσας τε μᾶλλον πρὸς
τοῦ τοιούτου πόματος ὀνίνασθαι μεγάλα καὶ κατὰ τὸν ἐφήμερον πυρετὸν οὐκ ἀφαιροῦμαι τοὺς εἰθικότας· ἀήθει δὲ
οὐκ ἀρξαίμην τηνικαῦτα διδόναι, ἀλλὰ πρότερον ἀκριβῶς
ἀποδοὺς αὐτῷ τὴν ἀρχαίαν ὑγείαν. εἰ δὲ διὰ δειλίαν, ἢ

concedere, fed quod tum afpectu tum viribus fit aquofum,
id enim ad omnia utilius quam aqua eft, ut quod et concoctionem juvet, et urinas ec fudores provocet. Conftat autem
et Hippocratem non in diariis modo febribus, verum etiam
in acutis ex iis quae de acutarum victu prodit vinum dare.
At in fexto epidemiorum five ipfe fit, five Theffalus ejus
filius, vinum calidis temperamentis prohibet, idque non
modo quum febricitant, fed etiam per fanitatem; quippe in
calida natura fuadet tum refrigerationem tum aquae potionem tum quietem, nifi forte copiofius utendum effe aqua
quam vino ejusmodi naturis fuadere eum dixeris, quemadmodum nonnullis placet. Hoc igitur feorfum per fe
disquiratur, de potione vero frigidae decidendum. Ego
igitur cenfeo ejus generis naturas et dum valent ejusmodi
potione magnopere juvari, nec in diaria febre iis quibus in
ufu fuit eam circumcido; fi quis vero non affuevit, huic
per febrem dare non inceperim, nifi priftina plane fanitate
prius reddita. Quod fi vel propter timiditatem, vel propter

BIBΛION Θ. 557

Ed. Chart. X. [187.]　　　　　　Ed. Baf. IV. (122.)

ἔϑος ἐκ παίδων, ἢ ὑπόληψιν ψευδῆ φοβοῖτο τὸ ψυχρὸν,
ἔργῳ τε πείσαιμ᾽ ἂν αὐτὸν, ἐπιτηρήσας ποτὲ αὐτὸν καυ-
σούμενον ἐν ϑέρει καὶ λόγῳ μετὰ τὸ ἔργον. ὅταν γὰρ ἐπὶ
τῇ χρήσει τοῦ τοιούτου πόματος ἀπαλλαχϑῇ μὲν αὐτίκα
τοῦ καυσοῦσϑαί τε καὶ ἀλύειν, ἑαυτοῦ δὲ εὐτονώτερον ἐπὶ
τῷδε τὸν στόμαχον ἔχειν φαίνηται, καὶ ἡ γαστὴρ καταρρή-
ξῃ χολῶδες καὶ πέψῃ καλῶς, αὖϑίς τε καὶ αὖϑις χρησα-
μένῳ ἀνατρέφηται τὸ σῶμα, τότε ἂν ἤδη καὶ τοὺς ἄλλους
αὐτῷ δείξας οὓς ὁμοίως ὤνησα, διέλϑοιμι πρῶτον μὲν ὡς
παντὸς μᾶλλον ἀληϑές ἐστι τὸ τὰ ἐναντία τῶν ἐναντίων
ὑπάρχειν ἰάματα· γέγραπται δέ μοι περὶ τούτου πρόσϑεν.
εἶϑ᾽ ὡς ἡ κρᾶσις αὐτῷ τὴν ὑγιεινὴν ἐκβεβηκυῖα συμμετρίαν
πλησίον ἥκει νόσου, καὶ ὡς τοῖς τοιούτοις σώμασιν ἡ ὑγίεια
σφαλερὰ καὶ κατὰ σχέσιν μᾶλλον ἢ καϑ᾽ ἕξιν ὑπάρχει, καὶ
ὡς εἰ μὲν ἀγαϑῆς ὢν ἔτυχε κράσεως, ἐφύλαττον ἂν ἐκείνην αὐτῷ τρόπῳ παντὶ, μοχϑηρᾶς δ᾽ ὑπάρχοντι φύσεως
ἐπὶ τὸ κρεῖττον ἐξαλλάττω. λέλεκται δὲ καὶ περὶ τούτων
ἐπὶ πλέον ἐν τοῖς ὑγιεινοῖς· ὅϑεν οὐ χρὴ μηκύνειν ἐνταῦϑα

confuetudinem a pueris, vel falfam opinionem frigidam
timeat, tum opere homini perfuadeam obfervans in aeftate
quum aeftuat, tum ratione poft opus. Nam ubi poft ufum
ejusmodi potionis liberatus ftatim ab urendo aeftuandoque
eft, vifusque firmiorem ex eo ftomachum quam ante habere,
tum ventriculus illi biliofum dejecit et probe concoxit, ac
corpus [quum ea iterum iterumque ufus fuerit reficitur,
tum vero aliis quoque ei indicatis quibus fimili ratione con-
tuli expofuerim, primum quidem illud effe omnium longe
veriffimum, *contraria contrariorum effe remedia,* proditum autem mihi de hoc prius eft. Mox illud, *temperamentum ejus fanitatis fymmetriam egreffum morbo effe propinquum,* tum fanitatem ejusmodi corporum dubiam effe,
ac potius in affectu quam in habitu. Praeterea quod fi boni
temperamenti effet, hoc illi omni ftudio tuerer, quum vero
vitiofi fit temperamenti et naturae, in melius immuto. Porro
dictum et de his fufius eft in libris de fanitate tuenda, unde

558 ΓΑΛΗΝΟΤ ΘΕΡΑΠΕΤΤ. ΜΕΘΟΔΟΤ

Ed. Chart. X. [187. 188.]   Ed. Baf. IV. (122.)

μιμούμενον ἐκείνους τῶν συγγραφιῶν ὅσοι παντάπασιν
ὀλίγα γινώσκοντες, ἐν ἅπασι τοῖς βιβλίοις αὐτὰ διέρχονται.
τουτὶ γὰρ οὐχὶ πολλὰ διδάσκειν, ἀλλὰ γράφειν ἐστὶ πολλὰ
καὶ πολλοὺς χάρτας ἀναλίσκειν, ἐνὸν ὀλίγους, καὶ πολὺν
κατατρίβειν χρόνον, ἐνὸν μή. οὐκοῦν μηδὲ τὰς διαγνώσεις
τῶν ἐφημέρων πυρετῶν ἐνταυθοῖ γράφω, προειρηκὼς μὲν
ἐν τῷ δευτέρῳ περὶ κρίσεων ὀλίγου δεῖν ἁπάσας, εἰρηκὼς
δὲ τὰ λείπαντα κἂν τῷ πρώτῳ περὶ τῆς διαφορᾶς τῶν πυρετῶν. [188] οὐδὲν δ' ἧττον κἂν τοῖς περὶ σφυγμῶν ὅσον
ἐξ αὐτῶν χρηστὸν ἑρμηνεύσας, ὡς οἶσθα, μόνος ἁπάντων
τῶν ἔμπροσθεν οὕτω σαφῶς ὡς μηδ' ἂν παῖδα λαθεῖν τὸ
δηλούμενον, Ἀρχιγένους ὡς ἐπεδείξαμεν, οὐ διδάξαντος, ἀλλὰ
περιλαλήσαντος τὰ πλεῖστα κατά τε τὸ περὶ σφυγμῶν σύγγραμμα καὶ τὴν πραγματείαν ἣν αὐτὸς ἐπιγράφει περὶ τῆς
τοῦ πυρετοῦ σημειώσεως. ὥσπερ δὲ τὸν ἐν τῷ στυπτηριώδει
λουσάμενον ὕδατι τὴν τρίτην ἡμέραν ἀσιτεῖν ἐκέλευον οἱ
ἰατροί, κατὰ τὸν αὐτὸν τρόπον οἶσθα καὶ τῶν ἐγκαυθέντων
τε καὶ κοπωθέντων ἐπί τε τοῖς ἄλλοις τοῖς εἰρημένοις αἰτίοις

nec immorandum mihi hic multis eft eos imitanti fcripto-
res qui quum pauca prorfus fciant, ipfa in omnibus libris
inculcant. Id enim non multa eft docere, fed multa fcribere et multas chartas confumere, quum licet paucas, ac
multum temporis nulla neceffitate conterere. Itaque nec
notas diariarum febrium hoc loco defcribo, utpote jam
praedictas mihi in fecundo de crifibus propemodum univerfas, fi quae vero reliquae fueruut, etiam in primo de febrium differentiis prodites. Quin etiam in libris de pulfibus quantum ex ipfis fit utile expofuimus foli ut fcis,
monium qui ante nos fuerunt, adeo, arbitor, clare ut nec
puerum quod tradidimus lateat, quum Archigenes, ut oftendimus, non docuerit, fed deblaterarit plurima tum in opere
de pulfibus tum in eo quod de febrium fignificatione infcri-
bit. Ut autem eum qui in aluminofa aqua fe lavit medici usque in tertium diem cibo abftinere jufferunt, ad eundem fcis modum neminem eorum qui et exufti et fatigati
fuerunt, vel alia quapiam ex jam dictis caufis febre tentati,

πυρεξάντων, οὐδένα λούοντας, οὐδὲ τρέφοντας αὐτοὺς πρὶν
ὑπερβαλεῖν τὴν διάτριτον. ἀνάγκη δήπου κἀμὲ λέγειν διάτριτον, ὅπως μὴ καὶ περὶ τοῦδε τῆς φλυαρίας αὐτῶν ἐνέχωμαι,
φασκόντων ἕτερον μὲν εἶναι τὸν διὰ τρίτης παροξυσμὸν, ἑτέραν δὲ τὴν πρώτην διάτριτον· ἤκουσας γάρ ποτε καὶ σὺ μέχρι
τοσούτου τῆς ἀδολεσχίας αὐτῶν ἐκταθείσης. ἀλλ᾽ εἴτε πρώτην διάτριτον, εἴτ᾽ ἄλλο τι καλεῖν ἐθέλουσιν, οὐχ ἅπαξ ἢ δὶς
ἢ τρὶς, ἀλλ᾽ ὁσάκις οὐδὲ μεμνῆσθαι δυνατὸν ἔν τε τῇ πρώτῃ
τῶν ἡμερῶν, εὐθέως εἰς ἑσπέραν ἐλούσαμεν τοὺς τὸν ἐφήμερον πυρέξαντας, ἔν τε τῇ δευτέρᾳ πολὺ μᾶλλον, ἀλλὰ καὶ
κατ᾽ αὐτὴν τρίτην, ὡς ὀλίγον ἔμπροσθεν ἔφαμεν ἐπὶ τοῦ
στεγνωθέντος τὸ δέρμα. τουτὶ μὲν οὖν τὸ αἴτιον ὀλιγάκις
ἐθεασάμην ἀνάψαν πυρετὸν, ὅθεν αὐτὸ μάλιστα προὐχειρι-
σάμην, ἔγκαυσιν δὲ καὶ κόπον ἕκαστόν τε τῶν ἄλλων πάνυ
πολλάκις. ἐθεάσω δὲ καὶ σὺ πάντας αὐτοὺς τῇ τετάρτῃ τῶν
ἡμερῶν ἕωθέν τε προσελθόντας ἐπὶ τὰς συνήθεις πράξεις,
ἀπαντῶντάς τε τοῖς ἰατροῖς ὅσοι καὶ τὴν τρίτην ἡμέραν
ᾤοντο τελέως αὐτοὺς ἠσιτηκέναι. καὶ τοίνυν θαυμάζοντί σοι
καὶ ζητοῦντι, τί ποτ᾽ ἐστὶ τὸ αἴτιον τοῦ μὴ κἂν νῦν γοῦν

laviſſe aut nutriviſſe priusquam diatriton transmiſiſſent.
Neceſſe enim profecto eſt et me diatriton dicere, ne in hoc
quoque nugis eorum me exponam, dicentium aliam eſſe tertii diei acceſſionem aliam ipſam primam diatriton; quippe
hactenus eorum nugas proceſſiſſe ipſe aliquando audiſti. Sed
ſive primam diatriton ſive aliud quidvis appellaſſe velint,
non ſemel nos bisve aut ter, verum ſaepius quam ut meminiſſe poſſimus, tum in primo ſtatim die ad veſperam eos
qui diaria febre laborarunt lavimus, tum vel magis in ſecundo, imo etiam in ipſo tertio, ceu paulo ante diximus de
eo, cui ſtipata cutis fuerat. Verum hanc cauſam rarenter
vidi febrem accendere, itaque etiam maxime tractanda de-
ſumpſi; uſtionem vero et laſſitudinem et caeterorum ſingula plane ſaepe. Vidiſti autem eos omnes quarto die
mane ad ſolita redire munia, ac medicis qui ipſos tertium
diem profus in cibi inedia exegiſſe fuerant opinati occur-
rere. Itaque etiam miranti tibi ac quaerenti quid demum

560 ΓΑΛΗΝΟΥ ΘΕΡΑΠΕΥΤ. ΜΕΘΟΔΟΥ

Ed. Chart. X. [188.]   Ed. Baf. IV. (122. 123.)
ἀποστῆναι τοὺς τοιούτους ἰατροὺς τῶν κακῶς αὐτοῖς ὑπει-
λημμένων, ὡς νομίζω, προσηκόντως (123) εἶπον ὅτι μήτε
γινώσκουσι τὴν ἀληθῆ θεωρίαν, αἰδοῦνταί τε νῦν ἄρξασθαι
μανθάνειν αὐτήν. ἔνιοι δ', ὡς ἤκουσάς ποτέ τινος ἐξ αὐτῶν
ὁμολογήσαντος ἡμῖν ἰδίᾳ τἀληθῆ μετὰ τοῦ δακρύειν, οὐδὲ
τῶν ἐπιτηδείων εὐπορῆσαί φασιν, ἐὰν οἱ νομίζοντες αὐτοὺς
ἐπίστασθαί τι θεάσωνται μανθάνοντας. ἀλλὰ σὺ μὲν ἅπαξ
ἤκουσας τοῦτο, θεοὺς δ' ἐγὼ σύμπαντας ἐπόμνυμι πολλοὺς
ἐμοὶ πολλάκις ὡμολογηκέναι μόνῳ ταῦτα μετὰ τοῦ δακρύειν
τε καὶ τὴν ἑαυτῶν ὀδύρεσθαι δυστυχίαν ἐπὶ τῷ τὸν χρόνον
ἀπολέσαι μοχθηροῖς διδασκάλοις χρησαμένους. ἐπόμνυμι δ'
αὖθίς σοι τοὺς θεοὺς καὶ τοῦτό μοι λεχθῆναι πάνυ πολλάκις
ὑπὸ τῶν συμφοιτησάντων ἔτι μειρακίῳ τὴν ἡλικίαν ὄντι.
ἐπειδὴ γὰρ εἴωθα, ὁπότε τις ἔροιτο περί τινος δόγματος εἰ
ἀληθὲς εἴη, μηδὲν ἀποκρίνασθαι δύνασθαι φάσκειν, εἰ μὴ καὶ
τὰ τῶν ἄλλων ἁπάντων μάθοιμι καί τινα μεθόδον κτησαίμην
ᾗ διαγινώσκοιμι τὸ βέλτιον, οὐκ ὀλίγοι τῶν ταῦτα ἀκουόντων συμφοιτητῶν ἔφασάν μοι, σὺ μὲν καὶ φύσει διαφερούσῃ

caufae effet cur vel nunc faltem ejusmodi medici ab iis
quae perperam opinantur non recedant convenienter, ut
arbitror, refpondi quod neque veram fpeculationem nosce-
rent, et nunc eam incipere discere erubescerent. Aliqui
tamen, veluti confitentem aliquando ex iis quendam cum
lacrymis veritatem nobis folis audivifli, nec vitae fibi neceffaria ajunt affutura, fi qui eos fcire aliquid exiftimant
discentes jam videant. Verum tu hoc femel audivifti, deos
autem omnes teftor multos ea mihi faepe foli confeffos
lacrymantes ac infelicitatem fuam deplorantes, quod fub
malis praeceptoribus tempus perdidiffent. Juroque tibi rurfus deos illud quoque mihi perfaepe a condiscipulis dictum
effe, quum effem adhuc aetate adolescens. Nam quum
mihi mos effet, ubi aliquis me de dogmate aliquo num verum effet percontaretur, me dicere refpondere non poffe,
nifi reliquorum omnium *dogmata* didiciffem, ac methodum
quandam mihi comparaffem qua quod melius effet discer-
nerem, non pauci ex condiscipulis qui haec audierant mihi

κέχρησαι καὶ παιδείᾳ θαυμαστῇ διὰ τὴν τοῦ πατρός σου φιλο-
τιμίαν, καὶ ἡλικίαν δυναμένην μανθάνειν ἔχεις ὅθεν τε δαπα-
νᾷν χρὴ σχολάζοντα μαθήμασι κέκτησαι· τὸ δ᾽ ἡμέτερον οὐχ
ὧδ᾽ ἔχει· καὶ γὰρ ἀπαίδευτοι τὴν πρώτην παιδείαν ἐσμὲν καὶ
οὐκ ὀξεῖς τὴν διάνοιαν ὥσπερ σὺ καὶ ἀναλίσκειν οὐκ ἔχομεν·
ἀγαπητέον οὖν ἡμῖν ἐστιν ὁποῖά ποτ᾽ ἂν εἴη ταῦτα τὰ νῦν
γινωσκόμενα. μὴ τοίνυν ἔτι θαύμαζε διὰ τί πολλοὶ τῶν
ἰατρῶν οὐκ αἰσχύνονται φθεγγόμενοι τὴν διάτριτον, καίτοι
μυριάκις ἡμᾶς ἑωρακότες ἐπὶ τῶν νοσούντων προγινώσκοντας
εἴτ᾽ ἐφήμερός ἐστιν ὁ πυρετὸς εἴτε καὶ κατὰ τὴν τρίτην ἢ
τετάρτην ἡμέραν οἴσει τινὰ παροξυσμόν. ἀλλ᾽ ἐκεῖνο σκόπει
τὸ ὑφ᾽ Ἱπποκράτους εἰρημένον, ἀνθρώπου [189] φιλοσοφω-
τάτου τὸ ἦθος. ὅκου μὲν οὖν κάτοξυ τὸ νόσημα, αὐτίκα καὶ
τοὺς ἐσχάτους πόνους ἔχει καὶ τῇ ἐσχάτως λεπτῇ διαίτῃ ἀναγκαῖον χρέεσθαι. ὅκου δὲ μὴ, ἀλλ᾽ ἐνδέχεται ἁδροτέρως διαιτᾷν, τοσοῦτον ὑποκαταβαίνειν, ὁκόσον ἂν ἡ νοῦσος μαλθακω-
τέρα τῶν ἐσχάτων εἴη. πόνους μὲν γὰρ λέγει πάντα τὰ
λυποῦντα τὸν ἄνθρωπον, ἐσχάτους δὲ ὀνομάζει τοὺς μεγί-

refponderunt, me et excellenti natura et fingulari propter
patris mei liberalitatem effe eruditione et aetatem ad discen-
dum idoneam et impenfas unde disciplinis vacem fuppedi-
tatas habere, fecum non ita agi, qui et rudes in primis disciplinis effent, nec acuto ut ego ingenio, nec quod impen-
derent habere; itaque contentos effe oportere iis, quae
nunc noffent, qualiacunque ea forent. Minime igitur mireris
cur plerosque medicorum non pudeat diatriton in ore habere, etiam fi fexcenties nos praefagire in aegris viderunt,
diariane febre laborarent, an ea quae tertio quartove die
acceffionem aliquam effet habitura. Illud potius aeftima
quod Hippocrates monuit, homo alias ingenio maxime philofophico. *Quum equidem peracutus morbus eft, extremos
quam primum labores habet, tum fumme tenuiffimo victu
neceffe eft uti. Quum vero non, fed licet liberalius cibare,
tantum eft de extrema victus ratione remittendum, quantum morbus extremis eft mitior.* Labores namque dicit
omnia quae hominem offendunt, extremos vero maximos,

στους, οἵπερ ἐν ταῖς ἀκμαῖς γίνονται. κελεύει δ᾽ εἰς τοῦτον
τὸν χρόνον ἀποτίθεσθαι τῆς διαίτης τὸ λεπτότατον, οὐδέν τι
διδάσκων ἀλλοιότερον ἢ ὁπότ᾽ ἔφασκεν· ὁκόταν ἀκμάζῃ τὸ
νόσημα, τότε καὶ τῇ λεπτοτάτῃ διαίτῃ ἀναγκαῖον χρέεσθαι.
καὶ μὴν οὐχ οἷόν τε τὸ λεπτότατον τῆς διαίτης εἰς τὴν ἀκμὴν
ἀναβάλλεσθαι, χωρὶς τοῦ κατὰ τὴν ἀρχὴν ἐστοχάσθαι περὶ
πόσην ἡμέραν ἀκμάσει τὸ νόσημα. ἀλλὰ καὶ Ἱπποκράτη φασὶ
ληρεῖν ταῦτα γράψαντα καὶ ἡμῶν ἔργῳ διαδεικνυμένων αὐτά,
πάντα μᾶλλον νομίζουσιν ἢ δυνατὸν ἀνθρώπῳ κατὰ τὸν
πρῶτόν ποτε παροξυσμὸν, ἀκριβῆ γνῶσιν ἔχειν τῆς τοῦ κάμνοντος διαθέσεως. ἐγὼ δ᾽ οὔτ᾽ ἐφ᾽ ἁπάντων τῶν νοσούντων
ἀκριβῶς φημι γινώσκειν τὴν διάθεσιν ἐν τῇ πρώτῃ τῶν ἡμερῶν οὔτε τῶν ἐφημέρων τινὰ πυρετὸν λαθεῖν ἄν με· τοῦτο
δ᾽ ἀρκεῖ κατά γε τὰς πρώτας ἡμέρας εἰς τὸ μηδὲν ἁμαρτεῖν
ἐν τῇ διαίτῃ, τὸ διακρῖναι τὸν ἐφήμερον πυρετὸν τῶν ἄλλων.
διὰ τοῦτό γέ τοι τῇ τετάρτῃ τῶν ἡμερῶν, ἐν ᾗ πρῶτον ἐκεῖνοι
προταριχεύσαντες τὸν ἄνθρωπον ἄρχονται τρέφειν, ἡμεῖς ἤδη
τὰ συνήθη τῶν ἔργων παρεχόμεθα πράττειν, κωλύομεν δὲ

quales in fummo vigore fiunt. Jubet autem refervari in id
temporis fummam victus tenuitatem, nihil profecto docens
diverfum ab eo, quod alibi dixit: *Quum in fummo vigore
morbus eſt, tum victu uti tenuiſſimo eſt neceſſe.* Atqui
fieri non poteſt, ut fummam victus tenitatem ad fummi vigoris tempus differas, niſi inter initia conjeceris, circiter
quotum diem in vigore morbus ſit futurus. Sed et infanire
Hippocratem dicunt qui haec fcripferit, et tametfi nos opere
ea oftendimus, omnia potius putant, quam poſſe quempiam
in prima aliquando acceſſione certam notitiam affectus aegrotantibus habere. Ego vero nec in omnibus aegrotantibus fateor exacte me fcire in primo die affectum, nec ullam diariam me febrem poſſe fugere; at vero ut nihil in victus
ratione primis faltem diebus pecces, hoc fatis eſt, fi difcernere diariam a reliquis queas. Ac propterea quarto die
in quo illi hominem quem jam emaciarunt, primum nutrire
incipiunt, nos ad confueta munia dimittimus, ac a diariis

κᾷκ τῶν ἐφημέρων πυρετῶν τὴν μετάστασιν εἰς τοὺς ὀξεῖς
γενέσθαι, τῷ τρόπῳ τούτῳ τῆς διαίτης· ὡς εἴ γέ τις ἑτέρως
διαιτήσειεν, ἐξ ἀνάγκης ἀκολουθήσουσι κατά γε τὰς προειρημένας κράσεις ὅσοι διακαέστατοι τῶν πυρετῶν. ἕτεραι γὰρ
εἰσι φύσεις ἐφ᾽ ὧν ἢ οὐδὲν ἢ οὐκ ἀξιόλογόν γέ τι τοσούτων
ἡμερῶν βλάπτει λιμός· ὥσπερ ἕτεραί γε πάλιν ἐφ᾽ ὧν οὐ
μόνον ἀβλαβὴς, ἀλλὰ καὶ πρὸς ὠφέλειάν ἐστιν ἡ ἀσιτία τῶν
τριῶν ἡμερῶν. ἀλλὰ περὶ μὲν τῶν ἄλλων φύσεων ἑξῆς διορί-
σω. τὴν ὑποκειμένην δ᾽ ἐξ ἀρχῆς κρᾶσιν εἰς τοὔσχατον ἄγουσι
κίνδυνον αἱ ἀσιτίαι κατὰ πάντας τοὺς πυρετοὺς, οὐ μόνους
ὧν νῦν ἐμνημόνευσα, τοὺς ἐφημέρους ὀνομαζομένους.

Κεφ. δ´. Εἰ γὰρ καὶ δι᾽ ἔμφραξιν, ὡς ἐλέχθη, στε-
γνωθείη ποθ᾽ ἡ διαπνοὴ, μικρὰν μὲν ὑπάρχουσαν αὐτὴν, εἴ
τις ὀρθῶς διαρρύψειε, κωλύσει γενέσθαι δεύτερον παροξυσμόν·
ἀξιολόγου δὲ γενομένης, οὐκ ἔθ᾽ ὁμοίως ἐπαγγείλασθαι δυνατόν. εἰ δὲ καὶ πολλοὶ καὶ παχεῖς καὶ γλίσχροι σφηνωθεῖεν
χυμοὶ, τὸν ἐπὶ τούτοις πυρετὸν ἀδύνατόν ἐστιν ἐν τοῖς ὅροις
διαμεῖναι τῶν ἐφημέρων. ἐξ ἀνάγκης γὰρ αὐτὸν ὁ ἐπὶ σήψει

in acutas febres tranfitum fieri hac victus ratione prohibe-
mus; quum fi quis aliter cibet, excipiant neceffario jam
dictas naturas ardentiffimae febres. Sunt enim aliae naturae quibus aut nihil aut non magnopere incommodet tot
dierum inedia; ficut e diverfo aliae quibus non modo innoxia,
fed etiam utilis eft trium dierum inedia. Verum de caeteris
naturis poft decernam. Propofitum vero nunc nobis ab
inito temperamentum inediae in fummum ducunt discrimen,
in quacunque injungantur febre, non folum iis quas modo
commemoravi diariis.

Cap. IV. Etenim fi propter obftructionem aliquando, ut dictum eft, coacta tranfpiratio fit, fi parva ea fit,
qui recte deterferit, fecundam fore acceffionem vetabit; fin
infignis, non poffis ita promittere. Quod et fi multi et craffi
et glutinofi impacti humores fint, quae hos excipit febris
fieri non poteft ut intra fines diariarum confiftat, quando
ex neceffitate huic in mali fucci naturis ea quae ex

χυμῶν διαδέξεται κατὰ τὰς κακοχύμους φύσεις. ὡς ἐπ᾽ ἄλλων
γε κράσεων ἃς ἐν τοῖς ἑξῆς ἑρμηνεύσω γένοιτ᾽ ἄν τις ἰδέα
πυρετοῦ συνόχου διὰ τὴν τοιαύτην αἰτίαν ἄνευ σήψεως
χυμῶν. ἕπεσθαι δὲ τοῖς τοιούτοις λόγοις ἀδύνατον ὅσον ἄν
τις μὴ πρότερον ἐν ταῖς εἰρημέναις πραγματείαις γυμνάσηται,
καὶ μάλιστα τῇ περὶ τῆς διαφορᾶς τῶν πυρετῶν. ἐπειδὰν γὰρ
ἔμφραξίς τις ἢ μετρία δι᾽ ἣν ἐπύρεξαν οἱ κακόχυμοι κατὰ
μὲν τὴν πρώτην καὶ δευτέραν ἡμέραν ἄχρι τινός, οὐκ ἔστιν
ἐν τῷ σφυγμῷ τὸ τῆς σήψεως σημεῖον, ὥσπερ οὐδ᾽ ἐν τοῖς
οὔροις τὸ τῆς ἀπεψίας. μηκυνομένης μέντοι τῆς παρακμῆς
καὶ μηκέτ᾽ ἀνάλογον ἐνδιδούσης ὥσπερ ὑπήρξατο [190] μετὰ
τὴν ἀκμὴν ὕποπτός ἐστιν ἡ διάθεσις, ὥσπερ ἐφ᾽ ὧν ἐπείγεται
πρὸς τὴν λύσιν, ἀτμοί γέ τινες, ἢ νοτίδες, ἢ ἰδρῶτες ἐξεκρί-
θησαν, ἢ οὖρα πλείω χρηστὰ μετὰ τῶν κατὰ τὸν σφυγμὸν
σημείων ἀγαθῶν ὑπαρχόντων, ἐφήμερός ἐστι βεβαίως ὁ πυρετός. ἀλλ᾽ ὅ γε διὰ μικρὰν ἔμφραξιν ὅμοιος μὲν τοῖς ἐφημέροις
ἐστὶν, ὡς εἴρηται, κατά γε τὰ πρῶτα, μηκυνομένης δὲ τῆς
παρακμῆς ὕποπτος γίγνεται, κἂν μηδέπω τὸ τῆς σήψεως

putredine humorum accenditur fuccedet. Nam in aliis faltem temperamentis quae in fequentibus exponam, excitari ex tali caula poteft citra humorum putredinem aliqua continentis febris fpecies. Porro capere ejusmodi fermones omnino non poteft, qui prius in memoratis operibus non fit exercitatus, ac potiffimum in eo quod de febrium differentia infcribitur. Nam ubi obftructio quaepiam mediocris eft, ob quam febricitant quibus vitiofus eft humor in primo die, atque etiam fecundi aliqua parte, nullum eft in pulfu putredinis fignum, aeque ut nec cruditatis in urinis. Protracta tamen declinatione nec amplius pro ratione, ficut poft fummum vigorem inceperat, cedente, fufpectus affectus eft, veluti e *diverfo* in quibus ad folutionem feftinat, vel halitus aliqui vel madores vel fudores exierunt, vel multa bona urina cum fignis in pulfu bonis, in iis procul dubio diaria febris eft. Sed quae ex parva oritur obftructione, ea, ut dictum eft, faltem inter initia fimilis diariis eft, protracta tamen declinatione fufpecta red-

σημεῖον ἐμφαίνηται τοῖς σφυγμοῖς· ἐὰν γὰρ μὴ διαπνευσθῇ
τελέως, ἀναγκαῖόν ἐστι σαπῆναι τὴν κακοχυμίαν. ἵν᾽ οὖν
διαπνεύσῃ, μείζονος ἡμῖν ἤδη βοηθείας ἐστὶ χρεία. εἰ μὲν
οὖν ἤτοι παιδίον ἢ γέρων εἴη, φλεβοτομεῖν οὐκ ἔτ᾽ ἐγχωρεῖ·
μεταξὺ δὲ τῶν ἡλικιῶν τούτων ῥώμης παρούσης τῷ κάμνοντι φλεβοτομητέον, εἰ καὶ τὰ τοῦ πλήθους ἀπείη σημεῖα.
βέλτιον γὰρ ἐκκενώσαντα τὸ πλέον τῆς κακοχυμίας, ἐπὶ τὸ
διαῤῥύπτειν τὰς ἐμφράξεις ἰέναι· κίνδυνος γὰρ ἐκφραττόντων,
πρὶν ἐκκενῶσαι, σφηνωθῆναι μᾶλλον αὐτάς. ἐκφράττουσι
μὲν οὖν αἱ ῥυπτικαὶ δυνάμεις, ἔξωθέν τε προσπίπτουσαι τῷ
δέρματι καὶ εἴσω τοῦ σώματος λαμβανόμεναι. κίνδυνος δὲ καὶ
τὰς ἐκτὸς ἑλκούσας ἅμα τοῖς ἐμφράττουσι συνεπισπᾶσθαί
τι καὶ ἄλλο, καὶ τὰς ἔνδοθεν ἀναφερομένας ἑαυταῖς συνεπι-
σύρεσθαί τι τῶν ἐν τοῖς ἀγγείοις. ὅπερ εἰ μὲν γλίσχρον, ἢ
παχὺ τύχοι, διπλασιάσει τὴν ἔμφραξιν· εἰ δὲ μὴ, ἀλλὰ τῷ
πλήθει γε, πάντως οὐ σμικρὰ λυπήσει. φαίνεται γὰρ ἐνίοτε
καὶ τὸ πολὺ ῥεῦσαν ἀθρόως οὐδὲν ἧττον ἐμφράττεσθαί τε

ditur, quamvis putredinis indicia in pulfu adhuc non appareant; quippe nifi vitiofus humor penitus tranfpiret, necefſe
eft putrefiat.   Ergo ut tranfpiret majore jam auxilio eſt
opus.   Ac fiquidem vel puer vel fenex fit, fanguinem detrahere non licet; inter has aetates ubi robur aegro non
deeſt, fecanda vena eſt, etiam fi plenitudinis figna non ad-
funt.   Praeſtat enim vitiofi humoris majore parte emiſſa ad
detergendas obſtructiones accedere, quum alioqui metus fit
fi obſtructionibus liberandis, priusquam vacuaveris, ftudeas,
ne ipfas magis impingas.   At folvunt quidem obſtructiones
quae deterforiam facultatem obtinent, feu foris cuti fint admota, feu intro in corpus accepta.   Periculum vero eſt
etiam ne quae foras trahunt, una cum iis quae, obſtruunt,
etiam aliud quippiam attrahant, et quae ab interno furfum
feruntur, aliquid fecum in iis quae in vafis continentur
rapiant.   Quod ipfum fi tenax fit vel craſſum obftructionem
plane geminabit; fin aliter, multitudine certe fua non parum
omnino nocebit.   Cernimus enim aliquando etiam quod
multum eft, cum fimul totum conſluit, obftruendo haerere,

καὶ σφηνοῦσθαι τῶν γλίσχρων καὶ παχέων· εἰ δὲ καὶ διὰ πόρων στενῶν ἡ διέξοδος εἴη, πολὺ δὴ μᾶλλον ἴσχεσθαι. ὅπως οὖν ἀσφαλὴς (124) καὶ τούτοις ἡ φορὰ καὶ τοῖς ἔξωθεν ἡ ὁλκὴ γίγνοιτο, χρησιμώτατόν τέ ἐστι κενῶσαι τὸ σῶμα. καὶ μέντοι καὶ τὰ διαπνεόμενα τῶν χυμῶν καπνώδη καὶ λιγνυώδη περιττώματα μειωθέντων αὐτῶν ἐλάττω γίγνοιτο ἄν. ὥστε καὶ διὰ τοῦτο βραχύτερον ἔσται τὸ πυρετῶδες θερμὸν, ὡς ἐγχωρεῖν αὐτὸ διαπνεῖν εἰς τοὐκτὸς, εἴπερ εἶεν αἱ ἐμφράξεις βραχεῖαι. ὅταν οὖν ποθ' ὑπονοήσῃς ἐστεγνῶσθαι τὸ δέρμα δι' ἔμφραξιν, ἔκ τε τῶν μὴ γίγνεσθαι κατὰ τὴν παρακμὴν τοῦ πρώτου παροξυσμοῦ κενώσεις ἀξιολόγους καὶ διαμένειν ὁμοίαν ἑαυτῇ τὴν παρακμὴν, εἰ μὲν ἀπὸ μηδενὸς τῶν προφανῶν αἰτίων ἐπύρεξεν ὁ ἄνθρωπος, ἔτι καὶ μᾶλλον ἄν εἴη σοι βεβαιοτέρα τῆς ἐμφράξεως ἡ διάγνωσις· εἰ δὲ σύν τινι τῶν προφανῶν, οὐκ ἀδύνατον ἅμα συνεληλυθέναι διττὰς αἰτίας. εἰ γὰρ ἡ ἑτέρα μόνη τῶν αἰτιῶν ἡ ἐκ τοῦ προκατάρξαντος αἰτίου ἦν, ἐμειοῦτο ἄν ἡ παρακμὴ σὺν αἰσθηταῖς ἐκκρίσεσιν· οὔκουν ἀναβάλλεσθαι τῶν τοιούτων ἀῤῥώστων

infigique non minus quam ea quae glutinofa funt et craffa; quod fi per meatus anguftos eft tranfitus, multo profecto magis retineri. Quo igitur et his iter liberum, et iis quae foris admoventur attractio tuta fit, utiliffimum eft corpus inaniffe. Quin etiam fumofa fuliginofaque humorum excrementa, quae *per cutim exhalant, fuccis* imminutis pauciora reftabunt. Quare inde quoque minor reddetur febrilis calor, fic ut foras evanescere, fi exiguae obftructiones fint, queat. Ergo quum fufpicio erit cutim effe ex obftructione praeclufam, id quod tum ex eo conjicies, quod non fuerit in primae acceffionis remiffione vacuatio fatis magna, tum quod fimilis fibi perduraverit remiffio, fi homo ex nulla manifefta febricitavit caufa, etiam certiorem obftructionis dignotionem habes; fin ex evidenti aliqua caufa, fieri poteft ut duae fimul coierint caufae. Nam fi altera tantum caufarum quam externa impreffit fubeffet, imminuta remiffio fuiffet cum fenfibili alicujus excretione; haudquaquam igi-

ἀφαιρεῖν αἵματος, ἀνάλογον τῇ τε δυνάμει καὶ τῷ μεγέθει
τῆς ἐμφράξεως. ἔνδειξις δὲ τοῦ ποσοῦ τῆς ἐμφράξεως ἐκ
τοῦ μεγέθους ἔσται τοῦ κατὰ τὸν πυρετόν· μείζων μὲν γὰρ
ἐπὶ ταῖς σφοδροτέραις ἐμφράξεσιν, ἐλάττων δ᾽ ἐπὶ ταῖς μι-
κροτέραις συμπίπτει. κενώσαντα δὲ τὸ σύμμετρον οὐ μετὰ
πολὺ διδόναι τῶν ῥυπτικῶν τινα τροφῶν ἢ φαρμάκων. ἔστι
δ᾽ οὐ πολλὰ τὰ τοῦτο δυνάμενα ποιεῖν ἐν πυρετοῖς, ἀλλ᾽
ὡς εἴρηται καὶ πρόσθεν, ἐν τῷ τροφῆς μὲν λόγῳ ἡ πτισάνη τ᾽ ἐστὶ καὶ μελίκρατον, ἐν φαρμάκοις δὲ τό τε ὀξύμελι καὶ ὅσα τῷ μελικράτῳ συνεψεῖν οἷόν τε, ὡς καλαμίνθη
καὶ ὕσσωπον καὶ ὀρίγανον καὶ ἕρπυλον καὶ ἴρις καὶ σέλινον. ἀλλὰ ταῦτά γε πάντα πλέον ἢ δεῖ θερμὰ καὶ διὰ
τοῦτο ἐξάπτει τοὺς πυρετοὺς ὥσπερ οἶνος. ὀξύμελι δὲ μόνον οὔτε τοὺς πυρετοὺς ἐξάπτει καὶ ῥύπτει γενναίως, ὡς
διαλύειν μὲν ὅσα γλίσχρα καὶ παχέα, τοὺς πόρους δ᾽ ἐκφράττειν. ἐν δὲ τῷ μεταξὺ μελικράτου τε καὶ ὀξυμέλιτος
εἴη [191] ἂν τὸ καλούμενον ἀπόμελι, χρῶνται δ᾽ αὐτῷ κατὰ
τὴν Πελοπόννησον πλεῖστον. θείη δ᾽ ἄν τις εὐλόγως, οἶμαι,

tur differendum eft fanguinem ita laborantium mittere, tum
ad virium tum ad obftructionis magnitudinis proportionem.
Indicetur autem obftructionis magnitudo ex ipfa magnitudine
febris, ut quae ex majore obftructione major, ex minore
minor inciderit. Ubi vero modice vacuaveris, haud multo
poft aut nutrimentum aliquod aut medicamentum ex iis
quae detergeant exhibebis. Sunt porro non multa quae in
febribus id praeftent; fed ficut dictum prius eft, in alimentorum ratione funt ptifana et mulfa, in medicamentorum
oxymeli et quaecunque incoquere in mulfa licet, ceu calamintha et hyffopum et origanum et ferpillum et iris et
apium. Verum haec omnia jufto funt calidiora, ideoque
febres accendunt ut vinum. Oxymeli vero folum nec febres
accendit et ftrenue deterget, fic ut ea quae glutinofa craffaque
funt, diffolvat et meatus obftructos liberet. At inter mulfam et oxymeli medium locum habet quod apomeli dicitur,
cujus plurimus in Peloponnefo eft ufus. Non immerito,

καὶ τὸ σάκχαρ ἐν τοῖς τοιούτοις. ἐπὶ δὲ τῇ τοιαύτῃ τροφῇ
παραφύλαττε πόσον ἀφαιρεῖται τῆς πυρετώδους θερμασίας.
εἰ γάρ σοι φαίνοιτο κατὰ τὴν τρίτην ἡμέραν ἕωθεν ἐλάχιστόν
τι λείπεσθαι τοῦ πυρετοῦ, μήτε τοῦ τῆς σήψεως τῶν χυμῶν
σημείου παρόντος ἐν τοῖς σφυγμοῖς μήτ' ἐν τοῖς οὔροις τοῦ
τῆς ἀπεψίας, ἡ δ' ὕποπτος ὥρα καθ' ἣν εἰσέβαλεν ὁ πυρετὸς
ἐν τῇ πρώτῃ τῶν ἡμερῶν, ἐξωτέρω τῆς μεσημβρίας εἴη, θαὁ-
ῥῶν λοῦε τὸν ἄνθρωπον ὅσον οἷόν τε τάχιστα πρὸ πολλοῦ
τῆς ἕκτης ὥρας. ἱκανὸν δὲ κἄν ἐντὸς τρίτης ὥρας ξυμπλη-
ρωθῇ τὸ λουτρόν. οὕτω δὲ καὶ εἰ δεκάτην ὥραν ὑποπτεύοις,
ἄχρι τῆς ἑβδόμης λούειν ἐγχωρεῖ, τριῶν ἢ τεττάρων ὡρῶν
ἰσημερινῶν αὐταρκεστάτων οὐσῶν εἰς διάστημα τοῦ τε βαλα
νείου καὶ τοῦ παροξυντικοῦ καιροῦ. χρὴ δ' ἐν τῷ βαλανείῳ
προαλείψαντα καὶ προανατρίψαντα μετριώτατα διαῤῥύπτειν
τε καὶ ἀποπλύνειν ἔξωθεν τὸ σῶμα. τὴν δ' ὕλην τῶν ῥυπτικῶν ἐν τοῖς περὶ φαρμάκων ὑπομνήμασιν ἔχεις. ἐκλέγειν
οὖν ἐκεῖθεν δεῖ τὰ πρὸς τὸ παρὸν ἁρμόττοντα· διῄρηται γὰρ
ἐν αὐτοῖς ὅσα τε μᾶλλον αὐτῶν ὅσα θ' ἧττον ῥύπτει. λεχ-

arbitror, et faccharum inter haec numerandum. Ex hoc
victu fervabis, quantum de febrili calore minuitur. Etenim
fi tertio die mane videris minimum effe quod de febre relinquitur, ac neque putredinis humorum in pulfu nota
fubfit, neque in urina cruditatis, fufpecta vero hora qua
primo die febris invafit extra meridiem nota fit, audacter
hominem quam ocyffime lavabis longe ante fextam horam.
Abunde tamen fit fi intra tertiam horam lavationem comple-
veris. Ad eundem modum et fi decimam horam fufpectam
habueris, usque ad feptimam laves licet, quum tres aequi-
noctiales horas quatuorve inter balneum acceffionisque tempus interponi abunde fit fatis. Debet autem in balneo corpus prius unctum ac moderatiffime frictum, mox detergeri
extrinfecus abluique. Sane detergentium materiam expo-
fitam habes in commentariis iis, qui de medicamentis funt
confcripti. Deligenda vero femper funt quae ad rem propofitam fint accommoda; quippe diftincta in his funt tum
quae magis tum quae minus detergent. Sed et nunc ex-

Θήσεται δὲ καὶ νῦν ἕνεκα παραδείγματος ὀλίγα· μετριώτατα
μὲν οὖν ῥύπτει τό τε τῶν ὀρόβων ἄλευρον καὶ τὸ τῶν κριθῶν καὶ τὸ τῶν κυάμων, ἔτι καὶ τὸ μελίκρατον τὸ ὑδαρές·
μᾶλλον δὲ τούτων ἴρις καὶ πάνακος ῥίζα καὶ ἀριστολοχία
καὶ τὸ μέτριον ἐν τῇ κράσει μελίκρατόν ἐστιν, ὥσπερ γε καὶ
τοῦδε μᾶλλον ὅταν ἀκρατέστατον ᾖ. γίνεται δὲ τοιοῦτο τῷ
μέλιτι μιχθέντος ὕδατος βραχέως, ὡς χυθὲν τοῖς μικροῖς τοῦ
δέρματος εὐκόλως ἐνδῦναι πόροις. ἔτι δὲ τοῦδε μᾶλλον ὁ
ἀφρὸς τοῦ νίτρου καὶ τὸ νίτρον αὐτὸ καὶ τὸ ἀφρόνιτρον.
εἶναι δὲ χρὴ τὸ μὲν νίτρον λεπτομερές, οἷόν πέρ ἐστι τὸ Βε-
ρενίκιον· εἰ δὲ τὸ λιθῶδες εἴη, καίειν τε καὶ λειοῦν ἀκριβῶς
αὐτό. μέλι δὲ τὸ καθαρώτατον καὶ δριμύτατον, οἷόν πέρ
ἐστι τὸ Ὑμήττιον. ἔστι δὲ δήπου καὶ ὁ σάπων ὀνομαζόμενος
ἐν τοῖς μάλιστα ῥύπτειν δυναμένοις. ἅλις ἔστω σοι παραδειγμάτων τῆς τῶν ῥυπτόντων ὕλης. μετιέναι γὰρ ἤδη καιρὸς
ἐπὶ τὰ μετὰ τὸ λουτρόν. ἔστι δ᾽ οὐ πολλά· πλὴν γὰρ ὕδατος
ἔχοντος ἐναφηψημένων αὐτῷ σέλινον ὀλίγον, οὐδὲν αὐτοῖς

empli caufa pauca dicemus. Moderatiffime detergent tum
ervi farina tum hordei tum fabarum, praeterea mulfa
aquofa; magis vero quam haec iris et panacis radix et
ariftolochia et mulfa quae mediocri eft mixtura, veluti etiam
hac magis quae meraciffima eft. Fit haec ubi mixta melli
exigua eft aqua, fic ut liquatum mel exiguos cutis meatus
facile ingredi poffit. Poffunt autem vel hac magis detergere
tum fpuma nitri tum nitrum ipfum tum aphronitrum. Si
autem nitrum, opus eft eo quod ex tenuibus partibus conftet, cujusmodi Berenicium eft; fi vero lapidofum fit, uri
id laevigarique diligenter debebit. Mel autem puriffimum
acerrimumque, cujusmodi eft Hymettium. Eft autem et fapo
nominatus ex iis quae maxime detergere valeant. Atque
haec fatis multa detergendum materiae exempla funt.
Tempeftivum enim eft jam ad ea quae poft balneum ad-
hibentur accedamus. Sunt autem ea minime multa, nam
praeter aquam quae parum apii incoctum in fe habuerit,
nihil his eft offerendum, licet quod inter balneum et fufpe-

δοτέον, κἂν τὸ μεταξὺ τοῦ τε λουτροῦ καὶ τῶν ὑπόπτων
διάστημα τριῶν ὡρῶν ἔσεσθαι στοχαζώμεθα. περὶ μέντοι
τὴν ἑσπέραν καὶ θᾶττον ὥραις δυοῖν τοῦ κατὰ τὴν πρώτην
ἡμέραν εἰσβεβληκότος παροξυσμοῦ καὶ λοῦσαι δυνατὸν ἔωθεν
καὶ θρέψαι μόνον πτισάνης χυλῷ. εἶτα εἰ μὲν μηδόλως ἐνέγ-
κοιεν αἱ ὧραί τι, λούειν αὖθις, εἰ βούλοιτο καὶ τρέφειν, ὧν
εἴρηκα σκοπῶν ἐχόμενον. εἰ δέ τι γένοιτο, παραβάλλειν τε
τοῦτο τῷ κατὰ τὴν πρώτην ἡμέραν παροξυσμῷ, συνεπισκο-
πεῖσθαι τά τε οὖρα καὶ τοὺς σφυγμούς· ἅπαντα δὲ δήπου
φαίνεταί σοι μέτρια, βραχείας ὑπολειπομένης ἐμφράξεως,
ὥστε καὶ λούσεις τῇ τετάρτῃ τῶν ἡμερῶν αὐτὸν καὶ θρέψεις
τῶν εἰρημένων σκοπῶν ἐχόμενος· ἐλπίσεις τε μηδὲν ἔτι τῇ
πέμπτῃ συμπεσεῖσθαι. μεγάλης δὲ τῆς ἐμφράξεως γεγενημένης
οὐκέτ᾽ ἂν ὁ τοιοῦτος ἐκ τῶν ἐφημέρων εἴη πυρετῶν. ὥστε εἰς
τὸν ἑξῆς ἀναβεβλήσθω λόγον, ἐν γάρ τοι τῷδε περὶ τῶν ἐφημέρων μόνων πρόκειται διελθεῖν.

Κεφ. ε'. Ἐπεὶ τοίνυν ἐφήμεροι πυρετοὶ ταῖς ὑπο-
κειμέναις κράσεσι τῶν σωμάτων ἐπιγίγνονται πολλάκις καὶ

ctas horas fpatium erit, trium fore horarum conjiciamus.
Si vero citra vefperam aut duabus horis citius quam primo
die acceffio invadet, tum laviffe mane liceat tum cibaffe, fed
tantum ptifanae cremore. Deinde fi fufpectae horae nihil
prorfus afferant, et lavare rurfus, fi velit, licet et cibare ad
eas quas diximus confiderationes intento. Sin aliquid eveniat et conferendum id eft cum acceffione quae primo die
inciderat, et tum urinae confiderandae tum pulfus funt,
quae omnia profecto mediocria apparebunt, ubi exigua
relinquitur obftructio. Quare ipfum et lavabis quarto die et
cibabis jam dictos fcopos habens, fperabisque nihil quinto
die fuperventurum. At fi magna obftructio facta fit, ea
febris ex diariarum genere non erit. Quare in proximum
differatur fermonem, quum in hoc de diariis tantum agere
ftatuerimus.

Cap. V. Quoniam igitur diariae febres in propofitis
corporum temperamentis, faepenumero etiam ciborum cru-

[192] ἀπεψίαις σιτίων, ἑξῆς ἂν εἴη περὶ αὐτῶν διελθεῖν. χει-
ρίστη μὲν οὖν ἐστιν ἐν ταῖς τοιαύταις κράσεσιν ἀπεψία καὶ
τάχιστ᾽ ἀνάπτει πυρετὸν, ἐν ᾗ διαφθείρεται τὰ σιτία πρὸς
τὸ κνισῶδές τε καὶ καπνῶδες· ὡς ἥ γε εἰς ὀξύτατον τρέπουσα
σπανιάκις τε γίγνεται ταῖς τοιαύταις φύσεσι καὶ ἧττον βλάπτει. λεχθήσεται δὲ ὑπὲρ ἑκατέρας ἰδίᾳ ἡμῖν τὴν ἀρχὴν ἀπὸ
τῆς πλειστάκις τε γιγνομένης αὐτῆς καὶ μᾶλλον βλαπτούσης
ποιησαμένοις. ἔστι δ᾽, ὡς εἴρηται, κνισώδης τέ τις αὕτη καὶ
καπνώδης, ἔλαττον μὲν ὑπάρχουσα κακὸν, εἰ καταῤῥήξειεν ἡ
γαστὴρ, οὐ μικρὸν δὲ εἰ ἐπισχεθείη. πυρέττουσι γὰρ ἐπὶ
ταῖς ἐπισχέσεσιν αὐτῆς ἑτοίμως αἱ κακόχυμοι φύσεις καὶ μά-
λισθ᾽ ὅταν ἐπὶ τὰς συνήθεις τράπωνται πράξεις, ὑπεριδόντες
τοῦ μένειν ἔνδον ἐφ᾽ ἡσυχίας ἐν τῇ στρωμνῇ. πυρέττουσι δ᾽
ἔνιοι καὶ τῶν ἁλόντων διαῤῥοίαις ἐπ᾽ ἀπεψίᾳ, συναυξανομέ-
νης αὐτοῖς τῆς πυρετώδους διαθέσεως, οὐχ ἥκιστα κᾀκ τοῦ
πλήθους τῶν ἐξαναστάσεων. εἰ δὲ καὶ δῆξίς τις, ἢ πόνος, ἢ
θερμότης ἄμετρος ἐν τοῖς κατὰ τὴν γαστέρα καὶ τὰ ἔντερα
γένοιτο, πολὺ δὴ μᾶλλον ἐντεῦθεν ἡ πυρετώδης αὐξάνεται.

ditatibus fuccedunt, proximum fuerit de ipfis differere. Ergo
peffima quidem in ejusmodi temperamentis cruditas eft ci-
tiffimeque febrem accendit in qua cibi in nidorulentam
et fumofam qualitatem corrumpuntur, quando ea quae in
acidam vertit, ut rariffime talibus naturis contingit, ita minus nocet.   Dicemus autem de utraque feorfum, incipientes
ab ea quae faepius his incidit et magis laedit.   Ea eft, ut diximus, nidorofa quaedam ac fumofa, quae utique, fi alvus
lubrica fit, minus eft noxia, fin adftringitur, gravis eft.   Siquidem ex adftrictione ejus vitiofae naturae in febres prompte incidunt, ac potiffimum quum neglecto confilio in lectulo
domi manendi ad folita convertuntur opera.   Febricitant
autem nonnulli et ex iis quos diarrhoea ex cruditate male
habet, quibus utique non minime increscit febrilis affectio
et ex defurgendi frequentia.   Quod fi etiam rofio aut calor
immodicus in ventriculo et inteftinis fit, hinc vel longe
magis affectio febrilis increscit.   Eft autem eorum quibus

572 ΓΑΛΗΝΟΥ ΘΕΡΑΠΕΥΤ. ΜΕΘΟΔΟΥ

Ed. Chart. X. [192.]   Ed. Baf. IV. (124. 125.)

διάθεσις. ἴασις δ᾽ οὐχ ἡ αὐτὴ τῶν ἐπισχεθέντων τοῖς ἐκκρί-
νουσι· λεκτέον οὖν ὑπὲρ ἑκατέρων ἐν μέρει· φανεῖται γὰρ
οὕτως οὐ μόνον ὅπῃ διαλλάττουσιν, ἀλλὰ καὶ ὅσον ἐν ἀμφοτέροις κοινόν. εἰ μὲν δὴ φαίνοιτο μόνα τὰ διεφθαρμένα κεκενῶσθαι, λουτέον τ᾽ ἐστὶ καὶ θρεπτέον ἐν τῇ παρακμῇ τοῦ
πυρετοῦ, πρόνοιάν τινα τῶν κατὰ τὴν γαστέρα ποιη(125)σα-
μένοις πρότερον. εἰ δ᾽ οὕτως εἴη πολλὴ κένωσις ἤτοι γεγο-
νυῖα πρόσθεν ἢ καὶ νῦν ἔτι γιγνομένη κατὰ τὸν ἄνθρωπον
ὡς κεκμηκέναι τὴν δύναμιν, ἄμεινον θρέψαι χωρὶς τοῦ λοῦσαι
προνοησαμένους τῶν κατὰ τὴν γαστέρα. πρόνοια δ᾽ ἐπὶ τῶν
οὕτως ἐχόντων, εἰ μὲν μηκέτι γίγνοιτο κένωσις, ἐμβροχὴ δι᾽
ἐλαίου τε καὶ ἀψινθίου· χρὴ δὲ προδιαβρέχειν ὕδατι ζέοντι τὸ
ἀψίνθιον, ὅπως μὴ κνισωθείη. καὶ εἴ γέ τις αἴσθησις ὑπο-
λείποιτο κατὰ τὴν γαστέρα δήξεως ἢ πόνου, πίλημα μετὰ τὴν
ἐπιβροχὴν ἤτοι θερμὸν καὶ ξηρὸν ἢ βεβρεγμένον μὲν ἐλαίῳ ἐν
ᾧ τὸ ἀψίνθιον ἀπεζέσθη, τὸ πλεῖστον δ᾽ ἐκπεπιεσμένον ἐπιβάλλειν χρή. κάλλιον δ᾽ εἰ παρείη μύρον νάρδινον ἐπιμελῶς

fuppreſſa alvus eſt et quibus fluens non eadem ſauatio;
itaque etiam ſeorſum de utrisque agetur, apparebit enim
ſic *tractantibus* non ſolum quatenus differunt, ſed etiam
quantum ambobus ſit commune. Si igitur ea tantum quae
corrupta fuere vacuata eſſe videntur, tum lavandum tum
nutriendum in remiſſione febris eſt, ſed ſi iis quae circa
ventriculum ſunt prius conſulueris. Sin ita multa inanitio
aut prius faota ſit, aut nunc etiam in homine duret, ut
virtus jam defeſſa ſit, ſatius eſt omiſſa lavatione cibare,
ſed conſultis prius iis quae circa ventrem ſunt. Conſuletur
ita laborantibus, ſi modo vacuatio amplius non duret, perfuſione ex oleo et abſinthio, expedit autem prius irrorari
abſinthium, quominus nidore offendat ferventi aqua. Quod
ſi quis morſus aut doloris ſenſus in ventriculo adhuc ſuperſit, incingi illi peniculus poſt perfuſionem debebit qui vel
ſiccus et calidus ſit vel ex oleo, in quo abſinthium incoctum
fuit, madens ac plurimum expreſſus. Satius autem fuerit,
ſi nardini unguenti quod curioſe ſit factum facultas ſit, ex

BIBΛΙΟΝ Θ. 573

Ed. Chart. X. [192.]   Ed. Baf. IV. (125.)

ἐσκευασμένον, ἐν ἐκείνῳ δεύσαντα κατα τὸν αὐτὸν τρόπον
ἐπιτιθέναι τὸ πίλημα. καὶ πολύ γε κάλλιον, εἰ πορφύρα
τοῦτ᾽ εἴη θαλαττία· καὶ κάλλιστόν γε εἰ Τυρία ἀρίστη τυγ-
χάνοι· λεπτομερεστέραν γὰρ ἔχει τὴν στύψιν ἥ τε τοιαύτη
πορφύρα καὶ ἡ ἀρίστη νάρδος, ὥστε διὰ τοῦ βάθους διεξέρχεσθαι τῶν κατὰ τὴν γαστέρα σωμάτων, ἡ δύναμις αὐτῶν
ξηραινόντων καὶ θερμαινόντων καὶ τονούντων. εἰ δ᾽ ἀτονώ-
τερον ὑπάρχει τὸ στόμα τῆς γαστρὸς, ὅπερ καὶ στόμαχον
ὀνομάζειν εἰθίσμεθα καταχρώμενοι τῇ προσηγορίᾳ, καὶ τῆς
Χίας μαστίχης ἐν τῇ νάρδῳ λειώσαντες, ὡς γλοιῶδες γενέσθαι,
δεύσαντες ἐξ αὐτοῦ, τὴν πορφύραν ἐπιθήσομεν. ἔστω δὲ θερμὸν ἱκανῶς ἕκαστον τῶν τοιούτων κατὰ τὴν πρώτην ἐπιβο-
λήν· ἐκλύει γὰρ ἅπαντα τὰ χλιαρὰ τὸν τόνον τῆς γαστρός.
οἶσθα δὲ καὶ ὡς ἐπ᾽ ἀγγείου διπλοῦ προϋποβεβλημένου κατὰ
τὸ ἕτερον αὐτῶν τὸ μεῖζον ὕδατος ζέοντος, ἔθος ἡμῖν ἐστι
θερμαίνειν τὰ μύρα· διαφθείρεται γὰρ ἡ δύναμις αὐτῶν ἑτέρως θερμανθέντων. ἔτι δὲ ὑπιούσης τῆς γαστρὸς ἄμεινον
χρῆσθαι μηλίνῳ καλλίστῳ τε καὶ προσφάτῳ, τὸν αὐτὸν τρό-

eo peniculum eodem modo imbutum *ventri* admovere. Jam
multo etiam fatius fit, fi purpura marina is fit, atque etiam
longe optimum, fi optima fit Tyria; quippe tenuiorem adftringendi vim habet tum ea purpura tum optima nardus,
ita ut vis earum ficcando, calefaciendo ac robur inferendo,
in corpora quae circa ventriculum habentur alte penetrare
poffit. Quod fi os ventriculi, quod ftomachum appellare
folemus abutentes nimirum appellatione, imbecillius fit,
etiam tanta portione Chiae maftiches in nardino tunfa, unde
fordium craffitudo exiftat, madefactam ex eo purpuram imponemus. Eflo autem abunde calens talium quodque, quum
primum imponitur; quippe quae tepida funt omnia ventriculi firmitudinem diffolvunt   Non autem te fugit folere me
unguenta calefacere in vafe duplici, conjecta prius in vas
majus aqua fervente, nam aliter calefactis vitiatur eorum
facultas.   Ceterum fluente adhuc alvo, utilius eft optimo
recenteque melino fimili modo quo nardino uti; utile autem

πον τῇ νάρδῳ· χρηστὸν δ᾽ εἰς τὰ τοιαῦτα σύμπαντα καὶ τὸ
μαστίχινον. οὐχ ἥκιστα δὲ καὶ τὰ τῆς τρυφῆς ἕνεκα τῶν δια-
τεθρυμμένων γυναικῶν σκευαζόμενα μύρα ταυτὶ τὰ πολυτελῆ,
χρήσιμα πρὸς τὰς τοιαύτας διαθέσεις τῆς γαστρὸς, ἅπερ
ἔοικεν ὑπὸ τῆς ἐν Ῥώμῃ τρυφῆς εὑρεθέντα καὶ τὰς προσηγορίας ἔχειν [193] Ῥωμαϊκάς· ὀνομάζεταί γέ τοι σπικάτα γε
καὶ φουλιάτα. μὴ φερόντων δὲ τῶν καμνόντων τὴν ζώνην,
ἤτοι γ᾽ ἐξ ἔθους ἢ τρυφῆς, ἐγχωρεῖ διὰ κηρωτῆς ἀνύειν
ταὐτόν. ἔστι δ᾽ εἰς τὰ τοιαῦτα καλλίστη κηροῦ Τυῤῥηνικοῦ
τηχθέντος ἐν μύρῳ ναρδίνῳ, ψυχθείσῃ καὶ ξυσθείσῃ τῇ
κηρωτῇ μιχθείσης λείας ἀκριβῶς ἀλόης τε καὶ μαστίχης.
ἑκάστου δὲ αὐτῶν τὸ πλῆθος εἶναι χρὴ τοσόνδε· κηροῦ μὲν
καὶ νάρδου τὸ ἴσον, ἀλόης δὲ τὸ ὄγδοον· ὥσπερ οὖν καὶ
τῆς μαστίχης, ἢ εἰ βούλει βραχύ τι ταύτης πλέον. εἰ δὲ
καὶ τῶν εἰρημένων τι μύρων τῶν πολυτελῶν ἀναμίξαις τῇ
κηρωτῇ, βέλτιον ἔσται σοι τὸ φάρμακον. ἐγκαιομένης δὲ
τῆς γαστρὸς, ὡς καὶ φλεγμονώδη διάθεσιν ἐν αὐτῇ ξυνί-
στασθαι δοκεῖν, ἀμείνων ἡ κηρωτὴ ἡ διὰ τοῦ μηλίνου γιγνο-

ad omnia talia eſt et maſtichinum. Non in poſtremis accommodata ſunt ejusmodi ventriculi affectibus, et unguenta
ea quae in gratiam delicatarum mulierum fiunt, haec, inquam,
pretioſa quae Romanorum luxus videtur inveniſſe, appel-
lationesque Romanas dediſſe; nominantur enim tum ſpi-
cata tum foliata. Si vero qui aegrotat fasciam non ferat,
ſive ob conſuetudinem ſive delicias recuſet, licet cerato idem
efficere. Eſt autem in ejusmodi uſum optimum quod ex
cera fit Tyrrhenica in unguento nardino liquata, cui cerato
poſtquam refrigeratum ac deraſum eſt, aloes ac maſtiches
pertritus pulvis eſt admixtus. Debet autem ſingulorum hic
eſſe modus, cerae ac nardi partes pares, aloes partem
octavam; ſic etiam et maſtiches vel, ſi placet, hujus paulo
aliquid plus. Quod ſi cerato aliquid e ſumptuoſis his unguentis admisceas, praeſtantius medicamentum habebis. Si
autem ventriculus intus uritur, ita ut affectus quidam phlegmonae ſimilis in eo conſiſtere videatur, utilius eſt ceratum

μένη. πολλὰ δὲ καὶ ἄλλα φάρμακα τὰ μὲν δι' οἰάνθης
ἐστὶ, τὰ δὲ δι' ὑποκυστίδος καὶ βαλαυστίου καὶ φοινίκων
σαρκὸς, ἐπιτήδεια καὶ ψύχειν τὴν γαστέρα καὶ ῥώμην ἐντιθέναι. τούτων οὖν ἐκλέγου τὸ κάλλιστον εἰς τὰ παρόντα
πρὸς τοὺς εἰρημένους σκοποὺς ἀποβλέπων. τρέφειν δ' ἑξῆς
τοῖσδε χρή· ῥεούσης μὲν ἔτι τῆς γαστρὸς, ἀλφίτοις τε καὶ
τοῖς καλουμένοις ὀξυλιπέσιν ἄρτοις, ὀλίγιστον ὄξους ἔχουσιν, οὐχ ὡς ἐπὶ δυσεντερίας ἢ χρονίας διαῤῥοίας εἰώθαμεν
σκευάζειν. ἐπιπάττειν δὲ τὸ ἄλφιτον, ἐνίοτε μὲν ὕδατι
θερμῷ δαψιλές, ἐνίοτε δ', ὅταν ἡ γαστὴρ ἔτι ἐκκρίνῃ, πλέον
τοῦ δέοντος ἤτοι ῥοιᾶς, ἢ ἀπίων, ἢ μήλων χυλῷ καὶ μάλιστα τῶν κυδωνίων. εἰ δ' ἥδιον τοῖς κάμνουσι καὶ ἀφέ-
ψημά τι παρασκευάζοντας ἀπίων, ἢ μήλων, ἢ μύρτων,
ἐπιπάττειν αὐτοῖς τὸ ἄλφιτον. εἰ δὲ μηκέτ' ἐκκρίνει ἡ γαστὴρ, ὅ τε χόνδρος ἱκανὸς ὁμοίως ἠρτυμένος πτισάνῃ,
τουτέστιν ὄξους ἔχων, τό τε δι' αὐτοῦ ῥόφημα χωρὶς ὄξους
οἵ τε ὄρχεις τῶν ἀλεκτρυόνων καὶ οἱ πετραῖοι τῶν ἰχθύων

quod ex melino conficitur. Sunt porro alia medicamenta
non pauca, alia quidem ex oenanthe, alia ex hypocyſtide et
balauſtiis et palmularum carne confecta, quae ventriculo
tum refrigerando tum vero firmando ſint idonea. Horum
ergo quod ad rem praefentem ſit commodiſſimum, id deliges iis quos memoravimus ſcopis intentus. Cibandi vero
deinceps his funt, fluente quidem etiamnum ventre, polenta
et pane, quem oxylipem vocant qui minimum aceti habeat,
non ſicuti in dyſenteria et diutina diarrhoea praeparare ſolemus. Inſpergere autem polentam debebis alias aqua calida
ubertim, alias ubi venter adhuc plus juſto excernit, vel
mali punici vel pyrorum vel malorum ſucco potiſſimum
cotoneorum. Quod ſi jucundius laboranti *erit*, etiam decocto ex pyris aut malis aut myrtis praeparato, polentam
inſperges. Sin venter non amplius excernit, ſuffecerit
tum alica ſimiliter ptifanae praeparata, hoc eſt aceti habens
pauxillum, tum ex ea ſine aceto ſorbitio, tum gallinaceorum teſticuli, et ſaxatiles ex albo jure pisces; praeterea

ἐκ τοῦ λευκοῦ ζωμοῦ καί τις τῶν στυφουσῶν ὀπωρῶν καὶ
μόνη καὶ μετ᾽ ἄρτου. ταύτας δὲ πολὺ μᾶλλον ἐπιδώσεις,
ἔτι ῥεούσης τῆς γαστρός. εἰ δ᾽ ἀνορέκτως ἔχοιεν, ὡς ἀπε-
στράφθαι τὰ σιτία, γίνεται γὰρ καὶ τοῦτο πολλοῖς τῶν
ἁλόντων διαῤῥοίαις ἐπ᾽ ἀπεψίᾳ, τοῦ διὰ τῶν κυδωνίων μήλων χυμοῦ προσδοτέον αὐτοῖς ὅσον κοχλιάριον ἓν ἢ δύο·
εἰ δὲ μὴ παρείη τοῦτο, τὸ διὰ τῆς σαρκὸς αὐτῶν. εἴρηται
δ᾽ ἡ σύνθεσις τῶν τοιούτων φαρμάκων ἐν τοῖς ὑγιεινοῖς.
οὕτω μὲν ἐν τῇ πρώτῃ παρακμῇ τοὺς ἐπ᾽ ἀπεψίᾳ πυρέξαντας ἰᾶσθαι προσήκει, τῆς γαστρὸς ἐκκρινούσης. εἰ δ᾽ ἐπέ-
χοιτο τελείως, ἁψάμενος πρότερον τῶν ὑποχονδρίων, εἶθ᾽
ὅλης τῆς γαστρὸς, ἐπίσκεψαι σαφῶς εἰ ὑπελήλυθεν εἰς τὸ
λεπτὸν ἔντερον, ἢ εἰς τὸ κῶλον, ἡ τροφή. κἄπειτ᾽ ἐρώτη-
σον ἑξῆς τὸν κάμνοντα κατὰ τί μὲν αἰσθάνεται μάλιστα
μέρος, ἤτοι δήξεως ἢ βάρους, ὁποῖαι δέ τινες αἱ ἐρυγαί.
διαγνοὺς δ᾽ ἐκ τούτων ἐν ᾧ μάλιστα μέρει τῆς συμπάσης
γαστρός ἐστιν ἡ τροφὴ, μετεώρου μὲν οὔσης ἔτι τοῦ διὰ

fructuum aliquis ex iis qui adftringant vel folus vel cum
pane. Hos vero vel magis etiam ventre adhuc fluente dabis; quod fi appetentia careant, fic ut cibos averfentur,
incidit namque id non paucis eorum quos diarrhoea ex
cruditate male habet, etiam de medicamento quod ex fucco
fit cotoneorum, unum aut duo cochlearia danda his funt,
aut fi hujus copia non eft, ejus quod ex carne eorum componitur. Tradita vero ejus generis medicamentorum compofitio eft in libris de tuenda fanitate. Atque ita quidem
in prima remiffione iis qui cruditate febricitant ventre ex-
cernente mederi convenit. Si vero omnino venter adftringitur, pertractatis prius hypochondriis, mox toto ventre,
confiderabis diligenter num cibus in gracile inteftinum aut
in colon descenderit. Deinde aegrum interrogabis qua maxime in parte vel morfum vel gravitatem fentiat, qualesve
habeat ructus. Ubi ex his compertum habueris, in quanam totius ventris parte nutrimentum confiftat, fi in fuperioribus partibus pendet, aliquid diatrion pipereon dabis

τῶν τριῶν πεπέρεων διδόναι μὴ τοῦ φαρμακώδους, ἀλλ᾽
ὅπερ ἐπῃνέσαμεν ἐν τοῖς ὑγιεινοῖς ὡς ἁπλούστατόν τε καὶ
τοῖς ἠπεπτηκόσιν ἐπιτήδειον· εἶθ᾽ ἑξῆς αἰορᾷν ὑποχόνδριά
τε καὶ σύμπασαν τὴν γαστέρα. τοῦτο δὲ κἂν ἤδη κατωτέρω
προήκῃ τὰ διεφθαρμένα, τῷ μᾶλλόν τε καὶ ἧττον ἐξαλ-
λάττοντα· πλέονος γὰρ δεῖται καὶ χρόνου καὶ καταντλήσεως εἰς τὴν παρασκευὴν τῶν ἐφεξῆς πρακτέων [194] οἷς ἔτι
μετέωρό; ἐστιν ἡ διεφθαρμένη τροφὴ κατὰ τὴν γαστέρα. κινηθείσης δ᾽ αὐτῆς ἀξιολόγως ἐπὶ τὰ κάτω, συμπράττειν ἤτοι
διὰ τῶν προσθέτων ἢ διὰ κλυσμάτων πράεων, εἰ μὲν δῆξις
συνείη, ταύτην πραΰνοντας· εἰ δ᾽ ἐμπνευμάτωσις ἐκείνην, κα-
θιστῶντας· εἰ δὲ μηδέτερον, ἐκ μέλιτος καὶ ὕδατος ἐλαίου
τε βραχέως συντιθεμένου τοῦ κλύσματος. ἔνθα δὲ εἴη σφοδροτέρα δῆξις, ἔλαιον Σαβῖνον ἐπιτηδειότερον. ἐνιέναι τηχθέντος στέατος ἐν αὐτῷ χηνός· εἰ δὲ μὴ παρείη τοῦτο, τοῦ
τῆς ἀλεκτορίδος· εἰ δε μηδὲ τοῦτο, τοῦ τῆς αὐγός· ἀποροῦντες δὲ καὶ τοῦδε, κηροῦ βραχύ τι προσεπεμβάλλειν τῷ ἐλαίῳ,
καὶ μᾶλλον εἰ πεπλυμένος εἴη. τὰς δὲ ἐμπνευματώσεις ἰᾶσθαι

non medicamentofi illius, fed ejus quod in opere de fanitate tuenda ceu et fimpliciffimum et iis qui cruditate laborarent aptiffimum laudavimus; poft deinde hypocondria
omnemque ventrem perfundes. Hoc vero etiam fi inferius
descenderint quae vitiofa funt facies, pluris minorisque
ratione id varians; fiquidem plus et temporis et perfulionis
exigunt ad praeparationem eorum quae deinceps funt
agenda quibus in fuperioribus ventris corruptum nutrimentum adhuc manet. Sin motum id notabiliter ad inferiora fit,
adjuvandum aut glande fubdita aut levi per inferius infufione
eft, utiqu e fi morfus fimul adfit hunc mitigantibus, fi flatus,
hunc fedantibus, fin neutrum fuerit, ex melle aqua et paululo olei id quod fubter infundetur facientibus. Ubi vero
vehementior morfus urget, Sabinum oleum, in quo aliquid
fevi anferini fit liquatum eft utilius; fi vero ejus copia non
eft, gallinacei fevi, fin nec hujus facultas eft, caprini, quod
fi hujus quoque penuria eft, injiciendum oleo parum cerae
eft potiffimum clotae. Flatus vero fanandi funt oleo in quo

συνέψοντας τῷ ἐλαίῳ πήγανόν τέ τι καὶ τῶν ἀφύσων σπερμάτων σελίνου καὶ κυμίνου καὶ μαράθρου καὶ σίνωνος, ὅσα τ᾽ ἄλλα τοιαῦτα. κενωθείσης δὲ τῆς γαστρὸς, αὐτίκα τρέφειν τὰ μὲν ἄλλα παραπλησίως τοῖς ἔμπροσθεν εἰρημένοις, ἀφαιρεῖν δὲ τὰ στύφοντα. εἰ μὲν οὖν ἐν τῇ πρώτῃ τῶν ἡμερῶν εἰς ἑσπέραν πραχθείη ταῦτα, ἢ νυκτὸς ὥρᾳ; ἡστινοσοῦν, προνοεῖσθαι χρὴ κατὰ τὰ παραπλήσια καὶ τῇ δευτέρᾳ τῶν ἡμερῶν, καὶ λούεσθαί γ᾽ ἐν αὐτῇ συγχωρεῖν, ἐὰν ἀκριβῶς ἀπύρετος ᾖ. κἀπειδὰν τῆς ἐπιούσης νυκτὸς ἀλύπως ὑπνώσῃ, τελέως ἤδη νομίζειν ὑγιαίνειν αὐτόν. εἰ δ᾽ ἡ μετὰ τὴν ἀπεψίαν ἡμέρα μετὰ τῆς ἐπιούσης νυκτὸς ἐνέγκοι τὸν πυρετὸν, ὡς ἐν τῇ δευτέρᾳ τῶν ἡμερῶν, προνοηθῆναί τε καὶ τραφῆναι τὸν ἄνθρωπον. ἐνέγκοι δέ τι εἰ καὶ ἡ διὰ τρίτης νὺξ βραχὺ πυρετῶδες, οὐδ᾽ οὕτως (126) χρὴ δεδιέναι, ἀλλὰ καὶ τούτους ἐπὶ τῆς ἐρχομένης ἡμέρας καὶ λούειν καὶ τρέφειν, ἅπαντά τε τἄλλα ποιεῖν ἀνάλογον ἐπ᾽ αὐτῶν, ὡς ἔμπροσθεν διῄρηται. τὰς δ᾽ εἰς ὀξεῖαν ποιότητα μεταβολὰς τῆς ἀπεπτηθείσης τροφῆς οὔτε γιγνομένας ἐστὶν ἰδεῖν ἐν ταῖς τοιαύταις φύσεσιν,

ruta et femina quae flatus discutiunt fuere incocta, cujusmodi funt apii et cumini et marathri et finonis aliaque id genus. Vacuata vero alvo nutriendum protinus, in caeteris quidem iis quos memoravimus fimiliter eft, amotis tamen iis quae adftringant. At fi quidem primo die ad velperam haec egeris, aut etiam noctis qualibet hoia, etiam fecundo die fimilem adhibebis providentiam, in quo etiam fi plane defiit febris lavari hominem fines. Ac ubi in fequenti nocte quietus citra offenfam dormierit, fanum jam hominem prorfus exiftimabis; fi vero qui cruditati fucceffit dies cum fequenti nocte febrem attulerit, veluti in fecundo die, ita nunc et accurandus et nutriendus homo eft; fi vero et nox tertiae diei febrile quiddam paululum afferat, ne fic quidem formidandum, fed hos quoque poftridie lavabis nutriesque ac reliqua omnia in illis, ut ante definitum eft ad proportionem exequeris. Sane mutationes crudi alimenti in acidam qualitatem nec incidere in ejusmodi naturis cernuntur

ὅτι μὴ σπανίως, ἐπὶ τροφαῖς ἑτοίμως ὀξυνομέναις οὔτε πυρετὸν ἀναπτούσας ἐφήμερον, ὥσπερ οὐδὲ τὰς βραδυπεψίας· ὡς
εἴ γέ ποτε διὰ τοιαύτην ἀπεψίαν πυρέξειαν αἱ πικρόχολοι κράσεις, ἔμφραξίν τε καὶ σῆψιν χυμῶν ὑποπτεύειν προσήκει, περὶ
ἧς ἀκριβέστερον ἑξῆς διοριῶ κατὰ τὸν περὶ σήψεων λόγον.
νυνὶ δὲ τῇ τῶν ἐφημέρων πυρετῶν διδασκαλίᾳ τοσοῦτον ἐπι-
προσθεὶς ἀπαλλάξομαι. καπνώδης ἀναθυμίασις οὐκ ἄν ποτε
γένοιτο διὰ βραδυπεψίαν, ἢ ἀπεψίαν ὀξυρεγμιώδη. ψυχροὶ
γὰρ ἀτμοὶ ἐκ τῶν τοιούτων χυμῶν ἀποῤῥέουσιν ὀλίγιστοι
παντάπασιν, οὐκ ἀναθυμιάσεις πολλαὶ καπνώδεις τε καὶ λιγ-
νυώδεις· οὐδὲ γὰρ οὐδ᾽ ἐπὶ τῶν ἐκτὸς ἑτέρως ἔστιν ἰδεῖν
καπνὸν ἢ λιγνὺν, ἀλλὰ καπνὸν μὲν ἐπὶ ταῖς ἡμικαύστοις ὡς
ἄν εἴποι τις ὕλαις, λιγνὺν δὲ ἐπὶ ταῖς ὑπεροπτηθείσαις τε καὶ
κανθείσαις· ἔστι γὰρ ἡ μὲν λιγνὺς ἀναθυμίασις γεώδης, ὁ
δὲ καπνὸς συμμιγὴς ἐξ ὑδατώδους τε καὶ γεώδους οὐσίας·
οὐ μὴν οὐδ᾽ ὅπως χρὴ προνοεῖσθαι τῶν βραδυπεπτησόντων
καὶ ὀξῶδες ἐρυγγανόντων ἀκούειν χρὴ ποθεῖν ἐν τῷδε· τῆς
γὰρ ὑγιεινῆς πραγματείας ἐστὶν ὁ περὶ τούτων λόγος. ἐνταῦθα

niſi admodum raro, idque ex cibis qui prompte acescunt, nec
febrem accendere diariam aeque ut nec tarditas concoctionis; quando ſicubi propter talem cruditatem febricitant,
quibus amara bilis in temperamento abundat obſtructionis
et humorum putredinis ſuſpicio eſt, de qua poſtea diligentius
definiam cum de putredine agam. Nunc huic de diariis
febribus disputationi hoc adjecto ad alia tranſibo. Fumidus
vapor ex tarditate concoctionis aut cruditate, in qua ructus
ſentiuntur acidi, nunquam excitatur. Nam frigidi halitus talibus humoribus ascendunt hique omnino pauciſſimi, minime
autem vapores multi ſumidique ac fuliginoſi, quum nec in iis
quae extra ſunt aliter aut ſumum edi aut fuliginem videas
quam fumum ex materiis, ut quis dixerit, ſemiuſtis, fuliginem
ex immodice aſſis uſtisque; eſt namque fuligo vapor terreſtris,
fumus mixtio quaedam ex terreſtri aqueaque ſubſtantia. Verum non eſt quod hoc loco audire expectes aut quemadmodum tarde concoquentibus aut acidum ructantibus ſit proſpi-
ciendum, eſt enim de his tractatio ad opus de tuenda ſanitate

δὲ μόνον τῶν τοιούτων ἀπεψιῶν μνημονεύσομεν αἷς πυρετὸς
ἕπεται. ἐπεὶ τοίνυν ἐφήμερος μὲν οὐχ ἕπεται πυρετὸς ταῖς
ὀξυρεγμιώδεσιν ἀπεψίαις, ὁ δὲ ἐπὶ σήψει χυμῶν ἕπεταί
ποτε, δεόντως εἰς τὸν ὑπὲρ ἐκείνων λόγον ἀνεβαλλόμην
περὶ τῶν τοιούτων ἀπεψιῶν ἐρεῖν· οὐδὲ τότε καθ᾽ ὃν ἐν
τοῖς ὑγιεινοῖς τρόπον. ἐν ἐκείνοις μὲν γὰρ εἴπομεν ὁποῖ᾽ ἄττα
χρὴ πρᾶξαι τὸν ἀπεπτήσαντα περὶ τὸν τῆς ὑγείας καιρόν·
ἐνταῦθα δὲ ὁποῖα κατὰ τοὺς ταῖς ἀπεψίαις ἀκολουθήσαν-
τας πυρετούς.

Κεφ. στʹ. [195] Σχεδὸν εἴρηταί μοι πάντα περὶ τῶν
ἐφημέρων πυρετῶν· οἱ γὰρ ἐπὶ βουβῶσι πυρέξαντες οὐδὲ
πυνθάνονται τῶν ἰατρῶν ὅ τι χρὴ ποιεῖν· ἀλλὰ τοῦ θ᾽ ἕλκους
ἐφ᾽ ᾧπερ ἂν ὁ βουβὼν αὐτοῖς εἴη γεγεννημένος, αὐτοῦ τε τοῦ
βουβῶνος προνοησάμενοι, λούονται κατὰ τὴν παρακμὴν τοῦ
γενομένου παροξυσμοῦ. κἂν φθέγξηταί τις τηνικαῦτα διάτριτον, ἅπαντες καταγελῶσι καὶ σχολαστικὸν ἀποκαλοῦσι κατα-
νοοῦντες, οἶμαι, φύσει μὴ δεῖν ὑπερβάλλειν τὸ μηδόλως ἐσόμενον.
ἀξιοῦσί τε τοιούτους εἶναι τοὺς ἰατροὺς ἐν ἅπασι τοῖς ἄλλοις

pertinens. Hic tantum earum cruditatum mentionem faciemus, quas febris subfequitur. Quoniam igitur diaria febris cruditates, quae cum acido ructu funt non fequitur; quae vero ex putredine humorum oritur, ea quando fequitur non fine ratione in eam tractationem quae de illis inftituitur distuli de his cruditatibus praecipere; fed ne tunc quidem eo modo quo in fanitatis tuendae libris. In illis enim diximus quaenam per fanitatem agenda fint illi qui crudite laborat; hic vero quaenam in iis febribus quae cruditati fupervёniunt. Ac fi quis tum diatriton vel nominet, omnes irrident fcholafticumque, *feu male feriatum*, appellant, natura, puto, ipfa intelligentes id transmittendum non effe quod omnino non erit. Cenfentque etiam in omnibus iis quae fenfum fugiunt

Cap. VI. Dicta mihi prope funt de diariis febribus univerfa, nam qui ex bubone febricitant medicos quod fibi fit agendum ne confulant quidem; fed ubi tum ulceri quod bubonis occafio fuit, tum poftea buboni ipfi profpexerint, in remiffione ejus quae inciderit acceffionis levantur.

ὅσα διαφεύγει τὰς αἰσθήσεις, οἷοί περ αὐτοὶ περὶ ἁ φαινόμενα. τὸ δ᾽ ἐν ἅπασιν εἶναι τοιούτους οὐδὲν ἄλλο ἐστὶν ἢ
τὸ γινώσκειν ὁπηνίκα μὲν ἔσοιτο διὰ τρίτης ὁ παροξυσμὸς,
ὁπηνίκα δ᾽ οὐκ ἔσοιτο. καὶ μέν γε καὶ ψυχθέντες, ἢ ἐγκαυ-
θέντες, ἢ κοπιάσαντες, ἤ τι τοιοῦτον ἕτερον παθόντες, ἐπειδὰν πυρέξαντες τύχωσιν, εἶτα τῆς ἐν ταῖς παρακμαῖς εὐφορίας
αἴσθησιν ἔχωσιν ὑγιεινῆς, οὐδὲ τότ᾽ ἀνέχονται τῶν τὴν διάτριτον φθεγγομένων. ὃ γὰρ εἴωθα λέγειν πολλάκις, ὡς ἅπαντος σοφιστοῦ τῶν ἰδιωτῶν ἕκαστος, ὃς ἂν ἔχῃ κατὰ φύσιν,
ἀληθέστερα δοξάζει, τοῦτο κἀπὶ τῆς θειοτάτης αὐτῶν διατρίτου θεάσασθαί σοι πάρεστι, καταγελωμένης ὑπὸ πάντων
τῶν κατὰ φύσιν ἐχόντων. ἔναγχος γοῦν τις ἰδιώτης ἐν
δείπνῳ πολυτελεῖ πλείω προσενεγκάμενος καὶ πιὼν ἧκε μὲν
οἴκαδε, σφαλλόμενός τε καὶ χειραγωγούμενος. ἐπιπολασάν-
των δὲ αὐτῷ τῶν βαρυνόντων τὴν γαστέρα, πάντ᾽ ἐξεμέσας
αὐτὰ, διὰ νυκτὸς μὲν ἐπύρεξεν, ἐκοιμήθη δ᾽ ἐπὶ πολὺ τῆς
ἐπιούσης ἡμέρας· εἶτα διαναστὰς καὶ βραχέα περιπατήσας
ἐλούσατο καταγελάσας τοῦ τὴν διάτριτον αὐτῷ ἀναμένειν

tales debere eſſe medicos, quales ipſi ſunt in iis quae ſenſui
apparent. Porro in omnibus tales eſſe nihil eſt aliud
quam intelligere, quando ſit in tertio acceſſio futura, et
quando futura non ſit. Quin etiam qui refrixerunt aut uſti
ſunt aut fatigati aut tale quippiam paſſi, poſtea vero febricitarunt, hi ubi remiſſione talem ſtatus quietem qualis erat
per ſanitatem ſentiunt, ne tunc quidem eos qui diatriton
nominent ferre poſſunt. Quod enim uſurpare ſaepe ſoleo,
quemlibet privatum qui ſecundum naturam ſe habeat quovis ſophiſta veriores opiniones habere, hoc etiam in divi-
niſſima iſtorum diatrito videre licet, ut quae ab omnibus
qui naturaliter ſe habent ſit irriſa. Nuper enim e plebe
quidam qui in ſplendida coena prolixius ſibi epulis potuque
indulſiſſet, venit domum errabundus ac manu deductus.
Quum autem ea quibus gravabatur in ventriculo ejus flui-
tarent, omnia ea evomuit et per noctem quidem febricitavit. Dormivit autem in magnam partem ſequentis diei,
poſtea ſurgens ac pauſulum inambulans, lavit riſitque eum

582 ΓΑΛΗΝΟΥ ΘΕΡΑΠΕΥΤ. ΜΕΘΟΔΟΥ

Ed. Chart. X. [195.]   Ed. Baf. IV. (126.)

συμβουλεύσαντος· ὅσον μὲν γὰρ ἐπ᾽ ἐκείνῳ καὶ τὴν ἑξῆς ἡμέραν ἀσιτεῖν ἐχρῆν αὐτόν· ὅσον δ᾽ ἐπὶ τοῖς ἀληθέσι καὶ οἷς
αὐτὸς ἔπραξε λουσάμενος καὶ μετρίως διαιτηθεὶς καὶ κοιμηθεὶς ἀμέμπτως, ἕωθεν ἀναστάντα τῶν συνηθῶν ἔχεσθαι ἐν
αὐτῇ τῇ διατρίτῳ, καθ᾽ ἣν ἀσιτεῖν αὐτὸν ἐχρῆν πειθόμενον
τοῖς διατριταρίοις ἰατροῖς, οὕτω γὰρ αὐτούς τις ἐπισκώπτων
ὠνόμαζε χαριέντως, καὶ δεδειπνηκότος δὲ ἤδη κατὰ τὸ σύνηθες τοῦ ἀνθρώπου, παρὼν ὁ εὐτράπελος ἐκεῖνος ἐγελωτο-
ποίει, ἀναμιμνήσκων τὸν ἐμημεκότα τρίτης ἑσπέρας ὡς ἐχρῆν
αὐτὸν ἄρτι δυοῖν ἡμερῶν ἄσιτόν τε καὶ ξηρὸν καὶ ἄσης μεστὸν κατακεῖσθαι, εἰς τὰς ὥρας ἀποβλέποντα κατὰ τὴν τῶν
διατριταρίων πρόσταξιν. ἔστι γὰρ, οἶμαι, καὶ τοῖς ἰδιώταις
εὔδηλα τὰ παρὰ τὴν ἐνάργειαν ἀποτετολμημένα. κἀκ τούτου
δεόντως ἰατροὺς μὲν ἑτέρους εἶναί φασι, λογιατροὺς δ᾽ ἑτέρους. πῶς γὰρ οὐ δίκαιοι τούτου τοῦ προσρήματός εἰσι
τυγχάνειν οἱ μὴ γινώσκοντες ἃ μηδεὶς ἰδιώτης ἀγνοεῖ; πῶς
δ᾽ οὐ καταγελᾶσθαι καὶ σκώπτεσθαι δικαιότατοι τυγχάνουσιν
ἔντες οἱ πρὸς τῷ τὰ τοιαῦτα ἀγνοεῖν Ἱπποκράτει ἑαυτοὺς

qui fibi diatriton manendam fuaferat; illo namque auctore
etiam poftero die inediam tolerare debuiffet.   Ut autem,
res ipfa monebat et ipfe fua fponte faciebat, lotus et modice cibatus, poft fomno deditus eoque inoffenfe fruens,
mane furrexiffet ad confuetaque rediiffet etiam in ipfa diatrito, in qua eum tolerare inediam oportuiffet, fi diatrita-
riis medicis paruiffet, ita enim eos per jocum eleganter nominavit quidam, et quidem cum coenatus jam ex confuetudine homo effet, accedens facetus ille rifum excitavit,
commemorans quemadmodum eum qui tertio ante vefperi
vomuiffet, oportuiffet etiam biduo inediam ficcum ac fordium plenum tolerare, ad horasque fpectantem pro diatrita-
riorum juffu decumbere.   Sunt enim, arbitror, vel plebi non
obscura quae praeter rerum evidentiam temere audentur.
Atque inde merito alios medicos, alios logiatros effe dicunt.
Quomodo enim non jure hac appellatione cenfeantur qui ea
nesciant quae nemo e vulgo ignorat?   Quomodo non me-
ritiffime irridendi carpendique qui etiam, cum talia igno-

ΒΙΒΛΙΟΝ Θ. 583

Ed. Chart. X. [195. 196.]　　　　Ed. Baf. IV. (126.)

προκρίνοντες; ἀλλὰ τὴν μὲν ἐκείνων ἀναισθησίαν οὐδ' ἂν ὁ Ἑρμῆς ἅμα ταῖς Μούσαις ἰάσαιτο.

Κεφ. ζ'.　[196] Συντετελεσμένου δὲ ἡμῖν τοῦ περὶ τῶν ἐφημέρων πυρετῶν λόγου κατὰ τὰς πικροχόλους φύσεις, ἐφ' ὧν τὸ μὲν θερμὸν στοιχεῖον τοῦ ψυχροῦ, τὸ δὲ ξηρὸν τοῦ ὑγροῦ πλεονεκτεῖ, μεταβαίνωμεν ἤδη πρὸς ἑτέραν κρᾶσιν τῶν σωμάτων οὐδὲν ἧττον τῇσδε κακόχυμον, ἐν ᾗ τὸ μὲν θερμὸν τοῦ ψυχροῦ, τὸ δ' ὑγρὸν τοῦ ξηροῦ κρατεῖ. σηπεδονώδεσι γάρ τοι νοσήμασιν ἡ φύσις αὕτη ἁπασῶν μάλιστα τῶν δυσκρασιῶν ἁλίσκεται, διότι καὶ καθ' ὃν ὑγιαίνει χρόνον ἐγγὺς σηπεδόνος ἐστὶν, ὡς ἔκ τε τῶν ἰδρώτων ἔνεστι τεκμαίρεσθαι δυσωδῶν ὑπαρχόντων, οὐχ ἥκιστα δὲ καὶ τῶν οὔρων καὶ τῶν διαχωρημάτων, ἔτι τε καὶ τῆς ἐκπνοῆς. οἷα γὰρ ἡ τῶν τράγων κρᾶσίς ἐστι, τοιαύτη καὶ ἡ τῶν τοιῶνδε φύσεων. ἕτοιμον οὖν αὐτὴν νοσεῖν ἐξ αἰτίου παντὸς ἄλλα τε νοσήματα πολλὰ καὶ πυρετούς. οὔτε γὰρ ὁπόταν στεγνωθῇ τὸ δέρμα, δυνατὸν τοῖς οὕτω κεκραμένοις μὴ πυρέττειν, οὐθ' ὅταν ἀπεπτῶσιν ἰσχυρῶς, ἢ ἐγκαυθῶσιν, ἤ τι τοιοῦτον ἕτε-

rent, Hippocrati fe praeponunt? Verum illorum ſtupiditatem ne Mercurius quidem ipfe cum Mufis fanaverit.

Cap. VII.　Abfoluta vero a nobis in iis naturis quibus amara bilis redundat, in quibus elementum frigidum vincitur a calido, et humidum a ficco, de diariis febribus disputatione ad aliud corporum temperamentum tranfeamus, nihil minus quam fupra dictum vitiofo eft fucco, in quo calidum praevalet frigido et humidum ficco. Putridis enim morbis haec omnium maxime intemperies expofita eft; propterea quod per ipfam fanitatem proxime ad putredinem accedit, velut tum ex fudoribus conjicere eft, qui graviter his olent, tum vero ex urinis, dejectione atque etiam ipfa expiratione. Etenim qualis eft hircorum, talis eft et talium naturarum temperies. Ideoque prompta eft ex qualibet caufa tum aliis multis morbis tum vero febribus corripi. Nam qui hac intemperie funt, quum ftipata cutis eorum eft, effugere febrem non poſſunt; fed nec quum valentem cruditatem contraxerunt, aut peruſti *in ſole* fue-

ρον πάθωσιν. αἱ μὲν οὖν στεγνώσεις μάλιστα τῶν κακοχύμων ἅπτονται φύσεων. ὥστε οὐδὲν ἧττον αἱ πικρόχολοι κράσεις τῶν σηπεδονωδῶν ἁλώσονται πυρετοῖς ἐπὶ στεγνώσει.
ὑπὸ δὲ τῶν κνισωδῶν ἀπεψιῶν ἑτοιμότερον αἱ ὑγραὶ καὶ
θερμαὶ βλαβήσονται φύσεις, ἃς ἀρτίως ὠνόμασα σηπεδονώ-
δεις, ἐπειδὴ ῥᾷστα σήπονται κατὰ ταύτας οἱ χυμοί. περὶ δὲ
τῶν ἐμφράξεων τί δεῖ καὶ λέγειν; ἃς διὰ τοῦτο μάλιστα
πυρετοὺς ἀνάπτειν ἔφαμεν, ὅτι σήψεις ἐργάζονται κατὰ τὰ
μὴ διαπνεόμενα σώματα. ἀλλὰ περὶ μὲν τῶν τοιούτων πυρετῶν αὖθις ἐροῦμεν. οἱ δ᾽ ἐφήμεροι πάντες ἑτοιμότατα μὲν
ἐν ταῖς εἰρημέναις συνίστανται κράσεσιν, ἐπὶ πᾶσι τοῖς
αἰτίοις ὅσα μικρὸν ἔμπροσθεν εἴπομεν ἐπὶ τῶν πικροχόλων
φύσεων· ἴασιν δὲ παραπλησίαν αὐτοῖς ἔχοντες ἐν ὀλίγοις
πάνυ διαλλάττουσιν. ὑγρότεραι γὰρ αἱ φύσεις ὑπάρχουσαι,
φέρουσιν ἐκείνων μᾶλλον ἀσιτίαν τε καὶ δίψος. ὥσθ᾽ ἧττον
οὗτοι βλαβήσονται λιμαγχούμενοι πρὸς τῶν διατριταρίων
ἰατρῶν, ἐὰν μόνον ἀκωλύτως διαπνέωνται. διὰ ταῦτα δὲ

runt, aut tale quippiam aliud paſſi. Ac vitioſis quidem
naturis ſtipatio cutis plurimum eſſe incommoda ſolet. Ideoque quibus amara redundat bilis, non minus quam putredi-
noſi febribus iis quae ex ſtipata oriuntur cute patent. At
a nidoroſis crudilatibus quae humidae et calidae naturae
ſunt, quas modo putredinoſas propterea vocavi quod humores facillime in iis putrescant, promptius laedentur. Nam
de obſtructione quid attinet dicere? quam idcirco maxime
febres accendere diximus, quod putredinem in iis quae non
tranſpirant corporibus creet. Verum de ejusmodi febribus
poſt agemus. Sane diariae omnes promptiſſime in jam dictis temperamentis accenduntur, idque ex qualibet earum
cauſarum, quas modo in amara bile vitiatis naturis retuli,
eurationemque perſimilem illis habent, ac in paucis omnino
diffidentem. Nam quum humidiores naturae ſint, magis
ferunt quam illae famen ſitimque. Itaque minus laedentur
hae, ſiquando fame diatritarios medicos crucientur, ſi
modo libera ipſis tranſpiratio non deſit. Atque idcirco

καὶ τῶν βαλανείων, ὡς μανούντων μὲν τὸ δέρμα (127) δέονται μᾶλλον, ἢ οὐχ ἧττόν γε τῶν πικροχόλων· ὡς ὑγραινόντων δ᾽ οὐ δέονται. ὅσα δ᾽ ἐπὶ τῶν τοιούτων φύσεων εἴρηται,
ταῦτα κἀπὶ τῶν ἐπικτήτων ἕξεων εἰρῆσθαι χρὴ νομίζειν.
ἔνιοι γὰρ ὑπάρχοντες εὔχυμοι φύσει πικρόχολοι γίγνονται,
συνελθόντων εἰς ἕνα χρόνον ἐνίοτε πλειόνων αἰτιῶν ξηραινόντων τε καὶ θερμαινόντων τὸ σῶμα. φέρε γὰρ εἰς χωρίον
ἀφῖχθαι τὸν ἄνθρωπον ὥρᾳ θέρους θερμὸν καὶ ξηρόν·
εἶναι δὲ καὶ τὴν ἐν τῷ τότε χρόνῳ κατάστασιν θερμὴν καὶ
ξηράν· ἐσθίειν τ᾽ αὐτὸν ἐδέσματα θερμὰ καὶ ξηρά· καὶ φροντίζειν καὶ λυπεῖσθαι καὶ ἀγρυπνεῖν καὶ θυμοῦσθαι καὶ πο-
νεῖν πάμπολλα· δύναιτο δ᾽ ἂν ὁ αὐτὸς ἄνθρωπος ἀφροδισίοις
τε συνεχέσι χρήσασθαι κατ᾽ ἐκεῖνον τὸν καιρὸν, ἐν ἡλίῳ τε
διατρίβειν τὰ πλείω καὶ πίνειν φαρμάκων ξηραινόντων τε καὶ
θερμαινόντων, ὥσπερ ἔνιοι μὲν τῆς θηριακῆς, ἔνιοι δὲ τῆς
ἀμβροσίας, ἔνιοι δὲ τῆς ἀθανασίας, ἴσμεν γὰρ δήπου τὰ καλούμενα πρὸς τῶν νεωτέρων ἰατρῶν φάρμακα τοῖς τοιούτοις
ὀνόμασιν. [197] ὅστις οὖν ἐν ἅπασι τοῖς εἰρημένοις ἐγένετο

balneum hi, ceu quod cutim eorum laxet vel magis vel certe
non minus quam qui amara bile abundant requirunt, ceu
quod humectet non requirunt. Quaecunque vero de ejusmodi natura funt dicta, eadem de acquifito habitu dicta efle
cenfendum. Aliqui enim quibus boni funt natura humores,
coeuntibus aliquando eodem tempore pluribus ficcantibus
corpus, calefacientibusque caulis biliofi evadunt. Da
enim veniffe hominem aeftatis tempore in regionem calidam
et ficcam; effe praeterea eodem tempore ftatum coeli calidum ac ficcum, tum vesci cum cibis calidis ficcisque, cogi-
tare quoque ac triftari et vigilare et irasci et quam plurimum laborare; fieri autem poteft ut idem homo per id tempus venere fit ufus frequenti, et in fole majore ex parte
verfatus et medicamenta quae ficcent calefaciantque biberit,
veluti aliqui theriacen, nonnulli ambrofiam, alii athanafiam;
fcimus enim profecto medicamenta a junioribus medicis
ejusmodi nominibus vocari. Cui ergo omnia jam dicta per
aeftatem contigerunt, hunc neceffe eft calidum et ficcum

θέρους, ἀναγκαῖον αὐτῷ θερμὸν καὶ ξηρὸν, καὶ διὰ τοῦτο
πικρόχολον εἶναι τὸ σῶμα, κἂν ἔμπροσθεν εὐχυμότατον ἦν.
καὶ τοίνυν καὶ πυρέξει ῥᾳδίως οὗτος ἐπὶ πᾶσι τοῖς ἔμπροσθʹν
εἰρημένοις αἰτίοις. οὕτω δὲ καὶ ὅστις εὔχυμος φύσει, χωρίιν
εὔκρατον οἰκῶν, εἰς ἕτερον χωρίον ὑγρὸν καὶ θερμὸν ἐν ᾗι
μετέλθοι, καταστάσεως οὔσης θερμῆς καὶ ὑγρᾶς ἅπαντά κ
τὰ διαιτήματα θερμὰ καὶ ὑγρὰ ποιήσαιτο, καὶ οὗτος ὁμοίας
τῷ φύσει σηπεδονώδει τοῖς τʹ ἄλλοις ἁλώσεται νοσήμασι·
οἷσπερ κἀκεῖνοι· καὶ πυρέξει τούς τʹ ἄλλους πυρετοὺς ὁμοίω
ἐκείνοις ἐπὶ τοῖς αὐτοῖς αἰτίοις, οὐχ ἥκιστα δὲ καὶ τὸν ἐφή
μερον, ὑπὲρ οὗ νῦν ὁ λόγος.

Κεφ. ή. Ὀκτὼ δʹ οὐσῶν τῶν πασῶν δυσκρασιῶν
ὡς ἐδείκνυμεν, ἑτοιμοτάτη μὲν εἰς πυρετοὺς ἡ θερμὴ καὶ
ξηρά· καὶ ἢν μή τις αὐτήν, ὡς εἴρηται, διαιτήσῃ, τάχιστα
μεταπίπτουσιν ἀπʹ αὐτῶν εἰς τοὺς ὀξεῖς πυρετοὺς οἱ ἐφήμεροι.
ἐγγὺς δʹ αὐτῇ πυρετῶν γʹ ἕνεκα, καίτοι πρὸς ἄλλα γε ὑπάρχουσα χείρων, ἡ θερμὴ καὶ ὑγρά. τρίτη δʹ ἐπὶ ταύταις ἐστὶν
ἡ ἁπλῆ δυσκρασία, καθʹ ἣν ἡ μὲν ἑτέρα τῶν ἀντιθέσεων ἡ

reddiderint, ac propterea picrocholum effe corpus, quamvis
antea optimi fucci fuerit. Itaque etiam ex omnibus fupra
dictis caufis facile febricitabit. Ita vero et fiquis naturaliter boni fit fucci, ac locum temperatum incolat, fi illinc
fe in alterum locum calidum et humidum veris tempore
transferat, idque flatu coeli calido humidoque, tum omni
victus ratione calida humidaque utatur, is quoque fimiliter
illis qui natura funt putredinofa tum caeteris tentabitur
morbis quibus illi tum febricitabit non folum aliis, ficut
illi ex iisdem caufis febribus, fed etiam non minime diariis,
de quibus nunc inftituimus.

Cap. VIII. Quum vero octo intemperies in univerfum fint, ut oftendimus, opportuniffima ad febres eft calida
et ficca, ac nifi quis hanc ut dictum eft cibet, ociffime in
ea mutatur diaria febris in acutam. Propinqua huic eft,
praefertim quod ad febrem attinet, quamvis ad alia fit deterior, calida intemperies et humida. Tertia ab his intemperies eft fimplex illa, in qua oppofitio altera recte fe ha-

κατὰ τὸ ξηρὸν καὶ ὑγρὸν ἄμεμπτος· ἐν δὲ τῇ λοιπῇ πλεονεκτεῖ τὸ θερμόν. ἑτοιμοτέρα γὰρ ἥδε τῶν ὑπολοίπων καὶ
βλάπτεσθαι πρὸς ἁπάντων τῶν εἰρημένων αἰτιῶν καὶ μεταπίπτειν ἐκ τῶν ἐφημέρων εἰς τοὺς πολυημέρους· οὐδὲν γὰρ
χεῖρον οὕτως αὐτοὺς ὀνομάσαι. ταύτῃ δ᾽ ἐφεξῆς ἐστιν, ἡ
κατὰ μὲν τὸ θερμὸν καὶ ψυχρὸν εὔκρατος, ἐπικρατοῦν δὲ τὸ
ξηρὸν στοιχεῖον ἔχουσα τοῦ ὑγροῦ. μεθ᾽ ἣν ἡ μέση πασῶν ἡ
εὔκρατός ἐστι κατ᾽ ἀμφοτέρας τὰς ἀντιθέσεις. αἱ δ᾽ ὑπό-
λοιποι κράσεις αἱ τέτταρες οὔτε ῥᾳδίως ἁλίσκονται πυρετοῖς
ἐπὶ τοῖς εἰρημένοις αἰτίοις, οὔθ᾽ ἁλοῦσαί τινι τῶν ἐφημέρων,
ἐὰν ἀσιτήσωσι, μεταπίπτουσιν εἰς τοὺς πολυημέρους. ἀλλ᾽
ἔνιαί γε αὐτῶν, ἐπειδὰν τύχωσι πλῆθος ἠθροικυῖαι χυμῶν
ἄνευ διαφθορᾶς, ἀθροίζουσι δὲ αἱ τοιαῦται συνεχῶς, ὑπὸ
ἀσιτίας ὀνίνανται, μάλιστα μὲν ἡ ὑγρὰ καὶ ψυχρά, δευτέρα
δὲ ἡ ὑγρά, καὶ τρίτη μετὰ ταύτας ἡ ψυχρά, τετάρτη δ᾽ ἡ
ξηρὰ καὶ ψυχρά. ἐπὶ γὰρ τοῖς ἐφημέροις πυρετοῖς παυσαμέ-
νοις, ὅταν ἀναγκασθῇ τις οὐδὲν δέον ὑπερβάλλειν τὴν δαιμο-

bet, quae ex humido et ficco conftat, in altera calidum
exfuperat. Nam opportunior eft haec quam caeterae quae
fequuntur, tum ut omnibus fupra dictis caufis laedatur, tum
ex diariis in plurium dierum febres tranfeat, nihil enim
alienum fuerit eas fic appellare. Huic proxima eft quae in
calido et frigido temperamentum fervet, caeterum ficcum
elementum habet humido praevalens. Ab hac deinceps
media omnium eft quae probam temperiem in utraque oppofitione fervat. Quatuor quae reliquae funt intemperies,
neque facile febribus occafione jam dictarum caufarum patent, neque diaria tentatae fi inediam tolerant, in plurium
dierum febres tranfeunt. Imo aliquae faltem earum, ubi
redundantiam humorum citra corruptelam contraxerunt,
contrahunt autem ejusmodi intemperies affidue, utilitatem
ex inedia fentiunt, ac potiffimum quae frigida eft et humida,
ab hac quae humida eft, tertia quae frigida, quarta quae
ficca eft et frigida. Siquidem poft diarias febres difcuffas,
ubi coactus quispiam nulla neceffitate eft mirificam diatriton

νιωτάτην διάτριτον· ἕτερος μὲν οὐκ ἂν ἐκ τῆς ἀσιτίας ἀνα-
φθείη πυρετὸς ἐν ψυχραῖς κράσεσι· κακοῦται δ᾽ ἡ ξηρὰ καὶ
ψυχρὰ μάλισθ᾽ ἕξις, ὥστε πολλοῦ χρόνου χρῄζειν ἵν᾽ εἰς τὸ
κατὰ φύσιν ἐπανέλθωσιν οἱ οὕτω δύσκρατοι. συνούσης μέντοι τινὸς αὐτοῖς κατὰ τύχην ἐπικτήτου κακίας χυμῶν, ἐγχωρεῖ μεταπεσεῖν ἐκ τῶν ἐφημέρων πυρετῶν εἰς τοὺς πολυημέρους, ὅταν ἄσιτοι καὶ ἄλουτοι φυλαχθῶσι τὰς τρεῖς ἡμέρας.
ἡ μέν τοι ξηρὰ μὲν, ἀλλ᾽ εὔκρατος κατὰ τὴν ἑτέραν ἀντίθεσιν
φύσιν σώματος, ἐν ταῖς μακροτέραις ἀσιτίαις ἰσχνοῦται μὲν
τῆς ξηρᾶς καὶ ψυχρᾶς μᾶλλον, ἀνατρέφεται δὲ ῥᾷον ὑπὸ τῆς
προσηκούσης διαίτης.

Κεφ. θ'. [198] Ἐξαλλαχθήσεται δὲ καὶ τοῖς τοιούτοις ἅπασιν ἡ δίαιτα πολὺ δή τι πλέον ἢ τοῖς πρώτοις
ἁπάντων ῥηθεῖσι τῷ θερμῷ καὶ ξηρῷ καὶ ὑγρῷ. τὸν γοῦν
ὑγρὸν καὶ ψυχρὸν φύσει τῷ θερμῷ καὶ ξηρῷ κατ᾽ ἀμφοτέρας
τὰς δυσκρασίας ἐναντίως διακείμενον ἐναντίως διαιτήσομεν.
ἄμεινον δ᾽ οὐχ ἁπλῶς ἐναντίως εἰπεῖν, ἀλλὰ κατὰ τὴν ἐκ τῆς
κράσεως μόνης ἔνδειξιν, ὡς τήν γ᾽ ἐκ τοῦ πεπυρεχέναι τὸν

transmittere, alia quidem nulla in frigidis temperamentis
ex inedia febris excitatur, laeditur tamen ipfe ficcus et frigidus corporis habitus quam maxime, ut nifi longo tempore
redire ad naturam, qui ea funt intemperie non poffint. Caeterum fi quod forte fortuna his adfit acquifititium humorum
vitium, fieri poteft, ubi in fame et illoti per triduum cufto-
diuntur, ut ex diariis in plurium dierum febres immigrent.
At quae ficca quidem corporis natura eft, fed in altera
contrarietate temperata, ea in longioribus inediis gracilefcit magis quam quae ficca eft et frigida, reficitur tamen
facilius quum idoneum nacta eft victum.

Cap. IX. Enimvero ejusmodi omnibus victus ratio
alteranda eft multo profecto magis quam iis de quibus primum omnium eft dictum, calido et ficco et calido et humido.
Nam qui frigidus et humidus natura eft, quum calido ficcoque
in utraque intemperie contrarie eft affectus, contrario nimirum utetur victu. Melius tamen eft non abfolute contrario
dicere, fed ex folius temperamenti indicatione, quando ex

BIBΛION Θ. 589

Ed. Chart. X. [198.]   Ed. Baſ. IV. (127.)

αὐτὸν πυρετὸν οὐχ ἑτέραν, ἀλλὰ τὴν αὐτὴν ἕξουσιν ἔνδειξιν
πάντῃ. λέλεκται γὰρ ἤδη πολλάκις ὡς τὸ μὲν κατὰ φύσιν
ἀεὶ χρῄζει τῶν ὁμοίων, τὸ δὲ παρὰ φύσιν τῶν ἐναντίων· εἴγε
τὸ μὲν φυλάττεσθαι σκοπός, τὸ δ᾽ ἀναιρεῖσθαι. πυρετὸς μὲν
οὖν ἅπας τῶν παρὰ φύσιν ἐστὶ καὶ διὰ τοῦτο χρῄζει διαίτῃ;
ὑγρᾶς καὶ ψυχρᾶς. αἱ κράσεις δὲ ποτὲ μὲν τῶν ὁμοίων, ἔστι
δ᾽ ὅτε τῶν ἐναντίων χρῄζουσιν· αἱ μὲν γὰρ ἄμεμπτοι τῶν
ὁμοίων ἀεὶ, φυλάττειν γὰρ αὐτὰς προσήκει· αἱ δύσκρατοι
δ᾽, ὡς κἂν τοῖς ὑγιεινοῖς ἐλέχθη, ποτὲ μὲν τῶν ὁμοίων, ἔστι
δ᾽ ὅτε τῶν ἐναντίων. καὶ τοῦτ᾽ εὐλόγως πεπόνθασιν, οὔτε
γὰρ ἀκριβῶς κατὰ φύσιν ὑπάρχουσι, πῶς γὰρ ἂν ἦσαν μεμ-
πτέοι; οὔτε πάντῃ παρὰ φύσιν ἔχουσι, διὰ παντὸς γὰρ ἂν
ἐνόσουν οἱ οὕτως κεκραμένοι· τῶν μὲν οὖν ὁμοίων δέονται
κατ᾽ ἄλλα τέ τινα περὶ ὧν αὖθις εἰρήσεται καὶ μέντοι καὶ
κατὰ τὰ ἕλκη πάντα· δέδεικται γὰρ ἤδη τοῦτο πολλάκις διὰ
τῶν ἔμπροσθεν. τῶν ἐναντίων δὲ κατὰ τὴν ὑγιεινὴν δίαιταν,
ὡς ἐν τοῖς ὑγιεινοῖς ἐπεδείκνυμεν· οὐδὲ τούτων διαπαντός,

eo quod eadem febre febricitant non diverſam, ſed omnino
eandem ſortientur indicationem. Dictum namque ſaepenumero jam eſt id quod ſecundum naturam eſt ſimilia
ſemper poſtulare, quod praeter naturam eſt contraria: ſiquidem *quod naturaliter ſe habet* cuſtodire, *quod praeter
naturam eſt* tollere oportet. Porro febris omnis praeter
naturam eſt, ideoque victus rationem humidam frigidamque
exigit. Temperamenta vero ipſa alias ſimilia, alias poſtulant contraria. Quae enim vitio carent ſimilia perpetuo,
quippe quae ſervare expedit, quae intemperata ac vitioſa
ſunt, veluti in opere de ſanitate tuenda eſt dictum, alias
ſimilia, alias contraria. Idque merito accidit, quum nec
ad unguem naturaliter ſe habeant, quomodo enim eſſent
vitioſi? nec prorſus praeter naturam, quando qui ſic attem-
perati eſſent perpetuo aegrotarent, ergo ſimilia deſiderant
tum in aliis de quibus mox dicetur, tum vero in ulceribus
omnibus, monſtratum enim id ſaepenumero jam in ſuperioribus eſt, contraria vero in eo victu, qui per ſanitatem
adhibetur, veluti in libris de ſanitate tuenda docuimus; ſed

ἀλλ' ὅταν ἐπανορθοῦσθαι τὴν δυσκρασίαν αὐτῶν ἐθελήσωμεν. εἶναι γὰρ ἡμῖν σκοπὸν διττὸν ἐπὶ τῶν ὑγιαινόντων,
ἤτοι φυλάττειν ὑγιαῖνον τὸ σῶμα κατὰ τὴν ἀρχαίαν κρᾶσιν,
ἢ καὶ ταύτην αὐτὴν βελτίω ποιεῖν. οὕτως οὖν, οἶμαι, κἂν
τῷ διαιτᾷν τοὺς τὸν ἐφήμερον πυρέξαντας ἤτοι τῇ πυρε-
τώδει διαθέσει μόνῃ τὸ ἐναντίον, ἢ καὶ τῇ τοῦ κάμνοντος
δυσκρασίᾳ παραλήψομαι. κατὰ μέντοι τὴν εὔκρατον φύσιν
ἀναμφισβητήτως, ἀπὸ τοῦ πυρετοῦ μόνου τὴν τῶν ἐναντίων ἔνδειξιν λαμβάνοντες, ὑγρὰν καὶ ψυχρὰν εἰς τοσοῦτον
ποιησόμεθα τὴν δίαιταν, εἰς ὅσον ἂν αὐχμωδέστερόν τε καὶ
θερμότερον ἑαυτοῦ φαίνηται τὸ σῶμα γεγονός. ἀλλὰ τοῦτο
μὲν εὔδηλόν τε καὶ εὐζήτητον, ἐπανέλθωμεν δ' αὖθις ἐπὶ
τὰς δυσκράτους φύσεις. ἐπειδὴ γὰρ, ὡς ἐν τοῖς ὑγιεινοῖς
διῄρηται, τὰς τοιαύτας ἐγχωρεῖ μὲν καὶ φυλάττειν οἵας
παρελάβομεν, ἐγχωρεῖ δὲ καὶ μετακοσμεῖν ἐπὶ τὸ βέλτιον,
ἄμεινον οἶμαι τὴν ἐξάλλαξιν αὐτῶν τῆς διαίτης, ὅταν ἀμέμπτως ὑγιαίνωσιν, οὐχ ὅταν ἤτοι νοσῶσιν ἢ δυσαρεστῶνται,
ποιεῖσθαι. χαίρουσι γὰρ αἱ φύσεις ἀεὶ τοῖς ἔθεσιν, ὡς

fed neque haec perpetuo, fed tum quum corrigere intemperiem eorum ftudemus. Quippe duplex nobis in iis qui
fani funt finis proponitur, nempe vel corpus fanum in
priftina ejus temperie tueri, vel etiam hanc meliorem
reddere. Sic igitur, arbitror, in iis qui diaria febri laborant, cibandis vel uni febrili affectui contrarium, vel
etiam ipfi laborantis intemperiei defumemus. In ea tamen natura, quae haud dubie in medio temperamento eft,
ab ipfa febre contrariorum indicatione accepta, eatenus humidum frigidumque victum adhibebimus, quatenus ficcius
calidiusque quam ante jam redditum corpus apparet. Verum
hoc tum perfpicuum tum indubitatum eft. Revertamur
autem rurfus ad intemperatas naturas. Nam quoniam eas,
ficut in libris de fanitate tuenda eft proditum, licet et quales accepimus fervare, licet et ad melius transferre, fatius,
arbitror, eft, quum plane valent non quum aegrotant, vel
de fe queruntur victus illis rationem mutare. Gaudent
enim naturae confuetis femper, ut et Hippocrates eviden-

Ἱπποκράτης τε διὰ τῶν ἐναργεστάτων ἀπέδειξεν ἐν τῷ
περὶ διαίτης ὀξέων, ἅπασί τε σαφῶς φαίνεται τοῖς κατὰ
φύσιν ἔχουσι. τοὺς γάρ τοι δυσαρεστουμένους, ὅτι μὲν ἔξω
τοῦ χοροῦ τῶν κατὰ φύσιν ἐχόντων θετέον ἐστὶν, οὐκ ἄν
τις νοῦν ἔχων ζητήσειεν· εἴτε δ᾽ ἤδη παρὰ φύσιν, εἴτ᾽ οὐ
φύσει μόνον ἔχουσι, τοῦτ᾽ ἄν τις σκέψαιτο. καὶ μὴν εἴπερ
ἔνδειξίν τινα χρὴ κἀκ τῶν ἐθῶν λαμβάνειν, εἰ μὲν ἤδη
φθάνοιμεν ἐκ πολλοῦ τὰς δυσκράτους φύσεις ἐναντίον τῇ
(128) κρατούσῃ δυσκρασίᾳ διαιτῶντες, οὕτω καὶ δυσαρε-
στούντων πράξομεν· εἰ δὲ μὴ τῶν ὁμοίων [199] τῇ κράσει,
τὴν ἔνδειξιν ἕξομεν. οὕτω δέ μοι δοκεῖ καὶ ὁ Ἱπποκράτης
γινώσκειν, ἐπειδὰν λέγῃ, αἱ ὑγραὶ πᾶσαι δίαιται τοῖσι πυ-
ρεταίνουσι ξυμφέρουσι, μάλιστα δὲ παιδίοισι καὶ τοῖσιν
ἄλλοισι τοῖσιν οὕτως εἰθισμένοισι διαιτᾶσθαι. τοῖς μὲν γὰρ
πυρεταίνουσιν ὑγραὶ δίαιται, καθόσον πυρεταίνουσιν ἐκ τῆς
τῶν ἐναντίων ἐνδείξεως ὠφέλιμοι· τοῖς δὲ παιδίοις ἐκ τῆς
τῶν ὁμοίων. ὡσαύτως δὲ καὶ τὴν ἀπὸ τῶν ἐθῶν ἔνδειξιν
ἔλαβεν, ὡς καὶ τὴν ἀπὸ τῆς ἡλικίας. ἥ τε γὰρ ἡλικία τῶν

tiffimis *argumentis* in libro de acutorum victu adftruxit, et
in omnibus qui fe fecundum naturam habent manifefte apparet. Quod namque qui fibi jam difplicent, extra coetum
eorum qui fecundum naturam habent fint ponendi, id nemo
qui compos eft mentis dubitet; caeterum ii an praeter naturam fe, an non naturaliter folum habeant, id utique quis
aeftimandum duxerit. Atqui fi ex ipfa confuetudine indicationem aliquam fumi conveniet, fiquidem multo jam tempore
intemperatas naturas contrario victu ei quae vicit intemperiei cibavimus, ita etiam et cum parum ex fententia fe habent faciemus; fin minus quae fimilia temperamento fuadet,
indicationem praeferemus. Ita vero et Hippocrates mihi fentire videtur ubi ait: *Humidus omnis victus febricitantibus
eft idoneus, potiffimum autem pueris et aliis qui ita cibari
funt affueti.* Febricitantibus enim in quantum febricitant,
ex ipfa contrariorum indicatione humidus victus conducit,
pueris ex fimilium. Eodem autem modo et eam quae a confuetudine praebetur quo eam quae ab aetate datur accepit.

κατὰ φύσιν οὖσα τῶν ὁμοίων ἑαυτῇ δεῖται διαιτημάτων,
ἥ τε ἐκ τοῦ ἔθους ἔνδειξις, ὥσπερ καὶ ἡ ἐκ τῆς ἡλικίας
ἐλήφθη· φυλάττειν γὰρ συμβουλεύει καὶ τοῦτο, καθάπερ
καὶ τὴν οἰκείαν τῆς ἡλικίας κρᾶσιν. ὥστε καὶ ἡμᾶς ἀπὸ
πάντων τῶν περὶ τὸν ἄῤῥωστον ἀεὶ χρὴ τὴν τοῦ συμφέροντος εὕρεσιν ποιουμένους ἐπισκοπεῖσθαι πηνίκα μὲν ἀλλήλαις αἱ ἐνδείξεις ὅμοιαι πᾶσαι, πηνίκα δ᾽ ἐναντίαι γίνων-
ται. πασῶν μὲν γὰρ ὁμοίων οὐσῶν ἓν εἶδος ἀκριβὲς διαίτης
συστησόμεθα· μαχομένων δ᾽ ἀλλήλαις, τὰς ἰσχυροτέρας τε
καὶ πλείους προκρινοῦμεν, ὥσθ᾽ ἡμῖν ἐπικρατεῖσθαι μὲν ἐκ
τούτων τὸ τῆς διαίτης εἶδος, οὐ μὴν παρῶφθαι οὐδὲ τὸ
ἐναντίον. ἡ δ᾽ ἐπικράτησις ἐνίοτε μὲν ἑκατέρων κεραννυμένων εἰς ἑνὸς βοηθήματος ὕλην, ἐνίοτε δ᾽ ἐν μέρει παρα-
λαμβανομένων γίνεται. κοινὸς μὲν οὗτος ὁ λόγος ἁπασῶν
τῶν ἐμπεπλεγμένων ἀλλήλαις ἐναντίων ἐνδείξεων. ὅπως δ᾽
αὐτὸν χρὴ μεταχειρίζεσθαι, ποτὲ μὲν αὐτῶν τῶν νοσημάτων ἐπιπλεκομένων, ἔστι δ᾽ ὅτε ἑνὸς μὲν ὑπάρχοντος τού-

Nam et aetas quum ex iis fit quae natura nobis infunt,
fimilem fibi victum poftulat. Et quae a confuetudine indicatio fumitur, fic fumpta eft ficut ea quae ab aetate; quippe
fervare quoque hanc jubet perinde ac proprium aetatis
temperamentum. Itaque etiam nos tum ex omnibus quae
circa aegrum fpectantur, ejus quod conducit inventionem
moliri, tum quando indicationes omnes fecum confentiant,
et quando inter fe diffentiant infpicere femper conveniet.
Omnibus enim confentientibus, unam prorfus victus fpeciem
conftituemus; diffidentibus vero inter fe quae valentiores
ac plures fint praeferemus, ita ut victus fpecies quam hae
praefcribant praeferatur, fic tamen ut ne contraria fit neglecta. Porro praelatio haec alias utrisque in unius auxilii
materiam mixtis perficitur, alias feorfum fumptis. Ac communis quidem haec ratio eft omnium quae inter fe compli-
catae funt contrariarum indicationum. Quomodo autem hanc
ad ufum conferre oporteat, quum aliquando ipfi morbi complicati fint contrarii, aliquando morbus unus fit, fed qui con-

τοῦ, τὴν δὲ ἔνδειξιν ἐναντίαν ποιουμένου τῇ φυσικῇ κράσει
τοῦ κάμνοντος, ἢ τῇ νῦν ἐπικτήτῳ, τῇ θ᾽ ἡλικίᾳ καὶ τῷ
ἔθει καὶ τῷ χωρίῳ καὶ τῇ ὥρᾳ, δι᾽ αὐτῶν τῶν κατὰ μέρος
ἐπιδείξω. νῦν οὖν ἡμῖν προκειμένου κατὰ τὸν λόγον εὑρεῖν
ἐπιτήδειον δίαιταν ἑκάστῃ τῶν εἰρημένων δυσκρασιῶν, ὁ
κοινὸς τρόπος τῆς μεθόδου προχειρισθεὶς ὡς ἐπὶ παραδείγματος ἐξεταζέσθω. φέρε γὰρ ἁλῶναι πυρετῷ δύο ἀνθρώπους
ἐν εὐκράτῳ μὲν χωρίῳ γεγενημένους καὶ τεθραμμένους,
οὐκ ὄντας δ᾽ ἐν αὐτῷ νῦν, ἀλλ᾽ ἐν μὲν θερμῷ καὶ ξηρῷ
τὸν ἕτερον, ἐν ὑγρῷ δὲ καὶ ψυχρῷ τὸν ἕτερον· εἶναι δὲ
καὶ τῇ κράσει διαφέροντας αὐτοὺς καὶ τῇ φύσει καὶ τοῖς
ἔθεσι καὶ ταῖς ἡλικίαις, εἰ δὲ βούλει καὶ κατὰ διαφερούσας
ὥρας καὶ καταστάσεις ἀῤῥωστεῖν, ὥστε τὸν μὲν θερμὸν καὶ
ξηρὸν φύσει καὶ τῇ διαίτῃ πάσῃ τοιαύτῃ συνειθίσθαι καὶ νεανίσκον εἶναι καὶ χειμῶνος νοσεῖν ἐν ὑγρῷ καὶ ψυχρῷ χωρίῳ καὶ
καταστάσει τοιαύτῃ· τὸν δὲ ὑγρόν τε καὶ ψυχρὸν ἐν ἔθει τε
διαίτης ὁμοίῳ καὶ παῖδα τὴν ἡλικίαν· καὶ νοσεῖν δὲ θέρους
ἐν θερμῷ καὶ ξηρῷ χωρίῳ καὶ καταστάσει τοιαύτῃ, τίνες οὖν

trariam indicationem ſubjiciant, aut naturali laborantis temperamento, aut ei quod nunc acquiſierit, praeterea aetati
et conſuetudini et regioni et anni tempori, in ipſa particulatim tractatione oſtendam. Nunc ergo quum propoſitum
nobis *hoc loco* ſit unicuique memoratorum intemperiei generum idoneum invenire victum, communis quam deſigna-
vimus methodi modus veluti ſub exemplo examinetur.
Pone enim correptos febri eſſe duos homines in regione
natos educatosque temperata, nunc in ea non eſſe; imo alterum in calida et ſicca, alterum in humida et frigida:
praeterea eosdem diverſo eſſe tum temperamento tum natura tum conſuetudine tum aetate, etiam ſub diverſo, ſi
placet, et anni tempore et ſtatu coeli aegrotare, ſic ut aliter calidus ſiccusque natura ſit, ac tali victus rationi in
totum inſueverit; praeterea juvenis ſit et hieme aegrotet
in humida et frigida regione ac ſtatu coeli ſimili, alter humidus et frigidus ſimili victu aſſuetus, tum puer aetate ac
aeſtate in calida ſiccaque regione ac ſimili coeli ſtatu laboret:

594 ΓΑΛΗΝΟΥ ΘΕΡΑΠΕΥΤ. ΜΕΘΟΔΟΥ

Ed. Chart. X. [199. 200.] Ed. Baf. IV. (128.)

ἐν ἑκατέρῳ τούτων αἱ ἐνδείξεις; ἡ μὲν ἀπὸ τοῦ πυρέττειν
ἀμφοτέροις κοινὴ, τῶν ὑγραινόντων τε καὶ ψυχόντων δεομένη, τῶν δ᾽ ἄλλων οὐκέτ᾽ οὐδεμία κοινή. τῷ μὲν γὰρ
προτέρῳ διά τε τὴν φύσιν καὶ τὴν ἡλικίαν ἐν ὁμοίοις ἑαυταῖς διαιτήμασιν εἰθισμένῳ ἐπιτήδεια τὰ ξηρότερα καὶ θερμότερα τῇ κράσει σιτία· καὶ μέντοι καὶ διὰ τὴν ὥραν τε καὶ
τὴν κατάστασιν καὶ τὸ χωρίον· οὐ γὰρ τῶν ὁμοίων ἐστὶν ἡ
ἀπὸ τούτων ἔνδειξις, ἀλλὰ τῶν ἐναντίων. τῷ δ᾽ ἑτέρῳ τῶν
ὑποκειμένων διὰ μὲν τὴν ἡλικίαν καὶ τὴν φύσιν καὶ τὸ ἔθος
τῶν ὁμοίων αὐτοῖς· ὑγρῶν μὲν καὶ συμμέτρως θερμῶν διὰ
τὴν ἡλικίαν, ὑγρῶν δὲ καὶ ψυχρῶν διά τε τὴν φύσιν καὶ
τὸ ἔθος· διὰ δὲ τὸ χωρίον καὶ τὴν ὥραν καὶ τὴν κατάστασιν
τῶν ἐναντίων. [200] ἅπερ ἐστὶ δήπου καὶ αὐτὰ ψυχρότερα
καὶ ὑγρότερα τοσούτῳ τῶν εὐκράτων, ὅσῳ πέρ ἐστι καὶ τὰ
χωρία τῶν εὐκράτων θερμότερα καὶ ξηρότερα· παρὰ μὲν γὰρ
τῶν ἐθῶν ἡ ἔνδειξις ἀεὶ τῶν ὁμοίων ἐστὶν ἄχρις ἂν νοσῶσιν
οἱ ἄνθρωποι. παρὰ δὲ τῶν ἡλικιῶν καὶ φύσεων καὶ χωρῶν
ὡρῶν τε καὶ καταστάσεων εὐκράτων μὲν οὐσῶν ἔνδειξις ἀεὶ

quaenam igitur in utroque horum funt indicationes? Nempe
quae a febricitando fumitur, communis amborum eft, ac
quae refrigerent et humectent defiderans, reliquorum nulla
eft praeterea communis. Siquidem priori et propter naturam et propter aetatem fimili fibi his victu affueto ficcioris calidiorisque temperamenti cibus idoneus eft, idemque
propter et anni tempus et ftatum coeli et regionem convenit; non enim quae ab his fuppeditatur indicatio fimilia defiderat, fed contraria. Alteri ex propofitis propter
aetatem et naturam et confuetudinem fimilia ipfis exhibenda indicantur; propter aetatem quidem humida modiceque calida, propter naturam et confuetudinem humida et
frigida, propter regionem et anni tempus et ftatum coeli
contraria, quae et ipfa nimirum funt tanto temperatis frigidiora et humidiora, quanto regiones ipfae funt calidiores
temperatis et ficciores. A confuetudine enim femper eft indicatio fimilium, quoad aegrotent homines. At ab aetate,
natura, regione, anni tempore et ftatu coeli, ubi temperata

τῶν ὁμοίων διαιτημάτων καὶ βοηθημάτων ἐστὶν, ἄν θ᾽
ὑγιαίνωσιν ἄν τε νοσῶσι. παρὰ δὲ τῶν δυσκράτων ὡρῶν
μὲν καὶ καταστάσεων καὶ χωρῶν ἔνδειξις τῶν ἐναντίων·
ἡλικιῶν δὲ καὶ φύσεων οὐχ ἁπλῶς, ἀλλὰ σὺν τῷ ἔθει. σκοπεῖσθαι δ᾽ ἐπὶ τῶν ἐναντίων ἐνδείξεων οὐδὲν οὕτω προσῆκεν ὡς τὸ μέγεθος ἑκάστου τῶν συνεισφερόντων, ὅπερ
ἐδείκνυμεν ἐν τοῖς ὑγιεινοῖς ὑπομνήμασι διττόν· ἕτερον μὲν
αὐτοῖς τοῖς τῶν ἐνδεικνυμένων ἀξιώμασι μετρούμενον, ἕτερον δὲ ταῖς οἰκείαις αὐτῶν ὡς ἄν εἴποι τις οὐσίαις, ἃς ἐκ
τοῦ παραβάλλειν τῷ συμμέτρῳ τε καὶ κατὰ φύσιν ἔφαμεν
χρῆναι λαμβάνειν. εἰ μὴ γὰρ οὕτω τις ἐξετάσειε τῶν ἐνδείξεων τὰς δυνάμεις, οὐχ οἷόν τε τὸ μέτρον ἐξευρεῖν τῆς
διαίτης. ἐνδεικνυμένου γὰρ ἀεὶ τοῦ μὲν πυρετοῦ τὸ ψύχειν
καὶ ὑγραίνειν, τῶν δ᾽ ἄλλων ἑκάστου, καθότι προείρηται,
συμφωνούσης μὲν αὐτῶν τῆς ἐνδείξεως οὐδὲν ἄν εἴη πρᾶγμα, διαφωνούσης δὲ κατὰ τὰ πλείω καὶ μείζω τυποῦσθαι
χρὴ τὴν δίαιταν. ἐπὶ γοῦν τῶν ὑποτεθέντων ἀρτίως ὅτι

haec funt, fimilium femper victus rationum et praefidiorum eft indicatio, five valeant homines five aegrotent. Contra ab intemperatis anni tempore, ftatu coeli et regione contrariorum eft indicatio; caeterum ab aetate et natura non
abfolute, fed cum confuetudine. Porro nihil in contrariis
indicationibus tam convenit expendi quam magnitudinem
eorum quae ad indicationem coierunt, quam in libris de
fanitate tuenda duplicem effe oftendimus, alteram quae ex
ipforum quae indicant dignitatibus cenfeatur, alteram quae
ex ipforum, ut fic dicam, propriis fubftantiis fpectetur,
quas ex conferendo cum mediocri, et quod fecundum naturam eft accipiendas effe teftati fumus. Nifi enim ita quis
indicationum poteftates examinet, nequeat fane menfuram
victus invenire. Quum enim refrigerandum humectandum-
que effe febris perpetuo indicet, reliquorum vero quodque,
prout dictum eft, ubi concors eorum indicatio eft, nullum
exhibetur negotium, ubi discors, pro pluribus ac potioribus
formari victus ratio debebit. Siquidem in modo propofitis

596 ΓΑΛΗΝΟΥ ΘΕΡΑΠΕΥΤ. ΜΕΘΟΔΟΥ

Ed. Chart. X. [200.]   Ed. Baf. IV. (128.)

μὲν πυρέττουσιν ἔνδειξις κοινὴ τῶν ὑγραινόντων καὶ ψυχόντων ἐστὶν, οὐ μὴν ἀπό γε τῶν ἄλλων. ἀλλ᾽ ᾧ μὲν ἥ θ᾽
ἡλικία καὶ ἡ κρᾶσις ἅμα τῷ ἔθει καὶ ἡ χώρα καὶ ἡ ὥρα καὶ
ἡ κατάστασις τῶν ὑγραινόντων καὶ ψυχόντων ἔχει τὴν ἔνδειξιν, οὐ μόνον ἀναμφισβήτητόν ἐστι τὸ χρῆναι τοῦτον ὑγραίνειν καὶ ψύχειν, ἀλλὰ καὶ τὸ μὴ μικρῶς μηδ᾽ ὡς ἔτυχεν,
ἰσχυρῶς δὲ πάνυ καὶ μεγάλως, ἁπάντων γε τῶν σκοπῶν ἐνδεικνυμένων ταὐτόν. ᾧ δ᾽ ἡ τῶν ἄλλων ἁπάντων ἔνδειξις
οὐχ ὑγρῶν καὶ ψυχρῶν ὁμοίως τῷ πυρετῷ τῶν διαιτημάτων
ἐστὶν, ἀλλὰ τῶν ἐναντίων αὐτοῖς τῶν θερμῶν καὶ ξηρῶν,
ἀμφισβήτησις γίγνεται καὶ μάχη τῶν ἐνδείξεων πρὸς ἀλλήλας,
ἡνίκα μάλιστά ἐστι χρεία τοῦ παραβάλλειν τόν τε ἀριθμὸν
καὶ τὰ μεγέθη τῶν ἐνδείξεων. ἡ γοῦν ἀπὸ τοῦ πυρέττειν
ἔνδειξις ἀριθμῷ μὲν λείπεται τῶν ἄλλων, ὅταν ἅπασαι τὸν
ἐναντίον ὑφηγῶνται τρόπον πράττειν, ὑπερέχει δὲ μεγέθει
τῷ κατὰ τὴν ἀξίαν, ἢ τὴν δύναμιν, ἢ ὅπως ἄν τις ὀνομάζειν
ἐθέλοι καὶ μάλισθ᾽ ὅταν ἐπὶ πολὺ τοῦ κατὰ φύσιν ἐξέστηκε.

ex eo quod febricitant communis refrigerantium ac hu-
mectantium indicatio praeftatur, non tamen ex caeteris.
Sed cujus tum aetas tum temperamentum una cum confuetudine tum regio tum anni tempus et coeli ftatus humectan-
tia refrigerantiaque exhibenda indicant, hunc haud dubium
eft non folum humectandum refrigerandumque effe, fed
etiam nec leviter haec, nec utcunque facienda effe, imo
plane magnopere ac vehementer omnibus fcopis idem di-
ctantibus.   Cujus vero reliqua omnia refrigerantem quidem
humectantemque victum, quemadmodum et febris, non indicant, fed contrarium ipfi calefacientem et ficcantem am-
biguitas pugnaque indicationum inter fe oritur, quo cafu
magnopere opus eft, tum numerum indicationum tum magnitudinem fimul conferas.   Quippe quae a febri fumitur, ea
reliquis, quando omnes contrarium faciendum praefcribunt,
numero quidem inferior eft, magnitudine tamen quae ex
dignitate aut poteftate aut quomodocunque appellaffe libet
fpectatur, fuperior eft, potiffimum fi longe a natura receffit:

ΒΙΒΛΙΟΝ Θ. 597

Ed. Chart. X. [200. 201.]   Ed. Baf. IV. (128.)

δύο γὰρ αὐτῷ τόθ᾽ ὑπάρξει μεγέθη, τό τ᾽ ἐκ τοῦ γένους τῶν
πυρετῶν, τὸ κοινὸν ἅπασι, τό τ᾽ ἴδιον οἰκεῖον αὐτοῦ. καὶ
γὰρ ὅτι πυρετός ἐστιν, ἐπιστρέφει μᾶλλον ἡμᾶς πρὸς ἑαυτὸν
ἁπάντων τῶν ἄλλων· καὶ ὅτι τὸ μέγεθος αὐτῷ τὸ οἰκεῖον
ἀξιόλογον ὑπάρχει καὶ διὰ τοῦτο κατακρύπτει τε καὶ συσκιά-
ζει τὰς ἐναντίας ἐνδείξεις. εἰ δὲ μικρὸς ὑπάρχει, δύνανθ᾽ αἱ
ἄλλαι πᾶσαι συντεθεῖσαι πρὸς αὐτὸν ἀντεξετάζεσθαι. καὶ
εἴπερ ἴσαι φανεῖεν, οὔθ᾽ ἡ τοῦ πυρετοῦ κρατήσειεν ἂν ἔνδειξις ὡς ὑγραίνειν καὶ ψύχειν, οὔθ᾽ ἡ τῶν ἄλλων ὡς θερμαίνειν
καὶ ξηραίνειν, ἀλλὰ τὸ μέσον εἶδος τῆς διαίτης ἐπὶ τῶν οὕτως
ἐχόντων σωμάτων ἐκλεξόμεθα. κρατούσης δὲ τῆς ἑτέρας ἐνδείξεως εἰς τοσοῦτον ἀποχωρήσομεν τῆς εὐκράτου καὶ μέσης
τῆς διαίτης, εἰς ὅσον ὑπερέχει τῶν ἐναντίων τὰ κρα-
τοῦντα. γεγυμνασμένον τε οὖν εἰς ταῦτα πάντα καὶ φύσει
[201] συνετὸν εἶναι χρὴ τὸν ἰατρὸν, ἵν᾽ ἑκάστης ἐνδείξεως
ἀκριβῶς ἐκλογισάμενος τὴν δύναμιν, ἀλλήλαις τε παραβάλ-
λων ἁπάσας, ἕν τι κεφάλαιον ἀθροίσῃ τῶν οἰκείων τῷ

quippe duplex tum magnitudo illi accedit, et quae ex febris
genere provenit, quae omnibus eſt communis, et quae propria ſuaque ipſius eſt. Siquidem et quia febris plus caeteris
omnibus ſolicitos nos habet, et quia praeterquam quod febris eſt, etiam magnitudo illi notabilis acceſſit, idcirco con·
trarias indicationes inducit atque obumbrat. Sin parva
fuerit, fas eſt reliquas omnes una conjunctas cum ea conferri
atque expendi. Ac ſi quidem pares videantur, neque febris
indicatio praeferetur, fit ut humectandum et refrigerandum
ſit, neque etiam reliquorum ſic ut calefaciendum ac ſiccan-
dum ſit; imo media victus ratio, ubi ita ſe corpus habet,
eligenda erit. Sin altera indicatio exſuperet, tantum receſ-
ſiſſe a temperato et medio victu par eſt, quantum ea quae
pollent ſua contraria ſuperant. Ergo tum exercitatum in
his omnibus tum natura prudentem eſſe medicum conveniet, quo cujusque indicationis poteſtate diligenter conſide-
rata omnibusque inter ſe collatis unam idonei victus ſummam quae laboranti ſit commoda comparet. Ac diariarum

598 ΓΑΛΗΝΟΥ ΘΕΡΑΠΕΥΤ. ΜΕΘΟΔΟΥ ΒΙΒΛ. Θ.

Ed. Chart. X. [201.]　　　　　　　　Ed. Baf. IV. (128. 129.)
κάμνοντι (129) διαιτημάτων. αἱ μὲν οὖν ἀπὸ τῶν ἐφημέρων
πυρετῶν ἐνδείξεις ἐκ τούτων τῶν σκοπῶν λαμβάνονται, καὶ
σπάνιον εἴ ποτε ἀπὸ τοῦ μέτρου τῆς τοῦ κάμνοντος δυνάμεως. αἱ δὲ τῶν πολυημέρων ἐξ ἀνάγκης μὲν καὶ τὴν δύναμιν προσλαμβάνουσι· οὐ μικρὸς γὰρ ἐπ᾽ ἐκείνων ὁ ἀπὸ
ταύτης σκοπός· οὐδὲν ἧττον δὲ καὶ τὴν γεννῶσαν αἰτίαν
τοὺς πυρετούς, πλὴν τῶν ἑκτικῶν· οὐδεμία γὰρ ἀνάπτει τούτους αἰτία, καθάπερ οὐδὲ τὸ δεδεγμένον ἑκτικῶς εἰς ἑαυτὸ
σῶμα τὴν τοῦ πυρὸς θερμασίαν, εἴτε λίθος, εἴτε ξύλον
ὑπάρχει. κοινὸν γὰρ αὐτοῖς τὸ μηκέτι γίνεσθαι πρὸς τοὺς
ἐφημέρους ἐστὶ, διαλλάττοντας δὲ ἐν τῷ τοὺς μὲν ἐφημέρους
κατὰ σχέσιν ἔχειν τὴν θέρμην, τοὺς δ᾽ ἑκτικοὺς ἐν ἕξει δυσλύτῳ. δύναιτο δ᾽ ἄν τις φάναι καὶ τὴν ἀπὸ τῆς δυνάμεως
ἔνδειξιν ἀεὶ παρεῖναι κατά τε τἄλλα σύμπαντα νοσήματα
καὶ τοὺς ἐφημέρους πυρετούς, ἡμᾶς δ᾽ ἐν τῷ νῦν λόγῳ μηδὲν
αὐτῆς δεηθῆναι, διότι πρώτως μὲν οὐκ ἐνδείκνυται, κατὰ συμβεβηκὸς δὲ, περὶ οὗ συμβεβηκότος ἐν τοῖς ἑξῆς διοριῶ.

quidem febrium indicationes ex his fcopis capiuntur, raro-
que accidit, fi alicubi, a laborantis virium modo, quum
febrium plurium dierum indicationes tum virium refpectum neceffario adhibeant, non enim levis in his fcopus eft
qui a viribus, tum caularum quae ipfas febres excitant,
exceptis tamen hecticis, ut quas nulla accendit caufa, quemadmodum nec corpus id quod jam habitu calorem ignis in
fe fuscepit, five id lapis five lignum fit.   Illud namque commune cum diariis habent, quod non amplius fiant.   Differunt autem in eo quod diariae in fchefi, id eft levi affectu,
calorem habent, hecticae in hexi, i. e. habitu qui aegre folvatur.   Licet etiam dicas eam quoque quae a viribus fumitur
indicationem tum reliquis omnibus morbis, tum in diariis
febribus femper adhiberi, nobis tamen in praefenti difputatione opus ea non effe, propterea quod primario non indicet, ex accidenti vero indicet.   De eo vero accidente in
fequentibus differemus.

ΓΑΛΗΝΟΥ ΘΕΡΑΠΕΥΤΙΚΗΣ ΜΕΘΟΔΟΥ
ΒΙΒΛΙΟΝ Ι.

Κεφ. α'. Τῶν ἐφημέρων πυρετῶν, ὦ Εὐγενιανὲ, τὴν
τῆς θεραπείας μέθοδον ἐν τῷ πρὸ τούτου γράμματι διῆλθον ὀγδόῳ τῆς ὅλης ὄντι πραγματείας. ἔστι δὲ τοῦ γένους
τοῦδε τῶν πυρετῶν εἷς ὁ παροξυσμὸς, ἡμέρᾳ μιᾷ περιγρα-
φόμενος ὡς τὸ πολὺ κατά γε τὴν ἑαυτοῦ φύσιν. ὅσα γὰρ ἢ
διὰ τὴν τῶν ἰατρῶν ἀμαθίαν ἢ διὰ τὴν τῶν καμνόντων ἀκο-
λασίαν ἢ διὰ τὴν τῶν ὑπηρετούντων πλημμέλειαν ἁμαρτα-
νόμενα περὶ τοὺς τοιούτους πυρετοὺς εἰς ἕτερόν τι γένος
αὐτοὺς μεθίστησιν, οὐ κατὰ τὴν οἰκείαν αἰτᾶν ἀποβαίνουσι

GALENI METHODI MEDENDI
LIBER IX.

Cap. I. Diariarum febrium, o Eugeniane, curationis
methodum in libro hunc praecedenti expofui totius operis
octavo. Eft autem hujus febrium generis unica acceffio,
uno ut plurimum die ex fua natura circumfcripta. Nam
quaecunque vel per medicorum ignorantiam vel aegrorum
intemperantiam vel miniftrantium errorem ir ejusmodi
febribus commiffa in aliud ipfas genus transferu. t, haeo
fuae naturae fponte non incidunt. Non enim eft profecto

φύσιν. οὐδὲν [202] γὰρ δήπου θαυμαστὸν ἐκ τῶν ἁμαρτανο-
μένων οὐ μηκύνεσθαι μόνον ἢ μεταπίπτειν εἰς ἕτερόν τι γένος
ἡντινοῦν τῶν νόσων, ἀλλὰ καὶ γεννᾶσθαι νῦν ἔμπροσθεν οὐκ
οὖσαν. ὅπου γὰρ οὐδὲ τοῖς ὑγιαίνουσιν ἁμαρτάνειν ἀσφαλὲς,
σχολῇ γ᾽ ἀκίνδυνον ἄν ποτε τοῖς κάμνουσι γένοιτο. λοιπῶν δ᾽
ὑπαρχόντων δυοῖν γενῶν, ὡς ἐν τῷ περὶ τῆς διαφορᾶς τῶν
πυρετῶν ὑπομνήμασιν ἐπιδέδεικται, τὸ μὲν ἕτερον ἐπὶ χυμοῖς
σηπομένοις ἐδείκνυτο γίνεσθαι, τὸ δ᾽ ἕτερον αὐτὰ τὰ στερεὰ
τοῦ ζώου μόρια κατειληφὸς ἑκτικὸν ὀνομάζεται. μεταπί-
πτουσι δ᾽ εἰς ἑκάτερα γένη πολλάκις οἱ ἐφήμεροι πυρετοί, καθάπερ ἔμπροσθεν ἐδείκνυμεν, εἰ μή τις αὐτοὺς προσηκόντως
μεταχειρίζοιτο. ὥσπερ δ᾽ ἐν τοῖς ἄλλοις ἅπασι πράγμασιν
ὅσα κοινωνεῖ ταῖς φύσεσιν ἑνὶ περιλαμβανόμενα γένει καὶ διὰ
τοῦτ᾽ εἰς ἄλληλα μεταπίπτειν δυνάμενα, τρίτη τις ἰδέα κατὰ
τὴν μετάπτωσιν αὐτῶν συνίσταται, μηδετέρου τῶν ἄκρων
ἀκριβοῦσα τὸν τύπον, οὕτω κἂν ταῖς τῶν ἐφημέρων πυρετῶν
μετάπτωσεσι φαντασθείη τις ἄν ἕτερόν τι γένος ἐν τῇ μετα-
πτώσει συνίστασθαι, μηδετέρῳ τῶν ἄκρων ταὐτόν. καί μοι

mirum, fi per ea quae delinquuntur non folum produca-
tur aut in aliud genus tranfeat morbus quivis, fed etiam
quum prius non effet, nunc excitetur. Nam quum iis qui
fani funt delinquere non fit tutum, haudquaquam id aegris
fine discrimine contingat. Reliqua vero quum fint genera
duo, ut in libris de febrium differentiis eft oftenfum, alterum ex humorum putredine nasci docuimus, alterum quod
jam folidas animalis partes occupavit hecticum nominant.
Tranfeunt faepe autem diariae febres, ut fuperius oftendimus, in utrumque genus, nifi quis eas commode tractet.
Quemadmodum autem in caeteris rebus omnibus, quaecunque uno genere comprehenfae focietatem in naturis habent,
ac propterea mutuo in fe tranfire valent, tertia quaedam
fpecies in tranfitu ipfarum exiftit, quae neutrius extremitatum formam plane exhibet; ita et in diariarum febrium
tranfitu imagineris licet alterum quoddam genus in tranfitu
exoriri, quod neutri extremitatum fit idem. Atque de

BIBΛΙΟΝ I. 601

Ed. Chart. X. [202.]   Ed. Baf. IV. (129.)

δοκεῖ περὶ τοῦδε πρώτου διοριστέον εἶναι, ἵν᾽ ὥσπερ καὶ
τἆλλα καὶ τοῦτο γνωρίζοιτό τε συνισταμενον αὐτίκα καὶ κω-
λύοιτο κατὰ τὴν πρώτην γένεσιν, ὡς μηδὲ δυσίατον ἢ ἀνίατον αὐξηθὲν γενέσθαι. μέσον δ᾽ αὐτὸ συνιστάμενον οὔτε
γνωρίσαι δυνατὸν οὔτε ἰάσασθαι τοῖς ἀγνοοῦσι τὴν ἰδέαν τῶν
ἄκρων ὧν ὑπάρχει μέσον. ἀλλά σοί γ᾽ ἐπισταμένῳ τά τε τῶν
ἐφημέρων πυρετῶν γνωρίσματα καὶ τὰ τῶν ὑπολοίπων δύο
γενῶν, ἐπειδὰν ἤτοι νοθεύηται κατά τι ἢ παρεμφαίνηται τὰ
τῶν ἄλλων, οὐδὲν ἂν εἴη χαλεπὸν ὑποπτεύειν ἤδη τὴν μετάπτωσιν. ἐπ᾽ ἐγκαύσεσι μὲν οὖν, ἢ ἀπεψίαις, ἢ κόποις, ἢ
ἀγρυπνίαις, ἢ πάθεσι ψυχικοῖς, ἢ βουβῶσιν τοῖς διά τινα
αἰτίαν προφανῆ γεγενημένοις, μέχρι τρίτης ἡμέρας οὐκ ἄν
ποτε προέλθοι πυρετοῦ παροξυσμός, ἄνευ τοῦ πλημμεληθῆ-
ναί :ι περὶ τὸν κάμνοντα. τοῖς δ᾽ ἐπὶ στεγνώσει πυρέξασιν
ἔγχωρεῖ καὶ ταύτης ἐξωτέρω προβῆναι τὸν παροξυσμόν.
ἐπειδὴ γὰρ ἡ στέγνωσις ἤτοι φραχθέντων ἢ μυσάντων γίγνεται τῶν πόρων, ἢ καὶ τοῦ σώματος αὐτοῦ πιληθέντος ἀμετρότερον, εὐλόγως ἔφαμεν ἐπί τε κρύει καὶ λουτροῖς ἤτοι τῇ

primo differendum effe mihi videtur, quo ut reliqua etiam
ipfam tum protinus noscatur quum incidit, tum fic inhibeatur in primo ortu, ne aut aegre fanabile aut infanabile
poftquam auctum eft evadat.   Caeterum medium id quum
inciderit nec noffe ii poffunt nec fanare qui extremitatum quarum eft medium fpeciem ignorant.   At tibi qui
praefertim non folum diariarum febrium, fed etiam reliquorum duorum generum notas intelligis, ubi vel diariarum
notae aliquatenus funt alienatae, vel reliquarum notae fimul
apparent, haud difficile fuerit jam tranfitum fufpicari. Ergo
ex aduftione, cruditate, laffitudine, vigilia, animi perturba-
tione vel bubonibus ex evidenti aliqua caufa obortis,
nunquam ad tertium usque diem progredietur febris acceffio,
nifi quid delictum circa laborantem fit.   At quibus ftipatio
febris occafio eft, iis etiam ultra hos porrigi acceffio poteft.
Nam quoniam ftipatio vel obftructis exilibus meatibus vel
conniventibus, vel etiam corpore ipfo immoderatius denfato
accidit, merito dximus ex frigore et balneis quae vel con-

θίξει ψύχουσιν, ἢ τῇ δυνάμει καὶ φαρμάκοις τοῖς τοιούτοις,
ἔτι δὲ τοῖς ξηραίνουσι τὸ δέρμα, καθάπερ ἡλίῳ διακαεῖ καὶ
τοῖς πιλοῦσιν, ὡς τῇ σκληρᾷ τρίψει μετὰ τῶν ψυχόντων
κατέχεσθαι μὲν ἐντὸς τοῦ σώματος τὰς οἷον καπνώδεις ἢ
λιγνυώδεις ἀπορῥοὰς, ἀνάπτεσθαι δ᾽ ἐπ᾽ αὐτοῖς τὸν πυρετόν.
Ἀλλ᾽ ἐπὶ τούτοις μὲν, ὡς εἴρηται, πίλησίν τέ τινα γίγνεσθαι
τῶν σωμάτων αὐτῶν καὶ μύσιν τῶν πόρων, ἔμφραξιν δὲ διὰ
γλίσχρους ἢ παχεῖς ἢ πολλοὺς χυμούς. καὶ τοίνυν καὶ τοὺς
πυρετοὺς ὅσοι μὲν ἐπὶ μύσει τῶν πόρων ἢ πιλήσει προσφάτῳ
τῶν σωμάτων ἐγένοντο, παύεσθαί τε μετὰ τὸν πρῶτον παροξυσμὸν, ἐάν τις ὀρθῶς αὐτοῖς προσφέρηται καὶ ὄντως τούτους ἐφημέρους γίγνεσθαι καὶ προσαγορεύεσθαι· ὅσοι δ᾽ ἐπ᾽
ἐμφράξει τὴν γένεσιν ἔσχον, εἰ μὲν ὀλίγη τις αὕτη συσπαίη,
λύεσθαι καὶ τούτους ὁμοίως γε τοῖς ἄλλοις ἐφημέροις, ἐὰν
ἰάυηταί τις αὐτοὺς προσηκόντως· εἰ δ᾽ ἰσχυρῶς οἱ χυμοὶ
σφηνωθεῖεν, ὡς μοχλείας δεῖσθαι σφοδροτέρας, ἐκτείνεσθαι
μὲν ἀνάγκη τοὺς τοιούτους πυρετοὺς ὑπὲρ τὴν μίαν ἡμέραν, ἐκπεπτωκέναι δὲ δοκεῖν ἤδη τοῦ γένους τῶν ἐφημέρων.

tactu refrigerent vel facultatibus; praeterea medicamentis.
fimilis generis, pari modo iis quae cutem ficcent veluti fole
fervente, nec minus etiam iis quae denfent veluti dura, cum
iis quae frigefaciant frictione et detineri intra corpus ceu
fumida fuliginofave excrementa, et ab iis febrem accendi.
Verum ex his denfationem quandam corporum ipforum fieri
ac exiguorum meatuum conniventiam; obftructionem vero vel
propter glutinofos vel craffos vel copiofos fuccos incidere.
Quin etiam febres quascunque vel conniventia meatuum
vel recens corporum denfatio excitat, has et defiftere poft
primam acceffionem, fi quis recte eas tractet et vere diarias
tum effe tum appellari; at quae ex obftructione creantur,
fi haec pufilla fit, folvi ipfas quoque fimiliter ut alias diarias, fi quis eas legitime fanet, fin valenter impacti humores
fint fic, ut valentius aliquid quod eos eximat defiderent,
eas febres prorogari ultra unum diem neceffe eft, ac diariarum febrium genus videri egreffas.   Quomodo enim dici

πῶς γὰρ ἂν ἐφήμερος ἔτι δύναιτο λέγεσθαι πυρετὸς ὁ μέχρι τρίτης ἡμέρας ἐκτεινόμενος; ἐν γὰρ τῇ δευτέρᾳ τῶν
ἡμερῶν προσήκει παύεσθαι τὸν τοιοῦτον πυρετὸν, ὅσον ἐπὶ
[203] τῇ προσηγορίᾳ. λέλεκται γὰρ ἔμπροσθεν ὡς τεττάρων καὶ εἴκοσιν ὡρῶν ὁ χρόνος ἐστὶ τῆς οὕτω λεγομένης ἡμέρας, ὡς συναριθμεῖσθαι καὶ τὴν νύκτα τῷ ὀνόματι τῆς ἡμέρας. καὶ μὴν εἰ μήτε σῆψις εἴη χυμῶν μήτ᾽ αὐτὸ τὸ σῶμα
τὴν πυρεκτικὴν θερμασίαν ἑκτικῶς ἀναδέξαιτο, τῶν δύο
γενῶν ἐκπεπτωκὸς ἂν εἴη. ἢ τοίνυν ἄλλο γένος ἐπὶ τοῖς εἰρημένοις τρισὶν ἀναγκαῖόν ἐστι λέγειν ἐν τῇ πρώτῃ διαιρέσει τῶν
πυρετῶν, ἢ καταφρονοῦντα τῆς προσηγορίας ἐφημέρους ὀνομάζειν αὐτούς. οὐ γὰρ δὴ τῆς γ᾽ οὐσίας ἦν αὐτῆς τῶν τοιούτων πυρετῶν ὁ ἐφήμερος ὄνομα· προσηγορίας δ᾽ οἰκείας
ἀποροῦντες ἕνεκα σαφοῦς καὶ συντόμου διδασκαλίας ἀπὸ τοῦ
πολλάκις αὐτοῖς ἑπομένου τοὔνομα ἐθέμεθα. φύσις μὲν οὖν
αὐτῶν ἡ αὐτὴ τοῖς ἐφημέροις ἐστὶν, ὄνομα δὲ οὐ ταὐτόν.

Κεφ. β'. Ἐφ᾽ ὧν γὰρ ὁ παροξυσμὸς εἷς ἀπ᾽ ἀρχῆς
ἄχρι παντὸς διαμένων εἰς πολλὰς ἡμέρας ἐκτείνεται συνόχους

ultra diaria febris poteſt, quae in tertium usque diem extenditur? nam ex ipſa nominis ratione in ſecundo eam de-
ſiſtere par erat. Dictum enim ſupra eſt viginti quatuor horas eſſe ſic appellatae diei ſpatium, ut cum nomine diei nox
quoque una comprehendatur. Atqui ſi neque humor pu-
treſcens ſubſit, nec corpus ipſum febrilem calorem ut
habitum ſusceperit, a duobus generibus diverſum ſit. Aut
ergo aliud praeter tria jam dicta genus eſſe in prima febrium
diviſione dicendum eſt, aut appellatione pro nihilo habita
diarias ipſas nominare *oportebit*. Neque enim profecto de
ſubſtantia ipſa talium febrium eſt diariae vocabulum, verum
convenienti nomine deſtituti clarioris ſimul brevioriſque doctrinae gratia ab eo quod ſaepius eis accidit nomen indidimus. Ac natura quidem eadem his eſt quae diariis, nomen
autem non idem. Cap. II. In quibus enim una acceſſio ab initio ad
finem perpetuo manens in multos dies porrigit, eas febres

ὀνομάζουσι τοὺς τοιούτους πυρετούς, οὐχ Ἑλληνικῷ μὲν
ὀνόματι χρώμενοι, σολοικίζειν δ᾽ ἑλόμενοι μᾶλλον ἢ καταλιπεῖν (13o) ἀνώνυμον αὐτῶν τὴν ἰδέαν. ἀλλ᾽ ὥσπερ ἰδέα μία
τῶν τοιούτων ἐστὶ πυρετῶν, ἀφ᾽ ἧς ὀνομάζουσι συνόχους
αὐτοὺς, οὕτως ἡ φύσις οὐκέθ᾽ ἁπλῆ καὶ μία. τινὲς μὲν γὰρ
αὐτῶν ἐναργὲς ἔχουσι τὸ τῆς σήψεως σημεῖον· ἔνιοι δ᾽ οὐδ᾽
ὅλως ἔχουσιν, οὓς ἐκ τοῦ γένους τῶν ἐφημέρων πυρετῶν ἔφαμεν εἶναι. ἐπειδὴ γὰρ ἡ τοῦ παροξυσμοῦ παῦλα διαπνεομένων
εἴωθε γίγνεσθαι τῶν ζεσάντων χυμῶν, οὐ διαπνεῖται δ᾽ ἐπὶ
ταῖς ἰσχυραῖς στεγνώσεσιν, ἀναγκαῖόν ἐστι πολυήμερον γίγνεσθαι τὸν παροξυσμόν. ὅταν οὖν μηδεμία συνῇ τῷ τοιούτῳ
πυρετῷ πρόφασις ἀρχὴν ἑτέρου παροξυσμοῦ γεννῶσα, πρὸς
τῷ πολυήμερος ὑπάρχειν οὐδ᾽ εἰσβολὴν ἐπισημασίας οὐδεμιᾶς
ποιεῖται μένει δ᾽ ἀπ᾽ ἀρχῆς ἄχρι τέλους εἷς ὁ πυρετὸς, οὔτ᾽
ἀμφημερινὴν οὔτε διὰ τρίτης οὔτε διὰ τετάρτης ἡμέρας
ἔχων ἐπισημασίαν. ὅταν δ᾽ ἀκούσῃς μου λέγοντος ἐντὸς τοῦ
σώματος στέγεσθαι τὸ πυρετῶδες θερμὸν ἐπὶ τῶν ἰσχυρῶς
ἐστεγνωμένων σωμάτων, οὐχ οὕτω χρὴ νομίζειν ἀκριβῶς γε-

continentes appellant, non illi quidem Graeco nomine ufi,
caeterum foloecismum committendum potius rati quam fpeciem ipfarum fine nomine relinquendum. At non ut idea
una ejusmodi febrium eft, a qua fynochos eas nominant,
ita et natura fimplex unaque eft. Quaedam namque earum
manifeftum habent putredinis fignum, quaedam prorfus non
habent, quas ex diariarum febrium genere effe diximus.
Quum enim acceffionis remiffio ex ferventium humorum
transpiratu contingere foleat, non transpirant autem in
vehementi ftipatione, neceffe eft multorum dierum fieri acceffionem. Igitur ubi in tali febre nulla fubeft occafio quae
alterius acceffionis principium excitet, ultra hoc quod multorum dierum febris eft, nec invafionem alicujus febrium
fignificationis facit, fed permanet ab initio ad finem una febris, quae nec quotidianae nec tertianae infultum nec quar-
tanae praeferat. Caeterum quum me audis dicentem, ubi vehementer ftipata corpora funt, cohiberi intra corpus febrilem

γονέναι τὴν πύκνωσιν, ὡς μηδενὶ τῶν ἱκανῶς λεπτυνθέντων
χυμῶν ἐπιτρέπειν εἰς τοὐκτὸς διαῤῥεῖν. οὐδὲ γὰρ οὐδ᾽ ἐπὶ
τῶν ὀστῶν λεγόμενον ἀληθὲς ἂν εἴη τοῦτο, μήτοι γε δὴ τῶν
σαρκῶν τε καὶ τοῦ δέρματος. ἀλλ᾽ ὅταν ἡ μὲν ἐκ τῶν ζεόν-
των χυμῶν ἀναθυμίασις ᾖ παμπόλλη, διαῤῥέῃ δ᾽ ἐκτὸς ὀλίγη,
τὴν ὑπολειπομένην ἀνάγκη διαφυλάττειν τὸν πυρετὸν, οὐ
μόνον τῷ μένειν αὐτὴν, ἀλλὰ καὶ τῷ τὰ πλησιάζοντα συν-
εκκαίειν.

Κεφ. γ΄. Ἐπεὶ τοίνυν ἐν δυοῖν τούτοιν ἐστι τὸ
φυλάττεσθαι τὸν πυρετὸν, τῷ τε μὴ διαπνεῖσθαι πᾶσαν τὴν
ἀτμίδα καὶ τῷ συνεκθερμαίνειν τὰ ψαύοντα, τρεῖς ἀνάγκη
διαφορὰς ἐν τοῖς συνόχοις γίγνεσθαι πυρετοῖς, ἤτοι διαμένοντος ἴσου τοῦ μεγέθους, ὃ κατὰ τὸν πρῶτον παροξυσμὸν
ἔσχεν ἀκμάσας, ἢ προστιθέντος, ἢ ἀφαιροῦντος ἀεί τι σμικρὸν, καὶ ταῦτα ποιοῦντος ἢ ὁμαλῶς, ἢ ἀνωμάλως. ἂν μὲν
οὖν [2o4] ἴσον ᾖ τῷ διαπνεομένῳ τὸ ἀναπτόμενον, οὔτ᾽
αὔξησιν οὔτε μείωσιν ἕξει τὸ πυρετῶδες θερμὸν, ἀλλ᾽ οὕτως
ἑαυτῷ διαμενεῖ παραπλήσιον ὡς εἰ μήτε προσετίθετο μηδὲν

calorem, non ita factam prorfus denfitudinem putandum
eft ut nullum ex iis humoribus qui tenuati admodum fint
effluere foras finat, quum nec fi de offibus ita dixeris id verum fit, nedum carne et cute. Verum quum a ferventibus
humoribus vapor attollatur plurimus, effluat autem foras
exiguus, hunc qui relictus eft febrem fervare eft neceffe,
neque id modo propterea quod ipfe manet, fed etiam propterea quod quae proxima funt adurit.

Cap. III.   Quoniam igitur ex duobus his fervari febris poteft, et quod totus vapor non transpiret et quod idem
vapor ea quae contingit etiam calefaciat, neceffe eft tres
effe in fynochis febribus differentias, vel pari permanente
magnitudine ea, quam in prima acceffione fummam habuit,
vel adjiciente femper exiguum aliquid diminuenteve; atque
haec vel aequaliter faciente vel inaequaliter. Ac fi quidem
quod accenditur ei quod transpirat par fuerit, nec augeri
nec minui febrilis calor cernetur, fed perinde fibi fimilis
permanebit, ac fi nihil illi prorfus adjiceretur aut demere-

αὐτῷ μήτ᾽ ἀφῃρεῖτο. διαφέρει γὰρ οὐδὲν εἴς γε τὴν τῆς ἰσό-
τητος διαμονὴν ἢ διαφυλάττεσθαι τὴν αὐτὴν οὐσίαν διαπαντός, ἢ τῷ ἐκκενουμένῳ τὸ προστιθέμενον ἴσον ὑπάρχειν· εἰ
δέ γε θάτερον αὐτῶν ἐπικρατήσειεν, εἰ μὲν τὸ κενούμενον,
ἐλαττοῦσθαι τὸν πυρετὸν ἀναγκαῖόν ἐστιν· εἰ δὲ τὸ προστιθέμενον, αὐξάνεσθαι πάντως. εὔδηλον δὲ καὶ ὡς τὸ μᾶλλόν
τε καὶ τὸ ἧττον ἕτερον ἑτέρου τὸν πυρετὸν αὐξάνεσθαί τε
καὶ μειοῦσθαι διὰ τὸ τῆς πλεονεξίας ἄνισον ἀναγκαῖόν ἐστι
γίγνεσθαι. ποτὲ μὲν γὰρ πλέονι μέτρῳ, ποτὲ δ᾽ ἥττονι πλεο-
νεκτούσης ἤτοι τῆς γενέσεως τῶν πυρετῶν ἢ τῆς διαπνοῆς,
οὔτε τοῖς αὐξανομένοις ἅπασιν ἴσην τὴν αὔξησιν οὔτε τοῖς
μειουμένοις τὴν καθαίρεσιν οἷόν τε γίγνεσθαι· παμπόλλην
δ᾽ εἶναι τὴν ἐν τῷ μᾶλλόν τε καὶ ἧττον διαφοράν. ἓν μὲν δὴ
τοῦτο τὸ γένος ἢ εἶδος ἢ ὅ τί περ ἂν ὀνομάζειν ἐθέλῃς
ἔστι συνόχων πυρετῶν, ἐκ τῆς αὐτῆς ὑπάρχον φύσεως τοῖς
ἐφημέροις. ἕτερον δ᾽ ὅταν ἐν ἅπασι τοῖς ἀγγείοις καὶ μάλιστα
τοῖς μεγίστοις ὁμοτίμως οἱ χυμοὶ διασήπωνται. τῶν τοιούτων
πυρετῶν οὐδέτερον ἐν ἰσχνῷ καὶ ψυχρῷ σώματι φιλεῖ συνίστα-

tur. Quippe ad aequalitatis permanſionem nihil intereſt
ſerveturne eadem aſſidue ſubſtantia, an ei quae vacuatur
par ſit ea quae adjicitur; verum ſi altera earum vicerit, ſi
quae vacuatur, minui ſebrem neceſſe eſt, ſin quae adjicitur,
omnino increſcere. Sed nec illud ſane quemquam latet,
quod quum ex ſebribus altera magis minusve quam altera
tum augetur tum minuitur, id ob exſuperantiae imparita-
tem neceſſario accidat. Nam ubi alias ampliore menſura,
alias minore vel febrium generatio vel transpiratio exſuperat, nec iis quae augentur omnibus par eſſe auctio, nec iis
quae minuuntur demptio omnino poteſt; imo plurimam eſſe
tum excelſus tum defectus differentiam eſt neceſſe. Atque
unum quidem hoc, ſive genus ſive ſpeciem ſeu quidvis aliud
appellare libet, continentium febrium eſt, quodque ex eadem cum diariis natura conſtat. Alterum eſt ubi in omnibus vaſis ac potiſſimum maximis aequaliter ſucci putreſcunt. Ejusmodi febrium in gracili et frigido corpore neutra

σθαι, τὰ πολλὰ δ᾽ ἐν πολυαίμοις τε καὶ πολυσάρκοις ἤ γένεσις αὐτῶν. αἵ τε γὰρ ἐμφράξεις οὐχ ἱκαναὶ γεννῆσαι πυρετὸν
ἄνευ σήψεως, εἰ μὴ τὸ διαπνεόμενον εἴη πολὺ καὶ θερμὸν,
ἤ τε σηπεδὼν τῶν χυμῶν εἰς ἁπάσας τὰς μεταξὺ βουβώνων
τε καὶ μασχαλᾶν φλέβας ὁμοτίμως τε καὶ διὰ ταχέων ἐκταθῆναι κατὰ τὰς ψυχρὰς ἕξεις οὐ δύναται. δεῖται γὰρ ἀεὶ τὰ
σηπόμενα θερμά τ᾽ εἶναι καὶ ὑγρὰ καὶ δυσδιάπνευστα. διὰ
τοῦτο οὖν οὔτ᾽ ἐν ψυχραῖς ἡλικίαις οὔτ᾽ ἐν κράσεσι σωμάτων
ψυχραῖς, εἴτ᾽ οὖν ἐξ ἀρχῆς εἴτε καὶ νῦν εἴη γεγονότα ψυχρά, σύνοχοι γεννῶνται πυρετοὶ, καθάπερ οὐδ᾽ ἐν ἰσχνοῖς ἤ
ἀραιοῖς, ἀλλὰ καὶ τῶν ἡλικιῶν ταῖς θερμαῖς καὶ τῶν φύσεων
καὶ τῶν ἐπικτήτων κράσεων ταῖς ὁμοίαις ἐγγίγνονται καὶ μᾶλλον ὅταν εὔσαρκοί τε καὶ πολύαιμοι καὶ πυκνοὶ τὰς ἕξεις οἱ
κάμνοντες ὦσιν, ἢ περιττώμασι θερμοῖς πεπληρωμένοι. ταῦτ᾽
ἄρα τοῖς οὕτω πυρέττουσιν ὁ σφυγμὸς μέγιστός ἐστι, ὁμαλὸς
καὶ σφοδρός· καὶ τὴν σύστασιν τῆς ἀρτηρίας οὔτε σκληροτέ-
ραν οὔτε μαλακωτέραν τοῦ κατὰ φύσιν ἔχων, τάχους δ᾽ εἰς

confiftere folet; fed plurimum in iis qui fanguine abundant
et corpulentis gigni cernuntur, nam nec obftructio citra
putredinem excitare febrem valet, nifi id quod transpirat
et copiofum fit et calidum, nec humorum putredo in omnes
quae inter inguina et alias interfunt, venas aequaliter ac
cito protrahi in frigido habitu poteft. Debent enim femper
quae putrescunt tum calida humidaque effe, tum vero
difficilem transpirationem habere. Eoque fit ut nec in frigida aetate, nec in frigido corporis temperamento five id ab
initio conftitit, five modo frigidum fit factum continens excitetur febris. Sed nec in gracilibus vel qui raro funt corporis habitu; imo tum aetate tum natura tum acquifititio temperamento quae calida fint, ac praecipue fi et carnofus et
bono ac multo fanguine affluens et denfo corpore aeger fit,
aut etiam calidis excrementis refertus. Proinde fit ut qui
ita febricitant, iis et pulfus maximus fit et aequalis et vehemens, quibus etiam arteriae confiftentia nec durior quam
pro natura eft nec mollior, celeritatis tamen frequentiaeque

τοσοῦτον ἥκει καὶ πυκνότητος εἰς ὅσον ἂν ὁ πυρετὸς αὐτὸς
ἥκοι μεγέθους. κοινὰ μὲν οὖν ἀμφοῖν ταῦτα· πρόσεστι δ᾽
ἐξαίρετα θατέρῳ σημεῖα τὰ τῆς σήψεως, ἐν οὔροις τε καὶ
σφυγμοῖς καὶ τῷ τῆς θερμασίας ἀηδεῖ. Κεφ. δ᾽. Καὶ δὴ παραδείγματος ἕνεκα ἀναμνήσω
σε δυοῖν νεανίσκοιν οὓς ἐθεάσω μεθ᾽ ἡμῶν. ἦν δὲ ὁ μὲν ἕτε-
ρος αὐτῶν ἐλεύθερος καὶ γυμναστικὸς, ὁ δ᾽ ἕτερος δοῦλος
οὐκ ἀγύμναστος μὲν, οὐ μὴν τά γε κατὰ παλαίστραν δεινὸς,
ἀλλ᾽ ὅσα δούλῳ πρέπει, τὰ ἐφήμερα γυμνάσιά τε ἅμα καὶ
ἔργα μεταχειρίζεσθαι. ὁ μὲν οὖν ἐλεύθερος τὸν χωρὶς σήψεως ἐπύριξε σύνοχον, ὁ δὲ δοῦλος τὸν μετὰ σήψεως. ὁποίαν
δ᾽ ἑκατέρῳ τὴν ἴασιν ἐποιησάμεθα καιρὸς ἂν εἴη λέγειν,
ἐπειδὴ μάλιστα μὲν χρὴ γυμνάζεσθαι τοὺς μανθάνοντας
ὁτιοῦν ἐπὶ παραδειγμάτων· [205] οὐ γὰρ ἀρκοῦσιν αἱ καθόλου μέθοδοι πρὸς τὴν ἀκριβῆ γνῶσιν. ἀμείνω δὲ τῶν παραδειγμάτων ἐστὶν ὧν αὐτόπται γεγόναμεν· ὡς εἴ γε πάντες οἱ
διδάσκειν ἢ γράφειν ὁτιοῦν ἐπιχειροῦντες ἔργοις ἐπεδείκνυντο

eo pervenit quo febris ipfa magnitudinis. Atque haec quidem ambarum funt communia, alteri vero privatim putredinis infunt notae, idque tum in lotio tum pulfu tum calo-
ris ingrata qualitate.   Cap. IV.   Ac tibi exempli caufa redigam in memoriam adolescentes duos quos una mecum vidifti.   Erat alter
eorum liber et palaeftrae peritus, alt_r fervus haud inexer-
citatus ille quidem, caeterum in palaeftra parum vehemens,
nec tamen ad quotidiana quae fervum deceant tum exer-
citia tum opera tractanda non idoneus.   Porro liber continenti citra putredinem febre laboravit, fervus continenti
cum putredine.   Horum utrique quaenam fit adhibita curatio, non intempeftivum dictu nunc arbitror, quandoquidem in exemplis exercitari quidvis discentes maxime expedit, neque enim fatisfaciunt ad exactum cognitionem uni-
verfales methodi.   Sunt autem exemplorum ea pro potioribus habenda, quae ipfi oculis ufurpavimus; quando fi
omnes, qui docere fcribereve aliquid funt aggrefli, ea prius

BIBΛION I. 609

Ed. Chart. X. [205.]   Ed. Baf. IV. (130.)

πρότερον αὐτά, παντάπασιν ἂν ὀλίγ᾽ ἄττα ψευδῶς ἦν λεγόμενα. νυνὶ δ᾽ οἱ πλεῖστοι διδάσκειν ἄλλους ἐπιχειροῦσιν ἃ
μήτ᾽ αὐτοί ποτ᾽ ἔπραξαν μήτ᾽ ἄλλοις ἐπεδείξαντο. τοὺς
μὲν οὖν πολλοὺς τῶν ἰατρῶν οὐδὲν θαυμαστὸν ἀμελήσαντας ἤθους χρηστοῦ δοξοσοφίαν μᾶλλον ἢ ἀλήθειαν σπουδά-
σαι. τὸ δ᾽ ἡμέτερον οὐχ ὧδ᾽ ἔχει. οὐ γὰρ δὴ χθὲς ἢ πρώην,
ἀλλ᾽ εὐθὺς ἐκ μειρακίου φιλοσοφίας ἐρασθέντες ἐπ᾽ ἐκείνην
ἤξαμεν πρῶτον. εἶθ᾽ ὕστερον τοῦ πατρὸς ὀνείρασιν ἐναργέσι
προτραπέντος ἐπὶ τὴν τῆς ἰατρικῆς ἄσκησιν ἀφικόμεθα καὶ
δι᾽ ὅλου τοῦ βίου τὰς ἐπιστήμας ἑκατέρας ἔργοις μᾶλλον ἢ
λόγοις ἐσπουδάσαμεν. οὐδὲν οὖν θαυμαστὸν ἐν ᾧ προσαγορεύουσιν ἄλλοι, περιθέοντες ὅλην τὴν πόλιν ἐν κύκλῳ καὶ
συνδειπνοῦσι καὶ παραπέμπουσι τοὺς πλουτοῦντάς τε καὶ δυναμένους, ἐν τούτῳ τῷ χρόνῳ παντὶ φιλοπονοῦντας ἡμᾶς
ἐκμαθεῖν μὲν πρῶτον ὅσα καλῶς εὕρηνται τοῖς παλαιοῖς,
ἔπειτα διὰ τῶν ἔργων αὐτὰ κρῖναί τε ἅμα καὶ ἀσκῆσαι. τὸν
τοίνυν γυμναστικὸν νεανίσκον ἀρξάμενον πυρέττειν ὥρας
πρώτης τῆς νυκτὸς ἐθεασάμεθα κατὰ τὴν ἐπιοῦσαν ἡμέραν

operibus oſtendiſſent, prorſus paucula quaedam falſo dice-
rentur. Nunc vero plerique alios docere tentant quae
nec ipſi unquam fecerunt, nec aliis oſtenderunt. Caeterum
vulgus medicorum nihil miri eſt ſi contemptis bonis mori-
bus opinioni ſapientiae magis quam veritati inhiat. Verum
non ſic fuit ratio noſtra. Non enim heri aut nudius tertius,
ſed ſtatim ab adolescentia philoſophiae ſtudio capti primum
nos ad eam contulimus; mox patris evidenti inſomnio mo-
niti ad medicinae ſtudium excolendum venimus, ac per
totam vitam operibus magis quam verbis utrique ſtudio
incubuimus. Quo minus mirum eſt, ſi in quo tempore alii
totam urbem ſalutando luſtrant, et cum divitibus atque
magnatibus coenant ac *eosdem* comitantur, hoc omni nos
ſedulo laborantes primum quidem omnia quae veteribus
pulchre ſunt inventa didicimus; mox eadem opere tum per-
pendimus tum exercuimus. Ergo qui palaeſtrae peritus juvenis erat, ubi febricitare hora prima noctis coepiſſet, poſtridie eum mane circiter horam diei tertiam vidimus. Quum

ὥρας που τρίτης. εὑρόντες δὲ πυρετὸν ἱκανῶς μὲν θερμὸν,
ἀλλὰ καὶ τούς τε σφυγμοὺς ὁμαλοὺς καὶ μεγίστους καὶ ταχεῖς
καὶ πυκνοὺς καὶ σφοδροὺς καὶ τὴν τῆς θερμασίας ποιότητα
τὸ διαβρωτικὸν τῆς ἁφῆς οὐκ ἔχουσαν, ἔτι δὲ καὶ τὰ οὖρα τῇ
τε συστάσει καὶ τῇ χροιᾷ τῶν κατὰ φύσιν οὐ πάνυ λειπόμενα,
πυθόμενοί τε τοῦ τῶν γυμνασίων ἔθους ἠμεληκότα τὸν ἄνθρωπον ἡμέραις ὡς τριάκοντα, τῇ δὲ προτεραίᾳ μόνῃ γεγυμνάσθαι σφοδρότερον μὲν, ἀλλ᾽ οὐκ ἐπὶ πολὺ, προσενηνέχθαι
τε τὰ συνήθη σιτία καὶ ταῦτα πεπέφθαι μὲν, ἀλλὰ βραδέως
καὶ μόγις, ὡς ἂν (131) ἐπιγενομένου κατὰ τὴν ἑσπέραν τοῦ
πυρετοῦ, φαινομένου δὲ ἐρυθροῦ καὶ μεστοῦ τοῦ ἀνθρώπου
καὶ μέντοι καὶ πληρώσεως αὐτῷ τινα αἴσθησιν εἶναι λέγοντος, ἐν τούτῳ τε φθεγξαμένου περὶ φλεβοτομίας τῶν παρόντων τινὸς, ἔδοξεν ἡμῖν ἀναβάλλεσθαι τὴν περὶ τοῦ βοηθήματος σκέψιν εἰς ἕτερον καιρὸν, ἅμα μὲν ἵνα ἀκριβέστερον
διαγνῶμεν ἐκ ποίου γένους ἐστὶν ὁ πυρετὸς, ἅμα δ᾽ ἐξ ἀνάγκης
διὰ τὴν προγεγενημένην βραδυπεψίαν. ἐπεὶ δὲ καὶ κατὰ τὴν
ἑσπέραν ὁμοίως ἀκμάζειν ὁ πυρετὸς ἐφαίνετο μηδὲν ἀφαιρῶν

autem inveniffem febrem admodum calidam, fed pulfus
aequales et maximos et celeres et frequentes et vehementes,
tum caloris qualitatem quae tactum minime morderet, jam
vero et urinas tum craffitudine tum colore a naturali habitu
non multum alienas, audiens praeterea hominem circiter
triginta dies exercitationis confuetudinem intermififfe, pridie tamen exercitaffe fe vehementius, caeterum non multum,
fumpfiffe autem folitos cibos, atque eos concoxiffe quamvis
tarde et aegre, utpote quum febris vefpere occupaffet,
quum rubicundus plenusque homo appareret, atque etiam
plenitudinis fenfum fe percipere diceret, tunc faciente quodam eorum qui aderant de vena fecanda mentionem, vifum
nobis eft ejus auxilii confiderationem in aliud tempus remittere, fimul ut certius fciremus cujus generis febris effet,
fimul neceffario propter eam quae praeceferat concoctionis
tarditatem. Quum autem vefperi fimilem vigorem tueri
febris eft vifa, ceu nihil fenfibiliter remittens, fufpicio jam

αἰσθητῶς, ὕποπτος ἦν ἤδη σύνοχος ὑπάρχειν ἐπ᾿ ἐμφράξει τε
καὶ πολυαιμίᾳ καὶ τῇ διὰ τὸ πλῆθος τῶν σαρκῶν στεγνώσει.
διαφυλαχθέντος δὲ τοῦ μεγέθους ἴσου δι᾿ ὅλης τῆς νυκτός,
ἐπὶ τῆς ὑστεραίας ἐδόκει τοῖς ἐπισκοπουμένοις αὐτὸν ἰατροῖς
ἅπασι φλεβοτομητέος εἶναι. στάσεως δ᾿ ἐγγινομένης περὶ τοῦ
καιροῦ καὶ κρατησάντων τῶν εἰς τὴν ἐπιοῦσαν ἀναβάλλεσθαι
συμβουλευόντων, ὁ πυρετὸς ἐναργῶς ἐφάνη δι᾿ ὅλης τῆς ἡμέρας ἐπακμάζων ἑαυτῷ. κἄπειτα τῆς ἐπιούσης νυκτὸς τῆς
τρίτης ἄλλος μὲν οὐκ ἐγένετο παροξυσμὸς ὡς πρὸς τὸ πρῶτον ἐξ ἀναλογίας, ἀφόρητον δ᾿ ἦν τὸ καῦμα τῷ κάμνοντι,
καὶ τάσις ὅλου τοῦ σώματος ὡς πεπληρωμένου καὶ σφυγμὸς
τῆς κεφαλῆς, ἀγρυπνία τε διὰ ταῦτα δεινὴ καὶ μεταρριπτοῦν-
τος ἑαυτὸν ἄλλοτ᾿ εἰς ἄλλο σχῆμα τοῦ νεανίσκου. καὶ τοίνυν
ὡς οὐκέτ᾿ ἔφερεν, ὥρας πού της νυκτὸς ὀγδόης, ἐκπέμψας
οἰκέτην πρός με δεῖται παρ᾿ αὐτὸν ἀφικέσθαι διὰ ταχέων. ὑπα-
κούω δὴ καὶ ἀπέρχομαι καὶ καταλαμβάνω θερμότατόν τε τὸν
πυρετὸν καὶ τοὺς σφυγμοὺς οἵους ἔμπροσθεν εἶπον. ἐπεὶ δ᾿
οὔτ᾿ ἐν τούτοις οὔτε ἐν τοῖς οὔροις οὔτ᾿ ἐν αὐτῇ τῇ τῆς

erat fynochon effe, haneque ex obftructione et fanguinis
abundantia et prae carnis copia ftipatione. Ac quum parem magnitudinem per totam noctem febris fervaret, poftero
die vifum eft medicis omnibus qui inviferant fanguinem effe
mittendum. Discordia vero orta de tempore et vincenti-
bus qui id in fequentem diem differendum fuaderent, febris
per totam eum diem evidenter vifa eft vigorem fuum augere.
Mox tertia fequente nocte alia quidem acceffio minime incidit, quae primae ad proportionem refponderet, erat tamen
aeftus ipfe laboranti intolerabilis, urgebatque eum tenfio
totius corporis ut repleti, tum capitis pulfatio, atque ob
haec gravis vigilia juvene in aliam atque aliam fe figuram
jactante. Itaque quum ultra ferre non poffet, hora noctis
circiter octava mittit ad me miniftrum, rogatque ad fe
ocius veniam. Ipfe annuo atque abeo invenioque febrem
calidiffimam, pulfumque qualem praedixi. Quoniam autem nec in hoc nec in lotio nec in ipfa caloris qualitate

θερμότητος ποιότητι σημεῖόν τι σηπεδόνος ἐφαίνετο χυμῶν,
ἐδόκει κάλλιον εἶναι τεμεῖν τὴν φλέβα, πρὶν ἄρξασθαι
[206] τὴν σῆψιν. ἀφαιρῶ τοίνυν αὐτοῦ τοσοῦτον ἐξεπίτηδες,
ὡς λειποθυμίαν ἐπιγενέσθαι, μέγιστόν τι βοήθημα τοῦτο
πυρετῶν συνόχων ἐν ἰσχυρᾷ δυνάμει καὶ τῷ λόγῳ καὶ τῇ πείρᾳ
δεδιδαγμένος. πρῶτον μὲν γὰρ εἰς ἐναντίαν κατάστασιν ἀφικνεῖται τάχιστα ψυχόμενον ἐν τῇ λειποθυμίᾳ τὸ σῶμα. τούτου
δ᾽ οὔτε τοῖς κάμνουσιν οὔτ᾽ αὐτῇ τῇ διοικούσῃ τὰ ζῶα φύσει δύναιτ᾽ ἄν τις εὑρεῖν ἥδιον ἢ χρηστότερον. ἔπειτα δ᾽ ἐξ
ἀνάγκης ἐν τοῖς τοιούτοις σώμασιν ἕπεται διαχώρησις γαστρός, ἔστι δὲ ὅτε καὶ χολῆς ἔμετος, ἐφ᾽ οἷς αὐτίκα νοτίδες
ἀπὸ παντὸς τοῦ σώματος, ἢ ἱδρῶτες. ἅπερ οὖν κἀκείνῳ
πάνθ᾽ ἑξῆς γενόμενα παραχρῆμα τὸν πυρετὸν ἔσβεσαν, ὥστε
τινὰς τῶν παρόντων εἰπεῖν, ἔσφαξας ἄνθρωπε τὸν πυρετόν·
ἐπὶ τούτου μὲν δὴ πάντες ἐγελάσαμεν. ὅπως δὲ πληρώσαιμι
τὴν διήγησιν, οὐδὲν ἂν εἴη χεῖρον ὀλίγα προσθεῖναι. μετὰ
δύο γὰρ τῆς φλεβοτομίας ὥρας βραχύ τι προσδοὺς τροφῆς τῷ
κάμνοντι καὶ κελεύσας ἡσυχάζειν ἀπηλλαττόμην. ἀφικόμενος

indicium aliquod humorum putrescentium apparuit, optimum factu vifum eft venam incidere antequam putredo in-
ciperet. Aufero itaque ab homine eousque de induftria
fanguinem, quoad animo linqueretur, maximum plane, ubi
valentes vires funt, continentis febris remedium, id quod
tum ratione tum experientia didici. Primum namque in
contrarium ftatum agitur corpus celerrime ex animi defectu
refrigeratum. Hoc vero nemo invenire poteft neque quod
ipfis aegris neque quod naturae quae animantes gubernat
jucundius utiliusve fit. Poftmodum in ejusmodi corporibus
neceffario fupervenit alvi dejectio, nonnunquam etiam bilis
vomitio, quas res ftatim a toto corpore madores fudoresve
excipiunt. Quae nimirum omnia quum huic quoque conti-
giffent, protinus febrem extinxerunt, ut quidam ex iis qui
aderant jugulaffe me febrem per jocum dicerent, unde omnes rifimus. Verum quo narrationem omnem abfolvam,
nihil mali erit paucula addidiffe. Poft duas namque a fanguinis miffione horas paulo nutrimenti dato ac juffo quie-

BIBΛION I. 6,3

Ed. Chart. X. [206.]   Ed. Baf. IV. (151.)

δὲ πέμπτης ὥρας τῆς ἡμέρας οὕτω βαθέως ὑπνοῦντα κατέ-
λαβον ὡς ἁπτομένου μου μηδ᾽ ὅλως αἰσθάνεσθαι. λεγόντων δὲ καὶ τῶν ὑπηρετουμένων αὐτῷ βαθὺν οὕτως εἶναι τὸν
ὕπνον ὡς μηδ᾽ ὅταν ἀπομάττωσιν αὐτοῦ τὰς νοτίδας ἐξε-
γείρεσθαι, συνεβούλευον οὕτω πράττειν, εἶναι γὰρ ἀκριβῶς
ἤδη τὸν ἄνθρωπον ἀπύρετον. ἀφικόμενος δ᾽ αὖθις ὥρας δε-
κάτης εὗρον ἔτι καὶ τότε κοιμώμενον αὐτόν. ἐξελθὼν δὲ
πάλιν ἐπ᾽ ἄλλους ἀῤῥώστους ἐπανῆλθον ὥρας πρώτης νυκτὸς οὐκέτι μετὰ σιωπῆς, ἀλλ᾽ ἐξεπίτηδες μέγα φθεγγόμενος,
ὅπως ὁ κάμνων διεγερθείη τοῦ ὕπνου. καὶ τοίνυν οὕτω γενομένου πτισάνης χυλῷ μόνῳ θρέψας αὐτὸν ἀπηλλαττόμην.
ἐπιμετρήσας δὲ τὴν ὑστεραίαν ἐπὶ τὸ λουτρὸν ἀπέλυσα τῇ
μετ᾽ αὐτήν. τὰ μὲν δὴ κατὰ τοῦτον οὕτως ἐπράχθη. τὰ δὲ
κατὰ τὸν ἕτερον, ἤδη σοι δίειμι. δι᾽ ὅλης ἡμέρας ἐκεῖνος ὁ
ἄνθρωπος καμὼν πολλὰ, κἄπειτα λουσάμενος ὀλίγα τε προσενεγκάμενος ὑπήρξατο πυρέττειν ἐν τῇ νυκτὶ συνάψας αὐτῇ
καὶ τὴν ἐπομένην ἡμέραν. ἐθεασάμεθα δ᾽ ἡμεῖς αὐτὸν μετὰ
τὴν δευτέραν νύκτα τὰ μὲν οὖν ἄλλα πάντα τῷ προειρημένῳ

fcere difceſſi. Quinta vero hora reverſus tam profundo
fomno indormientem inveni ut tangentem me prorſus non
ſentiret. Quum vero et miniſtri adeo illi altum ſomnum
fuiſſe dicerent ut nec quum madores ejus abſtergerent ex-
pergiſceretur, ſuaſi ita facerent, eſſe namque hominem jam
prorſus a febri liberum. Reverſus autem et decima rurſus
hora etiam nunc dormientem inveni. Egreſſus autem
iterum ad alios viſendos aegros, redeo hora prima noctis,
non tamen ut ante tacens, ſed voce de induſtria ſublata,
quo aegrum a ſomno excitarem. Quod quum ita accidiſſet,
ubi ſolo ptiſanae cremore ipſum nutrivi, abii. Cujus modum poſtero die augens tertio lavatum dimiſi. Ac quae ad
hunc pertinebant infirmum ita ſunt geſta; quae vero ad alterum nunc dicam. Is quum toto die multum laboraſſet,
deinde lavatus paucula comediſſet, coepit nocte febricitare,
totum etiam continuans ſequentem diem. Hunc nos poſt
ſecundam noctem vidimus in caeteris quidem omnibus jam

παραπλησίως διακείμενον, ἐναργῆ δὲ τὰ τῆς σηπεδόνος τῶν
χυμῶν ἔχοντα γνωρίσματα. φλέβα τοίνυν αὐτῷ παραχρῆμα
διελόντες ἄχρι λειποθυμίας ἐκενώσαμεν. ἐφ᾽ ῇ διαλιπόντες
αὔταρκες ἐθρέψαμεν, μελικράτῳ μὲν πρῶτον, μετὰ δὲ ὥραν
ἐκείνου μίαν πτισάνης χυλῷ. καὶ πάντ᾽ ἐπέπρακτο ταῦτα
πέμπτης ὥρας ἐντός. ὁμοίου δὲ αὐτῷ διαμένοντος τοῦ πυρετοῦ σύνοχον εἶναι προσεδοκήσαμεν ἐπὶ σήψει. καὶ τοίνυν καὶ
οὕτως ἀπέβη. θεασάμενοι γὰρ αὐτὸν ὥρας που δευτέρας νυκτὸς
ἐν ἴσῳ μεγέθει, τὸν διὰ τρίτης παροξυσμὸν ἤτοι γ᾽ ἐσόμενον
ἢ οὐκ ἐσόμενον, ἀκριβῶς ἠβουλήθημεν παραφυλάξαι νυκτὸς
ὥραν ἑβδόμην τὴν ὕποπτον ἔχοντα. ὄρθρου δὴ βαθέος ἐπὶ τὸν
ἄνθρωπον ἐλθόντες εὕρομεν ὅπερ ἠλπίσαμεν. οὔτε γὰρ ὁ διὰ
τρίτης ἐγεγόνει παροξυσμὸς ἐφαίνετό τε βραχύ τι μικρότερος
ὁ πυρετὸς οὗ κατελείπομεν ἐπὶ τῆς ἑσπέρας. ὡς δὲ καὶ τῆς
μεσημβρίας ἰδὼν αὐτόν, ἣν ἤδη βεβαιότατος ἀφαιρεῖν τι βραχὺ
καὶ σύνοχον εἶναι παρακμαστικόν, ἄμεινον ἐδόκει θρέψαι καὶ
τόθ᾽ ὁμοίως τὸν ἄνθρωπον. διελθούσης δὲ καὶ τῆς τετάρτης
νυκτὸς ἐναργῶς ἐλάττων ἑαυτοῦ κατὰ τὴν τετάρτην ἡμέραν

dicto *juveni* fimiliter affectum, verum putrescentium humorum evidentes praebentem notas. Itaque vena quoque
huic protinus incifa usque ad animi defectum vacuavimus.
Poft id idoneo interpofito fpatio cibavimus primum mulfa,
deinde una interpofita hora ptifanae cremore. Atque haec
omnia intra quintam acta funt horam. Quum autem fimilis
fibi perfeveraret febris, fynochon eam fore ex putredine
expectavimus; itaque accidit. Quippe quum eam fecunda
noctis hora pari magnitudine cerneremus, tertiae diei acceffionem futurane effet an non effet diligenter obfervare vo-
lebamus, cujus in feptimam horam noctis fufpicio erat.
Itaque cum fummo mane veniffem, inveni quod expectaram;
nam nec tertia inciderat acceffio, febrisque remiffior paululo
quam vefperi fuerat apparuit. Ut autem rurfus hominem
meridie vidi eramque jam certiffimus et febrem decreviffe
et fynochon febrem effe decrescentem, fatius vifum eft tum
quoque hominem fimiliter nutrire. Quarta vero exacta
nocte manifefte minor etiam quarto die erat, quo rurfus

BIBΛION I. 615

Ed. Chart. X. [206. 207.]   Ed. Baf. IV. (131.)

ἦν, ἐν ᾗ πάλιν ὁμοίως αὐτὸν θρέψαντες ἠκολουθήσαμεν
ἀφαιροῦντες τοῦ μεγέθους, δι᾽ ὅλης τε τῆς ἡμέρας ἐκείνης καὶ
τῆς ἐπιούσης νυκτὸς τῆς πέμπτης, ὥστ᾽ ἐναργῶς τῇ πέμπτῃ
τῶν ἡμερῶν ἐλάττονα φαίνεσθαι τοῦ πρόσθεν. ἀνάλογον δὲ
τῇ μειώσει τοῦ πυρετοῦ καὶ ἡ τῶν οὔρων πέψις προὐχώρει.
[207] καὶ ἦν δῆλον ὡς κατὰ τὴν ἑβδόμην ἡμέραν παύσαιτο,
καὶ οὕτως ἐγένετο. παρακμαστικὸς οὖν ἀκριβῶς οὗτος ἡμῖν ὁ
σύνοχος ἐπὶ σήψει χυμῶν ὤφθη. πολλοὺς δ᾽ ἄλλους συνόχους ἐθεασάμεθα τοὺς μὲν ἐπακμαστικούς, τοὺς δὲ ὁμοτό-
νους, ἢ ἀκμαστικούς, ἢ ὅπως ἄν τις ἐθέλοι καλεῖν, ἐνίους δ᾽
ὥσπερ καὶ οὗτος ὁ προειρημένος παρακμαστικούς· καὶ τινὰς
μὲν ἐν τῇ πρώτῃ τῶν ἡμερῶν τὰ τῆς σήψεως ἔχοντας γνωρίσματα, τινὰς δ᾽ ἐν τῇ τρίτῃ σχόντας, ἢ τὸ πλεῖστόν γε τῇ
τετάρτῃ, ποτὲ μὲν ἀμαθίᾳ τῶν ἰατρῶν μὴ τεμνόντων τὴν
φλέβα, ποτὲ δ᾽ αὐτῶν τῶν καμνόντων δειλίᾳ. τῶν γὰρ ἐπ᾽
ἐμφράξει μόνῃ πυρεξάντων οὐδεὶς μετέπεσεν εἰς τὸν ἐπὶ σηπεδόνι πυρετὸν ἀποχέαι τι φθασάντων αἵματος. ἰσχυρᾶς μὲν

quoque ad eundem modum homine cibato advertimus tum
illo die toto tum quae hunc fequuta eft quinta nocte magnitudinem remittere fic ut quinto die liquido plane appareret minor effe febris quam ante. Itaque ad proportionem
minuentis fe febris urinae quoque concoctio procefferat.
Eratque haud obfcurum feptimo, id quod factum eft, finiendam. Hanc igitur decrescentem plane continentem ex humorum putredine febrem vidimus. Multas vero alias continentes confpeximus, quarum aliae epacmafticae, *id eft cre-
fcentes*, aliae homotoni et acmafticae, *id eft fimilem teno-
rem fervantes erant*, vel ut aliquis nominare voluerit, aliae
ceu quam modo memoravimus paracmafticae, *id eft de-
crescentes*. Aliae rurfus in primo die putredinis notas
habuerunt, aliae in tertio aut certe ad fummum quarto,
idque alias medicorum ipforum infcitia, qui fanguinem non
miferant, alias laborantium ipforum timiditate. Siquidem
eorum qui ex fola obftructione febricitarent nemo in putredinis febrem incidit qui prius fanguinem miferat. Quem,

οὖν ὑπαρχούσης τῆς δυνάμεως καὶ τῆς ἡλικίας συγχωρούσης,
ἄχρι λειποθυμίας ἄμεινον ἄγειν. εἰ δέ τι τούτων ἐνδέοι κατά
τι, βέλτιον ἀφελεῖν μὲν ὅσον ἂν ἱκανὸν εἶναι φαίνηται, τήν γε
πρώτην· ἐπαφαιρεῖν δ᾽ αὖθις ὅσον ἐνδέοι. μὴ φλεβοτομηθέντες γὰρ οἱ οὕτως πυρέττοντες εἰς ἔσχατον ἥκουσι κινδύνου,
πλὴν εἴ ποτε ῥώμη δυνάμεως, ἢ αἱμοῤῥαγία λάβρος, ἢ ἱδρὼς
πολὺς ἐξαρπάσειεν αὐτοὺς ὀλέθρου προφανοῦς. ἀλλ᾽ ὅμως
ἔνιοι τῶν ἰατρῶν ὁρῶντες τὴν φύσιν ἐναργέστατα δι᾽ αἱμοῤῥαγίας ἐκσώζουσαν οὐκ ὀλίγους τῶν οὕτω κινδυνευόντων,
ἀποδιδράσκουσι τὴν φλεβοτομίαν, οὔτ᾽ ἐμπειρίαν οὐδεμίαν
οὔτε λόγον ἀληθῆ προστησάμενοι. τούτους μὲν οὖν ἐάσωμεν
αὐτάρκως γε πρὸς αὐτοὺς διειλεγμένοι καθ᾽ ἓν ὅλον γράμμα
τὸ περὶ φλεβοτομίας (132) πρὸς Ἐρασίστρατον, αὐτοὶ δ᾽
αὖθις ἐπὶ τὸ προκείμενον ἴωμεν.

Κεφ. ε΄. Ἦν δ᾽ ἐν τῷ νῦν λόγῳ προκείμενον ὑπὲρ
ἐκείνων διελθεῖν τῶν ἰατρῶν ὅσοι στεγνώσεσιν ἕπονται ταῖς
δι᾽ ἔμφραξιν. οὓς, εἰ μὲν ἄνευ σηπεδόνος εἶεν, ἐκ τοῦ τῶν

ubi validae vires fubfunt et aetas permittit, usque ad animi
defectum mittere expedit, ubi horum alterum non fatis
refpondet, tutius eft quantum fatis vifum fuerit, tantum
principio detrahere, quod defuit iteratione fupplere. Etenim hoc praefidio omiffo qui ita febricitant in fummum
discrimen veniunt, nifi fi eos vel virium robur, vel largum
fanguinis profluvium, vel fudor copiofus ex manifefta per-
nicie eripiat. Et tamen nonnulli ex medicis funt qui tametfi manifeftiffime vident naturam fanguinis profluvio
non paucos eorum qui fic periclitentur fervare, tamen fanguinis miffionem fugiant, nullam nec experientiam nec veram rationem fequuti. Caeterum hos mittamus, disputato
praefertim contra illos abunde uno integro libro qui eft de
fanguinis miffione contra Erafiftratum fcriptus, ipfi vero
ad propofitum revertamur.

Cap. V. Erat vero in praefenti disputatione propofitum de iis febribus differere quae ex ftipatis per obftructionem meatibus oriuntur. Quas, fi fine putredine confi-

ἐφημέρων ἔφασκον ὑπάρχειν γένους, εἰ δέ τις αὐτοῖς ἢ ἐξ
ἀρχῆς εὐθέως ἢ ἐξ ὑστέρου σῆψις ἐπιγίγνοιτο, κατὰ μὲν ἁπάσας τὰς φλέβας καὶ μάλιστα τὰς μεγάλας συνισταμένης αὐτῆς
τοὺς συνόχους γεννᾶσθαι πυρετούς, ἐν ἑνὶ δὲ μορίῳ τοῦ ζώου
τοὺς κατὰ περίοδόν τινα παροξυνομένους. ἀλλὰ περὶ μὲν
τούτων αὖθις. ὃ δὲ χρὴ καὶ δὶς οἶμαι καὶ τρὶς καὶ πολλάκις
αὖθίς τε καὶ αὖθις εἰπεῖν, εἰ μέλλοιεν οἱ οὕτως νοσοῦντες
ὀρθῶς θεραπευθήσεσθαι, τὸ τῆς φλεβοτομίας παραληπτέον
ἐστίν. ὅσοις γὰρ ἐπὶ πλήθει χυμῶν δυσδιάπνευστον τὸ σῶμα
γενόμενον ἤθροισε τοσαύτην θερμασίαν ὡς ἤδη πυρέττειν,
ἀφαιρεῖν αἵματος χρὴ τοσοῦτον ἂν ὅσον ἡ δύναμις φέρει,
γινώσκοντας ὡς εἰ μὴ παραληφθείη τὸ βοήθημα τοῦτο, πνι-
γήσεσθαι τοὺς οὕτω διακειμένους τὴν φύσιν, ἢ συγκόπτεσθαί
γε πάντως αὐτούς, εἰ μήποθ᾽, ὡς εἴρηται, ῥώμη τῆς φύσεως
ἢ ἱδρὼς πάμπολυς αὐτοὺς ἢ λάβρος αἱμορῥαγία ῥύσηται τοῦ
θανάτου. δῆλον μὲν οὖν ἐστι, κἂν ἐγὼ μὴ λέγω, τοῖς γε τὸ
περὶ πλήθους γράμμα καλῶς ἀναλεγομένοις, οὐδὲν δ᾽ ἧττον

ſtant, ex diariarum eſſe genere dixi, ſin iis putredo aliqua
vel ab initio ſtatim vel poſtmodum ſuperveniat, ubi in omnibus venis ac praecipue magnis ea conſtitit, continentes
excitari febres; ubi in unica animalis parte, febres quae certis circuitibus exacerbantur. Verum de his poſtea. Quod
autem et bis, arbitror, et ter et ſaepius iterumque dicendum
eſt, qui ita laborant ſi recte curabuntur, iis ſanguinis miſſio eſt adhibenda. Quibus enim corpus ex humorum abundantia inhabile ad transpirationem jam redditum tantum
caloris congeſſit ut inde jam febricitet, iis tantum ſanguinis
eſt detrahendum quantum vires tolerant. Pro certo quoque habendum, niſi iis qui hoc per naturam ſunt habitu id
adhibeatur praeſidium, fore ut vel ſuffocentur, vel certe
ſyncope prehendi omnino periclitentur, niſi, ut dictum eſt,
eos vel naturae robur vel plurimus ſudor vel largum ſanguinis profluvium a morte vindicet. At illud vel me tacente conſtat, iis praeſertim qui librum de plenitudine ſtudioſe perlegerunt, quanquam et nunc quoque a me dicetur,

εἰρήσεται καὶ πρὸς ἡμῶν ὅτι νῦν ὁ λόγος ἐστὶν οὐ περὶ τοῦ
πρὸς τὴν δύναμιν πλήθους. οὔτε γὰρ ἐμφράττει τοῦτο τὰ
στόματα τῶν ἀγγείων, ὡς κωλύειν τὴν ἀνάψυξιν, οὔτε τείνει
τοὺς χιτῶνας αὐτῶν οὔτ᾽ ἔρευθος οὔτ᾽ ὄγκον ἐργάζεται,
πολὺ δὲ δὴ μᾶλλον οὐδὲ τὰς τῆς σαρκὸς ἢ τοῦ δέρματος ἐπέχει διαπνοάς. [208] ἀλλὰ περὶ τοῦ μηκέτι δυναμένου χωρεῖσθαι πρὸς τῶν ἀγγείων, ὃ καὶ διὰ τοῦτ᾽ αὐτὸ ῥηγνύναι τε
καὶ ἀναστομοῦν εἴωθεν αὐτὰ καὶ τἄλλα συμπτώματα τὰ νῦν
εἰρημένα φέρει τὴν ἔμφραξιν, τὴν τάσιν, τὸν ὄγκον, τὸ ἔρευθος, ὁ σύμπας μοι λόγος ἐπεράνθη τε καὶ νῦν οὐχ ἧττον
περανθήσεται. τὸ γάρ τοι πλῆθος τοῦτο χρηστὸν ὂν συναύ-
ξεσθαι πέφυκε τῇ ῥώμῃ τῆς δυνάμεως· ὡς εἴ γε βαρύνειέ ποτ᾽
αὐτήν, οὔτ᾽ αὐξηθήσεται τοῦ λοιποῦ καὶ παύσεται χρηστὸν
ὑπάρχον. εἰ γὰρ ἅπαξ ἀπολέσειε τὸν ἐκ τῆς φύσεως κόσμον,
ἀδύνατον αὐτῷ μὴ σαπῆναι, διότι μηδ᾽ ἄλλο μηδὲν ὑγρὸν
καὶ θερμὸν σῶμα τουτωνὶ τῶν ἐκτὸς ὁρῶμεν ἄσηπτον διαμένον. ταῦτά τοι χρὴ σπεύδειν ἀφαιρεῖν τοῦ αἵματος, ὅπως
ἢ τῶν ἀγγείων φύσις ἐκ τοῦ διαπνεῖσθαί τε καὶ ῥιπίζεσθαι

non eſſe nunc nobis de ea plenitudine ad vires ſermonem;
neque enim ſic obſtruit venarum ora ut refrigerationem
prohibeat, nec tunicas earum diſtendit, nec ruborem nec
tumorem invehit, multoque minus vel carnis vel cutis
transpirationem moratur; verum de ea quae contineri a
vaſis ultra non valet, quaeque ob id ipſum tum perrumpere
vaſa tum recludere ſolet, reliquaque modo dicta ſymptomata inducit, obſtructionem, diſtentionem, tumorem, ruborem, de hac mihi omnis ſermo tum habitus eſt, tum
vero nihilominus habendus. Siquidem copia haec dum
bonitatem ſuam ſervat, ut pariter augeri cum robore virium
eſt nata, ita ſi quando has gravat, nec de caetero augebitur
et bonitatem naturae amittet. At ſi naturalem ſemel bonitatem amiſerit, fieri nequit ut non putrescat, quandoquidem neo aliud ullum ex iis quae foris ſunt humidum calidumque corpus manere non putrescens cernimus. Ergo
feſtinare ad ſanguinem detrahendum oportet, quo vaſorum
natura ex transpirando ventilandoque naturalem temperiem

τὴν φυσικὴν εὐκρασίαν φυλάττουσα κατὰ τὸν ἐξ ἀρχῆς τρόπον ἐπικρατῇ τῶν χυμῶν· ὡς εἴ γε δύσκρατος γενομένη κάμοι,
κίνδυνος αὐτοῖς σαπῆναι. ἡ δυσκρασία δ᾽ ἐν αὐτῇ γίνεται
διὰ τὴν τοῦ πυρετοῦ θέρμην. ἣν ὅταν τις ἀμαθὴς ἰατρὸς
αὐξήσῃ τῷ μὴ κενῶσαι τὸ τῆς στεγνώσεως αἴτιον, ἄπορος ἡ
λοιπὴ πᾶσα βοήθεια γίγνεται. τοῦ μὲν γὰρ πλήθους κενοῦσθαι δεομένου, τῆς θέρμης δ᾽ ἐμψύχεσθαι, μάχη καὶ στάσις εἰς
ἄλληλα τοῖς ἰωμένοις βοηθήμασι γίγνεται, τῶν μὲν ἐμψυχόν-
των, εἰ καὶ τὴν εὐκρασίαν ἐκπορίζοιτο τῇ φύσει, κατεχόντων
γοῦν τὸ πλῆθος ἐν τῷ σώματι, τῶν δὲ τῇ μανώσει τοῦ δέρματος ἐκκενούντων αὐτὸ θερμαινόντων ἁπάντων, ὥστ᾽ εἰ μὲν
τοῦτο κενοῦν ἐθέλοις, αὐξήσεις τὸν πυρετὸν, εἰ δ᾽ ἐκεῖνον
ἐμψύχειν, καθέξεις τοῦτο. ταύτην τὴν ἀπορίαν τῶν ἰαμάτων
οἱ μὴ κενώσαντες εὐθὺς ἐξ ἀρχῆς ἐργάζονται, πεισθέντες
Ἐρασιστράτῳ τῷ μηδὲ τὰς αὐτομάτους αἱμορραγίας μιμή-
σασθαι δυνηθέντι. κάλλιστον μὲν οὖν εὐθέως ὡς ἐθεάσω
διαπαντὸς ἡμᾶς ποιοῦντας, οὐχ ἡμερῶν ἀριθμῷ ἐπὶ παντὸς
πράγματος προσέχειν τὸν νοῦν, ἀλλὰ τῇ ῥώμῃ μόνῃ τῆς δυνά-

fervans humoribus eo quo inter initia modo dominetur, et
fi ad intemperiem verfa laborabit, metuendum eft ne hi
putrescant. Excitatur autem intemperies in ea ex febris
calore. Quem fi quando rudis quispiam medicus auxit, non
vacuata ftipationis caufa, in incerto reliquum omne remedium
eft. Ubi namque vacuari plenitudo poltulat, calor autem
refrigerari, pugna discordiaque inter ipfa fanandi oritur
remedia, iis quae refrigerent, quamvis temperiem naturae
concilient, faltem plenitudinem intra corpus detinentibus,
quae vero rarefacienda cute hanc evacuant, omnibus calefacientibus fic ut, fi abundantiam vacuare velis, febrem
augeas, fi febrem refrigerare, abundantiam moreris. In
hanc remediorum inopiam deveniunt qui ftatim a principio non vacuarunt, Erafiftrati perfuafione inducti, qui nec
fpontanea fanguinis profluvia potuit imitari. Optimum igitur eft, id quod nos femper in re quaque facere vidifti, ftatim non numero dierum, fed uni virium robori in febribus

620   ΓΑΛΗΝΟΤ ΘΕΡΑΠΕΤΤ. ΜΕΘΟΛΟΤ

Ed. Chart. X. [208.]   Ed. Baf. IV. (132.)

μεως ἐπὶ τῶν τοιούτων πυρετῶν· εἰ γὰρ αὐτὴ διασώζοιτο,
μὴ μόνον ἑκταίους ἢ ἑβδομαίους, ἀλλὰ καὶ κατὰ τὰς ἑξῆς
ἡμέρας φλεβοτομεῖν. εἰ δ᾽ ἀναγκασθείης ποτὲ θεραπεύειν
ἄῤῥωστον, ᾧ μὴ μόνον ἔμπροσθεν παρελείφθη τὸ τῆς φλεβοτομίας βοήθημα, ἄλλα καὶ νῦν ἤτοι διὰ τὴν ἀμαθίαν τῶν
ἰατρῶν, ἢ τὴν τοῦ κάμνοντος, ἢ τὴν τῶν οἰκείων αὐτῶν δειλίαν, ἐπὶ προήκοντι τῷ χρόνῳ κωλυθείης ἀφαιρεῖν αἵματος,
ἐπὶ τὴν τοῦ ψυχροῦ δόσιν ἔρχεσθαι διορισάμενος ἀκριβῶς
ὁπόση τις ἐξ αὐτοῦ γενήσεται βλάβη. μικρᾶς μὲν γὰρ ἢ οὐδ᾽
ὅλως ἐσομένης διδόναι πίνειν ἀκραιφνὲς ψυχρὸν ὅσον ἂν ὁ
κάμνων βούληται· ἔτι καὶ μᾶλλον θαῤῥῶν, εἰ ψυχροπότης εἴη.
μεγάλης δὲ τῆς βλάβης προσδοκωμένης ἀφίστασθαι μὲν τῆς
δόσεως, τοῖς δὲ ἄλλοις χρῆσθαι βοηθήμασιν, ἅ τάς τ᾽ ἐμφράξεις ἐκφράττει καὶ τὸ πλῆθος κενοῖ καὶ πραΰνει τὸ ζέον τῶν
πυρετῶν. αἱ δ᾽ ἐξ ἀκαίρου ψυχρᾶς πόσεως ἢ ἀμέτρου βλάβαι κατὰ τάδε γίγνονται, τοὺς γλίσχρους καὶ παχεῖς καὶ πολλοὺς χυμοὺς, εἴτ᾽ ἔμφραξιν, εἴτε σῆψιν, εἴτε φλεγμονὴν, εἴτε

ejus generis attentum efle; fi namque fervatum eft, non
folum fexto feptimove, fed etiam fequentibus diebus fanguis eft mittendus.   Quod fi curare aliquando infirmum
cogeris, cui non folum antea fecandae venae remedium prae-
termiffum eft, fed nunc quoque vel per medicorum ignorantiam, vel ipfius laborantis propinquorumve ejus timiditatem procedente tempore mittere fanguinem prohiberis, ad
frigidam exhibendam accedes, fed diligenter ante discernens
quantum ex ea nocumentum contingere poffit.   Nam fi id
aut exiguum erit aut nullum, offerenda potui eft quae
prorfus fit gelida quantum bibere aegro libet, quinimo
magis id audebis, fi frigidae potioni infueverit.   Sin magnum
timetur incommodum, ab hac quidem abftinendum, atque
aliis auxiliis quibus obftructio eximatur et plenitudo vacuetur et febris fervor deferveat utendum.   Quae vero noxae frigidam potionem intempeftive immodiceque exhibitam
fequuntur, in his confiftunt, quod lentos, craffos multosque
humores, five hi obftructiones five putredinem five phleg-

ἐρυσιπελατώδη διάθεσιν, ἢ σκιῤῥώδη τύχοιεν, ἢ οἰδηματώδη
πεποιημένοι, κωλύει λεπτύνεσθαί τε καὶ διαφορεῖσθαι. ὅταν
οὖν ἐκ τούτων μὲν ὁ πυρετὸς ἀνάπτηται, μηδὲν δὲ εἰς τὴν
κένωσιν αὐτῶν ἡ τοῦ ψυχροῦ δόσις ὠφελῇ, παραχρῆμα μὲν
οὐκ ὀλίγην φέρει τὴν ῥᾳστώνην ἐπὶ τὸ σβέσαι τὸν ἤδη γεγονότα πυρετὸν, ἅτε δὲ διαμενούσης τῆς αἰτίας αὖθις ἕτερον
ἀναγκαῖον ἀνάπτεσθαι καὶ πολλάκις γε χαλεπώτερον τοῦ πρόσθεν, ὅταν ἐκ τοῦ ψυχροῦ πυκνωθῇ τὸ σῶμα. [209] τουτὶ
μὲν δή σοι βλάβης εἶδος ἓν οὐκ εὐκαταφρόνητον. ἕτερον δὲ
τοιόνδε· πολλὰ τῶν ἀσθενεστέρων τοῦ κάμνοντος μορίων
εἴτε διὰ φυσικὴν δυσκρασίαν εἴτε δι' ἐπίκτητον βλάβην ὑπὸ
τοῦ ψυχροῦ πλήττεται. τῷ μὲν γὰρ στόμαχος ἔπαθεν οὕτως
ἰσχυρῶς ὡς μόγις καταπίνειν, τῷ δ' ἡ γαστὴρ ὡς μόγις πέττειν, ἄλλῳ δὲ τὸ στόμα τῆς γαστρὸς, ἢ τὸ ἧπαρ, ἢ τὸ κῶλον, ἢ ὁ πνεύμων, ἢ αἱ φρένες, ἢ καὶ νὴ Δία νεφροὶ καὶ
κύστις ἤ τι τοιοῦτον ἕτερον ὑπὸ τοῦ ψυχροῦ πληγὲν ἄῤῥωστον εἰς τὴν οἰκείαν ἐνέργειαν ἐγίνετο. τινὲς δὲ αὐτῶν ἐξ
ἀκαίρου τε καὶ ἀμέτρου πόσεως οὐκ εἰς μακρὰν οὐδ' εἰς

monen, five eryſipelatodem affectum aut ſcirrhodem aut
oedematodem creaverit, attenuari discutique prohibent.
Ergo quoties ex his febris accenditur, atque ad eos vacuan-
dos frigida data non conducit, ad praeſens quidem non
parvum affert levamen, propterea quod jam accenſam febrem extinguit; verum quum cauſa ejus adhuc perſtet,
aliam denuo accendi eſt neceſſe, atque ea quae praeceſſit
nonnunquam difficilorem, propterea quod denſatum ex frigida corpus eſt. Atque haec una noxae ſpecies eſt minime
contemnenda. Altera talis eſt; multae laborantis imbecillae partes, five ita ſe ex naturali intemperie habeant five
ex vitio adſcititio, a frigida laedantur. Alii namque gula
adeo vehementer eſt affecta ut vix deglutiret; alii ventriculus ſic ut vix concoqueret; alii ipſum ventriculi os aut
jecur aut colon aut pulmo aut certe et renes et veſica, aut
tale quippiam aliud a frigida percuſſum ad proprium opus
iuſirmum eſt redditum. Nonnulli autem ex intempeſtiva
immodicaque ejus potione non multo interpoſito tempore,

622 ΓΑΛΗΝΟΥ ΘΕΡΑΠΕΥΤ. ΜΕΘΟΔΟΥ

Ed. Chart. X. [209.]　　　　　　　　　Ed. Baf. IV. (152.)

ὕστερον, ἀλλ' αὐτίκα δυσπνοίαις καὶ σπασμοῖς καὶ τρόμοις
ἁλίσκονται καὶ συλλήβδην εἰπεῖν κακοῦνται πᾶν τὸ νευρῶδες
γένος. οἶδ' ὅτι φοβερὸν ἄν σε πρὸς τὴν τοῦ ψυχροῦ δόσιν
εἰργασάμην ἐξ ὧν εἶπον, εἰ μή με πολλάκις ἐθεάσω μὲν χρησάμενον, ἀεὶ δ' ὠφελήσαντα χωρὶς τοῦ βλάψαι τι τὸν κάμνοντα σαφές. ὅσοις μὲν γὰρ ἐν κυρίῳ μορίῳ φλεγμονώδης
ὄγκος ἢ οἰδηματώδης ἢ σκιῤῥώδης ἐστὶν, οὐ χρὴ τούτοις
διδόναι τὸ ψυχρόν· οὐ μὴν οὐδ' ὅσοις ἔμφραξις ἢ σῆψις χυμῶν ἄπεπτος. εἰ δ' ἐναργῆ βλέποις τὰ τῆς πέψεως σημεῖα,
χωρὶς τῶν εἰρημένων ὄγκων ἐκεῖνο μόνον ἔτι διάσκεψαι, μή τι
μόριον οὕτω ψυχρὸν εἴη τὴν κρᾶσιν ὡς εἰς αὐτὸ κατασκῆψαι
τὴν βλάβην. ἐρυσίπελας δὲ τὸ γοῦν ἀκριβὲς οὐκ ἂν ἄλλως
ἰάσαιο. συμμιγὲς δ' εἴπερ εἴη φλεγμονῇ, τὰ τῆς πέψεως ἀναμεῖναι χρὴ γνωρίσματα. ταῦτα μὲν οὖν ἐπιπλέον ἢ κατὰ
τὴν ἐνστῶσαν ὑπόθεσιν, ὅθεν ἴσω; καὶ αὖθις ἀναγκαῖον
ἔσται ποτὲ δόσεως ψυχροῦ μνημονεῦσαι. νυνὶ γὰρ ὁ μὲν ἕτερος τῶν συνόχων ἐμφράξει μόνῃ τὴν γένεσιν εἶχεν, ὁ δ' ἕτε-

nec poftmodum, fed illico difficultate fpirandi et convulfione et tremore corripiuntur, ac toto, ut femel dicam,
nervofo genere laeduntur. Nec ignoro quod formidolofum
te ad frigidam offerendam ex iis quae memoravi redderem,
nifi ea me ufum faepe vidiffes femperque cum fucceffu, nec
aegrum in ullo manifefte laefiffe. Quibuscunque enim in
principe parte tumor aliquis phlegmonodes aut oedematodes
aut fcirrhodes conftitit, iis frigidam offerre non oportet;
fed nec iis quibus obftructio putridusve humor non concoctus incommodat. Quod fi evidentes percipis absque jam
dictis tumoribus concoctionis notas, illud duntaxat aeftimabis fitne pars aliqua temperamento adeo frigido ut in
hanc noxa procumbat. Porro eryfipelas quod verum fit
non aliter fanaveris, at fi mixtum cum phlegmone fit, in
concoctionis expectandae funt notae. Atque haec latius
quam pro re nunc propofita, quum poftmodum etiam forte
neceffum erit de frigida exhibenda mentionem facere. Nunc
enim altera continentium febrium ex fola obftructione eft

ρος ἅμα σήψει καθ᾽ ὅλας τὰς φλέβας. ὅταν οὖν ποτ᾽ ἐπ᾽
αὐτῶν ἴδῃς τὰ τῆς πέψεως τῶν χυμῶν σημεῖα, περὶ ὧν
αὐτάρκως ἐν τοῖς περὶ κρίσεων εἴρηται, θαῤῥῶν διδόναι τὸ
ψυχρόν. ἡ γάρ τοι φύσις τῶν στερεῶν τοῦ (133) ζώου μορίων
ῥωσθεῖσα τοῖς προλελεπτυσμένοις ἐπιτίθεται χυμοῖς· ὥσθ᾽
ὅσοι μὲν χρηστοὶ καὶ τρέφειν ἱκανοὶ, τούτους μὲν ἕλκειν εἰς
ἑαυτὰ, τοὺς δ᾽ ἀχρήστους ἐκβάλλειν ἤτοι διὰ τῆς γαστρὸς
ἢ διὰ τοῦ δέρματος. εἰ δὲ ψυχροπότης ὁ κάμνων εἴη, πάνυ
θαῤῥῶν δίδου τὸ ψυχρὸν, αὐτῇ τῇ πείρᾳ δεδιδαγμένος ἀνέχεσθαι πάντα τὰ σπλάγχνα τῆς ὁμιλίας αὐτοῦ. πάντως γὰρ
εἴ τι ψυχρὸν οὕτως ὑπῆρχεν ὡς πλήττεσθαι πρὸς αὐτοῦ κατὰ
τὸν τῆς ὑγείας χρόνον, ἐναργῆ τὴν βλάβην ἐνεδείξατο ἄν·
μηδενὸς δὲ μηδὲν μορίου βλαβέντος οὐδ᾽ ἂν ἐν τῷ πυρέττειν
βλαβείη τι. ὅπου γὰρ καὶ ἀήθεις ἔνιοι ψυχροῦ, διὰ καυσώδη
πυρετὸν ἀναγκασθέντες πιεῖν οὐδὲν ἐβλάβησαν, οὔπου γε τῶν
ἐθάδων ἄν τις βλαβείη, πρόβλημα μέγιστον ἔχων ἐξ ἐπιμέτρου τὸ πλῆθος τῆς θερμασίας. αὕτη γὰρ ἐν ταῖς εὐρυχω-

orta, altera vero etiam cum putredine per omnes venas.
Quum ergo concoctionis humorum in iis notas videris, de
quibus dictum abunde in libris de crifibus eft, audacter frigidam dabis. Quippe folidarum animalis partium natura
roborata praetenuatos jam humores aggreditur, ita ut qui
utiles fint, atque ad nutriendum habiles, hos quidem ad fe
trahat, inutiles vel per ventrem vel per cutem ejiciat. Quod
fi etiam frigidae affuetus aeger fuit, magna cum fiducia frigidam exhibebis, ipfa experientia jam doctus omnia vifcera ejus occurfum familiariter tolerare. Omnino namque
fiquod frigidum adeo eſſet ut ab hac offenderetur, id per
fanitatis tempus evidenter offenfam fuam oftendiſſet; nulla
vero per fanitatem pars quicquam ab hac laefa, nec etiam
inter febricitandum quicquam laedetur. Ubi namque nonnulli aquae frigidae *potioni* non affueti, tamen propter ar-
dentem febrem eam bibere coacti, nullum incommodum
fenferunt, multo profecto minus eorum qui affueverunt
quisquam laedi debet, cui etiam quafi pro munimento maximo accedit ipfa caloris copia. Hic namque quum in vafo-

ρίαις τῶν ἀγγείων πολλὴ περιεχομένη, τῆς ἀερώδους οὐσίας
ἐν αὐτοῖς καὶ προσέτι τῶν χυμῶν ἁπάντων ἐκπεπυρωμένων,
ὅσον ὑπὸ τοῦ ψυχροῦ πάσχει ψυχομένη, τοσοῦτον εἰς αὐτὸ
δρᾷ θερμαίνουσα. καὶ διὰ τοῦτο τοῖς ὀλίγον αἷμα καὶ σάρκας ἔχουσιν ἡ πόσις τοῦ ψυχροῦ σφαλερωτέρα· ταχὺ γὰρ
ἐπὶ τὰ στερεὰ τοῦ ζώου μόρια διικνεῖται, μηδενὶ προσεντυγ-
χάνων ὑφ᾽ οὗ θραυσθήσεται. διὰ τοῦτο δὲ καὶ οἱ ἑκτικοὶ
τῶν πυρετῶν οὔτ᾽ ἀκραιφνοῦς ὁμοίως οὔτε πολλοῦ χρῄζουσι
τοῦ ψυχροῦ, λεπτοῖς καὶ ὀλιγαίμοις τοὐπίπαν ἐγγινόμενοι
σώμασιν. ἀλλὰ περὶ μὲν ἐκείνων αὖθις εἰρήσεται· ἰάματα δὲ
σύνοχων πυρετῶν δύο ταῦτ᾽ ἐστὶ μέγιστα, φλεβοτομία καὶ
ψυχρόν. [210] ἀλλ᾽ ἐκείνη μὲν ἐν παντὶ καιρῷ, φερούσης
γε τῆς δυνάμεως· ἡ δὲ τοῦ ψυχροῦ πόσις, ὅταν μὲν τοῖς
σφυγμοῖς καὶ τοῖς οὔροις τὰ τῆς πέψεως ἐναργῆ σημεῖα
βλέπῃς, μέγιστος δὲ πυρετὸς εἴη. προσεπιβλέπειν δὲ τοῖς
τῆς φλεβοτομίας σκοποῖς τά τε προηγούμενα καὶ τὰ πάντως ἐπακολουθήσοντα. προηγησαμένης γὰρ ἀπεψίας σιτίων,
τοσοῦτον χρόνον ἀναβάλλεσθαι κέλευε τὴν φλεβοτομίαν ὅσος

rum cavitatibus plurimus contineatur, utpote tum aërea
in his fubftantia tum etiam humoribus omnibus inflammatis
quantum a frigido patitur refrigeratus, tamen rurfus calefaciendo in ipfum agit. Ideoque minus tuta iis qui exiguum
fanguinem carnemque obtinent frigidae potio eft, celeriter
namque ad folidas animalis pervenit partes, nulli quod ejus
vim frangat occurrens. Eo etiam fit ut hecticae febres
nec puram eam quae prorfus fit gelida, nec multam defiderent, ceu quae extenuatis omnino exiguique fanguinis corporibus incidant. Verum de illis poft agetur. Maxima
vero continentium febrium remedia haec duo funt, venae
fectio et potio frigida. Verum illa omni tempore, modo
vires fuftineant, haec frigidae potio quum et in pulfu et
urinis concoctionis evidentes cernuntur notae, febris autem
eft maxima. Attendenda vero cum venae fectionis fcopis
funt tum quae eam praecedunt, tum vero quae omnino
fubfequuntur. Nam fi praecedat ciborum cruditas, tanto
tempore differre venae fectionem jubebis quantum fatis-

ἂν ἱκανὸς εἶναί σοι δόξῃ πρός τε τὴν πέψιν αὐτῶν καὶ
τὴν τῶν περιττωμάτων ὑποχώρησιν. ἑπομένης δέ τινος ἐξ
ἀνάγκης κενώσεως, ἀπολιπεῖν αὐτῇ τοῦ περιττοῦ τοσοῦτον
ὅσον μέλλει κενώσειν. ὥστε εἴτε καταμήνια τύχοι κινηθέντα
κατὰ τὸν τῆς φλεβοτομίας καιρὸν, εἴτ᾽ αἱμοῤῥοΐς ἀναστο-
μωθεῖσα θεασάμενος τοῦ φερομένου τὴν ὁρμὴν, εἰ μὲν ἱκανὸν αὐτὸ φαίνοιτο μόνον ἐκκενῶσαι τὸ δέον, ἐπιτρέπειν
τῇ φύσει τὸ σύμπαν· εἰ δὲ μὴ, τοσοῦτον ἀφαιρεῖν αὐτοῦ,
ὡς ἐξ ἀμφοῖν συντεθέντων ἀνυσθῆναι τὸ προσῆκον. ὥσπερ
δ᾽ ἐπὶ τούτων τὴν φυσικὴν κένωσιν αἰσθητὴν οὖσαν οὐ
μικρὸν χρὴ τίθεσθαι σκοπὸν, οὕτως ἑτέρωθι τὴν φύσιν ἢ
τὴν ἡλικίαν ἢ τὴν κατάστασιν. ἔνιοι μὲν γὰρ εὐδιαφόρητοι
φύσει, παῖδες δ᾽ ἀεὶ διὰ τὴν ἡλικίαν· ἡ κατάστασις δ᾽
ὅταν ᾖ θερμή τε ἄγαν καὶ ξηρά. καλῶ δὲ δηλονότι κατάστασιν τὴν τοῦ περιέχοντος ἡμᾶς ἀέρος κρᾶσιν, ἐν ᾖ καὶ
χώρα καὶ ὥρα περιείληπται· καὶ γὰρ καὶ τούτων ἑκάτερον
ἔχει τὴν ἔνδειξιν ἐκ τῆς τοῦ περιέχοντος κράσεως. εὐδια-

facere tum ad eorum concoctionem, tum ut excrementi
defcendant videbitur. Sin fequetur neceffario vacuatio
quaepiam, tantum illi de eo quod fuperfluum eft relinquendum, quantam eft per eam vacuandum. Itaque fi tempore
mittendi fanguinis menfes moveri contingat, five etiam hae-
morrhois fit reclufa, fi infpectus fluentis impetus fatis fore
videbitur, qui folus quod requiris vacuet, naturae rem
omnem permittes, fin minus, tantum ipfe detrahes, quo ex
conjunctis ambobus perficiatur quod poftulas. Veluti autem
in his ad ipfam naturalem vacuationem, quae fenfu ufur-
petur, non leviter attentum effe oportet, ita alibi vel ad
naturam ipfam vel aetatem vel coeli ftatum. Sunt enim
nonnulli ad discutiendos corporis humores natura propenfi,
pueri certe propter aetatem perpetuo; coeli vero ftatus ubi
calidus nimium eft et ficcus. Voco ftatum ipfum ambientis nos aëris temperamentum, fub quo et anni tempus et
regio comprehenditur, etenim et horum utrumque ex ambientis temperie indicationem mutuatur. Propenfi autem

φόρησοι δ' εἰσὶν οἱ ὑγροὶ τὴν φύσιν ἅπαντες καὶ μᾶλλον
ἅμα θερμότητι, καὶ οἱ ἀραιοὶ τὴν ἕξιν, ἔτι δ' οἷς τὸ στόμα
τῆς γαστρὸς ἢ πικρόχολον, ἢ ἄῤῥωστον, ἢ πέρα τοῦ δέοντος αἰσθητικόν. οὗτοι μὲν οὖν οἱ ἀντιπράττοντες τῇ φλεβοτομίᾳ σκοποί. συνενδεικνύμενοι δ' αὐτὴν τῇ πρώτως
χρηζούσῃ διαθέσει, σκληρὰ μὲν ἡ ἕξις καὶ πυκνὴ καὶ τὸ
σύμπαν φάναι δυσδιαφόρητος· ὑγρὸν δὲ ἢ ψυχρὸν τὸ περιέχον. εὐλόγως δήπου τὰ μὲν συνενδείκνυται τὴν φλεβοτομίαν, τὰ δὲ ἀντενδείκνυται· κένωσις μὲν γὰρ αὐτῆς ὁ σκοπός. τῶν δ' εἰρημένων τὰ μὲν ἐπέχει τὰς διαπνοὰς, τὰ δὲ
προτρέπει· καὶ τὰ μὲν εὐκένωτά ἐστι, τὰ δὲ οὔ. κωλύει
μὲν οὖν διαπνεῖσθαι τὰ σώματα στέγνωσίς τε τῶν πόρων
καὶ τοῦ περιέχοντος ἡμᾶς ἀέρος ὑγρότης τε καὶ ψύξις,
προτρέπει δὲ τὰ τούτων ἐναντία. τῶν κενουμένων δ' αὐτῶν τὰ μὲν ὑγρὰ καὶ θερμὰ καὶ λεπτὰ διαφορεῖται τάχιστα, τὰ δὲ παχέα καὶ γλίσχρα καὶ ψυχρὰ δυσδιαφόρητά
ἐστι. ταυτὶ μὲν οὖν εἴς γε τὰ παρόντα περὶ φλεβοτομίας

ad digerendos corporis fuccos funt quicunque natura funt
humidi, magisque fi accedat caliditas; praeterea qui raro
corporis funt habitu, ad haec quibus os ventris aut amara
bile abundat aut imbecillum eft aut fupra modum fenfile.
Atque hi quidem fcopi funt qui fanguinem detrahendum dehortantur. Contra poftulant una cum affectu, cujus caufa
primum requirebatur, habitus durus denfusque, et uno
verbo, qui haud facile discutit, tum ambiens humidus frigi-
dusque. Sane merito quaedam fanguinem mittendum ad-
hortantur, quaedam dehortantur, vacuatio namque phlebo-
tomiae fcopus eft. At eorum quae comprehenfa funt quaedam transpirationes morantur, quaedam promovent, et
quaedam ad vacuandum prompta funt, quaedam fecus.
Sane transpirationem corporum prohibent tum meatuum
ftipatio tum circumdantis nos aëris humiditas et frigiditas,
contra promovent ea quae his funt contraria. Eorum autem quae vacuantur, quae calida humidaque ac tenuia funt,
ea celerrime discutiuntur; contra quae craffa, glutinofa et
frigida funt, aegre transpirant. Atque haec quidem ad rem

τε καὶ ψυχρᾶς πόσεως ἐγνῶσθαι κάλλιον. ἅπερ ἀμφότερα
πολλοὺς ἐθεάσω δεδιότας ἀγυμνάστους ἰατρούς· ὧν τοὺς
μὲν αἱμοφόβους, τοὺς δὲ ψυχροφόβους ὀνομάζομεν, ὥσπερ
ὑδροφόβους τοὺς λυττῶντας· εἰσὶ γὰρ ἀμέλει καὶ τούτων
ἔνιοι διὰ τὴν περὶ τὰ δόγματα σπουδὴν οὐκ ἐν βραχείᾳ
λύττῃ. καταλιπόντες οὖν αὐτοὺς ἐχώμεθα τῶν ἐξ ἀρχῆς
ἡμῖν προκειμένων ἀναμνησθέντες, ὡς ἐκ τῶν ἐφημέρων πυρετῶν ὁ λόγος εἰς τοὺς συνόχους ἀφίκετο τῇ κοινωνίᾳ τῶν
συμβαινόντων αὐτοῖς. ἐπειδὴ γὰρ ἡ τῆς ἐμφράξεως διάθεσις,
ὅταν μὲν αὐτή τε σμικρὰ τύχοι καὶ καλῶς παιδαγωγηθῇ,
τὸν ἐφήμερον ἐργάζεται πυρετόν. ὅταν δ᾽ ἤτοι διὰ μέγεθος
ἢ διὰ ἀμαθίαν ἰατρῶν ἐκπέσοι τοῦ συνήθους χρόνου τῶν
ἐφημέρων, ἤτοι σύνοχον ἤ τινα τῶν περιοδιζόντων, εἰκότως
[211] ὁ περὶ τοῦ τοῖς ἐφημέροις ὁμογενοῦς συνόχου λόγος
ἡμᾶς ἐξεδέξατο· διὰ δὲ τούτων εὐθέως καὶ ὁ τοῦ μετὰ
σήψεως χυμῶν. ἔδοξέ τε βέλτιον εἶναι σαφηνείας ἕνεκα καὶ

propofitam de miffione fanguinis ac frigidae aquae potionc
non ignoraffe expedit. Quarum utramque metuentes non
paucos medicos vidifti utique imperitos, quorum alteros
haemophobos, *id eſt ſanguinis mittendi timidos*, alteros
pfychrophobos, *id eſt frigidae exhibendae formidantes*,
nominamus, ficut qui a rabido cane funt morfi hydrophobos;
funt enim procul dubio horum quoque aliqui prae dogmatis
fui ftudio non levi in rabie. Ergo relictis his quod initio
inftitutum nobis fuerat profequamur, ad memoriam revocantes, quemadmodum fermo nofter occafione communium
quorundam in ipfis acicdentium a diariis venit ad continentes. Quoniam enim obftructionis affectus, quum et ipfa ex-
ilis eft et rite curatur, diariam febrem efficit; quum vero
vel propter magnitudinem vel medici infcitiam confuetum
diariarum tempus exceffit, aut continentem aut aliquam
earum quae certis circuitibus repetunt, merito nos de ea
quae diariis cognata eft continenti febre disputatio excepit,
propter has vero protinus et de hac quae cum putredine
humorum erat. Vifumque fatius eft vel claritatis vel ex-

γυμνασίας ἑνὸς ἀῤῥώστου μνημονεῦσαι καθ᾽ ἑκάτερον εἶδος
τῶν πυρετῶν.

Κεφ. στ᾽. Ἐπεὶ τοίνυν πέπρακται τοῦθ᾽ ἡμῖν, ἐναργῶς τε δέδεικται δἰ αὐτῶν, ὅπερ ἐν τῷ πρὸ τούτου γράμματι
κατὰ τὴν τελευτὴν ἐλέχθη, τὸ χρῆναι τὰς ἐνδείξεις ἐπὶ τῶν
ἄλλων πυρετῶν, ὅσοι μηκέτ᾽ εἰσὶν ἐφήμεροι, μὴ μόνον ἀπὸ
τῶν ἐν ἐκείνῳ τῷ λόγῳ διδαχθέντων σκοπῶν, ἀλλὰ καὶ τῆς
τῶν πυρετῶν ἐργαζομένης αἰτίας καὶ τῆς τοῦ κάμνοντος δυνάμεως λαμβάνεσθαι, πάλιν ἐπὶ τὴν καθόλου γυμνασίαν ἀνέλθωμεν, εὖ εἰδότες ὡς οὐχ οἷόν τ᾽ ἐστὶ τέχνης οὐδεμιᾶς ἐπιστήμην κτήσασθαι χωρὶς τοῦ μέθοδον μέν τινα διὰ τῶν καθόλου
λεγομένων θεωρημάτων, ἄσκησιν δὲ διὰ τῶν ἐν μέρει λαμβάνειν παραδειγμάτων. οὔτε γὰρ οἷόν τε χωρὶς τοῦ γυμνάσασθαι πολυειδῶς ἐν τοῖς κατὰ μέρος ἐπὶ τῶν καμνόντων, ἃ
χρὴ πράττειν· οὔτ᾽ αὐτὴν τὴν γυμνασίαν ἐγχωρεῖ γίγνεσθαι
προσηκόντως ἄνευ τῆς τοῦ καθόλου γνώσεως· ἐν ἐκείνοις μὲν
γὰρ ἡ μέθοδος, ἡ δ᾽ ἄσκησις ἐν τοῖς κατὰ μέρος. ὥσπερ οὖν
ὅσοι βαδίσαι τινὰ ὁδὸν ἐφίενται τοῖς σκέλεσιν ἀμφοτέροις ἐν

ercendi legentis caufa unius aegroti in utroque febrium
genere mentionem facere.

Cap. VI. Igitur quoniam haec nobis peracta funt,
ac per ea demonftratum evidenter eft, id quod in praecedenti hunc libro ad calcem eft dictum, oportere in aliis febribus, quae amplius diariae non fint, non modo ab iis fcopis qui in illo libro praecipiantur, faciendorum indicationes
peti, fed etiam a caufa febrem efficiente, ac laborantis viribus, ad univerfalem denuo exercitationem revertamur, pro
comperto habentes non licere ullius artis fcientiam nancisci,
nifi et methodum quandam habueris per univerfalia vocata
theoremeta et in particularibus te exemplis exercueris.
Quum neque fieri poffit ut fine multiplici in aegris fingula-
tim exercitatione quod ex ufu fit facias, nec fine univerfalium
cognitione probe exercitatio procedat; quippe quum in univerfalibus methodus, in particularibus exercitatio confiftat.
Tanquam igitur qui iter aliquod ingredi ftudent utroque

μέφει χρῶνται, ϑατέρῳ δ᾽ εἴ τις σκάζων μόνῳ χρῶτο, παμπόλλῳ
τε χρόνῳ καὶ μετὰ τοῦ σφάλλεσϑαι πολλάκις ἀνύσει τὴν πο-
ρείαν, οὕτως ὅστις ἐπὶ τέλος ἡστινοσοῦν ἀφικέσϑαι τέχνης
ἐϑέλει, χρηστέον αὐτῷ τοῖς δύο τούτοις οἷόν περ σκέλεσιν ἢ
ὀργάνοις ἢ ὅπως ἄν τις ὀνομάζειν βούληται· μεϑόδῳ μὲν ἐν
τοῖς καϑόλου ϑεωρήμασιν, ἀσκήσει δ᾽ ἐν τοῖς κατὰ μέρος.

Κεφ. ζ'. Ἀνελϑόντες οὖν αὖϑις ἐπὶ τὴν μέϑοδον
ὑπὲρ τῆς τοῦ κάμνοντος ἐπισκεψώμεϑα δυνάμεως, εἴτε συντελεῖ τι πρὸς τὴν ϑεραπείαν, εἴτ᾽ οὐδὲν ὅλως, ὡς ἔδοξέ τισιν.
ἔοικε δὲ τοῖς ἄχρηστον εἰς ϑεραπείας εὕρεσιν εἶναι φαμένοις
τὴν δύναμιν οὐκ οἰκεία τοῖς ἔργοις τῆς τέχνης ἡ σκέψις, ἀλλὰ
λογικωτέρα μᾶλλον, ὡς σοφισταῖς γεγονέναι. λέγουσι μὲν γὰρ
ἐκ τῆς διαϑέσεως ἣν ϑεραπεύομεν εἶναι τὴν ἔνδειξιν (134) ὧν
χρὴ πράττειν, οὐκ ἐκ τῆς δυνάμεως. ἀμέλει καὶ ὥρας καὶ
χώρας καὶ καταστασεις καὶ ἡλικίας καὶ ἔϑη καὶ κράσεις σωμάτων ἀχρήστους εἶναί φασι κατὰ τὸν αὐτὸν λόγον. εἶϑ᾽ ὅταν
ἀναγκάζονται τὴν ϑεραπείαν ἐξαλλάττειν, διὰ ταῦτα τῶν ἐν
ἀρχῇ ῥηϑέντων ἑαυτοῖς ἐπιλανϑανόμενοι, τὰ μὲν αὐτῶν ἀν-

invicem utuntur crure, qui altero claudus eft uno duntaxat
utitur, et longo fpatio et faepe errans viam peragit, ita
fane et qui finem cujuslibet artis confequi parat, duabus his
veluti cruribus vel inftrumentis vel quomodocunque appellaffe libet, uti debebit, in univerfalibus theorematis methodo, in particularibus exercitatione.

Cap. VII. Reverfi igitur rurfus ad methodum, nunc
age de aegrotantis agamus viribus, conferantne ad curationem hae quippiam an plane nihil, ceu nonnullis eft vifum.
Videtur tamen eorum qui inutiles vires effe ad curationem
inveniendam dicunt non propria operum artis difceptatio
effe, fed logica potius ac fophiftarum. Ajunt enim ab eo
quem curamus affectu faciendorum indicationem praeftari
haudquaquam a viribus. Ergo et anni tempus et regionem
et ftatum coeli et aetatem et confuetudinem et corporum
temperamenta inutilia effe eadem ratione dicunt. Poftea
quum mutare curationem propter haec coguntur, imme-
mores eorum quae inter initia dixerant, quaedam eorum

τενδείκννσθαί φασιν ἐνίοτε τοῖς θεραπευτικοῖς σκοποῖς, τὰ δ᾽
εἰς ὕλας βοηθημάτων εἶναι χρήσιμα, καθάπερ καὶ τὰ μόρια
τοῦ ζώου. καὶ γὰρ ἐπ᾽ ἐκείνων τὴν αὐτὴν στρέφονται στρο-
φὴν, ἐν ἀρχῇ μὲν τῶν λόγων ἄχρηστα πρὸς τὴν τῆς θεραπείας
εὕρεσιν ὑπάρχειν αὐτὰ φάσκοντες, ὕστερον δ᾽ ὅτ᾽ ἂν ἐξελέγ-
χωνται, πρὸς μὲν τὴν ἔνδειξιν τῆς θεραπείας ἄχρηστα λέγοντες, εἰς δὲ τὴν τῆς ὕλης ἐξάλλαξιν, ἢ εὕρεσιν, ἢ διαφορὰν,
ἢ ποιότητα, καὶ γὰρ καὶ ὀνομάζουσιν οὐχ [212] ὡσαύτως
ἅπαντες, ἀναγκαῖα συγχωροῦντες ὑπάρχειν. ὅπερ οὖν εἶπον
ἀρτίως, ἀναλήψομαι καὶ νῦν, ὡς ἐκ τοῦ χρησίμου τῆς τέχνης
μεταβαίνοντες εἰς λογικὴν ἀφικνοῦνται σκέψιν. ἔστι μὲν
γὰρ τὸ χρήσιμον ἐξευρεῖν βοηθήματα δι᾽ ὧν ὁ κάμνων θερα-
πευθήσεται· καταλιπόντες δ᾽ ἐκεῖνοι τοῦτο περὶ ὀνομάτων
ἐρίζουσιν, ἐνδείξεις τε καὶ ἀντενδείξεις λέγοντες καὶ κοινότητας
καὶ σκοποὺς καὶ ὕλας βοηθημάτων, ὅσα τ᾽ ἄλλα τοιαῦτα τῇ
διαφορᾷ τῶν ὀνομάτων ἀπολογεῖσθαι νομίζοντες, ὑπὲρ ὧν
ἀπεφήναντο ψευδῶς. ἐγὼ δ᾽ οὐ κωλύω μὲν αὐτοὺς ὀνόμασιν
οἷς ἂν ἐθέλωσι χρῆσθαι· μεμνῆσθαι δὲ ἀξιῶ τῶν ἐξ ἀρχῆς

contraria aliquando indicare ajunt curativis fcopis, quaedam ad praefidiorum materias efle utilia, quemadmodum et animalis partes. Etenim in illis quoque eadem
verfantur ftropha, in principio fermonis inutiles eas efle
ad curationis inventionem afferentes; poft ubi redarguuntur, ad curationis quidem indicationem inutiles dictitan-
tes, ad materiae tamen mutationem vel inventionem vel
differentiam vel qualitatem, non enim nominant eodem
omnes modo, necefsarias efle fatentes. Itaque quod modo
dixi, nunc quoque repetam, quod egrefsi ex eo quod in
arte eft utile, in logicam difceptationem veniunt. Eft namque *artis* utilitas auxilia quibus aeger fanetur invenire, quo
illi relicto de nominibus litigant, indicationes et indicationum contradictiones vocantes, item communitates et fcopos
et auxiliorum materias aliaque fimilia *loquentes*, hac nominum diverfitate excufafle fe pro iis quae falfo affirmaverant
arbitrantes. Ego vero minime ipfos prohibeo nominibus
quibus libitum fit uti; meminifle tamen eos velim eorum

BIBΛION I. 631

Ed. Chart. X. [212.]   Ed. Baf. IV. (134.)

προτεθέντων, ἅπερ ἐστὶ βοηθημάτων εὑρέσεις· εἰς ἃς ὅ τι
περ ἂν φαίνηται συντελοῦν ὁπωσοῦν ἀναγκαῖον αὐτὸ φατέον
εἰς τὴν θεραπείαν ὑπάρχειν. οὕτως οὖν καὶ ἡ δύναμις εἴτ᾽
ἀναγκαία σκοπεῖσθαι τοῖς ἰατροῖς ἐπὶ τῶν ἀρρωστούντων εἴτ᾽
οὐκ ἀναγκαία σκοπῶμεν. ἐγὼ μὲν γὰρ φημι πολλάκις ἀναγκαιο-
τάτην ὑπάρχειν αὐτὴν, ὡς πάντα σχεδόν τι τὰ περὶ τὸν κάμνοντα δι᾽ ἐκείνην πράττεσθαι μόνην, ἔστι δ᾽ ὅτε μετρίως
ἀναγκαίαν, ὡς λαμβάνεσθαι μέν τι καὶ ἐξ αὐτῆς εἰς τὰ ποιητέα, μὴ μέντοι πρὸς αὐτήν γε τὸ πᾶν κῦρος ἀναφέρεσθαι
τῶν πρακτέων. αὖθις δ᾽ ἄν σοι δείξαιμι τὴν δύναμιν οὕτω
βραχὺ συντελοῦσαν εἰς τὴν τῶν βοηθημάτων εὕρεσιν, ὡς διὰ
σμικρότητα καὶ λανθάνειν ἐνίοτε καὶ παραπέμπεσθαι καὶ
σιωπᾶσθαι, καθάπερ ὅλως οὐκ οὖσαν ἐκ τῶν χρησίμων σκοπῶν. ἀλλ᾽ ὅπερ ἐπὶ τῆς δυνάμεώς ἐστι, τοῦτο καὶ ἐπὶ τῶν
ἄλλων ἁπάντων ὑπάρχει τῶν ἐνδεικνυμένων. ἄλλοτε γὰρ αὐτῶν ἄλλο τὸ μὲν ἧττον δύναται, τὸ δὲ πλέον· ἐνίοτε δὲ
οὕτως ἰσχυρόν ἐστιν ὡς μόνον ἐνδείκνυσθαι δοκεῖν, ἢ οὕτως
ἀσθενὲς ὡς παραλείπεσθαι.

quae ab initio propofuerunt, quae funt auxiliorum inventio-
nes, ad quas quicquid conducere quo modo libet videbitur,
id fatendum eſt ad curationem eſſe neceſſarium. Sic igitur
et virtus neceſſariane conſideratu in aegris a medico ſit an
non neceſſaria indagemus. Ego enim ſaepe maxime eſſe
neceſſariam ajo ſic, ut quae circa aegrum adminiſtrantur
omnia ferme ejus unius cauſa fiant, aliquando mediocriter
neceſſariam ſc, ut aliquid ex hac quoque ad ea quae facienda funt conſilii petatur, non tamen praecipua faciendorum ratio huc omnis referatur. Poſſum rurſus oſtendere
tibi virtutem adeo exiguam ad invenienda remedia conferre,
ut propter exilitatem etiam lateat; alias vero praetermitti
ac filentio praeteriri, quaſi prorſus ex utilibus ſcopis non
ſit. Verum quod accidit in virtute, id in reliquis omnibus
quae aliquid faciendum indicant uſu venit. Nam aliquando
aliud eorum alio minus aut plus valet, aliquando adeo eſt
valens ut ſolum indicare videatur, aut ita imbecillum ut
omittatur.

Κεφ. η'. Ταῦτ' οὖν ἐπιδεικνύντι μοι πρόσεχε τὸν
νοῦν, ἐκεῖνο διὰ μνήμης ἔχων ὡς οὔτ' ἐν ἄλλοις τισὶ τὸ μεθόδῳ
θεραπεύειν ἐστὶν οὔτ' ἄλλος τις πρὸ ἡμῶν διωρίσατο πάνθ'
ἑξῆς αὐτὰ, καίτοι γε ὑφ' Ἱπποκράτους εὑρημένης τῆς ὁδοῦ.
ταυτὶ γὰρ ἃ νῦν ἐγὼ μέλλω διέρχεσθαι τὴν θεραπείαν ἐκδει-
κνύμενα πρῶτος ἁπάντων ἐκεῖνος ἔγραψεν· ἀλλ' ὡς ἂν πρῶτος εὑρίσκων οὔτε τὴν προσήκουσαν ἅπασιν ἐπέθηκε τάξιν
οὔτε τὴν ἀξίαν ἑκάστου τῶν σκοπῶν ἀκριβῶς ἀφωρίσατο,
παρέλιπέ τέ τινας ἐν αὐτοῖς διορισμοὺς, ἀσαφῶς τε τὰ πλεῖστα διὰ παλαιὰν βραχυλογίαν ἑρμήνευσε. καὶ δὴ καὶ περὶ τῶν
ἐπιπεπλεγμένων· διαθέσεων ὀλίγιστα παντάπασιν ἐδίδαξε.
συνελόντι δὲ φάναι τὴν ἐπὶ τὰς ἰάσεις ὁδὸν ἅπασαν μέν μοι
δοκεῖ τέμνεσθαι, δεομένην μέντοι γ' ἐπιμελείας εἰς τὸ τέλεον,
ὥσπερ καὶ νῦν ὁρῶμεν ἐνίας τῶν ἐπὶ τῆς γῆς ὁδῶν τῶν παλαιῶν ἢ πηλῶδές τι μόριον ἑαυτῶν, ἢ λίθων, ἢ ἀκανθῶν
πλῆρες, ἢ λυπηρῶς ὄρθιον, ἢ κάταντες σφαλερῶς, ἢ θηρίων
πλῆρες, ἢ διὰ μέγεθος ποταμῶν δύσβατον, ἢ μακρὸν, ἢ

Cap. VIII. Haec igitur dum doceo adſis animo velim, illud habens in memoria, quod nec in aliis ullis curatio
quae per methodum agitur conſiſtit, nec alius ante nos
quisquam omnia ea ordine definivit, quamquam etiam ab
Hippocrate via eſt inventa. Haec enim ipſa quae ego nunc
enarraturus ſum, ille curationem indicare primam omnium
ſcripſit; verum ceu primus inventor nec debitum omnibus
ordinem dedit, nec cujusque ſcopi dignitatem ad unguem
finivit, et quasdam in ipſis diorismos omiſit, obscureque
plurima pro antiqua dicendi brevitate eſt interpretatus.
Praeterea de complicatis affectibus pauciſſima omnino praecepit. Ac ut breviter dicam, omnem ad medicationem viam
aperuiſſe mihi videtur, ſed tamen quae curam diligentiam-
que ad abſolutionem deſideret, veluti nunc quoque videmus
quasdam veterum in terris viarum, quibus pars quaepiam
eſt vel lutoſa vel lapidibus ſentibusve impedita, vel mo-
leſte ardua vel periculoſe prona vel feris obſeſſa, vel propter magnitudinem fluminum invia vel longa vel aspera.

τραχὺ κεκτημένας. ἀμέλει ταῦτ᾽ ἐχούσας ἁπάσας τὰς ἐπὶ τῆς
Ἰταλίας ὁδοὺς ὁ Τραϊανὸς ἐκεῖνος ἐπηνωρθώσατο, τὰ μὲν
ὑγρὰ καὶ πηλώδη μέρη λίθοις στρωννύς, ἢ ὑψηλοῖς ἐξαίρων
χώμασιν, ἐκκαθαίρων δὲ τά τε ἀκανθώδη καὶ τραχέα καὶ
γεφύρας ἐπιβάλλων τοῖς δυσπόροις τῶν ποταμῶν· ἔνθα δ᾽
ἐπιμήκης οὐ προσηκόντως ὁδὸς ἦν, [213] ἐνταῦθα σύντομον
ἑτέραν τεμνόμενος· ὥσπερ καὶ εἰ δι᾽ ὕψος λόφου χαλεπὴ, διὰ
τῶν εὐπορωτέρων χωρίων ἐκτρέπων· καὶ εἰ θηριώδης ἢ
ἔρημος, ἐξιστάμενος μὲν ἐκείνης, ἐφιστάμενος δὲ εἰς τὰς λεω-
φόρους, ἐπανορθούμενος δὲ καὶ τὰς τραχείας. οὔκουν χρὴ
θαυμάζειν εἰ μαρτυροῦντες Ἱπποκράτει τὴν εὕρεσιν τῆς θεραπευτικῆς μεθόδου γράφειν ἐπεχειρήσαμεν αὐτοὶ τήνδε τὴν
πραγματείαν. οὐ γὰρ ὡς οὐδ᾽ ὅλως εὑρεθείσης αὐτῆς, ἀλλ᾽
ὡς δεομένης ὧν ὀλίγον ἔμπροσθεν εἶπον, ἐπὶ τήνδε τὴν συγ-
γραφὴν ἧκον οὐδένα τῶν πρὸ ἐμοῦ συμπληρώσαντα τὴν μέθοδον εὑρών. ἔνιοι μὲν γὰρ οὐδ᾽ ἔγνωσαν ὅλως αὐτὴν, ἔνιοι
δὲ γνόντες οὐκ ἠδυνήθησαν προσθεῖναι τὸ λεῖπον· εἰσὶ δ᾽
οἳ καὶ κατακρύψαι καὶ συσκιάσαι προείλοντο καὶ ἀφανῆ ποιῆ-

Itaque cum fic fe haberent omnes in Italia viae, eas Traia-
nus ille refecit, quae quidem earum humidae ac lutofae
partes erant lapidibus fternens aut editis aggeribus exal-
tans, quae lenticofae et afperae erant, eas expurgans, ac
flumina quae tranfiri non poffent pontibus jungens; ubi
longior quam opus erat via videbatur, aliam breviorem excindens; ficubi vero propter arduum collem difficilis erat,
per mitiora loca deflectens, jam fi obfeffa feris vel deferta
erat, ab illa transferens ac per habitata ducens, tum afpe-
ras complanans. Itaque mirari nemo debet, fi, quum viam
rationemque medendi ab Hippocrate inventam effe fim teftis,
ipfe tamen hoc opus fcribere fum aggreffus. Neque enim
ceu ea plane non effet inventa, fed quod quae proxime
diximus defideret, ad haec confcribenda venimus, nemine
priorum qui eam methodum abfolverit ante me invento;
quandoquidem alii omnino eam non noverant, alii quum
noffent, non potuerunt tamen quod defuit adjicere; non
deerant qui incognitam effe umbraque inductam ac prorfus

634   ΓΑΛΗΝΟΥ ΘΕΡΑΠΕΥΤ. ΜΕΘΟΔΟΥ

Ed. Chart. X. [213.]   Ed. Baf. IV. (134.)
σαι παντάπασιν· οἵτινες δ᾽ εἰσὶν οὗτοι προϊόντος ῥηθήσε-
ται τοῦ λόγου. νυνὶ δ᾽ ὅπερ ὑπεσχόμην ἤδη ποιήσω· πάντας
ἑξῆς ἐκθήσομαι τοὺς θεραπευτικοὺς σκοπούς.

Κεφ. θ΄. Ἀρχὴ δ᾽ αὐτῶν εἰς σαφήνειαν χρήσιμος
ἀνάμνησις ὧν ἐν τῇ πρὸ τούτου γράμματι διῆλθον, ὑπὲρ τῶν
ἐφημέρων πυρετῶν διαλεγόμενος. ἐφαίνετο γὰρ ἐπ᾽ ἐκείνων
ἔνδειξις ἡ πρώτη μὲν καὶ ὡς ἂν εἴποι τις κυριωτάτη τὴν διάθεσιν τοῦ νοσοῦντος ἐκκόπτειν, ὥσπερ ἐπὶ τῶν ὑγιαινόντων
ἐδείχθη φυλάττειν. ἀλλ᾽ ὥσπερ τηρεῖται διὰ τῶν ὁμοίων,
οὕτως ἀναιρεῖται διὰ τῶν ἐναντίων. συνενδείκνυσθαι δ᾽ ἐλέγομεν εἰς τὴν τῶν ἰαμάτων εὕρεσιν αὐτήν τε τοῦ σώματος τὴν
κρᾶσιν ἅμα τοῖς ἔθεσι καὶ τὴν χώραν καὶ τὴν ὥραν καὶ τὴν
κατάστασιν. ἐφ᾽ ὧν δὲ νοσημάτων ἐξαίρετός τις ἐν ἑνὶ μορίῳ
τοῦ ζώου διάθεσις ἐγένετο, καθάπερ ἐπὶ τῶν ἐγκαύσεων ἐν
τῇ κεφαλῇ, λαμβάνεσθαί τινα κἀκ τοῦ μέρους τούτου ἔνδειξιν. οὐ μὴν ἐν ἐκείνῳ γε τῷ γράμματι περὶ τῆς δυνάμεως ἢ
τῆς τὴν διάθεσιν ἐργαζομένης αἰτίας εἴρηταί τι, διὰ τὸ τὴν
μὲν δύναμιν οὐδεμιᾶς ἐξαιρέτου δεῖσθαι προνοίας ἐν τοῖς

e medio fublatam voluerunt. Ii vero qui fuerint in fermonis
progreffu dicetur. Nunc quod promifi aggrediar, omnesque deinceps medendi fcopos exponam.   Cap. IX.
Utile autem ad claritatem eorum princi-
pium fumetur ex revocatis ad memoriam iis quae in praecedenti libro differuimus, quum de diariis ageretur. Videbatur enim in illis prima ac, ut fic dicam, maxime praecipua faciendorum indicatio effe, quae affectum aegrotantis
excidendum fuadet, aeque ut fanorum fervandum monet.
Verum hic ficut per fimilia fervatur, ita per contraria peri-
mitur.   Conferre praeterea ad indicationem inventionis
remediorum diximus tum ipfam corporis temperiem una
cum confuetudine tum regionem tum anni tempus tum coeli
ftatum.   In quibus vero morbis egregius aliquis in una parte
animalis affectus fubfifteret, veluti ex aduftione in capite, a
parte quoque ipfa aliquam indicationem fumi. De viribus
tamen vel caufa affectum efficiente in eo libro nihil eft dictum, propterea quod nec vires in diariis febribus egregiam

ἐφημέροις πυρετοῖς, ὡς ἂν ἐῤῥωμένην τοὐπίπαν· διάθεσίν τε
οὐδεμίαν εἶναι τὸν ἀκριβῶς ἐφήμερον πυρετὸν ἤτοι γεννῶσαν ἢ αὐξάνουσαν, ἑκατέρως γὰρ ἐγχωρεῖ λέγειν. ἀλλὰ νῦν
γε περὶ πρώτης διελθὼν τῆς δυνάμεως ἑξῆς ἐπὶ τὰς γεννώσας
αἰτίας τὸν πυρετὸν ἀφίξομαι τῷ λόγῳ.

Κεφ. ί. Διοικοῦσι τὸ ζῶον, ὡς ἐν τοῖς περὶ τῶν
Ἱπποκράτους καὶ Πλάτωνος δογμάτων ἐπεδείκνυτο, τρεῖς
ἑτερογενεῖς ἀλλήλων δυνάμεις, ὥσπερ ἐκ πηγῆς τινος ἰδίας
ἑκάστη παντὶ τῷ σώματι διανεμόμεναι. καλεῖ δ' αὐτὰς ὁ
Πλάτων ψυχὰς, ἰδίαν ἑκάστης εὑρίσκων τὴν οὐσίαν. ἔστι δ'
ἡ μέν τις αὐτῶν εἰς τὸ τρέφεσθαι τὸ ζῶον ἀναγκαία καὶ κοινὴ
πρὸς τὰ φυτὰ, τὴν μὲν οἷον πηγὴν ἔχουσα τὸ ἧπαρ, ὀχετοὺς
δ' ἐξ αὐτῆς εἰς ὅλον τὸ σῶμα διασπειρομένους τὰς φλέβας·
ἣν εἴτ' ἐπιθυμητικὴν, εἴτε φυσικὴν, εἴτε θρεπτικὴν ὀνομά-
ζοις, οὐδὲν διοίσει, καθάπερ οὐδὲ εἰ ψυχὴν ἢ δύναμιν. ἑτέρα
δ' οὐ μόνον ὡς φυτοῖς ἡμῖν ἢ ζῶσιν, ἀλλὰ καὶ ὡς ζώοις
ὑπάρχουσα ψυχὴ, κατὰ τὴν [214] καρδίαν ἵδρυται πηγή τις
οὖσα καὶ ἥδε τῆς ἐμφύτου θερμασίας· ὀχετοὶ δὲ καὶ ταύτης

ullam providentiam requirant, utpote quae omnino validae
fint, nec affectus ullus in vera diaria fubfit, qui eam vel
gignat vel augeat, nam utroque modo loqui licet. Verum
nunc prius de viribus praecipiam, deinde ad caufas quae
febrem excitant accedam.

Cap. X. Gubernant animal, ut in *libris* de Hippocratis et Platonis dogmatis eft monftratum, tres diverfi inter
fe generis facultates, toti corpori ex fuo quodam veluti
fonte quaeque diftributa; eas Plato animas vocat, propriam
cujusque fubftantiam inveniens. Eft enim earum quaedam
ad nutriendum animal neceffaria, ac cum ftirpibus communis, quae jecur veluti pro fonte habet; canales vero ad hoc
in totum corpus fparfos ipfas venas, hanc feu appetitricem
feu naturalem feu nutricem voces, nihil intereft, ut nec fi
animam aut facultatem. Altera eft quae non modo ut
ftirpibus aut vita praeditis, fed etiam ut animalibus nobis
anima eft infita; haec fedem in corde habet, ipfo quoque
infiti caloris quodam ceu fonte; ab hoc fonte canales arte-

τῆς πηγῆς αἱ ἀρτηρίαι, καλουμένης καὶ αὐτῆς (135) ὀνόμασι
πολλοῖς· καὶ γὰρ δύναμις ζωτικὴ καὶ δύναμις θυμοειδὴς καὶ
ψυχὴ ζωτικὴ καὶ ψυχὴ θυμοειδὴς ὀνομάζεται. τρίτη δ᾽ ἐν
ἐγκεφάλῳ καθίδρυται ψυχὴ λογικὴ, τῶν κατὰ προαίρεσιν
ἐνεργειῶν ἅμα ταῖς αἰσθήσεσιν ἐξηγουμένη, χρῆται δὲ μορίοις
καὶ ἥδε καθάπερ ὀχετοῖς τισι τοῖς νεύροις, αἴσθησίν τε καὶ
κίνησιν ἐπιπέμπουσα δι᾽ αὐτῶν τῷ ζώῳ παντί. τὸ μὲν δὴ
ταύτας φυλάττειν τὰς δυνάμεις οὐδὲν ἄλλο ἐστὶν ἢ τὸ φυλάττειν τὴν ζωήν· ἐδείχθη γὰρ ὅπως ἀπολομένης ἡστινοσοῦν ἐξ
αὐτῶν μιᾶς ἀναγκαῖόν ἐστι καὶ τὰς λοιπὰς συναπόλλυσθαι.
καὶ διὰ τοῦτο κατὰ τὴν ὑγιεινὴν πραγματείαν ὁ σκοπὸς ἡμῖν
οὗτος ἦν. ἐπὶ δὲ τῆς θεραπευτικῆς ὁ μὲν πρῶτος σκοπὸς
ἀνάλογον τῷ κατὰ τὴν ὑγιεινὴν ἡ τοῦ νοσήματος ἀναίρεσίς
ἐστιν· οἷον γὰρ ἐπ᾽ ἐκείνης τὸ φυλάξαι τὴν ὑγείαν ὑπάρχει,
τοιοῦτον ἐπὶ ταύτης ἐκκόψαι τὴν νόσον. ἐν δ᾽ ἀμφοτέραις
αὐταῖς κοινὸν ἡ φυλακὴ τῆς ζωῆς· ἐπὶ μὲν τῆς ὑγιεινῆς πραγματείας ἑπομένη τῇ φυλακῇ τῆς ὑγείας· ὃ γὰρ ἂν ὑγείας
ἕνεκα πράττηται, τοῦτ᾽ εὐθέως ἐστὶ καὶ τῆς ζωῆς φυλακι-

riae funt, vocaturque haec multis fane nominibus, nam et
facultas vitalis et facultas animofa et anima vitalis et anima
animofa dicitur. Tertia anima, ratiocinatrix, in cerebro do-
micilium habet; ea voluntariis actionibus una cum fenfibus
praefidet, utitur et haec partibus quibusdam ceu canalibus,
nempe ipfis nervis fenfum motumque per hos in totum animal transmittens. Ergo has facultates fervare nihil eft aliud
quam vitam fervare, fi quidem monftratum eft, qualibet
earum amiffa neceffe effe reliquas quoque una perire. Ac
propterea in opere de fanitate tuenda fcopus nobis hic erat.
In hac vero medendi methodo primus fcopus ei qui in
opere de fanitate tuenda proponitur refpondens morbi eft
fublatio; nam cujusmodi in illo fanitatis eft tuitio, ejusmodi
in hoc eft morbi fublatio. Quorum utrique unum eft commune, ipfa vitae cuftodia, quae in illo de fanitate tuenda
opere fanitatis cuftodiam fequebatur, quod enim fecundae
valetudinis tuendae gratia geritur, idem ftatim et vitam tue-

κόν· ἐπὶ δὲ τῆς Θεραπευτικῆς οὐκέτι, διὰ τὸ τὰ λυτικὰ τῶν
παρὰ φύσιν ἐν ἡμῖν διαθέσεων οὐκ ἐξ ἅπαντος φυλάττειν
τὴν ζωήν· ἔνια γὰρ ἐξ αὐτῶν ἐστι τοιαῦτα ταῖς δυνάμεσιν,
ὥστε ἀμετρότερον ἢ ἀκαιρότερον αὐτοῖς χρησαμένων ἀπόλ-
λυσθαι τὴν ζωήν. ἐπὶ γοῦν τῆς φλεβοτομίας, ἣν ὀλίγον
ἔμπροσθεν ἄχρι λειποθυμίας ἐλέγομεν χρῆναι ποιεῖσθαι, χάριν
τοῦ σβέσαι τὴν φλόγα τῶν ἐπὶ στεγνώσει συνόχων, οὐ σμικρόν τι τὸ βλάβος εἰκὸς ἀκολουθήσειν, εἰ μὴ κατὰ τὸν προσήκοντα καιρὸν ἢ τὸ δέον ἀποτελεσθείη μέτρον. δύο οὖν ἀνθρώπους ἀπολλυμένους εἶδον ἐν αὐταῖς τῶν ἰατρῶν ταῖς χερσὶ,
λειποθυμήσαντας μὲν, ἀνακομισθέντας δ' οὐκέτι. πολλοὶ δὲ
εἰ καὶ μὴ παραχρῆμα διεφθάρησαν, ἀλλ' ἐξ ὑστέρου γε διὰ
τὸν τῆς δυνάμεως κάματον· οὓς εἴ τις ἐκένωσεν ἄνευ τοῦ
καταλῦσαι τὴν δύναμιν, οὐκ ἂν ἀπώλοντο. καὶ μέν γε καὶ
εἰς νόσον ἔνιοι μακρὰν ἐξέπεσον, ἐπὶ κενώσεσιν ἀμέτροις
ἐκλυθείσης τῆς δυνάμεως. ἄλλοι δ' εἰς τὸν ἐφεξῆς βίον ἅπαντα
τὴν κρᾶσιν ὅλην τοῦ σώματος ἔσχον ψυχροτέραν, οὐ δυνη-
θέντες οὐκέτ' ἀνακαλέσασθαι τὴν ἐκ τῆς ἀμέτρου κενώσεως

tur. At in opere methodi medendi nequaquam propterea
quod quae affectiones praeter naturam in nobis discutiunt,
ea non omnino vitam cuftodiant; nam aliqua ejusmodi praedita funt facultate, ut fi immoderate aut intempeftive his
utare vitam adimant. Siquidem in venae fectione, quam
usque ad animi defectum faciendam effe paulo ante diximus, quo flamma in continentibus ex meatuum ftipatione
febribus extingueretur, non parvum merito fubfequetur
incommodum, nifi opportuno tempore aut debita menfura
fiat. Duos namque in ipfis medicorum manibus perire
vidi, qui poftquam animo linquerentur nunquam revixe-
runt. Multi vero etfi non protinus, at poftea propter facultatis infirmitatem perierunt, quos fi quis citra ejus refo-
lutionem vacuaffet, minime periiffent. Quin etiam aliqui
in morbos inciderunt longos, poftquam immodica vacuatione refoluta naturalis facultas fuit. Aliis quum immodicae vacuationis noxam farcire non potuiffent, in omne reliquum vitae tempus totius corporis temperamentum redditum

βλάβην· ἐξ ἧς ψυχρότητος οἱ μὲν ἄχροοί τε καὶ καχέκται καὶ
ῥαδίως ἐπὶ παντὶ βλαπτόμενοι διετέλεσαν, ἄλλοι δ᾽ ἐξ αὐτοῦ
τούτου νοσήμασιν ἑάλωσαν ὀλεθρίοις, ὑδέροις καὶ ὀρθο-
πνοίαις καὶ ἥπατος ἀτονίαις καὶ γαστρὸς, ἀποπληξίαις τε
καὶ παραπληξίαις. εἰς τοσοῦτον οὖν ἀναγκαίας οὔσης τῆς
δυνάμεως, ἁπάντων δ᾽ αὐτην τῶν κενωτικῶν βοηθημάτων
ὅταν ἀμετρότερον αὐτοῖς τις χρήσοιτο βλαπτόντων, ἐναντιού-
μεναι δηλονότι πρὸς ἀλλήλαις αἱ ἐνδείξεις γίγνονται κατὰ
τὰ τοιαῦτα τῶν σωμάτων ἐν οἷς ἡ μὲν διάθεσις ἵνα λυθῇ
δεῖται κενώσεως ἀξιολόγου, φέρειν δ᾽ αὐτην ἡ δύναμις οὐ
δύναται. πολλάκις δ᾽ οὐδὲν ὑπὸ τῆς κενώσεως ἡ δύναμις
βλαπτομένη παρορᾶται τοὐντεῦθεν ὑπὸ τῶν ἀσκέπτων τε
ἅμα καὶ προπετῶν ἰατρῶν, ὡς οὐδέποτε οὐδὲν ἐνδεικνυμένη.
σφάλλονται δὲ, ὡς εἴρηται, διὰ τὸ μὴ γινώσκειν ὡς ἄλλου μέν
τινος ἕνεκεν ἡ δύναμις σκοπὸς τῶν ποιητέων ἐστὶν, εἰς δὲ
τὴν λύσιν τῆς διαθέσεως οὐδὲν ἐνδείκνυται. ὥσπερ οὖν ἐπὶ
τῶν ὑγιαινόντων ἕπεται διὰ παντὸς τοῖς ἕνεκα τῆς ὑγείας
πραττομένοις καὶ οὐδέν ἐστιν εὑρεῖν τὸ φυλακτικὸν ὑγείας

eſt frigidius, ex qua refrigeratione facile ex quavis occaſione
laeſi, alii decolorati ac malo corporis habitu vixerunt, alii
ex eo ipſo in morbos deciderunt exitiales, aquam inter cutem et orthopnoeam et jecinoris ac ventriculi imbecillitatem
et apoplexiam et paraplexiam. Ergo quum vires tantopere
neceſſariae ſint, eas autem laedant omnia vacuantia remedia,
quum quis iis immoderatius utatur, utique adverſae inter ſe
indicationes in talibus corporibus ſunt, in quibus affectus quo
expugnetur, notabilem vacuationem deſiderat, vires autem
hanc ferre non valent. Verum quum ſaepe ex vacuatione
vires laedantur, hinc ſumitur inconſideratis et temerariis
medicis occaſio, ut eas praetermittant ceu nusquam quicquam indicent. Falluntur autem, ut dictum eſt, propterea quod non intelligunt alterius cujusdam rei cauſa vires
eſſe ſpectandas, nec quicquam ad affectum amovendum indicare. Tanquam igitur in iis qui valent ſemper ea comitatur quae ſanitatis gratia adminiſtrantur, nec eſt quicquam

ΒΙΒΛΙΟΝ Ι. 639

Ed. Chart. X. [214. 215.]   Ed. Baf. IV. (135.)

ἀναιρετικὸν τῆς δυνάμεως, οὕτως ἐπὶ τῶν νοσούντων ἐνίοτε
μὲν ἕπεται τοῖς ὡς πρὸς τὴν λύσιν αὐτοῦ πραττομένοις,
[215] ἐνίοτε δ᾽ ἀναιρεῖται πρὸς αὐτῶν. εἰ μὲν γὰρ ὀλίγον τῆς
δυνάμεως εἴη τὸ πλῆθος ἰσχυρότερον, ἐπὶ ταῖς συμμέτροις
κενώσεσιν οὐ μόνον οὐδεμία βλάβη τῆς δυνάμεως, ἀλλὰ καὶ
ὠφέλεια μεγίστη γίνεται τοῦ βαρύνοντος αὐτὴν ἀρθέντος. εἰ
δ᾽ ἵνα μὲν ἡ διάθεσις ἰαθῇ, πολλὴ χρεία τῆς κενώσεως εἴη,
καταλύοιτο δὲ ὑπὸ τῆς τοσαύτης ἡ δύναμις, οὐ μόνον αὖ
πάλιν οὐδὲν ὀνήσεται πρὸς αὐτῆς ὁ ἄνθρωπος, ἀλλὰ καὶ κιν-
δυνεύσει τὰ μέγιστα. κατὰ μὲν οὖν τοὺς ἐπὶ στεγνώσει συνόχους ἰσχυρᾶς οὔσης ὡς τὰ πολλὰ τῆς δυνάμεως ἀκίνδυνος ἡ
κένωσις, ἐν ἑτέροις δὲ νοσήμασιν ἐσχάτως ἐστὶ κινδυνώδης,
οἷον ἐπὶ τῆς διαφθορᾶς εἰ τύχοι τῶν χυμῶν· ἐν καιρῷ γὰρ
ἄν εἴη μνημονεύειν αὐτῆς ὑπὲρ τοῦ καὶ τοὺς τῆς φλεβοτομίας ἅπαντας σκοποὺς ἐν τούτῳ τῷ βιβλίῳ διορίζειν. τὸ
τοίνυν διεφθαρμένον ἀλλότριόν ἐστι τῇ φύσει, τὸ τοιοῦτον
δ᾽ ἐνδείκνυται τὴν ἄρσιν. ἐὰν οὖν ἡ διαφθορά ποτε μετὰ
δυνάμεως ἀσθενοῦς συμπέσῃ, μάχεται τῆς διαθέσεως τὸ βοή-

invenire quod fanitatem tueatur, quod idem vires tollat, fio
in aegrotantibus aliquando iis fuccedit quae veluti in perniciem ejus adminiftrantur, aliquando ab ipfis folvitur. Si
namque abundantia paulo viribus fuperior fuerit, utique ex
moderata vacuatione adeo nullum accedit viribus incommodum, ut etiam maximum comparetur commodum, quod
eas premebat fublato. Siu quo affectus fanetur multa vacuatione eft opus, refolvantur autem ex tanta inanitione
vires, non modo rurfus homini non proderint, fed etiam
maximum illi periculum afferent. Itaque in iis continentibus febribus, *quae* ex ftipatione *meatuum accenduntur*,
quoniam validae plerumque vires funt, citra periculum vacuatio eft; in aliis vero morbis maxime eft periculofa, ut fi
forte incidit in corruptela humorum, de qua tempeftivum
eft mentionem facere, quo omnes mittendi fanguinis fcopos
in hoc libro decidamus. Ergo quod corruptum eft, id alienum a natura eft, quod tale eft, id fui ablationem indicat.
Si igitur cum viribus imbecillis corruptela interdum incidat,

θημα τῇ φυλακῇ τῆς δυνάμεως. ἡ μὲν γὰρ διάθεσις ἐνδείκνυται τὴν κένωσιν ἤτοι διὰ φλεβοτομίας ἢ καθάρσεως· οὐδε-
τέραν δ᾽ αὖ ἡ ἄῤῥωστος οἴσει δύναμις. ἐπεὶ τοίνυν ἐν ἁπάσαις ταῖς τοιαύταις μάχαις ἄπορος ἡ βοήθεια γίνεται, ποτὲ
μὲν ὅλως ἀνίατος ἡ διάθεσις ἔσται, ποτὲ δὲ ἐν χρόνῳ καὶ
μόγις ἰατροῦ μεγάλου τυχοῦσα δύναιτ᾽ ἂν ἰαθῆναι. χρὴ γὰρ
δηλονότι κατὰ τὰς τοιαύτας ἐναντιώσεις τῶν ἐνδείξεων κατὰ
βραχὺ μὲν ἐκκενοῦν τὸ μοχθηρὸν, κατὰ βραχὺ δ᾽ ἀντ᾽ αὐτοῦ
τὸ χρηστὸν ἐντιθέναι. καλεῖται δ᾽ ἐπίκρασις ὑπὸ τῶν ἰατρῶν
ἡ τοιαύτη θεραπεία τῆς κακοχυμίας.

Κεφ. ια'. Μέμνησο δέ μοι πρὸς τὰ μέλλοντα καὶ τοὺς
τῆς φλεβοτομίας σκοπούς. ἐπειδὴ γὰρ αἵματός ἐστι κένωσις
ἡ φλεβοτομία καὶ χρηστὸν τῇ φύσει τὸ αἷμα, χρὴ δήπου
καλῶς αὐτὴν γίγνεσθαι τὸ ἄχρηστον τῇ φύσει κενοῦσαν. ἄχρηστον δὲ γίγνεται τῇ φύσει τὸ αἷμα διττῶς· ἢ τὸ μὴ φυλάττον
ἀκριβῶς τὴν ἑαυτοῦ ποιότητα, μηδὲ τρέφειν ἔτι δυνάμενον
ὡς πρόσθεν χρηστὸν ἢ τὸ πλῆθος τοσοῦτον γενόμενον, ὡς
ἤτοι βαρύνειν τὴν δύναμιν, ἢ τείνειν, ἢ ῥήσσειν, ἢ ἐμφράττειν

affectus remedium cum virium confervatione pugnat. Siquidem affectus vacuationem indicat, vel vena incifa vel
purgatione, harum autem neutram ferent imbecillae vires.
Quoniam igitur in omnibus ejusmodi repugnantiis incerta
fuccurrendi ratio eft, alias infanabilis omnino affectus relin-
quetur, alias tempore et vix magnum nactus medicum
fanari poterit. Oportet namque ubi indicationes ita fibi
adverfantur, et paulatim quod vitiofum eft vacuare, et paulatim invicem quod falubre eft pro eo reponere. Vocant
medici ejusmodi vitiofi fucci curationem epicrafin.

Cap. XI. Memineris vero mihi ad ea quae dicenda funt, etiam venae fectionis fcopos. Nam quoniam
fanguinis eft vacuatio phlebotomia et fanguis utilis naturae, utique probe hanc fieri oportet, ut inutilem naturae evacuet. Fit autem fanguis naturae inutilis bifariam,
vel quum propriam qualitatem ad unguem non fervat,
nec amplius nutrire ficut prius, quum utilis effet, poteft,
vel ita multitudine crevit ut aut vires premat aut tum

τάς τε ἀρτηρίας καὶ τὰς φλέβας. ἐν τούτοις μὲν ἡ φλεβοτομία χρήσιμος, ὡς ἕν τι καὶ αὐτὴ τῶν κενωτικῶν βοηθημάτων·
ἐν ἑτέροις δ' ὡς ἀντισπαστικὸν ἢ παροχευτικὸν, ὅταν ὁρμὴν
χυμῶν σφοδροτέραν ἤτοι γε εἰς τοὐναντίον ἀντισπάσωμεν
δι' αὐτῆς, ἢ παροχετεύσωμεν εἰς τὰ πλάγια. δεῖται δ' ἀεὶ
δυνάμεως ἰσχυρᾶς ἐξαρκούσης τῷ ποσῷ τῆς κατ' αὐτὴν κενώσεως. ἐκ τούτων οὖν τῶν σκοπῶν ἐνίοτε μὲν ἅπαξ ἀφαι-
ροῦμεν αἵματος ἐνίοτε δὲ δὶς ἢ τρὶς ἢ πλεονάκις ὡς κἂν
τοῖς ἑξῆς ἔσται δῆλον. ἐν δὲ τῷ παρόντι τοῦθ' ἡμῖν δέδεικται
σαφῶς ὅτι τῶν κενωτικῶν βοηθημάτων ἐνίοτε μὲν ἀλύπως
ἡ δύναμις ἀνέχεται, μήτε ὀνιναμένη πρὸς αὐτῶν μηδὲν ὅτι καὶ
ἄξιον λόγου μήτε βλαπτομένη. πολλάκις δ' ἤτοι μᾶλλον ἢ
ἧττον ὠφελεῖταί τε καὶ βλάπτεται καὶ ὡς ὁπόταν μὲν ἀξιόλογον γένηται τὸ βλάβος ἐκ τῶν κενωτικῶν βοηθημάτων, ἐναργῶς φαίνεται τηνικαῦτα ἡ δύναμις ἐνδεικνυμένη τι καὶ αὐτὴ
χρήσιμον, ὥσπερ γε καὶ ὁπόταν ὠφελεῖται σαφῶς. ὁπόταν δὲ
μήτε ὄφελος αὐτῇ τι μήτε βλάβος ἐκ τῶν τὴν διάθεσιν ἀνα-
σκευαζόντων γένηται, παρορᾶται μὲν τηνικαῦτα ὡς ἄχρηστος.

venas tum arterias vel diſtendat vel findat vel obſtruat.
Ac in his quidem miſſio ſanguinis utilis eſt, ceu vacuantium praeſidiorum una; in aliis autem ut revulſivum vel
derivativum, quando impetum humorum vehementiorem
vel in contrarium revellemus vel derivabimus in latera.
Poſtulat autem ſemper valentes vires, quae quantitati vacuationis ejus reſpondeant. His igitur ſcopis ſanguinem detra-
himus, alias ſemel, alias bis vel ter vel ſaepius, veluti
in ſequentibus patebit. In praeſentia vero illud manifeſtum
fecimus, vires vacuantia remedia aliquando citra noxam
ferre, ut nec adjutas ab his quicquam quod ſit aeſtimandum
nec vero laeſas; ſaepe vero magis minusve tum juvari tum
laedi; praeterea quoties notabilis illis ex vacuantibus auxiliis noxa incidet, toties patere ipſas quoque, tunc utile aliquid ad conſiderandum indicare, aeque utique ut quum manifeſte juvabuntur. Ubi vero ex iis quae affectum ſubmovent,
nec commodum illis accedit ullum nec incommodum, ibi
velut inutiles praetermittuntur.

Κεφ. ιβ'. [216] Μία δὲ κἀκ ταύτης ἐστὶ διαπαντὸς
ἡ τοῦ συμφέροντος ἔνδειξις, ὥσπερ καὶ τῶν ἄλλων ἁπάντων.
κατὰ γὰρ τὴν ἑαυτοῦ φύσιν ἐνδεικνύμενον ἕκαστον ἓν ἐνδείξεται διαπαντὸς, ὡς ἂν καὶ μίαν ἔχον τὴν φύσιν. καὶ τοῦτο
τὸ ἓν εἰ μὲν ἁπλοῦν εἴη, τὸ τὴν ἔνδειξιν ποιούμενον ἁπλοῦν
ἔσται καὶ αὐτό· συνθέτου δ' ὑπάρχοντος ἐκείνου καὶ τοῦτο
ἔσται σύνθετον. (136) ἔνια μὲν οὖν ἐνδείκνυται τὴν ἑαυτοῦ
φυλακὴν, ἔνια δὲ τὴν ἀναίρεσιν· ὁποτέρως δ' ἂν τοῦτο ποιῇ,
τὸ μὲν ἁπλοῦν ἁπλῆν καὶ τὴν ἔνδειξιν ἔχει, τὸ δ' οὐχ
ἁπλοῦν οὐχ ἁπλῆν. διὰ τοῦτο ἐν τοῖς ἔμπροσθεν ἀεὶ τὴν μὲν
ἁπλῆν δυσκρασίαν ἁπλῆν καὶ τὴν ἔνδειξιν ἔφαμεν ποιεῖσθαι,
καθάπερ εἰ τύχοι ἐπὶ ψύξεως τὴν θερμότητα, τὴν δ' οὐχ
ἁπλῆν οὐδὲ τὴν ἔνδειξιν ἔχειν ἁπλῆν. τὴν γὰρ θερμὴν καὶ
ξηρὰν δυσκρασίαν ἐνδείκνυσθαι τὴν ἴασιν ἑαυτῆς διὰ τῶν
ὑγραινόντων τε καὶ τῶν ψυχόντων.

Κεφ. ιγ'. Ἕξει τοίνυν καὶ ἡ δύναμις ἀεὶ τὴν ἔνδειξιν
μίαν, ἥτις ἐστὶν ἑαυτῆς φυλακή. ἐκ τίνων οὖν φυλαχθήσεται;
κατὰ μὲν πρῶτον λόγον ἐκ τοῦ τῆς οὐσίας αὐτῆς τὸ κενού-

Cap. XII. At una ſemper eſt quae ab hac praeſtatur conferentis indicatio, ut etiam reliquorum omnium.
Nam quicquid pro natura ſua indicat, id unum ſemper indicabit, ceu quod unam habeat naturam. Atque id unum,
ſi quod indicationem facit ſimplex eſt, ipſum quoque ſimplex erit; ſin illud eſt compoſitum, hoc quoque erit compoſitum. Sane quaedam ſui conſervationem indicant, quaedam
demolitionem; utro vero modo id efficiant, quod ſimplex
eſt, ſimplicem quoque indicationem habet, quod non ſimplex,
etiam non ſimplicem. Idcirco in ſuperioribus ſemper ſimplicem intemperiem ſimplicem indicationem praebere diximus, veluti in frigiditate caliditatem, non ſimplicem vero
etiam indicationem ſuggerere non ſimplicem. Calidam enim
ſiccamque intemperiem curationem ſui per ea quae humectent et refrigerent moliendam indicare
Cap. XIII. Ergo vires quoque unam ſemper indicationem ſuppetent, quae ſui conſervatio eſt. Quibus ergo
rationibus ſervabuntur? Prima ratione inſtaurando, quod

Ed. Chart. X. [216.]   Ed. Baf. IV. (136.)

μένον ἢ ἀλλοιούμενον ἐπανορθοῦσθαι, κατὰ δεύτερον δ᾽ ἐκ
τοῦ κωλύειν ἡμᾶς τὰ κενοῦν ἢ ἀλλοιοῦν τὴν οὐσίαν αὐτῆς
δυνάμενα. περιλαμβανέσθω δ᾽ ἐν τοῖς ἀλλοιοῦσι βραχυλογίας
ἕνεκα καὶ τὰ τὴν συνέχειαν ἑαυτῆς διασπῶντα. ταῦτ᾽ οὖν ἀεὶ
τῆς δυνάμεως ἐνδεικνυμένης, ἐπὶ μὲν τῶν ὑγιαινόντων, ὡς
εἴρηται, συμφωνία τῶν πραττομένων ἁπάντων ἐστὶν εἰς τὴν
διαμονὴν αὐτῆς, ἐπὶ δὲ τῶν νοσούντων οὐκ ἀεί. κἂν τούτῳ
χρὴ σκοπεῖσθαι τὸ ἐπικρατοῦν ἤτοι κατὰ τὸ μέγεθος ἢ καὶ
κατὰ τὴν ἀξίαν, ὡς καὶ πρόσθεν ἐλέγετο. μέγιστον μὲν οὖν
ἀξίωμα τὸ τῶν δυνάμεών ἐστιν· αὐτὸ γὰρ τὸ ζῆν ἡμῖν ἐκ
τῆς τούτων ὑπάρχει φυλακῆς, ἐπειδὴ καὶ τὴν ζωὴν ἀναγκαῖον ἤτοι αὐτὰς τὰς δυνάμεις ἢ τὰς ἐνεργείας αὐτῶν ὑπάρ-
χειν· οὐδὲν δ᾽ ἂν εἴη τῆς ζωῆς πρότερον ἐν τοῖς ζῴων σώμασιν, ὅτι μηδ᾽ ὑγιαίνειν οἷόν τε χωρὶς τοῦ ζῆν. ἡ δύναμις οὖν
ἁπάντων πρῶτον φυλακτέα τοῖς ἀνθρώποις ἐστὶν ἐκ τοῦ
μήτε κενοῦσθαι τὴν οὐσίαν αὐτῆς μήτ᾽ ἀλλοιοῦσθαι τοσαύτην ἀλλοίωσιν, ὅση πλησιάσει φθορᾷ. καὶ ταύτης τῆς φυλακῆς ἐστὶ μόριον, ὅταν τὴν εὐκρασίαν ἤτοι φυλάττομεν οὖσαν

fubftantiae earum vel inanitur vel alteratur, fecunda prohi-
bendo quae ipfarum fubftantiam vacuare alterareve poffunt.
Comprehenfa vero inter ea quae alterant brevitatis caufa
fint et quae earum unitatem diftrahunt. Haec itaque quum
vires perpetuo indicent, in valentibus, ficut dictum eft,
confenfus agendorum omnium ad ipfarum permanfionem
eft, in aegrotantibus autem non femper. Quo tempore
aeftimari debebit, quod vel magnitudine vel dignitate, ut
prius eft dictum, praevaleat. Maxima igitur dignitas ipfarum eft virium; nam vivere ipfum nobis ex harum confervatione conftat, quum et vitam aut ipfas effe vires aut
earum actiones fit neceffe, at vita ipfa nihil effe prius in
animantis corpore poteft, quod neque fanos effe citra vitam
liceat. Vires ergo omnium primae fervandae hominibus
funt, *fervabitur autem* fi nec earum fubftantia inanitur,
nec tanta alteratione alteretur, ut ea corruptioni fit propinqua. Atque hujus confervationis pars eft, quum vel
temperiem ipfam praefentem fervamus vel abfentem indu-

ἢ οὐκ οὖσαν ἐργαζόμεθα. μετα δὲ τὴν δύναμιν ἡ ἀπὸ τῶν
διαθέσεών ἐστιν ἔνδειξις, ἃς θεραπεύειν πρόκειται, κἄπειτα
ἑξῆς τἄλλα. πᾶν οὖν ὅπερ ἂν μάχηται τῇ ἀπὸ τῆς δυνάμεως
ἐνδείξει, δεύτερόν ἐστι καὶ ὕστερον ὧν ἐκείνη κελεύει. τὰ δ'
εἰς ταὐτὸ συμβαίνοντα τοῖς ἐκείνῃ συμφέρουσιν ἀμφοτέρας
ἔχει τὰς ψήφους, καὶ τὴν τῶν πρωτείων ὡς ἄν εἴποι τις καὶ
τὴν τῶν δευτερείων. ὥστε ταῦτα μὲν ἀναμφισβητήτως ποιητέα, τὰ δ' ἐναντιούμενα ποτὲ μὲν οὐδ' ὅλως ἐστὶ ποιητέα,
ἐνίοτε δ' ἐπ' ὀλίγον. εἰ γὰρ ἡ διάθεσις ἣν θεραπεύειν προαι-
ρούμεθα χρῄζει κενώσεως, ἄῤῥωστος δ' ἡ δύναμις ἐσχάτως
ὑπάρχει τῶν τὴν διάθεσιν ἰωμένων, οὐδὲν τῷ κάμνοντι προσά-
ξωμεν ἐν ἐκείνῳ [217] τῷ χρόνῳ παντὶ, καθ' ὅσον ἀνατρέ-
φομεν τὴν δύναμιν. ὅταν δ' εἰς τοσοῦτον ἰσχύος ἥκειν αὐτὴν
ὑπολάβωμεν ὡς ἤτοι μηδὲν ἢ ὀλίγον ὑπὸ τῆς κενώσεως βλάπτεσθαι, τηνικαῦτα καὶ πρὸς τὴν τῆς διαθέσεως ἴασιν ἀφιξόμεθα. πρῶτος μὲν οὖν ἁπάντων σκοπὸς ὁ τῆς δυνάμεώς
ἐστιν· οὐ μὴν ὡς θεραπευτικός γε πρῶτος, ὅς γε τὴν ἀρχὴν
οὐδὲ τῶν θεραπευτικῶν ἐστιν, ἀλλ' ὡς ἄν εἴποι τις τῶν ζωτι-

cimus. Poſt autem vires ſequitur quae ab affectibus, quos
curare proponimus, eſt indicatio, poſtea deinceps reliquae.
Quicquid igitur indicationi a viribus adverſatur, id ſecundum eſt ac poſterius iis quae illae praecipiunt; quae vero
cum iis quae viribus conducunt in idem competunt, haec
utrumque calculum referunt, et eorum quae primae, ut ita
dixerim, ſint notae et eorum quae ſecundae. Itaque haec
citra controverſiam ſunt facienda, quae vero adverſantur,
aliquando adminiſtranda prorſus non ſunt, aliquando paulatim. Si namque quem curare ſtudes affectum, is vacuationem requirat, vires autem extrema imbecillitate laborent,
toto illo tempore quo vires reficimus, eorum quae affectum
ſanent, nihil plane aegrotanti exhibebimus. Ubi vero eo
roboris perveniſſe eas conjicimus, ut nihil aut parum ex
vacuando ſint laedendae, tum eſt ad affectus quoque curationem accedendum. Primus igitur omnium ſcopus eſt qui
virium eſt, non tamen ut primus et curativus, qui poteſtate
curativarum non ſit, verum, ut ita dixerim, vitam con-

κῶν. οὐ γὰρ ἵν᾽ ὑγιαίνωμεν, οὐδ᾽ ἵν᾽ ἀπαλλαγῶμεν νόσων,
ἐξ αὐτῆς τι πρώτως λαμβάνομεν, ἀλλ᾽ ἵνα ζῶμεν. πρόσκειται
δ᾽ ἐν τῷ λόγῳ τὸ πρώτως, ὅτι γε καὶ κατὰ συμβεβηκός ποτε
τῆς δυνάμεως ἡ ῥῶσις εἰς τὴν τῆς διαθέσεως ἴασιν ὑπάρχει
χρήσιμος. ἀλλὰ τοῦτο μὲν ἐν τοῖς ἑξῆς ἐπιδειξόμεθα.
Κεφ. ιδ´. Ἐπὶ δὲ τὸ προκείμενον αὖθις ἐπανέλθωμεν,
εἰς ὀλίγα κεφάλαια συνόψεως ἕνεκα τὸ πᾶν ἀθροίσαντες. οἱ
θεραπευτικοὶ σκοποὶ παρά τε τοῦ νοσήματός εἰσι καὶ τῆς τοῦ
σώματος κράσεως καὶ τρίτου τοῦ περιέχοντος ἡμᾶς ἀέρος.
εἰ δ᾽ ἔμπροσθεν ἕτεροί τινες εἶεν, ἢ καὶ αὖθις οὐχ οὗτοι
μόνον, ἀλλὰ καὶ ἄλλοι ῥηθεῖεν ἐκ τῆς τούτων τομῆς ἅπαντες
φανοῦνται γιγνόμενοι. ἡ μὲν γὰρ κρᾶσις τοῦ σώματος ἡ
κατ᾽ ἐκεῖνον τὸν καιρὸν, ἡνίκα νοσεῖν ἤρξατο, πρὸς τὴν εὕρεσιν τῶν ἰαμάτων ὑπάρχουσα χρήσιμος, ἐκ φύσεως καὶ ἡλικίας
καὶ ἐθῶν καὶ τοῦ περιέχοντος ἡμᾶς ἀέρος γεννᾶται. τὸ περιέχον δ᾽ αὐτὸ τοιοῦτον εἰργάσθη διά τε τὴν χώραν καὶ τὴν
ὥραν καὶ τὴν κατάστασιν. ἐν τοίνυν ἑκάτερον αὐτῶν ὑπάρχον ἐκ πολλῶν γίνεται τοιοῦτον. ἡ δέ γε διάθεσις οὐχ ὡς

fervantium. Nam neque ut valeamus, nec ut a morbis
liberemur ab ea quicquam primum defumimus, fed ut viva-
mus. Additum in fermone eft illud, primum quod ex accidente aliquando virium roboratio ad affectus curationem
conducit. Verum id in fequentibus docebimus.

Cap. XIV. Nunc ad penfum rurfus redeamus, in
paucas fummas compendii caufa rem omnem colligentes.
Medendi fcopi a morbo ipfo funt, a corporis temperamento
et tertio ambiente nos aëre. Quod fi alii quidam antea funt
pofiti, vel poftea non hi modo, verum etiam alii dicentur,
omnes tamen ex iis in partes diductis nati videbuntur. Siquidem corporis temperies, quae illo tempore fuit, quo
aegrotare id coepit, quaeque ad invenienda remedia eft utilis, ex natura, aetate, confuetudine et ambiente nos aëre
ortum habet. Ambiens vero ipfe ejusmodi eft redditus propter tum regionem ipfam tum anni tempus tum coeli ftatum. Ergo quum unum fit eorum utrumque, ex pluribus
tamen tale efficitur. Affectus vero haudquaquam in caufas

εἰς αἰτίας τέμνεσθαι πέφυκεν, ἀλλ' ὡς εἰς διαφοράς· ἤτοι γὰρ
ἐν τοῖς ὁμοιομερέσιν ἐστὶν, ἢ ἐν τοῖς ὀργανικοῖς συνίσταται
μορίοις. ἐν μὲν οὖν τοῖς ὁμοιομερέσιν ἤτοι γ' ἁπλῆ τις ἢ
σύνθετος ὑπάρχουσα δυσκρασία, ἐν δὲ τοῖς ὀργανικοῖς περὶ
τὴν τῶν ἁπλῶν μορίων γιγνομένη θέσιν, ἢ διάπλασιν, ἢ
ἀριθμὸν, ἢ μέγεθος, ὅσαι τε καθ' ἕκαστον τούτων ἐδείχθησαν
οὖσαι διαφοραί. ταῦτ' οὖν ἐστι τρία τὰ πρῶτα τὰ τὴν θεραπείαν ἐνδεικνύμενα, τὸ περιέχον ἅμα ταῖς διτταῖς τοῦ
σώματος ἤτοι διαθέσεσιν ἢ κατασκευαῖς ἥδιόν σοι φάναι,
μιᾷ μὲν τῇ κατὰ φύσιν, ἑτέρᾳ δὲ τῇ παρὰ φύσιν, ἥτις τὸ
νόσημά ἐστιν. ὅτι δ' οὐκ ἐνδέχεται αὐτὰ τὰ πρῶτα γένη τῶν
θεραπευτικῶν σκοπῶν πλείω τῶν εἰρημένων τριῶν ὑπάρχειν
ἐξ αὐτῆς τῆς τῶν πραγμάτων οὐσίας ἔνεστί σοι μαθεῖν. τὸ
μὲν γὰρ νόσημα καὶ ἡ ὑγεία διαθέσεις εἰσὶ τοῦ σώματος, ἡ
μὲν τὴν ἀναίρεσιν ἐνδεικνυμένη τὴν ἑαυτῆς, ἡ δὲ τὴν τήρησιν·
τὸ περιέχον δὲ, οὗ χωρὶς οὔτ' ἀνελεῖν οἷόν τε τὴν νόσον οὔτε
κτήσασθαι τὴν ὑγείαν, τουτὶ μὲν οὖν τὸν ὢν οὐκ ἄνευ λόγου
ἐπέχει. τὸ νοσοῦν δ' ἀλλοιοῦντες, εἰ μὴ γινώσκοιμεν εἰς ὅ τι

diduci eſt aptus, ſed in differentias; nam aut in ſimilaribus
conſiſtit partibus aut in organicis. Ac in ſimilaribus quidem vel ſimplex eſt intemperies vel compoſita, in organicis,
circa ſimplicium partium vel poſituram vel conformationem
vel numerum vel magnitudinem, tum quaecunque horum
ſingulatim traditae ſunt differentiae, conſiſtit. Haec itaquo
tria illa prima ſunt quae curationem indicant, ambiens ipſe
cum geminis corporis ſive affectionibus ſive conſtitutionibus
libitum eſt appellaſſe, una quae ſecundum naturam altera
quae praeter naturam ſit quae morbus eſt. Non poſſe autem
plura eſſe prima genera indicationum, quae ad medendum
pertineant, quam tria quae modo diximus ex ipſa rerum
ſubſtantia ſcire licet. Nam morbus et ſanitas corporis ſunt
affectus, ille ſui demolitionem, haec conſervationem indicans: ambiens vero is eſt, ſine quo nec tolli morbus nec
teneri ſanitas poteſt, hic igitur cauſae, ſine qua non, obtinet
rationem. At vero quum id quod aegrotat alteramus, niſi
conſtat quousque ſit mutandum, utique quando ſit ab alte-

μεθιστῶμεν οὐδ᾽ ὁπότε παυσόμεθα τῆς ἀλλοιώσεως εἰσόμεθα.
καθόλου οὖν ἐπὶ πάσης τῆς θεραπείας ἐν τούτοις τοῖς τρισὶ
γένεσιν οἱ σκοποὶ τοῖς πλείστοις εἰσί. κατὰ μέρος δὲ, ὡς ἔμπροσθεν εἴρηται, τινὲς μὲν τῶν ἁπλῶν μορίων εἰσὶν ἴδιοι, τινὲς
δὲ τῶν συνθέτων. ἐν δή τι τῶν ἐγγινομένων τοῖς ἁπλοῖς ἐστιν
ἡ κατὰ τὸ θερμὸν δυσκρασία. ταύτης δ᾽ εἰς ὅλον ἐκταθείσης
τὸ σῶμα πυρετὸς τοὔνομα. καὶ τοίνυν ἅπαντος πυρετοῦ,
καθόσον ἐστὶ πυρετὸς, ὑγρότης καὶ ψύξις ἰάματα. μόνου
μὲν οὖν ὄντος αὐτοῦ [218] σκοπὸς ἁπάντων τῶν βοηθημάτων κοινὸς ὁ νῦν εἰρημένος, ὥστε οὐδὲν ἔτι δεῖ πρὸς τὴν
ἴασιν ἀλλ᾽ ἢ τὰς ὕλας ἐξευρεῖν ἐν αἷς ὁ σκοπὸς, εὑρόντας
δὲ τὰς ὕλας τὸν μὲν καιρὸν ἐξ αὐτῶν τῶν τεσσάρων τοῦ
πυρετοῦ λαμβάνειν καιρῶν, τὸ ποσὸν δ᾽ ἐκ τοῦ παραβάλλειν
τῷ κατὰ φύσιν τὴν νόσον. εἰς ὅσον γὰρ ἀποκεχώρηκε τοῦ
κατὰ φύσιν, εἰς τοσοῦτον χρὴ ψύχειν τε καὶ ὑγραίνειν τὸν
κάμνοντα. τὸ περιέχον δὲ, εἰ μὲν ἐναντίαν ἔχοι τῷ νοσήματι
τὴν κρᾶσιν, ἕν τι τῶν βοηθημάτων ἐστίν· εἰ δὲ ὁμοίαν, ἕν τι
τῶν νοσωδῶν αἰτίων. διότι δὲ τὰς μὲν ἄλλας ὕλας ἐκλέξα-

rando deſiſtendum non intelligemus. Generatim igitur in
omni curatione ſcopi, ut multis *placet*, in his tribus generibus conſiſtunt. Particulatim vero, ut ſupra eſt dictum,
quidam ſimplicium partium ſunt proprii, quidam compoſita-
rum. Eorum ergo quae in ſimplices incidunt partes, unum
eſt intemperies ea quae in calido conſiſtit. Haec quum in totum diffuſa corpus eſt febris nominatur, ideoque omnis febris
qua febris eſt humectatio refrigeratioque remedia ſunt. Ac
ſi ſola haec ſit, ſcopus omnium auxiliorum communis nunc
dictus eſt, ita ut nihil ſit quod praeterea ad curationem de-
ſideretur, niſi ut materiae inveniantur in quibus ſcopus ſit.
Materia vero inventa, ut opportunum tempus ex quatuor
febris temporibus captes, quantitatem vero ex conferendo
cum affectu ſecundum naturam morbum, quantum enim is
a naturali affectu receſſit, tantum opus eſt aegrum refrigeres
et humectes. Sane ambiens ſi contrariam morbo temperiem
habeat, praeſidiorum unum quoddam eſt, ſin ſimilem, mor-
boſarum cauſarum eſt una. Quoniam autem reliquas mate-

648 ΓΑΛΗΝΟΤ ΘΕΡΑΠΕΥΤ. ΜΕΘΟΔΟΥ

Ed. Chart. X. [218.]   Ed. Baf. IV. (136. 137.)

σθαί τε καὶ φυγεῖν δυνάμεθα, τὴν δ᾽ ἐκ τοῦ περιέχοντος οὐχ
οἷόν τ᾽ ἐστὶ φυγεῖν, ἀλλ᾽ ἀναγκαῖον χρῆσθαι τῇ παρούσῃ
καταστάσει, διὰ τοῦτο καὶ ταύτῃ προσέχειν ἀναγκαζόμεθα,
πολλάκις μὲν ὁμολογούσῃ τῇ κατὰ τὸ νόσημα ἐνδείξει, ὡς
εἴπομεν, πολλάκις δ᾽ ἐναντιουμένῃ τε καὶ ἀντιπραττούσῃ.
λόγον μὲν οὖν ἕξει τὸ περιέχον, ὡς εἴπομεν, ἐνίοτε μὲν ὕλης
ἰωμένης, ἐνίοτε δὲ ὡς αἰτίου νοσάζοντος. εἰ μὲν γὰρ ὑγραίνεσθαι καὶ ψύχεσθαι δεομένης τῆς νόσου ταῦτ᾽ ἐργάζοιτο,
λόγον ὕλης ἔχει θεραπευτικῆς· εἰ δὲ θερμαίνοι καὶ ξηραίνοι,
νοσῶδες αἴτιον γίγνεται. συμφω(137)νοῦντος μὲν οὖν αὐτοῦ
ταῖς θεραπευτικαῖς ἐνδείξεσιν ἀσμενιστέον, ἐναντιουμένου δὲ
κωλυτέον τὴν βλάβην, ἐπιτείνοντάς τε καὶ παραυξάνοντας
τῶν ἄλλων βοηθημάτων τήν θ᾽ ὑγρότητα καὶ τὴν ψύξιν. ἐπι-
τηδευτέον δὲ καθ᾽ ὅσον ἐγχωρεῖ αὐτὸ τὸ περιέχον οἷον χρὴ
κατασκευάζειν, ὑγροτέρους τε καὶ ψυχροτέρους οἴκους αἱρού-
μενόν τε καὶ κατασκευάζοντα· καθάπερ εἰ καὶ ψυχρὸν καὶ
ὑγρὸν εἴη τὸ εἶδος τῆς νόσου, τὸ θερμαίνειν καὶ ξηραίνειν
ἐνδεικνυμένης, αἱρεῖσθαί τε καὶ κατασκευάζειν οἴκους θερμαί-

rias tum deligere tum fugere poſſumus, quum autem ambiens
praeſtat, fugere non licet, imo neceſſe eſt praeſenti coeli ſtatu
uti, idcirco huic quoque attenti eſſe cogimur, qui ſaepe, ut
diximus, morbi indicationi eſt conſentaneus, ſaepe diſſenta-
neus et qui contra molitur. Habebit ergo, ut diximus, ambiens rationem modo materiae ſanantis, modo cauſae morbum foventis. Si namque quum humectari refrigerarique
morbus poſtulat haec praeſtet, curativae materiae rationem
obtinet, ſin calefaciat et ſiccet, morbi cauſa eſt. Ubi igitur
cum medendi indicationibus conſonat, libenter eſt acceptan-
dus, quum vero adverſatur, ejus noxa prohibenda eſt, reliquorum auxiliorum humiditate ac frigore intenſis adauctis-
que. Sedulo igitur agendum eſt, ut ambientem quoad fieri
poteſt, qualem eſſe expedit praepares, humidiores frigidioresque domos tum deligens tum vero praeparans, ut ſi et
frigida ſit humidaque morbi ſpecies, calefaciendum ſiccan-
dumquo mdicantis, et eligendae et praeparandae domus ſunt

νοντάς τε καὶ ξηραίνοντας. αἱρεῖσθαι μὲν οὖν λέγω τοὺς ἐξ
ἑαυτῶν τοιούτους, κατασκευάζειν δὲ ἐπιτεχνώμενον', ἐν μὲν
τῷ θέρει καταγείους τε καὶ πρὸς ἄρκτον ἐστραμμένους αὐτοὺς, ῥαίνοντα συνεχῶς τὸ ἔδαφος αὐτῶν, ἐξ εὐρίπου τό
τινος αὔραν εἰσπνεῖν ἐπιτεχνώμχνον, ἄνθη τε καὶ βλαστήματα
δυνάμεως ὑγρᾶς τε καὶ ψυχρᾶς ἐπὶ τοῦ ἐδάφους καταῤῥί-
πτοντα, χειμῶνος δὲ τἀναντία τούτων ἐπιτεχνώμενον, ὅταν
γε τὸ νόσημα κελεύῃ ποιεῖν, ὡς εἴρηται· μὴ κελεύοντος δε,
τὴν ἀμετρίαν μόνην ἑκατέρας τῆς ὥρας κωλυτέον. ὑπὲρ ἧς
ἐξ ἀνάγκης μοί τι καὶ μετὰ ταῦτα λεχθήσεται. νυνὶ γὰρ οὐ
τὰς ὕλας τῶν βοηθημάτων ἔγνωκα κρίνειν, ἀλλὰ τὰς μεθόδους ἐκδιδάσκειν.

Κεφ. ιέ. Ἀναγωμεν οὖν αὖθις ἐπὶ ταύτας τὸν λόγον,
ἐπιδεικνύντες ὅπως ὀλίγοι τε καὶ πολλοὶ γίγνονται σκοποὶ
θεραπευτικοὶ κατὰ διαφόρους τομάς. τρεῖς τε γὰρ οἷόν τε
ποιῆσαι τοὺς πάντας, ὡς ἀρτίως ἐποιήσαμεν, εἰς ὀλίγα κεφάλαια τὸ πᾶν ἀνάγοντες· ἕκαστόν τε πάλιν αὐτῶν τέμνοντες
πολλοὺς ἐξ αὐτῶν ποιήσασθαι, καθάπερ καὶ τοῦτο ἤδη δέδει-

quae calefaciant et exficcent. At deligendas quidem dico
quae ex fe ipfis ejusmodi funt, praeparandas vero quum
arte noftra molimur, per aeftatem fubterraneas eas et ad
feptentriones verfas, ac pavimenta earum affidue humore
afpergentes, tum ut ex euripo aliquo aura infpiret machinan--
tes, flores praeterea ac germina quae frigidae humidaeque
facultatis fint per aream projicientes, per hiemen vero contraria horum molientes, ubi morbus, ut dictum eft, fuadet,
ubi non fuadet, ametria fola utriusque temporis reprimenda.
De quo mihi aliquid neceffario poftea eft dicendum. Nunc
enim auxiliorum materias explicare non decrevimus, fed
methodos docere.

Cap. XV. Quare rurfus ad has *methodos* disputationem revocemus doceamusque quemadmodum et paucae
et multae pro diverfa fectione curatoriae indicationes fint;
etenim tres univerfas, ut proxime docuimus, facias licet,
in pauca capita tota fumma reducta, et qualibet earum
rurfus divifa ex ipfis multas efficere, id quod etiam mon-

κται. καὶ μέντοι καὶ αὐτῶν τῶν τμημάτων ἕκαστον οἷόν τε
τέμνειν αὖθις, ἄχρις ἂν ἐπί τι τῶν ἀτμήτων ἀφικώμεθα. καὶ
τὰ πρῶτα δὲ πάντων εἰρημένα τρία δυνατὸν εἰς ἐλάττω συναγαγεῖν, ὡς εἶναι δύο τὰ πάντα κεφάλαια τῶν τὴν θεραπείαν
ἐνδεικνυμένων σκοπῶν τήν τ' ἐνεστῶσαν διάθεσιν, ἢν νόσον
ὀνομάζομεν, ἥν τ' ἔμπροσθεν εἶχεν, ἢν ὑγείαν τε καὶ τὸ κατὰ
φύσιν ἐκαλοῦμεν. [219] οὐ γὰρ δὴ ἄλλο γέ τι τὸ ὑγιάζειν
ἐστὶ παρὰ τὸ τὴν νῦν οὖσαν ἐν τῷ σώματι διάθεσιν εἰς τὸ
κατὰ φύσιν ἄγειν· ἐναντίων δ' οὐσῶν τῶν διαθέσεων ἀναγκαῖόν ἐστι δι' ἐναντίαν γίγνεσθαι τὴν εἰς ἀλλήλας αὐτῶν μετάπτωσιν. καὶ οὕτως αὖ πάλιν εἰς μόνος ὁ γενικώτατος ἔσται
σκοπὸς τῶν ἰαμάτων ἡ ἐναντίωσις. ἐντεῦθεν οὖν πάλιν ἀρξάμενοι τοὺς κατὰ μέρος ἐξεύρωμεν. ἐπειδὴ τὸ νοσοῦν ἐναντίον ἐστὶν ὑγιαίνοντι, δι' ἐναντίων ἡ ὁδὸς ἐπ' αὐτῶν. πῶς
δ' εὑρεθήσεται τὸ ποσὸν ἐν τοῖς ἐναντίοις; οὐ γὰρ ἀρκεῖ δήπου προσαγαγεῖν τὰ ψύχοντα ταῖς θερμαῖς διαθέσεσιν ἄνευ
τοῦ προσήκοντος μέτρου· κίνδυνος γὰρ ἐλλείποντας μὲν ἀπο-

ftratum eft. Quin et ipfarum fectionum quamlibet rurfum
diducas in membra licet, donec ad infectile venias. Jam
primas quoque illas tres quas memoravimus fieri poteft ut
redigas ad pauciores fic ut duo eorum fcoporum qui curationem indicent, omnino capita fint praefens affectus, quem
morbum nominamus, et qui prius fuit, quem fanitatem et
quod fecundum naturam diximus. Non enim aliud eft ipfa
fanatio quam praefentis in corpore vitiofi affectus in eum
qui fecundum naturam eft adductio, quum autem contrarii
hi affectus fint, neceffe eft per contraria fiat eorum alterius
in alterum translatio. Atque ita rurfus unus folus erit curationum maxime generalis fcopus contrarietas. Ergo hinc
rurfus fumpto initio, age particulares fcopos disquiramus.
Quoniam quod aegrotat bene valenti eft contrarium, per
contraria eft ab illo in hoc via. At quomodo in contrariis
invenietur modus? Non enim fatis eft calido affectui ad-
moviffe frigida, nifi id debita fiat menfura; nam periculum
eft, fi intra modum id fiat, ne morbi reliquum quippiam

BIBΛΙΟΝ I. 651

Ed. Chart. X. [219.]   Ed. Baſ. IV. (137.)

λιπεῖν τι καὶ τῆς νόσου λείψανον, ὑπερβάλλοντας δὲ γένος
ἐναντίον ἀπεργάσασθαι νοσήματος. ὁ γὰρ ἐπὶ πλέον ἢ χρὴ
ψύχων τὸ θερμὸν νόσημα τὴν ὑγιεινὴν ὑπερβὰς συμμετρίαν,
ἕτερον ἐργάσεται νόσημα ψυχρόν. ὅπως οὖν τοῦτο μὴ γίγνοιτο, ὶὴν φύσιν ἐπίστασθαι χρὴ τοῦ θεραπευομένου σώματος, ἵν᾿ ὁπόσον ἀφέστηκεν αὐτοῦ ἡ νόσος τῆς συμμετρίας
γνόντες ἐπιθῶμεν τῷ ψύχοντι βοηθήματι τὸ μέτρον. ἀλλ᾿
οὐχ οἷόν τε τὴν ἀπόστασιν αὐτῶν ἐξευρεῖν, εἰ μὴ γνοίη-
μεν εἰς ὅσον ἦν ὑγρὸν, ἢ ξηρὸν, ἢ θερμὸν, ἢ ψυχρὸν ὅθ᾿
ὑγίαινεν, εἰς ὅσον δ᾿ ἐξέστηκεν ἐν τῷ νοσεῖν. τὸ μὲν γὰρ
ἐπὶ πλεῖστον προκεχωρηκὸς τοῦ κατὰ φύσιν ἰσχυρῶν δεῖται
τῶν ἐναντίων, τὸ δ᾿ οὐκ ἐπὶ πλεῖστον ἀσθενῶν. ἐπὶ πλεῖστον
μὲν οὖν ἀφέστηκε τὸ ψυχρὸν νόσημα τοῦ φύσει θερμοῦ
σώματος, ὥσπερ γε καὶ τὸ θερμὸν τοῦ ψυχροῦ· ἔλαττον δὲ
ἀφέστηκε τὸ μὲν θερμὸν τοῦ θερμοῦ, τὸ δὲ ψυχρὸν τοῦ ψυχροῦ, ὥστ᾿ ἐξ ἀμφοῖν ἡ ἔνδειξις. ἀλλ᾿ ἐπεὶ τῶν μὲν ἄλλων
ἁπάντων βοηθημάτων τῆς ὕλης ἡ ἔκλεξις ἐφ᾿ ἡμῖν ἐστι, τῆς
δὲ τοῦ περιέχοντος οὐκ ἐφ᾿ ἡμῖν, εὔλογον δήπου κἀκ τούτου

relinquatur, ſin modum excedas, contrarium genus morbi in-
ducas. Qui enim ſupra quam par eſt calidum morbum refrigerat, is ſanitatis ſymmetria transmiſſa aliuin excitabit morbum frigidum. Quod quo minus accidat, naturam curandi
corporis ſcias oportet, quo quantum morbus ab illius ſymmetria disceſſerit intelligens, menſuram refrigeranti praeſidio
imponas. At fieri non poteſt ut quantum a ſe invicem di-
ſtent invenias, niſi compertum habeas quam eſſet corpus aut
humidum aut frigidum aut calidum aut ſiccum quum valeret,
quantumque ex his exceſſerit poſtquam aegrotavit. Nam quod
plurimum ab eo quod eſt ſecundum naturam receſſit, id vehe-
mentibus eget contrariis, quod non plurimum, levibus. Sane
plurimum receſſit frigidus morbus a corpore natura calido,
ut et calidus a frigido, minus receſſit tum calidum a calido
tum frigidum a frigido, quare ex utrisque indicatio *curationis*
praeſtatur. Verum cum materiae reliquorum praeſidiorum
oinnium electio in noſtra poteſtate ſit, ejus vero quam ambiens praeſtat in noſtra manu non ſit, ratio eſt ex hoc quo-

τὴν ἔνδειξιν λαμβάνειν. ἀλλ' ἐπεὶ διαγινώσκειν προσήκει τὰς
κράσεις τῶν σωμάτων ἀκριβῶς, ἔστι δὲ πάνυ χαλεπὸν τὸ
τοιοῦτον, πειρατέον μὲν δήπου καὶ ἐκ τῶν ἐν τοῖς περὶ κράσεων εἰρημένοις ἐξευρίσκειν αὐτάς· ἐξ ἐπιμέτρου δὲ πρὸς
ἐπιστημονικωτέραν διάγνωσιν, ἀπό τε τῆς ἡλικίας καὶ τοῦ
προηγουμένου βίου παντὸς, ὃς ἐξ ἐπιτηδευμάτων τε καὶ διαίτης συνέστηκε καὶ τῆς ἐν τῷ τοιῷδε χωρίῳ καὶ ὥρᾳ τῇδε
καὶ καταστάσει τῇδε διατριβῆς. εἰ μὲν γὰρ ἰσχνὸς φύσει καὶ
θερμὸς ἁπτομένῳ καὶ χολώδης καὶ θυμικὸς καὶ δασὺς, θερμὸς οὗτός ἐστι καὶ ξηρὸς τὴν κρᾶσιν, οὐ μὴν ἐξ ἀνάγκης γε
καὶ νῦν, ὁπότε νοσεῖν ὑπήρξατο, τὴν αὐτὴν ἀκριβῶς ἔχει διάθεσιν. ἐγχωρεῖ γὰρ αὐτῷ βίον ἀργὸν ἐν ὑγροῖς καὶ ψυχροῖς
ἐδέσμασί τε καὶ ποτοῖς γεγονέναι· καὶ πρὸς τούτοις ἔτι καὶ
βαλανείοις ἐπὶ τροφαῖς καὶ ὕπνοις πολλοῖς ἐν ὑγρῷ καὶ
ψυχρῷ χωρίῳ χειμῶνος, ὑγρᾶς καὶ ψυχρᾶς ἐπικρατούσης
καταστάσεως, ὥσπερ γε τἀναντία τούτων ἐγχωρεῖ προηγήσα-
σθαι, τουτέστι τὰ θερμαίνοντα καὶ ξηραίνοντα καθ' ἕκαστον
τῶν εἰρημένων γενῶν. ἐξ αὐτῶν οὖν τῶν προηγησαμένων

que propriam quandam indicationem fumamus. Caeterum
quoniam dignoscere ad unguem oportet corporum temperamenta, id vero eſt plane difficile, utique tentandum eſt
tum ex iis quae in libro de temperamentis ſunt ſcripta ea
invenire, tum vero ultra haec, quo magis ſcientifica notitia
fit ex aetate, et tota anteacta vita quae nimirum in vitae
exercitio et victus ratione conſiſtit, praeterea in hac regione et hoc anni tempore et hoc ſtatu coeli converſatione.
Si namque natura gracilis et tangenti calidus et bilioſus et
iracundus et hirtus fit, calidus hic ſiccusque temperamento
eſt. Non tamen neceſſe eſt nunc quoque quum aegrotare
incepit, eundem plane habere affectum, fieri enim poteſt
ipſi vitam otioſam fuiſſe, cum frigidis humidisque tum cibis
tum potibus; ad haec etiam cum balneis poſt cibos et multo
ſomno, praeterea in regione humida et frigida et hieme in
qua frigidus et humidus exſuperabat coeli ſtatus. Rurſus
fieri poteſt, ut horum praeceſſerint contraria, id eſt calefacientia et ſiccantia, idque per ſingula dictorum jam generum.

ἀναπληρώσομεν ὅσον ἂν ἐνδεὲς ἔχωμεν εἰς τὴν τῆς ἐνεστώσης
διάγνωσιν κράσεως, ἐξ ἐκείνης δὲ εὑρεθείσης τὴν τῶν ποιητέων ἔνδειξιν ἕξομεν.

Κεφ. ιστ'. Ἐλέγετο γοῦν ἔμπροσθεν ἐπὶ τῆς τοῦ ψυχροῦ δόσεως ἔν τι καὶ τοῦτο ἐπισκεπτέον εἶναι, μή τι τῶν
μορίων φύ[220]σει ψυχρὸν ὂν ἐκ τῆς πόσεως αὐτοῦ βλαβείη
μεγάλως. ἆρ᾽ οὖν ἐγχωρεῖ τὴν κρᾶσιν ἑκάστου τῶν μορίων
ἐπὶ τοῦ κάμνοντος ἀνθρώπου, χωρὶς ὧν εἴπομεν σημείων ἐν
ταῖς περὶ τούτων πραγματείαις ἐξευρεῖν; ἐκεῖνοι μὲν οὖν
οὔτε ζητοῦσιν οὔτε ἴσασιν, ἀλλὰ καὶ κατὰ τὴν παροιμίαν
ἑνὶ καλόποδι πάντας ὑποδέουσιν. ἡμεῖς δὴ ζητήσαντες εὕρομεν ὅτι διὰ πολλῶν καὶ δυσκόλων γνωσθῆναι γνωρισμάτων
ἑκάστου τῶν μορίων ἡ κρᾶσις εὑρίσκεται, στοχαστικῶς μᾶλλον ἢ ἐπιστημονικῶς. ἐὰν τοίνυν φανῇ τι γνωρισμάτων
πολλῶν τε καὶ μακρῶν ἀκριβέστερον ἕν, οὐκ ἂν ἀποῤῥίψαν-
τες ἐκεῖνα τοῦτο ἀντὶ πάντων ἑλοίμεθα; πᾶς, οἶμαι, νοῦν
ἔχων ὁμολογήσει. καὶ μὴν οὐδ᾽ ἐγγύς ἐστι τῇ πίστει τὰ γνωρίσματα τῶν κράσεων ἅπαντα συνελθόντα πρὸς τὴν ἐκ τοῖ

Ergo fi quoad praefens temperamentum noscendum defici-
mus, id ex praeeuntibus ipfis fupplebimus; ex illo vero
invento adminiftrandorum indicatio fuppeditabitur.

Cap. XVI. Ac dictum quidem prius eft, ubi de frigida exhibenda praecepimus, illud quoque ex iis unum effe,
quae confideranda tum effent, numquid pars quaepiam cui
frigida natura effet laedi magnopere ex ejus potione poffet. An igitur fas eft in aegrotante homine cujusque partis temperamentum inveniffe absque iis notis, quas libris de
ipfis retulimus? Atque illi quidem nec inquirunt nec norunt, fed juxta proverbium uno calopodio omnes calceant.
Nos certe inquirentes illud invenimus, quod per plures ac
cognitu difficiles notas cujusque partis temperamentum, conjectura potius quam fcientia inveniatur. Si igitur notis multis et magnis una certior apparuerit, nonne abjectis illis
hanc pro omnibus arripiemus? nemo id, arbitror, qui
mentis eft compos negabit. Atqui fi omnes temperamento-
rum notas in unum colligas, haec longiffime abfunt, ut pa-

ἔθους ἔνδειξιν. εἰ γὰρ ὑγιαίνων τις ἔπινεν ἀεὶ ψυχρὸν, οὔθ᾽
ἧπαρ οὔτε κύστιν οὔτε κοιλίαν οὔτ᾽ ἄλλο τι τῶν τοιούτων βλαπτόμενος, εὔδηλον ὡς ἰσχυρά τ᾽ ἐστὶν ἅπαντα ταῦτα
καὶ οὐθ᾽ ἂν νῦν ὑπὸ τοῦ ψυχροῦ βλαβείη. μὴ τοίνυν μικρόν
τινα καὶ φαῦλον σκοπὸν εἰς βοηθημάτων εὕρεσιν ὑπολαμβά-
νωμεν εἶναι τὸ ἔθος, ὥσπερ οὐδ᾽ εἰς ὑγείας φυλακήν. οὐδεὶς
γὰρ ἀνθρώπων οὕτως ἐστὶν ἔμπληκτος ὡς μεγάλως βλαπτόμενος ὑπὸ τῆς τοῦ ψυχροῦ πόσεως εἰς πολυχρόνιον ἔθος
ἀγαγεῖν τὴν χρῆσιν· ἐν γὰρ τῷ μεταξὺ βλαβεὶς ἐναργῶς ὑπ᾽
αὐτοῦ καὶ νοσήσας ἀποστήσεται πάντως. ὥσπερ οὖν ἄλλα
πολλὰ παρὰ τὰς κοινὰς ἐννοίας ἐνίοις ἐρρέθη τῶν ἰατρῶν,
οὕτω καὶ τὸ μηδεμίαν εὕρεσιν ἢ διαίτης ὑγιεινῆς ἢ θεραπείας νοσούντων ἐξ ἔθους γίγνεσθαι. φαίνεται γὰρ οὐχ
ὥσπερ ἄλλ᾽ ἄττα σμικρὰν καὶ φαύλην ἔχον τὴν δύναμιν,
ἀλλὰ μεγίσιήν τε (138) καὶ κυριωτάτην, ὡς ἂν ἐνδεικνύμενον
ἑκάστου τῶν σωμάτων τὴν φύσιν. ἡμεῖς μὲν οὖν ἐξ αὐτοῦ
μεθόδῳ προερχόμενοι, τὴν διάθεσιν τῶν μορίων εὑρίσκεσθαί
φαμεν, εἶτ᾽ ἐξ ἐκείνης αὖθις ἐπὶ τὴν ἔνδειξιν ἔρχεσθαι τῶν

rem ei quam confuetudo praeftat fidem faciant. Si enim
antea per fanitatem quispiam frigidam perpetuo biberit,
neutiquam nec in jecinore nec vefica nec ventriculo nec
alio quopiam talium laefus, planum eft et valida illi effe
haec omnia nec nunc a frigida laedenda. Non eft igitur
quod parvum quendam ac levem fcopum ad inventionem
remediorum confuetudinem exiftimemus, veluti nec ad fanitatem tuendam. Nemo enim adeo eft ftupidus, ut magnopere
ex frigidae potione laefus hanc in diuturnum ufum duxiffe
velit; propterea quod laefus interim atque ab ea evidenter
aegrotans omnino abftinebit. Ergo ut alia non pauca medici praeter communes fenfus, ita illud quoque effuderunt,
quod nulla nec falubris inveniendi victus nec aegrorum curationis ex confuetudine fumatur occafio; videtur enim
non ficut caetera exiguam levemque, fed maximam ac maxime principalem vim habere, ut quae fingulorum corpó-
rum naturam oftendat. Sane ipfi via rationeque ab ea pro-
cedentes fatemur nos partium affectum invenire, dein ex

ποιητέων. ὁ δ' ἐμπειρικὸς ὑπερβαίνειν φησὶ τὴν ζήτησιν τῆς
φύσεως, ἐφ' ὃ γὰρ ἂν ὑπ' αὐτῆς ἤχθη, τοῦτο ἔχειν ἤδη γνῶσιν τοῦ μὴ βλάπτεσθαι τὸ τοῦ κάμνοντος σῶμα πόσει ψυχροῦ, τοῦτα δ' εἶναι τὸ ἐξ ἀρχῆς ἡμῖν προκείμενον οὐ τῷ
γνῶναι τὴν φύσιν. εἶτ', οἶμαι, προσηκόντως ἡμᾶς μὲν ὡς μακρὰν ὁδὸν εἰκῆ περιερχομένους ἐπισκώψειεν· τοῖς δ' ὅλως
ἄχρηστον εἶναι λέγουσι τὸ ἔθος, ὡς μηδὲ τὸν κοινὸν νοῦν
ἔχουσιν, εἰκότως μέμψαιτο. τί ποτ' οὖν φήσεις πρὸς αὐτοὺς
ἐροῦμεν ἡμεῖς οἱ μεθόδῳ τὴν τέχνην συνιστάμενοι; τί δ'
ἄλλο γε ἢ ὅτι τἀληθῆ λέγουσιν ἐπὶ τῶν οὕτως ἐναργῆ τὴν
ὠφέλειαν ἢ βλάβην ἐχόντων ἐθῶν; ἴσασι γὰρ ἅπαντες αὐτὰ
καὶ πρὸ τῆς μεθόδου. τῶν δ' ἄλλων ἐθῶν ἔνια τῶν κατὰ
βραχὺ μεγάλην ἀθροιζόντων τὴν βλάβην οὐκέθ' οἷόν τ' ἐστὶ
δι' ἐμπειρίας ἐξευρεῖν· εἴρηται δὲ περὶ τῶν τοιούτων ἐπὶ
πλέον ἐν τοῖς ὑγιεινοῖς. ὅθεν εἰ κἂν τῇ τοῦ ψυχροῦ δόσει
χωρὶς τῆς μεθόδου τὸ ἔθος ἱκανὸν, οὐδ' ἡμεῖς δήπου τὴν
ἐμπειρίαν ἐκφεύγομεν, ἀλλ' ὅσα περ ἐκεῖνοι πάντα ἐξ αὐτῆς

illo rurfus ad faciendorum indicationem venire. Empiricus
vero praeterire fe naturae inquifitionem profitetur, quippe
quod per eam confequutus fuiffet, id jam fe habere, intelligere fcilicet fe, non laedi a frigidae potione aegrotantis corpus; id vero effe quod nobis ab initio proponatur, non ut
naturam noscamus. Poft, arbitror, nos quidem veluti am-
bages fruftra fequutos merito taxet, eos vero qui in totum
inutilem effe confuetudinem dicunt, veluti a communi fenfu
alienos jufte accufet. Quid igitur, inquies, eis refpondebimus
nos qui methodo artem condimus? Quid aliud quam quod
vera dicunt de iis confuetudinibus quae adeo evidentem
utilitatem offenfamve oftendunt? eas enim omnes etiam ante
methodum noverunt. At reliquarum confuetudinum quasdam, quae paulatim magnam contrahunt noxam, non aeque
licet per experientiam invenire: dictum autem fufius de
ejusmodi confuetudinibus eft in libris de fanitate tuenda.
Unde fi in frigidae quoque exhibitione confuetudo citra methodum fatisfacit, nec nos profecto experientiam fugimus;
imo omnem quam illi ulilitatem ab ca capientes etiam ex-

656 ΓΑΛΗΝΟΥ ΘΕΡΑΠΕΥΤ. ΜΕΘΟΔΟΥ

Ed. Chart. X. [220. 221.] Ed. Baf. IV. (138.)

ὠφελούμενοι προστίθεμεν ἔξωθεν, οἳ γε προστιθέναι δυνάμενοι, τὴν ἐκ τῆς τῶν πραγμάτων φύσεως ἔνδειξιν. ἐν δὲ τῷ
παρόντι λόγῳ τὴν ἀκολουθίαν τῆς μεθόδου φυλάττοντες
ὁμολογοῦμεν ὁδῷ μακροτέρᾳ ταὐτὸν εὑρίσκειν, ὃ διὰ βρα-
χυτέρας ἐνῆν ἐξευρεῖν ἀναλογισμοῦ χωρίς. ἑωρακότες γὰρ,
οἶμαι, πολλάκις ἤδη πολλοὺς τῶν καυσουμένων ἐν πυρετοῖς,
ὅταν ἤδη μετρίως ὦσιν οἱ χυμοὶ πεπεμμένοι, [221] παραχρῆμα
λύσαντας ἤδη τὸν πυρετὸν ἐπὶ τῇ πόσει τοῦ ψυχροῦ, κἂν
ἀήθεις ὦσιν αὐτοῦ, πολὺ δήπου μᾶλλον ἐλπίσομεν ἐπὶ τῶν
εἰθισμένων ἄνευ πάσης βλάβης ἔσεσθαι τὴν ὠφέλειαν. ἔχεις
οὖν ἤδη καὶ τὸν περὶ τῶν ἐθῶν λόγον, εἰ καὶ κατὰ τὸ πάρ-
εργον, ἀλλ᾽ ἱκανῶς διωρισμένον. ἐν γάρ τι καὶ τοῦτό ἐστι
τῶν ἐνδεικνυμένων τὰς ἰάσεις διὰ μέσης τῆς τοῦ νοσήματος
φύσεως, ὥσπερ γε καὶ ἡ ἡλικία. καὶ γὰρ καὶ αὕτη διὰ μέσης
τῆς κράσεως ἔχει τὴν ἔνδειξιν, οἷον ἡ τῶν παιδίων ὑγρὰν καὶ
θερμὴν ἔχουσα τὴν κρᾶσιν ἑτοίμως διαφορεῖται.

Κεφ. ιζ'. Πρόσχες γάρ μοι κἀνταῦθα τὸν νοῦν ' τῇ
διαφορᾷ τῶν σωμάτων. ἡ μὲν τῶν λίθων οὐσία μόνιμός ἐστι

trinfecus praeter hanc adjicimus, qui faltem id poffumus,
eam quae a rerum natura fuggeritur indicationem. In hoc
vero libro methodi rationem fequentes fatemur longiore via
idem invenire, quod brevius invenire citra ratiocinationem
liceret. Nam quum faepe jam viderimus non paucos ex iis,
qui febribus ardentibus premerentur, quum jam mediocriter concocti humores effent, ftatim ex frigidae potione febre
liberatos, quamvis potioni frigidae parum affueti fuiffent,
multo, arbitror, magis in iis qui affueverunt utilitatem
fore citra noxam ullam fperabimus. Habes itaque nunc
etiam de confuetudine rationem, etfi ex incidenti oblatam,
tamen fatis definitam. Eft enim ea quoque unum quiddam
eorum quae curationes per mediam morbi naturam indicent,
quemadmodum et aetas. Siquidem ipfa quoque temperamenti interventu indicationem praeftat veluti puerorum, quae
quum humidam et calidam temperiem habeat facile difcutitur.

Cap. XVII. Adfis enim animo velim ad ea quae de
corporum diverfitate hoc loco dicam. Lapidum fubftantia

BIBΛION I. 657

Ed. Chart. X. [221.]   Ed. Baf. IV. (138.)

διὰ ξηρότητα καὶ ψύξιν· οὕτως δὲ ἡ τοῦ χαλκοῦ καὶ τοῦ σιδήρου καὶ ἡ τοῦ χρυσοῦ καὶ συνελόντι φάναι πάντων τῶν γεωδῶν σωμάτων. ἡ δέ γε τῶν ὑγρῶν καὶ θερμῶν εἰς τὸ περιέχον ἀεὶ σκίδναται τάχιστα, ποτὲ μὲν εἰς αἰσθητοὺς ἀτμοὺς
λυομένη, ποτὲ δ᾽ εἰς ἀδήλους μὲν τῇ ὄψει, τῷ λόγῳ δὲ γνω-
στὰς ἀπορροάς. αὗται μὲν οὖν αἱ φύσεις τῶν σωμάτων οἷον
ἐκ διαμέτρου πρὸς ἀλλήλας ἀντίκεινται· τῶν δ᾽ ἄλλων ἁπασῶν ἐν μὲν τῇ ξηρᾷ καὶ ψυχρᾷ φύσει πλησιέστερον ὑπάρχουσαι δυσδιαφόρητοι μέν εἰσιν, ἀλλ᾽ ἧττον σιδήρου καὶ
λίθου καὶ ἀδάμαντος. ἐν δὲ τῇ θερμῇ καὶ ὑγρᾷ διαφοροῦν-
ται μὲν ἑτοιμότερον, ἀλλ᾽ ἧττον καὶ αὗται τοῦ θερμανθέντος
ὕδατος. χωρὶς μὲν γὰρ θερμότητος οὐχ οἷόν τ᾽ ἐστι διαφο-
ρεῖσθαί τι σῶμα, μενούσης αὐτοῦ τῆς οὐσίας ἐσφιγμένης τε
καὶ πεπιλημένης· ὑπὸ θερμότητος δ᾽ οὐχ ἅπαν, ἀλλ᾽ ὅσον
ἐπιτήδειόν ἐστιν εἰς ἀτμοὺς λύεσθαι· τοιοῦτον δ᾽ ἐστὶ δήπου
τὸ ὑγρόν. ἡ τοίνυν τῶν παιδίων οὐσία ῥᾷστα διαφορεῖται
καὶ σκεδάννυται, διότι πασῶν μέν ἐστιν ὑγροτάτη, ψυχροτάτη

conſtans ſtabilisque propter ſiccitatem et frigus eſt, ad eundem modum aeris et ferri et auri et uno verbo omnium quae
ex terra ſunt corporum. At quae humida calidaque ſunt,
eorum ſubſtantia celerrime in ambientem diſſipatur, alias
in halitum ſenſibilem ſoluta, alias in perſpirationes quae
viſum fugiant, ſed ratione deprehendantur. Atque hae
corporum naturae veluti ex diametro ſibi mutuo opponun-
tur. Reliquarum omnium illae quae frigidae ac ſiccae proximae accedunt, aegre quidem per halitum discuti poſſunt,
minus tamen aegre quam ferrum et lapis et adamas. At
quae calidae et humidae ſunt vicinae, hae promptius quidem
discutiuntur atque exhalant, caeterum minus hae quoque
quam aqua calefacta. Nam citra calorem non poteſt in halitum discuti corpus ullum, ſubſtantia ejus coacta denſataque
manente; ſed nec per calorem omne, imo quod habile eſt
in halitum reſolvi, tale porro eſt quod humidum eſt. Ergo
puerorum ſubſtantia omnium facillime discutitur ac diſſipatur, propterea quod eſt omnium humidiſſima, nulla vero

Ed. Chart. X. [221.]   Ed. Baf. IV. (138.)

δὲ οὐδεμιᾶς. ὥστε οὐ χρήζει κενωτικοῦ βοηθήματος, ἐξ
ἑαυτῆς ἔχουσα τὸ κενοῦσθαι σύμφυτον. γίγνεται δὲ δήπου
καὶ διὰ χώραν θερμὴν καὶ ξηρὰν, ὥραν τε θερινὴν καὶ κατάστασιν ἱκανῶς θερμὴν καὶ ξηρὰν ἡ διὰ τῆς ἐπιφανείας τοῦ
σώματος ἀξιόλογος κένωσις, ὥσπερ καὶ διὰ ταύτην τοὺς
δεομένους αἵματος ἀφαιρέσεως ἢ οὐδ᾽ ὅλως φλεβοτομήσο-
μεν ἢ ὀλίγον ἀφαιρήσομεν. ἔσονται δὲ καὶ κατὰ τὴν τομὴν
τήνδε πολλοὶ σκοποὶ, ἡ φύσις ἡ ἐξ ἀρχῆς, τὸ ἔθος, ἡ ἡλικία,
τὸ χωρίον, ἡ ὥρα τοῦ ἔτους, ἡ κατάστασις, ἔτι τε πρὸς τούτοις ἡ νοσώδης διάθεσις ἢν θεραπεύομεν, ἑτέρῳ τε τρόπῳ
πρὸ αὐτῆς ἡ τοῦ κάμνοντος δύναμις. οὐσῶν δὲ δηλονότι
πολλῶν τῶν διαθέσεων ἰδίᾳ καθ᾽ ἑκάστην αὐτῶν ἡ ἔνδειξις·
ἀπὸ μὲν τῆς θερμῆς ἡ τοῦ ψύχειν, ἀπὸ δὲ τῆς ψυχρᾶς ἡ τοῦ
θερμαίνειν, ἑκάστης τε τῶν ἄλλων ὑπεναντίωσις, ὥστε ὀκτὼ
δυσκρασιῶν οὐσῶν ὀκτὼ καὶ τοὺς κατὰ μέρος εἶναι σκοποὺς
ἁπάντων τῶν ἐπιγιγνομένων νοσημάτων τοῖς ἁπλοῖς σώμασιν, ἐξ ἐπιμέτρου δὲ τὸν κοινὸν πρὸς τὰς τῶν ὀργανικῶν
διαθέσεις, οὗ μηδὲν ὄνομα ἦν τοῖς ἔμπροσθεν, ἀλλ᾽ ἡμεῖς

frigidior. Quo minus vacuantis praefidii eget, quum habeat
ex fe ipfa unde naturaliter vacuetur. Fit autem profecto
et propter calidam ficcamque regionem et tempus aeftivum
et flatum coeli impenfe calidum et ficcum notabilis per
cutim vacuatio. Itaque etiam hujus caufa iis qui fanguinis
detrahendi egent aut prorfus venam non fecabimus aut
parvm detrahemus. Sane erunt in hac quoque fectione
multi fcopi, natura ab initio, confuetudo, aetas, locus ha-
bitationis, anni tempus, coeli flatus, ad haec morbofus quem
curamus affectus, aliaque ratione ante hunc laborantis vires.
Quum vero affectus numerofi fint, cuique eorum fua eft
curationis indicatio. Quippe a calido indicatio eft refrigerandi, a frigido calefaciendi, ac a reliquorum quolibet
contrarium applicaudi. Quare quum octo fint intemperies, octo etiam erunt omnium qui fimplicibus corporibus oboriuntur morborum particulares fcopi. Ultraque
hos unus ejus affectus qui etiam organicorum eft communis, cujus nullum apud priores nomen fuit; fed nos qui

ἀναγκασθέντες ἑρμηνεύειν αὐτὸ συνεχείας λύσιν ἐκαλέσαμεν,
ἐπεδείξαμέν τε τὸν κοινὸν κἀνταῦθα τῆς θεραπείας σκοπὸν
εἶναι τὴν ἕνωσιν. ὅσοι δ᾽ ἐξ αὐτοῦ τούτου πάλιν τεμνόμενοι
κατὰ μέρος συνίστανται, διὰ τῶν τεττάρων ὑπομνημάτων
ἐδείχθησαν, τοῦ τρίτου τῶν ἐν τῇδε τῇ πραγματείᾳ καὶ τετάρτου καὶ πέμπτου καὶ ἕκτου. [222] νυνὶ μὲν οὖν ἔτι τὸν
περὶ τῶν δυσκρασιῶν ἐν τοῖς ἑξῆς ὑπομνήμασι ποιήσομαι
λόγον. συντελέσας δ᾽ αὐτὸν ἐπὶ τὰ τῶν ὀργανικῶν μορίων
ἀφίξομαι νοσήματα καὶ δείξω κατὰ τὴν αὐτὴν μέθοδον ἐν
αὐτοῖς τούς τε πρώτους ἁπάντων σκοπούς, οὓς γενικωτάτους
ὀνομάζειν οὐδὲν κωλύει, καὶ τοὺς ἐκ τῆς τούτων τομῆς γενο-
μένους· εἶτ᾽ αὖθις τοὺς ἐξ ἐκείνων, ἄχρι περ ἂν ἐπί τι τῶν
μηκέτι ἐγχωρούντων τομὴν ἀφικώμεθα· ταύτην γὰρ ἡμᾶς ὁ
Πλάτων ἐδίδαξε μέθοδον ἁπάσης τέχνης συστάσεως. ἀλλὰ
περὶ μὲν τῶν ὀργανικῶν, ὡς ἔφην, αὖθις εἰρήσεται· νυνὶ δ᾽
ἀναμνησθέντες ἐν τίνι μέρει τῆς προκειμένης πραγματείας
ἐσμὲν, ἐπιθῶμεν ἤδη τῇ παρούσῃ διεξόδῳ τὴν προσήκουσαν
τελευτήν. ἓν δή τι γένος ἐστὶ νοσήματος ἐγγινόμενον τοῖς

eum interpretari fumus coacti, continui folutionem appellavimus, oftendimusque communem curationis fcopum
hic quoque effe unitionem. At vero qui ex hoc rurfum in partes diducto particulares confiftant, hi quatuor
voluminibus funt proditi, tertio, quarto, quinto et fexto
hujus operis. Ac nunc quidem inftitutum de intemperiebus fermonem etiam in fequentibus libris perfequar.
Hoc abfoluto ad organicarum partium morbos convertar,
oftendamque eandem methodum in iis quoque tum primos
omnium curationis fcopos, quos generaliffimos appelles licet,
tum quae ex harum fectione nascantur, deinde rurfus qui
ex illis oriantur, donec ad eos qui ultra fectionem non admittant pervenero; hanc etenim omnis conftituendae artis
methodum Plato nos docuit. Verum de organicis poftea, ut
promifi, dicetur; nunc, fi prius in qua parte propofiti operis fimus admonuerimus, praefenti jam disputationi finem
idoneum imponemus. Eft igitur unum morbi genus, quod

ὁμοιομερέσι καὶ ἁπλοῖς ὀνομαζομένοις τοῦ ζώου μορίοις, ὃ
καλεῖται δυσκρασία. ταύτης τῆς δυσκρασίας ἐνίας μὲν ἐδείξαμεν ἀλλοιουμένων τῶν σωμάτων κατα ψιλὰς ποιότητας,
ἐνίας δὲ μεθ᾽ ὕλης τινὸς εἰς αὐτὰ κατασκηπτούσης ἀποτελεῖσθαι, γίγνεσθαι δ᾽ ἑκατέρας αὖ πάλιν ἤτοι περὶ ἓν ἢ πλείω
μόρια τῶν ζώων ἢ καὶ σύμπαν τὸ σῶμα. διελθόντες οὖν ἐν
τῷ τῆσδε τῆς πραγματείας ἑβδόμῳ γράμματι τὰς περὶ τὰ
μόρια συνισταμένας δυσκρασίας ἀλλοιουμένων μόνων τῶν
ποιοτήτων, ἑξῆς ἐν δυοῖν τούτοιν ἐπὶ τὰς εἰς ὅλον ἐκτεταμέ-
νας τὸ ζῶον ἀφικόμενοι περὶ πρώτων ἔγνωμεν διαλεχθῆναι
τῶν πυρετῶν. ἐπεὶ δὲ καὶ τούτων αὐτῶν ἔνιοι μὲν ἔτι γίνονται, τῆς ἐργαζομένης αὐτοὺς αἰτίας ἐν τῷ σώματι περιεχομέ-
νης, ἔνιοι δ᾽ ἐγένοντο μὲν, οἴχεται δ᾽ αὐτῶν τὸ ποιῆσαν αἴτιον,
ἄμεινον ἐδόκει τὸν λόγον ἐπὶ τούτους πρώτους ἄγειν, ἁπλῆν
τὴν πρώτην ἔνδειξιν ἔχοντας, εἶθ᾽ ἑξῆς αὐτῶν ἅψασθαι τῷ
λόγῳ κἀκείνων τῶν πυρετῶν ὧν ἐν τῷ σώματι τὸ ποιοῦν
ἐστιν αἴτιον.

ſimilares et ſimplices animalis vexat partes, quam intemperiem vocant. Hujus aliquas differentias ex corporibus
nuda qualitate alteratis provenire docuimus, aliquas cum
materia quapiam, quae in ipſa confluit, rurſusque ambas incidere vel in unicam animalis partem vel plures vel etiam
totum corpus. Ergo quum in operis hujus libro ſeptimo
intemperies eas quae alteratis tantum qualitatibus in partibus proveniunt pertractarim, in duobus deinceps libris ad
eas quae in totum ſe animal extendunt venientibus primum
agere de febribus placuit. At quoniam harum ipſarum
aliquae adhuc fiunt, manente in corpore cauſa eas efficiente, aliquae factae jam ſunt, ſed quae eas accendit
cauſa jam abiit, ſatius viſum eſt de iis primum ſermonem
facere, ut ſimplicem primam curationis indicationem habentibus, deinde illas quoque ſtilo aggredi quarum in
corpore cauſa ſubſiſtit.

ΓΑΛΗΝΟΥ ΘΕΡΑΠΕΥΤΙΚΗΣ ΜΕΘΟΔΟΥ
ΒΙΒΛΙΟΝ Κ.

Ed. Chart. X. [222. 223.]　　　　　　　Ed. Baſ. IV. (139.)

Κεφ. ά. Ἐπὶ μὲν δὴ τῶν ἐφημέρων πυρετῶν ἁπλῆ
τίς ἐστιν ἡ παρὰ φύσιν ἐν τῷ σώματι διάθεσις, ὡς ἂν τῶν
πρῶτον ἐργασαμένων αἰτίων αὐτοὺς οὐκ ἔτ᾽ ὄντων. ἐφ᾽ ὧν
δ᾽ ἐστὶν ἔτι τὸ ποιοῦν αἴτιον, οὐκ ἐπὶ τούτων οὔθ᾽ ἡ διάθεσις οὔθ᾽ [223] ἡ ἴασις ἁπλῆ. χρὴ γὰρ τὸ μὲν ἤδη γεγονός τοῦ
πυρετοῦ λύειν ἐκ τῆς οἰκείας ἐνδείξεως αὐτοῦ, τὸ δὲ γεννη-
σόμενον ἀποτρέπειν τε καὶ κωλύειν γενέσθαι· κωλυθήσεται
δὲ τῆς ποιούσης αἰτίας αὐτὸ τελέως ἐκκοπείσης. ὥστ᾽ ἐν μὲν
τοῖς ἐφημέροις ἡ τῶν πρακτέων ἔνδειξις ἐκ τοῦ πυρετοῦ μά-

GALENI METHODI MEDENDI
LIBER X.

Cap. I. Ergo in diariis febribus ſimplex quidam eſt
in corpore praeter naturam affectus, utpote cauſis quae
primum eas excitarunt non amplius exiſtentibus. In quibus vero cauſa efficiens adhuc manet, in iis nec affectus
nec ſanatio ſimplex eſt. Quod enim febris jam factum eſt,
id ex propria ipſius indicatione ſolvi oportet, quod adhuc
eſt futurum, id propulſare ac ne fiat vetare, vetabitur autem efficiente id cauſa prorſus exciſa. Itaque in diariis
faciendorum indicatio ex ipſa febre maxime nobis erit; ſed

λισθ᾽ ἡμῖν ἔσται, συνεπισκοπουμένοις αὐτῷ φύσιν καὶ ἡλικίαν
καὶ ἔθος, ὥραν τε καὶ κατάστασιν καὶ χώραν καὶ δύναμιν.
ἐν δὲ τοῖς ἄλλοις ὅσοι τὴν ἀνάπτουσαν αὐτοὺς αἰτίαν ἔχουσιν ἔνδον ὁ πρῶτος σκοπὸς τῆς ἐνδείξεως ἀπὸ τῆς αἰτίας
ἐστίν. εἴπερ οὖν ὀρθῶς ἡμῖν ἐδείχθη σῆψις χυμῶν αἰτία τῶν
πολυημέρων εἶναι πυρετῶν, ταύτην ἰάσασθαι χρὴ πρώτην,
οὐκ ἀμελοῦντας οὐδὲ τοῦ σβεννύναι τὸν ἐξ αὐτῆς ἀνῆφθαι
φθάσαντα πυρετόν. εἰ μὲν οὖν εἰς ταὐτὸ συμβαίνοι τά τε
τοῦ πυρετοῦ σβεστήρια καὶ τὰ τῆς αἰτίας ἀλεξητήρια, τὸ δηλούμενον ὑπ᾽ ἀμφοῖν ἓν ὂν ἑτοίμως πρακτέον. εἰ δὲ ἡ τῶν
ἤδη γεγονότων πυρετῶν ἴασις αὐξάνει τὴν ἀνάπτουσαν αὐτοὺς αἰτίαν, ἢ τὰ τὴν αἰτίαν ἐκκόπτοντα παροξύνει τοὺς
πυρετοὺς, ἐπισκεπτέον ἀκριβῶς ὑπὲρ τῆς τῶν βοηθημάτων
ἰδέας. ἐπίσκεψις δ᾽ ἀκριβὴς ἄν σοι γένηται διελομένῳ τὴν
ὅλην σκέψιν εἰς τρεῖς τούτους σκοπούς, ἆρά γε τὸν πυρετόν
ἐστι μόνον ἰατέον ἀμελοῦντα τῆς αἰτίας, ἢ τὴν αἰτίαν ἐκκοπτέον οὐδὲν φροντίζοντα τοῦ πυρετοῦ, ἢ τὸ μὲν πλεῖστον
τῶν βοηθημάτων ὡς πρὸς θάτερον αὐτῶν ἐστὶ ποιητέον,

cum illa naturam et aetatem et confuetudinem et anni tempus et coeli ftatum et regionem et vires fimul expendentes.
In reliquis quae accendentem ipfas caufam intus habent,
primus fcopus indicationis ab ipfa eft caufa. Itaque fi febrium quae multos dies perdurant recte oftendimus putredinem humorum effe caufam, haec nimirum fananda eft
prima; fed nec interim extinguendae febris, quae per eam
jam accenfa eft ratio non habenda. Ac fi quidem in idem
confentiant et quae febrem extinguunt et quae caufam op-
pugnant, quod ab utrisque indicatur quum unum fit fine
cunctatione agendum eft. Sin febris quae jam accenfa fit
fanatio caufam quae hanc excitavit eft auctura, aut quae
caufam fubmovent febrem exafperabunt, diligens habenda
confideratio eft de remediorum fpecie. Sane diligenter con-
fideraverit qui totam deliberationem in tres fcopos divi-
ferit, febrisne fola curanda fit non folicito de caufa, an
caufa oppugnanda minime curanti de febre, an plurimum
quidem remediorum ad alteram earum fit adhibendum, non

οὐκ ἀμελητέον δ᾽ οὐδὲ τοῦ λοιποῦ. τὸ μὲν οὖν πρῶτον τῶν
ῥηθέντων οὐκ ἐπαινέσομεν· εἰ γὰρ οἷς ἂν ἰώμεθα βοηθήμασι τὸ γενώμενον ἀεὶ τοῦ πυρετοῦ, ταῦθ᾽ ἡμῖν αὐξήσει τὴν
ποιοῦσαν αὐτὸν αἰτίαν, οὔτ᾽ ἀναιρήσομέν ποτε τὴν γένεσιν
αὐτοῦ οὔτε τὸ μέγεθος καθαιρήσομεν· ἥ τε γὰρ γένεσις ἀκολουθήσει τῇ τῆς ποιούσης αἰτίας ἰδέᾳ τό τε μέγεθος ἐκείνη
συναυξηθήσεται. τὸ δὲ δεύτερον τῶν ῥηθέντων εἰ διορισώ-
μεθα, γένοιτ᾽ ἂν ἡμῖν χρηστόν. εἰ μὲν γὰρ ἀφόρητον εἴη τῷ
κάμνοντι τὸ τοῦ πυρετοῦ μέγεθος, οὐ χρὴ δι᾽ ὧν τὴν αἰτίαν
ἐκκόπτομεν αὐξάνειν τὸν πυρετόν. ἅμα γὰρ, ὡς ἔοικεν, ἀναι-
ρήσομεν ἀμφοτέρους, τόν τε πυρετὸν καὶ τὸν ἄνθρωπον. εἰ
δ᾽ οὕτως εἴη μέτριος ὁ πυρετὸς ὥστε μὴ προκαταλῦσαι τὴν
δύναμιν τοῦ νοσοῦντος ἐν ᾧ χρόνῳ πρὸς τὴν αἰτίαν ἐνιστάμεθα μόνην, οὐκ ἀπόβλητος ὁ τοιοῦτος ἂν εἴη τρόπος. οὐκ
ἀπόβλητος δὲ οὐδὲ ὁ τρίτος, ἀνθίστασθαι μὲν κελεύων τῷ
μείζονα τὴν ἀξίαν ἔχοντι, μὴ μέντοι μηδὲ θατέρου παντάπασιν ἀμελεῖν. ὡς τὰ πολλὰ μὲν οὖν ἡ αἰτία μείζονα τὴν
ἰσχὺν ἔχει. γένοιτο δ᾽ ἄν ποτε τηλικοῦτον τοῦ πυρετοῦ τὸ

tamen altera neglecta. At quod primum quidem eft dictum
probare non debemus; fi namque quibus praefidiis id febris
quod femper gignitur oppugnamus, ea effectricem ejus caufam auxerint, *plane* nec generationem ejus aliquando inhibebimus nec magnitudinem minuemus; quippe et generatio
ejus effectricis caufae fpeciem imitabitur et magnitudo cum
illa pariter inaugefcet. Quod fecundum dictum eft, fi id
diftinguemus, poterit effe nobis commodum. Nam fi intolerabilis aegro magnitudo febris fit, committendum non eft
ut per ea quibus caufam adimimus febrem augeamus. Si-
mul enim, arbitror, utrumque, et febrem fuftulerimus et
hominem. Sin ita mediocris fit febris ut quo tempore
contra caufam tantum pugnas, obruendae interim vires
aegrotantis non fint, utique contemnendus is modus non
eft. Non contemnendus autem nec tertius eft, qui contra
id cujus majus momentum eft inftare jubet, nec tamen alterius omnino negligentem effe. Sane plerumque caufae major
eft vis. Fieri tamen aliquando poteft ut ea fit febris ma-

μέγεθος ὡς ὑπόγυιον ἐπιφέρειν τὸν ὄλεθρον, εἰ μή τις αὐτὸ
κωλύσειεν· ἡνίκα γε χρὴ τοῦτ᾽ ἐκκόψαντας πρότερον, ἐπὶ τὴν
τῆς αἰτίας ἀναίρεσιν ἰέναι. ταυτὶ μὲν οὖν, ὦ Εὐγενιανὲ, διω-
ρίσθω σοι κατ᾽ ἀρχὰς εὐθέως ὑπὲρ τῶν ἐναντίων ἐνδείξεων.
ἐπεὶ δ᾽ ἐν τῷ ταύτας ἐξετάζειν οὐ σμικρὰν μοῖραν εἰς τὸ
σωθῆναι τὸν ἄνθρωπον ἡ δύναμις ἔχειν ἐφάνη, γίγνοιτ᾽ ἂν
σοι καὶ ἥδε σκοπὸς οὐ σμικρὸς εἰς τὴν τῶν πρακτέων εὕρεσιν.
ὥστε εἶναι τοὺς πρώτους τρεῖς σκοποὺς ἐνδεικτικοὺς τῶν
ποιητέων ἐν τοῖς ὑποκειμένοις τῇ σκέψει πυρετοῖς· ἕνα μὲν
οὖν αὐτὸν τὸν πυρετὸν, ἕτερον δὲ τὴν γεννῶσαν αὐτὸν
αἰτίαν, καὶ τρίτον τὴν δύναμιν. ἀλλὰ τοὺς μὲν δύο πρώτους
σκοποὺς ἀναιρεῖν προσήκει, φυλάττειν δὲ τὸν τρίτον. ἔσται
δή σοι κἀνθάδε πάλιν ἡ αὐτὴ σκέψις ἣν μικρὸν ἔμπροσθεν
ἐσκέψω, παραβάλλοντι τῇ δυνάμει τόν τε πυρετὸν ἐν μέρει
καὶ τὴν αἰτίαν, εἶτα εἰ μὲν τῶν αὐτῶν ἄμφω δέοιντο βοηθημάτων, ἑτοίμως λαμβάνοντι, μαχομένων δὲ τῶν ἐνδείξεων, ἤτοι τὴν ἀπὸ τῆς δυνάμεως ἢ τὴν ἀπὸ τῆς αἰτίας
[224] ἢ τοῦ πυρετοῦ προαιρουμένῳ, ἢ τῷ μὲν ἰσχυροτέρῳ

gnitudo quae praefentem perniciem, nifi occurras, afferat:
quo cafu oportebit hac prius fubmota, deinde ad caufam
fubmovendam accedere. Atque haec, mi Eugeniane, decidenda tibi inter initia ftatim de contrariis indicationibus
funt. Quum autem in iis examinandis non parum vifa eft
ad hominis falutem momenti habere vis ipfa *naturalis*, utique de ea quoque non levis tibi ad agendorum inventionem
fcopus eft habendus. Ita fit ut tres primi fcopi fint qui iu
fubjectis confiderationi febribus agendorum indicationem
nobis praebeant, unus febris ipfa, alter effectrix ejus caufa,
tertius vis ipfa *naturalis*. Caeterum priores duo fcopi fub-
movendi funt, tertius eft tuendus. Erit igitur rurfus hic
quoque eadem tibi confideratio quae paulo fupra, ut cum
viribus tum febrem particularem tum caufam invicem conferas. Mox fi eadem ambo remedia requirent, ea prompte
exequaris. Sin indicationes pugnabunt, unam praeferas
vel quae a viribus fumitur vel quae a caufa vel quae a
febre, ac quae caeteris fit valentior, hanc magis fequaris,

μᾶλλον ἑπομένῳ, μὴ μέντοι γ᾿ ἀμελοῦντι μηδὲ τῶν ὑπολοίπων. ἐκ γάρ τοι τῶν τοιούτων διορισμῶν διδαχθήσῃ πρώτως μὲν τὴν αἰτίαν ἐκκόπτειν καὶ τὸν πυρετὸν, ὅταν στοχα-
ζομένῳ σοι φαίνηται τοῖς τοιούτοις ἰάμασιν ἡ δύναμις ἐξαρ-
κοῦσα· πρώτην δ᾿ αὖ πάλιν ῥωννύναι τὴν δύναμιν, ὅταν
ἄῤῥωστος οὖσα μὴ φέρῃ τά τε τῆς αἰτίας καὶ τὰ τοῦ πυρετοῦ βοηθήματα. καὶ μέντοι καὶ πάντων ἅμα στοχάζεσθαί
ποτε δυνατὸν, ὡς ὀλίγον ἔμπροσθεν ἐπί τε τοῦ πυρετοῦ καὶ
τῆς αἰτίας ἐδείχθη.

Κεφ. β′. Τριῶν οὖν ὄντων τούτων οἷς χρὴ προσέχειν
τὸν νοῦν ἐν ταῖς προκειμέναις τῶν πυρετῶν ἰάσεσιν, αὐτοῦ
τε τοῦ πυρετοῦ καὶ τῆς ποιούσης αὐτὸν αἰτίας καὶ τῆς τοῦ
κάμνοντος δυνάμεως, εὑρημένων δὲ καὶ τῶν τῆς ἐνδείξεως
τρόπων τῶν γενικῶν, οὓς καὶ καθόλου προσαγορεύομεν, ἐπὶ
τὰς διαφορὰς ἤδη τῶν εἰδικῶν τε καὶ κατὰ μέρος ἰέναι χρὴ
βοηθημάτων, ἀναμνήσαντας αὖθις τῶν ἐφημέρων πυρετῶν,
ἐπειδή τινες ἐξ αὐτῶν μεταπίπτουσιν εἰς τοὺς πολυημέρους.
γιγνομένης δὲ τῆς μεταπτώσεως αὐτῶν καθ᾿ ἕνα τρόπον τὸν
κοινότατον, δι᾿ ἀμαθίαν τῶν ἰατρῶν, εἰδικωτέρους δὲ δύο,

nec taman caeteras negligas. Ex hac namque discretione
doceberis primo cauſam febremque profligare, ubi videlicet
conjicis harum remedia vires poſſe ferre; rurſus primam
roborandam virtutem eſſe, ubi haec imbecillior eſt quam
ut cauſae febrisque praeſidia ſuſtineat. Quin etiam omnia
pariter ſub conjecturam agi licet, veluti paulo ſupra de fe-
bre et de cauſa eſt monſtratum. Cap. II. Ergo quum tria haec ſint quibus adhibere
mentem in propoſitis febribus curandis oporteat, febris ipſa
hujus efficiens cauſa et aegrotantis vires, inventique praeterea ſint generales indicationum modi, quos etiam generales univerſalesque dicimus, transeundum, arbitror, nunc
ad praeſidiorum differentias, quae ſpecialia particulariaque
ſunt, ſed mentione de diariis repetita, quandoquidem ab
ipſis in eas quae plures dies continuent aliqui transeunt.
At vero quum in has transeant una quidam ratione maxime
communi, ipſa medicorum inſcitia, duabus magis privatis,

διότι καὶ αὐτῶν τῶν πυρετῶν ἤτοι γ' ἀπήλλακται τὸ ποιῆσαν
αἴτιον ἢ καὶ νῦν ἔτι μένει, περὶ ἀμφοτέρων ἐν μέρει λεκτέον.
ἀπήλλακται μὲν οὖν τὸ ποιῆσαν αἴτιον, ὅταν ἐπὶ θυμῷ καὶ
λύπῃ καὶ ἀγρυπνίᾳ καὶ φροντίδι καὶ ἡλίῳ θερινῷ καὶ κόπῳ
καὶ βουβῶνι παυσαμένῳ γένηται πυρετὸς ἄνευ στεγνώσεως·
οὐκ ἀπήλλακται δὲ, ὅταν ὑπὸ τοῦ προκατάρξαντος ἢ αὐτοῦ
πυρετοῦ γένηταί τις στέγνωσις. ἤ τε γὰρ ψύξις ἀεὶ καὶ ἡ τῶν
στυφόντων ὁμιλία διὰ μέσης στεγνώσεως ἐργάζονται πυρετὸν, ἤ τ' ἔγκαυσις ἔστιν ὅτε στεγνοῖ τὴν ἕξιν, αὐτή τε πολλάκις ἡ ἀρχὴ τοῦ πυρετοῦ φρικώδης γενομένη στέγνωσιν εἰργάσατο. καὶ μέντοι καὶ γλίσχροι καὶ παχεῖς ἢ καὶ πολλοὶ
χυμοὶ μετρίαν ἔμφραξιν ποιησάμενοι τὸν ἐφήμερον ἐνίοτε
γεννῶσι πυρετὸν, ὅταν ἀγαθῶν ἰατρῶν τύχωσιν, ὡς ἔμπροσθεν ἐδείκνυτο. καλοῦνται μὲν οὖν πάντες ἐφήμεροι οἱ τοιοῦτοι πυρετοὶ, διότι λύεσθαι πεφύκασιν ὅσον ἐφ' ἑαυτοῖς ἡμέρᾳ
μιᾷ, συναριθμουμένης αὐτῇ δηλονότι καὶ τῆς νυκτός· ὥσπερ
ἐν τῷ λέγειν ἡμερῶν εἶναι μῆνα τριάκοντα καὶ τὸν ἐνιαυτὸν
τριακοσίων ἑξήκοντα καὶ πέντε, καὶ τόδε τι πέπρακται πρὸ

quod ipfarum febrium vel caufa effectrix vel etiam abiit vel
etiamnum manet; de utrisque feorfum eft dicendum. Porro
abiit effectrix caufa, quoties ab ira, moerore, vigilia, cura,
aeftivo fole, fatigatione et bubone jam fedato excitata
citra ftipationem febris eft. Manet quoties vel ab externa
caufa, vel ab ipfa febre ftipatio aliqua facta eft. Nam et
frigiditas et adftringentium ufus per mediam ftipationem
femper febrem excitant. Uftio praeterea nonnunquam corporis habitum conftipat. Jam ipfum febris principium, ubi
cum horrore invafit, ftipationem faepe fecit. Quin etiam lenti
et craffi aut etiam copiofi humores, ubi mediocriter obftruxe-
runt, diariam aliquando febrem accendunt, quum idoneum
fortiti funt medicum, ut fupra eft indicatum. Sane dicuntur idcirco ejusmodi febres omnes diariae, quia folvi, quod
ex ipfis eft, uno die funt aptae, conputata nimirum cum hoc
una et nocte, quemadmodum quum dicimus menfem effe
triginta dierum et annum trecentorum fexaginta quinque,
et hoc geftum effe ante tres dies aut gerendum effe poft

ΒΙΒΛΙΟΝ Κ. 667

Ed. Chart. X. [224. 225.]   Ed. Baf. IV. (139. 140.)

τριῶν ἡμερῶν, ἢ πραχθήσεται μετὰ τέσσαρας. οὐ μὴν ἡ
αὐτή γε διάθεσις ἁπάντων αὐτῶν ἐστιν, ἀλλ᾽ ἔνιοι μὲν ἀχώριστον ἔχουσι τὴν (140) στέγνωσιν, ἔνιοι δὲ οὐκ ἀχώριστον
μὲν, ἤτοι δ᾽ ὡς τὰ πολλὰ συνοῦσαν ἢ ἀμφιδόξως ἢ σπανίως.
ἀχώριστος μὲν οὖν ἡ στέγνωσίς ἐστι τοῖς διὰ τὸ στυπτηριῶδες
ἢ χαλκανθῶδες ὕδωρ ἤ τι τοιοῦτον ἕτερον, ἢ διὰ ψύξιν ἢ
διὰ βραχεῖαν ἔμφραξιν πυρέξασιν, ὡς τὸ πολὺ δὲ τοῖς δι᾽
ἔγκαυσιν· ἀμφιδόξως δὲ τοῖς διὰ κόπον. ὅσοι δὲ διὰ θυμὸν ἢ λύπην, ἢ ἀγρυπνίαν, ἢ σύντονον σκέψιν, ἢ ἀπεψίαν,
ἢ βουβῶνα πυρέττουσι, σπανιάκις αὐτοῖς σύνεστι στέγνωσις. οὗτοι πάντες οἱ πυρετοὶ κατὰ τὸν ἑαυτῶν λόγον οὐκ
ἀναμένουσι δεύτερον παροξυσμὸν, ἀλλ᾽ ἐντὸς τῶν εἴκοσι καὶ
τεσσάρων ὡρῶν παύονται τοὐπίπαν, ἢ εἴπου κατὰ τὸ σπάνιον
ἐνίοτε τινὲς αὐτῶν ἐπὶ πλέον ἐκτείνονται, δύο δ᾽ αὐτοῖς αἰτίαι
προσγενόμεναι, κωλύουσι λυθῆναι, μία μὲν ἡ ψύξις ἤτοι γ᾽ ἐκ
τοῦ περιέχοντος ἀέρος [225] ἢ ἐξ ἀλείμματός τινος ἔξωθεν προσ-
ενεχθέντος, ἑτέρα δ᾽ ἡ δαιμονία διάτριτος, ἐὰν ἀναγκασθῶσι
ὑπερβάλλειν αὐτὴν ἰατρῶν ἀμαθίᾳ. εἰ δὲ τὸ περιέχον ἀλεεινὸν

quatuor. Caeterum non eſt idem ipſarum omnium affectus,
ſed ab aliquibus inſeparabilis ſtipatio eſt, ab aliquibus minime
inſeparabilis, ſed vel ut plerumque ſimul adeſt vel ambiguà
forte vel raro. Inſeparabilis ſtipatio eſt iis qui ex aluminoſa
aqua vel vitriolina vel tali quapiam alia, aut ex frigore aut
levi obſtructione febricitarunt. Plurimum vero iis adeſt qui
ex uſtione febricitant, ambigua forte iis qui ex fatigatione.
Quicunque vero ex ira vel triſtitia vel vigiliis vel pertinaci
ſtudio vel cruditate vel bubone febricitant, iis raro adjuncta
ſtipatio eſt. Atque harum omnium febrium nulla, quod
ex ipſa ſit, ad ſecundam usque acceſſionem perdurat, ſed
intra quatuor et viginti horas omnino deſinit. Aut ſi quando
earum aliquae, quod tamen rarius ſit, longius trahant,
duae iis accedunt cauſae quae ipſas ſolvi vetant; earum una
frigus eſt, quod vel ex ambiente aëre, vel ex unctione quapiam extrinſecus admota proveniat, altera egregia illa dia-
tritos eſt, ſi qui hanc tranſire medicorum inſcitia coguntur.
Quod ſi et ambiens aër calidus ſit, et nemo ex medicis qui

668 ΓΑΛΗΝΟΤ ΘΕΡΑΠΕΤΤ. ΜΕΘΟΔΟΤ

Ed. Chart. X. [225.]   Ed. Baf. IV. (140.)

ύπάρχει καὶ μηδεὶς τῶν τὴν διάτριτον σεβόντων ἰατρῶν παρείη
τῷ κάμνοντι, παύσεται μὲν ὁ πυρετὸς ἐπὶ τῷ πρώτῳ παροξυσμῷ μεθ᾽ ἱδρῶτος ἢ νοτίδος ἢ διαπνοῶν ἀτμωδῶν, ὁ
κάμνων δ᾽ αἰσθανόμενος ἀπαλλαγῆναι ἑαυτὸν τοῦ πυρετοῦ
τὰ συνήθη πράττειν ἐπιχειρήσει λουόμενος ἢ ἀλειφόμενος ἢ
καὶ χωρὶς τούτων ἐσθίων· εἴ τις εἴη τῶν ὀρείων ἀγροίκων.
οἱ μὲν οὖν ἰδιῶται καθάπερ ἄλλα πολλὰ πρὸς αὐτῆς τῶν
πραγμάτων τῆς φύσεως διδασκόμενοι πράττουσιν ἄμεινον
τῶν σοφιστῶν, οὕτω κἂν τοῖς ἐφημέροις πυρετοῖς ἱκανοὶ τὸ
σύμπαν ἑαυτοῖς ἐκπορίζειν εἰσὶν, ὅταν γε χωρὶς ἰσχυροτέρας
στεγνώσεως συστῶσιν. εἰ δὲ μετὰ τοιαύτης εἰσβάλοιεν, ἀτυ-
χήσαντες μὲν ἰατρῶν περιπίπτουσί τινι τῶν σεβόντων τὴν
διάτριτον, εὐτυχήσαντες δὲ τῶν λουσόντων τε καὶ θρεψόν-
των αὐτοὺς καὶ τἄλλα σύμπαντα πραξόντων, ὅπως ἡ στέγνωσις λυθείη. πολλάκις γοῦν, ὡς εἴρηται, δι᾽ ἔμφραξιν βραχεῖαν
ἅμα λεληθυίᾳ πυκνώσει τοῦ δέρματος, ἤτοι διὰ λουτρὸν μοχθηρὸν ἢ δι᾽ ἄλλο τι γενομένη, πυρετοῖς ἐφημέροις ἑάλωσαν
ἔνιοι· καθ᾽ ὃν καιρὸν ἐὰν μὴ ταχέως τις ἰάσηται τὴν ἔμφρα-

diatriton fufpiciunt ad aegrotantem accedat, febris quidem
poft primam acceffionem finietur, idque cum fudore vel
madore vel transpiratu halituofo. Aeger autem ubi fe
liberatum a febre fenferit, ad confueta munia redibit, la-
vans ungensque fe, aut etiam, fi agreftis quispiam monticola
fit, his omiffis comedens. Ac vulgus quidem ficuti multa
alia ab ipfa rerum natura edoctum melius, quam fophiftae
agit, ita et in diariis febribus omnia fibi ipfi praeftare fufficit, praefertim ubi citra valentem ftipationem conftitere.
Ubi vero cum ejusmodi *ftipatione* invaferint, qui infortunati
funt in medicum aliquem incidunt eorum qui diatriton
efferunt, qui fortunati, in eum qui ipfos et lavabit et nutriet,
caeteraque omnia praeftabit quibus ftipatio folvatur.   Saepe
namque, ceu dictum eft, ex levi obftructione cum cutis
latente denfitudine, quae vel ex vitiofa lavatione vel alio
quopiam eft contracta, diariis nonnulli febribus funt correpti, quo tempore nifi quis celeriter obftructionem fubmo-

BIBΛION K. 669

Ed. Chart. X. [225.]					Ed. Baf. IV. (140.)

ξιν, εἰς τοὺς πολυημέρους μεταπίπτουσιν. ἔστι γὰρ ὁ τοιοῦτος πυρετὸς ὅσον μὲν ἐφ᾽ ἑαυτῷ κοινὸς τῶν πολυημέρων τε καὶ τῶν ἐφημέρων, ἀλλὰ διὰ τὴν σμικρότητα τῆς αἰτίας μονήμερος γίνεται, καθάπερ γε καὶ διὰ μεγέθους ἐστὶν ὅτε πολυήμερος· ἀλλ᾽ ὅ γε παροξυσμὸς εἰς αὐτοῦ μέχρι τοῦ τέλους ἀπὸ τῆς ἀρχῆς ἐστιν, ἐὰν μὴ τύχῃ διαδεξάμενος αὐτὸν ὁ ἐπὶ σήψει χυμῶν. ἔστ᾽ ἂν οὖν μήτ᾽ ἐν τῷ σφυγμῷ μηδέπω τὸ τῆς σήψεως ὑπάρχει γνώρισμα μήτ᾽ ἐν τῇ θέρμῃ μήτ᾽ ἐν τοῖς οὔροις, ἐπ᾽ ἐμφράξει τε μόνῃ τὴν γένεσιν ἔχει καὶ ἴασις αὐτῷ τῆς ἐμφράξεως ἡ λύσις γίγνεται, καὶ ὡς χρὴ λύειν αὐτὴν ἔμπροσθεν εἴρηται. πλείους οὖν αἱ κατὰ μέρος διαφοραὶ φαίνονται τῶν ἐφημέρων πυρετῶν· μία μὲν ὅταν μηδ᾽ ὅλως ᾖ μηκέτι τὸ ποιῆσαν αὐτοὺς αἴτιον, οἷον ἡ ἔγκαυσις· ἑτέρα δ᾽ ὅταν ἔτι παρείη, καθάπερ ἡ στέγνωσις, ἧς ἐδείχθησαν οὖσαι διτταὶ διαφοραὶ, πύκνωσίς τε τῶν μικρῶν πόρων καὶ ἣν νῦν μεταχειριζόμεθα κατὰ τὸν λόγον ἔμφραξις. ἔστι δὲ δήπου καὶ τῆς πυκνώσεως ἡ μὲν διὰ ξηρότητα, καθάπερ

verit, in plurimorum dierum febres transeunt. Eſt namque ejusmodi febris, quantum ex ipſa eſt, earum quae plures dies infeſtant et quae diariae ſunt communis; caeterum propter cauſae parvitatem unius diei efficitur, ſicut etiam propter magnitudinem multorum interdum dierum, verum acceſſio ejus ab initio ad exitum usque una eſt, modo ne ipſam excipiat ea quae ex putredine humorum nascitur. Ergo quoad nec in pulſu nec in calore nec in lotio putredinis adhuc advertitur nota, atque ex ſola obſtructione ortum habet, utique ipſa obſtructionis ſolutio ejus eſt ſanatio; quemadmodumque hanc ſolvere conveniat ante eſt dictum. Multae igitur apparent diariarum eſſe febrium particulares differentiae; una quando jam prorſus abiit effectrix ipſarum cauſa, veluti uſtio, altera quando haec etiam adeſt, ſicut ſtipatio, cujus duae monſtratae ſunt differentiae, nempe exiguorum meatuum denſitas et de qua nunc agimus obſtructio. Sane denſitudo ipſa alias ex ſiccitate provenit, veluti poſt fervores aut fatigationes aut iras, alias ex frigore eoque vel

670 ΓΑΛΗΝΟΤ ΘΕΡΑΠΕΥΤ. ΜΕΘΟΔΟΥ

Ed. Chart. X. [225.]   Ed. Baf. IV. (140.)

ἐπ᾽ ἐγκαύσεσιν ἢ κόποις ἢ θυμοῖς, ἡ δὲ διὰ ψύξιν ἤτοι γε
ἁπλῆν ἢ μετὰ στύψεως· ὅπῃ δ᾽ ἀλλήλων αὗται διαφέρουσιν
ἐν τοῖς περὶ φαρμάκων διῄρηται. καὶ τῆς ἐμφράξεως δὲ ἡ
μέν τις διὰ πλῆθος, ἡ δὲ διὰ ποιότητα γίνεται χυμῶν
ἤτοι γλίσχρων ἢ παχέων ὑπαρχόντων. ἐπικρατήσει δὲ κατὰ
τὴν ἴασιν ἐν μὲν τῇ διὰ πλῆθος ἀφαίρεσις αἵματος, ἐν δὲ
τῇ διὰ ποιότητα τῶν λεπτυνόντων ἡ χρῆσις. ὁ δ᾽ ἀπὸ τῆς
δυνάμεως σκοπὸς ἐν μὲν τοῖς ἐφημέροις πυρετοῖς μικρὸς,
ἀξιόλογος δ᾽ ἐν τοῖς πολυημέροις ἐστὶ καὶ μᾶλλον ὅσῳ περ
ἂν ὦσι μακρότεροι. κατὰ φύσιν μὲν οὖν ἐχούσης τῆς δυνάμεως οὐδὲ τὸ βραχύτατον ἡ τῶν κενωτικῶν βοηθημάτων
ἐμποδίζεται χρῆσις ἐν τοῖς πολυημέροις πυρετοῖς καὶ τοῖς ὀλι-
γημέροις, οὐ κατὰ φύσιν δὲ ἐχούσης, λέγω δὲ οὐ κατὰ φύσιν,
ὅταν ἀῤῥωστοτέρα πως ὑπάρχῃ κατὰ τὸ μέγεθος ἀεὶ τῆς
ἀῤῥωστίας, ἐμποδίζεται τὰ κενωτικὰ βοηθήματα. σπανιώ-
τερον μὲν οὖν εὐθύς ἐστιν ἐν τῇ πρώτῃ τῶν ἡμερῶν ἢ τῇ δευτέρᾳ τὴν δύναμιν ὑπάρχειν ἀσθενῆ. γίγνεται δ᾽ ἐνίοτε καὶ
διὰ καχεξίαν τοῦ κάμνοντος καὶ διὰ γῆρας. ἐνίοις δὲ καὶ

ſimplici vel cum adſtrictoria vi, quae quemadmodum inter
ſe differant in libro de medicamentis eſt praeceptum.
Jam vero obſtructionum ipſarum alia eſt quae ex plenitudine, alia quae ex humorum qualitate, qui aut lenti aut
craſſi ſint, incidit. Praeferetur autem inter remedia in ea
quam copia facit ſanguinis miſſio, in ea quae ex humorum
qualitate conſiſtit attenuantium uſus. Qui vero ex viribus
ſcopus petitur, in diariis ſane eſt exiguus, in iis quae pluribus diebus urgent inſignis eſt, eoque magis quo hae ſunt
longiores. Enimvero ubi ſecundum naturam ſe vires habent, ne minimum quidem in plurium dierum ac paucorum
febribus vacuantium auxiliorum uſum morantur, ubi non
ſecundum naturam ſe habent, voco autem non ſecundum
naturam quum inſirmiores quodammodo ſunt, pro magnitudine imbecillitatis impeditur vacuantium auxiliorum uſus.
Sane rarius accidit ut protinus in primo ſecundove die vires
imbecillae cernantur, accidit tamen interdum et propter
aegrotantis malum corporis habitum et propter ſenium.

BIBΛION K. 671

Ed. Chart. X. [225. 226.]   Ed. Baf. IV. (140.)

κόπος [226] ἅμα ἐγκαύσει καὶ λύπῃ καὶ ἀγρυπνίᾳ προσγενο-
μένῃ καὶ ἀσιτίᾳ δί ὅλης ἡμέρας ἐπιγιγνομένῃ, κᾄπειτα περὶ
τὴν ἑσπέραν εἰςβάλλοντος τοῦ πυρετοῦ, πρὶν τραφῆναι τὸν
ἄνθρωπον, ἀγρύπνου τε γενομένου τῆς νυκτὸς ἱκανῶς κατέ-
λυσε τὴν δύναμιν.

Κεφ. γ΄. Καί σοι διηγήσομαι τοιοῦτον ἄῤῥωστον ἐφ'
οὗ πρῶτον ἐτόλμησα τῷ λόγῳ ποδηγούμενος ὑπεριδεῖν μὲν
τῆς διατρίτου, στοχάσασθαι δὲ τῆς δυνάμεως. ὕστερον δὲ καὶ
ἄλλους ἰδὼν ὁμοίως αὐτῷ θαῤῥῶν ἤδη τὸν αὐτὸν τρόπον
ἰασάμην ὅνπερ κᾀκεῖνον. ἡ γὰρ πρώτη πεῖρα μαρτυρήσασα
τοῖς ὑπὸ τοῖς ἐνδείξεως εὑρημένοις θαρσαλεωτέρους ἀποτελεῖ
πρὸς τὴν ἐκ δευτέρου χρῆσιν. ὁ τοίνυν ἁλοὺς τῷ πυρετῷ
νεανίσκος ἦν μὲν ἐτῶν πέντε καὶ εἴκοσιν, ἰσχνὸς καὶ μυώδης
τὸ σῶμα, καθάπερ κύων ξηρὸς καὶ θερμὸς ἀκριβῶς τὴν κρᾶσιν. ἔχαιρε δέ πως καὶ γυμνασίοις καὶ τἄλλα φροντιστής τε
καὶ φιλόπονος ἦν. οὗτος ἀποδημῶν, εἶτα πυθόμενός τι τῶν
οὐχ ἡδέων ἠνιάθη τε ἅμα καὶ συντείνας ἑαυτὸν εἰς τὴν πόλιν
ἠπείγετο. διὰ μὲν οὖν τῆς προτέρας ἡμέρας ἐκοπώθη τε

Nonnullis etiam fatigatio, ubi uftio et triftitia vigiliaeque
praecefferunt, et inedia per totum fequuta eft diem, dein
febris prius quam homo cibaretur circa vefperam corri-
puit et nox infomnis eft acta, vires magnopere refolvit.
Cap. III. Ac tibi talem aegrotum narrabo in quo
primum aufus fum ratione deductus et diatriton contemnere
et virium rationem habere, pofteaque alios quos in fimili
cafu vidi audacter eodem modo quo illum curare, fiquidem
primum periculum, poftquam iis quae ab indicatione funt
inventa fubfcripfit, ad fecundum ufum reddit magis animo-
fos. Ergo juvenis qui febre eft correptus annos natus erat
quinque et viginti, gracili corpore et musculofo veluti canis,
tum ficco calidoque omnino temperamento. Jam idem exercitatione quodammodo delectabatur, et alioqui cogitabun-
dus et 'nduftrius erat. Is peregre agens quum nuncium parum gratum accepiffet et triftatus eft, propere fe accingens
ad urbem feftinavit. Ac priore quidem die et laboravit

672   ΓΑΛΗΝΟΥ ΘΕΡΑΠΕΥΤ. ΜΕΘΟΔΟΥ

Ed. Chart. X. [226.]   Ed. Baf. IV. (140.)

μετρίως καὶ λουσάμενος καὶ δειπνήσας ἀνεπαύσατο κατά τι
πανδοχεῖον ἀγρυπνήσας τὰ πλείω. κατὰ δὲ τὴν ὑστεραίαν
ἔτι καὶ μᾶλλον ἠπείχθη καὶ διανύσας ὁδὸν παμπόλλην καὶ
ψαμμώδη καὶ αὐχμηρὰν, ἐν ἡλίῳ θερμῷ σχεδὸν ὥρας ἑβδόμης καὶ ἡμισείας εἰς τὴν πόλιν ἀφίκετο. πυθόμενος δὲ ἡδίω
δι᾽ ἅπερ ἔσπευδεν, εἰς γυμνάσιον ἐπορεύθη λουσόμενος, εἶτ᾽
ἀλειψάμενος ἀνετρίψατο σύν τινι τῶν αὐτόθι νεανίσκων.
καὶ προτραπεὶς ὑπ᾽ αὐτοῦ κινηθῆναι βραχέα, φιλονεικίας
αὐτοῖς ἐγγενομένης, οἵαις πολλάκις εἰώθασι περιπίπτειν οἱ
γυμναστικοὶ, πλείω τοῦ δέοντος ἐγυμνάσατο· καὶ ἦν ἤδη
ξηρὸς ἀμέτρως. ἐξελθὼν δὲ τοῦ γυμνασίου καταλαμβάνει
μαχομένους τῶν ἑταίρων τινάς· οὓς διαλύων ἔλαθεν αὖθις
ἑαυτὸν ἑτέρῳ περιπεσὼν οὐ μικρῷ γυμνασίῳ, τοὺς μὲν
ἕλκων ἐξ αὐτῶν, τοὺς δὲ ὠθῶν, τοὺς δὲ διαλαμβάνων μέσους, ἐπιτιμῶν τέ τισιν ἐξ αὐτῶν ὡς ἀδικοῦσι καὶ θυμού-
μενος ὑπὲρ τῶν ἀδικουμένων, ὥσθ᾽ ὑποστρέψαι ξηρὸς ἐσχάτως οἴκαδε, κόπου τε καὶ ἀνωμαλίας αἰσθανόμενος. ὕδατος
οὖν ὡς εἰώθει πιὼν, ἐπειδὴ μηδὲν ἐγίγνετο κρεῖττον, ἀλλ᾽

modice et lotus coenatusque in quodam diverforio quievit,
fed maxima ex parte fine fomno.   Poftera die etiam magis
feftinavit, ac longa via et fabulofa et fquallente tum fub
fervente fole confecta, hora prope feptima et femiffe pervenit in urbem.   Ibi quum ea quorum caufa maturaffet
meliora audiret, in gymnafium lavaturus proficifcitur; dein
unctus una cum quodam eorum qui aderant juvene per-
frictus eft.   A quo quum ut paululum dimoveret provoca-
retur, orta inter eos contentione, qualia faepe incidunt iis
qui exercitationibus indulgent, plus jufto eft exercitatus,
eratque jam immodice ficcus.   Egreffus vero gymnafium invenit amicorum quosdam pugnantes, quos dum dirimit imprudens in aliam exercitationem non levem incidit, dum
alios eorum divellit, alios impellit, alios complectitur me-
dios, alios ut injurios increpat, ac pro iis qui injuriis
affecti effent irascitur adeo ut domum fe in fumma ficcitate
reciperet, laffitudinem inaequalitatemque fentiens.   Aquam
igitur ex confuetudine bibens, ubi nihilo fe levatum, fed

ἐπετείνετο τὰ τῆς ἀνωμαλίας αὐτῷ, τοῦτο μὲν ἤμεσεν. ἄμεινον δ᾽ ὑπολαβὼν εἶναι μηδέπω τρέφεσθαι, κατέκλινε τότε
καὶ ἡσύχαζε (141) ὥρας σχεδόν τι τῆς ἡμέρας ἑνδεκάτης·
τοῦτο πράξας, ἀγρυπνήσας δὲ μετὰ τοῦ πυρέξαι δι᾽ ὅλης
τῆς νυκτὸς, ἡσύχαζε κατὰ τὴν ἐπιοῦσαν ἄχρι μεσημβρίας,
ἰάσασθαι τὴν ἀγρυπνίαν ἐλπίζων. ἡνίκα δέ τινες αὐτὸν
ἰατροὶ τῆς διατρίτου θεασάμενοι, κατὰ μὲν τὸ παρὸν ἔφασαν ἀξιόλογον εἶναι πυρετὸν, εἰς ἑσπέραν δ᾽ αὖθις ὄψεσθαι.
καὶ τοίνυν καὶ θεασάμενοι πάλιν ἑσπέρας παρακμάζοντα τὸν
πυρετὸν, οὐκ ἠξίωσαν οὐδὲ τότε θρέψαι, καίτοι γ᾽ ἄλλου
τινὸς ἰατροῦ συμβουλεύοντος, ἀλλὰ ἀντέστησαν ἐκεῖνοι
γενναίως, εἰ μὲν γὰρ ἀπύρετος ἐγεγόνει, τάχα ἂν αὐτῷ
δοῦναι τροφὴν εἰπόντες, ἔτι δὲ πυρέττοντι οὐκ ἂν δοῦναι.
καὶ τοίνυν καὶ κατὰ τὴν τρίτην ἡμέραν ἕωθεν ἀφικόμενοι τὴν διάτριτον ὑπερβάλλειν ἠξίουν. ἦν δ᾽, ὡς εἴρηται
πρόσθεν, ἡ ὕποπτος ὥρα τῆς ἡμέρας ἐκείνης ἑνδεκάτη. χωρισθέντων οὖν αὐτῶν ἐγὼ παραγενόμενος ἐθεασάμην τοῦ
νεανίσκου τὸ πρόσωπον οἷόν περ ὁ Ἱπποκράτης ἐν προ-

inaequalitatem fibi intendi fentit, hanc quidem vomuit. Ratus autem utilius adhuc cibo abftinere, accubuit ac quieti
fe dedit hora ferme diei undecima; quod quum feciffet ae
nocte tota febre divexatus vigilaffet, poftridie quoque quievit usque ad meridiem, fperans fe fomni aliquid confecu-
turum. Quo tempore quum eum medici quidam diatritou
colentes inviferent, tum quidem homini fatis magnam effe
febrem ajebant, vefperi autem fe illum revifuros. Itaque et
vefperi quum redirent, ac febrem declinatam cernerent, ne
tum quidem nutriendum cenfuerunt, quamvis etiam id alius
quidam medicus fuaderet; imo ftrenue reftiterunt adjicientes, fi quidem fine febre effet, fortaffe cibum daturos, febri-
citante adhuc minime id facturos. Quin etiam quum tertio
die mane redirent, etiam tertiae diei acceffionem transmit-
tendam cenfuerunt, erat autem, ut prius dictum eft, fufpecta hora illius diei undecima. Ergo digreffis illis ego acceffi,
ac faciem juvenis contemplatus, vidi talem effe qualem in

γνω[227]στικῷ γράφει διὰ τῆσδε τῆς ῥήσεως· ῥὶς ὀξεῖα, ὀφθαλμοὶ κοῖλοι καὶ τἄλλα ἅπερ ἴσμεν ἐφεξῆς αὐτῷ εἰρημένα. πάντως οὖν αὐτὸν ἁλώσεσθαι πυρετῷ ἑκτικῷ τε καὶ μαρασμώδει
μὴ τραφέντα πείσας ἐμαυτὸν, ὅτι τάχιστα παρασκευάσας ἐκ
χόνδρου ῥόφημα δίδωμι προσενέγκασθαι. ἀλλ᾽ ὅμως καίτοι
τοῦτο προσενεγκάμενος, οὐδὲν ἧττον ἐν τῷ καιρῷ τοῦ παροξυσμοῦ περὶ τὴν ἑνδεκάτην ὥραν εἰσβάλλοντος, ἀπεψύχθη τε
τὰ ἄκρα δυσεκθερμάντως· καὶ ὁ σφυγμὸς αὐτῷ μικρὸς καὶ
ἄῤῥωστος ἐσχάτως ἐγένετο. διὸ δὴ καὶ κατὰ τὴν τετάρτην
ἡμέραν ἕωθέν τε καὶ εἰς ἑσπέραν ἔδωκα τροφὴν αὐτῷ τήν
τε δύναμιν ἀνακτώμενος καὶ τὸν αὐχμὸν τοῦ σώματος ἐπι-
τέγγων. ἦν γὰρ αὐτῷ τὸ δέρμα καρφαλέον ὥσπερ βύρσα.
διαμένοντος δὲ τοῦ πυρετοῦ λεπτοῦ καὶ ὁμοίου, κατὰ τὴν
πέμπτην αὖθις ἡμέραν ἐδικαίωσα τρέφειν αὐτον οὐχ ἁπλῶς
ῥοφήμασιν ὡς ἔμπροσθεν, ἀλλὰ καὶ κόκκους ῥοιᾶς ἐμβαλὼν
εἰς χόνδρον ἐξ ὕδατος θερμοῦ χωρὶς ἀρτύσεως. κάλλιστον
γὰρ ἔδεσμα τοῦτο κάμνοντι πικροχόλῳ στομάχῳ. καὶ γὰρ καὶ
ῥώννυσιν αὐτὸν ἡ ῥοιά. καὶ χωρὶς τοῦ διαφθαρῆναι μεχρι

prognofticis Hippocrates his verbis pingit: *nafus acutus,*
concavi oculi, ac reliqua quae deinceps ab eo dicta fcimus.
Itaque quum omnino mihi perfuaderem fore ut tum in
hecticam febrem tum tabidam homo, nifi cibaretur, incideret,
forbitionem ex alica quamprimum paro atque exhibeo. Et
tamen quamvis hac fumpta quum acceffio fuo tempore circa
undecimam invaderet, fic extremis partibus perfrixit ut
calefieri haec vix poffent, et pulfus illi parvus imbecillusque
quam maxime fuit. Qua ex caufa illi etiam quarto die tum
mane tum vefperi cibum dedi, quo vires repararem et corpus
humectarem, erat namque cutis ejus ceu corium arida. Ubi
autem febris tenuis et fimilis perfeveravit, ftatui deinde
quinto die non fimplici forbitione hominem cibare ut ante,
fed alica ex aqua calida citraque condituram injectis in eam
mali punici granis. Eft namque is optimus cibus biliofo
ftomacho, nam et roborat hunc malum punicum, et alica
quum diutiffime in ventriculo citra corruptionem maneat.

Ed. Chart. X. [227.]   Ed. Baf. IV. (141.)

πλείστου μένων ὁ χόνδρος ἐν τῇ γαστρὶ πέττεται κατα
βραχὺ, μήτ᾽ ἀποξυνόμενος μήτ᾽ ἐπιπολάζων, ἅπερ εἴωθε
τοῖς ῥοφήμασιν ἔστιν ὅτε συμβαίνειν. ἐγένετο δ᾽ οὖν καὶ κατὰ
τὴν πέμπτην ἡμέραν ἡ ἀρχὴ τοῦ παροξυσμοῦ παραπλησία,
καὶ πάλιν ἡμῶν κατά τε τὴν ἕκτην καὶ τὴν ἑβδόμην ἡμέραν
ὡσαύτως αὐτὸν διαιτησάντων ἡ κατὰ τὴν ὀγδόην αὖθις
ὁμοία ταῖς ἔμπροσθεν. ἔνθα δὴ καὶ μάλιστα τὴν ἄνοιαν ἢ τὴν
φιλονεικίαν ἢ οὐκ οἶδ᾽ ὅ τι φῶ τῶν τὸν διάτριτον αὐτὸν
ἐν ἀρχῇ κελευσάντων ὑπερβάλλειν ἀκριβῶς ἦν καταμαθεῖν.
ἐναργῶς γάρ τοι φαινομένου πᾶσιν, ὡς οὐκ ἂν εἰς τὴν τετάρτην ἡμέραν ὁ ἄνθρωπος ἀφῖκτο, μὴ τραφεὶς πρὸ τοῦ κατὰ
τὴν τρίτην παροξυσμοῦ, κακῶς ἐκεῖνοι καὶ τότε καὶ ταῖς ἐφεξῆς ἡμέραις ἔφασαν αὐτὸν τεθράφθαι. ἀλλὰ γὰρ οὐχ οἷόν τ᾽
ἦν, ἵν᾽ ἐξελέγξῃ τις αὐτοὺς, προδοῦναι τὸν κάμνοντα μὴ διδόντα τροφὴν ἐν τῇ παροξυντικῇ τῶν ἡμερῶν. ὁμοίως οὖν
θρέψαντες ἐπὶ τῆς ἐννάτης ἡμέρας τὸν ἄνθρωπον καὶ θεασάμενοι κατὰ τὸν παροξυσμὸν εὐτονώτερον μὲν ἑαυτοῦ γεγονότα τὸν σφυγμὸν, ἔτι μέντοι τὸ ἄῤῥωστον ἔχοντα μετὰ τῆς

fenfim concoquitur nec acefcens nec innatans; quae vitia
accedere forbitionibus aliquando folent. Incidit vero et in
ipfo quinto principium acceffionis fimile. Itemque quum et
fexto et feptimo eum fimili ratione cibaffem, in octavo rurfus fimile principium praecedentibus fuit. Ubi nimirum vel
amentiam vel pertinaciam vel haud fcio quid dicam eorum
qui in principio hominem transmittere tertiae diei acceffionem fine cibo jufferant, prorfus intelligere licebat. Nam
quum cunctis evidenter appareret tanquam perventurum
eum ad quartum fuiffe, fi nutritus ante acceffionem tertii
non fuiffet, illi et tum eum et fequutis etiam diebus male
nutritum ajebant. Caeterum committendum non erat ut
eorum redarguendo ftudio aegrum quis non exhibito in
ipfo acceffionis die cibo proderet. Igitur nono die fimiliter
hominem nutriens, cernensque in acceffione pulfum ejus
redditum quam prius erat firmiorem, caeterum imbecillitatem illam adhuc praeferentem cum extremarum partium

676 ΓΑΛΗΝΟΥ ΘΕΡΑΠΕΥΤ. ΜΕΘΟΔΟΥ

Ed. Chart. X. [227.]   Ed. Baf. IV. (141.)

τῶν ἄκρων ψύξεως, οὐχ ὑπεμείναμεν ἀνέχεσθαι τὴν γλωσσαλ-
γίαν τῶν ἰατρῶν, ἀλλὰ κατὰ τὴν ἑνδεκάτην ἡμέραν προει-
πόντες τοῖς φίλοις τοῦ κάμνοντος ὡς εἴσονται τήμερον μέχρι
τοῦ δεῦρο δι᾽ ἡμᾶς τὸν ἄνθρωπον σωζόμενον ἐπετρέψαμεν
ὑπερβάλλειν αὐτὸν τὰς παροξυντικὰς ὥρας. ἀσφυξίας οὖν ἐν
αὐταῖς γενομένης πάντως καὶ καταψύξεως ἰσχυρᾶς ὅλου τοῦ
σώματος, ὡς μήτε φθέγγεσθαι μηκέτι καὶ μόγις τῶν θλιβόντων αἰσθάνεσθαι, κληθέντες ἅμα πάντες οἱ ἐξ ἀρχῆς ὁρῶντες
ἰατροὶ μονονοὺ διασπασθῆναι πρὸς τῶν οἰκείων τοῦ κάμνοντος ἐκινδυνεύσαμεν, ἐγὼ μὲν ὡς ἑκὼν προδοὺς τὴν σωτηρίαν
αὐτοῦ διὰ φιλονεικίαν, οἱ δ᾽ ἐρασταὶ τῆς διατρίτης διὰ τὴν
ἀμαθίαν, ἅμα δὲ καὶ ἀναισθησίαν. ἐκεῖνοι μὲν οὖν ὠχρότεροι
καὶ ψυχρότεροι τοῦ νοσοῦντος αὐτοῦ γενόμενοι μηχανήν τινα
ἐβουλεύσαντο φυγῆς. προνοήσας δ᾽ ἐγὼ τοῦτο τὴν αὔλειον
θύραν ἐκέλευσα κλεισθῆναι, καί τινι τῶν ἑταίρων προσέ-
ταξα λαβόντι τὴν κλεῖν φυλάττειν· εἶτ᾽ ἐν τῷ μέσῳ κατα-
στὰς ἤδη μὲν οὖν ὑμᾶς, ἔφην, ἀκριβῶς πεπεῖσθαι τίς ἐστιν ὁ
σώσας τὸν ἄνθρωπον ἄχρι τοῦ δεῦρο, σωθήσεται δὲ καὶ νῦν
ὑφ᾽ ἡμῶν. οὐ γὰρ ἂν εἰ πάντως αὐτὸν ἀπολέσθαι προσεδοκή-

frigore, non potui fuftinere medicorum illorum loquacita-
tem, fed undecimo die praefatus prius aegrotantis amicis
fore ut ipfo die intelligerent hominem hactenus noftra
opera fuiffe fervatum, permifimus illi praeterire acceffionis
horas.   Ergo quum et fine pulfu omnino in ipfis effet et
frigus eum vehemens totius corporis premeret fic ut nec
loqueretur amplius et vix impellentem fentiret, convocati in
unum medici omnes qui ab initio videramus ab aegrotantis
propinquis propemodum fumus difcerpti, ego quidem quod
ob pertinaciam ultro aegri falutem prodidiffem, qui vero diatriton colebant, propter ingorantiam fimul et ftupiditatem.
Ac illi quidem pallidiores frigidioresque quam ipfe aeger
confilium quoddam fugae captabant, quod ego profpiciens
aulae oftium obferari jufferam et fimul amico cuidam clavem
fervare.   Poft medius eorum ftans, jam, inquam, vobis conftare plane arbitror qui hactenus hominem fervarit.   Ser-
vabitur autem et nunc noftra opera.   Neque enim fi peri-

BIBΛION Χ. 677

Ed. Chart. X. [227. 228.]   Ed. Baf. IV. (141.)

σαμεν ἐν τῷδε τῷ παροξυσμῷ τοῦ τρέφειν ἀπέστημεν ἄν, ἀλλ'
ἐπειδὴ τοσοῦτον αὐτοῦ ῥώμης ἐκ τῆς ἔμπροσϑεν διαίτης ἐγνω-
μεν ὑπάρχειν ὡς δύνασϑαι διενεγκεῖν τὸν παροξυσμὸν, ἐπετρέψαμεν ὑπερβάλλειν ἀσίτῳ. [228] κάλλιον μὲν οὖν ἦν τε-
θράφϑαι πρὸ πολλοῦ τὸν ἄνθρωπον. ἀλλ' ἵνα καὶ τούτους
ἐξελέγξω καὶ πείσω τινὰς τῶν παρεχόντων αὐτοῖς τὰ ὦτα,
φάσκουσιν ὑφ' ἡμῶν ἐπιτρίβεσϑαι τὸν νεανίσκον, ἀπολέσας
ἐκεῖνον τὸν καιρὸν ἐπιδείξω νῦν αὐτοῖς ὅτι καὶ κατ' αὐτὸν
τὸν παροξυσμὸν ἐνίους τῶν ἀῤῥωστούντων προσήκει τρέφειν,
μήτι γε μὴ πρὸ τοῦ παροξυσμοῦ. τοῦτ' εἰπὼν καὶ διαστήσας
τὰς γνάθους αὐτοῦ ἐγχέων πτισάνης χυλὸν δι' ἀγγείου στε-
νοστόμου κυάθων τὸ πλῆθος τριῶν, εἶτα ἀλίγον ὕστερον
οἴνου λευκοῦ λεπτοῦ κεκραμένου συμμέτρως θερμῷ δύο κυά-
ϑους. ἐφ' οἷς ἀνέβλεψέ τε καὶ ἀκούειν καὶ φθέγγεσϑαι καὶ
γνωρίζειν τοὺς παρόντας ὑπήρξατο, πρότεροι οἷόν περ ξύλον
ξηρὸν ἐκτεταμένος ἀναίσθητός τε καὶ ἄφωνος. αὖθις οὖν
αὐτῷ δοὺς ἄρτου τι καταπιεῖν ἐξ οἴνου καθ' ὃν εἴρηται τρόπον κεκραμένου τελέως ἀνεκτησάμην. καὶ πάλιν ἐπὶ τὴν ἐξ
ἀρχῆς ἀγαγὼν ὁδὸν τῆς διαίτης, εὐφόρως τὸν ἐν τῇ τρισκαι-

turum omnino in hac acceſſione putaſſem, a cibatione deſti-
tiſſem; ſed quoniam ex praecedenti jam victu tantum illi
roboris ſupereſſe noveram ut tolerare acceſſionem poſſet,
permiſi acceſſionis horas ſine cibo transmittere. Ac ſatius
quidem fuiſſet multo ante hominem nutrire, verum quo et
iſtos redarguam et quibusdam his aufcultantium, qui confici
a nobis juvenem quod illam occaſionem omiſerim dicunt,
perſuadeam, nunc illis oſtendam vel in acceſſione ipſa aegrotantes quosdam nutriri debere, nedum ante hanc. His dictis
ac diductis hominis maxillis infundo ex angusti oris vasculo,
cremoris ptiſanae tres cyathos, paulo autem post albi et
tenuis vini modiceque calida diluti duos cyathos. Post quos
et ſustulit oculos et tum audire tum loqui praesentes noſſe
coepit, quum ante veluti lignum aridum porrectus ſine
voce ac ſenſu jaceret. Rurſus itaque dato ex vino quo dixi
modo diluto pane ad comedendum exiguo prorſus hominem
revocavi. Quem ut rurſum ad inſtitutam ab initio victus

δεκάτῃ παροξυσμὸν ὑπομείναντα θεασάμενος, ἐν τῇ τεσσαρεσ-
καιδεκάτῃ πάλιν ἕωθεν θρέψας ἔλουσα μετὰ τοῦτο περὶ
ὥραν ὀγδόην. εἶτ᾽ αὖθις θρέψας γενναιότερον ἐπιδούς τε
πιεῖν οἴνου· τοῦτο δὲ καὶ κατὰ τὴν δωδεκάτην τε καὶ τρισκαι-
δεκάτην ἡμέραν ἐπεποιήκειν· ἐν τῇ πεντεκαιδεκάτῃ πάλιν
ἕωθεν ἔθρεψα. μᾶλλον δὲ αὐτοῦ τότε τὸν παροξυσμὸν ἐνεγ-
κόντος εὐφόρως, αὖθις ἔλουσα κατὰ τὴν ἑκκαιδεκάτην ἡμέραν, καὶ τἆλλα ὁμοίως ἔπραξα περὶ τὸν ἄνθρωπον τοῖς
ἔμπροσθεν. ἐπεὶ δὲ κατὰ τὴν ἑπτακαιδεκάτην ἡμέραν ὁ παροξυσμὸς ἄθλιπτος καὶ μικρὸς ἐγένετο, θαῤῥῶν ἤδη τοῦ λοιποῦ
διῆτων αὐτὸν ἀναληπτικῶς. οὗτος ὁ ἄῤῥωστος ἐπαίδευσε πολλοὺς τῶν ἡμιμοχθήρων τε καὶ μὴ παντάπασιν ὄνων ὡς καὶ
πρὸ τῶν παροξυσμῶν ἐνίοτε χρὴ τρέφειν, εἰ καὶ δυοῖν ὡρῶν
εἴη τὸ μεταξύ, καὶ πολὺ δὴ μᾶλλον ἔμπροσθεν τῆς διατρίτου.
ἐδίδαξα δέ σε καὶ κατ᾽ αὐτὴν τὴν εἰσβολὴν τοῦ πρώτου παροξυσμοῦ τοὺς τοιούτους τρέφεσθαι δεομένους. λέγω δὲ τοὺς
τοιούτους ἐφ᾽ ὧν ἡ δυσκρασία τοῦ σώματος (142) ἐπὶ τὰ
ξηρὸν καὶ τὸ θερμὸν ἐκτρεπομένη πυρετοὺς ἀνάπτει.

rationem reduxi, et tertii decimi diei acceffionem facile tolerare vidi, in quartodecimo rurfus mane cibavi, ac poft circiter horam octavam lavi; deinde rurfus liberalius cibavi,
ac mox vinum bibendum exhibui. Idem vero et in duode-
cimo et tertiodecimo feceram. In quinto autem decimo
rurfum cibavi mane. Quum vero facilius tum quoque acceffionem ferret, in fextodecimo denuo lavi, caeteraque
circa hominem peregi ficut in praecedentibus diebus. At
ubi in decimofeptimo minime gravis parvaque acceffio fuit,
audacter hominem de caetero fub convalefcentium victus
ratione habui. Hic aeger non paucos femimalorum ac non
penitus afinorum docuit, etiam ante acceffiones ipfas nonnunquam effe cibandum, vel fi duarum horarum intercedat
fpatium, ac multo magis ante acceffionem tertii diei. Oftendi autem tibi et in prima ipfa acceffionis invafione ejusmodi
homines effe nutriendos. Dico autem ejusmodi homines,
in quibus corporis intemperies ad ficcum et calidum con-
verfa febres accendit.

Κεφ. δ'. Ἔστι μὲν οὖν ἴσως καὶ τοῦτο τοῖς πολλοῖς
τῶν ἰατρῶν ἄπιστον. ἀλλ' εἴτε τῷ λόγῳ χρὴ παρέχειν αὐτῷ
τὴν πίστιν εἴτε τοῖς ἔργοις, ἀμφοτέροις ἡμεῖς παρεχόμεθα,
τοῖς μὲν ἔργοις ἀνθρώπους ἐπιδεικνύντες αὐτοῖς, οὓς, ἐὰν
ἀσιτήσωσιν ἐπὶ δυοῖν ἡμέραιν, ἀνάγκη πυρέξαι· καθάπερ
ἐνίους ὀργισθέντας ἢ λυπηθέντας ἢ ἀγρυπνήσαντας. ἐναργέστατα γὰρ ἐπὶ τῶν ἀναλαμβανομένων ἐκ νόσου μακρᾶς τὰ
τοιαῦτα φαίνεται γιγνόμενα καὶ τῶν θερμῶν καὶ τῶν ξηρῶν
τὴν κρᾶσιν. τῷ λόγῳ δ' ἡ πίστις τοῦ γινομένου λέλεκται μὲν
ἤδη καὶ δι' ἄλλων, εἰρήσεται δὲ αὐτοῦ καὶ νῦν τὰ κεφάλαια.
οἱ δακνώδεις ἀτμοὶ καὶ χυμοὶ διὰ τῶν αἰσθητικῶν σωμάτων
φερόμενοι φρίκας καὶ ῥίγη γεννῶσιν. ἐν οἷς στεγνουμένου τοῦ
δέρματος ἐπισχεθέντα τὰ διαπνεόμενα πρόσθεν, ὅταν ᾖ λιγνυώδη, πυρετὸν ἐξάπτει. τοὺς τοιούτους οὖν ἀτμοὺς καὶ χυμοὺς αἵ τε κινήσεις αἱ πολλαὶ καὶ σφοδραὶ καὶ ἀγρυπνίαι καὶ
οἱ θυμοὶ καὶ αἱ λῦπαι καὶ αἱ φροντίδες ἐργάζονται πλέονας.
ἐφεξῆς δὲ τούτων αὐτὸ καθ' ἑαυτὸ μόνον ἱκανὸν ἐνίοτε τὸ
μὴ προσενέγκασθαι τροφήν. ἐκχολοῦται γὰρ ἐπὶ τῶν πικρο-

Cap. IV. Porro hoc quoque plerisque medicorum
fortaſſe ſit incredibile. Sed five rationi ipſi fides eſt adhibenda five operibus, nos fidem ambobus facimus. Operibus
quidem dum homines iis monſtramus qui, ſi biduo patiantur
inediam, neceſſe eſt febricitent, ut nonnulli ubi concitati ad
iram ſunt vel moerore vel vigiliis affecti; evidentiſſime
enim tum in convaleſcentibus ex diuturno morbo talia fieri
cernuntur, tum iis qui calido et ſicco ſunt temperamento.
Quam vero ratio ipſa fidem huic rei facit, alibi jam dicta
eſt, dicentur tamen et nunc ejus rei ſummae. Mordens
halitus et humor, ubi per ſenſibilia corpora fertur, horrores
et rigores facit, ex quibus cute ſtipata quae prius transpira-
bant jam retenta quoties fuliginoſa ſunt febres accendunt.
Ergo ejusmodi halitus et humores tum multa et vehemens
dimotio tum vigiliae et ira et moeror et cura augent, tum
proxime ab iſtis unum illud per ſe interdum augere eos
ſuſſicit, utique ſi cibum quis non ſumpſerit. efficitur enim

χόλων φύσεων ἡ ἕξις ἐπὶ ταῖς μακροτέραις ἀσιτίαις. ἐὰν
οὖν ἄμα τε τοῦτο συμβῇ καὶ κίνησίν τινα κινηθεὶς ὁ κάμνων
ἰσχυροτέραν τῆς δυνάμεως ἀθροωτέραν ἐργάσηται τῶν δακνωδῶν περιττωμάτων τὴν εἰς τοὐκτὸς φορὰν, [229] ἀναγκαῖόν
ἐστιν, ὡς ἐν τοῖς τῶν συμπτωμάτων αἰτίοις ἐπεδείκνυμεν,
ἤτοι ῥῖγος ἢ φρίκην ἐπιγίγνεσθαι. ῥῖγος μὲν οὖν ἔσται διά
τε τὸ πλῆθος τῶν φερομένων καὶ τὴν δριμύτητα καὶ τὸ τάχος τῆς φορᾶς καὶ τὴν τῆς δυνάμεως ἀσθένειαν. τά τε γὰρ
πολλὰ τῶν ὀλίγων καὶ τὰ ταῖς ποιότησιν ἠκριβωμένα τῶν
μὴ τοιούτων δάκνει μᾶλλον, ὥσπέρ γε καὶ τὰ θᾶττον φερόμενα τῶν βραδυτέρων. ἥ τε δύναμις ἰσχυρὰ μὲν οὖσα καταφρονεῖ καὶ ἀνέχεται πάντων, ἀσθενὴς δὲ γινομένη καὶ πρὸς
τῶν τυχόντων ἀνιᾶται. φρίκη δ᾽ ἂν γένοιτο τῆς τε ποιότητος αὐτῶν καὶ τοῦ τάχους τῆς φορᾶς ἐκλυθέντων ἅμα τῷ
πλήθει, καὶ μάλισθ᾽ ὅταν ἡ δύναμις ἀνθίσταται τοῖς λυποῦ-
σιν. ἐπὶ πλέον δὲ τῶν εἰρημένων ἐκλυθέντων οὐδὲ φρίκη
γένοιτ᾽ ἂν, ἀλλ᾽ ἤτοι τις ἑλκώδης αἴσθησις ἢ ἀνωμαλία μόνη.
πάντων μὲν οὖν τῶν εἰρημένων συνελθόντων τὸ σφοδρότα-

corporis habitus in picrocholis ex longa media biliofus. Si
igitur tum id incidat, tum aeger motu quopiam valentiore
quam pro viribus ufus mordentium excrementorum impetum confertim foras excitarit, neceſſe eſt, veluti in ſympto-
matum cauſis oſtendimus, vel rigorem vel horrorem ſubſequi. Ac rigor quidem ſuccedet propter eorum quae
feruntur excrementorum tum multitudinem tum acrimoniam
tum impetus celeritatem tum virium infirmitatem. Nam
et quae multa paucis, et quae qualitate ſunt acerrima, iis
quae ita non ſunt mordent magis, pari modo et quae celerius feruntur tardioribus. Jam vires ubi valentes ſunt
omnia contemnunt ac tolerant, *ubi* infirmae ſunt redditae,
etiam ab obvio quovis offenduntur. Horror fiet ubi et qualitas eorum et impetus velocitas eſt remiſſa, tum copia minor, ac potiſſimum quum vires triſtanti obſiſtunt. Si vero
jam dicta largius remittantur, ne horror quidem fiet, ſed
vel ulceroſus quidam ſenſus vel tantum inaequalitas. Ergo

τόν ἐστι ῥῖγος, ἁπάντων δ᾽ ἐκλυθέντων οὐδεμία τῆς διεξ-
όδου τῶν περιττωμάτων αἴσθησις. εἰ δὲ τὰ μὲν εἴη, τὰ
δὲ οὐκ εἴη, καὶ τὰ μὲν μείζω, τὰ δὲ σμικρότερα, τὸ ἐν μέσῳ
πᾶν ἀπεργασθήσεται πλάτος ἐν ταῖς τοιαύταις μίξεσι τοῦ
τε μεγίστου ῥίγους καὶ τῆς παντελοῦς τῶν περιττωμάτων
ἀναισθησίας. οὐδὲν οὖν ἐστι θαυμαστὸν εἰ τῷ μὲν ἀνωμαλίαν, τῷ δὲ ἑλκώδη τινὰ αἴσθησιν ἢ φρίκην ἢ ῥῖγος
ἕκαστον τῶν αἰτίων αὐτό τε καθ᾽ ἑαυτὸ καὶ σὺν ἄλλοις
ὁρᾶται φέρον. ὑποκείσθωσαν γὰρ ἀσθενεῖς μὲν αἱ δυνάμεις, αἰσθητικὸν δ᾽ ἱκανῶς τὸ σῶμα· καὶ γὰρ καὶ τοῦτο
ἐδείχθη συντελεῖν οὐκ ὀλίγον εἰς τὴν τῶν τοιούτων συμπτωμάτων γένεσιν, ἰσχνὴ δὲ ἡ ἕξις καὶ ἡ κρᾶσις πικρόχολος, ὅ
τε στόμαχος ἐκχολούμενος ὁμοίως, ἐπί τε τούτοις ἅπασιν
ἔνδεια γιγνέσθω σιτίων, ἀγρυπνία τέ τις καὶ λύπη καὶ φρον-
τις, ἀναγκαία τε πρόοδος οἴκοθεν ἐπειγούσης τινὸς χρείας.
εἶτα τούτων ὑποκειμένων ὅπερ ἐθεάσω ποτὲ γιγνέσθω. προ-
θυμηθήτω διὰ τὴν χρείαν ὁ τοιοῦτος ἄνθρωπος ὁδὸν μα-

coeuntibus omnibus jam dictis vehementiffimus oritur rigor,
at remiffis omnibus nullus ex transitu excrementorum fit
fenfus. Quod fi quaedam fint, quaedam non fint, et quaedam majora fint, quaedam minora, in ejusmodi mixtio-
nibus media latitudo omnis inter maximum rigorem et
omnimodam excrementorum infenfibilitatem et univerfalem
vacuitatem fenfus excrementorum efficitur. Itaque nihil
mirum eft, fi *dictarum* caufarum quaeque vel per fe vel cum
aliis *juncta,* alii inaequalitatem, alii ulceris quempiam fenfum aut horrorem aut rigorem afferre videatur. Nam fup-
ponantur vires imbecillae, corpus admodum fenfile, etenim
id quoque oftenfum eft, non parum ad ejusmodi fymptomatum generationem conferre, habitus autem corporis gracilis et temperamentum biliofum ftomachusque fimiliter bile
affectus, tum his omnibus accedant inedia cibi et vigiliae
quaepiam et triftitia et folicitudo, ad haec progreffus a
domo qui ex urgente quapiam caufa fit neceffarius; poftea
his fuppofitis, id quod aliquando fieri vidifti, det fedulo

682 ΓΑΛΗΝΟΥ ΘΕΡΑΠΕΥΤ. ΜΕΘΟΔΟΥ

Ed. Chart. X. [229.]   Ed. Baf. IV. (142.)

κροτέραν ἀνύσαι κατὰ τὴν πόλιν ἐπειγόμενος· ἆρ᾽ οὐχ ἑτοίμως ἐκ τῆς προσγενομένης αὐτῷ κινήσεως τῶν δακνωδῶν
περιττωμάτων ἀνωμαλίαν μέν τινα πρῶτον, αὐτίκα δὲ καὶ
φρίκην γενέσθαι; καὶ εἰ ἐπιμείνειε κινούμενος ἢ μὴ φθάσειε
λαβεῖν σιτίων, αὐτίκα πυρέττειν αὐτόν; ἔδειξα δέ σοι πυρέξαντας οὕτω τινὰς καὶ μάλιστα τῶν ἐκ νόσου μακρᾶς ἀνακο-
μιζομένων· ὧν ἑνὶ κατὰ τύχην ἀπαντήσας, τῆς φρίκης ἀρχομένης ἄρτι δηλώσαντι τὸ γιγνόμενον, ἄρτον ἐξ οἴνου κεκραμένου δοὺς προσενέγκασθαι, παραχρῆμα τὴν φρίκην ἔπαυσα.
ἀλλὰ τοῦτον μὲν, ὡς οἶσθα, κατὰ τὴν ὁδὸν εἰς ἐργαστήριον
εἰσαγαγὼν ἐκώλυσα πυρέξαι. ἑτέρους δ᾽ εἰς τὴν ἑαυτῶν κα-
ταγωγὴν ἀφικέσθαι φθάσαντας ἔθρεψα κατὰ τὴν ἀρχὴν τῆς
φρίκης ἢ μικρὸν ὕστερον. ἁπλῶς δ᾽ εἰπεῖν οἷς ἔτι τὰ τῆς
ἀρχῆς τῶν παροξυσμῶν ἐστι συμπτώματα, τούτοις ἅπασιν
ἄρτον ἐξ οἴνου κεκραμένου θερμοῦ διὰ ταχέων προσφέρων
ἔπαυσά τε παραχρῆμα τὴν φρίκην, ἐκώλυσά τε πυρέξαι. ὅσῳ
δ᾽ ἂν θᾶττον αὐτοὺς θρέψοις, τοσούτῳ μᾶλλον κωλύσεις τὸν
πυρετόν. εἰ δὲ βραδύνοις ποτὲ βραχὺ, πυρετὸς μὲν οὐδ᾽ οὕτω,

operam ejusmodi homo, ut plus itineris per urbem re ita
poftulante feftinus peragat, numquid huic ex eo qui excitatus eft mordentium excrementorum motu primum, quidem
inaequalitas quaedam, mox vero etiam horror prompte incidet? quod fi motum quoque continuet vel cibum fumere
antevertat, protinus etiam febris? Ita febricitantes aliquos
oftendi tibi maxime ex iis, qui a longo morbo convaluerant,
quorum quum uni forte fortuna occurriffem, qui mox ante
horrefcere coepiffet, ut rem expofuiffet, dato ex vino diluto
pane continuo horrorem fedavi. Verum hunc, uti fcis,
per viam in officinam quandam perductum febricitare prohibui, alios vero qui prius fe domum fuam recepiffent in
ipfo principio horroris vel paulo pofterius cibavimus. Atque ut femel dicam quibus incipientis adhuc acceffionis aderant fymptomata, iis omnibus panem ex vino diluto ac
calente mature exhibens et horrorem ftatim fedavi et febrem
prohibui. Quanto vero hos citius cibaveris, tanto magis
febrem prohibueris. Quod fi paululum aliquando moreris,

Ed. Chart. X. [229. 230.]   Ed. Baf. IV. (142.)

θερμασία δὲ αὐτοῖς ἐπιγίγνεται πολλή, τρόπον ὁμοιότατον τοῖς ἐν κρύει μὲν ὁδοιπορήσασι σφοδρῷ, καταχθεῖσι δ᾽ οἴκαδε καὶ τραφεῖσι θερμοῖς, ὡς εἴ γε βραδύνοις πλέον, ἔτι πλεῖον οὗτοι θερμανθήσονται θερμασίαν τοσαύτην τε καὶ τοιαύτην ὡς ἀμφιβάλλειν εἰ πυρετὸν ἤδη κλητέον αὐτήν. εἰ δ᾽ ὧραι δύο μετὰ τὴν ἀρχὴν τῆς ἀνωμαλίας εἴησαν γεγενημέναι, τρέφειν μέντοι καὶ τότε μενούσης γ᾽ ἔτι τῆς φρίκης, [230] προλέγειν δ᾽ ὅτι πυρέξουσιν οὗτοι πυρετὸν ἄλυπον, ᾧ νοτίδες ἀκολουθήσουσι. καὶ τούτου γενομένου καὶ λούειν χρὴ καὶ τρέφειν αὖθις. εἰ δὲ ἡ μὲν φρίκη παύσοιτο, πυρέττοιεν δ᾽ ἤδη σαφῶς, μηκέτι τρέφειν αὐτοὺς ἐν ἐκείνῳ τῷ καιρῷ, παρακμάζοντος δὲ τοῦ γενομένου παροξυσμοῦ τρέφειν αὐτίκα μὴ περιμένων ἀπυρεξίαν. ἐν ἁπάσαις γὰρ ταῖς αὐχμώδεσι διαθέσεσιν οὐ παύονται καλῶς οἱ παροξυσμοὶ πρὶν ἤτοι λουτροῖς ἢ τροφαῖς ὑγραινούσαις τεγχθῆναι. ταῦτα ἐγὼ πάντα δι᾽ ἔργων ἐπιδειξάμενος ἐφ᾽ οἷς, ὡς οἶσθα, παραδοξοποιὸς ὑπὸ τῶν ἐπαινούντων ἢ φθονούντων ἐκλήθην. ὁπότε δὲ λόγῳ διηρχόμην ὑπὲρ τῶν αὐτῶν ἐπιδεικνὺς ὡς χρὴ τινὰς μὲν τοῦ

febris ne tum quidem, calor vero multus iis advenit, fimillime plane iis qui per vehemens frigus facto itinere reverfi domum calidis funt nutriti. Quod fi plusculum moreris, majorem calorem fentient, talemque ac tantum ut dubites an hunc febrem appelles. Sin duae horae ab initio inaequalitatis interpofitae fint, nutries tunc quoque, modo horror adhuc duret, praedicens tamen quod hi febricitabunt innoxia febre, et cui cutis mador fuccedet, quo facto tum lavare tum rurfus nutrire debebis. Quod fi horror fedatus fuerit ac jam plane febricitent, cibandi id temporis non funt, fed decrefcente jam acceffione illico funt nutriendi, apyrexia non expectata. In nullo namque fqualido affectu commode finitur acceffio prius quam illi vel ex lavacro vel humido victu humectatio accefferit. Haec ego omnia quum operibus indicarem quibus, ut fcis, paradoxorum fabricator ab iis qui me vel laudabant vel aemulabantur vocabar. Quum vero ratione de iisdem differens docerem aliquos ante accef-

παροξυσμοῦ τρέφειν, ἐνίους δὲ καὶ κατ᾽ αὐτὸν ἤτοι παρακμῆς ἀρξαμένης ἢ καὶ νὴ Δία τῆς ἀκμῆς ἐνεστηκυίας, οἶσθ᾽ ὡς
τηνικαῦτα παραδοξολόγον ἐκάλουν με. τί ἂν οὖν τις πάθοι
πρὸς ἀνθρώπους μήτε ἔργῳ μήτε λόγῳ πεισθῆναι δυναμένους; ἀλλ᾽ ἀδύνατον, φασὶ, διαγνῶναι τὰς τοιαύτας διαθέσεις. πῶς οὖν ἡμεῖς τὰς τοιαύτας διαγινώσκομεν; ἀδύνατον
εἶναί σοι δοκεῖ διαγνῶναι ξηρὰν καὶ θερμὴν κρᾶσιν, ἢ ἐξ
ἀρχῆς γεγενημένην, ἢ ἐν τῷ νῦν χρόνῳ τοιαύτην ἀποτελεσθεῖ-
σαν; ἐμοὶ μὲν γὰρ οὕτω ῥᾷστον, ὡς καὶ ταυτὶ γνωρίζειν τὰ
γράμματα. τί δ᾽ ὅτι τούτῳ μὲν οὐδέπω σηπεδὼν οὐδεμία
χυμῶν ἐστι, τούτῳ δ᾽ ἐστὶν ἀδύνατον εἶναι διαγνῶναι νομίζεις; ἀλλ᾽ οὐχ ἡμεῖς γε. καὶ γὰρ διὰ τῶν σφυγμῶν καὶ διὰ
τῶν οὔρων καὶ δι᾽ αὐτῆς ἔστιν ὅτε τῆς κατὰ τὴν θέρμην ποιό
τητος ἐναργῶς διαγινώσκομεν. εἰ δ᾽ ἐκ τοῦ μηδὲν αὐτοὶ
μήτε μαθεῖν ἐθελῆσαι μήτ᾽ ἀσκῆσαι τοῖς ἐπιστήμοσιν ἀπι-
στοῦσι, τί κωλύει καὶ τοῖς γεωμέτραις αὐτοῖς καὶ τοῖς ἀριθ-
μητικοῖς καὶ (143) τοῖς ἄλλοις ἅπασι τεχνίταις ἀπιστεῖν;

fionem effe cibandos, aliquos in ipfa vel declinare jam incipiente, vel etiam in ipfo fummo vigore, tum paradoxorum narratorem me appellabant. Ergo quid facias his
hominibus quibus nec opere nec ratione perfuaderi poteft?
At, inquiunt, fieri nequit, ut ejusmodi affectus quis agnofcat.
Quomodo igitur nos eos agnovimus? Videturne cuipiam
fieri non poffe, ut calida et ficca intemperies agnofcatur,
vel quae ab ortu usque fuerit, vel quae in praefenti tempore talis fit reddita? Mihi fane tam videtur facile quam
has ipfas agnoviffe literas. Quid illud vero, fi huic non fit
adhuc in humoribus putredo ulla, illi vero fit, non poffe
vobis videtur hoc discerni? Mihi poffe videtur. Nam et
ex pulfu et urina et ex ipfa nonnunquam quae in calore
eft qualitate evidenter id discernimus. Quod fi propterea,
qued nec ipfi quicquam discere volunt nec fe fe exercitare,
fcientibus parum credunt, quid vetat quo minus tum geometris ipfis tum arithmeticis tum reliquis artificibus omnibus nihil credant?

Κεφ. ε'. Ἐάσαντες οὖν ἤδη τοὺς τοιούτους ἀνθρώπους αὖθις ἀνέλθωμεν ἐπὶ τὸ συνεχὲς τοῦ λόγου. ταῖς θερμαῖς καὶ ξηραῖς ἕξεσιν ἐναντιώτατόν ἐστι καὶ πυρετωδέστατον
αἴτιον ἀσιτία. λέγω δ' ἕξεις θερμὰς καὶ ξηρὰς οὐ μόνον ὅταν
ἐξ ἀρχῆς ὦσι τοιαῦται κατὰ τὴν οἰκείαν κρᾶσιν, ἀλλὰ κἂν ἐξ
ὑστέρου γεννηθῶσιν ἐκ διαίτης θερμῆς καὶ ξηρᾶς καὶ κινήσεων
πλειόνων, ἀγρυπνίας τε καὶ φροντίδος καὶ λύπης καὶ χωρίου
θερμοῦ καὶ ξηροῦ καὶ ὥρας θερινῆς καὶ καταστάσεως θερμῆς
καὶ ξηρᾶς. ἔξεστι δὲ καὶ χωρὶς τοῦ τῆς ὥρας ὀνόματος ἐν
τοῖς τοιούτοις λόγοις μόνης μεμνῆσθαι τῆς καταστάσεως.
ἄνωθεν γοῦν ἀναληφθέντος τοῦ λόγου μᾶλλον πεισθήσῃ τῷ
λεγομένῳ. τὰς θερμὰς καὶ ξηρὰς κράσεις, εἴτ' ἐκ τῆς ἀρχαίας
φύσεως εἴτ' ἐκ τῆς διαίτης καὶ πόνων ἀμέτρων καὶ παθῶν
ψυχικῶν καὶ χωρίου καὶ καταστάσεως εἰς τοῦτο εἶεν ἠγμέναι,
βλάπτουσιν ἱκανῶς αἱ ἀσιτίαι. ἐν τούτῳ τῷ λόγῳ παραλέλειπται μὲν ἡ ὥρα κατά γε τὴν λέξιν, οὐ παραλέλειπται δὲ
τῇ δυνάμει· περιέχεται γὰρ ἐν τῇ καταστάσει τῆς ἄκρως θερμῆς καὶ ξηρᾶς καταστάσεως, τὴν εἰρημένην κρᾶσιν ἐργαζομέ-

Cap. V.   Miffis igitur hifce hominibus rurfus feriem
fermonis noftri perfequamur.   Calidis ac ficcis habitibus
adverfiffima res inedia eft ac febrium paratiffima caufa.
Voco habitus calidos et ficcos non folum quum a primo
ortu tales ex proprio temperamento fint, fed etiam quae
pofterius ex calido ficcoque victu et plurima dimotione, et
vigilia et cura et triftitia et regione calida ficcaque et tempore aeftivo et coeli ftatu calido ficcoque fint acquifiti.   Sane
licet et citra tempeftatis anni mentionem in ejusmodi fermone ftatum coeli folum nominare.   Verum fi altius repetam, id quod dico magis credes.   Calida et ficca temperta-
menta five ea ex prima origine talia fint, five ex victu et
immoderato labore et animi perturbationibus et regione et
coeli ftatu inedia vehementer laedit.   In hac dictione ipfis
faltem verbis omiffum eft anni tempus, poteftate tamen
omiffum non eft; nam in coeli ftatu comprehenditur, quando calidus in fummo ficcusque coeli ftatus jam dictum tem-

686 ΓΑΛΗΝΟΥ ΘΕΡΑΠΕΥΤ. ΜΕΘΟΔΟΥ

Ed. Chart. X. [250. 231.]   Ed. Baf. IV. (143.)

νης, ἣν οὐχ οἷόν τε γενέσθαι κατ᾽ ἄλλην ὥραν οὐδεμίαν ὅ τι
μὴ τοῦ θέρους· οὔτε γὰρ ἐν φθινοπώρῳ δυνατὸν οὔτ᾽ ἐν
ἦρι, πολὺ δὲ μᾶλλον οὐδ᾽ ἐν χειμῶνι, θερμοτάτην ἅμα καὶ
ξηροτάτην γενέσθαι κατάστασιν· ὥσπερ οὐδὲ ψυχροτάτην
οὐδὲ ὑγροτάτην ἐν ἄλλῃ τινὶ πλὴν ἐν χειμῶνι. [231] διὰ
ταῦτα μὲν δὴ κἀγὼ παραλιπὼν ἐνίοτε τὴν ὥραν ἀρκοῦμαι
τῇ καταστάσει. ἐξέστω μὲν ἑκάστῳ χρῆσθαι τοῖς ὀνόμασιν ὡς
ἂν ἐθέλοι, φυλάττοντι τῶν πραγμάτων τὴν φύσιν. ἔστι δὲ
ἡ φύσις τῶν πραγμάτων οἵαν ἤδη τε πολλάκις ἔφην, οὐδὲν
δὲ ἧττον ἐρῶ καὶ νῦν· ὅσα γὰρ ἀναγκαιότατα μὲν εἰς τὰς
ἰάσεις ἐστὶν, ἀγνοεῖται δὲ μάλιστα, ταῦτ᾽ οὐδ᾽ Ἱπποκράτης
ὀκνεῖ διδάσκειν πολλάκις. ἀσιτία τοίνυν τοῖς ξηροῖς καὶ θερμοῖς σώμασιν ὑγιαίνουσι μὲν βλαβερὰ, πυρέττουσι δ᾽ ἐν
θέρει θερμῷ καὶ ξηρῷ τὸν ἐπ᾽ ἐγκαύσει πυρετὸν, ἢ πόνοις
ἀμέτροις ἢ ἀγρυπνίαις ἢ τοῖς εἰρημένοις πάθεσι τῆς ψυχῆς
οὐχ ἁπλῶς βλαβερὸν, ἀλλ᾽ εἴπερ τι καὶ ἄλλο τῶν πάντων
ὀλέθριον· ἤτοι γὰρ εἰς καυσώδεις ἐμπίπτουσι πυρετοὺς ἐξ
αὐτῆς, ἐξ ὧν ἐὰν μὴ φθάσωσιν ἀποθανεῖν, εἰς τοὺς ἑκτικοὺς

peramentum efficit. Hic autem ftatus alio anni tempore
quam aeftate plane incidere non poteft, neque enim in
autumno nec in vere multoque minus in hieme fieri poteft
ut calidiffimus fimul ficciffimusque coeli ftatus fiat, ficut nec
humidiffimus pariter frigidiffimusque in alio quam hieme.
Ob haec igitur ego quoque aliquando praetermiffo anni
tempore coeli ftatu fum contentus. Liceat tamen cuique
nominibus quibus velit uti, modo rerum naturam feruet.
Eft autem rerum natura qualem jamque faepe diximus, et
nihilominus nunc dicemus, nam quae maxime funt ad oura-
tionem neceffaria, eademque maxime ignorata, nec Hippocrates ipfe identidem repetere gravatur. Igitur inedia
ficcis calidisque corporibus valentibus quidem noxia eft, iis
vero qui in calida et ficca aeftate febre laborant, quae ex
ultione aut labore immoderato aut vigiliis aut dictis jam
animi affectibus fit contracta non fimpliciter noxia eft, fed
fi quicquam aliud omnium plane perniciofa, nam vel in
febres ardentes ex ea incidunt, a quibus nifi prius mors

μειαπίπτουσιν, αὖθις δ᾽ ἐκ τούτων εἰς μαρασμόν· ἢ ἐξ ἀρχῆς εὐθέως ὁ ἑκτικὸς αὐτοῖς συμπίπτει πυρετὸς, ὑπερβὰς τὸν
καυσώδη. μάλιστα δ᾽, ὡς εἴρηται πολλάκις, αἱ ξηραὶ καὶ
θερμαὶ κράσεις ἁλίσκονται τοῖς ἑκτικοῖς πυρετοῖς εὐθὺς ἐξ
ἀρχῆς, ὥσπερ καὶ ἐπὶ τῆς ἀνθρώπου, τῆς φθινοπώρου μὲν
ἀρξαμένης πυρέττειν δι᾽ ἀγρυπνίαν καὶ λύπην, ἐπὶ πλεῖστον
δὲ παρατεινάσης τοῦ χειμῶνος· ἣν τεθεάμεθα μὲν, ὡς οἶσθα,
τεταρταίαν, ἐγνωρίσαμεν δ᾽ εὐθέως ἑκτικὸν εἶναι πυρετὸν ἐπι-
πεπλεγμένον ἑτέρῳ τινὶ τῶν ἐπὶ χυμοῖς. ἴασις δ᾽ ἦν μόνη
διδόναι ψυχρὸν ἐν καιρῷ μέτριον εἰθισμένῃ πίνειν αὐτὸ καὶ
παρὰ τὸν ὑγείας χρόνον· ἀλλ᾽ ἕτεροι μὲν ἐπὶ ταύτης ἐνεπι-
στεύοντο τὴν θεραπείαν, ὅθεν ἡμεῖς ἔγνωμεν σιωπᾷν. ἐπ᾽
ἄλλου δὲ κατὰ τὸν αὐτὸν χρόνον, ὃς ἡμῖν ἑαυτὸν ἐπέτρεψε,
καθ᾽ ἑκάστην τροφὴν ἐδίδομεν, ἀκραιφνοῦς πηγαίου ψυχροῦ
ποτὲ μὲν δύο κυάθους, ἔστι δ᾽ ὅτε τρεῖς· ἀθρόον γὰρ οἱ
τοιοῦτοι ψυχρὸν οὐ φέρουσιν ἄνευ τοῦ βλαβῆναι. διὸ κάλλιστόν ἐστιν εὐθὺς ἐν τῷ πρώτῳ παροξυσμῷ διαγνόντα τοῦ
πυρετοῦ τὴν ἰδέαν ἀκινδυνότερον χρήσασθαι ψυχρῷ πλείονι

occupet in hecticas migrant, atque ab his in marasmum, vel
protinus ab initio ardentibus praeteritis in hecticas. Maxime
tamen, ut dictum faepius eft, ficca calidaque temperamenta
ftatim a principio hecticis febribus corripiuntur. Sicuti mulieri accidit, quae autumno ex triftitia et vigiliis febricitare
coepit, perfeveravit autem ad plurimum hiemis. Hanc
quarto die, ut fcis, vidimus deprehendimusque ftatim
hecticam effe febrem, cum alia, quam humores excitarant,
conjunctam. Curatio autem una tum fuerat, ut frigida
tempeftive et moderate daretur confuetae hanc per fanitatem
bibere; verum aliis curatio hujus erat commiffa, quare nobis
filere eft vifum. Alteri vero, qui eodem tempore aegrotarat
et fe nobis commiferat, quoties nutritus eft, fontanae plane
gelidae dedimus interdum binos cyathos, interdum ternos;
nam frigidam fimul multam fibi dari qui ita funt affecti citra
noxam non ferunt. Quocirca utiliffimum eft, ubi febris
ideam perfpexeris, in prima ftatim acceffione minore cum
periculo copiofiore frigida uti, corporibus ad validam ficci-

688   ΓΑΛΗΝΟΤ ΘΕΡΑΠΕΥΤ. ΜΕΘΟΔΟΤ

Ed. Chart. X. [231.]   Ed. Baſ. IV. (145.)

μηδέπω ξηρῶν ἱκανῶς τῶν σωμάτων γεγονότων. ὁ γοῦν ἐκ
θυμοῦ πυρέξας ἐν τοῖς ὑπὸ κύνα καύμασι. θερμὸς καὶ ξηρὸς
νεανίσκος ἐν τῷ πρώτῳ παροξυσμῷ πιὼν ὕδατος ψυχροῦ
δύο κοτύλας, αὐτίκα μὲν ἤμεσε χολὴν ξανθοτάτην, ἐξέκρινε δ᾽
ὀλίγον ὕστερον καὶ κάτω. κἄπειτ᾽ αὖθις ἐπὶ τῇ τροφῇ λαβὼν
ὁμοίως ὕδατος ὅσον κοτύλην οὐκέτι ἐπύρεξεν. ἀλλ᾽ ἔνιοι
τῶν ἰατρῶν ἐν ἀρχῇ μὲν οὐ γνωρίζοντες οὐδεμίαν ἰδέαν πυρετοῦ, γνόντες δ᾽ ὕστερον, ὅτε οὐδὲν ὄφελος, εἰς ἑκτικὸν ἢ καὶ
νὴ Δία ἤδη μαρασμώδη πυρετὸν ἐμπίπτοντα τὸν ἄῤῥωστον,
ἔδοσαν αὐτῷ ψυχρὸν πιεῖν, ἡμᾶς μιμησάμενοι. καὶ πάντες
ἀπέτυχον τοῦ σκοποῦ· πολλῆς γὰρ ἀκριβείας δεῖται κατὰ τὸ
μέτρον ἐπὶ τῶν οὕτως ἐχόντων ἡ δόσις τοῦ ψυχροῦ καὶ λεχθήσεται περὶ αὐτῆς ὀλίγον ὕστερον, ἐπειδὰν πρότερον ἐπιθῶ
τελευτὴν τοῖς ἐνεστῶσιν. ὁ γάρ τοι προγεγραμμένος ἄῤῥωστος
ἁπάντων παράδειγμά ἐστι τῶν εὐθὺς ἐξ ἀρχῆς τρέφεσθαι δεομένων διὰ ξηρότητα, κἂν ἤδη πυρέττειν ἄρχωνται. γινομένου
γὰρ αὐτοῖς τοῦ πυρετοῦ διὰ τὸ δακνῶδες τῶν ἐν ταῖς ἡλιώ-

tatem nondum perductis. Qui enim in fervoribus ſub cani-
cula ex ira febricitant, juvenis autem hic erat ſiccus et calidus, ubi in prima acceſſione duas frigidas heminas bibiſſet,
ſtatim quidem evomuit flaviſſimam bilem, non multo autem poſt etiam deorſum excrevit. Deinde quum rurſus
poſt cibum aquae circiter heminam ſimiliter ſumpſiſſet, jam
febricitare deſiit. Sed nonnulli medici quum nullam a principio febris ſpeciem agnoſcerent, ſed poſtea quum jam prae-
teriiſſet occaſio intelligentes vel in hecticam, vel etiam in
tabidam febrem aegrotantem incidiſſe, frigidam bibendam
nos imitantes praebuerunt. Sed nemo metam attigit, nam
magna ſolicitudo habenda eſt in iis qui ita ſe habent de
frigidae potionis menſura, de qua paulo poſt dicemus, ubi
propoſitae disputationi finem impoſuerimus. Nam aeger
is quem ante diſcripſimus exemplo omnibus eſt, quibus
propter ſiccitatem a principio ſtatim dari cibus debet, etiamſi
febricitare jam incipiant. Nam cum accenditur in his febris,
propter mordentem acrimoniam excaleſacti attenuatique ex

Ed. Chart. X. [231. 232.]   Ed. Baf. IV. (143.)

σεσι καὶ ἀσιτίαις καὶ πόνοις ἐκθερμανθέντων καὶ λεπτυνθέντων χυμῶν, ἡ ὑγραίνουσα τροφὴ μέγιστον ἴαμά ἐστιν.
ὥσθ᾽ ὅπου γε διὰ πλῆθος, ἢ ἔμφραξιν, ἢ φλεγμονὴν, ἢ
ἁπλῶς εἰπεῖν σηπεδόνα τινῶν χυμῶν ὁ πυρετὸς γεννᾶται,
μέγιστον κακόν ἐστιν ἡ τροφή. τούτους μὲν οὖν οὐδ᾽ ἐν ταῖς
παρακμαῖς ἀβλαβῶς ἂν τρέφοις, μήτι γε δὴ κατὰ τὴν εἰσβολὴν τῶν παροξυσμῶν· τοὺς προειρημένους δὲ ἅπαντι μὲν
καιρῷ, μάλιστα δ᾽ ἐν τῇ παρακμῇ. [232] καί με πολλάκις
ἐθεάσω τοὺς ἐπὶ πλήθει καὶ φλεγμονῇ νοσοῦντας ἐν ἀσιτίαις
διαφυλάξαντα μακραῖς οὕτως ὡς μηδ᾽ ὅλως θρέψαι πρὸ τῆς
ἑβδόμης ἡμέρας, ἀλλ᾽ ἀρκεσθῆναι μόνῳ μελικράτῳ τῆς δυνάμεως ἐρρωμένης δηλονότι, τινὰς δ᾽ αὐτῶν οἷς ἡ δύναμις οὐκ
ἦν εὔρωστος, ἢ χολώδης ὁ στόμαχος, ἢ ἀσθενὴς, ἢ περιττῶς
αἰσθητικὸς, ἐπὶ χυλῷ πτισάνης μόνῳ διεφύλαξα μέχρι τῆς
ἑβδόμης ἡμέρας μέλλοντός γε δηλονότι κατὰ ταύτην ἤτοι
παρακμάζειν τοῦ νοσήματος ἢ καὶ παντάπασι λυθήσεσθαι διὰ
κρίσεως. ἔστωσαν δή σοι καθ᾽ ἕκαστον ἄρρωστον εὐθέως
ἀπὸ πρώτης ἡμέρας οἱ σκοποὶ τοῦ τρέφειν, ὡς Ἱπποκράτης

fole et inedia et laboribus humores, maximum ejus remedium eft humidum nutrimentum, ficuti e diverfo ubi ob
copiam vel obftructionem vel phlegmonen vel ut femel
dicam humoris alicujus putredinem febris eft orta maximo
malo eft cibus. Atque hos quidem nec in declinatione
febris citra noxam nutrias, nedum ipfa acceffione inva-
dente: illos vero dictos omni certe tempore, fed potiffimum in declinatione. Me quoque faepenumero vidifti eos qui
ex repletione et qui ex phlegmone laborarent, fub longa
inedia tenuiffe fic ut prorfus ante feptimum diem non ciba-
rem, fed fola mulfa contentus effem viribus fcilicet valentibus. Quosdam eorum quibus vires validae non fuerant,
aut ftomachus biliofus aut imbecillus aut plus jufto fenfilis,
folo ptifanae cremore usque ad feptimum traxi diem, quo morbus declinare debuerat, aut etiam omnino per crifin difcuti.
Sunto igitur tibi a primo ftatim die in omni aegro fpectandi
duo cibandi fcopi, quos Hippocrates juffit, morbi fummus

ἐκέλευσεν, ἥ τε τοῦ νοσήματος ἀκμὴ καὶ ἡ τοῦ κάμνοντος
δύναμις. εἶτ᾽ εἰ μὲν ἐγχωρεῖ μηδ᾽ ὅλως τρεφόμενον ὑπερβάλλειν
τὴν ἀκμὴν, ἐν ἀσιτίαις φύλαττε τὸν ἄνθρωπον· εἰ δὲ βραχείας τινὸς βοηθείας δέοιτο, τὸ μελίκρατον ἀρκείτω μόνον·
εἰ δὲ ἔτι μείζονος ἢ κατὰ μελίκρατον, ὁ χυμὸς τῆς πτισάνης.
εἰ δ᾽ οὐκ ἐγχωρεῖ τὴν ἀκμὴν τοῦ νοσήματος ὑπερβάλλειν, ἤτοι
λεπτῶς διαιτώμενον ἢ ἀσιτοῦντα, πειρᾶσθαι τρέφειν τοῦτον
εὐθὺς ἐν τῇ τοῦ πρώτου παροξυσμοῦ παρακμῇ. τινὰς δ᾽
αὐτῶν, ὡς εἴρηται, καὶ μέλλοντος εἰσβάλλειν καὶ ἀρχομένου.
ξηροὶ δ᾽ εἰσὶν οὗτοι καὶ θερμοὶ τὴν κρᾶσιν, ἤτοι γ᾽ ἐξ ἀρχῆς
ἢ κατ᾽ ἐκεῖνον τὸν χρόνον, ἀσθενεῖς τε τὴν δύναμιν ἐξ ἀνάγ-
κης· οὐ γὰρ ἐνδέχεται ξηρὸν καὶ θερμὸν ἱκανῶς σῶμα πυρέ-
ξαν ἐῤῥῶσθαι ταῖς δυνάμεσιν. εἰ μέντοι ποτὲ συνέλθοι
φλεγμονὴ τοῖς τοιούτοις πυρετοῖς τε καὶ σώμασιν ἐπικαίρου
μορίου, τεθνήξονται πάντως· ἐθεάσω γὰρ ἡμᾶς καὶ τοῦτο
προειπόντας μὲν ἀεὶ, ψευσαμένους δ᾽ οὐδέποτε. καὶ μᾶλλον,
εἰ πνεύμονος, ἢ τοῦ τὰς πλευρὰς ὑπεζωκότος χιτῶνος, ἢ

vigor et aegrotantis vires. Poftea fi transiri fummum incrementum fine omni cibo poteft, in cibi abftinentia hominem fervabis; fiu exiguum adminiculum requirat, abunde
erit fola mulfa, quod fi majus defiderat quam fit ex mulfa,
ptifanae cremor fatis erit. At fi fas non eft fummum morbi
incrementum aut tenui victu aut inedia transmitti, id agendum ut homo ftatim in primae acceffionis declinatione cibetur. Aliquos vero, ut dictum eft, et quum invafura adhuc
eft et quum incipit *cibabis*. Sint porro hi ficco temperamento ac calido aut a primo ortu aut certe illo tempore
oportet, tum viribus neceffario imbecillis, neque enim
fieri poteft ut abunde ficcum calidumque corpus quum
febricitet viribus fit valentibus. Si tamen cum ejusmodi
febre ac corpore principis partis phlegmone fit conjuncta,
omnino aeger morietur, nam id quoque praedixiffe me femper, nunquam vero falfum ipfe teftis es. Magisque id cer-
tum eft, fi pulmonis vel membranae coftas fuccingentis vel
ventriculi vel jecinoris *phlegmone fit;* etenim quae has

γαστρὸς ἢ ἥπατος· ἀεὶ γὰρ ἐν τούτοις τοῖς μέρεσι φλεγμοναὶ μὴ ὅτι τοῖς οὕτως ἀσθενέσι (144) τὴν δύναμιν, ἀλλὰ
καὶ τοῖς ἰσχυροτέροις αὐτῶν ὀλέθριαι. καὶ μία σωτηρία πλευ-
ριτικοῖς τε καὶ περιπνευμονικοῖς, προσκείσθω δὲ καὶ συναγχι-
κοῖς, ἡ ῥώμη τῆς δυνάμεως· ἔτι τε τούτων οὐδὲν ἧττον οἷς
ἧπαρ ἢ γαστὴρ ἐφλέγμηνεν. ὅσον μὲν γὰρ ἐπὶ ταῖς φλεγμοναῖς αὐτῶν ἥκιστα προσήκει τρέφειν, ὅσον δ' ἐπὶ τῇ τῆς
δυνάμεως ἀρρωστίᾳ πολλάκις. ὥστ' ἀναγκαῖον ἢ καταλῦσαι
τὴν δύναμιν ἢ τὰς φλεγμονὰς αὐξῆσαι. ταυτὶ μὲν οὖν ἐπὶ
πλέον ἴσως ἢ τοῖς ἐνεστῶσιν ἁρμόττει λέλεκταί μοι διεγνω-
κότι γε καὶ τοῦτο τὸ γράμμα περὶ τῶν ἄνευ φλεγμονῆς διαλεχθῆναι πυρετῶν. ἀλλὰ διὰ τὴν τοῦ λόγου κοινωνίαν ἐξέβην
ἐφ' ὅσον ἦν ἀναγκαῖον.

Κεφ. στ'. Αὖθις οὖν ἐπανέλθωμεν ἐπὶ τούσδε τοῖς
προειρημένοις πυρετοῖς συγγενεῖς, οὓς ὀνομάζειν εἰώθαμεν
ἑκτικούς. ὁ γάρ τοι νεανίσκος, ὃν προέγραψα, τὸν ἑκτικὸν
ἂν ἐπύριξε πυρετὸν, ὑπερβάλλειν ἀναγκασθεὶς τὴν θαυμαστὴν διάτριτον, εἴπερ γε μὴ φθάσας ἀπέθανεν ὑπὸ τῶν

partes phlegmonae occuparunt, non modo iis qui tam imbecillis funt viribus, fed etiam iis qui valentiores ipfis funt
mortiferae effe folent. Unaque falus tum pleuriticis tum
peripneumonicis, adde etiam fynanchicis, eft ipfum virium
robur, non fecus vero et quibus vel jecur vel ventriculum
phlegmone obfidet. Nam quod ad phlegmonen quae in iis
eft partibus fpectat, minime plane eft cibandum, quod ad
virium infirmitatem, faepe. Ita neceffario aut vires refol-
ventur aut phlegmone augebitur. Atque haec mihi latius
fortaffis quam pro re propofita funt dicta, quum praefertim hoc libro ftatuerim de febribus quae absque phlegmone
infeftant differere. Caeterum tractationis convenientia fecit
ut quatenus neceffarium effet digrederemur.

Cap. VI. Denuo igitur redeamus ad *febres* praedictis
febribus congeneres, quas nominare hecticas folemus. Nam
qui fupra defcriptus a me juvenis eft, hectica febre laboraf-
fet, fi mirificam diatriton transigere fuiffet coactus, nifi
tamen prius ab iis qui absque methodo victus rationem or-

εἰθισμένων ἄνευ μεθόδου διαιτᾶν. ὑποκείσθω τοίνυν ἄλλος
τις ἅπαντα μὲν ἔχων τὰ αὐτὰ τῷ προειρημένῳ, τὴν δύναμιν
δὲ ἰσχυρότερος εἰς τοσοῦτον ὡς καὶ τὴν διάτριτον ὑπερβάλ-
λων ἀντέχειν. ἀνάγκη τὸν τοιοῦτον οὕτω διαιτώμενον ὡς
διαιτῶσιν οἱ τὴν διάτριτον ὑμνοῦντες, εἰς τὸν [233] ἑκτικὸν
πυρετὸν ἐμπεσεῖν. ἔθρεψαν γὰρ ἂν αὐτὸν ἐν τῇ τετάρτῃ τῶν
ἡμερῶν, εἶτ᾽ αὖθις ἐν τῇ ἕκτῃ, κἄπειτ᾽ ὀγδόῃ τε καὶ δεκάτῃ·
τοιοῦτος γοῦν τις ὁ τύπος τῆς διαίτης αὐτῶν ἐστιν, ὡς
ἐθεάσω πολλάκις· ἡ μὲν πρώτη τροφὴ μετὰ τὴν πρώτην
διάτριτον, αἱ δ᾽ ἄλλαι παρὰ μίαν. εὐθὺς δ᾽ ἂν, οἶμαι, καὶ
δι᾽ ἀρτομέλιτος ἐξήραναν αὐτοῦ τὰ ὑποχόνδρια· καὶ γὰρ καὶ
τοῦτο ἐκ τοῦ νόμου τῶν τοιούτων ἰατρῶν ἐστιν, εἴτε φλεγ-
μαίνοι σπλάγχνον, εἴτε καὶ μή. κατ᾽ ἀρχὰς μὲν οὖν ὅπως χρὴ
διαιτᾶν τοὺς οὕτω κάμνοντας εἴρηται μὲν καὶ πρόσθεν,
οὐδὲν δὲ ἧττον ἐν κεφαλαίοις εἰρήσεται καὶ νῦν. ὅταν ἤτοι γε
ἐκ κόπων, ἢ θυμῶν, ἢ φροντίδων πλεόνων, ἢ ἀγρυπνίας, ἢ
λύπης, ἢ ἐνδείας μακρᾶς, ἢ καὶ πάντων ἅμα συνελθόντων,
ὥσπερ ἐπὶ τοῦ προγεγραμμένου νεανίσκου, ξηρανθέντος τοῦ

dinare confueverunt fuiſſet interemptus. Proponatur igitur
alius quiſpiam, cui cum ſupradicto caetera quidem omnia
ſint eadem, vires tamen tanto ſint valentiores ut tridui
inedia tolerata duret. Neceſſe eſt hunc, ſi modo ita cibetur
quemadmodum cibant qui diatriton extollunt, in hecticam
febrem incidere. Nam ii primum in quarto die ipſum ci-
barent, poſt in ſexto, mox in octavo et in decimo; quippe
talis eſt, ut ſaepe vidiſti, eorum cibandi formula. Prima
quidem cibatio poſt primam diatriton, reliquae alternis diebus. Protinus autem, arbitror, et panimelle ſiccaſſent ejus
procordia, nam id quoque ex legibus ejusmodi medicorum
eſt, ſive phlegmone viscus aliquod laboret ſive ſecus. At
quemadmodum quidem cibare ita laborantes inter initia conveniat, ſupra eſt dictum; ſed nihilo tamen ſecius nunc quoque ſummatim repetetur. Quoties vel ex laſſitudine vel ira
vel pluribus curis vel vigiliis vel triſtitia vel longa inedia
vel univerſis una, ſicut in ſupra deſcripto juvene, coeun-

σώματος εἰσβάλῃ πυρετὸς, αὐχμηρὸν μὲν ποιῶν τὸ δέρμα, πυ-
ρώδη δ᾽ ἔχων τὴν θέρμην, ἐλπὶς μὲν δήπου τοῦτον τὸν ἄνθρωπον ἐκτικῷ ληφθήσεσθαι πυρετῷ καὶ μᾶλλον ἐν θέρει
καὶ ἐν θερμῇ καὶ ξηρᾷ καταστάσει. χρὴ δὲ ὅτι τάχιστα διά τε
πτισάνης χυλοῦ καὶ τῶν διὰ χόνδρου ῥοφημάτων θρέψαντα
καὶ ἄρτου τι προσεπιδιδόντα θεραπεῦσαι πόσει ψυχρᾷ τὸν
κάμνοντα. σβέννυται γὰρ αὐτίκα καὶ παύεται τελέως ὁ πυρετὸς ὅταν γε, ὡς εἴρηται, μήτε φλεγμονή τις αὐτῷ συνῇ
μήτε σῆψις χυμῶν. εἰ δέ γε τούτων τι συνεπιφαίνοιτο, προσέχειν ἀκριβῶς χρὴ καὶ διακρίνειν ἐν τίνι καιρῷ πρώτως τὸ
ψυχρὸν ὕδωρ αὐτῷ δοῦναι τολμήσομεν. ἐγὼ γὰρ ἔδωκα πολλοῖς καὶ τῶν τοιούτων, ἄμεινον εἶναι νομίσας αὐξῆσαι τὰς
φλεγμονὰς τό γε παραυτίκα τοῦ περιπεσεῖν ἀνέχεσθαι τὸν
ἄνθρωπον ἐκτικῷ πυρετῷ. παντελῶς τοίνυν, ὡς ἀεὶ λέγομεν,
ἡ θεραπεία τῇ διαγνώσει τε καὶ προγνώσει συνέπεται. διαγνῶναι μὲν γὰρ χρὴ τὰ παρόντα, προγνῶναι δ᾽ ἐξ αὐτῶν τὰ
γενησόμενα τὸν μέλλοντα χρήσεσθαι βοηθήματι δραστηρίῳ.
εἰ μὲν τοίνυν μεγάλην ἔσεσθαι στοχάζοιο τὴν βλάβην ἤτοι

tibus ficcatum corpus eſt, ac febris invaſit, quae et aridam
reddat cutem et igneum habeat calorem, utique hunc hominem timor eſt febre hectica correptum iri, potiſſimum
aeſtate ac coeli ſtatu calido ficcoque. Oportet autem quam
primum ptifanae cremore et ſorbitione ex alica nutritum
paneque poſt oblato aquae frigidae potione aegrotum cures;
nam protinus extinguitur ac ceſſat omnino febris, modo, ut
dictum eſt, nec phlegmone aliqua ei ſit adjuncta nec putredo
humorum. Nam ſi horum utrumvis ſit, attendere diligenter
oportet ac difcernere quo primum tempore aquam frigidam
dare homini ſit audendum. Ego enim talium quoque multis
dedi, tutius eſſe ratus phlegmonas in praefens augere quam
finere hominem hecticam febrem incurrere. Ubique igitur,
ut femper dicere foleo, curatio dignotionem praenotionem-
que confequitur. Siquidem et dignofcat quod praeſens eſt,
et praenofcat quod ex eo futurum eſt oportet qui volet
notabilis efficaciae remedio uti. Si tamen magnum fore in-

694 ΓΑΛΗΝΟΥ ΘΕΡΑΠΕΥΤ. ΜΕΘΟΔΟΥ

Ed. Chart. X. [233.]   Ed. Baf. IV. (144.)

τῆς σήψεως τῶν χυμῶν ἢ τῆς φλεγμονῆς, ἐπισχεῖν μὲν τὴν
δόσιν τοῦ ψυχροῦ, τοῖς δ᾽ ἔξωθεν ἐπιτιθεμένοις ψυκτηρίοις
ἰάμασι χρῆσθαι, ποτὲ μὲν ἐπὶ στόματι τῆς γαστρὸς ἢ καθ᾽
ὅλων τῶν ὑποχονδρίων, ἔστι δ᾽ ὅτε καὶ κατὰ τοῦ θώρακος
ἐπιτιθέντα, καθ᾽ ἅπερ ἂν ἡγησώμεθα μάλιστα τὸ πλεῖστον
εἶναι τῆς θέρμης. εἴρηται δ᾽ ὅτι καὶ βαλανεῖα τοῖς οὕτω
κάμνουσιν ἐπιτήδεια, τουτέστι τοῖς ἐξηρασμένοις μὲν ἱκανῶς
τὸ σῶμα, πυρέττουσι δ᾽ ἄνευ χυμῶν σηπεδόνος ἐπί τινι τῶν
προειρημένων αἰτίων. ἐπιδέδεικται δὲ ἡμῖν ἐν τοῖς περὶ τῶν
πυρετῶν λογισμοῖς ὅτι καὶ ταῖς φλεγμοναῖς διὰ τὴν σηπεδόνα τῶν ἐν αὐταῖς χυμῶν ἕπονται πυρετοί. διὰ τοῦτο οὖν
ὅταν εἴπω ποτὲ τοῖς ἐπὶ σήψει πυρετοῖς ἤτοι συμφέρειν ἢ
μὴ συμφέρειν τόδε τι, καὶ τοὺς ἐπὶ φλεγμοναῖς ἀκούειν σε χρὴ
περιλαμβανομένους ἐν τῷ κοινῷ γένει τῆς σηπεδόνος. ὅταν
δ᾽ ἐξῆς ἀλλήλοις ἀμφοτέρους ὀνομάζοντος ἀκούῃς μου, τοὺς
ἐπὶ φλεγμοναῖς ἴσθι τῶν ἐπὶ μόνῃ σήψει τηνικαῦτα διοριζο-
μένους. ὁποία γάρ τίς ἐστιν ἡ τῆς φλεγμονῆς διάθεσις εἴρηται μὲν ἔν τε τῷ περὶ τῆς ἀνωμάλου δυσκρασίας κἂν τῷ

commodum vel humorum putredini vel phlegmonae conjicies, a frigida quidem danda abſtinebis, refrigerantibus autem remediis quae foris applicantur uteris, modo ea ſuper
os ventriculi aut tota praecordia, modo ſuper pectus imponens, ubi plurimum ſubeſſe caloris maxime judicabis. At
dictum eſt ita laborantibus balnea quoque eſſe commoda,
hoc eſt iis qui ſiccato plurimum corpore ſunt, et ex aliqua
praedictarum cauſarum citra humorum putredinem febricitant. Monſtratum vero nobis eſt in documentis de febribus,
phlegmonas quoque propter putredinem humorum qui in
ipſis habentur febres ſubſequi. Quocirca quum dico interdum febribus ex putredine accenſis tale quippiam conducere vel non conducere, etiam eas quae a phlegmone excitantur in communi putredinis genere comprehenſas intelliges. Quum vero deinceps utrasque nominare audieris,
ſcias eas quae ex phlegmone ab iis quae ex ſola putredine
ortum habent tum diſcerni. Quae namque ſit phlegmones
affectus tum in libro de inaequali intemperie tum vero in

Ed. Chart. X. [233. 234.]　　　　Ed. Baf. IV. (144.)

περὶ τῶν παρὰ φύσιν ὄγκων. ἀναμνῆσαι δέ σε καὶ νῦν ἀναγκαῖόν ἐστιν ὅτι κατασκήψαντος αἵματος θερμοῦ πλείονος
εἰς τὸ τοῦ ζώου μόριον ἐξαίρεται μὲν αὐτίκα τὰ μείζω τῶν
ἀγγείων, μὴ στέγοντα τὸ πλῆθος, ἑξῆς δ᾽ αὐτοῖς τὰ σμικρότερα. κἄπειθ᾽ οὕτως, ἐπειδὰν μηδ᾽ ἐν τούτοις στέγηται,
διαῤῥοῦται πρὸς τοὐκτὸς εἰς τὰς μεταξὺ τῶν ἀγγείων εὐρυχω-
ρίας, ὡς καὶ τὰς ἐν τῇ συνθέτῳ σαρκὶ χώρας ἁπάσας κατα-
λαμβάνειν. αὕτη μὲν ἡ τῆς φλεγμονῆς διάθεσις. ἐγχωρεῖ δὲ
καὶ χωρὶς αὐτῆς ἐν αὐτοῖς τοῖς ἀγγείοις σήπεσθαί τινας
[234] χυμοὺς, ἤτοι καθ᾽ ἕν τι τοῦ ζώου μόριον ἐν τοῖς πέρασιν αὐτῶν σφηνωθέντας, ἢ καὶ καθ᾽ ὅλας αὐτῶν τὰς εὐρύ-
τητας, ὁπόσαι μεταξὺ βουβώνων τέ εἰσι καὶ μασχαλῶν. ὅταν
οὖν, ὡς ἐλέγομεν, ἄνευ σηπεδόνος αὐχμώδει σώματι πυρέττειν
συμβῇ, τὸ κεφάλαιον τῆς ἰάσεως ἐν τοῖς ὑγραίνουσι καὶ ψύχουσι βοηθήμασι τίθεσθαι χρή.

Κεφ. ζ. Δύο δ᾽ εἰσὶν αἱ τούτων ὗλαι κατὰ γένος αἱ
πρῶται· μία μὲν ἐν τοῖς προσπίπτουσιν ἔξωθεν, ἑτέρα δὲ
ἐν τοῖς εἴσω τοῦ σώματος λαμβανομένοις, ἃ δὴ καὶ προσφε-

eo qui de tumoribus praeter naturam eft infcriptus docuimus. Te tamen de hoc admonuiffe nunc neceffarium eft.
Quum fanguis calidus copiofior in aliquam animalis partem
procubuit, majora ejus vafa protinus diftenduntur, quae plenitudinem non ferunt, ab his deinceps quae minora funt.
Mox ubi nec in iis fatis continetur, exfudat foras in ea ampla fpatia, quae inter vafa funt, fic ut etiam omnia quae
in compofita carne habentur loca occupet. Atque haec quidem eft phlegmones affectio. Poffunt vero et fine hac in
ipfis vafis humores aliqui putrefcere, aut in una animalis
parte in finibus ipforum impacti, aut etiam in totis eorum
capacitatibus quae inter inguina et alas funt comprehenfi.
Quum igitur, ceu diximus, citra putredinem fquallenti
corpori febricitare contigerit, caput totius curationis in iis
remediis quae refrigerent et humectent ftatuere oportet.

Cap. VII. At duplex genere eft harum rerum
prima materia, una eorum quae foris admoventur, altera quae intro in corpus affumuntur　　quae fane affu-

ρόμενα καλοῦσιν. ἔξωθεν μὲν οὖν προσπίπτει τό τε περιέχον ἡμᾶς αὐτὸ καὶ ὅσα δυνάμει φαρμάκων ὑγραίνειν τε καὶ
ψύχειν πεφύκασι, καὶ τρίτον πρὸς τούτοις ὑδάτων γλυκέων
λουτρά. τὰ δ᾽ εἴσω τοῦ σώματος λαμβανόμενα τά τε ἐσθιόμενα καὶ τὰ πινόμενα καὶ ὁ εἰςπνεόμενος ἀὴρ ἐστιν. ἐκ τούτων
χρὴ πειρᾶσθαι τὴν θ᾽ ὑγρότητα καὶ τὴν ψύξιν ἐκπορίζειν
τοῖς ἐν τῷδε τῷ λόγῳ προκειμένοις πυρετοῖς. ἀλλ᾽ ἡ μὲν
ψύξις ὡς ἂν ὑπὸ δραστηρίου ποιότητος γινομένη ὀλιγο-
χρόνιός τ᾽ ἐστὶ καὶ σφαλερά, πολυχρόνιος δὲ ἡ τῶν ἐξηρασμένων ἐπανόρθωσις ὑπάρχει δι᾽ ὑγρότητος, ἧττόν τε σφαλερὰ τῆς διὰ ψύξεως. ἐπέλθωμεν οὖν ἐφεξῆς τὰς εἰρημένας
ἓξ διαφορὰς τῆς ὕλης, ἀπὸ τοῦ περιέχοντος ἀρξάμενοι.

Κεφ. η'.   Τούτῳ τοίνυν εὐκράτῳ μὲν ὄντι χρηστέον
ὡς ἔχει, μηδὲν περιεργαζομένους. εἰ δ᾽ ἤτοι θερμὸν ἱκανῶς
ἢ ψυχρὸν ὑπάρχοι, τῷ μὲν θερμῷ τοὐναντίον ἐπιτεχνᾶσθαι
καταγείους οἴκους, ψυχροτάτους τε καὶ εὐπνουστάτους ἐξευ-
ρίσκοντας, πρὸς ἄρκτον ἐστραμμένους αὔρας τέ τινας ἡδείας

menda vocantur. Extrinfecus corpori incidunt tum aër
ipfe nos ambiens tum medicamenta quaecunque humectandi refrigerandique vim obtinent, et tertium praeter
haec dulcis aquae balneum. Intro in corpus fumuntur quae eduntur ac bibuntur et infpiratus aër. Ab his
generibus tentandum eſt propofitis hoc loco febribus tum
humiditatem tum refrigerationem comparare. Verum refrigeratio quoniam per efficaciſlimam qualitatem inducitur,
et parvi temporis eſt et periculoſa, contra ficcitatis per ea
quae humectent curatio, ut longi temporis eſt opus, ita
minus eſt quam refrigeratio periculo expofita. Igitur dictas
lex materiae differentias deinceps jam examinemus ab ambiente exorfi.

Cap. VIII.   Hic igitur temperatus eſt qualem fe exhibet, utique tali nobis eſt utendus nihil amplius de eo foli-
citis. Sin admodum calidus eſt vel admodum frigidus, pro
calido inducendus arte contrarius eſt, fubterraneis inventis
domibus quae et frigidiſſimae fint et maximae perflatae et
ad feptentrionem verfae, tum auris quibusdam quae ipfis

Ed. Chart. X. [284.]   Ed. Baf. IV (144. 145.)

αὐτοῖς μηχανωμένους, ἐνίοτε μὲν ἐξ εὐρίπων εἰς οὓς καταρ-
ῥάσσουσιν ὕδατος κρουνοὶ πλείους, ἐνίοτε δ᾽ ἐξ ἀγγείων εἰς
ἀγγεῖα μεταῤῥέοντος ὕδατος ψυχροῦ. εὐθὺς δὲ τοῦτο καὶ
ὑπνωτικὸν ὑπάρχει, ῥαίνοντάς τε συχνῶς τὸν οἶκον ἀκραιφνεῖ
ψυχρῷ καὶ (145) ῥόδα πολλὰ κατὰ τῆς γῆς ἐκχέοντας, ἢ
ἀμπέλων ἕλικας, ἢ βάτων ἀκρέμονας, ἢ σχίνων κλῶνας, ἤ
τι τῶν ἄλλων φυτῶν ὅσα ψύχει· λέλεκται δὲ ὑπὲρ αὐτῶν ἤδη
καὶ πρόσθεν. εἴργοντας δὲ δηλονότι καὶ πλῆθος ἀνθρώπων
εἰσιέναι· καὶ γὰρ καὶ τοῦτο θερμαίνει τὸν οἶκον. οὕτω μὲν
τὸν θερμότατον ἀέρα πειρᾶσθαι ψύχειν, ἐν θέρει δηλονότι
θερμῷ καὶ ξηρῷ συνιστάμενον· οὐ γὰρ ἂν χειμῶνί ποτε γένοιτο
θερμότατος, ὥσπερ οὐδὲ ψυχρότατος ἐν θέρει. τὸν ψυχρὸν
δὲ μετρίως μὲν ὑπάρχοντα τοιοῦτον ἀγαπᾷν καὶ δέχεσθαι,
μηδὲν αὐτὸν ἐπιτεχνώμενον ἢ ἐξαλλάττοντα τὴν κρᾶσιν αὐτοῦ·
ψυχρότατον δ᾽ ὄντα, καθ᾽ ὅσον μὲν εἰσπνεῖται προσίεσθαι·
ψύχει γὰρ ἱκανῶς τὴν ἐν τῇ καρδίᾳ θέρμην· οὐ μὴν καθ᾽ ὅσον
ἔξωθέν γε ἅπτεται τοῦ κάμνοντος, πυκνοῖ γὰρ καὶ συνάγει
τὸ δέρμα καὶ κωλύει τὰς ἀποῤῥοὰς διαπνεῖσθαι τῶν σηπεδο-

fint fuaves opera noftra paratis, alias ex euripis, in quo fe
dejiciant multi aquarum fontes, alias aqua frigida de vafis
in vafa transfufa. Jam hoc ftatim etiam fomniferum eft
Praeterea domo affiduo aqua quae prorfus frigida fit afperfa,
ac rofis plurimis humi fufis, aut vitium capreolis, aut rubo-
rum fummitatibus, aut lentifci ramis, aut denique reliquarum
quae refrigerent ftirpium aliquibus, de quibus etiam prius
eft dictum. Turba quoque hominum ingredi prohibita;
nam ea quoque domum calefacit. Atque ita quidem cali-
diffimum aërem refrigerare qui in aeftate calida et ficca accidit eft tentandum, quandoquidem hieme calidiffimus effe
non poteft, ficuti neu frigidiffimus aeftate. At fi quis modice frigidus eft, hoc effe contentos oportet, nihil aut machi-
nantes aut de temperie ejus alterantes. Qui vero frigidiffimus
eft, quatenus refpirando attrahitur, admittendus eft, nam calorem qui eft in corde admodum refrigerat, non tamen
quatenus extrinfecus aegrum contingit, quippe id denfat co-
gitque cutim ac putridorum humorum affluxum transpirare

τωδῶν χυμῶν· διὰ μὲν γὰρ τοῦ πνεύμονος ἀραιοῦ σπλάγχνου
χαλεπὸν οὐδὲν ἐπὶ τὴν καρδίαν ἀφικνεῖσθαι ῥᾳδίως οὐ μόνην
τὴν ποιότητα, ἀλλὰ καὶ [235] τὴν οὐσίαν αὐτοῦ· διὰ μέντοι
τοῦ δέρματος οὔτε τὴν ποιότητα δυνατὸν οὔτε τὴν οὐσίαν
ἐπὶ τὴν καρδίαν ἀφικνεῖσθαι, φθάνοντος πυκνοῦσθαι. τὸ
γὰρ ἐν τοῖς περὶ τῆς τῶν ἁπλῶν φαρμάκων δυνάμεως ῥηθὲν
ἐπὶ τῶν ἰσχυρῶς στυφόντων ἀναμνῆσαι χρὴ κἀνταῦθα καὶ
γνῶναι τὸν ἄγαν ψυχρὸν ἀέρα τὰς ὁδοὺς ἀποκλείειν ἑαυτῷ,
τὸ δέρμα στεγνοῦντ᾽ ἀεί. μείζονα μέντοι γνωστέον ἐσομένην
ἐκ τῆς ψυχρᾶς εἰσπνοῆς τὴν ὠφέλειαν ἤπερ ἐκ τῆς τοῦ δέρματος πυκνώσεως τὴν βλάβην, καὶ μάλισθ᾽ ὅταν δι᾽ ἐπιβλη-
μάτων οἷόν τε θάλπειν αὐτό. χρῆσθαι δ᾽ ἀέρι τοιούτῳ κατ᾽
ἐκείνους μάλιστα τῶν ἑκτικῶν πυρετῶν ἐν οἷς ἡ καρδία
πάσχει πρώτως, καθάπερ γε καὶ εἰ ἡ γαστὴρ πρώτη ἐπεπόνθει, διὰ τῶν ἐσθιομένων καὶ πινομένων ἀρήγειν αὐτῇ· ταύτῃ
μὲν γὰρ ἐκεῖνα τὴν δύναμιν εἰλικρινῆ φυλάττοντα προσπίπτει,
τῇ καρδίᾳ δὲ ὁ εἰσπνεόμενος ἀήρ. ἥπατι δὲ ἐκ μὲν τῆς εἰσπνοῆς οὐδὲν ὄφελος, ὠφελεῖται δ᾽ ἧττον μὲν τῆς κοιλίας, οὐ

prohibet. Siquidem per pulmonem quod rarum viscus eſt
difficile non eſt, ut tum qualitas ipſius tum etiam ſubſtantia
ad cor facile perveniat, at per cutim fieri nequit ut ejus
vel qualitas vel ſubſtantia ad cor perveniat, utpote prius
denſatam. Nam quod in libris de ſimplicium medicamentorum facultatibus de vehementer adſtringentibus eſt dictum,
id hic quoque revocari ad memoriam debebit, ac ſciri qui
nimirum frigidus aër ſit, hunc cutim denſando ſemper ſibi
ipſi viam praecludere. Scire tamen licet majus fore ex
frigida inſpiratione commodum, quam ex cute denſanda
incommodum, praeſertim cum operimentis hanc calefacere
licet. Porro utendum maxime ejusmodi aëre eſt in iis hecticis febribus quibus primum cor afficitur, ut ſi ventriculus primum eſſet affectus, ipſi per comeſta et bibita eſſet
ſuccurrendum, huic enim illa quum integris adhuc viribus
occurrunt, ſient cordi inſpiratus aër. At jecinori ex inſpirato
aëre nulla certe utilitas accedit, a comeſtis vero et bibitis

Ed. Chart. X. [235.]   Ed. Baf. IV. (145.)

μὴν ἀμυδρῶς γε, διὰ τῶν ἐσθιομένων τε καὶ πινομένων.
κοινὴ δ᾽ ἀπάντων ἴασις ἡ διὰ τῶν ἔξωθεν ἐπιτιθεμένων
ὑγραινόντων τε καὶ ψυχόντων. ἐπὶ τούτοις μὲν οὖν τοῖς
σπλάγχνοις ὡς τὰ πολλὰ τοὺς ἑκτικοὺς καὶ μαρασμώδεις
ἐθεασάμεθα πυρετούς. ἐπιγίγνονται μὴν ἐνίοτε καὶ ταῖς τοῦ
πνεύμονος ξηραῖς καὶ θερμαῖς δυσκρασίαις· ἀλλ᾽ οὐκ ἐπιτήδειον εἰς τοὺς τοιούτους πυρετοὺς τὸ σπλάγχνον, ὑγρὸν καὶ
χαῦνον ὑπάρχον. ἐπιγίνονται δὲ καὶ θώρακι καὶ μεσαραίῳ
καὶ κύστει καὶ νήστει καὶ κώλῳ καί ποτε καὶ μήτρᾳ καὶ νεφροῖς. ἐπὶ δὲ τῷ διαφράγματι μαρασμὸν μὲν οὐκ εἶδον,
ἑκτικὸν δ᾽ ἐθεασάμην πυρετόν, ἅπαξ μὲν ἀκριβῶς ἀπερ-
γασθέντα, πολλάκις δ᾽ ἀποκτείναντα πρὶν ἀκριβῶς συμπλη-
ρωθῆναι. δύσπνοιά τε γὰρ ἕπεται καὶ παραφροσύνη ταῖς
τοιαύταις διαθέσεσιν ἐφ᾽ αἷς ἀποθνήσκουσιν ὡς τὰ πολλὰ
πρὶν ἑκτικὸν ἀκριβῶς γενέσθαι τὸν πυρετόν. ῥᾴστη δ᾽ αὐτῶν
ἡ διάγνωσις τῇ τε σκληρότητι τοῦ σφυγμοῦ καὶ τῷ τὸ ὑποχόνδριον ἐπὶ πλεῖστον ἀνασπᾶσθαι καὶ τῷ δυσπνοεῖν ἀνώμα-
λόν τέ τινα καὶ πολυειδῆ δύσπνοιαν. ἐπὶ πλεῖστον μὲν γὰρ

minor plane quam ventriculo, caeterum aliqua non obfcure
advenit. Communis autem omnium fanatio eft per ea quae
extrinfecus applicata refrigerant et humectant. Atque in
his quidem vifceribus magna ex parte hecticas tabidasque
febres accidere contemplati fumus. Superveniunt tamen
aliquando et pulmonum ficcis calidisque intemperiebus, attamen opportunum ejusmodi febribus id viscus non eft, humidum laxumque. Incidunt praeterea et pectori et mefaraeo
et veficae et jejuno et colo, interdum vero et utero et renibus. In fepto vero transverfo marasmum non vidi, hecticam fane febrem vidi et hanc femel quidem plane abfolutam,
faepe vero citius interimentem quam plane eſſet completa.
Ejusmodi namque affectum et fpirandi difficultas et delirium
excipere foleat, ex quibus magna ex parte prius moriuntur,
quam hectica febris prorfus fit perfecta. Eft autem eorum
dignotio facillima tum ex pulfus duritie, tum ex hypochondriis ut plurimum revulfis, tum ex difficultate fpirandi
quae illis eft inaequalis et varia, ut plurimum enim inter-

ἐνίοτε σμικρὸν καὶ πυκνὸν ἀναπνέουσιν, αὖθις δ᾽ ἔστιν ὅτε
βραδύνουσι σαφῶς. εἶτ᾽ ἐξαίφνης ὥσπερ στενάζοντες ἀνέ-
πνευσαν, ἢ διπλῆν τὴν εἴσω φορὰν τοῦ πνεύματος οἷον
ἐπεισπνέοντες ἢ διπλῆν τὴν ἔξω ποιοῦνται, καθάπερ ἐπεκ-
πνέοντες. ἀναπνέουσι δὲ καὶ τῷ ἄλλῳ θώρακι παντὶ πολλάκις
αἰσθητὸν καὶ μέγα, τὰς ὠμοπλάτας ἐξαίροντες· ἐνίοτε δ᾽
ἱκανῶς ἀραιὰν καὶ μεγάλην ποιοῦνται ἀναπνοὴν, ὅταν ἐπικρατῇ τὰ τῆς παραφροσύνης. ἀλλ᾽ οὐ πρόκειται νῦν λέγειν
οὔτε τὰ γνωρίσματα τῶν πεπονθότων τόπων οὔτε τὰς αἰτίας
αὐτῶν. αὖθις οὖν ἐπὶ τὴν θεραπείαν ἴωμεν, ἐπισκοπούμενοι
τῶν προκειμένων ὑλῶν τὰς δυνάμεις ὁποίας τινὰς ἔχουσιν ὡς
πρὸς τοὺς ἑκτικοὺς πυρετούς. εἴρηται δὲ ἤδη περὶ ἀέρος οὐκ
ὀλίγα θερμοῦ καὶ ψυχροῦ καὶ μάλιστα μὲν ὠφελοῦντος, ὅταν,
ὡς εἰώθασιν ὀνομάζειν, ἡ καρδία πρωτοπαθεῖ· βοηθοῦντος
δ᾽ οὐκ ὀλίγον οὐδ᾽ ἐν τοῖς ἄλλοις πυρετοῖς, ἐπειδὴ κἂν τούτοις ἐξ ἀνάγκης ἡ καρδία παραπλησίαν ἀναδέχεται δυσκρασίαν.
ἧς χωρὶς οὐχ οἷόν τε μὴ ὅτι μαρασμὸν ἢ ἑκτικὸν πυρετὸν,
ἀλλὰ μηδὲ τῶν ἄλλων μηδένα γενέσθαι. δῆλον οὖν ὅτι κἂν

dum parvum et denſum reſpirant, rurſus aliquando manifeſte ſpiritum tardant, dein ſubito quemadmodum gementes
reſpirarunt, vel duplicem ſpiritus intromiſſionem, quaſi
ſuperinſpirantes, vel duplicem foras miſſionem faciunt, veluti ſuper expirantes. Reſpirant vero hi ſaepe et reliquo
thorace toto non ſenſibiliter modo, verum etiam notabiliter
tum opertas ſcapulas attollentes, aliquando admodum raram
et magnam reſpirationem edunt, quum delirii malum praecipue dominatur. Verum praeſentis inſtitui non eſt vel
laborantium partium notas vel earum cauſas referre. Quare
denuo ad curationes revertamur, aeſtimemusque quas vires
propoſitae jam materiae adverſus hecticas febres habeant.
Sane diximus jam nonnulla de aëre tum calido tum frigido,
qui praecipue quidem eſt utilis, quum quod primum afficitur
ipſum eſt cor, quamvis conferat et in reliquis febribus non
parum, quandoquidem in his quoque neceſſe eſt cor ſimilem
intemperiem recipiat, citra quam nec marasmus nec hectica
febris nec reliquarum ulla febrium conſiſtere poteſt. Putet

ὁ πνεύμων ποτὲ πάθῃ πρώτως, ἐμψύχοντος αὐτὸν ἀέρος δεήσεται τῶν ἄλλων ἁπάντων μᾶλλον.

Κεφ. θ'. [236] Ἐφεξῆς δ' ἂν εἴη σκέψασθαι περὶ τῶν
ἔξωθεν ἐπιβαλλομένων φαρμάκων ὑγραινόντων τε καὶ ψυχόντων. ὅτι μὲν δὴ καὶ τούτων ἐκλεκτέα τὰ ψύχοντα χωρὶς
τοῦ στύφειν ἰσχυρῶς πρόδηλον παντί. πρὸς γὰρ τῷ μηδ'
ὑγραίνειν τὰ τοιαῦτα καὶ διικνεῖσθαι πρὸς τὸ βάθος ἡ ψύξις
αὐτῶν ἀδυνατεῖ, συναγόντων τε καὶ σφιγγόντων τὸ δέρμα.
κάλλιστα δ' οὐ μόνον ὅσα ψύχει χωρὶς τοῦ στύφειν, ἀλλ' εἰ
καὶ τῇ συστάσει τοῦ σώματος εἴη λεπτομερῆ. τελεωτάτην μὲν
οὖν εὑρεῖν οὐσίαν λεπτομερῆ καὶ ψυχρὰν ἀκριβῶς ἴσως ἀδύνατον. ἀκριβῶς δ' εἶπον, ἐπειδὴ τὸ πάντων ὧν ἴσμεν ψυχρῶν τῇ δυνάμει λεπτομερέστατον, τὸ ὄξος, ἔχει τινὰ μεμιγ-
μένην ἑαυτῷ θερμότητα. καὶ μέντοι καὶ ξηραίνει τὰ πλησιάζοντα σώματα κἂν ὑγρὸν εἴη κατὰ τὴν φαντασίαν. ὅθεν
οὐδὲ μόνῳ αὐτῷ ποτε χρώμεθα πρὸς τὰς ὑγραίνεσθαί τε
ἅμα καὶ ψύχεσθαι δεομένας διαθέσεις, ἀλλ' ὕδατι ψυχρῷ

igitur etiam pulmones, ubi fcilicet ii funt, qui primum
patiuntur, plus caeteris omnibus refrigerantem aërem requirere. Cap. IV. Sequitur jam ut de iis medicamentis agam
quae extrinfecus admota humectent et refrigerent. Porro
horum quoque ea deligenda effe, quae citra vehementem adftrictionem refrigerent neminem latet. Talia enim praeter
quam quod non humectant, etiam demittere frigiditatem
fuam alte non valent, propterea quod cutim cogunt ac co-
arctant. Optima vero funt quae non modo citra adftrictionem refrigerant, fed etiam corporis fubftantia funt tenui.
Ac quidem abfolutiffime tenuium partium fit, fubftantiam
exacte frigidam inveniffe fortaffe non eft. Dixi *exacte*
propter acetum, quod cum omnium quae novimus poteftate
refrigerantium plane tenuiffimarum fit partium, admixtam
fibi aliquam caliditatem habet. Praeterea corpora quae
contingit ficcat, quamvis ad imaginationem fit humidum.
Quo fit ut ad eos affectus quos humectari et refrigerari ex-

τοσούτῳ μιγνύντες ὡς δύνασθαι πιεῖν. ἀλλ' εἰ καὶ τὸ τελέως λεπτομερὲς ἅμα καὶ ψυχρὸν σῶμα μὴ δυνατὸν εὑρεῖν,
ὅμως ἐκλέγεσθαι χρὴ τὰς ἐπιτηδειοτάτας ὕλας εἰς τὴν τοῦ
τοιούτου σύνθεσιν φαρμάκου. λέλεκται μὲν οὖν ἐπὶ πλέον
ὑπὲρ αὐτῶν ἐν ταῖς περὶ τῶν φαρμάκων πραγματείαις.
εἰρήσεται δὲ καὶ νῦν ἐπὶ παραδειγμάτων ὀλίγον ἕνεκα τοῦ
γυμνάσασθαί σε καὶ κατὰ τοῦτο τὸ γένος ἐν τοῖς κατὰ
μέρος. ἄρξομαι δ' ἀπὸ τοῦ πάντων ἁπλουστάτου φαρμάκου τῶν ὑγραινόντων τε καὶ ψυχόντων, ᾧ καὶ κατὰ τῶν
ἐρυσιπελάτων χρῶμαι καὶ κατὰ τῶν ἐν αἰδοίοις φλεγμονῶν
ἐν ἀρχῇ, πρὶν ὑποφαίνεσθαί τινα νομώδη σηπεδόνα. χρὴ
δ' εἰς αὐτὸ παρεσκευάσθαι κηρὸν ὡς κάλλιστον πεπλυ-
μένον. εἴη δ' ἂν κάλλιστος ὅ τε Ποντικὸς ὁ λευκὸς, ὅ τε
ἐξ Ἀττικῶν κηρίων. ἔστω δὲ καὶ ῥόδινον ἐξ ἐλαίου τοῦ
καλουμένου πρὸς τινῶν μὲν ὀμφακίνου, πρὸς ἄλλων δὲ
ὠμοτριβοῦς, ἐσκευασμένου χωρὶς ἁλῶν. ἄριστον δὲ εἶναι
καὶ τοῦτο τὸ ἔλαιον ἀκριβῶς λεπτομερὲς, ὥσπερ τὸ Σαβῖνον. ἐπὶ δὲ τῆς χρείας ἄμφω μιχθέντα τηκέσθω δι' ἀγ-

pedit folo eo non utamur, fed tanto aquae frigidae admixto
ut poffit bibi. Caeterum quamquam corpus quod abfolute
tenuium partium fit et fimul frigidum invenire non eft, attamen deligi materias oportet, quae ad ejusmodi medicamenti compofitionem maxime fint idoneae. Ac dictum quidem latius de his eft in opere de medicamentis. Dicetur
autem in exemplis nonnihil et nunc, quo in hoc quoque genere particulatim fis exercitatus. Incipiam autem ab eo
medicamento quod omnium quae humectent ac refrigerent
eft fimpliciffimum, quo etiam adverfus eryfipelata utor et
phlegmonas in pudendis inter initia, priusquam depafcens
aliqua fubindicetur putredo. Debebit autem ad id praeparata effe cera quam optima et elota. Sane optima fuerit
vel alba pontica vel quae ex atticis fit favis. Efto autem
et rofaceum quod ex oleo fit a nonnullis vocato omphacino,
ab aliis crudo, quodque citra falem fit confectum. Maxime
vero ad rem pertinebit, fi et ipfum oleum tenuium prorfus fit partium, cujusmodi Sabinum eft. Quum uti voles,

γείου διπλοῦ καὶ γενομένης ὑγρᾶς κηρωτῆς. ἔσται δὲ τοιαύτη τριπλάσιον ἢ τετραπλάσιον ἔχουσα τοῦ κηροῦ τὸ
ῥόδινον. ἐπειδὰν δὲ αὐτῇ ψυχθῇ, μιγνύσθω ψυχθείσῃ κατὶ
(146) βραχὺ τοσοῦτον ὕδατος ὅσον ἂν ἐν θυείᾳ μαλαττό-
μένῃ σὺν αὐτῷ δέξασθαι δύναιτο. χρὴ δὲ καὶ τὴν κηρωτὴν αὐτὴν ἱκανῶς ἐψῦχθαι καὶ τὸ μιγνύμενον ὕδωρ αὐτῇ
ψυχρότατον ὑπάρχειν. ἱκανῶς δὲ ψύξεις τὴν κηρωτήν, ἐπειδὰν μετρίως παγῇ, καθιεὶς εἰς ὕδωρ ψυχρότατον ὅλον τὸ
ἀγγεῖον ἐν ᾧ περιέχεται. μίξας δὲ εἰ βούλοιο καὶ ὄξους
ὀλίγον ἱκανῶς λεπτοῦ καὶ διαυγοῦς, ἔτι δὲ καὶ μᾶλλον
ὑγραῖνόν τε ἅμα καὶ ψῦχον ἐργάσῃ φάρμακον. οὐ χρὴ δʼ
ἀναμένειν ἐπιχεῖσθαι κατὰ τοῦ σώματος αὐτὸ τοῦ κάμνοντος εἰς τοσοῦτον ὡς θερμανθῆναι σαφῶς, ἀλλʼ ὑπαλλάττεσθαι συνεχῶς. Ἄλλο φάρμακον. ὀξαλίδος ἢ ὀξυλαπάθου
χυλὸς, ἀλφίτων λεπτῶν ὀλίγων μιχθέντων ἀναλαμβανέσθω
διπτύχῳ ῥάκει τριβακῷ, ψυχρὸν δʼ ἱκανῶς ἐπιτιθέσθω
καὶ τοῦτο. μὴ παρόντος δὲ τοιούτου ῥάκους, ὀθόνιον δί-
πτυχον ἀναδεύσας, ἐπιτίθει τῷ ψύχεσθαι δεομένῳ μορίῳ,

ambo mixta liquantor in vafe duplici, factoque humido
cerato, cujusmodi fcilicet erit quod triplum aut quadruplum
ad ceram rofaceum habet, poftquam ipfum fuerit refrigeratum, mifcetor ei paulatim in mortario tantum aquae quantum in fe dum cum ea mollitur accipere poffit. Expedit
autem et ceratum ipfum prius admodum effet refrigeratum,
atque etiam quae huic admifcebitur aquam effe frigidiffimam.
Abunde autem ceratum refrigerabis, fi quum modice coivit,
totum vas in quo continetur in aquam frigidiffimam demittas.
Quod fi aceti quoque admodum tenuis ac clari paululum adjicere velis, magis adhuc tum refrigerans tum humectans medicamentum efficies. Non debebit autem medicamentum hoc
eo usque fuper aegrum corpus manere, dum manifefte incaleat, fed affidue mutari. Aliud medicamentum. Oxalidis
aut oxylapathi fuccus cum pauca tenui polenta mixta exci-
piatur duplicato panniculo detrito, affatimque frigidum et
ipfum imponatur. Quod fi ejusmodi panniculi occafio non
fit, tum linteum duplicatum et madefactum refrigerandae

Ed. Chart. X. [237.]   Ed. Baf. IV. (146.)

[237] καὶ μὲν δὴ καὶ ὁ τῆς ἀνδράχνης καὶ ὁ τοῦ ἀειζώον χυλὸς
ἅμα τῷ τῆς ὄμφακος ὁμοίως ἀλφίτοις μίγνυται. πρὸς
τούτοις δ᾽ ἔτι φακὸς ὁ ἀπὸ τῶν τελμάτων καὶ τριβόλου χλωροῦ καὶ πολυγόνου καὶ θριδακίνης καὶ σέρεως χυλὸς, ὅσα
τ᾽ ἄλλα ψύχειν ἐλέχθη σὺν ἀλφίτοις λεπτοῖς πάντα. καὶ χωρὶς δ᾽ ἀλφίτων ὅλας τὰς πόας ἔξεστι λειοῦντα χρῆσθαι.
καὶ μὲν δὴ καὶ τὸ διὰ τῶν φοινίκων ἐπίθεμα τῶν λιπαρῶν,
ὀνομάζουσι δ᾽ αὐτοὺς πατητούς, ἀγαθὸν φάρμακον. ἔψειν
δὲ χρὴ καὶ τούτων τὴν σάρκα, τὸ ὑμενῶδες ἅπαν ἐξαίροντα
ποτὲ μὲν δι᾽ ὄξους μόνου διαυγοῦς, ἔστι δ᾽ ὅτε καὶ ὕδατος
αὐτῷ μιγνύντα· τακερᾶς δ᾽ ἱκανῶς γενηθείσης, λειοῦντα
χρῆσθαι. σκληρὸν δ᾽ εἰ φαίνοιτό σοι κατὰ τὴν σύστασιν,
ἄμεινον μιγνύναι τῆς προγεγραμμένης κηρωτῆς. εἰ δὲ καὶ
ῥοδίνου ποτὲ τῶν εἰρημένων ἑκάστῳ μῖξαι βουληθείης, οὐδὲν
ἔσται σοι χεῖρον τὸ φάρμακον· ἔστω δὲ ὀλίγιστόν τε τὸ μιγνύμενον καὶ ἁπλοῦν καὶ ψυχρὸν ἱκανῶς, κἀξ ἐλαίου γεγονὸς
ἅλας οὐκ ἔχοντος. ἁπλοῦν δ᾽ ὅταν εἴπω ῥόδινον ἢ ἄλλο τι
τῶν τοιούτων, ἀκούειν σε χρὴ τὸ χωρὶς τῶν ἀρωμάτων

parti impones; quin etiam portulacae et fempervivi et uvae
immaturae fuccus fimiliter polentae miscentur. Ad haec
lens paluftris et viridis tribuli et polygoni et lactucae et in-
tybi fuccus et alia quaecunque refrigerare eft dictum cum
tenui polenta. Praeterea fine polenta licet integris herbis
tunfis uti Jam vero quod epithema ex pinguibus fit pal-
mulis, quas patetas, *id eft calcatas,* vocant, falutare medicamentum eft. Porro coquere oportet harum carnem, omni
membranofo exempto, alias ex folo claro aceto, alias et
aqua ipfi admixta, atque hac, ubi tenera fatis reddita eft,
tunfa uti. Quod fi dura craffitudine tibi appareat, praeftiterit praefcripti aliquid admiscuiffe cerati. Quod fi rofacei
quidpiam dictorum fingulis aliquando miscere volueris, nihilo inutilius medicamentum habebis, efto autem quod ad-
miscetur tum minimum tum et fimplex et perfrigidum et
quod factum ex oleo fit falis experte. Sane quoties fimplex
rofaceum aut quid aliud id genus dico, quod fine aromatis

Ed. Chart. X. [237.]   Ed. Baſ. IV. (146.)

ἐσκευασμένον. ἀγαθὸν φάρμακον εἰς τὰ τοιαῦτα καὶ ὁ τῶν
ῥόδων χυλὸς ἅμα τοῖς ἀλφίτοις ψυχρός. ἀγαθὸν δὲ καὶ
αὐτὰ λειωθέντα· καθάπερ οὖν καὶ αἱ λεῖαι βλάσται τῶν μετρίως στυφόντων φυτῶν, οὕτω δ᾽ ἔστιν ὅτε καὶ βοτάναις
χρήσασθαι μετρίως στυφούσαις δυνατὸν, ὥσπερ τῷ στρύχνῳ.
ἀλλ᾽ ἡ μὲν τοιούτων φαρμάκων ὕλη δι᾽ ἑτέρας πραγματείας
εἴρηται πᾶσα· νῦν δ᾽ ἀρκεῖ τὰ λελεγμένα παραδείγματος
ἕνεκα. χρῆσθαι δ᾽ οὐχ ὡς οἱ πολλοὶ καθ᾽ ὅλου τοῦ θώρακος
ἢ συμπάσης τῆς γαστρὸς, ἀλλὰ κατ᾽ ἐκείνου μάλιστα τοῦ
πρώτως πεπονθότος. οὐδὲ γὰρ ἀναγκαῖον ἢ σὺν τῷ ψύχεσθαι σφοδρῶς δεομένῳ ψυχθῆναί τι τῶν οὐχ ὁμοίως δεομένων, ἢ θᾶττον τοῦ δέοντος παύσασθαι, δεδιότα βλάψαι
τι τῶν γειτνιώντων. ἐγὼ γοῦν οἶδα κατὰ τῶν ὑποχονδρίων
ἐπιτεθέντος ποτὲ ψύχοντος φαρμάκου παραχρῆμα δυσπνοήσαντα τὸν ἄνθρωπον, ἄλλον δ᾽ αὐτίκα βήξαντα καὶ μικρὸν
ὕστερον ἑκατέρῳ παυσάμενον τὸ σύμπτωμα, τοῦ ψύχοντος
ἀρθέντος. μὴ βουλομένῳ δέ σοι γενναίως ψύχειν οὐκ ὀλίγον

ſine aromatis eſt confectum te intelligere oportet. Eſt vero
ſalutare ad talia medicamentum et roſarum ſuccus frigidus
una cum polenta. Salutares vero ſunt et ipſae roſae tunſae,
praeterea ſtirpium moderate adſtringentium germina trita;
ſic vero uti aliquando licet et herbis mediocriter adſtringentibus veluti ſolano. Verum ejusmodi medicamentorum materiam in alio opere reddidimus univerſam, nunc abunde
pro exemplis ſunt jam dicta. Porro utendum his eſt non,
ut vulgus facit, toti impoſitis thoraci aut toti ventri, imo
illi maxime quod primo eſt affectum. Neque enim neceſſum
eſt ut aut cum eo quod refrigerari valenter deſiderat etiam
id refrigeres quod prorſus non deſiderat, aut ante juſtum
tempus refrigerare deſiſtas timens vicinam aliquam partem
laedi. Ego namque hominem ſcio qui impoſito hypochondriis refrigerante medicamento difficultate ſtatim ſpirandi
laborarit; alterum vero qui protinus tuſſierit, atque paulo
poſt utrique finitum ſymptoma, ubi quod refrigeraverat eſt
ablatum. Quod ſi adeo ſtrenue refrigerare non ſtudueris,

ὑπάρχει πλῆθος ἐμπλαστῶν φαρμάκων κηρωτοειδῶν μετρίως
ψυχόντων, ὧν οὐ μόνης τῆς ὕλης τὰς δυνάμεις, ἀλλὰ καὶ τῆς
συνθέσεως ἔμαθες τὴν μέθοδον.

Κεφ. ί. Ἐγὼ δ᾿ αἰσθανόμενος ὕστερον τὸ μέτρον
ἤδη τῆς προκειμένης πραγματείας ἐκπίπτων ἐπὶ τὰ συνεχῆ
τοῦ λόγου μεταβήσομαι. συνεχὴς δ᾿ ἐπὶ τοῖς εἰρημένοις ἡ
περὶ βαλανείου σκέψις αὐτοῦ τε τοῦ πράγματος ἕνεκα ἔτι
τε μάλιστα ἐπειδὴ Φίλιππος ἡγεῖται βλάπτειν αὐτὸ τοὺς
μαραινομένους. ἐγὼ τοίνυν ἣν ἔχω γνώμην ὑπέρ γε τῆς δυνάμεως ἁπάσης τῶν βαλανείων καὶ προσέτι τὸν εἰς τοὺς ἐκτι-
κοὺς καὶ μαρασμώδεις ἢ ἁπλῶς εἰπεῖν ἅπαντας, ἐν τῷδε τῷ
λόγῳ μάλιστ᾿ ἂν διέλθοιμι. μέμνημαι γὰρ ὅτι καὶ πρόσθεν
ἐπὶ τῶν ἐφημέρων πυρετῶν ἐπήνουν αὐτά· καὶ κατὰ τὸν
ἕβδομον λόγον ἐπὶ τῶν κατὰ ξηρότητα δυσκρασιῶν τῆς γαστρὸς ἀπεπτούντων τε καὶ λεπτυνομένων ἐκέλευον χρῆσθαι
πολλάκις. [238] οὐ μὴν περί γε τῆς συμπάσης δυνάμεως ἐν
ἑτέρῳ τινὶ λόγῳ διῆλθον, ἀλλ᾿ εἰς τοῦτον ἐφύλαξα καθ᾿ ὃν

habes quae id modice efficiant emplafticorum medicamentorum ac cerati fpeciem referentium magnam copiam, quorum non materiae modo facultates, fed etiam compofitionis
methodum didicifti.　　Cap. X.　Verum ego quum jam fentiam menfuram
praefentis inftituti me excedere, ad ea quae tractationis
feries proxima exhibet convertar. Proxime vero fe a jam
dictis exhibet confideratio de balneo tum ipfius rei caufa
tum vel magis propter Philippum, qui *hecticis* marcefcenti-
bus ipfum noxium putat. Ego igitur tum de cunctis balneorum facultatibus tum iis etiam quae hecticis et marasmo
laborantibus vel, ut abfolute loquar, omnibus profunt, in
hoc maxime libro quid fentiam explicabo. Memini namque
me et fupra in diariis febribus illa laudare, et in feptimo
hujus operis libro in iis qui propter ficcam ventriculi intemperiem cruditate laborabant atque extenuati erant faepe
utenda jubere.　　Caeterum de univerfis eorum facultatibus
alio libro differui, fed in hunc fervavi, ubi et de iis agitur

BIBΛION K. 7o7

Ed. Chart. X. [238.]   Ed. Baf. IV. (146.)
ἀγωνιστικωτέρα μάλιστά ἐστιν ἡ χρῆσις αὐτοῦ καὶ τὸν Φίλιπ-
πον ἔχει κωλύοντα. δέδεικται μὲν οὖν ἤδη καὶ πρόσθεν ἐπὶ
τῆς τῶν ἑλκῶν ἰάσεως ἡ αἰτία τῆς ἀγνοίας τῶν καθ᾿ ἕκαστον
πάθος οἰκείων σκοπῶν· εἰρήσεται δ᾿ οὐδὲν ἧττον καὶ νῦν, εἴς
τε τὰ παρόντα καὶ τὰ μέλλοντα χρήσιμος ὑπάρχουσα. μιᾶς
μὲν γὰρ ἐν τῷ σώματι διαθέσεως οὔσης, εἰ καὶ μὴ τῷ λόγῳ,
τῇ πείρᾳ γοῦν εὑρεῖν οὐ χαλεπὸν αὐτῆς ἐστι τὴν ἴασιν· ἐπιπλεκομένων δὲ δυοῖν ἢ τριῶν, καὶ μάλισθ᾿ ὅταν ἐναντιωτάτων
ἀλλήλοις δέωνται βοηθημάτων, ἀδύνατον μὲν εὑρεῖν τῇ πείρᾳ
τὸ ποιητέον, οὐ ῥᾴδιον δ᾿ οὐδὲ τῷ λόγῳ. καὶ γὰρ καὶ τὴν
οὐσίαν ἑκάστης τῶν διαθέσεων ἀκριβῶς χρὴ γνῶναι καὶ
τὴν οἰκείαν τῆς θεραπείας ἐφ᾿ ἑκάστης αὐτῶν ἔνδειξιν λαβεῖν,
ἥντινά τε χρὴ πρώτην τῶν ἄλλων ἢ μᾶλλον, ἥντινα δ᾿
ἧττον ἢ δευτέραν ἢ τρίτην ἰάσασθαι. διὰ ταύτην οὖν τὴν
αἰτίαν οὔθ᾿ ὅτι πυρετῶν ᾗ πυρετοὶ συμπάντων ἐστὶν ἴδιον
ἴαμα τὸ ψυχρόν, εἴτε οὖν κατ᾿ ἐνέργειαν εἴτε κατὰ δύναμιν
εἴη τοιοῦτον, ἐγνώσθη τῷ πλήθει τῶν ἰατρῶν, οὔθ᾿ ὅτι κατὰ
συμβεβηκὸς ἕτερα πολλὰ πέφυκε ψύχοντα πυρετῶν γίνεσθαι

quibus efficaciſſimus eorum eſt uſus et quibus Philippus ea
interdicit. Atque prius quidem ubi de ulcerum curatione
egimus indicata cauſa eſt cur proprii cujusque morbi ſcopi
ſint ignorati, dicetur autem nihilo ſecius et nunc, tum ad ea
quae nunc paramus tum ad ea quae dicenda ſunt utilis.
Quum enim unus in corpore affectus ſit, ejus curationem
invenire, ſi non ratione, certe experientia haud difficile eſt;
ubi vero complicati duo tresve ſunt, praeſertim quum maxime contraria inter ſe auxilia requirant, fieri nequit ut
experientia quod agendum ſit inveniatur, imo nec facile
ratione. Siquidem et ſubſtantiam cujusque affectus ad unguem noviſſe oportet, et propriam curationis indicationem
a quoque affectu cepiſſe, praeterea quem primum omnium
aut magis quem rurſum minus aut ſecundo tertiove loco
curare conveniat. Haec igitur cauſa eſt cur vulgo medicorum ignotum ſit et quod febrium omnium qua febres ſunt
proprium remedium refrigeratio ſit ſive ea talis actu ſit
ſive poteſtate, et quod alia multa ex accidenti refrigerantia

Ed. Chart. X. [238.]   Ed. Baf. IV. (146)

βοηθήματα. περὶ ὧν εἴρηται μὲν ἤδη τι κἂν τοῖς ἔμπροσθεν εἰρήσεται δὲ κἂν τοῖς αὖθις. ἔνια γὰρ τῶν βοηθημάτων ἐπιπεπλεγμένην τέ πως ἔχει καὶ διττὴν δύναμιν, ὡς καὶ πρώτως ὀνινάναι καὶ κατὰ συμβεβηκὸς, οἷόν πέρ ἐστι καὶ τὸ λουτρόν. ἡ μὲν γὰρ πόσις τοῦ ψυχροῦ καθ᾽ ἑαυτὴν μὲν ὀνίνησιν, ἐνεργείᾳ ψύχουσα· χυλὸς δ᾽ ὄμφακος τῇ δυνάμει ψυκτικὸν φάρμακον. ταυτὶ μὲν οὖν ἀμφότερα ψύχει πρώτως, ὅπερ ἐστὶ καθ᾽ ἑαυτὰ, διὰ μέσου μηδενός· αἵματος δ᾽ ἀφαίρεσις, ὡς ἔμπροσθεν ἐδείκνυμεν, ἐπὶ τῶν συνόχων καλουμένων πυρετῶν οὐκέτι πρώτως, ἀλλὰ κατὰ συμβεβηκὸς ἰαταί ποτε τὰς θερμὰς δυσκρασίας. ὡσαύτως δὲ καὶ κλυστὴρ καὶ κάθαρσις ἐπιβροχή τε καὶ κατάπλασμα διαφορητικὸν ἢ πεπτικόν. ἑκατέρας δὲ τὰς δυνάμεις ἔχει συλλαβὸν ἐν ἑαυτῷ τὸ προκείμενον ἐν τῷ λόγῳ λουτρὸν, ὡς ἂν οἶμαι σύνθετον ὑπάρχον ἐκ διαφερόντων ταῖς δυνάμεσι τῶν ἑαυτοῦ μερῶν. εἰσελθόντες μὲν γὰρ ὁμιλοῦσιν ἀέρι θερμῷ, μετὰ δὲ ταῦτα εἰς ὕδωρ εἰσίασι θερμὸν, εἶτ᾽ ἐξελθόντες εἰς ψυχρὸν, εἶτ᾽ ἀπομάττονται τὸν

febrium fint remedia. De quibus et dictum nonnihil in praecedentibus eft et in fequentibus dicetur. Quaedam namque remedia complicatam quodammodo duplicemque facultatem habent, ita ut et prima ratione proficiant et ex accidente, quod genus et balneum eft. Nam frigidae potio per fe quidem proficit, utpote actu refrigerans, fuccus autem uvae immaturae poteftate refrigerans medicamentum eft. Atque haec quidem ambo refrigerant primum, id eft per fe ipfa, nec intercedente alio; at fanguinis detractio, veluti prius indicavimus in febribus continentibus vocatis, non primum, fed ex accidenti calidam aliquando intemperiem fanat. Ad eundem modum et clyfter et purgatio et perfufio et cataplasma discutiens aut concoquens. Utramque vero facultatem in fe comprehenfam habet propofitum nunc in fermone balneum, utpote ex partibus varia facultate praeditis compofitum. Quippe ingredientes in aëre verfantur calido, poftea in aquam calidam defcendunt, mox ab hac egreffi in frigidam, poftremo fudorem detergunt. Poteft autem

ἱδρῶτα. δύναται δὲ τὸ μὲν πρῶτον αὐτοῦ μέρος θερμῆναί τε
δι᾽ ὅλου τοῦ σώματος καὶ χέαι τὰς ὕλας, ὁμαλῦναί τε τὰς
ἀνωμαλίας, ἀραιῶσαί τε τὸ δέρμα καὶ κενῶσαι πολλὰ τῶν
ἔμπροσθεν ὑπ᾽ αὐτοῦ κατεχομένων. τὸ δὲ δεύτερον, ὅταν
ἐπὶ ξηρᾷ διαθέσει τοῦ σώματος αὐτῷ τις χρῆται, νοτίδα χρη-
στὴν ἐνθεῖναι τοῖς στερεοῖς τοῦ ζώου μορίοις. ἡ δὲ τρίτη
μοῖρα (147) τῶν λουτρῶν, ἐπειδὰν τῷ ψυχρῷ τύχωμεν χρώμενοι, ψῦξαί τε σύμπαν τὸ σῶμα καὶ πυκνῶσαι τὸ δέρμα
καὶ ῥῶσαι τὰς δυνάμεις. τὸ δὲ τέταρτον ἐκκενῶσαι δι᾽ ἱδρώτων τὸ σῶμα χωρὶς τῆς ἐκ τοῦ ψύχεσθαι βλάβης. ταῦτ᾽ οὖν
δυναμένου περὶ τὸν ἄνθρωπον ἐργάζεσθαι πάντα τῶν ποτίμων ὑδάτων εὐκράτου λουτροῦ καὶ πρὸς τούτοις ἔτι φρίκας
τε καὶ πυκνώσεις τοῦ δέρματος, ὅταν ἀκαίρως λούσωνται,
πειρατέον ἐφεξῆς διορίσαι πάντα, περὶ πρώτων ἐκείνων τὸν
λόγον ποιησαμένους ὅσοι φρικώδεις γίγνονται λουόμενοι.
μία μὲν γὰρ αὐτοῖς ἐστιν ἡ ὡς ἄν εἴποι τις αἰτία συνεκ-
τικὴ τοῦ γινομένου συμπτώματος, ἄλλαι δ᾽ ἐκείνης πλείους
προηγοῦνται. τὴν μὲν δὴ τὸ φρίττειν ἐργαζομένην αἰτίαν

prima ejus pars tum totum corpus *aequaliter* calefacere
tum materias liquare, praeterea quae inaequabilia funt
aequare, et cutim rarefacere et multa quae fub hac ante
detinebantur vacuare. Secunda ejus pars, ubi quis in ficco
corporis affectu ea utitur, poteft madorem utilem folidis
partibus immittere. Tertia balnei pars poteft, ubi quis frigida utitur, et totum corpus refrigerare et cutem denfare
et vires firmare. Quarta vero corpus per fudores citra
refrigerationis noxam vacuare. Ergo quum haec omnia
circa hominis corpus efficere valeat dulcis aquae temperatum balneum, et praeter haec etiam, fi quis intempeftive
lavetur, tum horrores tum cutis denfitatem, tentandum nobis
eft omnia deinceps diftinguere, ac primum de illis fermonem
facere qui quum in balneo fe lavant horrore tentantur.
His enim una, ut fic dicam, continens excitati fymptomatis
caufa eft, aliae quae hanc praecedunt multae. Sane horroris caufam effe dico mordentium excrementorum confer-

εἶναί φημι κίνησιν ἀθροωτέραν τῶν δακνωδῶν περιττωμάτων. ὅθεν οἷς ταῦτα μὲν πολλὰ, πυκναὶ δὲ αἱ σάρκες
[239] ἢ τὸ δέρμα φρίττουσιν, ἄν τε εἰς βαλανεῖον εἰσέλθωσιν,
ἄν τε ἐν ἡλίῳ στῶσιν, ἄν τε κινηθῶσιν ὁπωσοῦν σφοδρότερον
ἤτοι δι᾽ αἰωρήσεων ἢ τρίψεων ἢ γυμνασίων· οἷς δ᾽ ὀλίγα
ταῦτ᾽ ἐστὶ καὶ ἡ τοῦ σώματος ἕξις ἑτοίμη χαλασθῆναι καὶ
ἀραιωθῆναι πρὸς τῆς ἀμφ᾽ αὐτοῦ θερμασίας, οὐ μόνον οὐ
φρίττουσιν, ἀλλὰ καὶ βελτίους γίγνονται κενουμένων τῶν περιττωμάτων. εἰκότως τοίνυν οὔτ᾽ ἐν τῇ τῆς ἐπισημασίας ἀρχῇ
τις ἔλουσεν ἄῤῥωστον οὔτ᾽ ἐν ἐπιδόσει· πεπύκνωται γὰρ ἐν
ἐκείνῳ τῷ χρόνῳ καὶ πεπίληται τὸ δέρμα καὶ ἡ ὑποκειμένη
μετ᾽ αὐτὸ σαρκώδης οὐσία. κατὰ δὲ τὰς παρακμὰς ἤτοι γε
ἀρχομένας ἢ προιούσας ἢ προελθούσας ἐπιπλέον ἡμεῖς τε
πολλάκις ἄλλοι τέ τινες ἰατροὶ πολλοὺς τῶν καμνόντων λούσαντες ὠφέλησαν οὐ σμικρά. πότε μὲν οὖν χρὴ τῆς παρακμῆς ἀρχομένης ἢ προελθούσης ἢ καὶ κατὰ τὴν ἀκμὴν ἐνίοτε,
καὶ γὰρ καὶ τοῦτο συμβαίνει ποτὲ σπανίως, ἐπὶ τὸ βαλανεῖον
ἀπάγειν ἐν τοῖς ἑξῆς διοριῶ. νυνὶ δὲ ὑπὲρ τῆς καθόλου δυνά-

tim actorum citatiorem motum. Proinde quibus horum eſt
abundantia, caro vero ac cutis denſae, ſive balneum ſint
ingreſſi, ſive ſteterint in ſole, ſive quoquo modo vel geſtati
vel perfricti vel exercitati vehementius ſint dimoti, utique
iis horror incidit. Contra quibus haec pauca ſunt, et corporis habitus ut laxetur rarefiatque a balnei calore promptus, ii non modo non horrent, ſed etiam meliores redduntur, excrementis *per id* vacuatis. Quo rationabilius nec in
febrilis ſignificationis principio nec in incremento quisquam
aegrotantem lavit, quippe denſata eſt hoc tempore coarcta-
taque et cutis ipſa et quae ſub hac habetur carnea ſubſtantia.
At in febris declinatione vel incipiente vel procedente vel
amplius progreſſa et nos ſaepe et alii medici nonnulli multos ſaepenumero aegrotos lavantes non parum his contulimus. Porro quando declinatione incipiente aut jam progreſſa aut etiam in ſummo incremento, interdum enim id
quoque accidit, tametſi raro, aeger in balneum ſit ducendus
in ſequentibus definiemus. Nunc quum de generali facul-

μεως ἑκάστου τῶν τοῦ λουτροῦ διελθεῖν προθέμενος ἕν τὸ
πρῶτον πάντων δίειμι καί φημι πολλοὺς μὲν καὶ τῶν ἀπεπτη-
σάντων, ἔτι δὲ πλείους οἷς πλῆθός ἐστι δακνωδῶν περιττωμάτων, ἅπαντάς τε τοὺς ἐν ἐπισημασίαις ἢ ἀναβάσεσι, καὶ
τοὺς ἐν ἀκμῇ δὲ πλὴν ὀλίγων δή τινων, εἰκότως φρίττειν, ἄν τ᾽
εἰς βαλανεῖον εἰσέλθωσιν, ἄν τ᾽ ἐν ἡλίῳ θερμῷ στῶσιν, ἄν τε
γυμνασίοις ἢ τρίψεσιν ἢ αἰωρήσεσιν ἐπιχειρήσωσιν· ἕκαστον
γὰρ τῶν εἰρημένων ἀθρόαν ὁρμὴν ἐργάζεται τῶν περιττωμάτων. ὅταν δὲ ἔτι μὲν ὑπάρχῃ πυκνὸν οὑτωσὶ τὸ δέρμα τῶν
λουομένων, ὡς κατὰ τὴν πρώτην τοῦ περιέχοντος ἀέρος
προσβολὴν, μὴ δύνασθαι τὴν κατὰ φύσιν ἀπολαβεῖν ἑαυτοῦ
διάθεσιν, ἀλλὰ χρόνου πλέονος εἴη εἰς τοῦτο δεόμενον, ἀθρόα
δὲ ὁρμήσῃ πρὸς τοὐκτὸς φέρεσθαι τὰ περιττὰ, κατέχεσθαί τε
τοὐντεῦθεν ἀναγκαῖόν ἐστιν αὐτοῖς καὶ δάκνειν, ἀθροιζομέ-
νοις ὑπὸ τὸ δέρμα καὶ διὰ τῶν σαρκῶν φερομένοις. δέδεικται
δ᾽ ἐν ταῖς τῶν συμπτωμάτων αἰτίαις ὡς τὰ δακνώδη περιττώματα διὰ τῶν αἰσθητικῶν σωμάτων φερόμενα ῥίγη τε καὶ
φρίκας ἐργάζεται. τοῦ μὲν δὴ φρίττειν ἐν τοῖς λουτροῖς ἅπαν-

tate fingularum balnei partium differere inftitui, unum
omnium primum exponam, dicoque multos eorum qui cruditate laborant, plures vero eorum, in quibus mordentium
excrementorum abundantia fubeſt, omnes praeterea qui vel
febrili fignificatione vel in afcenfu, etiam omnes qui in
fummo funt incremento, praeter admodum paucos, five hi
fint in balneum ingreffi, five fteterint in calido fole, five
exercitationes, frictiones, geftationesve tentaverint merito
horrefcere, fingula namque dictorum confertim et impetu
agi excrementa fubigunt. Quum igitur tam adhuc denfa
lavantis cutis fit ut ad primum ambientis aëris occurfum
nequeat naturalem fuum habitum recipere, fed majore
ad id temporis fpatio indigeat, excrementa vero foras verfus ruant univerfa, et retineri illic ea eſt neceffe et qua
fub cute funt acervata et qua per carnes feruntur mordere.
Porro in libris de caufis fymptomatum indicavimus mordentia excrementa, ubi per fenfibilia corpora feruntur, tum
rigores tum horrores excitare. Ergo quam ob rem horreant

τας τοὺς εἰρημένους ἐξευρήκαμεν ἤδη τὰς αἰτίας, ὥσπερ γε
καὶ τοῦ μὴ φρίττειν οἷς ἤτοι μηδ᾽ ὅλως ἐστὶ δακνῶδες μηδὲν
ἐν τῷ σώματι περιττὸν ἢ τοσοῦτον ὡς ῥᾳδίως ἐκκενοῦσθαι.
περὶ τούτων οὖν αὖθις αὐτῶν ὁ λόγος ἡμῖν γιγνέσθω, δι᾽ οὓς
καὶ τῶν φριττόντων ἐμνημονεύσαμεν. εἰ γάρ τις εἰσελθὼν εἰς
βαλανεῖον οὐκ ἔφριξεν, ἀλλ᾽ ἐχαλάσθη τε καὶ ἠραιώθη τὸ
δέρμα, τούτῳ πάντως ἀναγκαῖον ἕπεσθαι τὰ πρόσθεν λεχ-
θέντα, κένωσιν τῶν περιττῶν, ὁμαλὴν θερμότητα δι᾽ ὅλου
τοῦ σώματος, ἀραίωσιν τῶν πόρων, χάλασιν τῶν συντεταμέ-
νων, χύσιν τῶν πεπιλημένων. ἡ μὲν οὖν κένωσις τῶν περιττωμάτων χρησιμωτάτη πᾶσι πυρετοῖς ἐστιν· ὡσαύτως δ᾽
ἀραίωσίς τε καὶ χάλασις· οὔτε δὲ ἡ χύσις οὔθ᾽ ἡ θερμότης.
ἀλλ᾽ ἡ μὲν θερμότης ἅπασιν ἐναντία· ψύχεσθαι μὲν γὰρ
αὐτῶν ἡ διάθεσις, οὐ θερμαίνεσθαι δεῖται. τὸ διαχεῖσθαι δ᾽
ὁμαλῶς τοῖς μὲν στερεοῖς τοῦ ζώου μορίοις οὐκ ἀνεπιτή-
δειον, τοῖς χυμοῖς δ᾽ ἀεὶ λυσιτελές, ἀλλ᾽ ὅταν ἤτοι φλεγμονή τις ἢ ὁμοία φλεγμονῇ διάθεσις ὑπάρχῃ κατὰ τὸ ζῶον,
ἢ πλῆθος ὁποτερονοῦν, εἴτε τὸ πρὸς τὴν δύναμιν εἴτε τὸ

in balneis omnes ante dicti jam caufas invenimus. Pari
modo et cur non horreant quibus aut nullum eſt in corpore
excrementum mordens aut tantillum uti facile vacuetur.
Ergo de his deinceps loquamur propter quos etiam de iis
qui horrent meminimus. Si quis enim balneum ingreſſus
non inhorruit, fed laxata eſt illi rarefactaque cutis, huic
plane neceſſario praedicta ſuccedent, excrementorum vacuatio, aequalis per totum corpus calor, exiguorum meatuum
rarefactio, tenſorum laxatio, denſatorum fuſio. Ac vacuatio
quidem excrementorum omni febri eſt utiliſſima, pari modo
et rarefactio et laxatio, fuſio tamen et calor non item. Sed
calor omni febri eſt inimicus, nam refrigerari, non calefieri
febrium affectus poſtulat. At fundi aequaliter, id ſolidis
quidem animalis partibus non alienum, humoribus certe
non perpetuo eſt utile, fed quoties in animali vel phlegmone quaepiam vel affectus phlegmonae ſimilis conſtitit, vel
utravis abundantia, ſive ea quae ad vires confertur, ſive ea

Ed. Chart. X. [239. 240.]　　　　Ed. Baf. IV. (147.)

πρὸς τὴν εὐρυχωρίαν τῶν ἀγγείων, ἁπάντων ἐστὶ βλαβερώτατον. αὐξάνονται μὲν οὖν αἱ φλεγμοναὶ τῶν θερμανθέντων
καὶ χυθέντων χυμῶν ἐπιῤῥεόντων αὐταῖς. διατείνονται δ᾽ οἱ
χιτῶνες τῶν ἀγγείων, μὴ στέγοντες τὸ πλῆθος ἐν τῇ χύ-
σει πνευματωθέν· ἡ δύναμις δ᾽ αὐτῷ τούτῳ κακοπαθεῖ.
[240] ταῖς τοίνυν θερμαῖς καὶ ξηραῖς διαθέσεσι τοῦ σώματος,
ὑπὲρ ὧν ὁ λόγος ἦν, ἀποχεῖσθαι μὲν τὰ δακνώδη χρηστὸν,
ἀκίνδυνος γὰρ ἡ χύσις, οὐκ ἀβλαβὴς δ᾽ ἡ θέρμανσις. ἐκ μὲν
δὴ τοῦ πρώτου μέρους τῶν λουτρῶν μεμνῆσθαι χρὴ ταῦθ᾽
ὑπάρξαντα τοῖς οὕτω κάμνουσιν, ὅταν ἐν καιρῷ λούωνται.
μετίωμεν δήπου πρὸς τὸ δεύτερον αὐτῶν μέρος, ὅπερ ἦν αὐτὸ
τὸ κυριώτατον προσαγορευόμενον λουτρόν. ἐν τούτῳ τοίνυν
ὑγραινόμενοι μὲν ὀνίνανται, θερμαινόμενοι δ᾽ οὐδὲν ὀνίνανται. μετέλθωμεν οὖν αὖθις ἐπὶ τὸ τρίτον, ἐν ᾧ ψύχεται μὲν
ἀλύπως τὰ τεθερμασμένα, ῥώννυται δ᾽ ἡ δύναμις. ὅσα δ᾽
ἠραιώθη τε καὶ περαιτέρω τοῦ προσήκοντος ἐχαλάσθη, ταῦτα
εἰς τὴν κατὰ φύσιν ἐπανέρχεται συμμετρίαν, ὡς δηλοῖ καὶ τὸ
τέταρτον τοῦ λουτροῦ μέρος. ἐφ᾽ ὧν γὰρ ἐπράχθη καλῶς

quae ad vaforum capacitatem, omnium profecto inimiciffi-
mum. Ac phlegmonae quidem, quum calefacti et liquati
humores ad ipfas confluunt, augentur. Tunicae vero vaforum impares abundantiae quae jam ex liquatione fpiritu eft impleta diftenduntur, ac vires hoc ipfo male
afficiuntur. Ergo calidis his ficcisque corporis affectibus de
quibus agebamus emiffio mordentium eft falubris, fufio
enim eorum eft citra periculum, calefactio tamen noxa
non caret. Atque haec quidem ex prima balnei parte iis
qui ita laborant provenire, modo tempeftive balneo utantur,
memoria teneamus. Tranfeamus modo ad fecundam ejus
partem, quae erat id quod maxime proprie lavacrum vocant. Ergo in hac ficut ex humectatione juvantur, fic ex
calore nihil illis commodi accedit. Accedamus et ad tertiam,
in qua et refrigerantur innoxie quae fuerant calefacta et
vires firmantur. Si qua vero et rarefacta et jufto plus funt
laxata, haec in eam quae fecundum naturam eft fymmetriam redeunt, id quod quarta balnei pars indicat. Quibus

πάντα, καὶ μετὰ τὴν τοῦ ψυχροῦ χρῆσιν ἱδροῦσιν ἔτι καὶ πάντ᾽
αὐτῶν ἐκκενοῦται τὰ περιττά. καὶ τοίνυν ἐκ πάντων ὧν εἴπομεν περὶ βαλανείων ἀθρόον κεφάλαιον συμβαίνει, κεκενῶσθαι
μὲν ὅσον ἦν ἐπὶ τῷ σώματι λιγνυῶδές τε καὶ καπνῶδες· ἐν
δὲ τῇ κατὰ φύσιν ὑπάρχειν συμμετρίᾳ τὰς σάρκας καὶ τὸ
δέρμα, τὸν δὲ τῶν στερεῶν μορίων αὐχμὸν πεπαῦσθαι, καὶ
τὴν θερμασίαν οὐ μόνον τὴν ἐκ τοῦ λουτροῦ προσγινομένην,
ἀλλὰ καὶ τὴν ἔμπροσθεν οὖσαν ὑπὸ τῆς τοῦ ψυχροῦ χρήσεως
ἀναιρεῖσθαι. μέγιστον δὲ τοῦ λόγου τεκμήριον ἡ συμβαίνουσα
κατάστασις ἐπὶ τοῖς τοιούτοις λουτροῖς, ὅταν ὁδοιπορήσωμεν
ἐν ἡλίῳ θερμῷ. παραγινόμεθα μὲν ἐπ᾽ αὐτὰ μηδὲ φθέγξα-
σθαι δυνάμενοι διὰ τὴν ξηρότητα τῆς γλώττης καὶ φάρυγγος,
ἅπαν τε τὸ σῶμα καρφαλέον ἔχοντες. ἐξελθόντες δὲ τοῦ ψυχροῦ παραχρῆμα πάντ᾽ ἀνακτώμεθα τὰ κατὰ φύσιν, οὔτε τῇ
πυρώδει θερμασίᾳ κάμνοντες οὔτε τῇ ξηρότητι δυσφοροῦντες
ἑτοίμως τε φθεγγόμενοι καὶ τῆς δίψης τὸ πλεῖστον ἰαθέντες.
ἆρ᾽ οὖν ἐναργέστερον ἔτι δύναμιν λουτρῶν γνῶναι ποθεῖς
ἐπὶ ξηραῖς καὶ θερμαῖς σωμάτων διαθέσεσιν; ἐγὼ μὲν οὐκ

enim omnia rite funt adhibita, ii poft frigidae ufum adhuc
fudant et omnia ipfis excrementa vacuantur. Itaque ex
omnibus quae de balneis retulimus una fumma colligitur,
quod vacuatur quidem quicquid in corpore vel fuliginofum
vel fumidum fuit, confiftunt autem in naturali fymmetria
tum caro ipfa tum cutis; folidarum partium ariditas corrigitur, et calor non modo is qui ex lavacro acceffit, verum
etiam qui prius fuit, ex frigidae ufu fubmovetur. Maximo
hujus rei documento eft ftatus qui ex hujusmodi balneo
redditur, poftquam fole fervente iter fecerimus. Quippe
accedimus ad id, ne loqui quidem prae linguae et faucium
ariditate valentes, totumque corpus ftipulae ritu aridum habentes. At egreffi e frigida illico omnia fecundum naturam
recipimus nec febrili calore vexati nec ficcitate jactati, prompteque loquentes ac plurima fitis parte levati. An igitur
evidentius adhuc balnei vires in ficco et calido corporis
affectu cognofcere defideras? Ego fane non arbitror. Licet

οἶμαι. πάρεστι δὲ τοῖς βουλομένοις πειραθῆναι μετὰ τὴν
τοιαύτην ὁδοιπορίαν ἀλουτήσασι τῆς ἑπομένης βλάβης. ἢ
γὰρ εὐθέως πυρέξουσιν ἢ πολλῆς ἄσης ἀνάπλεοι διατελέσουσι
βαρυνόμενοι τὴν κεφαλὴν καὶ μάλιστα ἐὰν μηδέπω τῷ ψυχρῷ
σβέσωσι τὸ καῦμα. πολλοὶ μέντοι (148) νεανίσκοι μετὰ τὰς
τοιαύτας ὁδοιπορίας εὐθέως εἰς ὕδωρ ψυχρὸν ἑαυτοὺς ἐπιῤῥί-
ψαντες ὠνίναντο, καὶ μάλισθ᾽ ὅσοι περ ἂν ὦσιν ἰσχυροὶ καὶ
ψυχρῶν λουτρῶν ἐθάδες. οὕτω δὲ κἂν τοῖς ἀγροῖς, ἐν οἷς οὐκ
ἔστι βαλανεῖα, πράττουσιν, εἰς λίμνας ἢ ποταμοὺς ἑαυτοὺς
ἐμβάλλοντες οὐδενὸς ἰατροῦ συμβουλεύσαντος αὐτοῖς, ἀλλ᾽
ὑπὸ τῆς διοικούσης τὸ σῶμα φύσεως ἀγόμενοι πρὸς τὸ δέον,
ἥτις καὶ τοῖς ἀλόγοις ζώοις τὰς ἐπὶ τἀναντία τῶν λυπούντων
ὁρμὰς ἐντίθησι· λούεται γὰρ κἀκεῖνα ψυχρῷ τῷ θάλπει κα-
ταπονούμενα, καθάπερ γε καὶ θερμὰς εὐνὰς ἐξευρίσκει τῷ
κρύει κάμνοντα. κατὰ δὲ τὴν τοιαύτην ἐναντίωσιν ἐσθίει
μὲν πεινῶντα, πίνει δὲ διψῶντα, καὶ τἄλλα πάντα πράττει
φύσει. καὶ εἴπερ γε διάγνωσιν ἀκριβῆ τῆς τῶν πυρεττόντων
εἴχομεν φύσεως, ἐτολμῶμεν ἄν, οἶμαι, συνεχῶς ἐξ αὐτῶν

autem cui placet experiatur quod incommodum fequatur,
ubi tali peracto itinere non laverit. Aut enim ſtatim febricitabit aut multo plenus taedio gravato capite perſeverabit,
potiſſimum ſi frigida calorem nondum extinxerit. Multi
tamen juvenes ejusmodi confectis itineribus, ubi illico ſe in
aquam frigidam projecerint, juvantur, ac potiſſimum qui valentibus ſunt viribus et frigido ſolio aſſueti. Ita vero et
rari faciunt, ubi quod balneae non ſint, in ſtagna vel flumina ſe ipſos conjiciunt nullo medici ſuaſu, ſed ipſa gubernante corpus natura, ad id quod conducat impulſi, quae
eadem etiam ratione carentibus animalibus inſtinctum inſerit
ad eorum quae offendunt contraria: ſiquidem ea quoque,
ubi aeſtu vexantur, frigida ſe lavant, ſicuti etiam, ubi frigore
urgentur, calida cubilia ſibi inveniunt. Eodem contrarietatis ſtudio etiam quum eſuriunt comedunt, et quum ſitiunt
bibunt, reliquaque omnia naturae impulſu obeunt. Ac ſi
certam febricitantium naturae notitiam haberemus, non, arbitror, dubitaremus eorum aliquos aſſidue in aquis frigidis

λούειν ἐν ὕδασιν ἐνίους ψυχροῖς βαλανείου χωρίς. ὅτι μὲν γὰρ
εἰσί τινες οἱ δεόμενοι τούτου δῆλον ἐκ τῶν ὠφεληθέντων, οὓς
οὐκ ἂν ὤνησε τὸ ψυχρὸν λουτρὸν, εἴπερ μὴ διέκειντο κατ᾽
ἐκεῖνον τὸν καιρὸν ἐπιτηδείως πρὸς αὐτό. τῷ δ᾽ ἀγνοεῖν ἡμᾶς
ἀκριβῶς τὰς διαθέσεις μεγίστην τε τὴν ἐκ τῆς ἀποτυχίας
ὑπάρχειν βλάβην ἀφιστάμεθα τῶν τοιούτων βοηθημάτων καὶ
μάλιστα ἐπὶ τῶν ἐκτικῶν πυρετῶν, ὡς ἂν ὀλιγαίμου καὶ ὀλι-
γοσάρκου κἀπιμέλου τοῦ σώματος αὐτοῖς γεγονότος. οὐδὲν
γὰρ ἔχουσι τῶν στερεῶν μορίων πρόβλημα [241] τὴν ἐκ τοῦ
ψυχροῦ προσβολὴν ἀλύπως ἐκδεχόμενον, ἀλλὰ αὐτοῖς εὐθέως
προσπίπτει τοῖς ὁμοιομερέσιν ὀνομαζομένοις, ὑφ᾽ ὧν ἅπασι
τοῖς ζώοις αἱ ἐνέργειαι γίνονται. νέος δ᾽ ἄν τις εὔσαρκος ὥρᾳ
θέρους ἐν ἀκμῇ πυρετώδους νοσήματος, ἄνευ σπλάγχνου
φλεγμονῆς, εἰς ψυχρὸν ἑαυτὸν ἐμβαλὼν ὕδωρ ἱδρῶτα κινή-
σειεν· εἰ δὲ καὶ ψυχρολουσίας συνήθης εἴη, πάνυ θαρρῶν χρήσοιτο τῷ βοηθήματι. ἀλλὰ περὶ μὲν τῶν τοιούτων σωμάτων
αὖθις εἰρήσεται. τοῖς δὲ τὸν ἐκτικὸν πυρέττουσι πυρετὸν
ἐπὶ θερμῇ καὶ ξηρᾷ κράσει καὶ μάλιστα τοῖς ἤδη μαραινομέ-

citra balneum lavare. Nam quod fint quidam qui eam
defiderent, vel ex iis quos juvit conftare poteft, ut quibus
frigida lavatio haudquaquam contuliffet, nifi eo tempore
recte ad eam dispofiti fuiffent. Verum quoniam exacta
nobis dispofitionum notitia non eft, ac maxima ex errore
impendet noxa, utique ejusmodi praefidia recufamus potiffimum in febribus hecticis, quando per has et pauci fanguinis et nudum carne et expers adipis redditum corpus eft.
Nullum enim hi folidarum partium munimen habent, quod
frigidae occurfum fine noxa excipiat, fed protinus fimilaribus ipfis partibus vocatis occurrit, a quibus omnes animantium actiones obeuntur. Juvenis vero qui fit corpulentus aeftatis tempore atque in febrilis morbi vigore fine
vifceris phlegmone, fi in frigidam fe conjecerit, fudorem
movebit; quod fi frigidae lavationi fit affuetus, fecurus
remedio utetur. Verum de ejusmodi corporibus rurfus agetur.
Qui autem ex calido et ficco temperamento hectica febricitant, ac potiffimum qui jam marasmodes fiunt, iis, ubi tale

Ed. Chart. X. [241.]   Ed. Baf. IV. (148.)

νοις οὐκ ἀσφαλὲς εἰς ὅλον ἀναῤῥίπτειν, ἐπὶ τοιοῦτον ἰοῦσι
βοήθημα· καθάπερ οὐδ᾽ ὅσοι θέρους ὥρᾳ θερμοῦ καὶ ξηροῦ
μακροτέραν ὁδὸν ἀνύσαντες ἰσχνοὶ καὶ ἀσθενεῖς ὄντες ἐμψυχ-
θῆναι δέονται· οὐδὲ γὰρ οὐδὲ τούτοις ἀκίνδυνος ἡ τοῦ ψυχροῦ χρῆσις ἄνευ τοῦ κατὰ βαλανεῖον ὁμαλῶς προθερμανθῆ-
ναι. τοιοῦτον γάρ τοι συμβαίνειν ἔοικεν ἡμῖν εἰς τὴν ψυχρὰν
δεξαμενὴν εἰσιοῦσιν ἐπὶ τοῖς βαλανείοις, οἷόν τι καὶ τῇ τοῦ
σιδήρου βαφῇ· καὶ γὰρ ψυχόμεθα καὶ τονούμεθα, καθάπερ
ἐκεῖνος, ἐπειδὰν διάπυρος γενόμενος ἐμβάπτηται τῷ ψυχρῷ.
καὶ τούτου χάριν ἐπὶ τῶν ἀσθενεστέρων σωμάτων εὕρηται τὰ
βαλανεῖα, προθερμαίνοντα καὶ προπαρασκευάζοντα τῷ ψυχρῷ λουτρῷ. τοιοῦτον δὲ δή τι καὶ οἱ χωρὶς τοῦ βαλανείου
χρώμενοι τῷ ψυχρῷ πράττουσιν, ὅταν προγυμνασθέντες εἰς
αὐτὸ καθάλλωνται. οἷον γάρ τι τὸ βαλανεῖον ἡμῖν ἐστι, τοιοῦτον ἐκείνοις τὸ γυμνάσιον οὐ μόνον ἐκθερμαῖνον, ἀλλὰ καὶ
τὴν ἐκ τοῦ βάθους κίνησιν τῆς ἐμφύτου θερμασίας πρὸς τοὐκτὸς ἐργαζόμενον, ὥστ᾽ ἀπαντῆσαί τε τῷ προσπίπτοντι ψυχρῷ
καὶ ἀπομαχέσασθαι καὶ κωλῦσαι βιαίως ἐμπεσεῖν τῷ βάθει

praefidium petunt, tutum non eft in totam conjici, aeque
ut nec gracilibus et imbecillis, qui aeftate calida et ficca
longa via peracta refrigeratione indigent; nam neque his
tutus eft frigidi *folii* ufus, nifi prius fuerint in balneo aequaliter calefacti. Nam fimile quiddam nobis accidere videtur,
quum in frigidum folium poft balneum ingredimur, ei quod
ferro accidit cum tingitur, etenim tum refrigeramur tum
roboramur, quemadmodum et illud ubi candens jam redditum
frigida mergitur. Atque hujus rei caufa ad imbecilla corpora inventae funt balneae, quae ea praecalefaciant atque
ad frigidum folium praeparent. Non diffimile quiddam
faciunt et qui fine balneo frigida utuntur, quum fe ab exercitatione in eam faltu demittunt. Siquidem cujusmodi
nobis eft balneum, ejusmodi illis eft exercitatio, ut quae
non tantum calefaciat, fed etiam infiti caloris motum a
profundo corpore extrorfum concitet fic ut et frigidae impetui occurrat, et quo minus violenter in profundum ruens

718 ΓΑΛΗΝΟΥ ΘΕΡΑΠΕΥΤ. ΜΕΘΟΔΟΥ

Ed. Chart. X. [241.]   Ed. Baf. IV. (148.)

καὶ πλῆξαί τι τῶν σπλάγχνων. οὔτε γὰρ τὴν οὐσίαν αὐτὴν
τοῦ ψυχροῦ μέχρι τῶν σπλάγχνων ἐξικέσθαι καλὸν οὔτε
ἀκραιφνῆ τὴν ποιότητα· βέλτιον δὲ καὶ ἀσφαλέστερόν ἐστι τῷ
τῆς διαδόσεως λόγῳ πρὸς τὸ βάθος ὁδοιπορῆσαι μόνην τὴν
ποιότητα χωρὶς τῆς οὐσίας. καὶ τοίνυν καὶ ὅσοι τῶν πυρεττόντων ἑκτικῶς ἐπὶ τὸ βαλανεῖον ἥκουσιν, εἰ μὴ τῷ ψυχρῷ
βαφεῖεν, οὐδὲν ὀνίνανται. τῶν μὲν γὰρ ἄλλως πυρεττόντων
οὐδέπω τὰ στερεὰ μόρια δύσλυτον ἔχει τὴν θέρμην. ὥσθ᾽
ἱκανὴ βοήθεια τούτοις ἐστὶν ἡ ἐκ τῶν ἱδρώτων ἅμα ταῖς
ἀδήλοις αἰσθήσει διαπνοαῖς. καὶ τῶν γ᾽ ἐφημέρων πυρετῶν
αὐτὴν σχεδόν γε τὴν οὐσίαν ἐκκενοῦσθαι συμβαίνει δι᾽ αὐτῶν.
ἐπὶ δὲ τῶν διὰ ξηρότητα καὶ θερμασίαν ἑκτικοῖς ἁλόντων
πυρετοῖς ὁμοία τοῖς διαπύροις σιδήροις ἐστὶν ἡ τῶν στερεῶν
μορίων διάθεσις. ὥστ᾽ οὐκ ἀρκεῖ θερμῆναι καὶ τέγξαι μόνον
ἐν τοῖς βαλανείοις αὐτοὺς, τροφὴν γὰρ ἂν οὕτω γε καὶ αὔξησιν δοίημεν τῷ πυρετῷ· βέλτιον δ᾽ ἐμβάπτοντας τῷ ψυχρῷ
σβέσαι τὴν θέρμην. ἀλλ᾽ ἐν τούτῳ κίνδυνος εἰς τοὐναντίον

vifcerum aliquod feriat, adverfetur atque prohibeat. Nam
neque ipfam frigidae fubftantiam neque ejus qualitatem
omnino integram usque ad vifcera pertingere eft falubre;
imo et fatius et tutius eft folam ejus qualitatem diftributionis
poteftate citra fubftantiam ad profundum permeare. Jam
qui hectica febricitantes ad balneum accedunt, nifi in frigidam fint demiffi, nihil juvantur. Qui enim aliter febricitant, eorum folidae partes nondum difficile feparabilem calorem obtinent. Itaque etiam ex fudoribus una cum infenfibili transpiratu abunde his remedii eft, et fane diariarum
febrium ipfam propemodum fubftantiam vacuari per haec
contingit. In iis vero qui ex ficcitate et caliditate febribus
hecticis corripiuntur, folidarum partium affectus candenti
ferro eft fimilis. Quo utique minus eos in balneis calefe-
ciffe duntaxat humectaffeque contenti effe debemus, quum
fic alimentum incrementumque febri praebuerimus; imo
melius erit ut merfis in frigidam extinguamus calorem. At
in hoc periculum eft ne corpus in diverfa transferas ac

ἀγαγεῖν καὶ ψῦξαι τὸ σῶμα. τίς δ᾽ οὐ φησίν; οὐ μὴν διὰ
τοῦτό γε τὸ κατορθούμενον ἐν τῷ βοηθήματι προσήκει ψέ-
γειν, οὐδ᾽ ὅτι δύσληπτον τὸ μέτρον ἀφίστασθαι παντάπασιν. εἰ μὲν γὰρ οἷόν τ᾽ ἦν ἑτέρως ἰᾶσθαι τούς τ᾽ ἄλλους
ἑκτικοὺς πυρετοὺς καὶ τοὺς μαρασμώδεις, ἄμεινον ἂν ἦν
τὴν ἀσφαλεστέραν ἰέναι. ἐπεὶ δ᾽ ἐν μὲν τῷ ψῦξαι καὶ ὑγρᾶναι τὸ κῦρος τῆς θεραπείας ἐστὶν, ἅπασι δὲ τοῖς ψυκτικοῖς
βοηθήμασιν ἐφεδρεύει βλάβη διὰ τὴν ἰσχνότητα τοῦ σώματος, ἀναγκαῖον οἶμαι γίγνεσθαι τὸ τοῦ Θουκυδίδου δράσαντάς τι καὶ κινδυνεῦσαι. οἷς μὲν γὰρ ἑτέρα μὲν οὐχ ὑπάρχει
τῆς σωτηρίας ὁδὸς, ἡ δὲ οὖσα μόνη σφαλερὰ καθέστηκεν,
ἀναγκαῖον, οἶμαι, τούτοις ἐστὶν ὁμόσε τοῖς δεινοῖς ἰέναι.
[242] οὐ μὴν οὐδὲ τὸ σφάλμα θανατῶδες οὐδ᾽ ἀβοήθητον.
οὓς γὰρ ἂν ἐν τῷ σβεννύναι τὸν πυρετὸν εἰς τὴν ἐναντίαν
διάθεσιν ἀγάγῃ τὸ ψυχρὸν, ἔνεστιν ἰάσασθαι θερμαίνοντας
ἐν τῷ μετὰ ταῦτα χρόνῳ παντί. ἀλλ᾽ οὐδ᾽ ὁ κίνδυνος ἴσος
οὔθ᾽ ὁ τῆς διαθέσεως τῆς ψυχρᾶς οὔθ᾽ ὁ τῶν ἰαμάτων
αὐτῆς. ἐδείχθη γὰρ ἤδη καὶ πρόσθεν ἐν τῷ τῇσδε τῆς πραγ-

frigidum reddas. Quis hoc negat? Non tamen propterea
vitio dandum eſt quod proſpere ex praeſidio ſuccedit, nec
proptera quod menſura ejus deprehendi eſt difficilis, prorſus eſt deſerendum. Siquidem ſi aliter liceret tum caeteras
hecticas febres, tum marasmodes ſanare, conſultius eſſet
tutiore via inſiſtere. Nunc quoniam totum curationis momentum in refrigerando humectandoque conſiſtit, omnibus
vero refrigerantibus auxiliis propter corporis horum gracilitatem noxa imminet, neceſſarium arbitror Thucydidis eſſe
conſilium *agentes aliquid ac periclitari.* Quibus enim
alia ſalutis via non eſt et quae unica videtur, ea dubia eſt,
neceſſum, arbitror, his eſt adverſos periculis ire. Sed
nec error ipſe mortiferus eſt nec irremediabilis. Siquidem
quos in extinguenda febre aqua frigida in contrarium affectum transtulit, hos licet in toto quod ſequitur tempore
calefaciendo ſanare. Jam nec periculum par eſt frigidi affectus aut etiam ipſius remediorum. Indicavimus namque

720   ΓΑΛΗΝΟΥ ΘΕΡΑΠΕΥΤ. ΜΕΘΟΔΟΥ.

Ed. Chart. X. [242.]   Ed. Baf. IV. (148.)

ματείας ἑβδόμῳ γράμματι, δέδεικται δὲ κἂν τῷ περὶ μαρασμοῦ βιβλίῳ καὶ πρὸ τούτων ἔτι κατὰ τὴν ὑγιεινὴν πραγματείαν, ὡς οὐχ οἷόν τε τὴν τῶν στερεῶν μορίων ξηρότητα
τελέως ἰάσασθαι, καὶ ὡς, εἴπερ ἦν τοῦτο πρᾶξαι δυνατὸν,
ἀγήρως ἄν τις ἐγένετο τοιαύτῃ διαίτῃ χρώμενος. εἴπερ οὖν
ἀνίατος μέν ἐστιν ἡ ξηρότης τῶν στερεῶν σωμάτων, ὠκυτάτη
δ᾿ ἐπ᾿ αὐτὴν ὁδὸς τέτμηται ἡ διὰ τῶν ἑκτικῶν πυρετῶν,
ἄμεινον εἰς ψυχρὰν δυσκρασίαν μεταστήσαντα τὸν ἄνθρωπον ἔχειν ᾧ θεραπεύσομεν. ὁ μὲν γὰρ τοῦτο πράξας ἀνα-
μαχέσαιτ᾿ ἂν ἐξ ὑστέρου τὴν βλάβην, ὁ δ᾿ ἐπιτρέψας ἰέναι
τὴν ἐπὶ θάνατον, ἀνέλπιστον τῷ κάμνοντι τὴν σωτηρίαν
εἰργάσατο. ὅσῳ τοίνυν ἄμεινόν ἐστι τοῦ χωρὶς ἐλπίδος ἀπολέσθαι βεβαίως τὸ σὺν ἐλπίδι χρηστῇ δράσαντάς τι καὶ κινδυνεῦσαι, τοσούτῳ τὸ μετὰ μεγάλων βοηθημάτων ἀγωνίσασθαι τοῦ μηδὲν πρᾶξαι βέλτιον, ἐμψύχωμεν οὖν ἅπαντι
τρόπῳ τοὺς ἑκτικῶς πυρέσσοντας αὐτίκα, πρὶν προσελθόντας
εἰς μαρασμὸν τελευτῆσαι. τὸν δ᾿ ἀκριβῶς μαρανθέντα μηδ᾿
ἐπιχειρῶμεν ἰᾶσθαι. καὶ γὰρ εἰ τὴν θέρμην αὐτοῦ σβέσαι-

tum prius in hujus operis feptimo, tum in libro de marasmo,
tum ante hos in libris de tuenda fanitate, fieri non poffe ut
folidarum partium ficcitas confummate fanetur. Quod fi fieri id
poffet, utique fieri poffet ut non fenefceret qui ea victus ratione uteretur. Si igitur infanabilis folidarum partium ficcitas
eft, tum expeditiffima in eam per hecticas febres via patet,
melius eft hominem in frigidam intemperiem transferre, ac
cui curationem deinde adhibeamus habere. Qui namque
fecerit, is poftea noxam oppugnaverit, qui vero mortiferam
infiftere viam finet, is defperatam aegrotanti falutem fecerit.
Quanto itaque fatius eft aliquid nonnulla fiducia vel cum periculo facere quam fpe adempta certo perire, tanto profecto
fatius eft potentibus praefidiis pugnare quam nihil agere
Ergo illico eos qui hectica febricitant omni ratione refrige-
remus ante quam progreffi in marasmum pervenerint. Quem
autem marasmus plane jam occupavit, hunc fanare ne ten-
taveris. Nam etfi calorem ejus extinxeris, attamen ficcitas

BIBΛION K. 721

Ed. Chart. X. [242.]   Ed. Baf. IV. (148 149.)

μεν, ἀλλ᾽ ἥ γε ξηρότης ὑπολειφθεῖσα γήρως τρόπῳ τὸν ἄνθρωπον ἀπολεῖ· τοσοῦτον ἐπιβιώσαντα χρόνον ὅσον ἀντισχεῖν τὰ στερεὰ μόρια πρὸς τὴν ἐσχάτην ξηρότητα. τάχα δ᾽
ἄν τις ἕλοιτο τῶν οἰκείων τοῦ νοσοῦντος, ἔτι τε μᾶλλον ὁ κάμνων αὐτὸς ἐπιβιῶναί τινα χρόνον ἐν γέροντος σχέσει μᾶλλον ἢ
τεθνάναι παραχρῆμα. θεραπεύειν οὖν καὶ τούτους μετὰ προῤ-
ῥήσεως, εἰς ἕτερον (149) μεθιστάντας μαρασμὸν, ὃν ἤδη καλεῖν
ἔθος ἡμῖν ἐστιν ἐκ νόσου γῆρας· ἐγχωρεῖ γὰρ αὐτοὺς οὐ μόνον
ἡμέρας πλείους, ἀλλὰ καὶ μῆνας ζῆσαι. νεανίσκον γοῦν ἐγώ
τινα τῶν οὕτως ἐχόντων ἰασάμενος, εἶθ᾽ ἑξῆς ἀνακομίζων
καὶ οἷον γηροτροφῶν αὐτοῦ τὴν πρεσβυτικὴν ἀσθένειαν, οὐ
μόνον εἰς μῆνας, ἀλλὰ καὶ εἰς ἔτη διεφύλαξα ζῶντα. χρὴ δ᾽
οὐ νῦν ἀκούειν ποθεῖν τοῦ τοιούτου μαρασμοῦ τὴν ἐπιμέ-
λειαν· ἔν τε γὰρ τῷ τῆσδε τῆς πραγματείας ἑβδόμῳ προείρηται δυνάμει, τὰς ξηρὰς καὶ ψυχρὰς δυσκρασίας ἰωμένων
ἡμῶν, ἔν τε τῷ γηροκομικῷ μέρει τῆς ὑγιεινῆς πραγματείας.
ὁ δ᾽ ἐνεστὼς λόγος οὐ μαρασμῶν ἐπηγγείλατο θεραπείαν
διδάξαι, ἀλλὰ πυρετῶν ἑκτικῶν, ἐξ οὗ γένους εἰσὶ καὶ οἱ

relicta fenectutis ritu hominem conficiet, tantifper nimirum
victurum, quoad folidae ejus partes reniti adverfus fummam
ficcitatem valebunt. Atqui maluerit fortaffe propinquorum
aegrotantis aliquis atque etiamnum aegrotans ipfe aliquo
fpatio in fenis habitu vivere quam illico mori. Itaque curare hos quoque cum praedictione expedit, ac in alterum transferre marasmum, quem jam nominare fenium ex
morbo infuevimus, licebit enim his non tamen plures dies,
verum etiam menfes vivere. Ego namque quum juvenem
quendam ita laborantem fanaffem, reficiens deinde ac
fenilem ejus imbecillitatem pro fenum ratione tractans non
folum in menfes, fed etiam annos vivum fervavi. Nec eft
quod hic ejusmodi marasmi curationem audire defideres,
nam tum in hujus operis feptimo, dum ficcas et frigidas intemperies fanavimus, traditam poteflate, tum operis de fanitate tuenda ea in parte quae fenibus alendis eft delegata.
Praefens autem liber non marasmorum, fed hecticarum
febrium curationem docendam promifit. Ex quo genere

722 ΓΑΛΗΝΟΥ ΘΕΡΑΠΕΥΤ. ΜΕΘΟΔΟΥ

Ed. Chart. X. [242. 243.]   Ed. Baf. IV. (149.)

μαρασμώδεις· εἴρηται δή μοι περὶ τούτων ἄλλα τε πολλὰ
λόγῳ καὶ πείρᾳ κεκριμένα καὶ ὡς οὐ χρὴ δεδιέναι βαλανεῖον,
ὥσπερ ὁ Φίλιππος εὐλαβέστερον ἴσως αὐτῷ χρώμενος, ὃν
τρόπον ἐπὶ τῶν ἄλλων εἰθίσμεθα πυρετῶν ὅσοι διὰ φλεγμονὰς καὶ σήψεις γίνονται χυμῶν. ἐπ᾽ ἐκείνων μὲν γὰρ οὐδὲν
βλάψεις, εἰ καὶ μὴ βάπτοις εἰς τὸ ψυχρὸν ὕδωρ αὐτοὺς, ἀλλ᾽
ὡς εἴθισται περιχέοις χλιαρὸν μὲν πρῶτον, εἶθ᾽ οἷον ἐξ ἡλίου
θερινοῦ, κἄπειτα τούτου βραχύ τι ψυχρότερον. ἐπὶ δὲ τῶν
ἑκτικῶν πυρετῶν οὐ τὸ θερμὸν λουτρόν ἐστι τὸ τὴν ὠφέλειαν παρέχον, ἀλλὰ τὸ ψυχρὸν, ᾧ παρασκευάζει τὰ βαλανεῖα
τὸ τοῦ κάμνοντος σᾶμα, καθάπερ ἐπὶ τῶν ἄλλων ἁπάντων
τῶν ἐν ὑγείᾳ λουομένων. οὐ μόνον δὲ διὰ τοῦτο δοκεῖ μοι Φίλιππος ἀγνοεῖν ἐπὶ τῶν μαραινομένων ὁποῖόν τι χρῆμά ἐστι
βαλανεῖον, ὅτι τοὺς οὕτως ἰσχνοὺς οὐδεὶς [243] τολμᾷ βά-
πτειν εἰς τὴν ψυχρὰν δεξαμενὴν ἢ τὸ γοῦν ὕστατον ὕδωρ
καταχεῖν ψυχρὸν, ἀλλὰ καὶ διότι πολλάκις ἔζευκταί τις ἄλλος
αὐτοῖς πυρετὸς ἐπὶ χυμοῖς σηπομένοις ἢ σπλάγχνου φλεγμονῇ·

funt et quae marasmodes dicuntur, de quibus tum alia non
pauca diximus quae non modo rationis, fed etiam ufus judicio probavimus, tum illud, non oportere balneum, ut
Philippus facit, formidare, qui cautius fortaffis eo utitur
ad eum modum quo in caeteris folemus febribus, quas vel
phlegmonae vel putrescentes humores accenderunt. In his
enim nihil laedes, etiam fi in frigidam aegrum non merferis,
fed eum, ut mos eft, perfundas primum tepida, poftea
quae veluti ex fole tantum aeftivo tepet, mox etiam paulo
quam illa frigidiore. In hecticis vero febribus id quod
remedium affert calidae folium non eft, fed frigidae, ad
quam balneae aegrotantis praeparant corpus aeque ut reliquorum omnium qui per fanitatem lavantur. Porro non
propter id modo videtur mihi Philippus ignorare quam
falubris res balneum fit in iis qui marasmode hectica laborant, quod tam extenuatos in frigidae folio mergere nemo
audeat, aut faltem ultimam aquam ipfis frigidam infundere,
fed etiam quod faepe altera conjuncta febris eft, quae vel
ex humoribus putrescentibus vel vifceris phlegmone fit ex-

BIBΛΙΟΝ Κ. 723

Ed. Chart. X. [243.]   Ed. Baf. IV. (149.)

καὶ μὲν δὴ καὶ ὅτι πάθος ὀλέθριον τῶν μαραινομένων αὐτὸ
ὑπάρχει, καὶ διὰ τοῦτο οὐκ ὀρθῶς ἔνιοι πάντα μέμφονται τὰ
προσφερόμενα, δέον οὐκ ἐκείνοις, ἀλλὰ τῇ διαθέσει τὴν αἰτίαν
ἀναφέρειν. ἀναλαβόντες οὖν αὖθις ἅπερ ἐλέγομεν ἐπιθῶμεν
ἤδη τῷ λόγῳ κεφαλήν. ἅπαντας τοὺς ἐκτικὸν νοσοῦντας πυρετὸν καὶ μᾶλλον ἐξ αὐτῶν ὅσοι περ ἂν ἤδη μαραίνωνται,
χωρὶς τοῦ τινα ἕτερον ἐπιπεπλέχθαι πυρετὸν αὐτοῖς, ἤτοι γ᾽
ἐπὶ σήψει μόνῃ χυμῶν ἢ μετὰ φλεγμονῆς, λοῦε θαῤῥῶν ἄνευ
καμάτου παντός, ὡς μὴ καταλῦσαι τὴν δύναμιν· ὅπερ οὐχ
ἥκιστα καὶ αὐτὸ βλάπτον ἰσχυρῶς αἴτιον γίγνεται τοῦ ψέγε-
σθαι τὸ λουτρόν. τὸ δ᾽ ἄνευ καμάτου τοιόνδε τι λέγω. τὸν
ἀῤῥωστοῦντα βούλομαι κομίζεσθαι μὲν ἐπὶ τοῦ σκίμποδος εἰς
τὸ βαλανεῖον, ἑτοίμως δ᾽ αὐτῷ παρεσκευασμένης σινδόνος
θερμῆς, ἐπ᾽ ἐκείνῃ ἐν τῷ πρώτῳ τῶν τριῶν οἴκων τοῦ βαλανείου μεταφέρεσθαι γυμνωθέντα. τέσσαρες δ᾽ ἔστασαν οἱ
κρατοῦντες αὐτόν, εἰς καθ᾽ ἕκαστον πέρας. εἰ μὲν οὖν αὐτάρκως εἴη θερμὸς ὁ πρῶτος οἶκος, ἐν αὐτῷ γυμνωθεὶς ὁ κάμνων
εἰς τὸν δεύτερόν εἰσκομιζέσθω· εἰ δ᾽ ἔτι σοι φαίνοιτο ψυχρότερον εἶναι, μὴ γυμνός, ἀλλ᾽ ἐπιβεβλημένος ἤτοι γ᾽ ἑτέραν σιν-

citata, tum vero quod tali hectica laborantium mortiferum
fit vitium, ac propterea quidam non recte omnia quae his
exhibentur culpant, quum non fit illis imputanda culpa,
fed affectui. Ergo recenfitis denuo quae diximus, huic disputationi finem imponemus. Quicunque hectica febre laborant, atque ex his praecipue qui jam marasmode hectica febricitant, modo his alia nulla febris vel ex fola
putredine humorum vel cum plegmone fit adjuncta, eos
omnes audacter lavabis, fed prorfus citra omnem laborem, ne vires refolvas, quod ipfum quum noceat vehementer, occafio fit balnei culpandi. Quod citra laborem dixi,
ita intelligo. Volo aeger in balneum fuper lectulo depor-
tetur, paratamque ad manum habeat calentem findonem,
fuper quam in prima trium domorum balnei nudatus trans-
portetur. Sint autem quatuor qui hanc teneant, a quoque
fine unus. Ac fi quidem prima domus fatis calida fit, aeger
in ea nudatus in fecundam portetur; fin tibi frigidior videa-

δόνα μὴ ψυχρὰν ἤ τι τοιοῦτον ἐπίβλημα. δῆλον δ' ὡς χρὴ
τὴν μέλλουσαν ὀχεῖν αὐτὸν σινδόνα ἰσχυροτέραν ὑπάρχειν·
εἰ δ' ἀσθενὴς εἴη, καθ' ἑαυτὴν ἐπιπτύσσοντα διπλῆν ἐργάζεσθαι βέλτιον. ἔστω δὲ ὁ μέσος οἶκος οὐ μόνον τῇ θέσει, ἀλλὰ
καὶ τῇ κράσει τοσούτῳ τοῦ πρώτου θερμότερος ὅσῳ τοῦ τρίτου ψυχρότερος. ἐν τούτῳ τῷ οἴκῳ τὸ ἔλαιον ἔστω χλιαρὸν,
ὡς εὐθέως περιχυθῆναι τῷ κάμνοντι κατὰ τῆς σινδόνος εἰσκο-
μισθέντι. καὶ τοῦτο πράξαντες, εἰς τὸν τρίτον εἰσίτωσαν, εἰς
τὴν δεξαμενὴν ἀποκομίζοντες αὐτὸν, ὥστε διόδῳ χρήσασθαι
μόνῃ τοῖς τρισὶν οἴκοις τοῦ βαλανείου, μὴ ταχέως βαδιζόντων
τῶν εἰσκομιζόντων τὸν κάμνοντα, ἀλλὰ τοσοῦτον ἐπιμεινάν-
των κατὰ τοὺς πρώτους οἴκους ὅσον ἐν μὲν θατέρῳ μετα-
τεθῆναι μόνον ἀπὸ τοῦ σκίμποδος, ἐν δὲ τῷ μέσῳ περιχυθῆναι τὸ ἔλαιον. ἔστω δὲ καὶ ὁ ἀὴρ ὁ τῶν οἴκων ἁπάντων μήτε
θερμὸς ἄκρως μήτε ψυχρὸς, ἀλλ' εὔκρατος ἱκανῶς καὶ μετρίως
ὑγρός· ἔσται δὲ τοῦτο προεκχυθέντος ὕδατος εὐκράτου δαψιλῶς ἐκ τῆς δεξαμενῆς, ὡς διαῤῥυῆναι διὰ πάντων τῶν οἴκων.
ἐν αὐτῷ δὲ τῷ τῆς κολυμβήθρας ὕδατι χρονιζέτω μετρίως,

tur, non nudus, fed coopertus vel alia findone minime
frigida vel tali aliquo involucro. Conftat autem et findonem eam qua portabitur efſe valentiorem oportere, aut
fi imbecilla per fe fit, duplicari eam erit fatius. Efto autem media domus non tantum fitu media, fed etiam temperie tanto prima calidior quanto eft tertia frigidior. In hac
domo oleum tepidum efto, quo aeger fuper findone illatus
protinus perfundatur. Hoc facto tertiam ingrediantur domum, ducantque hominem ubi folium eft fic ut per tres balnei
domos duntaxat transierint. Per quas nec celeri gradu
transibunt ii qui aegrum portant, fed tantifper in prioribus
domibus morabuntur, dum in altera transferatur tantum a
lectulo, in media vero dum perfundatur oleo. Efto autem
et aër cujusque domus nec fummo calore, nec etiam frigens,
fed admodum temperatus et humidus; id fiet fi aqua temperata
ex labro fit liberaliter projecta, fic ut perfluat per omnes
domos. In ipfa vero folii aqua mediocriter moretur, idque

ὀχούμενος ἐπὶ τῆς σινδόνος, οὐδεμιᾶς ἐπαντλήσεως αὐτῷ γενομένης, οἵα; ἐπ' ἄλλων εἰθίσμεθα πράττειν. ἀλλ' οὐδὲ κατὰ
τῆς κεφαλῆς αὐτοῦ καταχεῖσθαι βουλοίμην ἄν· ἱκανὸν γὰρ καὶ
ταύτῃ δῦναι δὶς ἢ καὶ τρὶς ἅμα τῷ παντὶ σώματι κατὰ τοῦ
ὕδατος, ὑφιέντων μετρίως εἰς τὸ κάτω τὴν σινδόνα, καὶ
αὖθις ἀνακομιζόντων αὐτὸν ὁμοίως νεανίσκων τεττάρων. ἐκ-
κομισθεὶς δ' ἐντεῦθεν εἰς ὕδωρ ψυχρὸν ἀθρόως βλαπτέσθω
μηδ' ἐπὶ βραχὺ χρονίζων ἐν αὐτῷ. δεδιδάχθαι δὲ χρὴ καὶ
τἄλλα μὲν ἀκριβῶς ἅπαντα τοὺς βαστάζοντας αὐτόν· ἐξαίρετον δ' ἔτι τοῦτ' ἔστω δίδαγμά τε ἅμα καὶ παράγγελμα, τὸ
τάχος τῆς βαφῆς. εὐθὺς δ' ἕτερος ἑτοίμην ἔχων σινδόνα κατ'
αὐτοῦ βαλέτω, κἄπειθ' ἑξῆς ἐπιβληθεὶς τῷ σκίμποδι διὰ
σπόγγων μὲν ἀποματτέσθω τὰ πρῶτα, μαλακοῖς δ' ὕστερον
ὀθονίοις, μηδ' αὐτῶν τῶν ἀποματτόντων αὐτὸν βιαίως
ψαυόντων, ἀλλ' ὡς ἔνι μάλιστα πραότατα. μετὰ δὲ ταῦτα
ἐπαλείψαντάς τε καὶ περιθέντας ἱμάτια κομίζειν αὖθις ἐπὶ
τοῦ σκίμποδος εἰς τὸν οἶκον ἐν ᾧ διαιτᾶται, δώσοντα; τροφήν. εἴρηται δὲ κἂν τοῖς πρόσθεν, ἡνίκα ἰώμεθα τὰς ξηρὰς δυσκρασίας, ἐν τῷ τῶνδε τῶν ὑπομνημάτων ἑβδόμῳ,

in findone fuftentus nulla infufione aquae, cujusmodi in
aliis uti folemus, adhibita. Imo nec capiti ejus infundi quicquam velim, quum fit fatis id quoque bis terve una cum
toto corpore in aqua mergi, demiffa mediocriter deorfum
findone, ac rurfum per quatuor juvenes qui eum portant
levata. Mox hinc eductus in frigidam femel totus mergatur,
ne vel breviffimo quidem fpatio illic moralus. Porro qui
eum portant tum reliqua omnia curiofe effe edoctos conveniet, tum celeritatem mergendi non documenti modo, verum etiam praecepti loco praeter caetera habere. Protinus
vero alter paratam habens findonem ipfi injiciat, ac deinde
aliam, tum in lectulo collocatus primum fpongiis deterga-
tur, deinde mollibus linteis. Nec committent qui eum
detergebunt ut violentius eum contrectent, fed quoad fieri
poteft blandiffime. Poft haec unctum ac veftibus amictum
rurfus fuper lectulo in domum ubi cibatur reducent ac nu-
trient. Sane dictum fupra eft in horum commentariorum

726   ΓΑΛΗΝΟΥ ΘΕΡΑΠΕΤΤ. ΜΕΘΟΔΟΤ

Ed. Chart. X. [244.]   Ed. Baf. IV. (149.)

[244] τὸν οἶκον ἐζεῦχθαι χρῆναι τῷ βαλανείῳ. περὶ μὲν οὖν
λουτρῶν αὐτάρκης ὁ λόγος εἰς τὰ παρόντα.

Κεφ. ιά. Συνεχῆ δ᾽ ἐπὶ τοῖς εἰρημένοις τὰ περὶ τῆς
δυνάμεως τῶν τροφῶν. ὅτι μὲν οὖν ὑγρὰς καὶ ψυχρὰς εἶναι
προσήκει τὰς μελλούσας ὀνήσειν τοὺς ἑκτικοὺς πυρετοὺς εὔδηλον παντί. τοιαῦται δ᾽ εἰσὶν ὅ τε χυλὸς ὁ τῆς πτισάνης
ψυχρὸς λαμβανόμενος, ὅ τε χόνδρος ὁμοίως πτισάνης χυλῷ
σκευασθείς, ὅπερ ἐστὶ δι᾽ ὕδατος καὶ πράσου βραχέος ἀνήθου
τε καὶ ἁλῶν ἐλαίου τε καὶ ὄξους. ἐπιτήδειος δὲ τοῖς ὧδε κάμνουσι καὶ ὁ βραχὺς ἄρτος ἐν ὕδατι ψυχρῷ. μηδενὸς δ᾽ αὐτῶν
ἡ ψύξις εἰλικρινὴς ἔστω, καθάπερ ἡ τοῦ ποτοῦ. ἐκεῖνο μὲν
γὰρ καὶ θερμαίνεται ταχέως καὶ διεξέρχεται, ταῦτα δ᾽ ἐπὶ
πλέον ἐν τῇ γαστρὶ διαμένοντα τάχ᾽ ἄν που καὶ διαψύξαιεν
αὐτὴν ἀμέτρως ὄντα ψυχρά. χρονίου δ᾽ ὑπάρχοντος ἤδη τοῦ
πυρετοῦ καὶ τὸ τῆς ὄνου γάλα δοτέον, ἀκριβῶς προσέχοντα
τὸν νοῦν, μὴ τυρωθῇ ποτε κατὰ τὴν γαστέρα. τοῦτο δὲ
ἐνίοτε μὲν αὐτὸς ὁ κάμνων ἡμᾶς διδάξει τῆς ἑαυτοῦ φύσεως
ἐμπείρως ἔχων, ἐνίοτε δὲ ἡμᾶς αὐτοὺς ἐξευρίσκειν δεήσει, κατὰ

feptimo, ubi ficcam ventriculi intemperiem fanavimus, domus balneo debere conjungi. Ac de balneis quidem fatis,
qucd ad rem propofitam fpectet, hactenus.

Cap. XI. At continua funt dictis de alimentorum
facultatibus praecepta. Sane frigida ac humida efle patet
quae hecticis febribus fint profutura. Ejusmodi vero funt
tum ptifanae cremor, quum frigidus fumitur, tum alica fimiliter ptifanae cremori condita, id vero eft ex aqua et exiguo
porri et anetho, tum fale, oleo et aceto. Commodus praeterea laborantibus eft et exiguus in aqua frigida panis. Caeterum nullius horum pura frigiditas fit ficuti potionis. Haec
enim mature tum incalescit tum per corpus diftribuitur,
illa quum plusculum *temporis* in ventriculo morantur, ipfum fortaffis refrigerant, fi fuerint immodice frigida. Ubi
vero febris jam moram traxerit, dandum quoque afininum
lac eft, fed diligenter obfervato ne in ventriculo cogatur.
Id vero interdum ipfe nos aeger docebit, utpote fuae ipfius
naturae peritus, interdum id nobis inveniendum eft, pau-

BIBΛION K. 727

Ed. Chart. X. [244.]   Ed. Baf. IV. (149. 150.)

βραχὺ τῇ χρήσει προσερχομένους. ἕτοιμον μὲν οὖν ἤτοι μέλιτος αὐτῷ μιγνύντας ἢ καὶ βραχύ τι τῶν ἐδωδίμων ἁλῶν κωλῦσαι τὸ σύμπτωμα. φευκτέον δ᾽ εἰς ὅσον οἷόν τε τὸ μέλι κατὰ τοὺς ἑκτικοὺς πυρετοὺς καὶ διὰ τοῦτο καὶ τὸ μελίκρατον, ἐκχολοῦται γὰρ αὐτίκα καὶ ξηροτέρους ἅμα θέρμῃ δριμείᾳ τοὺς πυρετοὺς ἀπεργάζεται. δοτέον οὖν τὴν πρώτην τὸ γάλα τῆς ὄνου κυάθου μὴ πλέον, ὡς ἐθεάσω διδόντας ἡμᾶς (150) εἰσαχθείσης μὲν εἰς τὸν κοιτῶνα τῆς ὄνου, πρὸς τὸ μηδένα χρόνον ἐν τῷ μεταξὺ γενέσθαι, καταπιόντος δ᾽ αὐτὸ τοῦ κάμνοντος αὐτίκα, θεωρούντων δ᾽ ἡμῶν ἀκριβῶς καὶ παραβαλλόντων τὴν κίνησιν τῶν ἀρτηριῶν, τὴν ἐπὶ τῇ προσφορᾷ γιγνομένην, τῇ πρὸ τοῦ ληφθῆναι τὸ γάλα. εἰ μὲν γὰρ διαφθείροιτο, τοὺς σφυγμοὺς σμικροὺς καὶ ἀνωμάλους εὑρήσεις οἵους περ ἐπὶ θλίψει στομάχου συμβαίνοντας οἶσθα· εἰ δὲ μὴ διαφθείροιτο, τοὺς σφυγμοὺς μείζους τε καὶ ἰσχυροτέρους γιγνομένους. ὥστ᾽ ἐξέσται σοι μετὰ ταῦτα προσφέροντι τὸ πλῆθος αὐξῆσαι τοῦ γάλακτος ἥμισυ κυάθου, κἄπειθ᾽ ἥμισυ προσθεῖναι πάλιν, εἶθ᾽ οὕτω κατὰ βραχὺ μέχρι τοῦ συμμέτρου προσαυξῆσαι. τοῦ μέ-

latim ad ejus ufum accedentibus. Prompte equidem fymptoma prohibebitur, fi mel illi admisceas aut falis quo vefcimur exiguum. Verum abftinendum, quoad fieri poteft, in hecticis febribus a melle eft, atque idcirco etiam a mulfa, protinus enim vertitur in bilem et ficciores acrioresque caloris febres reddit. Dandum itaque principio eft afinini lactis non plus cyatho, veluti a me datum vidifti, fed inducta in ipfum cubiculum afina, quo nullum tempus interponatur, fed aeger id protinus bibat, contemplantibus diligenter nobis ac conferentibus arteriae motum qui a fumpto lacte agitur cum eo qui ante id fumptum fuit. Si enim corruptum fit, ejusmodi invenies pulfus parvos et inaequales, quales in ftomachi oppreffione accidere nofti, fin autem corruptum fit, pulfus et majores et valentiores redditos invenies. Itaque etiam licebit tibi poftea exhibenti menfuram lactis dimidio cyatho adaugere, ac deinde rurfus alium dimidium adjicere, ficque fenfim usque ad mediocrem men-

τρου δὲ οὐ μόνον τοῦ γάλακτος, ἀλλὰ καὶ τῶν ἄλλων ἁπάντων
σιτίων ἔμαθες τοὺς σκοποὺς, ἔνθα τὰς τῆς γαστρὸς ἰώμεθα
δυσκρασίας, ἐν τῷ τῶνδε τῶν ὑπομνημάτων ἑβδόμῳ. πρώτην
γὰρ ἐν ἐκείνῳ τῷ λόγῳ τὴν ξηρὰν δυσκρασίαν αὐτῆς ὑποθέμενοι κεχρονισμένην εἰς τοσοῦτον ὡς σύμπαν ἤδη τὸ σῶμα
λεπτὸν ὑπάρχειν ἐπεδείξαμεν, ὅπως ἄν τις ἅμα μὲν ἄμφω
καλῶς ἰῷτο, καὶ τὴν δυσκρασίαν τῆς γαστρὸς καὶ τὴν ἰσχνότητα τοῦ σώματος. καὶ τοίνυν ἴσως ἄμεινον ὑπὲρ τοῦ μὴ
γράφειν πολλὰ πρὸς ἐκεῖνον ἀναπέμψαι τὸν λόγον ὑπὲρ τῶν
ἄλλων ἁπάντων ἐδεσμάτων· ὅμοιαι γὰρ αἱ διαθέσεις οὖσαι
παραπλησίων χρῄζουσι καὶ τῶν ἰαμάτων. ὅσον δ᾽ ἐστὶν ἡ
τῶν ἑκτικῶν πυρετῶν θερμοτέρα, τοσοῦτον καὶ τῶν βοηθημάτων δεῖται ψυχροτέρων, ἀκριβείας τε πλείονος, ὅπως μή τι
βλάψαιμεν ἰσχυροῖς βοηθήμασι χρησάμενοι. καὶ τοὺς μὲν ἤδη
μαραινομένους, ὡς εἴρηται, λουστέον, ὅσοι δ᾽ ἐν τοῖς ἑκτικοῖς εἰσι πυρετοῖς οὐδέπω μαραινόμενοι, [245] τούτους οἷόν
τ᾽ ἐστὶ καὶ χωρὶς σινδόνος ὑποβεβλημένης λούειν, ὡς ἂν ἰσχυ-
ροὺς ἔτι τὴν δύναμιν ὄντας. εἰσφέρειν μέντοι καὶ τούτους

furam addere. Menfurae vero non lactis tantum, fed etiam
reliquorum omnium fcopos didicifti in feptimo hujus operis,
ubi ventriculi fanavimus intemperies. Primam enim quum
in eo libro ficcam ejus intemperiem hactenus inveteratam
propofuerimus, ut totum jam corpus gracile reddiderit,
indicavimus quo pacto quis fimul ambo probe fit fanaturus,
tum ventriculi intemperiem tum corporis gracilitatem.
Ideoque fortaffe fit fatius, quo minus multa fcribamus, ad
illum te librum pro reliquis omnibus cibis remittam; quum
enim fimiles affectus fint, fimilia nimirum remedia poftulant.
Verum quanto hecticarum febrium affectus eft calidior, tanto
et frigidiora requirit auxilia, et majorem fimul folicitudinem, ne valentibus auxiliis utentes quicquam laedamus. At
qui jam marasmo urgentur, eos, ficut dictum eft, lavabis,
quos vero hectica febris premit, nondum tamen marasmo
tentantur, eos licet etiam fine findone fubjecta lavare, utpote viribus adhuc valentes. Inferri tamen et hos in do-

εἰς τὸν οἶκον, ἤτοι γε ἐπὶ σκίμποδος ἢ φορείου τινὸς, εἶθ᾽
ἑαυτοῖς βαδίζοντας ἐπὶ τὸ θερμὸν ὕδωρ ἀκτέον, ὅπως ἐν
ἐκείνῳ χρονίζοιεν. ὅσοι δ᾽ ἀκρατέστεροι τῶν τοιούτων εἰσὶ,
σφαλερὸν ἐπιτρέπειν αὐτοῖς ἐμβαίνειν ταῖς ψυχραῖς κολυμ-
βήθραις, ἀλλ᾽ ἔξω μᾶλλον αὐτῶν καταχεῖν ἐπὶ χλιαρῷ τῷ
προτέρῳ τὸ δεύτερον ψυχρόν. ἔστω δ᾽ οὕτω ψυχρὸν τότε
κατὰ τὴν δεξαμενὴν ὕδωρ αὐτοῖς παρεσκευασμένον, ὅσον ἐξ
ἐκείνης ἄν τις ἀρυσάμενος, αὔταρκες ἀθρόως εἰς ἅπαξ ἐπι-
χέαι τοῖς λελουμένοις, ὡς μηδεμίαν ἐμφαίνειν σαφῆ ποιότητα μήτε τῶν ἀκριβῶς ψυχρῶν μήτε τῶν χλιαρῶν ὑδάτων, ἀλλ᾽ οἷον τὸ κρηναῖον καλούμενον ἐν μέσῳ ψύξεως
πληκτικῆς καὶ χλιαρότητος ἐκλυτικῆς. εἰ μὲν οὖν ἀκριβῶς
ἅπαντα γίγνοιτο, κατά τε τὰ λουτρὰ καὶ τὰς τροφὰς ἐλπὶς
σωθήσεσθαι τοὺς μαραινομένους· εἰ δ᾽ ἁμαρτηθείη τι κἂν
ἓν, ἀνατρέπει τἄλλα σύμπαντα· τὸ γάρ τοι τῆς διαθέσεως
αὐτῶν ὀλέθριον οὐδὲ βραχύτατον ἁμάρτημα φέρει. καὶ εἴ
τις ἐσώθη τῶν τοιούτων, τὸ σαρκῶδες αὐτοῦ γένος ὁ μαρασμὸς κατειλήφει· τῶν στερεῶν δ᾽ αὐτῶν ἐξηρασμένων

ınum vel fuper lectulo vel faltem aliquo vehiculo *conveniet;*
mox ipfos ex fe ipfis ingredientes ad calidam duci quo in
ea morentur. At qui ex kis funt imbecilliores, eos non
tutum eft permittere in frigida lavacra defcendere, fed
foris potius ipfos perfundere primum tepida, fecundo frigida.
Efto autem nunc praeparata in labro aqua frigida, quanta ex
eo femel haufta perfundere fimul totum jam lavatum poffit, ea
frigiditate ut nullam evidentem qualitatem nec prorfus fri-
gidarum nec tepidarum aquarum praeferat, fed qualem ea quae
fontana vocatur, quae et frigoris quod ferit et teporis qui refolvit eft in medio. Ac fi quidem omnia curiofe adminiftra-
buntur, tum quae ad balneum tum quae ad nutrimenta fpectant, utique fanandi jam ejus quem marasmus confumit
fpes eft, fin error vel in uno committatur, is reliqua fubvertit omnia; nam quum exitialis horum affectus fit, ne
leviffimum quidem errorem tolerat. Ac fi quis talium eft
fervatus, huic carnofum genus marasmus occupaverat;

Ed. Chart. X. [245.]　　　　　Ed. Baſ. IV. (15o.)

ἀδύνατόν ἐστι τὸν ἄνθρωπον ὑγιασθῆναι τελέως· ἀλλ᾽ ἀναγκαῖον ἤτοι γ᾽ ἐξ αὐτοῦ τοῦ πυρετοῦ τὸν θάνατον ἥκειν εὐθέως ἢ μεταπεσόντο; εἰς τὸ καλούμενον ἐκ νόσου γῆ- ρας. πρῶτον μὲν γὰρ ὁ τοιοῦτος πυρετὸς ἐκβόσκεται τὴν οἰκείαν ἰκμάδα τῶν μορίων, ὑφ᾽ ἧς τρέφεται· μεταβαίνει δ᾽ ἐντεῦθεν ἐπὶ τὸ σαρκῶδες γένος, ὃ ταῖς ἰσὶ καὶ τοῖς ὑμενώδεσι μορίοις τῶν στερεῶν σωμάτων περιπέφυκεν· εἶθ᾽ οὕτως ἅπτεται καὶ αὐτῶν τῶν στερεῶν μορίων. καθ᾽ ἕκα- στον γάρ τοι μόριον τῶν ἁπλῶν καὶ πρώτων ὀνομαζομέ- νων, ἐθεάσω κατὰ τὰς ἀνατομὰς τὸ μὲν οἷον ἰνῶδές τί ἐστι τῆς οὐσίας αὐτῶν, τὸ δ᾽ ὑμενῶδες, τὸ δὲ σαρκῶδες· οἷον εἰ τύχοι τῆς φλεβὸς ἕνα χιτῶνα κεκτημένης λεπτὸν, ἔστιν εὑρεῖν κατ᾽ αὐτὴν ἶνας πολλὰς ἀραχνοειδέσι διατά- σεσι συναπτομένας· αἷς ἀμφοτέραις ἡ οἰκεία τῆς φλεβὸς οὐσία περιπέφυκεν, ἄλλη κατ᾽ ἄλλο μόριον ὑπάρχουσα, κοινὸν οὐδὲν ὄνομα κεκτημένη· καλεῖν γοῦν αὐτὴν οὐδὲν κωλύει διδασκαλίας ἕνεκα σαρκοειδῆ φύσιν ἢ καὶ νὴ Δία τὴν τοῦδέ τινος τοῦ μορίου σάρκα, κατὰ γαστέρα μὲν ἑτέ-

ipſis vero ſolidis ſiccatis fieri nequit ut homo prorſus per- ſanetur; ſed omnino vel ſtatim eum febris ipſa jugulaverit, vel poſtquam in eum affectum eſt translata quem ſenium ex morbo vocamus. Nam primum ejusmodi febris pro- priam partium humiditatem ex qua nutriuntur depaſcit, hinc vero ad carnoſum genus transit, quod circa fibroſas tum membranoſas partes ſolidorum corporum haeret; ita deinde ipſas ſolidas partes populatur. Siquidem in ſingulis ſimplicium ac primarum quas vocant partium, ut in diſ- ſectionibus es contemplatus, alia portio ſubſtantiae eorum eſt veluti fibroſa, alia membranoſa, alia carnoſa. Sicut exempli cauſa quum vena unam tunicam habeat et eam tenuem, licet fibras in ea invenire multas quae ſint araneoſis quibusdam interſitis contextae, quibus utrisque ipſa pro- pria venae ſubſtantia adnaſcitur. Haec alia in aliis partibus habetur, nec ullum commune nomen eſt nacta; caeterum docendi cauſa nihil vetat eam carnoſam ſubſtantiam voces vel certe hujus partis quandam carnem, quae in ventriculo

Ed. Chart. X. [245. 246.]   Ed. Baf. IV. (150.)

ραν ὑπάρχουσαν, καθ' ἧπαρ δ' ἑτέραν, ὥσπερ γε καὶ κατὰ
ἀρτηρίαν καὶ μῦν. ὠνόμασται δὲ μόνη σὰρξ ἡ ἐν μυσὶ, τῶν
ἄλλων οὐδεμίαν ὀνομάζουσι σάρκα, πλὴν ὀλίγοι δή τινες·
ἀλλὰ τὰ μὲν ἐν τοῖς σπλάγχνοις, οἷον ἥπατι καὶ νεφροῖς καὶ
σπληνὶ καὶ πνεύμονι, παρεγχύματα καλοῦσι· τὰς δ' ἐν ἐντέροις καὶ γαστρὶ καὶ στομάχῳ καὶ μήτρᾳ ἀνωνύμους ἀπολεί-
πουσιν. ἀλλὰ σὺ τῶν μὲν ὀνομάτων μηδὲν φρόντιζε, γίγνω-
σκε δὲ ἑκάστου τῶν μορίων τὸν ὄγκον τῆς οὐσίας ὑπὸ τῆς
τοιαύτης μάλιστα συμπληροῦσθαι φύσεως, φθορὰν καὶ γένεσιν ἐπιδεχομένης, ὡς ἔνεστι θεάσασθαι σαφῶς ἐπὶ τῶν κοίλων ἑλκῶν. οὐ μὴν οὔθ' ἡ τῶν ἰνῶν φύσις οὔθ' ἡ νευρώδης ἢ ὑμενώδης ὁρᾶται τὴν αὐτὴν ἔχουσα γένεσιν· οὐδ'
ἐγχωρεῖ τὰς ἐν ἑκάστῳ μορίῳ τοιαύτας ἶνας ὑπὸ τῶν κακοηθῶν πυρετῶν ἐκτακῆναι, καθάπερ τὰς σάρκας. αἵ γε πρὶν
ξηρανθῆναι τελέως διαφθείρουσι τὸ ζῷον. εἰσὶ μὲν οὖν καὶ
οἱ μαρασμώδεις πυρετοὶ πάντες ἐκ τοῦ τῶν [246] συντηκόντων γένους, ἀλλὰ διαφέρουσι τῷ τὸ συντηκόμενον ἑκάστοτε
τῆς σαρκὸς ἐπὶ μὲν τούτων διαφορεῖσθαι, καταῤῥεῖν δ' ἐπ'

quidem fit alia, in jecinore alia, fimiliter in arteria et musculo.   Vocatur autem fola caro in musculis, reliquarum
nullam carnem vocitant, praeterquam admodum pauci, fed
quae in vifceribus ceu jecinore, renibus, liene et pulmone
vifuntur, eas parenchymata, *id eft affufiones,* vocant, quae
in inteftinis, ventriculo, ftomacho et utero funt fine nomine
relinquunt.   Tu tamen de nominibus non laborabis.   Illud
potius intelliges, fingularum partium fubftantiae molem ex
tali maxime completam effe natura, quae utique ut in cavis
ulceribus manifefte videre licet et perire et regigni poteft.
At vero nec fibrofa nec nervofa membranofave natura
eandem generationem habere cernitur, nec fas eft ejusmodi
fingularum partium fibras a malignis febribus liquari ficuti
carnes, quando animal ipfum prius quam haec prorfus fint
ficcatae, interemerint.   Itaque funt et marasmodes febres
univerfae ex earum genere quae colliquant, fed in eo differunt, quod quae portio carnis in his colliquatur, ea femper
vaporis vice discutitur, in illis defluit in ventrem. Cernitur

ἐκείνων εἰς γαστέρα. φαίνεται δὲ τοῦτο κἀπὶ τῶν κρεῶν γιγνόμενον ἐναργῶς, ὀπτωμένων ἐπὶ τῆς καλουμένης ἐσχάρας·
ἐνίων μὲν γὰρ ἀποῤῥεῖ πάμπολυ τὸ σύντηγμα καὶ φέρεται
κατὰ τῶν ἀνθράκων ἀθρόως· ἐνίων δ᾽ ὅλως οὐδὲν αἰσθητὸν
ἀποῤῥέον φαίνεται, κἂν ἴσον ᾖ τὸ πλῆθος τῶν ἀνθράκων. οἱ
γοῦν ἄγριοι σύες ἢ οὐδ᾽ ὅλως ἢ ὀλίγιστον ἔχουσι τὸ ἀποῤῥέον,
οἱ δ᾽ ἥμεροι πάμπολυ· καὶ ὅσον περ ἂν ᾖ πιμελωδέστερον καὶ
σαρκωδέστερον τὸ ζῷον, τοσοῦτον τὸ ἀποῤῥέον αὐτῶν τῶν
σαρκῶν ἐπὶ τῆς ἐσχάρας ὀπτωμένων πλέον φαίνεται. τὸν
αὐτὸν οὖν τρόπον ἐπὶ τῶν θερμοτάτων πυρετῶν, εἰ μὲν οὖν
εἶεν σάρκες ὑγραὶ καὶ μαλακαὶ μετὰ πλήθους πιμελῆς, τὰς
συντήξεις αἰσθητὰς ἴσχουσιν· εἰ δὲ ἄνευ πιμελῆς καὶ ξηραὶ,
τοῖς μαρασμώδεσιν ἁλίσκονται πυρετοῖς. ἐναργέστατον δὲ
τούτου τεκμήριον οἱ τὰς συντήξεις ἐκκρίνοντες ἄῤῥωστοι διὰ
γαστρὸς, ἢν μὴ φθάσωσιν ἀποθανεῖν, ἤτοι γ᾽ ὑπὸ βίας τοῦ
νοσήματος ἢ διὰ τὴν τῶν ἰατρῶν ἀμαθίαν εἰς τοὺς μαρασμώδεις ἐμπίπτοντες πυρετούς. ἄχρι μὲν γὰρ ἂν ἔχωσι τὴν
ὕλην δαψιλῆ, ταύτην συντήκουσιν· ὅταν δὲ ἐπιλείπωσιν
αὐτοὺς αἵ τε πιμελαὶ καὶ αἱ σάρκες αἱ μαλακαὶ, ξηραίνουσι

hoc etiam in carnibus in craticulis torrentibus evidenter fieri,
fiquidem ab aliquibus plurima liquatio defluit, deciditque
in prunas largiter, ab aliquibus nihil omnino quod fentias
defluere videtur, etiam fi par fit prunarum fubdicta copia.
Quippe feris fuibus aut nihil omnino aut plane minimum
eft quod defluat, cicuribus vero plurimum, quantoque magis vel adipe vel carne animal abundat, tanto profecto quod
ab ipfis carnibus dum in craticulis torrentur, defluit cernitur
copiofius. Ad eundem itaque modum in calidiffimis febribus, fi carnes humidae ac molles cum adipis copia fuerint,
eas fenfu liquari deprehendas; fin fine adipe et ficcae fint,
in marasmodes febres transeunt. Clariffimo hujus rei argu-
mento funt infirmi, qui per alvum quod liquatur excernunt,
qui nifi prius vel morbi violentia vel medicorum infcitia
moriantur, in marasmodes febres incidunt. Siquidem quoad
materiam uberem habent, hanc colliquant, ubi illis tum
adeps tum caro mollis defecit, duras et aegre liquabiles carnes

ΒΙΒΛΙΟΝ Κ. 733

Ed. Chart. X. [246.]   Ed. Baf. IV. (150, 151.)

τὰς σκληρὰς καὶ δυστήκτους σάρκας, ὧν οὐδὲν ἀποῤῥεῖ διὰ
ξηρότητα, καθάπερ οὐδὲ τῶν ταριχηρῶν κρεῶν, εἰ καὶ ταῦτ'
ἐθελήσειας ὀπτᾷν, ἐπιβάλλων ἴσῳ τοῖς ἄλλοις πυρί· ξηρότεραι
μὲν γὰρ αἱ σάρκες αὐτῶν ἔσονται καὶ σκληρυνθήσονταί γε βύρ-
σης τρόπον· οὐ μὴν ἐκρυήσεταί γε αὐτῶν οὐδεμία τηκεδὼν
αἰσθητή. ταῦτ' οὖν γινώσκοντί σοι καὶ ἡ τῶν συντηκτικῶν
πυρετῶν ἐπιμέλεια κατὰ (151) τὰς αὐτὰς γινέσθω μεθόδους
ἐπί τε ψυχροῦ δόσιν ὅτι τάχιστα παραγιγνομένῳ καὶ διὰ
τῶν ὑγραινόντων καὶ ψυχόντων τρέφοντι. μελίκρατον δ'
οἰομένῳ πολεμιώτατον εἶναι, ᾧ μάλισθ' ὁρᾷς χρωμένους ἐπὶ
τῶν τοιούτων πυρετῶν τοὺς πλείστους τῶν ἰατρῶν. ἀλλὰ
περὶ μὲν τῶν συντηκόντων πυρετῶν αὖθις ἐξέσται διελθεῖν,
ὥσπερ γε καὶ περὶ τῶν ἐν λοιμοῖς πυρετῶν ἐκτικῶν, οἷος ὁ
νῦν ἐπιδημῶν ἐστιν, εἰρήσεται γὰρ περὶ τοῦδε κατὰ τοὺς λοι-
μώδεις πυρετούς. τῶν δ' ἄλλων ἐκτικῶν καὶ μαρασμωδῶν
αὐτάρκως εἰρῆσθαι νομίζω τὴν μέθοδον τῆς ἰάσεως.

ficcant, a quibus propter ficcitatem nihil defluit, veluti nec ab
iis quae fale funt ficcae, fi quis has quoque torrere parans,
pari cum aliis igni admoveat; nam et ficciores earum carnes
reddentur et corii ritu durabuntur, nec defluet ex his ulla
fenfibilis liquatio. Haec igitur quum fcias, etiam colliquan-
tium febrium iisdem methodis curam ages, tum ad frigidam
exhibendam quam primum properans, tum iis quae humectent et refrigerent nutriens. Mulfam vero inimiciffimam
effe cenfebis, qua tamen uti plerosque medicorum in ejusmodi febribus vides. Verum de colliquantibus febribus differere in pofterum licebit, aeque ut de iis hecticis febribus
quae in peftilentiis *contingunt,* cujusmodi ea eft quae nunc
publice graffatur, dicetur namque et de hac inter peftilentes
febres. Reliquarum vero tum hecticarum tum marasmo-
dum abunde mihi fanationis methodum tradidiffe videor.

ΓΑΛΗΝΟΥ ΘΕΡΑΠΕΥΤΙΚΗΣ ΜΕΘΟΔΟΥ ΒΙΒΛΙΟΝ Λ.

Ed. Chart. X. [247.]   Ed. Baf. IV. (151.)

Κεφ. α'. Τῶν δ' ἐπὶ χυμοῖς σηπομένοις ἀναπτομέ-
νων πυρετῶν οἱ πρῶτοι μὲν εἴρηνται σκοποὶ πρόσθεν ἡνίκα
ἐδείκνυον ὅπως ἐγχωρεῖ καὶ δύο καὶ τρεῖς αὐτοὺς ποιῆσαι,
κἂν εἰ βουληθείημεν ἕνα. νυνὶ δ' ὥσπερ ἐπὶ τῶν ἄλλων πυρετῶν ἐκ τῆς τῶν πρώτων γενῶν τομῆς ἄχρι τῶν ἐσχάτων
εἰδῶν ἀφικόμεθα τέμνοντες, οὕτω πρᾶξαι πειραθῶμεν κἀπὶ
τῆς προκειμένης διαφορᾶς, ἐκεῖνο πρότερον ἀναμνήσαντες ὃ
κἂν τοῖς περὶ διαφορᾶς τῶν σφυγμῶν ὑπομνήμασιν ἐδείξαμεν,
ὡς εἴτε πρώτας διαφορὰς, εἴτε γένη πρῶτα καλεῖν ἐθέλοι τις,

GALENI METHODI MEDENDI
LIBER XI.

Cap. I. Quae ex putrefcentibus humoribus accenduntur febres, earum primi remediorum fcopi dicti prius
funt, quum eos quemadmodum et duos et tres efficere liceat docui, etiam, fi velis, unum. Nunc vero ut in aliis
febribus fecimus, ex primis generibus deductis ad ultimas usque fpecies dividendo pervenimus, ita et in propofita differentia facere tentemus, illud prius admonentes,
quod etiam in libris de pulfuum differentia oftendimus, five
primas differentias, five prima genera, five maxime gene-

Ed. Chart. X. [247. 248.]   Ed. Baf. IV. (151.)

εἴτε γενικωτάτας ἰδέας, εἶθ᾽ ὁπωσοῦν ἄλλως φυλάττων ἀκριβῆ τοῦ πράγματος τὴν ἔννοιαν, οὐ διοίσει. τῶν μὲν δὴ πυρετῶν αὐτῶν τοὺς ἐφημέρους ὅπως χρὴ θεραπεύειν ἐν τῷ τῶνδε τῶν ὑπομνημάτων ὀγδόῳ διῆλθον· ὥσπερ γε καὶ ὅπως τοὺς συνόχους ἐν τῷ μετ᾽ αὐτό· καὶ τρίτους γε τοὺς ἑκτικοὺς ἐν τῷ μετ᾽ ἐκεῖνο τῆς ὅλης πραγματείας ὄντι δεκάτῳ, μετὰ τῶν ἰδίων ἑκάστῳ πλεῖστα καὶ τῶν κοινῶν ἐπελθών. νυνὶ δ᾽ ὅπως ἄν τις ἰῷτο μεθόδῳ τοὺς ἐπὶ σήψει χυμῶν συνισταμένους πρόκειται διελθεῖν. οἱ σκοποὶ δ᾽ οἱ θεραπευτικοὶ κατὰ μὲν τὴν εἰς δύο τομὴν ἥ τε διάθεσις ἣν θεραπεύομεν ὑπάρχει καὶ ἡ τῶν τοῦ κάμνοντος μορίων κρᾶσις. ἐγχωρεῖ δ᾽, ὡς ἐλέχθη, καὶ δι᾽ ἑνὸς ἑρμηνεῦσαι κεφαλαίου, θεραπευτικὸν εἰπόντων ἡμῶν εἶναι σκοπὸν ἕνα κοινὸν ἁπάντων νοσημάτων, τὴν ἐναντίωσιν· οὗ τεμνομένου γεννᾶσθαι τοὺς δύο, τοῦ μὲν νοσήματος ἐνδεικνυμένου τὴν τῶν ἐναντίων ἑαυτῷ βοηθημάτων χρῆσιν, τῆς δὲ τοῦ θεραπευσομένου κράσεως ὁριζούσης ἅμα τῷ νοσήματι τὸ μέτρον [248] τῆς ἐναντιώσεως. ἐρρέθη δ᾽ ἐν ἐκείνοις ὡς καὶ τὸ περιέχον ἡμᾶς ἕνα ποιῆσα-

rales ideas, five quomodocunque aliter appellare libeat, modo exactam rei notionem ferves, nihil interfuturum. Ac febrium quidem ipfarum quemadmodum eas quas diarias vocamus cures, in horum commentariorum octavo expofui, pari modo et quemadmodum continentes in libro qui illum fequitur, atque etiam quemadmodum tertias hecticas in eo qui illi fuccedit, qui totius operis eft decimus, in quibus non propria modo cujusque, fed etiam communium pleraque explicavi. Nunc quemadmodum quae ex putrescentibus humoribus excitentur methodo fint fanandae aggredi ftatui. Curativi fcopi prout in duo dividuntur, affectus quem curamus et partium aegrotantis temperies funt. Licet autem ea, ut dictum eft, et una fumma interpretemur, dicentes unum effe omnium morborum communem curationis fcopum contrarietatem ipfam, quo rurfus divifo duos exiftere, morbo ex iis quae fibi contraria fint adhibenda remedia indicante, laborantis vero temperie una cum ipfo morbo contrarietatis menfuram definiente. Porro dictum in illis eft ambientem

σθαι τὸν σκοπὸν ἐγχωρεῖ. καὶ ὡς ὁπόταν εἰς δύο μόνους τὴν
πρώτην ποιησώμεθα τομὴν, ἤτοι γ᾽ ἐν τοῖς νοσεροῖς αἰτίοις
ἢ ἐν τοῖς ὑγιεινοῖς, τίθεσθαι χρὴ τὸ περιέχον. ὄντων δ᾽ αἰτίων ὑγιεινῶν ἁπάντων τῶν ποιούντων ὑγείαν, ἓν ἐξ αὐτῶν
ἐστι τὸ καλούμενον βοήθημα, κατὰ διαφόρους ἐννοίας ἔσχατον καὶ πρῶτον ὑγιεινὸν αἴτιον ὀρθῶς λεγόμενον. ἔσχατον
μὲν γὰρ ἔσται τῷ χρόνῳ, διότι φύσις καὶ τέχνη καὶ τύχη τῷ
χρόνῳ πρότερα τῶν βοηθημάτων ἐστὶν ὑγείας αἴτια· πρῶτον
δὲ καθ᾽ ὅσον αὐτὸ ψαύει τοῦ νοσοῦντος, ἀλλοιοῦν τὴν διάθεσιν αὐτοῦ· καὶ διὰ τὴν ἐκ τούτου γινομένην ἀλλοίωσιν
τῶν νοσούντων σωμάτων εἰς ὑγείαν ἀγομένων ἡ τέχνη καὶ ὁ
τεχνίτης καὶ ἡ τύχη αἴτια τῆς ὑγείας γίνεται, οὐ τῷ πρώτως
αὐτὰ τὰς νόσους ἐκκόπτειν, ἀλλὰ τῷ δι᾽ ἑτέρων ὑλῶν ἐπιτηδείων, αἵτινες ὀνομάζονται βοηθήματα. φλεβοτομία γὰρ
αὐτὴ μὲν καθ᾽ ἑαυτὴν αὐτὸ δὴ τοῦτο τὸ νῦν εἰρημένον ὄνομα
κέκτηται· βλάψασα δὲ τὸν ἄνθρωπον ἐκ τῶν αἰτίων γίνεται
τῶν νοσωδῶν, ὥσπερ γε καὶ ὠφελήσασα τῶν ὑγιεινῶν. καὶ
διὰ τοῦτο καλεῖται βοήθημα, καθ᾽ ὃν ἂν ὠφελῇ καιρόν· ὡς

quoque nos aërem unam efficere indicationem poffe. Et
quum primam fectionem in duo tantum facimus, ambientem vel morbofis caufis vel falubribus annumerandum effe.
At vero quum fanitatis caufae fint omnia quae fanitatem
efficiunt, una certe earum eft quod remedium vocatur,
quod pro variis notionibus et ultima et prima fanitatis
caufa recte dicitur. Quippe tempore ultima erit, propterea
quod natura et ars et fortuna tempore priores remediorum fanitatis caufae funt; prima vero eft quatenus id laborantis corpus tangit, alteratque ejus affectum, ac propter
alterationem, quam id facit, quum aegra corpora ad fanita-·
tem perducuntur, ars, artifex et fortuna fanitatis caufae
fiunt, non quod haec morbos primum fubmoveant, fed
alia materia ad id commoda intercedente, quod auxilium appellatur. Siquidem phlebotomia ipfa quidem per fe hoc
quod jam dictum eft nomen poffidet, at quum hominem
laedit, ex caufis fit morbificis, ut quum prodeft ex falubribus. Ac propterea quum proficit vocatur auxilium, ficut

καὶ πάσης ὕλης τῆς ὁπωσοῦν ἀλλοιούσης τὸ σῶμα καθ᾽ ὃν
ἂν ὠφελῇ χρόνον ὀνομαζομένης βοηθήματος. οὕτως οὖν
καὶ περιέχοντος ἡμᾶς ἴδιον μὲν ὄνομα κατὰ τὴν ἑαυτοῦ φύσιν
ὁ ἀήρ· ἐν δὲ τῇ πρὸς ἡμᾶς σχέσει ποτὲ μὲν βοήθημα καὶ
τῶν αἰτίων ἕν τι τῶν ὑγιεινῶν γίγνεται, ποτὲ δὲ τῶν ἐναντίων αὐτοῖς τῶν νοσωδῶν. ἐπεὶ δ᾽ ἔκ τε τῆς ἐνεστώσης καταστάσεως καὶ τῆς ὥρας τοῦ ἔτους καὶ τῆς τοῦ χωρίου φύσεως
ὁ ἀὴρ ἴσχει τὰς καθ᾽ ὑγρότητα καὶ ξηρότητα καὶ θερμότητα
καὶ ψυχρότητα μεταβολὰς, ἐξ ἐκείνων πάλιν ἑκάστου γίγνον-
ταί τινες ἐνδείξεις μερικώτεραι. τύχη μὲν οὖν καὶ τέχνη καὶ
τεχνίτης διὰ μέσων τῶν ὑλῶν ἔχουσι τὸ δρᾶν· ἡ φύσις δ᾽
αὐτὴ δι᾽ ἑαυτῆς, ἐκ τριῶν τούτων συμπληρουμένη μορίων
τῆς τε τοῦ πνεύματος οὐσίας καὶ τῆς τῶν ὄντως στερεῶν, ἅπερ
ἐκ σπέρματος ἐδείχθη γιγνόμενα, καὶ τρίτης ἐπ᾽ αὐτοῖς τῆς σαρκοειδοῦς οὐσίας, ἐν ἑκάστῳ τῶν μορίων ἰδίας ὑπαρχούσης.
ἕκαστον δὲ τῶν εἰρημένων τριῶν ἰδίαν τινὰ ἔχει ποσότητα
καὶ ποιότητα κατὰ φύσιν. ἡ μὲν οὖν ποιότης αὐτῶν ἐκ τῆς
πρεπούσης κράσεως ὑγρᾶς καὶ ξηρᾶς καὶ ψυχρᾶς καὶ θερμῆς

profecto omnis materia, quae quomodolibet corpus alterat,
quo tempore juvat auxilium dicitur. Sic itaque et ambientis
proprium pro natura fua nomen eft aër; relatus tamen ad
nos alias auxilium et fanitatis caufarum una efficitur; alias
iis contrarium, nempe morbificarum. At quoniam aëri tum
ex praefente coeli ftatu tum anni tempore tum regionis
natura, fuae in humido, ficco, calido et frigido mutationes
accedunt, ex illorum rurfus unoquoque aliae particulares
indicationes oriuntur. Ac fortuna quidem et ars et artifex
materiarum interventu agunt; natura vero per fe ipfa ex
tribus his partibus completur, ex fpiritus et partium quae
vere dicuntur folidae fubftantia, quas ex femine genitali
conditas effe monftravimus, et tertia ab his carnofa fubftantia,
quae cuique parti eft fua. Singulae autem jam dictarum
trium propriam natura fua tum qualitatem habent tum
quantitatem. Ac qualitas quidem earum ex congruo temperamento humido, ficco, calido et frigido confiftit. Quantitas

Ed. Chart. X. [248.]   Ed. Baf. IV. (151.)

συνίσταται. τὸ ποσὸν δὲ τῶν μὲν στερεῶν σωμάτων ἴσον
ἀεὶ διαμένει, τοῖς μὲν αὐξανομένοις ἔτι κατὰ τὸν ἀριθμὸν
μόνον, τοῖς δ᾽ ἤδη τετελειωμένοις καὶ κατὰ τὸ μέγεθος. τῆς
σαρκοειδοῦς δ᾽ οὐσίας ἐξαλλάττεται τὸ μέγεθος, εἰ καὶ μηκέτι
αὔξοιτο τὸ ζῶον. οὕτως δὲ καὶ ἡ τοῦ πνεύματος οὐσία μονονοὺ καθ᾽ ἑκάστην ῥοπὴν ἐλάττων τε καὶ πλείων γίνεται.
καὶ τοίνυν καὶ ἡ δύναμις ἐφ᾽ οἷς ἔμπροσθεν εἶπον σκοποῖς
ἤτοι μόνη προστίθεται κατὰ τὴν τῶν εἰρημένων τριῶν οὐσιῶν
συναρίθμησιν, ἢ τῆς κράσεως ἀφορισθείσης ἰδίᾳ καθ᾽ ἑαυτήν. ἥτις αὖ πάλιν καὶ αὐτὴ ποτὲ μὲν, ὡς ἐδείκνυτο, διχῆ
τέμνεται, εἴς τε τὴν ἐξ ἀρχῆς φύσιν καὶ τὴν ἐπίκτητον διάθε-
σιν· ὥστε ἀπὸ τούτων καὶ τῶν ἄλλων τῶν προειρημένων
γίγνεσθαί τινα ἔνδειξιν ἰαμάτων ἰδίαν ἑκάστου. πολλάκις δὲ
ἡ ἐπίκτητος κρᾶσις εἰς τὰς ποιητικὰς αἰτίας ἀναχθεῖσα τὴν
ἔνδειξιν ἐκείναις ἐχαρίσατο. κατὰ τοῦτον οὖν ἔφαμεν τὸν τρόπον ἐξ ἡλικίας ἐπιτηδευμάτων τε καὶ ἐθῶν ἔνδειξιν βοηθημάτων γίγνεσθαι, συμφωνεῖν δ᾽ ἀλλήλαις ἁπάσας τὰς εἰρημένας ἐνδείξεις· ἐν γὰρ ταῖς ἰδικωτέραις ἀεὶ περιέχεσθαι τὰς

vero folidarum partium par femper manet, fed iis qui adhuc augentur numero duntaxat, qui vero abfoluti jam funt
etiam magnitudine. Carnofae vero fubftantiae magnitudo
variatur, etiamfi praeterea non augeatur animans. Sic et
fpiritus fubftantia tantum non quolibet momento tum minor tum major fit. Ergo etiam ad eos quos prius diximus
fcopos vires vel folae iis tribus fubftantiis, quas modo comprehendimus, fimul enumeratis adduntur; vel diftincto
feorfum per fe temperamento Atque hoc ipfum rurfus bifariam quoque, ut oftenfum eft, fcinditur et in originalem
naturam et in acquifititium affectum, fic nimirum ut ex iftis
et aliis, quae prius dicta funt, propria quaedam cuiufque
remediorum fit indicatio. Saepe autem adfcititium temperamento ad efficientes caufas reductum illis indicationem
concedit. Ad hunc itaque modum ex aetate, vitae inftituto
et confuetudine, indicationem remediorum fuggeri diximus,
confentireque inter omnes jam dictas indicationes; fiquidem
in iis quae magis funt fpeciales contineri femper quae ma-

BIBΛION Λ. 739

Ed. Chart. X. [248. 249.]   Ed. Baf. IV. (151. 152.)

γενικωτέρας. ἄγεσθαι δ᾽ εἰς χρῆσιν τὰς ἰδικωτέρας, εὑρισκο-
μένας ἐκ τῆς τῶν γενικωτέρων τομῆς.

Κεφ. β'. [249] Ἡ γάρ τοι πρώτη πασῶν ἔνδειξις θεραπευτικὴ ἐξ αὐτοῦ τοῦ θεραπευομένου νοσήματος γιγνομένη
τὴν ἐναντίωσιν ἐδίδαξεν. ἐπεὶ δ᾽ ἔστι πλείονα γένη τῶν νόσων, ἕκαστον αὐτῶν ἰδίαν ἕξει τὴν ἐναντίωσιν. ἀλλὰ τὰ μὲν
ἄλλα παρείσθω τό γε νῦν εἶναι. προκεχωρήσθω δὲ μόνον
(152) ἡμῖν εἰς τὰ παρόντα τῆς θεραπευομένης νόσου τὸ γένος
ἐν δυσκρασίᾳ κείμενον. ἰαθήσεται τοίνυν τοῦτο διὰ τῆς ἐναντίας αὐτῷ δυσκρασίας. ἀλλ᾽ ἐπεὶ τοῦ γένους ὅλου τῶν πυρετῶν ἡ δυσκρασία θερμότης ἐστὶ, διὰ ψυχρότητος ἰαθήσεται,
ὥστε ἀλλήλαις ὁμολογεῖν ἁπάσας τὰς ἐνδείξεις. ἐάν τε γὰρ
εἴπωμεν ἁπλῶς οὕτως ὡς χρὴ τὸν πυρετὸν ἰᾶσθαι διὰ τῶν
ἐναντίων ἐάν τε προσθέντες ὡς διὰ τῶν ἐναντίων τῇ κράσει
μάχην οὐδεμίαν ἕξουσιν οἱ λόγοι· κατὰ δὲ τὸν αὐτὸν τρόπον
οὐδ᾽ εἰ φαίημεν ἰᾶσθαι χρῆναι διὰ τῶν ψυχόντων τὸν πυρετὸν, ὥσπερ γε οὐδ᾽ εἰ τέμνοντες τοῦτο φαίημεν ἐνίοτε μὲν
ἰᾶσθαι τὸν πυρετὸν ἡμᾶς διὰ τῶν ἐνεργείᾳ ψυχόντων, ἐνίοτε

gis fint generales, agi vero in ufum quae magis fint particulares, ex magis generalium fectione inventas.

C a p. II. Prima namque omnium curationis indicationum, quae ex ipfo qui curatur morbo accipitur, contrarietatem indicavit. At quoniam morborum plura funt ge
nera, cuique eorum fua erit contrarietas. Verum caetera in
praefens omittantur. Proponatur autem nobis ad praefentem
difputationem dunlaxat morbi curandi genus in intemperie
pofitum. Id igitur per contrariam ipfi intemperiem fanabitur.
At quoniam univerfi febrium generis intemperies eft calor,
per frigiditatem curabitur, fic ut omnes indicationes inter fe
concordent. Nam five dixerimus ita abfolute febrem per
contraria fanandam effe, five adjecerimus per ea quae contraria funt temperamento, nulla pugnantia in fermone erit;
fimiliter nec fi per frigida fanandam febrem effe dixerimus.
Sed nec fi dividentes id dicamus aliquando fanare nos febrem per ea quae actu, aliquando et per ea quae poteftate,

740   ΓΑΛΗΝΟΥ ΘΕΡΑΠΕΥΤ. ΜΕΘΟΔΟΥ

Ed. Chart. X. [249.]   Ed. Baf. IV. (152.)

δὲ διὰ τῶν δυνάμει, καί ποτε αὖθις διὰ τῶν κατὰ συμβεβηκὸς, ἢ καὶ συντιθέντες ταῦτα μάχην οὐδεμίαν ἕξει τοῖς προειρημένοις ὁ λόγος, ὥσπερ γε οὐδ᾽ εἰ φαίημεν ὅσα μὲν κατ᾽
ἐνέργειαν ἢ δύναμιν ἢ κατὰ συμβεβηκὸς θερμαίνει χείρονας
ἑαυτῶν ἀποτελεῖν τοὺς πυρετοὺς, ὅσα δ᾽ αὖ κατ᾽ ἐνέργειαν
ἢ δύναμιν ἢ κατὰ συμβεβηκὸς ψύχει θεραπεύειν αὐτούς. ἡ
γὰρ ἀπὸ τῆς διαθέσεως ἔνδειξις εἰς τοσούτους ἐτμήθη τοὺς
κατὰ μέρος σκοπούς. αὐτοὶ δὲ πάλιν οὗτοι οἱ σκοποὶ τὴν
ὕλην τῶν βοηθημάτων εὑρίσκουσι κατὰ τὰς ἐν τοῖς περὶ φαρμάκων εἰρημένας μεθόδους· ἀρχὴ γὰρ ἐκείνων ἐστὶν εἰς ὅπερ
ἐτελεύτησεν ἡ ἐκ τῆς θεραπευομένης διαθέσεως τομή. κυριωτάτη μὲν οὖν ἐν τῷ λυθῆναι τὴν νόσον θεραπεία νοεῖται,
καταχρωμένων δὲ καὶ τὸ μικτὸν γένος ἔκ τε τῆς ὄντως θεραπείας καὶ ἣν ὀνομάζουσι προφυλακήν. τῶν μὲν οὖν ἐφημέρων
πυρετῶν ἡ ὄντως ἐστὶ θεραπεία, καθάπερ γε καὶ ἡ τῶν ἑκτικῶν. ὅσοι δ᾽ ἐπὶ χυμοῖς συνίστανται σηπομένοις ἢ λεγομένη
θεραπεία τὴν προφυλακὴν προσείληφεν, ἥτις ἐστὶ τὸ τὴν νόσον ἐργαζόμενον αἴτιον ἐκκόπτειν. ὀνομάζεται δὲ καὶ αὐτὸ

aliquando et per ea quae accidenti refrigerant, aut etiam
ista conjungentes, nulla pugnantia cum iis quae dicta funt
in fermone erit. Pari modo nec fi quis dicat quae actu vel
poteftate vel ex accidenti calefaciant, ea febres deteriores
reddere quam prius fuerant; contra quae actu vel poteftate vel ex accidente refrigerent, ea febres fanare. Nam indicatio quae ab affectu *fumitur* in tot numero particulares fcopos eft diducta. Hi vero rurfum ipfi particulares
fcopi materias inveniunt juxta methodos in opere de medicamentis traditas; illorum enim principium id eft in quo
finita ad curandi affectus divifio. Ac maxime quidem propria
in folvendo morbo intelligitur curatio, fed per abufionem
etiam mixtum genus tum ex vera curatione tum ea quam
praecautionem vocant. Ac diariarum quidem febrium, quemadmodum et hecticarum, vera et propria curatio eft. Earum vero quae ex putrefcentibus excitantur humoribus
vocata curatio praecautionem quoque fibi adjunxit, cujus
officium eft caufam morbum efficientem adimere. Sane no-

BIBΛION Λ. 74ι

Ed. Chart. X. [249. 25o.]   Ed. Baſ. IV. (152.)

τοῦτο τὸ μέρος τῆς τέχνης θεραπευτικὸν, ἀποκεχωρισμένον
τοῦ καθαρῶς τε καὶ εἰλικρινῶς προφυλακτικοῦ τῷ γενέσθαι
τὴν νόσον μὲν αἰσθητῶς ὑπὸ τῆς αἰτίας ἤδη, μέλλειν δὲ ἔσεσθαι κατὰ τὰς προφυλακτικάς. τοῖς μὲν οὖν ὀνόμασιν ὡς
ἂν ἐθέλοι τις χρήσθω, τοῦτο γὰρ ἀναμιμνήσκειν ἀεὶ χρὴ, φυλαττέτω δὲ τὴν ἐφ᾽ ἑκάστου τῶν πραγμάτων ἔνδειξιν τῶν
ἰαμάτων, ὡς εἴ γε παραλείποι τι κἂν ἕν ἐξ αὐτῶν, ἀνάλογον
ἐκείνου τῷ μεγέθει τε καὶ τῇ δυνάμει βλάψει τὴν ἴασιν.
Κεφ. γ΄. ⸂Ὅνπερ⸃ δὲ τρόπον ἀπὸ τῆς διαθέσεως ἐπὶ
τὰς ὕλας τῶν βοηθημάτων ἀφικόμεθα, τὸν αὐτὸν τρόπον ἀφ᾽
ἑκάστου τῶν ἄλλων γενῶν τῶν πρώτων κατέρχεσθαι χρὴ πρὸς
αὐτάς· οἷον ἀπὸ τῆς δυνάμεως· ἀντιτέτακται γὰρ αὕτη τῇ
νόσῳ καθάπερ τις ἀνταγωνιστής· καὶ πρόκειταί γε τῷ ἰατρῷ
βοηθεῖν ταύτῃ καὶ συναγωνίζεσθαι τρόπῳ [250] παντί. τίς
οὖν πρῶτος σκοπὸς ἀπὸ τῆς δυνάμεως ἢ τίς ἔνδειξις προτέρα; καὶ γὰρ κἀνταῦθα λεκτέον ὡς ἂν ἐθέλοι τις, αὐτὴν
μὲν τὴν δύναμιν ἕνα τὸν πρῶτον σκοπὸν τιθέμενος, τὸ δ᾽

minatur haec ipſa quoque artis pars curatrix, quae ab ea
quae pure ſincereque prophylactice dicitur in eo diſtincta
eſt, quod ſub hac jam ſenſibiliter ex ipſa cauſa morbus ſit
genitus, in prophylactice vero eſt futurus. Atque nominibus quidem quiſque prout volet utatur, id enim ſemper
monere oportet, ſed remediorum indicationem quae a rebus ſingulis praeſtetur ſervet; quod ſi vel unam aliquam
earum praetereat, ad proportionem tum magnitudinis illius
tum facultatis curatio laedetur.
     Cap. III.   Quo autem modo ab affectu ad materias
praeſidiorum pervenimus, eodem modo a ſingulis reliquorum generum primorum deſcendendum ad eas eſt; veluti a
viribus; hae namque morbo ceu adverſatrices quaedam ſunt
oppoſitae, propoſitumque medico eſt his ſuccurrere ac omni
ratione opitulari. Ergo quis primus eſt a virtute ſcopus
aut quaenam indicatio prior? nam hic quoque loqui pro arbitrio quiſpiam poſſit, virtutem ipſam unum ſcopum ac
primum ſtatuens, quod vero ab ea indicatur alterum ſco-

742 ΓΑΛΗΝΟΤ ΘΕΡΑΠΕΤΤ. ΜΕΘΟΔΟΤ

Ed. Chart. X. [25o.]   *Ed.* Baf. IV. (152.)

ύπ' αυτής ένδεικνύμενον έτερον σκοπόν δεύτερον. έπεὶ τοίνυν έδείχθη την έαυτης ένδεικνυμένη φυλακήν, ώσπερ η
νόσος την άναίρεσιν, έσται πάλιν ό δεύτερος έπὶ τη δυνάμει σκοπός ή φυλακή, καθάπερ έπὶ των νοσημάτων η άναίρεσις. άλλ' η μὲν φυλακή την των όμοίων ένδείξεται προσ-
αγωγήν, η δ' άναίρεσις την των έναντίων. έπειδη δὲ της
δυνάμεως ούσία συνεπληρούτο διά τε του πνεύματος καὶ
της σαρκώδους ίδέας καὶ των στερεών, έκ των όμοίων έκά-
στω πορίζεσθαι χρη την διαμονήν· τῷ μὲν πνεύματι διὰ
της άναπνοης τε καὶ διαπνοης καὶ της έκ του αίματος
άναθυμιάσεως, έξέστω δὲ κάνταυθα τῷ βουλομένῳ καλείν
άέρωσιν, ή λεπτοποίησιν αίματος, ή είς άτμούς λύσιν, ή
χύσιν, ή όπως άν αύτός έθέλοι· τῷ δὲ των στερεών γένει
διὰ της στερεάς τροφης, ώσπερ γε καὶ τῷ των σαρκωδών
διὰ της έν μέσῳ φύσεως ύγρών τε καὶ στερεών σωμάτων.
έκάστου δὲ τούτων εύρήσεις τὸ μὲν ποσὸν έκ της κατὰ
την φυλαττομένην ούσίαν ποσότητος, τὸ δὲ ποιὸν έκ της
κράσεως. αύτης δὲ της κράσεως καθ' έκαστον αύτων ήτοι

pum fecundum. Itaque quum monftratum fit virtutem fui
cuftodiam indicare, ficuti morbum fui ablationem, erit rurfus in virtute fecundus fcopus ipfius cuftodia, ficut in morbis ipforum fublatio. At vero cuftodia fimilium exhibitionem indicabit, fublatio contrariorum. Quoniam vero virium
fubftantia tum ex fpiritu tum ex carnofa fpecie tum folidis
ipfis completur, ex iis quae fimilia funt moliri cuique fuam
cuftodiam conveniet. Spiritui ex refpiratione ac tranfpirati-
one et eo qui ex fanguine attollitur vapore; licet vero hic
quoque volenti vel aërationem vel fanguinis attenuationem
vel in halitum folutionem vel fufionem vel utcunque libue-
rit *appellare;* folidorum vero generi ex folido nutrimento.
Quemadmodum et carnofo *generi* per eam naturam quae
in medio humidorum ac folidorum corporum eft. At cujufque horum menfuram ex confervandae fubftantiae quantitate invenies, qualitatem vero ex ipfius temperamento.
Quum vero horum cujufque vel optima temperies fit, vel

γε ἀρίστης ὑπαρχούσης ἢ μεμπτῆς κατά τι, τὴν μὲν ἀρίστην ἀεὶ φυλάττειν χρὴ, τὴν μεμπτὴν δὲ ἐπὶ μὲν τῶν
ὑγιαινόντων ἤτοι φυλάττειν ἢ ἀλλοιοῦν· ἐπὶ δὲ τῶν νοσούντων φυλάττειν, ἐξ οὗ λογισμοῦ πρόσθεν ἐδείκνυτο μεγίστην ἔνδειξιν ἔχον τὸ ἔθος, ἢ γὰρ τὴν ἐξ ἀρχῆς αὐτοῦ
φυλάττειν κρᾶσιν ἢ τὴν ἐπίκτητον ἐργάζεσθαι. γίγνεσθαι
δ᾽, ὡς ἐλέγετο, τὴν ἔνδειξιν τοῦ μέτρου τῶν βοηθημάτων
ἐκ τῆς νῦν κράσεως, ὥσπερ γε κἀκ τῆς ἡλικίας, οὐχ ἧς
ἔμπροσθεν εἶχεν ὁ κάμνων, ἀλλ᾽ ἧς νῦν ἔχει. διαφορᾶς δ᾽
οὐκ ὀλίγης ὑπαρχούσης ἐν τῇ κράσει τῶν τοῦ ζώου μορίων,
ἴδιον ἑκάστῳ τὸ μέτρον ἔσεσθαι τῶν ὁμοίων ἑαυτῷ, τῷ
μὲν γεωδεστέρῳ τῶν γεωδεστέρων, τῷ δὲ ὑγροτέρῳ τῶν
ὑγροτέρων· οὕτω δὲ καὶ τῷ μὲν ἀερωδεστέρῳ τῶν ἀερωδῶν,
τῷ δὲ θερμοτέρῳ τῶν πυρωδῶν. ἐντεῦθεν οὖν ἤδη τὰς ὕλας
ἐξευρίσκειν ἁπάντων τῶν κατὰ μέρος, ἐν τροφαῖς καὶ πό-
μασι καὶ ἀέρι καὶ τοῖς ἐπιτηδευομένοις ἅπασιν. ἔνθα δ᾽
ἀλλήλαις ἐναντιοῦνταί τινες ἐνδείξεις, τῇ πρόσθεν εἰρημένῃ

aliquatenus vitiofa, quae quidem optima eft femper fervari
debebit. Quae vero vitiofa, haec in fanis quidem vel fervanda eft vel alteranda, in aegris vero fervanda eft ea ipfa
ratione, qua prius oftendimus maximam effe a confuetudine
indicationem, nam vel temperamentum ipfum primigenium
oportet fervare vel adfcititium inducere. Praeftari vero, ut
praedictum eft, menfurae auxiliorum indicationem ex eo
temperamento quod jam praefens fit, ita nimirum, ficut
ex aetate non quam aeger prius habuerit, fed quam nunc
habeat. Quum vero diverfitas non parva fit in partium
animalis temperamento, propriam cuique menfuram fore
eorum quae ipfi fint fimilia; nempe ei quae terrea magis
eft eorum quae magis fint terrea, et ei quae humidior eft
eorum quae fint humidiora; ad eundem modum et ei quae
magis aërea eft eorum quae plus aëris in fe habeant, *ficuti*
calidiori eorum quae magis ignea funt. Hinc vero jam materias particulares omnes in cibis, potione, aëre et omnibus
peragi folitis inveniendas effe. Ubi vero fecum pugnaverint
indicationes aliquae, fuperius comprehenfa methodo ad ea

χρῆσθαι μεθόδῳ, πρὸς τὴν τῶν πρακτέων εὕρεσιν ἐπιβλέποντα μέγεθός τε καὶ ἀξίωμα τῶν ἐνδεικνυμένων σκοπῶν. αἱρεῖσθαι γὰρ ἐδείκνυμεν χρῆναι τὰς ἀπὸ τῶν ἀξιολογωτέρων τε
καὶ μειζόνων ἐνδείξεις σκοπῶν. ἀξίωμα μὲν οὖν αὐτῶν εἰς
ζωὴν ἢ ὑγείαν ἀποβλεπόντων κρίνεσθαι, μέγεθος δ᾽ εἶναι
διττὸν, ἤτοι κατὰ τὴν οἰκείαν οὐσίαν ἢ τὴν τοῦ κατὰ
φύσιν ἐκτροπήν. ἐπὶ ταύταις οὖν ἤδη ταῖς μεθόδοις γυμνα-
σθῶμεν ἐν τῷ γένει τῶν ἐπὶ σηπεδόνι πυρετῶν.

Κεφ. δ'. Ἐπεὶ δὲ ἡ σηπεδὼν ἤτοι γε ὁμοτίμως ἐν
ἅπασι συνίσταται τοῖς ἀγγείοις ἢ ἐν τοῖς μεγίστοις καὶ κυ-
ριωτάτοις, ἃ δὴ μεταξὺ βουβώνων τ᾽ ἐστὶ καὶ μασχαλῶν, ἢ
καθ᾽ ἕν τι μόριον ἤτοι [251] φλεγμαῖνον, ἢ καὶ χωρὶς φλεγμονῆς, ἐν ἑαυτῷ περιέχον οἷόν περ ἐν ἑστίᾳ τινὶ τὴν ἀρχὴν
τοῦ πυρετοῦ, καθ᾽ ἑκάστην τῶν εἰρημένων διαφορῶν ἰδίᾳ
χρὴ γυμνάσασθαι. καὶ πρώτην γε τὴν ἤτοι κατὰ τὰ μέγιστα
ἰῶν ἀγγείων ἢ σύμπανθ᾽ ἅμα γινομένην τῷ λόγῳ προχειρη-
σόμεθα. τὸν γὰρ ἐπὶ τῇ τοιαύτῃ διαθέσει πυρετὸν εἶναι μὲν
δήπου σύνοχον ἀναγκαῖον, ἰαθῆναι δ᾽ ἀδύνατον ἄνευ τοῦ

quae agenda ſiut invenienda utendum eſſe, perpenſis indi-
cantium ſcoporum tum magnitudine tum dignitate. Oſtendimus enim eligendas eas indicationes eſſe quas ſcopi dignio-
res maioreſque praeſcribent, ac dignitatem eorum vel vitae
vel ſanitatis reſpectu judicari. Magnitudinem vero duplicem eſſe vel propriae ſubſtantiae ratione, vel everſionis a
naturali ſtatu. Ergo ab his jam methodis agedum exercite-
mur in genere febrium quod ex putredine naſcitur.

Cap. IV.   Quoniam putredo vel aequabiliter in
omnibus ſubſiſtit vaſis, vel in maximis maximeque principa-
libus, ea porro ſunt inter alas et inguina, vel in una quapiam
parte quae vel phlegmonen in ſe habet vel etiam citra phlegmonen, veluti in foco quodam, principium febris in ſe
continet, in ſingulis his differentiis ſeorſum exercitari conveniet. Ac primum eam tractandam proponemus quae vel
in maximis vaſis vel ſimul omnibus conſiſtit. Quae igitur
ex tali affectu oritur febris, plane neceſſum eſt continentem

BIBΛION Δ. 745

Ed. Chart. X. [251.]   Ed. Baf. IV. (152. 153.)

παύσασθαι τὴν σηπεδόνα. παύσασθαι δ᾽ οὐ δύναται μενούσης τῆς αἰτίας. ἐκκόπτειν οὖν χρὴ τὴν αἰτίαν αὐτῆς, εἰ μέλλει
προτέρα μὲν ἡ σῆψις, ἐπ᾽ αὐτῇ δ᾽ ὁ πυρετὸς ἰαθήσεσθαι.
τίς οὖν ἡ αἰτία τῆς ὁμοτίμου σηπεδόνος ἐν ἅπασι τοῖς ἀγγείοις ἀναμνησθῆναι χρὴ πρῶτον, ἢ τίς ποθ᾽ ἡμῖν ἐδείκνυτο
σηπεδόνος αἰτία, κἄπειθ᾽ ἑξῆς ζητῆσαι τὴν τῆς ὁμαλῶς γινα-
μένης ἐν ἅπαντι μέρει τοῦ ζώου. δέδεικται τοίνυν ἐν ταῖς
τῶν νόσων αἰτίαις ὡς ἐκεῖνα μόνα σήπεται τῶν σωμάτων
ὅσα φύσιν ἔχοντα θερμὴν καὶ ὑγρὰν ἀδιάπνευστα καὶ ἀῤῥί-
πιστα μένει ἐν θερμῷ καὶ ὑγρῷ χωρίῳ. εἰ δ᾽ ἐν κινήσει τε
εἴη καὶ ῥιπίζοιτο καὶ διαπνέοιτο, δύναιτ᾽ ἂν ἄσηπτα φυλάττεσθαι, καὶ μάλισθ᾽ ὅσα σώματα διοικοῦσιν αἱ φύσεις, ὥσπερ
(153) τὰ τῶν ζώων τε καὶ τῶν φυτῶν· αὗται γὰρ ἐξ ἀρχῆς
ἑαυταῖς ἔχουσι συμφύτους κινήσεις, ὡς ἐν τοῖς τῶν φυσικῶν
δυνάμεων ὑπομνήμασιν ἐδείκνυμεν, αἷς ἀποκρίνουσι τὰ περιττά. δέδεικται δὲ καὶ δι᾽ ἄλλων δυοῖν βιβλίων πηλίκη τίς
ἡ χρεία τῆς τ᾽ ἀναπνοῆς ἐστι καὶ τῶν σφυγμῶν, ὑπὲρ τοῦ

eſſe. Nec fieri poteſt ut ea ſanetur, niſi inhibita prius putredo ſit. Porro ea inhiberi cauſa manente non poteſt.
Quare ſubmovenda ipſius cauſa eſt, ſi modo putredo ipſa
prior, mox poſt ipſam febris ſanari debebit. Ergo quae
cauſa putredinis eſt, quae ſe per omnia vaſa aequabiliter
diffundit? Sane revocare in memoriam prius conveniet,
quaenam alias putredinis indicata ſit cauſa, ac deinde cur
pari modo in omnibus animalis partibus ſiat inquirere. Ergo
oſtenſum eſt, ubi morborum cauſas reddidimus, illa tantum
putreſcere corpora quae cum calida humidaque natura ſint,
neque perflata neque ventilata in calido humidoque loco
maneant. Quod ſi in motu ſint, ventilenturque ac perflentur,
poſſe ea non putria *integraque* ſervari; potiſſimum quaecunque corpora ſua ipſorum natura reguntur, ut animalium
et ſtirpium; ea namque, ſicut in opere de naturalibus facultatibus eſt proditum, ab initio congenitos ſecum motus habent quibus ſuperflua excernant. Oſtenſum non minus et
in aliis duobus libris eſt, quantus ſit tum reſpirationis tum

ῥιπίζεσθαι καὶ διαπνεῖσθαι τὸ σῶμα καὶ τὴν κατὰ φύσιν ἑαυτοῦ φυλάττειν θερμασίαν. εἴπερ οὖν τι μέλλει σαφῶς σήπεσθαι τῶν κατ᾽ αὐτὸ, τὰς εἰρημένας χρὴ διαπνοὰς ἐπισχεθῆναι. πῶς δ᾽ ἂν καὶ δύναιντο αἱ καθ᾽ ὅλον τὸ ζῶον εἰς τοῦτ᾽
ἐλθεῖν ἄνευ στεγνώσεως, ἤτοι γ᾽ ἐν τοῖς πέρασι τῶν ἀγγείων
γινομένης ἢ κατὰ σύμπαν τὸ δέρμα; κατὰ μὲν οὖν τὰ πέρατα
τῶν ἀγγείων ἡ στέγνωσις γίγνοιτ᾽ ἂν, ἢ διὰ σφοδράν τινα
ἔξωθεν ψύξιν, ἢ διὰ πάχος, ἢ πλῆθος, ἢ γλισχρότητα τῶν
περιεχομένων ἐν αὐτοῖς χυμῶν, ἀθροώτερον ῥευσάντων ἐπὶ
τὴν ἔξω φοράν. γίγνεται δ᾽ αὐτοῖς τοῦτο καὶ διὰ γυμνάσια
τὰ κατὰ παλαίστραν ἢ ἄλλως ἐπιτηδευθέντα καὶ δι᾽ ὁδοιπορίας συντόνους ἢ διὰ τὸ περιέχον ἐξαίφνης· ἐκ κρύους εἰς
θάλπος μεταβαλόν. ἐνίοτε δὲ καὶ διὰ θυμὸν οἱ χυμοὶ ζέσαν-
τες ἀθρόα καὶ χρησάμενοι τῇ πρὸς τοὐκτὸς φύσει τὰς εἰρημένας στεγνώσεις εἰργάσαντο. χρὴ τοίνυν ὅστις ἰᾶσθαι μέλλει
τὸν προκείμενον ἐν τῷ λόγῳ πυρετὸν, ἅμα μὲν ἐκκόπτειν
αὐτοῦ τὴν αἰτίαν, ἅμα δὲ καὶ τὴν ἤδη γεγενημένην ὑπ᾽ αὐτῆς
ἐν τῷ ζώῳ θερμασίαν ἐμψύχειν. ὅπως μὲν οὖν ἐκείνην χρὴ
ψύχειν ἔμπροσθεν εἴρηται· τὴν δ᾽ αἰτίαν ἐκκύπτειν προσήκει,

pulfuum ufus ad ventilationem corporifque perflatum atque ejus nativum calorem tuendum. Itaque fi quid in eo
manifefte putrefcere debebit, dictas tranfpirationes impeditas effe oportet. At vero qui fieri poteft ut illae per totum
animal fiftantur, nifi vel in finibus vaforum ftipatio fit vel
tota cute? Porro accidere in finibus vaforum ftipatio poteft
vel ex vehementi externa refrigeratione vel ex humorum,
qui extrorfum in ipfis confertim fuerint craffitudine, multitudine vel lentore. Accidit hoc illis et ex iis exercitationibus, quae in palaeftra, vel alias obeuntur et itinere labori-
ofo vel ambientis ftatu, quum ex rigore in aeftum fubito
eft mutatus. Nonnullis vero ferventes ex ira humores ac
foras fimul impetu ruentes dictas ftipationes effecerunt.
Quifquis igitur propofitam fanaturus eft febrem, hic fimul
caufam ejus adimat oportet; fimul calorem qui in animali
excitatus ab ea eft refrigeret. Ac quemadmodum quidem
ille fit refrigerandus prius eft dictum. Caufam vero adimi

κατὰ τὴν ἰδίαν ἑκάστης φύσιν ἐξευρίσκοντα τὴν ἐναντίωσιν·
εἰ μὲν ὑπὸ ψυχρᾶς αἰτίας ἐπιλήθη τε καὶ πυκνὸν εἴργασται
τὸ σῶμα, χαλῶντα καὶ ἀραιοῦντα παντοίως αὐτό· δι᾽ ἔμφραξιν δὲ τοῦτο παθὸν ἐκφράττοντα. τὸ δὲ ἐκφράττον εὑρήσεις κἀνταῦθα, τῷ τῆς ἐναντιώσεως προσέχων σκοπῷ· τοὺς
μὲν γὰρ πολλοὺς χυμοὺς κενώσεις, τοὺς παχεῖς δὲ καὶ γλίσχρους ἐργάσῃ λεπτούς τε καὶ ῥυτούς. εἰ δὲ καὶ πλείω συνέλθοι ποτὲ αἴτια, πρὸς ἅπαντα ἐνιστάμενος ἐξ ὑπεναντίου·
δυνατὸν γὰρ δήπου καὶ πεπιλῆσθαι τὸ σῶμα καὶ πεπυκνῶ-
σθαι τοὺς πόρους καὶ πολλοὺς καὶ γλίσχρους εἶναι τοὺς χυμούς. ἐν δὲ ταῖς τοιαύταις ἐπιπλοκαῖς, εἴ τι μεμνήμεθα τῶν
ἐν τοῖς ἔμπροσθεν εἰρημένων, ἄρχεσθαι προσήκει ἀπὸ τῆς
φλεβοτομίας, ἐκκενοῦντα τὸ πλῆθος, ἀφικνεῖσθαι δ᾽ ἐπὶ τῷ
λεπτύνειν τοὺς χυμούς, εἶθ᾽ ἑξῆς ἐπὶ τὸ χαλᾶν τὰ πεπιλη-
μένα καὶ ἀραιοῦν τὰ πεπυκνωμένα. ταυτὶ μὲν οὖν ἐκ τῆς
νοσώδους διαθέσεως ἐνδεικτικῶς ληπτέον.

Κεφ. ε΄. [252] Ἀπὸ δὲ τῆς δυνάμεως, ἐπειδὴ σιτία
καὶ ποτὰ καὶ πνεύματα ταύτην ἐφύλαττον, ἐν μέτρῳ τέ τινι

oportebit, propria cujuſque naturae inventa contrarietate;
utique ſi ex frigida cauſa ſtipatum denſumque redditum corpus eſt, laxato eo omnique ratione rarefacto, ſin ex obſtructione ita eſt affectum, hac recluſa. Quod vero recludet, hic
quoque ad contrarietatis indicationem attentus invenies;
ubi namque abundantia humorum eſt, hos vacuabis; ubi
craſſi ſunt et glutinoſi, tenues eos ac fluxiles efficies. Si
plures cauſae aliquando coibunt, omnibus per contraria oc-
curres, ſiquidem fieri poteſt ut et coarctatum corpus ſit
et exigui meatus denſati et multi ſimul ac lenti humores
ſubſint. In ejuſmodi autem cauſarum complexu, ſi recte
quae prius comprehenſa ſunt meminimus, coepiſſe a ſanguinis miſſione conveniet; ac abundantia vacuata tum ad
extenuandos humores venire, ab hoc ad remittenda quae
ſunt conſtricta et rarefecianda quae ſunt denſata. Atque
haec quidem a morbi affectu indicative ſunt ſumenda.

Cap. V. A viribus autem, quoniam has cibi, potiones et ſpiritus certa menſura et apta qualitate exhibita ſer-

καὶ ποιότητι δεούσῃ προσφερόμενα, καὶ ἦν αὐτῶν τὸ μὲν
τοῦ ποσοῦ μέτρον ἀπὸ τῆς οὐσίας τῆς δυνάμεως εὑρισκόμε-
νον, τὸ δὲ τῆς ποιότητος ἀπὸ τῆς κράσεως, ἐπισκεπτέον
ὅπως ἔχουσιν αἱ διοικοῦσαι τὸ σῶμα δυνάμεις. εὐρώστων μὲν
γὰρ οὐσῶν θαῤῥῶν χρῶ τοῖς κενωτικοῖς βοηθήμασιν, ἅπερ
ἐκ τῆς κατὰ τὴν νόσον ἐλήφθη διαθέσεως· ἀῤῥωστοτέρων δὲ
γεγενημένων εὐλαβῶς μεταχειρίζου τὰ κενωτικὰ βοηθήματα.
καὶ μὲν δὴ καὶ τὸ τῶν τροφῶν ποσὸν ἐντεῦθέν σοι ληπτέον.
ἐῤῥωμένων γὰρ τῶν δυνάμεων κατὰ τὸν ἑαυτῶν λόγον καὶ
τῆς ἀκμῆς τοῦ νοσήματος ἐν τάχει προσδοκωμένης ἔξεστι λεπτότατα διαιτᾷν, ἀῤῥωστοτέρων δ᾽ οὐσῶν οὐκ ἔξεστιν ἄνευ
ζημίας μεγάλης· ἀλλὰ χρὴ προστιθέναι τοῖς τρέφουσι τοσοῦτον ὅσον ἀφῄρηνται τῆς εὐτονίας αἱ δυνάμεις. ἐκ τούτων
μὲν τῶν σκοπῶν τὸ ποσὸν τῆς τροφῆς ληπτέον, ἐκ δὲ τῆς
διαθέσεως τῆς κατὰ τὴν νόσον ἅμα τῇ κατὰ φύσιν κράσει ἐν
τῷ τότε χρόνῳ τῶν στερεῶν σωμάτων τὸ ποιὸν, ἀπὸ μὲν τῆς
διαθέσεως, εἰ ἔμφραξις εἴη, τὰς λεπτυνούσας, ἀπὸ δὲ τῆς
κατὰ φύσιν αὐτῶν κράσεως ἅμα τοῖς ἔθεσι, καθὼς καὶ περὶ

vabant; inventus autem eft quantitatis eorum modus ex virium fubftantia, qualitatis vero a temperamento, *nimirum*
aeftimari debebit, quemadmodum vires quae corpus regunt
in his fe habeant. Quippe fi valentes fint, audacter vacuantibus praefidiis uteris, haec autem ab affectu morbi fuere
accepta; fin infirmiores fint redditae, vacuantia remedia
cautius adminiftrabis. Sed et alimentorum modus hinc tibi
eft defumendus. Quum enim vires legitimum robur fuum
habent et morbi fummus vigor brevi futurus expectatur,
tenuiffimo victu licet uti; quum funt infirmiores, non licet
fine gravi noxa; fed adiicere ad nutrimenta tantum oportet quantum eft de robore virium imminutum. Atque ex
his fcopis accipienda eft nutrimenti quantitas. Qualitas vero
ex morbi affectu una cum folidorum corporum, quod tunc
temporis eft, naturali temperamento; ab affectu, fi is obftructio fit, quae extenuet; a naturali ipforum temperamento
una cum confuetudine, prout etiam prius eft definitum.

τούτων διώρισται πρόσθεν. ὁ δὲ καιρὸς τῆς τροφῆς ἐπὶ μὲν
τῶν ἄλλων ἁπάντων πυρετῶν, ὅσοι σήψεσιν ἕπονται, προϊόντος εἰρήσεται τοῦ λόγου· τοῖς δ' ἕνα μόνον ἀπ' ἀρχῆς ἄχρι
τέλους ἔχουσι παροξυσμόν, ὑπὲρ τούτων γὰρ ἡμῖν ὁ ἐνεστὼς
λόγος, ἥ τ' εὐφορία καὶ τὸ ἔθος οἱ σκοποί· τηνικαῦτα γὰρ
ἂν αὐτοῖς δοτέον ὅταν εὐφορώτατοι σφῶν αὐτῶν ὑπάρχωσι,
καὶ μάλιστα κατ' ἐκεῖνον τὸν καιρὸν τῆς ἡμέρας ἐν ᾧ καὶ
πρόσθεν ὑγιαίνοντες ἔθος εἶχον σιτεῖσθαι· μάλιστα γὰρ ἂν
εὐφόρως ἐνέγκαιεν τὰ σιτία κατὰ τούτους τοὺς σκοποὺς λαβόντες. ὅτι δὲ καὶ τὸ ψυχρὸν τοῖς οὕτω νοσοῦσι δοτέον, ὅταν
ἤδη πέττωνται μὲν οἱ χυμοὶ, τὸ δὲ πάχος αὐτῶν ᾖ προλελε-
πτυσμένον, ἐκ τῶν ἐν τοῖς ἔμπροσθεν εἰρημένων εὔδηλον.

Κεφ. στ'. Ἐπαμφοτερίζοντος γὰρ τοῦ τοιούτου πυρετοῦ τοῖς τ' ἐπὶ σήψει χυμῶν ἐν περιόδοις τισὶ παροξυνο-
μένοις καὶ τοῖς ἐφημέροις ὀνομαζομένοις, ἐν ἑκατέρῳ τῷ
γένει προσηκόντως ἐμνημονεύσαμεν τούτων, ἕνα μὲν ἐχόντων παροξυσμὸν ὡς ἐφημέρων, ἐπὶ σήψει δὲ γιγνομένων

Tempus vero nutriendi quod quidem ad reliquas ſpectat
febres, quae ex putredine oriuntur, in progreſſu ſermonis
dicetur. Quae vero unicam tantum a principio ad ſinem
acceſſionem habent, de his namque praeſens eſt ſermo, in his
facilis toleratio et conſuetudo ſpectari debebunt; nam cibus
illis eo tempore eſt offerendus, quo facilius quam in caeteris morbum tolerant; eoque potiſſimum diei tempore quo
prius in ſanitate cibari erant aſſueti; etenim facillime cibum
ferent, ſi ex his ſcopis aſſument. Quod autem frigida quoque
ita laborantibus ſit exhibenda, quum jam concoquuntur et
craſſitudo eorum praetenuata eſt, id ex iis quae prius ſunt
comprehenſa, manifeſtum arbitror.

Cap. VI. Quum enim ejuſmodi febris communia
quaedam cum ambabus habeat, tum iis quae ex humorum
ortae putredine circuitibus quibuſdam acceſſiones habent.
tum iis quas diarias vocamus, merito in utroque genere
de ipſa mentionem facimus, quum unicam acceſſionem habeat, ut diariae, caeterum ex putredine orta multos duret

καὶ ἤδη πολυημέρων πως ὄντων. ὥσθ᾽ ἓν μὲν ἕξουσι κοινὸν
πρὸς τοὺς ἐφημέρους, δύο δὲ πρὸς τοὺς ἐπὶ σήψει πολυημέρους. τὸ δ᾽ ἕτερον γένος τῶν σύνοχων δύο μὲν ἔχει
κοινὰ πρὸς τοὺς ἐφημέρους, τό τε χωρὶς σήψεως γίγνεσθαι
καὶ χωρὶς περιόδου· τὸ τρίτον δ᾽ οὐ κοινόν, εἰς γὰρ τὴν
πέμπτην ἡμέραν ἐκτείνεται πολλάκις. ἡ μὲν οὖν τῶνδε τῶν
πυρετῶν θεραπεία γέγραπται πρόσθεν, ἡ δὲ τῶν ἐπὶ σήψει συνόχων ἑκατέρῳ τῷ γένει κοινωνοῦσα καὶ ἡμᾶς
ἠνάγκασεν ἐν ἀμφοτέροις τοῖς λόγοις ὑπὲρ αὐτῆς διελθεῖν. ἀλλ᾽ ἡ μὲν οὐσία καὶ ἡ σύμπασα φύσις αὐτῶν ἐκ
τοῦ γένους ἐστὶ τοῦ νῦν ἡμῖν προκειμένου. καθ᾽ ἓν δέ τι
τῶν [253] συμβεβηκότων αὐτοῖς ἐκοινώνησαν τοῖς ἐφημέροις, ὅπερ ἦν εἷς ὁ σύμπας παροξυσμὸς ὅλης τῆς νόσου.
χρὴ τοίνυν καὶ τὰ τῆς ἰάσεως αὐτοῖς καθ᾽ ἓν μὲν τοῦτο
μόνον εἰς κοινωνίαν ἥκειν τοῖς ἐφημέροις, κατὰ δὲ τἆλλα
σύμπαντα διχῆ τμηθῆναι, καὶ τοὺς μέν τινας σκοποὺς θεραπευτικοὺς ἐκ τοῦ γένους τῶν ἐπὶ σήψει λαβεῖν, τοὺς δέ
τινας ἐκ τῆς οἰκείας αὐτῶν οὐσίας. οὕτω δὲ καὶ τὰς ἄλλας

dies. Itaque unum cum diariis commune habebit, duo cum
iis quae ex putredine ortae multos durant dies. Reliquum
continentium febrium genus duo habet cum diariis communia et quod fine putredine fit et quod abfque circuitu; tertium vero commune non eft, quum faepe in quintum porri-
gatur diem. Atque harum quidem continentium febrium
prodita prius curatio eft. Continentium vero putridarum
curatio, quum utrique generi communis fit, etiam nos in
ambobus de ipfa differere coegit. Caeterum fubftantia earum
totaque natura ex eo eft genere, quod nunc nobis proponitur. In uno autem eorum quae ipfis accidunt cum diariis
conveniebant; id fuit quod una in totum totius morbi acceffio erat. Ergo et curatio earum unum hoc duntaxat commune cum diariis habeat oportet; in reliquis autem omnibus bifariam diducatur. Atque alii quidem curationis fcopi
ex communi genere earum quae ex putredine fint ortae
accipiantur, alii ex propria earum fubftantia. Ad eundem

διαφορὰς τῶν ἐπὶ σήψει χυμῶν ἰᾶσθαι προσήκει, καθάπερ
ἤδη πολλάκις ἔμπροσθεν εἴρηται, τὴν ἔνδειξιν ἀπό τε τοῦ
κοινοῦ γένους αὐτῶν λαμβάνοντας καὶ τῆς καθ᾽ ἕκαστον
ἰδίας διαφορᾶς.

Κεφ. ζ. Ἀναλαβόντες οὖν αὖ εἴπωμεν ὁπόσαι μέν
εἰσιν αἱ πᾶσαι διαφοραὶ τῶν ἐπὶ σηπεδόνι χυμῶν ἀναπτο-
μένων πυρετῶν, τίς δ᾽ ἡ κοινὴ τοῦ γένους αὐτῶν ἔνδειξις
τῶν ἰασομένων βοηθημάτων, εἶθ᾽ ἑξῆς ὁποία τις ἡ καθ᾽
ἕκαστον ἰδία. χρὴ γὰρ δήπου τό τε κοινὸν αὐτοῖς ἅπασι κοινὴν καὶ τὴν ἔνδειξιν ἔχειν, τό τ᾽ ἐν ἑκάστῳ διάφορον εἰς
ὅσον ἀποκεχώρηκε τῶν ὁμογενῶν, εἰς τοσοῦτον καὶ τὴν
ἔνδειξιν ἀφωρισμένην ἐκείνων ἔχειν. εἰσὶ δὲ τῶν ἐπὶ σήψει
χυμῶν αἱ διαφοραὶ αἵδε. μία μὲν ἐκ τοῦ παρεῖναι τὰς
αἰτίας αὐτοῖς τῆς σηπεδόνος, ἢ μὴ παρεῖναι, δευτέρα δὲ
ἐκ τοῦ καθ᾽ ὅλον τὸ ζῶον ἢ κατὰ μέρος ὑπάρχειν τὴν
σηπεδόνα, καὶ τρίτη καθ᾽ ὅσον ἤτοι μετὰ (154) φλεγμονῆς

vero modum et caeteras natarum ex putredine febrium differentias ſanari conveniet; indicatione, ſicut ſaepe prius
dictum eſt, tum a communi ipſarum genere tum vero a
cuiuſque propria differentia deſumpta.

Cap. VII. Ergo denuo repetentes dicamus primum quot ſint febrium quas humorum putredo accendit
in univerſum differentiae; deinde quaenam ſit ipſius generis
earum communis ſanaturorum auxiliorum indicatio; mox
quae ſit ſingulatim cuiuſque propria. Par eſt enim profecto
ut quod omnium earum commune eſt, communem habeat
indicationem; et quod in ſingulis eſt proprium, quantum a
reliquis eiuſdem generis eſt diverſum, in tantum et diverſam
ab illis ſortiatur indicationem. Sunt igitur natarum ex humoris putredine eiuſmodi differentiae. Una ex eo quod
cauſae ipſius putredinis adſunt, vel non adſunt. Secunda
ex eo quod per totum animal aut ejus partem aliquam diffuſa putredo ſit. Tertia, quatenus cum phlegmone eſt aut
citra hanc. Igitur conſiderandum nobis eſt, quidnam com-

ἢ χωρὶς ταύτης εἴη. ἐπισκεπτέον οὖν ἡμῖν ἐστι τί μὲν
ἔχει κοινὸν ἡ ἀπὸ τῆς αἰτίας ἔνδειξις ὑπαρχούσης ἔτι, τί
δ᾽ ἡ τῆς σηπεδόνος αὐτῆς· κᾷπειθ᾽ ἑξῆς τί μὲν ἡ καθ᾽
ὅλον τὸ ζῷον ἢ τά γε κυριώτατα τῶν ἀγγείων αὐτοῦ· τί
δὲ ἡ καθ᾽ ἕν τι μόριον, ἔπειθ᾽ ἑξῆς τῶν καθ᾽ ἕν τι μορίων τὰς διαφοράς. ἄλλην μὲν γὰρ εἰκὸς ἔνδειξιν εἶναι
τὴν μετὰ φλεγμονῆς, ἑτέραν δὲ τὴν χωρὶς ταύτης. ἐν αὐταῖς δὲ ταύταις πάλιν ἑτέραν μὲν ἔτι παρούσης τῆς ποιούσης αἰτίας, ἑτέραν δ᾽ οἰχομένης αὐτῆς. εἶθ᾽ ἑξῆς τὰς
καθ᾽ ἑκάστην αἰτίαν ἔτι παροῦσαν διαφοράς, ἐπὶ πάντων
τῶν εἰρημένων κατὰ τὴν τομὴν εἰδῶν· ἐνταῦθα γὰρ ἡμῖν
ἀναγκαῖόν ἐστιν εἰς τὰς ἀπὸ τῶν θεραπευομένων διαθέσεων ἐνδείξεις τελευτῆσαι. μετὰ δὲ ταύτας δηλονότι τὰς
ἀπὸ τῶν θεραπευσομένων μορίων ἐνδείξεις ληψόμεθα κατα
τὴν προειρημένην μέθοδον· αἷς προσθέντες τὰς ἀπὸ τῆς
δυνάμεως τελείαν ἕξομεν ἤδη τὴν μέθοδον τῆς ἁπάντων
τῶν ἐπὶ σήψει πυρετῶν ἰάσεως.

mune habeat indicatio quae a caufa fumitur adhuc manente; quidnam ea quam putredo ipfa praeftat; ab his
deinde, quid indicatio putredinis quae per totum diffundi-
tur animal aut certe maxime principalia in eo vafa; quid
ejus quae in una confiftit parte; mox deinde earum quae
in una quadam parte funt aeftimabimus differentias. Quippe aliam effe indicationem ejus quae cum phlegmone conjungitur, ratio eft; aliam ejus quae fine hac confiftit. Rurfus
in his etiam ipfis aliam effe praefente adhuc effectrice caufa;
aliam vero hac fubmota. Poftremo cujufque caufae adhuc
manentis differentias per omnia quae in fpecierum divifione
funt inventa; fiquidem hic jam definant neceffum eft indicationes quae ex curandis fumuntur affectibus. Poft has
vero eas nimirum quae ab ipfis curandis fuggeruntur partibus pro jam dicta methodo fumemus; quibus fi eas quae
a viribus praebentur adjecerimus, abfoluta nobis de febrium omnium a putredine accenfarum curatione methodus erit.

ΒΙΒΛΙΟΝ Δ. 753

Ed. Chart. X. [253. 254.]　　　　　Ed. Baf. IV. (154.)

Κεφ. η′. Ἀρξώμεθα οὖν ἀπὸ τοῦ πρώτου σκοποῦ
κατὰ τὴν διαίρεσιν, ὅπερ ἦν ἡ σηπεδὼν τῶν χυμῶν, καὶ
σκεψώμεθα τίσιν ἄν τις προσέχων σκοποῖς καὶ τίσιν ἐνδεί-
ξεσι χρώμενος ἐξεύροι τὴν θεραπείαν αὐτῆς. ἀρχὴ δ᾽ εἰς
τὴν εὕρεσιν ἡ φύσις ἔσται τοῦ πράγματος ὑπὲρ οὗ σκο-
πούμεθα· καὶ γὰρ καὶ τοῦτο ἐμάθομεν ἐν ταῖς ἀποδεικτικαῖς μεθόδοις. [254] τίς οὖν ἡ φύσις τῆς σηπεδόνος ἐστίν;
ἡ μεταβολὴ τῆς ὅλης τοῦ σώματος σηπομένης οὐσίας ἐπὶ
φθορὰν, ὑπὸ τῆς ἔξωθεν θερμασίας. οὐ γὰρ δὴ ὑπό γε τῆς
οἰκείας τι φθείρεται, τοὐναντίον δ᾽ ἅπαν αὐξάνεταί τε καὶ
ῥώννυται καὶ ὑγιαίνει καὶ ζῇ τῶν ὄντων ἕκαστον, ὑπὸ τῆς
οἰκείας θερμασίας διοικούμενον· ὥσπερ ἀμέλει καὶ αὐτὰ τὰ
τῶν ζώων σώματα καίτοι τὸ πλεῖστον τῆς ἑαυτῶν οὐσίας
ὑγρὸν καὶ θερμὸν ἔχοντα, διαρκεῖ πάμπολυν ἐτῶν ἀριθμὸν
ἄσηπτά τε καὶ ὑγιῆ καὶ ζῶντα φυλαττομένης αὐτῶν, ὡς
ἐπιδέδεικται, τῆς οἰκείας θερμασίας, ἐν μὲν τῷ τῆς καρδίας
σώματι διὰ τῆς ἀναπνοῆς, ἐν ἅπασι δὲ τοῖς ἄλλοις μέρεσι
διά τε τῆς πρὸς τὴν καρδίαν κοινωνίας καὶ δι᾽ ἑτέρου τινὸς

Cap. VIII. Ergo ordiamur a primo qui in diviſione
fuit ſcopo, is erat humorum putredo, ac conſideremus quibus maxime ſcopis quibufque indicationibus uſi curationem ejus invenire poſſimus. Principium vero inventionis
ipſa erit rei natura, de qua agitur; etenim id quoque in
demonſtrandi methodis didicimus. Quaenam igitur eſt putredinis natura? mutatio totius putreſcentis corporis ſubſtantiae ad corruptelam ab externo calore. Non enim profecto a proprio *calore* corrumpitur quicquam, imo vero
contra quodcunque et augetur et roboratur et ſanum eſt
et vivit eorum quae ſunt quodque proprio calore regitur
Ut ſane et ipſa animantium corpora, tametſi plurimam ſubſtantiae ſuae portionem humidam et calidam ſunt ſortita,
magnum tamen annorum numerum ſine putredine ac ſana
vivaque exigunt, ſi ſervetur, ut monſtratum eſt, eorum proprius calor in cordis quidem corpore per reſpirationem,
in reliquis omnibus partibus tum per communitatem, quam
habent cum corde, tum per aliam quandam reſpirationis

είδους αναπνοής, ὃ καθ᾽ ὅλον τὸ δέρμα γιγνόμενον ὠνόμασται διαπνοή. τῇ δὲ τούτων βλάβῃ συγκακοῦται μὲν τὸ
κατὰ φύσιν θερμόν· ὀθνεῖον δέ τι καὶ παρὰ φύσιν ἕτερον
ἐγγινόμενον τοῖς σώμασι τοὺς μὲν χυμοὺς πρώτους δι᾽ ὑγρότητα σήπει τε καὶ διαφθείρει, τῷ χρόνῳ δὲ καὶ τῆς πιμελῆς
ἅπτεται καὶ τῆς σαρκός. ὥσπερ οὖν ὅσα τῶν μὴ ζώντων
σωμάτων σήπεται, πρῶτον μὲν ἀποφράττουσιν αὐτῶν ὅσον
ἤδη σέσηπται, εἶθ᾽ ἑξῆς τὸ λοιπὸν αἰωρήσαντες ἐν ἀέρι ψυχρῷ διαπνοὰς εὐψυχεῖς μηχανῶνται, κατὰ τὸν αὐτὸν τρόπον ἰασόμεθα τὴν ἐν τοῖς ζώοις σηπεδόνα, τὸ μὲν ἤδη
διεφθαρμένον ἐκκενοῦντες ἅπαντι τρόπῳ, τὸ δὲ ὑπόλοιπον αἰωρήσεσι μετρίαις καὶ διαπνοαῖς εὐψυχέσιν εἰς τὴν
ἀκριβῆ συμμετρίαν ἐπαναγαγόντες. ἡ μὲν δὴ κένωσις αὐτῶν
δι᾽ οὔρων τε καὶ διαχωρημάτων ἐμέτων τε καὶ ἱδρώτων
ἔσται· μετὰ δὲ ταῦτα κινήσεις μετρίας ἅμα τῇ τοῦ περιέχοντος εὐκρασίᾳ προσάξομεν. ὅπως δ᾽ ἄν τις ἕκαστον
τούτων ὀρθῶς μεταχειρίζοιτο, μικρὸν ὕστερον ἐπισκεψόμεθα.
νυνὶ δ᾽ ἐπὶ τὸ δεύτερον ἐκ τῆς διαιρέσεως ἤδη μεταβῶμεν,

ſpeciem, quae per totam agitur cutem et tranſpiratio nominatur. His vero laeſis una etiam naturalis calor laeditur;
alter vero quidam alienus, ac praeter naturam in corporibus
excitatus, primum quidem ipſos humores propter humiditatem et putrefacit et corrumpit, ſpatio vero temporis tum
adipem invadit tum etiam carnem. Ut igitur in iis corporibus quae non vivunt ac putreſcunt, primum quantum
eorum jam computruit abjiciant, dein ei quod reliquum eſt
in frigidum aërem ſublato, perſpirationem refrigerantem
moliuntur; ita putredinem in vivis ortam ſanabimus, id
quod jam corruptum eſt, omni ratione vacuantes, quod reliquum eſt moderatis geſtationibus et refrigerante perſpiratu
ad exactam ſymmetriam reducentes. Ac vacuationem quidem illius per urinas, dejectiones, vomitum ac ſudores moliemur; poſt hanc motiones mediocres una cum ambientis
bona temperie adhibebimus. Quemadmodum autem horum
quodque recte adminiſtrandum ſit, paulo poſt aeſtimabimus.
Nunc ad ſecundum in diviſione tranſeamus, quemadmodum

ὡς ἄν τις κάλλιστα τῆς ποιούσης αἰτίας τὴν σῆψιν ἔτι μενούσης ἐξεύροι τὴν ἴασιν. ἔστι δ᾽ οὐδ᾽ ἐνταῦθα χαλεπὸν οὐδὲν
ἐξευρεῖν, ὅτι διὰ τῶν ἐναντίων ἀναιρουμένης αὐτῆς. ἐπεὶ
τοίνυν ἡ κώλυσις τῆς διαπνοῆς εἰργάζετο τὴν σῆψιν, ἀναι-
ρετέον αὐτήν. ἀλλ᾽ ἐπεὶ πολυειδῶς ἐγίγνετο καὶ πυκνουμένων
τῶν πόρων καὶ πιλουμένων τῶν σωμάτων καὶ διὰ πλῆθος
καὶ πάχος καὶ γλισχρότητα τῶν χυμῶν ἐμφραττομένων, ἑκάστην τῶν εἰρημένων διαθέσεων ἰᾶσθαι χρὴ διὰ τῶν ἐναν-
τίων· τὴν μὲν πύκνωσιν τοῖς ἀραιοῦσι, τὴν δὲ πίλησιν τοῖς
χέουσι, τὸ δὲ πλῆθος τοῖς κενοῦσι, καὶ τὸ πάχος τοῖς
τέμνουσι, καὶ τὴν γλισχρότητα τοῖς ῥύπτουσιν. καὶ εἰ μὲν
καθ᾽ ὅλον εἴη τὸ σῶμα τῶν εἰρημένων ἕκαστον, ὅλῳ τῷ σώματι διὰ τῶν ἐναντίων τιμωροῦντες· καθ᾽ ἓν δέ τι τῶν μορίων ὑπαρχούσης τῆς σηπεδόνος, ἐν ἐκείνῳ τὰ εἰρημένα
μηχανώμεθα. οὐ τῶν αὐτῶν δὲ δηλονότι δεήσεται πάντα
κενώσεως φαρμάκων, ὡς ἄν καὶ ταῖς κράσεσι καὶ ταῖς θέσεσι
καὶ ταῖς διαπλάσεσι καὶ τῇ συμπάσῃ κατασκευῇ καὶ φύσει
διαφέροντα ἀλλήλων.

quis caufae quae putredinem excitavit adhuc manentis remedium facillime inveniat. Eſt autem neque in hoc difficultas ulla, quod per contraria ipſa tollatur. Itaque quoniam
tranſpirationis prohibitio putredinis cauſa fuit, hanc ſubmo-
vere oportet. At ea quum variis generibus fit orta et denſa-
tis exiguis meatibus et conſtrictis corporibus et humoribus
tum abundantia tum craſſitudine tum lentitia ſua obſtruen-
tibus, ſingulae dictarum affectionum curandae per contraria
ſunt, denſitas per ea quae rarefaciunt, conſtrictio per ea
quae fundunt; abundantia per ea quae vacuant, craſſitudo
per ea quae incidunt, et lentor iis quae detergent. Ac ſi
quidem totum corpus dictorum jam ſingula occuparint, etiam
toti corpori per contraria eſt ſuccurrendum, ſin unam partem quampiam putredo invaſerit, illi adhibenda jam dicta
ſunt remedia. Sane non eaſdem omnes partes vacuationes
medicamentave requirent, quum et temperamentis et po-
ſituris et conformatione et omni denique conſtitutione naturaque inter ſe diffideant.

Ed. Chart. X. [254. 255.]   Ed. Baf. IV. (154.)

Κεφ. θ´. Ὅπως οὖν χρὴ βοηθεῖν ἑκάστῳ μετὰ ταῦτα σκεψόμεθα κατὰ τὴν οἰκίαν τοῦ λόγου τάξιν· ἧς τὴν ἀρχὴν ἀπὸ τῆς ἐν ὅλῳ τῷ σώματι σηπεδόνος ποιησόμεθα, γεννώσης καὶ αὐτῆς [255] τοὺς συνόχους ὀνομαζομένους πυρετούς. ἐκκαθαίρειν οὖν χρὴ τὰ σεσηπότα τῶν οὕτω καμνόντων σωμάτων δι᾽ οὔρων τε καὶ γαστρὸς καὶ ἱδρώτων· εἰ δ᾽ αὐτόματόν ποτε τὴν ὁρμὴν ἐπὶ τὸ στόμα τῆς γαστρὸς ποιήσαιτο, καὶ δι᾽ ἐμέτων· ἄλλως δὲ οὐ χρὴ παρὰ φύσιν ἐρεθίζειν αὐτά. ἔστι μὲν οὐκ ὀλίγη τις ὕλη τῶν τὰς εἰρημένας ἐκκρίσεις προτρεπόντων, ἀλλ᾽ εἰ πλείους αὐτῶν θερμαὶ καὶ ξηραὶ ταῖς δυνάμεσιν οὖσαι τὸν πυρετὸν ἐπαύξονται. ἐκλεκτέον οὖν τῷ ἰατρῷ ὅσα χωρὶς τοῦ θερμαίνειν καὶ ξηραίνειν ἱκανῶς τὰς εἰρημένας κενώσεις ἐργάζονται, καθάπερ ὅ τε τῆς πτισάνης χυλὸς καὶ τὸ μελίκρατον ὀξύμελί τε καὶ ἀπόμελι καὶ ἡ τοῦ σελίνου ῥίζα κατὰ τὸ πινόμενον ὕδωρ ἑψομένη. αὐτὰ δὲ ταῦτα καὶ κατὰ κοιλίαν ἀγαθά· μὴ διαχωρούσης δὲ τῆς κοιλίας, κλύζειν μελικράτῳ μετ᾽ ἐλαίου. τὸ δ᾽ ὅλον

Cap. IX. Ergo quemadmodum fingulis opitulandum, id poftea pro conveniente fermonis ordine difquiremus; cujus initium a putredine quae totum corpus occupet, quae ipfa continentes quoque vocatas febres excitet, faciemus. Ergo qui putruerunt ita laborantium corporum humores per urinas et alvum et fudores purgandi funt; quod fi ad os ventriculi aliquando fua fponte impetum capiant, etiam per vomitiones; aliter autem non eft, quod eos praeter naturam irrites. Ac eorum quidem quae jam dictas excretiones promoveant, non parva materiae copia eft, fed quum major eorum portio calida ficcaque facultate fit, febrem adauget. Itaque deligenda medico funt ea quae citra calefactionem ficcationemque valentem dictas vacuationes praeftent; cujufmodi funt cremor ptifanae et aqua mulfa et oxymeli et apomeli et apii radix in aqua quae potui datur incocta. Haec autem ipfa ventri quoque funt idonea; qui fi nihil reddat, injicienda per clyfterem aqua mulfa cum oleo eft. Sane totum corpus priufquam id vacnaris, rarefacere non

BIBΛION Λ. 757

Ed. Chart. X. [255.]   Ed. Baſ. IV. (154.)

σῶμα πρὶν μὲν κενῶσαι, μανοῦν οὐ χρή· κενώσαντα δ' ἐγχωρεῖ μανοῦν φαρμάκῳ χλιαρὰν ἔχοντι τὴν θερμασίαν,
ὁποῖόν ἐστι τὸ διὰ τοῦ χαμαιμήλου. ἐν τούτῳ τῷ καιρῷ καὶ
οἶνος ὑδατώδης πινόμενος ἁπάσας κινεῖ τὰς ἐκκρίσεις καὶ
λουτρὸν εὔκρατον ἐκ γλυκέος ὕδατος. εἰ δὲ καὶ μὴ προσκέοιτό ποτε κατὰ τὴν λέξιν τὸ γλυκύ, προσυπακούειν χρὴ
γινώσκοντας ὅτι περὶ τοῦ τοιούτου λουτροῦ διὰ παντὸς ὁ
λόγος ἡμῖν ἐπὶ τῶν πυρεττόντων ἐστὶν, οὐκ ἀσφαλτώδους
ἢ θειώδους, ἢ στυπτηριώδους, ἢ χαλκανθώδους, ἢ ἁλμώ-
δους ἢ θαλάττης αὐτῆς. ἀλλ' ὅταν ἀνθίσταται τὸ μέγεθος
τοῦ πυρετοῦ, καθάπερ ἐπὶ τῶν σύνοχων, οὔτ' οἴνῳ χρηστέον οὔτε λουτρῷ οὔτε ἀλείμμασιν ἀραιωτικοῖς· ἀλλὰ τὸ
ψυχρὸν ὕδωρ ἐν τούτοις τοῖς πυρετοῖς πινόμενον, ὡς ἔμπροσθεν εἴπομεν, ἐπιτηδειότατον, εἰ μὴ καὶ τοῦτο κωλύει
τι τῶν εἰρημένων. αὐτοῦ μὲν γὰρ τοῦ πυρετοῦ διαπαντὸς
ἴαμα τὸ ψυχρὸν ποτὸν, οὐ μὴν τοῦ γ' ἐκκενωθῆναι τὰ σηπόμενα διὰ γαστρὸς, οὔρων ἢ ἱδρώτων. διὸ χρὴ γεγυμνασμένον ἐν ταῖς νῦν διδασκομέναις μεθόδαις, ἐπὶ τῶν καμνόν-

expedit; ubi vacuatum eſt, utique licebit id medicamento
aliquo cui calor tepidus inſit rarefacias, cujuſmodi eſt quod
ex chamaemelo conficitur. In hoc tempore ſi vinum quoque
aquoſum bibatur, id omnes excretiones promoverit; *idem
faciat* et temperatum dulcis aquae lavacrum. Quod ſi ap-
poſitum aliquando in dictione vocabulum dulcis non ſit, id
ſubaudire debebis, certo ſciens de eo nos in febricitantibus
lavacro ſemper loqui, non bituminoſo aut ſulfureo aut
aluminoſo aut chalcanthode aut ſalſo aut ex marina ipſa.
Caeterum ubi magnitudo febris obſtat, ſicut in continentibus, nec vino eſt utendum nec lavacro nec iis quae habitum
rarefaciant, unctionibus; ſed aqua frigida, ſicut prius diximus, pota in his febribus eſt aptiſſima, niſi tamen aliquid
eorum quae praedicta ſunt hanc quoque prohibeat. Nam
ipſius febris frigida pota perpetuo eſt remedium, non tamen
putreſcentium humorum per alvum, urinas vel ſudores va-
cuandorum. Quo magis exercitatum eſſe in iis quas nunc
tradimus methodis oportet, ac in aegrotantibus conſiderare

758   ΓΑΛΗΝΟΥ ΘΕΡΑΠΕΥΤ. ΜΕΘΟΔΟΥ

Ed. Chart. X. [255.]   Ed. Baſ. IV. (154. 155.)

των σκοπεῖσθαι, τίνα μέν ἐστιν αὐτοῦ τοῦ πυρετοῦ τὰ
ἰάματα, τίνα δὲ τῆς σήψεως αὐτῆς καθ᾽ ἑαυτὴν ἐγκειμένης μόνης, τίνα δὲ τῆς ποιούσης αὐτὴν αἰτίας, καὶ ταύτης αὐτῆς καθ᾽ ἑαυτὴν ἐγκειμένης. οὐ γὰρ ὁμολογεῖ πάντα
ἀλλήλοις διὰ παντός, ἀλλ᾽ ἐναντιοῦται πλειστάκις. ἔνθα
χρὴ μεμνημένον ὧν ἐμάθομεν ἐπὶ τὸ μέγιστον (155) ἀπάντων ἔρχεσθαι καὶ τοῦτ᾽ ἤτοι πρῶτον ἢ μᾶλλον τῶν ἄλλων
ἰᾶσθαι. χαλεπὸν μὲν οὖν εὖ ἴσθι καὶ γνώμης ὀξείας δεόμενον ἀλλήλοις παραβάλλειν τὸν πυρετὸν καὶ τὴν σηπεδόνα
καὶ τὴν ποιοῦσαν αἰτίαν, ὅταν ἔτι καὶ αὐτὴ παρῇ· χαλεπώτερον δὲ εἰ καὶ τὴν δύναμιν αὐτοῖς παραβάλλοις, ὅπερ
ἀναγκαῖον μὲν ἀεὶ διὰ τὸν τῆς ζωῆς σκοπόν, ὡς ἔμπροσθεν ἐδείκνυμεν, ἐνίοτε δὲ καὶ κατὰ τὸ συμβεβηκὸς ὡς πρὸς
τὴν ἴασιν τῶν νοσημάτων, ὅπερ ὑπεσχόμεθα δείξειν. εἰ μὲν
γὰρ ἱμάτιον εἴη τὸ σηπόμενον, ἤ τι τῶν ἀψύχων ἄλλων
σωμάτων, ἐκ τῶν εἰρημένων ἂν ὑπῆρχεν ἡμῖν μόνον ἡ ἔν-
δειξις· ἐπεὶ δ᾽ ἐν ζῶντι σώματι γίνεται σῆψις, ἀλλοιοῦν
δυναμένῳ καὶ πέττειν, ἐπανάγειν τε πρὸς τὸ χρηστὸν ὅσα

et quae ſint ipſius febris remedia, et quae ipſius ubi per ſe
ſola ſubſiſtit putredinis, quae rurſus efficientis hanc cauſae,
atque hujus quoque, quum per ſe ipſam ſubſiſtit. Non enim
ſemper inter ſe conſentiunt haec omnia, ſed plerumque adverſantur. Hic memores eorum quae didicimus, quod maximum omnium eſt, id aggredi oportebit atque vel hoc primum vel magis quam caetera ſanare. Sane ſcire licet difficile eſſe acrique judicio indigens febrem, putredinem et effectricem cauſam, ubi etiamnum ipſa quoque adeſt, inter ſe
conferre; difficilius tamen eſt, ſi vires quoque cum illis
conferre velis; quod, ſicut ante demonſtravimus, propter
vitae ſcopum ſemper eſt neceſſarium; aliquando vero et ex
accidenti, ſicut ad morborum ſanationem; quod me oſtenſurum promiſi. Si namque quod putreſcit veſtis eſſet aliudve
inanime corpus, ex praedictis duntaxat indicationem capere-
mus. Quum vero in vivente corpore fiat putredo, quod
tum alterare poteſt tum concoquere tum utile reddere

Ed. Chart. X. [255. 256.]   Ed. Baſ. IV. (155.)

τῶν σηπομένων οἷον ἡμισαπῆ τ᾽ ἐστὶ καὶ ἡμιμόχθηρα, τὴν
δύναμιν αὐτοῦ ταύτην ᾗ πέττειν πέφυκεν ἐπεγείρων καὶ
ῥωννύων ἰάσῃ τὰ σηπόμενα. διὸ καὶ τότε μάλιστα τολμῶ-
μεν ἤτοι λούειν ἐν τοῖς βαλανείοις αὐτοὺς ἢ τοῖς ἀραιωτι-
κοῖς χρῆσθαι φαρμάκοις, ἢ ὕδωρ ψυχρὸν ἢ οἶνον διδόναι
πίνειν, [256] ὅταν ἴδωμεν τὰ γνωρίσματα τῶν πεττομένων
χυμῶν. οὐ γὰρ δὴ τῆς γε σφυγμικῆς δυνάμεως ἐῤῥωμένης μόνης εἰς τὰ τοιαῦτα χρῄζομεν, ὥσπερ οὐδὲ τῆς καθ᾽ ὁρμὴν
ἡμᾶς κινούσης, ἀλλ᾽ ὡς εἴρηται τῆς πεπτικῆς μᾶλλον. εἰ μὲν
οὖν αἵ τε δυνάμεις ἰσχυραὶ πᾶσαι τυγχάνοιεν οὖσαι καὶ ὁ πυρετὸς διακαέστατος καὶ τὰ τῆς πέψεως ἐναργῆ σημεῖα, τὸ
ψυχρὸν αὐτῷ διδόναι θαῤῥοῦντα· δῆλον γὰρ ὅτι μηδὲ πρεσβύτης ἐστὶν ὁ τοιοῦτος ἐξ ὧν προειρήκαμεν ἁπάσας ἰσχυρὰς
ὑπάρχειν αὐτῷ τὰς δυνάμεις. εἰ δὲ καὶ εὔσαρκος εἴη καὶ ἡ
κατάστασις θερμὴ καὶ ξηρὰ, κἂν εἰς κολυμβήθραν αὐτὸν ἐμ-
βάλῃς ψυχρὰν, οὐ βλαβήσεται. κατὰ τὸν τοιοῦτον γοῦν καιρὸν οἱ ῥίψαντες σφᾶς αὐτοὺς εἰς ὕδωρ ψυχρὸν ἵδρωσάν τε

quicquid putrefcentium veluti femiputrefcens femimalum-
que eſt, hanc facultatem ejus qua naturaliter concoquit
excitans roboranſque, quae putrefcentia ſunt fanabis. Itaque etiam tum quae putrefcentia funt fanabis. Itaque etiam
tum maxime eos cum fiducia vel in balneo lavamus, vel
rarefacientibus medicamentis utimur, vel aquam frigidam
vel vinum bibendum damus, quum notas humorum concoctionis cernimus. Non enim pulfificam duntaxat facultatem
ad ejuſmodi agenda firmam requirimus, ut neque facultatem
voluntacio motu nos moventem, fed, ficut eſt dictum, potius
concoctricem. Ergo fi et facultates cunctae valentes fint et
febris ardentiſſima et concoctionis notae plane evidentes,
frigidam homini dare audacter debebis; conſtat namque
talem *hominem* fenem non eſſe, ex quo omnes illi facultates
valentes eſſe propoſuimus. Quod fi etiam corpulentus fuerit, tum ſtatus caeli calidus ac ficcus, etiamfi in frigidam
natationem hunc dimittas, haudquaquam laedetur. Ejuſmodi
namque temporis opportunitate uſi, qui fefe in frigidam

πάντως αὐτίκα καὶ ἡ γαστὴρ οἷστισιν αὐτῶν κατέῤῥηξε χο-
λώδη. μετρίου δ᾽ ὑπάρχοντος τοῦ πυρετοῦ καὶ τῶν δυνάμεων
οὐσῶν οὐκ ἰσχυρῶν ἅμα τοῖς τῆς πέψεως σημείοις ὠφελεῖ
τοὺς τοιούτους τά τε βαλανεῖα καὶ ἡ τοῦ οἴνου πόσις, ὅσα
τε τῶν ἀλειμμάτων ἐστὶ μανωτικά, καὶ πολὺ μᾶλλον ὅταν ᾖ
τὸ περιέχον ψυχρόν. οὐδὲ γὰρ ἐπιθυμοῦσιν ὡς τὰ πολλὰ
ψυχρῶν λουτρῶν ἢ πόσεων ἐν ταῖς τοιαύταις καταστάσεσιν,
ἀναψυχόμενοι διὰ παντὸς ταῖς εἰσπνοαῖς· ὡς εἴ γε συμβαίη
ποτὲ ψυχροῦ τοῦ περιέχοντος ἀέρος ὄντος ἰσχυρῶς καυσοῦ-
σθαι τὸν κάμνοντα, βραχείας ἐπ᾽ αὐτοῦ σωτηρίας ἐλπίδας
ἔχειν. εἰ δὲ μηδὲ τὰ τῆς πέψεως εἴη σημεῖα, μηδὲ τὰς δυνάμεις ἰσχυρὰς ἔχειν φαίνοιτο, σωθῆναι τοῦτον ἀδύνατον· ὥστε
οὔτε λούσεις αὐτὸν οὔτ᾽ ἀλείψεις τοῖς μανωτικοῖς φαρμάκοις,
οὔτ᾽ οἶνον δώσεις οὔτε ψυχρόν· ἐφ᾽ οὗ γὰρ ἀνέλπιστος ἡ σω-
τηρια μάταιον ἂν εἴη διαβάλλειν τοῖς ἰδιώταις τὰ πολλοὺς
σώζοντα βοηθήματα. ἐγὼ γοῦν οἶδά τινας ἰατροὺς ἀμεθόδους
μιμησαμένους τὰ ὑφ᾽ ἡμῶν πραττόμενα καὶ τοῖς αὐτοῖς χρησαμένους βοηθήμασιν ἐπὶ τῶν πάντως τεθνηξομένων, ἀλλ᾽

coniecerunt et protinus univerfe fudarunt et nonnullis eorum alvus biliofa reddidit. At fi mediocris fit febris et vires
non validae cum notis concoctionis, iis balneum prodeft et
vini potio: tum vero ex unctionibus eae quae rarefaciunt;
idque multo magis quum ambiens eft frigidus. Neque
enim plerumque aut frigida balnea aut frigidam potionem
in ejusmodi coeli ftatu expetunt, infpiratu ipfo affidue refrigerati: quod fi quando in frigido ambiente vehementer
uri aegrotum contingat, exigua falutis ejus habenda fpes fit.
Si vero nec concoctionis funt figna, nec vires validas habere appareat, fervari is plane non poteft; hanc neque ipfum laveris in balneo neque medicamentis rarefacientibus
unxeris neque vinum illi dederis neque frigidam, in quo
enim defperata falus eft, imprudentis confilii fuerit apud
vulgum infamare praefidia, quae multis fuere faluti. Ego
fiquidem aliquos novi ex amethodis iftis medicis, qui quum
ea quae nos geffimus effent imitati, iifdemque praefidiis in
iis qui prorfus morituri erant ufi, adeo nihil profecerunt,

BIBΛΙΟΝ Δ. 761

Ed. Chart. X. [256.]   Ed. Baſ. IV. (155.)

οὔτ᾽ ἀνύσαντάς τι καὶ τὴν εὔκαιρον αὐτῶν χρῆσιν ὕπο-
πτόν τε καὶ φοβερὰν ἐργασαμένους. ἀλλ᾽ ἡμεῖς γε καιροὺς
δηλονότι καὶ βοηθήματα γράφομεν ἐπὶ τῶν σωθῆναι δυναμένων, ὡς ὅσοι γε ἀνίατοι τῶν νοσούντων εἰσὶν, οὔτε
καιρὸς ἐπιτήδειος οὔτε βοήθημα τούτοις ἐστί. καὶ χρὴ μεμνῆσθαι τοῦδε παρ᾽ ὅλον τὸν λόγον, ὑπὲρ τοῦ μὴ δόξαι
ποτὲ τὸν κυριώτατον καὶ πρῶτον σκοπὸν ἁπάντων δια-
βάλλεσθαι. λέγοντος γοῦν Ἱπποκράτους τὰ ἐναντία τῶν
ἐναντίων ἰάματα τί κωλύει πᾶσιν ἑξῆς τοῖς πυρέττουσιν
ὕδωρ ψυχρὸν διδόναι; ἀλλ᾽ οὔτε δοτέον οὔτ᾽ ἀνατρέπεται
κατ᾽ ἐκεῖνον τὸν χρόνον ὁ καθόλου σκοπὸς ἁπάσης τῆς θεραπείας. ἓν μὲν γάρ τι τῶν ψυχόντων ἐνεργείᾳ τὸ ψυχρὸν ὕδωρ
ἐστὶ, πλείω δ᾽ ἄλλα τὰ μὲν κατὰ δύναμιν, ὡς εἴρηται, ψύχει, τὰ δὲ κατὰ συμβεβηκός· ὧν ἄλλοτ᾽ ἄλλῳ χρώμεθα διὰ
τὴν ἐπιπλοκὴν τῶν ἐναντιουμένων ἀλλήλοις σκοπῶν. εἴρηται
δ᾽ ἡ μέθοδος τῆς τοῦ συμφέροντος ἑκάστοτε πρὸ τῶν ἄλλων
αἱρέσεως. ἐδείχθη δὲ καὶ ὡς ὅσον μὲν ἐπ᾽ αὐτῷ τῷ πυρετῷ
τὸ ψυχρὸν ὕδωρ ἀεὶ βαήθημά ἐστιν, ὅσον δ᾽ ἐπὶ τοῖς ἄλλοις

ut etiam tempeſtivum eorum uſum ſuſpectum formido lo-
ſumque reddiderint. Verum nos tempora praeſidiaque iis
quos ſervari ſpes eſt ſcribimus, quod aegris inſanabilibus
nec tempus ullum opportunum nec praeſidium ſit. Atque
hoc mihi per omnem ſermonem teneri memoria velim, quo
minus praecipua illa primaque omnium curationis indicatio
convelli aliquando poſſe videatur. Quippe quum dicat Hippocrates *Contraria eſſe contrariorum remedia*, quid vetat
omnibus febricitantibus frigidam uno ordine exhibere? Verum nec exhibenda eſt, neo ſubvertitur eo tempore generalis omnis ſcopus. Unum enim ex iis quae actu refrigerant,
aqua frigida eſt. Sed et alia plura ſunt quae partim poteſtate, ut dictum eſt, refrigerent, partim ex accidenti, quorum
aliis propter concurſum pugnantium in ſe ſcoporum alias
utimur. Porro tradita jam methodus eſt ejus quod conducit
ante alia ſemper deligendi. Oſtenſum praeterea eſt ipſius
febris, prout febris eſt, aquam frigidam ſemper eſſe remedium, quod vero ad alia ſpectat non ſemper; veluti quum

ἀυκ ἀεί· καθάπερ οὐδ᾽ ὅταν ἔμφραξις γλίσχρων καὶ παχέων
χυμῶν ἐργάσηται τὴν σηπεδόνα τῶν χυμῶν. ὑποκείσθω δὲ
σὺν αὐτοῖς εἶναι καὶ πλῆθος ἐν ὅλῳ τῷ σώματι καὶ ἡ δύναμις
οὐκ ἀσθενής. ἐν γὰρ ταῖς τοιαύταις ἐπιπλοκαῖς πολλῶν ἐν
τῷ σώματι παρὰ φύσιν ὑπαρχόντων ἔνια μὲν αἴτια προηγούμενα γενήσεται, καθάπερ τὸ πλῆθος ἅμα τοῖς γλίσχροις
καὶ παχέσι χυμοῖς· ὑπὸ τούτων γὰρ ἡ ἔμφραξις ἀπειργάσθη,
νόσημα οὖσα τῶν ἐμφραττομένων σωμάτων ὀργανικόν. ἐπὶ
ταύτῃ δὲ σύμπτωμα ἐγένετο τῆς διαπνοῆς ἡ ἐπίσχεσις, ἐφ᾽
ᾗ πάλιν ἡ σηπεδὼν τῶν χυμῶν αἴτιόν τι προηγούμενον τοῦ
πυρετοῦ.

Κεφ. ί. [257] Τοῖς οὖν ἐπιχειροῦσιν ἰᾶσθαι τὸν
πυρετὸν ἀναγκαῖόν ἐστι παύειν τὴν σῆψιν, ὥστε δύο γενέσθαι
σκοπούς, τὸν μὲν ἀπὸ τοῦ πυρετοῦ, τὸν δὲ ἀπὸ τῆς σήψεως. ἄλλοι δ᾽ αὖ πάλιν ἔσονται δύο σκοποί, ἵνα τὸ μὲν
γεγονὸς ἤδη τοῦ πυρετοῦ θεραπεύηται, τὸ δὲ γιγνόμενον κω-
λύηται. ἄλλο᾽ δ᾽ αὖ πάλιν ἔσονται ἀπὸ τῆς σήψεως δύο
σκοποί, τὸ μὲ·· γεγονὸς ἤδη τῆς σήψεως ἰώμενοι, τὸ δὲ γινό-

ex obſtructione glutinoſorum et craſſorum humorum putredo oritur. Supponatur vero et cum his plenitudinem in
toto eſſe corpore, tum vires non imbecillas. In ejuſmodi
namque implexibus quum ɔiulta praeter naturam in corpore
ſint, quaedam eorum antecedentes cauſae erunt, veluti redundantia cum glutinoſis et craſſis humoribus; ex his enim
obſtructio eſt orta, quae morbus organicus eſt eorum quae
obſtructa ſunt corporum. Hanc ſymptoma ſequutum eſt ipſa
tranſpirationis retentio quam rurſus putredo humorum excepit, ipſa febris antecedens quaedam cauſa.

Cap. X. Ergo qui febrem curare conatur neceſſe
eſt putredinem inhibeat, ita ut duae indicationes ſe exhi-
beant, altera a febre; altera a putredine. Atque a febre
rurſus duae indicationes erunt, ut portio febris, quae jam
facta eſt percuretur, quae vero in generatione eſt inhibeatur. Aliaeque duae rurſum a putredine erunt indicationes,
ut et quod putredinis jam factum eſt ſanes, et quod in ge-

BIBΛION Λ. 763

Ed. Chart. X. [257.]　　　　　　　Ed. Baf. IV. (155.)

μενον κωλύοντες. ἦν δὲ τὸ γιγνόμενον ἐκ τῆς ἀδιαπνευστίας·
οὐδὲν γὰρ χεῖρον οὕτως αὐτὴν ὀνομάσαι σαφοῦς ἕνεκα
διδασκαλίας. ὥστε καὶ περὶ ταύτης ἕτεραι δύο ἐνδείξεις
ἔσονται, τὸ μὲν ἐπεσχημένον ἐκκενούντων, τὸ δ᾽ ἐπέχεσθαι
μέλλον κωλυόντων. κωλυθήσεται δὲ διὰ τῶν τὴν ἔμφραξιν
ἰωμένων. ἧς πάλιν καὶ αὐτῆς τὸ μὲν ἤδη γεγονὸς ἰατέον
ἐστὶ, τὸ δὲ ἐσόμενον κωλυτέον. ἰαθήσεται μὲν οὖν τὸ γεγονὸς ὑπὸ τῶν ἐκφραττόντων, κωλυθήσεται δὲ τὴν ἐπιρ-
ροὴν τῶν ἐμφραττόντων χυμῶν ἀνειργόντων. ὅπερ οὖν
ἔσχατον εὑρέθη κατὰ τὴν ἀναλυτικὴν μέθοδον, ἐν τῇ θεραπείᾳ πρῶτον ἁπάντων χρὴ πραχθῆναι. δέδεικται γὰρ ἐν
τοῖς ἔμπροσθεν λόγοις ὡς, ἐὰν ἐθελήσωμεν τοῖς ἐκφρακτι-
κοῖς βοηθήμασι χρῆσθαι, ἄνευ τοῦ προκενῶσαι τὸ πλῆθος
οὐ μόνον οὐδὲν ἀνύσομεν, ἀλλὰ μείζονα τὴν διάθεσιν ἐργασόμεθα, μαχομένων ἀλλήλαις τῶν ἐνδείξεων. ἀλλ᾽ ἐὰν
κενώσαντες πρότερον ἐπὶ τὸ θεραπεύειν ἴωμεν τὴν ἔμφραξιν, ἐκφραττόντων ἡμῖν δεήσει φαρμάκων. ἀλλ᾽ ἐπεὶ τού-

neratione adhuc eſt ſiſtas. Porro quod in generatione eſt id
perſpiratio impedita facit; nihil enim deterius fuerit clarioris doctrinae gratia ita eam nominare. Ita ab hac quoque
aliae duae indicationes naſcentur, tum ut quod retentum eſt
vacuetur, tum ut quod retinendum eſt prohibeatur. Sane
prohibebitur praeſidiis obſtructioni medentibus. Cujus rurſum ipſius quod jam factum eſt ſanandum eſt, quod futurum eſt inhibendum. At curabitur quidem quod obſtructionis jam factum eſt obſtructione liberantibus; inhibebitur
quod futurum eſt affluxum obſtruentium humorum compe-
ſcentibus. Ergo quod ultimum in ipſa reſolutiva methodo
eſt inventum, id primum omnium in curatione eſt peragen-
dum. Oſtenſum enim in prioribus libris eſt, ſi iis auxiliis,
quae obſtructionem eximant uti non vacuata prius abundantia velimus, fore ut non modo nihil proficiamus, ſed etiam
affectum majorem reddamus, pugnantibus ſcilicet inter ſe
indicationibus. At ſi vacuata prius *multitudine* ad curandam
obſtructionem accedamus, medicamentis deobſtruentibus

Ed. Chart. X. [257.]   Ed. Baf. IV. (155. 156.)

των ἐστὶ τὰ πλεῖστα θερμὰ, κίνδυνος αὐξῆσαι καὶ τὴν
σηπεδόνα καὶ τὸν πυρετόν. ὅσα τοίνυν ἄνευ τοῦ θερμαίνειν ἐκφράττειν δύναται, τούτοις χρησόμεθα· μετὰ δὲ τὸ
διαῤῥύψαι καὶ τεμεῖν τὰ ἐμφράττοντα, κενοῦν αὐτοὺς πει-
ρασόμεθα διά τε γαστρὸς καὶ οὔρων καὶ ἱδρώτων. υὑσῶν
δὲ καὶ τῶν ταῦτα ἐργαζομένων ὑλῶν θερμῶν ἀναγκαῖον μὲν
ἐν τούτῳ τήν τε σῆψιν αὐξάνειν καὶ τοὺς πυρετούς. ὥστε
καθ᾽ ὅσον ἐνδέχεται πειρατέον ἐκλέγεσθαι τὰς ἧττον θερμαινούσας ὑλας· ἢ εἴ τις εὑρίσκοιτο μὴ θερμαίνουσα, καθάπερ ἐν
τῷ καιρῷ τῷδε τὸ βαλανεῖον, ἐπ᾽ αὐτὴν ἔρχεσθαι. πειρᾶσθαι δ᾽ ἐν τούτῳ τῷ χρόνῳ (156) καὶ τὴν δύναμιν ῥωννύειν, ὅπως πέττῃ τοὺς χυμοὺς, ἐκνικῶσα τὴν σῆψιν. αὐτοῦ
δὲ τοῦ πυρετοῦ τὸ γεγονὸς ἤδη ψυκτέον· ἔσχατος γὰρ ἐν τῇ
τῶν βοηθημάτων τάξει σκοπὸς ὁ ἀπὸ τοῦδε, καίτοι καθ᾽
ἕτερον τρόπον ὑπάρχων πρῶτος· ἀπ᾽ αὐτοῦ γοῦν ἤρξατο καὶ
ἡ τῶν βοηθημάτων εὑρετικὴ μέθοδος.

    Κεφ. ια΄. Εἰ μὲν οὖν μηδὲν ἰσχυρὸν ἐν τῷ μεταξὺ
σύμπτωμα προσγενόμενον ἐάσειεν οὕτω προελθεῖν ἀπὸ τῆς

crit opus. Verum quoniam horum plurima calida funt, periculum eft ne tum putredinem tum febrem augeant. Itaque iis quae citra calorem amovere obftructiones valeant,
utemur; ubi autem quae obftruunt deterfa incifaque funt,
per alvum urinas et fudorem ea vacuare tentandum. Quum
vero materiae quae haec efficiant etiam calidae fint, necefle
eft interea tum putredinem augeri tum febrem. Quare
quoad licet id agendum ut quae minus calefaciat materia
deligatur, aut fi qua inveniri poteft quae non calefaciat,
quemadmodum in hoc cafu balneum, utique ea eft petenda.
Hoc vero tempore etiam vires roborare, quo putredinem
fuperantes humores concoquant, ftudebimus. Quod vero
febris ipfius jam factum eft, id refrigerabimus; in auxiliorum enim inveniendorum ordine ultima eft, quae ab hoc
fumitur indicatio quamvis alia ratione fit prima; quippe
quum a febre coeperit praefidiorum inventrix methodus.

    Cap. XI. Itaque fi nullum quidem interim vehe-
mens incidat fymptoma quod prohibeat, auxilia ab initio

Ed. Chart. X. [257. 258.]　　　　　　Ed. Baf. IV. (156.)

ἀρχῆς τοῦ νοσήματος ἄχρι τῆς τελευτῆς, τὰ βοηθήματα ταχίστη λύσις ἐπακολουθήσει τοῦ πυρετοῦ· παρεμπεσόντος δὲ
τοιούτου τινὸς ὡς ἐφ᾽ ἑαυτοῦ τὴν ὅλην ἐπιστρέψαι θεραπείαν, ἀναγκαῖόν ἐστι βραδῦναι τὸ τέλος τῆς ἰάσεως. τὸ γὰρ
παρεμπῖπτον τοῦτο τοὐπίπαν ἤτοι γ᾽ ἐναντίον ἐστὶ τοῖς
λύουσι βοηθήμασι τὸν προειρημένον στοῖχον, τῶν τ᾽ αἰτίων
καὶ διαθέσεων καὶ συμπτωμάτων, ἢ πάντως γ᾽ οὐδὲν ὀνίνησιν. [258] εἰ μὲν οὖν ἡ τοῦ παρεμπίπτοντος ἴασις ἐναντία ᾖ
τῇ προειρημένῃ τάξει τῶν βοηθημάτων, ἀναγκαῖον ἐν ἐκείνῳ
τῷ χρόνῳ πάντα χείρω γενέσθαι· εἰ δὲ μήτ᾽ ὠφελοῖ τι πάντη
μήτε βλάπτοι τὴν ἐξ ἀρχῆς διάθεσιν ἡ τοῦ μεταξὺ γενομένου
παθήματος ἐπανόρθωσις, εἰς τὸ τάχος τῆς ὅλης θεραπείας
ἐμποδισθησόμεθα· βλαπτούσης δ᾽ ἀναγκαῖον ἤτοι γ᾽ εἰς ἔτι
πλέονα χρόνον ἐκταθῆναι τὴν σύμπασαν ἴασιν ἢ κίνδυνον
ἀκολουθῆσαί τινα ἢ συναμφότερον γενέσθαι. φέρε γὰρ ἐν τῷ
μεταξὺ κακωθέντος στομάχου συγκοπὴν ἐμπεσεῖν, ἵν᾽ ἀναγκα-
ζομένων ἰᾶσθαι τροφὰς ἀκαίρους δοθῆναι χρὴ σὺν οἴνῳ καὶ
ψυχρῷ. τῇ γὰρ τούτων χρήσει τὰς ἐμφράξεις καὶ τὴν στέγνωσιν καὶ τὴν σῆψιν ἀναγκαῖον αὐξηθῆναι, καὶ διὰ τὴν τού-

morbi ad finem ita procedere, celerrima folutio fubfequetur
febris; fin tale quippiam incidat, quod caufarum totam ad
fe curationem revocet, necefle eft ferius adveniat curationis finis. Siquidem quod ita intervenit, omnino vel contrarium eft remediis antedictum affectuum et fymptomatum
ordinem folventibus; vel omnino nihil faltem confert.
Enimvero fi ejus quod intervenit fanatio praedicto auxiliorum ordini fit contraria, necefle eft interim cuncta deteriora
reddi; fin ab ortu affectui intervenientis mali correctio
nec officiat nec profit, totius curationis celeritati in mora
erit; fi autem noceat, necefle eft aut univerfam medicationem in longius fpatium trahi aut aliquod fubfequi periculum aut etiam fore utrumque. Finge namque vitiato interim
ftomacho fyncopen incidiffe, cui fuccurrere coacti cibum
intempeftive dederimus ac vinum cum frigida. Ex horum
enim ufu tum obftructionem tum *corporis* coarctationem
tum putredinem auctas effe neceffum eft, atque ex harum

766   ΓΑΛΗΝΟΥ ΘΕΡΑΠΕΥΤ. ΜΕΘΟΔΟΥ

Ed. Chart. X. [258.]   Ed. Baf. IV. (156.)

των αὔξησιν καὶ αὐτὸν τὸν πυρετόν. ἀλλ᾿ ὅταν ἥ τε δύναμις
ἔξαρκῇ καὶ μηδὲν, ὡς εἴρηται, παρεμπέσῃ καθάπερ ἄρτι μὲν
ἐρρέθη συγκοπῇ κακωθέντος στομάχου, οὐ γένοιτο δ᾿ ἄν ποτε
καὶ αἱμορραγία καὶ ἀγρυπνία καὶ ἄλγημα καί τι τῶν ἁμαρτα-
νομένων ὑπὸ τοῦ κάμνοντος ἤ τινος τῶν ἀμφ᾿ αὐτὸν, ἡ εἰρη-
μένη μικρὸν ἔμπροσθεν ἅπασα τῶν βοηθημάτων τάξις ἰάσεται
τὸν ἄνθρωπον. οὔτ᾿ αὐτὴ καθ᾿ ἕκαστον βοήθημα τὰ παρὰ
φύσιν ἐκθεραπεύουσα πάντα. τὸ γοῦν μελίκρατον, ὅσον μὲν
ἐπὶ τὸ τέμνειν τοὺς παχεῖς χυμοὺς καὶ ῥύπτειν τοὺς γλίσχρους
καὶ τὰς ἐκκρίσεις προτρέπειν, ἄριστον ἂν εἴη βοήθημα κατὰ
τοὺς ἐπὶ στεγνώσει καὶ σήψει συνόχους· ὅσον δ᾿ ἐπὶ τὸ τὴν
θέρμην αὐξάνειν τοῦ πυρετοῦ βλαβερόν· ὅθεν εἴπερ ἄμετρος
ἥδε εἴη, φείδεσθαι μὲν χρὴ τοῦ μελικράτου, χρῆσθαι δὲ τῷ
χυλῷ τῆς πτισάνης· εἰ δὲ τὰς ἐμφράξεις δυσλύτους εἶναι λογι-
ζόμεθα, καὶ ὀξυμέλιτι. καὶ τοῦτο δ᾿ αὖ πάλιν αὐτῷ χρησαμένων ἀμέτρως, ἔντερόν τε ξύει καὶ βῆχα κινεῖ καὶ τὰ νευρώδη
βλάπτει. ὥστ᾿ εἶναι τῶν δυσχερεστάτων εὑρεῖν τι βοήθημα

auctu ipfam etiam febrem. Verum ubi tum virtus fatis valens eſt, nec quicquam, ut dictum eſt, intervenit, cujusmodi
quam modo diximus ex vitio ſtomachi ortam ſyncopen, ſed
nec quae aliquando accidere poſſunt, ſanguinis profluvium,
vigilia, dolor ac error aliquis, vel ipſius aegrotantis vel ejus
familiarium, ubi inquam nihil tale accidit, totus qui paulo
ante dictus eſt remediorum ordo hominem ſanabit. Sed nec
ipſe tamen quocunque remedia omnia, quae praeter naturam
ſunt, ſanat. Nam aqua mulſa, quae ad craſſos ſuccos inci-
dendos et glutinoſos detergendos et excretionem promoven-
dam attinet, optimum plane medicamentum fuerit in iis
ſynochis, quos coarctatio et putredo excitarunt; quatenus
vero calorem febris adauget, eſt noxia, unde ſi hic immodicus ſit, parcendum aquae mulſae eſt, utendumque ptiſanae
cremore; quod ſi ſolutu difficiles eſſe obſtructiones judica-
veris, etiam oxymelite. At hoc ipſum rurſus, ſi immodice
utare, et inteſtina radit et tuſſim excitat et nervoſa laedit.
Adeo difficillimum eſt ejusmodi aliquid auxilium inveniſſe,

τοιοῦτον ὃ μηδὲν βλάπτον ὀνίνησι μεγάλως. καὶ τοῦθ᾽, ὡς
ἐδείχθη, γίνεται διὰ τὴν ἐπιπλοκὴν τῶν παρὰ φύσιν ἐν τῷ
σώματι συνισταμένων διαθέσεων ἅμα τοῖς προηγουμένοις
αὐτῶν αἰτίοις καὶ τοῖς ἑπομένοις συμπτώμασιν.
Κεφ. ιβ´. Οὐ μὴν διά γε τοῦτο ποτὲ μὲν ἀληθὲς
γίνεται τὸ τὰ ἐναντία τῶν ἐναντίων ὑπάρχειν ἰάματα, ποτὲ
δὲ ψεῦδος· ἀλλὰ διὰ παντὸς μένει ἀληθές· οὐδὲ γὰρ οἷόν
τε τὰ παρὰ φύσιν ἰαθῆναι δι᾽ ἄλλης τινὸς ἰαμάτων ἰδέας.
οὐ μὴν ἀεί γε βέλτιον ἰᾶσθαι πάντα τὰ παρὰ φύσιν, ἀλλ᾽
ὅταν μόνα τύχῃ καθ᾽ ἑαυτὰ συνιστάντα· μετ᾽ ἄλλων δ᾽ εἰ
γένοιτο, πολλάκις ἕτερα χρὴ πρὸ ἐκείνων ἰᾶσθαι, καθάπερ
ἐπὶ τῶν κοίλων ἑλκῶν, ὅταν ἅμα φλεγμονῇ συστῇ. μένει
γὰρ καὶ νῦν ἀληθὲς τὸ ὑπὸ τῶν σαρκούντων αὐτὰ θερα-
πεύεσθαι· χρῆσθαι δὲ οὐχ οἷόν τε τοιούτοις, πρὶν ἰάσασθαι τὴν φλεγμονήν. ἀλλ᾽ ὁπότ᾽ ἄν γε ταύτην ἰώμεθα, τὸ
ἕλκος τὸ κοῖλον οὐχ ὅπως ἑαυτοῦ κρεῖττον, ἀλλὰ καὶ κοιλότερον γίγνεται. κἂν εἰ βουληθείης δὲ χρήσασθαι τοῖς σαρ-

quod citra ullam noxam magnopere prolit. Id accidit, ut
dictum eft, ex implexu infidentium in corpore praeter naturam affectuum, una cum antecedentibus eos caufis et fequentibus fymptomatis. Cap. XII. Nunquam tamen propterea praeceptum
illud, *contrariorum contraria effe remedia*, aliquando verum erit, aliquando falfum; imo id perpetuo verum eft,
nam fieri non poteft ut eorum quae praeter naturam fint
quicquam per aliam ullam remediorum fpeciem curetur.
Non tamen femper melius eft omnibus quae praeter naturam fint mederi, fed quum fola per fe confiftunt; nam fi
cum aliis una incidant, aliis faepe eft ante illa medendum,
ficut in cavis ulceribus, ubi ea fimul cum phlegmone funt
conjuncta. Nam verum in his quoque manet quod per ea
quae carne implent curantur; caeterum his uti prius quam
phlegmonen curaveris non licet. Ac interim dum haec fanatur ulcus cavum adeo non melius quam fuit redditur, ut
etiam fiat magis cavum. Quod fi farcoticis medicamentis uti

κωτικοῖς φαρμάκοις, οὔτε σαρκώσεις αὐτὸ καὶ τὴν φλεγμονὴν αὐξήσεις· τὰ γάρ τοι σαρκωτικὰ τῶν ἀφλεγμάντων
σωμάτων, οὐ τῶν ἔτι φλεγμαινόντων, ἐστὶ σαρκωτικά. τοῦτο
οὖν τὸ οὕτω μικρὸν ἐν τῇ λέξει, τὸ [259] τὰ ἐναντία τῶν
ἐναντίων ὑπάρχειν ἰάματα, μέγιστον εὑρίσκεται τῇ δυνάμει.
συγχεῖται γὰρ ἡ θεραπευτικὴ μέθοδος ἅπασα τῷ περιδόντι
τοῦτον τὸν σκοπὸν, ἁπάντων τῶν παρὰ φύσιν ὑπὸ τῶν
ἑαυτοῖς ἐναντίων θεραπευομένων. διττῆς δὲ οὔσης αὐτῶν τῆς
πρώτης διαφορᾶς, τὰ μὲν γὰρ ὑπάρχει καθ᾽ ἑαυτὰ, τὰ δ᾽ ἐν
τῷ γίνεσθαι τὸ εἶναι λαμβάνει ταῖς διαθέσεσιν ἑπόμενα,
δίκην σκιῶν, ἡ μὲν ἴασις ἀναίρεσίς ἐστι τῶν διαθέσεων,
ἀκολουθεῖ δ᾽ αὐτῇ ἡ τῶν συμπτωμάτων ἀναίρεσις. οἷς οὐδὲν
αὐτοῖς προσάγεται πρώτως, ἀλλὰ κἀπὶ τούτων γε μένει τὸ
καθόλου, τὸ τὰ ἐναντία τῶν ἐναντίων ὑπάρχειν ἰάματα· τὰς
γὰρ διαθέσεις αἷς ἕπεται τὰ συμπτώματα θεραπεύοντες εἰς
ἐναντίαν κατάστασιν ἄγομεν. ὥσθ᾽ ὅσα συμπτώματα διὰ
πύκνωσιν ἐγένετο πόρων, ὑπὸ τῆς ἀραιώσεως ἀναιρεθήσεται.

velis, neque carne ipfum impleveris et phlegmonen auxeris.
Quae namque carne implent, ea demum implere poffunt,
quae phlegmone vacant, non quae phlegmone adhuc funt
oppreffa. Hoc itaque quod in dictione tam eft breve, nempe
Contraria contrariorum effe remedia, poteftate deprehen-
ditur maximum. Nam omnium medendi methodum confun-
det quifquis hanc indicationem neglexerit; quum omnia
quae praeter naturam funt ab iis quae ipfis fint contraria
curentur. Quum autem eorum, quae praeter naturam funt
duplex prima differentia fit, aliis per fe fubfiftentibus, aliis
in ipfo ut fic dicam fieri effentiam fuam habentibus ac um-
brae ritu affectus comitantibus, fanatio quidem affectuum
ipforum eft fublatio, hanc vero fymptomatum amotio fequitur. Quibus quamquam ipfis nihil prima ratione adhibetur, attamen in iis quoque perpetuum illud praeceptum
manet, *Contraria contrariorum effe remedia;* quum enim
affectus quos fymptomata fequuntur fanamus, fymptomata
nimirum ipfa in contrarium ftatum perducimus. Quare
quaecunque fymptomata exiguorum meatuum denfitas inve-

εἰ δὲ δὴ καὶ αὐτῷ τῷ συμπτώματι· τῷ διὰ τὴν πύκνωσιν
τῶν πόρων γιγνομένῳ, τουτέστι ταῖς ἐλάττοσι τῶν συμμέτρων ἀποῤῥοαῖς, ὅπερ ἐκαλέσαμεν ὀλίγον ἔμπροσθεν ἀδια-
πνευστίαν, ἕτερον ἐθέλοις φάναι συμπτώματος εἶδος ἀντεισάγειν ἐναντίον, οὐδ᾽ οὕτως ἄπορος ὁ λόγος· εἰσὶ γὰρ αἱ
πλείους τῶν συμμέτρων ἀπόῤῥοαι ταῖς ἐλάττοσιν ἐναντίαι.
ὥστε κἂν ἐν τοῖς συμπτώμασιν αὐτοῖς ἐθέλῃ τις λέγειν τὰ
ἐναντία τῶν ἐναντίων ἰάματα, φυλάττεσθαι κἀπὶ τούτων
τὸν πρῶτον ἁπάντων τῶν παρὰ φύσιν σκοπὸν τῆς ἰάσεως.
ἄμεινον δ᾽, ὡς ἐλέγετο, τῶν ὄντως τε καὶ πρώτως θεραπευομένων ὑπολαμβάνειν τὰ ἐναντία εἶναι βοηθήματα, τουτέστι
τῶν ἐν τῷ σώματι διαθέσεων, αἵπερ ὄντως εἰσὶν ὄντα. τὰς
γὰρ ἐνεργείας αὐτῶν, ὥσπερ οὖν καὶ τὰς βλάβας, γινόμενα
μὲν εἶναι φατέον, ὄντα δὲ ἁπλῶς οὐ ῥητέον. αὔτε γὰρ τὸ
ἐκτείνειν οὔτε τὸ κάμπτειν τὴν χεῖρα τῶν ὄντων ἁπλῶς ἐστιν
εἰπεῖν, ἀλλὰ τῶν γιγνομένων, οὔτε πολὺ μᾶλλον τὴν ἀκι-
νησίαν αὐτῆς, ὅπερ καὶ αὐτὸ σύμπτωμά ἐστι τῆς ἐν τοῖς

xit, ea rarefactione tollentur. Quod fi ipfi quoque fymptomati quod ex denfitate fpiramentorum eft natum, id eft mi-
nori quam juftum fit excrementi effluxui, quod fane paulo
fuperius adiapneuftiam vocavimus, fymptomatum genus aliud
contrarium opponere velis, ne fic quidem defit quod dixeris; funt namque plura jufto defluvia, jufto paucioribus
contraria. Adeo ficut in fymptomatis ipfis libet *Contraria
contrariorum remedia* dicere, in iis quoque ftat immotus primus omnium, quae praeter naturam funt, curationis fcopus. Verum fatius eft, ut praediximus, eorum quae vere
et primum curantur, id eft affectuum in corpore, qui vere
funt fubfiftentes, contraria effe remedia exiftimes. Nam
actiones eorum atque etiam laefiones, ut eas in ipfo, ut fic
dicam, fieri effe dixeris, ita abfolute fubfiftere minime dixeris. Nam manum extendere aut flectere, ex iis quae abfolute funt, dici non poffunt, fed ex iis quae fiunt; multoque minus ipfius immobilitas, quae ipfa quoque fymptoma
eft ejus qui in mufculis nervisve fubeft affectus; fed af-

μυσὶν ἢ τοῖς νεύροις διαθέσεως, ἀλλὰ τὴν μὲν διάθεσιν, ἕν
τι τῶν ὄντων ὑπάρχουσαν, ἐναντίων δεῖσθαι βοηθημάτων,
ἕπεσθαι δ᾽ αὐτῇ λυομένῃ τὴν ἐναντίαν κατάστασιν, ἥπερ
ἐστὶν ἡ ὑγεία· καὶ ταύτῃ πάλιν ἐνέργειάν τινα φύσεως,
ἐναντίαν τῷ παυσαμένῳ συμπτώματι, μὴ μέντοι μηδ᾽ ὑπὸ
τῶν ὀνομάτων ἐξαπατᾶσθαι, πολλάκις μὲν ἐν ἑτέρῳ σχήματι λεγομένων ἢ ὡς τοῖς ἐναντίοις προσήκει, πολλάκις
δ᾽ ὅλως οὐκ ὄντων ὀνομάτων, ἀλλ᾽ ἐξ αὐτῆς τῶν πραγμάτων τῆς φύσεως εὑρίσκειν τὸ ἐναντίον, ἔχοντά γε δὴ καὶ
τούτου σκοπὸν ὁμολογούμενον, ὡς ἔστιν ἐναντία τὰ πλεῖστον ἀλλήλων διεστῶτα καθ᾽ ἕν τι γένος. ἐννοήσας οὖν
τὸ σύμμετρον ἐν ἐκείνῳ τῷ γένει, τοῦτο δ᾽, ὡς πολλάκις
ἐδείχθη, μέσον τῶν ἄκρων ἐστὶν, εὑρήσεις ἐντεῦθεν ἄπειρόν
τι πλῆθος ἐναντίων πραγμάτων, ἐν τῷ μᾶλλόν τε καὶ ἧττον
ἀλλήλων διαφερόντων. ἐν μὲν γὰρ ταῖς διαθέσεσιν, εἰ οὕτως ἔτυχε, (157) τὴν συμμετρίαν τῶν πόρων, ἧς ἐφ᾽ ἑκάτερα διττὰς ἀμετρίας ἀλλήλαις ἐναντίας· ἐν δὲ ταῖς ἐνεργείαις τὴν συμμετρίαν τῶν κενουμένων, ἧς καὶ αὐτῆς ἐστιν

fectum, qui ex fubfiftentium numero eft unus, contraria poftulare remedia dixeris. Hunc vero folutum contrarium fequi ftatum, quae fanitas eft; atque hanc rurfus quandam
naturae actionem, quae fymptomati jam finito fit contraria.
Sed nec nominibus falli, quae faepe alia forma proferuntur
quam ut contrariis conveniat, faepe vero plane non funt,
fed ex ipfa rerum natura contrarium invenire debes, habens quo pro illo difcernendo fpectes confeffum illud, *contraria effe quae fub uno genere plurimum inter fe diftent.*
Ergo fi intellexeris in illo genere quod commoderatum eft,
id vero eft, ut faepe monftravimus, quod inter extrema eft,
medium, infinitam quandam contrariarum rerum multitudinem, quae majoris minorifque ratione inter fe diffideant,
ex eo invenies. Siquidem in affectibus verbi gratia tenuium fpiramentorum fymmetriam intelligens, ex utraque
parte duas ametrias inter fe contrarias *invenies,* in actionibus vero fymmetriam vacuatorum confiderans, ipfi quoque

ἑκατέρωθεν ἀμετρία. ἀλλὰ κατὰ μὲν τοὺς πόρους ὀνόματα
κεῖται ταῖς ἀμετρίαις, πύκνωσίς τε καὶ μάνωσις, ἐν δὲ τοῖς
κενουμένοις οὐ κεῖται. διόπερ ἀναγκαζόμεθα λέγειν ἐλάττους
τε καὶ πλείους ἀπορροίας, ὥσπερ εἰ καὶ τῶν πόρων ἀναγκα-
ζοίμεθα τοὺς μὲν ἐλάττους τῶν κατὰ φύσιν, τοὺς δὲ μείζους
λέγειν, οὐκ ἔχοντες οὔτε τὸ τῆς πυκνώσεως, οὔτε τὸ τῆς
μανώσεως ὄνομα. τοῦτο οὖν ὡς ἔφην, ἐν τοῖς μάλιστα φυλακτέον ἡμῖν ἐστιν, [260] ἅμα δὲ καὶ γυμναστέον ἀμφ᾽ αὐτὸ
πρὸς τὸ ταχέως εὑρίσκειν δύνασθαι παντὸς τοῦ λεχθέντος
οὕτω τὸ ἐναντίον. οὐ γὰρ ἐν τοῖς ποιοῖς σώμασιν μόνον,
ἀλλὰ κἀν τοῖς ποσοῖς ἐστιν εὑρεῖν τὴν τοιαύτην ἐναντίωσιν,
ἣν οἱ περὶ τὸν Ἀριστοτέλη καλοῦσιν ἀντίθεσιν, οὐκ ἐναντίωσιν. οὔτε γὰρ τὸ μέγα τῷ μικρῷ φασιν ὑπάρχειν ἐναντίον,
ἀλλ᾽ ἀντικείμενον ἐν τῷ πρὸς τὶ, οὔτε τὸ πολὺ τῷ ὀλίγῳ·
κατὰ δὲ τὸν αὐτὸν τρόπον οὐδ᾽ ἀραιὸν τῷ πυκνῷ, οὐδὲ τῷ
συντεταμένῳ τὸ κεχαλασμένον, οὐδὲ τῷ κατὰ φύσιν αὖ τὸ
παρὰ φύσιν. ἀλλὰ κατί᾽ γε τὸν Ἱπποκράτη πάντα τὰ τοιαῦτα
τὴν τῶν ἐναντίων ἔχει προσηγορίαν, ὥσπερ γε καὶ κατὰ Πλά-

ex utraque parte ametria refpondet. Verum in parvis fpira-
mentis nomina exceffibus non defunt, nempe denfitas et
raritas; in vacuatis pofita non funt. Eoque fit ut cogamur
pauciores plurefque effluxus dicere, ut fi denfitatis rarita-
tifque nomina non effent, fpiramentorum alibi plura jufto
effe, alibi pauciora dicere cogeremur. Ergo, ficut diximus, hoc
maxime cavere debemus, fimul etiam in eo nos exercitare,
quo celerius cujufque fic dicti contrarium inveniamus. Non
enim in corporum modo qualitate, verum etiam in quantitate ejufmodi contrarietatem invenias, quam utique Ariftoteles oppofitionem vocat, non contrarietatem. Neque
enim magnum parvo vult effe contrarium, fed in eo quod
ad aliquid dicitur oppofitum, neque multum pauco, fed
eodem modo nec rarum denfo, neque laxatum contracto,
neque ipfi quod fecundum naturam eft id quod praeter
naturam eft. Verum Hippocrati omnia id genus contrariorum habent appellationem, ficuti etiam Platoni qui genera-

τωνα τὰς γενέσεις ἐκ τῶν ἐναντίων εἶναι φάσκοντα. δέδεικται δέ μοι καὶ δι᾽ ἑτέρων ὅτι καὶ Ἀριστοτέλης αὐτὸς οὐκ
ἐφύλαξε τὴν ἑαυτοῦ νομοθεσίαν ἐν τοῖς ὀνόμασιν, ἡνίκα τὰς
ἀρχὰς τῶν ὑπὸ φύσεως διοικουμένων ὕλην ἔθετο καὶ εἶδος καὶ
στέρησιν. ἀλλ᾽ ὅπερ ἀεὶ λέγομεν ἑπόμενοι τῷ θείῳ Πλάτωνι,
καταφρονεῖν μὲν χρὴ τῶν ὀνομάτων, μὴ καταφρονεῖν δὲ τῆς
τῶν πραγμάτων ἐπιστήμης. αὕτη μὲν γὰρ εἰς σωτηρίαν ἀνθρώπων διαφέρει καὶ τὸ σφάλμα αὐτῆς εἰς ὄλεθρον τελευτᾷ.
τοῖς δ᾽ ὀνόμασιν ἄν τε κυρίως ἄν τε ἀκύρως χρησώμεθα, τοῖς
κάμνουσιν οὐδὲν οὔτε πλέον οὔθ᾽ ἧττον ἐκ τοῦ τοιούτου.
μάθοις δ᾽ ἂν ἐναργέστερον, εἰ μὴ τὰ ἐναντία τῶν ἐναντίων,
ἀλλὰ τὰ ἀντικείμενα λέγοις, ᾗπερ ἐκείνοις φίλον, ἀλλήλων
ὑπάρχειν ἰάματα. τὸ μὲν γὰρ πλῆθος ἡ κένωσις ἰᾶται; τὴν
δ᾽ ἔνδειαν αἱ τροφαὶ, καὶ ὅλως τὸ μὲν ὑπερβάλλον ἡ ἀφαίρεσις, τὸ δ᾽ ἐλλεῖπον ἡ πρόσθεσις. ὅθεν, οἶμαι, καὶ δι᾽ ἑτέρου
λελεκται γράμματος ὀρθῶς τῷ παλαιῷ· ἰατρικὴ γάρ ἐστι πρόσθεσις καὶ ἀφαίρεσις· πρόσθεσις μὲν τῶν ἐλλειπόντων, ἀφαίρεσις δὲ τῶν πλεοναζόντων. ἐλλείπει δὲ καὶ πλεονάζει τὰ
μὲν κατὰ τὸ ποσὸν δηλονότι, τὰ δὲ κατὰ τὸ ποιόν· κατὰ μὲν

tiones ex contrariis eſſe dicit. Oftenſum quoque a me in
aliis eſt, nec Ariſtotelem ipſum ſuam ipſius legem in nominibus ſervare, quo loco principia eorum quae natura reguntur materiam, formam et privationem ſtatuit. Verum
quod divinum Platonem ſequuti ſemper teſtatur, *contemnere
nomina oportet, minime autem ſcientiam rerum. Ea namque
ad ſalutem hominum pertinet, erroriſque in ea finis eſt
pernicies.* Nominibus ſive proprie ſive improprie utare,
aegrotis nihil inde magis minuſve contingit. Intelligas id
clarius, ſi non contrariorum contraria, ſed quemadmodum
illis placet, oppoſita ſibi invicem eſſe remedia dicas. Siquidem copiam ſanat vacuatio, inediam nutrimenta, in ſumma
quod exſuperat ablatio, quod deficiens eſt adjectio. Itaque
etiam in alio opere recte arbitror a ſene dictum : *Medicina
namque appoſitio eſt et detractio, deficientium quidem appoſitio, redundantium detractio.* Porro deficiunt redundant-
que quaedam in quantitate, quaedam in qualitate; in quanti-

BIBΛION Λ. 773

Ed. Chart. X. [260.]   Ed. Baf. IV. (157.)

τὸ ποσὸν, ὅταν αἷμα πλέον ᾖ τοῦ δέοντος ἢ πάλιν ἔλαττον
γένηται· κατὰ δὲ τὸ ποιὸν, ὅταν ἤτοι θερμὸν ἢ ψυχρὸν ἢ
παχύτερον ἢ λεπτότερον. εἴτ᾽ οὖν ἐναντίωσιν εἴτ᾽ ἀντίθεσιν
ὀνομάζειν ἐθέλοις, τοῦ ἐξ ἁπάντων τῶν παρὰ φύσιν σκοποῦ
τῆς ἰάσεως ἀεὶ μέμνησο καὶ πρόσεχε τὸν νοῦν αὐτῷ, μάλιστα
μὲν, ὡς εἴρηται πρόσθεν, ἐν ταῖς διαθέσεσιν, ἤδη δὲ κἂν τοῖς
συμπτώμασιν· ὧν οὔτε πρώτως ἐστὶν ἴασις οὔτ᾽ ἐναντίωσις
κυρίως, ἀλλ᾽ ἡ μὲν ἴασις ἅμα ταῖς διαθέσεσι κατὰ συμβεβηκὸς, ἐναντίον δὲ καταχρηστικῶς ὀνομαζόντων ἕνεκα σαφοῦς
τε ἅμα καὶ συντόμου διδασκαλίας.

Κεφ. ιγ´. Ἀνέλθωμεν οὖν αὖθις ἐπὶ τοὺς θεραπευτικοὺς σκοποὺς τοῦ προκειμένου γένους τῶν πυρετῶν, ἀνα-
μνήσωμέν τε τὰ γένη τῶν παρὰ φύσιν ἐν ἡμῖν τῶν τε αἰτίων
καὶ τῶν νοσημάτων καὶ τῶν συμπτωμάτων· αἰτίων μὲν τοῦ
πλήθους καὶ τοῦ πάχους καὶ τῆς γλισχρότητος τῶν χυμῶν,
αἰτίου δ᾽ ἅμα καὶ συμπτώματος τῆς κατὰ τὴν διαπνοὴν
ἐπισχέσεως, ὥσπερ αὖ πάλιν αἰτίου τε ἅμα καὶ διαθέσεως

---

tate, quum fanguis plus aequo *ft auctus aut rurfus minor
redditus, in qualitate, quum vel calidus vel frigidus vel
craffior vel tenuior eft *effectus*. Sive igitur contrarietatem
five oppofitionem nominare volueris, ejus indicationis medendi, quae ab omnibus quae praeter naturam funt praebetur, femper meminiffe debebis eique effc intentus; po-
:iffimum quidem ut dictum prius eft in affectibus; fed tamen et in fymptomatis, quamvis horum nec primum curatio fit nec proprie contrarietas, fed curatio quidem fimul
cum affectibus ex accidenti, contrarietas vero lucidioris bre-
viorisque doctrinae caufa loquentibus abufive.

Cap. XIII.   Verum ad medendi indicationes propo-
pofiti nobis febrium generis revertamur; repetamufque
fingula genera, quae in nobis praeter naturam funt non
caufarum modo, verum etiam morborum et fymptomatum.
Et caufarum quidem *genera* funt multitudo et craffitudo et
lentor humoris. Caufa fimul et fymptoma eft tranfpirationis fuppreffio. Simili modo caufa pariter et affectus eft ipfa

τῆς σήψεως, νοσήματος δὲ τῆς ἐμφράξεως καὶ τοῦ πυρετοῦ,
συμπτώματος δὲ τῆς ἐπισχέσεως τῆς διαπνοῆς. ἐνδείξεται
τοιγαροῦν, ὡς ἐλέχθη, τῶν μὲν προηγουμένων αἰτίων ἕκαστον
ἴδιόν τι· τὸ μὲν πλῆθος ἐν τῷ πρὸς τὶ κατὰ τὴν τοῦ ποσοῦ προσηγορίαν τὴν κένωσιν, ἡ δὲ γλισχρότης καὶ τὸ πάχος
[261] κατὰ τὴν τοῦ ποιοῦ διάθεσιν ὑπάρχοντα τὴν διὰ τῶν
ἐναντίων ἴασιν. ἅτε δὲ οὐκ ὄντων ἐν ταῖς πλείσταις ἀντιθέ-
σεσι συνηθῶν ὀνομάτων, ἀπατᾶσθαι συμβαίνει τοὺς ἀγυμνάστους τὴν περὶ τῶν πραγμάτων ἐπιστήμην, ὅταν ὀνομάσαι
μιᾷ προσηγορίᾳ μὴ δυνηθῶσι τὸ νοούμενον, ὡς οὐδ᾽ ὅλως
ὄντος ἀφισταμένους· ὅπερ ἀμέλει καὶ κατὰ τοὺς γλίσχρους
καὶ παχεῖς χυμοὺς πεπόνθασιν. ὁ μὲν γὰρ παχὺς χυμὸς ἀντικείμενον ἔχει τὸν λεπτὸν, ὁ δὲ γλίσχρος, ὡς μὲν ἐγὼ πρῶτον ὠνόμασα, τὸν ῥυπτικὸν, ὡς δ᾽ ἄν τις ἴσως ἀπὸ στερεῶν
σωμάτων ὁρμώμενος φαίη, τὸν κραῦρον. οὕτω γὰρ φαίνεται
καὶ ὁ Ἀριστοτέλης ἀεὶ ποιούμενος τὴν ἀντίθεσιν· ἀλλ᾽ οὐκ
ἐπὶ τῶν χυμῶν, ὡς ἔφην, ἀλλ᾽ ἐπ᾽ αὐτῶν τῶν στερεῶν σωμά-

putredo. Morbus vero tum obstructio tum febris ipfa.
Symptoma vero eft ipfa tranfpirationis fuppreffio. Ergo
indicabit, ut dictum eft, antecedentium caufarum quaelibet
proprium aliquid; multitudo ipfa quae ex eorum eft numero quae funt ad aliquid in praedicamento quantitatis,
vacuationem; lentitia vero et craffitudo, quae funt in qualitatis affectu fanationem, quae per contraria perficiatur.
Quum vero in plerifque oppofitionibus confueta nomina non
fint, accidit ut qui in rerum fcientia minus funt exercitati fallantur; quum enim uno nomine nequeunt quod animo concipiunt nominare, id ceu prorfus non fit dimittunt;
quemadmodum profecto in glutinofis et craffis humoribus
faciunt. Nam craffus humor ex adverfo oppofitum habet
tenuem; glutinofus vero, ficut ipfe primus nominavi, rhy-
pticon, *id eft deterfivum;* ficuti vero aliquis dixerit qui a
folidis corporibus nominandi occafionem acciperet, friabile.
Siquidem hoc pacto femper videtur Ariftoteles oppofitionem
facere; verum non in humoribus, ut dixi, fed in folidis ipfis

BIBΛION Λ. 775

Ed. Chart. X. [261.] Ed. Baf. IV. (157.)

των. εἰ δὲ νοήσαις τοῦ γλίσχρου χυμοῖ τὴν φύσιν, ὡς παντὸς τοῦ ψαύσαντος ἀντέχεται δυσλύτως, εἰκότως, οἶμαι, τὸν μὴ συμπλεκόμενον ἀποῤῥύπτοντά τε τοὺς συμπλεκομένους ἐναντίον εἶναι φήσεις αὐτῷ. κατὰ γοῦν τὰ προηγούμενα τῶν αἰτιῶν αἱ ἀντιθέσεις αὐτάρκως εἴρηνται· κατὰ δὲ τὴν ὀργανικὴν νόσον, ἥπερ ἐστὶν ἔμφραξις, τὸ ἐναντίον ταύτῃ ἡ ἔκφραξις ὑπάρχει· κατὰ δὲ τὸ σύμπτωμα τὸ τῆς ἐποχῆς τῶν διαπνεομένων ἡ ἔκκρισις αὐτῶν ἐστι τὸ ἐναντίον· κατὰ δὲ τὴν σηπεδόνα τῶν χυμῶν ἥ τε ἔκκρισις καὶ ἡ ἀνάψυξις καὶ ἡ ῥίπισις καὶ ἡ τῶν ἡμισαπῶν πέψις· αὐτῶν δὲ τῶν πυρετῶν ἡ ἀντίθεσις ψύξις ἐστίν. ἐξ ὧν δ' ἄν τις μεθόδῳ εὕροι τὴν ἐργαζομένην ἕκαστον τῶν εἰρημένων ὕλην ἤδη εἴρηται. μαχομένων οὖν αὐτῶν, ὥσπερ ἐλέγομεν, ἄλλοτ' ἄλλη κρατεῖ τῶν ἐνδείξεων τε καὶ ὑλῶν. καὶ κατὰ τοῦτο τινὲς ἀγνοήσαντες ὡς ἀφ' ἑκάστου τῶν ὄντων ἔνδειξίς ἐστιν ἀεὶ μία, καὶ ὡς εἰ μὲν εἴη τῶν παρὰ φύσιν τι τὸ ἐνδεικνύμενον, ἡ ἔνδειξις αὐτοῦ τὸ ἐναντίον ἐστίν, εἰ δὲ τῶν κατὰ φύσιν, οὐ τὸ ἐναντίον, ἀλλὰ τὸ ὅμοιον, οὐκ ἠδυνήθησαν οὔτε θε-

corporibus. Quod fi glutinofi humoris naturam fub ea ratione intelligas, quod quicquid tetigerit, huic aegre folubilis adhaeret, non immerito, arbitror, eum qui nec adhaeret et ea quae adhaerent deterget, contrarium ipfi ftatues Et antecedentium quidem caufarum contrarietates abunde funt dictae. In organico vero morbo quod eft obftructio, contrarium ei eft deobftructio; fymptomati vero quod eft tranfpirabilium retentio, excretio ipforum contrarium eft; at vero in humorum putredine et excretio et refrigeratio et ventilatio et femiputridorum concoctio ex adverfo refpondent; ipfius vero febris refrigeratio et oppofitio eft. Porro quibus methodis materiam quae fingula modo memoratorum perficiat invenias jam diximus. Pugnantibus igitur his, ficut diximus, alias aliae tum indicationes vincent tum materiae. Indeque factum eft ut quidam, quum ignoraffent unam femper dari ex re quaque indicationem, ac fi praeter naturam fit quod indicet, contrarium id femper indicare; fin fecundum naturam fe habeat, non contrarium fed fimile; nec

ραπευτικὴν οὔτε ὑγιεινὴν συστήσασθαι μέθοδον. ὅπου γὰρ
ἐν τοῖς πρώτοις ἐσφάλησαν σκοποῖς, πολὺ δήπου μᾶλλον
ἔμελλον ἐν τοῖς μετ᾽ αὐτοὺς σφαλήσεσθαι. χρὴ γὰρ, οἶμαι,
τὰ θεμέλια τοῖς οἰκοδομήμασιν ἰσχυρὰ προκαταβεβλῆσθαι.
καὶ τὴν τρόπιν τοῖς σκάφεσιν, εἰ μέλλει τι τῶν ἐπ᾽ αὐτοῖς
οἰκοδομουμένων τε καὶ πηγνυμένων ἀσφαλὲς γενήσεσθαι·
ὅπου δ᾽ ἂν ἐξ ἀρχῆς εὐθὺς ἡ πρώτη κρηπὶς σαθρὰ συμ-
παγῇ, τίς μηχανὴ τῶν ἐπ᾽ αὐτῇ τι γενήσεσθαι μὴ σαθρόν;
ἐπεὶ τοίνυν τῶν κατὰ τὴν προκειμένην στέγνωσιν συνόχων,
οὐ γὰρ ὀκνητέον αὖθις καὶ αὖθις ἀναλαμβάνειν τὸν λόγον,
ὑπὲρ τοῦ μαθεῖν τοὺς πολλοὺς τῶν ἰατρῶν κἂν νῦν γοῦν
τὴν ἀληθῆ μέθοδον, ἑπτὰ μὲν ὑπέκειτο τὰ παρὰ φύσιν,
ἀφ᾽ ὧν αἱ ἐνδείξεις, πλῆθος χυμῶν καὶ πάχος καὶ γλισχρότης ἔμφραξίς τε καὶ τῶν ἀναπνεομένων ἐπίσχεσις καὶ σῆψις καὶ πυρετὸς οὐκ ἔχων διάλειμμα· καὶ ταῦτ᾽ ἐνεδεί-
κνυτο πάντως τὸ ἐναντίον. ἔξωθεν δ᾽ αὐτῶν ἔνδειξις ἀπὸ
τῶν κατὰ φύσιν ἐκ τῆς κράσεως τοῦ τε (158) νοσοῦντος

medendi hi nec fanitatis tuendae methodum conſtituere
potuerint. Siquidem quum in primis ipſi indicationibus
funt lapſi, multo profecto magis in iis quae ſequuturae erant
decipi debebant. Debent enim, arbitror, aedificiis fundamenta
jaci firma et fcaphis poni idonea carina, fiquid aedifican-
dorum pangendorumque in iis futurum eſt firmum; ubi
enim prima ipfa baſis ſtatim ab initio debilis fuit, qui fieri
poteſt ut quod ſuperſtruxeris futurum infirmum non ſit?
Itaque quoniam in continentibus ex propofita ſtipatione febribus, neque enim gravari debemus iterum atque iterum
fermonem repetere, quo nunc faltem medicorum vulgus
veram methodum condifcat, quoniam *inquam* feptem praeter naturam pofita funt a quibus indicationes fumuntur,
humorum multitudo craffitudo, lentor, obſtructio, tranfpirationis fuppreſſio, putredo et febris carens intermiſſione, atque haec contraria omnino eſſe adhibenda docebant. Praeter haec vero ab iis quae fecundum naturam fe habebant
poſitae indicationes funt ex temperamento tum ipſius labo-

μορίου καὶ τῶν ἄλλων ἁπάντων τῶν κυρίων ἐκ τοῦ ποσοῦ
τῆς οὐσίας αὐτῶν καὶ ἐκ τοῦ ποσοῦ τε καὶ ποιοῦ τῆς τοῦ
πνεύματος οὐσίας· αἱ δὲ ἀπὸ τούτων ἐνδείξεις οὐ τῶν
ἐναντίων ἦσαν, ἀλλὰ τῶν οἰκείων· εἰς δὲ τὴν διάγνωσιν
αὐτῶν, ὡς ἐλέγομεν, ἥ θ᾽ ἡλικία καὶ τὸ ἔθος ἅπαντά τε τὰ
προκατάρξαντα τῆς νόσου συντελεῖ· προερχομένων δὲ κἀντεῦθεν ἐνδείξιων οὐκ ὀλίγων, εἰς ἁπάσας χρὴ βλέπειν ἅμα
τὸν ἰατρὸν, ἵν᾽ ἐξεύρῃ τίνι μὲν πρῶτον καὶ μᾶλλον, τίνι δ᾽
ἧττόν τε [262] καὶ δεύτερον, τίνι αὖθίς τε καὶ τρίτον καὶ
οὕτως ἐφεξῆς ἄλλῳ μετ᾽ ἄλλο χρήσεται βοηθήματι.

Κεφ. ιδ΄. Τῶν μὲν γὰρ δυνάμεων ἰσχυρῶν ὑπαρχου-
σῶν τοῦ τὸν ἐπὶ σηπεδόνι πυρετὸν πυρέττοντος, ὡς ὑπόκειται, φλεβοτομητέον αὐτίκα χωρὶς ἀπεψίας τῆς κατὰ γαστέρα τοῦ νοσήματος ὑπαρξαμένου. τῆς δυνάμεως δὲ ἀσθενε-
στέρας οὔσης, ἢ τῆς ἡλικίας κωλυούσης, οὐ χρὴ τέμνειν
φλέβα. λέλεκται δ᾽ ἔμπροσθεν ὡς οὐδὲ συνεισβάλλει τῷ
τοιούτῳ πυρετῷ δύναμις ἄῤῥωστος· εὐεκτικῶν τε γάρ ἐστι
σωμάτων καὶ ἡλικίας θερμῆς ὁ σύνοχος πυρετὸς οἰκεῖος. ἀλλ᾽

rantis partis tum reliquarum omnium principum, ex fubftantiae ipfarum quantitate et ex fpiritus ipfius fubftantiae
tum quantitate tum qualitate; horum vero indicationes
non contrariorum erant, fed fimilium: ad ifta vero, ficut
diximus, dignofcenda tum aetas tum confuetudo tum
omnes quae externae morbi caufae fuere, contulerunt; utique ortis hinc quoque indicationibus non paucis, omnes profecto infpicere fimul medicum decet, quo intelligat quonam
primum ac magis, quonam minus et fecundo, quonam adhuc et tertio, atque ita deinceps quo alio poft aliud praefidio fit utendum.

Cap. XIV. Enimvero fi vires febricitantis ex putredine, ut pofitum eft, accenfa febre valentes fint, vena ftatim fecanda eft, citra cruditatem ventris ftatim morbo incipiente. Sin vires infirmae fint aut aetas prohibeat, incidenda vena non eft. Porro dictum fupra eft, ejufmodi febrem in vires imbecillas non incidere; quippe fynochos bene
habiti corporis ac calentis aetatis propria eft. At fi in

778 ΓΑΛΗΝΟΤ ΘΕΡΑΠΕΤΤ. ΜΕΘΟΔΟΤ

Ed. Chart. X. [262.]   Ed. Baf. IV. (158.)

ἐὰν ἐν παιδίῳ γένηται μήπω τεσσαρεσκαιδέκατον ἔτος ἄγοντι,
φλεβοτομεῖν οὐ προσήκει, διότι τοῖς τηλικούτοις γε θερμοῖς
καὶ ὑγροῖς οὖσι καθ᾽ ἑκάστην ἡμέραν ἀποῤῥεῖ καὶ διαφορεῖται πάμπολυ τῆς τοῦ σώματος οὐσίας. ὥσθ᾽ ὅπερ ἂν ἐκ τῆς
φλεβοτομίας ἐμηχανησάμεθα, τοῦτ᾽ αὐτόματον ἐκ τῆς τοῦ
θεραπευομένου σώματος ὑπάρχει φύσεως. εἰ δ᾽ ὑπὲρ τεσσαρεσκαιδέκατον ἔτος εἴη τὸ σῶμα, σκεπτέον αὐτοῦ τὴν σχέσιν
ὁποία τίς ἐστιν, ἆρ᾽ ἰσχνὴ καὶ πυκνὴ καὶ σκληρὰ καὶ πολύαι-
μος ἢ τἀναντία· καὶ οὕτως ἐπὶ μὲν τῇ προτέρᾳ παραλήψῃ
τὴν φλεβοτομίαν, ἐπὶ δὲ τῆς δευτέρας οὐκέτι. καὶ μὲν δὴ καὶ
τὸ μέτρον σοι τῆς κενώσεως ἐκ τῶν αὐτῶν σκοπῶν λαμβανέ-
σθω. καὶ γὰρ εἰ τριακονταετὴς μὲν ὁ φλεβοτομούμενος εἴη,
πλαδαρός τε καὶ μαλακὸς καὶ πιμελώδης καὶ λευκὸς καὶ μικρὰς
ἔχων τὰς φλέβας, ἤτοι γ᾽ οὐδ᾽ ὅλως φλεβοτομήσεις αὐτὸν ἢ
ὀλίγον ἀφαιρήσεις· οὐδ᾽ ὅλως μὲν ἐν ὥρᾳ θερινῇ καὶ πνιγώ-
δει χωρίῳ, θερμῆς καὶ ξηρᾶς οὔσης τῆς καταστάσεως, ὀλίγον
δ᾽ ἐν ταῖς ἄλλαις ὥραις καὶ χώραις καὶ καταστάσεσιν. εἰ μὲν
γὰρ μήτ᾽ ἔμφραξις ὑπέκειτο μήτε σηπεδὼν, ἀλλὰ μόνον ἦν

puerum incidat, qui quartum decimum annum hactenus non
attigit, illi venae fectio non convenit propterea quod tan-
tillis, quum calidi ac humidi fint, plurimum corporis fubftantiae quotidie defluat ac difcutiatur. Ita quod ex incifione
venae moliendum nobis fuerat, id ultro nobis ex curati
corporis natura praeftatur. Quod fi corpus quartumdecimum annum excefferit, aeftimandum eft qualisnam ejus
habitudo fit, num gracilis et fpiffa et dura et copiofi fanguinis, an contraria; atque ita in priori miffionem fanguinis
adhibebis, in fecunda nequaquam. Quin etiam modus vacuandi fanguinis ex iifdem fcopis fumetur. Si enim cui
fanguis mittitur, tringinta annos natus fit, fed laxus et mollis, pinguis et albus ac gracilibus venis, huic aut plane fanguinem non mittes, aut parum detrahes. Et omnino quidem
non mittes in tempore aeftatis et regione aeftuofa et coeli
flatu calido ac ficco; parum detrahes in reliquis tum anni
temporibus tum regione tum coeli ftatu. Etenim fi neque
obftructio fubeffet nec putredo, fed fola humorum redun-

Ed. Chart. X. [262.]   Ed. Baf. IV. (158.)

τὸ πλῆθος τῶν χυμῶν, εὐθὺς ἂν ἐπὶ τῇ φλεβοτομίᾳ κατὰ
φύσιν ἔσχεν. ὥστε ἀφαιρεῖν ἦν προσῆκον ἐν ἁπάσῃ κράσει
σώματος καὶ πάσῃ χώρᾳ καὶ ὥρᾳ καὶ καταστάσει τοσοῦτον τῶν χυμῶν ὅσον ὑπὲρ τὸ κατὰ φύσιν ηὔξητο. ἐπεὶ
δ᾽ οὔτε τὴν ἔμφραξιν οὔτε τὴν σηπεδόνα δυνατόν ἐστι
θεραπεῦσαι διὰ τῆς φλεβοτομίας, ἑτέρων δεομένας βοηθημάτων, ὡς ἔμπροσθεν ἐδείκνυμεν, ἀποθέσθαι χρή τι τοῦ
αἵματος εἰς τὸν τῆς θεραπείας χρόνον, ὅπως μήποτ᾽ ἀνάγκη καταλάβῃ τις ἡμᾶς ἀκαίρως τρέφειν. ὅσον μὲν γὰρ ἐπὶ
τοιούτῳ πυρετῷ θρεπτέον οὐδ᾽ ὅλως ἐστίν. ἐδείχθη γὰρ
σοι καὶ πρόσθεν ὁ ἀπὸ τῆς δυνάμεως σκοπὸς μόνος, ἐν-
δεικνύμενος τὴν τροφήν· ὅσον δ᾽ ἐπὶ τῷ κεκενῶσθαι τὸ
σῶμα δεήσει τρέφειν. ὥστ᾽ ἀναγκαῖον ἔσται δυοῖν θάτερον,
ἢ τρέφοντα τὸν πυρετὸν αὐξάνειν, ἢ μὴ τρέφοντα καταλύειν
τὴν δύναμιν. ἄμεινον οὖν, ὡς εἴρηται, καταλιπεῖν τι τοῦ
αἵματος, οἰκείαν τροφὴν τοῖς τοῦ ζῴου μορίοις· αὐτὸν δ᾽
ἀρκεσθῆναι προσφοραῖς ὀλιγίσταις ῥοφημάτων καὶ ποτῶν,

dantia, protinus a miſſione ſanguinis pro naturae ſuae ratione ſe haberet. Itaque tantum humorum in omni tum corporis temperamento tum regione tum anni tempore tum
ſtatu coeli detrahi par erat, quantum ſupra naturalem ſtatum
fuerat inauctum. Verum quoniam nec obſtructio nec putredo curari per ſanguinis miſſionem poteſt, ut quae alia
remedia, ceu prius eſt monſtratum, deſiderent, reponi ſanguinis aliquid ad curationis ſpatium debebit, quo minus in-
tempeſtive nutrire neceſſitate ulla cogamur. Quantum namque ad ejuſmodi pertinet febrem, prorſus nutriendum non
eſt; ſiquidem oſtenſum tibi prius eſt ſolum qui a viribus
ſumitur ſcopum nutrimentum indicare. At vero quantum
ad id quod inanitum corpus eſt, nutrire oportet. Ita neceſſum eſt duorum alterum, aut febrem, ſi nutrias, augere;
aut vires, ſi non nutrias, dejicere. Satius itaque fuerit, ut
dictum eſt, aliquod ſanguinis, quod proprium partibus animalis nutrimentum ſit relinquas, ac ipſe pauciſſimas ſorbi-
tiones potioneſque exhibere ſis contentus; quibus utique

ὧν ὡς φαρμάκων μᾶλλον ἢ τροφῶν χρήζομεν. ἐδείχθη γάρ
σοι καὶ περὶ τοῦδε πρόσθεν, ὅθεν οὐ χρὴ μηκύνειν ἔτι
περὶ αὐτῶν.

Κεφ. ιε'. Ἀλλὰ καὶ περὶ καταπλασματων τε καὶ περὶ
τῆς τῶν ὑποχονδρίων αἰονήσεως λεκτέον. ὁ μὲν γὰρ πολὺς
ὅμιλος [263] τῶν ἰατρῶν ἕν τι καὶ τοῦτο τῶν ἐκ τοῦ νόμου
τῆς ἀμεθόδου θεραπείας ἔθετο. καὶ πάντας ὥσπερ τρέφουσι
μετὰ τὴν διάτριτον, οὕτω καὶ προκαταντλοῦσιν ἐλαίῳ, κᾄπειτα μίαν ὑπερβαλόντες αὖθις τρέφουσι προκαταπλάττον-
τες, εἰ δέ που γαστὴρ ἐπισχεθείη, καὶ κλύζοντες· ὥστε τό γε
κατὰ τούτους ὥρᾳ μιᾷ δύνασθαι μαθεῖν τινα τέχνην διαι-
τητικήν. οὐ μὴν ὧδ' ἔχει τἀληθές. ἀλλ' ὅλης οὔσης μεγάλης
τῆς τέχνης ἕν τι τῶν μερῶν αὐτῆς οὐ τὸ φαυλότατόν ἐστιν
ἐπιστήμη διαίτης, ἥτις ἐκ τούτων μάλιστα συμπληροῦται τῶν
βοηθημάτων, τροφῶν καὶ πομάτων ἐπιβροχῶν τε καὶ καταπλασμάτων καὶ κλυστήρων. ἡ γάρ τοι φλεβοτομία κατὰ τὴν
ἀρχὴν καὶ αὐτὴ μόνη πρὸς τῶν αὐτῶν ἰατρῶν παραληφθεῖσα
τὴν ἐφεξῆς ἅπασαν ἴασιν τοῦ νοσοῦντος ἐπιτρέπει τῇ διαίτῃ.

ceu medicamentis potius quam nutrimentis egemus. Nam
id quoque fupra, quo minus multa de iisdem adhuc loquamur, eft oftenfum.

Cap. XV. Imo de cataplafmatis ac praecordiis
perfundendis eft loquendum. Quippe multa medicorum turba unum quiddam, idque ex curationis a methodo abhor-
rentis fanctionibus ftatuit. Omnefque ut poft tertium diem
nutriunt, ita etiam oleo prius perfundunt. Inde uno die
interpofito rurfum nutriunt, cataplafma prius imponentes;
quod fi cui alvus eft adftricta, etiam hanc clyftere ducen-
tes. Itaque his faltem auctoribus ordinandi victus artem
una hora quis didicerit. Verum non ita fe vera res habet,
fed quum ars ipfa tota fit magna, non leviffima ejus pars
eft fcientia ordinandi victus. Quae ex his maxime remediis
conftituitur, cibo, potione, perfufione cataplafmatis et clyfteribus. Quippe iidem medici, quum fanguinis miffionem
in principio etiam folam adhibuerint, reliquam omnem aegri

μιᾶς οὖν ὥρας, ὡς ἔφην, ἐστὶν ἡ μάθησις τῆς διαίτης αὐτῶν.
εἰ δ᾽ ὁ μανθάνων εἴη συνετὸς οὐδὲ ταύτης ὅλης, ἀλλ᾽ ὀλι-
γοστοῦ μέρους αὐτῆς, ἐν ᾧ τούτων τῶν νῦν λεχθησομένων
ἀκοῦσαι δυνατόν ἐστιν. ἅπαντας τοὺς πυρέττοντας ἐν ἀρχῇ
μὲν φλεβοτομήσεις, ἐὰν ἰσχυροὶ τὴν δύναμιν ὦσι· καταν-
τλήσας δ᾽ ἐλαίῳ μετὰ τὴν διάτριτον, ἤτοι μελικράτῳ μετὰ
χόνδρου θρέψεις ἢ ῥοφήματι. κἄπειθ᾽ ἑξῆς τρέφε παρὰ μίαν,
ἀρτομέλιτι προκαταπλάττων. εἰ δ᾽ ἐπισχεθείη ποτὲ ἡ γαστήρ,
ὑπάγειν αὐτὴν κλυστῆρι. τὴν μὲν οὖν ἐκείνων διαιτητικὴν
τέχνην ἤδη σύμπασαν ἀκήκοας ἐν τοῖσδε τοῖς ῥήμασιν, οὐκ
ἐν ἓξ μησὶν, ἀλλ᾽ ἐν ἓξ στίχοις. τὴν δ᾽ ὄντως διαιτητικὴν
ἑξῆς ἄκουσον. θερμαίνειν ὑποχόνδρια καταπλάσμασιν ἢ αἰονήσεσιν οὐ διὰ παντὸς ἀσφαλές, ἀλλ᾽ ἐπ᾽ ἐκείνων μόνων τῶν
ἀῤῥώστων, ἐφ᾽ ὧν οὐκέτ᾽ ἀλᾶται περιττὸν ἐν ὅλῳ τῷ σώματι. τοῖς δ᾽ ἄλλοις ἅπασι κακὸν ἔσχατον. ἐάν τε γὰρ ᾖ
πλῆθος ὁποτερονοῦν, εἴτε τὸ πρὸς τὴν δύναμιν εἴτε πρὸς
τὴν εὐρυχωρίαν τῶν ἀγγείων, ἐάν τε περιττώματα μοχθηρὰ
κατά τι μόριον ἓν ᾖ καὶ πλείω, ταῦθ᾽ ἕλκεται πάντα πρὸς

curationem victui mandant. Itaque, ut dixi, unius horae eſt
victus eorum diſciplina; quod ſi qui diſcit ingenio valeat,
ne hujus quidem integrae, ſed minimae ejus partis in qua
quae nunc dicam audiſſe licuerit. Qui febricitant ſi valentes viribus ſint, omnibus ſanguinem ab initio mittes, per-
fuſoſque oleo poſt tertiae acceſſionem vel mulſa cum alica
nutries vel ſorbitione. Deinceps vero alternis cibabis diebus, ſed cataplaſma ex artomelite prius imponens. Sicubi
vero alvus adſtricta fuerit, clyſtere hanc duces. Atque illorum quidem univerſam ordinandi victus artem in his
verbis jam audiſti, non utique in ſex menſibus, ſed ſex ver-
ſiculis. Veram autem diaeteticen nunc audies. Calefacere
praecordia cataplaſmatis aut perfuſionibus non eſt perpetuo
tuto tutum, ſed in iis tantum aegris quibus in toto corpore
nullam errat excrementum; caeteris omnibus extrema eſt
pernicies. Nam ſive redundantia utravis ſit, vel quae ad
vires vel quae ad vaſorum continentiam comparatur; ſive
etiam in una parte pluribusve vitioſa excrementa ſint,

782 ΓΑΛΗΝΟΥ ΘΕΡΑΠΕΥΤ. ΜΕΘΟΔΟΥ

Ed. Chart. X. [263.]   Ed. Baf. IV. (158.)
τὸ θερμαινόμενον. ἐθεάσω γοῦν οὐκ ὀλιγάκις ἀφλέγμαντα
τελέως ὑποχόνδρια κατὰ τέσσαρας ἡμέρας ἀρχομένων αἰονᾷν
αὐτὰ τῶν ἀγελαίων ἰατρῶν φλεγμήναντα, αὐτὸ τοῦτό σοι
δείξαντος ἐμοῦ καὶ κελεύσαντος ἀκριβῶς προσέχειν τὸν νοῦν
τῇ μελλούσῃ γενήσεσθαι φλεγμονῇ. ἐφ᾽ ὧν καὶ μάλιστα ἔγνως
πηλίκον ἐστὶ κακὸν ἄλογος τριβή. διὰ παντὸς γὰρ αὐτοὶ γεννῶντες τὰς φλεγμονὰς ἐξ ὧν πράττουσιν οὐ γινώσκουσιν,
ἀλλ᾽ ἀεὶ τοῖς αὐτοῖς ἁμαρτήμασι περιπίπτουσιν, ὥσπερ Ἱπποκράτης ἔλεγε, τοὺς ἔνθεν τε καὶ ἔνθεν ἐπιδοῦντας τὰ μεθ᾽
ἕλκους κατάγματα. καὶ γὰρ κἀκεῖνοι φλεγμονὰς ἐργαζόμενοι
κατὰ τὸ ἕλκος ὅμως οὐκ ἐπαύοντα, νομίζοντες οὐ τὴν ἐπίδεσιν αἰτίαν ὑπάρχειν, ἀλλ᾽ ἄλλην τινὰ ἀποτυχίαν. πῶς δ᾽ ἂν
καὶ μετέβησαν ἐφ᾽ ἕτερον ἰάσεως τρόπον οἱ τὴν ἄλογον πρε-
σβεύοντες τριβήν, ἀφ᾽ ὧν αὐτοί τε διὰ παντὸς εἰθίσθησαν
οὕτω πράττειν, τούς τε διδασκάλους ἐθεάσαντο πρὸ αὐτῶν;
οὐδὲν γὰρ οὐδ᾽ ἐπιχειρεῖν ἀξιοῦσιν οἱ τοιοῦτοι δι᾽ ἐνδείξεως
λαμβάνειν, ἀρκούμενοι μόνῃ τῇ πείρᾳ. ἀλλ᾽ Ἱπποκράτης ἀπὸ

omnia ad partem calefactam trahuntur. Quoties enim vidifti
praecordia, quum plane phlegmone carerent, intra quatuor
dies quam ea gregales ifti medici perfundere coepiffent,
phlegmonen contraxiffe, quum ego etiam id ipfum tibi prae-
dixiffem, juffiffemque diligenter ad phlegmonen futuram
attentus effes. In quibus id maxime intellexifti, quantum
malum fit ufui qui alienus a ratione fit infuefcere. Quippe
hi quum ex iis quae ipfimet faciunt phlegmonas femper excitent, id non animadvertunt, fed iifdem femper erroribus
implicantur, veluti Hippocrates iis accidere dixit qui hinc
et inde offium fracturas cum ulcere deligabant. Etenim illi,
quum phlegmonas in ulcere crearent, non tamen deftiterunt, rati id adeo non ex deligatura, fed alio quopiam errore incidiffe. Et quomodo, quaefo, ad aliam curationis rationem fe tranftuliffent, qui ufum fine ratione profitebantur
ex iis quae tum ipfi femper facere effent affueti, tum praeceptores fuos ante fe facere contemplati? fiquidem hujus
generis *homines* ne tentandum quidem cenfent, ut ex indicatione quicquam fumant, fed fola experientia funt con-

τῆς τοῦ πράγματος ὁρμηθεὶς φύσεως ἔξεῦρε τρόπον ἰάσεως
ἐπιτήδειον. οὐ λοιπὸν εἰς πεῖραν ἐλθόντος ἐγνώθη πόσον ὁ
πρότερος ἐσφάλλετο. καὶ τοίνυν εἴ τις ἐθελήσειεν ἐπὶ τῶν
τοιούτων διαθέσεων ἀποστὰς καταπλασμάτων τε καὶ τῆς δι᾽
ἐλαίου καταντλήσεως, ἐπὶ (159) τὴν ἐκ τοῦ λόγου διδασκο-
μένην ἀφικέσθαι θεραπείαν, οὐ χαλεπῶς ἂν οὐδ᾽ αὐτὸς τῇ
πείρᾳ κρίνειε πηλίκον ἁμαρτάνουσιν οἱ οὕτω θεραπεύοντες
τά τε πληθωρικὰ καὶ τὰ μὴ καθαρὰ σώματα. συμβαίνει δ᾽
ἐν τοῖς τοιούτοις νοσή[264]μασι τοὺς πλουσίους μᾶλλον τῶν
πενήτων κακῶς θεραπεύεσθαι. ἀμφότερα γὰρ ἐπ᾽ αὐτῶν
ἁμαρτάνεται διὰ τὴν τρυφὴν οὐκ ὀλιγάκις, ἥ τε τῆς φλεβοτομίας ἔνδεια καὶ ἡ περιττοτέρα δῆθεν ἐπιμέλεια τῶν ἰατρῶν,
ὡς καθ᾽ ἑκάστην τι πράττειν ἡμέραν ἐπὶ τῷ τοῦ κάμνοντος
σώματι. κατ᾽ ἀρχὰς μὲν οὖν ὑπὸ τρυφῆς οὐκ ἀνέχονται τῆς
φλεβοτομίας οἱ πλείους αὐτῶν, καίτοι μᾶλλον τῶν πενήτων
ἁλισκόμενοι ταῖς πληθωρικαῖς διαθέσεσιν, ὡς ἂν καὶ μᾶλλον
ἐμπιπλάμενοι καὶ βιοῦντες ἀργότερον. οἱ θεραπεύοντες δ᾽
αὐτοὺς ἰατροί, διότι παραλέλειπται μέγιστον βοήθημα τῇ διὰ

tenti.   At Hippocrates ab ipfa rei natura idoneum curationis modum invenit. Quo poftea in ufum veniente cognitum
eft quantus effet in priori error. Quin fi quis in ejufmodi
affectibus, cataplafmatis et perfufione ex oleo relictis, velit
ad curationem quam ratio docet accedere, ipfe quantopere
aberrent qui plethorica et impura corpora fic curant, haud
magno negocio experientia ipfa indicabit. At accidit ut in
ejusmodi morbis divites potius quam pauperes perperam
curentur. In his enim propter ipforum delicias duplex pec-
catum non raro committitur et quod fanguis non mittatur
et quod a medicis impenfior adhibeatur diligentia, ut quotidie aliquid circa aegrotantis corpus fiat. Ac inter initia
quidem fanguinis miffionem major eorum pars propter mollitiem non admittit, tametfi magis quam pauperes redundantiae fanguinis affectibus funt objecti, ut qui magis tum
cibis fe impleant tum in otio vivant. Medici vero qui eos
curant, ubi fummum remedium eft omiffum, aliorum ufu

τῶν ἄλλων χρήσει νομίζουσιν ἀναπληρώσειν ὁπόσον ἐνδεῖ.
καὶ μέντοι καὶ οἱ κάμνοντες, οἰόμενοι τὴν μὲν ἐφ᾽ ἡσυχίας
δίαιταν ἀμέλειαν εἶναι, τὸ δ᾽ ὁτιοῦν πράττειν ἐπιμέλειαν,
ἐπαναγκάζουσιν αὐτοὺς ἑκάστης ἡμέρας προσφέρειν τι τοῖς
ὑποχονδρίοις· βουλομένοις δὲ δήπου καὶ τοῖς ἰατροῖς ἔτι τοῦτο
πρὸς τὸ δοκεῖν ἐνεργεῖν τι διαπαντὸς, ἐντεῦθεν γὰρ ἐλπίζουσι
καὶ τὸν μισθὸν πλείω λήψεσθαι. συμβαίνει τοιγαροῦν ἐν
ἐκείνῳ τῷ χρόνῳ τὰς φλεγμονὰς ἄρχεσθαι τοῖς πλουσίοις, ἐν
ᾧ πλησίον ἤδη τῆς λύσεώς ἐστιν ἐπὶ τῶν πενήτων τὸ νόσημα.
φλεβοτομηθέντες γὰρ ἐν ἀρχῇ κατὰ τοὺς προκειμένους ἐν τῷ
λόγῳ πυρετοὺς οὐ μόνον οἱ πένητες, ἀλλὰ καὶ οἱ δοῦλοι τῶν
πλουσίων, οἱ πλεῖστοι μὲν ἐν τῇ πέμπτῃ τῶν ἡμερῶν ἐκρίθη-
σαν, ἔνιοι δὲ ἐς τὴν ἑβδόμην ἀφίκοντο, πορρωτέρω δ᾽ οὐδείς.
ἀλλ᾽ οἵ γε πλούσιοι τὸ μὲν πλῆθος καὶ τὰ περιττώματα πλείω
τῶν πενήτων καὶ δούλων ἔχοντες, παραλιπόντες δὲ τὸ τῆς
φλεβοτομίας βοήθημα, κᾄπειτα καθ᾽ ἑκάστην ἡμέραν αἰονώ-
μενοί τε δι᾽ ἐλαίου θερμοῦ καὶ καταπλαττόμενοι τοῖς χαλαστικοῖς καταπλάσμασι φλεγμονήν τινα συνισταμένην ἴσχουσιν,
ἤτοι περὶ τὸ ἧπαρ ἢ τὴν κοιλίαν ἤ τι τῶν ἄλλων τῶν τῇδε

farturos fe quod deficit putant. Huc accedit quod ipfi quoque aegri victus rationem in tranquillitate negligentiam eſſe
rati et quidvis agere diligentiam, cogunt eos praecordiis
aliquid quotidie admovere; ſed nec invitis profecto ipſis
medicis, ut qui facere ſemper aliquid videri velint, quod ſic
fe majorem mercedem accepturos ſperant. Itaque accidit
ut illo ipſo tempore phlegmonae divitibus incipant, quo jam
pauperibus morbus propemodum perductus eſt ad finem.
Quippe miſſo in propoſitis hoc in libro febribus inter initia
ſanguine non pauperibus modo, verum etiam divitum ſer-
vis plurimis quidem quinto, aliquibus ſeptimo, criſis contigit, nemini ſerius. At divites, qui et ſanguinis copiam et
excrementorum plus quam pauperes et ſervi habent, quum
ſanguinis mittendi praetermiſere remedium, ac quotidie
tum calido oleo perfundantur tum laxantibus cataplaſmatis
utantur, phlegmonen aliquam vel in jecinore vel ventriculo vel reliquorum iſtic viſcerum aliquo contrahant, alii

σπλάγχνων, ἔνιοι μὲν ἐν τῇ τετάρτῃ τῶν ἡμερῶν, ἔνιοι δ᾽ ἐν
τῇ πέμπτῃ, πάντες δ᾽ οὖν ἐν τῇ ἕκτῃ. οἶσθα δὲ δήπου καὶ
τὸν ἐν αὐτῷ τῷ καταντλεῖσθαι δυσπνοήσαντα, τοῦ περιττοῦ
παντὸς ἐπὶ τὰς φρένας ἐλχθέντος ὑπὸ τῆς θερμασίας. οὗτός
τε οὖν ἀπέθανε καὶ ἄλλοι μυρίοι καθ᾽ ἑκάστην ἡμέραν ἀποθνήσκουσιν, ὥσπερ σικύας τοῦ καταπλάσματος ἕλκοντος
ἐπὶ τὰ σπλάγχνα τὰ καθ᾽ ὅλον τὸ σῶμα περιττά. τινὲς δ᾽
ἀμέλει καὶ αὐτῇ τῇ σικίᾳ κατ᾽ αὐτῶν ἐχρήσαντο, τοῦθ᾽
ἓν μόνον ἐννοοῦντες κᾀκεῖνοι, τὸ φαίνεσθαί τι πράττοντες
ἀεὶ περὶ τὸν κάμνοντα. κάλλιστον μὲν οὖν, ὡς εἴρηται,
φλέβα τέμνειν οὐ μόνον ἐν τοῖς συνόχοις πυρετοῖς, ἀλλὰ
καὶ τοῖς ἄλλοις ἅπασι τοῖς ἐπὶ σήψει χυμῶν, ὅταν γε ἤτοι
τὰ τῆς ἡλικίας ἢ τὰ τῆς δυνάμεως μὴ κωλύῃ. κουφισθεῖσα
γὰρ ἡ διοικοῦσα τὰ σώματα ἡμῶν φύσις, ἀποθεμένη τε
τὸ βαρῦνον αὐτὴν οἷόν πέρ τι φορτίον, ἐπικρατήσει τοῦ
λοιποῦ ῥᾳδίως. ὥστε καὶ πέψει τὸ πεφθῆναι δυνάμενον,
ἐκκρινεῖ τε τὸ δυνάμενον ἐκκριθῆναι ἀναμνησθεῖσα τῶν
οἰκείων ἐνεργειῶν. ἡ γὰρ τῶν μέσων του σώματος, ὡς
οὗτοι καλοῦσι, πρόνοια μέγιστον μὲν κακὸν ἐπὶ τῶν

in quarto, alii in quinto, omnes plane in fexto. Nec oblitus,
arbitror, es ejus, qui dum perfunderetur, difficultate fpirandi laboravit, omni fupervacuo ad feptum tranfverfum
caloris vi tracto. Ergo et hic periit, alii quoque infiniti
quotidie pereunt, cataplafmate ipfo cucurbitulae ritu corporis fupervacua in vifcera trahente. Non defuerunt profecto et qui cucurbitula quoque ipfa funt ufi eo tantum
confilio ut circa aegrotantem aliquid femper moliri vide-
rentur. Saluberrimum igitur, ut praediximus, eft in febribus venam incidere, non continentibus modo, verum etiam
aliis omnibus quas putrefcens humor concitat, ubi praefertim nec aetas nec vires prohibent. Levata namque quae
corpus noftrum regit natura exonerataque eo quo velut
farcina premitur, haud aegre quod reliquum eft vincet.
Itaque propriarum functionum haud oblita et coquet quod
concoqui eft habile et excernet quod poteft excerni. Eorum
enim quae in medio funt corpore, ut ifti vocant, providen-

μὴ φλεβοτομηθέντων ἐστὶν, οὐ μέγιστον δὲ ἐπὶ τῶν φλεβοτομηθέντων. ἀλλ᾽ ὅμως κἀπὶ τούτων τι βλάπτειν πέφυκεν
ἐν τοῖς συνόχοις πυρετοῖς· διακαιόμενα γὰρ ὑπὸ τοῦ πλήθους
τῆς θέρμης τὰ σπλάγχνα προσέτι διακαίεται καὶ ἐξοπτᾶται.
μόνοι τοιγαροῦν ἐκεῖνοι δεήσονται προνοίας τοιαύτης, οἷς
ἡ σῆψις ἐν ἑνὶ συνέστη μορίῳ, προφλεβοτομηθέντες δηλονότι
καὶ οὗτοι. ποιησόμεθα δ᾽ αὐτῶν τὴν πρόνοιαν οὐχ ὁμοίως
τοῖς ἐκ τῆς τριόδου τούτοις ἰατροῖς, εὐθέως ἐξ ἀρχῆς χαλῶν-
τες, ἀλλὰ πᾶν τοὐναντίον ἐπὶ τῶν πλείστων ἐργαζόμενοι. τὰ
μὲν γὰρ χαλαστικὰ τῶν βοηθημάτων ὥσπερ γε διαφορεῖ
τὸ περιεχόμενον ἐν τοῖς μέλεσιν, οὕτως ἐπισπᾶται πλέον
ἀντ᾽ αὐτοῦ, κατ᾽ ἀρχὰς προσαγόμενα. φερομένων γὰρ ἔτι
τῶν ῥευμάτων ἐπὶ τὸ πεπονθὸς, ἀποκρούεσθαι βέλτιόν ἐστι
καὶ [265] ἀναστέλλειν, οὐχ ἕλκειν ἐπ᾽ αὐτά. τὰ δ᾽ ἀποκρου-
στικὰ καλούμενα, μετέχοντα δηλονότι τῆς στυπτικῆς δυνάμεως, ἐπιτήδεια πρὸς τὰς ἀρχὰς ἐστιν, ἅμα μὲν ἐντιθέντα
τόνον τοῖς πάσχουσι μορίοις, ὡς μὴ ῥᾳδίως ὑποδέχοιντο τὰ
ἐπιῤῥέοντα τῶν περιττωμάτων, ἅμα δὲ καὶ τᾶν ἐν αὐτοῖς

tia, ubi detractus fanguis non eft, maximum plane eft malum; ubi detractus eft, non maximum. Quamquam fic quoque noxia eſſe in fynochis febribus poteft; quippe deufta
immodico calore viſcera etiam amplius deuruntur ac torrentur. Ergo ejuſmodi providentiam illi duntaxat requirent, quibus in una parte putredo confiftit, fi tamen hi
quoque fanguinem prius miferint. Providebimus autem his,
non ficut triviales ifti medici provident, qui ftatim inter
initia laxant, fed in plurimis prorfus contra moliuntur.
Relaxantia namque remedia ficuti quod in membris continetur evocant; ita fi in principio fint admota, pro eo plus
attrahunt. Quum enim adhuc ad affectum locum fertur fluxio, reprimere remittereque hanc expedit, non ad ipfum
attrahere. Quae vero repellentia dicuntur, quae adftringendi
certe vim obtinent, in principiis idonea funt *duplici ratione,*
et quod robur affectis partibus inferant, unde minus prompte
affluxum excrementorum in fe recipiunt, et quod eorum,
quae in iis jam contenta funt, tenuiffimum extrorfum ex-

ἤδη περιεχομένων ἀντεκϑλίβοντα τὸ λεπτότατον. εἰ δ᾽ ἥ τε
φορὰ παύσαιτο διὰ τῶν τοιούτων βοηϑημάτων, ἥ τ᾽ ἐκ τῆς
στύψεως ἐγγινομένη πύκνωσις τοῖς πεπονϑόσι κατέχοι τὰ
παχύτερα, καιρὸς ἤδη χαλᾷν ὑπὲρ τοῦ κενῶσαι τὰ περιεχό-
μενα. μάλιστα δ᾽ ὅταν εἰς ἧπαρ ἢ γαστέρα κατασκήπτῃ τὰ
περιττὰ τοῖς στύφουσι χρῆσϑαι· κύριά τε γὰρ ἱκανῶς τὰ
μόρια καὶ πάντως ἐργάζεσϑαι τὸ σφέτερον ἔργον ἀναγκαῖα
κἂν ταῖς νόσοις. ἐστὶ δὲ οὐ σμικρὸν αὐτῶν τὸ ἔργον, οἷόν
περ ἑκάστου τῶν ἄλλων, ἃ μόνον ἐκεῖνο κατεργάζεσϑαι πέφυκεν ὑφ᾽ οὗ ϑρέψεται· ἀλλ᾽ οὕτως εἰς μέγα τῷ ζώῳ διαφέρειν, ὡς εἰ μήτε κατὰ γαστέρα πεφϑείη καλῶς ἡ τροφὴ μήϑ᾽
αἱματωϑείη κατὰ τὸ ἧπαρ, οἷόν περ ἐν λιμῷ πάσχομεν ἀπορίᾳ βρωμάτων ἀσιτεῖν ἀναγκαζόμενοι, τοιοῦτόν τι καὶ νῦν
συμβήσεται πᾶσι τοῖς τοῦ ζώου μορίοις· οὐ γὰρ ἐκ τῶν κατα-
ποϑέντων, ἀλλ᾽ ἐκ τῶν κατεργασϑέντων ἐν τοῖς εἰρημένοις
σπλάγχνοις ἡ χορηγία τῆς τροφῆς ἐστιν ὅλῳ τῷ σώματι. διὰ
ταῦτα μὲν δὴ περιττότερον ἢ τὰ ἄλλα μόρια γαστήρ τε
καὶ ἧπαρ τῶν στυφόντων χρῄζουσιν. ἀμέλει κἀπειδὰν καιρὸς

primant. Quod fi tum fluxio humorum per ea remedia com-
pefcatur, tum denfitas quae adftringendo in affecta parte relicta eft crafliora detinet, jam tempeftiva relaxatio eft quo
ea quae retenta funt vacues. Praecipue autem adftringentibus eft utendum, ubi in jecur aut ventriculum fupervacuum
profluit; etenim et hae partes admodum funt principes et
munus fuum obeant, vel in ipfis morbis eft neceffum. Porro
eft non exiguum eorum munus qualeque reliquarum partium, quibus illud modo negotium eft ut id quo nutriantur
conficiant, verum quod tantopere animalis interfit, ut fi neque in ventriculo probe alimentum fuerit concoctum, neque
in fanguinem in jecinore mutatum, utique quod in fame
nobis accidit, ut cibi penuria degere in abftinentia cogamur,
idem tum omnibus animalis partibus accidit: non enim ex
iis quae devorarit quis, fed ex iis quae in jam dictis vifceribus confecerit, alimentum toti corpori fuppeditatur. Atque
ob haec nimirum impenfius quam caeterae partes ventriculus et jecur adftringentia defiderant. Ergo quum ea quae

788 ΓΑΛΗΝΟΤ ΘΕΡΑΠΕΤΤ. ΜΕΘΟΔΟΤ

Ed. Chart. X. [265.]   Ed. Baf. IV. (159.)

ἢ διαφορεῖν τὰ στηριχθέντα, καὶ τότε δεῖται στύφεσθαι τὰ
μέτρια· τὸ γὰρ ἐξ ἐπιμέτρου περὶ τὰ ἄλλα μόρια κατ᾽ ἀρχὰς
αὐτοῖς προστιθέμενον τῆς στύψεως ἀεὶ φυλάττεσθαι χρὴ,
μενούσης γε τῆς ἐνδείξαμένης αὐτὸ χρείας· ἡ χρεία δ᾽ ἐστὶν,
ὡς ὀλίγον ἔμπροσθεν εἴπομεν, ἡ κατεργασία τῆς τροφῆς.
ἐὰν οὖν ἀτονήσαντα μὴ πέψῃ καλῶς, οὐ μόνον οὐδὲν ὄφελος ἔσται τῶν καταποθέντων σιτίων, ἀλλ᾽ ἐπὶ ταῖς διαφθο-
ραῖς αὐτῶν πολλάκις ἐρεθισθείσης τῆς γαστρὸς, συναπέρ-
χεταί τι καὶ τῶν προϋπαρχόντων. ὥστε διχόθεν ἤδη τὴν
βλάβην γίνεσθαι τῷ παντὶ σώματι, μήθ᾽ ὑπὸ τῶν σιτίων
τραφέντι καὶ τῆς οἰκείας παρασκευῆς τι προσαπολλύντι. καὶ
χωρὶς δὲ τῶν εἰρημένων αἱ πέψεις τῶν σιτίων, ἄν τε καθ᾽
ἧπαρ ἀτυχήσωσιν, ἄν τε κατὰ γαστέρα, τοὺς πυρετοὺς αὐξά-
νουσι καὶ δριμυτέρους ἐργάζονται τῇ κακοχυμίᾳ. διὰ τοῦτο
τοίνυν πολλὴν χρὴ πεποιῆσθαι πρόνοιαν ἐν ἅπασι πυρετοῖς πέψεως σιτίων. καὶ διὰ ταύτην τοῦ τόνου τῶν πεπτι-
κῶν ὀργάνων οὐ σμικρὰ φροντιστέον. ἔνιοι δ᾽, ὡς φησιν
Ἱπποκράτης, οὐ σμικρὰ κερδαίνουσιν ὅτι ἀγνοοῦσιν. οἴονται

jam infixa funt difcutiendi tempus eft, tum quoque modice
adftringi poftulant; quod enim adftrictionis in principio
largius iis quam caeteris partibus adhibetur, id fervandum
affidue eft manente qui id indicet ufu; ufus vero eft, ut
paulo ante teflati fimus, nutrimenti confectio. Si igitur per
imbecillitatem parum recte concoxerint non modo affumpti
cibi nulla eft utilitas, fed etiam ventriculo non raro ex ejus
corruptela laceffito, expellitur quoque aliquid prioris. Ita
fit, ut duplex jam noxa toti corpori accedat, quum nec ex
cibo fumpto nutriatur et aliquid ex eo, quod fibi repo-
fuerat amittat. Huc accedit et quod ciborum concoctio,
five ea in jecinore five in ventriculo fit improfpera febres in-
tendit ac humorum vitio exacerbat. Quo magis in omni
febre ciborum concoctioni profpicere magnopere oportet,
atque ejus rei caufa roboris quoque inftrumentorum quibus
perjicitur non levis habenda eft cura. Sane aliqui funt, ut
Hippocrates ait, qui ex eo quod ignorant non parum lucri

γοῦν ἥπατος φλεγμονὴν ἰᾶσθαι χαλαστικοῖς βοηθήμασιν, ἐξ
ὧν ἐν τῇ διαγνώσει σφάλλονται, δόξαν ἑαυτοῖς ποριζόμενοι·
φαίνεται γὰρ (160) ἐνίοτε τοῦ καθήκοντος εἰς ὑποχόνδρια
μυὸς ἐκ τῶν πλευρῶν τοῦ θώρακος ἡ περιγραφὴ παραπλησία τῷ ἥπατι. θαυμαστὸν δ' οὐδὲν, οἶμαι, τοὺς μήτ'
ἄλλο μηδὲν ἐν τῇ τέχνῃ καλῶς ἐκμαθόντας μήτ' ἀσκη-
θέντας ἐν διαγνώσεσι πεπονθότων μορίων τὰ τοιαῦτα κερ-
δαίνειν.

Κεφ. ιστ'. Ἐκείνους μὲν οὖν ἐατέον, ἡμεῖς δὲ κἂν
ἐλαχίστην ποθ' ὑπόνοιαν σχῶμεν ἥπατος ἢ γαστρὸς κακο-
πραγούντων, εὐθέως ἀψίνθιον ἐλαίῳ προσαφεψήσαντες αἰο-
νήσο[266]μεν τὰ μόρια. διττὴν δὲ ἅπαντος ἀψινθίου ποιότητα καὶ δύναμιν ἔχοντος, ὡς κἂν τοῖς περὶ φαρμάκων
εἴρηται, κατὰ μὲν τὸ Ποντικὸν ἡ στύφουσα ποιότης ἐστὶν
οὐκ ὀλίγη, τοῖς δ' ἄλλοις ἅπασιν ἡ μὲν πικρὰ ποιότης
ὑπάρχει σφοδροτάτη· στύψεως δ' ἤτοι παντάπασιν ἀμυδρᾶς
ἢ καὶ οὐδ' ὅλως ἂν αἴσθοιο γενόμενος αὐτῶν. ταῦτά τοι τὸ
Ποντικὸν ἀψίνθιον αἱρεῖσθαι βέλτιόν ἐστιν εἰς τὰς ἥπατος

faciunt. Arbitrantur enim jecinoris fe phlegmonen relaxan-
tibus praefidiis curare, ex eo fcilicet famam fibi comparan-
tes, quod in dignotione fallantur, fi quidem videntur nonnunquam lineamenta mufculi, qui a coftis thoracis ad *hy-
pochondria* pervenit, perfimilia jecinori. Mirum autem minime arbitror, eos qui nec aliud quicquam arte probe didicerunt, nec in dignofcendis affectis partibus fe exercue-
runt, fic laudem aliquando confequi.

Cap. XVI. Verum iftos mittamus. Nos vero, etfi
minima fufpicio fit jecur ventriculumve laborare, abfinthium protinus oleo incoquemus ac eas partes perfundemus.
Quum autem duplex in omni abfinthio facultas et qualitas
fit, veluti in libris de medicamentis eft traditum, certe in
Pontico adftringendi facultas non parva eft, in reliquis omnibus amara quidem qualitas eft vehementiffima, adftrictio
vero, quam faltem guftu agnofcas, aut plane obfcura aut
prorfus nulla fentitur. Proinde Ponticum abfinthium ad je-

790 ΓΑΛΗΝΟΥ ΘΕΡΑΠΕΥΤ. ΜΕΘΟΔΟΥ

Ed. Chart. X. [266.]   Ed. Baf. IV. (160.)

καὶ γαστρὸς φλεγμονάς· ἔστι δ᾽ αὐτοῦ καὶ τὸ φύλλον καὶ
τὸ ἄνθος πολὺ σμικρότερον ἢ τῶν ἄλλων ἀψινθίων, καὶ ἡ
ὀσμὴ τούτῳ μὲν οὐχ ὅπως ἀηδής, ἀλλά τι καὶ τῶν ἀρωμάτων ἐμφαίνουσα· τοῖς δ᾽ ἄλλοις δυσώδης ἅπασι· φεύγειν
μὲν οὖν ἐκεῖνα προσήκει, χρῆσθαι δ᾽ ἀεὶ τῷ Ποντικῷ. καὶ
τῶν ἄλλων δέ τι φαρμάκων ἐμβαλὼν εἰς τοὔλαιον, οἷς ἐπι-
μέμικται τῇ πικρᾷ ποιότητι δύναμις στυπτική, κατὰ τὸν
αὐτὸν τρόπον χρήσῃ. δέδεικται γὰρ ἐν τοῖς περὶ φαρμάκων ἡ πικρὰ ποιότης ποδηγοῦσα τὴν στύφουσαν. διὸ καὶ
κρεῖττόν ἐστι τὸ τοιοῦτον φάρμακον ἅπαν τοῦ στύφοντος
μόνον. εἰ μὲν οὖν ἰσχυροτέραν ἐθέλοις ἐργάσασθαι τὴν
στύψιν, ἔστω σοι καὶ τὸ ἔλαιον στῦφον, ὁποῖόν ἐστι τό τε
Ἱσπάνον ὀνομαζόμενον, ὅσα τ᾽ ἄλλα σκευάζουσι μετὰ θαλ-
λῶν ἐλαίας· ἢ οἷόν πέρ ἐστι τὸ καλούμενον ὀμφάκινον. εἰ δ᾽
ἀσθενεστέρα βούλοιο χρήσασθαι τῇ στύψει, τῶν ἄλλων
ἐλαίων τι παρασκεύαζε καὶ μάλιστα τῶν λεπτομερῶν, οἷόν
πέρ ἐστι τὸ Σαβῖνον. ἄριστον δὲ ἐν οἷς στύψεως ἰσχυροτέ-

cinoris et ventris phlegmonas eligi praeftat: fed id eft tum
folio tum flore longe quam caetera abfinthia minore, odor
quoque huic non modo non infuavis, verum etiam aromatum quid praeferens, reliquis autem omnibus eft foedus:
quare haec fugere conveniet, uti autem femper Pontico.
Etiam reliquorum medicamentorum in quibus mixta cum
amaritudine adftringendi facultas eft, aliquid in oleum conjicere atque ad eundem modum uti licet. Oftendimus namque opere quod de medicamentis infcribitur amaram qualitatem viam adftringenti facere. Quo fit ut medicamentum
id genus omnibus quae tantum adftringant fit praeftantius.
Itaque fi vehementiorem efficere velis adftrictionem, etiam
oleum ipfum adftringendi vim habeat, cujusmodi eft et quod
Hifpanum vocant, et quaecunque cum germinibus oleae
praeparare folent, vel quale eft crudum, quod omphacinum
vocant. Sin leviore uti adftrictione placet, aliud olei genus
praeparabis, praecipue quod tenuium fit partium, quod genus Sabinum eft. Optimum tamen, ubi adftringere vehemen-

BIBΛΙΟΝ Λ.

79ι

Ed. Chart. X. [266.]   Ed. Baſ. IV. (160.)
ρας ἐστὶ χρεία, τὸ Ἰστρικὸν ἔλαιον, ὡς ἂν ἑκατέρας ἔχον
ἐν ἑαυτῷ τὰς ποιότητας, στύφουσαν καὶ πικράν. ἀποροῦντι
δ᾽ ἀψινθίου μήλινον ἢ μαστίχινον ἢ σχίνινον ἀρκέσει τὴν
πρώτην· εἰ δὲ μικρὸς ὁ πυρετὸς εἴη, καὶ τὸ διὰ τῆς νάρδου μύρον. ἔστω δὲ καὶ τοῦτ᾽ ἄριστον· οὐ σμικρὰ γὰρ ἡ
διαφορὰ τοῦ τοιούτου πρὸς τὸ φαῦλον· ὃ γοῦν ἐν Νεα-
πόλει τῆς Ἰταλίας σκευάζουσιν, ὄνομα μόνον ἐστὶ μύρου
ναρδίνου, παραβαλλόμενον τῷ κατὰ τὴν Ἀσίαν ἔμπροσθεν
μὲν ἐν Λαοδικείᾳ μόνῃ σκευαζόμενον, νυνὶ δὲ ἐν πολλαῖς
ἤδη πόλεσιν. εἰ δ᾽ ἡ παρακμὴ τοῦ πυρετοῦ, καθ᾽ ἣν δηλονότι πράττεις τὰ τοιαῦτα, μὴ πάνυ τι πραεῖα γίγνοιτο,
φυλάττεσθαι μὲν τὴν νάρδον· ἄμεινον δὲ χρῆσθαι τηνικαῦτα τῷ μηλίνῳ· μὴ παρόντος δὲ τούτου, τῷ σχινίνῳ·
καὶ μετ᾽ αὐτὸ τῷ μαστιχίνῳ. πάντων γὰρ τούτων τὸ νάρδινον μύρον μᾶλλον θερμαίνει· διὸ καὶ μικτέον αὐτῷ τῶν
ἄλλων ἀποροῦντι ῥοδίνου. ἡ δὲ τοῦ μυρσίνου στύψις οὐκ
ἐπιτήδειος· ἔστι γὰρ τοῦτο παχυμερέστερον ἢ ὥστε διὰ
βάθους ἰέναι. τὰ μὲν οὖν τοιαῦτα παραδείγματος ἕνεκα

tius eſt opus, Hiſtricum oleum eſt, ut quod ambas in ſe
qualitates habeat, et amaram et adſtringentem. In penuria
vero abſinthii inter initia vel melinum vel maſtichinum vel
lentiſcinum ſatisfecerit; quod ſi exigua febris ſit, etiam unguentum ex nardo compoſitum. Eſto autem optimum id
quoque, neque enim parum intereſt inter id et quod vitioſum eſt, quum id quod Neapoli in Italia conficiunt, nomine
tantum nardinum unguentum ſit, ſi cum eo quod in Aſia ſit
conferatur. Id antea Laodiceae tantum componebatur, nunc
etiam in multis fit oppidis. Quod ſi declinatio febris in qua
iſta moliris non admodum ſit facilis, abſtinebis a nardino,
uteris autem hoc tempore rectius melino, aut ſi id non eſt,
lentiſcino, ab hoc vero maſtichino. Omnibus namque his
nardinum unguentum valentius calefacit: quare ſi reliquorum copia non eſt, roſaceum illi admiſcebis. Sane myrtini
adſtrictio idonea non eſt, quum craſſiorum ſit partium quam
ut alte deſcendere poſſit. Atque haec quidem exempli gratia

λέλεκται· πολὺ γὰρ αὐτῶν ἐκλέξῃ πλῆθος ἐκ τῶν περὶ φαρμάκων ὑπομνημάτων. ὡσαύτως δὲ καὶ τὸ κατάπλασμα σύνθετον ἐχέτω τὴν δύναμιν ἔκ τε τῆς χαλαστικῆς λεπτομεροῦς καὶ πικρᾶς καὶ στυφούσης. ἐπικρατείτω δ᾽ ἐν αὐταῖς,
εἰ μὲν ἀποκρούεσθαί τε καὶ τόνον ἐντιθέναι βουλοίμεθα, τὸ
στῦφον· εἰ δὲ τέμνειν καὶ διαῤῥύπτειν τὸ πικρόν. εἰ δὲ
διαφορεῖν, τὰ λεπτομερῆ τῶν χαλώντων· τὰ γὰρ παχυμερῆ
τοῖς ἐκπυήσουσιν ἐδείχθη χρησ' τά. διωρισμένων δ᾽ ἐν τοῖς
περὶ φαρμάκων ὑπομνήμασι τῶν τε. μόνην ἐχόντων ἤτοι
τὴν στύφουσαν ἢ τὴν πικρὰν ποιότητα τῶν τε συναμφοτέρας, ἄριστον μὲν οὖν ἀεὶ αἱρεῖσθαι τὰ συναμφοτέρας
ἔχοντα· μὴ παρόντων δὲ τούτων, αὐτὸν μιγνύναι τὰ πικρὰ τοῖς στύφουσιν, ὥσπερ ἐθεάσω ποθ᾽ ἡμᾶς κατάπλασμα συντιθέντας ἥπατος φλεγμαίνοντος ἐκ τῶν παρόντων.
[267] ἦν μὲν γὰρ ἰατρὸς ὁ κάμνων· ἐθεασάμεθα δ᾽ αὐτὸν ἤδη
λύχνων ἡμμένων, ὡς μηδὲν ἔτι δύνασθαι πρίασθαι παρὰ
τῶν καπηλευόντων τὰ τοιαῦτα. παρακμὴν οὖν εὑρόντες
ἀξιόλογον, ἐσπεύσαμεν ὅτι τάχιστα χρήσασθαι τῷ καιρῷ

protulimus, nam magnam eorum copiam deligere ex medicamentorum libris licet. Ad eundem vero modum et cataplaſma compoſitam vim habeat ex ea quae tenuium ſit partium ac laxet, tum vero ex amara et adſtringente. Superet
autem in iis ubi tum repellere tum robur addere ſtudemus
quod adſtringat; ubi tenuare ac detergere, amarum; ubi evocare, quae ex laxantibus tenuium maxime ſint partium: ſi
quidem quae craſſae ſubſtantiae ſunt, ea pus moventibus
monſtravimus eſſe accommoda.   Quum autem definitum in
opere de medicamentis ſit et quae vel ſolam obtineant adſtringendi qualitatem vel amaritudinem et quae ambas poſſi-
deant qualitates, maxime deligenda ſunt quae ambas habent; ubi ea non adſunt, ipſe amara iis quae adſtringant mi-
ſcebis, ut nos aliquando in jecinoris phlegmone ex *copiis*
praeſentibus componere cataplaſma vidiſti.   Erat enim is
qui aegrotabat medicus; quem jam lucernis accenſis inviſi-
mus, quo tempore ab iis qui talia venditant nihil emi potuit.   Ergo quum declinatam notabiliter febrem inveniſſem,

ΒΙΒΛΙΟΝ Λ. 793

Ed. Chart. X. [267.]   Ed. Baf. IV. (160.)

καὶ μάλισθ᾽ ὅτι τὴν ὕποπτον ὥραν προσεδοκῶμεν ἀρχὴν
οἴσειν ἑτέρου παροξυσμοῦ περὶ τὰς τῶν ἀλεκτρυόνων ᾠδάς.
ἀφεψήσαντες οὖν ἐλαίῳ μὲν ἀψίνθιον, ἐν ὕδατι δὲ κυδώνιον
μῆλον. ἐν ᾧ ταῦθ᾽ ἥψετο, μυροβαλάνου πίεσμα καὶ ἴρεως
τὴν ῥίζαν εὑρόντες ἔνδον καὶ κόψαντες καὶ διαττήσαντες,
εἶτ᾽ ἐμβαλόντες λέβητι τοῦ τ᾽ ἐλαίου καὶ τοῦ ὕδατος, ὧνπερ
ἐσκευάκειμεν, ἀφεψήσαντές τε μετρίως ἐπενεβάλλομεν ἅμα
κηρῷ βραχεῖ τὴν μυροβάλανον καὶ τὴν ἴριν. ἕψομεν δ᾽, ὡς
οἶσθα, τὸ μῆλον οὐ δι᾽ ὕδατος μόνον, ἀλλὰ καὶ δι᾽ οἴνου
πολλάκις αὐστηροῦ· καὶ μίγνυμεν ἐνίοτε καὶ αὐτῆς τι τοῦ
μήλου τῆς σαρκὸς ἅπασι τοῖς τοιούτοις καταπλάσμασιν. ὅταν
μὲν γὰρ τό τε ἐπιῤῥέον εἴη πλέον, ἀτονώτερόν τε τὸ μόριον,
αὐξάνομεν, ὡς οἶσθα, τὴν στύψιν· ὅταν δὲ τό θ᾽ ὅλον σῶμα
κενὸν, οὐκ ἄῤῥωστόν τε τὸ μόριον, ἐπιῤῥέῃ τε μηδὲν ἔτι, βραχύτατον ἔστω τὸ στῦφον, ἀξιολογώτερον δὲ αὐτοῦ τὸ χαλα-
στικὸν καὶ πρὸς τούτοις τό τε πικρὸν καὶ τὸ δριμὺ κατὰ τὴν
τῶν ἐπεμβαλλομένων ὕλην. εἰ δὲ καὶ μικρὸς ὁ πυρετὸς εἴη, καὶ

ntendum occafione quamprimum cenfui, eo certe magis quod
fufpectam horam quae gallicinio futura erat alterius acceffionis initium allaturam verebamur. Incoxi in oleo quidem
abfinthium, in aqua vero malum cotoneum. Dum autem
haec coquebantur, myrobalani retrimenta et ireos radicem,
quae intus inveneram, contudi cribravique, dein olei et
aquae quae paraveram portionem in lebetem immifi, ac ubi
modice coxeram myrobalanum et irim una cum exigua cera
injeci. Coquimus autem, ut nofti, cotoneum non in aqua modo, verum etiam perfaepe in auftero vino ac omnibus ejusmodi cataplafmatis de ipfa quoque cotonei carne interdum
admifcemus. Nam ubi et quod confluit copiofum eft et
pars ipfa infirmior, adftringentem vim, ficut fcis, inauge-
mus; ubi vero tum corpus totum vacuum eft, nec pars
imbecilla nec ultra quid confluit, ibi in iis quae mifcentur
materiis minimum quidem fit quod adftringat, copiofius vero
non folum quod relaxet, fed etiam et quod amarum fit et
quod acre. Quod fi exigua febris fit ac phlegmone non adeo

ἡ φλεγμονὴ μὴ πάνυ θερμὴ καὶ ἀσιτίαν ὁ κάμνων ἐνεγκεῖν
δυνάμενος, αὐξανέσθω σοι τὸ διαφορητικὸν εἶδος τῆς θεραπείας, ἐκλυομένου τοῦ στυπτικοῦ. οὐ γὰρ δὴ τὴν φλεγμονὴν δυναιὸν ὠφελῆσαι τοῖς στύφουσιν, ἡνίκα μήτ᾽ ἐπιῤῥέῃ
μηδὲν, ἐστήρικταί τε δυσλύτως ἐν τῷ πάσχοντι παχυμερὴς
χυμὸς, ἀλλ᾽, ὡς εἴρηται, βραδύνειν αἱρούμεθα μᾶλλον ἐν τῇ
θεραπείᾳ μιγνύντες τι τῶν στυφόντων ὑπὲρ τοῦ φυλάξαι
τῶν μορίων τὸν τόνον. ὅθεν οὔτ᾽ ἐπὶ κώλου πάσχοντος ἢ
τῶν ἄλλων ἐντέρων τινὸς οὔτε τῶν καθ᾽ ὑποχόνδρια μυῶν
ἢ περιτοναίου μικτέον τὰ στύφοντα· καθάπερ οὐδὲ κύστεως ἢ μήτρας, ὅταν γ᾽, ὡς εἴρηται, μήτ᾽ ἐπιῤῥέῃ μηδὲν ἔτι
μήτε πλῆθος ἢ περιττώματα πολλὰ καθ᾽ ὅλον ὑπάρχῃ τὸ
σῶμα. νεφροὶ δὲ καὶ θώραξ ἐν μέσῳ τῶν εἰρημένων εἰσίν·
ὅσον γὰρ ἀπολείπονται γαστρὸς καὶ ἥπατος, τοσοῦτον τῶν
ἄλλων πλεονεκτοῦνται· ἐπὶ μὲν γὰρ τοῦ ἥπατος ἢ τῆς γαστρὸς ἐκλυθῆναι τὸν τόνον ὀλεθριώτατον, ἐπὶ δὲ τῶν ἄλλων
ἀκινδυνότατον. ἐπὶ τούτων δὲ κινδυνῶδες μὲν, οὐ μὴν ἐκεί-

calens, tum aeger ipfe inediam tolerare valeat, hoc cafu dif-
cufforiam quidem curandi fpeciem intendes, adftringentem
autem remittes. Neque enim amplius ipfi faltem phlegmonae
conducere poffunt quae adftringunt, ubi nec affluit quicquam et craffus humor affecto loco tenaciter eft infixus, fed
ficut dictum eft, trahendae potius curationis, ac quae adftringant mifcendi confilium probamus, quo robur partium
tueamur. Unde nec colo laborante, nec reliquorum inteffi-
norum quovis, nec mufculis hypochondriorum aut peritonaeo mifcenda adftringentia funt, fed nec quum vefica male
habet uterusve, modo, ut dictum eft, nihil ultra ad locum
fluat, nec *fanguinis* redundantia nec excrementorum copia
in toto fint corpore. Porro renes et pectus in media praedictorum conditione funt, quantum enim a ventriculi je-
cinorifque folicitudine abfunt, tantum reliquorum fuper-
greffa, fi quidem in ventriculo ac jecinore exfolvi robur eft
perniciofiffimum, illis minime eft periculofum. In his vero
eft quidem periculofum, non tamen perinde ut in illis,

Ed. Chart. X. [267]   Ed. Baf. IV. (160. 161.)

νοις γ' ὁμοίως· πλὴν εἴ ποτε πῦον ἐκκαθαίρειν δέοι, περιεχόμενον ἐν θώρακι καὶ πνεύμονι. περὶ δὲ τοῦ σπληνὸς οὐχ
ἁπλῶς ἀποφήνασθαι δυνατὸν, ἀλλὰ μετὰ τοῦ διορίσασθαι
τήν τε φύσιν ὅλου τοῦ σώματος καὶ τὴν ἐν τῷ τῆς θεραπείας
χρόνῳ διάθεσιν. εἰ μὲν γὰρ ἤτοι φύσει τῶν ἀθροιζόντων
εἴη περίττωμα μελαγχολικὸν ὁ κάμνων ἢ κατ' ἐκεῖνον τὸν
χρόνον ὁ τοιοῦτος ἐν αὐτῷ πλεονάζοι χυμός, ἀναγκαῖόν
ἐστιν ἐν τῇ θεραπείᾳ τοῦ σπληνὸς ἐπιπλέκεσθαι τοῖς ἄλλοις
τὰ στύφοντα, χάριν τοῦ φυλάττεσθαι τοῦ σπλάγχνου τὸν
τόνον. οὕτω γὰρ ἕλξει τε πρὸς ἑαυτὸν τὰ περιττώματα, καὶ
καθάρας τὸ σῶμα, πάλιν αὐτὰ ἐκκρινεῖ διὰ τῆς γαστρὸς, ὡς
ἐν τοῖς φυσικοῖς περὶ τούτων (161) ἐπιδέδεικται λόγοις. εἰ δὲ
μηδὲν οὐδ' ὅλως ᾖ περίττωμα μελαγχολικὸν ἢ οὐδ' ὅλως στυ-
πτέον ἢ ὡς ἥκιστα. προσέχειν δ' ἀκριβῶς τὸν νοῦν οὐ κατὰ
τὸν σπλῆνα μόνον, ἀλλὰ καὶ κατὰ σύμπαντα τᾶλλα μόρια,
καθ' ἃ σήπεται χυμὸς, ὁποῖον μέν τοι τῶν συμπτωμάτων
ἐστὶ τὸ ἰσχυρότατον, ὁποῖον τὸ δεύτερον ἢ τὸ τρίτον, ἵν' ἐξ
αὐτῶν τὴν διάθεσιν ἀκριβῶς ἐξευρὼν, οἰκείαν αὐτῇ καὶ τὴν

nifi fi pus educere ex pectore aut pulmone aliquando fit
opus. De liene pronunciare abfolute non eft nec nifi prius
definita, tum corporis totius natura tum vero affectu, qui
curationis tempore occupavit. Nam fi vel aeger ex iis fit
qui melancholicum excrementum naturaliter congerant, vel
etiam eo tempore humor is in eo abundet, necefle eft in
liene curando adftringentia reliquis admifceas, ut vifceris
robur cuftodias. Ita enim et excrementa ad fe trahet et
quum corpus expurgarit, ipfe rurfus per ventriculum excernet; veluti in naturalibus commentariis de his eft proditum.
Sin nullum omnino fit melancholicum excrementum, aut
omnino adftringendum non eft, aut parciffime. Obfervandum
vero diligenter eft non in liene modo, verum etiam in omnibus aliis partibus in quibus humor putrefcit, quod fymptoma fit vehementiffimum quod fecundo loco aut tertio;
quo videlicet affectu ex ipfis plane invento, idoneam ei curationem adhibeas. Alias namque in parte affecta calor fu-

θεραπείαν ἁρμόσῃς. [268] ἐνίοτε μὲν γὰρ ἡ θέρμη κρατεῖ
κατὰ τὸ πεπονθὸς, ἐνίοτε δ᾽ ὄγκος, ἤτοι διὰ τὸ πλῆθος τοῦ
χυμοῦ σκληρὸς ἢ διὰ τὸ πάχος. εἰ μὲν οὖν ἡ θέρμη κρατοίη,
πειρᾶσθαι διαφορεῖν ἀτρέμα, διὰ τῶν χλιαρὰν ἐχόντων θερμασίαν, οἷόν ἐστι τό τε λινόσπερμον καὶ τὸ χαμαίμηλον· ἐπι-
μιγνύναι δ᾽ αὐτοῖς ἄλευρον ἐκ κριθῶν ἢ κυάμων· οὐδέτερον
γὰρ αὐτῶν θερμαίνει. πολλάκις δ᾽, ὡς οἶσθα, τὸ καλούμενον ὑπὸ τῶν ἰατρῶν ἀρτόμελι παρασκευάζοντες εἰς κατάπλασμα τοιαύτης φλεγμονῆς ὕδατος ἐπεμίξαμεν. ἐπὶ δὲ
σπληνὸς ἔστιν ὅτε καὶ ὄξους. εἰ δ᾽ ἡ θέρμη τοῦ φλεγμαίνοντος μορίου μὴ πολὺ τοῦ κατὰ φύσιν ἐξεστήκοι, μέγεθος
δ᾽ ἀξιόλογον εἴη, διαφορεῖν θαῤῥούντως χωρὶς ὕδατος ἐπι-
μιγνύντα τοῖς εἰρημένοις καὶ τῆλιν. εἰ δ᾽ οἷον σκιῤῥώδης
τις φλεγμονὴ τύχοι, διὰ τὸ πάχος ἢ τὴν γλισχρότητα τῶν
ἐν αὐτῇ χυμῶν, ὄξους τε ἅμα καὶ τῶν πικρῶν μικτέον φαρμάκων καὶ μάλιστ᾽ ἐπὶ σπληνός· τὸ γάρ τοι σπλάγχνον
τοῦτο, διὰ τὸ παχὺν ἐπισπᾶσθαι χυμὸν ἐξ ἥπατος, ὑπὸ τοῦ
τοιούτου καὶ νοσεῖ τὰ πολλά. διὰ τοῦτ᾽ οὖν αὐτὸ τά τε δι᾽

perat, alias tumor qui vel propter abundantiam humoris,
vel propter craſſitudinem fit durus. Si igitur calor praepon-
derat, id agendum ut fenſim per ea quae tepentem calorem
obtinent difcutiatur, quod genus eſt tum lini femen tum
chamaemelum, quibus adiici vel hordei vel fabarum farina
debet, quippe quorum neutrum calefacit. Saepe autem, uti
non ignoras, quod medici artomeli vocant, pro cataplaſmate
ejusmodi phlegmones praeparamus, atque aquae aliquid
miſcemus; ad lienem vero etiam aceti aliquando aliquid.
Si vero laborantis phlegmone partis calor non multum a
natura exceſſerit, fed magnitudo ejus notabilis fuerit, dige-
rere haud timide fine aqua debebis, etiam foenigraeci aliquid
ſupradictis immiſcens. Si vero veluti ſcirrhoſa phlegmone
fit propter humorum quos continet vel craſſitudinem vel
lentorem, tum aceti aliquid tum amara medicamenta fimul
immiſcenda curabis, ac potiſſimum in liene. Etenim viſcus
hoc propterea quod a jecinore craſſum humorem trahit,
ejusmodi humoris occaſione plerumque laborat. Quare ma-

BIBΛION Λ. 797

Ed. Chart. X. [268.]   Ed. Baf. IV. (161.)

ὀξυμέλιτος καὶ ἀψινθίου καὶ καππάρεως ἐπιτήδεια καταπλάσματα. ταῦτ᾽ οὖν ἀγνοοῦντες οἱ πολλοὶ τῶν ἰατρῶν,
ἅπαντας αἰονῶσιν ἐλαίῳ καὶ καταπλάττουσι τοῖς χαλαστικοῖς
καταπλάσμασι, πρὶν κενῶσαι τὸ σῶμα, παντων δ᾽, ὡς εἴρηται, μάλιστα τοὺς πλουσίους, οἷς οὐ μόνον εἰς τὰ τοιαῦτα
ὑπηρετοῦσιν, ἀλλὰ καὶ λούεσθαι συγχωροῦσιν. ἐγὼ δ᾽ οὔτε
λούσαιμ᾽ ἂν οὐδένα τῶν ἐπὶ σηπεδόνι χυμῶν πυρεττόντων
οὔτε χαλαστικοῖς χρήσομαι καταπλάσμασι, πρὶν κενῶσαι τὰ
περιττά. κενώσας δὲ καὶ λούοιμ᾽ ἂν ἤδη θαῤῥῶν καὶ κατα-
πλάττοιμι, τὰ μὲν ἄλλα μόρια τοῖς χαλαστικοῖς, ἧπαρ δὲ καὶ
γαστέρα μετὰ τοῦ τὰ μέτρια στύφειν.

Κεφ. ιζ'. Ἧττον δὲ ἐπὶ θώρακος τοῖς στύφουσι
χρηστέον, ἀποκρούεται γὰρ εἰς πνεύμονα καὶ καρδίαν ἐνίοτε
τὰ τοιαῦτα τοὺς τὴν φλεγμονὴν ἐργαζομένους χυμούς. ἀλλὰ
διὰ τῶν ἐδεσμάτων αὐτοῖς φυλακτέον τὸν τόνον· οὐ γὰρ
ὥσπερ ἐπὶ γαστρὸς καὶ ἥπατος, οὕτω καὶ ἐνθάδε λεπτότατα
διαιτᾶν ἀναγκαῖον. ἐν ἐκείνοις μὲν γὰρ ἡ τροφὴ πέττεται καὶ

gis cataplafmata, quae ex oxymelite et abfinthio et cappari
fiunt illi funt idonea. Haec igitur cum medicorum vulgus
ignoret, omnes oleo perfundunt et cataplafmatis laxantibus curant prius quam corpus vacuetur omniumque maxime, ut dixi, divites, quibus non folum in talibus obfequun-
tur, fed etiam eos lavari in balneo permittunt. Ego vero
nec eorum qui ex putredine humorum febricitent lavem
quemquam, nec laxantibus cataplafmatis prius quam excrementa purgarim utar. His vacuatis non folum audacter
lavem, fed etiam cataplafmatis utar, in aliis quidem partibus laxantibus, in jecinore vero ac ventriculo additis etiam
quae mediocriter adftringant.

Cap. XVII. Parcius vero ad pectus quam ad ea
eft adftringentibus utendum, talia namque humores qui
phlegmonen excitant in pulmones et cor nonnunquam repellunt. Ac cibis potius horum robori eft confulendum:
neque enim vt in jecinore et ventriculo, ita hic quoque
tenuiffimo victu eft utendum. In illis namque alimentum

κίνδυνός ἐστι φλεγμαινόντων αὐτῶν μήτε πεφθῆναι καλῶς
αὐξηθῆναί τε τὰς φλεγμονάς· εἰς θώρακα δὲ τοσοῦτον ἀφικνεῖται τῶν πεφθέντων ὅσον ἱκανὸν αὐτῷ μόνῳ τῷ τρεφο-
μένῳ μορίῳ. πολὺ δὲ δὴ μᾶλλον ἐπὶ πνεύμονος φλεγμαίνοντος ἀφεκτέον ἐστὶ τῶν στυφόντων, ὅπου γε καὶ τοῖς χαλαστικοῖς μικτέον, ἐπ' αὐτῶν τῶν δριμυτέρων τι καὶ σαφῶς
θερμαινόντων· ἕλκειν γὰρ ἔξω μᾶλλον ἢ ἀποκρούεσθαι
προσήκει. διὸ καὶ αἱ σικύαι προκενωθέντων χρήσιμοι, πληθωρικῶν δὲ ὑπαρχόντων οὐ μᾶλλον ἐκ πνεύμονος εἰς θώρακα
μεθιστᾶσί τι τῶν περιττωμάτων ἢ ἐξ ὅλου τοῦ σώματος
ἕλκουσιν εἰς ἀμφότερα.

Κεφ. ιη'. Τῷ δὲ αὐτῷ λόγῳ κἀπὶ τῶν κατὰ τὸν
ἐγκέφαλον καὶ τὰς μήνιγγας φλεγμονῶν οὐ χρησόμεθα σικύαις ἐν ἀρχῇ [269] τῶν παθῶν· ἀλλ' ὅταν μήτ' ἐπιῤῥέῃ
μηδὲν ἔτι καὶ προκενώσωμεν ὅλον τὸ σῶμα, κατὰ τὴν ἀρχὴν
δὲ κἀνθάδε τοῖς ἀποκρουστικοῖς ὀνομαζομένοις χρηστέον·
ἐπεὶ δὲ τῶν ὀστῶν τοῦ κρανίου μέσων κειμένων τὴν δύναμιν

concoquitur metusque eſt ne ipſis phlegmone laborantibus
nec nutrimentum rite concoquatur et phlegmone augeatur,
in pectus vero tantum alimenti jam concocti pervenit quantum uni ipſi parti nutriendae ſatisfaciat. Ac longe quidem
magis in pulmonis phlegmone abſtinendum ab adſtringentibus eſt, quandoquidem ipſis quoque laxantibus admiſcen-
dum aliquid acrium quodammodo et evidenter calefacientium eſt, quippe foras trahere potius quam repellere in eo
debemus. Itaque etiam cucurbitulae iis prius vacuatis utiles, at ſi plethorici ſint, non magis eae ex pulmone in pectus aliquid excrementi transferent quam ex toto corpore
attrahent in utrumque.

Cap. XVIII. Eadem ratione nec in cerebri et ejus
membranarum phlegmonis curcurbitulis in morbi initio
utemur, verum ubi nec influit adhuc quicquam et totum
corpus prius eſt vacuatum, at repellentibus appellatis in his
quoque inter initia utendum. Sed quum oſſibus cranii medium occupantibus in altum deſcendere repellentium vim

BIBΛION Λ.

799

Ed. Chart. X. [269.]   Ed. Baf. IV. (161.)

αὐτῶν ἐξικέσθαι βουλοίμεθα πρὸς τὸ βάθος, ἐπιμίξομεν τοῖς
ἀποκρουστικοῖς ὀνομαζομένοις τῶν ποδηγεῖν τι δυναμένων,
τουτέστι τῶν λεπτομερῶν κατὰ τὴν οὐσίαν. ὄξος μὲν οὖν οὐ
μόνον ἐστὶ λεπτομερὲς, ἀλλὰ καὶ αὐτῆς τῆς ἀποκρουστικῆς
δυνάμεως οὐ μετρίως μετείληφεν. ὅθεν εἰκότως ἐν ἀρχῇ τῶν
παθῶν αὐτῷ χρῶνται, τῷ ῥοδίνῳ μιγνύντες. ἐπὶ προήκοντι
δὲ τῷ χρόνῳ καὶ σπονδυλίου καὶ ἑρπύλλου μιγνύουσιν, ἤδη
τι καὶ θερμαῖνον ἐχόντων, οὐ μόνον λεπτομερές· ἐν ᾧ καιρῷ
χρὴ μεταβαίνειν ἐπὶ τὰ διαπέττοντά τε καὶ διαφοροῦντα
πλέον, ἢ κατὰ τὴν χρείαν τῶν φλεγμαινόντων αἱρούμενον
ἑκάτερον, ὡς ἂν ἐκλυομένης αὐτῶν τῆς δυνάμεως ἐν τῷ μεταξὺ τεταγμένων ὀστῶν. οὕτως οὖν καὶ τῷ καστορείῳ χρώμεθα, καίτοι γ᾽ ἐπὶ τῶν ἄλλων οὐ χρώμενοι φλεγμονῶν, οὐδ᾽
ἦν ἐν ἐσχάτῳ τῆς παρακμῆς ὦσι· θερμότερον γάρ ἐστιν ἢ ὡς
ἐν ταῖς φλεγμοναῖς ἐπιτήδειον εἶναι. τοῖς μέντοι κατὰ τὸν
ἐγκέφαλον χωρίοις ἄριστον ἐν ταῖς παρακμαῖς τῶν φλεγμονῶν, ὡς ἂν οὐκ εὐθέως αὐτοῖς προσπῖπτον, ἀλλὰ διὰ μέσων
τῶν ὀστῶν. ὑπάρχει δὲ τῷ τοιούτῳ φαρμάκῳ καὶ τὸ λεπτο-

cupimus, eorum quae deducere eam poffunt aliquid repri-
mentibus admifcebimus: ea funt quorum fubftantia ex tenuibus partibus conftat. Sane acetum non modo tenuium
partium eft, fed etiam non mediocrem reprimendi vim obtinet. Quo profecto rationabilius in principiis affectuum ipfo utuntur rofaceo admifcentes. Procedente vero tempore
etiam fpondylii et ferpylli, quibus jam non modo partium
tenuitas, fed etiam calor ineft, aliquid admifcent, quo tempore tranfire ad ea quae concoquant ac digerant convenit,
atque haec utraque valentiora quam poftulet ipfa pars phlegmone affecta deligere ceu viribus eorum per ea quae interfunt offa remittendis. Sane ad eum modum et caftoreo utimur, quum tamen eo in aliis phlegmonis minime utamur,
quamvis etiam in fumma declinatione fint, eft enim calidius id quam ut phlegmonis fit idoneum. At vero locis circa
cerebrum phlegmonis ipfis jam declinantibus eft utiliffimum,
quoniam non ftatim his, fed offibus intervenientibus occurrit.
Ineft autem ejusmodi pharmaco et fubftantiae tenuitas, quod

μερὲς τῆς οὐσίας, ὃ καὶ αὐτὸ τοῖς διὰ προβλημάτων στε-
γανῶν διαπέμπειν μέλλουσι τὴν ἑαυτῶν δύναμιν ἐπιτήδειόν ἐστιν.

Κεφ. ιθ'. Οἶσθα δὲ δήπου καὶ τοὺς ἑκάστου τῶν
μορίων οἰκείους πόρους εἰς τὴν τῶν περιττωμάτων ἔκκρισιν
εὔρους ἡμᾶς παρασκευάζοντας· ἐντέρῳ μὲν καὶ γαστρὶ καὶ
μεσαραίῳ καὶ τοῖς σιμοῖς τοῦ ἥπατος τὸν δι' ἀπευθυσμένον·
νεφροῖς δὲ καὶ κύστει καὶ τοῖς κυρτοῖς τοῦ ἥπατος καὶ κοίλῃ
φλεβὶ καὶ ἀρτηρίᾳ τῇ μεγάλῃ καὶ πᾶσι τοῖς κατ' ὀσφὺν
τὸν τοῖς οὔροις ἀνακείμενον· πνεύμονι δὲ καὶ θώρακι τὸν
διὰ τραχείας ἀρτηρίας καὶ φάρυγγος· ἐγκεφάλῳ δὲ καὶ μή-
νιγξι τὸν δι' ὑπερώας καὶ ῥινός. ἡ δ' εὔροια τοῖς μὲν δι'
ἕδρας ἐκκριθήσεσθαι μέλλουσιν ὑπό τε μελικράτου γενήσεται καὶ τῶν ἐδεσμάτων ὅσα λαπάττει τὴν γαστέρα, καὶ
φαρμάκων ὅσα μετρίως ἐρεθίζειν πέφυκε· φυλάττεσθαι γὰρ
χρὴ τὰ δριμύτερα, παροξύνοντα τὰς φλεγμονάς. ἐπὶ δὲ γαστρὸς καὶ ἥπατος καὶ σπληνὸς φλεγμαινόντων, οὐδὲ τὸ μελίκρατον ἀγαθόν· ἐκχολοῦται γὰρ αὐτίκα καὶ τὰς φλεγμονὰς

ipfum iis quorum per denfum obicem transmitti vim oportet eſt accommodum.

Cap. XIX. Illud te profecto non fugit, proprios fingularum partium meatus· ad excrementorum excretionem
nos meabiles reddere, inteſtino quidem ventriculo et mefaraeo et concavis jecoris inteſtinum rectum, renibus vero,
veſicae, jecoris gibbis, venae cavae et arteriae magnae et
omnibus quae in lumbis habentur, eum qui urinis eſt dele-
gatus, pulmonibus et pectori ipſam aſperam arteriam et
fauces, cerebro et meningibus eum qui per palatum et nares
deſcendit. At meandi fluendique facilitas fit iis quidem quae
per ſedem excerni Labent mulſa, et cibis iis qui ventrem
molliunt et pharmacis quae modice proritare poſſunt, quae
enim acriora ſunt, vitare oportet, quoniam phlegmonas ex-
acerbant. Ad ventriculum vero, jecur et lienem ſiquando
phlegmone ſunt vexata, nec mulſa ipſa eſt utilis, quod illico
in bilem tranſeat, ac viſcerum phlegmonas augeat. Excre-

BIBΛION Δ. 801

Ed. Chart. X. [269. 270.]   Ed. Baf. IV. (161.)

αὐξάνει τῶν σπλάγχνων· τοῖς δὲ διουρητικοῖς ὀνομαζομένοις
φαρμάκοις ἐπ᾽ οὖρα προτρέψεις τὴν περιουσίαν· ὥσπερ γε
καὶ τοῖς βηχικοῖς τὰ κατὰ θώρακα καὶ πνεύμονα διὰ βηχῶν
ἐκκενώσεις· ἔμαθες δ᾽ ἐν τοῖς περὶ φαρμάκων τὰς ὕλας ἑκά-
στων οὐ μόνον τῶν εἰρημένων, ἀλλὰ καὶ ὅσα διὰ ῥινῶν
ἐκκενοῖ τὰ κατ᾽ ἐγκέφαλόν τε καὶ μήνιγγας περιττά.
Κεφ. κ᾽. Καὶ γὰρ καὶ τούτων ἁπάντων ἐν ἐκείνοις
τοῖς ὑπομνήμασι τὴν ὕλην ἄφθονον ἔχεις. ὥστ᾽ ἀρκεῖ πρός
γε τὰ [270] παρόντα περὶ τῆς τῶν φλεγμαινόντων μορίων
διαφορᾶς ὅσα λέλεκταί μοι. μελλήσω γὰρ ἐπὶ πλέον ἐρεῖν
ὑπὲρ αὐτῶν ἐν τῇ μεθόδῳ τῆς θεραπείας ἁπάντων τῶν παρὰ
φύσιν ὄγκων· οὐδὲ γὰρ οὐδὲ νῦν ὡς ἔργον τι καὶ σπούδασμα
μετεχειρισάμην τόνδε τὸν λόγον, ἀλλ᾽ ἐν παρέργῳ διῆλθον, ὡς
ἐξ ἀκολουθίας τινὸς ἐμπεσὼν αὐτῷ. προὔκειτο γὰρ οὐχ ὡς
ἄν τις ἄριστα θεραπεύσειεν ἐν ἕκαστον τῶν μορίων φλεγμαῖνον
ὑποθέσθαί σοι κατὰ τὸν ἐνεστῶτα λόγον, ἀλλ᾽ ἐνδείξασθαι
τὴν βλάβην τῶν καταπλαττομένων ἐν πυρετοῖς ἄνευ τοῦ κενω-

menta vero ut cum urinis excernantur, medicamentis urinas moventibus diureticis vocatis promovebis, ut et quae in
pectore et pulmone continentur bechicis per tuſſes vacuabis.
Porro in opere de medicamentis cujusque materiam didicifti,
non eorum modo quae jam enarrata funt, fed etiam quae
cerebri meningumque fuperflua per nares emittunt.
Cap. XX. Etenim horum quoque omnium uberem
materiam in illis commentariis habes. Quare abunde funt
ad rem praefentem quae hactenus de phlegmone laborantium
partium differentia difputavimus. Dicturus enim plura de
iis fum in ea methodo, quae omnium tumorum qui praeter
naturam funt curationem comprehendet, neque enim in
praefentia dedita opera et ſtudio hunc fermonem fum ingreſ-
fus, fed praeter penfum in eum fequela quadam rerum invitante diverti. Siquidem propofitum nobis in hoc libro
non fuit ut te partis cujusque phlegmone obfeſſae optimam
curationem docerem, imo ut noxam eorum oftenderem, quibus cataplafmata in febribus non vacuato prius toto corpore

θῆναι τὸ σύμπαν σῶμα καὶ μάλισθ᾽ ὅταν μὴ φλεγμαίνῃ τι
τῶν ἔνδον· εἰ γὰρ ξύη τὸ περιέ(162)χον θερμὸν ὡς κεχύσθαι
τὰς ὕλας ἱκανῶς, μείζων ἡ βλάβη τοῖς τοιούτοις ἔπεται καταπλάσμασιν ἤπερ τοῖς λουτροῖς. καίτοι δοκοῦσί γε οἱ καθ᾽
ἑκάστην ἡμέραν αἰωῶντές τε καὶ καταπλάττοντες τὰ ὑποχόνδρια ἐκ τούτων μὲν οὐχ ὅπως βλάβην, ἀλλὰ καὶ μεγάλην
ὠφέλειαν γίγνεσθαι τοῖς νοσοῦσιν, ἐκ λουτρῶν δ᾽ οὐκ ὠφέλειαν γίγνεσθαι, ἀλλὰ καὶ μεγίστην βλάβην, ἀγνοοῦντες ὥσπερ
τῶν ἄλλων ἁπάντων ὧν περὶ τὸν κάμνοντα πράττουσιν, οὕτω
καὶ τῶν βαλανείων τὴν φύσιν. ἐγὼ δὲ περὶ μὲν ὅλης αὐτῶν τῆς δυνάμεως ἔμπροσθεν εἴρηκα τελεώτατα, νυνὶ δ᾽
ἀρκεῖ μοι τό γε τοσοῦτον εἰπεῖν, ὡς ἐπὶ τινῶν μὲν οὔ τι
βλάψει τὸ βαλανεῖον ὅλως, ἐπὶ τινῶν δὲ τοῦ καταπλάσματος
ἧττον. ὃ γὰρ ἐν τοῖς ὑποχονδρίοις ἐργάζεται τὰ χαλαστικὰ
πρὸς αὐτῶν ὀνομαζόμενα βοηθήματα, τοῦτ᾽ ἐν ὅλῳ τῷ σώματι τὸ βαλανεῖον. ὥσθ᾽ ὅταν ἐν τῇ παρακμῇ παραλαμβά-
νηται, διαπνεομένου τοῦ σώματος ἤδη μετρίως, οὐ σμικρὸν
ὄφελος ἐργάζεται, κενῶσαν ἅπαντ᾽ ἐξ αὐτοῦ τὰ λιγνυώδη καὶ

imponuntur, ac potiſſimum ubi pars aliqua interior non in-
flammatur; quippe ſi ambiens ita calet ut materias valenter
liquet, major noxa ejusmodi cataplaſmatis ſuccedit quam lo-
tioni in balneo. Quamquam autumant qui quotidie praecordia perfundunt et cataplaſmatis inducunt, non modo
nullam ex iis noxam, ſed etiam magnam utilitatem aegris
comparari: contra ex lavando non modo nullam utilitatem, ſed etiam maximum incommodum, ignorantes ſicut reliquorum omnium quae circa aegrum adminiſtrant, ita et
balneorum naturam. Ego vero de univerſis eorum facultatibus in ſuperioribus diſputavi pleniſſime. Nunc tantum dixiſſe eſt ſatis quibuſdam prorſus nihil nociturum balneum,
quibuſdam minus quam cataplaſmata. Quod enim in praecordiis laxantia quae iſti vocant praeſidia faciunt, id balneum in toto efficit corpore. Eoque quum in declinatione
febris adhibetur, corpore jam mediocriter tranſpirante non
exiguum affert commodum, omnia ex eo tum fuliginoſa

καπνώδη περιττώματα. καὶ εἴ γε μηδὲν εἴη τῶν σπλάγχνων
ἀσθενὲς, ὀνήσει τὸν κάμνοντα, χωρὶς τοῦ φρῖξαι τότε γενόμενον. τρεῖς γὰρ ἔχειν δεῖ τούτους σκοποὺς ἐπὶ τῶν ἐν ἅπασι
πυρετοῖς λουτρῶν· ἕνα μὲν εἰ χωρὶς τοῦ φρῖξαι γένοιτο, δεύτερον δ᾽ εἰ μηδὲν τῶν κυρίων μορίων ἀσθενὲς ὑπάρχοι, καὶ
τρίτον εἰ μὴ πλῆθος ὠμῶν εἴη χυμῶν κατὰ τὰς πρώτας φλέβας. ἡ μὲν γὰρ φρίκη λέλεκται πρόσθεν ὅπως οὐ μόνον αὐξάνειν τοὺς ὄντας ἤδη πυρετοὺς, ἀλλὰ καὶ γεννᾷν ἐνίοτε πέφυκε
τοὺς οὐκ ὄντας· ἡ δ᾽ ἀσθένεια τῶν μορίων χυθέντας τοὺς
χυμοὺς ὑποδέχεται μᾶλλον ἢ πρὶν χυθῆναι· τὸ δὲ τῶν ὠμῶν
χυμῶν πλῆθος εἰς ὅλον ἀναδίδοται τὸ σῶμα. μηδενὸς δὲ
τούτων ἐμποδίζοντος ἐπὶ τῶν βαλανείων δύο ἂν ταῦτα κερ-
δαίνοιτο τῷ κάμνοντι, κενωθῆναί τι τῆς περιουσίας τῶν χυμῶν καὶ διαπνεῦσαι τὸ πολὺ τῆς τοῦ πυρετοῦ θερμότητος.
εἰ δὲ πρὸς τῷ μηδὲν ἀσθενὲς εἶναι τῶν κυρίων μορίων, ἔτι
καὶ τῶν ἀκύρων ἀσθενὲς ὑπάρχει τι, καθάπερ ἐπὶ μὲν τῶν
ποδαγρικῶν οἱ πόδες, ἐπὶ δὲ τῶν ἀρθριτικῶν ἅπαντα τὰ
τοῦ σώματος ἄρθρα, μεγίστη τις ἂν ἐκ τοῦ βαλανείου τῷ

excrementa tum fumida educens. Et fiquidem nullius vifceris imbecillitas fubfit, proficiet aegrotanti, fi tamen horror
inter exhibendum non incidit. Tres enim oportet habere
hos fcopos in balneis omnibus febribus concedendis, unum
fi citra horrorem adminiftrentur, fecundum fi nulla pars
princeps fit imbecilla; tertium fi multitudo crudorum humorum in primis venis non contineatur. Horror namque
qua ratione non folum intendere jam praefentem febrem
pollit, fed etiam cum non fuit eam interdum excitare, prius
dictum eft, partes vero imbecillae liquatos jam humores
magis recipiunt quam antequam liquarentur, crudorum vero
humorum copia in totum corpus diftribuitur. Horum fi nihil obftet, ex balneis duo haec aegro compendia accedant, et
quod redundantiae humorum aliquid vacuabitur et quod
multum febrilis caloris tranfpirabit. Quod fi praeterquam
quod nulla princeps pars imbecilla fit, etiam ignobilium
partium aliqua fit imbecilla, veluti podagricis pedes et ar-
thriticis univerfi corporis articuli, maxima falutis pars ae-

κάμνοντι πρὸς τὴν σωτηρίαν ἀπεργασθείη μοῖρα, δεξαμένων
τὰ περιττὰ τῶν ἀσθενῶν. εἴωθε μὲν γὰρ ἐνίοτε καὶ χωρὶς
τῶν βαλανείων ἐπιῤῥεῖν τοῖς ἀσθενέσι τὸ περιττόν· ἐπὶ βαλανείοις δὲ μᾶλλον, ὡς ἂν καὶ τῶν ὑγρῶν χεομένων καὶ τῶν
ὁδῶν αὐτοῖς παρασκευαζομένων εἰς εὔροιαν· ἄμφω γὰρ ταῦτα
θερμαινομένοις μετρίως ἀναγκαῖον ἐπακολουθεῖν. λέγω δὲ
τήν τε χύσιν τῶν ὑγρῶν καὶ τὴν εὐρυχωρίαν τῶν ὁδῶν. ὅθεν
ὅταν ἧπαρ, ἢ γαστὴρ, ἢ πνεύμων, ἢ θώραξ, ἤ τι τῶν οὕτω
κυρίων ἀσθενὲς τύχῃ, μέγιστα βλάπτονται λουσάμενοι πάντες οἷς ἂν ᾖ τι περιττὸν ἐν τῷ σώματι· τοῖς δ᾽ αὐτοῖς τούτοις καταπλασθεῖσιν ἡ βλάβη γίγνεται διπλασία μετὰ τοῦ
μηδὲν ὀνίνασθαι. [271] τὰ μὲν γὰρ βαλανεῖα καὶ κενοῖ τὸ
σύμπαν σῶμα καὶ τὸ καπνῶδες ἅμα τῷ λιγνυώδει διαφορεῖ,
τὰ δ᾽ εἰρημένα καταπλάσματα τὰ χαλαστικὰ μετὰ τῶν ὁμοίων
αἰονήσεων οὔτε τι τῶν ἀγαθῶν ἔχει καὶ πάνθ᾽ ἕλκει τὰ
περιττὰ πρὸς τὸ τῶν μορίων ἀσθενέστερον, ὅ τί περ ἂν ᾖ
τοῦτο τῶν κατὰ τὰ μέσα τοῦ σώματος, εἴτ᾽ οὖν ἧπαρ, εἴτε
γαστὴρ, εἴτε φρένες, εἴτε μεσάραιον ἢ νῆστις ἢ κῶλον ἢ νε-

gro ex balneo comparabitur, ipfis infirmis partibus quae fupervacua funt excipientibus. Affolent enim nonnunquam et
citra balneum fupervacanea in partes infirmas confluere, a
balneo vero magis, utpote tum fuccis ipfis per id liquatis
tum viis per quas meent patefactis; ambo enim haec ex
moderato calore proveniant neceffe eft. Dico autem tum
humorum liquationem tum viarum dilatationem. Proinde
fit ut quum jecur, ventriculus, pulmones, pectus vel principum id genus partium aliquod imbecillum fit, maxime laedantur quicunque fe laverint, fi illis fupervacua in corpore
fint, iidemque ipfi cataplafmate ufi duplex incommodum
fentiant nullo commodo. Quippe balneum tum corpus totum vacuat tum quod fumidum eft ac fuliginofum difcutit,
laxantia dicta cataplafmata ac fimilis facultatis perfufiones, ut
nihil horum bonorum afferunt, fic fupervacuum omne ad
imbecillius, quodcunque id circa medium corpus fit, attrahunt, five jecur id, five ventriculus, five feptum tranfverfum,
five mefenterium, five jejunum, five colon renesve fint. Quod

φροί. εἰ δ᾽ ἐπιμελέστεροι βουλόμεθα φαίνεσθαι καὶ τὸν θώρακα συνθερμαίνοιεν, ἤτοι γ᾽ εἰς αὐτὸν ἐκεῖνον ἕλξουσι τὸ
περιττὸν ἢ εἰς τὴν καρδίαν ἢ εἰς τὸν πνεύμονα. λέγω δὲ ἀσθενὲς μόριον ἤτοι τὸ φύσει δυσκρατότατον, ἄλλῳ γὰρ ἄλλο
τοιοῦτον, ἢ τὸ κατά τινα προηγησαμένην νόσον ἐν δυσκρασίᾳ
γενόμενον, ἢ κατὰ τὸν ἐνεστῶτα χρόνον εἰς αὐτὴν ἠγμένον. οὐ
γὰρ ἁπάντων εὐθέως τῶν φλεγμαινόντων μορίων ἢ σηπομένους χυμοὺς περιεχόντων ἢ ἐμπεφραγμένων ἡ δύναμις ἀῤῥω-
στεῖ· θᾶττον μέντοι κᾀπὶ τούτων εἰς τὸ πεπονθὸς φέρεται
τὸ περιττὸν, ὁπόσον ἂν ᾖ διὰ τὴν ἐκ τοῦ παθήματος θέρ-
μην· ἡ γὰρ οἷον ἑστία τοῦ πυρετοῦ τὸ τὴν ἔμφραξιν ἢ τὴν
σῆψιν ἢ τὴν φλεγμονὴν ἐκδιξάμενόν ἐστι μόριον. ὅταν οὖν
ἕλκοντι διὰ θέρμην αὐτῷ προσέλθοι τις ἔξωθεν ἑτέρα πρόφασις, ἔκ τινος τῶν δυνάμει θερμαινόντων ἀναγκαῖον αὐξάνεσθαι τὴν διάθεσιν. εἰ δ᾽, ὡς εἴρηται, προκεκενωμένος ὅλον
τὸ σῶμα διὰ τῶν χαλαστικῶν θεραπεύοιτο, χωρὶς τοῦ μέγιστον εἶναι τὸν πυρετὸν ὀνίναιτ᾽ ἄν τι. τηνικαῦτα δ᾽, ὡς
ἐλέχθη, καὶ λούοιτ᾽ ἂν ἀβλαβῶς. χρὴ δὲ φυλάττεσθαι τὴν

fi diligentiam ostentare volentes etiam pectus una calefaciant, vel in ipfum vel etiam in cor vel in pulmonem fuperflua rapient. Voco imbecillam partem vel quae natura eft
intemperatior, alii namque alia fic fe habet, vel quae ex
praecedente aliquo morbo intemperiem contraxit, vel quae
in praefenti tempore in hanc fit perducta. Non enim partium omnium quae aut phlegmone laborant aut putrefcentes humores aut obftructiones continent, facultas ftatim in-
firma eft, promptius tamen in iis quoque fupervacuum, qua-
lecunque id fit, in aegram partem propter calorem quem
affectus excitat fertur, quippe pars quam obftructio aut putredo aut phlegmone obfedit, febris ipfius veluti focus eft.
Ergo quum huic propter calorem fua fponte trahenti alia
quaepiam occafio extrinfecus ex iis quae poteftate calefaciant accefit, necefe eft affectum intendi. At vero fi quis,
ut dictum eft, toto corpore prius vacuato laxantibus curet
ubi maxima febris non adeft, utique prodefe aliquando poteft. Tum vero, ceu dictum etiam eft, lavare citra noxam

ψυχρὰν δὲξαμενὴν τοὺς τοιούτους· εἰώθασι γὰρ οἵ τ᾽ ὠμοὶ
χυμοὶ καὶ οἱ σηπόμενοι δυσδιάπνευστοι γίγνεσθαι χρονιζόντων ἐν αὐτῇ. βλάπτει δ᾽ αὐτοὺς, κἂν ἰσχυρῶς εἴη τὸ ὕδωρ
ψυχρὸν, ἐπειδὴ διαπνεῖσθαι τῶν οὕτω διακειμένων καὶ ὅλον
μὲν τὸ σῶμα δεῖται, μάλιστα δὲ τὸ πεπονθός. ὥστε ἤτοι πε-
ριχεειν αὐτοῖς, ὡς εἰώθαμεν, ἐπιτήδειον ὕδωρ, ἢ εἰ μετρίως εἴη
τὸ κατὰ τὴν κολυμβήθραν ψυχρὸν, ἐπιτρέψαντας ἐμβῆναι διὰ
ταχέων ἐξιέναι κελεύειν. ἐπὶ δὲ προήκοντι τῷ νοσήματι, καθ᾽
ὃν ἤδη καιρὸν ἐκδεδαπάνηται μὲν τὰ περιττὰ, πέπτεται δὲ
τὰ ὠμὰ καὶ τὰ σηπόμενα, καὶ καταπλάσμασι χαλῶσι καὶ βαλανείοις ἀκίνδυνον χρῆσθαι.

Κεφ. κα΄. Καιρὸς δ᾽ ἐπιτηδειότατος ἐν τοῖς διαλεί-
πουσι πυρετοῖς ὅταν, ὡς εἴρηται, διαπνεῖν ἄρξηται τὸ πυρετῶδες θερμόν. εὐθὺς γὰρ τῇ τροφῇ παρασκευάζει τὸ σῶμα,
δυοῖν τούτοιν σκοποῖν καὶ τοῦ ταύτης καιροῦ δεομένου, τῆς
τ᾽ ἀκμῆς τοῦ προγεγονότος παροξυσμοῦ καὶ τῆς ἀρχῆς τοῦ
γενησομένου. πρὸς τούτους γὰρ ἀποβλέποντας χρὴ πειρᾶσθαι ποῤῥωτάτω τρέφειν ἑκατέρου. εἰ μὲν οὖν ἱκανὸν εἴη τὰ

licet. Cavendum tamen a frigido folio his eft, nam et crudi
et putrefcentes morantium in eo humores, minus apti ad
exhalandum redduntur. Sane officit iis etiam fi aqua admodum fit frigida, quandoquidem fic affectorum tum corpus tum vel maxime affecta pars difflari evaporarique
poftulat. Quo fit ut vel perfundere illos aqua idonea folea-
mus, vel fi moderate quae in natatione eft frigeat, ingredi
permiffos celeriter exire jubere. In progreffu tamen morbi
quo tempore et abfumpta jam fupervacua funt et tum cruda
tum putrefcentia concocta et cataplafmatis laxantibus et balneis fine periculo utare. Cap. XXI. Porro aptiffimum in febribus intermitten-
tibus tempus eft, quum, ut dictum eft, exhalare jam coeperit
febrilis calor. Statim enim corpus ad nutrimentum praepa-
rat, duobus his fcopis hujus quoque opportuno tempore,
fummo praecedentis acceffionis vigore et futurae principio.
Ad haec namque fpectantes operam dabimus ut quam longiffime ab utroque nutriamus. Ergo fi fpatium quod inter

ἐν μέσῳ τῆς τ' ἀκμῆς τοῦ προτέρου παροξυσμοῦ καὶ τῇ
ἀρχῆς τοῦ δευτέρου, ῥᾷστον ἐξευρεῖν τὸν καιρόν· εἰ δ' ὀλίγον,
ἀναγκαῖόν ἐστι δυοῖν θάτερον, ἢ θερμὸν ἱκανῶς ἔτι τὸν κι-
μνοντα τρέφειν ἢ μελλούσης ὅσον οὔπω τῆς εἰσβολῆς γεν -
σθαι τοῦ δευτέρου παροξυσμοῦ. προγνωστικοῦ τοιγαροῦν ὁ
τοιοῦτος πυρετὸς δεῖται ἰατροῦ, δυναμένου στοχάζεσθαι κα ὰ
τὰς πρώτας εὐθέως ἡμέρας εἰς πόσον ἐκταθήσεται χρόνον ὁ
πυρετός· δῆλον γὰρ ὅτι σύνοχος ὑπάρχων ὀξεῖαν ἔχει ἢν
λύσιν. εἰ μὲν οὖν μὴ πόρρω τῆς ἑβδόμης ἡμέρας μέλλοι προέρ-
χεσθαι, παντάπασιν ἀσιτητέον ἐστὶ τῷ νοσοῦντι στοχασαμέ-
νων ἡμῶν εἰ ἡ δύναμις ἐξαρκέσει. εἰ δ' ἤτοι μέχρι τῆς ἐννάτης
ἢ ἑνδεκάτης [272] ἢ τεσσαρεσκαιδεκάτης ἐκτείνεσθαι μέλλοι, ἢ
καὶ περὶ μὲν τὴν ἑβδόμην λύεσθαι, τὴν δύναμιν δ' ἀσθενεστέ-
ραν ἢ ὥστ' ἐξαρκέσαι μέχρι τοσούτου χρόνου δόξειεν ἔχειν
ὁ κάμνων, ἀναγκαῖον μὲν ἔσται τρέφειν, αἱρεῖσθαι δ', ὡς ἐν
ἀπόροις προσήκει, τὰ ἧττον βλαβερὰ διοριζόμενόν τε καὶ
ἧττον ἀφορίζοντα τῶν μᾶλλον βλαπτόντων αὐτὰ τῷ τε
τόπῳ τῷ πεπονθότι σὺν τῇ διαθέσει δηλονότι καὶ τῷ τοῦ

Summum prioris accessionis vigorem et sequentis principium
interveniet, satis sit amplum, facile est idoneum tempus invenire; sin exiguum id fuerit, alterum facias necesse est, ut
aut aegrum admodum adhuc calentem nutrias, aut sequentis accessionis invasione jam jam affutura. Quo magis prae-
sagi medici ejusmodi febris indiget, qui primis statim diebus quanto spatio duratura febris sit conjiciat, quippe si
continens fuerit, constat brevi finiendam. Si itaque ultra
septimum diem progressura non videbitur, prorsus conti
nendus a cibo aeger est, si vires non defecturas conjiciamus.
Sin ad nonum aut undecimum aut quartumdecimum usque
progressura videtur, aut etiam in septimo finienda, caeterum
aeger vires infirmiores habere quam ut in tantum tempus
sufficiat, necessum erit nutrire ac deligere, sicut in re au-
cipiti convenit, quod minus sit noxium distinguendo id dis-
cernendoque ab eo quod magis sit nociturum, idque tum ex
loco affecto una cum affectu tum accessionis et principii et

παροξυσμοῦ καὶ τῷ τῆς ἀρχῆς καὶ τῷ τῆς ἀκμῆς ἤθει. φλεγμαίνοντος μὲν γὰρ ἥπατος ἢ γαστρὸς ὀλεθριώτατον θρέψαι
πρὸ τοῦ παροξυσμοῦ· χωρὶς δὲ φλεγμονῆς ἀῤῥωστούντων τὴν
δύναμιν ὠφελιμώτατον. εἰώθασι (163) γὰρ τῶν οὕτως ἐχόντων ἐπὶ μὲν τῷ ἥπατι κακοπραγοῦντι διαχωρήσεις τοῖς παροξυσμοῖς συνεισβάλλειν, ἐπὶ δὲ τῷ στόματι τῆς γαστρὸς
συγκοπήν. τοῖς δ᾽ εἰρημένοις ὀργάνοις τοῦ ζώου τὸ ἀνάλογον
ἐπὶ τῶν ἄλλων σκοπεῖν κατά γε τὴν θέσιν καὶ τὴν ἀξίαν τοῦ
μορίου· λεχθήσεται δὲ καὶ αὖθις ὑπὲρ αὐτῶν. ἦθος δ᾽ ἀκμῆς
καὶ παροξυσμοῦ ἀρχῆς ἀξιῶ σε σκοπεῖσθαι προσέχοντα τὸν
νοῦν· ἐπὶ μὲν τῆς ἀκμῆς, εἰ ξηρὰ καὶ αὐχμώδης ἄνευ μεγέθους τῆς θέρμης τῆς πυρεκτικῆς ἢ διακαὴς χωρὶς αὐχμοῦ· τὴν
μὲν γὰρ προτέραν ὅτι τάχιστα χρὴ τέγγειν ὑγραινούσαις τρο-
φαῖς· ἐπὶ δὲ τῆς δευτέρας ἀναμένειν λωφῆσαι τὸ πλεῖστον
τῆς θερμότητος. οὕτω δὲ καὶ τῆς ἀρχῆς τοῦ παροξυσμοῦ τὸ
ἦθος ἐν τῷ καταψύχειν τὰ τοῦ σώματος ἀκρωτήρια καὶ πολλὴν εἴσω ποιεῖσθαι μετάστασιν τοῦ αἵματος ἢ χωρὶς ἁπάσης
γίγνεσθαι θλίψεως ἐπισκέψῃ. τῆς μὲν γὰρ δευτέρας εἰρημένης

fummi etiam vigoris confuetudine. Siquidem ubi vel jecur
vel ventriculum phlegmone prehendit, perniciofiffimum eft
ante acceffionem cibare, ubi abeft phlegmone, quibus infirmae funt vires utiliffimum. Affolent enim eos qui ita fe habent jecinore quidem affecto alvi dejectiones una cum acceffionibus invadere, ore autem ventriculi vexato fyncope.
In aliis vero animalis organis, quod jam dictis proportione
refpondeat, tum ex fitus eorum *ratione*, tum partis dignitate aeftimabis, ageturque de ipfis poftmodum. Ad fummi
vigoris et acceffionis principii morem fic confideres cenfeo.
In fummo vigore notabis an citra magnitudinem febrilis caloris ficcus fit et fquallens, an citra fquallorem urens. Priorem namque humectante victu madefacere quam primum
oportet, in fecundo dum plurimum caloris fe remittat expectare. In principii vero acceffionis more fic aeftimabis, an
corporis extrema perfrigeret et magnam fanguinis revoca-
tionem ad interiora corporis faciat, an omnino corpus non

BIBΛION Λ. 809

Ed. Chart. X. [272.]   Ed. Baf. IV. (163.)

τῆς ἀθλίπτου καταφρονεῖν ὡς ἐπιεικοῦς, ἐπὶ δὲ τῆς προτέρας διορίσασθαι. χωρὶς μὲν γὰρ φλεγμονῆς σπλάγχνου ἢ περιουσίας χυμῶν, ἐπικρατούσης τῆς εἰς τὸ βάθος κινήσεως, ἐν
τοῖς παροξυσμοῖς οὐδὲν βλάψεις ὀλίγῳ θᾶττον τρέφων· εἰ δ᾽
ἤτοι φλεγμονή τις ἢ πλῆθος εἴη, φυλακτέον τὴν πρὸ τοῦ παροξυσμοῦ τροφὴν ὡς βλαβερώτατον.

premat. Quippe fecundum hoc ceu facile manfuetumve con-
temnes, in priore diftinguas *oportet.* Nam fi abfque vifceris
phlegmone aut humorum redundantia motus ad interiora
in acceffionibus pollet, nihil offendes paulo ante cibans, fin
vel phlegmone vel redundantia lubfit, cavenda eft ante acceffionem cibatio ceu res maxime noxia.

ΓΑΛΗΝΟΥ ΘΕΡΑΠΕΥΤΙΚΗΣ ΜΕΘΟΔΟΥ ΒΙΒΛΙΟΝ Μ.

Ed. Chart. X. [273.]   Ed. Baf. IV. (163.)

Κεφ. α'. Οὔτε γένος οὔτε εἶδος οὔτε διαφορά τίς
ἔστι πυρετῶν, ὡς ἔνιοι νομίζουσιν οἱ μετὰ συμπτωμάτων
συνιστάμενοι, ἀλλ' ὥσπερ ἄλλο τι ἄλλῳ νόσημά τε νοσήματι καὶ σύμπτωμα συμπτώματι καθ' ἕνα χρόνον ἐπιπλέκεται περὶ ἓν σῶμα, κατὰ τὸν αὐτὸν τρόπον ἅμα πυρετῷ
γίγνεταί τινα μείζω συμπτώματα, περιττοτέρας προνοίας
δεόμενα. τῶν μὲν γὰρ μικροτέρων ἐξ ἀνάγκης ἑπομένων
ταῖς γενέσεσι τῶν πυρετῶν οὐδὲ μέμνηνται τὴν ἀρχὴν, ἀλλ'
ὡς οὐδ' ὅλως ὄντα παραλείπουσιν ἀνώνυμα· τὰ δ' ἤτοι

GALENI METHODI MEDENDI
LIBER XII.

Cap. I. Neque genus neque fpecies neque differentia ulla eft febrium, ut nonnulli eas cum fymptomatis
conftituentes autumant, fed veluti tum alius quidam morbus alii morbo tum fymptoma fymptomati uno tempore
eodem in corpore implicatur, eodem modo et cum febre incidunt quaedam graviora fymptomata, quibus profpici majore *medentis* folicitudine debet. Nam leviorum quae febrium generationi neceffario fuccedunt ortum omnino non
meminerunt, fed ceu prorfus non fint innominata relique-

Ed. Chart. X. [273.]   Ed. Baf. IV. (163.)

κατὰ τὸ σπάνιον ἐπιγινόμενα τοῖς πυρέττουσιν ἢ τὸ σύνηθες
ὑπερβάλλοντα μέγεθος ἐξαιρέτου παρὰ τἄλλα διδασκαλίας
ἀξιοῦσιν. εἰσὶ μὲν οὖν αὐτῶν αἱ πρῶται διαφοραὶ τρεῖς.
ἤτοι γὰρ ἐν ταῖς τῶν ἐνεργειῶν βλάβαις εἰσὶν ἢ ἐν ταῖς τῶν
ἐπεχομένων ἢ κενουμένων ἀμετρίαις, ἢ διαθέσεσι σωμάτων
ὑπάρχουσι. οὐ γὰρ τὸ τέταρτον γένος ἐν συμπτώμασι θετέον,
εἰ καὶ ὅτι μάλιστα πάμπολλοι καὶ τοῦτο τοῖς συμπτώμασιν
ἔμιξαν, οἷον ἐρυσιπέλατα καὶ ὀφθαλμίας καὶ ἕλκη καὶ πα-
ρωτίδας, ὅσα τ᾽ ἄλλα τοιαῦτα. τῶν δ᾽ εἰρημένων τριῶν αἱ
μὲν τῶν ἐνεργειῶν βλάβαι λυπηραὶ γενηθεῖσαι πρὸς ἑαυτὰς
ἐπιστρέφουσι τὸν ἰατρὸν, ἀφίστασθαι τῶν διαθέσεων ἀναγ-
κάζουσαι, καθάπερ γε καὶ αἱ τῶν ἐκκρινομένων ἢ ἐπεχομένων ἀμετρίαι. τὸ δ᾽ ἐν ταῖς διαθέσεσι γένος τῶν συμπτωμάτων σημεῖον μέν ἐστιν ἑτέρας διαθέσεως, ἣν χρὴ θεραπεύειν, αὐτὸ δ᾽ οὐδεμίαν ἐξαίρετον ἴασιν ἔχει, παυόμενον
ἅμα τῇ ποιούσῃ διαθέσει. καθόλου μὲν οὖν εἰπεῖν οὐδὲν
τῶν συμπτωμάτων ἢ σύμπτωμά ἐστιν οὔτ᾽ ἐνδείκνυται θεραπείαν οὔθ᾽ ὑπαλλάττει πρώτως. ἐδείχθη γὰρ ἐκ τῶν νο-

runt, at quae vel raro febricitantibus incidunt vel confue-
tam magnitudinem excedunt, feorfum ab aliis tradenda cenfent. Sunt itaque eorum primae differentiae tres. Aut enim
in actionum laefionibus confiftunt, aut in retentorum vacua-
torumve ametria, aut corporum ipforum affectibus. Quartum enim genus ftatuendum inter fymptomata non eft,
etiamfi inter fymptomata quam maxime non pauci id po-
fuere, ficut eryfipelata, ophthalmias, ulcera, parotidas reliquaque id genus. Ex dictis vero tribus actionum quidem laefiones fi moleftae fiant, medicum ad fe convertunt affectumm-
que deferere cogunt, quemadmodum et eorum quae reti..en-
tur vel excernuntur ametriae. At genus fymptomatum, quod
in affectibus confiftit, alterius quidem quem curare oportet affectus eft fignum, ipfum tamen nullam feorfum curationem exigit, utpote cum affectu unde nafcitur una ceffans.
Ut enim in fumma dicam, nullum fymptoma qua fymptoma eft nec curationem indicat nec primum immutat. Monftratum enim eft ex morbis curationis indicationem prae-

σημάτων ἡ ἔνδειξις τῆς θεραπείας γινομένη, καθάπερ ἐκ τῶν
αἰτίων ἡ προφυλακή. λέλεκται δὲ καὶ [274] ὅπως ἡ προφυλακὴ τῷ τῶν ἰαμάτων μίγνυται γένει. κατὰ συμβεβηκὸς δέ
ποτε καὶ τὰ συμπτώματα τὴν θεραπείαν ἐξαλλάττει, λόγον
αἰτίας ἔχοντα κατ᾽ ἐκεῖνον τὸν χρόνον. ἐν δ᾽ αὐτῶν ἐστιν
ἁπάντων κεφάλαιον, ὅταν γ᾽ ὡς αἰτία τὴν θεραπείαν ὑπαλ-
λάττῃ· λέγω δὲ τὸ ἓν τοῦτο τὴν βλάβην εἴτ᾽ οὖν τῆς δυνάμεως εἴτε τῆς διαθέσεως· ὡς ὅταν γε βλάπτῃ μηδὲν, οὐ διακόπτει τὴν ἴασιν. βλάπτει δὲ τὴν μὲν δύναμιν ἀγρυπνία καὶ
ὀδύνη καὶ κένωσις ἄμετρος, τὴν διάθεσιν δ᾽ οὐκ ἀεὶ μὲν, ὡς
τὰ πολλὰ δὲ καὶ μάλισθ᾽ ὅταν ἄμετρα γένηται. ἐπὶ τούτοις
οὖν μόνοις ἀναγκαζόμεθα τὴν ἀγωγὴν τῆς θεραπείας, ἣν ἐξ
ἀρχῆς ἐνεστησάμεθα, μεταβαλόντες ἐν τῷ παρόντι πρῶτον
ἐκκόψαι τὸ σύμπτωμα. καταλυομένης οὖν τῆς δυνάμεως, οὐ
μὴν ἤδη γε ἰσχυρῶς καταλελυμένης, ἀλλ᾽ ἀντεχούσης ἔτι, πρὸς
τὸ σύμπτωμα μόνον ἀποβλέπομεν, ὅτι τάχιστα σπεύδοντες
ἀναιρεῖν αὐτό· καταλελυμένης δ᾽ ἰσχυρῶς οὐ μόνον τὸ σύμπτωμα παύειν, ἀλλὰ κἀκείνην ῥωννύειν σπεύδομεν. εἰ δ᾽ ἐνὶ

ſtari, veluti ex caufis ipfis providentiam. Dictum praeterea
eſt et quomodo praecautio ipfa cum curationum genere fit
mixta. Ex accidenti tamen fymptomata quoque curandi
rationem aliquando mutant, caufae rationem eo tempore habentia. Eorum omnium quum veluti caufam curationem immutant, unum caput eſt; dico id unum laefionem, five ea ipfius facilitatis fit five affectionis, quod quum
nihil iis officiant, curationem non interpellant. Laedunt autem vires vigiliae, dolor et immoderata vacuatio. Affectui
vero eadem non utique femper, caeterum magna ex parte
nocent, ac potiffimum quum fuerint immoderata. Ob haec
igitur fola curandi ratione quam ab initio inſtitueramus ad
praefens mutata, fymptoma fubmovere primum cogimur.
Ergo fi refolvantur vires, non tamen vehementer fint jam
refolutae, fed adhuc refiftant, ad fymptoma tantum fumus
attenti, atque id quamprimum fubmovere maturamus; fin
jam refolutae vehementer *vires* fint, non modo fymptoma
fedare, fed etiam illas firmare properamus. Quod fi uno

Ed. Chart. X. [274.]　　　　　　Ed. Baf. IV. (163.)

βοηθήματι καὶ τὸ σύμπτωμα παύεσθαι δύναιτο καὶ τὸ νόσημα
θεραπεύεσθαι, τοῦτο οὐκ ἂν εἴη πρὸς σύμπτωμα βλέπειν ἢ
συμπτώματος ἕνεκα βοήθημα παραλαμβάνειν, ἀλλ᾽ ἄντικρυς
ἡ τοιαύτη πᾶσα τῶν βοηθημάτων ἰδέα νοσημάτων ἴασίς
ἐστιν. οὔτε γὰρ ὅταν ἄλγημα πλευρᾶς ἐν πλευρίτιδι φλεβοτο-
μήσαντες ἢ καθάραντες ἰασώμεθα, συμπτώματός ἐστιν ἡ
τοιαύτη θεραπεία, οὔθ᾽ ὅταν ἀπόστημα διατεινόμενον καὶ
σφύζον ὀδυνηρῶς διελόντες ἐκκρίνωμεν τὸ πῦον, ἀλλ᾽ ὅταν
εἰ οὕτως ἔτυχεν ἐπὶ δυσεντερικαῖς ἐκκρίσεσι δακνούσαις σφοδρῶς ἤτοι τράγου χυλὸν ἐνίεμεν ἢ στέαρ αἴγειον ἢ ῥοδίνην
κηρωτήν. ὑφ᾽ ὧν αὕτη μὲν ἡ τῶν ἐντέρων ἕλκωσις οὐ θε-
ραπεύεται· καὶ μάλισθ᾽ ὅταν ἔχῃ τι σηπεδονῶδες· ἀναπαύεται
δ᾽ ἡ δύναμις ἐν τῷ μεταξύ· καὶ τοῦτ᾽ ἐστὶ τὸ πρὸς τὸ σύμπτωμα στῆναι, τοῦ νοσήματος ἀμελήσαντας παρ᾽ ἐκεῖνον τὸν
καιρόν. ὡς ὅταν γε θαῤῥῶμεν τῷ τόνῳ τῆς δυνάμεως, οὐδέποτε πρὸς τὸ σύμπτωμα ἐνιστάμεθα, τοὐναντίον δ᾽ ἅπαν
ἐνίοτε διὰ τῶν ὀδυνηρῶν βοηθημάτων τὰ νοσήματα θεραπεύομεν, ὥσπερ ἀμέλει τὴν δυσεντερίαν αὐτὴν δηκτικωτάτοις

remedio tum fymptoma fedari tum morbus curari queat,
id non fuerit fymptoma refpicere, aut fymptomatis caufa
remedia fumere, fed omnis ejusmodi auxiliorum fpecies
plane morbi curatio eft. Neque enim quum lateris dolorem
in pleuritide, miffo fanguine vel corpore purgato fanamus,
nec quum abfceffum diftentum et cum dolore pulfantem di-
vidimus ac pus emittimus, ejusmodi curatio fymptomatis
eft, fed quum exempli gratia in dyfentericorum dejectionibus, ubi vehementer rodunt vel tragi fuccum vel hircinum
fevum vel rofaceum ceratum, per inferius indimus. Quibus
utique praefidiis ipfa exulceratio inteftinorum non fanatur,
maxime fi putredinofum aliquid habeant; fed vires interim
conquiefcunt, atque id eft contra fymptoma inftare, morbo
ad id tempus neglecto. Quippe ubi virium roboris fiducia
eft, nunquam contra fymptoma pugnamus, ut contra prorfus per ea nonnunquam praefidia quae dolorem afferunt
morbos ipfos curemus, velüti profecto dyfenteriae ipfi mor-

φαρμάκοις τότε μάλιστα θεραπεύομεν, ὅταν ᾖ σφοδροτάτη.
πεντηκοντούτης γοῦν ἰατρός τις νοσῶν, ἑβδόμην ἄγων ἐκείνην
τὴν νύκτα, μὴ πάνυ τι τὴν δύναμιν ἰσχυρὸς, ἀλγήματος αὐτῷ
κεφαλῆς ἰσχυροῦ γενομένου κατὰ τὸν δεξιὸν μάλιστα κρότα-
φον, οὐκ ἀναμείνας ἀφικέσθαι τινὰ τῶν ἑταίρων ἑαυτὸν
ἐφλεβοτόμησεν ἐν τῇ νυκτί. καὶ τὸ μὲν ἄλγημα διὰ ταχέων
ἐπαύσατο, μέχρι μέντοι χρόνου πολλοῦ κακόχρους καὶ ἄῤῥωστος τὴν δύναμιν ἰσχνός τε καὶ ἄτροφος ἦν, ὡς μόλις ἀναλα-
βεῖν τὴν ἐξ ἀρχῆς ἕξιν. ἔστι δὲ κἀνταῦθα πρόφασις διττὴ
τῶν πρὸς ὀδύνην ἱσταμένων ἰατρῶν, ἐνίοτε μὲν ὑπὲρ τοῦ
χαρίσασθαι τῇ μαλακίᾳ τῶν καμνόντων, ἐνίοτε δὲ κατὰ τὸν
τῆς τέχνης λόγον. εἰ μὲν γὰρ ἐνὸν ἀντισχόντα ταῖς ὀδύναις
διὰ τῶν ἰσχυρῶν βοηθημάτων ἡμέρᾳ μιᾷ θεραπευθῆναι, πρὸς
τὴν ὀδύνην ἵστατό τις τῆς ὅλης θεραπείας ἀμελῶν, οὐ κατὰ
τὸν λόγον τῆς τέχνης, ἀλλὰ τῷ κάμνοντι (164) χαριζόμενος
οὕτω πράττει. εἰ δὲ ὑπὸ τῆς ὀδύνης ἡ δύναμις καταλύοιτο
καὶ κίνδυνος ἐφεδρεύοι διὰ τοῦτο, πραΰνειν μὲν χρὴ τὸ ἄλγημα, ῥωννύναι δὲ τὴν δύναμιν, ὅπως ἀντισχεῖν μὲν τῷ νοσή-

dentibus maxime medicamentis tum potiſſimum medemur,
quum eſt graviſſima. Itaque medicus quidam quinquagena-
rius quum jam ſeptimam noctem aegrotaret, nec viribus
admodum valentibus eſſet, dolore illi capitis vehementi in
dextro potiſſimum tempore oborto, non expectans, dum
amicorum quiſpiam ad ſe veniret, ſibi ipſi nocte venam
incidit. Itaque dolor illi protinus conquievit, caeterum longo
tempore tum decolor tum viribus imbecillis tum macilen-
tus tum marceſcens fuit ſic ut vix priſtinum habitum re-
ceperit. Eſt porro hic quoque duplex medicorum contra
dolorem inſtantium ratio, altera qua deliciis laborantium
ſubſcribunt, altera ex artis ratione. Nam ſi licet aegrum
doloribus obnitentem valentibus remediis uno die perſanari,
qui tota neglecta curatione dolori tantum eſt intentus, non
id ex artis ratione, ſed in aegrotantis gratiam facit. At ſi
ex dolore vires reſolvuntur atque ex eo periculum impendet, et mitigari dolor et roborari vires debebunt, quo et

ματι δυνηθῇ, πρός τε τὸν χρόνον ἐξαρκέσαι τῆς ἰάσεως. οἶδα
γὰρ ἐνίους τῶν γενναίων εἶναι προσποιουμένων ἰατρῶν τε
καὶ καμνόντων ἀπολλυμένους δι᾽ αὐτὸ τοῦτο τὸ καρτερῶς
τε καὶ ἀνδρείως ὁμόσε χωρεῖν ἀεὶ ταῖς ὀδύναις, οἰδὲν τῶν
παρηγορικῶν ἑλομένους, ἀλλ᾽ ἐν τοῖς τραχέσι καὶ [275] ὡς
ἔλεγον αὐτοὶ τὴν διάθεσιν ἀνασκευάζουσι διαγιγνομένους
βοηθήμασιν, οὓς ἐν χρόνῳ πλείονι θεραπεῦσαι βέλτιον ἦν ἢ
τοὺς σπεύδοντας ἀνδρείως ἀποθανεῖν. ἰώμενος δέ τις, ὡς
αὐτὸς ἐνόμιζε, γενναίως δυσεντερικοὺς ἰσχυροτάτῳ φαρμάκῳ
πολλοὺς μὲν ἐθεράπευσεν ἐν ἡμέρᾳ μιᾷ, τινὰς δὲ ἀπέκτεινεν.
ἦν δὲ ὁ τρόπος αὐτοῦ τῆς θεραπείας τοιόσδε. κρόμμυα τὰ
κάρτα καλούμενα μετὰ ἄρτου ἐδίδουν ἐσθίειν καὶ πίνειν ὀλίγον ἡμέρᾳ μιᾷ· κατὰ τὴν ὑστεραίαν ἔωθεν ἔκλυζεν ἅλμῃ
δριμυτάτῃ, καὶ μετ᾽ αὐτὴν ἐνίει φάρμακον ἰσχυρόν. ὅσοι μὲν
οὖν ἀντισχεῖν ἠδυνήθησαν αὐτῷ τελέως ὑγιάσθησαν, ἔνιοι
δὲ σπασθέντες ἢ μετὰ νοτίδος ὑπὸ τῆς ὀδύνης συγκοπέντες
ἀπέθανον. ὅρος οὖν ἐπὶ καμνόντων τῷ κατὰ τὸν λόγον τῆς
τέχνης ἀγωνιζομένῳ γενναίως πρὸς τὸ νόσημα τὸ τῆς ἰάσεως

morbo refiftere et curationis fpatio fufficere valeant. Equidem novi quofdam tum medicos tum aegros, qui quum ge-
nerofos fe eſſe contenderent, ob id ipfum perierunt, quod
fortiter ac viriliter contra dolorem femper fint renixi, nec
quod eum leniret quicquam ceperint, fed in afperis et, ut
ipfi interpretabantur, affectum deftruentibus auxiliis per-
feverarunt, quos fane fpatio longiore curatos eſſe fatius
fuiſſet quam brevi viriliter mori. Quidam autem, ut fibi eft
vifus, generofe dyfentericos vehementiffimo medicamento
curans, multos uno fanavit die, quofdam vero jugulavit.
Erat namque ejus medicandi ratio ejusmodi. Cepas quas
cartas vocant uno die comedendas cum pane dabat, tum
potum parcum, poftridie mane muriam acerrimam per inferiora infundebat, fecundam hanc etiam pharmacum validum. His igitur tolerandis quicunque fufficere potuerunt
prorfus funt fanati, aliqui vero convulfione aut fyncope ex
dolore una cum madore cutis oborto interiere. Efto igitur
terminus in aegrotantibus, quem non tranfibit is qui ex arte

816 ΓΑΛΗΝΟΥ ΘΕΡΑΠΕΥΤ. ΜΕΘΟΔΟΥ

Ed. Chart. X. [275.]   Ed. Baf. IV. (164.)

ἀσφαλές· ὥσπερ γε καὶ τῷ πραΰνοντι τὰς ὀδύνας ἢ τῆς
δυνάμεως φυλακή. τὸ δ᾽ ἐπέκεινα τῶνδε σκαιοῦ μὲν ἀνδρὸς
ἔργον ἐστὶν, ἅμα τῷ νοσήματι καὶ τὴν ζωὴν ἀφελέσθαι τὸν
ἄνθρωπον· κόλακος δὲ τὸ χαρίζεσθαι τῷ νοσοῦντι, σκοπὸν
ὧν πράττει θέμενον ἡδονὴν, οὐχ ὑγείαν. ἐμπίπτουσι δ᾽ εἰς
τὰς τοιαύτας ὑπερβολὰς ἐν πολλαῖς μὲν καὶ ἄλλαις ὕλαις
βοηθημάτων οἱ ἰατροὶ, μάλιστα δ᾽ ἐν τοῖς καλουμένοις ἀνωδύνοις φαρμάκοις, ὅσα δι᾽ ὀποῦ μήκωνος, ἢ ὑοσκυάμου σπέρματος, ἢ μανδραγόρου ῥίζης, ἢ στύρακος, ἤ τινος τοιούτου
συντιθέασιν. οἵ τε γὰρ χαριζόμενοι τοῖς νοσοῦσι πλεονά-
ζουσιν ἐν τῇ χρήσει τῶν τοιούτων φαρμάκων, οἵ τ᾽ ἀκαίρως
καὶ ἀμέτρως γενναῖοι μηδ᾽ ὅλως χρώμενοι διαφθείρουσιν
ὀδύναις τοὺς κάμνοντας. ὥσπερ οὖν ἐν ἁπάσαις ταῖς καθ᾽
ὅλον τὸν βίον ἕξεσί τε καὶ πράξεσιν, οὕτω κἀνταῦθα τὸ μηδὲν ἄγαν αἱρετέον, ὅρον ἔχοντα τὴν ὠφέλειαν τοῦ κάμνοντος. εἰ μὲν γὰρ οἷόν τε εἴη τοῖς ἰωμένοις τὸ νόσημα βοηθήμασι χρώμενον ἀνύσαι τὸ δέον, ἀφίστασθαι χρὴ τῶν

generofe contra morbum pugnat, ut tuto fanetur, et vero
qui dolorem mitigat, ut vires cuftodiat. Ubi ultra pergitur,
crudelis hominis officium facit qui una cum morbo vitam
quoque homini aufert, qui vero aegrotantis deliciis fubfcri-
bit, ejusque voluptatem, non fanitatem pro fcopo geren-
dorum habet, adulatoris. Incidunt medici in ejusmodi exceffus cum in aliis quoque remediorum generibus non paucis
tum vel maxime in iis vocatis anodynis medicamentis, quae
ex papaveris fucco vel alterci femine vel mandragorae radice vel ftyrace vel tali qnopiam fiunt. Nam et qui aegris
gratificantur, in eorum medicamentorum ufu modum excedunt et qui intempeftive immodiceque funt generofi, dum
prorfus horum ufum refugiunt, doloribus aegros jugulant.
Quemadmodum igitur in omni totius vitae tum habitudine
tum actione, ita hic quoque illud *ne quid nimis* complecten-
dum, habenti pro fine cubantis utilitatem. Nam fi fas eft
iis remediis quae morbum fanent utendo quod optamus
efficere, abftinendum ab fopientibus medicamentis eft, quae

Ed. Chart. X. [275.]   **Ed. Baf. IV. (164.)**

καρωτικῶν φαρμακων, ἃ καλοῦσιν ἀνώδυνα. εἰ δὲ ὑπό τε
τῶν ἀγρυπνιῶν καὶ τοῦ καταλύεσθαι τὴν δύναμιν εἰς κίνδυνον ὁ κάμνων ἥκει θανάτου, τότ᾽ ἂν ἐν καιρῷ χρήσαιο καὶ
τοῖς τοιούτοις φαρμάκοις, ἐπιστάμενος μὲν ὅτι βλάψεις τι
τὴν ἕξιν τοῦ σώματος, αἱρετώτερον δὲ εἶναι νομίζων τοῦ
θανάτου τὴν βλάβην. εἰ μὲν γὰρ μὴ πάνυ τις αὕτη μεγάλη
γένοιτο, κἂν ἐκκόψαιμεν αὖθις αὐτὴν ἐπὶ μακροτέρας σχολῆς·
εἰ δ᾽ οὕτως ἄμετρος ὡς μηδ᾽ ἐν χρόνῳ πολλῷ τελέως ἰαθῆναι, τοῦτο γοῦν αὐτὸ βέλτιον εἶναι νομίζομεν ἢ ἀπολέσθαι
τὸν ἄνθρωπον· κατὰ τοῦτον τὸν λογισμὸν καὶ ἡμεῖς αὐτοί,
καίτοι μάλιστα πάντων ἐξιστάμενοι χρῆσθαι καρωτικοῖς φαρμάκοις, ἔσθ᾽ ὅτε καὶ κωλικοῖς ἐδώκαμεν αὐτὰ καὶ ὀφθαλμοὺς
ὀδυνωμένοις σφοδρότατα καὶ οὖς, ἕτερά τε μόρια κατὰ τὸν
αὐτὸν τρόπον. ἔσθ᾽ ὅτε καὶ διὰ κατάῤῥουν λεπτὸν ἀγρυ-
πνοῦντός τε καὶ βήττοντος ἰσχυρῶς τοῦ κάμνοντος ἐδώκαμεν
ὀλίγον τι τοῦ τοιούτου φαρμάκου, ῥᾷστον εἶναι νομίζοντες
ἐπανορθώσασθαι τὴν βλάβην τῷ χρόνῳ, εἴ τις ἅπαξ χρήσαιτο
καρωτικῷ φαρμάκῳ. διαφέρει δὲ δήπου καὶ αὐτὰ τὰ φάρ-

vocant anodyna. Sin ex vigiliis et viribus refolvendis ad
mortis difcrimen aeger tendat, tum profecto tempeftive
ejusmodi medicamentis utare, non ignarus, corporis habitum nonnihil ex his laedendum, laefionem tamen quam
mortem potius eligendam. Nam fi haec admodum magna
non fit, faltem poftea fpatio longiore eam farcire licebit;
fin ita eft immodica ut nec prolixo fpatio perfanari queat,
ac certe hanc ipfam eligendam potius remur quam ut homo
pereat; hac nimirum perfuafione ego quoque tametfi omnium
maxime ab ufu graviter fopientium medicamentorum ab-
horrens, aliquando tamen ea et colicis exhibeo et iis qui
vel oculorum vel aurium vel aliarum partium vehementiffimo dolore cruciantur. Interdum vero et quum aeger ex
tenui deftillatione, vigiliis et vehementi tuffi urgetur, pau-
xillulum ejusmodi medicamenti offero, facile noxam ejus,
fi quis femel foporifero medicamento eft ufus, fpatio emen-
datum iri ratus. Porro diffident inter fe ipfa medicamenta:

μακα σφῶν αὐτῶν. τὰ μὲν γὰρ πλεῖστον ἔχοντα τῶν καρούν-
των εὐδοκιμεῖ μὲν ἐν τῷ παραυτίκα μᾶλλον, ἰσχυρὰν δὲ καὶ
δύσλυτον ἐναποτίθεται τὴν ψύξιν τῷ τοῦ κάμνοντος σώματι·
τὰ δ᾽ ἔλαττον μὲν τούτων ἔχοντα, τῶν μιγνυμένων δὲ αὐτοῖς
θερμαντικῶν πλεῖστον, ὅσον ἀπρακτότερα πρὸς τὸ παρὸν
ὑπάρχει, τοσοῦτον ἀβλαβέστερα πρὸς τὸ μέλλον. ἅπαντα δ᾽
ἀμείνω τὰ τοιαῦτα μετ᾽ ἐνιαυτὸν τῆς συνθέσεως λαμβανόμενα, καθάπερ καὶ τὸ τοῦ Φίλωνος [276] οὐδενὸς ἧττον
ἔνδοξον ὀδύνας πραῦναι ναρκῶσαν τὴν αἴσθησιν. ἔστι δὲ καὶ
ἄλλα πολλὰ φάρμακα διὰ τῶν σπερμάτων ὀνομαζόμενα καὶ
τρίγωνα, μετριώτερα μὲν εἰς τὴν ἐν τῷ παραχρῆμα νάρκην,
ἀκινδυνότερα δὲ εἰς τὸ μέλλον· ἅπαντα δ᾽ ἀμείνω καὶ ταῦτα
μετ᾽ ἐνιαυτὸν τοῦ συντίθεσθαι λαμβανόμενα. τό γε μὴν τοῦ
Φίλωνος εἰ καὶ δυοῖν ἢ καὶ τριῶν ἢ καὶ τεττάρων ἐτῶν εἴη,
πολὺ δήπου βέλτιον· οὐκ ἄχρηστον δ᾽ οὐδ᾽ ἐν τοῖς ἐφεξῆς
ἔτεσιν ἄχρι που ἐτῶν δέκα. τὸ γὰρ ἐπὶ πλέον κεχρονισμέ-
νον ἀβλαβέστερον μὲν εἰς τοσοῦτον εἰς ὅσον χρονιώτερον·

Nam quae plurimum fopientium in fe habent, ea ad praefens quidem magis funt efficacia, caeterum valentem et
remediis rebellem aegrotantis corpori frigiditatem relinqunt;
quae horum in fe habent minus, calefacientium vero fibi
admixtorum plurimum, ea quanto funt ad praefens minus
efficacia, tanto in futurum minus funt noxia. Omnia tamen
id genus magis funt falubria, fi poft annum a compofitione
fumantur, veluti quod ad Philonem referunt auctorem,
quod ad dolores fedandos fenfum ftupefaciendo nullo minus
eft celebre. Sunt fane et alia multa medicamenta ex feminibus confecta, *diafpermaton* et *trigona* nominata, quae ficut
ad torporem in praefens inducendum mitiora, ita in futurum funt tutiora. atque haec quoque omnia utilius annotina
fumuntur. Philonis vero medicamentum, etiamfi duorum
triumve aut quatuor annorum fit, multo fane eft melius,
fed nec inutile tamen fequentibus annis ad decimum usque.
Quod enim ultra inveteravit, tanto quidem eft minus noxium, quanto eft vetuftius, caeterum jam languidis eft viri-

BIBΛION M. 819

Ed. Chart. X. [276.]   Ed. Baf. IV. (164.)

ἤδη δ᾽ ἐξίτηλόν ἐστι τὴν δύναμιν, ὥστε ἀσθενῶς ἀνύειν οὗ
χάριν ἐσκευάσθη. ὥσπερ οὖν χρὴ φυλάττεσθαι καθ᾽ ὅσον οἷόν
τε τὴν τῶν τοιούτων φαρμάκων χρῆσιν, οὕτως ἀναγκασθέν-
τας χρήσασθαι, μήτε νέα ἱκανῶς προσφέρειν ἰσχυρὰν ἔτι
δύναμιν ἐχόντων τῶν ἐν αὐτοῖς ψυκτικῶν, μήθ᾽ οὕτως παλαιὰ ὡς· ἁμαρτεῖν τοῦ σκοποῦ· ἀλλ᾽ ὡς εἴρηται, τοσοῦτον
ἀναμένειν χρόνον ἐν ὅσῳ κολασθήσεται τὸ βίαιον τῶν ψυκτικῶν ὑπὸ τῆς τῶν θερμαινόντων δυνάμεως. ἡ μὲν δὴ τῶν
τοιούτων φαρμάκων χρῆσις ὡς πρὸς σύμπτωμά ἐστιν ἱσταμένων καὶ μάλισθ᾽ ὅταν ὑπὸ ψυχρᾶς αἰτίας ἡ ὀδύνη συνίστη-
ται· βλάπτει γὰρ ἰσχυρῶς τὴν διάθεσιν ὅλην ταῦτα καὶ δύσλυτον ἀπεργάζεται.

Κεφ. β'. Φλεβοτομία δέ γε ἡ μὴ καταλύουσα τὴν
δύναμιν οὐ πρὸς τὸ σύμπτωμα βλεπόντων ἐστί, ἀλλὰ τὴν
διάθεσιν ὅλην ἐκκοπτόντων. οὕτω δὲ καὶ λουτρὸν καὶ κάθαρ ·
σις καὶ πυρία καὶ οἴνου πόσις. ὧν ἁπάντων Ἱπποκράτης
ἐπὶ ὀφθαλμῶν ὀδυνωμένων ἐμνημόνευσεν, ἐν ἀφορισμοῖς
λέγων ὧδε· Ὀδύνας ὀφθαλμῶν ἀκρατοποσίη ἢ λουτρὸν ἢ

bus, eoque parum naviter cujus gratia paratum eſt perficit.
Ergo ſicut cavendus eſt, quoad fieri poteſt, ejusmodi medicamentorum uſus, ita, ſi neceſſitas urgeat, nec admodum
nova ſunt offerenda, quod frigida quae in his ſunt praeva-
lentes vires adhuc habeant, nec ita antiqua ut ſpem noſtram
fruſtrentur, ſed, uti dictum eſt, tamdiu dimittenda ſunt,
quoad violentia refrigerantium ab eorum quae calefaciunt
vi mitigetur. Et talium quidem medicamentorum uſus, ut
adverſus ſymptoma pugnantium eſt, potiſſimum ubi ex frigida cauſa dolor eſt excitatus; obſunt enim talia plurimum
toti affectui, quem curationi contumacem reddunt.

Cap. 11.   At ſectio venae quae vires non diſſolvit
non ad ſymptoma ſpectantium eſt, ſed totum affectum excin-
dentium. Sic et balneum et purgatio et fomenta et vini
potio. Quorum omnium Hippocrates in aphorismis, ubi de
oculis dolentibus loquitur, his verbis meminit: *Oculorum
dolores meri potio aut lavatio aut fomentum aut venae*

πυρίη ἢ φλεβοτομίη ἢ φαρμακίη λύει. ἅπαντα γὰρ ταῦτα
τὰς διαθέσεις ἰώμενα συνεξιᾶται τὰς ὀδύνας αὐτῶν. οὕτω
δὲ καὶ τροφὴ, καθάπερ καὶ ἐν τοῖς ἔμπροσθεν εἶπον, ξηρῷ
καὶ αὐχμώδει σώματι κάμνοντος στομάχου διδομένη τὴν διάθεσιν ἰωμένη κωλύει συγκόπτεσθαι. οὐ μὴν ἥ γε διὰ πλῆθος
ψυχρῶν ἤτοι γ᾽ ἔκλυσις ἢ στομαχικὴ συγκοπὴ τῆς τροφῆς
ὡς ἰάματος δεῖται· καίτοι πολλάκις ἐν ταῖς τοιαύταις διαθέσεσιν οὐ τροφὴν μόνον, ἀλλὰ καὶ οἴνου τι δοῦναι τοῖς
κάμνουσιν ἀναγκαζόμεθα, τὸν ἐν τῷ παραχρῆμα κίνδυνον
ἀποτρέποντες, οὐ τὴν διάθεσιν ἰώμενοι. κένωσις γὰρ μᾶλλον
ἢ πρόσθεσις ἡ τῶν τοιούτων ἐστὶν ἴασις· καὶ πλείστους
ἰδεῖν ἐστὶ τῶν οὕτως ἐχόντων ὁσημέραι διαφθειρομένους
ἀμαθίᾳ τῶν ἰατρῶν. ὑπὲρ ὧν μοι δοκεῖ καιρὸς εἶναι τὸν
λόγον ἐπιστήσαντα διελθεῖν.

Κεφ. γ'. Ἄρχονται τοίνυν πυρέττειν ἔνιοι, πάμπολυ
πλῆθος ὠμῶν χυμῶν ἠθροικότες, ἅμα τῷ κεκακῶσθαι τὸ
στόμα τῆς γαστρός· ὃ δὴ καὶ στόμαχον ὀνομάζουσιν, ἤτοι

fectio vel purgatio folvit. Haec namque omnia dum affectus fanant, una etiam cum ipfis dolores fedant. Eodem
modo nutrimentum, ut in fuperioribus eft dictum, ubi in
ficco et fquallente corpore, ftomacho laborante exhibetur,
dum affectum ipfum fanat, etiam fyncope prehendi prohibet.
At non ea quae ex redundantia frigidorum *humorum* incidit five exolutio five ftomachi fyncope eft, alimentum ceu
medicamen defiderat, quamquam multoties in ejusmodi affectibus non folum nutrimentum, fed etiam vini aliquid
non raro aegrotanti dare cogimur, non quo affectum curemus, fed quo periculum in praefens depellamus. Nam vacuatio potius quam adjectio talium eft curatio, licetque
quotidie videre fic fe habentium plurimos, medicorum
ignorantia perditos. De quibus agere nunc mihi tempeftivum
videtur.

Cap. III. Ergo febricitare incipiunt nonnulli, ubi
maximam crudorum humorum copiam una cum oris ventriculi, quod fane ftomachum vocant, vitio vel ex crudita-

γ' ἐξ ἀπεψιῶν ἢ καὶ ἄλλως πως ἐμπεφύσηται τούτοις τὸ ὑποχόνδριον, ἐν ὄγκῳ τε μείζονι τοῦ κατὰ φύσιν ὅλον τὸ σῶμά
ἐστι· [277] καὶ ἡ χροιὰ τοῖς μὲν ἐπὶ τὸ λευκότερόν τε καὶ
ὑδαλεώτερον ἐκτέτραπται (165) τοῦ κατὰ φύσιν, ἔστι δὲ οἷς
ἐπὶ τὸ μελάντερον ἢ πελιδνότερον, οὓς ἔνιοι τῶν ἰατρῶν ὀνομάζουσι μολιβδοχρῶτας. οἱ σφυγμοὶ δὲ ἁπάντων μικρότεροί
τέ εἰσιν ἢ κατὰ λόγον τῆς θέρμης, ἀμυδροὶ δὲ καὶ πάντως
ἀνώμαλοι, πολλάκις μὲν κατὰ τὴν συστηματικὴν ὀνομαζομένην ἀνωμαλίαν, ἀεὶ δὲ τὴν κατὰ μίαν πληγήν· ἐπ' οὐδενὸς
τῶν τοιούτων αἵματος ἀφαίρεσις ἄνευ μεγίστης εἴωθε γίγνεσθαι βλάβης, καίτοι δέονταί γε κενώσεως· ἀλλ' οὔτε φλεβοτομίαν οὔτε κάθαρσιν φέρουσιν, εἴ γε καὶ χωρὶς τούτων ἐξαίφνης συγκόπτονται. πῶς οὖν χρὴ τοὺς τοιούτους ἰᾶσθαι,
δεομένους μὲν κενώσεως, μὴ φέροντας δὲ τὰ κενωτικὰ βοηθήματα, οὐδεμίαν ἄλλην εὗρον ἐπ' αὐτῶν κένωσιν πλὴν τὴν τῆς
διατρίψεως. ἄρχεσθαι δ' εὐθέως ἐν ἀρχῇ τῆς νόσου προσήκει,
τὸ μὲν πρῶτον ἀπὸ τῶν σκελῶν ἄνωθεν κάτω διὰ σινδόνων
μὴ πάνυ μαλακῶν, ἀλλά τι μέτριον ἐχουσῶν τραχύ· χρὴ γὰρ

tibus vel alia quapiam occafione congefferunt. His et hy-
pochondria inflata et totum corpus ampliore mole quam pro
naturae modo cernitur, tum color aliis quidem ad albidius
quam pro naturali habitu et aquofius eft mutatus: nonnullis etiam ad nigrius aut lividius, quos quidam medici plum-
bei coloris appellant. Omnibus pulfus minores funt quam
pro caloris ratione, praeterea obfcuri omninoque inaequales, faepe inaequalitate fyftematice vocata, femper vero ea
quae in uno eft ictu. Nulli talium fanguis mitti fine maxima
laefione folet, quum tamen vacuationem defiderent: verum
nec fanguinis miffionem nec purgationem ferunt, ut quos
fine his fyncope fubito adoritur. Quomodo igitur tales cu
randi funt, qui quum vacuari poftulent vacuantia praefidia
non ferunt? Sane nullam aliam his idoneam vacuationem
inveni praeter eam quae ex frietione paratur. Incipere vero
in principio ftatim morbi oportet, ac primum a cruribus
fuperne deorfum linteis non admodum mollibus, fed afpre-

ἀμύττεσθαι πρὸς αὐτῶν τὸ δέρμα, θερμαίνεσθαί τε ὁμοῦ
αὐτὸ καὶ διαφορεῖσθαι δεομένου τοῦ κάμνοντος. ἐφεξῆς δὲ
καὶ ὅλας τὰς χεῖρας ἀπὸ τῶν ὤμων ἄνωθεν κάτω κατὰ τὸν
αὐτὸν τρόπον τρίβειν. ἐπειδὰν δὲ ἱκανῶς ἅπαντα τὰ κῶλα
φαίνηται θερμὰ καὶ φόβος ᾖ κοπώδη τινὰ αἴσθησιν αὐτοῖς
γενέσθαι, τεθλασμένης τῆς σαρκὸς ἐπὶ τῷ πλήθει τῆς τρίψεως
ἐλαίῳ χαλαστικῷ χρηστέον, οἷόν ἐστι τὸ Σαβῖνον. ἀπέχεσθαι
δὲ τῶν στυφόντων Ἰσπανοῦ καὶ Ἰστρικοῦ καὶ τοῦ μετὰ θαλ-
λῶν ἢ ἐξ ὠμῆς ἔτι τῆς ἐλαίας ἐσκευασμένου. χειμῶνος δ᾽
ὄντος οὐδὲν ἂν εἴη χεῖρον ἐπί τι τῶν διαφορητικῶν ἰέναι,
οἷόν πέρ ἐστι τὸ σικυώνιον ἔλαιον ἢ τὸ διὰ τοῦ χαμαιμήλου
ἢ τὸ παρὰ τοῖς Αἰγυπτίοις εὐδοκιμοῦν. εἰ δὲ μὴ παρείη ταῦτα,
τῶν ἐλαίων τι τῶν χαλαστικῶν, οἷς οὐδεμία σύνεστί τις στύψις καὶ μάλιστα εἰ παλαιότερον εἴη λαβόντας ἐμβαλεῖν αὐτῷ
σύμμετρον ἀνήθου. κἄπειτα, ὡς εἰώθαμεν, ἐπ᾽ ἀγγείου διπλοῦ θερμήναντάς τε, ὥστε δέξασθαι μετρίως αὐτὸ τὴν
ποιότητα τῆς βοτάνης, ἀλείφειν τε τούτῳ, τρίβοντας καὶ νῦν

dinis mediocre quid habentibus: debet enim radi ab his
cutis, quum fimul et calefieri per eam et discuti aegrotus
poftulet. Dehinc totae manus ab humeris ufque fuperne
deorfum fimili modo funt fricandae. Ubi vero artus omnes
abunde calere videbantur, et metus fuerit ne quis ex multitudine frictionis contufa jam carne laffitudinis fenfus ipfis
fuperveniat, oleo laxante uteris, quod genus eft Sabinum.
Ab adftringente vero abftinebis, cujusmodi Hispanum eft
Hiftricumque et quod una cum germinibus, vel ex oliva
adhuc inmatura conficitur. Hiems vero fi fuerit, nihilo
deterius fit, fi ad difcutientium aliquod tranfieris, cujusmodi
ficyonium eft oleum, chamaemelinum aut quod apud Aegy-
ptios eft in pretio. Quod fi horum copia non fit, oportebit
accepto laxantium oleorum aliquo et in quo nulla fit adftrictio, potiffimumque quod eft antiquius immittere ipfi
anethi, quod videbitur fatis. Mox, ut ipfi folemus, ubi in
vafe duplici tantifper calefeceris, dmn mediocriter qualitatem herbae imbiberit, ungere hoc artus et fricare tunc quo-

ἐπὶ πλεῖστον τὰ κῶλα· μετὰ δὲ ταῦτα τὸ μὲν ἔλαιον ἀπομάττειν, ἀσηρὸν γὰρ, ἰέναι δὲ ἐπὶ τὴν ῥάχιν ὅλην καὶ ταύτην
ἀνατρίβειν ὁμοίως, τὰ μὲν πρῶτα ξηρᾷ τρίψει, τῷ λίπει δ᾽
ὕστερον. εἶτ᾽ αὖθις ἐπὶ τὰ σκέλη μετιέναι, κἀκ τούτων αὖθις
ἐπὶ τὰς χεῖρας, εἶτ᾽ αὖθις ἐπὶ τὴν ῥάχιν, ὅλης τῆς ἡμέρας
οὕτω πράττοντας ἐν οἴκῳ φῶς ἔχοντι καθαρὸν καὶ ἄνικμον·
ἔστω δὲ δηλονότι καὶ τῇ θερμότητι σύμμετρος ὁ οἶκος. ἐπιτηδειότατον δὲ τούτοις ἔστω τὸ μελίκρατον, ἐναφεψηθέντος
ὑσσώπου. καὶ χρὴ μήτε σιτίον αὐτοῖς μήτε ῥόφημα μήθ᾽
ὕδωρ διδόναι μήτ᾽ ἐπιτρέπειν ὅλως πίνειν δαψιλῶς, ἀλλὰ
τῷ μελικράτῳ μόνῳ χρῆσθαι κατὰ τὰς τρεῖς τὰς πρώτας ἡμέρας, ἐκ διαδοχῆς τρίβοντα καὶ μόνον ἐκεῖνον ἀνιέντα τὸν
καιρὸν, ἐν ᾧπερ ἂν ὕπνος αὐτοὺς καταλάβῃ· συνεργεῖ δ᾽ εἰς
τοῦτο μάλιστα καὶ ἡ πλείων τρίψις· ὥστε καὶ κατὰ τοῦτ᾽ ἂν
εἴη βοήθημα χρηστὸν οὐ μόνον τὸ κενοῦν, ἀλλὰ καὶ τὸν ὕπνον
ἐμποιοῦν. οὐ μὴν οὐδ᾽ ὁ πλείων ὕπνος ἀγαθὸς τοῖς τοιού-
τοις· οὔτε γὰρ ἐπιτρέπει διαφορῆσαι τοὺς ὠμοὺς χυμοὺς καὶ
βαρύνει τὰ σπλάγχνα· ἀλλ᾽ εἴπερ τις ἄλλη διάθεσις ἑκατέρων

que quam plurimum debebis; poftea oleum quod taedium
afferat detergere atque ad fpinam dorfi tranfire hancque totam pariter fricare, primum ficca frictione, poft oleo. Ab
hac rurfus ad crura te conferes et ab his ad manus, exin
denuo ad fpinam, ita totum agens diem in domo purae lu-
cis nec madente, efto ejus domus in caloris fymmetria. Sed
mulfa in qua coctum hyffopum fuit, his eft aptiffima. Ipfis-
que neque cibum neque forbitionem neque aquam exhibere
oportet neque omnino liberaliter potum concedere, fed
mulfa tribus primis diebus duntaxat uti, ipfe quas dixi
partes ordine fricans, eoque folum tempore intermittens,
quo fomnus hominem occupaverit; ad quem etiam allicien-
dum et frictio uberior facit: itaque vel hoc nomine utile
praefidium fuerit, non folum quod vacuet, fed et quod
fomnum conciliet. Non tamen uberior fomnus his eft falutaris; neque enim crudos humores digeri finit et vifcera
graviora reddit; fed fi quis alius affectus eft qui fomnum et

δεῖται μετρίων, ὕπνου τε καὶ ἐγρηγόρσεως, οὕτω καὶ ἥδε.
πέπτει μὲν γὰρ ὁ ὕπνος, διαφορεῖ δὲ ἡ ἐγρήγορσις· ἀμφοτέρων δ᾽ ἐστὶ χρεία τοῖς ἐκ πλήθους ὠμῶν χυμῶν νοσοῦ-
σιν· ἐν μέρει τοίνυν μετρίως γινόμενα τιμωρεῖν ἀλλήλοις
δυνήσονται χρηστῶς. εἰ μὲν γὰρ ὁ σφυγμὸς αὐτοῖς μικρὸς
ἱκανῶς εἴη καὶ ἄῤῥωστος, ἢ καὶ πρὸς τούτοις ἀνώμαλος
ἰσχυρῶς, ἔσχατος ὁ κίνδυνος, καὶ χρὴ πράττειν τὰ λελεγμένα
[278] μηδὲν ἄλλο περιεργαζόμενον. εἰ δὲ καὶ τόνου μετρίως
ἔχοι καὶ μεγέθους, ἄθλιπτός τε εἴη καὶ ὁμαλὸς, ἐπισκέπτου
τὰ κατὰ γαστέρα καὶ κλύζε θαῤῥῶν, εἰ μὴ καλῶς αὐτομάτως διεξέρχοιτο. συμβαίνει γὰρ ἐπὶ τῷ μελικράτῳ κενοῦσθαι ταύτῃ χρηστῶς ἅπασαν τὴν περιουσίαν τὴν ἐν ταῖς
πρώταις τῶν φλεβῶν εἰωθυῖαν ἀθροίζεσθαι ταῖς καθ᾽ ἥπάρ
τε καὶ μεσεντέριον. εἰ δὲ πλείων τοῦ δέοντος ἡ ὁρμὴ τῶν
περιττῶν ἐπὶ τὴν γαστέρα γένοιτο, τὴν μὲν πρώτην ἐπὶ
πλέον ἕψειν τὸ μελίκρατον· ἧττον γὰρ ὑπάγον τὸ τοιοῦτον
τρέφει μᾶλλον· ὥσπερ γε τὸ ὠμὸν ἧττον μὲν τρέφει, μᾶλλον δὲ ὑπάγει. μετὰ δὲ ταῦτα φερομένης ἐπὶ πλέον κάτω

vigilias modicas defideret, hic profecto in iis eſt. Quippe
fomnus concoquit, vigiliae difcutiunt, utroque eſt opus iis
qui ex multitudine crudorum humorum aegrotant. Ergo
parti mediocriter contingentia juvare mutuo utiliter poterunt. Atque fi pulfus his parvus admodum infirmusque fit,
aut etiam fupra haec vehementer inaequalis, extremum periculum eſt; facienda tamen quae retuli, nec aliud quicquam
moliendum. Sin *pulfus* robore mediocri fit ac magnitudine
praeterea minime intercifus et aequalis, confidera quae ad
alvum fpectant, ac fi fua fponte commode non dejiciat,
audacter per inferius aliquid infundès. Accidit namque poſt
aquam mulfam, ut quae in primis venis, quae circa jecur et
mefenterium funt, colligi fupervacua folent hac commode
dejiciantur. Quod fi major quam par fit fuperfluorum impetus ad alvum citetur, principio quidem percoquere mulfam amplius oportebit, ea namque minus alvum fubducens
magis nutrit, ut et cruda minus nutrit, fic magis fubducit.

Ed. Chart. X. [278.]   Ed. Baf. IV. (165.)

τῆς περιουσίας μηδ᾽ οὕτως μὲν ἵστασθαι, διδόναι δ᾽ ἀντὶ
τοῦ μελικράτου πτισάνης χυλόν. εἰ δ᾽ ἐπιμένει φερόμενα,
τῷ ἐκ τοῦ χόνδρου ῥοφήματι τρέφειν, παρακολουθοῦντα
δηλονότι τοῖς σφυγμοῖς· ἔσθ᾽ ὅτε γὰρ ἐξαίφνης μεταβάλλου-
σιν εἰς ἀῤῥωστίαν ἢ ἀνωμαλίαν ἢ μικρότητα. καθ᾽ ὃν καιρὸν ἄρτον ἐξ οἴνου κεκραμένου διδόναι προσήκει μήτε
γαστρὸς δηλονότι μήθ᾽ ἥπατος φλεγμαίνοντων· ὡς εἴ γε
φλεγμαίνοιεν, ὠμῶν χυμῶν πεπληρωμένου τοῦ σώματος
ἀνέλπιστος ὁ κάμνων ἐστὶ, τῶν σφυγμῶν οὕτω τραπέντων.
ἐπὶ μὲν δὴ τῶν τοιούτων ἀῤῥώστων προλέγων τὸν θάνατον, ἀνέγκλητον φυλάξαις σεαυτὸν, μηδενὶ βοηθήματι γεν-
ναίῳ χρώμενος. ἐφ᾽ ὧν δ᾽ ἐλπὶς σωτηρίας, ἐπὶ πάντων δ᾽
ἐστὶ τῶν χωρὶς φλεγμονῆς οὕτω νοσούντων, ὅταν ἐξ ἀρχῆς
παραλαμβάνωμεν αὐτοὺς, αἰσχρότατον εἶναί μοι δοκεῖ συγκοπῆναι τὸν κάμνοντα· καίτοι γ᾽ ὁσημέραι γίγνεται τοῦτο,
διὰ τὴν ἀμαθίαν τῶν ἰατρῶν. ἀλλ᾽ οὐ πρὸς τούτους χρὴ
βλέπειν, οὐδὲ τούτοις παραβάλλειν ἑαυτὸν, ἀλλ᾽ ὅστις ἂν
ὄντως ᾖ τέχνης ἰατρικῆς ἐπιστήμων, αἰσχρὸν εἶναι νομίσει

Poft haec fi fupervacua largius defcendant, ne fic quidem fi-
ftenda, fed exhibendus pro aqua mulfa ptifanae cremor eft.
Si vero fluere pergant, alicae forbitione nutries pulfuum
interim ratione obfervata; aliquando enim fubito ad imbecillitatem vel inaequalitatem vel parvitatem mutantur.
Quo tempore panem ex vino diluto exhibere conveniet, utique fi nec ventriculus nec jecur phlegmone laboret: quoniam fi hac infeftentur, jam corpore crudis fuccis referto
plane defperata falus aegro eft, pulfibus fic mutatis. Ergo
in ejusmodi aegri infirmitate te ipfum a culpa immunem
praeftabis, fi mortem praedixeris, nullo generofiore medicamento ufus. Quibus vero fpes eft falutis, eft autem omnibus qui ita citra phlegmonen aëgrotant, maximum medico,
qui utique ipfos in principio fufceperit, videtur mihi dede-
cus effe, fi in fyncopen aegri inciderint; quamquam per
infcitiam medicorum quotidie id fieri cernitur. Verum non
eft quod hos fpectemus aut cum his nofmet conferamus,
fed cum eo, qui cum revera peritus in arte medica fit, foe-

ἐξαίφνης ἄρρωστον συγκοπῆναι μήτε προειπόντος αὐτοῦ τὸ
σύμπτωμα μήτε παρεσκευασμένου πρὸς αὐτὸ μήτε κωλύ-
σαντος. εἴρηται δέ μοι καὶ πρόσθεν ὡς ἐν ταῖς τοιαύταις
διαθέσεσιν αὐτοὶ κατασκευάζουσι τὰς φλεγμονὰς οἱ διαπαντὸς τοῖς ὑποχονδρίοις λωβούμενοι διὰ καταπλασμάτων
τε καὶ καταντλήσεων. οὔκουν χρηστέον αὐτοῖς πρὶν ἢ τὸ
πολὺ τοῦ πλήθους τὸ μὲν ἐκκενῶσαι, τὸ δὲ πέψαι· τηνικαῦτα δὲ ἤδη χρηστέον αὐτοῖς οὐχ ἁπλῶς χαλῶντας, ἀλλ᾽
αἰονῶντας δι᾽ ἀψινθίου μετρίως, ἢν ὁ πυρετὸς ὑπάρχῃ μὴ
πάνυ μέγας. εἰ δ᾽, ὡς εἴρηται, θεραπεύοντί σοι τὰς τρεῖς
τὰς πρώτας ἡμέρας μηδὲν ἀπαντήσειε χεῖρον, ἐπὶ τῶν αὐτῶν
ἄγειν ἄχρι τῆς ἑβδόμης, μελικράτῳ μόνῳ χρωμένους ὕσσωπον ἔχοντι· μακροτάτην γὰρ οἱ οὕτω διακείμενοι φέρουσιν
ἀσιτίαν, ἐξ αὐτῶν ὧν ἔχουσιν ὠμῶν χυμῶν πεττομένων
τρεφομένου τοῦ σώματος. εἰ δὲ μὴ μόνον ὠμοὶ τύχοιεν
ὄντες, ἀλλὰ καὶ διαφθορᾶς εἰς τοσοῦτον ἥκοντες ὡς μὴ
δύνασθαι πεφθῆναι τελέως, ἀδύνατον σωθῆναι τοὺς οὕτω
νοσοῦντας. ἀλλὰ τούς γε σωθῆναι δυναμένους, εἰ μηδὲν

dum putet, aegrum fyncope extemplo corripi, ipfo nec fymptoma praedicente, nec ad id praeparato aut idem prohibente. Sane dictum a me etiam in fuperioribus eft, qui cataplafmatis et perfufionibus affidue praecordia vexant, ipfos
in ejusmodi affectibus phlegmonas accerfere. Minime igitur
eft his utendum prius quam fupervacua magna ex parte partim vacuata fint, partim concocta, tum vero etiam his utaris
licet, non tamen duntaxat laxans, fed ex abfinthio mediocriter perfundens, fi febris non plane fit magna. Si vero
medicanti tibi tres primos dies, ut dictum eft, nihil deterius
occurrat, iisdem ipfis uteris usque ad feptimum aqua duntaxat mulfa, in qua incoctum hyffopum fit contentus, fiquidem longiffimam qui ita funt affecti cibi abftinentiam
ferunt, corpore fcilicet ex crudis ipfis quos continet fuccis
concoquendis alto. Quod fi non modo crudi humores fint,
fed etiam eo corruptionis pervenerint, ut concoqui perfecte
nequeant, qui fic aegrotant eorum defperata eft falus. Sed

BIBΛION M. 827

Ed. Chart. X. [278. 279.]　　　Ed. Baf. IV. (165. 166.)

ἁμαρτάνοιτο, μέχρι τῆς ἑβδόμης ἐπὶ μελικράτῳ μόνῳ διαιτᾶν·
ἢ εἴ ποτ᾽ ἄρα δεήσειεν ἤτοι τῆς γαστρὸς ἐκκρινούσης ἢ ἀπο-
στραφέντων αὐτῶν τὸ μελίκρατον, ἐπὶ τὸν τῆς πτισάνης
ἰέναι χυλόν. εἰ δὲ καὶ τοῦτον ἀποστρέφοιντο, χόνδρον ὁμοίως
ἀρτύειν πτισάνῃ· καὶ γὰρ οὐδὲ βλάπτει τοὺς οὕτω διακειμένους ὄξος· ἀλλ᾽ ἢν αἴσθοιό ποτε παχεῖς ἱκανῶς εἶναι τοὺς
ὠμοὺς χυμοὺς ὀξύμελι διδόναι διὰ παντὸς, ἀντὶ τοῦ μελικράτου. εἰ δ᾽ ἄχθοιντο τῷ (166) συνεχεῖ τῆς δόσεως, ἐξαλλάττειν μὲν ἐπὶ μελίκρατον καὶ πτισάνην· ἐπανέρχεσθαι δ᾽ αὖθις
ἐπ᾽ αὐτό· μάλιστα δὲ ἐπὶ τῶν μικρὸν ἐχόντων καὶ ἀραιὸν
[279] καὶ βραδὺν τὸν σφυγμὸν ἡγεῖσθαι ψυχροὺς εἶναι τοὺς
χυμούς. εὐθὺς δὲ τούτοις σύνεστι καὶ ἡ τοῦ παντὸς σώματος
ἄχροια σαφῶς, οἷα περ πρόσθεν εἴρηται. δόξει δέ τισιν ἴσως
ἀδύνατον εἶναι τὸ λεγόμενον οὐδενὶ τῶν πυρεσσόντων οὔτε
βραδυτέρων οὔτε ἀραιοτέρων γινομένων τῶν σφυγμῶν. ἀλλὰ
κατὰ διττόν γε τρόπον ἀληθὲς ὑπάρχει τὸ εἰρημένον· ἕνα μὲν
ἐπειδὴ σαφῶς ἐν τοῖς παροξυσμοῖς καὶ βραδύτεροι καὶ ἀραιό-

qui, fi nullus praefertim committatur error, fervari poffunt,
ii aqua fola mulfa ad feptimum usque funt nutriendi, aut
ficubi id res exigat vel alvo fluente vel aegro mulfam fafti-
diente ad plifanae cremorem eft tranfeundum. Sin hunc
quoque averfetur, alica ad eundem quo ptifana modum ei
praeparabitur: neque enim iis, qui ita funt affecti acetum
incommodum eft, imo ficubi crudos affatim humores effe
animadverteris, oxymel pro mulfa exhibere affidue debebis.
Quod fi hujus affiduus ufus taedio effe coeperit, tranfire
invicem ad mulfam et ptifanam conveniet, dein rurfus ad
ipfum *oxymeli* reverti, maxime vere, quibus tum parvus
tum rarus ac tardus pulfus eft, iis frigidos fubeffe humores
putandum. Iisdem protinus et decoloratio totius corporis
manifefte cernitur, qualis prius tradita eft. Sed id effe fortaffe quod dictum eft non poffe quibusdam videatur, quum
nulli febricitantium aut tardior aut rarior pulfus fiat. Caeterum duplici ratione verum effe quod dictum eft *compe-
rietur*, una, quod evidenter in acceffionibus et tardiores et

τεροι γίνονται τοῦ κατὰ φύσιν· ἕτερον δὲ, διότι καὶ κατὰ
τοὺς ἄλλους καιροὺς τοῦ παροξυσμοῦ πάντων τῶν ὁπωσοῦν
πυρεττόντων ἀραιότερόν τε καὶ βραδύτερον αἱ τούτων ἀρτηρίαι σφύζουσιν. εἰ μὲν γὰρ δὴ θέρος εἴη καὶ ψυχροπότης ὁ
νοσῶν, ψυχρὸν τούτῳ διδόναι τὸ ὀξύμελι, χειμῶνος δ᾽ ὄντος
ἅπασι θερμὸν, ὡσαύτως ψυχροπόταις τε καὶ θερμοπόταις·
ὥσπερ εἰ καὶ ἄμετρον καῦμα θέρους ὥρᾳ ψυχρὸν καὶ τοῖς
θερμοπόταις, εἰ μηδὲν εὐπαθὲς ἔχοιεν σπλάγχνον. ἐναντιώτατα δέ τούτοις ἐστὶ βαλανεῖα καὶ ὁ περιέχων ἀὴρ, εἰ θερμὸς
ἱκανῶς ἢ ψυχρός. ὅθεν οὔτε λούειν προσήκει καὶ κατακλίνειν
ἐν οἴκῳ ὥρᾳ μὲν θέρους ψυχεινῷ, χειμῶνος δ᾽ ἀλεεινῷ. βλάπτονται γὰρ ἱκανῶς ὑφ᾽ ἑκατέρας τῆς ἀμετρίας ἐν μὲν τοῖς
βαλανείοις, ὡς κἂν τῷ θέρει καὶ πάσῃ τῇ κατὰ τὸ θερμὸν
αὐξήσει χεομένων τῶν ὠμῶν χυμῶν καὶ πάντῃ τοῦ σώματος
ῥεόντων, ὡς κίνδυνον εἶναι καὶ πρὸς τὸν πνεύμονα καὶ τὴν
καρδίαν ἀφικέσθαι καί ποτε καὶ εἰς τὸν ἐγκέφαλον ἀναδρα-
μεῖν, ἄμεινον ὑπάρχον μακρῷ περί τε τὸ ἧπαρ αὐτοῖς ἔτι

rariores quam pro naturali *ipforum habitu* pulfus fiant;
altera, quod reliquis praeter acceffionem temporibus horum
arteriae tum rarius tum tardius quam aliorum quorumvis
qualitercunque febricitantium pulfant. Ergo fi aeftas fit et
aeger frigidae potioni affuetus, frigidum huic oxymeli dabis;
fin hiems fit, omnibus calidum, tum iis qui calidae tum iis
qui frigidae infueverunt, offeres, aeque ut fi immodicus aeftatis tempore aeftus fit etiam iis, qui calidae affueti funt,
frigidum, fi nullum fit iis viscus ad injuriam opportunum.
At his *propofitis* adverfiffima funt tum balneum tum aër
ambiens, fi vel nimium calidus fit vel frigidus. Itaque ut
lavandi non funt, fic et reclinandi in domo funt aeftate
quidem quae frigeat, hieme quae caleat. Laeduntur namque
admodum ab utraque ametria, videlicet in balneo, ut et
aeftate et omni caloris incremento, crudis humoribus liquatis ac per omnes corporis partes fluentibus ita ut metuendum fit ne ad pulmones et cor ferantur: aliquando etiam
ne ad cerebrum fubeant, quum longe praeftet ut circa jecur

BIBΛION M. 829

Ed. Chart. X. [279.]   Ed. Baf. IV. (166.)

μένειν καὶ τὰς πρώτας φλέβας. ἐν δὲ τοῖς ἀμέτρως ψυχροῖς
οἴκοις καὶ χειμῶνι καὶ ὅλως ψυχρῷ τῷ περιέχοντι δύσπεπτοί
τε μένουσιν οἱ ὠμοὶ χυμοὶ καὶ τὰς κατὰ τὸ ἧπαρ ἐμφράξεις, εἰ μὲν εἶεν μακραὶ, παραύξουσιν· εἰ δ᾽ οὐκ εἶεν, γεννῶσι διὰ πάχος ἰσχόμενοι καὶ σφηνούμενοι. ταῦτα μὲν οὖν
οὕτω πρακτέον, ὅταν ἀπὸ πρώτης ἡμέρας αὐτὸς ἄρχῃ τῆς
θεραπείας αὐτῶν. εἰ δὲ συγκοπτομένων ἤδη κληθείης, ἀφλεγμάντων ὄντων ὧν εἶπον χωρίων, διδόναι μὲν αὐτοῖς ἄρτου
μὴ πολὺ, δι᾽ οἴνου δὲ τῶν ἀνάδοσιν ἐργαζομένων ταχεῖαν·
εὐθέως δ᾽ ἐπὶ τὴν τρίψιν ἰέναι καὶ χρῆσθαι κατὰ τὸν εἰρημένον ὀλίγον ἔμπροσθεν τρόπον. εἰ μὲν οὖν εἴη θέρος καὶ
τὸ χωρίον φύσει θερμὸν καὶ πνιγῶδες ἢ ἡ κατάστασις
ἱκανῶς θερμὴ, μεθ᾽ ὕδατος ψυχροῦ δοτέον τὸν οἶνον· εἰ δὲ
μηδὲν τῶν τοιούτων εἴη, μετὰ θερμοῦ. τὸ μέντοι δεύτερον
καὶ τρίτον ἐκ παντὸς τρόπου πειρᾶσθαι θερμὸν διδόναι
ποτόν. εἰ γὰρ τὴν ὅλην θεραπείαν, ἧς ἕνεκα καὶ τὰς τρίψεις παραλαμβάνομεν, ἄμεινον τὸ θερμὸν ταῖς πέψεσι τῶν
ὠμῶν χυμῶν συνεργοῦν.

et primas venas adhuc ipfis fubfiftant. In domo vero immodice frigida et hieme et denique ambiente frigido humores
crudi et inepti ad concoquendum manent, et jecinoris obftructionis, fi leves fint, augent, fi nullae fint, eas craffitudine
fua haerentes impactique creant. Atque haec quidem fic
agenda funt, ubi a primo die ipfe curationem fufceperis. Si
autem ad eos, quos fyncope jam premit, fis accitus, fi ea
quae retuli loca phlegmones vacent, panis exhibebis non
multum huncque ex vino aliquo quod celerem in corpus
diftributionem adjuvet; ftatimque ad frictiones venies, quas
etiam pro tradito jam ante modo adminiftrabis. Si itaque
aeftas fit et regio natura calens et aeftuans aut ftatus coeli
vehementer calidus, cum aqua frigida vinum dabis, fi nihil
ejusmodi fit, cum calida. Quae tamen fecundo et tertio dabitur potio, omnino calidam exhibendam curabis. Nam ad
univerfam eam curationem, cujus gratia frictiones adhibuimus, calidum praeftat crudorum fuccorum concoctionem ad-
juvans.

Ed. Chart. X. [279. 280.]　　　　Ed. Baf. IV. (166.)

Κεφ. δ'. Ἐφ' ὧν δὲ διὰ χολὴν ξανθὴν ἀδικήσασαν τὸ
στόμα τῆς γαστρὸς ἡ συγκοπὴ γένοιτο, ψυχρὸν τούτοις χρὴ
προσφέρειν τὸ ποτόν. οἶνον μέντοι τῇ φύσει θερμὸν εἰς
ἀνάδοσιν ὁρμῶντα τοῖς συγκοπτομένοις ἅπασι δοτέον· ἀνα-
δοθῆναι γὰρ βουλόμεθα τὴν ληφθεῖσαν τροφήν, οὐκ ἐν τῇ
γαστρὶ μεῖναι. δῆλον δὲ ὅτι τοὺς οἴνους κιρροὺς μὲν τῇ
χροιᾷ, λεπτοὺς δὲ τῇ συστάσει, παλαιοὺς δὲ τὴν ἡλικίαν ἐκλεκτέον, εὐθὺς δ' ἂν εἶεν εὐώδεις οἱ τοιοίδε. καὶ μέντοι καὶ
αὐτῷ σοι πάρεστι καταπιόντι βραχὺ κραθέντων αὐτῶν
αἰσθάνεσθαι θερμασίας [280] εἰς ὅλον ἰούσης τὸ σῶμα. μὴ
μέντοι πικροί γε ἔστωσαν ὑπὸ παλαιότητος οἱ οἶνοι καὶ μάλιστα ἐφ' ὧν ὁ τοῦ κάμνοντος στόμαχος ὑπὸ τῆς ξανθῆς
ἀδικεῖται χολῆς. οὔτε γὰρ ἔτι τὸ τῶν οἴνων εὔχυμον καὶ τρόφιμον ἔχουσιν οἱ τοιοῦτοι καὶ ἀηδεῖς ὄντες αὐτῷ τούτῳ τὸν
στόμαχον ἀνιῶσιν. ἄριστοι τοίνυν εἰσὶν ὅσοι τῶν οἴνων
αὐστηροὶ τὴν φύσιν ὄντες αἰσθητὴν μὲν οὐκέτι τὴν στύψιν
ἔχουσι διὰ τὴν παλαιότητα, σαφῆ δ' ἱκανῶς τὴν θερμασίαν.
ἅπαντα γὰρ ὧν δεόμεθα ποιήσουσιν, ἐφ' ὧν ὁ στόμαχός ἐστι

Cap. IV. At quibus ex flava bile os ventriculi infe-
ftante fyncope incidit, iis frigida exhibenda potio eft. Vinum
tamen quod et calidum natura fit et diftributionem in corpus promoveat, omnibus fyncope affectis offerre conveniet;
diftribui namque per corpus fumptum nutrimentum, non in
ventre manere volumus. Conftat autem vina deligenda effe,
quae et colore flava fint et confiftentia tenuia et aetate vetera et fi talia boni odoris continuo fuerint. Quin etiam ipfe,
fi paululum ubi mixta fint guftes, fenties calorem per totum
corpus tranfmitti. Caeterum amara prae vetuftate vina ne
funto, praefertim quae iis exhibebis quorum ftomachus
flava bile urgetur. Talia namque fimul laudabilem ac nu-
trientem vini fuccum jam amiferunt, fimul injucunda quum
fint, hoc ipfo ftomachum offendunt. Commodiffima igitur
his vina funt, quae quum naturaliter auftera fint, fenfilem
jam adftrictionem propter vetuftatem non amplius exhibent,
calorem tamen admodum evidentem habent. Omnia enim
quae requirimus in iis quorum ftomachus amara bile vexa-

πικρόχολος, ἡδέως τε λαμβανόμενοι καὶ πέψει καὶ ἀναδόσει
συνεργοῦντες καὶ τὴν κακίαν τοῦ χυμοῦ πραΰνοντες καὶ θερμὴν τὴν ἕξιν ἐργαζόμενοι καὶ ῥωννύντες τὸν στόμαχον. ἄριστοι δ᾽ εἰσὶ τῶν τοιούτων οἴνων Σουῤῥεντῖνος, Σιγνῖνος,
Σαβῖνος, Τιβουρτῖνος, Μάρσος, Ἰταλιῶται πάντες οὗτοι,
στύφοντες μὲν, ἀλλ᾽ οὐχ ὁμοίως ἅπαντες. ὁ μὲν γὰρ Σουῤῥεντῖνος μετρίως τε στύφει καὶ θερμότερος τῶν ἄλλων καὶ ἡδίων
ἐστίν. ἐφεξῆς δ᾽ ὁ Τιβουρτῖνος ὁ εὐγενής· ἔστι γάρ τις καὶ
ἄλλος Τιβουρτῖνος ἄτονος ὁμοίως Σαβίνῳ, βραχείας μετέχων
στύψεως. ὁ δὲ Σιγνῖνος αὐστηρότερος· καὶ τούτου πολὺ μᾶλλον ὁ Μάρσος. πάντες οὗτοι χρηστοὶ πικροχόλῳ στομάχῳ.
καὶ διὰ τοῦτ᾽ αὐτοῖς χρηστέον, ὅταν γ᾽ ἤτοι ὑπὸ καυσωδῶν
πυρετῶν ἀδικηθεὶς ἐπιφέρῃ συγκοπήν, ἢ καὶ ἄλλως πολλῆς
εἰς αὐτὸν ἤτοι ῥυείσης ἢ ἀναποθείσης χολῆς. οἷς μέντοι δι᾽
ὠμοὺς χυμοὺς ὁ κίνδυνος τῆς συγκοπῆς, ὁ Φαλερῖνος ἀμείνων
τῶν εἰρημένων εἰς τοσοῦτον εἰς ὅσον εὐχυμότερός τέ ἐστι καὶ
θερμότερος· ἀναδοθήσεται γὰρ αὐτῶν θᾶττον καὶ τῇ πέψει

tur efficient, quum et jucunde lumantur et tum ad concoctionem tum ad diftributionem in corpus etiam faciant, et
fucci vitium mitigent, et corporis habitum calefaciant, et
ftomachum ipfum firment. Hujufce generis vinorum optima
funt Surrentinum, Signinum, Sabinum, Tiburtinum, Marfum, omnia haec Italica et adftringentia, non tamen pari
modo omnia. Nam Surrentinum et mediocriter adftringit
et calidius caeteris et jucundius eft. Ab hoc nobile Tiburtinum; eft enim et aliud quoddam imbecillum Tiburtinum,
quod etiam ficut Sabinum levis aftrictionis particeps. Signinum vero aufterius eft, ficut etiam Signinc multo magis
Marfum. Haec omnia vina ftomacho qui amara vexatur
bile falubria funt. Ideoque illis utendum, quoties is vel ex
ardenti febre offenfus fyncopen attulerit vel alias multa in
eum bilis fluxerit vel multam imbiberit. Quibus tamen ex
crudis humoribus fyncopes periculum imminet, fane Falernum tanto jam memoratis praeftat, quanto tum melioris eft
fucci, tum etiam calidius; nam et velocius illis per corpus

τῶν ὠμῶν χυμῶν συνεργήσει. τῶν δ᾽ εἰρημένων ἕκαστος ὁ
μὲν μᾶλλον, ὁ δ᾽ ἧττον, ἅπαντες δ᾽ οὖν Φαλερῖνοι τονοῦσι
μᾶλλον τὸν στόμαχον. ἐπεὶ δὲ καὶ αὐτῶν τῶν Φαλερίνων ὁ
μέν τις ἱκανός ἐστι γλυκὺς, ὃν ὀνομάζουσι Φαυστῖνον, ὁ δ᾽
ὡς μὲν πρὸς ἐκεῖνον αὐστηρὸς, ὡς δὲ πρὸς τὸν Σιγνῖνόν τε
καὶ Μάρσον γλυκὺς, ἐκλεκτέον εἰς τὰ τοιαῦτα τὸν δεύτερον.
εἰ δ᾽ ὁ κάμνων εἴθιστο χρῆσθαι περὶ τὸν τῆς ὑγείας χρόνον
οἴνοις γλυκέσιν, οὐδὲν κωλύει τούτῳ δοῦναι τὸν γλυκύτερον
Φαλερῖνον. ἐπὶ μέντοι τῆς Ἀσίας καὶ τῆς Ἑλλάδος, ὅσα
τε τούτοις ἔθνη γειτνιᾷ, μὴ παρόντων τῶν εἰρημένων οἴνων,
ἔσθ᾽ ὅτε κάλλιστος πρὸς ἀνάδοσιν τῶν ἐν ἐκείνοις τοῖς χωρίοις εὐπορουμένων οἴνων ὁ Ἀρουίσιός τε καὶ ὁ Λέσβιος·
ὁ μὲν οὖν Λέσβιος εὔδηλός ἐστι κἀκ τῆς προσηγορίας ἐν
Λέσβῳ γινόμενος, ὁ δ᾽ Ἀρουίσιος ἐν χωρίοις τισὶ τῆς
Χίου γεωργεῖται. τριῶν δὲ οὐσῶν ἐν Λέσβῳ πόλεων, ἧττον
μὲν εὐώδης καὶ γλυκὺς ἐν Μιτυλήνῃ γεννᾶται, μᾶλλον δ᾽
εὐώδης καὶ γλυκὺς ἐν Ἐρεσσῷ, κἄπειτα ἐν Μηθύμνῃ. λαμβάνειν δ᾽ ἀπαραχύτους, οὕτω δ᾽ ὀνομάζουσιν οἷς οὐ μέ-

diſtribuetur et crudis humoribus concoquendis auxilio erit.
Quae quum dictorum ſingula aliud magis, aliud minus faciant, omnia tamen Falerna magis ſtomachum roborant. At
quoniam ipſorum Falernorum aliud dulce admodum eſt,
quod Fauſtinum vocant, aliud ſi cum hoc conferas auſterum,
ſi cum Signino et Marſo dulce, deligendum ad talia ſecundum eſt. Si vero cubans per ſanitatem dulcibus vinis inſuevit, huic nihil prohibet dulcius Falernum exhibere. Verum
in Aſia et Graecia et nationibus quae his ſunt vicinae, ubi
copia jam dictorum vinorum aliquando non eſt, ex iis quae
illae regiones ſuppeditant aptiſſima ad diſtributionem in
corpus ſunt Aruiſium et Lesbium, hoc quidem veluti ex ipſo
nomine patet in Lesbo natum, Aruiſium locis quibusdam in
Chio provenit Quum vero tria ſint in Lesbo oppida, minus
certe tum odorum tum dulce in Mitylene gignitur, magis
et odoratum et dulce in Ereſſo, dein in Methymna. At ſumenda ex his quae aparachyta ſunt, ita enim nominant ea

BIBΛION M. 833

Ed. Chart. X. [280. 281.]   Ed. Baf. IV. (166. 167.)

μικται θάλασσα, μεγίστην βλάβην ηγουμένους εφ᾽ ὧν μέμικται γενήσεσθαι. οὐ μὴν οὐδὲ εἰώθασι τοῖς εὐγενέσιν οἴνοις,
ὑπὲρ ὧν ὁ λόγος ἐστὶ, μιγνύναι τῆς θαλάσσης ἐν Λέσβῳ, καθάπερ οὐδ᾽ ἐν Χίῳ τῷ Ἀρουισίῳ. γεννᾶται δὲ καὶ κατὰ τὴν
Ἑλλησποντιακὴν Μυσίαν οἶνος ὅμοιος τῷ Σουῤῥεντίνῳ,
Μύσιος ὀνομαζόμενος κατ᾽ ἐξοχήν. οὗτοι πάντες οἱ οἶνοι
κιῤῥοὶ καὶ θερμοὶ καὶ εὐώδεις εἰσὶ καὶ τῇ συστάσει μέσοι τῶν
θ᾽ ὑδατωδῶν καὶ τῶν παχέων. ὑδατώδεις μὲν οὖν εἰσι τὴν
σύστασιν ὅ τε Ἀδριανὸς καὶ Σαβῖνος καὶ Ἀλβανὸς καὶ Γαυ-
ριανὸς καὶ Θοῦσκος, ὅ τε Νεαπολίτης ὁ Ἀμιναῖος, ἐν τοῖς
περὶ Νεάπολιν χωρίοις γενόμενος· ὥστε καὶ ὀνομάζουσιν
οὕτως αὐτόν. ἐπὶ δὲ τῆς Ἀσίας ὅ τε Τιβηκῖνος καὶ ὁ Τιτα-
καζηνὸς καὶ τρίτος μετ᾽ αὐτοὺς ὁ Ἀρσυϊνός. ἔμπαλιν δὲ
παχεῖς οἶνοι, καθάπερ τὸ σίραιον, ὃ παρ᾽ ἡμῖν ὀνομάζουσιν
ἕψημα, ὁ Σκυβελλίτης καὶ ὁ Θηραῖος καὶ [281] Ἀλβάτης·
ἐπὶ δὲ τῆς (167) Ἀσίας Αἰγεάτης τε καὶ Περπερῖνος. ἐφ᾽
ὧν οὖν διὰ πλῆθος ὠμῶν χυμῶν ἡ συγκοπὴ γίγνεται, τοὺς
μὲν παχεῖς φευκτέον ὡς βλάπτοντας, τοὺς δὲ ὑδατώδεις ὡς

quibus marina aqua admixta non eft, rati maximum futurum
incommodum ex iis quibus eft admixta. Alioqui nec aſſo-
lent in Lesbo nobilibus vinis, de quibus nunc agitur, mari-
nam aquam immiſcere: veluti nec Aruiſio in Chio. Genera-
tur et in Helleſponti Myſia vinum Surrentino non abſimile,
Myſinum per eminentiam vocant. Haec omnia vina flava et
calida et odora ſunt et conſiſtentia, quae inter aquoſa craſſaque
ſit media. Aquoſae vero conſiſtentiae ſunt Adrianum et Sabinum et Albanum et Gaurianum et Thuſcum et Neapolita-
num Aminaeum, quod in locis Neapoli vicinis gignitur,
unde etiam ita id nominant. In Aſia vero et Tibecinum et
Titacazenum et tertium ab iis Arſyinum. Contra vero craſſa
ſunt, ut Siraeon, *id eft fapa*, quod apud nos hepſema nominant, et Scybellites et Theraeum et Albates, in Aſia vero
Aegeates et Perperinum. Ergo quibus ex abundantia crudorum humorum ſyncope incidit, iis craſſa vina ceu noxia,
aquoſa ceu parum efficacia ſunt fugienda, deligenda vero

ἀπράκτους· αἱρετέον δὲ τοὺς μέσους αὐτῶν κιῤῥοὺς, ὡς εἴρηται, καὶ θερμοὺς ὄντας. οὐδὲ γὰρ ἂν εὕροις οὐδένα τῶν λευ-
κῶν οἴνων θερμὸν, ὅπου γε καὶ οἱ αὐστηροὶ καὶ μετρίως
λευκοὶ παλαιούμενοι κιῤῥότεροί πως γίνονται. εἰ δ᾽ ἄλλως
ἐθέλεις ὀνομάζειν τὸ κιῤῥὸν χρῶμα, δύναιο ἂν λέγειν πυῤῥὸν
ἢ ὠχρόν. ὅσοι δ᾽ ἐν αὐτοῖς εἰσι θερμότατοι, ξανθοὶ πάντες
εἰσίν· ὁποῖος καὶ ὁ Καίκουβος ἐπὶ τῆς Ἰταλίας. ὃς οὐχ ἕν
τι γένος ἐστὶν οἴνου τοιούτου ἐξ ἀρχῆς, ὡς ἔνιοι νομίζουσιν,
ἀλλ᾽ ὑπὸ παλαιότητος εἰς τοῦθ᾽ ἥκων, ὡς πυῤῥὰν ἔχειν
χρόαν, ὅθεν περ καὶ τοὔνομα αὐτῷ· ἥκουσι δ᾽ οὐ πάντες εἰς
τοῦτο φθάνοντες παχύνεσθαι, πρὶν ἐν τῷ διαυγεῖ τὸ ξανθὸν
λαβεῖν χρῶμα. τῶν δ᾽ ἄλλων οἴνων τῶν αὐστηρῶν ὅσοι
μετρίως λευκοὶ καὶ παχεῖς, οὐδεὶς ἐπιτήδειος εἰς ἀνάδοσιν· εἰ
μέντοι παλαιωθεῖεν ἱκανῶς, χρήσαιτ᾽ ἄν τις αὐτοῖς ἑτέρων
μὴ παρόντων· εὐστόμαχοι δ᾽ εἰσὶν οἱ τοιοῦτοι πάντες παλαιούμενοι. ὅπως δὲ καὶ τούτων ἔχοις τι παράδειγμα, τοῦ τ᾽
ἀπὸ τῆς Νικομηδίας ἀναμιμνήσκω σε πᾶσιν ἀνθρώποις γνω-

funt eorum media, quaeque, ut dictum eſt, flava ſint et calida. Neque enim invenias ex albis vinis calidum ullum,
quum etiam auſtera et mediocriter alba tum inveterata ful-
viora quodammodo reddantur. Quod ſi aliter nominare fulvum colorem velis, licet voces fulvum vel pallens. Quotquot autem in ipſis calidiſſima ſunt, omnia certe flava ſunt,
cujusmodi in Italia eſt Caecubum. Quod etiam unum quoddam genus ejusmodi vinorum ab initio, ut aliqui putant, non
eſt, verum ex vetuſtate eo pervenit ut colorem obtineat,
unde ipſi quoque nomen eſt; non tamen eo omnia perveniunt, quum prius craſſentur, quam in pellucido flavum colorem accipiant. Reliquorum vinorum auſterorum, quae
mediocriter alba craſſaque ſunt, nullum ad diſtributionem
in corpus eſt idoneum, ſi tamen abunde inveteraverint nec
aliorum copia ſit, uti illis licebit; ſunt vero ejusmodi omnia
quum inveteraverint ſtomacho utilia. Quo vero habeas horum quoque exemplum, tum ejus quod ex Nicomedia affer-
tur memineris velim, quod omnibus hominibus eſt notum,

BIBΛION M. 835

Ed. Chart. X. [281.]   Ed. Baf. IV. (167.)

ρίμου καὶ τοῦ Σικελοῦ τοῦ Ἀμιναίου τοῦ ἐν τοῖς μεγάλοις
κεραμείοις· ὁ γὰρ ἐν τοῖς μικροῖς λαγυνίοις ἐναντιώτατος
τῷδε, κακοστόμαχος ἅμα καὶ κεφαλαλγὴς ὑπάρχων. πειρᾶσθαι μὲν οὖν ἀεὶ τὸν ἄριστον αἱρεῖσθαι· μὴ παρόντος δὲ τὸν
ὁμοιότατον ἐκείνῳ κατὰ τὰ λελεγμένα γνωρίσματα. κάλλι-
στοι γοῦν εἰς ἀνάδοσιν ὅ τ' Ἀρουίσιός ἐστι καὶ ὁ Λέσβιος·
ἀλλ' εἰ μὴ παρεῖεν, ἐν Ἀσίᾳ δὲ εἴημεν, ἤτοι τὸν Ἀφροδι-
σιαῖον ληπτέον ἢ τὸν αὐστηρὸν Τμωλίτην ἤ τινα τῶν ὁμοίων
αὐτοῖς, κιῤῥὸν τῇ χρόᾳ καὶ θερμαίνοντα σαφῶς, εἰ ποθείη
παραχρῆμα. ἐπισκέπτεσθαι δὲ χρὴ πρὸ πάντων ὁποία τις ἡ
τοῦ κάμνοντός ἐστι φύσις. εἰ μὲν γὰρ ἀσθενὴς τὴν κεφαλὴν
εἴη καὶ ῥᾳδίως ὑπὸ τῶν θερμῶν οἴνων πληρούμενος, ἐπὶ
τοὺς ἧττον θερμοὺς ἔρχεσθαι μᾶλλον χρή· εἰ δ' ἰσχυρὸς τὴν
κεφαλὴν ᾖ καὶ χαίρων οἴνοις τοῖς τοιούτοις ἢ εἰθισμένος
ἀλύπως φέρειν, χρηστέον αὐτοῖς θαῤῥούντως. κεφαλαλγεῖς
δέ εἰσιν ὅσον ἐφ' ἑαυτοῖς οἶνοι πάντες οἱ εὐώδεις καὶ κιῤῥοί·
διὰ τοῦτο καὶ ὁ Φαλερῖνος καὶ ὁ Τμωλίτης καὶ ὁ Λέσβιος
ἀσθενεῖ κεφαλῇ βλαβεροί. ὁποία δὲ ἐν τοῖς Φαλερίνοις οἴνοις

tum Siculi Aminaei, quod in magnis reponitur fictilibus:
quod enim in parvis fervatur lagunculis, maxime huic eſt
contrarium, quum et malum ſtomacho ſit et capitis dolorem
excitet. Ac ſemper quidem eſt id agendum ut optimum eligas; ſi id non ſit, quod illi pro jam comprehenſis notis eſt
quam ſimillimum. Aptiſſima namque ad diſtributionem in
corpus ſunt Aruiſium et Lesbium, ſed ſi ea deſint ſimusque
in Aſia, aut Aphrodiſienſe potemus aut auſterum Tmolites
aut aliquod his ſimilium, quod et colore ſit fulvum et illico
quum bibitur manifeſte calefaciat. Conſiderandum vero ante
omnia eſt, qualiſnam aegrotantis natura ſit; nam ſi imbecillum illi caput ſit et quod facile calidis vinis impleatur, minus calida potius ſunt offerenda; ſin firmo admodum capite
ſit et talibus vinis delectetur aut etiam citra noxam ea ferre
ſit ſolitus, haud timide his utetur. At vina et odora et fulva,
quantum ex ipſorum eſt natura, omnia capitis dolorem excitant, eoque tum Falernum tum Tmolites tum Lesbium in-
firmo capiti noxia ſunt. Qualis autem in Falernis tradita

εἴρηται διαφορὰ, τοιαύτη κἂν τοῖς Τμωλίταις· ὁ μὲν γὰρ
ἕτερος ἱκανῶς γλυκὺς, ὁ δὲ ἕτερος αὐστηρὸς, ὡς ἐκείνῳ
περιβάλλειν· θερμοὶ δ᾽ ἱκανῶς ἀμφότεροι καὶ διὰ τοῦτο
κεφαλαλγεῖς. οἱ δὲ αὐστηροὶ τήν τε γαστέρα ῥωννύουσι
καὶ ἄλυποι τῇ κεφαλῇ πάντων οἴνων μάλιστ᾽ εἰσίν· εἰς
ἀνάδοσιν δὲ οὐχ ὁρμῶσιν· ὥστε σοι φευκτέον αὐτοὺς ἐπὶ
τῶν συγκοπτομένων οὐδὲν ἧττον ὕδατος. ἐπιτήδειος δὲ
εἰς ἀνάδοσιν καὶ ὁ Ἱπποδαμάντειος παλαιωθεὶς ἐκ τῆς
ἰδέας ἂν τοῦ τε Φαλερίνου γλυκέος καὶ τοῦ Τμωλίτου·
πρόσεστι δὲ αὐτῷ στύψις σαφής, ἥπερ ἐκείνων οὐδετέρῳ,
καὶ διὰ τοῦτό ἐστιν εὐστομαχώτερος. ἀποροῦντι δέ σοι τῶν
οἰκείων οἴνων ἐν ἑκατέρᾳ τῇ συγκοπῇ, λέγω δὲ τῇ τε διὰ
πλῆθος ὠμῶν καὶ τῇ διὰ χολὴν, ἀναγκαζομένῳ τε πάντως
οἴνῳ χρήσασθαι, φευκτέοι μὲν, ὡς εἴρηται, πάντες οἱ αὐστηροὶ καὶ νέοι· φευκτέοι δὲ καὶ οἱ παχεῖς· αἱρετέοι δὲ οἱ
ὑδατώδεις καὶ μᾶλλον εἰ παλαιοὶ τύχοιεν ὄντες· οὐ θερμαίνουσι μὲν γὰρ ἱκανῶς οἱ τοιοῦτοι, [282] ῥᾳδίως δὲ ἀνα-
δίδονται. ὥστε τοῦ τάχους τῆς ἀναδόσεως, κοινοῦ τοῖς

nobis differentia eft, talis et in Tmolitis habetur; alterum
enim admodum eft dulce, alterum aufterum, fi cum illo conferatur; calida tamen admodum ambo funt eoque capiti dolorem inferentia. Auftera vina ventriculum roborant, caputque inter omnia vina minime tentant, caeterum diftributionem non promovent, quo magis fugienda tibi in fyncope
prehenfis funt non minus quam aqua. Habile vero ad dis-
tributionem et Hippodamantium, quum inveteravit, eft ipfum quoque ex ea fpecie cujus tum dulce Falernum eft
tum vero Tmolites; ineft huic et adftrictio manifefta, quae
tamen in neutro illorum eft, itaque etiam falubrius ftomacho
eft. In penuria vero vini, quod accommodum utrique fyncopae fit, ei inquam quae ex multitudine crudorum *humo-*
rum oritur et ei quae ex bile incidit, coactus prorfus vino
uti, fugienda funt, ut diximus, omnia tum auftera tum nova,
fugienda quoque craffa: deligenda vero aquofa, magisque fi
fint antiqua; talia namque tametfi non valenter calefaciunt,
tamen facile diftribuantur. Proinde quum celeritas diftribu-

τοιούτοις οἴνοις πρὸς τοὺς κιῤῥοὺς ὄντος, ἡ διαφορὰ γένηται ἂν ἐν τοῖσδε· πέψει μὲν τῇ κατὰ τὴν γαστέρα καὶ
φλέβας οἱ κιῤῥοὶ συναίρονται μᾶλλον, ὅτι καὶ μᾶλλον θερμαίνουσιν, ἐπικεραστικοὶ δ᾽ εἰσὶ καὶ θρεπτικοί· καὶ διὰ
τοῦτο καὶ ταῖς εὐχυμίαις συντελοῦσιν. ὧν οὐδὲν ὑπάρχει
τοῖς ὑδατώδεσιν, ἥκιστα γὰρ ἐκ τῆς τούτων οὐσίας ὁμοιοῦ-
ταί τι τῷ αἵματι. πληττόντων δὲ τῶν κιῤῥῶν τὴν κεφαλὴν,
ἀλυπότατοι πεφύκασιν οἱ ὑδατώδεις· οὐρητικοὶ δέ εἰσιν
ἁπάντων οἴνων μάλιστα. δεύτεροι δ᾽ ἐπ᾽ αὐτοῖς, ὅσοι λε-
πτότατοι τῶν κιῤῥῶν· οὓς μάλιστ᾽ ἄν τις εἰς συγκοπὰς
αἱροῖτο. βραδυπορώτεροι δὲ τούτων οἱ κιῤῥοὶ καὶ παχεῖς·
ἀλλ᾽ ὅμως τῶν αὐστηρῶν ἁπάντων ποριμώτεροι. τρέφουσι
δὲ μᾶλλον τῶν λεπτῶν, κακοχυμίαν τε τάχιστα πάντων τῶν
οἴνων ἐπανορθοῦνται, χρηστὸν αἷμα γεννῶντες. ἐπ᾽ ἀρχὴν
οὖν αὖθις ἐπαναγάγωμεν τὸν λόγον.

Κεφ. ε᾽. Ὅτι μὲν οὖν ἡ συγκοπὴ κατάπτωσίς ἐστιν
ὀξεῖα δυνάμεως εἴρηται τοῖς πρὸ ἡμῶν. ἐπεὶ δὲ ἡ οὐσία τῶν

tionis fit his cum fulvis communis, differentia rurfus in his
erit, quod concoctioni quae in ventriculo et venis agitur
fulva magis conducant, propterea quod magis calefaciunt;
praeterea contemperantia funt et nutrientia, eoque ad humorum bonitatem conferunt. Quorum omnium nihil in
aquofis vinis eft, minimum enim ex horum fubftantia fanguini affimilatur. Sed quum fulva caput feriant, aquofa minime molefta fint, urinas autem maxime praeter caetera vina
movent. A quibus fecundum locum obtinent quaecunque
fulvorum maxime funt tenuia, quae etiam ad fyncopas potiffimum funt deligenda. Tardius his meatus permeant quae
fulva et craffa, quamquam ea quoque aufteris omnibus magis funt penetrabilia. At vero nutriunt haec magis quam
tenuia, ac vitiofos humores omnium vinorum celerrime
bono fanguine generando corrigunt. Ergo inftitutum fermonem denuo repetamus.

Cap. V. Quod fyncope praeceps virium lapfus fit,
id ab aliis ante me dictum eft. Sed quum effentia virium

διοικουσῶν ἡμᾶς δυνάμεων ἔν τε τῷ πνεύματι καὶ τῇ τῶν
στερεῶν σωμάτων ἐστὶ κράσει, ταῦθ᾽ ἡμῖν φυλακτέον ἐστὶ
παρόντα καὶ ἀνασωστέον διαφθειρόμενα. πῶς μὲν οὖν χρὴ
φυλάττειν αὐτὰ κατὰ τὸν τῆς ὑγείας χρόνον, ἐν τοῖς ὑγιεινοῖς
δεδήλωται· πῶς δὲ ἐν ταῖς νόσοις, εἴρηται μὲν ἤδη καὶ διὰ
τῶν ἔμπροσθεν ὑπομνημάτων, εἰρήσεται δὲ καὶ νῦν. οὐ μὴν
ἤδη γέ πω τὸ σύμπαν εἰς πρέπουσαν ἥκει σύνοψιν, οὐδὲ τοιαύτην ἔχει μέθοδον οἵαν τἄλλα τὰ πρότερα. ὅπερ οὖν ἐνδεῖ,
προσθεῖναι καιρός. τὴν τοῦ πνεύματος οὐσίαν ἅμα τοῖς
στερεοῖς σώμασι φυλακτέον ἡμῖν ἐστιν ἐν ταῖς νόσοις, ὥστε
καὶ τῇ ποιότητι καὶ τῇ ποσότητι καθ᾽ ὅσον ἐνδέχεται κατὰ
φύσιν ἔχειν αὐτά. εἰ μὲν οὖν ἐνεχώρει τοῦ τε μὴ κενοῦσθαί
τι τῆς οὐσίας αὐτῶν καὶ τοῦ μηδ᾽ ὅλως ἀλλοιοῦσθαι προνοήσασθαι, τοῦτο ἂν ἦν ἄριστον. ἐπεὶ δ᾽ ἐν τοῖς ὑγιεινοῖς ὑπομνήμασιν ἀδύνατον ἐδείχθη τὸ τοιοῦτον ὑπάρξαι ποτὲ τῷ
γεννητῷ σώματι, πειρᾶσθαι χρὴ τὸ μὲν ἐκρέον τῆς οὐσίας
ἐπανορθοῦσθαι προσθέσει, τὸ δὲ ἀλλοιούμενον εἰς εὐκρα-

nos gubernantium tum in fpiritu tum in folidorum corporum temperamento confiftat, haec nobis et integra fervari
et ubi corrumpuntur ad integrum revocari debent. Itaque
quemadmodum tueri ea per fanitatem conveniat in opere
de tuenda fanitate eft praeceptum. Quemadmodum vero et
in morbis, traditum jam aliquatenus et in praecedentibus
commentariis eft, nunc vero adhuc dicetur. Non tamen
adhuc res tota ad decentem venit contemplationem, neque
talem methodum habuit, qualem alia priora. Quod igitur
deeft, id adjiciendi tempus. Spiritus fubftantia una cum
folidis corporibus fic nobis cuftodienda in morbis funt, ut
tum qualitate tum quantitate, quoad fieri licet, fecundum
naturam fe habeant. Ac fi quidem fic profpici his poffet, ut
nec fubftantiae eorum quicquam aut vacuaretur aut prorfus
immutaretur, id effet optimum. Sed quoniam in commentariis de fanitate tuenda oftendimus, fieri non poffe ut id
generabili corpori unquam contingat, id agendum eft ut
quae fubftantiae portio defluit, hanc apponendo farciamus;

σίαν ἐπανάγειν δι' ἐναντίας ἀλλοιώσεως. εἰ μὲν οὖν ἥ τε
κένωσις ἥ τε ἀλλοίωσις γίγνοιτο κατὰ βραχὺ, καὶ ἡ ἐπανόρθωσις ἀμφοῖν ἔσται κατὰ βραχύ· καὶ τοῦτ' ἐστὶν ἔργον, ὡς
ἐδείχθη, τῆς ὑγιεινῆς τέχνης. εἰ δὲ καὶ ἀθρόως καὶ κατὰ μεγάλα μὴ μόνον αἱ κενώσεις, ἀλλὰ καὶ αἱ προσθέσεις ποτὲ
γένοιντο, νόσος ἂν οὕτω γε συσταίη, θεραπευτικῆς δὲ ἂν εἰς
τὴν ἴασιν αὐτῶν δεοίμεθα μεθόδου. ὥσπερ οὖν τῆς ὑγιεινῆς
ἦν ἔργον τὸ κατὰ μικρὰ τὴν εἰς τὸ παρὰ φύσιν ἐκτροπὴν
ἐπανορθοῦσθαι, οὕτω τῆς θεραπευτικῆς ἐστι τὸ κατὰ μεγάλα. τοῦ μὲν δὴ ψυχικοῦ πνεύματος ἐναργῶς ἐδείξαμεν οἷον
πηγήν τινα οὖσαν τὸν ἐγκέφαλον, ἀρδομένου καὶ τρεφομένου
διά τε τῆς εἰσπνοῆς καὶ τῆς ἐκ τοῦ δικτυοειδοῦς πλέγματος
χορηγίας. τοῦ δὲ ζωτικοῦ πνεύματος οὐχ ὁμοίως μὲν ἐναργῶς ἡ ἀπόδειξις ἦν, οὐ μὴν ἀπίθανόν γε κατά τε τὴν καρδίαν αὐτὸ καὶ τὰς ἀρτηρίας δοκεῖν περιέχεσθαι, τρεφόμενον
καὶ τοῦτο μάλιστα μὲν ἐκ τῆς ἀναπνοῆς, ἤδη δὲ καὶ τοῦ
αἵματος. εἰ δέ ἐστί τι καὶ φυσικὸν πνεῦμα, [283] περιέχοιτ'

quod alterafcit, in debitam temperiem per contrariam alterationem vindicemus. Si igitur tum vacuatio tum alteratio
fenfim paulatimque fiant, etiam correctio utriufque fenfim
adminiftrabitur, quod munus ad artem fanitatis tuendae
fpectare aft monftratum. Sin confertim et fimul magna aliquando vacuatio vel etiam adjectio incidat et morbus ita
efficiatur, tunc medendi methodum ad eorum fanationem requiremus. Ut igitur mutationem in ftatum contra naturam,
quae fenfim paulatimque irrepit, corrigere fanitatis tuendae
artis funt partes, ita eam quae multa fimul irruit farcire
ad medendi peritiam fpectat. Ergo animalis fpiritus cerebrum veluti fontem effe clare oftendimus, qui partim ex
infpirando, partim ex eo quod reticularis plexus fuppedi-
tat atque alitur. Vitalis fpiritus non aeque evidens demonftratio erat, fed tamen in corde eum et arteriis contineri
exiftimare alienum a ratione non eft, eundemque nutritum maxime quidem ex refpiratione, fed tamen et ex fanguine. Quod fi naturalis quoque aliquis fpiritus eft, utique

ἂν καὶ τοῦτο κατά τε τὸ ἧπαρ καὶ τὰς φλέβας. εἴρηται δὲ
ἐπὶ πλεῖστον ὑπὲρ οὐσίας δυνάμεων ἐν τοῖς περὶ τῶν Ἱπποκράτους καὶ Πλάτωνος δογμάτων. ἡ δὲ τῶν στερεῶν σωμάτων οὐσία δεῖται μὲν δήπου ποσή τις (168) ὑπάρχειν· καὶ
διὰ τοῦτο αἱ τροφαὶ διασώζουσι τὸ θνητὸν γένος. οὐ μὴν
ἧττον εὐκρασίας χρῄζει τῶν συνθετικῶν αὐτῶν στοιχείων· καὶ
λέλεκται πολλάκις ἤδη δι' ὧν χρὴ φυλάττειν αὐτὴν εὔκρατον.
ἀλλ' ἥ γε κατάπτωσις τῆς δυνάμεως, ὑπὲρ ἧς νῦν πρόκειται
λέγειν, ἐπὶ μὲν τῇ στερεῶν οὐσίᾳ διαφορουμένῃ κατά γε τὰ
χρονιώτατα νοσήματα γίγνεται πολλάκις, ἀτροφίᾳ λεπτυνθέντος τοῦ ζώου καὶ τῶν ὀξέων ἐν τοῖς συντηκτικοῖς πυρετοῖς. ἐπὶ
δὲ τῇ κράσει μεταβαλλούσῃ θερμανθέντων αὐτῶν ἀμέτρως ἢ
ψυχθέντων ἢ ὑγρανθέντων ἢ ξηρανθέντων ἢ κατὰ συζυγίαν
τι τούτων παθόντων. ἡ δὲ τοῦ πνεύματος ἀλλοίωσις διά τε
μοχθηροὺς γίγνεται χυμοὺς καὶ τὴν τοῦ περιέχοντος ἀέρος
κακίαν ἄλλοτε ἐξ ἄλλης αἰτίας εἰς τοῦτ' ἀχθέντος· ἔτι τε τὰς
δηλητηρίους δυνάμεις ἢ τοὺς τῶν ἰοβόλων ζώων ἰούς. ἀλλ'

is quoque in jecinore et venis continebitur. Sane dictum
fufiſſime de virium eſſentia eſt in libris quos de Hippocratis
et Platonis placitis fcripſimus. Solidorum vero corporum
fubſtantia certa eſſe quantitate procul dubio deſiderat, ideoque nutrimenta mortale genus tuentur. Sed nihilo fecius et
elementa ex quibus componitur *mediocri* eſſe temperie
requirit, dictumque jam faepe eſt quemadmodum temperies
ea fit tuenda. Caeterum virium lapfus, de quo nunc agere
inſtitui, folidorum corporum fubſtantiae exhauſtae fuccedens in longiſſimis morbis faepe incidit, animante ex frequenti atrophia extenuato, praeterea in iis febribus acutis
fyntecticis, *id eſt colliquantibus.* Qui vero ex fubſtantiae
temperie mutata provenit, quum vel immodice ipfa fuerint
calefacta vel refrigerata vel madefacta vel ficcata aut horum
aliquibus copulatis affecta. Alteratio vero fpiritus tum ex
vitioſis provenit humoribus tum ex ambientis aeris malitia,
qui alias alia de caufa in hanc eſt mutatus; praeterea venenatis facultatibus, aut animalium quae virus ejectant vene-

ἐξηρήσθω γε ταῦτα τῆς ἐνεστώσης ὑποθέσεως.
ἡ δὲ τῆς
οὐσίας τοῦ πνεύματος φθορὰ γενήσεσθαί τε κινδυνεύουσα
καὶ ἡ ἤδη γινομένη διά τε πάθος ψυχικὸν καὶ ὀδύνην ἰσχυρὰν
καὶ κινήσεις πλείους· ἐξ οὗ γένους ἐστὶ καὶ ἀγρυπνία καὶ
προσέτι δι' ὑπερβάλλουσαν αὐτοῦ λεπτότητα καὶ τῶν περιεχόντων αὐτὸ σωμάτων ἀραίωσιν καὶ δὴ καὶ πρὸ τούτων
ἁπάντων δι' ἐπίσχεσιν τῆς ἀναπνοῆς καὶ τροφῆς ἀπορίαν
ἐπανορθώσεως ἀκριβεστέρας δεῖται. τὰ μὲν οὖν πάθη τὰ
ψυχικὰ φόβοι τέ εἰσιν ἐξαιφνίδιοι καὶ σφοδροὶ, οὓς ἐκπλήξεις
καλοῦσιν· αἵ τ' ἐναντίαι τοῖς φόβοις ἡδοναὶ μέγισται, καλοῦσι
δὲ καὶ ταύτας περιχαρείας. ἴσμεν γὰρ ἐξ ἀμφοῖν ἀποθανόντας τινάς. ἤδη δὲ καὶ οἱ ἄλλοι φόβοι πάντες οἱ μεγάλοι σὺν
ταῖς μεγίσταις ἡδοναῖς εἰ καὶ μὴ ἀπέκτειναν, ἀλλ' ἔκλυτον
ἐργάζονται καὶ ἄτονον τὸ πνεῦμα. καὶ λῦπαι δὲ καὶ ἀγωνίαι
καὶ θυμοὶ καὶ φροντίδες, ἐν οἵῳ τρόπῳ καὶ αἱ πλείους ἀγρυπνίαι, βλάπτουσι καταλύουσαι τὴν δύναμιν. ἐν μὲν δὴ τούτοις ἅπασιν αὐτὴ καθ' ἑαυτὴν ἡ ψυχὴ κινεῖται, κατὰ δὲ τὰς
πρακτικὰς ἐνεργείας τὸ σῶμα κινεῖ· καταλύει δὲ αὐτῆς τὸν

uis. Verum haec a praefenti inftituto feponantur. Ipfius
vero effentiae fpiritus corruptio et quae futura timetur et
quae jam adeft, quae tum ex affectu animi incidit tum ingenti dolore tum pluribus motibus; cujus generis et vigiliae
funt, tum ex immodica ejus tenuitate et continentium eum
corporum raritudine, tum vero ante haec omnia ex ipfo
refpiratu prohibito et nutrimenti defectu diligentius corrigi
profecto poftulat. Sunt igitur affectus animi timor fubitus
et vehemens, quem ecplexin vocant, praeterea quae contraria huic timori eft, voluptas maxima, pericharian vocant.
Scimus enim amborum occafione periiffe quosdam. Jam reliqui quoque magni timores omnes et cum his maximae vo-
luptates, etfi non perimant ac certe facile refolubilem in-
firmumque fpiritum reddunt. Triftitia vero et anxietates et
ira et cura eo genere funt noxiae, quo frequentes vigiliae,
quod vires refolvant. Ac in iis quidem omnibus ipfa per fe
ipfam movetur anima, in practicis autem actionibus ipfa

τόνον ἑκάτερα τὰ γένη τῶν οἰκείων κινήσεων εἰς ἀμετρίαν
ἐκταθέντα. περὶ δὲ πόνων τί δεῖ λέγειν; ὅπως ἀνεῖλον μέν
τινας αὐξηθέντες ἐπὶ τὸ σφοδρότερον, ἔβλαψαν δὲ πάντας,
εἰ καὶ μὴ τύχοιεν ἀποκτείναντες. ἐν τοῖς τοιούτοις ἅπασιν
ἐναργῶς φαίνονται λειποδρανοῦντές τε καὶ καταλυόμενοι τὴν
δύναμιν οἱ κάμνοντες· ἔνιοι δ᾽, ὡς εἴρηται, καὶ ἀποθνή-
σκοντες, ἔσθ᾽ ὅτε μὲν ἀπολλυμένου τοῦ πνεύματος, ἔσθ᾽ ὅτε
δὲ ἀλλοιουμένου, ποτὲ δὲ ἐκ μέρους διαφορουμένου, πολλάκις δ᾽ ἀμφότερα ταῦτα πάσχοντος. διήρηται γὰρ ἐπὶ πλέον
ὑπὲρ αὐτῶν ἐν ἄλλοις τέ τισι κἂν τοῖς περὶ τῶν Ἱπποκράτους καὶ Πλάτωνος δογμάτων. εἰς δέ γε τὰ παρόντα τὸν
μὲν τρόπον ᾧ βλάπτειν ἕκαστον πέφυκεν οὐκ ἀναγκαῖον ζη-
τεῖν· τὸ δὲ ὅτι βλάπτει, λαβόντα παρὰ τῆς ἐναργείας χρῆσθαι συμφερόντως εἰς φυλακὴν δυνάμεως ἐν νόσοις. οὕτω δ᾽
εἰ καὶ λεπτυνθείη ποτὲ περαιτέρω τοῦ δέοντος ἡ τῶν διοι-
κούντων ἡμᾶς πνευμάτων οὐσία, γίγνοιτ᾽ ἂν ἀσθενὴς κατ᾽
ἀμφότερα, καὶ ὡς ἠλλοιωμένη τὴν κρᾶσιν καὶ ὡς εὐσκέδαστος
ἢ εὐδιαφόρητος ἢ ὅπως ἄν τις ὀνομάζειν ἐθέλῃ γεγενημένη.

corpus movet, refolvitur autem ejus robur utroque motuum
fuorum genere, fi modum excedant. De laboribus vero quid
attinet dicere, quo pacto et vehementius aucti quosdam ju-
gularint et omnes certe laeferint, tametfi non fuftulerunt?
In omnibus ejusmodi cafibus manifefte videntur aegrotantes
tum animo linqui tum viribus refolvi; nonnulli vero, ut
dictum eft, etiam mori, fcilicet alias fpiritu ipfo deperdito,
alias alterato, aliquando ex parte difcuffo, non raro haec
utraque perpeffo. Tractatum autem fufius de his eft cum
in aliis libris tum vero in iis quos de Hippocratis et Platonis dogmatis prodidimus. Ad rem vero propofitam modum, quo fingula laedere funt nata, disquirere neceffe non
eft, imo quod laedant ab ipfa evidentia accipere, ac eo ad
vires tuendas in morbis falubriter uti. Pari modo et fi fpirituum nos gubernantium fubftantia aliquando plus jufto extenuata fuerit, utroque profecto modo imbecilla fuerit et
tamquam temperie alterata et tamquam diffipabilis vel ex-
halabilis vel quocunque modo libet appellaffe reddita. Ea-

κατὰ δὲ τὸν αὐτὸν τρόπον εἰ καὶ τὸ σῶμα σύμπαν εἰς ἄμετρον ἐκτραπείη μανότητα, διαφοροῖτ᾽ ἂν ἡ τῶν πνευμάτων
οὐσία ῥᾳδίως, αὐτή τε λεπτομερὴς ὑπάρχουσα καὶ τῶν σωμάτων μὴ στεγόντων αὐτήν. οὔκουν οὐδ᾽ ἀραιοῦν [284] ἀμέτρως χρὴ τοῦ νοσοῦντος τὸ σᾶμα, συνέχειν ἐν ἑαυτῷ τὸ
πνεῦμα προαιρούμενον, οὔτε λεπτύνειν ἰσχυρῶς τὰ κατ᾽ αὐτὸ
διὰ τῶν ἐσθιομένων τε καὶ πινομένων. ὅτι δὲ καὶ αὐτῶν τῶν
τροφῶν ἅμα τοῖς ποτοῖς οὐ σμικρόν ἐστι φροντιστέον εἰς
ῥώμην δυνάμεως, ὅπως τῇ τε ποσότητι σύμμετροι καὶ ταῖς
ποιότησιν ἠκριβωμένοι εἶεν, πρόδηλον εἶναι νομίζω. πρόδηλον δὲ οὐδὲν ἧττον, ὡς καὶ τῆς εἰσπνεομένης οὐσίας φροντιστέον, ὅπως εὐκρατοτάτη τ᾽ εἴη καὶ παντὸς τοῦ μιαίνοντος
αὐτὴν καθαρωτάτη, μήτ᾽ ἐκ μετάλλων ἢ καμίνων ἢ βαρά-
θρων ἐπιμιξίαν τινὰ λαμβάνουσα, μήτε ἐκ σηπεδόνος ὀσπρίων
ἢ λαχάνων ἢ ζώων ἢ ὁτουδήποτε, μήτ᾽ ἀτμοὺς ἐκ λιμνῶν ἢ
ἑλῶν ἢ ποταμῶν δεχομένη. ταῦτ᾽ οὖν ἅπαντα προνοεῖσθαι
χρὴ, διασώζειν βουλόμενον τὴν δύναμιν ἀβλαβῆ, ἔτι τε πρὸς

dem nimirum ratione et fi totum corpus transmutatum in
immoderatam raritudinem fit, facile fpirituum fubftantia discutitur, quod et ipfa tenuium partium fit et corpus eam
non contineat. Ergo nec rarefaciendum immoderate aegrotantis corpus eft, fi fpiritum retineri in ipfo ftudeas, fed nec
quae in eo funt per ea quae comeduntur et bibuntur valenter extenuanda. Quod vero ipforum quoque ciborum ac
potionum non levis habenda fit cura ad robur virium tuendum, ut tum quantitate modici tum qualitate exacti exqui-
fitique fint, id neminem latere arbitror. Nihil vero minus
perfpicuum quod etiam fubftantiae quam infpiramus habenda
fit cura, ut tum optima temperie fit tum ab omni inquina-
mento puriffima, nec aliquid ex metallis aut caminis aut
barathris fibi admifceat, aut aliquid ex putredine legumi-
num vel olerum vel animalium vel cujuscunque rei contrahat, aut halitus ex ftagnis, paludibus vel fluvio recipiat.
His itaque omnibus profpiciat oportet qui vires illaefas
tueri volet. Ad haec etiam ipforum corporum folidorum, in

τούτοις αὐτῶν τῶν στερεῶν σωμάτων, ἐν οἷς δὴ καὶ μάλιστα
ἔοικεν ἡ οὐσία τῶν δυνάμεων ὑπάρχειν, οὐ σμικρῶς προνοη-
τέον, ὅπως ὑγιεινὰ ταῖς κράσεσιν εἴη· τοῦτο μὲν οὖν ἀπάντων μορίων κοινὸν ἀγαθόν. ἐξαίρετον δὲ εἰς ῥώμην δυνάμεως
καὶ προφυλακὴν τοῦ μή ποτ᾽ ἐξαιφνίδιον ἐπιπεσεῖν παροξυσμὸν συγκοπτικὸν ἡ φυλακὴ τῆς εὐκρασίας ἐστὶ, πρῶτον
μὲν τῶν τριῶν ἀρχῶν, ἔπειτα δὲ καὶ τῶν ἄλλων μορίων ὅσα
τὰς ἀρχὰς εἰς συμπάθειαν ἐπισπᾶται ῥᾳδίως, οἷόν πέρ ἐστι
καὶ τὸ τῆς γαστρὸς στόμα τῷ περιττῷ τῆς αἰσθησεως, ἄλλα
τε πολλὰ συμπτώματα καὶ συγκοπὰς ἐπιφέρον. ἡ μὲν οὖν
προειρημένη διάθεσις τῶν ὠμῶν χυμῶν, εἰ μὲν καὶ τῷ πλήθει βαρύνοιεν οὗτοι τὴν δύναμιν, ἐμφράττοιέν τε διὰ πλῆθος καὶ πάχος τοῦ ζώου τοὺς πόρους κατὰ πολλὰς προφάσεις, ὀλέθριός τέ ἐστι καὶ συγκοπτικὴ, καὶ τῷ μὴ τρέφεσθαι τὸ ζῶον καὶ τῷ καταπνίγεσθαι καὶ ἀλλοιοῦσθαι
καὶ διαφθείρεσθαι τῆς κράσεως τὴν συμμετρίαν. οἱ μὲν γὰρ
ὠμοὶ τρέφειν οὐ δύνανται πρὶν πεφθῆναι, οἱ δὲ πολλοὶ

quibus utique vel maxime confiftere virium fubftantia videtur, non parva habenda providentia eft, ut fano temperamento fint: atque hoc quidem omnium partium commune
commodum eft. Ad robur autem facultatis confervandum
et ad fyncopalem acceffionem, quo minus derepente incidat, cavendam fingulare praefidium eft temperamenti cuftodia, ante omnia quidem trium principiorum, mox vero reliquarum partium, quaecunque in confortium affectus principia fecum ex facili trahunt; ejusmodi eft ventriculi os,
quod propter exquifitum fenfum tum alia fymptomata
multa tum vero fyncopas accerfit. Porro memoratus jam
crudorum humorum affectus, fi et copia fua hi vires pre-
mant et propter tum multitudinem tum craffitudinem exiguos animalis meatus obftruant, jam multis de caufis exitialis eft, ac fyncopae opportunos reddit, nempe et quod animal fub eo non nutriatur et fuffocetur et quod fymmetria
temperamenti ejus et alteretur et corrumpatur. Quippe
crudi *fucci* nutrire prius quam fint concocti nequeunt,

BIBΛION M. 845

Ed. Chart. X. [284.]   Ed. Baf. IV. (168.)

βαρύνουσιν· εἰ δ᾽ ἐμφράττουσι τὰς διαπνοὰς, σβεννύουσι
τὸ θερμόν· εἰ δὲ μήτ᾽ ἐμφράττοιεν μήτε βαρύνοιεν, οὐ συγκοπὰς οὗτοί γε φέρουσιν, ἀλλὰ τὰς καλουμένας λειποψυχίας·
ἐκλύονται γὰρ, εἰ μὴ τρέφοιντο συνεχέστερον, οἱ τοιοῦτοι. διδόναι δὲ οὐ χρὴ πλῆθος εἰς ἅπαξ αὐτοῖς, οὐ μὴν οὐδὲ παχείας
ἢ ψυχρὰς τὴν δύναμιν τροφὰς, ἀλλ᾽ ὡς εἴρηται πρόσθεν, ἐκ
τοῦ γένους τῶν λεπτυνουσῶν τε καὶ θερμαινουσῶν. οὕτω δὲ
αὐτοῖς καὶ τὰ φάρμακα δοτέον, ὅσα γε λαβεῖν δύναται πυρέττων ἄνθρωπος, φάρμακα λεπτύνοντα καὶ θερμαίνοντα.
τούτοις ὁ ὑδατώδης οἶνος εὐθέως ἐξ ἀρχῆς ἐπιτήδειος, εἰ μὴ
σφοδρῶς πυρέττοιεν, ὅπερ οὐ πάνυ τι συμβαίνει κατὰ τὴν
εἰρημένην διάθεσιν· ἔτι δὲ μᾶλλον εἰ πρεσβῦται τύχοιεν ὄντες,
οἶνον αὐτοῖς δοτέον ἐφ᾽ ἑκάστῃ τροφῇ καὶ μᾶλλον εἰ τὰ δια-
λείμματα εἴη μέτρια. παροξύνονται δὲ ἐπὶ τοῖς τοιούτοις
χυμοῖς καθ᾽ ἑκάστην ἡμέραν καὶ μᾶλλον εἰς ἑσπέραν τε καὶ
νύκτωρ, οὐχ ἕωθεν δὲ οἶδ᾽ ἄχρι μεσημβρίας. περὶ μὲν δὴ
τούτων καὶ ταῦθ᾽ ἱκανά ἐστι.

iidemque cum multi funt gravant: fi vero fpiramenta quibus
perfpiratio agitur obftruant, calorem extinguunt: quod fi
nec obftruant nec onerent, fyncopen ii certe non inferunt,
fed vocata animi deliquia, fiquidem refolvuntur ejusmodi
aegrotantes, nifi frequentius nutriantur. Porro exhiberi his
oportebit non copiofe femel, nec quae craffa frigidave poteftate nutrimenta fint, fed, ut dictum prius eft, quae ex genere extenuantium calefacientiumque fint. Ad eundem modum et medicamenta, quaecunque faltem medicamenta fumere febricitans homo poteft, extenuantia calefacientiaque
funt offerenda. His et aquofum vinum idoneum ab initio
ftatim eft, fi tamen vehementer non febricitent, quod haud
fane frequenter in hoc affectu fieri affolet, magis etiam fi
qui laborant fenes fint, praebendum iis poft quamque cibationem vinum eft, magisque etiam fi interpofita quietis fpatia mediocria fint. Qui ex ejusmodi humoribus laborant, hos
quotidie acceffiones exercent, praecipueque ad vefperam et
noctu, non mane nec usque ad meridiem. Atque de his quidem hactenus abunde.

Κεφ. στ'. Μεταβῶμεν δὲ ἐπὶ τοὺς ἐναντίαν μὲν
ἔχοντας αὐτοῖς τὴν διάθεσιν, ὁμοίως δὲ τούτοις συγκοπτο-
μένους, ἂν μὴ προσχῇ τις ἀκριβῶς αὐτοῖς. εἰσὶ δ᾽ οὗτοι
λε[285]πτοὺς ἱκανῶς ἔχοντες τοὺς χυμοὺς, ὡς διαφορεῖσθαι
τάχιστα. καὶ δὴ καὶ θεραπευτέον αὐτοὺς ἐναντίως τοῖς προειρημένοις. ἐκείνους μὲν γὰρ ἐκκενοῦμεν κατὰ βραχὺ συνεχῶς
διὰ τὸ μὴ φέρειν ἀθρόαν τὴν κένωσιν· τοὺς δ᾽ οὕτως ἔχοντας θρέψομεν κατὰ βραχὺ συνεχῶς. εἰ δ᾽ ἐξ ἀρχῆς παραλά-
βωμεν ἔτι τῆς δυνάμεως ἐρρωμένης, οὐδὲ κατὰ βραχύ·
δύνανται γὰρ (169) οἱ τοιοῦτοι καὶ πλείονος εἰς ἅπαξ δοθείσης
περιγίγνεσθαι τροφῆς. ὥσπερ δὲ τοὺς ἐκ πλήθους ὠμῶν χυμῶν κινδυνεύοντας συγκοπῆναι παντάπασιν ἐλέγομεν ὀλε-
θρίως ἔχειν, ὅταν τὸ ἧπαρ αὐτῶν ἢ ἡ κοιλία φλεγμαίνῃ, κατὰ
τὸν αὐτὸν τρόπον καὶ τοὺς νῦν ὑποκειμένους ἐν τῷ λόγῳ
νομιστέον ἀνιάτως ἔχειν, ἢν φλεγμήνῃ τι τούτων σπλάγχνον,
καμνούσης ἤδη τῆς δυνάμεως· οὔτε γὰρ οἷόν τε τρέφειν αὐτοὺς
συνεχῶς, ἀλλ᾽ ἐν ταῖς παρακμαῖς μόνον, οὔτε μὴ τρέφοντας
οἷόν τε διασώζειν αὐτούς ἐστιν. ἐπὶ μὲν τῶν τοιούτων δια-

Cap. VI. Tranfeamus autem ad eos qui contrario
quidem huic laborant affectu, fed tamen fyncope fimiliter
opprimuntur, nifi quis fedulo fit attentus. Hi funt qui prae-
tenues fuccos habent fic ut ociffime exhalent. Itaque
etiam diverfa a jam dictis ratione funt curandi. Illos namque paulatim et affidue vacuavimus, propterea quod multam fimul vacuationem ferre non poterant: at qui fic fe
habent, hos paulatim et affidue nutriemus. Quod fi a principio hos viribus adhuc valentibus curandos fusceperimus,
nec paulatim eos cibabimus; poffunt namque ii vel quod li-
berius femel datum eft, nutrimentum fuperare. Tanquam
autem eos, qui ex crudi humoris multitudine fyncope periclitantur perniciofe affici diximus, quum jecur his vel
ventriculum phlegmone obfedit, itidem de quibus nunc agere
inftituimus infanabiles funt exiftimandi, fi viribus jam lan-
guentibus aliquod eorum vifcus phlegmone infeftetur: neque
enim affidue hos nutrire fas eft, fed tantum in remiffioni-
bus, nec fervare eos, fi non nutriantur, licet. In ejusmodi

ΒΙΒΛΙΟΝ Μ. 847

Ed. Chart. X. [285.]   Ed. Baf. IV. (169.)

Θέσεων ἢ νεκρώδης ἐν τῷ προσώπῳ κατάστασις ἐν τάχει
γίνεται· ῥὶς ὀξεῖα, ὀφθαλμοὶ κοῖλοι καὶ τἆλλα ὅσα τούτοις
ἐφεξῆς λέλεκται. ἐάν τε γὰρ ἐκκρίνωσι πλέον, ἐάν τε ἀγρυ-
πνήσωσιν ἢ λυπηθῶσιν, ἢ μὴ θᾶττον τραφῶσιν, αὐτίκα τοιοῦτον ἴσχουσι τὸ πρόσωπον. εἰ μὲν οὖν σύν τινι τούτων ἤ τισιν
ὀφθεῖεν οἱ τοιοῦτοι, μικρότερον εἶναι νόμιζε τὸ κακὸν ἢ εἰ
χωρὶς τούτων ἐλεπτύνθησαν· εἰ δ' ἄνευ τούτων, ὀλέθριον·
ἔτι δὲ μᾶλλον, εἰ κατ' ἀρχὰς τοῦ νοσήματος οὕτως ἔχοιεν· οὐδὲ
γὰρ ἐξαρκέσουσιν εἰς τὴν πέψιν αὐτοῦ. ταῦτ' ἄρα καὶ ὁ Ἱπποκράτης ἔφη· καὶ ἦν μέν τι τουτέων ὁμολογῇ, ἧττον νομίζειν
δεινὸν εἶναι. κατ' ἀρχὴν μὲν γὰρ τοῦ νοσήματος, ὡς προεῖ-
πον, εἰ καὶ μετά τινος τῶν προειρημένων οὕτως ἔχοιεν, οὐκ
ἀγαθόν· ἧττον μὲν τοῦτο δεινὸν ἢ εἰ καὶ μηδὲ μετὰ τούτων
τινός· ἀλλὰ τῷ διαφορεῖσθαι ῥᾳδίως χαλεπόν. οὐ μόνον δὲ
ἀπολεπτυνθέντος οὕτω τοῦ τε πνεύματος αὐτοῖς καὶ τοῦ
αἵματος ἡ διαφόρησις εἴωθε γίνεσθαι πολλάκις, ἀλλὰ καὶ τῆς
ἀποκριτικῆς δυνάμεως τῆς καθ' ὅλον τὸν ὄγκον ἀμετρότερον

affectibus mortifera illa conftitutio in facie celeriter apparet,
nafus acutus, *oculi cavi* et reliqua, quae deinceps funt
adfcripta. Nam five multum excernant five vigilent five
triftentur five non cito nutriantur, protinus ejusmodi faciem habent. Porro fi alicujus horum, aut etiam plurium
occafione tales effe videbuntur, minus effe malum putabis
quam fi absque his effent emaciati; fin absque his tales appareant, perniciofum judicabis, atque hoc amplius, fi a principio morbi eam habeant fpeciem, neque enim dum concoquatur fufficient. Atque ob id Hippocrates dixit, fi quid
ejusmodi confenferit, minus fubeffe periculi putandum. In
morbi namque principio, ut praedixi, etiam fi cum aliquo
praedictorum in eo fint ftatu, haudquaquam id bonum eft:
caeterum minus id periculi minatur quam fi cum horum
nullo, imo ex *fpiritu ipfo* prompte difcuffo periculofum.
Non folum autem extenuato ita fpiritu et fanguine his
difcuffio faepe incidere affuevit, fed etiam excretrice facultate per univerfam *corporis* molem immoderatius concitata.

κινηθείσης. ὅπερ εἴωθε μάλιστα γίνεσθαι διὰ τὴν ἀμετρίαν
τῆς καθεκτικῆς. τὸ μὲν δὴ τρέφειν ἀναγκαῖον, ὅ τι περ ἂν ᾖ
τούτων· ἀναγκαῖον δὲ καὶ τὸ πυκνοῦν τὴν ἐπιφάνειαν, ὥσπερ
τῶν προτέρων ἀραιοῦν· ἐκ διαμέτρου γὰρ ἀλλήλαις αἱ διαθέσεις ὑπάρχουσαι καὶ τῆς τῶν βοηθημάτων ἰδέας ἐναντιωτά-
της δεήσονται. ψυχρὸν οὖν ἐπὶ τούτων τὸν ἀέρα καὶ στύφοντα
ποιητέον· εἴρηται δὲ ἔμπροσθεν ὅπως χρὴ ταῦτα πράττειν.
ἀλειπτέον δὲ αὐτοὺς ὁμοίως τοῖς στύφουσιν ἀλείμμασι. καὶ
τροφὰς δοτέον οὐ πάνυ τι διαῤῥεούσας ἑτοίμως, οὔτε μελίκρατον οὔτε χυλὸν πτισάνης, ἀλλ᾽ ἄρτους καὶ τὰ διὰ τοῦ
χόνδρου ῥοφήματα καὶ ὀπώρας αὐστηρὰς καὶ δυσφθάρτους,
αὐτάς τε καθ᾽ ἑαυτὰς καὶ μετ᾽ ἄρτου καὶ χόνδρου δι᾽ ὕδατος
ἐψημένου. δοτέον δὲ τούτοις ἔστιν ὅτε καὶ ᾠὰ καὶ μᾶλλον
τὰς λεκίθους αὐτῶν, δύσπεπτον γὰρ τὸ λευκόν. ἀλεκτρυόνων
τε τῶν γάλακτι τεθραμμένων τοὺς ὄρχεις· δοτέον δὲ καὶ τοὺς
ἐγκεφάλους τοὺς ὑείους, ἤτοι γ᾽ ὀπτηθέντας ἀκριβῶς· ἔναι-
μοι γὰρ δοθέντες ἐσχάτως βλάπτουσιν· ἢ διὰ τοῦ λευκοῦ
ζωμοῦ καλῶς ἐψημένους, ἐμβεβλημένου πράσου καὶ ἀνήθου.

Id quod incidere maxime ex ametria retentricis folet. Sane
nutrire quicquid horum inciderit eſt neceſſe, oportet etiam
corporis ſumma denſare, non ſecus quam priorum rarefacere. Quum enim e diametro ii affectus inter ſe diſſideant,
etiam praeſidiorum ſpeciem diverſiſſimam requirunt. Ergo
frigidum iis aërem adſtringentemque comparabimus, qui
quemadmodum fiat prius eſt dictum. Ungendi ſimiliter funt
adſtrictoriis unguentis. Tum cibi iis dandi, qui non admodum
prompte diffluant, non aqua mulſa, non ptiſanae cremor,
ſed panis et ſorbitio ex alica et fructus auſteri et qui non
facile corrumpantur, tum ipſi per ſe, tum vero et cum pane
et alica, quae in aqua ſit cocta. Dabis vero aliquando iis et
ova, praecipueque eorum vitellos, album enim eorum aegre
concoquitur, praeterea gallinaceorum qui lacte ſint alti te-
ſticulos, dabisque ſuillum cerebrum, ſed vel diligenter aſ-
ſum, quando ſi cruentum detur ſummopere laedit, vel in albo
jure legitime elixum, porro et anetho injectis. Denique

BIBΛION M. 849

Ed. Chart. X. [285, 286.]   Ed. Baf. IV. (169.)

καὶ ὅλως ἅπαντα πρακτέον ὑπὲρ τοῦ παχυτέραν μὲν ἐργάσασθαι τὴν ὕλην τῶν χυμῶν, πυκνῶσαι δὲ τὸ δέρμα καὶ
διακωλῦσαι τὰς διαπνοάς. ἀναγκαίως δὲ τούτοις ὁ ὑδατώδης
οἶνός ἐστιν, εὐθὺς ἐπὶ τοῖς σιτίοις ἐξ ἀρχῆς λαμβανόμενος. εἰ
δ᾽; ὡς ἐλπίζομεν ἅπαντα γίγνοιτο, καὶ κρεώδους τροφῆς ἐπι-
δώσομεν αὐτοῖς τι καὶ μάλιστα μετὰ τὴν τετάρτην ἡμέραν,
ἤδη τῶν τοὺς πυρετοὺς γεννώντων χυμῶν εἰς πέψιν ἡκόντων. [286] ἐν τοιαύτῃ διαθέσει γενομένου νεανίσκου κατὰ
τὸν δέκατον ἐμνήσθην λόγον, ὃν ἐτρέφομεν, ὡς εἶπον, ἑκάστης ἡμέρας καὶ μάλιστά γε πρὸ τοῦ παροξυσμοῦ. καὶ ὡς ἐξεπίτηδες ἅπαξ μου μὴ διδόντος αὐτῷ τροφὴν ἡ εἰσβολὴ τοῦ
παροξυσμοῦ μετὰ συγκοπῆς ἐγένετο. κατὰ τὰς τοιαύτας οὖν
θεραπείας ἁπάσας ἤδη μὲν συγκοπτομένου τοῦ κάμνοντος ὁ
πρὸς τὸ σύμπτωμα κρατεῖ σκοπός· οὐδέπω δὲ εἰς τοῦθ᾽ ἥκοντος ἀμφοτέρων στοχαζόμεθα, τοῦ τε μὴ γενέσθαι τὸ σύμπτωμα καὶ τοῦ κατὰ βραχὺ λύειν τὸ νόσημα. θᾶττον δ᾽ ἂν
ἐλύσαμεν αὐτό, μὴ δεδιότες τὸ σύμπτωμα. τὸν μὲν γὰρ ὑπὸ
τοῦ πλήθους τῶν ὠμῶν χυμῶν βαρυνόμενον, ἅπαξ ἂν οἶμαι

omni ratione agendum ut et humorum materiam craffiorem
reddas et cutim denfes et perflatus exhalationem inhibeas.
Vinum vero iis aquofum neceffarium inter initia eft, fumptum ftatim poft cibum. Quod fi ex fententia nobis omnia
refponderint, etiam carnei iis aliquid nutrimenti poft alia
dabimus, potiffimum poft quartum diem, humoribus qui febrem excitaverunt jam ad concoctionem venientibus. Tali
affectu laborantis juvenis in decimo libro meminimus, quem,
uti dixi, quotidie nutrivi, idque ante acceffionem potiffimum,
tum quemadmodum femel dedita opera non exhibito illi
cibo acceffio cum fyncope invaferit memoravimus. Ergo in
omnibus ejusmodi curationibus fi jam deprehenfus fyncope
cubans fit, ad fymptoma fcopus dirigitur; fin nondum in id
veniat, utriusque curam habebit et ut fymptoma non obo-
riatur et ut morbus paulatim folvatur. Celerius autem hunc
discuteremus, fi nullus fymptomatis fubeffet metus. Quippe
qui multitudine crudi humoris gravatur, hunc fi modo ju-

κινώσαντες ἀπηλλάξαμεν τῆς διαθέσεως, εἴπερ οἷός τε ἦν
ἐνεγκεῖν ἀθρόαν κένωσιν καὶ μηδεὶς φόβος ἐφέδρευε συγκοπῆς·
τὸν δ᾽ εὐδιαφόρητον οὐκ ἂν πρὸ τοῦ παροξυσμοῦ τρέφειν
ἀναγκαζόμενοι μακρότερον εἰργαζόμεθα τὸ νόσημα. περὶ μὲν
δὴ τούτων ἀρκείτω τὰ λελεγμένα.

Κεφ. ζ᾽.   Τῶν δ᾽ ἄλλων προφάσεων ἐφ᾽ αἷς συγκόπτονται μνημονεύσομεν ἐφεξῆς. εἰσὶ δὲ τέσσαρες, ἄλγημά τε
σφοδρὸν καὶ ἀγρυπνία καὶ κένωσις ἄμετρος γαστρός· ἐπὶ δὲ
τῶν παραπαιόντων καὶ ἡ κίνησίς ἐστιν ὅτε. καὶ εἰ βούλει καὶ
πέμπτην προστίθει τὴν δυσκρασίαν τῶν ἀρχῶν, ὑπὲρ ἧς ἐπὶ
τελευτῇ τοῦ λόγου διαλεξόμεθα, καὶ μάλισθ᾽ ὅτι διττῶς γίγνεται, ἤτοι κατὰ ψιλὰς τὰς ποιότητας ἀλλοιουμένων τῶν μορίων ἢ ᾽κακοχυμίας τινὸς ἐν αὐτοῖς παραλαμβανομένης. ἑξῆς
οὖν ὑπὲρ ἁπάντων ῥητέον τῶν διῃρημένων, ἀρξαμένους ἀπὸ
τῶν ἀλγημάτων. εἰ μὲν οὖν δυναίμεθα τὴν αἰτίαν αὐτὴν
ἐκκόψαι δι᾽ ἣν ἀλγοῦσιν, οὕτως ἂν οὐ πρὸς σύμπτωμα εἴημεν
ἐνεργοῦντες, ἀλλ᾽ ἰώμενοι τὸν κάμνοντα· κωλυόμενοι δὲ διά
τινα πρόφασιν ἐπὶ τὴν διάθεσιν ἰέναι πραΰνομεν τὸ τῶν

ftam femel vacuationem ferre poffet, nec metus aliquis fyncopes impenderet, femel, arbitror, vacuatum a morbo expli-
caremus, eum vero qui facile exhauritur, fi ante accellionem
cibare cogeremur, longiorem illi morbum certe non redde-
remus. Ac de iis quidem haec mihi dixiffe fit fatis.

Cap. VII.   Nunc reliquas caufas quibus fyncopae
fuccedunt deinceps referemus. Hae funt numero quatuor,
dolor vehemens, vigiliae, immoderata ventris vacuatio ac in
iis qui aliena loquuntur aliquando motus. Sed et quintam,
fi non displicet, addas, nempe principiorum intemperiem,
de qua in calce libri agemus idcirco maxime, quod dupliciter provenit, vel quia in nudis qualitatibus partium alterantur, vel quia vitiofus aliquis fuccus in has recipitur. Deinceps igitur de omnibus quae memoravimus eft agendum,
initio a doloribus fumpto. Ergo fi caufam ipfam unde dolor
excitatur adimere poffis, ita contra fymptoma non pugna-
veris, fed aegrum curaveris; fed fi qua occafione prohibitum
affectui fubmovendo intentum effe non licet, vehementiam

BIBΛION M. 85i

Ed. Chart. X. [286.] Ed. Baf. IV. (169.)

ἀλγημάτων σφοδρόν. ἐπεὶ δ᾽ οὔτε ἀναιρεῖν οἷόν τέ ἐστι τὰς
τῶν ἀλγημάτων αἰτίας οὔτ᾽ ἀμβλύνειν τὰς σφοδρότητας
ἄνευ τοῦ γνῶναι τουτὶ τὸ ἄλγημα τὸ περὶ τὸν κάμνοντα
συνεστηκὸς ὑπὸ τίνος αἰτίας γίγνεται, προεσκέφθαι χρὴ
δηλονότι τὰς αἰτίας καὶ τὰ σημεῖα δι᾽ ὧν ἄν τις αὐτὰς γνω-
ρίσειεν· ὡς τὰ πολλὰ γὰρ ἄδηλοι ταῖς αἰσθήσεσιν ὑπάρχουσαι, γεγυμνασμένου δέονται περὶ τὴν τοιαύτην θεωρίαν
ἀνδρός. εἴρηται μὲν οὖν ἡμῖν οὐκ ὀλίγα δι᾽ ἑτέρων πραγμα-
τειῶν ὑπὲρ ἀλγημάτων γενέσεως, ἁπάντων δὲ αὐτῶν τοῦ
καιροῦ νῦν ἥκοντος, ἀναγκαῖον εἶναι νομίζω διελθεῖν ἐπὶ
κεφαλαίων ὅλον τὸν λόγον. ἐπεὶ τοίνυν ἐν τῷ τοῦ ζώου
σώματι κατὰ πάσας τὰς αἱρέσεις οὐ πάντα ἐστὶν αἰσθητικὰ
τὰ μόρια, δῆλον ὡς οὐκ ὀδυνήσεται τὰ τελέως ἀναίσθητα.
μόνοις οὖν τοῖς αἰσθητοῖς τῆς ὀδύνης ὑπαρχούσης, ἐφεξῆς
σκεπτέον ἆρά γε διὰ παντὸς ὀδυνηθήσεται τὰ τοιαῦτα τῶν
σωμάτων ἢ καθ᾽ ἕνα τινὰ χρόνον ἐγγινομένης αὐτοῖς διαθέσεως ὀδυνηρᾶς. ἀλλ᾽ εἴπερ αὐτὸ τὸ φαινόμενον ἐναργῶς
ἡμᾶς διδάσκει πολὺν εἶναι χρόνον ἐν ᾧ μηδ᾽ ὅλως ὀδυνώμεθα,

doloris mitigabis. Verum quando nec dolorum caufas fubmovere nec vehementiam eorum remittere fas eft, nifi intellexeris, cujus vitio is dolor in cubantis corpore excitetur,
perpendendae prius tum caufae dolorum funt tum vero
figna quibus hae dignofci queant; nam quum fenfui plerumque parum pateant, hominem qui in tali fpeculatione fit
exercitatus nimirum poftulant. Itaque quum nobis in aliis
operibus non pauca de dolorum generatione fint praecepta,
ipforumque omnium opportunum tempus jam venerit, neceffum arbitror totam eorum rationem fummatim percurrere
Quoniam igitur in animalis corpore omnibus confentientibus
fectis non omnes partes fenfiles funt, manifeftum eft, quae
prorfus funt infenfiles, eas non dolituras. Igitur quum fenfilibus duntaxat dolor accidat, fequens eft ut aeftimemus
ejusmodine corpora perpetuo an dolitura, an uno aliquo
tempore, quum ortus in his crucians affectus fit. At fi ipfa
evidentia nos docet multum effe temporis quo nihil

852 ΓΑΛΗΝΟΤ ΘΕΡΑΠΕΥΤ. ΜΕΘΟΔΟΥ

Ed. Chart. X. [286. 287.]   Ed. Baf. IV. (169. 170.)

δῆλον ὡς κατά τινα χρόνον ἐγγινομένης ἑκάστῳ τῶν ὀδυνωμένων ὀδυνηρᾶς διαθέσεως ἀναγκαῖον ἀλγεῖν ἐστιν. ἐὰν οὖν
εὕρωμεν ἥτις ποτ᾽ ἐστὶν ἡ τοῖς αἰσθητοῖς σώμασιν ἐγγινομένη
διάθεσις, καθ᾽ ἣν ἀνιᾶται τὸ ζῶον, ἑαλωκὸς ἂν εἴη ἡμῖν τὸ
ζητούμενον. ἐνταῦθ᾽ οὖν ἀπὸ τῶν κατὰ φύσιν ἐννοιῶν, αἳ
δὴ καὶ κοιναὶ πᾶσιν ἡμῖν [287] εἰσιν, ἰέναι χρὴ μεθόδῳ πρὸς
τὸ σκέμμα. διδάσκει δὲ ἡ κατὰ φύσιν ἔννοια τὸ πάθος χρῆναι τοῦ σώματος, ᾧ μέλλει πονήσειν, ἤτοι συνεχείας λύσιν
ἢ ἀλλοίωσιν εἶναί τινα. διὸ καὶ καλῶς ἐλέγετο τοῖς ἐξ ἀτό-
μων ἢ ἀναισθήτων ἢ ἀνάρμων στοιχείων, συντιθεῖσι τὸ
σῶμα παντάπασιν ἄπορον εἶναι διάθεσιν εὑρεῖν, ὑφ᾽ ἧς
ὀδύνη γίγνεται. φαίνεται γὰρ οὐδὲν τῶν ἁπλῶς ψαυόντων
ὀδυνηρόν· ἁπλῶς δ᾽ ἀλλήλων ψαύει τὰ τοιαῦτα σώματα.
κἂν εἰ μὴ ψαύοι (170) δὲ μόνον, ἀλλὰ καὶ θραύοι κατὰ τὴν
πρόπτωσιν ἄλληλα, πλέον οὐδὲν εἰς ἀλγήματος γένεσιν,
ἀναισθήτων ὑποκειμένων τῶν θραυομένων· εἰ μή τι καὶ
τοὺς λίθους ὀδυνᾶσθαι φήσομεν διαιρουμένους. ἀλλὰ περὶ

omnino doleamus, non obfcurum eft certo aliquo tempore, quo
fcilicet excitatur in fingulis quae dolent crucians affectus,
neceffe effe ea dolere. Ergo fi inventum nobis fuerit quaenam affectio ea fit quae in fenfilibus corporibus orta facit
ut animal doleat, utique et quod quaerimus jam fuerit inventum. Hic igitur ab iis naturalibus notionibus quae omnibus
nobis funt communes procedere methodo ad id quod confiderandum proponitur conveniet. Porro naturalis notio nos
docet vitium id corporis ex quo fit doliturum aut continuitatis folutionem oportere effe aut alterationem aliquam.
Proinde etiam recte dictum iis eft qui ex infectilibus vel
infenfilibus vel incompactibilibus elementis corpus compo-
nunt, affectum unde dolor nafcatur prorfus inveniri non
poffe. Quippe quae tantummodo tangunt, eorum nihil videtur dolorificum aut talia corpora tantum fe invicem tangunt. Quod fi non contingant modo, fed etiam fe invicem
in concurfu frangant, ad dolorem creandum nihilo plus
conferunt, fi quae franguntur infenfilia ftatuantur, nifi etiam

μὲν τούτων ἐπὶ πλέον ἐν ἄλλοις τέ τισι κἂν τῷ πέμπτῳ
περὶ τῶν Ἀσκληπιάδου δογμάτων ἐσκεψάμεθα. νυνὶ δὲ ἀρχὴν ὁμολογουμένην λαμβάνοντες, ὡς ἀναγκαῖον ἤτοι διαίρεσιν εἶναι τὴν διάθεσιν τῆς ὀδύνης ἢ ἀλλοίωσιν, ἀναμνησθῶμεν αὖθις ὡς οὐδ᾽ ἡ ἀλλοίωσις ἡ κατὰ βραχὺ γινομένη δύναιτ᾽ ἄν ποτε ὀδυνῆσαι τὸ ζῷον, ἀλλ᾽ ἀναγκαῖον
ἀθρόαν τε ἅμα καὶ βιαίαν γίνεσθαι τὴν μεταβολὴν, εἰ
μέλλει τις ὀδύνη γενήσεσθαι. φαίνεται γὰρ οὐ μόνον εἰς
τὸ παρὰ φύσιν ἀθρόως ἀγόμενα τὰ σώματα λυπηρὰν
ἴσχειν τὴν μεταβολήν, ἀλλὰ καὶ τὴν εἰς τὸ κατὰ φύσιν
ἐπάνοδον αὐτὴν, εἰ μὴ κατὰ βραχὺ λαμβάνοι, κἂν τούτῳ
πονοῦντα. τοὺς γοῦν ὁδοιπορήσαντας ἐν σφοδρῷ κρύει
θερμαινομένους ἀθρόως ἴσμεν ἀλγοῦντας οὕτως ἰσχυρῶς
τὰ περὶ τὰς ῥίζας τῶν ὀνύχων, ὡς μὴ δύνασθαι φέρειν.
εἰ μὲν οὖν καὶ αὐτὸ τὸ σφοδρῶς θερμαίνεσθαι ἢ ψύχεσθαι διαίρεσίν τινα τῆς συνεχείας ἐργάζεται, πλείονος ἴσως
δεῖται λόγου, καὶ δέδεικται καὶ τοῦτο ἐν τοῖς περὶ τῆς

lapides quum dividuntur dolore affici dicamus. Verum de
his latius tum alibi tum in quinto de Afclepiadis placitis
differuimus. Nunc autem conceffum hoc principium fumen-
tes, necefle effe ut affectus qui dolorem excitet, vel divifio
fit vel alteratio, illud etiam memoria repetamus, ne alterationem ipfam fenfim irrepentem dolorem afferre animali
poffe, fed quae dolore animal afficiet, eam mutationem tum
confertim factam tum vero violentam effe debere. Videntur
enim corpora non folum, quum in habitum contra naturam
confertim aguntur, triftem mutationem fentire, fed etiam in
ipfo ad naturalem ftatum fuum reditu, nifi eum paulatim
accipiant, cruciari. Scimus enim qui in vehementi frigore
iter fecerunt, eos quum fefe non fenfim, fed femel calefacere properent, dolore circa unguium radices adeo vehementi afectos ut ferre non poffint. Illud vero inquirere,
an ipfum quod vehementer calefacit aut refrigerat divifionem aliquam continui efficiat, longiore fortaffis difputatione
eget, et hoc oftenfum a nobis eft in commentarns de fim-

τῶν ἁπλῶν φαρμάκων δυνάμεως ὑπομνήμασιν. ἀλλ᾽ εἴς
γε τὰ παρόντα τί ποιοῦν τὸ θερμαῖνον ἰσχυρῶς ἢ ψῦχον
σφοδρῶς ὀδύνην ἐργάζεται, ζητεῖν οὐκ ἀναγκαῖον· εἴτε γὰρ
ὡς τέμνον τὸ συνεχὲς τῆς οὐσίας τῶν αἰσθητῶν, εἴθ᾽ ὡς
ἀλλοιοῦν αὐτὴν ἀθρόως, οὐδὲν διαφέρει πρὸς τὴν εὕρεσιν
τῶν ἰασομένων τὰς ὀδύνας, ἐάν γε μόνον εἰδῶμεν ὡς το
θερμαῖνον ἢ ψῦχον βιαίως ὀδυνηρὸν γίνεται τοῖς αἰσθα-
νομένοις σώμασιν. εἴπερ γοῦν ἄρχεσθαι μὲν ἀπὸ τῶν ἐναργῶν δεῖ, φαίνεται δὲ ἐναργῶς ταῦτα μόνα τῶν πλησιαζόντων ἡμῖν ὀδυνηρὰ, τά τ᾽ ἰσχυρῶς θερμαίνοντά τε καὶ
ψύχοντα καὶ τὰ διαιροῦντα τὸ συνεχὲς τῆς οὐσίας, ἅπερ
ἐν τοῖς θλῶσί τε καὶ τέμνουσι καὶ τείνουσι περιέχεται,
ζητήσωμεν εὑρεῖν τὴν ἴασιν αὐτῶν ὁδῷ τινι προϊόντες ἀπὸ
τῆς τῶν ζητουμένων φύσεως, ὅπερ ὀνομάζεται μέθοδος.
ἄνωθεν οὖν αὖθις ἀρξάμενοι λέγωμεν. ἐπειδὴ ζητοῦμεν ὅπως
ἐν νόσοις ὀδυνώμεθα μηδενὸς ἡμῖν ἔξωθεν ὀδυνηροῦ πλη-
σιάζοντος, ἀναγκαῖον ἐν τῷ σώματι ζητῆσαι τί τῶν τοιού-

plicium medicamentorum facultatibus. Verum quid agendo
quae vehementer vel calefaciunt vel refrigerant dolorem
inferant, quaerere ad rem propofitam minime eft neceffe;
five enim ut fubftantiae fenfibilium continuitatem dividentia
five ut eam femel et confertim alterantia, id ad eorum inventionem quae dolorem levabunt nihil refert, modo fciamus, quod violenter vel calefacit vel refrigerat, id fentien-
tia corpora dolore afficere. Ergo fi coepiffe ab evidentibus
conveniet, evidenter autem videntur eorum quae corporibus
noftris propinquant haec fola effe dolorifica et quae vehementer vel calefaciant vel refrigerent et quae fubftantiae
continuitatem dividant, haec autem funt quae vel contun-
dunt vel incidunt vel diftendunt; curationis eorum inventionem quaeremus via aliqua infiftentes, quae a quaerendo-
rum natura fit accepta, quae methodus appellatur. Rurfus
igitur fupra repetentes dicemus.   Quoniam id quaerimus,
quemadmodum in morbis dolore affligamur, ubi nihil nobis
extrinfecus trifte appropinquat, neceffum eft aliquam talem

των αἴτιον, ὃ θερμαῖνον σφοδρῶς ἢ ψῦχον ἢ διαιροῦν τὴν
οὐσίαν ἑνός γέ τινος αἰσθητοῦ σώματος ἀνιαρὸν ἡμῖν γίνεται, καὶ πρῶτόν γε θεασώμεθα τίνος εἶναι χρὴ φύσεως ὃ
διαιρήσει τὴν συνέχειαν. ἀναγκαῖον οὖν ἤτοι ῥῆξιν ἢ
θλάσιν ἢ διάβρωσιν εἶναι τὴν διάθεσιν, ἐν τῷ διαιρεῖσθαι
τὸ συνεχές. ἀλλ᾽ ἡ μὲν ῥῆξις ἐκ τάσεώς τινος, ἡ δὲ θλάσις ἐκ βάρους, ἡ δὲ διάβρωσις ἐκ δακνώδους γίνεται
ποιότητος. ὅταν οὖν ἔξωθεν μὲν μηδὲν ᾖ τὸ τεῖνον ἢ βαρῦνον [288] ἢ δάκνον, ἐξ ἑαυτοῦ δέ τι πάσχῃ τούτων τὸ
σῶμα, παντί που δῆλον ὡς ἡ μὲν τάσις ὑπό τινος ἔνδον
οὐσίας πολλῆς διατεινούσης τὸ περιέχον αὐτὴν σῶμα γίνοιτ᾽
ἂν ἢ ἀμέτρου ξηρότητος, ἡ δὲ θλάσις ἔξωθεν ἐπιπεπτω-
κυίας οὐσίας σκληρᾶς ἢ μεγάλης ἢ βαρείας ἢ συναμφοτέρων,
ἡ δὲ δῆξις ὑπὸ χυμοῦ δακνώδη φύσιν ἔχοντος· ἐπισκεπτέον οὖν ἡμῖν ἐν ταῖς σφοδραῖς ὀδύναις ἤτοι χυμὸν
πολὺν ἢ πνεῦμα διέξοδον οὐκ ἔχον, ἢ βαρὺν ὄγκον, ἢ δακνῶδες ὑγρὸν ἢ διάθεσιν ξηράν· ἔτι δὲ πρὸς τούτοις, ὡ;

caufam in corpore quaeramus quae vehementer calefaciens
vel refrigerans vel dividens fubftantiam fenfilis alicujus
corporis nos excruciet. Ac primum illud fpeculabimus, cujus
effe naturae debeat quod continuitatem dividet. Neceffe
igitur eft vel ruptionem vel contufionem vel erofionem effe
affectum eum qui divifionem continui faciat. At vero ruptio ex diftentione quadam, contufio ex gravante, erofio ex
mordente provenit qualitate. Ergo quum nihil extrinfecus
fit quod vel diftendat vel gravet vel erodat, fed ex fe ipfo
horum aliquid corpus fentiat, neminem latere poteft, dis-
tentionem ab aliqua intrinfecus fubftantia, quae multitudine
fua corpus fe continens diftendat, aut immodica ficcitate
provenire: contufionem a procidente externa fubftantia
dura vel magna vel gravi vel fimul ambobus, erofionem
vero ex humore aliquo, cui mordens natura fit. Igitur ubi
vehemens dolor urget, fcrutandum nobis eft an humor plurimus, an fpiritus cui non fit exitus, an gravis moles, an
mordens humor, an ficcus affectus fubfit, ad haec veluti inter

856 ΓΑΛΗΝΟΤ ΘΕΡΑΠΕΤΤ. ΜΕΘΟΔΟΤ

Ed. Chart. X. [288.]   Ed. Baf. IV. (170.)

ἐν ἀρχῇ διῄρηται, τὸ θερμαῖνον ἰσχυρῶς ἢ ψῦχον. ὧν πάλιν αὐτῶν τὰς αἰτίας ἢ ἐν τῷ πνεύματι θετέον ἢ ἐν τοῖς
ὑγροῖς ἢ ἐν τοῖς στερεοῖς· ὅ τι γὰρ ἂν αὐτῶν ἰσχυρῶς ψυ-
χθὲν ἢ ὑποθερμανθὲν ψαύῃ τῶν πλησιαζόντων, ὀδυνηρὸν
αὐτοῖς γίγνεται. πῶς μὲν οὖν χρὴ διαγινώσκειν ἕκαστον τῶν
εἰρημένων καὶ ὡς οὐχ ἁπάντων ἔχομεν ἐναργῆ σημεῖα καὶ
ὡς εἴπερ τι ἄλλο καὶ ἡ διάγνωσις τῶν ἀδήλων πρὸς αἴσθησιν αἰτιῶν τε καὶ διαθέσεων ἐκ πολλῆς μὲν γυμνασίας,
ἐπιμελοῦς δ᾽ ἁπάντων περισκέψεως ἡμῖν περιγίνεται, δι᾽
ἑτέρων δεδήλωται. νυνὶ δὲ οὐ τοῦτο πρόκειται σκοπεῖν,
ἀλλ᾽ αὐτὴν μόνην διέρχεσθαι τὴν θεραπευτικὴν μέθοδον. ἐξ
ἧς ἐπιστημονικῶς διαγνωσθείσης ἡλίκη βοήθεια καὶ ὠφέλεια
γίνεταί τοῖς ἰατροῖς οὐ μόνον εἰς βοηθημάτων τε καὶ ἰαμάτων εὐπορίαν, ἀλλ᾽ ἐστιν ὅτε καὶ εἰς τὴν τῆς διαθέσεως
γνῶσιν, ἐναργῶς ὑμῖν ἔδειξα πολλάκις ἐπ᾽ αὐτῶν τῶν καμνόντων, ὧν ἤδη μνημονεύσω δυοῖν ἢ τριῶν οὐ πρὸ πολλοῦ
θεραπευθέντων. ὁ μέν γε τεσσαρακοντούτης ἦν, ὡς οἶσθα,

initia eft definitum, an aliquid quod valenter calefaciat vel
refrigeret. Quorum iplorum quoque rurfum caufae vel in
fpiritu vel in humoribus vel in folidis ipfis funt ftatuendae:
quicquid enim eorum vehementer calefactum refrigeratumve
fit, quando quod vicinum eft tangit, dolorificum illi redditur. Igitur quemadmodum fingula quae comprehendimus
dignofci poffint, tum vero quod non omnium habeamus ma-
nifeftas notas, quodque fi aliud quicquam etiam caufarum et
affectuum quae fenfum fugiunt dignotio ex multa exercitatione et curiofa omnium perpenfione nobis tandum paria-
tur, alibi monftratum eft. Nunc vero id confiderare propofitum nobis non eft, imo folam ipfam medendi methodum
perfequi. Ex qua fcienter perfpecta quantum auxilium com-
pendiumque medicis non ad praefidiorum modo curatio-
numque facultatem, fed etiam ad affectus aliquando dignotionem comparetur, faepe vobis in ipfis aegrotantibus manifefte oftendi, quorum jam duos tresve qui haud pridem funt
fanati referam. Unus enim, ut fois, quadragenarius erat, qui

κωλικὸς εἶναι νομιζόμενος, οὐ μόνον οὐδὲν ὀνινάμενος ὑπὸ
καταντλήσεων καὶ πυρίας καὶ καταπλασμάτων καὶ κλυσμάτων, οἷς συνήθως εἰώθασιν ἐπὶ τῶν τοιούτων χρῆσθαι
διαθέσεων, ἀλλὰ καὶ παροξυνόμενος ὑπὸ τῶν πλείστων.
ἐπὶ γοῦν ἐλαίῳ πηγανίνῳ διὰ τῆς ἕδρας ἐνεθέντι χείρων
ἐγένετο καὶ αὖθις ἐπὶ καστορίῳ· καὶ μέντοι καὶ μέλι ποτὲ
προσενεγκάμενος ἐφθὸν ἔχον πέπερι ἐσχάτως ὠδυνήθη· καὶ
τὸν χυλὸν δὲ τῆς ἐφθῆς τήλεως ἅμα μέλιτι λαβὼν ἱκανῶς
παρωξύνθη. στοχασάμενος οὖν ἐγὼ χυμοὺς δακνώδεις ἐν
αὐτοῖς τοῖς χιτῶσι τῶν ἐντέρων ἀναπεπῶσθαι, συνδιαφθεί-
ροντας ἑαυτοῖς τά τε κάτωθεν ἐνιέμενα καὶ τὰ διὰ τοῦ
στόματος λαμβανόμενα, δύσφθαρτον αὐτῷ τροφὴν δούς.
εἶτ᾽ ἰδὼν ὀδυνώμενον ἔγνων χρῆναι τὴν κακοχυμίαν ἐκκαθαίρειν. ὄντος δ᾽ ἀρίστου πρὸς τὰς τοιαύτας κακοχυμίας
φαρμάκου τοῦ διὰ τῆς ἀλόης, ὃ καλοῦσιν ἤδη συνήθως
πικρὰν, ἀθρόως μὲν οὐκ ἐτόλμησα καθαίρειν αὐτὸν τὸν
ἄνθρωπον, ὑπό τε τῆς ὀδύνης καὶ τῆς ἐνδείας καθῃρημένον
ἤδη που δυοῖν μηνῶν. ἐκ διαστημάτων δὲ τινων σύμμετρον

cum colo laborare putaretur, non modo nihil eſt a fomentis
tum humidis tum ſiccis levatus, ſed nec cataplaſmatis neo
clyſteribus, quibus publice uti in ejusmodi affectibus ſolent,
verum etiam a plurimis eorum exacerbatus. Nam a rutaceo
oleo per ſedem infuſo deterius habuit, itemque a caſtoreo,
quin etiam ubi mel coctum cum pipere aſſumpſit, extremis
doloribus eſt afflictus; jam quum cremorem cocti foenigraeci
una cum melle accepiſſet, vehementer eſt irritatus.   Ipſe
igitur ubi mordentes humores in tunicis inteſtinorum im-
merſos conieci, qui ſecum una corrumperent, tum ea quae
per inferiora eſſent infuſa tum ea quae per os ſumebat exhibui homini nutrimentum, quod non facile corrumperetur.
Deinde quum minus eum cruciatum intellexi, vitioſos humores purgandos judicavi. Quum vero aptiſſimum ad ejusmodi vitioſos humores eſſet medicamentum quod ex aloe
componitur, quodque jam vulgo picran appellant, utique ſemel hominem juſte purgare non ſum auſus, quod doloribus
et inedia duobus menſibus confectus eſſet. Verum ex quibus-

858 ΓΑΛΗΝΟΥ ΘΕΡΑΠΕΥΤ. ΜΕΘΟΔΟΥ

Ed. Chart. X. [288. 289.]   Ed. Baf. IV. (170.)

τοῦτ᾽ ἐργαζόμενος ἡμέρας ὡς οἶσθά που πεντεκαίδεκα τελέως ἰασάμην αὐτὸν οὐδὲν οὐκέτι αὐτῷ προσαγαγὼν ἄλλο
βοήθημα. οὗτος μὲν οὖν ἐν ἐκείνῳ τῷ χρόνῳ πρῶτον
οὕτως ἠνωχλεῖτο, μηδέπω πρότερον ἀλγήσας ἔντερα. νεανίσκος δέ τις ἐγγὺς ἐκείνῳ τὴν ἡλικίαν, οὐκ ὀλιγάκις ἔμπροσθεν
ἠνωχλημένος ὑπὸ κωλικῶν ἀλγημάτων, ἐκαθάρθη λαβὼν
σκαμμωνίας ὀπόν. ἀξιολόγου δὲ τῆς καθάρσεως γενομένης,
ἐν μὲν τῇ πρώτῃ τῶν ἡμερῶν λουσάμενος εἰς ἑσπέραν καὶ
λαβὼν πτισάνης χυλὸν πρῶτον, εἶτ᾽ ἐπιφαγὼν ἰχθύας ἤμεσε
τὰ ληφθέντα διὰ νυκτός. ἐν δὲ τῇ δευτέρᾳ λουσάμενος ἔφαγε
πρῶτον μὲν θριδακίνης, εἶτα κρεῶν ὀρνιθείων ἑψομένων ἐν
λευκῷ ζωμῷ· [289] κἄπειτα προσηνέγκατο χόνδρον, ἐξ ὕδατος ἐπιβαλὼν οἶνον αὐστηρόν. μετρίως δὲ διάγειν δόξας ἐπ᾽
αὐτοῖς, διῃτήθη μὲν καὶ τῇ τρίτῃ τῶν ἡμερῶν παραπλησίως,
ἐξέδωκε δὲ ἡ γαστὴρ αὐτοῦ μετὰ τοῦ δηχθῆναι πλείω τῆς τῶν
ἐδεσμάτων ἀναλογίας. εἶτα κατὰ τὴν τετάρτην ἡμέραν ἔτι
καὶ μᾶλλον ὠδυνήθη τὰ κατὰ τὴν γαστέρα· καὶ δόξας ἐν τῷ
βαλανείῳ που λεληθότως ἐψῦχθαι, πηγάνινον ἔλαιον ἐνεθεὶς,

dam intervallis moderate id faciens quindecim circiter diebus hominem, ut ſcis, prorſus ſanavi, idque nullo praeterea
adhibito praeſidio. Atque hic quidem illo primum tempore
ſic eſt vexatus, nunquam prius inteſtini dolorem expertus.
At alius juvenis huic quidem aetate prope par, ſed qui ſaepe
ante colicis cruciatibus fuerat affectus, accepto ſcammoniae
ſucco fuit purgatus. Quum autem bene largiter fuiſſet vacuatus, primo quidem die veſperi in balneo lotus, mox ptiſanae cremorem ſumens, poſt piſcem quoque comedens,
nocte ea quae ceperat evomuit. Secundo die itidem lavatus comedit primum lactucam, mox avium carnis aliquid in
albo jure elixae, ab hac alicam ex aqua ſumpſit vino auſtero
injecto. Ubi vero ab iis mediocriter ſe habere eſt viſus,
etiam tertio die nutritus ſimiliter eſt. Reddidit tamen per
alvum plura quam pro ciborum portione, eaque cum morſu.
Deinde quarto die etiam magis dolere ſibi ventrem ſenſit, et
quum ſe in balneo alicubi frigus accepiſſe imprudentem pu-
taſſet, rutaceum ſibi oleum per ſedem infundens non ſolum

ὠδυνήθη τε σφοδρότερον καὶ μετὰ ταῦτα ἐξέκρινεν ὑγρὸν δια-
χώρημα πάμπολυ, σαφῶς ἐνδεικνύμενον ὡς κἀκ τοῦ σώματος
ὅλου τι φέρεται πρὸς τὰ κατὰ τὴν γαστέρα χωρία. κἄπειθ᾽
ἐξῆς ἐκ περιόδων ὁμοίως ἠνωχλεῖτο. πειθόμενοι δ᾽ ἡμεῖς
αὐτῷ τὰ συμπτώματα, τὴν βλάβην ἐκ τῆς σκαμμωνίας
ἔγνωμεν ἐν ἐκείνοις μάλιστα γεγονέναι τοῖς ἐντέροις, ἃ καὶ
(171) πρότερον ἦν ἀσθενῆ, ὥσθ᾽ οἷον ῥευματικήν τινα συνίστασθαι διάθεσιν. οἶσθ᾽ οὖν ὅπως ἰασάμην καὶ τοῦτον
ἀποῤῥῖψαι μὲν κελεύσας τὰ κωλικὰ βοηθήματα, τραφῆναι δὲ
χόνδρῳ θερμῷ, δι᾽ ὕδατος ἡψημένῳ, κόκκους ῥοιᾶς ἐμβαλὼν
αὐτῷ. κοιμηθεὶς δ᾽ ὅλῃ τῇ νυκτὶ χωρὶς ὀδύνης ἐθαύμασε
δήπου τὸ παράδοξον τῆς βοηθείας, ἠρώτα δ᾽ ὅ τι χρὴ πιεῖν.
ἐδώκαμεν οὖν αὐτῷ πιεῖν ὑδαρῆ ῥοῦ χυλὸν, ὅπως εἴτε τις
ἐπιπολῆς εἴη γεγενημένη περὶ τὸ ἔντερον ἑλκώδης διάθεσις
ἀποστύψειεν, εἴτε καὶ ῥέῃ τι κατὰ τὸ σύνηθες ἐκ τῶν ἄνω
χωρίων εἰς τὸ πεπονθὸς ἀναστείλειεν· ἀρίστῳ τε αὐτῷ χρήσασθαι προσετάξαμεν οὕτως· εἶτ᾽ εἰς ἑσπέραν δειπνεῖν οἴνων
τινὰ, τῶν αὐστηρῶν μὲν φύσει, παλαιῶν δὲ, διαβραχέντος

vehementiſſime eſt vexatus, ſed etiam liquidam dejectionem
copioſiſſimam excrevit, quod facile declaravit aliquid a toto
corpore ad loca ventris deferri. Poſt deinde per circuitus
ſimilis redibat cruciatus. Audientes autem nos ejus ſymptomata, intelleximus noxam ex ſcammonio in illis maxime
inteſtinis procubuiſſe, quae prius etiam fuerant imbecilla, ſic
ut quaſi fluxionis quidam exortus eſſet affectus. Ergo quemadmodum hunc quoque ſanaverim ſcis. Abjicere enim juſſi
praeſidia colica, alicaque calente quae cocta in aqua eſſet
nutriri, immiſſis ei mali punici granis. Quum autem tota
nocte citra dolorem dormiviſſet, miratus profecto eſt remedii novitatem rogavitque quid eſſet bibendum. Dedimus
itaque bibendum dilutum rhois cremorem, quo, ſive aliqua
eſſet in ſummo inteſtino facta ulceroſa affectio, eam adſtrin-
geret, ſive etiam ex conſuetudine aliquid ex ſuperioribus
locis in partem affectam conflueret, id reprimeret, prandio-
que eodem uti juſſimus: deinde ad veſperam coenare pane
puro madefacto in vino aliquo naturaliter quidem auſtero,

ἄρτου καθαροῦ. συνεχωρήσαμεν δὲ καὶ τῶν αὐστηρῶν ὀπω
ρῶν λαβεῖν ἧς ἂν αὐτὸς ἐθέλῃ μήλων ἢ ἀπίων ἢ ῥοιᾶς.
ὁμοίως δὲ καὶ τῇ τρίτῃ τῶν ἡμερῶν διαιτηθεὶς ἐν τῇ τετάρτῃ
πιὼν τῆς θηριακῆς, ὑγιὴς τελέως ἐγένετο, καὶ τοῦ λοιποῦ
τοῖς συνήθεσι χρώμενος οὐδὲν ἐβλάπτετο. παραπλησίως δὲ
ἕτερόν τινα διακείμενον ὥρᾳ θέρους, ἐπειδὴ διψώδης ἱκανῶς
ὑπῆρχε πρὸς τοῖς ἄλλοις τοῖς εἰρημένοις καὶ ψυχρῷ ποτῷ
συνεχώρησα χρῆσθαι. μὴ τοίνυν ζήτει σημεῖα τοιαῦτα καθ᾽
ἑκάστην διάθεσιν, οἷα πλευρίτιδός ἐστιν ἢ δυσεντερίας. ἐπι
στημονικὴ μὲν γὰρ ἡ τῶν τοιούτων νοσημάτων διάγνωσις,
ὡρισμένοις σημείοις γνωριζομένη, στοχαστικὴ δὲ ἡ τῶν ἀρτίως
εἰρημένων καὶ μόνοις τοῖς ἀκριβῶς ἐπισταμένοις ἑκάστου νο
σήματος τὴν οἰκείαν θεραπείαν εὑρίσκεσθαι δυναμένη. ὥστ᾽
ἐπεὶ περὶ ταύτης πρόκειται νῦν λέγειν, αὐτὴ καθ᾽ ἑαυτὴν
περαινέσθω, μὴ προσαπτομένων ἡμῶν τῆς διαγνώσεως τῶν
διαθέσεων· καὶ μάλισθ᾽ ὅταν ἐκ στοχαστικῶν ἀρχομένη ση
μείων συνάπτηται τῇ τῶν ὠφελούντων ἢ βλαπτόντων δια
γνώσει. τὴν γὰρ ἐν τούτοις μέθοδόν τε καὶ γυμνασίαν ἐν ταῖς

fed veteri. Conceſſimus praeterea ut aufterum quemcunque
vellet fructum fumeret, five malum five pyrum five punicum. Simili ratione etiam tertio die cibatus in quarto theriacen bibit fanufque omnino eft redditus, ac de caetero ad
confueta reverfus nullum fenfit incommodum. Simili genere
et alteri cuidam in aeftate affecto, quum fitibundus admodum effet, fupra alia quae memoravi etiam frigida potione
uti permifi. Ergo ne requiras in omni affectu ejusmodi notas quales in pleuritide vel dyfenteria apparent. Scientifica namque talium eft morborum dignotio, certis videlicet
definitifque notis comparata, quum eorum qui proxime funt
dicti conjecturalis dignotio fit ac folis iis inveniri potis qui
exacte cujusque morbi propriam curationem norint. Quare
quoniam de hac propofita nunc disputatio eft, ipfam per fe
abfolvamus, nec affectuum dignotiones attingamus, maxime
quae ex conjecturalibus notis incipientes cum eorum quae
profunt obfuntque dignotione funt conjunctae. Methodum
enim in iis atque etiam exercitationem in morborum di-

Ed. Chart. X. [289. 290.]   Ed. Baf. IV. (171.)

τῶν νοσημάτων διαγνώσεσιν ἰδίᾳ ποιούμεθα καθ᾽ ἑαυτὴν, ἵνα
τεχνωθείς τις εὑρίσκῃ καθ᾽ ἕκαστον ἄῤῥωστον, ὥσπερ, καὶ
ἡμεῖς τά τε πεπονθότα μόρια καὶ τὰς διαθέσεις αὐτῶν.

Κεφ: η΄. Ἐπανέλθωμεν οὖν αὖθις ἐπὶ τὰς τὴν ὀδύνην ἐργαζομένας διαθέσεις. εἰ μὲν γὰρ αἵματος πλῆθος εἴη
τὸ διατεῖνον, ὥσπερ ἀμέλει καὶ ἐν τοῖς φλεγμαίνουσι γίγνεται,
φλεβοτομητέον αὐτίκα τῆς δυνάμεως ἰσχυρᾶς οὔσης· εἰ δ᾽
ἤτοι φοβοῖτο τὴν φλεβοτομίαν ὁ ἄνθρωπος ἢ ἀῤῥωστότερος
εἴη τὴν δύναμιν, ἀντισπαστέον τε καὶ παροχευτέον· εἴρηται
δὲ ἔμπροσθεν ὅπως χρὴ ταῦτα ποιεῖν. εἰ δὲ καὶ τούτων γινομένων ἔτι μένοι τὸ ἄλγημα, δῆλον μὲν δήπου κατὰ τὸ πεπονθὸς μόριον ἐσφηνῶσθαι τὸ λυποῦν. [290] εὔδηλος δὲ ἡ
θεραπεία τοῖς διαφορητικοῖς γινομένη φαρμάκοις. ὡσαύτως
δὲ καὶ τὰς διὰ φυσῶδες πνεῦμα γινομένας ὀδύνας ἰασόμεθα,
προσβοηθοῦντες ἐπ᾽ αὐτῶν μᾶλλον τοῖς λεπτύνουσι ἐδέσμασί τε καὶ πόμασιν ἐνέμασί τε καὶ καταπλάσμασιν αἰονή-
σεσί τε καὶ πυριάμασιν. εἰ δ᾽ ὄγκος βαρύνων ἢ θλῶν ὀδύνην ἐργάζοιτο, τὸν ὄγκον ἰατέον. εἰ δὲ δακνῶδες ὑγρὸν,

gnotionibus feorfum per fe fecimus, quo fcilicet arte quis in-
ftructus in omni aegro tum partes affectas tum ipfius af
fectum ficuti nos inveniat. Cap. VIII. Ergo revertamur ad affectus qui dolores
excitant. Si namque fanguinis abundantia fit, quae diftendat,
ut profecto in phlegmone fieri folet, protinus ubi vires aegri
valentes funt, fanguis mittendus eft. Sed fi is homo vel fanguinis miffionem timeat vel imbecillis viribus fit, tum revellendus fanguis eft tum derivandus, dictumque nobis prius
eft quemadmodum haec fieri conveniat. Quod fi his peractis dolor etiam perftat, patet profecto in aegrotante parte
impactum effe quod contriftat. Patet vero et quod curatio
ipfa per difcutientia medicamenta fit molienda. Pari ratione
et qui ex flatuofo fpiritu dolores fiunt curabimus, fed fimul
in iis potius tum extenuantibus cibis tum poticne tum per
fedem injectionibus tum cataplafmatis tum humidis ficcifqu3
fomentis auxiliantes. Sin moles aliqua gravando contunden-

ἐναντιώτατα τούτοις ἐστὶ τὰ λεπτύνοντα καὶ θερμαίνοντα.
χρήζει γὰρ ἡ τοιαύτη διάθεσις, εἰ μὲν ἰαθήσεσθαι μέλλει, τῆς
κενώσεως τῶν λυπούντων· εἰ δ᾽ εἴη τοῦτο ποιεῖν ἀδύνατον,
τῆς ἐπικράσεως· εἰ δὲ καὶ τοῦτο ἀδύνατον, διὰ τῆς τῶν
ναρκωτικῶν φαρμάκων προσφορᾶς· ἥτις ἐστὶ μὲν κοινὴ,
βλάπτει δὲ ἥκιστα τῶν ἄλλων τὰς τοιαύτας διαθέσεις. λεπτὰ
γὰρ ὑπάρχει ταῖς συστάσεσι καὶ θερμὰ ταῖς δυνάμεσι τὰ πλεῖστα τῶν τοιούτων ὑγρῶν· ὅσα δὲ δι᾽ ὀπίου καὶ ὑοσκυάμου
καὶ τῶν οὕτως ψυχόντων σκευάζεται φάρμακα, ψύχει τε ἅμα
καὶ ξηραίνει πάντως· κατὰ τοῦτο γοῦν οὐ μόνον ὡς αἰσθήσεως ναρκωτικὰ χρήσιμα καθέστηκεν, ἀλλὰ καὶ ὡς συνιστάντα
καὶ παχύνοντα τὴν τῶν ὑγρῶν λεπτότητα καὶ προσέτι καὶ
τὴν θερμότητα σφοδρὰν ὑπάρχουσαν ἐμψύχοντα. παχέων
δὲ ὑγρῶν ἢ γλίσχρων ἐπικρατούντων ἐναντιώτατα ὑπάρχει
τὰ ναρκωτικὰ φάρμακα καὶ πάνυ χρὴ φυλάττεσθαι τὴν χρῆσιν αὐτῶν ἐπὶ ταῖς τοιαύταις διαθέσεσιν. οὐ μὴν οὐδ᾽ ὀδύνη
τις ἕπεται σφοδρὰ τοῖς τοιούτοις χυμοῖς μόνοις οὖσιν. εἰ δέ

dove dolorem excitet, moli ipfi eft medendum. Sin mordens
humor eft, adverfiffima huic funt quae extenuant et calefaciunt. Poftulat namque hujus generis affectus, fi modo cu-
randus eft, eorum quae labores excitant vacuationem, fi id
omnino fieri nequeat, epicrafin, fin id quoque fieri non poffit, ftupefacientium medicamentorum exhibitionem, quae
quamquam fit communis, minus tamen hos affectus quam
alios laedit. Quippe tenuis confiftentiae et calidarum facultatum plurimi talium humorum funt, quae autem ex papaveris fucco et alterco et eo modo frigidis parantur medicamenta, fimul omnino et refrigerant et ficcant, qua ratione
non folum ut fenfui torporem inducentia falutaria funt,
fed etiam ut humorum tenuitatem cogentia atque craffan-
tia, praeterea vehementem calorem refrigerantia. Ubi vero
craffi glutinofique humores exfuperant, alieniffima funt quae
torporem inducunt, cavendufque magnopere in ejusmodi
affectibus eorum ufus eft. Sed nec alioqui comitatur ejusmodi humores, modo foli fint, dolor vehemens. Si vero ex

ποτε συμπλακείη κατά τι συμβεβηκὸς, ἀτμῶδες πνεῦμα τῶν
περιεχόντων ἑαυτὸ σωμάτων ἀδυνατοῦν διεξιέναι, σφοδρότατα πάντως οἱ οὕτως ἔχοντες ὀδυνῶνται. ἕπεται δ᾽ αὐτοῖς
τοῦτο κατὰ διττὴν αἰτίαν, ἤτοι γ᾽ ἔμφραξιν ἢ θερμασίαν·
ἥ τε γὰρ ἔμφραξις ἴσχει τὸ πνεῦμα καὶ κωλύει διεξιέναι· θερμαινόμενά τε τὰ παχέα καὶ γλίσχρα φυσῶδες πνεῦμα γεννᾷν
πέφυκε. τοιαῦται μάλιστα γίνονται διαθέσεις τοῖς ἐμπε-
πλησμένοις ἐδεσμάτων, ψυχρῶν μὲν ταῖς κράσεσι, παχέων δὲ
καὶ γλίσχρων ταῖς συστάσεσιν, ὅταν ἐν αὐτοῖς περιέχηται
τοῖς χιτῶσι τῶν ἐντέρων τὸ φυσῶδες πνεῦμα. δυοῖν γὰρ
ὄντοιν αὐτῶν, ἐπειδὰν ἐν τῇ μεταξὺ χώρᾳ τοιοῦτός τις
ἀθροισθῇ χυμός, εἰς φυσῶδες μεταβάλλει πνεῦμα. παχὺ δὲ
δή που τοῦτ᾽ ἔστι καὶ ψυχρὸν καὶ βραδύπορον. ὅταν οὖν
ἴσχηταί τε καὶ διατείνῃ τοὺς χιτῶνας, ὅ τε χυμὸς ἐξ οὗ τὴν
γένεσιν ἔχει ψύχει σφοδρῶς τὰ ψαύοντα μόρια τῶν ἐντέρων,
κατὰ δύο προφάσεις οἱ οὕτω κάμνοντες ὀδυνῶνται. τὸ μὲν
οὖν παραυτίκα τελέως ἀνώδυνοι γίνονται, πιόντες τι τῶν
ναρκωτικῶν φαρμάκων, αὐξάνεται δὲ ἡ διάθεσις αὐτοῖς παν-

accidenti aliquo conjuncto his halituofus fpiritus eft, qui
ex iis quibus continetur corporibus erumpere prorfus non
poteft, graviflimis omnino doloribus qui ita fe habent cruciantur. Porro accidit id illis duplici ex caufa, vel obftructione vel calore, nam et obftructio fpiritum cohibet nec
exire permittit, et craffa glutinofaque quum calefiunt flatuofum fpiritum gignere folent. Ejusmodi fane affectus iis qui
fe cibis natura frigidis et confiftentia craffis ac glutinofis
referferunt, quando in ipfis inteftinorum tunicis flatuofus
fpiritus continetur, potiffimum incidit. Nam quum hae du-
plices fint, ubi medio earum fpatio ejusmodi collectus humor eft, in flatulentum mutatur fpiritum. Sane is et craffus et frigidus et tardi motus eft. Ubi igitur tum retinetur
tum tunicas diftendit, tum humor unde oritur inteftini partes, quas contingit, vehementer refrigerat, duplici occafione
ita laborantes dolent. Ac ad tempus quidem, ubi torporem
faciens medicamentum biberunt, prorfus indolentes redduntur; caeterum affectus his omnino fit major; nam et inte-

τοίως· οἵ τε γὰρ χιτῶνες τῶν ἐντέρων πυκνότεροι καὶ δυσ-
διαπνευστότεροι γίγνονται τῇ ψυχρότητι τῶν φαρμάκων, ὅ
τε χυμὸς παχύτερος καὶ δυσκινητότερος. ὥστε καὶ χρόνου
πλέονος ἀναγκαῖον ἔσται δεηθῆναι τὸν κάμνοντα καὶ τοῦ θεραπεύοντος εἰς ἄκρον γεγυμνασμένου κατὰ τὴν τέχνην. εἰ
γὰρ ὡς ἔτυχεν αὖθις ἐγχειρήσειε τῇ θεραπείᾳ, κίνδυνος
ἐκ δευτέρου πνευματωθέντας τοὺς χυμοὺς τὴν αὐτὴν ὀδύνην
ἐργάσεσθαι· εἶτ᾽ ἐκ δευτέρου δηλονότι δοθῆναί τι τῶν ναρκωτικῶν φαρμάκων δεῖ, τῆς αὐτῆς ἀνάγκης καταλαβούσης·
ὡσαύτως δὲ κἀκ τρίτου καὶ τετάρτου καὶ πολλάκις ἐφεξῆς, ἄχρις ἂν ὁ ἄνθρωπος ἀνίατος γενόμενος εἰς καχεξίαν
τε τοῦ παντὸς σώματος ἀφίκηται καὶ πολλῷ χρόνῳ κακο-
παθήσας ἀποθάνῃ. πῶς οὖν χρὴ τὰς διὰ τοὺς ψυχροὺς χυμοὺς ἐν τῷ μεταξὺ τῶν ἐντέρων ἠθροισμένας ὀδύνας ἰᾶσθαι;
[291] οὐ θερμαίνοντες σφοδρῶς αἰονήσεσιν ἢ καταπλάσμα-
σιν· ὑπὸ γὰρ τῶν θερμαινόντων, εἰ μὴ καὶ διαφορηθεῖεν
ἱκανῶς, χέονται καὶ πνευματοῦνται πάντες οἱ γλίσχροι καὶ
παχεῖς καὶ ψυχροὶ χυμοί. προσήκει τοίνυν αὐτοὺς τέμνειν τε

ſtinorum tunicae medicamentorum frigiditate denſiores minusque flatui transmittendo habiles redduntur et humor ipſe
tum craſſior tum ad motum ineptior evadit. Itaque et ſpatio longiore ad aegri curationem et medico, qui egregie in
arte ſit exercitatus, eſt opus. Niſi enim certa ratione poſtmodum curationem aggrediuntur, verendum erit ne humores ſecundo in flatuoſum ſpiritum verſi eundem dolorem
renovent, unde rurſus ſtupefacientium aliquid medicamentorum exhiberi ſit opus, eadem neceſſitate urgente, ac pari
modo tertio et quarto et ſaepe deinceps, quoad homo inſa-
nabilis effectus in malum totius corporis habitum perveniat
et poſt longa tandem taedia pereat. Quo pacto igitur dolores eos quos frigidus humor in medio inteſtinorum inter-
cluſus excitavit ſanare conveniet? Sane non perfuſionibus
aut cataplaſmatis valenter calefacientibus, quippe lenti omnes craſſique et frigidi humores ab iis quae calefaciunt, niſi
etiam valenter diſcutiant, liquantur ac in flatum mutantur.
Convenit igitur eos incidere ſimul et concoquere, quas res

BIBΛION M. 865

Ed. Chart. X. [291.]   Ed. Baf. IV. (171. 172.)
ἅμα καὶ πέττειν, ὅπερ ἐκ τῶν λεπτυνόντων γίνεται φαρμά-
κων· καὶ μάλισθ᾽ ὅταν μὴ θερμαίνωσι σφοδρῶς. ὅτι δὲ καὶ
τούτων αὐτῶν ὅσα ταῖς δυνάμεσίν ἐστιν ἀφυσότερα καὶ ξηραντικώτερα, ταῦθ᾽ αἱρεῖσθαι χρὴ μᾶλλον εὔδηλον παντί.
καὶ πολλῶν ἰδιωτῶν ἐστιν ἀκοῦσαι πολλάκις ἧττον ἀλγεῖν
φασκόντων τὸ κῶλον, ὅταν μήτε καταπλάττωνταί τινι μήτε
καταντλῶνται δι᾽ ἐλαίου μήτε κλύζωνται. καὶ ὅσοι γεν-
ναῖοί εἰσι καὶ ἰσχυροί, μετρίως διαιτηθέντες ἐν χρόνῳ πλέονι
συντομώτερον καὶ ἀκινδυνότερον ἐκθεραπεύονται (172) τῶν
βιαιοτέρως ὡς εἴρηται θερμαινόντων. οὐδὲν γὰρ οὕτω χρὴ
δεδιέναι κατὰ τοὺς τοιούτους χυμοὺς ὡς θερμότητα χέουσαν
μὲν καὶ πνευματοῦσαν αὐτούς, διαφορεῖν δ᾽ ἀδυνατοῦσαν.
ἐθεασάμην γοῦν τινα τῶν κατ᾽ ἀγρὸν ἐργατῶν, ὃς ἐπειδὴ
ᾔσθετο κωλικῆς ὀδύνης, ἐζώννυτο μὲν αὐτίκα, πρότερον οὐ
ζωννύμενος, ἤσθιε δὲ μετ᾽ ἄρτου σκόροδα, μηδεμίαν ἐκλεί-
πων συνήθη πρᾶξιν, ἔπινε δὲ δι᾽ ὅλης μὲν ἡμέρας οὐδέν, εἰς
ἑσπέραν δὲ ἀκρατέστερον· εἶτα κοιμώμενος δι᾽ ὅλης νυκτὸς
ἕωθεν ἀνίστατο παντάπασιν ἀνώδυνος. ἔστι γὰρ ἀμέλει καὶ

tenuantia medicamenta praeftabunt, potiffimum tamen fi
calida vehementer non fint. Quod autem horum quoque
ipforum ea maxime deligenda fint quae magis flatum difcutiant magifque ficcent, nemini poteft dubium effe. Saepeque
ex plebe non paucos audias minus fibi dolore colon affirmantes, quum nec ipfis cataplafma imponitur nec oleo aliquo perfunduntur nec per clyfterem aliquid infunditur.
Et fane qui generofi animi fortesque funt, fi mediocri utantur victu, tutius breviori tempore percurantur quam qui
violenter, ut dictum eft, calefacientibus utuntur. A nullo
enim in ejusmodi humoribus tam eft metuendum quam a
calore, qui eos liquet atque in flatum vertat, fed difcutere
non valeat. Vidimus namque ex agreftibus operis quempiam, qui ubi coli dolorem fenfit, protinus fe cinxit, cum
cingi ante non foleret, comedit autem cum pane allium,
nullum dimittens confuetum opus: nec toto die quicquam
bibit, fed vesperi meracius, ab his et tota nocte dormivit
et mane ab omni dolore plane liber furrexit. Eft enim pro-

τὰ σκόροδα τῶν ἀφύσων καὶ ἀδίψων βρωμάτων. ἔνιοι δὲ
ἀπείρως ἔχοντες αὐτῶν ὑπολαμβάνουσι κρομμύων εἶναι
διψωδέστερα τοῦ παντὸς ἁμαρτάνοντες· οὐ μόνον γὰρ οὐκ
ἔστι διψωδέστερα κρομμύων, ἀλλ᾽ οὐδὲ διψώδη τὴν ἀρχὴν,
ἀφυσότατά τε πάντων βρωμάτων. ὥστ᾽ ἔγωγε τῶν ἀγροίκων θηριακὴν ὀνομάζω τὸ βρῶμα. καὶ εἴ τις ἢ Θρᾷκας ἢ
Κελτοὺς ἢ ὅλως τοὺς ψυχρὰν γοῦν οἰκοῦντας εἴρξειεν ἐσθίειν
σκορόδων, οὐ σμικρὰ βλάψει τοὺς ἀνθρώπους. ὅσοι μὲν
οὖν ἄνευ πυρετῶν ἀλγοῦσι σφοδρῶς ἔντερα, διὰ τὴν εἰρημένην αἰτίαν καὶ σκορόδων ἐγχωρεῖ τούτους ἐσθίειν καὶ τῆς
διὰ τῶν ἐχιδνῶν πίνειν, ὠφελούσης ἄκρως τὰς τοιαύτας διαθέσεις. ἐν πυρετοῖς δὲ εἴ ποτε γένοιτο, πειρατέον μὲν πρῶτον εἰ προσίενται τὴν διὰ τῶν κέγχρων πυρίαν ξηράν· εἰ δὲ
ἐπὶ τῆσδε μὴ παύσαιντο, τῶν ἀφύσων τι σπερμάτων ἑψή-
σαντας ἐν ἐλαίῳ λεπτομερεῖ, κἄπειτα δι᾽ ὀθόνην διηθήσαντας
ὡς καθαρὸν γενέσθαι τοὔλαιον, εἶτ᾽ ἐν αὐτῷ τήξαντας στέαρ
χηνὸς ἐνιέναι. μὴ παρόντος δὲ τοῦ χηνείου στέατος ὀρνιθείῳ

fecto allium in eorum ciborum genere, qui et flatum difcutiant et minime fitim inferant. Sunt qui parum id experti
exiftiment majorem quam caepas fitim excitare, fed plane
errant, quum non modo non majorem quam caepae, fed nec
omnino fitim initio faciat, idem omnium plane eduliorum
maxime flatum difcutit. Itaque ego agreftium theriacen id
edulium appello. Ac fi quis vel Thracas vel Gallos vel denique qui frigidam regionem incolunt vefci alliis vetuerit,
non leviter iis hominibus nocuerit. Ac quos ex fupra dicta
caufa vehemens inteftinorum dolor citra febrem exercet, iis
et allium effe licet et theriacen bibere, quippe quae ejusmodi affectibus magnopere fubvenit. At fi cum febre una
talis dolor aliquando incidat, principio quidem, fi id ferunt,
fomentum ficcum ex milio eft adhibendum. Si ab hoc non
quiefcant, femen aliquod quod flatum diffipet in oleo quod
tenuium fit partium coquere, mox per linteum, quo purum
fit, oleum colare, deinde anferis fevum in oleum liquare et
per fedem infundere oportebit. Si anferis fevum non fit,

χρῆσθαι· πρὸ παντὸς δὲ ἔστω τὸ καλούμενον ἄναλον· ἔστω
δὲ μὴ πάνυ παλαιόν· ἐγχωρεῖ δὲ καὶ προσφάτῳ χρῆσθαι καὶ
μάλιστα τῷ χηνείῳ. εἰ δὲ μηδ᾽ ἐπὶ τούτῳ καθίστανται, δεύτερον αὖθις ἐνιέναι ταὐτὸ, βραχὺ προσεπεμβάλλοντας καστορίου καὶ ὀπίου, μέγεθος δὲ ἑκατέρου μὴ μεῖζον κυάμου· τὸ
δὲ τοῦ ἐλαίου πλῆθος ἔστω κοτύλη. ἀναλαμβάνεται δὲ ἐκ
τούτου τοῦ φαρμάκου καὶ κροκιδίου τι· χρὴ δὲ ἐξάψαντας
αὐτὴν ἰσχυροῦ νήματος ἐπὶ πλεῖστον εἴσω κατὰ τὸ ἀπευθυσμένον ἔντερον ἐντιθέναι, πρὸς τῷ καὶ ῥᾳδίως ὅτε βούλει
κομίζεσθαι καὶ τὴν ὠφέλειαν ἐναργῆ παρέχεσθαι. κατὰ δὲ τὸν
αὐτὸν τρόπον καὶ τὰ τῶν ὀφθαλμῶν καὶ τὰ τῶν ὤτων ἀλγή-
ματα διὰ τοιοῦτον χυμὸν ἢ πνεῦμα φυσῶδες ἐν πυρετοῖς
γινόμενα πραΰνειν προσήκει, τῇ τε διὰ τῶν κέγχρων πυρίᾳ
χρώμενον, ἐπειδὴ καὶ κουφότατόν ἐστιν ἁπάντων τοῦτο καὶ
ξηραντικώτατον, ἀλύπους τε τὰς ἀποῤῥοίας ἔχει καὶ ἀδήκ-
τους, ἐγχέοντά τε τοῖς ὠσὶ τὸ διὰ καστορίου καὶ ὀπίου
φάρμακον, ᾧ συνήθως χρώμεθα πρὸς τὰ τοιαῦτα. [292] τὸ
δὲ ὑγρὸν ᾧ ἀναδεύσεται ταῦτα, τὸ παρ᾽ ἡμῖν καλούμενον

gallinaceo eſt utendum, inprimiſque curandum ut ſit expers ſalis, eſto autem nec admodum vetus, licet vero et
recenti uti, praeſertim anſerino. At ſi neque ex hoc remit-
tuntur *dolores*, ſecundo rurſus injiciendum idem eſt, adjecta etiamnum caſtorei et papaveris ſucci, utriuſque fabae
non amplius magnitudine, olei vero hemina modus eſto.
Excipitur et lanula ex hoc medicamento aliquid: debebitque
appenſa forti filo quam penitiſſime in rectum inteſtinum
dimitti, quo et quum libet id facile recipiatur et evidentem
conferat utilitatem. Ad eundem modum et oculorum et aurium dolores, qui ex hujusmodi humore aut ſpiritu flatulento in febre excitantur ſedare conveniet, tum fomento ex
milio uti, quoniam id omnium et leviſſimum eſt et maxime
ſiccans, quodque ab eo defluit innoxium experſque morſus
eſt, tum auribus medicamentum id quod ex caſtoreo et papaveris ſucco conficitur infundentibus, quo ad talia uti ſolemus. Liquor quo haec liquantur ſapa eſto, quod apud nos

ἔψημά ἐστιν· οἱ πλεῖστοι δὲ τῶν ἰατρῶν ὀνομάζουσιν αὐτὸ
σίραιον. εἰ δὲ καὶ καταπλάττειν ποτὲ δεήσειε, κωδίας ἐν
ὕδατι καθέψοντας, δι᾿ ἀλεύρου τήλεως ἢ κριθῶν ἢ λινοσπέρ-
μου ἐμβαλλομένου τῷ ὕδατι, τὸ κατάπλασμα συνθετέον.
εἰδέναι δὲ χρὴ τὸ διὰ καστορίου φάρμακον οὐ μόνον ὤτων
ἄλγημα πραΰνειν, ἀλλὰ καὶ ὀφθαλμῶν καὶ ὀδόντων. ἐνστα-
ζόμενον τοῖς ὠσίν. ἴσασι δὲ δήπου πάντες ἤδη καὶ τὰ δι᾿
ὀπίου κολλύρια σφοδροτάτας ὀδύνας ὀφθαλμῶν πραΰνοντα.
χρηστέον δ᾿ αὐτοῖς, ὡς εἴρηται, μεγίστης ἀνάγκης καταλα-
βούσης, εἰδότα μὲν ὅτι βλαβήσεταί τι τὰ μόρια καὶ ἀσθενέστερα πρὸς τὸ λοιπὸν τοῦ βίου γενήσεται ψυχθέντα, τὸ
δὲ σωθῆναι τὸν ἄνθρωπον ἐν τῷ παραχρῆμα τῆς εἰς ὕστερον
ἀκολουθούσης βλάβης προαιρούμενον. ἐπεί τοί γ᾿ ὅτι πολλοὶ
τῶν χρησαμένων αὐτοῖς ἐγγὺς ἧκον, οἱ μὲν τοῦ μηδ᾿ ὅλως
ὁρᾷν, οἱ δὲ τοῦ κωφωθῆναι, γινώσκεται πᾶσιν. ὅθεν ἡμεῖς
εἴ ποτε ἀναγκασθείημεν αὐτοῖς χρήσασθαι, μετὰ ταῦτα κατὰ
τὴν τῆς ὑγείας καιρὸν ἐκθερμαίνομεν τὰ μόρια, τοῖς μὲν ὠσὶν
ἐγχέοντες τὸ διὰ μόνου τοῦ καστορίου, τοῖς δ᾿ ὀφθαλμοῖς

vocant hepfema, plerique medicorum firaeon appellant.
Quod fi imponi cataplafma aliquando oportebit, papaverum capitibus in aqua coctis ac foenigraeci vel hordei vel
lini feminis farina aquae immiſſa cataplafma conficies. Scire
autem licet medicamentum, quod caftoreum recipit, non folum aurium fedare dolorem, fed etiam oculorum et dentium,
fi auribus inftilletur. Jam vero collyria, quae ex opio fiunt,
vehementiffimos oculorum dolores remittere omnes norunt.
Utendumque, ut diximus, his eft, quum maxima neceſſitas
urget, illud minime ignorantibus, partes ipfas nonnihil lae-
dendas, imbecillioresque in reliquam vitam ex refrigeratione
futuras, caeterum faluti hominis in praefens ipfam futuram
poftea noxam pofthabentibus. Siquidem non paucos eorum,
qui his funt uſi, eo infirmitatis veniſſe ut alii fere nihil
omnino viderent, alii propemodum furdi forent, id omnibus
jam notum eft. Itaque nos fi quando cogimur his uti, poftmodum in fanitatis tempore partes ipfas excalefacimus,
nempe auribus oleum id quod folum caftoreum habet in-

Ed. Chart. X. [292.]   Ed. Baf. IV. (172.)

τὰ θερμαίνοντα κολλύρια μόνα· μάλιστα δὲ ἐπαινοῦμεν εἰς
ταῦτα τὸ διὰ κινναμώμου. περὶ μὲν οὖν ὀδύνης τῆς ἐπὶ
παχέσιν ἢ γλίσχροις ἢ ψυχροῖς χυμοῖς ἢ φοσώδει πνεύματι
καὶ ταῦθ᾽ ἱκανά. παραπλησία γὰρ ἁπάντων αὐτῶν ἐστὶν ἡ
θεραπεία διὰ τῶν εἰρημένων ὑλῶν περαινομένη, πλὴν ἤ γε
διὰ πνεῦμα φυσῶδες ἐξαίρετον ἴαμα κέκτηται τὴν σικύαν
πολλάκις προστιθεμένην ἅμα δαψιλεῖ φλογί. καὶ δόξει σοι
τὸ βοήθημα τοῦτο μαγείᾳ τινὶ παραπλήσιον ἐργάζεσθαι
κατὰ τὰς τοιαύτας διαθέσεις, εἴτε κατά τι τῶν ἐντέρων,
εἴτε κατ᾽ ἄλλο τι τοῦ σώματος γένοιτο μόριον. αὐτίκα γὰρ
ἀνώδυνοί τε ἅμα καὶ εἰς τέλος ὑγιεῖς οἱ διὰ πνεῦμα φυσῶδες ὀδυνώμενοι γίγνονται, προσβληθείσης σικύας. εἰ δὲ
μὴ μόνον εἴη πνεῦμα φυσῶδες, ἀλλὰ καὶ χυμὸς ἐξ οὗ τοῦτο
γεννᾶται, παραχρῆμα μὲν ἀνώδυνοι γίνονται, πάλιν δ᾽ αὐτοῖς ἤτοι διὰ τῆς ἐπιούσης νυκτὸς ἢ κατὰ τὴν ὑστεραίαν
ἡμέραν, ἢ καὶ διὰ τρίτης, ὅμοιαι συμβαίνουσιν ὀδύναι, καὶ
μάλισθ᾽ ὅταν ἐξαμαρτάνωσί τι περὶ τὴν δίαιταν ἢ φιλοτι-

fundentes, oculis vero collyria, quae tantum calefaciant, ad
quod fcilicet munus maxime id probamus, quod ex cinna-
momo conficitur. Ac de doloribus quidem qui ex craffis
glutinofifve aut frigidis humoribus vel etiam flatuofo fpiritu excitantur, hactenus abunde. Similis namque eft eorum
omnium curatio, ut quae per enarratas jam materias perficiatur, nifi quod is qui fpiritum flatuofum comitatur, propriam quandam curationem eft fortitus ex cucurbita cum
flamma copiofa fubinde admota. Videbiturque tibi praefidium hoc in hujusmodi affectibus incantamenti cujusquam
fimile quid efficere, five hi in inteftinis five in quavis corporis parte funt excitati. Illico enim cucurbita admota qui
fpiritu flatuofo cruciantur tum a dolore liberi tum omnino
fani redduntur. Quos vero non fpiritus modo flatuofus, fed
etiam humor unde is oritur male habet, iis illico ad tempus
dolor fedatur, redit tamen vel in fequente nocte vel poftridie vel etiam tertio die fimilis dolor, ac potiffimum ubi
in victu aliquid deliquerint, aut importunius partes excale-

μότερον ἐκθερμαίνωσι τὰ μόρια. σοὶ δὲ καὶ τοῦτο μὲν
αὐτὸ μέγιστον ἔστω γνώρισμα τῆς διαθέσεως. ἐπέσθω δὲ
καὶ ἡ θεραπεία προσήκουσα μὴ θερμαίνοντι μὲν ἐπιφανῶς
τὸ μόριον, ἀγωγῇ δὲ ἐπιμελείᾳ χρωμένῳ λεπτυνούσῃ. εἰ δὲ
καὶ κατὰ γαστέρα τῶν τοιούτων τι συμβαίνει, θαυμαστῶς
ὑπὸ κλυσμάτων ὀνίνανται δριμέων. χρὴ δὲ πρῶτον μὲν αὐτῶν
ἰᾶσθαι τὸν παροξυσμὸν τῆς ὀδύνης, προσβάλλοντα σικύαν
ὑπὲρ τοῦ διαπνεῦσαι τὸ φυσῶδες πνεῦμα· μετὰ ταῦτα δὲ
ἐκκενοῦν τὸν χυμὸν, ἐνιέντα τῶν τοιούτων τι φαρμάκων.
ἐγὼ δὲ εἴωθα χρῆσθαι τῶν λεπτομερῶν ἐλαίων τινὶ, πήγανον ἐναφεψῶν. ἔνιοι δὲ ὑπὸ τὴν τοιαύτην θεραπείαν ἀχθέν-
των, ὅταν παραδέξωνται τοὔλαιον, ὀδυνῶνται σφοδρότατα·
κἄπειτ᾽ ὀλίγον ὕστερον ἐκκρίνουσιν ὑαλώδη χυμόν· ἐφ᾽ ᾧ
παραχρῆμα τήν τ᾽ ὀδύνην ἅμα καὶ τὴν διάθεσιν ἐκθερα-
πεύονται· κενωθέντος γὰρ τοῦ τὸ φυσῶδες πνεῦμα γεννῶν-
τος αἰτίου πάντα παύεται. τοιούτοις χυμοῖς ἐναντιωτάτην
μὲν ἔχουσι φύσιν οἱ λεπτοὶ καὶ δριμεῖς, ὁμοίαν δὲ τὴν ὀδύ-
νην· ἐνίοτε δὲ καὶ σπασμοὺς συντόνους ἐπιφέρουσιν ἐν τῷ

---

fecerint. Tibi vero hoc quoque maximum indicium affectus
erit, ac curationem pro ratione profequeris nec impenfe
partem excalefaciens et tenuatoria curationis ratione utens.
Quod fi in ventre quoque talium quippiam incidat, mirifice hi ex acribus clyfteribus levantur. Sed percuranda in
his primum doloris acceffio eft, admota fcilicet cucurbita,
quo ventofus digeratur fpiritus, poft id vacuandus humor
eft, infufo per fedem ejusmodi medicamentorum aliquo.
Ego vero oleo quopiam tenuis fubftantiae uti affuevi rutam
incoquens. Porro aliqui in tali curandi ratione ubi oleum
acceperunt maximo dolore cruciantur, poftea exiguo interpofito fpatio excernunt humorem vitreum, atque ex hoc
protinus fimul et a dolore et ab affectu liberantur, nam fublata caufa, quae fpiritum flatuofum gignit, omnia conquiefcunt. His humoribus contrariam maxime naturam habent,
qui tenues funt atque acres, fed fimilem dolorem inferunt,
nonnunquam autem et convulfiones vehementes accerfunt,

ΒΙΒΛΙΟΝ Μ. 871

Ed. Chart. X. [292. 293.]   Ed. Baf. IV. (172. 173.)
στόματι τῆς γαστρὸς ἀθροισθέντες· ὥσπερ καὶ πρώην τῷ
μικρὸν ὕστερον ἐμέσαντι τὸν ἰώδη χυμόν. [293] ἄμεινον δὲ
οὐκ ἰώδη λέγειν αὐτὸν, ἀλλ᾽ ἀκριβέστατον ἴον· ἦν γὰρ δὴ
τοιοῦτος οἷος ὁ κάλλιστος ἴος. ἀλλὰ τούτῳ γε τῷ νεανίσκῳ
μετὰ τοῦ σπᾶσθαι καὶ συγκόπτεσθαι καί τινες ἐγίνοντο νοτί-
δες· ψυχραὶ καὶ ὁ σφυγμὸς ἐσχάτως μικρὸς ἦν. ἐξ ὧνπερ καὶ
τεκμηράμενος ἐν τῷ στόματι τῆς γαστρὸς, ὃ συνήθως ὀνομάζομεν στόμαχον, εἶναί τινα δακνώδη χυμὸν, ἔδωκα πιεῖν
αὐτῷ ὕδατος χλιαροῦ· μεθ᾽ ὃ παραχρῆμα τοιοῦτον ἤμεσεν
οἷόν περ εἰ καὶ σὺ βουληθείης ἐργάσασθαι, μίξας ὕδατι τὸν
εὐανθέστατον ἴον. ὅταν μὲν οὖν ἐν τῇ γαστρὶ συνίσταται
τοιοῦτος χυμὸς, ἐμέτοις ἐκκαθαίρειν αὐτόν· ὅταν δὲ ἐν τοῖς
ἐντέροις, ἐνιέναι διὰ τῆς ἕδρας ἐπιτήδειόν τι τῶν τοιούτους
χυμοὺς κατακλύζειν δυναμένων. εἶναι δὲ χρὴ τοῦτο ῥυπτικὸν (173) μὲν πάντως. ἀλλ᾽ ἐπειδὴ τὰ πλεῖστα τῶν τοιούτων
δάκνει, κάλλιστα ἂν εἴη τῶν ἀδήκτων τι ῥυπτικὸν ἐκλέγε-
σθαι· τοιοῦτον δέ ἐστιν ἐν τοῖς μάλιστα πτισάνης χυλός.
ἐδέσματα δὲ αὐτοῖς εὔχυμά τε καὶ δύσφθαρτα δοτέον, ὧν

quum in ore ventriculi funt collecti: veluti dudum illi contigit qui paulo poft aeruginofum humorem evomuit. Satius
vero fit non aeruginofum ipfum dicere, fed exactam plane
aeruginem, talis namque erat qualis pulcherrima eft aerugo.
Verum huic adolefcenti cum convulfione et fyncope etiam
madores quidam frigidi et pulfus in fummo gradu parvi
erant. Ex quibus quum conjicerem in ore ventriculi, quem
vulgo ftomachum vocant, mordentem aliquem contineri
humorem, dedi illi aquam tepidam bibendam, poft quam protinus tale quid evomuit, quale fi ipfe facere velles floridiffi-
mam aeruginem aquae mifceres. Quum igitur talis humor
in ventriculo confiftit, vomitu eft expellendus, quum in inteftinis injicere per fedem conveniet, quod eluere ejusmodi
humorem fit aptum. At id deterfivum fit omnino oportebit.
Quum autem talium plurima mordeant, commodiffime ex
iis aliquod detergens deligitur, cui morfus abfit, ejus generis
maxime eft ptifanae cremor. Cibi vero exhibendi his funt
et qui boni fint fucci nec facile corrumpantur, quorum

εἴρηται καὶ παραδείγματα κατὰ τὸν ἔμπροσθεν λόγον. ἐπεὶ
δὲ καὶ τῶν διὰ ξηρότητα σφοδρὰν τεινομένων τε ἅμα καὶ
ὀδυνωμένων ἐμνημόνευσα, προσθεῖναί τι καὶ περὶ τούτων
ἄμεινον. εἰδέναι γὰρ χρὴ τὴν τοιαύτην διάθεσιν ἐνδεικνυμένην μὲν εἰ μέλλει θεραπεύειν τις αὐτὴν, ὑγρότητα, χαλεπὴν
δ᾽ οὖσαν ἢ καὶ παντάπασιν ἀδύνατον ἐκθεραπεύεσθαι, λόγῳ
πυρετοῦ γενομένην. ἕπεται δὲ μάλιστα ταῖς ὀλεθρίαις φρενί-
τισι καὶ σωθέντα τινὰ τῶν οὕτω σπασθέντων οὔτ᾽ αὐτὸς
εἶδον οὔτ᾽ ἄλλου λέγοντος ἤκουσα. τὰ πολλὰ γὰρ οἱ σπασμοὶ γίγνονται διά τε πλήρωσιν τῶν νευρωδῶν μορίων, ᾧ
λόγῳ καὶ τοῖς φλεγμαίνουσιν ἰσχυρῶς ἕπονται· καὶ προσέτι
καὶ διὰ δακνώδη χυμὸν λεπτὸν, ἀναβιβρώσκοντα τὰ νευρώδη
μόρια· καὶ ψύξιν ἰσχυρὰν, ὅμοιόν τι πήξει δρῶσαν. οὗτοι
μὲν οἱ εἰρημένοι τρεῖς σπασμοὶ θεραπεύονται πολλάκις· ἀνίατος δὲ ὁ διὰ ξηρότητα τῶν νευρωδῶν μορίων γιγνόμενος.
ἐδείχθη γάρ μοι κἂν τῷ περὶ μαρασμοῦ λόγῳ παντάπασιν
ἀθεράπευτος ἡ τῶν στερεῶν σωμάτων ξηρότης. ὥστ᾽ οὐδὲν
ἔτι χρὴ περί γε τῶν τοιούτων λέγειν συπτωμάτων· οὐ μὴν

etiam exempla in priore libro jam tradita habes. Quoniam
vero etiam eorum qui ex ficcitate vehementi tenduntur
crucianturque mentionem feci, fatius fuerit de his etiam aliquid apponere. Scire namque licet ejusmodi affectum, fi
modo curabitur, humectationem pofcere, caeterum curatu
perdifficilem effe vel potius qui curari omnino non poffit,
fi febris occafione fit contractus. Succedit maxime exitiali
phrenitidi, nec fanatum quempiam ita convulforum aut ipfe
vidi aut alium narrantem audivi. Nam faepe convulfio vel
ex repletione nervofarum partium incidit, qua ratione eos
quos magna phlegmone premit adoritur, vel ex mordente et
tenui humore, qui nervofa corpora rodat, vel ex ingenti
frigore, quod tale quippiam quale gelu efficit. Atque hae
tres convulfiones faepe percurantur, fed quae ex nervofarum partium ficcitate provenit, infanabilis eft. Quippe etiam
in libro de marafmo docuimus folidorum corporum ficcitatem omnino effe infanabilem. Quo minus adjiciendum quicquam de ejusmodi fymptomatis praeterea puto, fed nec de

οὐδὲ περὶ τῶν διὰ κένωσιν ἀμέτρων ἤτοι διὰ γαστρὸς ἢ δι᾽
ἐμέτου ἢ δι᾽ αἱμοῤῥαγίας· εἴρηται γὰρ ὑπὲρ αὐτῶν ἤδη μετρίως ἐν τοῖς ἔμπροσθεν αὖθίς τε διελθεῖν ἀναγκαῖον ἔσται
καὶ μάλισθ᾽ ὅταν ὁ λόγος μοι γίγνηται περὶ τῶν παρὰ φύσιν
ὄγκων. καταπαύσω τοιγαροῦν ἤδη τὸν ἐνεστῶτα λόγον,
ἐπειδὴ περὶ τῶν ἀναγκαιοτάτων συμπτωμάτων καὶ μάλιστα
τῶν συνεζευγμένων αὐταῖς ταῖς διαθέσεσι τῶν πυρετῶν αὐτάρκως διῆλθον.

iis quae vitio immodicae vacuationis vel per alvum vel per
vomitum vel ſanguinis profuſionem incidunt, quod et antea
de his mediocriter ſit dictum et poſthac dicere ſit neceſſum,
potiſſimum quum mihi de tumoribus qui praeter naturam
incidunt erit agendum. Itaque librum jam claudam, quandoquidem de ſymptomatis iis quae maxime erant neceſſaria
et praecipue quae cum febrium affectibus ipſis ſunt connexa
abunde diſſerui.

ΓΑΛΗΝΟΤ ΘΕΡΑΠΕΤΤΙΚΗΣ ΜΕΘΟΔΟΤ ΒΙΒΛΙΟΝ Ν.

Ed. Chart. X. [294.]　　　　　Ed. Baf. IV. (173)

Κεφ. α'. Δύο μὲν ἤδη γένη νοσημάτων ὅπως ἄν
τις ἰῷτο μεθόδῳ δεδήλωται· τὸ μὲν ἕτερον, ἡ δυσκρασία, παλαιὰν ἔχουσα προσηγορίαν, τὸ δ' ἕτερον ὑφ' ἡμῶν ὠνο-
μασμένον, ἡ τῆς συνεχείας λύσις. ὑπὲρ ἧς πρώτης γράψαντες
ἐν τῷ τρίτῳ καὶ τετάρτῳ καὶ πέμπτῳ καὶ ἕκτῳ τῶνδε τῶν
ὑπομνημάτων, ἐφεξῆς αὐτῇ τὰ κατὰ δυσκρασίαν γιγνόμενα
μέχρι τοῦ δωδεκάτου διήλθομεν. ἐν δὲ τῷδε τῷ τρισκαιδεκάτῳ
τῆς ὅλης πραγματείας ὄντι περὶ τῶν παρὰ φύσιν ὄγκων
ἀρξόμεθα λέγειν, ἐν οἷς δηλονότι κατὰ μέγεθος ἐξίσταται τὰ

GALENI METHODI MEDENDI
LIBER XIII.

Cap. I. Duo jam genera morborum quemadmo-
dum quis methodo fanet docuimus, alterum in intemperie
politum, cui antiqua eft appellatio, alterum cui nos nomen
indidimus, continuitatis folutionem. De qua prima in tertio,
quarto, quinto ac fexto horum commentariorum praecepimus. Poft eam de iis quae in intemperie confiftunt, ufque
ad duodecimum egimus. In hoc vero totius operis tertio
decimo de tumoribus qui praeter naturam incidunt differe-
rere incipiemus, in quibus fcilicet partes a naturali flatu in

μέλη τοῦ κατὰ φύσιν. ὑγίειαν δὲ καλεῖν ἢ κατὰ φύσιν οὐ
διοίσει πρός γε τὰ παρόντα. πολλῶν δὲ κατ᾽ εἶδος ὄντων ἐν
αὐτοῖς παθῶν, περὶ πρώτης ἐροῦμεν τῆς φλεγμονῆς. ἄμεινον γὰρ ἀπὸ ταύτης ἄρξασθαι διά τε τὸ συνεχέστατα γίγνεσθαι καὶ πυρετούς τε καὶ ἄλλα συμπτώματα ἐργάζεσθαι
σφαλερώτατα. λεγόντων δὲ πολλάκις τῶν παλαιῶν φλεγμονὴν τὴν φλόγωσιν, ἰστέον νῦν ἡμᾶς οὐ περὶ ταύτης διέρ-
χεσθαί τῆς φλεγμονῆς, ἀλλ᾽ ἥτις ἅμα τῇ φλογώσει καὶ τάσιν
ἔχει περὶ τὸ μόριον, ἡμῖν θ᾽ ἁπτομένοις φαινομένην αὐτῷ
τε τῷ κάμνοντι διὰ τῆς ἰδίως ὀνομαζομένης συναισθήσεως.
οὐδὲν δ᾽ ἧττον τῆς τάσεως ἀντίτυπόν ἐστι τὸ φλεγμαῖνον
μόριον ἐν ὄγκῳ τε μείζονι τοῦ κατὰ φύσιν· ὀδύνη δ᾽ αὐτῷ
σύνεστιν ἤτοι γ᾽ ἐλάττων ἢ μείζων· ἐνίοτε δὲ καὶ μετὰ
σφυγμοῦ συναισθήσεως, ὅταν ἐπιπλέον αὐξηθῇ τὸ νόσημα,
καὶ μάλισθ᾽ ἡνίκα ἐκπυΐσκεται. οὕτω δὲ καὶ τὸ καλούμενον
ἔρευθος ἤτοι γ᾽ ἧττον ἢ μᾶλλον. ἀεὶ δὲ πάντως ἐστὶν ἐν
τοῖς φλεγμαίνουσι μορίοις· ὥστε κἂν ἐν τῷ τοῦ ποδὸς

quantitate recefferunt. Sane fanitatem an fecundum naturam
affectum dixeris ad ea quae nunc paramus, nihil interfit.
At quum plures fpecie affectiones in his fint, primum agemus de phlegmone. Expedit enim ab hac coepiffe, et quod
frequentiffime incidat et quod febres aliaque fymptomata
periculofiffima excitet. Quum autem veteres phlogofin faepe
phlegmonen appellent, fciri volumus non hoc loco nos de
hac phlegmone differere, fed de ea quae fupra inflammationem tenfionem quoque in parte facit, quam non modo ipfi
tactu deprehendamus, fed etiam ipfe aeger proprio fenfu
appellato advertat. Nihilominus etiam pro tenfionis modo
tangenti quoque renititur pars phlegmone obfeffa auctior-
que eft quam pro naturali habitu, nec dolor illi deeft major
minorve, cum quo nonnunquam et pulfationis eft fenfus
quum morbus amplius increvit, ac potiffimum quum fup-
purat. Sic rubor quoque vocatus major minorve *vifitur.*
Semper tamen rubor omnino partibus inflammatis ineft,
adeo ut five in ipfo pedis veftigio five in parte interna ma-

ἴχνει, [295] κἂν κατὰ τὸ τῆς χειρὸς ἔνδον γένηται μεγάλη
φλεγμονὴ, καὶ ταῦτα φαίνεσθαί πως ἑαυτῶν ἐνίοτε ἐρυ-
θρότερα.

Κεφ. β'. Δέδεικται γάρ τοι πᾶσα φλεγμονὴ δι' ἐπιρ-
ροὴν αἵματος γιγνομένη τισὶ μὲν εὐθέως θερμοῦ πλέον
ἢ κατὰ φύσιν ἦν θερμὸν, ἅπασι δ' οὖν ἐν τῷ φλεγμαίνοντι μορίῳ θερμοτέρου γιγνομένου. καὶ τοῦτο κοινὸν ἁπάσαις ταῖς αἱρέσεσίν ἐστιν, εἴτε σφήνωσιν μόνην αἰτιῶνται
κατὰ τὰ πέρατα τῶν ἀγγείων, εἴτε παρέμπτωσιν τοῦ αἵματος ἐν μόναις ταῖς ἀρτηρίαις, εἴτ' ἔμφραξίν τινα, εἴτε
ἔνστασιν ἐν λόγῳ θεωρητοῖς ἀραιώμασιν. ὥστε καὶ ὁ τῆς
ἰάσεως σκοπὸς ἁπάσαις κοινὸς ἡ κένωσις τοῦ πλεονάζοντος αἵματος ἐν τῷ φλεγμαίνοντι μορίῳ. γιγνομένης δ' ἔτι
τῆς φλεγμονῆς διττὸς ὁ σκοπὸς ὥσπερ καὶ τῶν ἄλλων
ἁπάντων ἐδείχθη νοσημάτων, ὅσα τὴν γένεσιν ἐνεστῶσαν
ἔτι καὶ μήπω συμπεπληρωμένην ἔχοι. τὸ μὲν γὰρ γεγονὸς
αὐτῶν ἤδη τῷ θεραπευτικῷ μέρει τῆς ἰατρικῆς ὑποπέ-
πτωκε, τὸ δ' ἔτι γιγνόμενον τῷ προφυλακτικῷ. καὶ διὰ

nus magna phlegmone incubuit, haec quoque magis interdum rubra videntur quam ante.

Cap. II. Etenim oftenfum eft phlegmonen omnem
e fanguinis confluxu confiftere, qui aliis ftatim calidior eft
quam pro natura fuit; omnibus certe in ipfa parte quae
phlegmone vexatur calidior efficitur. Atque hoc omnium
fectarum commune eft, five impactum tantum fanguinem in
finibus vaforum phlegmones caufam velint, five interciden-
tiam fanguinis in folis arteriis, five obftructionem aliquam,
five in raritatibus ratione contemplabilibus refiftentiam. Quo
fit ut etiam curationis fcopus omnibus fit communis, nempe
vacuatio redundantis in parte phlegmone obfeffa fanguinis.
Phlegmones vero quae in generatione adhuc eft duplex
fcopus, ut in reliquis morbis omnibus, quicunque in gignendo
adhuc funt, nec dum abfolutionem funt nacti, oftendimus.
Nam quod eorum generatum jam eft, id medicinae artis
parti therapeuticae fubjicitur, quod in generatione adhuc
eft, parti quae *futurum morbum* praecavet. Atque idcirco

τοῦτο ἔφαμεν οὐχ ἁπλῆν, ἀλλὰ σύνθετον εἶναι τὴν ὅλην
ἐπιμέλειαν τῶν ἔτι γιγνομένων παθῶν ἐκ προφυλακτικῆς
τε καὶ θεραπευτικῆς. ὥσπερ γε καὶ εἰ μηδ᾽ ὅλως ἄρχοιτο
φλεγμαίνειν μηδέπω, φαίνοιτο δὲ τὸ τῶν γεννῆσαι δυναμένων αἰτίων εἶδος ἤδη κατὰ τὸ σῶμα, σκοπὸς κἀπὶ τούτων ἁπάντων ἡ προφυλακὴ μόνη. μηδέπω δ᾽ αἰτίας μηδὲ
μιᾶς ὑποτρεφομένης ἐν τῷ σώματι, τὸ καλούμενον ὑγιεινὸν
μέρος τῆς τέχνης προνοεῖται καὶ οὕτως ἐχόντων. ὅσα τοίνυν αἴτια τὴν φλεγμονὴν ὁρᾶται γεννῶντα, ταῦτα ὅταν
μὲν ἤδη πως ᾖ κατὰ τὸ σῶμα, μικρὰ δ᾽ ἔτι καὶ ἀρχόμενα,
κωλύειν αὐτὰ δεῖ μείζω γενέσθαι, καὶ τοῦτ᾽ ἐστὶν ἡ προφυλακὴ τῆς φλεγμονῆς. εἰ δὲ τηλικοῦτον ἔχει τὸ μέγεθος
ὡς ἤδη ποιεῖν φλεγμονὴν, ἐκκόπτειν μὲν χρὴ ταῦτα, τὸ δὲ
ἤδη γεγονὸς αὐτῆς ἰᾶσθαι.

Κεφ. γ'. Γένεσις μὲν οὖν κοινὴ πάσαις ταῖς φλεγμοναῖς ἐξ αἵματος ἐπιῤῥοῆς ἐστι πλείονος ἢ ὅσου δεῖται
τὸ μέρος, ὡς ἔν τε τῷ περὶ τῶν παρὰ φύσιν ὄγκων ἐδεί-

diximus non fimplicem, fed compofitam effe totam de iis
morbis qui in generatione adhuc funt medentis folicitudinem ex prophylactice, *quae providet,* et therapeutice, *quae
curat.* Ut etiam, fi omnino phlegmone laborare adhuc non
coeperit, fed tamen appareat jam fubeffe in corpore genus
aliquod caufarum, quae phlegmonen excitare poffint, in talibus quoque omnibus fola praecautio indicatur. At fi nulla
adhuc in corpore caufa fubalitur, iis qui ita fe habent ea
pars quae fanitatis eft tutrix providet. Ergo quae caufae
phlegmonen accerfere videntur, has quum jam in corpore
fint conceptae, fed tamen exiguae adhuc et incipientes, ne
majores fiant, inhibere conveniet, atque hoc praecaventis
phlegmonen eft officium. Quum vero ea magnitudine fint
ut jam phlegmonen creent, eas fubmovere oportet, ac quantum jam phlegmones genitum eft fanare.

Cap. III.   Ac communis omnium phlegmonarum generatio ex fanguinis affluxu eft copiofioris quam pars poftulet, ut tum in libro de tumoribus praeter naturam often-

χύη καὶ τῷ τῆς ἀνωμάλου δυσκρασίας. ἐπιῤῥεῖ δὲ πλέον,
ἐνίοτε μὲν ἑτέρου τινὸς ἢ ἑτέρων τινῶν μορίων εἰς αὐτὸ
πεμπόντων, ὑποδεχομένου δὲ τοῦ φλεγμαίνειν ἀρχομένου,
ποτὲ δὲ ἕλκοντος ἐφ᾽ ἑαυτὸ τοῦ πάσχοντος. τὰ μὲν οὖν
πέμποντα ποτὲ μὲν, ὡς τῷ πλήθει περιττὸν ἢ ἀνιαρὸν
τῇ ποιότητι, διωθεῖται τὸν χυμὸν, ἐνίοτε δὲ καὶ δι᾽ ἄμφω·
τὰ δὲ ἕλκοντα διὰ θερμότητα νοσώδη. κατὰ δὲ τὰς ὀδύνας ἄρχεται μὲν ἐκ τοῦ τὴν ὀδύνην ἔχοντος ἡ αἰτία, τὰ
δ᾽ ὑπερκείμενα τὸ σύμπαν ἐργάζεται τῆς φλεγμονῆς. τὸ μὲν
οὖν ἐπὶ τὸ θερμαινόμενον ἤτοι γ᾽ ἕλκεσθαι τοὺς πλησιά-
ζοντας χυμοὺς, ὡς ἡμεῖς φαμεν, ἢ ὡς [296] Ἀσκληπιάδης
ἐνόμιζε, ῥεῖν, ἐναργῶς φαίνεται καὶ φυλαττέσθω (174) τῷ
λόγῳ κἀνταῦθα τὸ ἀληθὲς, ἐξ αὐτοῦ τοῦ βλέπεσθαι. τά γε
μὴν ὀδυνώμενα φαίνεται μὲν καὶ ταῦτα φλεγμαίνοντα διὰ
τὴν ὀδύνην, ἡ δ᾽ αἰτία τισὶ μὲν οὐδ᾽ ὅλως εἴρηται, τισὶ
δ᾽ οὐδαμῶς πιθανή. καθ᾽ ἡμᾶς δ᾽ ἐστὶ τοιάδε. δέδεικται
δὲ κατὰ τὴν πραγματείαν ἣν περὶ τῶν φυσικῶν δυνάμεων
ἐποιησάμεθα μία καὶ ἥδε τῆς φύσεως δύναμις, ἣν ἀποκρι-

dimus, tum in eo qui de inaequali intemperie eſt inſcriptus.
Sane copioſior *ſanguis* affluit interdum ab alia quapiam
aliisve quibusdam partibus eum mittentibus, ac ea quae
phlegmone laborare incipit recipiente, aliquando parte affecta hunc ad ſe trahente. Partes quae mittunt alias ut copia ſupervacuum vel ut qualitate moleſtum, alias utroque
nomine humorem propellunt, quae attrahunt, ea morboſo
calore *trahunt*. Porro in doloribus incipit quidem cauſa ab
eo quod afficitur, ſed quicquid eſt phlegmones, id ſuperpo-
ſitae partes efficiunt. Ergo quod ad partem calefactam, vel
trahuntur vicini humores, ut nos cenſemus, vel confluunt,
ut Aſclepiades putabat, evidenter cernitur, et conſtat hoc
loco ex ipſo quod cernitur ſermoni fides. At vero quae dolent, cernuntur ea quoque phlegmonen ex dolore pati, ſed
cauſam ejus quidam omnino non aſſignant, quidam nullo
modo probabilem. Noſtra vero ſententia talis eſt. Docuimus
in eo opere quod de naturalibus facultatibus edidimus,
unam eſſe naturae facultatem, quam excretricem dicimus.

τικὴν ὀνομάζομεν. ἐνεργεῖ δ᾽ αὕτη κατ᾽ ἐκείνους τοὺς καιροὺς
ἐν οἷς ἂν αἴσθηται λυπούντός τινος. ἐν δέ τι τῶν λυπούντων
αὐτήν ἐστι καὶ τὸ τὴν ὀδύνην ἐργαζόμενον αἴτιον, ὅ τί ποτ᾽
ἂν ᾖ. τοῦτ᾽ οὖν ἀποτρῖψαι σπεύδουσα φλεγμονὴν ἔστιν ὅτε
κατὰ τὸ μέρος ἐργάζεται. ὅταν γὰρ ταῖς πρώταις ἑαυτῆς κινή-
σεσι μηδὲν ἀνύσῃ, τηνικαῦτ᾽ ἤδη σφοδρότερον ἐπιχειροῦσα
τὸ λυποῦν ἀποτρίψασθαι συνεκθλίβει τι πρὸς τὸ μέρος ἐκ
τῶν ὑπερκειμένων αἷμα καὶ πνεῦμα. κἀντεῦθεν ἐπὶ ταῖς
ὀδύναις εἰς ὄγκον εἴρηται τὸ μέρος ἀνάλογον τῷ πρὸς αὐτὸ
ῥυέντι χυμῷ.

Κεφ. δ᾽. Καὶ μέντοι καὶ πάντων τῶν παρὰ φύσιν
ὄγκων ἡ ποικιλία τῆς διαφορᾶς ἕπεται τῇ τῶν ἐπιῤῥεόντων
φύσει. πνευματωδέστεροι μὲν γὰρ, ὅταν ἡ πνευματώδης
οὐσία πλείων ἀφίκηται, γίνονται· φλεγμονωδέστεροι δὲ, ὅταν
ἡ τοῦ αἵματος· ἐρυσιπελατώδεις δὲ ὅταν ὁ τῆς ξανθῆς χολῆς
χυμός· οἰδηματώδεις δὲ, ὅταν ὁ τοῦ φλέγματος, ὥσπερ γε καὶ
σκιῤῥώδεις, ὅταν ἤτοι παχὺς ᾖ καὶ γλίσχρος ἱκανῶς ὁ κατα-
σκήψας εἰς τὸ μόριον ᾖ χυμός. ὁ μὲν οὖν παχὺς ἤδη πώς ἐστι
μελαγχολικὸς καὶ ἤτοι γε ἧττον ἢ μᾶλλον. ὁ δὲ γλίσχρος ἐκ

Ea fuo munere tum fungitur quum moleftum aliquid fentit.
Unum vero quiddam eft ex iis, quae eam contriftant, ipfa
quae dolorem excitat caufa, quaecunque ea fit. Hanc igitur
ejicere dum properat, phlegmonen interdum in parte concitat. Quum enim primis fuis conatibus nihil profecit, vehementius aggreffa quod infeftat expellere, fanguinis aliquid
te fpiritus ex fuperpofitis in affectam fimul exprimit. Atque
hinc fit ut ex dolore pars proportione confluentis in eam
humoris in tumorem attollatur.

Cap. IV. Quin etiam omnium tumorum qui praeter
naturam funt varietas ex ejus quod influit natura nafcitur.
Ubi enim flatulenta materia copiofior acceffit, flatuofi magis
tumores fiunt, phlegmonodes vero magis, ubi fanguis, erify-
pelatodes, ubi flava bilis, et oedematodes, ubi pituita, ut et
fcirrhofi, ubi vel craffus vel vehementer lentus humor eft,
qui parti eft infixus. Sane craffus humor quodammodo
jam melancholicus magis minusve eft. Lentus autem ex glu-

τε γλίσχρων ἐδεσμάτων γίγνεται, καί ποτε καὶ αὐτῶν τῶν
νευρωδῶν μορίων περίττωμα πολὺ γεννησάντων. ἀλλὰ περὶ
μὲν τᾶν ἄλλων ὄγκων ἐφεξῆς εἰρήσεται· περὶ δὲ τῆς
φλεγμονῆς τὰ κοινὰ πάντων λαβόντες εἰς τὸν λόγον οὕτως
αὐτοῖς προσθῶμεν, ὅσα μόνης αὐτῆς ἐστιν ἴδια. ὅταν
οὖν ἄρχηταί τι φλεγμαίνειν μόριον, ἐπισκεπτέον εἴτε διὰ
θερμασίαν τινὰ παρὰ φύσιν ἐν αὐτῷ γενομένην εἴτε δι᾽
ὀδύνην ἤτοι γ᾽ οἰκείαν ἤ τινα τῶν πλησιαζόντων εἰς τοῦθ᾽
ἧκεν· ἵνα σοι παύοντι τὴν αἰτίαν ἡ φλεγμονὴ μηκέτ᾽
αὐξάνηται. μετὰ δὲ τήνδε τὴν ἐπίσκεψιν ἐφεξῆς θέασαι
μή τι τῶν πλησιαζόντων μορίων ἐπιπέμπει πλέον αἷμα τῷ
φλεγμαίνοντι· καὶ μετὰ τοῦτο μὴ καὶ σύμπαν τὸ σῶμα
πληθωρικῶς διάκειται.

Κεφ. ε΄. Μεμνῆσθαι δ᾽ οἶμαί σε καὶ τούτου τοῦ
δεδειγμένου πολλάκις, ὡς ἐκ τῶν ἰσχυροτέρων μορίων ὠθού-
μενα τὰ περιττὰ κατὰ πλῆθος ἢ ποιότητα τοῖς ἀσθενεστέ-
ροις ἐγκατασκήπτει· καὶ διὰ τοῦτό γε καὶ οἱ ἀδένες ἑτοίμως δέχονται τὸ ῥεῦμα καὶ μάλισθ᾽ ὅσοι μανώτεροι φύσει.

tinofis provenit cibis, fed et ex ipfis aliquando nervofis partibus, quum multum excrementi genuerint. Verum de caeteris tumoribus poft dicetur; nunc de phlegmone agemus,
ac prius' quae omnium funt communia ad difputationem
propofitis fic deinde quae folius ejus vitii funt propria ad-
jiciemus. Quum igitur pars aliqua phlegmone urgeri coeperit, videndum eft an propter calorem aliquem qui in illa
praeter naturam fit ortus, an propter dolorem vel ipfius
vel propinquae alicujus partis hanc contraxerit, quo adempta caufa phlegmone non amplius increfcat. Poft hanc confiderationem proxime illa contemplabere, numquid vicina
aliqua pars fanguinem largius ad partem phlegmone obfeffam
tranfmittat, deinde num totum corpus plethorice afficiatur.

Cap. V. Meminiffe vero te arbitror, utpote faepe a
nobis monftratum, fupervacanea, quae a valentioribus partibus ob redundantiam vel qualitatem expelluntur, ea in imbecilliores procumbere, atque hinc accidere ut glandulae
facile fluxiones recipiant et maxime quae rariores natura

ΒΙΒΛΙΟΝ Ν. 881

Ed. Chart. X. [296. 297.]   Ed. Baf. IV. (174.)

σφοδρότερος μὲν γὰρ ὁ τῶν ἀρτηριῶν καὶ φλεβῶν καὶ νεύρων
καὶ μυῶν ἐστι τόνος· ἀσθενέστερος δὲ καὶ ἴσως οὐδ᾽ ὅλως
ὁ τῶν ἀδενωδῶν σωμάτων. [297] οὕτως οὖν καὶ δι᾽ ἕλκος ἐν
δακτύλῳ γενόμενον ἤτοι ποδὸς ἢ χειρὸς οἱ κατὰ τὸν βουβῶνα καὶ τὴν μασχάλην ἀδένες ἐξαίρονταί τε καὶ φλεγμαίνουσι, τοῦ καταῤῥέοντος ἐπ᾽ ἄκρον τὸ κῶλον αἵματος ἀπο-
λαβόντες πρῶτοι. καὶ κατὰ τράχηλον δὲ καὶ παρ᾽ ὦτα
πολλάκις ἐξήρθησαν ἀδένες, ἑλκῶν γενομένων ἤτοι κατὰ τὴν
κεφαλὴν ἢ τὸν τράχηλον ἤ τι τῶν πλησίων μορίων· ὀνομάζουσι δὲ τοὺς οὕτως ἐξαρθέντας ἀδένας βουβῶνας. εἰ δὲ
σκιῤῥωδεστέρα ποτ᾽ αὐτῶν ἡ φλεγμονὴ γένοιτο, δυσίατός τέ
ἐστι καὶ καλεῖται χοιράς. ἥτις μὲν οὖν ἐστιν ἡ τῶν χοιράδων
ἴασις ἰδία, κατὰ τὸν ἑξῆς λόγον εἰρήσεται. νυνὶ δὲ περὶ τῶν
φλεγμονῶν ἐπειδὴ περὶ τούτων πρόκειται διελθεῖν, ἀναλαβόντες περὶ τούτων αὖθις λέγωμεν· ὡς τὸ κωλύειν αὐτὰς ἀρχομένας ἐκκοπτόντων τὴν γεννῶσαν αἰτίαν γίγνεται. καὶ πρῶτόν γε περὶ τῶν ἐφ᾽ ἕλκεσι φλεγμονῶν εἴπωμεν· ἐπειδὰν γὰρ
ἐγγὺς ἀρτηρίας μεγάλης ἢ φλεβὸς ἕλκος γένηται, τάχιστα

funt. Nam valentius eſt arteriarum et venarum et nervorum et muſculorum robur, imbecillus autem ac forte prorſus nullum corporum glanduloſorum. Sic igitur fit ut et
propter ulcus quod in manus aut pedis digito fit ejusmodi
glandulae in inguinibus et alis tum intumeſcant tum phlegmone occupentur, quum defluentem ad ultimos artus ſanguinem priores exceperint. Quin etiam in collo et ſecus
aures ſaepenumero glandulae iis quibus in collo, capite vel
aliqua vicina parte ulcus eſt natum intumeſcunt, nominant
autem ipſas glandulas quum ſic intumuerunt bubones. Quod
ſi ſcirrhoſior earum partium phlegmone aliquando fuerit,
haec et aegre ſanabilis eſt et ſtruma dicitur. Quaenam vero
fit ſtrumarum curatio, in proximo dicetur libro. Nunc de
phlegmonis, quoniam de iis differere propoſuimus, denuo
repetentes dicamus, quod inhibitio earum incipientium ex
generante illas cauſa tollenda praeſtatur. Primumque de iis
quae ulcera ſequuntur agamus, poſtea enim quam prope
magnam arteriam aut venam ulcus ortum eſt, celerrime

882 ΓΑΛΗΝΟΥ ΘΕΡΑΠΕΥΤ. ΜΕΘΟΔΟΥ

Ed. Chart. X. [297.]   Ed. Baf. IV. (174.)

μὲν οἱ βουβῶνες ἀνίστανται. φαίνεται δ᾽ ἐνίοτε καὶ ἡ φλὲψ
αὐτὴ καθ᾽ ὅλον τὸ κῶλον ἐρυθρά τε καὶ θερμὴ καὶ τεταμένη,
καὶ εἰ θίγῃς αὐτῆς ὀδυνωμένη. πληθωρικοῦ μὲν οὖν ὄντος
ἢ κακοχύμου τοῦ παντὸς σώματος ἡ θεραπεία δύσκολος
γίνεται, ὑγιεινοῦ δ᾽ ἀκριβῶς ῥᾳδία. θερμαίνειν τε γὰρ καὶ
ὑγραίνειν χρὴ μετρίως ὅλον τὸ κῶλον, ὅπως ἀνώδυνον γένοιτο,
γινώσκεις δὲ δήπου τὴν τῶν τοιούτων ὕλην, αὐτῷ μὲν οὖν
τῷ ἕλκει τῆς τετραφαρμάκου δυνάμεως ἐπιτιθεμένης ἐν
μοτῷ· λύεται δὲ ῥοδίνῳ μὲν μάλιστα, μὴ παρόντος δὲ αὐτοῦ,
τῶν χαλαστικῶν ἐλαίῳ τινί· τῷ δὲ ὅλῳ κώλῳ περιελιττομέ-
νου πιλήματος ἐλαίῳ θερμῷ βεβρεγμένου. καὶ μέντοι καὶ
αὐτῷ τῷ ἕλκει τὸ φάρμακον ἐπιτιθέναι χρὴ θερμὸν, ἔξωθέν τε καταπλάττειν αὐτῷ θερμῷ καταπλάσματι τὸ μὲν
ἄλευρον ἤτοι κρίθινον ἢ πύρινον ἢ μικτὸν ἐξ ἀμφοῖν ἔχοντι,
τὸ δὲ ὑγρὸν ὕδωρ μετ᾽ ἐλαίου βραχέος. οὕτω δὲ καὶ αὐτῷ
τῷ ἀδένι τῷ φλεγμαίνειν ἠργμένῳ παρηγορικῶς χρὴ προσφέρεσθαι τήν γε πρώτην ἡμέραν ἐξ ἐλαίου θερμοῦ διά-
βροχον ἔριον ἐπιτιθέντας, οὐχ ὥς τινες εὐθέως μεθ᾽ ἁλῶν·

bubones excitantur. Cernitur autem aliquando ipſa quoque
vena per totum membrum rubra et calens et diſtenta, ac
ſi quis eam tangit dolens. Ergo ſi vel totum corpus ſit plethoricum vel malo humore redundet, difficilis curatio redditur, ſin ſanum plane ſit, facilis. Nam calefacere et humectare modice totum membrum, quo dolor mitigetur, oportet,
noſti autem ejusmodi praeſidiorum materiam, ipſi utique
ulceri tetrapharmaco in linamento impoſito, liquatur id
oleo potiſſimum roſaceo, vel ſi id non adſit, laxanti aliquo,
toto vero membro hapſo lanae ex calente oleo imbuto circumdato. Quin etiam ipſi ulceri calidum imponi medicamentum oportet, ac ſuper ipſum calidum extrinſecus cataplaſina
ponere, quod ex farina vel hordeacea vel triticea vel ambabus mixtis conſtet: humorem autem habeat aquam cum
pauco oleo. Non ſecus vero etiam ipſi adeni, quae phleg
mone urgeri coepit, ut mitigetur, imponi debebit primo die
lana ex oleo calente madens, non autem ſicut nonnulli fa-

Ed. Chart. X. [297.]   Ed. Baf. IV. (174.)

ὕστερον γὰρ ἐκείνοις χρησόμεθα, τοῦ τε καθ᾽ ὅλον τὸ κῶλον
ὄγκου παρηγορηθέντος, ἀνωδύνου τε τοῦ ἕλκους γενομένου.
καὶ μέντοι γε καὶ τὸ μακεδονικὸν καλούμενον φάρμακον,
ὡσαύτως τῇ τετραφαρμάκῳ δυνάμει κατὰ τῶν ἑλκῶν ἐπιφέρειν
προσήκει· καὶ γὰρ καὶ παραπλήσιά πως ἀλλήλοις ἐστὶ, μόνῳ
τῷ λιβανωτῷ πλεονεκτοῦντος τοῦ μακεδονικοῦ. πληθωρικοῦ
δ᾽ ὄντος ἢ κακοχύμου τοῦ σώματος ἡ διὰ τῶν οὕτω θερμαινόντων ἀγωγὴ ῥευματίζει τὸ κῶλον. οὐ μὴν οὐδ᾽ ἄλλῃ τινὶ
χρῆσθαι δυνατόν. ἀναγκαζόμεθα τοιγαροῦν ἐνίοτε κενοῦν
αἵματος ἤτοι φλέβα τέμνοντες ἢ ἀποσχάζοντες τὰ μὴ πεπονθότα κῶλα. χειρὸς μὲν γὰρ κακῶς ἐχούσης τὰ σκέλη, τοῦ δ᾽
ἑτέρου τῶν σκελῶν πεπονθότος τὸ λοιπόν. ταύτας γὰρ τὰς
κενώσεις ἐνδείκνυται τὸ πλῆθος, ὥσπερ γε καὶ ἡ κακοχυμία
τὴν τοῦ πλεονάζοντος χυμοῦ κάθαρσιν. ὡς τὰ πολλὰ μὲν
οὖν ἐπὶ τοῖς εἰρημένοις βοηθήμασι παύεται τὰ᾽ν ἀδένων ἡ
φλεγμονή. πολλάκις δ᾽ ἤτοι τοῦ θεραπεύοντος βραδύνοντος
περὶ τὴν τοῦ παντὸς σώματος κένωσιν ἢ αὐτοῦ τοῦ κάμνοντος ὑπὸ μαλακίας αὐτὴν οὐ προσιεμένου, μείζων ἡ φλεγμονὴ

ciunt ſtatim addito ſale, poſt enim ſale utemur, quum et tumor per totum membrum fuerit remiſſus et dolor ulceris
ſedatus. Quin etiam macedonicum quod vocant medicamentum ſimiliter, ſicut tetrapharmacum, ipſi ulceri imponere
licebit; etenim ſimilia inter ſe ſunt ſolo thure tetrapharmacum macedonico ſuperante. At ſi vel plethoricum corpus ſit
vel cacochymum, curatio per ea quae ſic calent fluxionem
ad membrum citat. Atqui nec alia ulla uti datur. Cogimur
ergo alias ſanguinem mittere idque aut vena inciſa aut
membris iis quae laeſa non ſunt ſcarificatis. Manu enim laborante *ſcarificabis* crura, altero crurum male habente reliquum. Has namque vacuationes indicat ipſa copia, ſicut
etiam humorum vitium redundantis humoris purgationem.
Ac plerumque poſt haec praeſidia glandularum phlegmone
deſinit. Saepe tamen vel ipſo qui curat ad corporis totius
vacuationem ſegniore, vel ipſo qui laborat prae mollitie eam
non admittente, earum phlegmone major efficitur ſic ut ad

884   ΤΑΛΗΝΟΤ ΘΕΡΑΠΕΤΤ. ΜΕΘΟΔΟΤ

Ed. Chart. X. [297. 298.]   Ed. Baſ. IV. (174. 175.)

γίνεται τῶν ἀδένων, ὡς εἰς ἐκπύησιν ἔρχεσθαι. καὶ μέντοι
καὶ τὰ καλούμενα φύματα κατ᾽ αὐτοὺς τοὺς ἀδένας συμβαίνει, διὰ ῥεῦμα κατασκῆψαν ἄνευ τῆς ἕλκους προφάσεως. ὅταν
οὖν ποτε διατείνωνται σφοδρῶς ἀδένες ἢ ἁπλῶς ὁτιοῦν μόριον ἄλλο φλεγμαῖνον, ἀναγκαζόμεθα προκενώσαντες τὸ ὅλον
ἀποσχάζειν αὐτό. κενοῦμεν δὲ τὸ ὅλον, [298] ὡς κἂν τῷ
περὶ πλήθους ἐδείξαμεν, οὐ μόνον ἐν πληθωρικῇ διαθέσει
γιγνόμενον, ἀλλὰ καὶ διὰ μέγεθος τοῦ πάθους, ἐν συμμετρίᾳ
χυμῶν καθεστηκότος τοῦ παντὸς σώματος. ἡ γὰρ ὀδύνη καὶ
ἡ θερμασία τοῦ φλεγμαίνοντος μέλους αἰτίαι ῥεύματος γίνονται, κἂν ἀπέριττον ᾖ τὸ σύμπαν σῶμα. χρὴ τοίνυν ἐνδεέστερον αὐτὸ ποιεῖν τηνικαῦτα κενοῦντα κένωσιν, ἥτις ἂν
ἁρμόττειν φαίνηται μάλιστα τῇ θ᾽ ἡλικίᾳ καὶ τῇ φύσει τοῦ
κάμνοντος, ἐπισκοποῦντα καὶ τὴν ὥραν καὶ τὴν χώραν καὶ
τὰ ἔθη τοῦ νοσοῦντος· ὑπὲρ ὧν ἤδη πολλάκις ἐν πολλοῖς
εἴπομεν, ὥστε κἂν μὴ προσκέηταί ποτε τῷ λόγῳ, (175) συν-
υπακούειν αὐτὰ χρή. ὅταν τὸ οἷον ζέον τῆς φλεγμονῆς παύσηται, τῶν παρηγορικῶν ἀποχωροῦντα καταπλασμάτων ἐπὶ

ſuppurationem perveniat. Sed et quae phymata quoque appellant memoratis glandulis, ſicubi fluxio in eas procubuit,
citra ulceris occaſionem accidunt. Ubi ergo diſtentae vehementer glandulae ſunt, aut alia denique pars quaevis, quam
phlegmone premit, cogimur toto corpore prius vacuato
ipſam ſcarificare. Sane vacuamus totum *corpus*, ſicut in libro
de plenitudine monſtravimus, non modo in plethorico affectu, ſed etiam ob morbi magnitudinem quum in ſymmetria humorum totum corpus conſtituatur. Siquidem dolor et
calor partis inflammatae etiamſi purum ab excrementis totum corpus ſit, fluxionis cauſae fiunt. Expedit igitur par-
tius id hoc caſu facere, ac vacuare prout maxime tum aetati laborantis tum naturae congruere videbitur, aeſtimatis
praeterea tam anni tempore tum regione tum aegrotantis
ipſius conſuetudine, de quibus ſaepe jam in multis diximus
ſic ut etiamſi adhibita in ſermone non ſint ſubaudire ea
conveniat. Ubi vero phlegmones veluti fervor jam ſubſedit,
mitigatoriis cataplaſmatis dimiſſis ad ea quae diſcutiunt

Ed. Chart. X. [298.]   Ed. Baf. IV. (175.)

τὰ διαφορητικὰ χρὴ μεταβαίνειν κατὰ βραχὺ, πρῶτον μὲν
τοῖς παρηγορικοῖς μιγνύντα μέλιτος ὀλίγον, εἶτ᾽ ἀφαιροῦντα
μὲν ὅλον τὸ πύρινον ἄλευρον, ἀρκούμενον δὲ τῷ κριθίνῳ
μετὰ τοῦ καὶ τὸ μέλι προσαύξειν, εἶθ᾽ ἑξῆς ἐπί τι τῶν διαφορούντων ἰέναι φαρμάκων ὅσα ταῖς συστάσεσιν ἤτοι γ᾽ ὑγρὰ
τοῖς ἐμμύτοις ὁμοίως ἐστὶν ἢ κηρωτοειδῆ. ἀφίστασθαι δὲ τῶν
σκληρῶν, οἷα πολλὰ τῶν ἐμπλαστῶν ἐστι· συντείνει τε γὰρ
τὰ λείψανα τῶν φλεγμονῶν, αὖθίς τε φλεγμαίνειν ἀναγκάζει
τὰ πεπονθότα μόρια. κἂν εἰ πῦον δέ τι κατὰ τὸ διαπυῆσαν
ἀξιόλογον εἴη περιεχόμενον, οὐ χρὴ τέμνειν αὐτίκα, καθάπερ
ἔνιοι πράττουσιν, ἀλλὰ διαφορεῖν ἐπιχειρεῖν τοῖς τοῦτο δρᾶν
πεφύκοσι φαρμάκοις, ὧν ἡ χρῆσις ἐστοχάσθω τῆς διαθέσεως·
ὅταν μὲν γὰρ ἔτι φλεγμονῶδές τι κατὰ τὸ μόριον ᾖ, τὰ δριμέα τῶν φαρμάκων ἐρεθίζει μᾶλλον ἢ διαφορεῖ. ὅταν δὲ φαί-
νηταί σοι τὸ τῆς φλεγμονῆς λείψανον σκιῤῥῶδες γινόμενον,
θαῤῥεῖν ἤδη τοῖς ἰσχυροῖς φαρμάκοις, ἐπιβλέποντα δὶς τῆς
ἡμέρας ὁποῖόν τι δρᾷ κατὰ μὲν τὴν ἕω τὸ πρότερον, εἰς τὴν
ἑσπέραν δὲ τὸ δεύτερον. εἰ δὲ καὶ βαλανείῳ χρῷτο, καὶ κατὰ

paulatim eſt tranſeundum. Ac primum cum mìtigatoriis
paulum mellis miſcendum. Mox triticea farina in totum
auferenda, contentis hordeacea cum melle uberiore. Deinde
ad aliquod ejusmodi discutientium medicamentorum eſt veniendum, quae vel humida confiſtentia ſint ſimiliter iis quae
in linamentis vel linteolis excipiuntur vel cerati ſpecie. A
duris autem abſtinendum eſt, qualia pleraque emplaſtra ſunt,
nam et phlegmonarum reliquias contrahunt et rurſus phlegmonen in aegra parte excitant. Quin ſi pus aliquod notabile in ſuppurante *parte* ſit contentum, non expedit, quod
nonnulli faciunt, protinus incidere, imo diſcuſſionem moliri
medicamentis ad id valentibus, quorum uſus ex affectu ſit
conjectatus; quum enim phlegmones quicquam in parte reſtat, acria medicamenta magis irritant quam diſcutiunt.
Quum vero quod ex phlegmone relinquitur ſcirrhoſum effectum videtur, fidenter jam valentibus medicamentis uteris,
ſed obſervato bis in die quem praeſtent effectum, primum
mane, ſecundo veſperi. Quod ſi balneo quoque utatur, etiam

τὸν ἐκείνου καιρόν. ὅταν οὖν ἴδῃς ποτὲ διὰ τὴν τοῦ φαρμάκου δριμύτητα τὸ πεπονθὸς μέρος ἠρεθισμένον ὡς ὀγκω-
δέστερον ἢ ἐρυθρότερον ἢ ὀδυνωδέστερον γεγονέναι, παρηγό-
ρει μεταξὺ τῇ διὰ τῶν σπόγγων πυρίᾳ. καὶ αὕτη δέ σοι ποτὲ
μὲν ἐξ ὕδατος ἔστω ποτίμου, ποτὲ δ᾽ ἁλῶν ἔχοντός τι κατὰ
τὰς σκιρρωδεστέρας δηλονότι φλεγμονάς. εἰ δὲ καὶ νικηθείη
ποτὲ τὰ φάρμακα πρὸς τοῦ πλήθους τοῦ πύου καὶ φαίνοιτο
μὴ δυνάμενα διαφορῆσαι πᾶν αὐτό, τέμνειν χρὴ τὸ οὕτως
ἀφιστάμενον, ἔνθα μάλιστά ἐστιν ὑψηλότατον ἑαυτοῦ· καὶ
γὰρ λεπτότατον εὑρήσεις ἐνταῦθα τὸ δέρμα. μέμνησο δὲ καὶ
θατέρου σκοποῦ τοῦ τῆς ὑπορρύσεως ἐν τῇ τομῇ· καὶ πρὸς
ἀμφότερα ἀποβλέπων οὕτως σχάζε τὸ διαπυῆσαν· ἐπιτίθει
τε φάρμακον ἐφεξῆς τῶν ξηραινόντων ἀδήκτως. εἰ δὲ καὶ
σεσηπέναι φαίνοιτό τινα τοῦ διαπυήσαντος, ἐκκόπτειν ἀναγκαῖον αὐτά. τινὲς δ᾽ ἐπὶ τῶν κατὰ μασχάλην καὶ βουβῶνα
διαπυΐσκόντων ἀεὶ κελεύουσι μυρσινοειδῶς ἐκτέμνειν τοῦ
δέρματος, ἐπειδὴ φύσει χαλαρὸν ἐν αὐτοῖς ἐστι καὶ διὰ τοῦτο
δεχόμενον ἑτοίμως πᾶν τὸ παραγινόμενον ἐπ᾽ αὐτό· καὶ

in eo tempore fiat. Si quando ergo aegram partem medicamenti acrimonia irritatam videris, ut tumentior aut rubi-
cundior fit aut magis doleat, mitigabis eam interea fomento,
quod per fpongiam *adminiftrabis.* Id autem aliquando ex
aqua dulci efto, aliquando etiam fal habente, ubi fcilicet
fcirrhofiores phlegmonae funt. Sin aliquando puris copia
medicamenta fuperet, nec ea videantur tibi totum difcutere
poffe, fecare quod fic abfceffit eo potiffimum loco oportet
quo eft editiffimum, quippe tenuiffimam etiam illic invenies
cutim. Memineris praeterea in fectione et alterius fcopi qui
ad affluxum pertinet, atque ad ambo refpiciens ita quod
fuppuravit incide, ac deinceps medicamentum aliquod eorum quae fine morfu ficcent impone. Quod fi computruiffe
portio aliqua fuppurantis partis videbitur, excidi eam eft
neceffe. Sane quidam in iis quae in axillis et inguinibus
fuppurant in myrtei folii formam femper excidi cutim jubent, quoniam in iis laxa ea naturaliter fit ideoque omne
quod ipfi advenit prompte recipiens, praeterea ipfa ex levi

φλεγμαίνουσι ῥᾳδίως ἐπὶ σμικραῖς προφάσεσι. καὶ μεγίστας γ̓ ἔνιοι τὰς περιτομὰς εἰώθασι ποιεῖσθαι, δἰ ἃς αἴσχι-
στόν τε τὸ μέρος εἰς οὐλὴν ἀχθὲν γίνεται καὶ προσέτι καὶ
ἀσθενέστερον ἐμποδίζει τε πολλάκις εἰς τὰς κινήσεις. ταῦτ̓
οὖν ἡμεῖς φυλαττόμενοι τὰ μὲν πλεῖστα μόνῃ τῇ τομῇ μετὰ
φαρμάκων ξηραινόντων ἱκανῶς ἰασάμεθα τὰς τοιαύτας
διαθέσεις· εἰ δέ ποτε καὶ περιτέμνειν ἐδέησε, διὰ τὸ πλῆθος οὐ τοῦ πύου μόνον, ἀλλὰ καὶ τῶν ἐφθαρμένων σωμάτων,
[299] ἤρκεσεν ἡμῖν οὐ πάνυ μεγάλη μυρσινοειδὴς περιαίρεσις. ἐχούσης δὲ τῆς τοιαύτης τὸ μῆκος μεῖζον τοῦ πλάτους,
ἐγκάρσιον ἔστω τὸ μῆκος ἐπὶ τοῦ βουβῶνος, οὐ κατ̓ εὐθὺ
τοῦ κώλου. καὶ γὰρ κατὰ φύσιν οὕτως ἐπιπτύσσεται τὸ δέρμα
ἑαυτῷ, καμπτόντων τὸ κῶλον. ἐπὶ δὲ τῇ περιαιρέσει πληροῦν χρὴ τὸ πεπονθὸς μόριον τῇ καλουμένῃ μάννῃ· ἔστι
δὲ ὑπόσεισμα λιβανωτοῦ τὸ φάρμακον τοῦτο, στύψεώς τε
μετέχον ὀλίγης καὶ κατὰ τοῦτο καὶ αὐτοῦ τοῦ λιβανωτοῦ
πρὸς ἔνια βέλτιον. ἐκεῖνος γὰρ ἐκ τῆς πυητικῆς δυνάμεώς
ἐστι μόνης, ὡς ἂν μὴ μετέχων στύψεως, καὶ μᾶλλον ὁ λιπα-

occafione phlegmonen facile contrahant. At maximas aliqui
fectiones facere folent, quarum occafione pars ubi ad cicatricem eft perducta, non folum turpiffima redditur, fed etiam
fit imbecillior et quae faepe homini ad motus fit in mora.
Haec igitur nos vitantes faepiffime certe fola incifione et
medicamentis valenter ficcantibus hujusmodi affectus fanavimus. Quod fi aliquando excidere aliquid propter multitudinem non puris modo, fed etiam corruptarum partium fuit
opus, contenti eramus fectione, quae myrti folium imitatur,
plane non magna. Cum autem in ea excifione longitudo major quam latitudo fit, efto in inguine longitudo per transverfum ducta, non autem per membri rectitudinem, etenim
quum membrum inflectimus, fic naturaliter cutis fibi appli-
catur. Poft excifam cutem medicamento manna vocato affectam partem implebimus; eft autem id purgamentum thuris levi adftrictione praeditum, atque hoc nomine etiam
thure ipfo ad nonnulla utilior. Thus enim illud puris tantum movendi facultatem obtinet, utpote nullius adftrictionis

ρώτερος ἐν αὐτῷ καὶ τῇ χροιᾷ λευκότερος, ὥσπερ γε ὁ τοῦδε
ξανθότερος ξηραντικώτερός ἐστι. τῇ δὲ μάννῃ. καὶ φλοιοῦ
τι λιβανωτοῦ μέμικται σμικρὸν, ἀφ᾽ οὗ τὸ στῦφον ἔχει.
τοῦτο δ᾽ αὐτὸ τὸ φάρμακον ὁ φλοιὸς τοῦ λιβανωτοῦ καὶ στύφει καὶ ξηραίνει γενναίως. διὸ καὶ πρὸς τὰς μετριωτέρας
αἱμοῤῥαγίας αὐτῷ χρώμεθα μόνῳ, καθάπερ γε καὶ πρὸς τὰς
σφοδροτέρας κανθέντι μόνῳ καὶ τῷ τε διηθημένῳ δηλονότι
καὶ χνοῶδει γεγονότι. καὶ μὲν δὴ καὶ παρηγορῆσαι χρὴ πρότερον τὸ τμηθὲν, ὡς εἴρηται, μέρος εἰς ὅσον ἂν φαίνηται
δεόμενον, ἐπιβροχῆς μὲν πρῶτον, εἶτα καταπλάσματος, εἶτα
τῶν ὑγραινόντων τινὸς φαρμάκων ἢ μὴ ξηραινόντων, ἔξωθεν
ἐπιτιθεμένων δηλονότι τούτων. κατ᾽ αὐτοῦ γὰρ τοῦ ἡλκωμένου τήν τε μάννην, ὡς εἴρηται, καὶ τῶν ἐμμότων φαρμάκων τὰ διαπυΐσκοντα μὲν πρῶτον, εἶτ᾽ ἀνακαθαίροντα θετέον
ἐστίν· ἐφ᾽ οἷς εἰ μὲν εἴη κοιλότης ἔτι, τὰ σαρκοῦντα προσφέρειν, εἰ δ᾽ οὐκ εἴη, τὰ συνουλωτικά τε καὶ ἐπουλωτικὰ
καλούμενα, καθάπερ καὶ τὸ διὰ τῆς καδμίας. ἐπεὶ δὲ καὶ

particeps, magisque id facit quod pinguius ex eo fit et magis
albicans, ut etiam quod flavum ex eo magis eft validius
ficcat. Mannae vero etiam corticis thuris paululum eft admixtum, unde adftringendi vim habet. Id autem ipfum
medicamentum cortex thuris tum adftringit tum ficcat infigniter. Itaque etiam ad moderatiores fanguinis perfufiones
eo utimur folo, ficut etiam ad valentiores folo ufto, fed tunc
et cribrato et in molliffimum pulverem redacto. Quin etiam
mitigare prius incifam partem, ficut dictum eft, quantum
pofcere videbitur oportet embrochis primum, dein cataplafmate, mox humectante aliquo medicamento, aut non ficcante,
fingulis ficilicet extrinfecus impofitis. Nam in ipfo ulcere
tum manna, ut dictum eft, tum medicamentis linteolis exci-
piendis, primum ea quae pus citant, dein ea quae expurgant funt imponenda, poft quae fi cavitas etiamnum fit, quae
carne implent adhibenda funt, fin minus, quae fynulotica
et epulotica vocant, ut quod ex cadmia conficitur. At quoniam in horum quoque ufu plurimis medicorum non par-

κατὰ τὴν τούτων χρῆσιν οὐ σμικρόν τι παροϱᾶται τοῖς πλείστοις τῶν ἰατρῶν, ἄμεινον ἂν εἴη καὶ περὶ τούτων δηλῶσαι. τηνικαῦτα γὰρ εἰς οὐλὴν ἄγειν ἄρχονται τὰ ἕλκη, τοῖς
ἐπουλωτικοῖς χρώμενοι φαρμάκοις, ὁπόταν ἀκριβῶς ἀνα-
πληρωθῇ καὶ μηδὲν ἔτ᾽ ἔχῃ κοῖλον, εἶτ᾽ αὐτοῖς συμβαίνει
τὰς οὐλὰς ἐργάζεσθαι τοῦ πέριξ δέρματος ὑψηλοτέρας.
ὅπως οὖν ἐκείνῳ γίγνοιντο ἴσαι, τοῖς τοιούτοις φαρμάκοις
χρῆσθαι προσήκει, πρὶν ἀκριβῶς ὁμαλὲς ἀποδειχθῆναι τὸ
ἕλκος, ἐπὶ μὲν τὰ χείλη διὰ μήλης πυρῆνος ἐπιτιθέντας
τῶν ξηρῶν τι φαρμάκων, ὧν ἐν τῇ τῶν ἑλκῶν ἐμνημονεύσαμεν θεραπείᾳ· τῷ δ᾽ ἄλλῳ μοτῷ σκέποντας, κεχρι-
σμένῳ τῶν ἐπουλωτικῶν τινι φαρμάκων, ὑγρῶν τῇ συστάσει. προκοπτούσης δέ σοι τῆς θεραπείας καὶ τοῦτο ἀφαιρήσεις ὕστερον, μόνῳ τῷ ξηρῷ φαρμάκῳ χρώμενος ἐφ᾽ ὅλου
τοῦ ἕλκους, ἐπικυλιομένου τοῦ τῆς σπαθομίλης πυρῆνος.
ἔξωθεν δ᾽ ἀρκεῖ μοτὸς ἤτοι ξηρὸς ἢ ἐξ οἴνου. καὶ μᾶλλον
ὁ ἐκ τῶν μαλακῶν ἐλλυχνίων, οἷά πέρ ἐστι τὰ Ταρσικά·
καὶ γὰρ καὶ αὐτὰ ἔχει τι καθαιρετικὸν τῶν ὑπερσαρκούν-

vum quiddam peccatur, non abs re fuerit etiam de iis differe-
rere. Tum namque ducere ulcus ad cicatricem incipiunt ac
idonea illi rei medicamenta applicant, quum jam penitus fit
impletum nec quicquam illi reftet cavum; hinc illis accidit
ut cicatrices efficiant circumpofita cute magis eminentes.
Quo igitur illi cuti fint aequales, convenit id genus medicamentis uti prius quam ulcus ad aequalitatem prorfus fit
impletum, impofito fuper ipfa ulceris labra ex fpecilli mucrone medicamento aliquo ficco ex iis quae in ulcerum
curatione retulimus; fuper reliquum linamento dato quod
aliquo medicamento ex iis quae cicatricem inducant et humida fint confiftentia fuerit opertum. Cedente autem tibi
profpere curatione etiam id amovebis, ac poftea ficco tantum medicamento uteris, lato fpecilli mucrone ex eo fuper
toto ulcere volutato. Foris autem fufficerit linamentum vel
ficcum vel ex vino madens, ac magis quod ex mollibus fit
ellychniis, cujusmodi Tarfenfia funt, quoniam haec quoque

890 ΓΑΛΗΝΟΥ ΘΕΡΑΠΕΥΤ. ΜΕΘΟΔΟΥ

Ed. Chart. X. [299. 3oo.]   Ed. Baf. IV. (176.)

τῶν ἑλκῶν. ταῦτα μὲν οὖν εἴρηται τῇ κοινωνίᾳ τῶν πραγμάτων ἀκολουθήσαντός μου.

Κεφ. στ'. Πάλιν δ' ἐπὶ τὸν περὶ τῆς φλεγμονῆς λόγον ἀφικόμενοι λέγωμεν ὡς κοινὸς μὲν ἁπασῶν σκοπὸς ἡ κένωσις, ὅσαι δ' ἔτι γίγνονται, πρότερον τοῦ κενοῦν ἐστι κωλῦσαι τὸ αἷμα ῥεῖν ἐπὶ τὸ φλεγμαῖνον. ἔσται δὲ τοῦτο [3oo] καλῶς, εἰ τοῦ ῥεύματος αἰτίαν εὕροιμεν. ἔστι δὲ καὶ αὕτη διττή· ποτὲ μὲν ἐξ αὐτοῦ τοῦ φλεγμαίνοντος ὁρμωμένη μορίου, ποτὲ δὲ ἐξ ἄλλου τινὸς ἢ ἄλλων. ἐξ αὐτοῦ μὲν, ὅταν ἤτοι θερμότερον ἢ ὀδυνώμενον γένηται, καθότι καὶ πρόσθεν εἴρηται· οὐκ ἐξ αὐτοῦ δὲ, ὅταν ἤτοι γ' ἐξ ἑτέρου τινὸς ἢ ἑτέρων αὐτῷ πέμπηται τὸ περιττὸν, ἢ καὶ τῆς καθ' ὅλον τὸ σῶμα διαθέσεως. θερμότερον μὲν οὖν γίνεται διὰ κίνησιν ἀμετροτέραν ἤ τινα θάλψιν ἐξ ἡλίου καὶ πυρὸς, ἢ διὰ δριμὺ φάρμακον. ὀδυνᾶται δὲ διά τε δυσκρασίαν καὶ τραῦμα καὶ θλάσμα καὶ στρέμμα καὶ τάσιν, ἔτι τ' ἔμφραξίν τινα καὶ πνεῦμα φυσῶδες. ἡ δυσκρασία δὲ ποτὲ μὲν ἔξωθεν αὐτῷ γίγνεται, ποτὲ δὲ ἐκ τῶν

ad ulcera fupercrefcentia fubmittenda vim aliquam obtineant. Atque haec ducente nos rerum focietate diximus.

Cap. VI. Rurfum autem ad fermonem de phlegmone reverfi dicamus communem omnium phlegmonarum curationis fcopum effe vacuationem. Quae vero adhuc in generatione funt, in iis prior vacuatione eft confluentis ad inflammatam partem fanguinis prohibitio. Prohibebitur is commode, fi ipfam fluxionis caufam invenerimus. Sane ea duplex eft; aliquando enim ex ipfa parte quam phlegmone vexat oritur, aliquando ex alia quapiam aliisve. Ex ipfa, quoties aut calidior eft facta aut dolore, ficuti ante diximus, urgetur, non ex ipfa, quando vel ab alia quapiam vel ab aliis fuperfluum illi tranfmittitur, vel etiam ex totius corporis affectu. Fit igitur calidior vel propter immoderatum motum vel aliquem ex Sole aut igni teporem vel acre medicamentum. Dolore vero angitur et propter intemperiem et vulnus et contufionem et diftorfionem et tenfionem, praeterea obftructionem quandam et fpiritum flatuofum. Intem-

κατὰ τὸ σῶμα χυμῶν. ἔξωθεν μὲν ἐπί τινι τῶν ἰοβόλων
ὀνομαζομένων ζώων ἢ φαρμάκῳ θερμαίνοντι σφοδρῶς ἢ
ψύχοντι, κἀκ τοῦ περιέχοντος ἐνίοτε, διὰ δὲ τὸ σῶμα τοῦ
κάμνοντος αὐτὸ μοχθηροὺς (176) ἀθροῖσαν χυμοὺς ἀνο-
μοίους ταῖς δυνάμεσι. ταῦτ᾽ οὖν ἅπαντα διασκεψάμενος,
ὅσαι μὲν ἔτι γίγνονται φλεγμοναὶ, τὰς αἰτίας αὐτῶν ἔκκο-
πτε πρότερον, ὅσαι δ᾽ ἤδη γεγόνασιν, αὐτὰς μόνας θεράπευε. πῶς οὖν χρή σε τοῦ παντὸς σώματος ἐπιμελεῖσθαι
μοχθηρῶς διακειμένου, λέλεκται μὲν οὖν οὐκ ὀλίγα καὶ διὰ
τῶν ἔμπροσθεν, εἴρηται δὲ κἀν τῷ περὶ πλήθους γράμ-
ματι· καὶ νῦν δ᾽ εἰρήσεται τὰ κεφάλαια τῶν λόγων. ὅταν
μὲν γὰρ ὁμοτίμως ἀλλήλοις αὐξηθῶσιν οἱ χυμοὶ, πλῆθος
τοῦτο καὶ πληθώραν ὀνομάζουσιν. ὅταν δ᾽ ἤδη ξανθῆς
χολῆς ἢ μελαίνης ἢ φλέγματος ἢ τῶν ὀῤῥωδῶν ὑγρῶν μεστὸν γένηται τὸ σῶμα, κακοχυμίαν, οὐ πληθώραν καλοῦσι
τὴν τοιαύτην διάθεσιν. ἡ μὲν οὖν πληθώρα διά τε τῆς
τοῦ αἵματος ἀφαιρέσεως θεραπεύεται καὶ διὰ λουτρῶν πλεόνων καὶ γυμνασίων καὶ τρίψεων, ἔτι δὲ φαρμάκων διαφο-

peries modo extrinfecus illi provenit, modo ex humoribus
corporis. Et extrinfecus vel ab aliquo venenatorum quae
vocitant animalium, vel medicamento vehementer calefa-
ciente aut refrigerante, etiam ex ambiente nonnunquam.
Ex ipfo vero laborantis corpore, quum id vitiofos humores
facultate diffimiles congeffit. His igitur omnibus aeftimatis,
quae phlegmonae adhuc in generatione funt, earum caufas
prius abfcindes, quae vero jam factae funt, has folas curabis. Ergo quidnam medenti agendum fit, fi totum corpus
male fit affectum, et dictum prius tum in his non paucis eft,
tum in libro de plenitudine, et nunc fummas eorum quae
dicta funt recenfebimus. Ubi enim aequabiliter inter fe humores funt adaucti, id et plenitudinem et plethoram nominant. Ubi vero vel flava bile vel nigra vel pituita vel fe-
rofis humoribus refertum corpus jam fuerit, eum affectum
cacochymiam, non plethoram, nominant. Ergo plethora tum
fanguinis miffione curatur tum frequenti balneo tum exercitatione tum frictione, praeterea difcutientibus medicamen-

ρούντων, καὶ πρὸς τούτοις ἅπασιν ἀσιτίαις, ὑπὲρ ὧν ἐν
τοῖς ὑγιεινοῖς ὑπομνήμασιν εἴρηται τελέως. ἡ κακοχυμία
δὲ διὰ τῆς οἰκείας ἑκάστου τῶν πλεοναζόντων χυμῶν καθάρσεως. εἴρηται δὲ καὶ περὶ ταύτης ἐν τῷ προφυλακτικῷ
μέρει τῆς ὑγιεινῆς πραγματείας. ἐκεῖθεν οὖν αὐτὰ μεταφέρειν ἐνταῦθα σκοπούμενον ὅτῳ βέλτιον ἐξ ἑαυτῶν χρῆσθαι. πυρέττοντος γὰρ ἤδη τοῦ κάμνοντος οὔτε γυμνασίοις
ἔτι δυνατὸν ἐκκενῶσαι τὸ πλῆθος οὔτε θερμαίνουσι χρί-
σμασιν οὔτε τρίψει πολλῇ, καθάπερ οὔτε τοῖς λουτροῖς·
ἀφαιρέσει δ᾽ αἵματος ἅμα ταῖς ἀσιτίαις ἢ καθάρσει τινί.
μηδέπω δὲ πυρέττοντος ἅπασι τοῖς εἰρημένοις χρῆσθαι, τὸ
βέλτιον εἰς τὰ παρόντα προαιρούμενον. εὔδηλον γὰρ δήπου,
κἂν ἐγὼ μὴ λέγω, περὶ μὲν τῆς ἐν σκέλει φλεγμονῆς ὡς οὐ
προσήκει διὰ περιπάτων ἢ δρόμων γυμνάζειν· ἀλλ᾽ οὐδ᾽
ἑστάναι τούτῳ κάλλιον· ἄμεινον δὲ καθήμενον ἐπὶ πολὺ
τρίψασθαι, κἄπειτα διὰ τῆς τῶν χειρῶν κινήσεως γυμνάσασθαι. τῷ δ᾽ ἐν τοῖς ἄνω μέρεσιν ἔχοντι τὸ φλεγμαίνειν
ἀρχόμενον ἢ διὰ περιπάτων ἢ δρόμων κίνησις ὠφέλιμος.

tis, et praeter haec omnia inedia, de quibus in iis quae de
fanitate tuenda funt prodita dictum abunde eft. Cacochymia
purgatione quae cuique fuperanti fucco fit accommodata
corrigitur. Dictum porro et de hac eft in ea parte operis
de fanitate tuenda quae de praecavendis morbis eft infti-
tuta. Illinc igitur huc ea transferas *oportebit* ac confideres
quonam ex ipfis uti maxime expediat. Siquidem fi jam febricitet aeger, nec exercitatione vacuare exfuperantiam licet nec unctione quae calefaciat, fed nec multa frictione,
ut nec balneo, imo fanguinis miffione una cum inedia vel
purgatione aliqua. At fi nondum febricitat, omnibus jam
dictis utare, optimum quodque ad id quod inftat deligens.
Illud enim patere vel me tacente arbitror, eum cui crura
phlegmone laborant, non effe vel ambulatione vel curfu
exercitandum, fed nec ftare illi effe jubendum, imo fedenti
plurimum fricari, mox manuum motu exercitari illi eft fatius. At fi cui in fupernis partibus coeperit pars aliqua phlegmone tentari, huic motus ex inambulatione aut curfu eft

ούτω δὲ καὶ ἡ τρίψις τούτοις μὲν ἡ τῶν σκελῶν μᾶλλον,
οἷς δ᾽ ἐν σκέλεσι τὸ φλεγμαῖνον ἡ τῶν ἄνω· τὸ γὰρ τῆς ἀντισπάσεως παράγγελμα κοινὸν ἐπὶ τοῖς τοιούτοις ἅπασιν·
οὔκουν οὐδ᾽ ὅταν ἤτοι κατὰ τὴν ἕδραν ἤ τι τῶν πλησίων
μορίων ἀρχὴ φλεγμονῆς γίγνηται, γαστέρα λαπάξεις, ὥσπερ
οὐδ᾽ εἰ κατὰ κύστιν ἢ αἰδοῖον ἢ νεφροὺς οὐρητικὰ φάρμακα
καταπίνειν κελεύσεις· οὐδ᾽ εἰ γυναικὶ κατὰ μήτραν ἢ αἰδοῖον
ἔμμηνα κινήσεις, [301] ἀλλ᾽ ἐπὶ τὰ πορρώτατα τὴν ἀντίσπα-
σιν ἀεὶ ποιήσεις, προσέχων δηλονότι καὶ τῷ τῆς φλεγμονῆς
μεγέθει καὶ τῇ τοῦ παντὸς σώματος διαθέσει. παμπόλλου
μὲν γὰρ ὄντος τοῦ πλήθους οὔτε γυμνασίοις οὔτε λουτροῖς ἀκίνδυνον χρῆσθαι, βραχέος δ᾽ ὑπάρχοντος ἐγχωρεῖ
καὶ διὰ τούτων κενοῦν. ἀλλ᾽ ὅπερ ἔφην, ἔν τε τῷ προφυλακτικῷ μέρει τῆς ὑγιεινῆς πραγματείας γέγραπται ταῦτα
κἄν τῷ περὶ πλήθους γράμματι, κἄν τοῖς περὶ φλεβοτομίας,
ἔτι κἄν τῷ περὶ τῆς τῶν καθαιρόντων δυνάμεως. ὅσον δ᾽
ἀναμνῆσαι μόνον αὐτῶν, αὐτάρκως εἴρηται καὶ νῦν. ἐπὶ

falutaris, Sic et frictio his quidem magis conducit quae
cruribus adhibetur, quae vero in fupernis partibus adminiftratur iis quibus crura inflammantur: quippe praeceptum
in contrarium revulfionis in omnibus talibus commune eft.
Neque igitur quum vel circa fedem vel aliquam huic vicinam partem initium phlegmones incidit, alvum dejicies, ut
neque, quum in vefica vel cole vel renibus eft coepta, medicamenta quae urinas provocent bibenda dabis, nec fi mulieri in utero vel pudendo *infedit,* menfes huic provocabis,
fed ad partes quae maxime longinquae fint femper revulfionem facies, aeftimata fcilicet tum phlegmones magnitudine tum corporis totius ftatu. Nam fi plurima humorum
abundantia fit nec exercitatione nec balneo fine periculo
utare, fin exigua fit, licet et per haec vacues. Caeterum
quod dixi, haec tum in ea parte operis de fanitate tuenda
quae morbos praecavet funt fcripta, tum in libro qui de
plenitudine infcribitur, tum in iis quae de phlebotomia,
tum quae de purgantium medicamentorum facultatibus edidimus. Sed quod ad commonefaciendum tantum de iis fit

Ed. Chart. X. [301.]   **Ed. Baf. IV. (176.)**

τοὺς ἰδίους οὖν μόνης τῆς φλεγμονῆς ἀφικώμεθα λόγους. ὧν εἰσιν εἰκότως πρῶτοι γιγνομένης αὐτῆς διὰ τὴν ἐν αὐτῷ τῷ φλεγμαίνοντι μορίῳ διάθεσιν· εὔδηλον γὰρ ὡς ἐκείνην μέν σοι πρότερον θεραπευτέον, ἐφεξῆς δὲ αὐτὸ τὸ γεγενημένον ἤδη τῆς φλεγμονῆς. ἐνίοτε δὲ διὰ τῶν αὐτῶν ἀμφοτέρων καθισταμένων· οἷον ὅταν ἐπὶ φυσώδει πνεύματι καὶ πυκνώσει τοῦ μορίου γένηταί τις ὀδύνη. τηνικαῦτα γὰρ ἡ τῶν θερμαινόντων μετρίως, ἃ δὴ καὶ χαλαστικὰ προσαγορεύομεν, ἁρμόττει χρῆσις, ἅμα μὲν ἀραιοῦσα τὰ μεμυκότα τοῦ σώματος, ἅμα δὲ λεπτύνουσα τὸ φυσῶδες πνεῦμα καὶ διαφοροῦσα τὸ γεγενημένον ἤδη τῆς φλεγμονῆς. οὕτω δὲ κἂν τοῦ ψυχροῦ κρατοῦντος ἡ δυσκρασία γίγνηται· θερμαίνων γὰρ καὶ τότε τὴν δυσκρασίαν ἅμα καὶ τὴν φλεγμονὴν ἐκθεραπεύσεις, ὥσπερ γε καὶ εἰ διὰ θερμασίαν πλείονα τοῖς ψύχουσιν ἰάμασιν ἄμφω καταστήσει· ἡ μὲν γὰρ δυσκρασία τῶν ἐναντίων ἀεὶ δεῖται. κενοῦται δὲ τὸ πεπληρωμένον οὐ μόνον τοῖς διαφορητικοῖς φαρμάκοις, ἀλλὰ καὶ τοῖς στύφουσι

fatis, nunc etiam abunde eſt dictum. Itaque ad propriam de phlegmone diſputationem nunc eſt veniendum. In qua primum merito verba faciemus de phlegmone, prout ab affectu partis cui inſidet oritur. Nam conſtat affectum illum principio tibi eſſe fanandum, mox quicquid jam phlegmones eſt factum. Porro interdum iiſdem praeſidiis ambo tolluntur, veluti quum ex flatulento ſpiritu et denſitate partis dolor quiſpiam eſt ortus. Hoc enim caſu eorum quae modice calefaciunt, quae etiam chalaſtica, *id eſt laxantia*, vocamus, uſus eſt commodus, ut qui pariter et conniventia corporis rarefaciat et flatuoſum ſpiritum tenuet et quod phlegmones jam conflatum eſt discutiat. Ad eundem modum et ſi ex frigido dominante intemperies ſit oborta, nam tunc quoque calefaciendo non ſolum intemperiei, ſed etiam phlegmonae una medeberis. Itidem ſi calor vehementior intemperiem fecit, refrigerantibus praeſidiis ambo fiſtes, fiquidem intemperies contraria ſemper requirit. Vacuatur autem quod impletum eſt non modo medicamentis discutientibus, ſed

Ed. Chart. X. [3o1.]   Ed. Baf. IV. (176.)

καὶ τοῖς ψύχουσι. καὶ μᾶλλόν γ' ἐπὶ τῶν ἀρχομένων φλεγμονῶν τοῖς ψύχουσι καὶ στύφουσι χρηστέον ἤπερ τοῖς δια-
φοροῦσιν· ἔτι δὲ μᾶλλον ὅταν μὴ παχὺ τὸ ἐπιῤῥέον ᾖ.
σφο-
δρᾶς δὲ τῆς τῷ φλεγμαίνοντι μορίῳ σφηνώσεως γεγονυίας
οὐκ ἔθ' οἷόν τε τοῖς ἀποκρουομένοις χρῆσθαι, ἀλλ' ἐπὶ
τὸ διαφορεῖν ἰέναι καιρός. ὅταν δὲ ἐπὶ θηρίῳ νύξαντί πως
ἢ δάκνοντι τὴν ὀδύνην γίνεσθαι συμβαίνῃ, διττὸς τῆς ἀνωδυνίας ὁ σκοπός, ἢ κενῶσαι τὸν ἰὸν ἢ ἀλλοιῶσαι τὸ τὴν
ὀδύνην ἐργαζόμενον. κενοῦται μὲν οὖν διὰ τῶν σφοδρῶς
ἑλκόντων φαρμάκων, ἀλλοιοῦται δὲ διὰ τῶν ἐναντίων, ἤτοι
κατὰ τὰς ποιότητας ἢ καθ' ὅλην τὴν οὐσίαν. ἐδείχθη γὰρ
ἐν τοῖς περὶ φαρμάκων ἔνια μὲν ὅλαις ταῖς οὐσίαις ἀλλήλοις ἐναντία, τινὰ δὲ ταῖς ποιότησι μόναις. ἐδείχθη δὲ
καὶ ὡς ἐπὶ μὲν τῶν ἐναντίων κατὰ ποιότητα μέθοδός τίς
ἔστιν, ἐπὶ δὲ τῶν κατὰ τὴν οὐσίαν οὐκ ἔστιν, ἀλλ' ἐκ
πείρας εὕρηται πάντα· καὶ σὺ τοίνυν ὅσα μὲν ἐκ μεθόδου θεραπευτικῆς ἐντεῦθεν μάνθανε, τὰ δ' ἐκ μόνης τῆς

etiam adſtringentibus et refrigerantibus. Magisque profecto
ad incipientes phlegmonas frigidis adſtringentibusque quam
difcutientibus eſt utendum, atque etiamnum magis ubi
craſſum quod confluit non eſt. Sed fi fanguis in parte quam
phlegmone prehendit vehementer eſt impactus, non eſt amplius repercutientibus utendum, fed tum difcutere eſt tempeſtivum. Ubi autem ex animalis punctu morfuve dolor incidit, duplex fedandi doloris fcopus eſt, vel virus ipfum vacuandi, vel quod dolorem excitat alterandi. Sane vacues id
eorum medicamentorum ope quae vehementer attrahunt,
alteres iis quae funt contraria, idque vel qualitatibus vel
tota fubftantia. Monſtratum namque eſt in libris de medicamentis quaedam eſſe totis fubftantiis inter fe contraria,
quaedam folis qualitatibus. Sed et illud indicatum aeque eſt,
quod eorum quae contraria qualitate funt methodus quaepiam fit, eorum quae tota fubftantia funt adverfa methodus
non fit, fed omnia fint per experientiam inventa. Tu igitur quaecunque methodo curandi explorentur hinc difces,

πείρας ἐγνωσμένα κατὰ τὰς περὶ τῶν φαρμάκων πραγματείας ἔχεις ἠθροισμένα, μίαν μὲν τὴν περὶ τῆς δυνάμεως
αὐτῶν, ἑτέραν δὲ τὴν περὶ τῆς συνθέσεως, καὶ τρίτην
τὴν περὶ τῶν εὐπορίστων ὀνομαζομένων, ἐν αἷς ἐπιδέδει-
κταί μοι τίνα μὲν ἐκ μόνης τῆς πείρας εὕρηται φάρμακα,
τίνα δὲ ἐκ μόνου τοῦ λόγου, τίνα δ᾽ ἐξ ἀμφοτέρων. ἡ
τοίνυν μέθοδος, ὑπὲρ ἧς ἐν τῇδε τῇ πραγματείᾳ πρόκειται
λέγειν, ἐπὶ ταῖς ὀδύναις ἁπάσαις, ὅσαι διὰ θηρίων ἢ φαρμάκων γίνονται, διττὸν ἔχει τὸν σκοπὸν, κένωσίν τε καὶ
ἀλλοίωσιν τοῦ τὴν ὀδύνην ἐργαζομένου. [3o2] κενοῖ μὲν
οὖν τὰ θερμαίνοντα πάντα καὶ τὰ χωρὶς τοῦ θερμαίνειν
ἕλκοντα σφοδρῶς, ὥσπερ αἵ τε σικύαι καί τινα τῶν κοίλων κεράτων, οἷς ὡς σικύαις ἔνιοι χρῶνται. τινὲς δὲ καὶ
δι᾽ αὐτοῦ τοῦ στόματος ἕλκουσι τὸν ἰὸν, αὐτοὶ προσπί-
πτοντες τῷ πεπονθότι μορίῳ καὶ περιλαμβάνοντες αὐτὸ
τοῖς χείλεσιν. ἔχεταί γε μὴν καὶ τοῦ προειρημένου σκοποῦ
τὸ καυτήριον, ὅσα τε φάρμακα παραπλησίως τοῖς καυτηρίοις ἐσχάραν ἐργάζεται. ταῦτα μὲν οὖν ἐκκενοῖ πάντα τὴν

quae experientia tantum deprehendit, ea in iis operibus quibus de medicamentis agitur funt collecta, uno quod de facultate eorum infcribitur, altero quod de compofitione, et
tertio quod de facile parabilibus infcribitur. In quibus operibus oftendimus quaenam ex fola experientia, quaenam ex
fola ratione et quaenam ex ambabus inventa fint medicamenta. Ergo methodus, quam hoc opere tradere inftitui, in
doloribus univerfis, qui vel ex animalium medicamento-
rumve noxa excitantur, duplicem indicationem habet, nempe
ejus quod dolorem creat vacuationem atque alterationem.
Vacuant id tum calefacientia omnia tum quae citra calefactionem vehementer trahunt, veluti et curcurbitulae et
cava cornua quaedam, quibus nonnulli cucurbitularum vice
utuntur. Sunt autem et qui ore fuo virus extrahunt, aegrae
videlicet parti admoti ipfamque labris complexi. Huc fane
pertinet et cauterium et medicamenta quae cauteriis fimiliter efcharam efficiunt. Atque haec omnia totam ejus quod

Ed. Chart. X. [3o2.]   Ed. Baf. IV. (176. 177.)
οὐσίαν ὅλην τοῦ λυποῦντος. ἕτερον δὲ γένος ἐστὶ βοηθημάτων ἀλλοιούντων τὴν ποιότητα διὰ τῶν ἐναντίων, εἰ μὲν
θερμασίας ὁ κάμνων αἰσθάνοιτο σφοδρᾶς ἤτοι κατ᾽ αὐτὸ τὸ
δεδηγμένον ἢ καθ᾽ ὅλον τὸ σῶμα, τὰ ψύχοντα φάρμακα προσ-
φερόντων ἡμῶν· εἰ δὲ ψύξεως, τὰ θερμαίνοντα. μεμάθηκας
δὲ ἐν ταῖς περὶ τῶν φαρμάκων πραγματείαις ἑκάτερα. τοιαῦται μὲν οὖν αἱ κοιναὶ πάσης φλεγμονῆς ἰάσεις· ὑπαλλάττον-
ται δὲ κατὰ τὰ πεπονθότα μόρια. δέδεικται γὰρ ἤδη κἂν
τῇ τῶν ἑλκῶν θεραπείᾳ τοῦτο· καὶ πολλῶν οὐ δεῖ λόγων
τῷ μεμνημένῳ τῶν ἐν ἐκείνοις εἰρημένων, ἀλλ᾽ ἀρκέσει διὰ
(177) βραχέων ἐπελθεῖν αὐτά.
Κεφ. ζ'. Μία μὲν οὖν ἔνδειξις ἐκ τῶν ὁμοιομερῶν
καλουμένων γίνεται μερῶν τοῦ σώματος· ἑτέρα δὲ ἐκ τῶν
ὀργανικῶν. ἡ μὲν οὖν ἐκ τῶν ὁμοιομερῶν τὸ ποσὸν τοῦ
θερμαίνειν, ἢ ψύχειν, ἢ ξηραίνειν, ἢ ὑγραίνειν διορίζει, ἡ
δ᾽ ἐκ τῶν ὀργανικῶν τὸν τόπον δι᾽ οὗ χρὴ κενῶσαι καὶ
προσέσι τὸν τρόπον τῆς κενώσεως· ἔτι τε πρὸς τούτοις τὸ
μᾶλλόν τε καὶ ἧττον ἐν τῇ τῶν ὁμοειδῶν φαρμάκων χρήσει.

infeftat fubftantiam exinaniunt. Alterum auxiliorum genus
eft eorum, quae qualitatem per contraria alterant, exhiben-
tibus nobis, fi vehementem calorem aeger vel in ipfo de-
morfo loco vel in toto corpore fentiat, auxilia refrigerantia·
fin frigus fentiat, calefacientia. Docuimus autem utraque in
iis operibus quae de medicamentis funt fcripta. At tales
quidem omnis phlegmones communes medicationes funt,
variantur autem pro laborantium partium ratione. Etenim
id jam quoque oftenfum eft, ubi de ulcerum curatione egimus, nec longo fermone eft opus ei qui meminerit eorum
quae ibi funt dicta, fed fat erit paucis tranfcurriffe.
Cap. VII. Una itaque indicatio ex dictis fimilaribus
accipitur corporis partibus, altera ex organicis. Et ea
quae ex fimilaribus fumitur, modum calefaciendi, refrigerandi, ficcandi ac humectandi determinat. Quae vero ex organicis, tum locum ipfum per quem vacuare oportet, tum
vacuationis rationem, tum vero in fimilis fpeciei medica-

Ed. Chart. X. [302.]   Ed. Baf. IV. (177.)

περὶ μὲν οὖν τῆς ἀπὸ τῶν ὁμοιομερῶν ἐνδείξεως λέλεκται
πρόσθεν ἐν τῇ τῶν ἑλκῶν ἰάσει, περὶ δὲ τῆς τῶν ὀργανικῶν
ἐν τῷδε λεχθήσεται.

Κεφ. η'. Τῆς γάρ τοι φλεγμονῆς κατὰ διττὸν τρόπον
ἐξεστώσης τοῦ κατὰ φύσιν, ὅτι τε πεπλήρωται τὸ μόριον
αἵματος πολλοῦ καὶ ὅτι θερμότερόν ἐστιν, ὁ τῆς κενώσεως
σκοπὸς ἐπικρατεῖ μᾶλλον τοῦ τῆς ἐμψύξεως, οὐχ ὡς ἐν τοῖς
ἐρυσιπέλασιν· ἐπ' ἐκείνων γὰρ ὁ τῆς ἐμψύξεως ἐπείγει πρὸ
τοῦ τῆς κενώσεως. καίτοι τό γε κεφάλαιον τῆς θεραπείας
ἀμφοτέρων τῶν παθῶν κοινόν ἐστιν ἡ κένωσις τοῦ λυποῦντος χυμοῦ. καὶ διὰ τοῦτο μετὰ τὴν ἔμψυξιν τῶν ἐρυσιπελάτων ἐπὶ τὰ διαφορητικὰ παραγινόμεθα φάρμακα. ἐπὶ τοίνυν
τῆς φλεγμονῆς ζεούσης εἰς τοσοῦτον ψυκτέον ἐστὶν, εἰς ὅσον
ἐκκόψαι τε καὶ κωλῦσαι τὴν αὔξησιν αὐτῆς συμφέρει. καὶ
γὰρ ὀδυνώσης τῆς πλέονος θερμασίας καί τι καὶ πρὸς τὸ
πεπονθὸς ἑλκούσης, ἐξ ἀμφοῖν αὐξάνεσθαι συμβαίνει τὴν
φλεγμονήν. ὅσον μὲν οὖν ὡς θερμῷ νοσήματι τῇ φλεγμονῇ
τῆς ψύξεως ἁρμόττει, τοῦτο κωλυτικόν ἐστι τῆς αὐξήσεως.

mentorum ufu plus et minus. Ac de fimilarium quidem partium indicatione fupra, ubi de ulcerum curatione eft tractatum, diximus, de organicarum vero indicatione hic agemus.
Cap. VIII. Quum enim phlegmone duplici ratione a
naturali affectu receffit et quod pars ipfa multo fanguine fit
repleta, et quod fit calidior, vacuationis fcopus refrigerationis indicationem praecellit, non ut in eryfipelate; in illo
namque refrigerationis indicatio magis urget quam vacuationis. Quamquam utriusque affectus curandi commune caput eft infeftantis humoris vacuatio. Ideoque poftquam refrigeratum eryfipelas eft, ad ea quae difcutiunt medicamenta
convertimur. In phlegmone igitur fervente tantifper eft refrigerandum, quatenus et ad incrementum ejus fiftendum
inhibendumque eft commodum. Etenim quum immoderatus
calor dolorem excitet, atque etiam aliquid ad aegram partem attrahat, utroque nomine augefcere phlegmonen accidit. Ergo quantum refrigerationis phlegmonae ceu calido
morbo congruit, tantum certe et incrementum ejus inhibere

ὡσαύτως δὲ καὶ καθ᾽ ὅσον ἀναστέλλει τὸ ἐπιῤῥέον. ὅσον δὲ
τοῦ περιεχομένου κατὰ τὸ φλεγμαῖνον ἀποκρουστικὸν εἰς τὰ
πλησιάζοντα μόρια, θεραπευτικὸν τοῦτ᾽ ἔστι τῆς οὔσης
ἤδη φλεγμονῆς. ὡσαύτως δὲ καὶ τὰ θερμαίνοντα μετρίως
[303] ἐνίοτε κατ᾽ ἀμφοτέρους τοὺς τρόπους ὀνίνησι, ὅταν
τὴν ὀδύνην παύῃ καὶ διαφορῇ τὸ περιεχόμενον ἐν τοῖς πεπον-
θόσι μορίοις· ἐν μὲν τῷ παύειν τὴν ὀδύνην κωλύει τὴν
αὔξησιν, ἐν δὲ τῷ διαφορεῖν ἰᾶται τὸ γεγονὸς ἤδη τῆς
φλεγμονῆς.

Κεφ. θ´. Ἐπεὶ τοίνυν τὸ κῦρος ἅπαν ἐστὶ τῆς τῶν
φλεγμαινόντων θεραπείας ἐν τῷ κενῶσαι τὸ περιττὸν αἷμα
τοῦ φλεγμαίνοντος μορίου, κένωσις δὲ ἐπινοεῖται διττὴ τῶν
οὕτως ἐχόντων, ἢ μεθισταμένου πρὸς ἕτερα χωρία τοῦ
περιεχομένου κατὰ τὸ φλεγμαῖνον αἵματος, ἢ ἔξωθεν τοῦ
σώματος ἐκκρινομένου, βέλτιόν ἐστιν ἀμφοτέροις χρῆσθαι
προσέχοντα τὸν νοῦν, μὴ κατὰ συμβεβηκὸς ἕπηταί τις βλάβη.
διττῆς τοίνυν ἑκατέρας τῶν εἰρημένων κενώσεως οὔσης, εἰς
τέσσαρας τὰς πάσας ἡ τομὴ γίνεται τῶν κενωτικῶν ἁπάντων

eft aptum. Idem parem gratiam praeftat et quum repercntit
id quod affluit. Quod vero ex eo, quod in laborante membro continetur, quidpiam in proximas partes repellit, hoc
phlegmones jam genitae medela eft. Simili modo et quae
modice calefaciunt utraque interdum ratione profunt, quum
et dolorem fedent et quod contentum in laborante parte eft,
difcutiant, quippe dolorem mitigando augeri phlegmonas vetant, difcutiendo quod earum jam conceptum eft fanant.
Cap. IX. Quoniam igitur praecipuus onmis fcopus
curationis laborantis phlegmone partis in exfuperantis fanguinis vacuatione confiftit, vacuatio autem ita affectorum
excogitata eft duplex, aut translato ad alias partes qui in
aegra continebatur fanguine, aut foris a corpore expulfo;
fatius eft utraque uti obfervantibus diligenter ne qua ex accidenti laefio fequatur. Ergo quum gemina fit dictarum va-
cuationum utraque, quadruplex in univerfum nafcitur vacuantium auxiliorum genus. Translationis enim fanguinis ad

βοηθημάτων, τῆς μὲν εἰς τὰ ἄλλα μόρια μεταῤῥύσεως τοῦ
αἵματος ἡ μὲν ἑτέρα διαθουμένων αὐτὸ τῶν φλεγμαινόντων
μορίων, ἡ δ᾽ ἑτέρα τῶν ἀπαθῶν ἑλκόντων γίνεται· τῆς δὲ
ἔξω τοῦ σώματος κενώσεως ἡ μία μὲν αἰσθηταῖς ἐκροαῖς, ἡ
δὲ ἑτέρα λόγῳ θεωρηταῖς ἐπιτελεῖται. καὶ τῆς αἰσθηταῖς
ἐκροαῖς γινομένης ἡ μὲν ἑτέρα δι᾽ αὐτοῦ τοῦ φλεγμαίνοντος,
ἡ δ᾽ ἑτέρα διὰ τῶν συναναστομουμένων αὐτῷ. διὸ καὶ χρεία
τῆς ἀνατομῆς ἐστιν εἰς διάγνωσιν τῆς τοιαύτης κοινωνίας.
αὗται μὲν οὖν ἀπὸ τῆς φύσεως τῶν μορίων ἐνδείξεις προέρ-
χονται, τὴν θεραπείαν ὑπαλλάττουσαι τῶν φλεγμαινόντων·
ἔτι τε πρὸς ταύταις ἡ ἐκ τῆς θέσεώς τε καὶ διαπλάσεως,
ἃς ὡς ὀργανικὸν ἐνδείκνυται τὸ πεπονθός, οὐχ ὡς ὁμοιομερές.

Κεφ. ι΄. Ἔτι δ᾽ ἄλλαι κοιναὶ τῶν ὀργανικῶν εἰσι καὶ
τῶν ὁμοιομερῶν, ὅταν ἐπισκεπτώμεθα τήν τ᾽ ἐνέργειαν αὐτῶν, καὶ εἰ ἀραιὸν ἢ πυκνὸν, ἢ ἀναίσθητον, ἢ δυσαίσθητόν
ἐστιν, ἢ εὐαίσθητον. εἰς ἃς ἁπάσας ἀποβλέπειν χρὴ τὸν ἐπιχειροῦντα θεραπεύειν ὀρθῶς.

alias partes alterum genus eſt, ubi ipſa pars quae phlegmone
laborat ſanguinem abigit, alterum quum eae quae integrae
ſunt ad ſe trahunt. Ejus autem quae extra corpus educit
alterum ſenſibilibus effluxibus, alternm ratione tantum contemplabilibus perficitur. Atque id quod ſenſibilibus effluxibus peragitur alias per ipſam fit partem phlegmone laborantem, alias per ea quae una cum hac aperiuntur. Proinde
etiam diſſectionum uſu ad ejusmodi conſortium intelligen-
dum eſt opus. Ergo tum hae indicationes phlegmonarum cn-
rationem immutantes a partium natura praeſtantur, tum ſupra has quae tum ex ſitu tum conformatione ſumuntur,
quas nimirum laborans locus, qua inſtrumentalis, non qua
ſimilaris eſt, indicat.

Cap. X. Sunt etiam aliae quae tum organicarum
tnm ſimilarinm communes ſunt, quum actionem earum in-
ſpicimus, praeterea an rara pars ſit an denſa, an acuti ſenſus, an hebetis, an ſenſu careat. Ad quae omnia intentum
eſſe oportet, qui recte curare ſtndet.

Κεφ. ιαʹ. Ἐπεὶ δὲ, ὡς ἀεὶ λέγομεν, οὐχ ἱκανόν
ἐστιν αὐτὰ μόνον γινώσκειν τὰ καθόλου χωρὶς τοῦ γεγυμνά-
σθαί περὶ τὰ κατὰ μέρος, οὕτω καὶ νῦν πράξομεν οὐ διὰ
πάντων τῶν κατὰ μέρος ἰόντες, ἀλλ' ὅσα περ ἂν ἡμῖν ἱκανὰ
δόξῃ τοῖς ἀναγνωσομένοις αὐτὰ γενήσεσθαι. ὑποκείσθω τοίνυν ἧπαρ ἀρχόμενον φλεγμαίνειν καὶ ζητείσθω τίς ἀρίστη
θεραπεία γενήσεται τοῦ πάθους. ἐπισκέπτου δὴ πρῶτον μὲν
ἁπάντων, ἀφ' ὧν εἶπον ὁρμώμενος, εἰ δεῖται κενώσεως τὸ πᾶν
σῶμα. κἂν εὕροις δεόμενον, ἐφεξῆς σκέπτου τὴν ῥώμην τοῦ
κάμνοντος, εἰ δύναται κένωσιν ἀθρόαν ἐνεγκεῖν. ἔστω δὴ
πρότερον ἐῤῥῶσθαι τὴν δύναμιν· ἐφεξῆς σκέπτου τὴν ἡλικίαν. εἰ γὰρ παιδίον εἴη, τὴν διὰ φλεβοτομίας οὐκ οἴσει
κένωσιν, ὡς ἔμπροσθεν ἐδείχθη· κατὰ μὲν τὸν τῆς ἥβης καιρὸν οἱ παῖδες ἤδη φέρουσι τὴν διὰ τῆς φλεβοτομίας κένωσιν.
[3o4] ἀντισπαστέον οὖν ἅμα καὶ κενωτέον τὸ φερόμενον ἐπὶ
τὸ ἧπαρ αἷμα τῇ φλεβοτομίᾳ, κατὰ τὸν δεξιὸν ἀγκῶνα τὴν
ἔνδον φλέβα τέμνοντες, ἐπεὶ κατ' εὐθὺ καὶ δι' εὐρείας ὁδοῦ
τῇ κοίλῃ καλουμένῃ κοινωνεῖ· μὴ φαινομένης δὲ ταύτης

Cap. XI. Quoniam vero, ut femper teltati fumus,
non latis elt ipfa tantum univerfalia novifle, nili quis etiam
in particularibus fe exerceat, ita et nos nunc faciamus, non
tamen omnia particularia percurrentes, fed ea tantum quae
nobis fatis effe lectori videbuntur. Proponatur itaque jecur
jam phlegmonen contrahere incipere, tum quaenam affectionis ejus commodiffima lit curatio quaeratur. Omnium ergo
primum ab iis quae retuli incipiens, an totum corpus vacuatione indigeat confiderabis. Quod fi indigere inveneris,
mox aegri robur aeftimabis, poffitne uberem ac citam vacuationem tolerare. Primum ergo virium robur eflo, deinde
aeftimabis aetatem. Nam fi puer fit, quae per diffectam venam fit, ut fupra elt monftratum, vacuationem non feret,
verum quum pubertatem attigerint, jam pueri miffionem
fanguinis tolerant. Ergo pariter tum revellendus tum edu-
cendus qui ad jecur fluit fanguis elt, interna in dextro cubito fecta vena, propterea quod haec et e directa regione et
ampla via, cum vena quae cava dicitur focietatem habet,

τὴν μέσην τέμνειν· εἰ δὲ μήτ᾽ αὐτὴ φαίνοιτο, τὴν λοιπὴν
καὶ τρίτην. τὸ δὲ ποσὸν τῆς κενώσεως ἔκ τε τῆς κατὰ τὸ
πλῆθος εὑρήσεις ποσότητος, ὅσα τ᾽ ἄλλα κατὰ τὸν ἔμπροσθεν εἴρηται λόγον, ἡλικία τε καὶ φύσις ὥρα τε καὶ χώρα
καὶ ἔθος, ἔτι τε πρὸ τούτων καὶ ἡ δύναμις τοῦ κάμνοντος. ἐφ᾽ ἁπάντων γὰρ ταῦτα κοινά. τὸ δ᾽ ἤτοι τὴν ἔνδον
ἢ τὴν μέσην ἢ τὴν ὠμιαίαν φλέβα τέμνειν, ἢ τὴν παρὰ
τὸ σφυρὸν, ἢ τὴν ἐν ἰγνύϊ, παρὰ τοῦ πεπονθότος μορίου
τὴν ἔνδειξιν ἔχει. καὶ διώρισται μὲν ἤδη κἂν τοῖς περὶ
φλεβοτομίας ὑπὲρ τῶν τοιούτων ἁπασῶν κενώσεων· εἰρήσεται δὲ καὶ νῦν ὅσον εἰς τὰ παρόντα χρήσιμον, αὐτό τε
τοῦτο πρῶτον, ὡς οὐκ ἀγκεῖ μόνον ὅτι κενωτέον ἐστὶν
ἐξευρεῖν, ὡς ἂν φαῖεν οἱ τὴν ἀμέθοδον αἵρεσιν μετιόντες,
οὐδὲν φροντίζοντες τῆς διαφορᾶς τῶν πεπονθότων μορίων.
οὐ γὰρ ὁ λόγος μόνον, ἀλλὰ καὶ ἡ πεῖρα δείκνυσιν ἄλλην
ἄλλῳ μορίῳ κένωσιν ἁρμόττουσαν. ἐθεάσω γοῦν ἐνίους
τῶν ἀρξαμένων φλεγμαίνειν ὀφθαλμοὺς αὐτῷ μόνῳ τῷ
καθαρθῆναι διὰ τῆς κάτω γαστρὸς ἡμέρᾳ μιᾷ θεραπευ-

hac non apparente media fecauda eſt; quod ſi nec ea ſe
oſtenderit, reliqua ac tertia eſt incidenda. Quantitatem vero
vacuationis tum ex plenitudinis quantitate tum ex reliquis
quae in ſuperioribus diximus invenies, aetate, natura, tempore anni, regione et conſuetudine, tum ante haec ipſis laborantis viribus. Haec enim in omnibus ſunt communia.
Illud vero, internane an media, an humeralis vena ſecanda
ſit, an ea quae juxta malleolum eſt, an quae in poplite, id
vero ex laborante parte indicatur. Ac definitum jam eſt in
iis quae de incidenda vena ſcripſimus de vacuationibus
ejusmodi omnibus, diceturque nunc quantum ſit ad rem
propoſitam opportunum, primumque hoc ipſum, non eſſe
ſolum illud ſatis quod vacuandum ſit inveniſſe, veluti ſentiunt qui amethodon ſectam colunt, quibus nulla de laborantium partium differentia habetur ratio. Non etiam ratio
ſolum, verum etiam experientia indicat aliam alii parti vacuationem congruere. Siquidem ex iis quibus oculi tentari
phlegmone coeperant nonnullos ſola purgatione per alvum

θέντας. ὅπερ ἐὰν ἐφ᾽ ἥπατος ἀρχομένου φλεγμαίνειν ἐπι-
χειρήσῃ τις πρᾶξαι, μεγίστην ἐργάσεται τὴν φλεγμονὴν,
ὥσπερ γε καὶ εἰ τῶν νεφρῶν ἢ τῆς κύστεως φλεγμαίνειν
ἀρξαμένων οὐρητικὰ ποτίζοι φάρμακα καταμήνιά τε κινοῖ
μήτρας φλεγμαινούσης· ἀντισπᾶν γὰρ χρὴ τῶν ἀρχομένων
ῥευματίζεσθαι ποῤῥωτάτω τὸ περιττὸν, οὐχ ἕλκειν ἐπ᾽
αὐτά. κατὰ τοῦτον οὖν τὸν λόγον οὐδὲ γαστρὸς οὐδ᾽
ἐντέρων ἀρξαμένων φλεγμαίνειν ὑπηλάτῳ χρῆσθαι προσήκει.
τὴν δ᾽ αὐτὴν ἔνδειξιν ἔχει τούτοις μὲν μήτρα, τοῖς δ᾽ οὐ-
ρητικοῖς ὀργάνοις αἰδοῖα. τό γε μὴν ἐμέτοις χρῆσθαι τῶν
αἰδοίων πεπονθότων ἀντισπαστικόν ἐστι βοήθημα. κατὰ
δὲ τὸν αὐτὸν λόγον ἐπὶ μὲν τοῖς κατὰ τὴν κεφαλὴν ἅπασιν ὑπήλατον φάρμακον, ὅσα δὲ κατὰ τὸν φάρυγγα καὶ
οὐρανίσκον, ἢ τὴν ὑπερώαν, ἢ τὴν γλῶτταν, ἢ ὅλως κατὰ
τὸ στόμα φλεγμαίνειν ἄρχεται, φυλακτέον ἐπὶ τούτων ἁπάντων τοὺς καλουμένους ἀποφλεγματισμούς. ὅμοιον γὰρ τοῦτο
τῷ καθαίρειν κάτω τῶν ἐντέρων πεπονθότων καὶ τῷ

uno die fanatos vidifti. Quam rem fi quis facere in jecore,
quum phlegmone laborare incipit, tentet, maximam excitabit phlegmonen, aeque ac fi quum renes aut vefica phlegmone
corripi coeperint, quae urinas cient medicamenta exhibeat:
aut fi, quum uterus phlegmone laborat, menfes devocet: fiquidem longiffime a parte, quae fluxione teneri incipiat,
quod redundat revellere, nequaquam ad eam trahere oportet. Ilac itaque ratione nec fi ventriculum aut inteflina
phlegmone occupare jam coeperit, medicamento alvum de-
jiciente uti conveniat. Eandem cum his indicationem et uterus fortitur, ficuti cum urinae organis, pudenda. At vomitu
uti pudibundis laborantibus revellens auxilium eft. Eadem
ratione in omnibus quae circa caput accidunt medicamentum alvum dejiciens revellit. Si qua vero circa fauces et
palatum aut linguam aut denique in ore phlegmone laborare incipiant, in his omnibus cavenda funt quae pituitam
per os evocant. Nam id fimile eft ac fi per inferiora purgare inteftinis aegrotantibus velis, aut urinas movere reni-

οὖρα κινεῖν τῶν κατὰ τοὺς νεφροὺς (178) ἢ κύστιν ἐχόντων κακῶς, ἢ ἐμέτους τῶν κατὰ τὸν στόμαχον. ἄμεινον οὖν
ἐπὶ τὴν ῥῖνα παροχετεύειν, ἀρχομένων τῶν κατὰ τὸ στόμα
μορίων φλεγμαίνειν. οὕτω δὲ καὶ φλέβα τέμνειν, εἰ μὲν ταῦτα
πεπόνθοι, τὴν ὠμιαίαν ἐν χειρὶ, καὶ ταύτης μὴ φαινομένης
τὴν μέσην· εἰ δ᾽ ἧπαρ ἢ θώραξ ἢ πνεύμων ἢ καρδία, τὴν
ἔνδον. ἐπὶ δὲ συνάγχης πρώτας μὲν τὰς ἐν χερσὶ, δευτέρας
δὲ τὰς ὑπὸ τὴν γλῶτταν. τῶν δὲ κατ᾽ ἰνίον πασχόντων καὶ
τὴν ἐν ἀγκῶνι μὲν, οὐχ ἥκιστα δὲ καὶ τὴν ἐν τῷ μετώπῳ.
ἐπὶ δὲ νεφρῶν καὶ κύστεως αἰδοίου τε καὶ μήτρας τὰς ἐν
τοῖς σκέλεσι, μάλιστα μὲν τὰς κατὰ τὴν ἰγνύαν, εἰ δὲ μὴ,
τὰς παρὰ σφυρόν. ἀεὶ δ᾽ ἐπὶ πάντων τὰς κατ᾽ εὐθύ. τοῦ
μὲν ἥπατος ἀρχομένου φλεγμαίνειν, τὰς ἐν τῇ δεξιᾷ χειρὶ,
τοῦ δὲ σπληνὸς, ἔμπαλιν. ὥστ᾽ εὐθὺς ἡ διαφορὰ τῶν κενώ-
σεων πρῶτον κατὰ τὴν τῶν μορίων διαφορὰν ὑπαλλάττε-
ται· καὶ δῆλον ὅτι τὸ κοινὸν τῆς ἐνδείξεως οὐ μᾶλλον ὠφελείας ἢ βλάβης αἴτιον. [305] ὅτι μὲν γὰρ κενωτέον, ἔνδειξις

bus aut vefica male affectis, aut vomitum laceffere partibus
ftomachi *laborantibus*. Satius igitur fit, ubi partes quae in
ore funt phlegmonen accerfere incipiunt, derivare ad nares.
Sic venam quoque fi hae partes laborant incidere humera-
lem in manu, fi ea non cernitur, mediam. Ubi jecur vel
pectus vel pulmo aut cor fic afficiuntur, internam. In angina primas, in manibus fecundas quae fub lingua habentur.
At partibus occipitis affectis, etiam eam quae in cubito eft
nec non eam quae habetur in fronte. Renibus vero et vefica et pudendo et utero male habentibus eas quae in cruribus funt fitae ac potiffimum quae circa poplitem funt; fin
minus, eas quae juxta malleolos. Ac perpetuo quidem in
omnibus eam quae e directo eft, ubi jecur phlegmone invadit, quae in dextra funt manu, ubi lienem, contra. Itaque
ftatim prima vacuationis diverfitas pro partium diverfitate
variatur, conftatque communem indicationem non magis
effe utilitatis quam noxae caufam. Siquidem quod vacuandum fit id communis indicatio eft, unde autem aut quo-

BIBΛION N. 905

Ed. Chart. X. [5o5.]   Ed. Baſ. IV. (178.)

κοινή· τὸ δ᾽ ὅθεν ἢ ὅπως, οἱ πεπονθότες τόποι διδάσκουσιν.
οὕτω γοῦν καὶ οἱ τῶν κώλων ἐπενοήθησαν δεσμοὶ θώρακος
ἢ γαστρὸς, ἢ τῶν κατὰ τὸν τράχηλον, ἢ τὴν κεφαλὴν μορίων φλεγμαινόντων. οὐ γὰρ δὴ τὸ φλεγμαῖνόν γε αὐτὸ δήσεις
κῶλον, ἀλλ᾽ ἐπὶ μὲν σκελῶν τὰς χεῖρας, ἐπὶ χειρῶν δὲ τὰ
σκέλη.

Κεφ. ιβ'. Καὶ μὴν καὶ τὸ ψύχειν καὶ στύφειν ἐν ἀρχῇ
τὰ φλεγμαίνοντα χωρὶς τῆς περὶ τῶν πεπονθότων ἐνδείξεως
οὐ μᾶλλον ὠφελείας ἢ βλάβης αἴτιον. ἐπὶ μὲν γὰρ τῶν κατὰ
τὸ κῶλον μορίων ἀρκεῖ καὶ σπόγγον ἐπιθεῖναι, βρέξαντας
ἤτοι γε ὕδατι ψυχρῷ μικρὸν ὄξους μιγνύντας ἢ ὕδατι μόνῳ·
καθάπερ γε καὶ οἴνῳ τινὶ τῶν αὐστηρῶν. ἥπατος δ᾽ ἀρξαμένου φλεγμαίνειν οὐδεὶς ἂν χρήσαιτο τούτων οὐδενὶ νοῦν
ἔχων ἄνθρωπος· ἀλλ᾽ οὐδ᾽ εἰ μήλινον ἐπιβρίξαις ἢ μύρσι-
νον, ἢ μαστίχινον, ἢ νάρδινον, ἢ σχίνινον, ἤ τι τῶν στυφόντων ἐλαίων ἢ καὶ τῶν ἄλλων ἐναφεψήσας ἀψίνθιον, οὐδὲ
τούτων οὐδὲν ἁρμόττει ψυχρὸν, ὥσπερ οὐδὲ κατάπλασμα
ψυχρὸν οὐδέν. ἀλλὰ μῆλα μὲν ἐναφεψῶν οἴνῳ, καὶ μάλιστα

modo vacuatio fit facienda, id aeger ipſe docet locus. Ita
namque ubi pectus aut ventriculus aut partes circa collum
caputve phlegmone laborant, excogitatum eſt artus vincire.
Non enim ipſum quod phlegmone infeſtatur vinciendum eſt,
ſed ſi in manibus phlegmone eſt orta, crura, ſin in cruribus,
manus.

Cap. XII. Equidem refrigerare inter initia et adſtringere, citra laborantis partis indicationem non utilitatis
magis quam noxae cauſa eſt. Nam in partibus quae circa
artus ſunt ſat fuerit etiam ſpongiam vel ex ſrigida aqua, cui
paululum aceti fit immixtum, vel ex aqua ſola madentem
imponere, ſicut etiam ex vino aliquo auſtero. In jecore
vero, ſi phlegmone laborare coepit, nemo compos rationis
his utatur, imo nec ſi melino perfundas aut myrteo aut maſtichino aut nardino aut lentiſcino aut aliquo oleo quod adſtringat, aut etiam alio quopiam, cui abſinthium fit incoctum,
ne horum quidem ullum conveniet frigidum, ſicut nec ullum cataplaſma frigidum. Sed ſi mala praecipue cotonea

κυδώνια, κατάπλασμα σκευάσοις δι' αὐτοῦ, φλεγμονῆς ἥπατος
ἔτι ἀρχομένης, ψυχρὸν δ' οὐδὲ τοῦτο προσοίσεις· ὥσπερ οὐδὲ
τὸ ἔλαιον ἐσκευασμένον, ὡς εἴρηται, τοῖς ὀφθαλμοῖς ἢ τοῖς
ἐν τῷ στόματι μορίοις ἀρχομένοις φλεγμαίνειν. ὠτὶ δὲ κἂν
ὄξος ἐγχέῃς μετὰ ῥοδίνου, βλάψεις οὐδέν. ἀλλ' οὐκ ὀφθαλμοῖς γε φλεγμαίνουσιν ἀγαθὸν τοῦτο, καθάπερ οὐδὲ τὸ διὰ
μόρων φάρμακον ἤ τι τῶν στοματικῶν ὀνομαζομένων ἄλλο·
πάντα γὰρ ἀνιαρὰ τὰ τοιαῦτα τοῖς ὀφθαλμοῖς, καίτοι κατὰ
τὸ γένος ὄντα τῆς ἐνδείξεως. ἀδένων δὲ φλεγμαίνειν ἀρχομένων ἤρκεσε πολλάκις ἔλαιον μονον θερμόν.
Κεφ. ιγ'. Ἀλλὰ καὶ ἡ ἄλλη δίαιτα τοῖς μὲν ἀδένας
ἤ τι τῶν κατὰ τὰ κῶλα μορίων ἔχουσι φλεγμαῖνον, ἕνα μόνον λαμβάνει σκοπὸν, ὡς τοσαῦτα καὶ τοιαῦτα προσφέρεσθαι
δεῖν, ὅσα δὴ καὶ οἷα πεφθήσεται ῥᾷστα. διαφέρει δ' οὐδὲν
ἢ χόνδρον, ἢ πτισάνην, ἢ μελίκρατον, ἢ ῥόαν, ἢ μῆλον, ἤ
τι τοιοῦτον προσενέγκασθαι. φλεγμαίνοντος δ' ἥπατος ἀκρι-
βεστάτης διαίτης ἐστὶ χρεία, καθάπερ γε καὶ γαστρός. τὸ

pino incoquens cataplafma ex eo praeparaveris, fi jecur
phlegmone laborare adhuc incipiat, ne id quidem admovebis frigidum, ut nec oleum, ut dictum eft, praeparatum vel
oculis vel oris partibus, ficubi haec tentari phlegmone incipiant. Auri vero etiam fi acetum cum rofaceo infundas,
nihil offendes. At non eft hoc oculis phlegmone laborantibus
utile, ut nec medicamentum quod ex moris conficitur aut
aliud quippiam eorum quae ftomatica dicuntur; funt enim
ejusmodi omnia oculis molefta, quamquam genere funt ex
iis quae indicentur. Glandulis vero phlegmone tentari in-
cipientibus faepe folum oleum calens fat fuit.
Cap. XIII. Sed et reliquus victus *ordinandus* is,
quibus glandulae aut etiam pars aliqua circa artus phlegmone
corripitur, unum tantum fcopum habet tot ac talia exhibendi, quot et qualia facillime concoquentur. Nec quicquam
refert alicam an ptifanam an mulfam an punicum an malum
lum an tale quippiam exhibeas. At fi jecur phlegmone infeftetur, exquifitiffimo victu eft opus, aeque ac fi ventriculus

γὰϱ ἔϱγον αὐτῶν ἅπαντι τῷ ζώῳ κοινόν ἐστι, καὶ μὴ πεφ-
θείσης καλῶς τῆς τϱοφῆς ἢ μὴ πϱοσηκόντως αἱματωθείσης,
ἅπασι τοῖς τοῦ ζώου μέλεσι μεγίστη βλάβη πϱοσγίνεται. τὰ
δὲ τῶν κώλων μόϱια τοσοῦτον λαμβάνει τῆς τϱοφῆς, ὅσον
τϱέφεσθαι πέφυκε. διὸ κἂν ἐκ μήλου καλῶς ἐν τῇ γαστϱὶ
πεφθέντος ἀφίκηται πϱὸς αὐτὰ τϱοφὴ, κἂν ἐκ χόνδϱου, κἂν
ἐκ πτισάνης, οὐ μέγα διαφέϱει. κατὰ δὲ τὸ ἧπαϱ ὁπόσον ἡ
διαφοϱὰ τῶν τϱοφῶν δύναται καὶ ὡς μέγιστον ἐφ᾿ ἑκάτεϱα,
πάϱεστί σοι μανθάνειν.

Κεφ. ιδ´. [3o6] Ἐκκενοῦσθαι μὲν δήπου χϱὴ τοῦ ἥπατος ὅσον ἀθϱοίζεται κατ᾿ αὐτὸ τοῦ τε πικϱοχόλου χυμοῦ
καὶ τῶν ἐκ τῆς φλεγμονῆς ἰχώϱων. τοῦτο δ᾿ οὐκ ἂν γένοιτο
χωϱὶς τοῦ διαῤῥύπτεσθαι μὲν τὰ κατὰ τὸ σπλάγχνον ἀγγεῖα,
τὸν δ᾿ εἰς τὴν νῆστιν καθήκοντα πόϱον ἀναστομοῦσθαι. χόν-
δϱος οὖν ἐμπλάττων μὲν τοῦτον, ἐμπλάττων δὲ τὰ κατὰ τὸ
ἧπαϱ ἀγγεῖα καὶ μάλιστα τὰ πέϱατ᾿ αὐτῶν, κωλύει τήν τε
χολὴν εἰς τὸ ἔντεϱον ὑπιέναι καὶ τὴν τϱοφὴν εἰς ὅλον ἀνα-
δίδοσθαι τὸ σῶμα. χϱεία τοίνυν ἐστὶ τῶν ἐκφϱαττόντων

inflammetur. Quippe munus eorum toti animali eſt commune, acciditque omnibus animalis partibus maximum in-
commodnm, ſive non probe concoctum alimentum ſit, ſive
non rite in ſanguinem converſum. Artuum vero partes tantum alimenti capiunt quanto ſunt nutriendae. Quo fit ut
ſive ex malo quod probe in ventriculo ſit concoctum alimentum ad eas perveniat, ſive ex alica ſive ex ptiſana, non
multum interſit. In jecore vero quantum referat nutrimen-
torum differentia, tum quod maximam in utramque partem
vim habeat hinc diſcas licet. Cap. XlV. Nam expelli e jecore oportet quicquid
in eo tum amarae bilis tum ſaniei quae ex phlegmone pro-
venit eſt collectnm. Id vero fieri nequit, niſi et vaſa quae
ſunt in viſcere detergeantur et meatus qui ad jejunum pertinet ſit apertus. Ergo alica, quum et huic inhaereat et vaſa
hepatis obſtruat, praecipueque eorum ora et bilem in inteſtinum deſcendere et alimentum in totum corpus diſtribui
prohibet. Poſcit ergo tum jecur ipſum tum os meatus qui

ἐδεσμάτων τε καὶ φαρμάκων αὐτῷ τε τῷ ἥπατι καὶ τῷ τοῦ
χοληδόχου πόρου στόματι. τὰ δὲ τοιαῦτα πάντα γλίσχρα μὲν
ἥκιστ᾽ ἐστὶ, λεπτὰ δὲ ταῖς συστάσεσι καὶ δακνώδη ταῖς ποιότησιν. ἀλλὰ πάλιν ὑπὸ τούτων δακνόμενα τὰ φλεγμαίνοντα
παροξύνεται καὶ διὰ τοῦτο διόμεθα τῶν ἄνευ τοῦ δάκνειν
αὐτὰ ῥυπτόντων, οἷόν πέρ ἐστι καὶ τὸ μελίκρατον. ἀλλ᾽ ἴσμεν
ὅτι τὰ γλυκέα πάντα καὶ σπλῆνα καὶ ἥπαρ ἐπὶ πλεῖστον ἐξαί-
ρει. λοιπὴ τοίνυν ἄμεμπτος ὡς ἐν ἐδέσματι μὲν ἡ πτισάνη·
χωρὶς γὰρ τοῦ δάκνειν ῥύπτει· ὡς ἐν φαρμάκοις δ᾽ ὀξύμελι
μεθ᾽ ὕδατος κεραννύμενον. καὶ γὰρ καὶ ἡ ῥόα καὶ τὸ μῆλον
ὅσα τ᾽ ἄλλα στύφει, συνάγοντα τοῦ χοληδόχου πόρου τὸ
στόμα, κωλύει τὴν χολὴν ἐκκρίνεσθαι· καὶ διὰ τοῦτο βλάπτει
φλεγμονὰς ἥπατος, καὶ μάλισθ᾽ ὅταν ἐν τοῖς σιμοῖς ὦσι μέρεσι
τοῦ σπλάγχνου· πρὸς γὰρ τῇ διὰ φλεγμονὴν στενοχωρίᾳ καὶ
ἡ ἐκ τῶν στυφόντων τε καὶ γλίσχρων ἐδεσμάτων προσέρχεται.
καὶ τὰ δάκνοντα δὲ μᾶλλον βλάπτει τὰς ἐν τοῖς σιμοῖς φλεγ-
μονάς· ὅσαι γὰρ ἐν τοῖς κυρτοῖς αὐτοῦ μέρεσι γίγνονται,
φθάνει μεταβεβλημένα πρὸς αὐτὰς ἀφικνεῖσθαι τὰ ληφθέντα

bilem tranfmittit, cibos et medicamenta quae obftructa reclu-
dant. Talia vero omnia funt lenta quidem minime, fed tenui confiftentia et qualitate mordente. At vero ab his mordentibus phlegmonae irritantur, quare quae citra morfum
ea detergeant indigemus, cujusmodi mulfa eft. At novimus
dulcibus omnibus tum jecur tum lienem maxime intume-
fcere. Superfunt igitur quae culpa vacant ut in cibis ptifana, quippe quae fine morfu deterget, ut in medicamentis
oxymel aqua mixtum. Nam et punicum et malum et caetera quae adftringunt, dum bilis meatus os arctant, bilem
ipfam excerni prohibent, atque inde jecoris phlegmonis funt
incommoda, praefertim quum in cavo vifceris confiftunt,
quibus ad anguftias quas facit ipfa phlegmone etiam ea quae
ex adftringentibus et lentis fit cibis accedit. Ac quae mordent ea phlegmonas ipfas quae in cavo funt vifceris magis
irritant, quippe iis quae in gibbis ejus confiftunt mutata
jam veniunt ea quae affumpta funt, ita ut nec quae adftri-

καὶ μήτε τὸ στῦφον ἔτι στύφειν ὁμοίως μήτε τὸ δάκνον δάκνειν μήτε τὸ διὰ γλισχρότητα τοῖς στενοῖς ἀγγείοις ἐμπλατ-
τόμενον ἔτι μένειν ὁμοίως γλίσχρον. ἡ μεταβολὴ δ᾽ αὐτοῖς
διττὴ, τῷ τε προπεπέφθαι καὶ διότι τῷ προϋπάρχοντι κατὰ
τὸ σπλάγχνον αἵματι μίγνυται. τοῦ δέ γε σιμοῦ μέρους ἐν
ἥπατι φλεγμαίνοντος εὐθὺς μὲν ἀναγκαῖόν ἐστι καὶ τὰς ἐν
τῷ μεσεντερίῳ συμφλεγμαίνειν φλέβας· ἀπὸ γὰρ τῆς ἐπὶ πύ-
λας ἅπασαι πεφύκασιν· εὐθὺς δὲ καὶ τὰ προσπίπτοντα τοῖς
σιόμασιν αὐτῶν ἐπιδείκνυται τὴν ἑαυτῶν δύναμιν.

Κεφ. ιέ. Ἆρά σοι δοκεῖ σμικρὰ διαφορὰ προσέρχεσθαι τῇ κοινῇ τῶν φλεγμονῶν θεραπείᾳ παρὰ τῶν μορίων;
ἐμοὶ μὲν γὰρ μεγίστη φαίνεται, κἂν εἰ τὴν Θεσσάλειον ἀναισθησίαν ζηλοῦντες οἴονται τὴν κοινὴν ἔνδειξιν ἀρκεῖν μόνην.
ἀναμνῆσαι δέ σε βούλομαι καὶ τῆς καλῆς αὐτῶν θεραπείας,
ἣν ἐπὶ Θεαγένους ἐποιήσαντο τοῦ Κυνικοῦ φιλοσόφου· ταύτην γὰρ ἔγνωσαν οὐκ ὀλίγοι διὰ δόξαν τἀνθρώπου, δημοσίᾳ
διαλεγομένου κατὰ τὸ τοῦ Τραϊανοῦ γυμνάσιον ἑκάστης ἡμέ-

ctoria funt fimiliter adhuc adftringant, nec quod mordens
eft fimiliter mordeat, nec quod propter lentorem in anguftis vafis haerebat fimiliter etiamnum maneat lentum. Eft
autem his occafio mutationis duplex et quod prius fint concocta et quod fanguini qui in jecore prius erat funt admixta. Cavo autem jecoris phlegmone obfeffo, protinus
etiam venas quae in mefenterio funt una phlegmone laborare eft necefle, nam a vena porta omnes funt ortae; protinus etiam quaecunque ofculis earum incidunt vim fuam
oftendunt. Cap. XV. An tibi ad communem phlegmones curationem parva ex partibus ipfis accedere differentia videtur?
Mihi fane maxima videtur, quamvis ii qui Theffali ftupiditatem aemulantur communem indicationem folam fatisfacere putent. Placet autem nunc ad memoriam revocare tibi
egregiam eorum curationem, quam Theageni philofopho
Cynico adhibuerunt, fiquidem hanc norunt plurimi propter
viri famam, ut qui publice difputare in Trajani circo quo-

ρας. ὁ μὲν οὖν θεραπεύων αὐτὸν ἦν εἷς τῶν Σωρανοῦ
μαθητῶν, Ἄτταλος τοὔνομα. κατέπλαττε δὲ ἑκάστης ἡμέρας
τὸ ἧπαρ ἀρτομέλιτι, [307] μὴ γινώσκων ὅτι στύφεσθαι μετρίως δεῖται τὸ σπλάγχνον τοῦτο, διότι τῆς θρεπτικῆς δυνάμεως ἀρχὴ τοῖς ζώοις ἐστὶ καὶ τὸ φλεβῶδες γένος ἀπ᾽ αὐτοῦ
πέφυκεν. οὕτως οὖν ἐθεράπευσε τὸ σπλάγχνον, ὡς τοὺς βουβῶνας ἀμίκτῳ καὶ μόνῃ τῇ διὰ τῶν χαλώντων ἀγωγῇ, κατα-
πλάττων μὲν ἀρτομέλιτι, προκαταιονῶν δὲ ἐλαίῳ θερμῷ καὶ
τρέφων ἐκ χόνδρου (179) ῥοφήματι. ταῦτα γὰρ ἀρκεῖ τὰ τρία
σχεδὸν ἅπασι τοῖς νῦν ἀμεθόδοις Θεσσαλείοις εἰς τὴν τῶν
ὀξέων ἴασιν. ἔδοξε δέ μοι κατὰ μόνας εἰπεῖν τῷ Ἀττάλῳ,
προσμιγνύναι τι τῶν στυφόντων καὶ μὴ ψιλῇ χρῆσθαι τῇ διὰ
τῶν χαλαστικῶν ἀγωγῇ. περὶ μὲν οὖν τῆς τοῦ σπλάγχνου
φύσεως οὐκ ἔμελλον ἐρεῖν αὐτῷ· τοῦτο γὰρ ἦν ὄντως ὄνῳ
μῦθον λέγειν· ὃ δ᾽ ᾤμην εἰπὼν πείσειν αὐτὸν, ᾧ καὶ πάντας
ἀνθρώπους ὁρῶ τάχιστα πειθομένους, τοῦτο διῆλθον μόνον·
ὡς ἡ μακρὰ πεῖρα ἐδίδαξε τοὺς ἰατροὺς θεραπεύειν ἧπαρ ὕλῃ
φαρμάκων μικτῇ· γεγραμμένην δ᾽ αὐτὴν εὑρήσεις ἐν τοῖς θε-

tidie fit folitus. Erat qui hominem curabat unus ex Sorani
difcipulis, nomine Attalus. Is impofuit quotidie jecori cataplafma ex pane et melle, haud intelligens vifcus hoc mediocriter adftringi debere, propterea quod animalibus altri-
cis facultatis principium fit et venofum ab hoc oriatur genus. Ita igitur vifcus curavit, ficut bubonas, meris et folis
laxantibus utens, cataplafma ex pane et melle imponens, ac
prius oleo calente perfundens, tum forbitione ex alica cibans. Haec namque tria ferme omnibus nunc amethodis
iftis Theffaliis ad acutorum curationem fufficiunt. Vifum
autem eft mihi feorfum Attalum monere, ut adftringens aliquid admifceret, nec nudis uteretur laxantibus. Ac de vifceris quidem natura nihil eram homini dicturus, id enim
fuiffet plane afino fabulam narrare, fed quod me perfuafu-
rum homini arbitrabar et cui omnes homines facillime af-
fentire video, id tantum expofui, nempe longam experientiam medicos docuiffe, ut jecur mixta medicamentorum materia curarent, eam autem fcriptam inventurum in iis medi-

BIBΛION N. 911

Ed. Chart. X. [307.]   Ed. Baf. IV. (179)

ραπευτικοῖς γράμμασι τῶν ἰατρῶν. ἐὰν οὖν σοι δοκῇ, μῖξον,
ἔφην, ἀψινθίου τι τῆς κόμης μὲν ἀκριβῶς κεκομμένης τῷ
καταπλάσματι, τῆς πόας δ᾽ ὅλης τῷ ἐλαίῳ, καθάπερ ὁρᾷς
ἄλλους ἐναφέψοντας αὐτῷ μετρίως. τῷ καταπλάσματι δὲ
μυροβαλάνου πίεσμα καὶ ἴριν καὶ σχίνου τὸ ἄνθος ἢ τῆς
ναρδίτιδος βοτάνης τὴν ῥίζαν ἢ κυπέρου μῖζον· οὐ χεῖρον δὲ
καὶ δι᾽ οἴνου ποτ᾽ αὐτὰ κατασκευάσαι καὶ μῖξαι ποτὲ τῆς
ἰλύος αὐτοῦ, καί τι τῶν στυφόντων ἐναφεψῆσαι μήλων, ὁποῖα
τὰ κυδώνιά τε καὶ στρούθια καλούμενα καὶ ταῦτα δὴ τὰ πλεονάζοντα κατὰ τὴν Ῥωμαίων πόλιν, ἃ προσαγορεύουσι κε-
στιανά. τὸ δ᾽ ἔλαιον, ὁρῶ γάρ σε καὶ τοῦτο μιγνύντα, μὴ
τὸ τυχὸν ἔστω, ἀλλ᾽ ἤτοι τὸ ἀπὸ τῆς Ἱσπανίας ἢ τὸ Ἱστρι-
κὸν, ἢ τὸ ὀμφάκινον, ἢ σχίνινον, ἢ μύρτινον, ἢ μήλινον, ἢ
νάρδινον μύρον. πολλὴν δὲ καὶ ἄλλην ἔφην ὕλην ἄφθονον
εἶναι τῶν ἐναφεψεῖσθαι δυναμένων. καὶ γὰρ σχίνου τοὺς
ἁπαλοὺς κλῶνας καὶ μυρσίνης καὶ βάτου καὶ ἀμπέλου καὶ
μᾶλλον τῆς ἀγρίας, ἀφ᾽ ἧς καὶ τὴν οἰνάνθην καλουμένην
λαμβάνομεν. οὐ χεῖρον δ᾽ ἂν εἴη καὶ τὸ Ἀττικὸν ὕσσωπον

corum libris, qui fint de medendi ratione confcripti. Si ergo,
inquam, tibi videtur, mifce aliquid de abfinthii coma diligenter tunfa cataplafmati, oleo vero totius herbae aliquid, modice id quemadmodum alios cernis in illo incoquentes. Cataplafmati vero myrobalani expreffum et irim et junci florem aut narditidos herbae radicem aut cyperi mifcebis, non
inutile fit et ex vino ea aliquando praeparare, ac mifcere
interdum etiam de faece ipfa, quin etiam aliquid adftringentium incoquere malorum, cujusmodi cotonea funt et quae
vocantur ftruthia, praeterea quae Romae abundant vocata
ceftiana. Oleum vero, nam id quoque video mifcere te, non
quodlibet efto, fed vel Hifpanum vel Hiftricum vel crudum
vel lentifcinum vel myrteum vel melinum vel nardinum
unguentum. Porro aliam materiam plurimam effe dixi eorum quae incoquere liceret: nam et lentifci tenera germina
et myrti et rubi et vitis praefertim fylveftris, a qua oenanthen
vocatam decerpimus. Non alienum etiam fit et Atticum hyf-

τῷ τε καταπλάσματι καὶ ταῖς κηρωταῖς μιγνύναι· καὶ γὰρ καὶ
κηρωτάς τινας ἐξ ὕλης τοιαύτης αὐτῷ συνεβούλευον ἐπιτιθέναι μετὰ τὸ κατάπλασμα. καὶ συνάπτειν γ᾽ ἐπειρώμην ἐφεξῆς αὐτῷ τὴν ὅλην ἀγωγήν, ἵνα καὶ τὰ καλούμενα πρὸς τῶν
ἰατρῶν ἐπιθέματα διὰ μικτῆς ὕλης σκευάζῃ. βέλτιον γὰρ,
ἔφην, ἐστὶν ἀρθέντος τοῦ καταπλάσματος ἐπικεῖσθαί τι τῷ
σπλάγχνῳ. καὶ ὁ Ἄτταλος ὑποτεμνόμενός μου τὸν λόγον, εἰ
μὴ σφόδρα σ᾽ ἐτίμων, ἔφη, τούτων οὐδενὸς ἂν ἠνεσχόμην·
ἐν οἷς γὰρ ἐναυάγησαν οἱ πρόσθεν ἰατροὶ, πρὶν τὴν ὄντως
ἰατρικὴν ὑπὸ τῶν ἡμετέρων εὑρεθῆναι, ταῦτά μοι συμβου-
λεύεις ὥσπερ οὐκ εἰδότι. τρεῖς οὖν ἡμέρας ἢ τέσσαρας, ἔφη,
συγχώρησόν μοι προνοήσασθαι τοῦ Θεαγένους ὡς ἐγὼ βούλομαι, καὶ θεάσῃ τελείως αὐτὸν ὑγιαίνοντα. τί οὖν, ἔφην, ἐὰν
ἐξαίφνης ἱδρώτων ὀλίγων καὶ τούτων γλίσχρων ἐπιφανέντων
ἀποθάνῃ, μνημονεύσεις ὧν ὑπέσχου καὶ μεταθῇ τοῦ λοιποῦ;
καταγελῶν ἐπὶ τούτοις ὁ Ἄτταλος ἐχωρίσθη, μηκέτ᾽ ἀποκρι-
νόμενος μηδὲν, ὥστ᾽ οὐδὲ περὶ τοῦ χόνδρου τι συμβουλεῦσαί
μοι συνεχώρησεν, οὐδ᾽ ὅτι δεήσει τῶν οὐρητικῶν φαρμάκων

fopum tum cataplaſmati tum etiam ceratis miſcere; nam et
cerata quaepiam illi ex ejusmodi materia imponere poſt cataplaſma ſuaſi. Et apponere illi tentabam univerſam deinceps curationem, quo etiam quae a medicis epithemata vocantur, ex mixta materia componeret. Nam melius, inquam,
eſt ſublato cataplaſmate aliquid ſuper vilcus eſſe. Attalus
vero ſermonem meum interpellans, niſi multum, inquit, tibi
tribuerem, nihil horum toleraſſem, nam in quibus ſuperiores
medici paſſi nauſragia ſunt prius quam vera medicina inventa a noſtris eſſet, ea mihi veluti ignaro ſuades. Caeterum tres, inquit, aut quatuor dies ſine me Theageni ex
mea ſententia proſpicere et ſanum eum penitus conſpicies.
Sed quid, inquam, ſi quum ſubito pauci et hi lenti apparuerint ſudores moriatur, recordaberisne quae promiſeris ac
de caetero ſententiam mutabis? Atque Attalus poſt haec abiit
irridens, nec quicquam praeterea reſpondens, ſic ut neque
de alica quicquam me conſulere permitteret, ſed nec quod

μιγνύναι τῷ ὕδατι μικρὸν ὕστερον, ἐπειδὴ τὰ κυρτὰ τοῦ
ἥπατος ἐπεπόνθει. καθάπερ γὰρ τὰ σιμὰ διὰ τῆς γαστρὸς
ἐκκενωτέον ἐστὶν, ὡς ὀλίγον ἔμπροσθεν εἶπον, οὕτω τὰ
κυρτὰ διὰ τῶν μετρίως οὐρητικῶν φαρμάκων, οἷόν ἐστι τὸ
σέλινον. ἐν δὲ τῷ χρόνῳ προϊόντι πεττομένης ἤδη τῆς φλεγμονῆς καὶ τοῖς ἰσχυροτέροις ἐγχωρεῖ χρήσασθαι, τῷ ἀσάρῳ
[308] καὶ τῇ Κελτικῇ νάρδῳ καὶ τῷ καλουμένῳ φοῦ καὶ πε-
τροσελίνῳ καὶ σμυρνίῳ καὶ μήῳ· καθάπερ γε καὶ διὰ τῆς
γαστρὸς κενοῦν, εἰ τὰ σιμὰ πεπόνθασι, κνίκον μιγνύντα τοῖς
ἐδέσμασι καὶ ἀκαλήφην καὶ λινοζῶστιν, ἐπίθυμόν τε καὶ πολυ-
πόδιον καὶ πάνθ' ὅσα μετρίως ὑπάγει. ἔτι δὲ μᾶλλον ἐν ταῖς
παρακμαῖς αὐτοῖς τε τούτοις χρῆσθαι θαρσαλεώτερον ἢ πρόσθεν, ὅσα τε τούτων ἐστὶ σφοδρότερα, τὰ μὲν ἐναφέψοντας
τῇ πτισάνῃ, τὰ δὲ κόψαντας, ὡς χνοώδη γενέσθαι· διδόναι δὲ
καὶ ταῦτα διὰ πτισάνης ἢ μεθ' ὕδατος. ἐγὼ γοῦν καὶ πολυ-
ποδίου τι ποτὲ συνέψησα τῇ πτισάνῃ καὶ μέλανος ἐλλεβόρου
φλοιόν. καὶ διὰ τῶν κλυσμάτων δὲ κενοῦν αὐτοὺς προσῆκεν,
ἐν ἀρχῇ μὲν ἀρκουμένους ἁλσὶν ἢ νίτρῳ ἢ ἀφρονίτρῳ μεμιγ-

ex iis quae urinas cient mifcere aquae paulo poſt oporte-
ret, quod jecoris gibba effent affecta. Nam ficut jecoris cavum per alvum purgatur, ceu paulo fupra diximus, fic gibba ejus per ea quae modice urinas movent, cujus generis eſt
apium. Procedente autem tempore, ubi phlegmone jam concoquitur, etiam valentioribus uti licet, afaro et celtica nardo
et phu, quod vocant, et petrofelino et fmyrnio et meo, ficut
etiam per ventrem vacuare, fi cavum afficiatur, cnico cibis
admixto et urtica et mercuriali et epithymo et polypodio et
omnibus quae modice alvum dejiciunt. Magisque in remiffio-
nibus tum his ipfis audacius quam ante utendum, tum vero
quae his funt valentiora, partim in ptifana incoctis, partim
tunfis ac in molliffimum pulverem redactis: exhibenda
vero et haec funt vel ex ptifana vel ex aqua. Ego namque
etiam polypodii aliquid in ptifana aliquando incoxi et nigri
veratri corticem. Etiam clyftere vacuare eos conveniet inter
initia vel fale vel nitro vel aphronitro aquae mulfae admix-

μένοις τῷ μελικράτῳ· κατὰ δὲ τὰς παρακμὰς καὶ μάλιστα ἐὰν
σκιῤῥῶδές τι καταλείπηται τῆς φλεγμονῆς, ἰσχυρότερα μιγνύντας φάρμακα· τὸ γοῦν ὕσσωπον ἐναφεψόμενον τῷ ὕδατι
τηνικαῦτα καὶ τὴν ὀρίγανον καὶ τὴν κολοκυνθίδα καὶ τὸ λεπτὸν κενταύριον. ἐπιτηδειότατα γάρ ἐστι σκιῤῥωθῆναι τὰ
δύο σπλάγχνα, τό θ' ἧπαρ καὶ ὁ σπλήν, ἐὰν ἀμελήσῃ τις
αὐτῶν ἢ τοῖς γλίσχροις ἐδέσμασι χρήσηται, καθάπερ καὶ ὁ
Ἄτταλος ἐπὶ τοῦ Θεαγένους ἑκάστης ἡμέρας χόνδρον προσφέρων καὶ μηδὲν διδοὺς τῶν ἐκφραττόντων τε καὶ ῥυπτόντων.
ἀλλὰ τό γε συμβὰν τῷ Θεαγένει, μᾶλλον δὲ τῷ Ἀττάλῳ, καιρὸς εἰπεῖν. ὡς γὰρ ὑπέσχετό μοι, μετὰ τρεῖς ἡμέρας ἐπιδεί-
ξειν τὸν ἄνδρα τῆς φλεγμονῆς τοῦ ἥπατος ἀπηλλαγμένον, ὁ
μὲν ἔτι δὴ καὶ μᾶλλον ἐπὶ πλεῖστόν τε κατήντλει τὸ σπλάγχνον ἐλαίῳ θερμῷ· κατέπλαττέ τε συνεχέστερον ἐκ τῆς ἐπιμελείας ἐλπίζων αὐτῷ προχωρήσειν τὰ τῆς θεραπείας ἄμεινον,
ἀπεκρίνατό τε πυνθανομένοις γαυριῶν ὑπὲρ τοῦ Θεαγένους
τὰ βελτίω. ἀλλὰ συνέβη γε καθ' ὃν ἐγὼ τρόπον εἶπον, ἐξαίφνης ἀποθανεῖν αὐτόν. καὶ τὸ πάντων γελοιότατον, ὁ μὲν

to contentis, in remiſſione vero, potiſſimumque ſi quid ſcirrhoſum relictum e phlegmone eſt, etiam valentiora medicamenta miſcentibus, quippe hyſſopum eo caſu aquae incoquimus et origanum et colocynthida et minus centaurium. Op-
portuniſſima namque ad ſcirrhum ſunt jecur et lien, ſi quis
ipſa neglexerit vel glutinoſo cibo uſus fuerit, ſicut Attalus,
qui Theageni quotidie alicam exhibebat ac nihil offerebat,
quod tum obſtructiones eximat tum detergeat. Verum quod
contigit Theageni vel potius Attalo, dici eſt tempus. Ut
enim promiſerat mihi poſt tres dies daturum ſe hominem a
jecoris phlegmone liberatum, tum magis quam prius calente oleo viſcus plurimum perfudit, tum cataplaſmate frequentius eſt uſus, hac diligentia felicius ſibi curationem cel-
ſuram ſperans, reſponditque percunctantibus de Theagene
gloriabundus meliora. Caeterum contigit, prout ipſe prae-
dixeram, ſubito hominem mori. Et quod omnium maxime
dignum riſu fuit, ducebat Attalus ſecum ex iis, qui de homi-

BIBΛION N. 915

Ed. Chart. X. [3o8.]   Ed. Baf. IV. (179.)

Ἄτταλος ἠγέ τινας τῶν ἠρωτηκότων φίλων ὅπως διάγοι, δεῖξαι βουλόμενος αὐτὸν οὕτως ἔχοντα καλῶς ὡς λούεσθαι
μέλλειν, ἀγαλλόμενός τε μετὰ πολλῶν εἰσῆλθεν εἰς τὸν οἶκον
ἐν ᾧ κατέκειτο· τὸν Θεαγένη δὲ τεθνεῶτα λούειν ἐνεχείρουν
ἔνιοι τῶν φίλων, ταῦτα δὴ τὰ νενομισμένα, Κυνικοί τέ τινες
ὄντες καὶ ἄλλως φιλόσοφοι. διὸ καὶ μέχρι τοῦ νεκροῦ παραγε-
νέσθαι συνέβη τῷ Ἀττάλῳ μετὰ τοῦ χοροῦ τῶν θεατῶν, ἅτε
μηδενὸς ἔνδον οἰμώζοντος. οὔτε γὰρ οἰκέτης οὔτε παιδίον
οὔτε γυνὴ τῷ Θεαγένει ἦν, ἀλλ' οἱ φιλοσοφοῦντες μόνοι
παρῆσαν αὐτῷ φίλοι, τὰ μὲν ἐπὶ τοῖς τεθνεῶσι νομιζόμενα
πράττοντες, οὐ μὴν οἰμώζειν γε μέλλοντες. οὕτω μὲν ὁ
Θεσσάλειος ὄνος εὐδοκίμησεν, ἐπὶ πολλῶν θεατῶν ἐπιδείξας
ἀπηλλαγμένον τῆς φλεγμονῆς ἐντὸς τῶν τεττάρων ἡμερῶν, ὡς
ὑπέσχετο, τὸν ἄνθρωπον. οἱ δ' ἄλλοι μεθοδικοὶ μυρίους ἀπο-
κτείνοντες ὁσημέραι τὴν ἀγωγὴν τῆς θεραπείας οὐδέπω καὶ
νῦν ὑπαλλάξαι τολμῶσιν, οὐδὲ πειραθῆναί ποτε κἂν ἅπαξ
τῆς τοῖς ἄλλοις ἰατροῖς, οἷς ὄντως ἐσπουδάσθη τὰ τῆς τέχνης
ἔργα, γεγραμμένης· οὕτω δευσοποιόν τι πρᾶγμά ἐστιν ἀμαθία

nis ſtatu rogaſſent quosdam, quibus oſtenderet adeo recte
eum ſe habere, ut jam eſſet lavandus, laetusque cum multis
ingreſſus eſt domum in qua jacebat, quum Theagenem mortuum quidam ex amicis, qui et Cynici quidam erant et alioqui philoſophi, lavare ex more pararent. Itaque etiam usque
ad mortuum accedere, idque una cum ſpectatorum coetu
Attalo contigit, utpote quum nemo intus lugeret. Nam
Theageni nec ſervus erat nec puer nec mulier, ſed cum eo
ſoli amici philoſophantes verſabantur, qui juſta quidem
mortuorum, citra tamen omnem luctum, obibant. Atque hanc
laudem Theſſalius aſinus inter multos ſpectatores eſt conſequutus, oſtendens explicatum a phlegmone hominem intra
quatuor, ut pollicitus eſt dies. Reliqui vero methodici quum
innumeros quotidie jugulent, adeo rationem curandi mutare
adhuc nolunt, ut quae a medicis ſunt ſcripta, qui artis ope
ribus vere infudarunt, ne vel ſemel experiri velint, adeo
indelebile vitium vehemens ignorantia eſt, praeſertim ſi

Ed. Chart. X. [308. 309.]　　　　　Ed. Baf. IV. (179. 180.)

σφοδρά, καὶ μᾶλλον ὅcαν ἀλαζονίᾳ μιχθῇ. τοιοῦτοι μὲν οὖν
ἐν ἅπασιν οἱ Θεσσάλειοι.

Κεφ. ιστ'. Χρὴ δ' ἡμᾶς φεύγοντας τὰ τοιαῦτα
ἁμαρτήματα κἂν εἰ μηδὲν ἄλλο, ἀλλ' οὖν τῇ ἐμπειρίᾳ
πιστεύειν. ὅπερ ἀεὶ παραινῶ τοῖς ἀγυμνάστοις περὶ τὸν λόγον. ἄμεινον γὰρ αὐτοῖς ἐστι μηδ' ὅλως ἐξ ἀναλογισμῶν τι
[309] λαμβάνειν, ὅταν ἀμαθεῖς τε ἅμα καὶ ἀγύμναστοι τῶν
λογικῶν ὦσιν μεθόδων, ἃς νῦν ἡμεῖς γράφομεν. ἡ γάρ τοι
τοῦ ἥπατος οὐσία ῥᾷστα σκίῤῥοις ἁλίσκεσθαι πέφυκεν, ἔχουσά
τι καὶ φύσει (180) πηλῶδες, ὡς παίζων τις ἔλεγεν ἰατρὸς
τῶν καθ' ἡμᾶς. ἡ δὲ τοῦ σπληνὸς ἀραιοτέρα μέν ἐστι τοῦ
ἥπατος, ἁλίσκεται δὲ συνεχέστερον ἐκείνου τῷ σκιῤῥώδει πα-
θήματι διὰ τὴν τῆς τροφῆς ἰδέαν ᾗ χρῆται. δέδεικται γὰρ
ὑπὸ τοῦ παχέος αἵματος τρεφόμενος, ὃ καθάπερ τις ἰλύς ἐστι
τοῦ καθαρωτέρου καὶ ῥᾷστα γίγνεται μέλαινα χολή· διὸ καὶ
μελαγχολικὸν αὐτὸ ἢ μέλαν καλοῦμεν περίττωμα. ταῦτα μὲν
οὖν τὰ δύο σπλάγχνα καὶ ἡ ἐμπειρία δείκνυσιν ἐναργῶς ἁλι-

cum fuperbia fit conjuncta. Ejusmodi igitur in omnibus
funt Theffali fectatores.

Cap. XVI. Nobis autem vitandi ejusmodi errores
funt, ac fi nihil aliud fuppetat, faltem ipfi experientiae credendum. Id quod ipfe perpetuo fuadere non defino iis qui
circa rationem parum funt exercitati. Nam melius profecto
iis eft, quando et rudes funt et fimul in rationali methodo,
quam nos nunc prodimus, minime exercitati, ut nihil penitus ex ratiocinando accipiant. Nam jecoris fubftantia fcirrhis maxime opportuna eft, ut quae naturaliter lutofum
quippiam continet, uti medicus quidam noftri temporis per
jocum dixit. Lienis vero rarior fubftantia quam jecoris eft,
caeterum crebrius fcirrhofis vitiis affligitur propter nutrimenti quo utitur fpeciem. Monftratum namque eft, quod
craffo nutritur fanguine qui veluti limus purioris eft, fa-
cillimeque atra bilis efficitur, ideoque etiam ipfum melancholicum five atrum appellamus excrementum. Atque haec
duo vifcera fcirrhofis tumoribus tentari vel experientia

ΒΙΒΛΙΟΝ Ν. 917

Ed. Chart. X. [309.]   Ed. Baf. IV. (180.)
σκόμενα τοῖς σκιῤῥώδεσιν ὄγκοις. οἱ νεφροὶ δὲ τῷ κατακεκρύφθαι λανθάνουσι τὴν ἁφήν· ὅ γε μὴν λόγος ἡμᾶς διδάσκει
καὶ τούτους ἑτοίμως ἁλίσκεσθαι σκίῤῥοις· καὶ διὰ τοῦτο
τὰς μὲν ἀλύτους τὸ πάμπαν εἶναι νεφρίτιδας, τὰς δὲ δυσλύ-
τους· ἄμφω γὰρ ἔχουσιν οἱ νεφροὶ τὰ λελεγμένα τῶν προειρημένων σπλάγχνων ὑπάρχειν ἑκατέρῳ, τήν τε τῆς οὐσίας
ποιότητα καὶ τὴν τῶν διερχομένων ἐν αὐτοῖς περιττωμάτων
φαυλότητα. διὸ καὶ οἱ τὰ παχύχυμα τῶν ἐδεσμάτων ἐσθίον-
τες ἁλίσκονται τῷ τῆς λιθιάσεως πάθει. προορᾶσθαι τοιγαροῦν χρὴ τοσοῦτον μᾶλλον, ὅσον δυσιατότεραι τῶν τριῶν
τούτων εἰσὶ σπλάγχνων αἱ σκιῤῥώδεις διαθέσεις, ὅπως μή τις
αὐταῖς περιπέσῃ. μάλιστα δ᾿, ὡς εἴρηται, περιπίπτουσιν οἱ
φλεγμηνάντων αὐτῶν ἐδέσμασι χρώμενοι παχεῖς ἢ γλίσχρους
χυμοὺς γεννῶσι. καὶ μέντοι καὶ τὰ ἰάματα τῶν τοιούτων
παθῶν ὡμολόγηται πᾶσιν εἶναι τὰ τέμνοντα καὶ διαλύοντα
καὶ θρύπτοντα, τοῦ γένους μὲν ὄντα δηλονότι τοῦ τῶν
ἐκφραττόντων καὶ ῥυπτόντων, ἰσχυρότερά γε μὴν ταῖς δυνάμεσι. μεμάθηκας δ᾿ ἐν τῇ περὶ τῶν ἁπλῶν φαρμάκων πραγματείᾳ τήν τε δύναμιν αὐτῶν καὶ τὴν ὕλην. διὸ καὶ νῦν ὁ

ipfa clare indicat. Renes vero quod occulti fint tactum effu-
giunt, caeterum hos quoque facile fcirrhis deprehendi ratio
docet, atque idcirco nephritidas alias omnino infolubiles,
alias aegre folubiles elfe, quum renes ambo habeant quae in
vifcerum utroque praedicta funt inelfe, tum fubftantiae qualitatem tam excrementorum quae per eos dilabuntur vitium.
Quo fit ut qui craffi fucci cibis vefcuntur, calculi vitio corripiantur. Ergo quanto trium horum vifcerum fcirrhofi affectus difficilius curantur, tanto magis elfe folicitos oportet,
ne quis in hos incidat. Maxime autem, ut dictum eft, incidunt qui ipfi phlegmone vexati iis cibis utuntur qui craffos
lentosque humores efficiant. Quin etiam ejusmodi affectuum
medicamenta inter omnes convenit ea elfe, quae incidant
et diffolvant et frangant, quae utique ex eorum funt genere
quae obftructiones eruunt et detergent, caeterum viribus valentiora. Horum non folum materiam, fed etiam facultatem
in opere de fimplicibus medicamentis expofuimus. Itaque

λόγος μοι γενήσεται σύντομος ἀρκουμένῳ ταῖς καθόλου δυνάμεσι καὶ μόνῃ τῇ μεθόδῳ μετὰ παραδειγμάτων ὀλίγων. ὅπου
γὰρ ἥ θ᾽ ὕλη τῶν δυνάμεων ἤδη προπάρεσκεύασταί σοι καὶ τὰ
συνενδεικνύμενα τὴν θεραπείαν ἔμπροσθεν εἴρηται, καταλεί-
πεται νῦν οὐδὲν ἄλλο, πλὴν τῶν οἰκείων ἑκάστου νοσήματος
ἐνδείξεων ἐπιμνησθῆναι. τὰ συνενδεικνύμενα δὴ λέγω δηλονότι δύναμιν καὶ φύσιν καὶ ἡλικίαν καὶ ὥραν καὶ χώραν καὶ
ἔθος, ὅσα τ᾽ ἄλλα τοιαῦτα. καὶ τοίνυν περὶ τῆς ἀπὸ τῶν
μορίων ἐνδείξεως ἐφεξῆς ἐρῶ, τὴν ἀρχὴν ἀπὸ τῶν κατὰ τὸ
ἧπαρ ποιησάμενος. ἐνδείκνυται γὰρ τοῦτο τὰ μὲν ἔξωθεν
ἐπιτιθέμενα κατὰ τὰς φλεγμονὰς αὐτοῦ μικτῆς εἶναι χρῆναι
δυνάμεως οὐ μόνον ἐν γενέσει τῆς φλεγμονῆς οὔσης, τοῦτο μὲν
γὰρ κοινὸν ἁπασῶν φλεγμονῶν, ὁπότε γε καὶ μόνοις τοῖς
ἀποκρουστικοῖς βοηθήμασι κατὰ τὸν χρόνον ἐκεῖνον οὐκ ἄν
τις ἁμάρτοι χρώμενος, ἀλλὰ κἀπειδὰν μήτ᾽ ἐπιῤῥέῃ μηδὲν ἔτι,
μήτε ἀπώσασθαι δυνατὸν ᾖ τὸ ἐν τῷ φλεγμαίνοντι μορίῳ
περιεχόμενον. γίγνεται γὰρ καὶ τοῦτο διὰ πλείους αἰτίας. ἐν
ἀρχῇ μὲν οὖν ὀλίγον τε τὸ ἐπιῤῥέον ἐστὶ καὶ λεπτότερον ὡς

etiam brevior nunc ero, contentus generali facultate et fola
methodo cum paucis exemplis. Nam quum et facultatum
materiam jam habeas praeparatam et quae curationem
una coindicent fint praedicta, nihil nunc aliud fupereft, nifi
ut proprias cujusque morbi indicationes commemorem. Coin-
dicantia igitur voco vires, naturam, aetatem, anni tempus,
regionem et confuetudinem et fi qua funt id genus alia.
Proinde de ea quae a partibus fumitur indicatione deinceps
dicam, initio ab ea quae ab jecore fumitur fumpto. Nam id
indicant quae extrinfecus applicantur, quum ipfum obfident
phlegmonae, ea mixtae effe facultatis oportet, non in generatione phlegmones modo, eft enim id omnium phlegmonarum commune, quando etiam fi quis repellentibus auxiliïs
tantum illo tempore utatur, non peccet, fed etiam quum nec
affluat amplius quicquam, nec repelli quod in laborante
parte continetur poffit. Accidit enim hoc quoque multis de
caufis. Sane in principio tum parum eft quod affluit tum

Ed. Chart. X. [309. 310.]   Ed. Baf. IV. (180.)

τὸ πολύ· ἐνίοτε δὲ καὶ ἡ κατ᾽ αὐτὸ τὸ δεχόμενον μόριον ἰσχυ-
ροτέρα δύναμις, ὡς ἂν μηδέπω κεκμηκυῖα καὶ τὸ περιεχόμενον
αὐτὸ κατὰ τὸ φλεγμαῖνον οὐδέπω βιαίως ἐσφηνωμένον.
ἀκμαζούσης δὲ τῆς φλεγμονῆς τό τε περιεχόμενον αἷμα πολὺ
καὶ πολλάκις παχύτερον, ἐσφηνωμένον τε σφοδρῶς, ἥ τε τοῦ
μορίου δύναμις ἀσθενεστέρα· δεόμεθα δὲ καὶ ταύτης ἰσχνού-
σης, ὡς ὠθεῖν δύνασθαι τὸ περιττὸν ἀφ᾽ ἑαυτῆς· ἐπειδὴ
τῶν στυφόντων φαρμάκων ἡ δύναμις οὐχ ἱκανὴ τηνικαῦτα
τὸ πᾶν ἐργάσασθαι μόνη. συνάγουσα μὲν γὰρ καὶ σφίγγουσα
καὶ οἰονεὶ πιλοῦσα καὶ θλίβουσα τὰ σώματα [310] δύναται τὰ λεπτότερα ταῖς συστάσεσιν ὑγρὰ πρὸς τοὺς περικει-
μένους ἀποπέμπειν τόπους, οὐ μὴν ἄνευ γε τοῦ συνεπισχεῖν
τι καὶ τὴν ἐν τῷ πάσχοντι μορίῳ δύναμιν, ἀξιόλογον αὐτοῖς
γίνεται τὸ ἔργον. τηνικαῦτα γοῦν ἡ μὲν ἀπὸ τῆς φλεγμονῆς ἔνδειξις τῶν ποιητέων ἐστὶ μία· καλοῦσι δ᾽ αὐτὴν
διαφόρησιν, ἐκκενοῦσαν λόγῳ θεωρητοῖς πόροις τὸν ἐν τῷ
φλεγμαίνοντι μορίῳ χυμόν. ἡ δ᾽ ἀπ᾽ αὐτοῦ τοῦ μορίου πρὸς
τοὐναιτίον ἀντισπᾷ, κελεύουσα φυλάττειν αὐτοῦ τὸν τόνον.

magna ex parte tenuius, tum partis ipfius quae recipit vires nonnunquam valentiores, utpote nondum laffatae, tum
quod in inflammata continetur parte nondum violenter impactum. At quum phlegmone in vigore fuo jam conſiſtit,
tum multus in ea fanguis continetur, isque craffior faepe ac
vehementer impactus, tum vires partis jam funt debiliores,
quas alioqui valentes requirimus, quo a fe fupervacua
amoliantur, quandoquidem haud fatis potens eſt adſtringentium praefidiorum vis, quae fola totum efficiat. Quippe poteſt haec cogendis ac conſtringendis et veluti denfandis et
exprimendis corporibus, quae tenuiora confiſtentia funt, ad
circumpofitas partes expellere, caeterum nifi etiam laborantis partis virtus aliquid auxilietur, nihil adeo magnum efficiat. Tunc igitur quae a phlegmone fumatur una duntaxat agendorum eſt indicatio; hanc diaphorefin vocant, *i. e.*
difcuffionem, haec humorem, qui in phlegmone obfeffa parte
continetur, per meatus ratione afpectabiles educit. Quae
vero ab ipfa fumitur parte, ea in diverfam nos partem tra-

Ed. Chart. X. [310.]   Ed. Baf. IV. (180.)

ἐπιπλεκομένων οὖν ἀλλήλαις ἐναντίων ἐνδείξεων ἐπιπεπλέχθαι χρὴ καὶ τὸ φάρμακον. μηροῦ δὲ φλεγμαίνοντος, ἢ
κνήμης, ἢ πήχεος, ἢ βραχίονος, ἢ καὶ ἐν αὐτοῖς ἀδένων,
οὐ δεόμεθα φυλάττειν τὸν τόνον. οὗτος ὁ σκοπὸς ἔστω
σοι κοινὸς ἐπὶ πάντων τῶν μορίων, ὧν ἔργον τι τοιοῦτόν
ἐστιν, ὡς ὅλῳ τῷ σώματι χρήσιμον ὑπάρχειν.

Κεφ. ιζ'. Οὐκοῦν οὐδὲ τὸν σπλῆνα παντάπασι χαλᾷν χρὴ, καὶ γὰρ καὶ οὗτος ἐκκαθαίρει τοῦ ἥπατος ὅσον
ἰλυῶδές τέ ἐστι καὶ μελαγχολικὸν, ἐπεὶ δ' ὑπὸ τοιούτου
τρέφεται. καὶ διὰ τοῦθ', ὅταν ἔμφραξίς τις ἢ φλεγμονὴ
κατ' αὐτὸν γένηται, καὶ μάλιστα ὅταν ᾖ ἐσκιῤῥωμένος, τῶν
ἐκφραττόντων καὶ τεμνόντων ἰσχυροτέρων δεῖται. οἷον γὰρ
ἔστι φάρμακον ἥπατι τὸ ἀψίνθιον, τοιοῦτον τῷ σπληνὶ
καππάρεως φλοιός· ὁποῖον δ' ἥπατι τὸ καλούμενον εὐπα-
τόριον, τοιοῦτον τῷ σπληνὶ τὸ σκολοπένδριον. ὁμοίων μὲν
γὰρ δεῖται φαρμάκων κατὰ τὸ γένος ἀμφότερα τὰ σπλάγ-
χνα· τοσούτῳ δ' ἰσχυροτέρων ὁ σπλὴν, ὅσῳ παχυτέρᾳ χρῆ-

hit, robur ejus fervari jubens. Coeuntibus igitur una contrariis indicationibus compofitum quoque effe medicamentum oportet. At femur fi phlegmone laboret aut tibia aut
cubitus aut brachium aut qui in his funt adenes, caufa non
eft, cur horum robori confulas. Hic tibi communis fcopus
fit in omnibus iis partibus, quarum munus ejusmodi eft ut
toti corpori fit ex ufu.

Cap. XVII. Ergo nec lienem omnino laxantibus
curare oportet, quum hic quoque ex jecore quicquid limo-
fum et melancholicum eft expurget, propterea quod ex eo
humore nutritur. Idcirco quoties obftructio quaedam in eum
incidit aut phlegmone potiffimum cum fcirrhofa fit, tum ea
quae obftructiones eximant tum quae incidant vehementiora exigit. Nam quale medicamentum jecori eft abfinthium,
tale eft lieni capparis cortex, quale rurfus jecori quod vocant eupatorium, tale eft lieni fcolopendrium. Siquidem fimilia genere medicamenta ambo vifcera poftulant, caeterum
tanto valentiora lien, quanto craffiore utitur alimento.

Ed. Chart. X. [310.]   Ed. Baf. IV. (180.)

ται τροφῇ. σκιῤῥουμένοις οὖν αὐτοῖς αἱ προσήκουσαι τροφαὶ κοιναὶ μὲν τῷ γένει, διαφέρουσαι δὲ τὸ μᾶλλόν τε
καὶ ἧττόν εἰσιν. ὅθεν εἰ καὶ δι᾽ ὀξυμέλιτος ἡ κάππαρις
ἐσθίοιτο, χρησίμη μὲν ἀμφοτέροις ἐστὶ τοῖς σπλάγχνοις,
ἀλλ᾽ οὔτ᾽ ἴση τὸ πλῆθος οὔθ᾽ ὁμοίως κεκραμένον ἔχουσα
τὸ ὀξύμελι· πλείων τε γὰρ αὕτη καὶ δι᾽ ἀκρατεστέρου τοῦ
ὀξυμέλιτος ἐπὶ τοῦ σπληνὸς ὠφελιμωτέρα γίγνοιτ᾽ ἄν.
αὕτη μὲν οὖν ἡ διαφορὰ κατὰ τὸ μᾶλλόν τε καὶ ἧττον.
τῶν δὲ ὁμοίων κατὰ γένος ἢ εἶδος ἢ ὡς ἄν τις ἐθέλοι
ὀνομάζειν βοηθημάτων, ἔκ τε τῆς ἐνεργείας αὐτῶν εἴληπται
καὶ διαπλάσεως. ἀπὸ δὲ τῆς εἰς τὰ παρακείμενα κοινωνίας, ὅπερ ἐστὶ ταὐτὸν τῇ θέσει, τὸ τὰ μὲν κυρτὰ τοῦ
ἥπατος ἐκκαθαίρεσθαι διὰ νεφρῶν, τὰ δὲ σιμὰ διὰ τῆς
κάτω γαστρός. ἐπὶ δὲ σπληνὸς τὴν ἑτέραν μόνην εἶναι
κένωσιν τῶν περιττῶν, ἡ γὰρ ἐπὶ τοὺς νεφροὺς οὐκ ἔστι
τούτῳ τῷ σπλάγχνῳ. διὰ τοῦτ᾽ οὖν ὅταν φλεγμαίνῃ, τοῖς
κατωτερικοῖς ὀνομαζομένοις φαρμάκοις ἐρεθίζομέν τε καὶ
διαῤῥύπτομεν αὐτὸν, ὅπως μεθιῇ καὶ χαλάσῃ τὰ περιττά.

Scirrho igitur laborantibus ipfis convenientia nutrimenta
funt genere quidem communia, fed majoris minorisque ratione differentia. Itaque et capparis ex oxymelite edatur,
utilis fane eft utrique vifceri, caeterum nec ipfa pari modo,
nec fimiliter mixtum habens oxymel, nam et ipfa copiofior
et ex minus diluto oxymelite lieni erit utilior. Atque haec
differentia eft quae ex majoris minorisque ratione accepta
eft. At fimilium genere vel fpecie, aut quomodocunque dixiffe libet praefidiorum ex actione et conformatione indicatio fumpta eft. A focietate vero cum vicinis partibus,
quod idem cum fitu eft, illa capiuntur, quod gibba jecoris
per renes expurgari oporteat, cava vero per inferiorem
ventrem. In liene vero alteram duntaxat effe fuperflui vacuationem, quum quae per renes agatur nulla huic vifceri
vacuando via pateat. Proinde ubi phlegmone premitur, id
dejectoriis nominatis medicamentis tum laceffimus tum de-
tergemus, quo dimittat laxetque fupervacua. Sane duplex

διττὸς δ᾽ ὁ τρόπος ἐστὶ τῆς τῶν τοιούτων φαρμάκων χρήσεως. ἐπὶ μὲν τῶν ἀνωτέρω κειμένων διὰ τῶν μὲν ἐσθιομένων καὶ πινομένων, ἐπὶ δὲ τῶν κατωτέρω διὰ κλυστῆρος ἐνιεμένου, ἐπειδὴ τῶν μὲν ἐσθιομένων καὶ πινομένων
ἡ δύναμις ἐκλύεται πρὶν ἐπὶ τὰ κάτω μέρη προχωρῆσαι,
τὰ δ᾽ ἐνιέμενα τὴν ἀρχὴν οὐδ᾽ ἐπαναβῆναι δύνανται
πρὸς τὴν νῆστιν· ἀλλ᾽ εἰ καὶ πάνυ σφόδρα βιάζοιο, τάχ᾽
ἂν ἅψαιο τῶν λεπτῶν ἐντέρων μόνων. καὶ τοῦτ᾽ οὖν
αὐτὸ παρὰ τῆς τῶν μορίων θέσεως ἐδιδάχθημεν, ἐνιέναι
μέν [311] τι τοῖς κατωτέρω κειμένοις ἐντέροις, ἄνωθεν
δὲ διδόναι τοῖς τ᾽ ἀνωτέρω καὶ αὐτῇ τῇ γαστρὶ καὶ σπληνὶ
καὶ στομάχῳ. λέγω δὲ νῦν στόμαχον, ὅνπερ δὴ καὶ κυρίως ὀνομάζουσιν· ἐνίοτε γὰρ οὕτω καλοῦσι καὶ τὸ στόμα
τῆς γαστρός· (181) ὥσπερ ὅταν εἴπωσι συγκόπτεσθαί τινας
στομαχικῶς. ἀλλ᾽ ἐπί γε τοῦ κυρίως ὀνομαζομένου στομάχου καὶ τὰ καταπλάσματα κατὰ τῆς ῥάχεως ἐπιτίθεμεν,
οὐκ ἔμπροσθεν, ὥσπερ ὅταν τὸ στόμα τῆς γαστρὸς φλεγ-
μαίνῃ· κατὰ γάρ τοι τῆς ῥάχεως ὁ στόμαχος ἐπίκειται διά

ratio eft ejusmodi medicamentorum ufus. Quum partes fuperius pofitae laborant, per ea quae eduntur ac bibuntur,
quum inferiores, per id quod fit per clyfterem infufum.
Quandoquidem quae eduntur ac bibuntur, eorum vis ante
quam ad inferiores partes perveniat refolvitur, quae infufa
funt, ea omnino ad jeiunum usque afcendere non poffunt,
imo etiamfi admodum nitaris, fortaffe tenue tantum inteftinum contingant. Ergo illud quoque ex partium pofitura didicimus, inferioribus inteftinorum aliquid effe per clyfterem
infundendum, fuperioribus vero atque etiam ipfi ventriculo,
lieni et ftomacho, fuperne aliquid exhibendum. Voco nunc
ftomachum *five gulam* quam proprie appellant, nonnunquam enim ita etiam vocant os ventriculi, ut quum ftoma-
chice fyncope corripi aliquos dicunt. Verum gulae quae
proprie vocatur ftomachus, cataplafmata fuper fpinam dorfi
imponimus, non autem ad pectus idem facimus, quum os
ventriculi phlegmone urgetur, fiquidem fpinae gula fuperja-

Ed. Chart. X. [511.] **Ed. Baf. IV. (181.)**

τε τοῦ τραχήλου καὶ τοῦ θώρακος φερόμενος κάτω μέχρι
τῆς γαστρός.

Κεφ. ιη'. Οὔτ' οὖν ταῦτα γινώσκουσιν' οἱ Θεσσάλειοι,
καὶ διὰ τοῦτο πάντας ὁμοίως θεραπεύουσιν, οὔθ' ὅτι πᾶν
τὸ φλεγμαῖνον μέλος, ἐὰν μὴ στεγνὸν ἔχῃ τὸ περικείμενον
ἑαυτῷ δέρμα, χαλᾷ τι καὶ μεθίησιν ἔξω τῶν λεπτομερῶν
ἰχώρων. καὶ διὰ τοῦτ' ἔκ τε τῶν κατὰ τὸ στόμα καὶ τὴν ῥῖνα
καὶ τὴν φάρυγγα καὶ στόμαχον, ἔντερά τε καὶ γαστέρα καὶ
τὰ σπλάγχνα πάντα, ῥεῖ τι πρὸς τοὐκτός. οὕτω δὲ καὶ κατὰ
τὴν ἔνδον ἐπιφάνειαν τοῦ θώρακος ἐκκρίνεταί τις ἰχὼρ, ὅταν
φλεγμαίνῃ. καθάπερ οὖν ὁ μὲν σπλὴν καὶ τὰ σιμὰ τοῦ ἥπατος ἐκκαθαίρεται διὰ τῶν ἐντέρων, οἱ νεφροὶ δὲ καὶ κυρτὰ
τοῦ ἥπατος διὰ τῶν οὔρων, οὕτως ὁ θώραξ, ὅταν γε τὰ
ἔνδον αὐτοῦ φλεγμαίνῃ, κατὰ τὸν ὑπεζωκότα μεθίησί τι
πρὸς τὴν μεταξὺ χώραν ἑαυτοῦ καὶ τοῦ πνεύμονος· ἐκκαθαρ-
θῆναι δὲ τοῦτο δεήσεται διὰ τῶν αὐτῶν ὁδῶν τῷ πνεύμονι.
δώσομεν οὖν τοῖς οὕτω κάμνουσι φάρμακα τῆς λεπτυνούσης
δυνάμεως, ὅπως ἀναστομῶνται μὲν αἱ ὁδοὶ, τέμνωνται δὲ τὰ

cet, per collum et pectus deorfum usque ad ventriculum
porrecta.

  Cap. XVIII. Neque igitur haec novere Theffalii,
ideoque omnes una ratione curant, neque illud quod omne
membrum phlegmone laborans, nifi cutim fibi circumdatam
habeat fpiffam, tenuis faniei foras aliquid dimittit ac laxat.
Eo fit ut ex iis quae in ore et nafo et faucibus et ftomacho
et inteftinis et ventriculo et vifceribus omnibus funt, aliquid foras effluat. Ad eundem modum etiam ex interna facie pectoris cum phlegmone premitur, excernitur aliqua
fanies. Quemadmodum igitur lien et jecoris cava per inteftina, renes vero et jecoris gibba per urinas purgantur, ita
pectus, ubi interna ejus phlegmone tentantur, per membranam qua tegitur aliquid in medium fui pulmonumque fpatium tranfmittit, id autem expurgari per eandem qua pulmo
viam debebit. Dabimus igitur fic laborantibus medicamenta,
quibus tenuatoria fit facultas, quibus et viae aperiantur et

924 ΓΑΛΗΝΟΥ ΘΕΡΑΠΕΥΤ. ΜΕΘΟΔΟΥ

Ed. Chart. X. [311.]   Ed. Baf. IV. (181.)

δι' αὐτῶν ὁδοιπορήσειν μέλλοντα, καὶ μάλισθ' ὅταν ᾖ ταχέα
ταῖς συστάσεσιν ἢ γλίσχρα, καθάπερ ἐπὶ τῶν ἐμπύων ἐστίν.
ἐκλεξώμεθα δὲ καὶ τούτων ὅσα μὲν μέτρια, φλεγμαινόντων
ἔτι τῶν πεπονθότων μελῶν, ὅσα δὲ ἰσχυρότερα, κατὰ τὰς
ἀκριβεῖς παρακμὰς τῶν φλεγμονῶν ἢ καὶ τελέως μὲν αὐτῶν
πεπαυμένων, ἐκκριθῆναι δὲ τῶν περιττῶν δεομένων. μέτριον
μὲν οὖν ἐν ταῖς τοιούταις ἐστὶν ὅ τε τῆς πτισάνης χυλὸς καὶ
τὸ μελίκρατον, ἰσχυρότερον δὲ τὸ τῆς ἀκαλήφης σπέρμα, καὶ
ὅταν ἐμβληθῇ βραχύ τι τῷ μελικράτῳ τῶν δριμέων βοτανῶν,
οἷον ὀριγάνου καὶ ὑσσώπου καὶ καλαμίνθης καὶ γλήχωνος,
ἴρεώς τε τῆς Ἰλλυρίδος ἡ ῥίζα. πλέον δ' εἰ μίξαις τούτων ἢ
καὶ τὴν ἶριν οὕτω κόψαις καὶ σήσαις ὡς χνοώδη ποιῆσαι,
κἄπειτα ἐπιβάλλοις τῷ μελικράτῳ, τμητικώτατον ἕξεις φάρμακον. οὕτω δὲ καὶ τὸ διὰ πρασίου σκευαζόμενον ὀξύμελί
τε καὶ ἄλλα τοιαῦτα, τέμνειν ἱκανῶς πέφυκε τὰ παχύτερα
τῶν ἐν θώρακι καὶ πνεύμονι περιττῶν. καὶ πάντων αὐτῶν
τὴν εὐπορίαν ἔχεις ἐν ταῖς περὶ τῶν φαρμάκων πραγματείαις.

quae deferenda per eas funt incidantur *ac diffipentur,* praefertim quum vel craffae confiftentiae funt vel glutinofae,
qualia in iis funt quos empyos vocant. Deligenda tamen ex
iis funt, quamdiu adhuc phlegmone invalefcit, quae mediocria funt, quum vero plane jam phlegmone decrevit aut
penitus ceffavit, et educi excrementa poftulant quae valentiora funt. Ergo mediocre in hoc genere eft tum ptifanae
cremor tum mulfa, valentius autem et urticae femen et mulfa,
in quam conjectum fuit paululum aliquid acrium herbarum,
quales funt origanum et hyffopum et calaminthe et pulegium et Illyricae ireos radix. Quod fi vel plus horum admifceas vel irin in molliffimum pulverem tunfam cribratam-
que in mulfam immittas, maxime incidens medicamentum
habebis. Sic autem et quod ex marrubio conficitur, oxymeli aliaque ejusmodi valenter craffiora excrementa, quae
in pectore et pulmone continentur, incidere poffunt. Omnium eorum copiam habes in operibus iis *quae* de medicamentis edidimus.

Ed. Chart. X. [311. 312.]   Ed. Baf. IV. (181.)

Κεφ. ιθ'. Οὐ μόνον δὲ τὴν εἰρημένην τῶν βοηθημάτων διαφορὰν ἐκ τῶν πεπονθότων ἐμάθομεν τόπων,
ἀλλὰ καὶ τὸ τὰ μὲν ἐπιπολῆς φλεγμαίνοντα τοῖς τῆς
φλεγμονῆς ἰδίοις βοηθήμασιν ἰάσασθαι, τὰ δ' ἐν τῷ βάθει
[312] μετὰ τοῦ μιγνύναι τι καὶ τῶν δριμυτέρων· ἐκλύεται
γὰρ ἡ δύναμις εἰς τὸ βάθος αὐτῶν διαδιδομένων. οὕτω
δὲ καὶ ἡ σικύα βοήθημα γενναῖον εὕρηται τῆς τ' ἔξω
φορᾶς τῶν ἐν τῷ βάθει καὶ τῆς οἱονεὶ μοχλείας τῶν ἤδη
σκιῤῥουμένων. ἀλλ' οὐ χρηστέον ἐστὶ σικύᾳ κατ' ἀρχὰς
ἐπὶ μορίου φλεγμαίνοντος, ἀλλ' ἐπειδὰν ὅλον τὸ σῶμα κε-
νώσῃς καὶ χρεία σοι γένηται κενῶσαί τι καὶ ἐκμοχλεῦσαι
τῶν κατὰ τὸ φλεγμαῖνον ἢ πρὸς τοὐκτὸς ἀποσπάσασθαι.
γινομένων δ' ἔτι τῶν παθῶν οὐκ αὐτοῖς τοῖς ἀρχομένοις
κάμνειν μέλεσιν, ἀλλὰ τοῖς συνεχέσιν αὐτῶν ἐπιβάλλειν τὴν
σικύαν ἀντισπάσεως ἕνεκεν. οὕτω γοῦν καὶ μήτρας αἱμοῤῥαγούσης πρὸς τοὺς τιτθοὺς ἐπιβάλλομεν σικύαν, ἐπ' αὐτῶν
ἐρείδοντες μάλιστα τῶν κοινῶν ἀγγείων, θώρακός τε καὶ

Cap. XIX. Non folum autem jam dictam remediorum differentiam ex laborante loco didicimus, fed etiam illud, quod quae in fummo corporis phlegmone laborant, ea
propriis phlegmones remediis curentur, quae in alto funt
corpore, fi cum his aliquid acriorum *medicamentorum* fit
immixtum, refolvuntur enim eorum vires dum alte defcendunt. Hac ratione et cucurbitula, ftrenuum plane auxilium,
eft inventa, tum ut foras evocentur quae funt in alto, tum
ut eximantur atque eruantur quae jam in fcirrhum abeunt.
Verum utendum cucurbita in ipfa parte quae phlegmone
urgetur inter initia non eft, imo poftea quam totum corpus
vacuaveris ac necefiarium fit eorum quae in inflammata
parte continentur aliquid educas atque eruas, aut etiam foras verfus attrahas. Quum autem adhuc generantur affectiones, minime ipfis partibus quae laborare incipiunt, fed iis
quae continuata his funt, cucurbita imponi debebit revel-
lendi caufa. Sic namque ad mamillas cucurbitam imponimus, quum fanguis ex utero profluit, defixo maxime in ipfis

μήτρας, τὸ τῆς σικύας στόμα. κατὰ δὲ τὸν αὐτὸν τρόπον αἱμοῤῥαγίας διὰ ῥινῶν γιγνομένης ἐπιβάλλομεν τοῖς
ὑποχονδρίοις μεγίστας σικύας. οὕτω δὲ καὶ πᾶσαν ἄλλην
αἱμοῤῥαγίαν ἀντισπῶμεν ἐπὶ τἀναντία διὰ τῶν κοινῶν
φλεβῶν, ὥσπερ αὖ πάλιν ἕλκομεν, εἰ τούτου δεοίμεθα·
κατὰ γοῦν ἐφηβαίου τε καὶ βουβῶνος ἐπιτίθεμεν σικύαν,
ἔμμηνα κινῆσαι βουλόμενοι. καὶ κατ᾽ ἰνίου δὲ σικύα τιθεμένη γενναῖόν ἐστι βοήθημα ῥεύματος ὀφθαλμῶν. χρὴ δὲ
προκεκενῶσθαι τὸ σύμπαν σῶμα· πληθωρικοῦ γὰρ ὄντος
αὐτοῦ, καθ᾽ ὅ τι περ ἂν ἐρείσεις μέρος τῆς κεφαλῆς τὴν
σικύαν, ὅλην αὐτὴν πληρώσεις.

Κεφ. κ'. Οὗτος οὖν ὁ κοινὸς σκοπὸς ἁπάσης φλεγμονῆς οὐχ ὡσαύτως ἐφ᾽ ἑκάστου τῶν μορίων ἐπιτελεῖται.
προσέρχεται δ᾽ ἅπασι τοῖς εἰρημένοις οὐ σμικρὰ μοῖρα καὶ ἡ
τοῦ προσενεχθησομένου φαρμάκου φύσις. οὐ γὰρ ἁπλῶς εἰ
στῦψαι δεοίμεθα τὴν ἀρχομένην φλεγμονήν, ἅπαν τὸ στῦφον
προσοίσομεν ἐπὶ τῶν καταπίνεσθαι μελλόντων, ἀλλ᾽ ὅσοις
ἂν αὐτῶν οὐδεμία μέμικται δύναμις φθαρτική. χάλκανθος

communibus pectoris et uteri vaſis, ore cucurbitae. Eodem
vero modo, ſi ex naribus ſanguis profuuditur, praecordiis
maximas cucurbitas affigimus. Sic et omne aliud ſanguinis
profluvium ad contrarium per communes venas avertimus.
Quemadmodum rurſum et ſanguinem, ſi ita eſt opus, attra-
himus, ſiquidem quum menſes evocare in animo eſt, in pube
et inguine cucurbitam figimus. Praeterea cucurbita in oc-
cipite defixa efficax eſt remedium ad oculorum fluxiones.
Vacuari tamen prius totum corpus expedit, nam ſi plethoricum corpus ſit, in quacunque parte capitis cucurbitam de-
fixeris, totum ipſum implebis.

Cap. XX. Hic itaque omnis phlegmones communis
ſcopus haudquaquam ſimiliter in qualibet parte editur. Accedit ad omnia quae praedicta ſunt non pro levi portione
ipſius exhibendi medicamenti natura. Neque enim abſolute,
ſi adſtringere incipientem phlegmonen eſt opus, quidlibet
adſtringens in iis quae devoranda ſunt, adhibebimus, ſed ea
quibus nulla corruptrix admixta vis eſt. Nam calchantus

Ed. Chart. X. [312.]   Ed. Baf. IV. (181.)

γοῦν ἐν τοῖς μάλιστα στύφει, καθάπερ γε καὶ τὸ μῖσυ καὶ
σῶρυ καὶ χαλκίτης καὶ διφρυγὲς, ὅ τε κεκαυμένος χαλκὸς ἥ
τε λεπὶς αὐτοῦ καὶ τὸ ἄνθος· ἀλλ' ἔστι βλαβερὰ τὰ φάρμακα
ταῦτα καταπινόμενα· διόπερ οὐδὲ τοῖς στοματικοῖς ἀσφαλῶς
μίγνυνται· παραρρεῖ γὰρ ἐνίοτε αὐτῶν τι μέχρι τῆς γαστρός.
οὐ μὴν οὐδ' ἀλόη καλῶς ἂν μιχθείη τοῖς καταπίνεσθαι μέλλουσι φαρμάκοις, ἕνεκα φλεγμονῆς τῶν ἔνδον· ἐπειδὴ καὶ
ταύτῃ μέμικταί τις δύναμις καθαρτική. παρηκμακυίας μέντοι
τελέως τῆς φλεγμονῆς, εἴ τις μικρὸν ἀλόης μίξειεν ἕνεκα
τοῦ τὴν γαστέρα κινῆσαι μὴ διακεχωρηκυῖαν τελέως, οὐδὲν
βλάψει. βέλτιον δὲ διὰ λινοζώστιδος ἢ ἀκαλήφης ἢ κνίκου
ἤ τινος τῶν τοιούτων ὑπάγειν τὴν γαστέρα τῶν οὕτω καμνόντων. ὅλως δὲ, ἄν τις ἀφέλῃ τὴν ἀπὸ τῶν μορίων ἔνδειξιν, οὐδὲν κωλύει τὴν ἰατρικὴν οὐχ ἓξ μησὶν, ἀλλ' ἓξ ἡμέραις ὅλην ἐκμαθεῖν. οὐ μὴν οὐδὲ προσθέντες τὴν ἀπὸ τῶν
μορίων ἔνδειξιν ἔχοιμεν ἂν ἤδη τὸ πᾶν εἰς τὴν θεραπείαν
ἄνευ τοῦ τὰς περὶ τῶν φαρμάκων ἐκμαθεῖν μεθόδους. ἐπ'
ἐκείνας οὖν ἰτέον ἐστὶ τῷ μέλλοντι τελέως ἰάσασθαι τὰ νοσί-

inter praecipua adftringit, ficut etiam mify et fory et chalcitis et diphryges et aes uftum et fquama ejus et flos: verum
haec medicamenta devorata noxia funt, quocirca ftomaticis
ea mifcere tutum non eft, defluit namque interdum ex his
aliquid ad ventriculum. Sed nec aloen probe mifcueris iis
medicamentis, quae phlegmonae alicujus caufa quae intus
conftiterit devoranda funt, quando huic quoque admixta
purgandi vis quaedam eft. Caeterum ubi phlegmone prorfus inclinaverit, fi quis paululum aloes admifceat caufa deji-
ciendi ventris qui prorfus non dejecerit, nihil laedet. Verum
fatius eft mercuriali aut urtica aut cnico aut talium aliquo
alvum fic laborantium fubducere. In fumma vero fi quis
eam quae a partibus ipfis praeftatur indicationem adimat,
nihil obftat quominus medicinam non fex menfibus, fed fex
diebus totam perdifcas. At vero nec fi quae a partibus fumitur indicationem adjicias, jam totum quod exigitur ad curationem habeas, nifi etiam methodos de medicamentis didi-
ceris. Itaque eas aggrediatur oportet quisquis confummate

Ed. Chart. X. [312. 313.]   Ed. Baf. IV. (181.)

ματα. νυνὶ γὰρ, ὡς πολλάκις εἶπον, εἰ καί τινος ἐμνημόνευσα
φαρμάκου, παραδείγματος ἕνεκα τοῦτ᾽ ἔπραξα.

Κεφ. κα΄. [313] Προσθῶμεν οὖν ἔτι τῆς ἀπὸ τῶν
μορίων ἐνδείξεως ὅσα μήπω λέλεκται, καταβάλλοντες προφα-
νέστατα τὴν τῶν Θεσσαλείων αἵρεσιν· οἳ μήτε ἀνατομῆς
ἁπτόμενοι μήτ᾽ ἐνεργείας ἢ χρείας εἰδότες, ὅταν ἴδωσί τινα
κροκιδίζοντα καὶ καρφολογοῦντα, τολμῶσιν ὀξυροδίνῳ κατα-
βρέχειν τὴν κεφαλὴν ἡμῖν ἑπόμενοι. διὰ τί γὰρ οὐ τὸν θώρακα
μᾶλλον; εἴπερ ἐνδεικτικῶς μὲν εὑρίσκουσι τὰ βοηθήματα,
δυνατὸν δ᾽ ἐστὶ καὶ τῆς καρδίας πασχούσης φρενιτικὸν γίνεσθαι τὸν ἄνθρωπον. ὁ μὲν γὰρ ἐμπειρικὸς ἐκ τῆς πείρας
φησὶ τὴν τῶν τοιούτων βοηθημάτων εὕρεσιν ἐσχηκέναι, τῷ
δὲ καὶ ταύτην ἀτιμάσαντι καὶ τὴν τῶν ἐνεργειῶν ζήτησιν φυ-
γόντι πόθεν ἐπῆλθεν ἀντὶ τοῦ θώρακος ἑλέσθαι τὴν κεφαλὴν
ἐπὶ τῶν φρενιτικῶν ἐπιβρέχειν· ἀλλὰ τοῦτό γε τὸ ὀξυῤῥόδι-
νον ὃ τῇ κεφαλῇ προσφέρομεν ἐπὶ τῶν φρενιτικῶν, ὥσπερ
τις ἔλεγε τῶν ἑταίρων, οὐ μόνον τοὺς ἀμεθόδους Θεσσαλείους, ἀλλὰ καὶ τοὺς ἄλλους ἅπαντας ἐξελέγχει φανερῶς,

fanaturus eft morbos.   Nunc enim fi alicujus medicamenti
meminimus, id, ut faepe teftati fumus, exempli caufa fecimus.
Cap. XXI.   Sed adjiciamus adhuc ea, quae de indicatione quae a partibus fumitur nondum evulgata Theffalio-
rum iftorum fectam evidentiffime praecipitantes, qui quum
nec diffectionis rationem attigerint, nec partium actiones
ufusve norint, tamen quum floccos carpentem quemquam
cernunt et feftucas legentem, audent oxyrodino caput madefacere noftro exemplo.   Nam cur quaefo non thoracem potius? fiquidem indicatorie remedia inveniunt.   Sane fieri poteft ut etiam corde affecto phreniticus quis efficiatur.   Empiricus namque ab experientia fe ait ejusmodi medicamentorum nactum inventionem.   Qui autem et hanc vituperat et
inquifitionem de actionibus refugit, huic unde quaefo fuccurrit, ut pro thorace caput in phreniticis madefacere eligat?
Caeterum hoc ipfum oxyrrhodinum, quod capiti phreniti-
corum applicamus, ceu quidam ex amicis dicere folebat, non
folum amethodos iftos Theffali fectatores, fed etiam reliquos

ὅσοι κατὰ τὴν καρδίαν ἡγοῦνται τὸ ψυχῆς ἡγεμονικὸν ὑπάρχειν. ἰδὼν γοῦν ποτὲ τῶν ἀπ᾽ Ἀθηναίου (182) τινὰ τὴν
κεφαλὴν αἰονῶντα ῥοδίνῳ καὶ ὄξει μεμιγμένοις ἐκώλυον ἀξιῶν
ἐπιφέρειν τῷ θώρακι τὸ βοήθημα· βεβλάφθαι μὲν γὰρ τῷ
παραφρονοῦντι τὸ ἡγεμονικόν, εἶναι δ᾽ ἐν καρδίᾳ τοῦτο κατὰ
τὸν Ἀθήναιον, οὔκουν ὀρθῶς αὐτὸν ποιεῖν ἀποστάντα τοῦ
θώρακος ἐνοχλεῖν τῇ κεφαλῇ καὶ πράγματα παρέχειν ἀπαθεῖ
μορίῳ, νυνὶ μὲν ὀξυῤῥοδίνῳ καταντλοῦντα, νυνὶ δὲ ἀποκεί-
ροντα καὶ σπονδύλιον ἢ ἕρπυλλον ἤ τι τοιοῦτον προσφέ-
ροντα· καὶ εἰ χρονίζοι τὸ πάθημα καὶ τὸ καστόριον ἢ καὶ
νὴ Δία σικύαν· ὅμοιον γὰρ εἶναι τοῦτο τῷ φλεγμαίνοντος
μηροῦ τῇ περόνῃ προσάγειν τὸ βοήθημα. καὶ μὲν δὴ κἀπὶ
τῶν ληθαργικῶν οὐδείς ἐστιν ὃς οὐ προσφέρει τῇ κεφαλῇ
τὰ βοηθήματα· καὶ τοῦτο γὰρ τὸ πάθος ἐναντίον μέν πώς
ἐστι κατὰ τὴν ἰδέαν τῇ φρενίτιδι. γίνεται δ᾽ ἐγκεφάλου πάσχοντος, ἐν ᾧ τῆς ψυχῆς ἐστι τὸ ἡγεμονικόν. ὅταν μὲν οὖν
ὁ πλεονάζων ἐν ἐγκεφάλῳ ψυχρὸς ᾖ χυμός, ἀναισθησία τε
καὶ ἀκινησία καταλαμβάνει τὸν ἄνθρωπον· ὅταν δὲ θερμός,

manifefte redarguit univerfos, quicunque principem animi
partem in corde ftatuunt. Nam quum aliquando vidiflem
quendam ex Athenaei difcipulis caput aceto et *oleo* rofaceo
mixtis perfundentem, prohibui, juffique pectori admovere id
remedium, quippe laefam in delirio effe partem principem,
eam autem effe auctore Athenaeo in corde, itaque non recte
relicto pectore caput eum, integrum praefertim membrum,
vexare eique negotium faceffere nunc oxyrrhodinum infun-
dendo, nunc radendo, tum fpondylium aut ferpyllum aut id
genus aliquid admovendo, imo vero fi malum traheret, etiam
caftoreum aut certe etiam cucurbitam, nam id effe perfimile
ac fi cui in femore phlegmone fit, calcaneo remedium appli-
cet. Quin etiam in lethargicis nemo eft, qui capiti non appli-
cet auxilia, nam et is affectus contrarius quodammodo fecundum fpeciem phrenitidi eft. Gignitur autem cerebro pa-
tiente, in quo princeps animi pars refidet. Ergo quum humor qui in cerebro redundat frigidus eft, infenfibilitas im-
mobilitasque hominem opprimunt, quum vero calidus eft,

εὐκινησία μᾶλλον, ὡς ἄν εἴποι, τις ἅμα τῇ τοῦ λογισμοῦ
βλάβῃ. συμβαίνει γὰρ, ὡς ἐν τοῖς περὶ τούτων δέδεικται λόγοις,
διὰ μὲν τὴν ψύξιν ἡ ἀργία, διὰ δὲ τὴν θερμασίαν ἡ ἄμετρος
κίνησις, ἐκ δὲ τῆς χυμῶν μοχθηρίας ἡ ἄνοια. φλεβοτομητέον
οὖν ἐστιν ἐπὶ τῶν τοιούτων παθῶν κατ᾽ ἀρχὰς εὐθὺς ἰσχυρᾶς μὲν οὔσης εἰς τοσοῦτον τῆς δυνάμεως ὡς ἐνεγκεῖν ἀλύπως τὴν φλεβοτομίαν, ἑτέρου δὲ μηδενὸς κωλύοντος ὧν ἐν
τοῖς περὶ φλεβοτομίας εἴπομεν οἷον ἤτοι πλήθους ὠμῶν
χυμῶν ἢ παιδικῆς ἡλικίας ἢ ὥρας ἢ χώρας ἐσχάτως θερμῆς ἢ
ψυχρᾶς. τοῦτο μὲν οὖν κοινὸν ἀμφοτέροις τοῖς νοσήμασιν,
ὅσα τε μετὰ καταφορᾶς καὶ ὅσα μετ᾽ ἀγρυπνίας γίνεται. κοινὸν δὲ καὶ τὸ κατὰ τὴν ἀρχὴν ὀξυρόδινον προσφέρειν· ἀπώσασθαι γὰρ χρὴ τῆς κεφαλῆς τὸν χυμὸν, ὁποῖος ἄν εἴη. τὰ
δ᾽ ἐφεξῆς ἐναντία, πραΰνειν μὲν γὰρ προσήκει τὰ μετὰ τῶν
ἀγρυπνιῶν, ἐπεγείρειν δὲ τὰ μετὰ τῆς ἀκινησίας. εἰκότως
οὖν ἀκμαζόντων αὐτῶν τοῖς μὲν ἀγρυπνιτικοῖς καὶ περι-
κοπτικοῖς νοσήμασι τὰς διὰ μήκωνος κωδειᾶν ἐπιβροχὰς
προσοίσομεν, [314] ὀσφρανοῦμέν τε καὶ διαχρίζομεν, ἤτοι

perpetuus potius motus, ut dixerit aliquis, una cum rationis
noxa. Accidit enim, veluti monftratum in libris de his eft,
ex frigore fegnities, ex calore immodicus motus, ex humoris
vero vitio dementia. Itaque incidenda in talibus affectibus
vena eft ftatim ab initio, fi modo tam validae fint vires, ut
fine noxa miffionem fanguinis tolerent, ac nihil prohibeat
eorum quae de fecanda vena retulimus, ficuti vel crudi humoris copia vel puerilis aetas vel anni tempus vel regio in
qua fit extremus calor aut frigus. Atque hoc quidem commune utrique morbo, et ei qui cum fopore et ei qui cum vigiliis incidit. Commune praeterea utriusque eft ut oxyro-
dinum in principio admoveas, nam repellendus a capite humor eft, quisquis is fuerit. Quae fequuntur contraria funt, nam
quae cum vigiliis conjuncta funt, ea lenire expedit, quae cum
immobilitate, excitare. Jure ergo quum in fummo incremento
funt, iis morbis qui pervigilio et delirio infeftant, perfufiones ex papaverum capitibus applicabimus, odorem quoque

Ed. Chart. X. [314.]   Ed. Baf. IV. (182.)

τὰ πτερύγια τῆς ῥινὸς ἐκ τῶν ἔνδοθεν μερῶν ἢ τὸ μέτωπον
ὁμοίοις φαρμάκοις. καρῶσαι γὰρ χρὴ καὶ ναρκῶσαι ποιῆσαι
τὸ ἡγεμονικὸν, ἐμψύχοντα δηλονότι τὸν ὑπερτεθερμασμένον
ἐγκέφαλον. ἐπὶ δὲ τῶν ἐναντίων παθῶν ἐπεγεῖραι καὶ τεμνεῖν
καὶ θερμῆναι προσήκει τὸ πάχος τοῦ λυποῦντος χυμοῦ, ὅστις
ἄνευ μὲν τοῦ σήπεσθαι καταφορὰς βαθείας ἐργάζεται, χωρὶς
πυρετῶν, ἃς ὀνομάζουσιν ἀποπληξίας καὶ κάρους καὶ κατο-
χάς. εἰ δὲ καὶ σήποιτό ποτε, μετὰ πυρετοῦ γίνεται τὰ
τοιαῦτα καὶ καλεῖται τὸ τοιοῦτο νόσημα λήθαργος. ἐναφε-
ψοῦντες οὖν ὄξει θύμον καὶ γλήχωνα καὶ ὀρίγανον, ὅσα τ᾽
ἄλλα τοιαῦτα, τῇ ῥινὶ τῶν οὕτω διακειμένων προσοίσομεν,
ὅπως ὁ ἀτμὸς ἐπὶ τὸν ἐγκέφαλον ἀναφερόμενος τέμνῃ τὸ
πάχος τοῦ χυμοῦ. μετὰ δὲ ταῦτα καὶ τὸν οὐρανίσκον ἰσχυροῖς καὶ δριμέσι φαρμάκοις χρίσομεν. ἑξῆς δὲ τούτων καὶ
πταρμικοῖς χρησόμεθα. καὶ κατὰ τῆς κεφαλῆς ἐπιθήσομεν
ὁμοίας δυνάμεις φαρμάκων, ἄχρι καὶ τοῦ νάπυος, ἐπιτείνοντες
ἀεὶ τὸ σφοδρὸν αὐτῶν, εἰ χρονίζει τὸ πάθος. ἀλλὰ καὶ ταῖς
σικύαις ἐπ᾽ ἀμφοτέρων χρονιζόντων χρησόμεθα καὶ τῷ καστο-

naribus objiciemus, ac narium alas intus vel frontem ex fimilibus medicamentis illinemus. Nam fopire ac ftupefacere
principem partem oportet, cerebrum fcilicet, quod fupra modum incaluit refrigerando. In contrariis autem vitiis excitare
ac noxii humoris, qui citra putredinem et citra febrem altos
fopores invehit, craffitudinem incidere atque calefacere, hos
altos fopores apoplexias et caros et catochas vocant. Quod
fi aliquando *humor* putrefcat, cum febre incidunt ea genera,
vocaturque is morbus lethargus. Incoquentes igitur in aceto
thymum et pulegium et origanum, aliaque id genus naribus
fic affectorum admovebimus, quo vapor ad cerebrum fubla-
tus craffitudinem humoris incidat. Mox etiam palatum valentibus et acribus medicamentis ungemus. Ab his vero
etiam fternutatoriis utemur. Tum capiti fimiles praefidiorum
facultates imponemus, adaucta femper eorum etiam ad ipfum
usque finapi vehementia, fi affectus diu trahat. Quin etiam
cucurbitis ad utrumque vitium, fi diutinum fit, utemur, item-

ρίῳ. πέττει γὰρ αὐτὸ καλῶς ἐπὶ προήκοντι τῷ χρόνῳ παρα-
ληφθέν. ὥστε κἀνταῦθα πάλιν εἰς κοινὴν θεραπείαν ἄγεσθαι
λήθαργόν τε καὶ φρενίτιδα ἐπὶ τῆς παρακμῆς. ἐν μὲν δὴ
τοῖς τοιούτοις πάθεσιν ἐξελέγχονται προφανῶς οἵ τε ἀπὸ
τοῦ Θεσσάλου πάντες οἵ τ' ἐν τῇ καρδίᾳ τὸ ἡγεμονικὸν τῆς
ψυχῆς μέρος εἰπόντες ἰατροί. μὴ γὰρ ὅτι τῶν εἰρημένων τινὸς
εὐπορῆσαι βοηθημάτων αὐτοῖς ἐστι δυνατὸν, ἀλλὰ μηδὲ ὅτῳ
μορίῳ προσφέρειν δεῖ τὰ βοηθήματα. οὐ γὰρ δὴ ὥσπερ ἐπ'
ὀφθαλμίας ἢ πλευρίτιδος ἢ συνάγχης αὐτός τε ὁ κάμνων
αἰσθάνεται τοῦ πεπονθότος μορίου, ἡμῖν τε διὰ τῆς ἁφῆς
καὶ τῆς ὄψεως εἰς γνῶσιν ἥκει, κατὰ τὸν αὐτὸν τρόπον ἐπί
τε ληθάργου καὶ φρενίτιδος ἐπιληψίας τε καὶ παραπληξίας
καὶ σπασμῶν καὶ τετάνων, ἔτι τε τῆς καλουμένης ἰδίως κατο-
χῆς. ἐφ' ὧν ἁπάντων ἡ μὲν ἰδέα τῶν βοηθημάτων ἐκ τῆς
τοῦ πάθους φύσεως εὑρίσκεται, τὸ δὲ χωρίον ᾧ μάλιστα χρὴ
προσφέρειν αὐτὰ διὰ τοῦ προεγνῶσθαι τὰς ἐνεργείας τε καὶ
χρείας τῶν μορίων.

Κεφ. κβ'. Ὅτι δ' ἀεὶ μεμνῆσθαι χρὴ τῶν συνενδει-

que caftoreo, nam ipfum probe concoquit debito tempore
adhibitum. Quare hic ad communem rurfus curationem redeunt lethargus et phrenitis in declinatione. Ergo in ejusmodi affectibus manifefte redarguuntur et qui Theffalum
fequuntur omnes et quisquis medicus principem animi facultatem ftatuit in corde. Non folum enim jam dictorum
praefidiorum deftituuntur copia, fed etiam cui ea parti ac-
commodabunt praefidia *non intelligent*. Neque enim tanquam in ophthalmia vel pleuritide vel angina tum ab ipfo
aegro affecta pars fentitur, tum nobis partim tactu partim
vifu innotefcit, fic in lethargo et phrenitide et epilepfia et
paraplexia et convulfionibus et tetanis, praeterea eo quod
proprie vocatur catoche, fe habet. In quibus omnibus praefidiorum formula ex affectus invenitur natura, locus vero
cui maxime fint applicanda ex praenofcendis tum affectionibus tum ufibus partium.

Cap. XXII.   Quod autem femper meminiffe oportet

ΒΙΒΛΙΟΝ Ν. 933

Ed. Chart. X. [314. 315.]   Ed. Baf. IV. (182.)

κνυμένων ἁπάντων, κἂν παραλειφθῇ ποτε ἐπὶ τῷ λόγῳ, πολλάκις εἴρηται πρόσθεν. ἀλλὰ νῦν γε τὴν ἀπὸ τῶν μορίων
ἔνδειξιν μόνην πρόκειται διελθεῖν, οἷον εὐθὺς ἐπὶ τῶν κατὰ
τὴν κεφαλὴν, εἰ καὶ μηδὲν ἄλλο, τοῦτο γοῦν ἔνεστιν ἅπαντι
νοῆσαι προχείρως, ὅτι πρόκειται τοῦ ἐγκεφάλου πρῶτον μὲν
ἡ παχεῖα μῆνιγξ, ἐοικυῖα ταῖς ἐκτὸς ταύταις βύρσαις· ἐπ᾿
αὐτῇ δ᾿ ἐστὶ τὸ κρανίον. ἀναγκαῖον οὖν ἐκλύεσθαι τῶν
ἐπιτιθεμένων φαρμάκων τὴν δύναμιν, ἐν τοῖς προβλήμασι
πυκνοῖς καὶ σκληροῖς οὖσι καὶ εἰ μὴ ῥαφαὶ κατὰ τὸ τῆς κεφαλῆς ὀστοῦν ὑπὸ τῆς φύσεως ἐγεγόνεισαν, οὐδὲν ἂν μέγα
τῶν φαρμάκων οὐδὲν ἤνυσεν ἔξωθεν ἐπιτιθέμενον. ἐπεὶ δὲ
καὶ αἱ ῥαφαὶ, καὶ μάλιστα ἡ στεφανιαία, παρίησιν ἔσω ῥᾳδίως
οὐ τὰς ποιότητας μόνας τῶν ἐπιτιθεμένων φαρμάκων, ἀλλὰ
καὶ τὰς οὐσίας, ὅταν γε ᾖ λεπτομερῆς, εἰκότως πολλὰ τῶν
κατὰ τὸν ἐγκέφαλον ὠφελεῖται παθῶν ὑπὸ τῆς τῶν ἔξωθεν
ἐπιτιθεμένων φαρμάκων δυνάμεως. [315] ἐγὼ γοῦν ἀπ᾿ ἐμαυτοῦ πειραθεὶς οἶδα, καταντληθέντος ῥοδίνῳ ψυχρῷ, ταχί-
στης τε καὶ σαφεστάτης εἴσω διαδόσεως αἰσθανόμενος ἐν τῷ

eorum quae coincidcnt omnium, quamvis in fermone aliquando omittatur, faepenumero prius dictum eft. Caeterum
in praefenti folam quae a partibus fumpta eft indicationem
propofitum eft perfequi, veluti ftatim in iis quae ad caput
pertinent, etfi non aliud, faltem illud noffe cuivis eft promptum, objectam nobis ante cerebrum effe craffam membranam, quae coriis iftis externis fit affimilis, poft hanc etiam
cranium. Itaque refolvi in denfis obicibus et duris praefidiorum quae imponuntur vim eft neceffe, ac nifi futuras iu
capitis offe natura ipfa fuiffet molita, nihil aeftimandum efficeret pharmacum ullum extrinfecus impofitum. Sed quoniam etiam futurae, et in his praecipue coronaria, non folum impofiti medicamenti qualitates, fed etiam fubftantiam,
fi tenuis eft, facile intro tranfmittit, merito multa circa cerebrum vitia ab extrinfecus applicatorum remediorum facultate juvantur. Ipfe enim in me ipfo expertus memini, quum
infunderetur rofaceum frigidum, citiffime clariffimeque fen-

κατὰ τὸ βρέγμα τόπῳ. καὶ μέντοι καὶ διαφορὰ παμπόλλη
τοῖς ἀνθρώποις ὁρᾶται πρὸς ἀλλήλους ἐναργῶς ἐπὶ τῆς
ῥαφῆς τῆσδε καὶ πρὸ τῆς ἀνατομῆς. ἐθεασάμεθα γοῦν τινων
ἐξυρημένων ἔτι ἐν τῷ μασσᾶσθαι σαφεστάτην κίνησιν τῆς
συναρθρώσεως τῶν κατὰ τὴν στεφανιαίαν ῥαφὴν ὀστῶν, ὡς
εἶναι πρόδηλον ὅτι χαλαρὰ τοῖς ἀνθρώποις ἐκείνοις ἡ σύνθεσις
ἦν τῶν ὀστῶν τῆς κεφαλῆς. εἰκότως οὖν κατὰ τοῦτο μάλιστα
τὸ χωρίον ἐπιφέρουσιν ἅπαντες ἰατροὶ τὰς ἐπιβροχὰς τῇ
κεφαλῇ, κατὰ διαδοχὴν μὲν ἀπὸ τῶν πρώτως εὑρόντων ἐπὶ
τοὔργον ἐρχόμενοι, θεώμενοι δὲ καὶ αὐτοί, ὅσοι γε προσέ-
χουσι τὸν νοῦν οὐκ ἀργῶς τοῖς γινομένοις, ὅπως μὲν ἡ ῥαφὴ
φαίνηται κινουμένη σαφῶς, ὅπως δ᾽ αἰσθάνωνται κατὰ τοῦτο
τὸ μέρος οἱ ἄνθρωποι, τάχιστα θερμαινόμενοί τε καὶ ψυχό-
μενοι διὰ τῶν ἔξωθεν αὐτοῖς ὁμιλούντων· πρὸς γὰρ αὖ τοῖς
ἄλλοις καὶ λεπτότατόν ἐστιν ἐν τούτῳ τῷ μέρει τὸ κρανίον
καὶ ἀραιότατον. ὅταν οὖν τινος εἴσω διικνεῖσθαι φαρμάκου
τὴν δύναμιν ἰσχυρῶς ἐθελήσῃς, κατὰ τοῦτο μάλιστα τὸ
χωρίον ἐπιτίθει. κάλλιον δὲ καὶ μετὰ ἀνατρίψεως αὐτὸ πράτ-

fiffe me in fincipitis loco ejus intro penetrationem. Quin
etiam plurima diverfitas futurae hujus in hominibus, fi inter
fe conferantur, etiam ante diffectionem manifefte apparet.
Vidimus enim in iis, quibus rafum caput fuerat inter man-
dendum, commiffionis offium in coronali futura manifeftum
motum fic ut facile appareret hominibus illis effe ejusmodi
offium capitis compofitionem. Merito igitur ad hanc maxime
partem applicant omnes medici capiti perfufiones, videlicet
accepta quafi per manus a primis inventoribus ratione ad id
opus venientes, fed et ipfi quicunque non negligenter iis
quae fieri affolent attendunt, cernentes et quemadmodum futura ea liquido moveri appareat et quemadmodum celerrime
homines hac parte, five ab externo admoto quopiam refrigeretur five calefiat, id fentiant, nam praeter reliqua etiam
tenuiffimum eft hoc loco cranium et rariffimum. Ergo quoties medicamenti cujusquam vim vehementer defcendere voles, hoc maxime loco impones. Commodius etiam fuerit, fi

τειν, ἀποκείραντα τῶν τριχῶν ἢ ξυρῶντα τελέως· εἰ δ' ὑγρὸν
εἴη τὸ προσφερόμενον, ἐξ ὑψηλοτέρου βάλλοντα καὶ οἷον κα-
τακρουνίζοντα· διικνεῖται γὰρ εἴσω μᾶλλον ὑπὸ τῆς βολῆς
ὠθούμενον. ὥσπερ δ' ἐνταῦθα τὸ σφοδρότερον τῆς βολῆς
συμφέρον ἐστὶν, οὕτως ἐπ' ὀφθαλμῶν ἀλυσιτελές· ἐν κεφαλῇ
(183) μὲν γὰρ ὀστοῦν ἐστι τὸ πληττόμενον, ἐπὶ ὀφθαλμοῦ
δὲ ὑμενώδη τινὰ καὶ ἀσθενῆ σώματα. καὶ κατὰ μὲν τὴν κεφαλὴν ἕτερον μέν ἐστι τὸ πληττόμενον, ἄλλο δὲ τὸ θεραπευόμενον, ὃ τῆς μὲν πληγῆς οὐκ αἰσθάνεται, τῆς δὲ διὰ τὴν βολὴν
ἀφικνουμένης εἰς αὐτὸ δυνάμεως ἀπολαύσει· κατὰ δὲ τὸν ὀφθαλμὸν οὐκ ἄλλο μέν τι τὸ πληττόμενον, ἄλλο δὲ τὸ θερα-
πευόμενόν ἐστιν· ἀλλ' ὅπερ χρὴ θεραπευθῆναι, τοῦτο καὶ
πλήττεται σφοδρῶς. ἔτι τε πρὸς τούτοις τὸ μὲν ὀστοῦν τῆς
κεφαλῆς ἀναίσθητόν ἐστιν, αἰσθητικώτερον δὲ μόριον ὁ ὀφ-
θαλμός. ἐγχεῖν οὖν αὐτῷ τὰ φάρμακα, πρῶτον μὲν ἐπαίρον-
τας τὸ ἄνω βλέφαρον, ὡς ὅτι μαλακώτατα, δεύτερον δὲ μὴ
καταράσσοντας, καθάπερ ἐπὶ τῆς κεφαλῆς. ἐξευρίσκειν δὲ καὶ
αὐτὰ τὰ ἐγχεόμενα μετὰ τῶν φαρμάκων ὑγρὰ, φύσεως ἀδηκτο-

et cum infrictione id facias aut tonfis capillis aut etiam
plane abrafis, quod fi humidum fit quod applicandum eft,
fi id ex alto effundas ac veluti fontis ritu illidas, quippe penitus intro ab ictu magis compellitur. Sicut autem hic vehementior *humoris* jactus conducit, ita in oculis eft contrarius,
in capite namque os eft quod feritur, in oculis membranofa
quaedam imbecillaque corpora. Et in capite quidem aliud eft
quod ictum excepit, aliud quod curatur, quodque ut ictum
non fentit, ita facultate, quae ex incuffu ad ipfum pervenit,
fruitur; at in oculo non eft quod feritur diverfum ab eo
quod curatur, fed idem ipfum quod eft curandum valenter
icitur. Ad haec os capitis fenfu caret, oculus acerrimi eft
fenfus. Ergo infundere huic medicamenta *oportet*, primum
fuperiorem palpebram blandiffime attollentes, mox minime,
quemadmodum in capite, incutientes. Inveniendi praeterea
humores *mitiffimae* minimeque mordentis naturae, qui
cum medicamentis fint infundendi. At mihi quidem magna

τάτης. καί μοι δοκοῦσιν οἱ παλαιοὶ μετὰ πολλῆς περισκέψεως
ἐπὶ τὸ τῶν ὡῶν ὑγρὸν ἀφικέσθαι, τό τε ἀδηκτότατον αὐτοῦ
καὶ τὸ γλίσχρον ἑλόμενοι. διὰ μὲν γὰρ τοῦ μηδ᾽ ὅλως δάκνειν
ὁ προειρημένος αὐτοῖς ἐπληροῦτο σκοπός· διὰ δὲ τοῦ γλίσχρου συντέλειά τις εἰς ἀνωδυνίαν ἐγίγνετο· λεαίνειν γὰρ
πέφυκε τὰ τοιαῦτα τῶν ὑγρῶν ἁπάσας τὰς τραχύτητας, ὅσαι
διὰ ῥεῦμα γίγνονται δριμύ. καὶ προσέτι μονιμώτερα τῶν ὑδατωδῶν τε καὶ λεπτῶν ὑγρῶν ἐστι τὰ παχέα μετρίως καὶ
γλίσχρα. ὅτι μὲν οὖν τὸ χωρὶς τοῦ δάκνειν γλίσχρον, ὅταν
καὶ μετρίως ᾖ θερμὸν, ἀνωδυνώτατόν ἐστιν, ἔμαθες δή που
κἀπὶ τῶν κατὰ τὴν γαστέρα δακνωδῶν διαχωρημάτων, ἐφ᾽
ὧν ἐνιέμενον στέαρ εὐθέως πραΰνει τὴν ὀδύνην. ὅτι δὲ καὶ
διαμένειν ἄμεινόν ἐστι τὸ τοιοῦτον ὑγρὸν ἐν τῷ πεπονθότι
μορίῳ πρόδηλον. ἐπὶ μὲν γὰρ τῶν κατὰ τὴν γαστέρα τὸ
κλύζειν συνεχῶς ἀνιαρόν· ἐπὶ δὲ τῶν κατὰ τὸν ὀφθαλμὸν
ἀνατείνειν τὸ βλέφαρον. ἥ γε μὴν εὐαισθησία τοῦ μορίου καὶ
τὸ λεῖον αἱρεῖσθαι πάντως τὸ μέλλον ἐνίεσθαι καὶ μηδὲν ἐν
αὐτῷ ἔχειν τραχὺ καὶ ψαμμῶδες ἐνδείκνυται. διὰ τοῦτ᾽ οὖν

cum confideratione videntur veteres ad ovi deveniffe humorem, electo ex eo quod et mordens minime effet et glutino-
fum. Nam ex eo quod minime mordet modo dictum fcopum iis complevit, ex lentore autem ad indolentiam nonnihil confertur, quippe lenire ejusmodi humores poffunt as-
peritates omnes, quascumque acris fluxio excitat. Accedit
quod craffus mediocriter ac lentus humor conftantius quam
tenuis et aquofus in loco permanet. Sane quod lentum absque morfu, quum modice incaleat dolorem maxime leniat,
id profecto ex mordentibus in alvo dejectionibus didicifti,
i quibus injectum fevum illico dolorem mitigat. Quod autem permanere quoque in laborante parte ejusmodi humidum expediat manifeftum eft. Siquidem in iis quae in ventre accidunt, per clyfterem affidue infundere moleftum eft,
in iis quae in oculis, palpebram attollere. At vero exquifitus
partis fenfus leve effe quod injiciendum nihilque debere
iи fe afperum fabulofumve habere omnino indicat. Hinc
igitur excogitatum commode eft, tum humido ovi utendum,

BIBΛION N. 937

Ed. Chart. X. [315. 316.]   Ed. Baf. IV. (183.)

ἐπενοήθη καλῶς ἤ τ᾽ ἐκ τῶν ὠῶν ὑγρότης καὶ τὸ λελειῶσθαι
χρῆναι σφόδρα ἀκριβῶς, ὅσα γε τῶν γεωδῶν σωμάτων ἀνα-
μίγνυται τοῖς ὀφθαλμικοῖς φαρμάκοις. [316] ὅταν γε μὴν
ὀδύναι γίγνωνται σφοδραὶ κατ᾽ αὐτοὺς, ἀναμνησθεὶς ὅσα
περὶ γενέσεως ἁπασῶν ὀδυνῶν ἔμαθες, ἐπισκέπτου κατὰ τίνα
διάθεσιν ἐξ αὐτῶν ὀδυνᾶσθαι συμβαίνει τὸν ὀφθαλμὸν ἐν
ταῖς φλεγμοναῖς, ὑπὲρ ὧν νῦν ὁ λόγος ἐστίν. ἤτοι γὰρ ἐπὶ
τὸ δάκνεσθαι σφοδρῶς ἐκ τῆς τῶν ἐπιῤῥεόντων δριμύτητος, ἢ
διὰ τὸ τείνεσθαι πεπληρωμένους τοὺς χιτῶνας αὐτῶν, ἢ δὶ
ἔντασίν τινα παχέων ὑγρῶν ἢ πνευμάτων φυσωδῶν, ὀδύναι
γίνονται σφοδραὶ κατ᾽ αὐτούς. τὰς μὲν οὖν δήξεις διά τε
τῶν καθαιρόντων φαρμάκων ἀντισπῶντας κάτω καὶ κενοῦν-
τας θεραπεύειν προσήκει καὶ αὐτῷ τῷ μορίῳ τοῦ ὠοῦ τὸ
ὑγρὸν ἐγχέοντας, ὅπως ἀλύπως ἐκκλύζηται σὺν αὐτῷ τὸ
δριμὺ ῥεῦμα. προπεπεμμένης δὲ τῆς φλεγμονῆς ἤδη καὶ κενοῦ
τοῦ σώματος ὄντος, ἐπιτηδειότατα τούτοις ἐστὶ λουτρά· καὶ
γὰρ ἀνώδυνοι παραχρῆμα γίνονται καὶ παύεται τὸ ἐπιῤῥέον
ὑγρὸν τοῖς ὀφθαλμοῖς, ἐκκριθέντος μὲν τοῦ πλείστου δι᾽ ὅλου
τοῦ σώματος ἐν τοῖς λουτροῖς, ἐπικερασθέντος δὲ τοῦ λοι-

tum quae terrea corpora oculariis medicamentis mifcenda
funt, ea effe cum fumma diligentia ad unguem leviganda.
Quoties tamen dolores his accidunt vehementes, repetitis iis
quae de omnium dolorum generatione accepifti disquires
quonam ex his affectu dolore oculos in phlegmone, de qua
nunc fermo proponitur, contingat. Nam aut ex vehementi
acris confluentis humoris morfu, aut quod eorum tunicae
plenitudine diftendantur, aut propter craffarum humorum
flatuofive fpiritus extenfionem vehementes in his excitantur dolores. At morfum quidem tum purgantibus medicamentis et deorfum revellendo et vacuando curare convenit,
tum ipfi parti ovi humore infufo, quo per eum acris fluxio
fine offenfa eluatur. Ubi autem prius concocta jam phlegmone ipfa fuerit et fimul corpus vacuum, tum lavationes
in balneo his funt aptiffimae, nam et dolorem ftatim fedant
et fluxionem, quae ad oculos fertur, fiftunt, maxima quidem
ejus parte inter lavandum per totum corpus excreta, reliquo

Ed. Chart. X. [316.]   Ed. Baf. IV. (185.)

πού· τὰς δ' ἐπὶ τῇ πληρώσει τάσεις διά τε κενώσεως αἵματος καὶ γαστρὸς ὑπαγωγῆς καὶ τρίψεως τῶν κάτω μορίων
ἰάσασθαι προσήκει· εἰ δ' ἀναγκαζοίμεθά ποτε, καὶ δεσμοῖς
τῶν κώλων, ἔπειτα πυριάσεσιν αὐτοῦ τοῦ φλεγμαίνοντος
μορίου, δι' ὕδατος ποτίμου θερμοῦ συμμέτρως τὰς δ' ἐντά-
σεις προκενώσαντα κἀπὶ τούτων τὸ πᾶν σῶμα καὶ μέντοι καὶ
ἀντισπάσαντα κάτω τὴν ῥοπὴν τῶν χυμῶν. ἑξῆς αὐτοῖς τοῖς
τοπικοῖς ὀνομαζομένοις βοηθήμασι θεραπεύειν, οὐ τοῖς ἀποκρουομένοις καὶ ἀναστέλλουσι φαρμάκοις χρώμενον, ἀλλὰ
τοῖς διαφοροῦσι. πυριατέον οὖν αὐτούς, ὡς ἀρτίως εἴρηται,
καὶ τὸ τῆς τήλεως ἐγχυτέον ἀφέψημα, προπλύναντας ἐπιμελῶς τὴν τῆλιν, ὅπως μηδὲν αὐτῇ προσιζηκὸς ἤτοι κόνεως ἢ
ψάμμου λάθῃ. διαφορητικὸν γὰρ ἀλύπως ἐστὶ τὸ φάρμακον
τοῦτο, πάντων μάλιστα τῶν ὀφθαλμοῖς προσφερομένων.
μεμνῆσθαι δὲ χρὴ τῶν κοινῶν παραγγελμάτων ἐπὶ πάντων
τῶν κατὰ μέρος. ὧν ἓν καὶ τόδ' ἐστὶν, ὡς τὰ διαφορητικὰ
φάρμακα πλήθους ὄντος ἐν ὅλῳ σώματι μορίοις τισὶ προσο-

vero diluto. At vero diftenfionem quae ex repletione provenit partis, miffione fanguinis et alvi dejectione et infer-
narum partium frictione curare conveniet: quod fi neceffitas aliquando urgeat, ligandis artubus, mox fomentis ipfi
inflammatae parti ex aqua dulci modice calida adhibitis. Atque humorum vel flatuofi fpiritus extenfiones curabimus
vacuato prius in his quoque toto corpore, fed et humorum
momento deorfum averfo. Mox localibus nominatis remediis
utendum, non tamen medicamentis iis quae repercutiant ac
reprimant, imo iis quae discutiunt. Fovendi igitur funt, ut
modo diximus, ac foeni graeci decoctum iis infundendum,
fed lavato prius curiofe foeno graeco, ne quid illi vel pulve-
ris vel fabuli adhaerens clam lateat. Eft namque medicamentum hoc maxime omnium quae oculis applicantur fine offenfa discutiens. Meminiffe vero in omnibus, quae membra-
tim docentur, communium praeceptorum oportet. Quorum
unum id eft, discutientia medicamenta, ubi plenitudo in
toto corpore fubeft, fi particulis quibusdam applicentur,

φερόμενα πληροῖ μᾶλλον ἢ κενοῖ. ταῦτά τε οὖν καὶ τὰ ἄλλα
θεραπεύων νοσήματα καὶ τὰς φλεγμονὰς, ὑπὲρ ὧν νῦν ὁ
λόγος ἐστὶ, μηδενὶ θαῤῥήσεις τῶν διαφορητικῶν ὀνομαζομένων βοηθημάτων, πρὶν τῇ τοῦ σώματος ὅλου χρήσασθαι
κενώσει. πρόσεχε δὲ κἀκείνῳ τὸν νοῦν ἐπὶ πάντων παθῶν,
οὐ μόνον φλεγμονῶν, ὡς ἐνίοτε τὸ μὲν ὅλον σῶμα μετρίως
διάκειται κατά τε ποιότητα καὶ συμμετρίαν χυμῶν· ἐν δέ τι
τῶν ὑπερκειμένων ἢ δύο τῷ κάμνοντι μορίῳ τὴν ἑαυτοῦ
περιουσίαν ἐκπέμπει· καθάπερ ἀμέλει κἀπὶ τῶν ὀφθαλμῶν
οὐ σπανιάκις, ἀλλὰ καὶ πάνυ πολλάκις ἰδεῖν ἐστι γιγνόμενον,
ἐπιπεμπούσης αὐτοῖς τῆς κεφαλῆς τὸ ῥεῦμα. πρόδηλον οὖν,
οἶμαι, κἀπὶ τούτων ἐστὶν ὡς χρὴ τὴν κεφαλὴν ἰάσασθαι προτέραν, εὑρόντα τὴν διάθεσιν αὐτῆς, ᾗ τῶν περιττωμάτων ἡ
γένεσις ἕπεται. καὶ τά γε χρονίζοντα τῶν ὀφθαλμῶν ῥεύματα
θεραπεύομεν ἀφιστάμενοι μὲν αὐτῶν τῶν ὀφθαλμῶν, ἐπὶ
δὲ τὴν τῆς κεφαλῆς ἀφικνούμενοι πρόνοιαν· ἐκ μὲν τοῦ γένους
τῶν δυσκρασιῶν οὖσαν, ἐνδεικνυμένην δὲ θεραπείαν ἐναντίαν ἑαυτῇ, καθὸ δέδεικται πρόσθεν. ὡς τὰ πολλὰ μὲν
οὖν ἤτοι ψυχρὰ δυσκρασία γίγνεται βλαβερὰ κατὰ τὴν κε-

implere potius quam vacuare. Ergo tum reliquos morbos
tum vero phlegmonas, de quibus agimus, ficubi curas, nullo
discutiente auxilio prius fidenter uteris quam totum corpus
vacuaveris. Illud quoque attendas in omni affectu, nedum
phlegmone oportet, aliquando totum corpus mediocri habitu
effe in humorum tum qualitate tum fymmetria, unam autem
aliquam aut duas earum quae fuprapofitae funt partium
redundantiam fuam ad aegram transmittere, veluti non
raro, fed plane faepenumero accidere in oculis videre licet,
capite his fluxionem mittente. Manifeftum igitur, arbitror,
in iis quoque effe ipfum prius caput fanandum effe explorato ejus affectu, quem fuperfluorum generatio comitatur.
Et diuturnas quidem oculorum fluxiones curamus oculis ipfis dimiffis, atque ad capitis procurationem converfi, cujus
vitium fi ex genere intemperiei fit, curationem ex fibi contrariis, ficut prius monftratum eft, adhibendam indicat. Plurimum igitur vel frigida intemperies caput vitiat vel hu-

φαλὴν ἢ ὑγρά· καὶ δῆλον ὅτι καὶ ἀμφότεραι συνέρχονται.
σπανιώτεραι δέ εἰσιν αἱ διὰ θερμότητα δριμὺ ῥεῦμα τοῖς
ὀφθαλμοῖς ἐπιπέμπουσαι, καθ' ἃς οὐ προσήκει τοῖς διὰ θαψίας καὶ τοῦ νάπυος χρῆσθαι φαρμάκοις, ἀλλὰ τοὐναντίον
ἅπαν, [317] ἐλαίῳ μὲν ὀμφακίνῳ τε καὶ Ἱσπανῷ καὶ ῥοδίνῳ,
λουτροῖς δὲ ποτίμων ὑδάτων πλείοσιν. ἐνίοτε μὲν οὖν ὁ ἐγκέφαλος ἐπιπέμπει τὸ ῥεῦμα· καὶ χρὴ τούτου μὲν τὴν κρᾶσιν
ἐπανορθοῦσθαι τοῖς ὅλης τῆς κεφαλῆς ἐπιθέμασιν. ἐνίοτε δὲ
τῶν ἀγγείων ἐστὶ τὸ πάθος ἤτοι τῶν φλεβῶν ἢ τῶν ἀρτηριῶν ἀτονωτέρων ὑπαρχουσᾶν, ὡς δέχεσθαι τὴν τῶν ἄλλων
ἀγγείων περιουσίαν. ἡνίκα ἐκτέμνοντές τι μέρος αὐτῶν ἢ
καὶ διατέμνοντες ὅλα μέχρι πολλοῦ βάθους, διαλαμβάνομεν
οὐλῇ σκληρᾷ τὰ μεταξὺ διορίζοντες μόρια τοῦ τμηθέντος, ὡς
μηκέτ' εἶναι συνεχῆ, μηδ' ἐπιῤῥεῖν ἐκ τοῦ ἑτέρου πρὸς τὸ
ἕτερον. ἀλλ' ὅταν γε τῶν ἐν τῷ βάθει κειμένων ἀγγείων τῶν
ἄνωθεν ἡκόντων ἅμα τοῖς νεύροις ἐπὶ τοὺς ὀφθαλμοὺς ἢ τὸ
πάθημα, τούτων οὐδὲν οἷόν τ' ἐστὶ πρᾶξαι· διὸ καὶ δυσίατα
πάντα τὰ τοιαῦτα ῥεύματα γίγνεται. τὰ δ' ἔξωθεν ἀγγεῖα

mida, nec dubium eſt, quin etiam ambae congrediantur.
Rariores ſunt, quae propter calorem acrem oculis fluxionem immittunt, in quibus haud expedit iis quae ex thapſia
et ſinapi fiunt medicamentis uti, imo contrariis omnino, oleo
crudo et Hiſpano et roſaceo, tum frequenti ex aqua dulci
in balneo lavatione. Atque aliquando cerebrum ipſum fluxionem transmittit, debetque hujus intemperies totius capitis epithematis corrigi. Aliquando vaſorum ipſorum vitium
eſt, quum venae vel arteriae imbecilliores ſunt ſic, ut aliorum vaſorum ſupervacua recipiant. Quo caſu aliqua earum
parte exciſa aut etiam totis bene alte praeciſis, dura cicatrice quod intereſt intercipimus, quo disjunctae inciſae vaſis
partes continuae praeterea non ſint, nec ex altera in alteram confluere aliquid poſſit. Caeterum quum eorum vaſorum quae in profundo ſunt recondita ac e ſuperiore ad
oculos una cum nervis perveniunt vitium eſt, nihil horum
agi licet, proinde aegre curabiles omnes ejusmodi fluxiones
ſunt. Quae vero extrinſecus poſita vaſa ſunt, ea vel ſine

BIBΛION N. 941

Ed. Chart. X. [317.]   Ed. Baf. IV. (183. 184.)
καὶ χωρὶς χειρουργίας ἔνεστι ῥῶσαι, φαρμάκοις καταχρίοντα
τονωτικοῖς. ἐνίοτε δὲ καὶ θερμὸν αἷμα καὶ ἀτμῶν μεστὸν
ἐπὶ τὴν κεφαλὴν ἀναφέρεται καὶ πληθύει μάλιστα κατὰ τὰς
ἀρτηρίας. ἐφ᾽ οὗ χρησιμώτατον (184) εὗρηται βοήθημα τοῖς
ἰατροῖς ἡ ἀρτηριοτομία. χρὴ δὲ ξυροῦντα τὴν κεφαλὴν ἐπιμελῶς ἅπτεσθαι τῶν τ᾽ ὀπίσω καὶ καθ᾽ ἑκάτερον οὓς ἀρτηριῶν
καὶ τῶν ἐν τῷ μετώπῳ τε καὶ τοὺς κροτάφους. ὅσοι δ᾽ αὐτῶν
θερμότεραί σοι φαίνονται τῶν ἄλλων εἶναι καὶ μᾶλλον σφύ-
ζειν, ἐκείνας τέμνειν· ὅσαι δὲ μικραί τέ εἰσι καὶ ὑπὸ τῷ δέρματι, κἂν μέρος αὐτῶν ἐκτέμνῃς, ὥσπερ ἐν τοῖς σκέλεσιν ἐπὶ
τῶν κιρσῶν εἰώθαμεν πράττειν, ἄμεινον ἐργάσῃ. καὶ τῶν
καθ᾽ ἡμᾶς γέ τις ὀφθαλμικῶν οὐχ ὁ φαυλότατος ἐξέκοπτε
τῶν ἐποχουμένων τοῖς κροταφίταις μυσὶν ἀρτηριῶν οὐκ ὀλιγίστην μοῖραν. ὡς τὰ πολλὰ μὲν οὖν ἀνασπᾶται τῆς ἐκτμη-
θείσης ἀρτηρίας τὰ καταλειπόμενα μόρια πρὸς τὸ συνεχὲς
ἀμφοτέρων, καὶ μᾶλλον γίνεται τοῦτο ἐπί τε τῶν μικρῶν
ἀγγείων καὶ ἧττον σφυζόντων. εἰ δ᾽ ἐν τῷ γυμνοῦν φαίνοιτό

chirurgia roborare licet, illitis medicamentis, quae robur inferant. Eſt et quando calidus ſanguis ac vaporum plenus
ad caput aſcendit, ac maxime in arteriis redundat. Cui vitio
excogitatum ſaluberrimum remedium medicis eſt, arteriae
ſectio. Oportet autem deraſo capite curioſe tangere tum
quae retro tum quae ſecundum utramque aurem ſunt arterias, praeterea quae in fronte et quae in temporibus ſunt.
Quarum quae calidiores aliis tibi apparebunt ac majorem
exhibentes pulſum, hae ſunt incidendae, quaecumque vero
et parvae et prope cutem reſident, harum vel ſi partem aliquam excideris, uti facere in crurum varicibus ſolemus,
aptius erit. Noſtroque tempore quidam ex oculariis *medicis*
non minimus ex arteriis, quae in temporum ſummis muſculis reſident, non exiguam excidit partem. Ac fere quidem, quum exciſa eſt arteria, reliquae ejus partes ad ſibi
continuas retrahuntur, evenitque id magis in iis arteriis,
quae tum minores ſunt tum minorem exhibent pulſum.
Quod ſi inter nudandum appareat tibi vas magnum, aut

Ed. Chart. X. [317.]   Ed. Baf. IV. (184.)

σοι μέγα τὸ ἀγγεῖον ἢ μεγάλως σφύζοι, ἀσφαλέστερον αὐτῷ
βρόχον περιβάλλοντα πρότερον, οὕτως ἐκκόπτειν τὸ μεταξύ.
γιγνέσθωσαν δ᾽ οἱ τοιοῦτοι τῶν βρόχων ἐξ ὕλης δυσσήπτου·
τοιαύτη δ᾽ ἐστὶν ἐν Ῥώμῃ μὲν ἡ τῶν Γαϊετανῶν ὀνομαζομένων, ἐκ μὲν τῆς τῶν Κελτῶν χώρας κομιζομένων, πιπρασκο-
μένων δὲ μάλιστα κατὰ τὴν ἱερὰν ὁδὸν, ἥτις ἐκ τοῦ τῆς
Ῥώμης ἱεροῦ κατάγει πρὸς τὰς ἀγοράς. τούτων μὲν οὖν ἐν
Ῥώμῃ ῥᾷστον εὐπορῆσαι· καὶ γὰρ εὐωνότατα πιπράσκεται.
κατ᾽ ἄλλην δὲ πόλιν ἰατρεύοντί σοι παρασκευάσθω τῶν νη-
μάτων τι τῶν σηρικῶν ὀνομαζομένων. ἔχουσι γὰρ αἱ πλού-
σιαι γυναῖκες αὐτὰ πολλαχόθι τῆς ὑπὸ Ῥωμαίων ἀρχῆς, καὶ
μάλιστα ἐν μεγάλαις πόλεσιν, ἐν αἷς εἰσι πολλαὶ τῶν τοιούτων γυναικῶν. εἰ δὲ μὴ παρείη τοῦτο, τῶν κατ᾽ ἐκείνην τὴν
χώραν ἐν ᾗπερ ἂν ὢν τυγχάνῃς ἐκλέγου τὴν ἀσηπτοτέραν
ὕλην, οἷα πέρ ἐστιν ἡ τῶν ἰσχνῶν χορδῶν· αἱ μὲν γὰρ εὔση-
πτοι ταχέως ἀποπίπτουσι τῶν ἀγγείων. ἡμεῖς δὲ βουλόμεθα
περισαρκωθέντων αὐτῶν ἀποπίπτειν τὸν βρόχον. ἡ γὰρ
ἐπιτρεφομένη τοῖς ἀποτετμημένοις μέρεσι τῶν ἀγγείων σὰρξ

magnum exhibere pulfum tutius fuerit vinculo id prius excipere, mox quod in medio eft praecidere. Sunto autem
ejusmodi vincula ex materia aliqua aegre putrefcibili, talis
autem Romae eft ea quae vocatorum Gajetanorum eft, ipfa
ex Gallis advecta, vendita vero maxime in facra via, quae
a templo Romae ad plateas deducit. Ac horum quidem Romae facilis eft copia, viliffime enim venduntur. At fi in alia
urbe artem exerceas, comparetur filum aliquod ex iis quae
ferica nuncupantur. Habent enim ea divites mulieres in
multis fub ditione Romanorum locis, potiffimum in magnis
urbibus, in quibus multae funt mulieres id genus. Sin hujus
facultas non fit, ex iis quae inveniuntur in regione quam
incolis deligito materiam minus putrefcibilem, cujusmodi
eft gracilium chordarum, nam quae facile putrefcunt, eae
cito a vafis decidunt. Nos vero, poftquam undique funt carne
impleta, decidere vincula volumus. Quae namque caro in
abfcifis vaforum partibus coalefcit, ea pro operculo eft ac

Ed. Chart. X. [317. 318.]   Ed. Baſ. IV. (184.)

ἐπίθεμα γίγνεται καὶ μύει τὸ στόμιον αὐτῶν. ἐπειδὰν δὲ
φθάσῃ γενέσθαι, καιρὸς ἤδη τοῖς βρόχοις ἀκινδύνως ἀποῤῥυῆναι. τὰς μέντοι φλέβας, ὅτ᾽ ἄν ποτε ἐκτέμνῃς τι μόριον
αὐτῶν, οὐκ ἀναγκαῖον οὕτως ἀσήπτοις ὕλαις διαδεῖν, ἀλλ᾽
ἀρκεῖ καὶ τῶν ἄλλων τις. ἐπὶ μὲν γὰρ τῶν ἀρτηριῶν ἡ διηνε-
κὴς κίνησις ἀνοίγνυσι τὰ στόματα τῶν τετμημένων ἀγγείων·
ἐπὶ δὲ τῶν φλεβῶν, ὅταν ἅπαξ μύσῃ καθ᾽ ὁντιναοῦν τρόπον
ἤτοι πιληθέντα δι᾽ ἐπιδέσεως [318] ἢ στυφθέντα διὰ φαρμάκων, ἐπιτρέπει τῇ πέριξ σαρκὶ περιφύεσθαι, καὶ μάλισθ᾽
ὅταν ἀκίνητον ἔχῃ τὸ μέρος ὁ χειρουργηθεὶς ἄνθρωπος, ἔτι
δὲ μᾶλλον, ἐὰν καὶ ἀνάῤῥοπον ἔχῃ ἐπὶ κενῷ τῷ σύμπαντι
σώματι. καὶ γάρ τοι καὶ τοὺς κιρσοὺς οὕτω θεραπεύομεν.
ὀνομάζεται δὲ κιρσὸς ἡ ἀνευρυσμένη φλέψ. ἀνευρύνεται δ᾽
ἐν ὄρχεσί τε καὶ σκέλεσι τοὐπίπαν. ἐπεὶ δὲ γραφομένων ἔτι
τῶνδε τῶν ὑπομνημάτων ἠξίωσαν οὐκ ὀλίγοι τῶν ἑταίρων
ἐπὶ τῇ τελευτῇ τῆς ὅλης πραγματείας ἁπάντων ἐφεξῆς με τῶν
κατὰ χειρουργίαν μνημονεῦσαι, διὰ τοῦτο καὶ νῦν ὁ περὶ τῶν
κιρσῶν ἀναβεβλήσθω λόγος. ὄντων δ᾽ οὐκ ὀλίγων κατὲ

osculum eorum claudit. Poſtea vero quam id factum cernitur,
decidere jam vincula ſecure poſſunt. At vero quum venarum partem aliquam excideris, non eſt opus eas tam im-
putreſcibili materia deliges, ſed ſuffecerit alia quaepiam.
Siquidem in arteriis perpetuus motus infecti vaſis ora re-
ſolvit, in venis autem poſtea quam ſemel ſunt utcunque
clauſae, ſive per deligaturam conſtrictae ſive per medicamentum adſtrictae, permittunt circumpoſitam carnem circa
coaleſcere, potiſſimum ſi qui curatur homo immotam partem ſervet, magisque etiam ſi toto corpore vacuato ipſam
attollat. Quippe etiam varices ita curamus. Vocatur autem
varix vena dilatata. Porro dilatatur in teſticulis et cruribus
omnino. Sed quoniam, cum hos adhuc ſcriberem commentarios, non pauci amicorum rogarunt, ut in fine totius operis omnia, quae ad chirurgiam pertinent deinceps memorem,
idcirco tractatio de varicibus nunc differatur. Quum vero
non pauci ſpeciatim ſint oculorum morbi qui magis ſpecia-

944 ΓΑΛΗΝΟΥ ΘΕΡΑΠΕΥΤ. ΜΕΘΟΔΟΥ ΒΙΒΛ. Ν.

Ed. Chart. X. [318.]   Ed. Baf. IV. (184.)

μέρος ἐν ὀφθαλμοῖς παθῶν εἰδικωτέρας θεραπείας δεομένων,
οὐδ᾽ ὑπὲρ ἐκείνων ἔτι λέγειν ἐνταυθοῖ προσήκει. τῷ μὲν γὰρ
ἐπιμελῶς ἀνεγνωκότι τὰ πρόσθεν εἰρημένα καὶ φύσει συνετῷ
ῥᾷστόν ἐστι κατὰ τὴν ἀκολουθίαν ἐξευρίσκειν ἅπαντα· τοῖς
δὲ μὴ τοιούτοις ἄμεινον ἰδίᾳ γράψαι θεραπευτικὴν πραγματείαν ἁπάντων τῶν ἐν ὀφθαλμοῖς παθῶν, ἐπεὶ καὶ πολλοὶ
τῶν ἑταίρων οὕτως ἀξιοῦσιν.

lem curationem defiderent, ne de his quidem hoc loco pluribus eft agendum. Nam qui curiofe praedicta legerit et naturali prudentia fuerit, huic omnia invenire eorum ratione
fequenti nullo negotio licebit. Qui autem tales non funt, iis
fatius fuerit omnium vitiorum, quae oculis incidunt, curandi
rationem privatim fcribere, maxime quum amicorum non
pauci ita poftulent.

ΓΑΛΗΝΟΥ ΘΕΡΑΠΕΥΤΙΚΗΣ ΜΕΘΟΔΟΥ
ΒΙΒΛΙΟΝ Ξ.

Κεφ. α'. Περὶ μὲν τῶν παρὰ φύσιν ὄγκων ὁπόσοι
μέν εἰσι καὶ ὁποῖοι γέγραπται πρόσθεν ἰδίᾳ καθ' ἓν βιβλίον.
ὡς δ' ἄν τις αὐτοὺς θεραπεύοι μεθόδῳ, τῆς προκειμένης
πραγματείας ἴδιον ὄν, ἐν τῷ τρισκαιδεκάτῳ τῶνδε τῶν ὑπομνημάτων ἠρξάμεθα λέγειν. ἐπεὶ δ' ἐν τοῖς ἔμπροσθεν ὑπὲρ
ἁπάντων πυρετῶν ὁ λόγος ἐγεγόνει, βέλτιον ἔδοξέ μοι περὶ
πρώτης φλεγμονῆς διελθεῖν ὡς ἂν συνεχέστατά τε γινομένης
καὶ πυρετοὺς ἐπιφερούσης πολλάκις. εἴρηται μὲν οὖν τι κἂν
τῇ τῶν πυρετῶν θεραπείᾳ περὶ τῆς φλεγμονῆς ἅμα ταῖς

GALENI METHODI MEDENDI
LIBER XIV.

Cap. I. De tumoribus praeter naturam quot numero, qualesque fint, fcriptum uno volumine feorfum prius
eft. Ut autem quisquam ipfos methodo curet, quod propofiti
operis proprium eft, in horum commentariorum tertiodecimo praecipere coepimus. Et quoniam in fuperioribus de
omni febrium ratione fermo erat habitus, aptius mihi vifum
eft de phlegmone primum differere, ut quae et frequentis-
fime incideret et febres faepe accenderet. Ac dictum quidem
nonnihil fuerat in febrium curatione inter caeteras earum

ἄλλαις αὐτῶν αἰτίαις· ἀλλ᾽ ὁ τέλειός τε καὶ ἴδιος αὐτῆς λόγος
ἐν τῷ πρὸ τούτου βιβλίῳ γέγραπται, τὴν μέθοδον τῆς θεραπείας ὁποία τίς ἐστι διερχομένων ἡμῶν, [3ι9] οὐ τὴν τῶν
βοηθημάτων ὕλην, ὅ τι μὴ παραδείγματος ἕνεκεν, ὡς κᾀπὶ τῶν
ἔμπροσθεν ἐποιήσαμεν. οὐ πόῤῥω δὲ τῆς φλεγμονῆς ἕτερον
νόσημά ἐστιν ἐρυσίπελας ὀνομαζόμενον, ἐπὶ χολώδει χυμῷ
συνιστάμενον, ὡς ἐδείχθη. βέλτιον δ᾽ ἴσως αὐτὸ μακροτέρῳ
λόγῳ διορίσαι τῆς φλεγμονῆς. κοινὰ μὲν οὖν ἀμφοῖν ὅ τε
παρὰ φύσιν ὄγκος ἐστὶ καὶ ἡ θερμασία, διαφέρει δὲ πρῶτα
μὲν καὶ μάλιστα τῇ χροιᾷ. ἐρυθρᾶς μὲν γὰρ οὔσης αὐτῆς
φλεγμονὴν τὸ πάθος ὀνομάζουσιν, ὠχρᾶς δ᾽ ἢ ξανθῆς ἢ
ὥσπερ ἐξ ὠχροῦ καὶ ξανθοῦ χρώματος μικτῆς, ἐρυσίπελας.
ἀτὰρ οὖν καὶ ὁ σφυγμὸς ἴδιον σύμπτωμά ἐστι τῆς μεγάλης
φλεγμονῆς· καὶ γὰρ καὶ διὰ βάθους γίνεται μᾶλλον, ὥσπερ γε
ἐρυσίπελας ἐν τῷ δέρματι μᾶλλον ἢ ἐν τῷ βάθει. λεπτὸς γὰρ
κατὰ τὴν σύστασιν ὁ τῆς ὠχρᾶς χολῆς χυμός, ὥστε διαῤῥεῖ
ῥᾳδίως ἐπὶ τὸ δέρμα, τὰ σαρκώδη καὶ ἀραιὰ μόρια διερχόμε-

caufas etiam de phlegmone, verum abfolutus fermo et qui
proprie illi debebatur, in libro qui hunc praecedit eft tra-
ditus, in quo methodum curandae ejus qualisnam effe conveniat tradidimus: nequaquam tamen auxiliorum materiam,
nisi tantum exempli gratia, ficut in fuperioribus fecimus.
Haud longe vero a phlegmone abeft et alius morbus, quem
eryfipelas vocant. Id, uti monftratum eft, ex biliofo humore
nafcitur. Sed praeftiterit fortaffis ipfum pluribus verbis a
phlegmone diftinguere. Ergo communia amborum funt tum
tumor, qui praeter naturam fit, tum vero calor. Diffident
primum et maxime colore. Quum enim is ruber fi , phlegmonen affectum appellant, quum pallidus flavusve vel ut ex
pallido flavoque colore mixtus, eryfipelas. Praeterea pulfatio magnae phlegmones proprium eft fymptoma, quippe
quae alte magis *in corpus* demittitur, eryfipelas vero in cute
potius confiftit quam alte *defcendat*. Tenuis namque fubftantiae eft calidae bilis humor: itaque facile ad ipfam cutim transfluit, carnofis rarisque corporibus transmiffis. Cu-

Ed. Chart. X. [319.]   Ed. Baf. IV. (184.)

νος. ἡ δὲ τοῦ δέρματος πυκνότης οὐκέθ᾽ ὁμοίως εὔπορος
τῇδε τῇ χολῇ, πλὴν εἰ πάνυ λεπτὴ καὶ ὑδατώδης εἴη, τοιαύτη
γὰρ μάλιστα καὶ ἡ καθ᾽ ἑκάστην ἡμέραν ἐστὶ συναπερχομένη
τοῖς ἱδρῶσι. καὶ πολλῶν ὄψει κατὰ τὰ βαλανεῖα ταῖς στλεγ-
γίσιν ἀποξεόντων τὸν ἱδρῶτα τοιοῦτον τὴν χρόαν, οἷόν περ
καὶ τὸ οὖρόν ἐστι τοῖς ἐπὶ πλέον ἀσιτήσασιν. οἶσθα γὰρ ὡς
χρονιζόντων ἡμῶν ἐν ταῖς ἀσιτίαις ὠχρότερον ἐξ ὑδατώδους
γίγνεται τὸ οὖρον· ὕστερον δέ ποτε καὶ ξανθὸν, εἰ μὴ φθά-
σειέ τις ἐπιτέγξαι τὸν αὐχμὸν τοῦ σώματος, ὑγραινούσῃ τε
τροφῇ καὶ ποτῷ. κατὰ φύσιν μὲν οὖν διοικουμένου τοῦ σώματος ὁ πικρόχολος χυμὸς ἀδήλως διαπνεῖται· παρὰ φύσιν
δὲ κατ᾽ ἄλλα τε πάθη πλεονάζων φαίνεται, περὶ ὧν αὖθις
εἰρήσεται, καὶ μέντοι κατὰ τουτὶ τὸ νῦν ἡμῖν προκείμενον,
ὃ καλοῦσιν ἐρυσίπελας. ὅταν γὰρ ἤτοι πολὺ πλέον τοῦ κατὰ
φύσιν ἢ παχύτερος γενόμενος ἀθρόως ἐνεχθῇ πρὸς τὸ δέρμα,
διακαίει τε τοῦτο καὶ εἰς ὄγκον αἴρει.

Κεφ. β΄. Κρεῖττον δ᾽ ἐστὶν, ὥσπερ ἀεὶ λέγομέν τε
καὶ πράττομεν, οὕτω καὶ νῦν ἡμᾶς ἀπὸ τῶν πραγμάτων,

tis vero denſitas non aeque eſt huic bili pervia, niſi admodum tenuis aquoſaque ſit, talis namque maxime eſt etiam
quae quotidie cum ſudore exit. Licetque multorum, qui in
balneis ſudorem ſibi ſtrigilibus detergunt, hunc ejus videre
coloris, cujus lotium eſt iis qui diutius cibo abſtinuerunt.
Neque enim ignoras eorum qui inediam diu tolerant palli-
dius ex aquoſo lotium reddi, mox vero etiam flavum, niſi
quos prius humectante nutrimento potioneque ſquallorem
corporis irroret. Ac corpore quidem pro naturae modo gu-
bernato amarae bilis humor abdite exhalat, praeter naturam vero ſe habente, tum aliis, de quibus poſt agetur, affectibus redundat, tum vero eo de quo nunc agitur, quod eryſipelas vocant. Quum enim vel longe copioſior vel craſſior
quam pro naturae modo redditus, univerſus ad cutem com-
pulſus fuerit, eam tum perurit tum in tumorem attollit.
Cap. II. Sed ſatius eſt, ut ſemper et dicimus et facimus, ita nunc quoque nos a rebus, non a nominibus initium

Ed. Chart. X. [319.]   Ed. Baf. IV. (185.)

(185) οὐ τῶν ὀνομάτων ἄρξασθαι, δευτέραν ἀμείνω τῆς πρόσθεν ἀρχῆς τῷ λόγῳ τήνδε θεμένους. ὅταν αἵματος πολλοῦ
κατασκήψαντος εἴς τι μόριον, ὡς μὴ στέγεσθαι πρὸς τῶν
ἀγγείων τῶν κατ᾽ αὐτό, διεκπίπτῃ τι δροσοειδῶς ἐκ τῶν
ἀγγείων εἰς τὰς τῶν μυῶν χώρας, ἃς ἔχουσι μεταξὺ τῶν συν-
τιθέντων αὐτοὺς ὁμοιομερῶν σωμάτων, ὄγκος μὲν γίγνεται
διὰ τὸ πλῆθος· ἕπεται δὲ αὐτῷ τάσις μὲν τοῦ δέρματος, ὀδύνη
δ᾽ ἐν τῷ βάθει καὶ πόνος μετὰ σφυγμοῦ καὶ ἁπτομένοις ἀντιτυπία τις, ἔρευθός τε καὶ θερμότης, ὡς ἂν καὶ τοῦ δέρματος
ἀπολαύοντος ὧν πάσχουσιν αἱ ὑπ᾽ αὐτὸ σάρκες. ἀνάλογόν
τε τοῖς νῦν εἰρημένοις καὶ περὶ τὰ σπλάγχνα γίνεται διάθεσις.
ἔστι γὰρ δὴ κἂν τούτοις ἰδία σάρξ, ἣν ἔνιοι παρέγχυμα
προσαγορεύουσιν, εἰς ἣν ἀτμοειδῶς ἐκ τῶν πεπληρωμένων
ἀγγείων ἐκκρινόμενον τὸ αἷμα τὰ προειρημένα συμπτώματα
ἐργάσεται. μία μὲν οὖν ἥδε διάθεσις αἱματώδους ἔγγονος
ῥεύματος ἐν σαρκοειδέσι σώμασι μάλιστα γινομένη. δευτέρα
δ᾽ ἑτέρα χολώδους περὶ τὸ δέρμα συνισταμένη μάλιστα τό
τ᾽ ἐκτὸς τοῦτο, τὸ κοινὸν ἁπάντων σκέπασμα τῶν μορίων,

faciamus, alterumque principium priore fcilicet commodius
ejusmodi fermoni demus. Quum fanguis copiofus in aliquam
partem procubuit fic ut ab ejus partis vafis nequeat contineri, exilitque aliquid inftar roris ex ipfis vafis in ea mufcu-
lorum fpatia, quae fimilaribus corporibus ex quibus componuntur interveniunt, utique tumor ex plenitudine oritur,
cui fuccedit cutis tenfio et in alto dolor et cum pulfatione
labor et tangenti renixus quidam et rubor et calor, ipfa nimirum cute ea, quae fubjecta fibi caro patitur, fentiente.
Similis jam dicto et in vifceribus affectibus oritur. Eft enim
his quoque fua quaedam caro, quam aliqui parenchyma vocant, in quam fanguis ex repletis vafis halitus fpecie exu-
dans jam praedicta fymptomata efficit. Atque hic unus affectus eft fanguineae fluxionis foboles in carnofa corpora
maxime incidens. Secundus alter biliofae fluxionis germen
eft ac circa cutim maxime confiftens tum hanc externam,
quae omnium partium commune eft tegumentum, tum mem-

Ed. Chart. X. [319. 320.]   **Ed. Baf. IV. (185.)**

καὶ τὸ καθ᾽ ἕκαστον τῶν ἐντὸς περιτεταμένων ὑμενῶδές τε
καὶ λεπτόν. ὥσπερ οὖν ἡ προτέρα συνεπιλαμβάνει τι καὶ
τοῦ δέρματος, οὕτω καὶ ἥδε τῆς ὑποκειμένης αὐτῷ σαρκός.
[320] εἰ δὲ καὶ παχύτερος ὁ χυμὸς εἴη καὶ δριμύτερος, ἀπο-
δέρει τὴν ἐπιδερμίδα καί ποτ᾽ ἐν τῷ χρόνῳ πρὸς τὸ βάθος
ἐξικνεῖται τοῦ δέρματος ἡ ἕλκωσις. αὕτη μὲν οὖν ἡ διάθεσις ἐρυσίπελας ὀνομαζέσθω, διττὴν δὲ ἔχον, ὡς εἴρηται,
διαφοράν, ἤτοι χωρὶς ἑλκώσεως, ἢ σὺν ταύτῃ γιγνόμενον. ἡ
προτέρα δὲ μονοειδής ἐστι καὶ καλείσθω φλεγμονή. ὅταν οὖν
μήτε ἀκριβῶς ᾖ χολῶδες τὸ ῥεῦμα μήθ᾽ αἱματῶδες, ἀλλ᾽
ἐξ ἀμφοῖν μικτὸν, ἀπὸ μὲν τοῦ κρατοῦντος ἐν τῇ μίξει
τοὔνομα αὐτῷ τιθέσθω, κατηγορείσθω δὲ τοῦτο τὸ κρα-
τούμενον, ὡς ἤτοι φλεγμονὴν ἐρυσιπελατώδη καλεῖν ἡμᾶς
ἢ ἐρυσίπελας φλεγμονῶδες. εἰ δὲ μηδέτερον ἐπικρατοίη,
μέσον ἐρυσιπέλατός τε καὶ φλεγμονῆς ὀνομαζέσθω τὸ
πάθος.

Κεφ. γ´. Ἡ δὲ τῆς θεραπείας μέθοδος ὡς ἐπὶ τῶν
ἄλλων συνθέτων, οὕτω καὶ νῦν γιγνέσθω τὴν ἀρχὴν ἀπὸ

branofam et tenuem, quae fingulis internarum eft circumdata. Ergo ficuti prior affectus etiam cutis aliquid apprehen-
dit, ita hic quoque aliquid fubjectae fibi carnis occupat.
Quod fi craffior humor acriorque fit, fummam cuticulam
excoriat, fpatioque temporis ad profundum aliquando cutis
exulceratio pervenit. Atque hic quidem affectus eryfipelas.
nuncupetur, duplicem, ut jam dictum eft, habens differentiam, quod vel absque exulceratione vel una cum hac incidat. Prior autem affectus unius rationis eft, voceturque
phlegmone. Quum ergo nec plane biliofa nec fanguinea
fluxio eft, fed ex ambabus mixta, utique ab eo quod in
mixtura exfuperat nomen ipfi indatur, ac dicatur de eo id
quod exfuperat, fic ut vel phlegmonen eryfipelatofam id vocemus vel eryfipelas phlegmonofum. Ubi autem neutrum
vincit, ibi vitium phlegmones eryfipelatosque medium nominetur.

Cap. III. Curationis vero methodus ut in aliis compofitis, ita et nunc tradatur, initio a fimplicibus fumpto. Er-

τῶν ἁπλῶν ποιησαμένοις. κοινὸς μὲν οὖν σκοπὸς ἅπασι
τοῖς οὕτω παρὰ φύσιν ὄγκοις ἡ κένωσις. οὕτω δ᾽ εἶπον ἀναμιμνήσκων τοῦ πλήθους· τῶν ἐργαζομένων αὐτοὺς χυμῶν. εἰ
γάρ τις τούτους κενώσειε, τὴν κατὰ φύσιν ἕξιν ἀναλήψεται
τὸ μόριον. ἀλλὰ καὶ ἡ κένωσις ὁμοίως ἅπασι διττὴ, μία μὲν
οὖν ἀπωθουμένων ἡμῶν αὐτοὺς εἰς ἕτερα μόρια, δευτέρα δὲ
διαφορούντων ἔξω κατὰ τὴν ἄδηλον αἰσθήσει διαπνοήν. ἐπεὶ
δ᾽ οὐ τῷ ποσῷ μόνον ἀνιᾷ τὸ ἐρυσίπελας, ἀλλὰ καὶ τῷ ποιῷ,
σφοδρὰν ἔχον τὴν φλόγωσιν, ἐμψύξεως δεήσεται περιττοτέρας
ἢ κατὰ τὴν φλεγμονήν. οὐ μὴν ἀκίνδυνός γε ἡ τοιαύτη θεραπεία τῷ παντὶ σώματι, διὰ τὸ φέρεσθαι τὴν χολὴν ἐνίοτε
πρός τι τῶν ἐπικαίρων μορίων, ὅπου γε οὐδ᾽ ὅταν αἷμα
ψύχηται πλεονάζον, ἀκίνδυνον ἐκ τῶν ἀκύρων μερῶν ἀπωθεῖσθαι τὸ ῥεῦμα. καθάπερ οὖν ἐπ᾽ ἐκείνου μετὰ τῆς τοῦ
παντὸς σώματος κενώσεως τοῖς ἀποκρουστικοῖς ὀνομαζομένοις ἐχρώμεθα βοηθήμασιν, οὕτω καὶ νῦν πράξομεν· ἀντὶ
μὲν φλεβοτομίας χολαγωγῷ φαρμάκῳ καθαίροντες, αὐτὸ δὲ
τὸ πεπονθὸς μέρος ἐμψύχοντες. ὅρος δ᾽ ἔστω τοῦ ψύχειν ἡ

go omnibus qui ſic praeter naturam conſiſtunt tumoribus
communis ſcopus vacuatio eſt. Adjeci vero illud ſic, admo-
nens te multitudinis humorum qui eos excitent. Nam ſi quis
eos vacuet, naturalem habitum pars recipiet. At et vacuatio
pari modo in omnibus duplex eſt, una repellentium ad alias
partes, altera ſoras diſcutientium per eum qui ſenſum fugiat halitum. At quoniam eryſipelas non quantitate modo
affligit, ſed etiam qualitate ipſa ex vehementi inflammatione
cruciat, ampliorem refrigerationem quam phlegmone requirit. Nec tamen non periculoſa toti corpori eſt ejusmodi curatio, propterea quod bilis interdum ad aliquam principem
partem fertur, quippe quum ſi vel ſanguis ipſe abundet,
haud tutum ſit ex ignobilibus partibus fluxionem ejus repellere. Tanquam igitur in illa poſt totius corporis vacuationem repellentibus vocatis auxiliis uſi ſumus, ita nunc quoque faciemus, ſed pro ſanguinis miſſione medicamento quod
bilem ducat purgantes, ipſam vero affectam partem refri-
gerantes. Eſto autem refrigerationis terminus ipſa coloris

BIBΛION Ξ. 951

Ed. Chart. X. [320.]   Ed. Baf. IV. (185.)
τῆς χρόας μεταβολή. καὶ γὰρ τό γε ἀκριβὲς ἐρυσίπελας εὐθὺς
ἅμα ταύτῃ παύεται, τὸ δ᾽ οὐκ ἀκριβὲς, ἀλλ᾽ ἤδη πως φλεγμονῶδες πελιδνὸν ἀποφαίνει τὸ δέρμα, ψυχόντων ἐπὶ πλέον.
εἰ δὲ μηδ᾽ οὕτως τις παύοιτο, μελαίνεται, καὶ μάλιστα ἐπὶ
τῶν πρεσβυτικῶν σωμάτων· ὥστ᾽ ἔνια τῶν οὕτω ψυχθέντων
οὐδὲ τοῖς διαφορητικοῖς φαρμάκοις ἐκθεραπεύεται τελέως,
ἀλλ᾽ ὑπολείπει τινὰ περὶ τὸ μόριον ὄγκον σκιῤῥώδη. μεταβαίνειν οὖν ἄμεινον ἀπὸ τῶν ψυχόντων τε καὶ στυφόντων ἐπὶ
τἀναντία καθ᾽ ὃν ἂν καιρὸν ἴδῃς ἠλλοιωμένον τὸ χρῶμα τοῦ
πάσχοντος μορίου, πρὶν ἤτοι πελιδνὸν ἢ καὶ παντάπασι μέλαν γενέσθαι. λέλεκται δ᾽ ἐν ταῖς περὶ φαρμάκων πραγματείαις ἡ τῶν ψυχόντων ὕλη, τὸ στρύχνον καὶ τὸ ἀείζωον, ἥ τ᾽
ἀνδράχνη καὶ ἡ κοτυληδὼν καὶ τὸ ψύλλιον, ὅ θ᾽ ὑοσκύαμος
καὶ ἡ θριδακίνη καὶ ἡ σέρις, ὅ τε ἀπὸ τῶν τελμάτων φακὸς,
αἵ τε δι᾽ ὕδατος πάνυ ψυχροῦ κηρωταὶ καὶ τἄλλα ὅσα τοιαῦτα. μεταπεσούσης δὲ τῆς φλογώσεως τοῦ πεπονθότος μορίου,
καταπλάττειν αὐτὸ, πρὶν πελιδνὸν γενέσθαι δι᾽ ὠμῆς λύσεως,
ὀνομάζω δ᾽ οὕτω τὸ κρίθινον ἄλευρον. εἰ δὲ καὶ πελιδνὸν

mutatio. Etenim quod purum eryſipelas eſt ſtatim cum
hoc quieſcit, quod non purum eſt, ſed jam quodammodo
phlegmonodes, ſi pluſculum refrigeres, lividam cutim prae-
fert. Sin ne ſic quidem quis deſiſtat, nigricat, potiſſimum in
ſenili corpore, ut quaedam ita refrigeratorum ne diſcutien-
tibus quidem medicamentis ad perfectionem ſanentur, ſed
ſcirrhoſus quidam tumor in parte relinqnatur. Ergo ſatius
eſt, ubi laborantis partis alteratum colorem videris, a refrigerantibus adſtringentibusque ad contraria tranſire prius
quam vel livida vel nigra prorſus fiat. Porro refrigerantium
materia in opere de medicamentis eſt tradita, ſolanum et
ſempervivum et portulaca et umbilicus veneris et pſyllium
et altercum et lactuca et intybum et lenticula paluſtris et
cerata ex aqua admodum frigida et alia id genus. Ubi vero
inflammatio aegrotantis partis jam deſiit, cataplaſma illi
prius quam liveat ex cruda farina, ſic autem voco hordeaceam farinam, eſt imponendum. Quod ſi jam livor occuparit,

952 ΓΑΛΗΝΟΤ ΘΕΡΑΠΕΤΤ. ΜΕΘΟΔΟΤ

Ed. Chart. X. [320. 321.]   Ed. Baf. IV. (185.)

γενέσθαι φθάσειεν, ἀποσχάζοντα καταπλάττειν αἰονᾶν τε τὰ
μὲν πλεῖστα δι᾽ ὕδατος θερμοῦ· καὶ θάλασσα δὲ καὶ ἅλμη
ποτὲ συνοίσει. [321] καὶ αὐτῷ δὲ τῷ καταπλάσματι μίγνυται
τοιοῦτον ὕδωρ ἢ ὄξος ἢ ὀξάλμη· ἐν τούτῳ δὲ τῷ καιρῷ καὶ
κοριανοῦ μετ᾽ ἀλφίτων ἔνιοι πειραθέντες ἔγραψαν ὡς ἀγαθὸν εἴη φάρμακον ἐρυσιπελάτων. εἶτ᾽ αὖθις ἕτεροι κατ᾽ ἀρχὰς
χρησάμενοι μεγάλης βλάβης τῷ κάμνοντι κατέστησαν αἴτιοι.
καὶ ἡ διὰ τοῦ ῥοδίνου δὲ κηρωτὴ λαμβάνουσα τῆς τιτάνου
κατὰ τὸν αὐτὸν τρόπον ἐνίοις γέγραπτει βοηθεῖν ἐρυσιπέλασι
καὶ ἄλλα τινὰ τοιαῦτα τῶν θερμαινόντων ἱκανῶς, ὧν οὐδέν
ἐστιν ἐρυσιπέλατος ἴαμα πρὶν μεταπεσὸν αὐτὸ παύσασθαι
μὲν ὅπερ ἦν ἐξ ἀρχῆς, ἕτερον δ᾽ ἐναντίον ἐκείνῳ γενέσθαι.
πῶς γὰρ οὐκ ἐναντίον ἔσται τὸ θερμῷ πάθει τὸ ψυχρὸν, ἢ
τῷ ξανθῷ τὴν χρόαν ἢ ὠχρῷ τὸ πελιδνὸν ἢ μέλαν; ὥσπερ
δὲ πολλάκις ἐπιμίγνυται φλεγμονῇ τὸ ἐρυσίπελας, οὕτως
ἐνίοτε τῷ οἰδήματι· καὶ καλείσθω τηνικαῦτα τὸ μικτὸν ἐξ
ἀμφοῖν ἐρυσίπελας οἰδηματῶδες, ὥσπερ γε κἀπειδὰν ψυχόμε-

incifa cute cataplafma fuperponendum, perfundendusque
locus plurimum quidem ex aqua calida: fed et marina aqua
et muria interdum conducet. Quin etiam ipfi cataplafmati
ejusmodi aqua vel acetum vel oxalme mifceatur. Hoc tempore etiam coriandrum cum polenta quidam experti effe falubre eryfipelatum medicamentum fcripferunt. Alii rurfus
eodem inter initia ufi magnae noxae occafio laborantibus
fuere. Sed et rofaceum ceratum, cui immixtum fit calcis
aliquid, eodem modo funt, qui prodiderunt eryfipelati pro-
deffe, aliaque fimilis generis nonnulla ex iis quae valenter
calefaciant, quorum nullum eft eryfipelatis medela antequam mutatum definat effe id quod ab initio fuerat atque
alterum jam illique contrarium evaferit. Quomodo enim
non fit contrarius calido affectui frigidus, aut ei qui flavo
aut pallido colore eft is qui lividus aut niger eft? Quemadmodum autem faepe phlegmonae admifcetur eryfipelas, ita
etiam aliquando oedemati, ac vocetur quod ex ambobus tum
eft conflatum, eryfipelas oedematofum, ut et ubi ex refri-

BIBΛION ϛ. 953

Ed. Chart. X. [321.]   Ed. Baf. IV. (185.)

νον σκληρόν τε καὶ δύσλυτον γένηται, κληθήσεται σκιῤῥῶδες
ἐρυσίπελας. καὶ τοίνυν καὶ ἡ θεραπεία καθάπερ ἐν ἅπασι
τοῖς συνθέτοις, οὕτω κἀπὶ τούτων σοι γιγνέσθω· καὶ μάλιστα μὲν ἀνθισταμένῳ πρὸς τὸ κρατοῦν, οὐκ ἐπιλελησμένῳ
δ᾽ οὐδὲ τῆς ἀπὸ τοῦ μιχθέντος ἐνδείξεως.

Κεφ. δ΄. Ὥσπερ γὰρ ἐπὶ χολώδει ῥεύματι τὸ ἐρυσίπελας, οὕτως ἐπὶ φλέγματι τὸ οἴδημα γίγνεται χαῦνός τις
ὄγκος ἀνώδυνος. ἴσμεν δὲ δήπου καὶ ἄλλως οἰδήματα γινόμενα
περὶ τοὺς πόδας ἐν ὑδερικαῖς διαθέσεσι καὶ φθόαις καὶ καχε-
ξίαις ἑτέραις ἰσχυραῖς. ἐπ᾽ ἐκείνων μὲν οὖν σύμπτωμά ἐστι
τὸ οἴδημα τοῦ κατέχοντος πλήθους τὸν ἄνθρωπον, οὐδὲ
μιᾶς ἰδίας ἐξαιρέτου θεραπείας δεόμενον. ἀρκεῖ γὰρ, εἴπερ
ἄρα, τηνικαῦτα ἀνατρίβειν τὰ σκέλη ποτὲ μὲν δι᾽ ὀξυροδίνου,
ποτὲ δὲ δι᾽ ἐλαίου καὶ ἁλῶν, ἢ καὶ αὐτῷ τῷ ὀξυροδίνῳ τῶν
ἁλῶν ἐπεμβάλλοντα. διὰ δὲ τὸν φλεγματώδη χυμὸν ἐπιῤ-
ῥυέντα μορίῳ συνιστάντος οἰδήματος, ἱκανὸς ἐνίοτε καὶ σπόγ-
γος μόνος ὕδατι βεβρεγμένος ὀλίγον ὄξους ἔχοντι. γενέσθω
δ᾽ ἡ κρᾶσις ἤτοι γ᾽ ὡς ἂν καὶ πίοι τις ἢ οὐ πολλῷ γε τούτου

gerando durum aegreque folubile redditur, vocabitur eryfipelas fcirrhofum. Jam curatio quoque veluti in omnibus
compofitis, ita in his adminiftrabitur, ac potiffimum quidem
contra exfuperans pugnabitur, non praetermiffa tamen nec
ea quae ex admixto praeftatur faciendorum indicatione.
Cap. IV. Quemadmodum autem ex biliofa fluxione
eryfipelas, ita ex pituitofa conftat oedema ipfum, rarus quidam atque indolens tumor. Equidem fcio aliter quoque oe-
demata provenire, circa pedes in hydericis affectionibus et
phthois aliisque pravis qui vehementes fint habitibus. Atque in illis quidem oedema plenitudinis hominem premen-
tis eft fymptoma nullam feorfum propriam curationem requirens. Nam fatis erit, fi modo *curatione egebit,* ipfa tum
crura perfricare alias oxyrodino, alias oleo cum fale aut
etiam *oxyrodino* fal habente. At fi ex pituitofo humore iu
partem influente oedema conflitit, abunde aliquando fatisfacit fpongia fola, quae ex aqua in qua fit aceti aliquid ma-
duerit. Porro haec ita attemperabitur ut vel bibi poffit vel

πλέον ἔχουσα τὸ ὄξος. ἐπιδεῖν δὲ χρὴ τὸν σπόγγον ἐκ τῶν
κάτω μερῶν ἀρχόμενον καὶ ἄνω τελευτῶντα. καινὸς δ᾽ ἔστω
(186) πάντως, εἰ μέλλοι τι χρηστὸν ἐργάσασθαι· μὴ παρόντος
δέ σοι καινοῦ, διαῤῥύπτειν χρὴ καὶ καθαίρειν τὸν ἐπιτυχόντα
νίτρῳ τε καὶ ἀφρονίτρῳ καὶ τῇ καλουμένῃ κονίᾳ στακτῇ. μὴ
καταστάντος δὲ ἐπὶ τοῖσδε τοῦ οἰδήματος, ἐπειδὰν αὖθις
ἐπιδέῃς, ἐπεμβάλλειν καὶ βραχὺ τῆς στυπτηρίας καὶ σπόγγον
καινὸν προσοιστέον· εἰ δ᾽ οὐκ ἔχοις καινὸν, ἄμεινον χρῆσθαι
τούτῳ δὴ τῷ καλουμένῳ πρὸς τῶν πολλῶν ἐλλυχνίῳ. μαλακὸν
δ᾽ ἔστω πρὸ πάντων, ὁποῖον τὸ Ταρσικόν· εἰ δ᾽ ἐκείνου τις
εὐποροίη, θαῤῥῶν χρήσθω· βέλτιον γὰρ ἐνεργήσει τοῦ σπόγ-
γου. δενέσθω δὲ δηλονότι τῷ τὴν στυπτηρίαν ἔχοντι ὀξυ-
κράτῳ καὶ ἐπιδείσθω, καθότι προείρηται, κάτωθεν ἄνω.
σφίγγειν δ᾽ οὕτω συμμέτρως, ὡς ἐν κατάγματι, καὶ μᾶλλον
μὲν τὰ κάτω πρῶτα· κατὰ βραχὺ δ᾽ ἐκλύειν τὴν σφίγξιν· οὐ
μὴν εἰς τοσοῦτόν γε, ὡς χαλαρὸν γενέσθαι τι μέρος τῆς ἐπιδέσεως. ἀγαθὸν δὲ φάρμακον εἰς ταῦτα καὶ τὸ γλαύκιον αὐτό
τε καθ᾽ ἑαυτὸ δι᾽ ὀξυκράτου λυθὲν, ἔτι τε μᾶλλον τὸ δι᾽

ut non multum fupra hoc aceti habeat. Deligare vero fpongiam debebis ab inferiore parte incipiens ac fupra finiens.
Efto autem *fpongia*, fi quid profuturum fit opus, omnino
nova; fi recens tibi non eft, hanc vilem detergebis expurga-
bisque nitro et aphronitro et dicto colato lixivio. Quod fi
fub his oedema non fubfidat, ubi rurfus deligabis, pufillum
aliquid aluminis conjicies, ac novam fpongiam admovebis,
fi nova tibi non fit, melius eft eo quod vulgus vocat el-
lychnium uti. Id vero ante omnia molle efto, quod genus
Tarficum eft, cujus fi facultas eft, audacter utitor, utilius enim
experiere quam fpongiam. Madeat vero ex pufca, quae aliquid habeat aluminis, tum ut praefcriptum eft deligetur ab
inferiore furfum. Sit autem arctatio mediocris, veluti in
offis fractura, ac primae quidem *fafciae injectiones,* quae
inferne *incipiunt,* magis *arctandae,* quae deinceps funt,
fenfim remittendae, caeterum non adeo ut laxa fit aliqua
deligationis pars. Porro idoneum medicamentum ad haec
et glaucium eft, tum ipfum per fe liquatum ex pofca, tum

αὐτοῦ συντιθέμενον ἡμέτερον φάρμακον, [322] οὐ τὴν σύνθεσιν ἔχεις ἐν τῇ περὶ τῶν φαρμάκων πραγματείᾳ λεγομένῃ.
ἦσαν δέ μοι μέχρι δεῦρο τρεῖς, ἥ τε περὶ τῶν ἁπλῶν, καὶ
μετὰ ταύτην ἡ περὶ τῆς συνθέσεως αὐτῶν, εἶθ᾽ ἡ περὶ τῶν
εὐπορίστων. ἔοικα δὲ καὶ τετάρτην ἄλλην ποιήσειν, ἐπειδὴ
καὶ πολλοὶ τῶν ἑταίρων οὕτως ἀξιοῦσιν· ἐν ᾗ περὶ τῶν κοινῶν καὶ ἰδίων ἑκάστου μορίου καὶ πάθους φαρμάκων ὁ λόγος
ἐστί μοι. ἀλλὰ τοῦτό γε τὸ διὰ τοῦ γλαυκίου φάρμακον οὐκ
οἰδήματα μόνον, ἀλλὰ καὶ πολὺ δὴ μᾶλλον αὐτῶν ἐρυσιπέλατά τε τὰς φλεγμονὰς ἀρχομένας ἰᾶται, καὶ μάλιστα τὰς θερ-
μάς. εὔδηλον δὲ ὅτι καὶ τὰς ἐρυσιπελατώδεις φλεγμονὰς
ἐρυσιπέλατά τε τὰ φλεγμονώδη θεραπεύσεις ταὐτῷ τούτῳ
τῷ φαρμάκῳ. οὐ μὴν τάς τε σκιῤῥουμένας ἤδη τῶν φλεγμονῶν ἢ τὰ ψυχθέντα τῶν ἐρυσιπελάτων, οὔθ᾽ ὅλως οὐδεμίαν
διάθεσιν σκιῤῥώδη· περὶ ὧν εἴρηται μέν τι κἂν τῷ πέμπτῳ
περὶ τῆς τῶν ἁπλῶν φαρμάκων δυνάμεως, εἰρήσεται δὲ καὶ
νῦν. ὁ μὲν γὰρ χυμὸς ὁ τὸ τοιοῦτον πάθος ἐργαζόμενος

vel magis medicamentum noſtrum, quod ex eo compoſitum
eſt, cujus compoſitionem habes in eo opere, quod de medicamentis eſt inſcriptum. Sane hactenus a me ſcripta fuerant opera tria, unum de ſimplicibus, alterum poſt hoc de
compoſitione medicamentorum, et tertium de facile parabilibus. Quartum autem adſcribere conſtitui, quandoquidem
multi amicorum ita ſuadent. In eo de communibus et propriis cujusque partis et aſſectionis medicamentis agetur. Verum medicamentum illud, quod glaucium habet, non oede-
mata modo, verum multo etiam magis tum eryſipelata tum
phlegmonas incipientes ſanat ac potiſſimum calidas. Manifeſtum autem quod cryſipelatoſas phlegmonas et eryſipelata phlegmonoſa idem medicamentum ſanet. At non eas
phlegmonas quae in ſcirrhum jam tranſierunt aut eryſipelata quae jam refrixerunt, aut denique ullum ſcirrhoſum
aſſectum ſanaverit, de quibus in quinto de ſimplicium medicamentorum facultatibus aliquid eſt proditum, dicetur vero
et nunc. Siquidem humor, unde ejusmodi vitium naſcitur,

ἤτοι γλίσχρος ἐστὶν ἢ παχὺς, ἢ ἀμφότερα. τῆς θεραπείας δὲ
αὐτοῦ κοινὸς ὁ σκοπὸς ἐκκενῶσαι τὸ περιεχόμενον ἐν τῷ
μορίῳ παρὰ φύσιν ἅπαν. ἴδιος δ᾽ ὁ τρόπος τῆς κενώσεως·
ἀποῤῥύψαι γὰρ αὐτὸν χρὴ δυσλύτως ἐμπεπλασμένον. ἐὰν
οὖν ἀθρόως ἕλκουσί τε καὶ διαφοροῦσι φαρμάκοις ἐγχειρῇ
τις κενοῦν, ἄνευ τοῦ μαλάττειν τε καὶ χεῖν τοῖς ὑγραίνουσι
καὶ θερμαίνουσιν, ἐν ὀλίγαις μὲν ἡμέραις ταῖς πρώταις
ἀξιόλογον ἐπίδοσιν δόξει λαμβάνειν ἡ θεραπεία, τό γε μὴν
ὑπόλοιπον τῆς διαθέσεως ἀνίατον ἔσται· διαφορηθέντος
γὰρ ἅπαντος τοῦ λεπτομεροῦς κατ᾽ αὐτὴν, ὅμοιόν τι πήξει
λιθῶδει τὸ λοιπὸν λήψεται. καὶ γὰρ οὖν καὶ τῶν ἐν ταῖς
ἀρθρίτισι πώρων ἡ γένεσις ἐξ ὑγροῦ παχέος ἐστὶ καὶ γλίσχρου μὴ κατὰ βραχὺ διαφορηθέντος, ἀλλ᾽ ἀθρόως ξηρανθέντος ὑπὸ βιαίων φαρμάκων. οὕτω δὲ κἂν τοῖς νεφροῖς
οἱ λίθοι γεννῶνται, κατοπτηθέντος ἐν αὐτοῖς χυμοῦ παχέος
καὶ γλίσχρου. διὰ τοῦτ᾽ οὖν ἐπὶ τῶν σκιῤῥωδῶν διαθέσεων οὐδὲν τῶν ἰσχυρῶς θερμαινόντων ἢ ξηραινόντων φαρμάκων ἁρμόττει, μόνα δὲ ὅσα μετὰ τοῦ μαλάττειν ἱκανὰ

aut glutinofus eſt aut craſſus, aut utriusque *rationis particeps*. Curandi vero ejus communis ſcopus eſt, ut quod praeter naturam in parte eſt, totum vacuetur. Modus tamen vacuationis ejus proprius eſt, nam detergere id ubi contuma-
citer inhaeret oportebit. Quod ſi quis iis quae vehementer
trahunt diſcutiuntque medicamentis vacuare tentet, nec iis
quae humectent et calefaciant molliat ac liquet, huic paucis
primis diebus egregie proceſſiſſe curatio videbitur, caeterum
quod de affectu reſtabit, id infanabile erit, ſiquidem toto
quod in eo tenuium partium erat difcuſſo, quod reliquum
eſt veluti lapidoſa concretio linquetur. Etenim et qui in
articulari morbo viſuntur pori, ex humore craſſo glutinoſo-
que proveniunt, quando is non paulatim eſt difcuſſus, ſed
violentis medicamentis totus ſimul ſiccatus. Sic et calculi
generantur in renibus, aſſo ſcilicet in his craſſo glutinoſo-
que humore. Hac igitur de cauſa ad ſcirrhoſos affectus nullum vehementer calefaciens ſiccansve medicamentum eſt
aptum, ſed ea tantum quae cum molliendo difcutere poſ-

διαφορεῖν ἐστιν, οἷον ὁ ἐλάφειος μυελὸς καὶ μόσχειος καὶ
στέαρ αἴγειόν τε καὶ ταύρειον καὶ λεόντειον, ἔτι τε πρὸς
τούτοις ἀμμωνιακὸν θυμίαμα καὶ βδέλλιον ἑκάτερον, καὶ
μᾶλλον τὸ Σκυθικὸν ὅσῳ περ ὑγρότερόν ἐστιν. ὡσαύτως δὲ
καὶ ὁ στύραξ ὁ ὑγρότερος ἀμείνων τοῦ ξηροῦ. τούτοις οὖν
προσέχων τοῖς σκοποῖς καὶ τὰς ἐπιπεπλεγμένας διαθέσεις
ἰᾶσθαι δυνήσῃ, κατὰ τὴν εἰρημένην ἤδη πολλάκις ἐπὶ πάντων τῶν συνθέτων παθῶν μέθοδον.

Κεφ. έ. Ἐμοὶ δὲ καιρὸς ἂν εἴη περὶ τῆς τῶν πασχόντων μορίων ἀναμνῆσαι διαφορᾶς, ἧς ἀεὶ μνημονεύειν
ἠξίουν ἐπὶ πάντων τῶν νοσημάτων τε καὶ συμπτωμάτων.
εἴρηται δ᾽ οὐκ ὀλίγα καὶ κατὰ τὸ πρὸ τούτου γράμμα
περὶ τῆς ἀπ᾽ αὐτῶν ἐνδείξεως. ὁ μὲν γὰρ πρῶτος σκοπὸς τῆς ἰάσεως ἁπάντων τῶν παρὰ φύσιν ὄγκων ἐν οἷς
οὐδέπω γεγόνασι πῶροι κένωσίς ἐστιν. ἡ δὲ τῶν σκιρρουμένων μορίων κένωσις ὑπὸ τῶν προειρημένων γίγνεται
φαρμάκων, ἃ καλεῖν ἔθος ἐστὶ τοῖς ἰατροῖς μαλακτικά.
[323] τῷ δ᾽ εἶναι τῶν μορίων τὰ μὲν ἀραιότερα φύσει,

funt, cujusmodi funt tum cervina medulla tum vitulina
tum fevum hircinum et taurinum et leoninum, ad haec ammoniacum thymiama et bdellium utrumque, magisque Scy-
thicum, quanto eft humentius. Pari modo et ftyrax, qui
humentior eft, ficco utilior eft. His igitur fcopis attentus,
etiam complicatos affectus fanare poteris, faepe jam dicta in
omnibus compofitis affectibus methodo.

Cap. V. Mihi vero jam tempeftivum fuerit de affectarum partium diflerentia mentionem facere, quam femper
in omnibus tum morbis tum fymptomatis in memoriam ha-
bendam cenfui. Diximus autem non pauca de indicatione,
quae ab iis fumitur in libro qui hunc praecedit. Siquidem
omnium qui praeter naturam funt tumorum, in quibus utique adhuc non funt geniti pori, primus curationis fcopus
vacuatio eft. Earum vero partium quae jam fcirrhum contraxerunt, vacuatio per jam dicta medicamenta perficitur,
vocareque ea malactica, i. e. mollientia, medici folent. Quoniam autem partium aliae rariores naturaliter funt, aliae

958   ΓΑΛΗΝΟΤ ΘΕΡΑΠΕΤΤ. ΜΕΘΟΔΟΤ

Ed. Chart. X. [323.]   Ed. Baf. IV. (186.)

τὰ δὲ πυκνότερα, καὶ τὴν κένωσιν ἑτέρων δεῖσθαι κατ᾽ εἶδος
βοηθημάτων ἀναγκαῖόν ἐστι. διὰ τοῦτ᾽ οὖν ἐπὶ τενόντων τε
καὶ συνδέσμων ἔδοξέ μοι βέλτιον εἶναι παραμιγνύναι τι τῇ
διὰ τῶν μαλαττόντων φαρμάκων ἀγωγῇ τῆς τμητικῆς ὀνομαζομένης, ὧν τοῖς μάλιστα ὄξος ἐστὶ τοιοῦτον. ἐνίοτε μὲν
οὖν αὐτῷ χρώμεθα κἀπὶ τῶν ἄλλων μορίων σκιῤῥωθέντων,
ὡς ἐρῶ μικρὸν ὕστερον. ἐπὶ δὲ τενόντων τε καὶ συνδέσμων
ὧδέ πως. ὄξει δριμυτάτῳ σβέννυμι λίθον διάπυρον, εἰ μὲν
οὖν οἷόν τε, τὸν πυρίτην λίθον καλούμενον, ὃς οὐδ᾽ αὐτός
ἐστι σπάνιος ἐν ταῖς μεγάλαις πόλεσι, μὴ παρόντος δὲ τούτου,
τὸν μυλίτην· ὀνομάζουσι δὲ οὕτως ἐξ οὗ τὰς μύλας ἐφ᾽ ὧν
ἀλοῦσι κατασκευάζουσιν. εἶτα ἀναφερομένου τινὸς ἀτμοῦ
θερμοῦ μετὰ τὸ καταχυθῆναι τοῦ λίθου τὸ ὄξος, ἐν ἐκείνῳ
τὸν ἐσκιῤῥωμένον σύνδεσμον ἢ τένοντα διακινεῖν ἀναγκάζω·
καὶ μετὰ τοῦτο πάλιν ἐπιτίθημι τὸ μαλακτικὸν φάρμακον.
ἐλαίῳ γε μὴν ἀπ᾽ ἀρχῆς τῆς θεραπείας οὐχ ὕδατι καταντλῶ
τὸ πεπονθὸς μόριον, ἄχρι παντὸς ἑκάστης ἡμέρας. ἐχέτω δὲ
τοῦτο μηδεμίαν στύψιν, ἀλλ᾽ ἀκριβῶς ἔστω λεπτομερές, οἷόν

denſiores, etiam vacuationem eorum diverſa ſpecie remedia
poſtulare eſt neceſſum. Hac igitur de cauſa tum in tendonibus tum in ligamentis, quum ſcirrhoſa fuerint, viſum
mihi ſatius eſt ei curationi, quam per mollientia medicamenta molimur, aliquid incidentium admiſcere, ex quorum
numero in primis acetum eſt. Interdum vero et in aliis partibus, quas ſcirrhus affecit, eo utimur, ut paulo poſt dicam.
Verum in tendonibus et ligamentis in hunc modum. In aceto acerrimo candentem igni lapidem extinguo, ac ſi quidem
haberi poteſt, qui certe in magnis urbibus rarus non eſt, py-
riten, ſin ejus copia non datur, molarem, quem myliten vocant, ex quo molas quibus molimus faciunt. Deinde aſcen-
dente poſt infuſum lapidi acetum vapore calido, in hoc di-
moveri ſcirrhoſum ligamentum vel tendonem cogo, atque
exinde rurſus medicamentum quod molliat impono. Oleo
tamen principio curationis nec aqua quotidie laborantem
omnino partem perfundo. Eſto autem id oleum haud quaquam adſtringens, ſed plane tenuium partium, cujusmodi Sa-

πέρ ἐστι τὸ Σαβῖνον. ἐναφεψῶ δ᾽ ἐνίοτε τῷ ἐλαίῳ καὶ τῆς
ἀλθαίας τὴν ῥίζαν, ἀγρίου τε σικύου καὶ εἴ τις ἄλλη τοιαύτη.
καὶ τούτῳ χρῶμαι καθ᾽ ἑκάστην ἡμέραν, ὡς εἶπον. ἡ δὲ δι᾽
ὄξους θεραπεία χρήσιμός ἐστιν ἐπὶ προσήκοντι τῷ πάθει,
προπαρεσκευασμένου τοῦ μέρους ὑπὸ τῶν μαλακτικῶν. ἐπε-
νό·ησα δέ τινα καὶ σύνθετα φάρμακα δι᾽ ὄξους, ἃ μεταξὺ τῶν
μαλακτικῶν ἐπιτίθημι πρὸς μίαν ἡμέραν. ἡ γάρ τοι τοῦ ὄξους
δύναμις, ἐάν τις αὐτῇ μετρίως τε καὶ κατὰ τὸν προσήκοντα
καιρὸν χρήσηται, ὠφελεῖ τὰς τοιαύτας διαθέσεις τέμνουσα
καὶ διαλύουσα τοὺς παχεῖς χυμούς· εἰ δὲ ἀμετρότερον ἢ οὐκ
ἐν καιρῷ τῷ προσήκοντι, τὸ λεπτότερον ἐξαρπάζουσα τὸ
καταλεῖπον ἐᾷ λιθοῦσθαι. καὶ μέντοι καὶ μέχρι πλείονος, εἴ
τις αὐτῷ χρῷτο, τῆς οὐσίας ἅπτεται τῶν νεύρων. διὰ τοῦτ᾽
οὖν οὔτε πολλάκις οὔτε κατ᾽ ἀρχας οὔτ᾽ ἐν χρόνῳ πολλῷ
χρηστέον ἐστὶ τοῖς δι᾽ ὄξους φαρμάκοις ἐπὶ συνδέσμων τε καὶ
τενόντων. ἐπὶ μέντοι σπληνὸς ἢ τῶν σαρκωδῶν μερῶν τοῦ
μυὸς ἐσκιῤῥωμένων ἀκίνδυνος ἡ χρῆσις· ἀραιά τε γὰρ ταῦτα
φύσει καὶ φόβος οὐδείς ἐστι πληγῆναί τι νεῦρον ὑπὸ τῆς

binum eſt. Incoquimus autem oleo interdum althaeae radicem ac ſilveſtris cucumeris et ſi qua eſt ejus generis alia.
Atque hoc utor, ut dixi, quotidie. Caeterum curatio quae
praeter acetum adminiſtratur utilis eſt vitio jam adulto et
quum praeparata jam ſubmollientibus pars fuerit. Excogitavi autem et compoſita quaedam ex aceto medicamenta,
quae inter mollientium uſum ad unum diem impono. Siquidem aceti vis, modo ea quis modice et debito tempore utatur, ſalutaris ejusmodi affectibus eſt, ceu craſſos viſcidosque
humores incidens ac diſſolvens; ſin vel immoderatius vel
in tempore non idoneo, tenuiores partes violenter abſumens
id quod reliquum eſt lapideſcere ſinit. Sed ſi quis eo diutius utatur, ſubſtantiam ipſam nervorum delibaverit. Ob id
igitur nec ſaepe nec inter initia nec longo tempore medicamentis, quae ex aceto componuntur, ad ligamenta et tendones eſt utendum. At in liene et carnoſis muſculi partibus
ſcirrho affectis tutus *ejus* eſt uſus, quippe rarae ſunt naturaliter hae partes, nec eſt quod metuas, ne quis nervus ejus

960 ΓΑΛΗΝΟΤ ΘΕΡΑΠΕΤΤ. ΜΕΘΟΔΟΤ

Ed. Chart. X. [3z5.]   Ed. Baf. IV. (186. 187.)
δυνάμεως αὐτοῦ. τῷ μὲν οὖν ἀμμωνιακῷ θυμιάματι μετ᾽
ὄξους πολλοὶ καὶ ἄλλοι χρῶνται κατὰ τοῦ σπληνὸς ἐπιτιθέντες πηλῶδες τῷ πάχει, τὸ μικτὸν ἐξ ἀμφοῖν ἐργαζόμενοι·
καὶ πολλάκις γε τοῦτο μόνον ἤρκεσεν εἰς τὴν θεραπείαν αὐτοῦ.
ἐπὶ δὲ τῶν μυῶν ἄλλον μὲν οὐκ εἶδον, ἐγὼ δ᾽ ἐχρησάμην
(187) πολλάκις ἐν τῷ μεταξὺ τῶν μαλακτικῶν. ἐπ᾽ ἐκείνοις
μὲν οὖν οὐδεμία σαφὴς ὠφέλεια γίγνεται· προμαλαχθέντος
δ᾽ ὑπ᾽ αὐτῶν τοῦ σκιῤῥώδους ὄγκου μεγίστην ὠφέλειαν ἐργάζεται τὸ δι᾽ ὄξους λυθὲν ἀμμωνιακόν. ἀπόχρη δὲ καὶ τούτῳ
κατὰ μίαν ἢ καὶ δευτέραν ἡμέραν χρησαμένους ἐπανελθεῖν
αὖθις ἐπὶ τὰ μαλακτικά· πάλιν δ᾽ ἐκείνοις χρησαμένους ἡμέραις πλείοσιν ἀφικνεῖσθαι πάλιν ἐπὶ τὸ δι᾽ ὄξους φάρμακον,
εἴτ᾽ οὖν ἀμμωνιακὸν εἴτε καὶ τῶν ἄλλων τι τῶν μαλακτικῶν
ὅσα μικρὸν ἔμπροσθεν εἶπον. οὐ γὰρ δὴ ἄλλο γέ τι δεῖ προσφέρειν, οἷα τὰ πολλὰ τῶν ξηρῶν ὀνομαζομένων ἐστὶ φαρμά-
κων· εὐδοκιμήσει μὲν γὰρ ἐν ἀρχῇ τὸ φάρμακον, ἀνίατον δ᾽
ἐργάζεται τὸ λείψανον τῆς διαθέσεως. διὰ τοῦτο γοῦν ἐγὼ
πολλάκις ἐν τῷ μεταξὺ καὶ καταπλάσματι τῷ δι᾽ ἀλθαίας

vi laedatur. Ammoniaco quidem thymiamate cum aceto
etiam alii non pauci lieni imponentes utuntur, ad luti craffitudinem, quod ex utrisque mixtum eft redacto, idque folum ei curando faepe fatis fuit. Ad mufculos vero alium
fane non vidi, ego vero etiam faepe fum ufus mollientium
ufui interponens. Atque fub illis nulla cernitur evidens utilitas, fed pofteaquam mollitus per ea fcirrhofus tumor eft,
maximum certe ufum ammoniacum aceto liquatum confert.
Sufficit autem eo uno alterove die ufos rurfus ad mollientia reverti, ac rurfus his pluribus diebus ufos denuo ad medicamentum quod ex aceto fit, redire, five id ammoniacum
five aliquod aliorum mollientium, quae paulo fupra funt
comprehenfa. Neque enim aliud quicquam eft admovendum,
cujusmodi pleraque funt eorum medicamentorum, quae ficca
vocant, nam inter initia medicamentum probabitur, fed id
infanabiles affectionis reliquias efficiet. Ego namque ejus
rei caufa in medio tempore cataplafmate ex althaea fum ufus,

ἐχρησάμην· ὀνομάζουσι δὲ αὐτὴν ἀναδενδρομαλάχην οἱ πολλοί· ταύτης οὖν ἡ ῥίζα λυομένη μετὰ στέατος ἀγαθὸν εἰς τὰ τοιαῦτα φάρμακα. [324] ἔστω δὲ τὸ στέαρ, εἰ μὲν οἷόν τ᾽ εἴη, χήνειον· εἰ δὲ μὴ παρείη τοῦτο, ὀρνίθειον· εἰ δὲ μηδὲ τοῦτο, τῷ τῶν ὑῶν χρηστέον. ἀλλὰ καὶ τῆς ἀγρίας μαλάχης, ἥτις πανταχόθι φύεται, τὰ φύλλα λειωθέντα μετά τινος τῶν εἰρημένων ὀνήσει. ἀμείνω δὲ τῶν ὠμῶν ἐστι τὰ προαφηψημένα μετρίως. τὰ μὲν δὴ τοιαῦτα βοηθήματα καὶ τὸ ποικίλλειν, ὡς εἴρηται, τὴν θεραπείαν ἁπάντων μορίων ἐστὶ κοινά, ὅσα περ ἂν ἁλῷ πάθει σκιῤῥώδει, καθάπερ γε καὶ ἡ τῶν οἰδημάτων ἴασις, ἣν ὀλίγον ἔμπροσθεν εἶπον, ἐξαλλάττεται κατὰ τὰ μόρια ταῖς εἰρημέναις διαφοραῖς. αὐτίκα γέ τοι τοῖς καθ᾽ ὑποχόνδριον οἰδήμασιν οὐκ ἄν τις ψυχρὸν ἐπιθείη σπόγγον ἐξ ὀξυκράτου· καθάπερ οὐδὲ τοῖς ἄλλοις ὄγκοις τοῖς κατ᾽ αὐτό. τίς δ᾽ ἀψίνθιον ἐναποζέσας ἐλαίῳ κατήντλησέ ποτε τὸ γόνυ; τίς δὲ ὀφθαλμὸν ἤ τι τῶν ἔνδον τοῦ στόματος ὁπωσοῦν πάσχον; ἀλλ᾽ ἥπατί τε κακοπραγοῦντι καὶ σπληνὶ προσφέρεται πολλάκις ὠφελιμώτατα. μαρτυρεῖ δ᾽ αὐτοῖς καὶ

vocat autem hanc vulgus anadendromalachen. Hujus igitur radix fevo foluta falutare ad talia medicamentum eft. Efto autem fevum, fi fieri poteft, anferinum; fin id non fit, gallinaceum; fin nec hujus facultas fit, fuillo utendum. Sed et filveftris malvae, quae paffim nafcitur, folia cum fupradictorum aliquo tunfa proficient, meliora tamen crudis funt, quae modice ante funt decocta. Ac ejusmodi quidem auxilia et curationis variatio, qualis jam comprehenfa eft omnium partium, quae fcirrhofis affectibus funt affectae, communia funt. Ad eundem modum oedematum curatio, quam paulo ante memoravimus, comprehenfis jam differentiis per partes variatur. Iis enim quae in praecordiis funt oedematis nemo frigidam ex pofca fpongiam applicuerit, veluti nec aliis qui in his funt tumoribus. Jam quis abfinthium oleo incoquens genu unquam profudit? quis oculum aut aliquid eorum quae intra os funt qualitercunque affectum? at jecori aegrotanti et lieni faepe cum maxima utilitate adhibetur. Te-

ἡ πεῖρα δεικνῦσα τὴν δύναμιν ἐναργῶς οὐδὲν ἧττον τοῦ
λόγου. νυνὶ δ᾽ ἡμεῖς μόνην ἐν τῇδε τῇ πραγματείᾳ τὴν
κατὰ μέθοδον εὕρεσιν τῶν ἰαμάτων ὁποία τίς ἐστι διερχό-
μεθα. κατὰ μέντοι τὰς περὶ φαρμάκων ἀμφοτέρας ἐμί-
ξαμεν, ἅπαντα γινώσκειν ἀξιοῦντες τὸν ἰατρὸν, ὅσα τ᾽ ἐκ
πείρας εὕρηται μόνης, ὅσα τ᾽ ἐκ λόγου μόνου· καὶ τρίτα
γε πρὸς αὐτοῖς ὅσα συντελούντων ἀμφοτέρων εἰς τὴν εὕρεσιν. ἅπασι δ᾽ οὖν αὐτοῖς ὀρθῶς χρήσεται μόνος ὁ γεγυμνασμένος ἐν τῇδε τῇ μεθόδῳ.

Κεφ. στ'. Περὶ μὲν οὖν φλεγμονῆς καὶ σκίῤῥου καὶ
οἰδήματος ἀρκείτω τὰ εἰρημένα μεμνημένων ἡμῶν ὡς σκίῤῥον ὀνομάζομεν ὄγκον σκληρὸν ἀνώδυνον, οὐ μὴν ἀναίσθητόν γε πάντως· ὁ γὰρ τοιοῦτος ἀνίατος· οἱ δ᾽ ἄλλοι πάντες
ὥσπερ ἀναισθητότερόν τε καὶ δυσαισθητότερον ἀποφαίνουσι
τὸ πάσχον μόριον, οὕτως οὐ παντελῶς ἀναίσθητον, ὅταν
γ᾽ αἰσθητικὸν ᾖ φύσει· τοὺς γὰρ συνδέσμους ἴσμεν ἀναισθήτους ὄντας. εἰ δέ τις ἐκείνους μόνους τῶν παρὰ φύσιν
ὄγκων ὀνομάζειν ἀξιοῖ σκίῤῥους, ὅσοι παντάπασίν εἰσιν

ſtatur id ipſum et experientia quae vim eorum evidenter
indicat non ſecus quam ratio. Nos tamen nunc hoc opere
ſolam eam remediorum inventionem, quae methodo paritur,
qualisnam ſit differemus. In operibus de medicamentis ambas
miſcuimus, omnia medico cognoſcenda eſſe rati, tum quae
ſola inventa ſunt experientia tum quae ſola ratione, ad
haec tertio loco, quae conferentibus ad inventionem utrisque. Omnibus autem his ille ſolus commode utetur, qui in
hac methodo eſt exercitatus. Cap. VI. Ac de phlegmone quidem, ſcirrho et oede-
mate ſatis ſunto quae hactenus dicta ſunt, illo non omiſſo,
quod ſcirrhum nominamus tumorem durum, qui ſine dolore
eſt, non tamen omnino ſine ſenſu, talis enim ſanabilis non
eſt, reliqui omnes ſicut aegrius ſenſilem ipſam partem affectam reddunt, ita omnino inſenſibilem non faciunt, utique
ſi ſenſilis natura ſit, ligamenta namque ſcimus inſenſilia eſſe.
Quod ſi quis ſolos tumores praeter naturam qui omnino
ſint inſenſiles ſcirrhos appellandos cenſeat, reliquos nou

ἀναίσθητοι, τοὺς δὲ ἄλλους οὐ σκίῤῥους, ἀλλ᾽ ὄγκους σκιῤῥώδεις, ὑπὲρ ὀνόματος ἴστω ζυγομαχῶν καὶ καλέσομεν οὕτω
καὶ ἡμεῖς τὸ πάθος, ὅταν ἐκείνῳ διαλεγώμεθα· καὶ γὰρ
καὶ ἔθος ἡμῖν ἐστιν οἷς ἄν τις ὀνόμασι χαίρῃ, τούτοις
αὐτῷ διαλέγεσθαι.

Κεφ. ζ΄. Καιρὸς οὖν ἤδη περὶ τῶν ἐμφυσημάτων
διελθεῖν, οὐ τὴν αὐτὴν ἐχόντων θεραπείαν τοῖς οἰδήμασιν.
ἐκεῖνα μὲν γὰρ, ὡς ἔφην, ὑπὸ φλεγματώδους γίνεται χυμοῦ·
καὶ διὰ τοῦτο θλιβόντων εἴκει μέχρι βάθους ἱκανοῦ τῶν
δακτύλων ἐγκαταβαινόντων εἰς αὐτά. τὰ δ᾽ ἐμφυσήματα
φυσώδους πνεύματος ἀθροιζομένου γίγνεται ποτὲ μὲν ὑπὸ
τῷ δέρματι, ποτὲ δὲ ὑπὸ τοῖς περιοστέοις ὑμέσιν, ἢ τοῖς τοὺς
μῦς περιέχουσιν ἤ τι τῶν σπλάγχνων. ἀθροίζεται δ᾽ οὐκ
ὀλίγον ἐνίοτε καὶ κατὰ τὴν γαστέρα καὶ τὰ ἔντερα κἂν τῷ
μεταξὺ τούτων τε καὶ τοῦ περιτοναίου. καὶ διαφέρει γε τῶν
οἰδημάτων τῷ μὴ βοθροῦσθαι πιεζόμενα καὶ ψοφεῖν
[325] ὥσπερ τύμπανον· ἔτι τε καὶ τῷ περιέχεσθαι πολλάκις
ἐν αἰσθητῇ κοιλότητι καὶ ταύτῃ γ᾽ ἔστιν ὅτε μεγίστη. σκοπὸς

scirrhos, sed tumores scirrhosos, et se de nominibus litigare
sciat, et nos quoties cum eo disputabimus, ita quoque affectum nominabimus, siquidem is mos noster est, quibus quisque omnibus delectatur, iisdem in disputatione cum illo uti.

Cap. VII. Nunc tempestivum est ut de inflationi-
bus disseramus, quibus diversa ab oedematis curatio est.
Illa namque, ceu diximus, ex pituitoso humore ortum habent·
proinde prementibus cedunt digitis admodum alte in ipsa
descendentibus. Inflationes vero ex flatuoso spiritu collecto
nascuntur, alias sub cute, alias sub membranis ossa tegenti-
bus aut musculos viscerumve aliquod investientibus. Porro
colligitur aliquando non parum etiam in ventriculo et inte-
stinis, itemque in medio spatio horum et peritonaei. Differunt quoque hae ab oedematis, quod et pressae digitis non
retineant vestigium et sonitum, veluti tympanum reddant,
itemque quod in cavitate sensibili saepe continentur, atque
hac nonnunquam maxima. Scopus autem *curationis* sit tibi

964 ΓΑΛΗΝΟΥ ΘΕΡΑΠΕΥΤ. ΜΕΘΟΔΟΥ

Ed. Chart. X. [325.]   Ed. Baf. IV. (187.)

δ' ἔστω σοὶ κἀπὶ τούτων ὁ μὲν ἁπάντων αὐτῶν κοινὸς, ἐκκενῶσαι τὸ παρὰ φύσιν, ἐν ὅτῳ περ ἂν εἴη περιεχόμενον· ὁ δ'
ἴδιος ἐπὶ τῷ κοινῷ, τὸ διὰ τῶν λεπτομερεστάτων τε καὶ θερ-
μοτέρων ταῖς δυνάμεσι φαρμάκων διαφορῆσαι. ἐπὶ μὲν οὖν
τῶν κατὰ τὴν γαστέρα τε καὶ σπλάγχνα λεπτομερὲς ἔλαιον
ἐργάσεται τοῦτο, πήγανον ἐναπεζεσμένον ἔχον ἤ τι τῶν θερμαινόντων σπερμάτων, οἷόν πέρ ἐστι τό τε τοῦ κυμίνου καὶ
τὸ τοῦ σελίνου τε καὶ πετροσελίνου. καί ποτε καὶ σικύα μεγάλη χωρὶς ἀμυχῶν δὶς ἢ τρὶς ἐπιβαλλομένη κατὰ μέσην τὴν
γαστέρα. περιλήψεται δὲ δηλονότι τὸν ὀμφαλὸν ἡ τηλικαύτη
τε καὶ οὕτω τιθεμένη. κατὰ δὲ τὰ κῶλα καὶ τοὺς ὑπὸ τῷ δέρματι μῦς ἤ τινας τῶν περιοστέων ὑμένων ἐμφυσήματος γενομένου, χωρὶς μὲν ὀδυνῶν ὑγρόν τι τῶν λεπτομερεστάτων ἱκανὸν,
οἷόν πέρ ἐστι τὸ τῆς στακτῆς ὀνομαζομένης κονίας, ἀναλαμ-
βανομένης σπόγγῳ καινῷ· συνούσης δὲ ὀδύνης ὑπαλείφειν
τὸ μόριον ἐλαίῳ χαλαστικῷ. γίνονται δὲ ἐκ πληγῶν αἱ τοιαῦται διαθέσεις· ἐν αἷς ἤτοι μῦς τις ἢ περιόστεος ὑμὴν θλᾶ-
ται. κατὰ μὲν οὖν τοῦ περιοστέου τὸν εἰρημένον ἐπιτιθέναι

in his omnium communis, ut quod praeter naturam eſt vacuetur in quocunque id contineatur, proprius vero poſt
communem ſit, ut tenuiſſimorum et calidiorum medicamentorum facultatibus diſcutiatur. Atque in ventriculo quidem
et viſceribus oleum tenuium partium, quod rutam habeat
incoctam aut aliquod calidorum ſeminum, cujusmodi ſunt
cumini et apii et petroſelini, id praeſtabit. Aliquando vero
et cucurbita magna bis terve ſine inciſione medio ventri affixa. Tanta vero ac taliter applicata etiam totum umbilicum comprehendet. At in artubus et muſculis, qui ſub cute
aut etiam membranis oſſa veſtientibus, inflatio orta ſi citra
dolorem ſit liquor aliquis tenuiſſimarum partium, cujusmodi
eſt lixivium, nova ſpongia exceptum ſatisfecerit, ſi dolor
quoque urgeat, ungenda pars eſt oleo, quod laxandi remit-
tendique vim habeat. Incidunt porro ex percuſſionibus ejusmodi affectus, ubi vel muſculus aliquis vel membrana os tegens eſt contuſa. Ac ſupra membranam quidem quae os am-

σπόγγον· ἐπὶ δὲ τῶν μυῶν, ὀδυνῶνται γὰρ ἐνίοτε, παρηγορι-
κωτέρου χρεία φαρμάκου. διόπερ οὐ μόνῃ τῇ κονίᾳ χρώμεθα
κατὰ τούτους, ἀλλὰ μιγνύντες αὐτῇ τὸ καλούμενον ἕψημα
μετ᾽ ἐλαίου βραχέος. ἄμεινον δὲ μηδ᾽ ὅλως κατ᾽ ἀρχὰς τότε
μιγνύναι τὴν κονίαν, ἀλλὰ τῷ ἑψήματι χρῆσθαι μετὰ οἴνου
καὶ ὄξους βραχέος, ἔλαιον ἐπιχέοντα συμμέτρως· ἐπειδὰν δὲ
μίξῃς αὐτὰ θερμήνας συμμέτρως, ἐπιτίθει βρέχων ἔριον ἄπλυ-
τον, ὃ καλοῦσιν οἰσυπηρόν. εἰ δὲ μὴ τοῦτο ἔχεις, ἀλλὰ τὴν
οἴσυπον ἐκείνου ἐπεμβάλλειν τῷ μιχθέντι, διὰ τῶν εἰρημένων·
ὅτι δ᾽ ἀμείνων ὁ Ἀττικὸς οἴσυπος ἅπαντος ἄλλου, κἂν ἐγὼ
μὴ λέγω, γινώσκεις. καὶ τοίνυν καὶ ἡ δι᾽ αὐτοῦ κηρωτὴ τῶν
ἅπασι γινωσκομένων ἐστὶ φαρμάκων· καὶ χρῶνταί γε πάμπολλοι κατὰ τῶν ἐν ὑποχονδρίῳ φλεγμονῶν ταύτῃ. καὶ
ταύτης οὖν ἐμβάλλων, ὅταν οἴσυπος μὴ παρῇ, τὸ δέον ἐργάσῃ.
χρὴ γὰρ τοὺς τεθλασμένους μῦς παρηγορῆσαι, διὰ φαρμάκου
μικτὴν ἔχοντος δύναμιν, ὡς καὶ πέττειν ἅμα καὶ διαφορεῖν
καὶ στύφειν μετρίως· ὡς ὅταν γε μηδὲν ἔχῃ στύψεως, αὐξάνει

bit antedicta ponenda eſt ſpongia. Ad muſculos vero, namque hi aliquando dolent, medicamentum quod magis mitiget eſt adhibendum. Quo fit ut ad hos ſolo lixivio non utamur, ſed immixta ei tum ſapa pauculo oleo. Satius autem
fuerit in principio nequaquam addidiſſe lixivium, ſed ſapa
cum vino et exiguo aceto uti, ac quod mediocre ſit, olei adjicere, ubi mixta ſunt modice, calefacere ac lanam non lo-
tam, quam oeſyperon, *i. e. ſuccidam*, vocant ipſi imbutam imponere. Quod ſi ejusmodi lana tibi non ſit, ipſius oeſypus
injiciendus miſcellae ſupradictae eſt; quod autem Atticus
oeſypus caeteris omnibus praeſtet, tametſi a me non dicatur,
ipſe ſcis. Quin etiam ceratum quod ex oeſypo componitur
medicamentum eſt omnibus notum, utuntur plurimi eo ad
phlegmonas quae in hypochondriis ſunt. Ergo hujus quoque
aliud, ubi oeſypus praeſto non eſt, recte injeceris. Debent
enim contuſi muſculi leniri medicamento, cui mixta ſacultas
fit, quae ſimul concoquat diſcutiat et modice adſtringat;
quod quum nihil habeat adſtrictionis, augeat aliquando phleg-

τὰς φλεγμονὰς ἐνίοτε καὶ μάλιστα ἐπὶ τῶν πληθωρικῶν σωμάτων. μεμνημένος οὖν τῶν εἰρημένων τριῶν σκοπῶν ἐπὶ τῶν
ἐμπεφυσημένων διὰ πληγήν τινα μυῶν, εἰ μὲν ὀδύνη μείζων
εἴη, τῷ παρηγορικωτέρῳ χρῶ τρόπῳ· μὴ παρούσης δὲ ταύτης,
ἀγωνιστικωτέρῳ. καλεῖν δὲ οὕτως εἴωθα τοὺς διὰ συντόμων
ὁδῶν ἐπὶ τὸ τέλος ἰόντας. αἱ σύντομοι δ᾽ ὁδοὶ διὰ τῶν
ἰσχυρὰν δύναμιν ἐχόντων γίνονται φαρμάκων· ἰσχυρὰ δὲ δύ-
ναμίς ἐστι μάλιστα μὲν ἐν τῇ κονίᾳ τε καὶ τῷ ὄξει, δεύτερον
δ᾽ ἐν οἴνῳ. τούτων οὖν πλέον (188) μίξεις, ὅταν τοῦ παρη-
γορεῖσθαι καταφρονήσῃς. αὐτῶν δὲ τούτων πάλιν ἀποκρού-
σασθαι μὲν βουλόμενος οἶνον ἐμβαλεῖς πλείονα. κάλλιστος
δ᾽ εἰς ταῦτα μέλας αὐστηρός. διαφορῆσαι δὲ προαιρούμενος,
τὴν κονίαν. ὄξος δ᾽ αὐτῇ μιγνύμενον εἰς ἀμφω συνεργεῖ·
διότι καὶ μικτὴν δύναμιν ἔχειν ἐδείχθη. ἀνωδύνου δὲ γινομένου τοῦ μυὸς ἔξεστί σοι μὴ παρούσης τῆς κονίας ἀντ᾽
αὐτῆς ἐμβάλλειν ἀφρόνιτρον· ἔστω δὲ τοῦτο μὴ λιθῶδες,
ἀλλ᾽ ἀφρῶδες μᾶλλον. ἔστι δὲ τὸ μὲν λιθῶδες σκληρὸν
καὶ πυκνὸν καὶ δυσκόλως διαχεόμενον ἐν τῷ μίγνυσθαι

monas ac maxime in corporibus plethoricis. Ergo trium
jam enarratorum fcoporum in inflatis ex plaga quadam mufculis memor, ubi dolor major urget, mitigativa magis ratione uteris, ubi abeft, majori vi inftabis. Majorem vim intelligo, quum brevi via properatur ad finem. Porro brevis
via fit per ea medicamenta, quae valentes habent vires, hae
maxime in lixivio et aceto habentur, poft haec in vino. Quoties igitur de mitigando non laboras, horum plus mifces.
Rurfus ubi repellere ftudes, vini plus quam horum immittes. Porro id optimum in hunc ufum fuerit, fi nigrum au-
fterumque fit. At fi difcutere malis, lixivii *plus indes.* Acetum vero fi his mifcebis, ad ambo erit utile, propterea
quod mixtas, ut monftratum eft, habet facultates. Ubi vero
mufculus fine dolore eft, licet fane in lixivii penuria pro co
aphronitrum immittere, efto autem id minime lapidofum,
fed magis fpumofum. Eft vero quod lapidofum eft durum
et denfum ac aegre liquabile, cum dictis liquoribus mifcetur,

Ed. Chart. X. [325. 326.]   Ed. Baf. IV. (188.)

τοῖς εἰρημένοις ὑγροῖς· τὸ δὲ ἀφρῶδες μαλακὸν καὶ χαῦνον, ἔτι τε λευκότερον τοῦ λιθώδους. τοῦτ᾽ οὖν καὶ λύεται
[326] τάχιστα πρὸς τῆς ὑγρότητος, ὀνίνησί τε μάλιστα λεπτομερὲς ὑπάρχον. ὅσα δὲ τῶν τοιούτων ἐμφυσημάτων
ἀμεληθέντα χρονίζει, πρῶτον μὲν ἐπ᾽ αὐτῶν τῷ διὰ τῆς
κονίας, ὡς εἴρηται, χρήσαιο· δεύτερον δὲ τῶν ἐμπλαστωδῶν
τινι. παράδειγμα δ᾽ ἐρῶ καὶ τῶνδε. γλοιὸν ἀναζέσας διήθη-
σον πρῶτον, ὡς γενέσθαι καθαρόν· εἶτ᾽ αὖθις ἐμβαλὼν τῇ
κακκάβῃ τίτανον ἄσβεστον λείαν ὡς ἄλευρον ἔμπλαττε μέχρι
πηλώδους συστάσεως. ἀγαθὸν δ᾽ ἐπὶ τούτοις ἐστὶ καὶ τὸ διὰ
τοῦ συκομόρου φάρμακον, ὅσα τ᾽ ἄλλα τοιαῦτα. νυνὶ γὰρ,
ὡς εἴρηται, πολλάκις ἤδη παραδείγματα μόνα γράφω τῶν
φαρμάκων, ὧν ἡ καθόλου δύναμις ὑπὸ τῆς θεραπευτικῆς
εὑρίσκεται μεθόδου. ὥσπερ δὲ τῶν φαρμάκων τῆς χρήσεως
ἐνταυθοῖ παραδείγματα γράφεται χάριν τοῦ νοῆσαί τε σαφέστερον ὅλην τὴν μέθοδον, εὐπορώτερόν τε γίνεσθαι περὶ
τὴν εὕρεσιν τῆς ὕλης, οὕτω καὶ τῶν πεπονθότων μορίων τοῦ
σώματος. αὐτίκα γέ τοι πάθος ἐστὶ τὸ καλούμενον ὑπὸ τῶν

fpumofum vero molle eſt et laxum itemque candidius quam
lapidoſum, hoc itaque tum celerrime ab humore ſolvitur
tum juvat maxime, utpote tenuium partium. Quae vero hujus generis inflationes neglectae inveterarunt, primo quidem loco his ea quae ex lixivio componuntur, ut praedictum eſt, adhibeas, fecundo loco emplaſticum aliquod. Dicam autem et horum exemplum. Strigmenta gymnaſiorum
fervefacta percola primum ſic ut pura ſint, deinde rurſum in
cacabum immiſſis, calcem vivam in farinae ſpeciem tunſam
ſubige ad luti usque craſſitudinem. Salutare his eſt et medicamentum quod ex ſycomoro componitur aliaque id genus.
Nunc enim, ut ſaepe jam dictum eſt, exempla tantum eorum medicamentorum ſcribo, quorum generalis ſacultas per
medendi methodum invenitur. Ut vero medicamentorum
hoc loco ſcribuntur exempla, tum ut tota haec methodus
clarius intelligatur, tum ut magis nobis ad inveniendam
materiam facultas ſuppetat, ſic etiam et affectarum corporis
partium proponuntur. Statim enim affectus quidam eſi.

Ed. Chart. X. [326.]   Ed. Baf. IV. (188.)

νεωτέρων πριαπισμὸς, ἐπειδὴ τὸ αἰδοῖον ἀκουσίως ἐξαίρεται
τῶν οὕτω διακειμένων· ὃ θεασάμενός τις τῶν ἐν τοῖσδε τοῖς
ὑπομνήμασι προγεγυμνασμένων ἑτοίμως γνωριεῖ τοῦ τῶν
ἐμφυσημάτων ὑπάρχον γένους. ἀναμνησθεὶς τά τε κατὰ τὴν
ἀνατομὴν φαινόμενα τοῦ μορίου καὶ τὰ κατὰ τοὺς φυσικοὺς
ὑπὲρ τῆς ἐνεργείας αὐτοῦ καὶ τῆς χρείας λόγους, οὐ χαλεπῶς
ἐννοήσει ὅτι τὸ πληρούμενον ἀτμώδους πνεύματος, τὸ
σηραγγῶδες νεῦρον, ὃ τὴν ἰδίαν οὐσίαν συνίστησι τοῦ αἰδοίου, τὸ πάθος ἐργάζεται τοῦτο. πνεῦμα δ' ἀτμῶδες ἐν
τοῖς τῶν ζώων σώμασιν ἐμάθομεν ἐκ χυμῶν θερμαινομένων
ἠρέμα γίγνεσθαι. ἔνθα μὲν γὰρ ἰσχυρόν τ' ἐστὶ τὸ ἔμφυτον
θερμὸν, ἥ θ' ὑγρότης τοῦ μορίου κατειργασμένη τελέως, εἰς
ἀτμοὺς λεπτομερεῖς λυομένη, κατὰ τὴν ἄδηλον αἰσθήσει
διαπνοὴν εἰς τὸ περιέχον ἀπορρεῖ. ἔνθα δ' ἤτοι τὸ σύμφυτον
θερμὸν ἀσθενέστερόν ἐστιν ἢ τὸ κατὰ φύσιν ὑγρὸν ἡμίπεπτόν
τε καὶ παχὺ καὶ γλίσχρον, ἐνταῦθα παχύτερος ὁ ἀτμὸς ἢ ὡς
διαπνεῖσθαι γεννᾶται, καὶ μάλισθ' ὅταν καὶ τὸ μόριον
αὐτὸ πυκνωθῇ ποτε. πολλάκις δὲ τὸ μὲν ἐν τῷ μορίῳ περι-

quem juniores priapismum nuncuparunt, propterea quod iis
qui fic funt affecti etiam invitis pudendum arrigitur, quod
ubi viderit quispiam, qui in his commentariis eft exercitatus, protinus intelliget ex inflationum effe genere. Qui enim
memoria tenuerit tum omnia quae in diffectione ejus partis apparent, tum quae de functione ejus et ufu in naturalibus libris funt prodita, is nullo negotio intelliget quod
cavernofus nervus, qui propriam colis fubftantiam confti-
tuit, halituofo fpiritu impletus affectum hunc excitat. Porro
halituofum fpiritum in animalis corpore ex humoribus qui
lente fenfimve calefiant nafci didicimus. Nam ubi tum infitus
calor validus eft tum partis humiditas ad fummum concocta, in tennem halitum foluta infenfibili tranfpiratu in ambientem effluit. Contra ubi vel ingenitus calor imbecillior
eft vel naturalis humor tum femicoctus tum craffus tum
glutinofus, ibi craffior excitatur halitus quam ut tranfpirare
poffit, ac potiffimum quum pars ipfa denfior eft reddita.
Nonnunquam vero humor, qui in parte continetur, fubfri-

ΒΙΒΛΙΟΝ Ζ. 969

Ed. Chart. X. [326.]   Ed. Baf. IV. (188.)

ἐχόμενον ὑγρὸν ὑπόψυχρόν τ᾽ ἐστὶ καὶ παχὺ καὶ γλίσχρον·
αὐξηθεῖσα δὲ ἡ θερμότης εἰς ἀτμοὺς αὐτὸ διαλύει παχεῖς.
ὅπερ καὶ μάλιστά σοι σκεπτέον ἐστι καὶ διοριστέον, ὡς πρὸς
τὴν θεραπείαν. ἡ μὲν γὰρ ἀρχὴ κοινὴ τῶν διαθέσεων ἀμφοτέρων προκενῶσαι τὸν ὅλον ὄγκον, ἣν ἂν οἷόν τ᾽ εἴη
δέξασθαι κένωσιν. εἴρηται δὲ πολλάκις ὑπὲρ τῆς ἐν τοῖς
κενωτικοῖς βοηθήμασι δυνάμεως, ἅπερ ἐστὶ φλεβοτομία καὶ
κάθαρσις, ἥ τε διὰ τῶν ὑπηλάτων φαρμάκων καὶ ἡ διὰ
τῶν ἀνωτερικῶν ἢ ἐμετικῶν ὀνομαζομένων· ἔτι τε τρίψις
πολλὴ καὶ κίνησις πᾶσα καὶ λουτρὰ καὶ μάλισθ᾽ ὅσα διαφορητικῶν ὑδάτων ἐστί. οὕτω δὲ καὶ τὰ δριμέα φάρμακα
χριόμενα διαφορεῖ καὶ πάνθ᾽ ἁπλῶς ὅσα θερμαίνουσί τε
καὶ ξηραίνουσι. κατὰ συμβεβηκὸς δέ τι καὶ ἡ ἀσιτία δέδεικται κενοῦν καὶ μάλισθ᾽ ὅταν ᾖ τὸ περιέχον θερμόν. ὅπερ
ἂν οὖν ἐκ τούτων τῶν βοηθημάτων ὁ κάμνων ἐπιτηδειότατος ᾖ προσίεσθαι, τούτῳ κενωτέον αὐτὸν ἐπιτιθέντα τῷ
μορίῳ φάρμακον, εἰ μὲν θερμότερον εἴη γεγονός, τῶν ψυχόντων, ἀνάλογον τῇ πλεονεξίᾳ τῆς θερμασίας· εἰ δὲ μὴ,

gidus eft, praeterea craffus et glutinofus, auctior vero calor
in halitus eum craffos refolvit. Quae res magnopere tibi ad
curationem aeftimanda difcernendaque eft. Siquidem principium ambobus affectibus commune eft, nempe totum prius
corpus vacuare ea nimirum evacuatione, quam ipfum ferre
poffit. Dictum vero a nobis faepe eft de vacuantium auxiliorum facultate; ea funt miffio fanguinis et purgatio tum
per ea medicamenta quae alvum fubducunt, tum per ea,
quae fupra purgant, five ea vomitoria dicere mavis, praeterea multa frictio et omnis motio, itemque balneum potiffimum quod ex aquis fit difcutientibus. Sed et acria medicamenta illita per halitum difcutiunt, omniaque uno verbo
quae calefaciunt et ficcant. Ex accidenti etiam vacuare indi-
çavimus et cibi abftinentiam, potiffimum ubi ambiens calet.
Ergo quicquid horum auxiliorum fuftinere cubans aptiffime
poteft, eo eft vacuandus, imponendumque ipfi laboranti parti
medicamentum, fi ea calidior fit effecta, quod ad proportionem caloris abundantis refrigeret. Sin aliter, inter initia qui-

97o ΓΑΛΗΝΟΥ ΘΕΡΑΠΕΥΤ. ΜΕΘΟΔΟΥ

Ed. Chart. X. [326. 327.]   Ed. Baf. IV. (188.)

κατ᾽ ἀρχὰς μὲν πάντως μετρίως ψῦχον, ὕστερον δ᾽ οὐκ ἀναγκαῖον. οὕτω δὲ καὶ τὰ κατὰ τὴν ὀσφῦν ἅπαντα μόρια παραληπτέον ἐστὶ φαρμάκῳ τὴν αὐτὴν δύναμιν ἔχοντι. καὶ
τὴν ἄλλην δίαιταν ἄφυσόν τε καὶ ξηραντικὴν παραληπτέον.
[327] γίνεται δὲ οὐ πολλοῖς μὲν τὸ πάθος τοῦτο, νεανίαις γε
μὴν μᾶλλον ἢ κατ᾽ ἄλλην ἡλικίαν· ὥστε καὶ ἡ φλεβοτομία μάλιστα αὐτοὺς ὀνίνησιν, ὡς ἂν καὶ τῆς ἡλικίας οὐκ ἀρνουμένης
αὐτῶν. οἶδα γοῦν ἐγώ τινα τῶν ὑπ᾽ ἐμοῦ θεραπευθέντων
ἐν τρισὶν ἡμέραις εἰς τὸ κατὰ φύσιν ἐπανελθόντα διά τε φλεβοτομίας καὶ φαρμάκου τοιοῦδε· κηρωτὴν διὰ ῥοδίνου τοῦ
ἁπλοῦ ποιήσας ὑγρὰν οὕτως, ὡς ἐπὶ τῶν καταγμάτων χρώμεθα μεθ᾽ ὕδατος ψυχροῦ, καὶ γὰρ θέρους ἦν ἀρχὴ, δεύσας
τε καὶ ἀναφυράσας ἐπέθηκα τῷ αἰδοίῳ καὶ ταῖς ψόαις ὀνο-
μαζομέναις. οὗτος μὲν οὕτως ἐθεραπεύθη. τούτου δ᾽ οὐχ
ἧττον ἄλλος ἐπὶ τῇ φλεβοτομίᾳ τῷ διὰ τοῦ χαμαιμήλου χρησάμενος ὑγρῷ φαρμάκῳ. δίδωμι δ᾽ αὐτοῖς καὶ τῆς νυμφαίας
πίνειν τό γε κατ᾽ ἀρχὰς, ἐφεξῆς δὲ τῆς ἄγνου τὸ σπέρμα· καὶ
εἰ ἐπιχρονίζοι, πηγάνου δαψιλὲς ἐσθίειν. ἔστι γὰρ καὶ τοῦτο

dem omnino, quod modice refrigeret, poſtea vero id necef-
ſum non eſt. Pari modo et quae circa lumbos ſunt partes
omnes ejusdem facultatis medicamento comprehendendae.
Etiam reliquus victus exhibendus, qui et flatui adverſetur
et ſiccet. Incidit vero affectio haec non ſane multis, ſed juvenibus magis quam aliis aetatibus, quo magis his ſanguinis miſſio praecipue eſt ſalutaris, ceu nec aetate eorum eam
recuſante. Scio enim ipſe quendam a me curatum tribus
diebus naturalem affectum recepiſſe ſanguine primum miſſo,
dein medicamento hoc adhibito, ceratum ex ſimplici roſaceo factum ita liquidum, ſicut ad fracturas uti ſolemus, aqua
frigida imbuens ac ſimul cum ea ſubigens, nam aeſtatis initium erat, pudendo ac lumbis vocatis impoſui atque ita quidem hunc percuravi. Simili modo et alium, qui poſt miſſum
ſanguinem humido medicamento, quod ex chamaemelo conficitur, eſt uſus. Porro iſtis etiam nymphaeae aliquid potandum exhibeo ſaltem in principio, mox viticis ſemen, ac ſi
traxerit adhuc *vitium* rutae ſemen copioſe comedendum.

τὸ παράγγελμα κοινὸν ἐπὶ πάντων σχεδὸν τῶν διὰ μοχθηροὺς χυμοὺς συστάντων νοσημάτων, ὡς ἐπὶ τῇ τελευτῇ τοῖς
θερμαίνουσι καὶ ξηραίνουσι χρῆσθαι· τελέως γὰρ ἐκκόπτει
ταῦτα τὸ καταλειπόμενον τοῦ χυμοῦ.

Κεφ. η΄. Γλῶττάν γε μὴν οὕτως ἐξαρθεῖσαν εἴδομεν,
ὡς μὴ χωρεῖσθαι πρὸς τοῦ στόματος τοῦ ἀνθρώπου, μήτε
πεφλεβοτομημένου ποτὲ καὶ τὴν ἡλικίαν ἑξηκοντούτου· δε-
κάτη δέ που σχεδὸν ὥρα τῆς ἡμέρας ἦν, ἡνίκα τὸ πρῶτον
εἶδον αὐτόν. καί μοι καθαρτέος ἔδοξεν εἶναι τοῖς συνήθεσι
καταποτίοις, ἃ διὰ τῆς ἀλόης καὶ σκαμμωνίας καὶ κολοκυνθίδος συντίθεμεν, εἰς ἑσπέραν δοθέντος τοῦ φαρμάκου· ἐπ᾽
αὐτὸ μέντοι τὸ πεπονθὸς μέρος ἐπιθεῖναί τι συνεβούλευσα
τῶν ψυχόντων τήν γε πρώτην· ὕστερον γὰρ, ἔφην, ἁρμοσό-
μεθα πρὸς τὸ ἀποβαῖνον. ἀλλ᾽ ἑνί γέ τινι τῶν ἰατρῶν οὐκ
ἐδόκει· καὶ διὰ τοῦτο τῶν μὲν καταποτίων ἔλαβεν· ἀνεβλήθη δ᾽
ἡ περὶ τοῦ τοπικοῦ φαρμάκου σκέψις εἰς τὴν ὑστεραίαν, ἡνίκα
καὶ μᾶλλον ἀνύσειν τι τὸ δοκιμασθὲν ἠλπίζετο, προκεκενωμένου
δὲ τοῦ παντὸς σώματος, ἀντισπάσεώς τε πρὸς τὰ κάτω γεγε-

Eſt enim illud commune praeceptum omnium fere quos vitioſus hɯmor creat morborum, quod in ſine calefacientibus
et ſiccantibus ſit utendum, quippe haec quod reliquum humoris eſt prorſus abſumunt.

Cap. VIII. Sane linguam ita tumefactam cuidam vidimus, ut ore hominis contineri non poſſet. Huic nec vena
unquam inciſa fuerat et ſexagenarius jam erat, horaque diei
fere decima erat, quum ad eum primum *acceſſi* et vidi. Ac
viſus mihi eſt uſitatis mihi pilulis, quae ex aloe, ſcammonea
et colocynthide conſtant vespere datis purgandus, ipſi tamen
parti affectae ſuaſi refrigerantium aliquid imponere ſaltem
initio, poſt enim, inquam, applicabimus prout ſuadebit eventus. Verum id uni medicorum non placebat, ac propterea
pilulas quidem ſumpſit, de locali tamen remedio deliberatio
in diem poſterum eſt dilata, quo tempore etiam efficacius
aliquid praeſtiturum quicquid probatum fuiſſet ſperabatur,
et purgato ſcilicet jam toto corpore et humoribus ad inferna

νημένης. ἀλλὰ διά γε τῆς νυκτὸς ἐναργέστατον ὄναρ αὐτῷ
γενόμενον ἐπήνεσέ τε τὴν ἐμὴν συμβουλὴν, ὥρισέ τε τοῦ φαρμάκου τὴν ὕλην, θριδακίνης χυλῷ διακλύζεσθαι κελεύσαν· ᾧ
δὴ καὶ μόνῳ χρησάμενος ὁ ἄνθρωπος ὤνητο τελέως, ὡς μηκέτ᾽
ἄλλου δεηθῆναι. τό γε μὴν ἐπὶ τοῦ πριαπισμοῦ μᾶλλον ἐμε-
τικοῖς φαρμάκοις χρῆσθαι τῶν ὑπηλάτων, ἐπὶ δὲ τῆς γλώττης
ἔμπαλιν, εὔδηλον ὡς ἐκ τῆς τοῦ μορίου θέσεως ἔχει τὴν ἔνδειξιν. ἡ γὰρ ὑφ᾽ Ἱπποκράτους ἀντίσπασις ὀνομαζομένη τὴν
εὕρεσιν οὐκ ἀπὸ τῆς οὐσίας, ἀλλ᾽ ἀπὸ τῆς θέσεως τοῦ θεραπευομένου λαμβάνει μορίου.

Κεφ. θ'. Καιρὸς οὖν ἤδη μεταβαίνειν ἐφ᾽ ἕτερον
ὄγκου γένος, (189) ἀπὸ τοῦ πράγματος ἀρξαμένους μᾶλλον ἢ
τῆς προσηγορίας· αὕτη γὰρ ἀναμφισβήτητός τ᾽ ἐστὶ καὶ ὄντως ἐπιστημονικὴ διδασκαλία. τὸ μὲν οὖν ἐπιῤῥεῖν τινα χυμὸν
ἅπασι τοῖς τοιούτοις ὄγκοις ἐν τῷ περὶ τῶν παρὰ φύσιν
ὄγκων ἐπιδέδεικται γράμματι. τὸ δὲ μὴ τὸν αὐτὸν ἐν ἅπασιν
εἶναι διὰ τῆς αἰσθήσεως ἐναργῶς φαίνεται, διαφερόντων γε
τῶν ὄγκων οὐ τῇ χρόᾳ μόνον, ἀλλὰ καὶ ταῖς κατὰ θερμό-

revulfis. Caeterum ea nocte evidentiffimnm per quietem in-
fomnium noftrum homini confilium approbavit ac materiam
ipfam medicamenti definivit, lactucae fucco collui jubens,
quo ille folo ufus prorfus eft fanatus, nullius alterius egens.
Quod autem priapismo vomitoriis medicamentis potius
quam alvum fubducentibus fit utendum, in linguae vitio
contra, id ex partium fitu indicari manifeftum eft. Nam
revulfionis ab Hippocrate dictae non a fubftantia, fed a
curandae partis fitu inventio praeftatur. Cap. IX. Jam vero tempus monet ut ad aliud tumorum genus tranfeamus atque a re potius quam nomine
initium faciamus, ea namque haud dubie vereque fcientifica
doctrina. Quod igitur omnibus ejusmodi tumoribus humor
aliquis influit, id in libro quem de tumoribus praeter naturam fcripfimus indicatum eft. Quod autem non idem in
omnibus fit, ipfe fenfus evidenter docet, differentibus nimirum ipfis tumoribus non colore modo, verum etiam iis quae

Ed. Chart. X. [327. 528.]   Ed. Bas. IV. (189.)

τητα καὶ ψυχρότητα καὶ σκληρότητα καὶ μαλακότητα διαφοραῖς. [328] ὁ μὲν οὖν ἐρυθρὸς ὄγκος ἐναργῶς ἐνδείκνυται
τὸν χυμὸν ὑπάρχειν αἷμα, καθάπερ γε καὶ ὁ ξανθὸς καὶ
ὠχρὸς τὴν τοιαύτην χολήν· ὁ δ᾽ ὑπόλευκός τε καὶ χαῦνος
τὸ φλέγμα. γίνονται δέ τινες ὄγκοι παρὰ τούσδε, τῇ μὲν
χρόᾳ μεταξὺ τῶν ἐρυθρῶν τε καὶ μελάνων, οἷόν περ τὸ φαιόν
ἐστι χρῶμα. καλοῦσι δ᾽ αὐτὸ πολλάκις ἐν τοῖς τοῦ σώματος
μέρεσι γενόμενον οἱ πλεῖστοι τῶν ἰατρῶν πελιδνόν. ἡ δ᾽ ἀντιτυπία καὶ τούτοις τοῖς ὄγκοις ἱκανή· καὶ εἰ φλέβας ἀξιολόγους ἔχοι τὸ μόριον, ἐξαιρουμένας ἰδεῖν ἔστιν αὐτὰς ὑπὸ
παχέος τε καὶ μελαντέρου πως αἵματος, οἷόν περ ἐνίοτε καὶ
κατὰ γαστέρα πολλοῖς τῶν ἡπατικῶν ἐκκρίνεται. καί τινες
τῶν ἰατρῶν οὐ κακῶς μοι δοκοῦσιν εἰκάζειν αὐτὸ τῇ τοῖς
οἴνοις ὑφιζανούσῃ τρυγί. ἐπὶ πλέον δ᾽ οὖν ὁ χυμὸς οὗτος
ἐκθερμανθεὶς ἤτοι διὰ σῆψιν ἢ πυρετὸν φλεγμονώδη τὴν
μέλαιναν ἐργάζεται χολήν, ἧς οὔτε ζῶόν τι γεύεται μέχρι καὶ
τῶν μυῶν ἥ τε γῆ ξύεται πρὸς αὐτῆς, ἕκαστόν τε τῶν ἀποξυ-
θέντων μερῶν εἰς ὕψος αἴρεται· καὶ καλεῖται τὸ γιγνόμενον,

ex calore, frigore, mollitie duritieque fpectantur differentiis.
Ac ruber quidem tumor evidenter fubeffe fanguinem indicat
humorem, ficuti flavus et pallidus perfimilem ipfis bilem,
fubalbidus vero et laxus pituitam.   Sunt autem et praeter
hos tumores quidam, qui colore fint inter rubrum et nigrum medio, cujusmodi color fufcus eft. Hunc quum in corporis partibus faepe incidat, plurimi medicorum lividum
vocant. Renixus autem his quoque tumoribus valens eft, ac
fi venas evidentiores pars haberet, exaltatas eas a craffo et
nigriore quodammodo fanguine, cujusmodi per alvum aliquando non paucis hepaticorum excernitur, videre licebit
Suntque medici qui mihi eum non abfurde videntur faeci
vinis fubfidenti affimilare. Ergo hic humor, ubi amplius
incaluerit, aut propter putredinem aut febrem phlegmono-
dem atram efficit bilem, quam nullum animal, ne ipfi quidem
mures guftaverint,   terra quoque raditur ab ea ac partes
quae raduntur omnes in altum attolluntur, vocaturque is af-

ὥς που καὶ Πλάτων ἔφη, ζέσις τε καὶ ζύμωσις. ἔστι γὰρ ὁ
τοιοῦτος χυμός, οἷόν περ τὸ ὄξος ἐδείξαμεν ὑπάρχειν, ὑφ᾽ οὗ
καὶ αὐτοῦ κατὰ γῆς ἐκχυθέντος ταὐτὸ γίνεται σύμπτωμα.
διὸ καὶ καλοῦσιν οἱ παλαιοὶ τὸν χυμὸν τὸν τοιοῦτον ὀξὺν,
καθάπερ τὸν τῆς ὠχρᾶς χολῆς πικρόν. οὐχ ἥκιστα δὲ καὶ
κατὰ τοὺς ἐμέτους φαίνεται τοιοῦτος. ὥσπερ δ᾽ ὀλίγον ἔμπροσθεν ἔλεγον, ἕν μέν τι πάθος ἀκριβῆ σκίῤῥον ὑπάρχειν,
ᾧ πρὸς τοῖς ἄλλοις ἀναισθησία σύνεστι, τοὺς δ᾽ ἄλλους
ὄγκους, ὅσοι μηδέπω παντάπασίν εἰσιν ἀναίσθητοι, διχῶς
ὀνομάζεσθαι πρὸς τῶν ἰατρῶν, ἤτοι σκίῤῥους, ἐπειδὴ τοῦ
γένους εἰσὶ τῶν σκίῤῥων, ἢ σκιῤῥώδεις ὄγκους· οὕτω κἀπὶ
τῶν χυμῶν ἡ μὲν ἀναμφισβητήτως μέλαινα χολὴ τοιαύτη τίς
ἐστιν οἵαν ἄρτι διῆλθον, ὀξεῖα καὶ ζυμοῦσα τὴν γῆν, ἀηδής
τε πᾶσι τοῖς ζώοις. ἡ δ᾽ ἐπιτηδεία γενέσθαι τοιαύτη καλεῖται διχῶς, ἤτοι μελαγχολικὸς χυμὸς ἢ μέλαινα χολή, τῶν οὕτως
ὀνομαζόντων αὐτὴν ἐρούντων ἂν ἑτέραν μὲν εἶναι μέλαιναν
ἐν τῷ κατὰ φύσιν ἔχειν τῷ ζώῳ ἑκάστης ἡμέρας γινομένην,
ἑτέραν δὲ τὴν ἐκ συγκαύσεως καὶ οἷον κατοπτήσεως ἀποτε-

fectus, ut Plato quodam loco inquit, tum fervor tum fer-
mentatio. Eſt namque is humor talis, quale eſſe acetum docuimus, ex quo ipſo quoque ſi in terram effuderis, idem affectus viſitur. Quo minus alienum eſt, ſi veteres ejusmodi
humorem acidum nominarunt aeque ut pallidae bilis amarum. Sane non raro etiam in vomitionibus talis apparet.
Verum, ſicuti paulo ante dixi, unum quoddam affectum eſſe
proprium verumque ſcirrhum, qui praeter alia etiam infen-
ſilis ſit, reliquos tumores, qui nondum ſunt omnino infenſi-
les, publiciter eſſe a medicis vocatos, vel ſcirrhos, propterea
quod generis ſcirrhorum ſunt, vel ſcirrhoſos tumores, ſic et
in humoribus, quae quidem haud dubie nigra eſt bilis, ea
talis eſt, qualem modo pinximus, certe acida et terram fermenti ritu elevans, tum omni animanti injucunda. Quae vero fieri talis eſt idonea, haec biſariam nuncupatur, vel melancholicus humor, vel atra bilis, qui ſic eam nominant affirmantibus aliam eſſe nigram, quae dum animal naturaliter
ſe habet quotidie gignitur, aliam quae ex uſtione ac velut

λουμένην. ὅπερ δ᾽ ἀεὶ παρακελεύομαι, καταφρονεῖν μὲν ὀνομάτων, ἐπιστήμην δ᾽ ἀσκεῖν ἀκριβῆ τῆς τῶν πραγμάτων
φύσεως, οὕτω καὶ νῦν ποιητέον, ὀνομάζοντας μὲν ὡς ἂν
ἐπέλθῃ, λόγῳ δ᾽ ἑρμηνεύοντας ὡς γίνονταί τινες ὄγκοι παρὰ
φύσιν ὑπὸ τοῦ τοιούτου χυμοῦ τὴν φύσιν οἷα πέρ ἐστιν ἐν
οἴνῳ μὲν ἡ τρὺξ, ἐν ἐλαίῳ δ᾽ ἀμόργη· καὶ ὡς οὗτοι τῷ
χρόνῳ προϊόντι σηπομένου τοῦ χυμοῦ διὰ τὴν ἐν τοῖς
ἀγγείοις σφήνωσιν ἕλκονται. ὥσπερ οὖν τἆλλα πάθη πάντα
παμπόλλην ἔχει διαφορὰν κατὰ τὸ μέρος ἐν τῷ μᾶλλόν τε
καὶ ἧττον, οὕτω καὶ τοῦτο. τῆς γάρ τοι φλεγμονῆς ἡ μὲν
ἐξέρυθρός ἐστιν, ἡ δ᾽ ὀλίγῳ τινὶ τοῦ κατὰ φύσιν ἐρυθρο-
τέρα. τὸ δ᾽ οὖν εἶδος ἢ γένος ἢ ὅπως ἂν ἐθέλῃς ὀνομάζειν, ἀμφοτέραις ταὐτόν· ἐρυθρότεραί τε γάρ εἰσι τοῦ κατὰ
φύσιν, ὀδύνη τε πάντως αὐταῖς σύνεστι, παμπόλλην ἔχουσα
καὶ ἥδε διαφορὰν ἐν τῷ μᾶλλόν τε καὶ ἧττον· οὕτω δὲ καὶ
ἡ ἀντιτυπία καὶ ἡ τάσις τοῦ δέρματος οὐκ ἴση πάσαις·
ἀλλὰ κοινόν γε ἐπ᾽ αὐτῶν ἀντιτυπώτερον εἶναι τὸ μέρος ἢ
πρόσθεν ἦν ὅτ᾽ εἶχε κατὰ φύσιν, ἐξῆρθαί τε εἰς ὄγκον

affatione conflatur. Quod autem femper praecipio, ut nominibus contemptis ipfam naturae rerum fcientiam exerceas,
id nunc eft faciendum, ac nominandum quidem prout fuc-
curret, caeterum oratione fic interpretandum, quod quidam
praeter naturam tumores ex ejusmodi naturae humore proveniunt, cujusmodi eft faex in vino et amurca in oleo, et
quod hi fpatio temporis putrefcente humore, propterea quod
in vafis fit impactus, exulcerantur. Ergo ut reliqua omnia
vitia plurimam habent particularem in majoris minorisque
ratione differentiam, fic etiam hoc *vitium habet*. Quippe
phlegmones alia quidem admodum rubra eft, alia paulo magis quam pro naturali habitu rubra. At fpecies five genus
five quomodolibet appelles ambobus eft idem: nam et ru-
briores quam pro naturae modo funt et dolor omnino
cum ipfis eft, qui ipfe quoque magnam habet in exceffu de-
fectuque differentiam, ad eundem modum nec renixus nec
cutis tenfio omnibus eft aequalis, commune tamen eorum eft
tum quod pars magis renititur quam ante, quum naturaliter

τινὰ συνεκτεινομένου τε καὶ παρατεινομένου τοῦ δέρματος,
εἰς ὅσον ἂν ὁ ὄγκος αἴρηται. οὕτως οὖν καὶ τὸ νῦν ἡμῖν
ἑρμηνευόμενον πάθος ἐνίοτε μὲν ἀμυδρὰ καὶ σμικρὰ τὰ συμπτώματα καὶ λαθεῖν πως δυνάμενα τοὺς πολλοὺς ἐπιφέρει,
[329] πολλάκις δ᾽ οὕτως ἰσχυρὰ καὶ μεγάλα καὶ σαφῆ πᾶσιν,
ὡς μηδὲ παῖδα λαθεῖν. ἀλλὰ τό γε κοινὸν ἐν ἅπασι τοῖς
κατὰ μέρος ἐφ᾽ ἑαυτὸ καλοῦν τὴν νόησιν ἕν γε νόσημα τὸ
τοιοῦτον ἐνδείκνυται καὶ προσηγορίαν μίαν ἐπ᾽ αὐτῷ ἀναγκάζει τίθεσθαι. μεγάλων μὲν οὖν ἁπάντων ὄντων οὐδεὶς
ἀμφισβητεῖ τῆς προσηγορίας, ἀλλ᾽ ὀνομάζουσι συμφώνως τὸ
τοιοῦτον πάθημα καρκίνον. ἀρχόμενον δ᾽ ἔτι λανθάνειν
εἰκός ἐστι τοὺς πολλοὺς, ὥσπερ ἀμέλει καὶ τὰ τῆς γῆς ἀνί-
σχοντα φυτά· καὶ γὰρ καὶ ταῦτα μόνοις τοῖς ἀγαθοῖς γεωρ-
γοῖς διαγινώσκεται. τίς οὖν ἥ τε κοινὴ καὶ ἰδία τῆς θεραπείας
ἔνδειξις ἐπὶ καρκίνου, καιρὸς ἤδη λέγειν. ἡ μὲν κοινὴ κενῶσαι
μὲν ἐν τῷ παραχρῆμα τὸν γεννῶντα τὸ πάθος χυμὸν, ὁμοίῳ
γένει κενώσεως τῇ τῶν ἄλλων ὄγκων ἔμπροσθεν εἰρημένῃ·

fe haberet, tum quod in tumorem quendam attollitur, ex-
tenta fcilicet attentaque eatenus cute, quatenus tumor affur-
rexit. Sic igitur et affectus quem modo defcribimus alias
confufa exiguaque et quae vulgum fortaffe latere poffint affert fymptomata, faepe ita vehementia et magna et cunctis
evidentia, ut ne clam puero fint. Verum commune illud in
omnibus particularibus, quod intelligentiam ad fe trahit,
unus id morbus effe oftenditur et unam fibi appellationem
imponi cogit. At ubi magna quidem omnia funt, nemo de
appellatione ambigit, fed nominant uno affenfu omnes ejusmodi affectum cancrum. Quum autem adhuc incipit, nihil
miri eft fi vulgus lateat, non fecus profecto quam ftirpes
quae e terra jam exeunt, nam hae quoque peritis tantum
agricolis agnofcuntur. Ergo quaenam in cancro tum communis tum propria curationis indicatio fit, opportune nunc
dicetur. Communis igitur eft, ut humorem unde affectus eft
natus illico vacues fimili vacuationis genere ei quae in aliis
tumoribus fupra eft comprehenfa; mox prohibere potiffi-

BIBΛION Ξ. 977

Ed. Chart. X. [329.]   Ed. Baf. IV. (189.)

κωλῦσαι δὲ τοῦ λοιποῦ μάλιστα μὲν, εἰ οἷόν τε, μηδ᾽ ἀθροίζεσθαι κατὰ τὰς φλέβας τοιοῦτον χυμόν· εἰ δὲ μὴ, ἀλλὰ
κενοῦν τε πάντως αὐτὸν ἐκ διαλειμμάτων ἅμα καὶ τῷ
ῥωννύειν τὸ μόριον, ἵνα μηδὲν φέρηται πρὸς αὐτὸ τῆς
τῶν χυμῶν περιουσίας. ὥσπερ οὖν τὸν πικρόχολον χυμὸν
ἐκκενοῦμεν, καθαίροντες φαρμάκῳ τοιοῦτον ἕλκειν ἐπιτη-
δείῳ χυμὸν, οὕτω καὶ τὸν μελαγχολικὸν ἐκκενώσομεν ἢ
διὰ τῶν ἁπλῶν τινος, οἷόν ἐστι τὸ ἐπίθυμον, οὗ πλῆθος
δραχμῶν τεττάρων ἐν ὀῤῥῷ γάλακτος ἢ μελικράτῳ δίδο-
μεν· ἢ τινος τῶν συνθέτων, οἷόν πέρ ἐστι καὶ τὸ ἡμέτερον συγκείμενον ἐκ δυοῖν καὶ τριάκοντα ἁπλῶν φαρμάκων.
ἀλλὰ τὴν μὲν τούτων ὕλην ἐν ἑτέροις ἔχεις γεγραμμένην·
ἐνταῦθα δὲ τὰ τῆς μεθόδου λεγέσθω, μετὰ γάρ τοι τὴν
κάθαρσιν ἐπὶ πάντων τούτων ἐῤῥέθη πρόσθεν ὡς ἤτοι γ᾽
ὀπίσω χρὴ διώσασθαι τὸν κατασκήψαντα χυμὸν εἴς τι μόριον ἢ διαφορῆσαι· καὶ ὡς κατ᾽ ἀρχὰς μὲν ἔν τε τῷ τῆς
καθάρσεως καιρῷ καὶ πρὸ αὐτῆς ἀπωθῆσαι, διαφορεῖν δὲ
προκαθάραντα ἀκριβῶς ὅλον τὸ σῶμα. μετρίας μέν τοί γε

mum fi fieri poteft, ne de caetero ejusmodi humor in venis
colligatur, fin id fieri nequit, faltem eum omnino ex intervallis vacuare, et fimul partem roborare, ne quid humorum
redundantiae ad eam confluat. Ut ergo amarae bilis humorem medicamento quod eum humorem trahere fit aptum
educimus, fic et melancholicum educemus vel fimplicium
aliquo, cujusmodi eft epithymum, pondo drachmarum quatuor in fero lactis mulfave exhibitum: vel compofitorum
aliquo, cujusmodi noftrum eft, quod ex duobus et triginta
fimplicibus medicamentis eft compofitum. Sed horum materiam in aliis fcriptam habes. Hic autem quae ad *propofitam*
methodum *proprie* pertinent dicamus. Poft namque purgationem illud de omnibus ejusmodi affectibus prius eft praeceptum, quod vel retro propellere humorem qui in parte
procubuit oportet, vel ipfum difcutere, praeterea quod in
principio quidem tam in ipfo purgationis tempore quam
ante id repellere, ubi jam totum corpus exquifite purgaveris,
difcutere. Ubi tamen mediocris tantum purgatio praeceffit,

978 ΓΑΛΗΝΟΤ ΘΕΡΑΠΕΤΤ. ΜΕΘΟΛΟΤ

Ed. Chart. X. [329.]   Ed. Baf. IV. (189. 190.)

τῆς καθάρσεως γενομένης μικτὸν εἶναι χρὴ τὸ προσφερόμενον φάρμακον ἐκ διαφορούσης τε καὶ ἀποκρουομένης
δυνάμεως. ἑκάτεραι δ' εἰσὶν ἄπρακτοι περὶ τὸν παχὺν χυ-
μόν· αἱ μὲν γὰρ ἀσθενεῖς αὐτῷ τῷ μηδὲν ἐργάζεσθαι
μέγα, αἱ δ' ἰσχυραὶ τῷ σφοδρῶς μὲν ἤτοι διαφορεῖν ἢ
ἀπωθεῖσθαι τὸ λεπτότερον ἐν τῷ κατὰ τὰς φλέβας αἵματι·
τὸ δὲ παχὺ καὶ μελαγχολικὸν, ὃ τῇ τρυγὶ προσεικάζομεν,
οὔτ' ἐκκενοῦν οὔτ' ἀποκρούεσθαι. τούτοις οὖν χρωμένῳ
κατ' ἀρχὰς μὲν ἧττον ὁ ὄγκος ἐπίδηλος ἔσται, τὸ λείψανον
δ' αὐτοῦ δύσλυτον ἀπεργασθήσεται. διὸ τῶν συμμέτρων
ταῖς δυνάμεσι φαρμάκων ἐστὶ χρεία, μήτε νικωμένων διὰ
τὴν ἀσθένειαν μήτε παχυνόντων ἰσχυρῶς τὸ αἷμα διὰ τὸ
σφοδρὸν τῆς ἐνεργείας, ἔτι δὲ πρὸς τούτοις ἀδήκτων παν-
τάπασιν· ἡ γὰρ κακοήθεια τοῦ πάθους ὑπὸ τῶν δακνόν-
των παροξύνεται καὶ ὥσπερ εἰώθασι λέγειν ἀγριοῦται. διὰ
τοῦτ' οὖν ὅσα σύμμετρα μέν ἐστι ταῖς δυνά(190)μεσιν,
ἄδηκτα δὲ ταῖς ποιότησιν, ἁρμόττει τοῖς τοιούτοις πάθεσιν. εὐπορία δὲ τῆς ὕλης αὐτῶν, ὡς ἐν τοῖς περὶ φαρμάκων ὑπομνήμασι ἐδείχθη, διὰ τῶν κεκαυμένων καὶ πεπλυ-

mixtum effe quod applicabitur medicamentum ex repel-
lente difcutienteque facultate conveniet. Sane ad craffum
humorem inutiles funt tum imbecillae eo, quod nullum
operae pretium efficiant, tum valentes, quod vehementer tenuiores quae in venis funt fanguinis partes vel difcutiant
vel retrudant, craffas vero et melancholicas quas faeci affi-
milavimus nec evacuent nec repellant. Ergo fi his inter initia utare, minutus aperte tumor erit, caeterum quod reliquum ejus eft contumax ad folvendum reddetur. Quare
mediocrium virium medicamentis eft opus, quae nec propter
imbecillitatem vincentur, nec propter affectus vehementiam
valenter fanguinem craffabunt, ad haec item quae omnino
haud mordeant, quandoquidem affectus malignitas ab iis
quae mordent irritatur ac, ut dici folet, efferatur. Propter
haec igitur, quae viribus quidem funt mediocria, qualitate
vero minime mordentia, ejusmodi affectibus funt idonea. Materiae vero copia, ficuti in libris de medicamentis eft tradi-

ΒΙΒΛΙΟΝ Ζ. 979

Ed. Chart. X. [329. 33o.]   Ed. Baf. IV. (190.)

μένων μεταλλικῶν ἐστι. τὰ μὲν γὰρ διὰ τούτων συγκείμενα
φάρμακα μεγάλως τοὺς ἀρχομένους καρκίνους ἅμα ταῖς
καθάρσεσιν ἰᾶσθαι δύναται· τοὺς μείζονας δ' ἱκανὸν αὐτοῖς ἐστι κωλύειν αὐξηθῆναι. τούς γε μὴν ἰαθέντας, ὅπως
μηκέτι γεννηθῶσι προφυλάξασθαι, τῆς ὑγιεινῆς ἐστι πραγματείας ἔργον, ἧς μόριόν ἐστι καὶ ἡ περὶ τῶν ἐδεσμάτων.
[33ο] εἴ γε μὴν ἐγχειρήσεις ποτὲ διὰ χειρουργίας ἰᾶσθαι
καρκῖνον, ἄρξαι μὲν κινοῦν ἀπὸ καθάρσεως τοῦ μελαγχο-
λικοῦ χυμοῦ. περικόψας δὲ πᾶν ἀκριβῶς τὸ πεπονθός, ὡς
μηδεμίαν ἀπολείπεσθαι ῥίζαν, ἔασον ἐκχυθῆναι τὸ αἷμα καὶ
μὴ ταχέως ἐπίσχῃς, ἀλλὰ καὶ θλῖβε τὰς πέριξ φλέβας,
ἐκπιέζων αὐτῶν τὸ παχὺ τοῦ αἵματος· εἶτα θεράπευε τοῖς
ἄλλοις ἕλκεσι παραπλησίως.

Κεφ. ί. Ἔστι γε μὴν καὶ ἄλλο πάθος ὑπὸ χυμοῦ
παχέος τε καὶ ζέοντος γινόμενον. ἄρχεται δὲ τὰ πολλὰ μὲν
ἀπὸ φλυκταίνης, ἐνίοτε δὲ καὶ χωρὶς ταύτης. ἀλλὰ κνᾶταί
γε πάντως ἐν ἀρχῇ τὸ μόριον· εἶτ' ἀνίσταται φλύκταινά τις,

---

tum, ex uſtis elotisque metallicis habebitur. Quippe quae
medicamenta ex his componuntur, una cum purgationibus
ad fanandos incipientes cancros magnam vim habent, majores vero fat fuerit fi his prohibeantur augeri. Profpicere
vero, ut qui jam funt fanati amplius non regenerentur, id
artis de tuenda fanitate eft opus, cujus fane portio eft ea
quae de cibis praecipit. Caeterum fi quando cancrum per
chirurgiam curare audebis, coepiffe quidem a vacuando per
purgationem melancholico humore oportebit. Ubi vero totum quod vitiatum eft prorfus excideris fic ut nulla fuperfit
radix, fines effluere fanguinem, nec propere eum retinebis,
imo premendo potius quae circum funt venas exprimes ex
iis craffiorem fanguinem; mox aliis ulceribus fimiliter curabis.

Cap. X. Eft tamen et alius affectus qui ex humore
craffo ferventeque nafcitur. Incipit hoc plerumque a pu-
ftula, aliquando vero et fine hac. Caeterum inter initia
quibus hoc inftat fcabunt, partem omnino, mox oritur pu-

980 ΓΑΛΗΝΟΥ ΘΕΡΑΠΕΥΤ. ΜΕΘΟΔΟΥ

Ed. Chart. X. [330.]   Ed. Baf. IV. (190.)

ἧς ῥηγνυμένης ἕλκος ἐσχαρῶδες γίνεται. πολλάκις δὲ οὐ
μία φλύκταινα γεννᾶται κνησαμένων, ἀλλὰ πολλαὶ μικραὶ
καθάπερ τινὲς κέγχροι καταπυκνοῦσαι τὸ μέρος· ὧν ἐκρη-
γνυμένων ὁμοίως ἐσχαρῶδες ἕλκος γεννᾶται. κατὰ δὲ τοὺς
ἐπιδημήσαντας ἄνθρακας ἐν Ἀσίᾳ καὶ χωρὶς φλυκταινῶν
ἐνίοις εὐθέως ἀπεδάρη τὸ δέρμα. ἅπασιν οὖν, ὡς ἔφην,
ἕλκος ἐσχαρῶδες γίνεται, ποτὲ μὲν τεφρώδους ἐσχάρας,
ποτὲ δὲ μελαίνης. ἥ τε πέριξ ἅπασα αὐτοῖς σὰρξ εἰς ἐσχάτην ἀφικνεῖται φλόγωσιν· οὐ μὴν τῇ χρόᾳ γ᾽ ἔοικεν ἐρυσιπέλατι, ἀλλ᾽ ἔτι καὶ τῆς φλεγμονῆς ἐπ᾽ αὐτῷ γίνεται τὸ
χρῶμα μελάντερον, ὡς εἰ καὶ μίξαις ἐρυθρῷ πλέονι τοῦ
μέλανος ἔλαττον. ὅτι δὲ πυρέττουσιν οἱ οὕτως ἔχοντες ἐξ
ἀνάγκης οὐδὲν ἧττον, ἀλλ᾽ ἔτι καὶ μᾶλλον ἐκείνων οἷς
ἐρυσιπελατώδης ἐστὶν ἡ φλεγμονή, πρόδηλον παντί. καὶ
μὲν δὴ καὶ ὡς ἀπὸ φλεβοτομίας ἀρκτέον ἐστὶ τῆς ἰάσεως
εὔδηλον εἶναι νομίζω τοῖς μεμνημένοις ὅσα περὶ φλεβοτομίας εἴρηται κατὰ τὴν τῶν πυρετῶν θεραπείαν. οὐκ ἄδηλον
δ᾽ οὐδ᾽ ὅτι μέχρι λειποθυμίας ἐπ᾽ αὐτῶν ἡ κένωσις γινο-

ſtula quaedam, qua rupta ulcus cum cruſta gignitur. Saepe
vero non una oritur ſcabentibus puſtula, ſed multae exiles,
veluti milii ſemiṇa crebrae in parte reſidentes, quibus per-
ruptis ſimiliter cruſtoſum ulcus provenit. In carbunculis
vero, qui per Aſiam populatim ſunt graſſati, etiam citra pu-
ſtulas nonnullis excoriata ſtatim cutis eſt. Omnibus igitur
ut dixi cruſtoſum ulcus ſit, modo cruſta ipſa cineris colorem praeferente modo nigroren. Omnibus praeterea his cir-
cumpoſita caro in ſummam pervenit inflammationem, non
tamen colore aſpicitur eryſipelatis, imo qui adhuc phlegmones colore ſit nigrior, veluti ſi pluſculo rubro minus mi-
ſceas nigri. Quod autem neceſſario febricitent qui ita ſunt
affecti, idque non minus, imo magis quam illi quibus eryſi-
pelatoſa eſt phlegmone, id utique latere neminem poteſt. Sed
et incipiendam ab inciſa vena curationem eſſe, id quoque
neminem latere arbitror qui meminerit quae in curatione
febrium de ſanguinis miſſione diximus. Nec illud obſcurum,
ſanguinis vacuationem, quae ad animi defectum usque ſit

ΒΙΒΛΙΟΝ Ε. 98ι

Ed. Chart. X. [53ο.]   Ed. Baf. IV. (190.)

μένη μειζόνως ὠφελήσειε, πλὴν εἰ μὴ τῶν ἄλλων τι παρείη
τῶν κωλυόντων φλεβοτομεῖν. ἐπὶ δὲ τοῦ πεπονθότος μέρους, ὅσον μὲν ἐπὶ τῇ φλογώσει τῶν χυμῶν, τῶν ψυχόντων ἐστὶ χρεία· διὰ δὲ τὸ πάχος τοῦ χυμοῦ καὶ μέντοι
καὶ τὴν κακοήθειαν οὔτ᾿ ἀποτρέψεις ποτὲ τὸ ῥεῦμα· καὶ
εἰ τούτου ποτὲ τύχοις, ἕτερόν τι ἐν τῷ βάθει βλάψεις.
οὐ μὴν οὐδ᾿ ἐπιῤῥεῖν αὐτῷ συγχωρητέον ἐστὶν, ἀλλ᾿ εὑρίσκειν φάρμακα μετὰ τοῦ μετρίως ἀποκρούεσθαι καὶ διαφορεῖν δυνάμενα. τοιοῦτον δ᾿ ἐστὶ τό τε δι᾿ ἀρνογλώσσου
κατάπλασμα καὶ τὸ δι᾿ ἑφθῆς φακῆς, ἄρτου κλιβανίτου
μιγνύντων ἡμῶν αὐτοῖς ὅσον ἁπαλόν. ἔστω δὲ μὴ πάνυ
τι καθαρὸς, ὥσπερ οὐδὲ ῥυπαρός γε ἄγαν. ὁ μὲν γὰρ
ἀκριβῶς καθαρὸς ἐμπλαστικωτέρας οὐσίας ἐστὶν, ὁ δὲ
πιτυρίας ἁδρομερεστέρας. κατ᾿ αὐτοῦ δὲ τοῦ ἕλκους ἐπιτι-
θεμένου τινὸς τῶν ἰσχυρῶν φαρμάκων, οἷόν ἐστι τὸ Ἄνδρωνος ἢ Πασίωνος ἢ Πολυείδου, λύοντα μετά τινος τῶν
γλυκέων οἴνων αὐτὰ, μέχρι γλοιώδους συστάσεως. κάλλι-

adhibita, magis his etiam collaturam, niſi tamen aliud quippiam obſtet ex iis quae venam incidi vetent. Imponi vero
ſibi laborans pars, quod ad humorum inflammationem ſpectat, refrigerantia deſiderat. Caeterum propter humoris craſſitudinem atque etiam malignitatem nec fluxionem avertere
unquam poteris, et ſiquando id feceris, aliud quippiam quod
in alto ſit corpore offendes. Atqui nec affluere is permit-
tendus eſt, quin potius inquirenda medicamenta ſunt quae
cum modice reprimendo etiam diſcutere poſſint. Tale eſt
tum cataplaſma quod ex plantagine conficitur, tum quod ex
cocta lente, miſcentibus his nobis micam panis teneram, qui
clibano ſit coctus. Eſto autem panis nec omnino a furfure
purus nec nimium ejus habens. Siquidem qui omnino purus eſt, ejus ſubſtantia in cutis meatibus haerere eſt apta,
furfuraceus autem craſſiorum eſt partium. Super ipſum vero
ulcus valens aliquod imponendum eſt medicamentum, cujusmodi eſt Andronis vel Paſionis vel Polyidae, liquarique id
cum vino aliquo dulci ad ſordium craſſitudinem debebil.

στοι δὲ οἴνων εἰς τοῦτο Θηραῖός τε καὶ Σκυβελίτης ἐστίν·
ὧν μὴ παρόντων σιραίῳ χρηστεον, ὃ καλεῖται παρ᾽ ἡμῖν
ἕψημα. τὰ δὲ τοῖς ἄλλοις ἕλκεσι προσφερόμενα φάρμακα
πέττοντά τε καὶ διαπυΐσκοντα, ταῦτα οὐ χρὴ νῦν προσφέ-
ρειν· αὐξήσεις γὰρ τὴν σηπεδόνα τοῦ μορίου. [331] καὶ μὴν
καὶ ἀποσχάζειν τοὺς τοιούτους ὄγκους, ὅταν γε προφλεβοτο-
μήσῃς, οὐκ ἀνεπιτήδειον· ἔστωσαν δὲ βαθύτεραι τῶν συμμέτρων αἱ ἀμυχαὶ διὰ τὸ πάχος τοῦ λυποῦντος χυμοῦ. παυ-
σαμένης δὲ τῆς φλογώσεως ὁμοίως τοῖς ἄλλοις ἕλκεσιν εἰς
οὐλὴν ἄξεις τὸ ἕλκος. ἀρκεῖν ἡγοῦμαι καὶ περὶ τῶν ἀνθράκων
εἰρῆσθαι τοσαῦτα.

Κεφ. ια′. Τῶν δ᾽ ἄλλων ὄγκων ἐφεξῆς μνημονεύσω
καὶ πρῶτόν γε τῶν καλουμένων χοιράδων. γίνονται δ᾽ αὗται
σκιρρουμένων ἀδένων. καὶ ἡ θεραπεία γ᾽ αὐτῶν, ὅσον μὲν
ἐπὶ τῷ πάθει, κοινὴ τοῖς ἐν ἄλλῳ τινὶ μέρει γινομένοις σκίῤ-
ῥοις· ὅσον δ᾽ ἐπὶ τῇ φύσει τοῦ μορίου, κατά τινας ἀδένας
ἑτέρους προσλαμβάνει σκοποὺς διττούς. ἄμεινον δ᾽ ἴσως κἀνταῦθα διαστείλασθαί τι περὶ τῶν ὀνομάτων ἕνεκα σαφοῦς

Porro commodiſſima ad hunc uſum vina ſunt, tum Theraeum tum Scybelites, quorum inopia ſapa utendum, quae
apud nos hepſema dicitur. Quae autem medicamenta reliquis adhiberi ulceribus ſolent, nempe quae concoquant et
pus moveant, ea nunc adhibenda non ſunt, quando ita putredinem partis auxeris. Quin etiam ſcarificare ejusmodi tumores poſt ſanguinis miſſionem alienum non ſit: ſunto autem inciſiones mediocribus altiores, propter infeſtantis humoris craſſitudinem. Ceſſante vero jam inflammatione ulcus
ad cicatricem ſimiliter reliquis ulceribus perduces. Atque
hactenus de carbunculis dixiſſe ſat arbitror. Cap. XI. Deinceps de reliquis agam tumoribus, orſus a ſtrumis, quas choeradas vocant. Exiſtunt hae glandulis
in ſcirrhos mutatis. Eſtque curatio earum, quod ad ipſum
attinet affectum, iis ſcirrhis qui in aliis partibus naſcuntur
communis. Caeterum quod ad ipſius partis naturam ſpectat, in quibusdam glandulis alias geminas curationis indicationes adjiciunt. Praeſtiterit fortaſſis hoc loco de nomini-

διδασκαλίας. ὅσοι μὲν γὰρ ἀδένες ἀγγείων σχιζομένων ἀναπληροῦσι τὸ ἐν μέσῳ, στήριγμα γινόμενοι τῆς σχίσεως αὐτῶν, οὐ μεγάλη τούτων ἡ χρεία τοῖς ζώοις ἐστίν, ἀλλ᾽ ἐκ περιττῆς μὲν προνοίας ὥσπερ ἔλλ᾽ ἄττα τοὺς τοιούτους ἀδένας ἡ φύσις ἐδημιούργησε. τῶν δ᾽ ἤτοι σίελον ἢ γάλα παρασκευαζόντων ἢ σπέρμα, καὶ μέντοι καὶ ὅσοι φλεγματώδη τινὰ γεννῶσιν ὑγρότητα κατὰ μεσεντέριον ἢ φάρυγγα καὶ λάρυγγα, μείζων ἡ χρεία. καί τινες οὐδὲ ἀδένας ὀνομάζουσι τοὺς τοιούτους, ἀλλ᾽ ἀδενώδη σώματα πολὺ τῶν ἄλλων ἀδένων ἀραιότερά τε καὶ σπογγοειδέστερα τὴν οὐσίαν ὄντα· καὶ μέντοι καὶ καθήκουσιν εἰς τοὺς τοιούτους ἀδένας ἀρτηρίαι τε καὶ φλέβες αἰσθηταί. σκιῤῥωθέντας τε θεραπευτέον αὐτοὺς ὡσαύτως τοῖς ἄλλοις ἅπασι μορίοις. ὅσοι δ᾽ ἐν ταῖς μεταξὺ χώραις τῶν ἀγγείων εἰσὶν, ἕτερος ἐν τούτοις προσέρχεται σκοπὸς τῆς ἰάσεως· ἐν ᾧ συναιρεῖται τῷ πάθει τὸ μέρος. ἔστι δὲ καὶ αὐτὸς οὗτος διττὸς, ἤτοι γ᾽ ἐκκοπτόντων ἡμῶν σμίλῃ τὸ πεπονθὸς ὅλον, ὡς

bus aliquid clarioris doctrinae gratia diftinxiffe. Quippe glandulae quae quod in medio vaforum in diverfas partes diductorum habetur implent, ejusque diductionis pro firmamento funt, earum haud magnus ufus animantibus eft, fed ex abundantiore providentia, ficut alia quaedam, fic has quoque glandulas natura fabricavit. Earum vero quae vel falivam vel lac vel genitale femen, ad haec quae pituitofum quendam humorem in mefenterio vel faucibus vel laryngo generant, earum major eft ufus. Atque aliqui has non glandulas, fed glandulofa vocant corpora, ut quae non paulo quam reliquae glandulae et rariore fint et magis fpongiofa fubftantia, quin etiam in has tum arteriae tum venae fenfibiles perveniunt. Atque hae quidem, quum in fcirrhofo funt affectu, non aliter quam caeterae omnes partes funt fanandae. At quae in medio vaforum fpatio confiftunt, in iis alia curationis indicatio praeftatur, qua fimul cum affectu etiam pars ipfa tollitur. Eft vero duplex ea quoque vel totum, quod affectum eft, fcalpello excidentibus nobis veluti

ἐπὶ τῶν καρκίνων, ἢ σηπόντων φαρμάκοις. ἥτις δ' ἐστὶν
ἡ τῶν τοιούτων φαρμάκων ὕλη κατὰ τὰς περὶ τῶν φαρμάκων πραγματείας ἔχεις.

Κεφ. ιβ'. Ἐμοὶ δ' ἤδη καιρὸς ὑπὲρ τῶν ἄλλων ὄγκων
εἰπεῖν, ὧν πρῶτός ἐστι τὸ καλούμενον ἀπόστημα. διττὸν δὲ
καὶ τούτου τὸ γένος, ἓν μὲν ὅταν ἐκπυησάσης φλεγμονῆς
ἀθροισθῇ τὸ πῦον, οἷον ἐν κόλπῳ τινί· τὸ δ' ἕτερον ἄνευ
φλεγμονῆς προηγησαμένης ὑγροῦ τινος εὐθὺς ἐξ ἀρχῆς
ἄλλοτε μὲν ἄλλου κατ' εἶδος, ἀλλὰ πάντως γε μὴν δριμέος
ἀθροιζομένου κατά τι μόριον. ὑποδέρει δὲ τοῦτο τὰ περικείμενα σώματα· χώραν δὲ αὐτῷ παρασκευάζων ἤτοι μεταξὺ
δυοῖν χιτώνων ἢ ὑπό τισιν ὑμέσιν. ὑποδέρει δὲ πάντως μὲν
τῷ πλήθει διατείνων, ἔστι δ' ὅτε ἐν τῷ χρόνῳ δριμύτητά
τινα σηπεδονώδη προσλαμβάνων. εὑρίσκονται δὲ διαιρουμέ-
νων σμίλη τῶν τοιούτων ἀποστημάτων ἰδιότητες οὐχ ὑγρῶν
μόνων, ἀλλὰ καὶ στερεῶν τινων σωμάτων οὐκ ὀλίγαι. καὶ
γὰρ ὀνύχων καὶ τριχῶν καὶ ὀστῶν καὶ ὀστράκων καὶ λίθων
καὶ πώρων θραύσμασιν εὑρέθη τινὰ σώματα παραπλή-

in cancro, vel putrefcere id medicamento cogentibus. Porro
quae ejusmodi medicamentorum materia fit, id in opere de
medicamentis eft proditum.

Cap. XII.　Mihi vero tempeftivum eft de aliis tumoribus docere, quorum fe primum abfceffus vocatus offert.
Hujus duplex item genus eft, unum, quum phlegmone in
pus verfa pus ipfum tanquam in finu aliquo eft collectum,
alterum quum nulla praecedente phlegmone humor aliquis
ftatim ab initio, isque alias fpecie alius, caeterum omnino
acris in parte aliqua colligitur. Porro excoriat hic circumpofita corpora, fpatium videlicet fibi moliens vel inter duas
tunicas vel fub certis membranis. Excoriat autem omnino
ipfa copia diftendens, interdum vero acrimoniam quandam
putredinofam tempore contrahens. Sane inveniuntur in hujusmodi abfceffibus, cum fcalpello funt divifi, proprietates
quaedam non paucae nec humorum modo, fed etiam folidorum quorundam corporum. Siquidem unguium, pilorum,
offium, teftarum, lapidum et pori fragmentorum fimilia in-

σια. καὶ μέντοι καὶ τῶν ὑγρῶν αὐτῷ τὸ μὲν οἷον βόρβορος
[332] ἢ πηλὸς, ἢ ἐλαίου τις ἰλὺς, ἢ οἴνου τρύξ· τὸ δ᾽ οὕτω
δυσῶδες ὡς δυσχεραίνειν ἅπαντας. ἀλλὰ ταῦτα μέν ἐστι
σπανιώτερα. συνηθέστατα δὲ γιγνόμενα τοῦ γένους τοῦδε
τῶν νοσημάτων εἴδη ἐστὶ τρία, προσηγορίας ἕκαστον αὐτῶν
ἰδίας τετυχηκὸς, ἀθήρωμα καὶ μελικηρὶς καὶ στεάτωμα, ἀπὸ
τῆς ὁμοιότητος τῶν περιεχομένων οὐσι(191)ῶν κατὰ τοὺς
ὄγκους. ἔστι γὰρ αὐτῶν ἡ μέν τις οἷόν περ τὸ στέαρ, ἡ
δὲ οἷον μέλι, καί τις ἀθήρᾳ παραπλήσιος. οἱ σκοποὶ δὲ τῆς
θεραπείας κοινοὶ διαφορῆσαι τὸ περιεχόμενον ἢ σῆψαι πᾶν
ἢ ἐκτεμεῖν. ἔνιοι μὲν οὖν ὄγκοι τοῖς τρισὶν ὑποπίπτουσι
σκοποῖς, ὅσοι λεπτότερον ὑγρὸν ἔχουσιν, ὡς ἡ μελικηρίς· ἔνιοι
δὲ τοῖς δύο μόνοις, ὥσπερ τὸ ἀθέρωμα· καὶ γὰρ ἐκτεμεῖν καὶ
σῆψαι οἷόν τε τοῦτο· τὸ δὲ στεάτωμα διὰ χειρουργίας μόνης
θεραπεύεται μήτε σαπῆναι μήτε διαφορηθῆναι δυνάμενον.
ἐπὶ δὲ τῶν ἐν βάθει συνισταμένων ἀποστημάτων καὶ μάλιστα
κατὰ τὰ σπλάγχνα τὰ διὰ τῶν ἀρωμάτων φάρμακα λυσιτε-

venta in his corpora quaedam funt. Ac humorum ipforum
alius veluti lutum vel caenum vel olei quidam limus vel
vini faex, alius adeo graviter olens ut omnes averfentur. Verum haec rarius incidunt. Frequentiffima vero hujus morbi
funt tria genera, quorum fingula propriam appellationem
funt fortita. Ea funt atheroma, meliceris et fteatoma a fimi-
litudine contentarum in tumoribus fubftantiarum dicta. Eft
enim aliud eorum veluti fevum, aliud veluti mel, aliud
pulticulae fimile. Curationis vero eorum fcopi funt communes id quod continetur vel difcutere vel totum putre
reddere vel excidere. Aliqui igitur ejusmodi tumorum tri-
plicem curationis fcopum admittunt, quotquot ex tenuiore
humore conftant, ut meliceris, aliqui duplicem tantum, veluti
atheroma; etenim quod tum excidere tum putefacere licet,
fteatoma vero fola manuum opera curatur, cum nec putre-
fieri poffit nec difcuti. In iis vero abfceffibus qui in alto
corporis confiftunt, ac potiffimum in vifceribus, medicamenta quae ex aromatis componuntur maxime funt utilia,

λέστατά εἰσιν, ὧν ἡ δύναμις εἰς ἀτμοὺς τε λῦσαι καὶ διαφορῆσαι τὸ συνιστάμενον ὑγρόν. ἔστι δὲ καὶ ἄλλα πολλὰ μὲν
τοιαῦτα· μάλιστα δὲ αὐτῶν εὐδόκιμα τό τε διὰ τῶν ἐχιδνῶν,
ὅπερ ὀνομάζουσι θηριακὴν ἀντίδοτον, ἥ τ᾽ ἀθανασία καλουμένη καὶ ἀμβροσία· ταῦτα μὲν οὖν πολυτελῆ· τῶν δ᾽ εὐτελῶν
ἄριστόν ἐστιν τὸ ἡμέτερον, ὃ διὰ τῆς Κρητικῆς καλαμίνθης
σκευάζομεν. ἅπαντα δὲ τὰ τοιαῦτα κατὰ τὴν περὶ τῶν φαρμάκων πραγματείαν ἀθροιζόμενα, ἣν, ὡς ὀλίγον ἔμπροσθεν
ἔφην, ἐπὶ ταῖς τρισὶ ταῖς ἔμπροσθεν ἄμεινον εἶναι νομίζω
προσθεῖναι, χάριν τοῦ λείπεσθαι μηδέν.

Κεφ. ιγ'. Ἐπεὶ δὲ τῶν κατὰ τὴν χειρουργίαν πραττομένων οἱ σκοποὶ τὸ μέν τι κοινὸν ἔχουσι, τὸ δ᾽ ἴδιον,
ἄμεινον εἶναί μοι δοκεῖ μὴ διασπᾶν αὐτούς, ἀλλ᾽ ἀθρόως
ἅπαντας ἐν τοῖς τελευταίοις τῆσδε τῆς πραγματείας εἰπεῖν.
νυνὶ δὲ τοσοῦτον ἔτι περὶ τῶν παρὰ φύσιν ὄγκων ῥητέον
ἐστὶν, ὡς ὅσοι μὲν αὐτῶν ὅλῳ τῷ γένει παρὰ φύσιν εἰσὶ,
ἐνδείκνυνται τὴν ἄρσιν, ὑπαγόμενοι κοινοτέρῳ σκοπῷ τῷ
κατὰ πάντων ἐκτεταμένῳ τῶν τοιούτων, ὅσα ταῖς οὐσίαις

quorum facultas collectum humorem tum in halitum refolvit tum difcutit. Sunt profecto et alia ejus generis non
pauca, quorum laudatiffima funt tum antidotus, quae ex
viperis componitur, theriacen vocant, tum quae athanafia
vocatur, tum ambrofia; atque haec quidem fumptuofa, vilio-
rum fane optimum eft noftrum, quod ex cretica calamintha
eft compofitum. Omnia vero id genus in opere de medicamentis colligemus, quod, uti paulo ante diximus, fatius arbitror iis tribus quae fupra memoravi, quo nihil defit,
fubjicere.

Cap. XIII Quoniam vero eorum quae per chirur-
giam fiunt *curationis* fcopi aliquid commune habent, aliquid
proprium, fatius nobis vifum eft ea non diftrahere, fed univerfa in calce hujus operis apponere. Nunc porro tantulum
etiam de tumoribus qui praeter naturam confiftunt eft adjiciendum, quod quicunque ex his toto genere praeter naturam funt, ii fui ablationem indicent communiori fcopo,
qui per omnia quae totis fubftantiis a naturae habitu recef-

ὅλαις ἐξέστηκε τοῦ κατὰ φύσιν, ὥσπερ ἐπὶ τῶν στεατωμάτων
καὶ ἀθερωμάτων ἔχει. τούτου δὲ γένους ἐστὶ καὶ ἡ καλουμένη μυρμηκία καὶ ἡ ἀκροχορδὼν, ὅ τ᾽ ἐν τῇ κύστει λίθος
ὑπόχυμά τε καὶ ἡ τῆς μύλης κύησις, ἐπὶ γυναικῶν, ὀνομάζουσι δ᾽ οὕτω τὴν ἀδιάπλαστον σάρκα· πάντα γὰρ τὰ
τοιαῦτα τελέως ἐκκόψαι σπεύδομεν. ὧν δὲ καὶ ὁ πεπονθὼς
τόπος ἕν τι τῶν κατὰ φύσιν ἐστὶ μορίων, ὁ μὲν πρῶτος
σκοπὸς ἰᾶσθαι τὸ πάθος, ὁ δ᾽ ἐπ᾽ αὐτὸ δεύτερος, ὅταν
ἀνίατον ᾖ, συνεκκόψαι τῷ πάθει τὸ μέρος, ὡς ἐπὶ καρκίνου
τε καὶ τῶν ἀθεραπεύτων ἁπάντων ἑλκῶν. ἔμπαλιν δ᾽ ὡς
ἐπὶ τῶν ὑποχυμάτων ἀποπίπτοντες τοῦ πρώτου σκοποῦ
πρὸς ἕτερον ἄγομεν αὐτὰ τόπον ἀκυρώτερον. ἔνιοι δὲ καὶ
ταῦτα κινοῦν ἐπεχείρησαν, ὡς ἐν τοῖς χειρουργουμένοις ἐρῶ.
νυνὶ δ᾽ ἀρκέσει τοσοῦτον εἰπεῖν, ὡς τὸ κατὰ τὰς ὑδροκή-
λας ὑγρὸν ἀλλότριόν ἐστι τῆς τοῦ σώματος οὐσίας ὅλῃ τῇ
φύσει· καὶ τὸ κατὰ τοὺς ἀσκίτας ὑδέρους ὕδωρ. ὧν ἡ κένωσις [333] ἤτοι διὰ φαρμάκων γίγνεται διαφορητικῶν ἢ διὰ

ferunt extenditur fubjecti, veluti in fteatomatis et atheroma-
tis habet. Hujus certe generis eft et quae myrmecia vocatur
et quae acrochordon, praeterea in vefica calculus et hypochyma et in mulieribus molae in utero geftatio, ita vero appellant informem carnem, omnia namque talia fummovere
in totum properamus. Quorum vero etiam locus ipfe affectus una quaepiam earum quae fecundum naturam funt partium eft, prima indicatio ut affectus fanetur. Secunda ab
hac, fi infanabilis is fit, ut una cum affectu pars quoque ipfa
excidatur, ficut in cancro et omnibus ulceribus quae curationem refpuunt. E contrario vero in fuffufione decidentes
prima indicatione ad alium eam locum, qui minoris fit momenti, transferimus. Nonnulli quoque haec vacuare funt
aggreffi, ficut in iis quae chirurgia tractantur dicam. Nunc
illud dixiffe fufficiet, quod humor, qui in hydrocelis vifitur,
alienus a corporis fubftantia tota natura fit, ficut etiam quae
in afcitis hydropibus continetur aqua. Quarum certe vacuationem vel medicamentis quae difcutiant molimur vel chi-

χειρουργίας· ἐπὶ μὲν τῆς ὑδροκήλης διὰ καθέσεως σίφωνος,
ἐπὶ δὲ τῶν ὑδέρων διὰ παρακεντήσεως. συνεκτέμνεται δὲ
τῷ πάθει τὸ πεπονθὸς μόριον, ὥσπερ ἐπὶ τῶν ἔμπροσθεν
εἰρημένων, οὕτω κἀπὶ τῶν κηλητῶν τοῦ περιτοναίου τι μέρος. ὡσαύτως δὲ καὶ ὁ γαργαρεὼν ἐνίοτε τῷ πάθει συνεκτέμνεται κατά τε τὰ σκέλη καὶ τοὺς ὄρχεις αἱ φλέβες τοῖς
κιρσοῖς, ὅ τ᾽ ἐν τῇ ῥινὶ χιτὼν τῷ πωλύπῳ καὶ ὁ τετρημένος
ὀδοὺς τῷ τρήματι. ἀλλὰ τούτων μὲν οὐδὲν δυνατόν ἐστιν
ἐς τὸ κατὰ φύσιν ἀγαγεῖν· ἐπὶ δὲ τοῦ γαργαρεῶνος ἐργάζεσθαι χρὴ τοῦτο παντὶ τρόπῳ καὶ μὴ σπεύδειν ἐκτεμεῖν· ὅταν
δὲ ἰσχνὸς καὶ ἱμαντώδης γένηταί ποτε, τηνικαῦτα ἀφαιρεῖν.
τοιοῦτον μὲν οὖν αὐτὸν ἐργάσεται χρόνος μακρότερος· οἷον
δ᾽ Ἱπποκράτης ἔγραψε κατὰ τὸ προγνωστικὸν ὀλίγων ἡμερῶν ἀριθμός· οὕτω δὲ καὶ τἆλλα τὰ κατὰ μέγεθος ἐξιστά-
μενα τοῦ κατὰ φύσιν, ἐν οἷς ἐστι καὶ τὰ ὑπερσαρκοῦντα
πάντα καὶ ἐγκανθίδες, οἵ τε κατὰ τὴν ἕδραν ὀνομαζόμενοι
θύμοι. τινὰ δὲ τῶν τοιούτων ἑλκῶν ἐπαμφοτερίζει ταῖς
ἰδέαις, ὥσπερ αἵ τε πολὺ τοῦ πέριξ δέρματος ἐξέχουσαι τῶν

rurgia, in hydrocele quidem immiffo fiphone, in hydropibus vero adhibita punctione. Porro exciditur una cum affectu ipfo, veluti in iis quae ante comprehenfa funt, etiam
pars affecta, ita et in herniofis aliquid peritonaei. Pari modo
et columella aliquando una cum affectu ipfo exciditur. Iti-
demque in cruribus et tefticulis una cum varicibus ipfae
venae. Ad haec tunica in nafo cum polypo et foratus dens
cum foramine, verum ex his nullum eft quod ad ftatum
naturalem poffit reduci. In columella vero id omnino eft
conandum, nec properandum ad eam excidendam, fed quando gracilis eft et ad lori tenuitatem redacta, tum eft auferenda. Porro talem eam reddet longius tempus, ac qualem
Hippocrates in praefagiis defcripfit, paucorum dierum numerus, aeque vero et caetera quae in magnitudine naturalem
habitum excefferunt, in quibus annumeranda funt omnia
quibus fupercrevit caro et encanthides et qui in fede thymi
dicuntur. Sunt ex iftiusmodi ulceribus et quae ambigua fint
fpecie, veluti cicatrices, quae fupra circumpofitam cutim

οὐλῶν καὶ τὰ κατὰ τοὺς ὀφθαλμοὺς πτερύγια. τῆς γε μὴν
ἰάσεως ἐπ᾽ αὐτῶν ὁ σκοπὸς πρόδηλος. ἐγκόπτεσθαι γὰρ δεῖ
τὰ τοιαῦτα πάντα· καὶ χρὴ σκοπούμενον ἀεὶ τοὺς τρόπους
τῆς ἀναιρέσεως ἐπὶ τὸν ἄριστον ἐξ αὐτῶν ἰέναι. σκοποὶ δ᾽
εἰσὶ τῆς κρίσεως τῶν ἀρίστων τρεῖς, ἥ τε τοῦ χρόνου τῆς θεραπείας βραχύτης, τό τ᾽ ἀνωδύνως αὐτὴν ἐργάσασθαι, καὶ
τρίτος ἐπὶ τούτοις ἡ ἀσφάλεια. καὶ αὐτῆς τῆς ἀσφαλείας ἴδιοι
σκοποὶ τρεῖς· εἷς μὲν καὶ πρῶτος ὡς τυχεῖν τοῦ τέλους πάν-
τως· ἕτερος δὲ τὸ κἂν ἀποτύχωμέν ποτε τοῦ τέλους, ἀλλὰ
μηδέν γε βλάψαι τὸν κάμνοντα· καὶ τρίτος, ὡς μὴ ῥᾳδίως
ὑποτροπιάσαι τὸ νόσημα. κατὰ ταῦτά σοι κρίνοντι τὴν ἀρίστην ὁδὸν τῆς ἰάσεως ἐπὶ πάντων τῶν νῦν ἡμῖν προκειμένων
εὑρεθήσεται ποτὲ μὲν ἡ διὰ τῆς χειρουργίας αἱρετωτέρα, ποτὲ
δὲ ἡ διὰ τῶν φαρμάκων· ἡ μὲν οὖν διὰ τῆς χειρουργίας ἔν
γε τοῖς νῦν ἡμῖν προκειμένοις ἐπὶ τὴν ἀναίρεσιν αὐτῶν σπεύ-
δει τελείως ἐκκόψαι τοῦ ζώου τὸ παρὰ φύσιν, ὅλῳ τῷ γένει
προαιρουμένη· τούτου δ᾽ ἀποτυγχάνουσα τοῦ σκοποῦ δεύ-

multum extant, item quae in oculis ſunt pterygia. Curationis tamen eorum indicatio manifeſta eſt. Siquidem talia omnia amovere oportebit, atque id ſemper agere ut rationibus
quibus id fiat penſitatis optimam ſemper earum deligas.
Sane optimae rationes tripliciter judicantur, tum ex temporis
curandi brevitate, tum ex curando citra dolorem, tum ex
maxime tuto curando. Rurſus ut tuto cures, tres proprii
ſunt ſcopi, unus primusque ut omnino abſolutionem operis
conſequaris, alter ut ſicubi hunc non conſequaris, ſaltem cu-
bantem non laedas, tertius ut morbus non facile revertatur.
His conſiderationibus ſi optimam curationis viam judicave-
ris, invenietur in omnibus, quae nunc propoſuimus, quando
potius chirurgiae et potius medicamentorum ope ſit curandum. At chirurgiae quidem ſtudium in iis praeſertim quae
nunc ſunt propoſita ad interemptionem eorum feſtinat, ut
quae quod in animalis corpore toto genere praeter naturam
habetur, id prorſus tollendum ſibi proponat; quod ſi per-
ficere nequeat, proximum illud conſilium habet, ut vitium

τερον ἔχει τὸν τῆς μεταθέσεως ἐπὶ τῶν ὑποχυμάτων. ἡ δὲ
διὰ τῶν φαρμάκων πρώτῳ μὲν χρῆται σκοπῷ κενῶσαί τε καὶ
διαφορῆσαι τὸ παρὰ φύσιν· εἰ δ᾽ οὗτος ἀδύνατος εἴη, διὰ
τὴν τοῦ μορίου φύσιν ἢ καὶ τὸ τοῦ πάθους ἀνίατον ἐκπυῆ-
σαί τε καὶ διασῆψαι· δεύτερος δ᾽ ἐπ᾽ αὐτῶν σκοπὸς οὗτος.
οὕτω γοῦν κἀπὶ τοῦ γαργαρεῶνος ποιοῦμεν, εἰς τὸ κατὰ φύσιν μὲν πρῶτον ἐπανάγοντες αὐτόν· εἰ δ᾽ ἀποτύχοιμεν τούτου, τελέως ἐκκόπτοντες ἤτοι διὰ χειρουργίας ἢ διὰ φαρμάκων
καυστικῶν. ἀλλὰ τὰ μὲν φάρμακα κάλλιον εἰς τὴν περὶ τῶν
φαρμάκων ἀναβάλλεσθαι πραγματείαν, ἐπειδὴ τετάρτην
ἄλλην ἄμεινον ἔδοξεν ἐπὶ τρισὶ πραγματεύεσθαι· τὴν δὲ
χειρουργίαν ἐπὶ τῇ τελευτῇ τάξαι τῆσδε τῆς πραγματείας.
Κεφ. ιδ'. Οὔκουν ἔτι χρὴ διατρίβειν ἐν τοῖσδε· μεταβῆναι δὲ πρὸς τὰ παραπλήσια ἰάσεως δεόμενα τοῖς εἰρημέ-
νοις·. ἔστι δὲ ταῦτα τά θ᾽ ὑπερβάλλοντα τοῦ προσήκοντος
ἐν ἀριθ[334]μῷ τε καὶ πηλικότητι καὶ τὰ κατ᾽ ἄμφω ταῦτα
ἐνδέοντα. νυνὶ μὲν οὖν ὠνόμασα τοῦ προσήκοντος· εἰ δὲ

transferat, veluti in hypochymatis. Quod vero ex medicamentis petitur, primum huc tendit, ut quod praeter naturam eſt tum vacuet tum difcutiat, quod ſi per partis naturam aut etiam affectus rebellionem fieri non licet, ut id
tum in pus vertat tum putrefaciat, hoc vero fecundo loco
deſtinat. Quippe ita in columella facimus, primum ad naturalem affectum eam revocantes; id ſi confequi non eſt,
prorſus amputantes, idque vel chirurgiae opera vel per cau-
ſtica medicamenta. Verum medicamenta melius eſt in tractationem de iis differamus, quandoquidem tribus jam proditis, aliam quoque quartam adjiciendam ſtatuimus, ac chirurgiam in calce hujus operis apponamus.

Cap. XIV. Non eſt igitur, quod in his amplius immoremur, ſed tranſeundum ad ea quae ſimilem iis quae
comprehenſa ſunt curationem deſiderant. Ea ſunt tum quae
in numero et magnitudine convenientem modum excedunt,
tum quae in ambobus his deficiunt. Dixi hoc loco convenientem, quod ſi conferentem vel conducentem vel fecun-

καὶ τοῦ συμφέροντος ἢ κατὰ φύσιν ἢ χρησίμου ποτ᾽ εἴποιμι,
τὴν αὐτὴν ἕξει δύναμιν ὁ λόγος. εἴρηται μὲν ἑτέρωθι περὶ
τῶνδε μακρότερον· ἀναμνῆσαι δὲ καὶ νῦν ἐπὶ κεφαλαίων
ἅπαντα ἄμεινον εἶναί μοι δοκεῖ. πρῶτον τῶν κατὰ τὸ
σῶμα πάντων ἐστὶν οὗ μάλιστα χρῄζομεν, ἡ τῶν μορίων
ἀόχλητος ἐνέργεια. ταύτην τε ἔχοντες φύσει διὰ τοῦτο συνήθως λέγομεν ὀρέγεσθαι τοῦ κατὰ φύσιν ἐνεργεῖν. ἐπεὶ δὲ
τοῦτο αὐτὸ συνῆπται τῷ κατὰ φύσιν ἔχειν, εἰκότως οὐδὲν
ἡγούμεθα διαφέρειν ἢ κατὰ φύσιν ἔχειν εἰπεῖν, ἢ κατὰ φύσιν
ἐνεργεῖν. ἀλλὰ καὶ χωρὶς προσθήκης ἐνίοτε λέγομεν ἐφίεσθαι
τοῦ κατὰ φύσιν ὑπακουομένου τῇ λέξει τοῦ ἔχειν ἢ ἐνεργεῖν,
ἢ ἀμφοτέρων. αὕτη μὲν ἡ αἰτία τοῦ καλῶς εἰθίσθαι τοῖς
ἰατροῖς τῇ τοῦ κατὰ φύσιν χρῆσθαι φωνῇ περὶ πάντων ὧν
αἱρούμεθα κατὰ τὸ σῶμα. μαθεῖν δ᾽ ἐστὶν ὅτι μὴ πρῶτον
μηδὲ δι᾽ (192) αὐτὸ τὸ κατὰ φύσιν ἡμῖν ἐστιν αἱρετέον, ἀλλὰ
δευτέρως τε καὶ κατὰ συμβεβηκός, ἐν οἷς ἡ φύσις ἀποτυγχάνει. καὶ γὰρ ἕκτος δάκτυλος εὐθὺς ἐξ ἀρχῆς συνεγενήθη

dum naturam vel utilem alibi ufurpavero, eadem fermonis
vis erit. Ac dictum quidem de his eft alibi latius, caeterum
redigere in memoriam fummatim omnia, etiam hoc loco melius fuerit. Omnium ergo quae in corpore habentur primum, cujus maxime indigemus, eft ipfa partium minime impedita functio. Hanc vero, quia poffidemus natura, idcirco
publice dicimus expetere nos fecundum naturam agere. Et
quia hoc ipfum cum eo, quod fecundum naturam fe habet,
eft conjunctum, merito nihil intereffe arbitramur an fecundum naturam habere, an fecundum naturam agere dicamus.
Quin et fine additione interdum dicimus, expetere nos fecundum naturam, utique fubaudito in dictione vel agere vel
ambobus. Atque haec quidem caufa eft cur medicis recte
ufurpata vox haec, fecundum naturam, fit de omnibus quae
in corpore ex fententia noftra effe cupimus. Scire autem
licet in iis quibus natura deficit nec primum nec propter
fe ipfum quod fecundum naturam eft a nobis expeti, fed
fecundario et ex accidente. Siquidem fextus digitus nonnul-

τισὶ καὶ λείπων πέμπτος ἐγένετο καί τινα τοιαῦτα ἕτερα, τὰ
μὲν ἀριθμῷ, τὰ δὲ μεγέθει τοῦ προσήκοντος ἐσφαλμένα.
καὶ εἴπερ συνεχῶς μὲν ταῦτα, σπάνια δ᾽ ἐγίνετο τὰ κατορ-
θώματα, τοὐναντίον ἂν ἐπὶ τῶν τῆς φύσεως ἔργων ἐπράτ-
τομεν, οὐ φυλάττοντες ὥσπερ νῦν, ἀλλ᾽ ἀναιροῦντες αὐτά.
οὗτος ὁ λόγος ἀεί σοι μνημονευέσθω, διαφέρων εἰς τὴν τῶν
ὀνομάτων χρῆσιν, ἐξαπατῆσαι δυναμένων τοὺς ἀσκέπτους
ἐμποιῆσαί τε διαφωνίας φαντασίαν, ἐὰν ὁ μέν τις λέγῃ τὸ
παρὰ φύσιν ἅπαν ἐκκόπτειν δεῖν· ὁ δὲ τὸ βλάπτον ἢ ἀσύμ-
φορον ἢ λυμαινόμενον ταῖς ἐνεργείαις.

Κεφ. ιέ. Αὖθις οὖν ἀναλαβόντες ὑπὲρ τῶν πραγμάτων λέγωμεν, ἐπειδὴ τὰ τῶν ὀνομάτων ἡμῖν διώρισται, τὴν
ἀρχὴν τῷ λόγῳ τήνδε ποιησάμενοι. παράκειται τοῖς εἰρημένοις
νοσήμασι τὰ κατ᾽ ἀριθμὸν ἢ μέγεθος ἐξεστῶτα τοῦ προσήκοντος. ἐφ᾽ ὧν ἐκκόπτειν μὲν χρὴ τὸ περιττὸν, ἤτοι κατὰ
μέγεθος ἢ κατ᾽ ἀριθμόν· ἀνατρέφειν τε καὶ κατασκευάζειν τὸ
λεῖπον, ὅταν γε δυνατὸν ᾖ τοῦτο πρᾶξαι. τὸν γάρ τοι πέμ-
πτον δάκτυλον ἢ τοιοῦτόν τι μόριον ἕτερον οὐχ οἷόν τε

lis ab ipfo ftatim ortu eſt congenitus et quintus defecit et alia
quaedam ſimilia, aliqua in numero, aliqua in legitima quan
titate vitioſa. Ac ſi quidem haec plurimum, recta vero rara
fierent, contra quam nunc de naturae operibus ſtatueremus,
non tuentes ut nunc, ſed auferentes ea. Haec ratio memoria tua nunquam excidat, quum ſit ad nominum uſum
utilis, quae tum fallere inconſideratos poſſunt tum diſcor-
diae phantaſiam excitare, ſi quis dicat totum quod praeter
naturam eſt eſſe tollendum, alter quod nocet aut inutile eſt
aut incommodat actioni.

Cap. XV. Ergo denuo repetentes de rebus loquamur, quando de nominibus eſt nobis definitum, hinc orſi.
Conjuncta enarratis jam morbis ſunt ea quae vel magnitudine vel numero a debito naturae modo ſunt aliena, in quibus amputare quidem conveniet quod magnitudine vel numero redundat, reficere autem et fingere quod defit, ubi videlicet fieri id licet. Quintum namque digitum aut talem

ΒΙΒΛΙΟΝ Ζ. 993

Ed. Chart. X. [334. 535.]   Ed. Baf. IV. (192.)

γεννῆσαι τοῖς ἰατροῖς, ἀλλ᾽ ἔστι μόνης τῆς φύσεως ἔργα τὰ
τοιαῦτα πάντα. τὸ μέντοι τελέως ἀφαιρεῖν τὸ κατ᾽ ἀριθμὸν
ὑπερβάλλον ἢ ἀποκόψαι τι τοῦ κατὰ τὸ μέγεθος ὑπεραυξηθέν-
τος οὐδ᾽ ἡμῖν ἀδύνατον. ἐν γοῦν ἐστι τῶν ἰατρῶν ἔργων οὐ
τὸ φαυλότατον, ὅταν εἰς πολυσαρκίαν ἐκτραπῇ τὸ σῶμα
τοσαύτην ὥστε μηδὲ βαδίζειν ἀλύπως δύνασθαι μηδ᾽ ἅψασθαι τῆς ἕδρας διὰ τὸν ὄγκον τῆς γαστρὸς, ἀλλὰ μηδ᾽ ἀναπνεῖν ἀκωλύτως, ἐκτήκειν αὐτὸ καὶ καθαίρειν· ὥσπερ γε
κἀπειδὰν ἐν ἀτροφίᾳ γένηται παραπλησίᾳ τοῖς ἐχομένοις
φθόῃ, τῆς ἀναθρέψεως αὐτοῦ προνοεῖσθαι. πολλάκις δ᾽ οὐχ
ὅλον, ἀλλ᾽ ἕν τι μέρος ἐν ἀτροφίᾳ γίνεται προηγησαμένης
ἤτοι παραλύσεως ἢ δυσκρασίας μορίου. καί σοι καιρὸς ἤδη
περὶ τῆς τούτων θεραπείας ἐπισκέπτε[335]σθαι τὴν ἀρχὴν
ἀπὸ τῶν εἰς τὴν πολυσαρκίαν ἄμετρον ἐκπεσόντων ποιησα-
μένῳ. δέδεικται δ᾽ ἐν τοῖς περὶ κράσεων ἡ θερμοτέρα τε καὶ
ξηροτέρα κρᾶσις ἰσχνὸν ἐργαζομένη τὸ σῶμα. τοιαύτην οὖν
σοι ποιητέον ἐστὶ τὴν τῶν παχέων σωμάτων, εἰ μέλλοι γενήσεσθαι σύμμετρος. μεμάθηκας δ᾽ ἐν τῷ κατ᾽ ἐκείνην μὲν τὴν

aliam partem medico certe gignere non licet, fed unius naturae opus funt omnia talia. Verum in totum tollere quod
numero redundat aut praecidere aliquid ejus, quod magnitudine modum exceffit, haec nobis quoque licent. Siquidem
ex medici officiis unum eft, nec id leviffimum, ubi in corpulentia eo devenit corpus ut nec ingredi fine moleftia nec
fedem propter ventris molem contingere, fed nec refpirare
libere poffit, hanc liquare ac tollere, quemadmodum quum
corpus in ea tabefcit atrophia, qualem phthoe correpti patiuntur, huic quoque reficiendo profpicere. Saepe autem
evenit ut non totum corpus, fed una quaedam pars ex atrophia tabefcat, quam vel paralyfis vel partis intemperies
praeceffit. Opportuneque jam de curatione horum confidera-
bimus, orfi ab iis qui corpulentia nimium onerantur. Oftenfum vero in libris eft de temperamentis quod calidior ficci-
orque temperies exile corpus reddat. Ergo talis tibi con-
citanda eft craffi corporis temperies, fi ad fymmetriam redi-
turum fit. Sane docuimus tum in illo opere tum nihilo fe-

994 ΓΑΛΗΝΟΥ ΘΕΡΑΠΕΥΤ. ΜΕΘΟΔΟΥ

Ed. Chart. X. [335.]   Ed. Baf. IV. (192)

πραγματείαν, ἀλλὰ καὶ κατὰ τὴν τῶν ὑγιεινῶν οὐδὲν ἧττον,
ὀξέα γυμνάσια καὶ ἡ λεπτύνουσα δίαιτα καὶ φάρμακα τοιαῦτα
καὶ τῆς ψυχῆς αἱ φροντίδες ἀποφαίνουσι τήν τε κρᾶσιν ὅλην
θερμοτέραν καὶ ξηροτέραν καὶ διὰ ταύτην τὸ σῶμα λεπτότερον. ἐν μὲν δὴ τοῖς γυμνασίοις οἱ ὀξύτατοι δρόμοι μάλιστα ἁρμόζουσιν. ἡ δ᾽ ὕλη τῆς λεπτυνούσης διαίτης ἰδίᾳ
γέγραπται καθ᾽ ἓν ὅλον βιβλίον. εἰ δὲ καὶ φαρμάκων δέοιντο
τῶν λεπτυνόντων, εἴρηται μὲν καὶ ταῦτα κατὰ τὰς περὶ τῶν
φαρμάκων πραγματείας· εἰρήσεται δὲ καὶ νῦν ὅσα δραστικώ-
τατα τῶν τοιούτων ἐστὶν, οἷς ἀξιῶ σε χρῆσθαι καθαίρειν
ἐπιχειροῦντα πολυσαρκίαν ἄμετρον. οἷς οὖν εἰώθασιν ἕνεκα
παθῶν ἀρθριτικῶν ἔνιοι χρῆσθαι τμητικοῖς τὴν δύναμιν ἱκανῶς οὖσι, τούτοις καὶ σὺ χρῶ, θεραπεύειν ὑπερβάλλουσαν
εὐσαρκίαν πειρώμενος. ἔστι δὲ τοιαῦτα πηγάνου τὸ σπέρμα
καὶ μᾶλλον τοῦ ἀγρίου σὺν αὐτοῖς τοῖς κορύμβοις, ἀριστολοχία θ᾽ ἡ στρογγύλη καὶ τὸ λεπτὸν κενταύριον, ἥ τε γεντιανὴ
καὶ τὸ πόλιον· ὅσα τε τῶν οὐρητικῶν ὀνομαζομένων ἰσχυρά,
καθάπερ τὸ πετροσέλινον. ἕκαστον γὰρ τῶν τοιούτων καὶ αὐτὸ

cius in opere de tuenda fanitate, quod acuta exercitatio et
tenuans victus et id genus medicamenta et animi cogitatio
temperamentum totum et calidius et ficcius ac propterea
corpus exilius reddunt. Igitur in exercitationibus celerri-
mus curfus eft idoneus. Tenuantis vero victus materia feorfum fingulari libro eft prodita. Quod fi medicamenta tenuantia quoque requirant, etiam haec in operibus quae de medicamentis confcripfimus funt edita, quamquam referentur
eorum nunc quoque quae funt efficaciffima, quibus, ubi demere immoderatam corpulentiam ftudes, utaris fuadeo. Ergo
quae ad arthriticos affectus quidam exhibere folent, quae
valentem incidendi facultatem habent, iis tu quoque, quum
obefitatem curabis, utitor. Sunt porro talia rutae femen,
praefertimque filveftris una cum ipfis corymbis et ariftolochia rotunda, et minus centaurium et gentiana et polium,
praeterea ex urinam cientibus ea quae pollentes habent vires, veluti petrofelinum. Unumquodque enim talium tum

καθ' αὐτὸ καὶ σὺν ἄλλοις λεπτῦναί τε τοὺς χυμοὺς ἱκανὸν
καὶ κενῶσαι, τὰ μέν τοι δι' οὔρων αἰσθητῶς, τὰ δέ τοι καὶ
κατὰ τὴν ἄδηλον αἰσθήσει διαπνοήν· ἀλλὰ καὶ οἱ διὰ τῶν
κεκαυμένων ἐχιδνῶν ἅλες ἱκανῶς λεπτύνουσι. καὶ πολλοὶ
τῶν ἰσχνοτέρων ἢ μέσως εὐσάρκων ὑπὸ τῶν τοιούτων φαρμάκων πόσεως ἀπώλοντο, κατοπτηθέντος αὐτοῖς τοῦ αἵματος. ὥρμησαν δ' ἐπ' αὐτὰ θεασάμενοί τινας ἀπηλλαγμένους
ἀρθριτικῶν παθῶν, οὐκ ἐπιλογισάμενοι τὴν κρᾶσιν τῶν
ὠφεληθέντων, ὑγροτέραν τε καὶ φλεγματικωτέραν οὖσαν,
οἵα πέρ ἐστι καὶ ἡ τῶν παχέων, ἐφ' ὧν ἀκίνδυνος ἡ τῶν
τοιούτων χρῆσις φαρμάκων. ἐγὼ γοῦν ἐθεράπευσα τινὰ νεανίσκον ἐτῶν ἐγγὺς τεσσαράκοντα, παχὺν ἱκανῶς γεγονότα, τῇ
τε πρὸς τοὺς ἀρθριτικοὺς ἀντιδότῳ καὶ τοῖς ἁλσὶ τῆς θηριακῆς, αὐτῇ τε τῇ θηριακῇ μετὰ τοῦ καὶ τῇ ἄλλῃ διαίτῃ τῇ
λεπτυνούσῃ χρῆσθαι καὶ γυμνασίων δρόμοις ὠκέσι. παρε-
σκεύαζον δ' αὐτὸν ἐπὶ τὸν δρόμον, ἀνατρίβων μὲν πρῶτον
ὠμολίνοις τραχέσιν, ἄχρι τοῦ φοινίξαι τὸ δέρμα, τρίβων ἐφεξῆς τρίψει δι' ἐλαίου τῶν διαφορητικῶν τι φαρμάκων ἔχον-

ipfum per fe tum vero aliis mixta, univerfa et extenuare potenter humores et vacuare funt habilia, partim quidem fenfibiliter per urinas, partim per infenfibilem tranfpiratum, fed et fal quod ex combuftis fit viperis potenter extenuat. Multique quum vel graciliores vel mediocris habitudinis ef- fent, ex ejusmodi medicamentorum potione perierunt, fan- guine ipforum excocto. Ruerant autem ad ea propterea quod liberatos aliquos articulariis affectibus viderant, mi- nime aeftimantes quod temperies eorum qui fanati fuerant humidior pituitofiorque erat, qualis nimirum obeforum eft, in quibus hujusmodi medicamentorum fecurus eft ufus. Ego namque juvenem quendam quadraginta circiter annos na- tum admodumque obefum percuravi, ufum tum antidoto, quae adverfus articularia vitia eft compofita, tum fale the- riaco ipfaque theriace ac reliquo extenuanti victu et pro exercitatione curfu veloci. Porro praeparavi hominem ad curfum perfricando primum linteis afperis, quoad cutis ruberet, dein ftatim cum oleo quod in fe difcutiens aliquod

τος, ᾧ καὶ μετὰ δρόμον ἐχρώμην αὖθις. ἔστι δὲ ταῦτα σικύου ῥίζα τοῦ ἀγρίου καὶ ἡ ἀλθαία καὶ ἡ γεντιανὴ καὶ ἡ
ἀριστολοχία καὶ ἡ τοῦ πάνακος ῥίζα καὶ τὸ πόλιον καὶ τὸ
κενταύριον. ἐν δὲ τῷ χειμῶνι καὶ μετὰ τὸ λουτρὸν ἐπαλεί-
φειν συμφέρει τῷ εἰρημένῳ ἐλαίῳ. οὐκ εὐθὺς δὲ τὴν τροφὴν
ἐπὶ τοῖς λουτροῖς διδόναι προσῆκεν, ἀλλὰ κοιμᾶσθαι πρότερον, ἐπιτρέπειν δ᾽, εἰ βούλοιντο καὶ αὖθις λούσασθαι πρὶν
ἢ τραφῆναι. κάλλιον δ᾽ ἐστὶ καὶ τὸ ὕδωρ τῶν διαφορητικῶν.
εἰ μὲν οὖν αὐτοφυὲς ἔχοιμεν, ἐκείνῳ χρωμένους ὁποῖον ἐστι
καὶ τὸ κατὰ τὴν Λέσβον ἀπὸ τεσσαράκοντα σταδίων τῆς
Μιτυλήνης· εἰ δὲ μὴ κατασκευάζοντας αὐτοὺς παραπλήσιον.
ἔστι δὲ τὸ κατὰ τὴν Μιτυλήνην καὶ χρόᾳ καὶ δυνάμει τοιοῦτον, ὁποῖον ἂν γένοιτο μιχθέντος ἁλὸς ἄνθους ὕδατι θαλάσσης. τουτὶ γὰρ τὸ ὕδωρ καὶ τοῖς ὑδεριῶσι καὶ τοῖς ἄλλοις
οἰδαλέοις ἐπιτήδειόν ἐστιν, ἰσχυρῶς ξηραῖνον· ὡσαύτως δὲ
δὴ καὶ τοῖς πολυσάρκοις καὶ μάλιστα ὅταν αὐ[336]τοὺς ἀναγ-
κάζῃ τις ἐν αὐτῷ κολυμβᾶν ὀξύτατα καὶ λουσαμένους πλέον
μὴ παραχρῆμα πίνειν ἢ ἐσθίειν, ἀλλ᾽ ἤτοι κοιμᾶσθαι πρότερον

medicamentum habebat, quo etiam poſt curſum rurſus ute-
bar. Talia *medicamenta* ſunt tum cucumeris ſilveſtris radix tum alihaea tum gentiana tum ariſtolochia tum panacis
radix tum polium tum centaurium. Per hiemem vero
etiam a balneo jam dicto oleo hominem reunxiſſe profuerit.
Verum cibum exhibere non ſtatim a balneo, ſed interpoſito
ſomno conveniet. Quod ſi velit etiam rurſus ante cibum
lavari, permittes. Magis etiam ad rem pertinebit, ſi aquae
ipſi diſcutienti facultas inſit. Ac ſi quidem talem aliquam
ſponte natam habemus, ipſa utemur, cujusmodi in Leſbo viſitur a Mitylene ſtadiis quadraginta; ſin minus, ipſi ſimilem
aliquam moliemur. Eſt porro ea quae in Mitylene conſpicitur et facultatibus et colore talis, qualis ſiat, ſi quis florem
ſalis aquae marinae miſceat. Haec ipſa aqua etiam hydropi-
cis et reliquis tumeſactis idonea eſt valenter deſiccans, ita
profecto ut corpulentis, ac praecipue ſi quis ipſos cogat in ea
celerrime natare, nec poſt largam lavationem protinus eſſe
bibereve, ſed ſomno interpoſito aut omnino ſaltem quiete.

BIBΛION Ι.

997

Ed. Chart. X. [336.]   Ed. Baf. IV. (192. 193.)
ἢ πάντως γε ἡσυχάζειν· εἰδέναι δὲ χρὴ καὶ προλέγειν τῷ
θεραπευομένῳ τὴν πολυσαρκίαν ὡς ἔσθ᾽ ὅτε διὰ κίνησιν
ἀθροωτέραν εἰκός ἐστι καὶ πυρέξαι αὐτόν· ὅτι τε μήθ᾽ ὁ
πυρετὸς ἀνάρμοστος εἰς τὰ παρόντα γενήσεται, τοῦ ἰατροῦ
καλῶς ἅπαντα πράττοντος. εὔδηλον γὰρ ὡς ὅταν ἐπὶ κόπων
πυρέξωσιν καὶ οἱ οὕτω θεραπευόμενοι, καταστήσαντες αὐτῶν
τὸν πυρετὸν, αὖθις ἐπὶ τὴν αὐτὴν ἰδέαν τῆς ὅλης θεραπείας
ἀφιξόμεθα. φεύγειν δ᾽ ἐπ᾽ αὐτῶν χρὴ καὶ τοὺς τροφίμους
οἴνους, οἷοί πέρ εἰσιν οἱ παχεῖς· τοῖς δὲ ὑδατώδεσι χρῆσθαι,
τουτέστι τοῖς λευκοῖς μὲν τῇ χρόᾳ, λεπτοῖς δὲ κατὰ τὴν σύστασιν, ἢ τοῖς τεθαλαττωμένοις.

Κεφ. ιστ΄. Ὅσους δ᾽ ἀνατρέφειν βουλόμεθα καταλε-
λεπτυσμένους, οἶνον μὲν δώσομεν τὸν παχὺν, ἐδέσματα δὲ
τὰ παχύχυμα καὶ γυμνάσια τὰ βραχέα καὶ τρίψιν τὴν μετρίαν·
καὶ ἁπλῶς εἰπεῖν, ἅπαντα τοῖς εἰρημένοις ἐναντία πράξομεν.
ἐπιτήδειον δ᾽ αὐτοῖς ἐστι καὶ τὸ (193) πιττοῦσθαι δι᾽ ἡμερῶν ἤτοι τριῶν ἢ τεττάρων· κάλλιστον γὰρ τοῦτο φάρμακον
εἰς σάρκωσιν, ὥστ᾽ εἰ καί τι μόριον ἔν ποτε πάθῃ, διὰ τούτου

Sane illud eſt ſciendum atque ab eo qui obeſitatem curat
praedicendum, quod aliquando ex multo ſimul obito motu
et febre hominem corripi eſt credibile, et quod febris ad
rem propoſitam non aliena erit, ſi medicus recte omnia faciat. Etenim perſpicuum eſt, ubi ex laſſitudine febricitarint
qui ita curantur, quod ſopita eorum febre rurſus ad eandem
curationis formulam redibimus. Sane fugere in iis curandis
conveniet et vina quae multum nutriunt, cujus generis
craſſa ſunt, uti vero vel aquoſis, id eſt colore albis et conſiſtentia tenuibus, vel quibus mare eſt admixtum.

Cap. XVI. At ubi extenuatos reficere volumus, vinum exhibebimus craſſum, cibum vero qui humorem efficiat craſſum, exercitationes paucas, frictionem mediocrem, ac
ut ſumma complectar, omnia jam dictis contraria moliemur.
His vero etiam picari commodum eſt, trium vel quatuor
dierum ſpatio, nam id ad carnem inſtaurandam egregium
medicamentum eſt, adeo ut ſi qua pars una quandoque labo-

τοῦ βοηθήματος ἀνατρέφειν αὐτό. καὶ ἡμῖν ἤρκεσεν ἐπὶ πάντων σχεδὸν μόνον τοῦτο· καὶ γὰρ καὶ θερμαίνει καὶ ὑγραίνει
πλῆθος αἵματος ἐπισπώμενον. οὔτ᾽ οὖν συνεχῶς χρὴ προσφέρειν αὐτὸ τοῖς κάμνουσι σώμασιν, οὔθ᾽ ὅτε χρὴ καταχρίειν
πολλάκις, ἀλλ᾽ ἐν μὲν χειμῶνι δὶς, ἐν θέρει δ᾽ ἅπαξ ἀρκεῖ.
τοῖς δ᾽ ἐκ γενετῆς ἔχουσιν ἰσχνότερά τινα μόρια καὶ οἱ ἀνδρα-
ποδοκάπηλοι βοηθοῦσι διὰ τοῦ βοηθήματος τοῦδε μετὰ τῆς
καλουμένης ἐπικρούσεως, ἔστι δὲ κἀκείνοις συμμετρία τις, ὡς
μὴ μᾶλλον τοῦ δέοντος γίγνοιτο μήτ᾽ ἔλαττον, οὔσης τοιᾶσδε.
ναρθήκια λεῖα μετρίως ἀληλιμμένα κατὰ τῶν ἰσχνῶν μορίων
ἐπαράσσουσιν, ἄχρι περ ἂν ἐξαρθῇ μετρίως· ἐν τούτῳ γὰρ
τὸ ὅλον ἐστὶν, ὥσπερ καὶ Ἱπποκράτης ἔλεγεν ἐπὶ καταντλήσεως ὕδατος θερμοῦ, τὸ μὲν πρῶτον ἀείρεται, ἔπειτα δ᾽
ἰσχναίνεται. πάντ᾽ οὖν ἃ εὐσαρκῶσαι βουλόμεθα μόρια καὶ
τρίβειν χρὴ καὶ καταντλεῖν καὶ παίειν καὶ πιττοῦν ἄχρι περ
ἂν ἐξαρθῇ· γενομένου δὲ τούτου, παραχρῆμα παύεσθαι χρὴ
πρὶν ἄρξασθαι διαφορεῖσθαι. τὰ γάρ τοι θερμαίνοντα πάντα

ret, ea hoc praefidio reftituatur. Ac nobis quidem in omnibus ferme hoc unum fatisfecerit, fiquidem humectat et calefacit, fanguinis multitudine accita. Ergo nec affidue id aegrotanti corpori admovere conveniet, nec quum conveniet,
faepe illinere, verum in hieme bis, in aeftate femel id feciffe
eft fatis. Quibus vero ab ortu graciliores funt partes quae-
dem, iis etiam mangones puerorum hoc ipfo praefidio fuc-
currunt una cum percuffione, quam epicrufin vocant, eft
porro et illius commoderatio quaedam, ut nec plus jufto
nec minus fiat. Ea talis eft. Ferulas parvas ac leves modice
illitas gracilibus partibus incutiunt, donec modice attollan-
tur, quippe in hoc fumma rei eft, ut Hippocrates de pertu-
fione aquae calidae dixit, *primum quidem pars intumefcit,
poft gracilefcit.* Ergo quibuscunque partibus bonam corpulentiam reddere ftudemus, has et fricare et perfundere
et percutere et picare oportebit tantisper, dum intume-
fcant; hoc ubi factum eft, protinus defiftere prius quam difcuti coeperint. Etenim, quae calefaciunt omnia ficut attra-

καθάπερ ἕλκειν πέφυκεν, οὕτω καὶ διαφορεῖν. ἐὰν οὖν ἀνα-
μείνῃς διαφορηθῆναι τὸ ἐλχθὲν, οὐδὲν ἕξεις πλέον. οὕτω
καὶ πυγὰς τίς ἀνδραποδοκάπηλος ἔναγχος ηὔξησεν ἐν ὀλίγῳ
χρόνῳ παιδὸς ὑπολέπτου, συμμέτρως μὲν τῇ κατακρούσει
χρώμενος ἑκάστης ἡμέρας ἢ παρὰ μίαν, συμμέτρως δὲ πιτ-
τῶν. ἀλλὰ τοῖς γε τὸ σύμπαν σῶμα λεπτοῖς καὶ λούεσθαι
μετὰ τροφὴν ἐπιτήδειον. ὥσπερ δὲ τοῖς λεπτύνουσι βοηθήμασι κίνδυνος ἦν ἀκολουθῆσαι πυρετὸν ὑπερθερμανθέντος
ἀμέτρως τοῦ σώματος, οὕτω καὶ τοῖς λουομένοις ἐπὶ τροφαῖς κίνδυνός ἐστι κατὰ τὸ ἧπαρ ἔμφραξιν γενέσθαι, καὶ
μάλιστα διὰ τὸ τῶν ἐδεσμάτων εἶδος· ἐμφράττει γὰρ καὶ
ἄλλως τὰ παχύχυμα, χρωμένων ἐπὶ πλέον αὐτοῖς. ὅπου δὲ
καὶ ἄλλως τοῦτο δρᾶν πέφυκε, πολὺ δὴ μᾶλλον ἐπὶ βαλανείοις ἅμα τροφῇ τοῦτο δράσει. γίνεταί γε μὴν καὶ λίθων
ἐν νεφροῖς σύστασις ἐπὶ τῇ τοιαύτῃ διαίτῃ χρονιζούσῃ·
[337] διὰ τί δὲ, οὐ πᾶσι γίνεται πρόδηλον. ἐνίους μὲν γὰρ εἰκός
ἐστιν ἤτοι πυκνοὺς ἔχειν τοὺς νεφροὺς ἢ στενὰς τὰς ἀναστο-
μώσεις τῶν ἐν ἥπατι φλεβῶν, ἐνίους δὲ τἀναντία. καὶ τούτων

here, ita etiam difcutere funt apta. Si ergo perftes, dum
quod attractum eſt difcuſſum fit, operam luferis. Ad hunc
modum mango quidam proxime nates pueri gracilioris brevi
auxit, percuſſu mediocri quotidie uſus aut _faltem_ alternis
diebus, item moderata picatione. Caeterum quibus totum
corpus eſt extenuatum, iis lavari quoque poft cibum eſt
idoneum. Veluti autem metus erat, ne tenuantibus auxiliis
febris fuccederet, corpore immodice per haec calefacto, fic
iis qui a cibo lavantur periculum eft ne fibi jecur obftrua-
tur, potiſſimum propter ciborum fpeciem, quippe quum aliter quoque obftruere foleant quae humorem craſſum gignunt, fi quis his liberalius utatur. Ubi igitur alias id efficere folent, multo profecto promptius idem poft balneum
cum alimento facient. Incidit tamen ex tali victu diutius exhibito etiam calculi in renibus generatio, quod vitium cur
omnibus non contingat fatis patet. Nam incredibile non
eft quibusdam vel denfos admodum eſſe renes vel peran-
guftas venarum jecoris ofculationes., quibusdam eſſe con-

διάγνωσις οὐδεμία σαφής ἐστιν· ἀλλ᾽ ἐπερωτᾷν χρὴ τὸν διαιτώμενον, ὡς εἴρηται, συνεχῶς εἴ τις αὐτῷ βάρους αἴσθησις
ἐν ὑποχονδρίῳ δεξιῷ καὶ κατὰ τοὺς ψόας γίγνεται. κἂν αἴσθη-
ταί ποτε τοιούτου τινὸς, αὐτίκα δι᾽ ὀξυμέλιτος διδόναι κάπ-
παριν ἐν ἀρχῇ τῆς τροφῆς, ἄχρι περ ἂν καταστῇ τὸ βάρος.
ἐπὶ δὲ τῶν δυσκόλως ἀνατρεφομένων μορίων καὶ πλέον ἤδη
κατεψυγμένων ἐχρησάμην ἐνίοτε καὶ θαψίᾳ, ποτὲ μὲν μετὰ
μέλιτος ἐπιχρίων τὸ μόριον, ἔστι δ᾽ ὅτε καὶ κηρωτῆς· ἐπισπᾶται γὰρ καὶ αὕτη τοῖς μορίοις οἷς ἂν ἐπιτεθῇ πλῆθος
αἵματος. ἐφ᾽ ὧν δὲ ὀλίγον ἐνδεῖ τῷ δέρματι τοῦ αἰδοίου
πρὸς τὸ κατὰ φύσιν, ἐπὶ τούτων ἄνευ θαψίας πολλάκις μόνῃ
τῇ τάσει τὸ δέον εἰργασάμην, ἵνα χάρτου μαλακὴν καὶ εὔτο-
νον ἐν κύκλῳ περιελίττων ὑποκεχρισμένῳ τῷ δέρματι κόμ-
μεως· εὔδηλον δὲ δήπουθεν ὅτι καὶ τὸ τῆς ἰνὸς πέρας ἐπι-
κολλᾷν χρὴ διὰ κόμμεως τῷ ὑποβεβλημένῳ ἄνω μέρει τῆς
ἰνός· ἐν τάχει τε γὰρ ξηραίνεται καὶ ἀλύπως σφίγγει. προϋ-
ποτιθέναι δὲ χρὴ τοῦ δέρματος τῆς ποσθῆς ἐκ τῶν ἔνδον

traria. Horumque dignotio nulla plane certa eſt, ſed per-
cunctandum aſſidue ab eo, qui jam dicto modo eſt cibatus,
num quis illi gravitatis ſenſus in dextro hypochondrio et
circa lumborum carnes ſit. Quod ſi quid tale aliquando ſen-
ſerit, protinus cappari ex oxymelite in principio cibationis,
donec conſtiterit gravitas, dabitur. Ad partes vero quae aegre reficiebantur ac pluſculum jam refrigerata erant, uſus
aliquando et thapſia ſum, alias ea ex melle partem illiniens,
alias etiam ex cerato, ſiquidem attrahit ea quoque partibus
quibus ſuperpoſita ſuerit ſanguinis copiam. Quibus autem
exiguum aliquid pudendi praeputio de naturali deeſt quantitate, iis non raro citra thapſiam ſola tenſione debitum
modum reddidi, chartae membranulam mollem firmamque
cuti gummi illitae circumvolvens. Satis autem conſtat, quod
etiam membranulae finem parti ſuperiori ſubjectae agglutinari gummi oportebit, ſiquidem et ſiccatur cito et ſine dolore
adſtringit. Porro cuti praeputii ex interna parte rotundum
aliquid commoderatum ſupponi prius oportebit, quod et

Ed. Chart. X. [337.]   Ed. Baf. IV. (193.)

μερῶν στρογγύλον τι σύμμετρον, ὃ καὶ μετὰ τὸ κολλῆσαι τὴν
ἵνα ῥᾳδίως ἐξαιρήσεις. ἔνιοι δὲ τῶν διὰ θαψίας ἐπαγόντων
τὴν ποσθὴν τὸ στρογγύλον τοῦτο μολύβδινον ἐποίησαν
ὥσπερ τι σωληνάριον· εἶτ᾽ ἔξωθεν αὐτὸ περιτείνοντες τὸ
δέρμα τῆς ποσθῆς καταδοῦσιν ἱμάντι μαλακῷ. καὶ γένοιτ᾽
ἄν ποτε καὶ τοῦτο χρήσιμον ἐφ᾽ ὧν ἐνδεῖ πολὺ τοῦ δέρματος·
εἰ δ᾽ ὀλίγον εἴη τὸ λεῖπον, ἀρκεῖ μόνον, ὡς εἴρηται, τὸ χαρ-
τίον ἐν κύκλῳ περιελιττόμενον· ἐν αὐτῷ δὲ τῷ περιβάλλειν
τε τῷ δέρματι καὶ κατακολλᾷν αὐτὸ προϋποκεῖσθαι χρὴ τὸ
σωληνάριον. ἐγὼ δὲ εἴωθα, εἰ καὶ μηδὲν τούτων παρῇ, τοῦ
χάρτου σύμμετρον ἑλίττων ἐνθεῖναι στήριγμα τοῦ περιβλή-
ματος, ἵν᾽ ὕστερον, ὅταν ἀκριβῶς παγῇ τὸ περιελιττόμενον
ἔξωθεν ἐξαρθέντος τοῦ στηρίγματος, εὐκόλως οὐρεῖν ὑπάρχῃ
τῷ θεραπευομένῳ. πρόδηλον δ᾽ ὅτι καὶ τοῦτο τὸ πάθημα
τοῦ γένους τῶν νοσημάτων ἐστὶν, ὃ κατὰ πηλικότητα τοῦ
κατὰ φύσιν ἐξέστηκεν, ἐνίοτε μὲν ἀποσαπείσης τῆς ποσθῆς
γινόμενον, ἐνίοτε δὲ ἐξ ἀρχῆς ἔλαττον συγγενόμενον. ὑπάγε-
ται δὲ καὶ χειρουργίας τρόπῳ διττῷ· ποτὲ μὲν ἄνω κατὰ τὴν

postea quam agglutinata membranula eſt facile eximas.
Eorum vero qui thapſia praeputium adducunt quidam rotundum id e plumbo fecerunt, veluti tubulum quendam, mox
illi extrinſecus praeputii cutim circumtendunt ac molli loro
deligant. Fueritque et id nonnunquam utile quibus multa
defit cutis, quibus autem exiguum eſt quod deeſt, iis, ut
dictum eſt, ſola chartulae circumdata ſufficiat, ubi autem cir-
cumdabitur cuti et agglutinabitur, ſubtus imponi tubulum
prius oportebit. Ego vero, ſi nihil horum praeſto ſit, modicum chartae involvens immittere pro fulcimento praeputii
ſoleo, ut poſtea, quum plane coaluit quod foris eſt circum-
datum, exempto quod fulciverat facile mejat is qui curatur.
Conſtat vero hunc quoque affectum ex eo morborum eſſe
genere quod naturalem magnitudinem eſt egreſſum, interdum putreſcente praeputio oborientem, interdum ab ipſo
ortu minorem quam par erat congenitum. Subjicitur autem duplici chirurgiae rationi, interdum in ſuperna pudendi

1002 ΓΑΛΗΝΟΤ ΘΕΡΑΠΕΤΤ. ΜΕΘΟΔΟΤ

Ed. Chart. X. [337.]   Ed. Baf. IV. (193)

ἀρχὴν τοῦ αἰδοίου τὸ δέρμα τεμνόντων κυκλοτερῶς, ἕνεκα
λυθείσης αὐτοῦ τῆς συνεχείας ἕλκεσθαι κάτω μέχρι τοῦ σκεπάσαι τὴν καλουμένην βάλανον ὅλην· ἐνίοτε δὲ ὑποδερόντων
σμίλῃ κατὰ τὰ ἔνδον ἀπὸ τῆς κατὰ τὴν βάλανον ῥίζης, εἶθ'
ἑλκόντων κάτω, κἄπειτα δεσμευόντων, ὡς εἴρηται, μαλακῷ
τινι. λεχθήσεται δὲ περὶ τῶν τοιούτων τρόπων ἐπὶ προήκοντι λόγῳ, καθάπερ γε καὶ περὶ κολοβωμάτων οὕτως γὰρ
ὀνομάζουσι τὰ κατὰ χεῖλος ἢ πτερύγιον ῥινὸς ἢ οὖς ἐλλείποντα. μεθοδεύεται γάρ πως καὶ ταῦτα· πρῶτον μὲν ὑποδερόντων ἑκατέρωθεν τὸ δέρμα, μετὰ δὲ τοῦτο ἐπαγόντων
καὶ συναγόντων ἀλλήλοις τὰ χείλη τῶν δερμάτων, ἀφαιρούν-
των τε τὸ τετυλωμένον ἑκατέρου, κἄπειτα ῥαπτόντων τε καὶ
κολλώντων. ἐκ ταὐτοῦ δὲ τοῦ γένους εἰσὶ καὶ αἱ κατὰ τὸν
μέγαν κανθὸν ῥυάδες, ἢ μειωθέντος ἐπὶ πλέον ἢ τελέως
ἀπολλυμένου τοῦ κανθοῦ. τελέως μὲν οὖν ἀπολλυμένου
παντάπασιν ἀνίατον γίνεται τὸ νόσημα, μειωθέντος δὲ διὰ
τῶν μετρίως στυφόντων θεραπεύεται μετὰ τοῦ προκαθᾶραι
πρῶτον μὲν ὅλον τὸ. σῶμα, δεύτερον δὲ τὴν κεφαλήν. ἔστι
δὲ μετρίως στύφοντα φάρμακα τά τε διὰ γλαυκίου καὶ κρόκου

parte circulo incifa cute, quo videlicet ejus unitate foluta
eatenus deorfum trahatur, quoad glandem totam cooperiat,
interdum vero excoriata fcalpro ex interna parte a glandis
radice mox deorfum tracta ac deinde, ut dictum eft, molli
quopiam deligata. Dicemus autem et de ejusmodi rationibus
in fermonis progreffu, ut et de curtis feu colobomatis, nam
ita vocant quae in labiis aut narium alis aut aure deficiunt.
Nam methodo quadam curantur haec quoque, primum quidem excoriata utrimque cute, deinde adductis conjunctisque
inter fe cutium labris, ac utriusque quod callofum eft de-
tracto, mox *quae reliqua funt* adfutis atque agglutinatis.
Ejusdem generis funt et in majore oculi angulo rhyades vel
impenfius minuto vel prorfus perdito ipfo angulo. At prorfus quidem perdito eo omnino infanabilis relinquitur morbus, minuto vero modice adftringentibus curatur, fi tamen
totum corpus primum ante purgaveris, dein caput. Sunt mediocriter adftringentia medicamenta et quae e glaucio com-

ΒΙΒΛΙΟΝ Ζ. 1003

Ed. Chart. X. [337. 338.]   Ed. Baf. IV. (193. 194.)

καὶ τὰ νάρδινα καλούμενα, [338] καὶ μάλισθ᾽ ὅσα δι᾽ οἴνου
σκευάζεται. συνελόντι δὲ εἰπεῖν, ἐπὶ πάντων ἐν οἷς ἀπώλετό
τις οὐσία μάλιστα μὲν αὐτὴν ὁμοιοτάτην πειρᾶσθαι χρὴ
κατασκευάζειν· εἰ δ᾽ ἀδύνατον εἴη τοῦτο, τῆς γε αὐτῆς χρείας
ἐστοχασμένων ἡμῶν· ἔσται δὲ καὶ αὐτὴ κατὰ τοῦθ᾽ ὁμοία.
τοῦ γοῦν τῆς κνήμης ὀστοῦ πολλάκις ἀναγκασθέντες ἐκκόψαι
συχνὸν, εἰς τὴν χώραν αὐτοῦ φῦσαί τινα ἑτέραν οὐσίαν τὴν
φύσιν προκαλούμεθα διὰ τῶν σαρκωτικῶν φαρμάκων, ἥτις
ἐν ἀρχῇ μὲν οἵα περ σκληρὰ σάρξ ἐστιν, ὕστερον δὲ πώρου
σκληροτέρου λαμβάνει σύστασιν, καὶ τῷ χρόνῳ κρατυνθεῖσα
πρὸς τὰς βαδίσεις αὐτοῦ γίνεται ἐπιτηδεία. καὶ σκυταλίδας δὲ
δακτύλων ἐκκόπτοντες ὁρῶμεν ἐν τῇ χώρᾳ τῶν ἐκκοπεισῶν
ἑτέραν οὐσίαν, οἵαν περ εἴρηκα γεννωμένην. ὅτι δὲ καὶ
φλέβας αἰσθητὰς ἐνίοτε γεννωμένας εἴδομεν εἴρηται πρόσθεν. αὗται μὲν οὖν οὐχ ὅμοιαι ταῖς ἀπολωλυίαις, ἀλλ᾽ αἱ
αὐταὶ γίγνεσθαι λέγοιντ᾽ ἄν, ὥσπερ γε καὶ ἡ ἐν τοῖς κοίλοις
(194) ἕλκεσι σάρξ. ἡ δ᾽ ἐν τῷ τυλοῦσθαι ταύτην οὐλὴ γεννωμένη δέρματι μέν ἐστιν ὁμοιοτάτη, δέρμα δ᾽ οὐκ ἔστι·

ponuntur et croco et quae nardina vocantur, et in primis
quae ex vino funt confecta. Ut vero fumma complectar,
quibus perit aliquid fubftantiae, maxime quidem id agendum,
ut ei quam fimillimam faciendam curemus: fi id fieri nequit,
faltem aliquid quod eundem praeftet ufum machinabimur,
erit autem profecto et id eatenus fimile. Etenim quum offis
tibiae faepe excindere portionem magnam cogimur, ad alteram loco ejus fubftantiam producendam carnem gignen-
tibus medicamentis naturam ipfam provocamus, quae inter
initia velut dura eft caro, poftmodum calli durioris firmitudinem accipit ac temporis fpatio roborata ad ingreffum offis
loco fit habilis. Quin etiam ubi internodia digitorum exci-
dimus, in exciforum loco alteram qualem praediximus naturam provenire cernimus. Quod autem venas quoque fenfibiles generatas aliquando vidimus prius eft dictum, verum
has non tam fimiles iis quae prius perierant quam easdem
renafci dixeris, velut in cavis ulceribus carnem. Cicatrix
vero quae in hac calli modo durata gignitur, ea cuti qui-

πυκνοτέρα γοῦν αὐτοῦ φαίνεται διά τε τῆς ὄψεως καὶ τῆς
ἁφῆς, καὶ μέντοι καὶ τῷ λογισμῷ τεκμαιρομένοις ἐκ τοῦ μὴ
φύειν τρίχας. ταῦτ᾽ οὖν ἔχων ἀεὶ πρόχειρα πρὸς τὰς θεραπείας εὐπορήσεις ὧν σε χρὴ πράττειν.

Κεφ. ιζ'. Ἐμοὶ δ᾽ ἤδη καιρὸς ἐπ᾽ ἄλλα προϊέναι νοσημάτων εἴδη, κοινωνοῦντα τοῖς προειρημένοις. ὁ μὲν οὖν
ἕρπης ὀνομαζόμενος ἐκ τοῦ αὐτοῦ γένους ἐστὶ τοῖς ἡλκωμένοις ἐρυσιπέλασιν, ἡ σαρκοκήλη δὲ τοῖς σκίῤῥοις. ὀφίασις δὲ
καὶ ἀλωπεκία καὶ ἡ πτίλωσις ἐκ τοῦ γένους ἐστὶ τῶν νοσημάτων ἐν οἷς ἀπόλωλέ τι τῶν κατὰ φύσιν, ὥσπερ γε καὶ ἡ
μυρμηκία τῷ ὅλῳ γένει παρὰ φύσιν ἐστί. τρίτη δ᾽ ἁπάντων
αὐτῶν ἡ διαφορά. τινὰ μὲν γὰρ ἐκ μεταβολῆς γίνεται τῶν
στερεῶν σωμάτων, ὡς ἡ μυρμηκία καὶ ἡ λεύκη καὶ ὁ ἀλφὸς
καὶ ὁ σφάκελος, ἐλέφας τε καὶ ψώρα καὶ λέπρα, τινὰ δ᾽
οὐδ᾽ ὅλως ὄντα πρότερον ὕστερα γίνεται, καθάπερ καὶ ἡ
μελικηρὶς, ἀθερώματά τε καὶ στεατώματα· καὶ καθ᾽ ἕτερον
τρόπον ἕλμινθες καὶ ἀσκαρίδες καὶ κηρία· καλοῦσι γὰρ
οὕτω μὲν μακρὰν καὶ πλατεῖαν ἕλμινθα· καὶ πάντα τὰ πρό-

dem eſt quam ſimillima, cutis tamen non eſt, quum et den-
ſior ea viſu tactuque ſentiatur, et ratione ex eo quod pilos
non edat intelligitur. Haec igitur ſi praeſto tibi ad manum
ſemper erunt, quae tibi in curationibus peragenda ſint minime requires.

Cap. XVI. Mihi vero jam tempeſtivum eſt ad alias
morborum ſpecies tranſire praedictis conſociatas. Ergo qui
herpes dicitur, ejusdem eſt generis cum exulcerato eryſipe-
late, ſarcocele vero cum ſcirrhis. At ophiaſis, alopecia et
ptiloſis ex eo ſunt morborum genere, in quibus naturale
aliquid amiſſum, aeque ut myrmecia quae toto genere eſt
praeter naturam. Porro triplex omnium horum eſt differentia. Quaedam namque ex mutatione conſiſtunt ſolidarum
partium, ſicut myrmecia et leuce et vitiligo et ſphacelus et
elephas et ſcabies et lepra. Quaedam quum prius omnino
non fuerint, poſtmodum ſunt orta, veluti meliceris et atheromata et ſteatomata, atque alio modo helminthes et aſcarides
et ceria, ita enim vocant longam latamque helmintha, omnia-

σθεν εἰρημένα, ἃ κατά τινα τῶν ἀποστημάτων εὑρίσκεται,
πώροις, ἢ λίθοις, ἢ ὀστοῖς, ἢ θριξὶν, ἤ τισιν ἑτέροις τῶν
τοιούτων ἐοικότα. προσέχειν οὖν ἀεὶ χρὴ τὸν νοῦν ἐπὶ πάντων τῶν παρὰ φύσιν ἀκριβῶς ἐπισκοπούμενον ἐκ τίνος
γένους ἐστίν· εἴπερ γε τὴν πρώτην ἔνδειξιν ὁρμητήριον
ἐσομένην ἁπασῶν τῶν ἐφεξῆς ὀρθῶς εἴπομεν ἐκ τοῦ γένους
λαμβάνεσθαι. τὸν γοῦν ἕρπητα χολώδης γεννᾷ χυμός·
ὥστε κατά γε τοῦτο ταὐτοῦ γένους ὑπάρχειν ἐρυσιπέλατι,
καὶ τοῦτό γ᾽ αὐτοῦ μᾶλλον ἔτι τὸ ἡλκωμένον. διαφέρει
δὲ τῇ λεπτότητι τοῦ χυμοῦ· πάνυ γάρ ἐστι λεπτὸς ὁ τὸν
ἕρπητα γεννῶν, ὡς μὴ μόνον διὰ πάντων διέρχεσθαι τῶν
ἔνδον μορίων, ὁπόσα σαρκώδη τὴν οὐσίαν ἐστὶν, ἀλλὰ
καὶ δι᾽ αὐτοῦ τοῦ δέρματος ἄχρι τῆς ἐπιδερμίδος, ἣν μόνην ἀναβιβρώσκει τε καὶ διεσθίει τῷ στέγεσθαί τι πρὸς
αὐτῆς· ὡς εἴ γε καὶ ταύτην διεξίη τοῖς ἱδρῶσιν ὁμοίως,
[339] οὐκ ἂν ἕλκος εἰργάσατο. κοινὸν γὰρ δὴ τοῦτο τοῖς
γιγνομένοις ἐκ χυμοῦ δακνώδους ἕλκεσιν, ἅπερ αὐτόματα

que quae fupra diximus in abfceffibus quibusdam *callosae
fubftantiae,* aut lapillis, aut offibus, aut pilis, aut aliis quibusdam id genus fimilia inveniri. Itaque attentum effe femper oportet in omnibus quae praeter naturam habentur
atque diligenter advertere ex quo ea genere fint, fi modo
illud recte a nobis dictum eft, primam faciendorum indicationem, unde ad omnia quae deinceps funt adminiftranda
initium capietur, a genere ipfo fumi. Herpeta namque biliofus procreat humor, quo fit ut eatenus ejusdem fit cum eryfipelate generis, atque hujus quoque magis etiam cum eo
quod exulceratum eft. Differt autem ab eryfipelate humoris
tenuitate; eft enim admodum tenuis qui herpetem excitat,
adeo profecto ut non folum omnes interiores partes quae
carnofae fubftantiae funt tranfeat, fed etiam cutim ipfam ad
fummam usque cuticulam, quam folam propterea quod ab
ea remoratur tum erodit tum exedit, quando fi hanc quoque fudoris vice tranfiret, haud quaquam ulcus excitaret.
Quippe id ulcerum, quae ex mordente humore oriuntur,

ἕλκη προσαγορεύουσιν, ἴσχεσθαί τε καὶ βραδύνειν ἐν τῇ
διεξόδῳ τὸν ἐργαζόμενον αὐτὰ χυμόν. τῷ δ᾽ ἧττον καὶ μᾶλλον ἕτερον ἑτέρου χυμὸν ἤτοι λεπτὸν ἢ παχὺν ὑπάρχειν αἱ
κατὰ τὸ βάθος ἐν τοῖς ἕλκεσιν γίνονται διαφοραί. τούτου
τοῦ γένους ἐστὶ καὶ ἡ φαγέδαινα καὶ οἱ ἡλκωμένοι τῶν καρκίνων. ἐφ᾽ ὧν ἁπάντων ἡ μὲν κοινὴ θεραπεία κωλύσαντα τὸν
ἐπιῤῥέοντα χυμὸν ἰᾶσθαι τὸ ἕλκος· ἡ δ᾽ ἰδία καθ᾽ ἕκαστον
ἔκ τε τῆς τοῦ μορίου φύσεως εὑρίσκεται καὶ τῆς ἰδέας τε καὶ
ποσότητος τοῦ χυμοῦ. λεπτότατος μὲν οὖν ἐν τοῖς τοιούτοις
χυμοῖς ἐστιν ὁ τὸν ἑλκούμενον ἕρπητα γεννῶν· παχύτατος
δὲ ὁ τὸν καρκίνον· ἐφεξῆς δὲ τούτων κατά γε τὸ πάχος ὁ
τὰς φαγεδαίνας ὀνομαζομένας. ὧν ἰδέαι τινές εἰσι τά τε
χειρώνια καὶ τηλέφια καλούμενα. καὶ ἤδη τινὲς ἄλλαι τοιαίδε
προσηγορίαι γεγόνασιν, ἄχρηστοί τε καὶ περίεργοι· πρὸς
γάρ τοι τὴν θεραπείαν ἐπίστασθαι χρὴ τό τε πλῆθος τοῦ
χυμοῦ καὶ τὴν δύναμιν καὶ τὴν σύστασιν, οἷον εὐθέως ἐπὶ
τῶν ἑρπήτων, ἐπειδὴ λεπτός ἐστιν ὁ χυμός, ἐκ τοῦ γένους ὢν
δηλονότι τῆς ξανθῆς χολῆς, ὅταν ἀναδείρῃ τὴν ἐπιδερμίδα

quae fpontanea vocant commune eft, quod humor qui ea
facit fiftitur in exitu ac tardat. Porro ex eo quod alter humor altero fit tenuior craffiorve, ulcerum differentiae, quae
ex profunditate fpectantur, proveniunt. Hujus certe generis
eft et quae phagedaena dicitur et exulcerati cancri. Quorum
omnium communis curatio eft ut prohibeatur primum humoris affluxus, poft fanetur ulcus, propria vero cujusque
tum ex partis invenitur natura tum ex humoris non folum
fpecie, fed etiam quantitate. At tenuiffimus quidem in ejusmodi humoribus eft is, qui exulceratum herpetem excitat,
craffiffimus qui cancrum, proximum ab his locum occupat,
quod ad craffitudinem attinet, qui phagedaenas nominatas
creat. Harum fpecies quaedam funt quae chironia ac tele-
phia dicuntur. Jam aliae quaedam ejusmodi appellationes
funt, fed inutiles et fupervacuae, fiquidem ad curationem
pernofci oportet humoris tum copiam tum potentiam tum
confiftentiam, veluti ftatim in herpete, quoniam humor tenuis eft, ut qui ex genere flavae fit bilis, ubi cuticulam in

BIΒΛΙΟΝ Ζ. 1007

Ed. Chart. X. [339.]   Ed. Baf. IV. (194.)

διαφορηθεὶς, ἐπιτρέπει συνουλωθῆναι τῷ ἕλκει. ἐὰν μὲν οὖν
φθάσῃ τις ἐκκαθάρας τὸ σύμπαν σῶμα, μετὰ τοῦ τοῖς ἀνα-
στέλλουσί τε καὶ ἀποκρουομένοις τοὺς ἐπιῤῥέοντας χυμοὺς
χρήσασθαι φαρμάκοις ἰάσατο τὸν ἔρπητα. μηδέτερον δὲ
ἐργασάμενος τούτων, ἀλλὰ μόνοις ἀρκεσθεὶς τοῖς ἐπουλοῦσι,
τὴν ἡλκωμένην ἐπιδερμίδα ταύτην μὲν ἰάσατο, τὴν συνεχῆ
δ᾽ αὐτῇ παθεῖν οὐκ ἐκώλυσεν. εἶτ᾽ αὖθις πάλιν ἐκείνης
ἐπουλουμένης ἢ συνεχὴς ἀναδέρεται, καὶ τοῦτ᾽ ἐπὶ πλεῖστον
γίγνεται, καθάπερ ἕρποντος τοῦ πάθους ἄχρι περ ἂν ὁ ἐργαζόμενος αὐτὰ χυμὸς ἐκκενωθῇ. γυνὴ γοῦν τις ἐν Ῥώμῃ τῶν
ἐπιφανῶν ἕρπητα κατὰ τὸ σφυρὸν ἔχουσα πρῶτον μὲν
ἐχρήσατο τῷ διὰ φύκους φαρμάκῳ, τάχιστα δὲ ἐπουλωθέντος
αὐτοῦ τὸ συνεχὲς εὐθὺς ἐπιπολῆς ἀνεδάρη δέρμα, καθάπερ
ἐξ ἀποσύρματος. ᾧ πάλιν ἐπιτιθέντος τοῦ φαρμάκου τὸ
συνεχὲς αὖθις ἡλκώθη. καὶ τοῦτ᾽ οὐκ ἐπαύετο γιγνόμενον,
ἀλλ᾽ ἧκεν ὕστερον ἡ ἕλκωσις ἐπὶ τὸ γόνυ, πάντα μᾶλλον
αὐτῆς παθεῖν ἑτοίμης οὔσης ἢ καρθαρθῆναι χολαγωγῷ φαρμάκῳ. καὶ τοίνυν ὅπερ εἴωθεν ἐν τοῖς τοιούτοις γίγνεσθαι,

tranfitu perrupit difcuffus, permittit cicatricem ulceri induci. Itaque fi quis toto prius corpore purgato mox quae
affluentem humorem reprimant repellantque medicamentis
utatur, jam herpetem curaverit. Sin neutrum horum fecerit,
fed tantum ea quae cicatricem inducunt adhibuerit, exulceratam cuticulam ita fanaverit, proximae tamen illi quo
minus exulceretur non confuluerit. Poftmodum vero illa
quoque cicatrice inclufa, quae ipfi continua eft exulceratur,
idque longo fpatio ceu ferpente affectu ipfo fit, donec humor qui id facit fit vacuatus. Etenim Romae mulier quaedam illuftris, quum herpetem in malleolo haberet, primum
quidem medicamento de alga eft ufa. Hoc quum protinus
cicatrix induceretur, proxima illi fumma cutis eft excoriata,
veluti ex desquamatis. Cui quum deinde fuperpofitum medicamentum eft, rurfus illi continua eft exulcerata. Idque
ita affidue perrexit, donec ad genu exulceratio perveniret,
quum interim quidvis potius pati quam medicamento bilem
trahente purgari parata effet. Itaque etiam, quod fieri in ta-

1008 ΓΑΛΗΝΟΥ ΘΕΡΑΠΕΥΤ. ΜΕΘΟΔΟΥ

Ed. Chart. X. [339, 340.] Ed. Baf. IV. (194.)
διὰ τὸ τοὺς πλείστους αἰτιᾶσθαι τὰ ἀναίτια, καταγνοῦσα
τοῦ διὰ φύκους φαρμάκου, τῶν ἄλλων τι προσφέρειν ἐκέλευσεν. ἐχρώμεθα οὖν ἐφεξῆς τῷ διὰ σάνδικος. ὡς δὲ καὶ τοῦτο
τὸ μὲν ἡλκωμένον ἐπούλου, τὸ δ᾽ ἑλκούμενον οὐκ ἐκώλυεν,
ἀνελήλυθε δὲ τὸ πάθος ἐγγὺς ἤδη τοῦ βουβῶνος ὑπὸ τῆς
ἀνάγκης βιασθεῖσα γάλακτος ὀῤῥὸν ὑπέσχετο λήψεσθαι.
παρεμβαλόντες οὖν ἡμεῖς αὐτῷ λάθρα σκαμμωνίας ἐλάχιστον,
ἄκουσαν αὐτὴν ἐκκαθάραντες ἐθεραπεύσαμεν. οὗπερ οὖν
ἕνεκα ταῦτα λέγεται πάλιν ἀναμνήσω. τὸν κοινὸν σκοπὸν
ἐπὶ τῶν ὑπὸ ταὐτὸ γένος ἁπάντων νοσημάτων ἐπειδὰν λά-
βῃς, οὐκ ἀναιρήσεις μὲν αὐτὸν ἐν τοῖς κατὰ μέρος, εἰς διαφορὰν δ᾽ ἄξεις ἕκαστον πρέπουσαν ταῖς τε διαθέσεσι καὶ
ταῖς ἐργαζομέναις αὐτὰς αἰτίαις, ὥσπερ ἐπὶ τῶν αὐτομάτων
ἑλκῶν ἐδείχθη. κενώσεις γὰρ δηλονότι τὸν πλεονάζοντα χυμὸν ἐνίοτε μὲν τῷ τὴν ὠχρὰν χολὴν ἐκκαθαίροντι φαρμάκῳ·
πολλάκις δὲ τῷ τὴν μέλαιναν, ἔστι δ᾽ ὅτε μικτῷ, χολήν τε
ἅμα καὶ φλέγμα κενοῦντι, [340] ὥσπερ ἐπὶ θατέρου τῶν
ἑρπήτων, ὃν ἀπὸ τῆς πρὸς τὰς κέγχρους ὁμοιότητος ὀνομά-

libus affuevit, quoniam plerique culpant non culpanda, da-
mnato ex alga medicamento aliud admoveri juffit. Deinceps
igitur quod ex fandice componitur utebamur. Ut vero id
quoque, quod exulceratum jam fuerat, cicatrice obduxit,
quod vero exulcerabatur non inhibuit, fed jam ad bubones
usque affectus afcenderat ipfa neceffitate coacta ferum fe lactis fumpturam annuit. Immittentes igitur nos clanculum
minimum fcammoniae, invitam purgavimus ac fanavimus.
Ergo cujus gratia haec dicta fint, denuo repetamus. Poftquam communem omnium quae fub eodem genere morborum funt indicationem acceperis, utique non hanc in particularibus tolles, fed reduces femper ad differentiam, quae
tum affectibus tum ipforum caufis fit commoda, ut de fpon-
taneis oftenfum eft ulceribus. Vacuabis namque eum nimirum qui redundat humorem aliquando quidem medicamento, quod flavam purgat bilem, faepe eo quod nigram,
modo eo quod mixtae eft facultatis, quod bilem fimul et
pituitam educat, ut in alio herpetum genere, quem a fimili-

BIBΛION Ζ.   1009

Ed. Chart. X. [340.]   Ed. Baf. IV. (194.)
ζουσι κεγχρίαν. οὗτος γὰρ οὐκ εὐθέως ἕλκος ἐργάζεται καθάπερ ὁ ἕτερος, ἀλλὰ μικρὰς πάνυ φλυκταίνας ὥσπερ κέγχρους,
αἳ καὶ αὐταὶ τοῦ χρόνου προϊόντος εἰς ἕλκος τελευτῶσι.
καί τισιν οὐκ ἀλόγως ἔδοξεν ἐπιμεμίχθαι τῇ χολῇ φλέγματος
ἐν τῷ τοιούτῳ πάθει. γίγνεται δέ ποτε καὶ χωρὶς τῆς τοῦ
παντὸς σώματος ἰσχυρᾶς κακοχυμίας ἐν μέρει ἕλκη, ἃ θεραπεύομεν ῥαδίας ὑπὸ φαρμάκων μικτὴν ἐχόντων δύναμιν
ἀποκρουστικήν τε καὶ διαφορητικήν. ἀποκρούεται μὲν οὖν
τά τε στύφοντα καὶ τὰ χωρὶς τοῦ στύφειν ψύχοντα· διαφορεῖ
δὲ τὰ θερμαίνοντα. καὶ δῆλον ὅτι κατὰ μὲν τὴν γένεσιν τῶν
ἑλκῶν ἐπικρατεῖν χρὴ τὰ τὴν ἀποκρουστικὴν δύναμιν ἔχοντα·
μηκέτι δ᾽ ἐπιῤῥέοντος τοῦ χυμοῦ τοῦ μοχθηροῦ τῷ μορίῳ,
τὴν διαφορητικήν. τὴν μὲν γὰρ ὀλίγην κακοχυμίαν κἂν ἀπώ-
σηταί τις αὐτὴν ἐπί τε τὰ σπλάγχνα καὶ τὰς μεγάλας φλέβας, οὐδὲν ἐργάσεται κακὸν αἰσθητόν· εἰ δὲ ἀξιόλογος ᾖ,
εἴς τι κύριον ἐνίοτε κατασκήπτει μόριον, ὅταν γε μὴ διὰ
ῥώμην τῆς φύσεως ἐκκαθαιρούσης τὸ σῶμα κενωθῆναι

tudine quam habet cum milio miliarem appellant. Nam is
non protinus ulcus facit, quemadmodum alter, fed admodum
exiguas puftulas ad fpeciem milii, quae ipfae interpofito
fpatio in ulcus abeunt. Adeo non fine ratione quibusdam
vifum eft in ejusmodi affectu bilis effe aliquid pituitae admixtum. Incidunt fane nonnunquam et citra vehemens totius corporis humorum vitium in partibus ulcera, quae haud
difficulter medicamentis, quae repellendi discutiendique mixtas facultates habent, curantur. Ac repellunt quidem non
folum ea quae adftringunt, fed etiam quae fine adftrictione
refrigerant, difcutiunt vero quae calefaciunt. Conftatque
quod in generatione ulceris exfuperare debebunt, quae repellendi facultatem habent, ubi non amplius confluit in aegrotantem partem vitiofus humor, quae difcutiunt. Siquidem exiguum vitiofi humoris, etiam fi quis ad vifcera et
magnas venas retrudat, nullum profecto quod fenfu perci-
piatur malum comnittet, at fi ejus non levis quantitas fit,
in principem aliquam partem aliquando procumbit, ubi

φθάσῃ διὰ τῶν διαχωρημάτων, ἢ τῶν οὔρων ἢ καὶ διὰ τοῦ
(195) περιέχοντος ὅλον τὸ σῶμα δέρματος. ἐπὶ μὲν οὖν τῆς
ὠχρᾶς χολῆς αἱ κεκώσεις ἑτοιμότεραι, τὸ δὲ φλέγμα, καὶ
μάλισθ᾽ ὅσον αὐτοῦ παχύτερόν τε καὶ γλίσχρον ἐστὶν, ὡσαύτως δὲ καὶ ἡ μέλαινα χολὴ δυσκόλως ἐκκενοῦται· καὶ διὰ
τοῦτο δεόμεθα καθαίροντος φαρμάκου. κατὰ δὲ τοὺς ἕρπη-
τας, ἐπειδὴ λεπτός ἐστιν ὁ τὸ πάθος ἐργαζόμενος χυμός, ἀρκεῖ
καὶ λαπάξαι γαστέρα διὰ τῶν ἐπιτυχόντων, ἢ οὖρα κινῆσαι
διὰ τῶν μετρίως οὐρητικῶν. ἀλλ᾽ ἐπειδὴ περὶ φαρμάκων μεθόδου γέγραπταί τι κἂν τοῖς ἔμπροσθεν, οὐκ ὀλίγα δὲ καὶ
κατὰ τὰς ἰδίας αὐτῶν εἴρηται πραγματείας, ἄμεινον ἂν εἴη
μηκέτ᾽ ἐκτείνειν τὸν λόγον· ἱκανὰ γὰρ καὶ ταῦτα τῷ γε προσέ-
χοντι τὸν νοῦν, οὐδὲ γὰρ ἡμεῖς αὐτὰ παρὰ τῶν Μουσῶν
ἐμάθομεν. ἀλλ᾽ ἡ τῶν πραγμάτων φύσις ἀνδρὶ συνετῷ καὶ
φιλοπόνῳ καὶ γεγυμνασμένῳ τὸν νοῦν ὑπαγορεύει τὸ ποιη-
τέον· ὅταν δὲ καὶ τὰς ὁδοὺς τῆς εὑρέσεως τὶς ὑφ᾽ ἑτέρου
διδαχθείσας ἔχῃ, ῥᾷστον αὐτῷ προσέρχεσθαι κατ᾽ αὐτάς.
ἱκανὸν δέ σοι μαρτύριον ἔστω τὸ τοὺς τοιούτους ἄνδρας

prius naturae viribus totum corpus expurgantis non fit, vel
per dejectiones vel urinas vel cutim totum corpus ambientem vacuatum. Atque flavae quidem bilis vacuatio eft faci-
lior, pituitae vero ac potiffimum ejus quae craffior glutino-
fiorque eft, itemque nigrae bilis difficilior vacuatio, quo
magis purgantis medicamenti ope indigent. In herpete vero,
quoniam tenuis humor eft qui hunc affectum creat, abunde
eft etiam alvum leviter folviffe vel urinas per moderata
diuretica citaffe. Verum quoniam de medicamentorum methodo fcriptum etiam aliquid in fuperioribus eft, non pauca
autem et in operibus proprie his dicatis, fatius fit fermonem
nihil ultra proferre, nam fatisfacere etiam ei qui attentus
erit haec poffunt; neque enim nos ea a Mufis accepimus.
Verum homini qui prudens fit et diligens et mente exercitatus ipfa rerum natura quid agendum fit fuggerit: ubi
vero etiam inveniendi viam ab alio quis traditam didicerit,
huic facillimum eft per eam ultra progredi. Hujus rei amplum tibi teftimonium fit, quod ejusmodi viri artem maxi-

BIBΛION Σ. 1011

Ed. Chart. X. [340.]   Ed. Baf. IV. (195.)

ἔργοις μεγίστοις κοσμῆσαι τὴν τέχνην· ὅσοι δ᾽ ἀσύνετοι,
μηδὲν εὑρίσκεσθαι πλέον αὐτοῖς, εἰ καὶ δι᾽ ὅλου τοῦ βίου μυ-
ρίων ἔργων ἰατρικῶν αὐτόπται γίγνοιντο. πάμπολλα γοῦν
ἐπινοεῖται μέχρι τήμερον, οὐδέπω τοῖς ἔμπροσθεν εὑρημένα·
καθάπερ νῦν ἐπὶ Ῥώμης ἐπενόησέ τις ἰᾶσθαι διὰ στόματος
ἀκροχορδόνας τε καὶ μυρμηκίας. ἀλλ᾽ ἐπὶ μὲν τῶν ἀκροχορδό-
νων, ὡς ἂν ἐξεχουσῶν τοῦ δέρματος, οὐδὲν θαυμαστόν· τὸ
δὲ τῶν μυρμηκιῶν καὶ μάλισθ᾽ ὅσαι τελέως εἰσὶν ἰσόπεδοι τῷ
δέρματι, θαυμαστὸν ἐδόκει. ἀλλ᾽ ὅμως καὶ ταύτας πρῶτον
μὲν τῇ θέσει τῶν χειλῶν ὥσπερ βδάλλων ἐπεσπᾶτό τε κἀκ
τῆς ῥίζης ἐμόχλευεν· εἶτα τοῖς προσθίοις ὀδοῦσιν παραλαμ-
βάνων ἀθρόως ἐξέσπα. καὶ μὴν καὶ διὰ μυρσίνης σμίλης
καὶ διὰ τοῦ καλουμένου σκολοπομαχαιρίου γεγυμνασμένος
ταῖς χερσὶ ῥᾳδίως ἄν τις ἐκκόψειεν αὐτὰς, ἰδίαν ἐχούσας πε-
ριγραφὴν, ᾗ χωρίζονται τοῦ πέριξ δέρματος. ὡσαύτως δὲ καὶ
διά τινος ἰσχυροῦ πτεροῦ, περιτιθεμένου κυκλοτερῶς τῇ μυρ-
μηκίᾳ, ποιούμεθα τὴν ἄρσιν αὐτῆς. χρὴ δὲ σύμμετρον ἔχειν
δηλονότι τὴν ἑαυτοῦ κενὴν σύριγγα τὸ πτερὸν τῷ πάχει μυρ-

mis operibus illuftrarunt, qui vero parum funt prudentes,
ii nihil praeterea inveniant, etiamfi tota vita infinitos artis
effectus confpexerint. Plurima namque inveniuntur hodie,
quae apud majores noftros non fuere inventa, veluti nunc
Romae quidam excogitavit, quemadmodum acrochordonas et
myrmecias ore fanet. Verum de acrochordonibus ut a cute
extantibus minus eft mirum, de myrmeciis vero potiffimum,
quae cum fumma cute prorfus funt aequales, mirum videbatur. Verumtamen has quoque primum labiorum applicatione
ceu fugens trahebat atque a radice evellebat, deinde primo-
ribus apprehenfas dentibus totas fimul eximebat. Sed et
fcalpro ad myrtacei folii fpeciem formato et *ferramento eo*,
quod fcolopomachaerion vocant, quispiam manibus exercitatus facile eas excidat, propriam habentes circumfcriptio-
nem, qua a circumpofita cute feparantur. Aeque vero et valente aliqua pinna circulo myrmeciae impofita ipfam educimus. Debebit porro pinnae fiftula effe myrmeciae craffitu-

1012 ΓΑΛΗΝΟΥ ΘΕΡΑΠΕΥΤ ΜΕΘΟΔΟΥ

Ed. Chart. X. [340. 341.]　　　　　　Ed. Baf. IV. (195.)

μηκίας, ἵνα τε πανταχόθεν αὐτὴν ἀκριβῶς σφίγγῃ, κᾆπειτα
περιστρέψαι μετὰ τοῦ κάτω βιάζεσθαι· τάχιστά τε γὰρ ἂν
οὕτω καὶ σὺν αὐτῇ τῇ ῥίζῃ τὴν μυρμηκίαν ὅλην ἐκβάλλοις.
[341] εὔδηλον δὲ καὶ ὅτι τὸ πέρας ταῦ περιγλύφοντος αὐτὴν
πτεροῦ λεπτόν τε ἅμα καὶ ὀξὺ καὶ ἰσχυρὸν εἶναι χρή. διὰ
τά τε τῶν παλαιῶν ἀλεκτρυόνων πτερὰ εἰς τοῦτο χρήσιμα
καὶ μᾶλλον ἔτι τὰ τῶν ἀετῶν. ἀποτέμνειν δ᾽ αὐτῶν χρὴ
πρὸς τῇ ῥίζῃ τοσοῦτον, ὡς περιλαβεῖν ἱκανῶς τὴν μυρμηκίαν.
εὐθὺς δὲ ἀπὸ τῆς ἀποτομῆς, εἰ καλῶς γίγνοιτο, καὶ τὴν ὀξύ-
τητα παρέξεις αὐτῷ. καὶ τοῦτ᾽ οὖν ὁ λογισμὸς εὗρεν, οὐ
περίπτωσις. ὅτι δὲ διὰ τῶν ἑλκόντων σφοδρῶς φαρμάκων
ἀνασπασθήσεται καὶ ὅτι διὰ τῶν σηπόντων νεκρωθήσεται,
τῷ λογισμῷ μέν τις εὗρε· θαρρήσας δὲ χρῆσθαι, πρὸς τῆς
πείρας ἐμαρτυρήθη. τινὰ μὲν γὰρ ἄντικρύς ἐστι καὶ πρὸ τῆς
πείρας πιστά, καθάπερ εἰ τύχοι τὸν ἀρτίως ἐμπεπαρμένον
ἐξελεῖν σκόλοπα καὶ τὸ βέλος, ὅσα τε τοῖς ὀφθαλμοῖς ἐμπί-
πτει ψαμμία. τινὰ δὲ ἐπινοεῖται μὲν ὑπὸ τοῦ λογισμοῦ, βε-
βαιοῦται δὲ ὑπὸ τῆς πείρας. ἕνεκα δὲ τοῦ ῥᾷον εὑρίσκειν σε

dini par, ut eam undique prorfus conftringat, quae poftea
circumacta ac fimul deorfum impulfa celerrime ita myrme-
ciam etiam cum ipfa radice totam educet. Conftat vero et
quod finis ipfi pinnae, quae eam circulo fecabit non tenuis
modo, fed etiam acutus et firmus effe debebit. Itaque tum
galli veteris pinna tum vel magis aquilae ad hunc ufum eft
commoda. Abfcindere vero ab his tantum radice verfus
oportet, quatenus reliquae parţis fiftula complecti myrme-
ciam poffit. Sane ex ipfa ftatim abfciffione, fi modo fcite
fiat, etiam acumen ipfi comparabis, Atque hoc quidem ratio
invenit, non cafus. Jam quod haec vehementer attrahentibus
medicamentis furfum velletur et putrefacientibus enecabitur,
ratione ab aliquo eft inventum, qui iisdem poftea ufus experientia rem comprobavit. Quaedam namque etiam ante
experientiam fiduciam de fe manifefte praebent, veluti quae
aculeum ac telum, quod modo infixum fit, eximunt, itemque
arenulas, fi quae oculo inciderint. Quaedam ratione certe
excogitantur, confirmantur autem ipfa experientia. Quo au-

ΒΙΒΛΙΟΝ ϛ. 1013

Ed. Chart. X. [341.]　　　　　　Ed. Baf. IV. (195.)

καὶ κατὰ σαυτὸν ὁδοὺς τοιαύτας εἰς εὐπορίαν ἰαμάτων οὐκ
ὀκνήσω προσθεῖναί τι παράδειγμα τῶν ἐκ τοῦ προκειμένου
γένους. ὀνομάζομεν δὲ αὐτὸ κατὰ τὸν ἀριθμὸν τῶν μορίων.
ἐπειδὴ γὰρ ἔνια μὲν ἐλλείπει, καθάπερ ὁδοὺς ἢ δάκτυλος ἢ
ῥινὸς πτερύγιον, ἢ ὠτός τι μόριον, ἢ αἰδοίου δέρμα, τινὰ
δὲ πλεονάζει, καθάπερ ἕκτος δάκτυλος, αἵ τ᾽ ἐξοστώσεις καλούμεναι καὶ τῶν ὀδόντων οἱ παραφυόμενοι τοῖς κατὰ
φύσιν· ἐξελεῖν μέντοι τὸ περιττὸν οὐδὲν χαλεπόν, ἕτερον
δὲ γεννῆσαι τῷ μηκέτ᾽ ὄντι παραπλήσιον ἐπὶ τινῶν μὲν
ῥάδιον, ἐπὶ τινῶν δὲ χαλεπόν, ἐπὶ τινῶν ἀδύνατον. ἐὰν μὲν
δὴ σαρκῶδες ᾖ τὸ λεῖπον, οὐ χαλεπῶς ἄν τις αὐτὸ γεννήσειεν·
εἴρηται δ᾽ ἔμπροσθεν ἡ μέθοδος ἐπὶ τῶν κοίλων ἑλκῶν. ἐὰν
δὲ ὀστοῦν ᾖ, αὐτὸ μὲν ἀδύνατον, ἀντ᾽ αὐτοῦ δὲ ἕτερόν τι
σκληρὸν οὐκ ἀδύνατον ἐργάσασθαι. λέλεκται δέ τι καὶ περὶ
τῆς τῶν φλεβῶν γενέσεως ἔμπροσθεν, ὡς ἐνίοτε μὲν αἰσθητῶς
εἴδομεν ἑτέρας νέας γεννηθείσας, ἐνίοτε δ᾽ ἅπαντα μηχανωμέ-
νων οὐκ ἔφυσαν.

tem facilius etiam per te ejusmodi vias ad curationum com-
parandam copiam invenias, non taedebit aliquod hujus generis exemplum proponere. Nominamus autem id genus in
numero partium *vitium*. Quoniam enim quaedam deficiunt,
ficut dens vel digitus vel e nafo ala vel auris quaedam
pars vel pudendi cutis, quaedam redundant, ut fextus digitus et quae exoftofes dicuntur et dentium ii qui naturalibus
adnafcuntur, adimere quidem quod fupervacuum eft fane
haud difficile eft aliud vero producere, quod fimile ei fit
quod defit, id in quibusdam quidem eft facile, in quibusdam
difficile, in quibusdam *plane* fieri non poteft. Si namque
carnofum fit quod deeft, haud magno negocio id reficias,
atque ejus rei in cavis ulceribus tradita methodus eft. Sin
os fit, ipfum quidem inftaurare non eft, caeterum aliud pro
eo durum efficere, id licet. Dictum vero etiam in praecedentibus eft de reficiendis venis, quod aliquando novas alias
fenfibiliter progenitas vidimus, aliquando omnia tentantibus
non provenerunt.

1014 ΓΑΛΗΝΟΥ ΘΕΡΑΠΕΤΤ. ΜΕΘΟΔΟΥ

Ed. Chart. X. [341.]   Ed. Baf. IV. (195.)

Κεφ. ιή. Εἰ δὲ δάκτυλος ὁ λείπων ἤ τι τοιοῦτον
εἴη, παντάπασιν ἀδύνατος ἡ γένεσις αὐτοῦ. λέλεκται δέ τι
καὶ περὶ ποσθῆς ἔμπροσθεν, ὅπως ἄν τις αὐτὴν ἐργάσηται.
τὰ δ᾿ ἐπὶ ῥινὸς ἢ ὠτὸς ἢ χείλους ἐλλείποντα γεννῆσαι μὲν
ἀδύνατον, εὐπρεπῆ δ᾿ ἐργάσασθαι δυνατὸν, ἐὰν ὑποδείρας
τις ἑκατέρωθεν τὸ δέρμα, κἄπειτα συναγαγὼν κολλῆσαι
δυνηθῇ. καθ᾿ ἕτερον δὲ τρόπον ἐκ τούτου τοῦ γένους ἐστὶ
τῶν νοσημάτων ἀθερώματά τε καὶ στεατώματα καὶ μελικη-
ρίδες, ἀσκαρίδες τε καὶ κηρία καὶ ἕλμινθες, οἵ τε κατ᾿ ἄρθρα
καὶ πνεύμονα πῶροι, καὶ οἱ κατὰ νεφροὺς καὶ κύστιν λίθοι·
κοινὸν γὰρ ἐπὶ πάντων αὐτῶν ἡ τῆς οὐσίας γένεσις οὐκ
οὔσης πρότερον. ἔμπαλιν δὲ κατὰ τὰς ἀλωπεκίας καὶ τὰς
ὀφιάσεις καὶ τὰς πτιλώσεις, ἔτι τε τὴν φαλάκρωσιν, ἀπώλεια
μορίου τινός ἐστι χρησίμως γεγονότος. ὥσπερ οὖν ἐπὶ πάντων τῶν ἄλλων, ἐν οἷς γεννηθῆναί τι βουλόμεθα, τὰς κινήσεις
τῆς φύσεως ἀκωλύτους ἐργαζόμεθα, κατὰ τὸν αὐτὸν τρόπον
ἐπὶ τῶν ἀπολωλυιῶν τριχῶν. ἔργον γὰρ τῆς φύσεώς ἐστιν,
ὥσπερ ἡ τῆς σαρκὸς γένεσις ἐν τοῖς κοίλοις ἕλκεσιν, οὕτω καὶ

Cap XVIII.   At fi digitus defit vel tale quippiam,
rellituere id prorfus non licebit. Sane proditum et de praeputio prius eft, quemadmodum id quispiam inftauret. At
quae in nafo vel aure vel labio funt curta, ea quidem ut
refeciffe non licet, ita decorem aliquem his adjicere licet,
fiquis divifam utrimque cutim mox in unum conductam queat
agglutinare. Alia vero ratione huic morborum generi annu-
merantur atheromata et fleatomata et melicerides et afcarides
et ceria et helminthes, praeterea qui in articulos et pulmones incidunt calli, itemque qui in renibus et vefica inveniuntur calculi, quippe in omnibus his communis eft fubftantiae generatio, quae ante non fuit. Contra fit in alopecia et ophiafi et ptilofi, item calvitie, in quibus amiffio partis
eft, quae utilis fuerat. Tanquam igitur in caeteris omnibus,
in quibus gigni quippiam volumus, id agimus, ut naturae motus liberos minimeque impeditos reddamus, eodem certe
modo et in pilis amiffiis. Quippe naturae opus eft, veluti in
cavis ulceribus, generatio carnis, itidem in capite et palpebris

ἢ τῶν τριχῶν ἐπί τε τῆς κεφαλῆς καὶ τῶν βλεφάρων. ἀναμνησθεὶς οὖν ὧν ἔμαθες ἐν τοῖς φυσικοῖς λόγοις περὶ τριχῶν
γενέσεως, ἐξ ἐκείνων εὑρήσεις τὰς τῆς ἀπωλείας αὐτῶν αἰτίας.
ἐδείχθη δ᾽ ὅτι τῶν διαπνεομένων χυμῶν ὅσον ἰλυῶδές ἐστιν
ἐξ ἀρχῆς τ᾽ εὐθέως τὰς τρίχας ἐγέννησε καὶ τοῦ λυιποῦ καθ᾽
ὑπόφυσιν αὐ[342]ξάνει. τοῦτ᾽ οὖν, ὅταν ἤτοι γ᾽ ἀπόληται
παντάπασιν ἢ μοχθηρὸν γενηθῇ, φθείρεσθαι τὰς τρίχας
ἀναγκαῖόν ἐστι. καὶ γὰρ οὖν καὶ τὰ φυτὰ κατὰ διττὴν αἰτίαν
ἀπόλλυται, ποτὲ μὲν ἀποροῦντα τῆς τρεφούσης ὑγρότητος,
ἔστι δ᾽ ὅτε οὐκ οἰκείῳ χρώμενα. τελέως μὲν ἀπολουμένου το͞
τρέφοντος χυμοῦ τὰς τρίχας ἡ φαλάκρωσις γίνεται, μοχθηροῦ δ᾽ ἀποτελεσθέντος αἵ τ᾽ ὀφιάσεις καλούμεναι καὶ αἱ
ἀλωπεκίαι. πρῶτον μὲν οὖν εὑρήσεις ἐκ τῆς κατὰ φύσιν αὐτῶν
διοικήσεως τὴν παρὰ φύσιν αἰτίαν. ἐφεξῆς δὲ τῆς θεραπείας
εὐπορήσεις ἐνδεικτικῶς ὑπὸ τῶν κοινῶν ἀγομένης σκοπῶν
ἅπασι τοῖς προειρημένοις, ἐφ᾽ ὧν ἐκ κακοχυμίας ἤτοι γ᾽ ἄλλο
τι πάθος ἢ ἕλκος γίνεται· κωλῦσαι μὲν γὰρ χρὴ τὸ ἐπιῤῥέον,
ἐκδαπανῆσαι δὲ καὶ διαφορῆσαι τὸ φθάσαν ἐν τῷ πεπονθότι

productio pilorum. Ergo ſi recordaberis ea quae in naturalibus libris noſtris de pilorum generatione didiciſti, ex ipſis
amiſſionis eorum cauſas invenies. Siquidem oſtenſum in iis
eſt quod ex humoribus qui per cutim tranſpirant quod li-
moſum eſt, id pilos tum a principio gignit, tum de caetero
veluti ſuccreſcendo auget. Hoc igitur quoties vel prorſus
periit vel redditum eſt vitioſum, toties pilos corrumpat eſt
neceſſe. Corrumpuntur namque et ſtirpes ipſae duplici de
cauſa, alias nutriente humore deſtitutao, alias non proprio
uſae. Ac prorſus quidem perdito eo qui pilos alat humore
calvities oritur, eodem vitiato tum quas ophiaſes vocant
tum alopeciae proveniunt. Ac primum quidem ex ea, quae
ſecundum naturam eſt, ipſorum moderatione etiam cauſam
praeter naturam inveſtigabis. Deinde curationis rationem
invenies, quae per indicationes omnibus praedictis, in quibus vel aliud quodvis vitium vel etiam ulcus ex humoris
vitio incidit, communes peragetur, ſiquidem et prohibere
quod affluit et abſumcre ac diſcutere quod jam affectam pa -

μορίῳ περιέχεσθαι. καθάπερ οὖν ἐπ᾽ ἐκείνων ἑλκῶν καθάρσεις τοῦ λυποῦντος χυμοῦ πρῶτον ἐγίγνοντό σοι, τὸν αὐτὸν τρόπον ἐπὶ τῶν τριχῶν αὐτῶν, ἀπ᾽ αὐτῶν δ᾽ ἄρξῃ τῆς
(196) θεραπείας, ἐπισκεψάμενος ἀκριβῶς ὁποία τις ἡ χρόα
γέγονε τοῦ δέρματος, ἐξ οὗ τὰς τρίχας ὁρᾷς ἀπολλυμένας. εἰ
μὲν γὰρ λευκοτέρα τοῦ κατὰ φύσιν, ἐπὶ τὴν τῶν φλεγματω-
δῶν χυμῶν ἀφικνοῦ κάθαρσιν· εἰ δ᾽ ὠχροτέρα πως, ἐπὶ τὴν
τῆς τοιαύτης χολῆς, ὥσπερ γε καὶ εἰ μελαντέρα, τὰ τῶν μελα-
νῶν ἀγωγὰ δώσεις φάρμακα. πρὸς δὲ τὴν ἀκριβεστέραν τῆς
κακοχυμίας διάγνωσιν οὐ μικρὰ κἀκ τῆς προηγησαμένης διαίτης ὠφεληθήσῃ, μεμαθηκώς γε τίνα μὲν ἐδεσμάτων τὸν μελαγχολικὸν ἀθροίζει χυμὸν, τίνα δὲ τὸν τῆς ὠχρᾶς χολῆς καὶ
τοῦ φλέγματος. ὅταν οὖν ἤδη θαρρήσῃς ὡς ἐπὶ καθαρω-
τάτῳ σώματι, τὸν ἐν τῷ πεπονθότι δέρματι περιεχόμενον
χυμὸν ἐκδαπανήσεις τοῖς διαφορητικοῖς φαρμάκοις, φυλαττό-
μενος ἐν αὐτοῖς οὕτω θερμὰ καὶ δριμέα προσάγειν φάρμακα
ὡς ἑλκωθῆναι τὸ δέρμα. καὶ μέντοι καὶ τὰ ξηραίνοντα σφοδρῶς φυλάττεσθαι χρὴ, μή πως ἅμα τῷ μοχθηρῷ χυμῷ συνεκ-
δαπανήσῃς καὶ τὸν ἐπιρρέοντα χρηστὸν, ὥσπερ ἐπὶ τῇ φαλα-

tem occupavit conveniet. Ergo ceu in ulceribus illis purgationem nocentis humoris primum adhibuifti, eodem modo
in pilis ipfis ab hac primum curationem inchoabis, fcilicet
diligenter prius aeftimans quis color cutis fit, cujus cernis
corruptos pilos. Nam fi his albidior quam fecundum naturam fit, pituitofi humoris purgationem exhibebis, fin palli-
dior, ejusmodi bilis purgationem, ut et fi nigrior confpicia-
tur, quae nigram detrahant bilem offeres. Sane ad vitiofi
humoris fpeciem certius agnofcendam non leve tibi adjumentum praecedens victus conferet, praefertim intelligenti quinam ciborum melancholicum humorem accumulent, quinam
pallidam bilem vel pituitam. Ergo quum jam plane purum
ex purgatione corpus exiftimas, eum qui in cute continetur
humorem difcutientibus medicamentis abfumes, fic ut in iis
caveas ne adeo calida acriaque medicamenta admoveas ut
cutis exulceretur. Quin etiam ea quae valenter ficcaut
cavere conveniet, ne videlicet cum vitiato humore etiam uti-

BIBΛION Ξ. 1017

Ed. Chart. X. [342.]   Ed. Baf. IV. (196.)

κρώσει γίνεται. ταῦτ᾽ οὖν ἐννοήσας ἐγὼ πρῶτον ἔμιξα τοῖς
τὰς ἀλωπεκίας θεραπεύουσι φαρμάκοις βραχύ τι θαψίας.
εἶτα προσέχων καθ᾽ ἑκάστην ἡμέραν, ὅπως ἡ τοῦ κάμνοντος
φύσις ὑπ᾽ αὐτοῦ διατίθεται, κἀπειδὰν ἤτοι γε οἰδισκόμενον
ἐπὶ πλέον ἢ ἀναδερόμενόν πως ἴδω, τοῦ φαρμάκου μὲν ἀφί-
σταμαι κατ᾽ ἐκείνην τὴν ἡμέραν, ἐπαλείφω δὲ τετηκότι στέατι
τὸ μόριον ἤτοι γ᾽ ὄρνιθος ἢ χηνὸς, ἐπειδὴ λεπτομερέστερα
ταῦτά ἐστι καὶ κατὰ βάθος εἰσδύεται. κἄπειτα κατὰ τὴν ὑστεραίαν, εἰ μὲν ἐπιμένοι τι τῶν εἰρημένων, ὁμοίως ἐπαλείφω·
μὴ μενόντων δὲ τῷ φαρμάκῳ χρῶμαι· ὅπως δ᾽ εἰς βάθος
δύοιτο, προσανατρίβω τὸ δέρμα τῇ σινδόνι μέχρι τοῦ σαφῶς
ἐρυθρὸν γενέσθαι. εἴ γε μὴν μετὰ τὸ λουτρὸν χρῆσθαι βούλοιο
τῷ τοιούτῳ φαρμάκῳ παρὰ τοῦ βαλανείου, τοῦθ᾽ ἕξεις γινόμενον ὃ πρόσθεν ὑπὸ τῆς ἀνατρίψεως. καὶ τοὺς ἀπολλύντας
δὲ τὰς ἐκ τῶν βλεφάρων τρίχας, οὓς ὀνομάζουσι πτίλους,
ὁμοίοις μὲν τῷ γένει θεραπεύσεις φαρμάκοις.
    Κεφ. ιθ´. Ἐκλέξῃ δ᾽ ὕλην ἐπιτήδειον τοῖς ὀφθαλμοῖς
μετὰ τοῦ φροντίζειν δηλονότι καὶ τοῦ μὴ παραῤῥεῖν ἔσω τὸ

lem qui affluit abfumas, veluti in calvitie fit. Haec igitur
ego advertens admifcui primum iis medicamentis alopeciam
fanantibus exiguum thapfiae. Deinde confiderans quotidie
quemadmodum aegrotantis natura ab hac effet affecta, ubi
vel tumefactam plufculum vel quodammodo excoriatam vidi, illo quidem die a medicamento abftinui, illevi autem partem vel galli vel anferis liquato fevo, propterea quod haec
magis tenuium funt partium et altius defcendunt. Deinde
poftero die, fi quidem aliquid jam dictorum remanferat, fimili modo illevi. Sin nihil tale apparuerat, rurfus medicamento fum ufus, atque ut id alte demitteretur, etiam cutim
prius linteo infricui, quoad manifefte rubra fieret. Verum
fi a balneo uti ejusmodi medicamento voles, id ipfum ex
balneo factum habebis, quod prius ex frictione. Jam eos
quoque, quibus periere ex ciliis pili, quos ptilos nominant,
fimilibus genere medicamentis fanabis.
    Cap. XIX. Deliges autem materiam oculis idoneam,
operamque fimul dabis fcilicet ut medicamentum intra tu-

φάρμακον εἰς τοὺς χιτῶνας αὐτῶν. ὅθεν ἀμείνω τὰ ξηρὰ,
περὶ ὧν ὥσπερ καὶ τῶν ἄλλων ἐν ταῖς ἡμετέραις τῶν φαρμάκων πραγματείαις λέλεκται. νυνὶ γὰρ, ὅπερ ἔφην, ἀρκεῖ μόνα
τὰ γένη διεξέρχεσθαι τῶν φαρμάκων, ἄνευ τῶν κατὰ μέρος
ὑλῶν, ὅπως μὴ πολλάκις ἀναγκαζοίμην ὑπὲρ αὐτῶν λέγειν.
ὅσα μὲν τοίνυν ἀλλότρια τῆς κατὰ φύσιν ἐστὶ διοικήσεως,
[343] ἐξαιρεῖν ὅλα αὐτὰ προσήκει· ὅσα δ᾽ οἰκεῖα μὲν, ἀλλὰ
διέφθαρταί πως, ἀνασώζειν αὐτὰ, καθόσον ἐνδέχεται. λέλεκται δ᾽ ἔμπροσθεν ὡς ἐπαμφοτερίζει τινά. λέλεκται δὲ ὡς
καὶ τῶν ἀλλοτρίων ἔνια ταῖς οὐσίαις ὅλαις ἐστὶν ἀλλότρια,
λογικῆς ζητήσεως οὐκ ἐς τὴν θεραπείαν χρησίμης οὔσης κατὰ
τοῦτον τὸν τόπον ἐπ᾽ ἐνίων παθῶν. τὸ γάρ τοι πτερύγιον
ὅτι μὲν ἀλλότριόν ἐστι τῆς ὑγιεινῆς καταστάσεως εὔδηλον
εἶναι νομίζω πᾶσιν· οὐ μὴν ἀλλότριόν γε κατὰ τὴν οὐσίαν
ἐστὶν, ὥσπερ ἀθέρωμα καὶ μελικηρίς. ἴασις δὲ καὶ τούτου
μικροῦ μὲν ὄντος ἔτι καὶ μαλακοῦ διὰ τῶν ῥυπτόντων φαρμάκων, οἷά πέρ ἐστι καὶ τὰ τραχωματικὰ καλούμενα· μεγάλου

nicas eorum haud obrepat. Itaque ficca tutiora funt, de quibus aeque ac de caeteris in noſtris de medicamentis operibus eſt proditum. Nunc enim, quod dixi, abunde eſt, ſola
genera medicamentorum praetermiſſa particulari materia
tranfcurrere, quo minus de iisdem multoties dicere cogar.
Ergo quaecunque ab ea quae fecundum naturam eſt moderatione funt aliena, ea tota tollere conveniet, quaecunque
vero familiaria, fed quodammodo corrupta funt, ea reſti-
tuere quatenus licet *oportebit*. Sane dictum prius a nobis
eſt, aliqua ambiguae naturae eſſe. Dictum vero eſt quod
eorum quae aliena funt quaedam tota fubſtantia funt aliena
logica inquiſitione, nec ad curationes in quibusdam affectibus
perinde utili. Siquidem pterygium a falubri conſtitutione
alienum eſſe patere cuivis arbitror, non tamen idem fubſtantiae ratione, quemadmodum atheroma et meliceris eſt
alienum. Sanatio vero hujus quoque, dum parvum adhuc eſt
et molle, per medicamenta detergentia perficitur, cujus generis funt quae trachomatica vocant, *palpebrarum ſcabri-*

δὲ καὶ σκληροῦ γενομένου διὰ χειρουργίας. ὁμοίως δὲ καὶ
τῶν ὑδατίδων τὰς μεγάλας θεραπευτέον· τὰς μικρὰς δὲ τὰ
ξηραντικὰ τῶν φαρμάκων ὀνίνησι. τὸ δὲ χαλάζιον, ἔστι γὰρ
ἕν τι καὶ τοῦτο τῶν ἐν ὀφθαλμοῖς γινομένων, ὅλῳ τῷ γένει
παρὰ φύσιν ὑπάρχον ἐκκόπτεσθαι δεῖται. οὕτω δὲ καὶ τὸ
πῦον ὑπὸ τῶν ὑποπύων ὀνομαζομένων ὀφθαλμῶν· ἀλλὰ
τοῦτο μὲν ὡς τὰ πολλὰ διαφορεῖται φαρμάκοις. ὑπόχυμα δὲ ἀρχόμενον μὲν διαφορεῖται, σύστασιν δ᾽ ἱκανὴν
λαβὸν οὐκέτι. τῶν καθ᾽ ἡμᾶς δέ τις ὀφθαλμικῶν Ἰοῦστος
ὄνομα καὶ διὰ κατασείσεως τῆς κεφαλῆς πολλοὺς τῶν ὑποπύων ἐθεράπευσε, καθίζων μὲν αὐτοὺς ὀρθίους ἐπὶ δίφρου,
περιλαμβάνων δὲ τὴν κεφαλὴν ἑκατέρωθεν ἐκ τῶν πλαγίων,
εἶτα διασείων οὕτως ὥσθ᾽ ὁρᾷν ἡμᾶς ἐναργῶς κάτω χωροῦν
τὸ πῦον. ἔμενε δὲ κάτω καίτοι τῶν ὑποχυμάτων μὴ μενόντων, εἰ μὴ πάνυ τις ἀκριβῶς αὐτὰ σφηνώσειε διὰ τὸ βαρὺ
τῆς οὐσίας. κουφότερον γάρ ἐστιν, ὡς ἄν εἴποι τις εἰκάζων,
ἢ νεφελωδέστερον τὸ ὑπόχυμα τοῦ πύου· πλὴν ὅσα καὶ τούτων αὐτῶν ἔνια, λέγω δὴ τῶν ὑποχυμάτων, ὀῤῥωδεστέρας

tiem tollentia, ubi magnum durumque evafit, chirurgiam
poftulat. Simili ratione et aquularum quae magnae funt
chirurgia curabis, quae parvae funt ficcantibus medicamentis juvantur. At chalazion, eft enim id quoque *ex vitii s*, quae
oculos infeftant unum, quum toto genere alienum a natura
fit, auferri poftulat. Ad eundem modum et pus ab oculis,
quos hypopyos vocant, verum id plerumque medicamentis
difcutitur. Hypochyma vero jam incipiens difcutitur, ubi
diu conftitit, non poteft. Aetate vero noftra ocularius quidam medicus, cui Jufto nomen erat, etiam concuffione capitis multos hypopyos fanavit. Collocans enim eos in fella
rectos ac capita eorum utrimque a lateribus apprehendens
mox quatiebat adeo, ut manifefte defcendere pus ipfi vide-
remus. Manfit autem horum pus deorfum propter gravitatem fubftantiae, tametfi hypochymatis nequaquam manentibus, nifi admodum ea quis diligenter impingi cogeret. Etenim levius eft ac ut ita quis affimilet, nebulae fimilius hypochyma quam pus, quamquam horum quoque ipforum

ὑγρότητος ἐστίν. ἃ δὴ καὶ περικεντούντων διαλύεται μὲν ἐν
τῷ παραυτίκα, χρόνῳ δ᾽ ὕστερον οὐ μακρῷ καθάπερ τις
ἰλὺς ὑποχωρεῖ κάτω. τὸ δ᾽ ἐν τοῖς ὀφθαλμοῖς πῦον ὅταν
διαφορῆσαι βουλώμεθα, τοῖς διὰ σμύρνης μάλιστα κολλυρίοις
χρηστέον, ἃ δὴ καὶ καλοῦσιν ἰδίως διάσμυρνα· τούτων δ᾽
ἧττον, ἄμεινον δὲ τῶν ἄλλων ἐνεργεῖ τὰ διὰ λιβάνου, τὰ δ᾽
ἱκανῶς ξηραίνοντα παραχρῆμα μὲν ἱκανῶς ἐκκενοῖ, τὸ δ᾽ ὑπόλοιπον πήγνυσι δυσλύτως, ὡς ἐπὶ τῶν σκιῤῥουμένων ἔμπροσθεν εἴρηται. πολλάκις δὲ πῦον ἀθρόως ἐκενώσαμεν διελόντες
τὸν κερατοειδῆ μικρὸν ὑπεράνω τοῦ χωρίου, καθ᾽ ὃ συμφύον-
ται πρὸς ἀλλήλους ἅπαντες οἱ χιτῶνες. ὀνομάζουσι δὲ ἔνιοι
μὲν ἴριν, ἔνιοι δὲ στεφάνην τὸ χωρίον. ὥστε καὶ τοῦτο τὸ
πάθημα τοῖς τρισὶν ὑποπίπτει τρόποις τῆς κενώσεως καὶ διὰ
χειρουργίας ἀθρόως ἐκκενούσης καὶ διὰ φαρμάκου κατὰ βραχὺ
καὶ πρὸς ἀκυρώτερον ἀπαγόμενον τόπον, ὡς ἐν ταῖς κατα-
σείσεσι. τοῦ γένους δ᾽ εἰσὶν, ὡς ἔφην, τῶν ὅλαις ταῖς
οὐσίαις παρὰ φύσιν ἐχόντων καὶ αἱ ἀσκαρίδες, αἵ θ᾽ ἕλμινθες,

quaedam, hypochymatum dico, feroſioris humoris ſunt. Haec
autem punctione ad praeſens diſcutiuntur, interpoſito tamen haud longo ſpatio ceu limus quidam deorſum feruntur. At quando pus, quod in oculis eſt, diſcutere placet, col-
lyriis quae myrrham habent maxime utemur, quae et dia-
ſmyrna proprie vocant: his certe minus, ſed reliquis melius
faciunt quae de libano vocant. Quae vero impenſe ſiccant,
ad praeſens certe valenter vacuant, ſed quod reliquum eſt,
ita cogunt ut aegre reſolvi poſſit, veluti de ſcirrhoſis tumoribus prius eſt comprehenſum. Saepe vero multum ſimul
puris vacuavimus diviſa tunica ea, quae cornu eſt ſpecie
paulo ſupra locum, quo committuntur inter ſe tunicae univerſae. Nominant porro locum alii irin, alii coronam. Quo
fit ut hoc quoque vitium tribus ſubjiciatur vacuandi modis,
et chirurgiae, quae ſimul multum aut totum expellit, et per
medicamenta, quae paulatim, et ei quae ad alium ignobilio-
rem transfert locum, veluti in concuſſione. Sunt profecto, ut
dixi, ex genere eorum, quae tota ſubſtantia praeter naturam
ſint et aſcarides et helminthes, ſive eae teretes ſint ſive etiam

εἶτ᾽ οὖν στρογγύλαι τινές εἰσιν εἴτε καὶ πλατεῖαι. διὸ καὶ
τελέως αὐτὰς ἐξαιρεῖν χρὴ τοῦ σώματος. ἐξαιρήσεις δὲ ἀπο-
κτείνας. ἀποκτενεῖς δὲ τοῖς πικροῖς φαρμάκοις· ζῶσαι μὲν
γὰρ ἀντέχονται τῶν ἐντέρων, ἀποθανοῦσαι δὲ συνεκκενοῦνται τῇ κόπρῳ. συνεκκενοῦνται δὲ ζῶσαι μὲν ἔτι σκοτωθεῖσαι
καὶ ὡς ἄν εἴποι τις ἡμιθνῆτες γινόμεναι. τὰς μὲν οὖν στρογ-
γύλας ἕλμινθας ἱκανὸν ἀποκτεῖναι ἀψίνθιον. ἡ πλατεῖα δὲ
ἰσχυροτέρων δεῖται φαρμάκων, ὁποῖόν ἐστι καὶ ἡ πτέρις, ἔτι
δὲ καὶ ἡ καλουμένη ἀσκαρίς. ἀλλὰ περὶ μὲν τῆς τῶν φαρμάκων εὐπορίας οὐ νῦν πρόκειται λέγειν. ἐνταῦθα οὖν ἤδη
τελευτάτω καὶ οὗτος ὁ λόγος.

latae. Quocirca et prorſus eas expelli e corpore conveniet.
Expelles autem ſi prius enecaveris. Necabis autem amaris
medicamentis, viventes namque obſiſtunt inteſtinis adhae-
rentes, at mortuae expelluntur una cum ſtercore. Expelluntur cum hoc etiam vivae, ſed ſtupefactae et ut ita quiſ
dixerit ſemimortuae factae. At teretes quidem abſinthium
perimere poteſt. Latae vehementiora medicamenta deſiderant, cujusmodi eſt filix, pari modo quae aſcaris dicitur.
Verum de medicamentorum copia dicere non eſt praeſentis
propoſiti. Quare hic jam huic quoque libro finem imponamus.

Printed in the United States
By Bookmasters